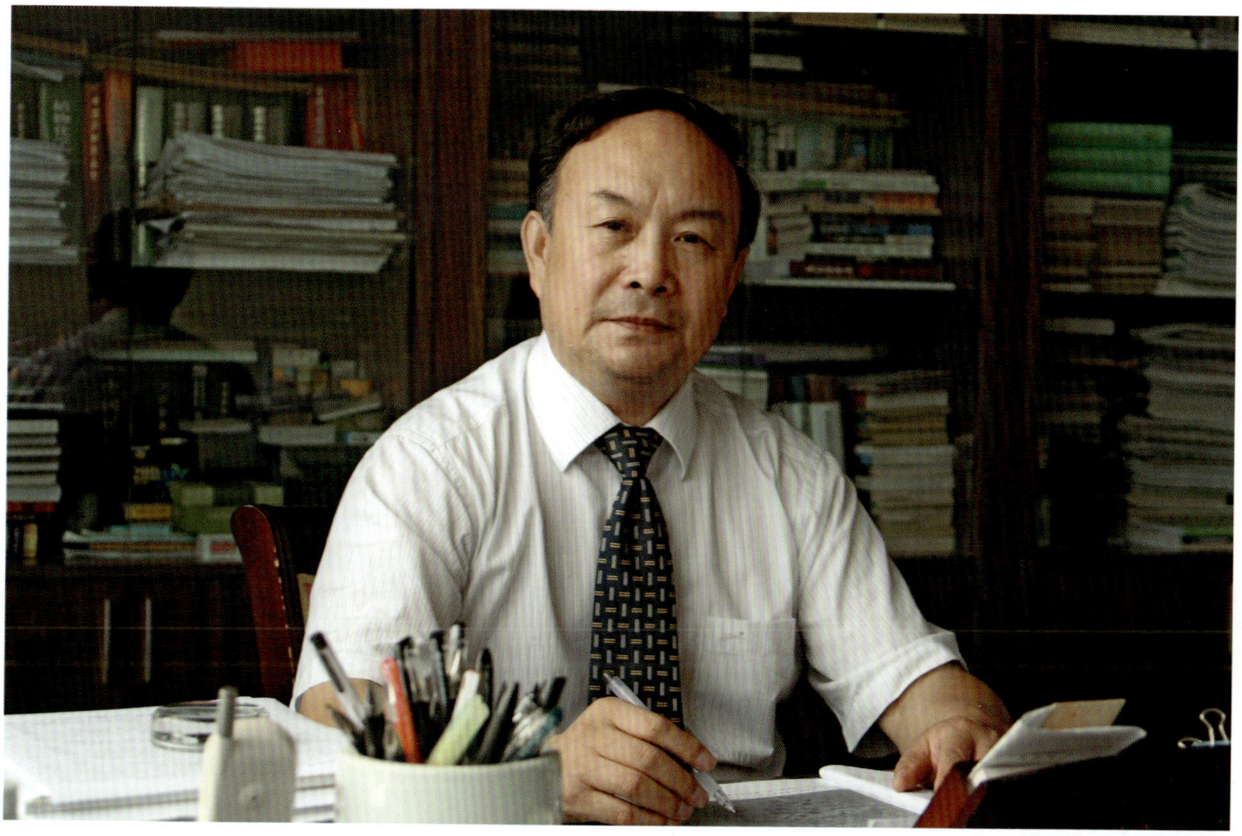

段金廒(1956 年 10 月—),中国药科大学天然药物化学博士。现任南京中医药大学副校长、教授、博士研究生导师,中药资源产业化与方剂创新药物国家地方联合工程研究中心主任、江苏省中药资源产业化过程协同创新中心主任等。兼任国务院学科评议组成员、中华人民共和国药典委员会委员、中国自然资源学会中药及天然药物资源专业委员会主任委员等职。

长期以来致力于中药资源化学的学科建立和科学研究、注重于中药资源产业化过程提质增效及资源循环利用、中药材规范化生产与品质评价、中药及方剂功效物质基础及创新药物研究等。作为国家"973"计划项目首席科学家,先后承担国家重大基础研究项目、国家科技支撑计划专项、国家自然科学基金及省部级重大基础研究与产业化项目等 20 余项;在国内外发表学术论文 480 余篇,其中 SCI 收录 160 余篇;主编或副主编专著 5 部;申请或授权国家发明专利 70 余件;研制中药新药、新药材原料及功能型产品 8 项;研究制(修)定国家、行业和企业产品和生产技术标准 36 项。培养硕、博士研究生 60 余名。获得国家科技进步奖 2 项,教育部自然科学一等奖、科技进步一等奖各 1 项,其他省级科技进步奖 5 项。

荣获全国优秀科技工作者,江苏省优秀科技工作者荣誉称号,江苏省有突出贡献的中青年专家,江苏省"中药资源化学与方剂效应物质基础研究优秀人才集体"带头人,江苏省"五一"劳动奖章获得者,江苏省十佳中药人物金奖等。江苏省"333 高层次人才培养工程"第一层次培养对象及首批中青年科技领军人才,江苏省高校"青蓝工程"科技创新团队带头人,江苏省"六大人才高峰"A 类培养对象,享受国务院政府特殊津贴等。

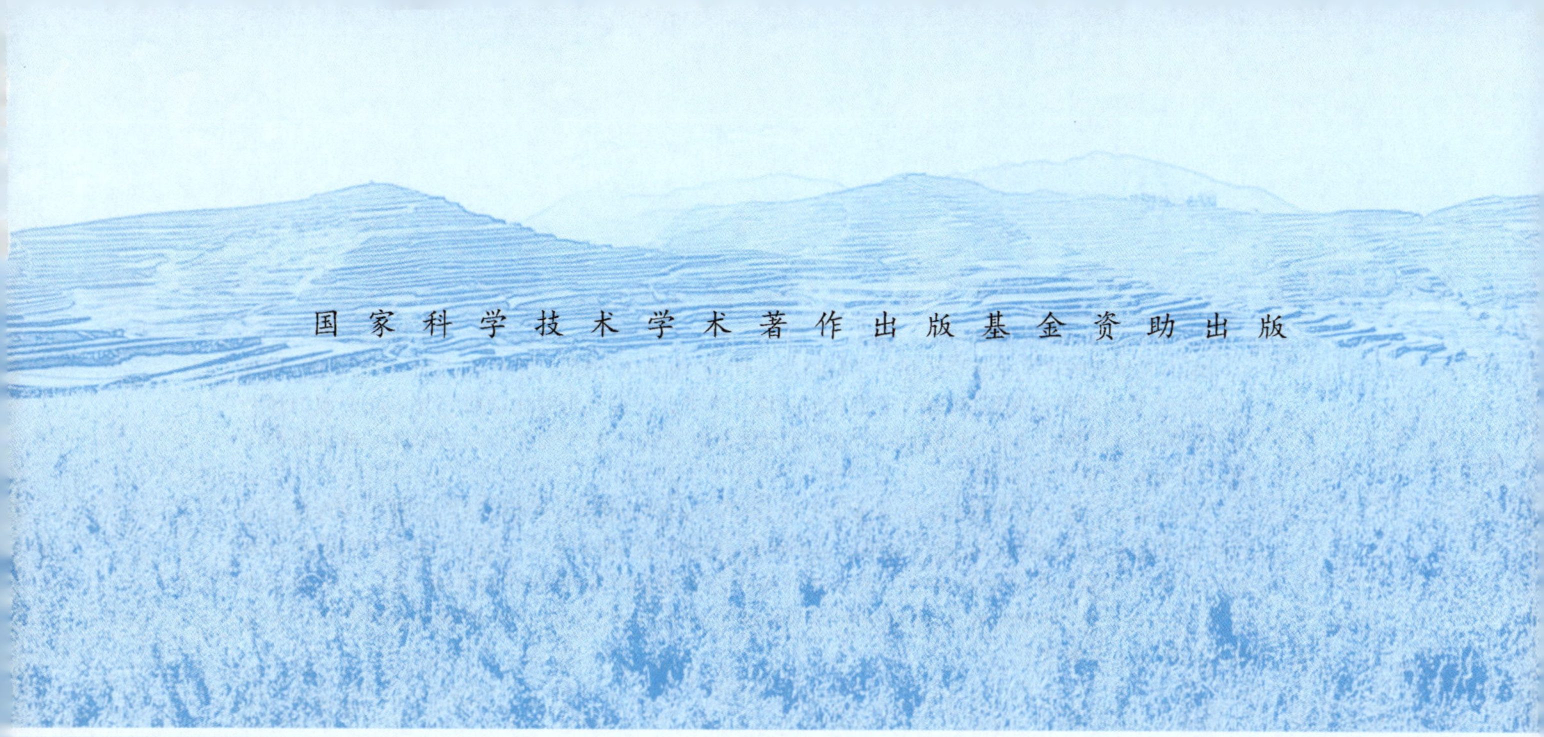

国家科学技术学术著作出版基金资助出版

中药资源化学
——理论基础与资源循环利用

Resources Chemistry of Chinese Medicinal Materials: Theoretical basis and resource recycling utilization

主编　段金廒

Edited by Jin-ao Duan

科学出版社

内 容 简 介

本书系统地阐述了中药资源化学学科概念与性质、内涵与外延、科学研究方向、社会功能、目标与任务、中药资源循环利用等，融入了编者们长期从事中药资源及资源化学研究与中药资源循环利用所取得的科学研究成果，且通过各类型资源性化学物质的代表性实例加以具体详尽地说明和示范，系该领域的第一部专著。

本书作为一部学术性和实践性并重的专著，既有中药资源化学、中药资源循环利用等理论方面的探索与创新，又有丰富的实践性成果。可供从事中药资源性原料生产、药材产地加工和资源深加工产业化、中药资源性化学物质利用效率提升等中药资源循环利用方面的科研人员、工程技术人员、管理人员，以及高等院校、科研院所相关专业师生和关心中药资源循环利用及循环经济产业发展的各界人士参考借鉴。

图书在版编目(CIP)数据

中药资源化学：理论基础与资源循环利用 / 段金廒主编. —北京：科学出版社，2015. 10
ISBN 978－7－03－045330－3

Ⅰ. ①中… Ⅱ. ①段… Ⅲ. ①中药化学 Ⅳ. ①R284

中国版本图书馆 CIP 数据核字(2015)第 186579 号

责任编辑：潘志坚　闵　捷　陆纯燕
责任印制：谭宏宇

科学出版社 出版
北京东黄城根北街 16 号
邮政编码：100717
http：//www.sciencep.com
南京展望文化发展有限公司排版
上海中华商务联合印刷有限公司印刷
科学出版社发行　各地新华书店经销

*

2015 年 10 月第　一　版　开本：889×1194　1/16
2015 年 10 月第一次印刷　印张：70 3/4　插页 1
字数：1 905 000

定价：380. 00 元

(如有印装质量问题，我社负责调换)

《中药资源化学——理论基础与资源循环利用》编辑委员会

主　编

段金廒

副主编

（按姓氏拼音排序）

陈道峰　陈纪军　陈士林　郭　盛　黄璐琦　江　曙　刘　培　钱大玮　宿树兰
唐于平　唐志书　屠鹏飞　吴启南　萧　伟　余伯阳　赵步长　赵润怀　钟国跃

编　委　（按姓氏拼音排序）

白吉庆　蔡少青　曹　园　巢建国　陈道峰　陈纪军　陈建伟　陈　京　陈菁瑛
陈士林　陈随清　俞桂新　崔秀明　丁安伟　董婷霞　段金廒　樊文玲　方成武
冯卫生　冯　煦　富　力　谷　巍　桂双英　郭宝林　郭建明　郭兰萍　郭立玮
郭　玫　郭　盛　何　兰　黄必胜　黄林芳　黄璐琦　江　曙　晋　玲　李锋涛
李会军　李念光　李绍平　李文林　李　祥　李晓瑾　李友宾　梁侨丽　林　励
刘　培　刘　睿　刘圣金　鲁学军　路金才　吕洁丽　罗光明　马宏跃　马新飞
欧阳臻　彭国平　彭蕴茹　钱大玮　钱士辉　秦民坚　秦　勇　尚尔鑫　邵江娟
沈志斌　宿树兰　唐于平　唐志书　陶伟伟　田义新　屠鹏飞　王汉卿　王康才
王喜军　王小平　王振中　吴德玲　吴　皓　吴启南　吴薛明　萧　伟　肖小河
熊耀康　严　辉　严铸云　杨美华　杨念云　于　光　余伯阳　张朝晖　张　辉
张俊清　张　丽　张小波　张　森　张永清　张　瑜　赵步长　赵　明　赵润怀
钟国跃　周　卫　朱华旭　朱　悦　朱振华

张伯礼院士序

地球是我们唯一的家园。近百年来这个家园的资源被过度的消耗，破坏了大自然修复平衡能力，温室效应日益严重，生态环境逐渐恶化，反常恶劣天气增加。美国灾难电影《明天》展现的恐怖情景，仿佛离我们并不遥远。最近世界著名物理学家史蒂芬·霍金预言：人类无法再在地球生活一千年。这是杞人忧天吗？每个地球村的人都应反思。当前，转变经济社会发展方式，节约能源、绿色发展，已成为人类社会的共识。

中药资源是国家战略资源，是中医药产业和健康服务业发展的物质基础。为了克服无序开采挖掘带来的资源破坏、粗放生产造成的资源浪费，实现中药资源的循环利用与可持续发展，从根本上转变传统中药产业“高投入、高消耗、高排放、低产出”的陈旧发展模式和生产方式。这需要集成相关学科理论及其技术的最新成果，围绕中药资源经济产业链的全过程进行深入系统的研究，通过创新驱动，推进资源节约型和环境友好型发展，构建中药资源循环经济体系，保障和推进中医药事业可持续发展。

段金廒教授及其团队长期从事中药资源领域的科研、教学和资源循环利用转化工作，逐渐形成和发展了中药资源化学这一新学科。中药资源化学的学科定位及目标任务是通过融合多学科知识、集成相关适宜技术，降低中药资源在产业化过程各个环节的资源消耗，提高资源的有效利用，通过推进中药资源的合理使用和循环发展，实现资源产业化过程经济效益和生态效益的双赢，实现绿色产业可持续发展。

《中药资源化学——理论基础与资源循环利用》一书是由段金廒教授领衔，组织我国中药资源领域的专家学者和资源产业生产一线的企业家及技术人员共同编著的这个新领域第一部学术专著。该书围绕中药资源化学的概念与性质、学科的形成与发展、社会功能、方向与任务，中药资源化学与资源循环利用研究思路与方法等方面展开了论述；探讨了中药资源化学成分类型及其生物合成途径；中药资源生产与加工过程中资源化学研究；多元技术集成提升中药资源产业化过程中的利用效率；中药资源产业化过程中资源循环利用研究等内容，并有对代表性植物类群的资源化学研究与资源循环利用实例的论述。这本专著思路新颖，富有时代特色，内容丰富，既有理论和方法技术体系的创新，又有实践性的专论可供借鉴，是一部理论价值和应用价值均较高的鼎新力作。

在我国经济社会发展进入新常态的关键时期，该专著符合国家经济转型升级的时代特色，又具有重要经济、社会和生态意义，得到了国家科学技术出版基金的资助。相信该书的出版将为中药资源领域的产业化发展、科学研究、学科建设和人才培养发挥重要的作用。

心系生态，关注资源，赞赏创新，学习先进，故不揣浅拙，素然为序！

中国工程院院士
中国中医科学院院长　张伯礼
天津中医药大学校长

2015 年初夏　于梅江·溪园

孙汉董院士序

随着我国中医药事业的快速发展，以消耗中药及天然药物资源为特征的资源经济产业链不断延伸，产业集群快速扩张，已成为我国生物医药独具特色的产业力量，为民众的健康和相关产业的发展作出了重要贡献。然而，由于该行业受制于传统生产方式、传统应用习惯和传统产业现代化程度诸因素，目前大多尚处于资源利用效率较低，资源浪费严重和生产力水平不高的状态。因此，中药资源的生产、加工、开发利用及其产业化过程中需要更加科学、合理、有效地提高资源利用效率，拓展和延伸资源经济产业链，实现中药资源的循环利用和再生产业发展，实现物尽其用的目的。

段金廒教授及其团队在中药资源领域长期的科研和教学实践中，逐渐建立和发展了中药资源化学学科，并联合全国同道，历时数年，编著而成国内外第一部《中药资源化学——理论基础与资源循环利用》学术专著。该学科是在中药资源学理论的指导和循环经济理念的引导下，致力于中药资源的规范化生产、中药资源的循环利用和资源再生经济发展，以实现中药及天然药物资源的合理生产及有效利用，推进中药资源产业及其相关领域向着资源节约型、环境友好型经济社会的目标发展。

该著作围绕中药资源化学的概念与性质、学科的形成与发展、研究目标与任务，中药资源化学研究思路与方法；探讨了中药资源化学成分类型及其生物合成途径；中药资源生产与加工过程中资源化学研究；多元技术集成提升中药资源产业化过程的利用效率；中药资源生产与利用过程废弃物的资源化利用研究；以及各类型资源性成分的资源分布与利用价值，并对代表性植物类群的资源化学研究与资源化利用示例进行了系统的论述。既有理论和方法技术体系的创新，又有内容丰富、实践性强的的专论。我相信，该专著的出版必将为我国中药资源循环经济发展模式的建立和生产方式的转变起到推动作用，为中药资源循环利用和再生产业发展提供示范，为中药资源学理论和科学内涵的进一步丰富和完善作出应有的贡献。

该专著的出版受到了国家科学技术出版基金的资助，必将为该领域的科学研究、学科建设和人才培养等方面发挥积极的推动作用和产生深远的影响。循环利用，生态经济，绿色发展。开卷有益，欣然为序！

中国科学院昆明植物研究所
中国科学院院士 孙汉董

2014 年 11 月　于昆明

欧阳平凯院士序

中药资源为中华民族的生存与繁衍提供了重要的保障。然而，随着人口剧增与环境恶化，导致人类开发和利用资源与保护和节约资源之间的矛盾日益突出。为了实现中药资源的有效利用与可持续发展，必然要求人们对赖以生存的资源性物质的生产与利用等科学问题开展深入系统研究，以寻求可持续发展的策略与方法。

由段金廒教授主编的《中药资源化学——理论基础与资源循环利用》就是适应这一社会重大需求，适时编辑出版的。该书是一部在理论和实践上都具有良好创新性的学术专著，尤其是对中药资源科学内涵的深刻理解，让人耳目一新。该专著编撰人员均为我国长期从事中药及天然药物资源生产与利用的专家学者，所编写内容大多为编撰者多年研究成果之积累，学术观点鲜明，学术造诣深厚。围绕中药及天然药物资源领域资源性产品的合理生产与循环利用、资源经济产业链的延伸与发展等社会需求构建学科体系，进行积极探索和实践，通过引入酶工程、细胞工程等生物工程技术构建生物转化体系，运用化学生物合成、化学成分修饰等策略和技术，建立了化学转化体系等，这将有效提升中药资源产业化过程的经济效益、社会效益与生态效益，为我国中药资源的健康可持续发展提供有力支撑。有效提升中药资源产业化过程的经济效益、社会效益与生态效益，为我国中药资源的健康可持续发展提供有力支撑。

该著作分为十四章，围绕中药资源化学的概念与性质、学科的形成与发展、研究目标与任务，中药资源化学研究思路与方法；中药资源化学成分及其生物合成途径；各类中药资源性化学成分的资源分布、利用价值以及代表性类群研究与开发实例等进行论述。该著作的出版必将为我国中药资源生产与利用诸环节提供理论指导，进一步丰富中药资源学理论和方法学，必将为该领域的科学研究、学科建设和人才培养作出应有的贡献，为从事中药资源及其相关领域的同道提供学习和借鉴。

是为序！

江苏省科学技术协会主席
南京工业大学原校长
中国工程院院士

2014 年 12 月　于金陵

前言

资源化学(science of resources chemistry)是人类赖以生存和生产的物质基础。化学物质是资源构成的基础。材料化学、资源化学、环境化学、地球化学等交叉性多元融合学科的建立无一不是人们为追求和满足对资源性化学物质的欲求而产生,并致力于资源的合理、高效、节约利用和推动循环经济发展,这是科技社会进步和现代产业发展的动力使然。

近年来,我国以消耗中药及天然药物资源为特征的资源经济产业得到了快速发展,社会贡献率强劲增长。据2014年我国医药行业GDP统计,中药资源产业的贡献率已占全国医药产业总额的1/3份额。同时也造就了一大批年产值超过10亿、50亿,乃至百亿元人民币的标志性中药资源深加工制造企业,其企业规模、装备水平和GMP硬软件条件,以及产业能力处于国内外一流水平。然而,分析其经济生产方式和发展模式,大多仍属于大量生产、大量消耗和大量废弃的传统落后生产方式,并由此导致药材原料的需求不断扩大,依赖于自然生态提供的天然药物资源濒于枯竭,环境和生态受到不同程度的破坏。即使通过人工生产以进行资源的替代和补偿,但由于我国人口大国对粮食等生活物资生产需求的现实而与种植药材争夺土地空间和水资源的矛盾不断加剧;加之中药农业生产过程及中小型中药制造企业和大中药健康产品生产企业所涉及的药材/饮片生产加工、资源性产品深加工、中药资源产业化过程的利用效率、技术水平、生产方式等尚滞后于现代经济产业发展的范式要求,因此普遍存在着资源浪费、产品附加值低、消纳量有限、再生利用薄弱、创新性缺乏等问题。导致中药农业环节占有大量的生产力要素生产的药材作为中药工业深加工制造产业的原料,经水提、醇提或其他方式进行富集、纯化等工艺环节,进入口服制剂或标准提取物等各类型资源性产品生产阶段,药材原料的利用率平均低于30%,约70%的剩余物被作为废物排放或简单转化为低附加值产品利用。中药注射剂在中药资源产业体系中占有独特而重要的地位，然而其终端产品中资源性化学物质的含量仅是药材原料质量数的1%～10%，也就是说用于中药注射剂生产的药材资源利用率不足10%，其90%的物质量被废弃，造成了中药资源的大量浪费和废渣、废水的排放对生态环境带来的巨大压力。因此，不难看出中药资源产业的GDP越大，中药资源经济活动中的实物流量和资源消耗量就越大，生产过程产生的废渣、废水、废气等中药废弃物的排放量和环境压力就越大。这种传统工业的"高投入、高消耗、高排放、低产出"的落后经济发展方式和经济形态将日益受到更多的社会与环境制约而难以健康发展。

为了实现中药资源的有效利用与可持续发展，必然要求人们围绕资源经济产业链全过程，集成相关学科及其科学技术领域的最新成果，对其蕴含的资源性物质进行深入系统的生产与利用研究。通过资源循环利用策略的引导和推行，从根本上转变中药农业和中药工业的经济增长方式，推进中药资源经济产业发展模式和生产方式的变革，改变长期以来依赖自然资源和资源耗竭式发展方式及其层次结构相对较低的发展模式，解决和缓解我国经济发展对资源的需求量大、资源相对短缺，以及庞大的经济规模和经济总量所带来的巨量废弃物和环境承载压力。以中药资源循环经济产业体系的构建和可持续发展为总目标，集成多学科知识与技术交叉融合形成的中药资源化学学科依靠科技进步与创新必将有所作为。中药资源化学(resources chemistry of chinese medicinal materials)的产生及其历史使命也就在于此。

中药资源化学学科的建立及其科学研究最突出的特征和最重要的目标就是通过多学科交融、适宜技术集成以降低中药资源产业化过程各环节的资源消耗，通过提高资源利用效率以实现节约中药资源的目的。通过全社会的关注，形成政府支持、企业主体、产学研结合的技术研究和开发体系。通过加大对资源节约和循环利用关键技术的攻关力度，努力突破中药资源产业体系长期以来形成的技术瓶颈。通过经济建设与生态建设同步推进，才能真正解决传统发展模式中重经济发展、轻环境保护的矛盾，才能向着经济发展与环境保护两者协调发展模式的转变。通过对适宜技术的集成和综合创新，推进中药资源产业领域走科技先导型、资源节约型、环境友好型的发展之路。

中药资源化学学科作为中药资源学的分支学科，其人才培养—学科建设—科学研究贯穿于中药资源生产与利用全过程，也是中药资源学科体系进一步完善和发展的重要内容。20世纪80年代中国药科大学周荣汉教授率先提出中药资源学的理论和学科体系框架，编撰出版了我国第一部《中药资源学》。20世纪90年代，中药资源与开发专业正式纳入国家本科专业体系，通过10余年的人才培养和教学实践，逐步完善了课程体系和教学大纲，逐步形成了特色鲜明的人才培养体系。由挂靠南京中医药大学的中国自然资源学会中药及天然药物资源专业委员会联合全国中医药院校成立了“中药资源与开发专业教学理事会”，讨论确定了学科课程体系，主要包括：中药资源学、药用植物学、药用植物生理生态学、药用植物栽培学、中药材加工与养护学、中药资源化学、中药分析学、植物化学分类学、中药生物技术、中药商品学、中药资源开发与综合利用、本草学概论等，并组织全国38所中医药、农林、师范、综合性院校280余位中药及天然药物资源领域学者编写出版我国第1套中药资源与开发专业本科系列规划教材。

本专著的编写出版，特别要感谢我国著名的中药资源学家周荣汉先生、著名的天然药物化学家赵守训先生等前辈给予的殷切关怀和指导教诲，我们所从事的这份事业是在老师们开拓创新的基础上继承延续、进取发展的结果。衷心感谢张伯礼院士、孙汉董院士、欧阳平凯院士等学术大家给予的热情鼓励和帮助支持。同时，也非常感谢各位编委同舟共济、辛苦努力，保证了专著质量及编写进度。本书的编委们均是长期从事中药资源学、中药及天然药物资源化学和中药资源开发利用及其产业化等相关领域的专家学者，他们将自己的所学和具体的实践成果，结合资源科学、循环经济学和中医药学等理论基础，以及天然产物化学资源、农林生物资源、海洋生物资源等相关学科门类快速发展的研究成果，加以吸收，为我所用，为独具特色的中药资源化学理论体系和中药资源循环经济发展模式的构建提供了有力的支撑，也将为中药及天然药物资源领域资源性产品的生产与利用、资源循环利用及其再生经济产业链的形成与发展、中药资源化学学科体系建设及人才培养和科学研究作出积极贡献。

本专著系统地阐述了中药资源化学学科概念与性质、内涵与外延、科学研究方向、目标与任务等，以及编者们长期从事中药资源化学研究所取得的科学研究成果。全书共计十四章，第一章为绪论，第二章为中药资源化学及资源循环利用的研究思路与方法，第三章为中药资源性化学成分生物合成途径与生物转化利用，第四章为生物碱类资源化学，第五章为苯丙素类、香豆素类及木脂素类资源化学，第六章为醌类资源化学，第七章为黄酮类资源化学，第八章为鞣质类资源化学，第九章为萜类资源化学，第十章为甾体类资源化学，第十一章为氨基酸、肽及蛋白质类资源化学，第十二章为糖类资源化学，第十三章为脂类资源化学，第十四章为矿物类中药资源化学。

限于我们的知识水平、工作经验和创新能力，本书中错、谬、浅、漏在所难免。恳请从事中药及天然药物资源科学研究、资源管理的专家学者，以及致力于资源产业化方面的企业家及广大读者批评指正并提出宝贵意见，以便再版时补正。

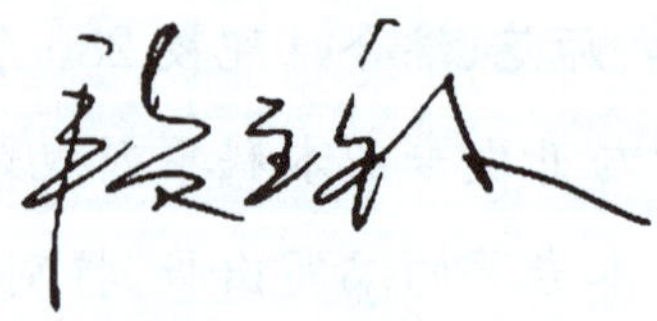

2015 年初春　于金陵

目 录

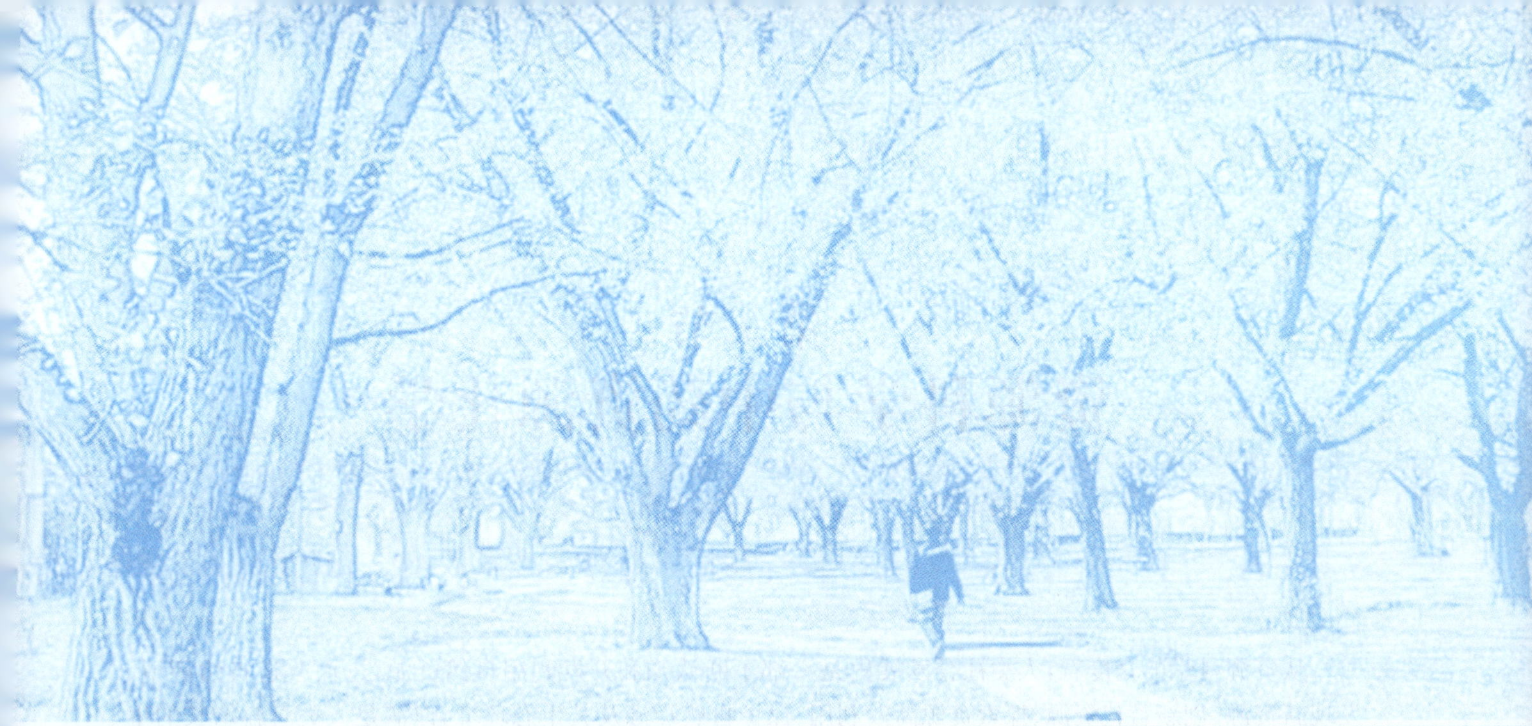

第一章 绪论

中药资源是国家战略资源，是人口健康用药需求和中医药事业发展的物质基础与根本保障。随着以消耗中药资源性原料为特征的资源产业不断扩张，原料需求激增，庞大的经济规模加速了自然资源的耗竭和人工替代与补偿资源的大量生产，同时产生巨量的废弃物和环境承载压力。

中药资源化学正是基于这样的历史背景和社会经济发展需求应运而生，以服务于药材原料生产资源产业化过程，服务于中药资源性产品深加工产业化过程，服务于中药资源循环经济产业的构建与发展。追求的目标和研究任务是：通过科学合理、有效的生产质优量足的中药材原料资源；通过资源性化学物质的多途径、多层次、精细化开发利用，不断拓展其资源经济价值和挖掘潜在利用价值，有效延伸资源经济产业链，实现有限资源的物尽其用；通过提升中药资源的利用效率，以减少资源消耗、节约资源成本、提高资源效益，追求经济效益与生态效益的统一。

按照循环经济的发展理念，以资源循环利用为引导，推进中药资源经济产业发展模式和生产方式的变革，改变中药产业“高投入、高消耗、高排放、低产出”的线性经济发展方式，推进资源节约型和环境友好型中药资源循环经济体系的构建，为中医药行业和中药资源产业的可持续发展提供科技支撑和驱动力。

第一节
资源科学与中药资源化学

从资源科学的角度看，人类社会发展史是一部不断认知和开发利用自然资源，进而改造自然环境、发现新资源、创新替代资源、探索资源高效利用、保护自然资源及其生态环境，以满足人类日益增长的生产方式及生活需求的历史。因此，资源科学的发展水平是衡量人类文明进步的重要标志和象征。资源化学作为资源科学体系中的分支学科，其形成和产生的历史背景与动力源泉是日益短缺的资源供给与快速增长的社会需求之间的矛盾不断加剧，其使命是围绕不同门类资源系统的可持续发展，以揭示其资源产物的化学实质及其资源化价值，有效提升资源利用效率和效益，推进资源产业化过程的循环利用和再生产业发展，逐步实现人类赖以生存的资源系统和谐共生与社会—经济—生态效益的协调发展。

一、资源科学的发展是人类文明与进步的象征

人类在地球上出现的历史为200万～300万年。在以采集、狩猎等社会活动为主要形态时，人类利用的主要是自然界馈赠的生物质资源，称之为自然资源。人类在不断向自然资源系统索取的过程中，通过观察学习认识到一些植物种子的传播及萌发生长与飞禽走兽等动物取食生活过程密切相关，进而有意识地将可食用植物种子撒向大地，由此开启了人类赖以生存的土地成为农业文明时代的核心资源。随着农业社会及其生产方式的演进发展，世界上许多文明古国，从埃及到中国以及古希腊等均积累了丰富的自然资源利用经验，产生了诸多有关资源利用与保护的进步思想。在中国，最早有关生物资源与生态环境等相互关系的描述与记载可见于春秋时期成书的《管子》。到战国时期，对农作物及其可更新资源（包含药用及养生用途的作物）及不可更新资源的记述内容日臻丰富，见诸《周礼》《山海经》《淮南子》等著作中，其中《山海经》中关于矿物类资源的记载是迄今世界上最早有关矿物的记述。北魏·贾思勰的《齐民要术》既是一本区域农业生产技术丛书，也是一本关于可更新资源合理利用的学术专著。明末的《徐霞客游记》、徐启光的《农政全书》也都是记述中国有关资源及其合理利用范例的代表性著作。这些成果均比西方同类著述早百年至数百年之久[1]。

资源科学（resource science）的近现代研究，应该说是发端于20世纪初期工业化开始后所出现的大规模消耗存量资源，各种金属、化工矿产资源，石油、煤炭化石资源等不可更新的地下资源被开采进入社会化生产过程，成为工业文明时代的核心资源。快速提高的科学技术和生产力水平促进了不可更新资源的大规模开发利用，加剧了全球性的资源（特别是耗竭性资源）需求膨胀和过度利用。如此无尽的消耗自然资源和无限的欲求发展所产生的后果造成了人们长期以来和自然环境相互作用，生生不息形成的生活及生产方式循环周期与大自然长期演化自然天成的和谐韵律及生态环境背道而驰。这种藐视自然的肆意妄行和不计后果的发展方式则已成为导致目前一系列“全球性问题”的发端和根源[1,2]。

从可再生资源角度来看，19世纪以来生态学的发生、发展促使与资源相关的各学科与其母体学科日益分野，在资源与资源利用领域汇聚，孕育了资源科学研究的诞生。资源科学研究也已从陆地走向海

洋，从地表走向地上和地下，从自然走向社会，从局部走向整体，从静态走向动态等，研究领域日益拓展[3]。随着各单项或专门资源研究的不断深入和资源地理学(resource geography)、资源生态学(resource ecology)、资源经济学(resource economics)等相关学科的日趋成熟，资源科学研究的理论与方法日臻完善，加之资源科学研究的社会价值和科学意义的日益突显，促使资源科学研究从80年代开始步入现代科学领域，并愈来愈受到全社会的重视。近些年来，资源科学研究的重点转向了资源的有限性和稀缺性，资源的可持续利用与社会经济的健康协调发展，资源生态、资源经济、资源立法(resource legislation)与资源管理(resource management)成为主要研究领域。资源科学研究呈现出鲜明的特色和发展趋势：① 从个体、局部走向整体，日益关注全球性和全局性问题的研究；② 从静态分析走向动态预测，区域发展模式与资源供求关系战略性研究日趋活跃；③ 遥感遥测等新技术方法的应用，有效地促进了资源科学研究方法和手段的现代化；④ 资源管理成为资源科学研究的最终目的，以合理化为内容的资源管理研究正逐步成为资源科学研究的热点[4]。

我国幅员辽阔，资源类型多样，但由于人口众多，资源生产与供给、资源利用与保护间的矛盾十分突出，资源科学研究的基础较为薄弱。因此也催生了一批又一批的资源科学家，他们长期跋涉在资源科学领域，为我国及世界资源科学的发展和资源可持续利用作出了杰出的贡献。这些科学家先后编撰出版了《自然资源研究的理论与方法》(中国自然资源研究会，1985年)、《自然资源评价利用概论》(连亦同，1987年)、《自然资源概论》(刘胤汉，1988年)、《自然资源开发原理》(牛文元，1989年)、《资源科学论纲》(封志明、王勤学，1994年)、《中国资源科学百科全书》(孙鸿烈，2000年)等代表性著作。

资源(resources)是创造社会财富的源泉。因此，资源学者习惯将资源按其属性分为自然资源和社会资源两大类。自然资源(natural resources)是指在一定的社会经济技术条件下，能够产生生态价值或经济效益，以提高人类当前或可预见未来生存质量的自然物质和自然能量的总和[5]。基于系统论的角度看，自然资源是由一系列基本单元和不同层级构成的一个极其复杂的多维网络体系。它以一定的质和量分布在一定区域，且按照一定的规律在四维时空内发展变化。社会资源(social resources)则是指人类通过自身劳动，在开发利用自然资源过程中的物质与精神财富。它不仅包括人类劳动所提供的以物质形态而存在的劳动力资源和经济资源，包括科技、教育、文化、信息、管理等非物质形态的资源[1]。

自然资源是指人类可以利用的自然生成的物质与能量。依据资源的门类、特性、用途等的不同可将自然资源进行多种划分：① 按自然资源的圈层特征划分，可将其分为土地资源、生物资源、水资源、气候资源、矿产资源、海洋资源等；② 按自然资源的利用目的划分，可将其分为农业资源、药物资源、能源资源、旅游资源等；③ 按自然资源特性划分，可将其分为耗竭性资源(depletable)与非耗竭性资源、可更新(renewable)与不可更新资源等。

西方资源经济学对自然资源的分类大多是按照资源的循环利用状况和对国民经济各行业的贡献进行划分的。主要的类型有：① 耗竭性、不可循环的(nonrecyclable)资源，包括石油、煤炭、天然气和铀矿等能源资源；② 可补给(replenishable)、耗竭性的资源，包括水资源、大气资源等；③ 可再生的(reproducible)资源，主要指农业自然资源、药用生物资源等；④ 可蕴藏的(storable)和可更新的(renewable)资源，包括土地、森林、草地、动物资源、药用生物资源等；⑤ 可循环(recyclable)资源。

马克思认为创造社会财富的源泉是自然资源与劳动力，资源体现了人与自然界之间的物质转换关系。他在《资本论》中引用威廉·配第的话说："劳动是财富之父，土地是财富之母。"(《马克思恩格斯全集》，第23卷57页)。恩格斯在《自然辩证法》中明确指出："劳动与自然界一起才是财富的源泉。自然界为劳动提供材料，劳动将材料变为财富。"(人民出版社，1971年，149页)。自然条件和自然物质是自然界的客观存在，只是在社会发展过程中人类才逐步认识到其价值，并创造出开发利用其价值的技术，从而使之成为创造人类社会财富的源泉。资源是动态的，它依赖人类的智慧和行为相应地扩大或缩小，不能与人类的需求和能力相分离[6]。

有效（efficiency）和稀缺（deficiency）是自然资源的本质属性和最基本的特征。无论是物质或是能量，都是针对人类而言的，只要利用总是被消耗，只要被消耗，无疑就总会逐步出现稀缺乃至资源耗竭（resource depletion）。资料显示，目前全球人口约70亿，预计到2050年世界人口将增至100亿左右规模。任何自然资源相对于如此庞大的消费群体均表现出有限性和稀缺性的本质属性。地球所拥有的自然资源是一个复杂多元的巨系统，各种资源要素之间相互联系、相互影响、相互制约，并通过人类活动表现出鲜明的整体性和系统性特征。因此，人类对自然资源的无限需求及其对生态环境的影响，最终会导致资源的稀缺。我们的古人就已有了“天育物有时，地生财有限，而人之欲则无极”的认识与感叹。资源的有效性是指能被人类开发利用并进入社会化生产、生活过程，促进区域经济发展，改善人类生存质量的物质与能量。资源的有效性刺激人们为了更好地生活而不断地开发利用和消耗资源，资源的稀缺性则迫使人们不断地发掘新资源，寻求替代资源，探索资源高效利用的途径。有效性使资源展示其功能和多宜性，决定着资源的基本利用途径和特征，而稀缺性则影响着各类资源的空间组合，对资源配置和产业布局具有特殊意义。

自然资源是与一定的社会经济条件和科学技术水平相联系的，表现出明显的社会性。一方面，对资源的认识、评价、利用均会受时空的限制而具有社会性；另一方面，自然资源不可避免地受到人类活动影响及其来自人类劳动所导致的改造和利用自然的时代特征，也具有社会性。由此认为，有限的资源依赖于科技进步和社会发展所带来的更为高效的利用，而资源的无限性则正是这种进步与发展的永恒。在科技进步和社会文明发展进程中，有利的条件和影响将促进和改善资源的利用性能，提高利用价值或利用效益。反之，可使资源受到破坏与损害，降低其利用价值，甚至成为废弃物。利用资源与节约资源、保护资源之间的矛盾也将日益突出和进一步加剧。因此，自然资源利用的广度和深度，是在人类历史进程中不断演变和发展的，呈现出人类认识和利用资源的能力及对自然资源生态系统施加的影响程度。

在人类社会的一定时期内，由于种种因素的制约，可供人类利用的资源总是有限的。也就是说，人类追求生产生活发展的需求与地球自然资源的有限供给之间的矛盾是永恒的。因此，如何有效地进行资源配置与合理分配，已成为人类社会发展所面临的抉择。近些年来，随着人口剧增和人们崇尚自然、回归自然理念的不断提升，国内外市场对中药及天然药物资源性产品的需求量与日俱增。人们对已发现的自然资源的无情开发与过度利用导致部分资源种类被迅速耗竭。这从一个角度也反映出人类社会在生产力落后的时期，由于对自然资源生态系统尚未造成不可恢复和修复的破坏，人类社会依赖自然资源的馈赠生存繁衍延续了几千年。然而，从工业文明开始至今仅三百余年的短暂历程，人类社会形成的巨大生产力创造了部分国家或区域的高增长和现代化，却由于对资源的无节制需求和消耗已威胁到人类的生存和地球生物的延续。于是人们开始讨论后工业文明，重新审视和调整人与自然、人与资源之间的相互关系[2]。随着人类社会对人口、资源、环境与发展问题的日渐了解，已认识到“人类只有一个地球”，面对的是共同的未来。决定经济增长的效率指标已不再是度量发展的唯一标准，人类社会的结构、人类与资源关系的协调、现实与未来的历史逻辑已为各界所关注。人类对资源的开发利用已从原先的“掠夺式”向可持续发展的战略轨道发展。只有这样才有可能最大限度地降低社会物质消费和资源生产供给之间的资源赤字，使其不致威胁到人类的生存与发展。人类与自然的和谐相处，资源与环境的有效保护，经济与社会的持续、稳定、协调发展已成为当今人类的共识。

从我国自然资源人均占有量分析来看尚不足世界平均数的一半，多数资源不丰富，部分资源十分紧缺。但是，在生产过程中资源使用不尽合理，浪费十分惊人。因此，政府和全社会十分关注资源综合系统利用工作，为合理开发和综合利用资源，防止资源浪费和生态破坏，提高资源利用效率，保障国民经济发展，保护生态环境，专门研究制定出台了《资源综合利用的政策法规和全面系统的规定》等政策法规和全面系统的规定。内容主要包括管理体制与管理制度、经济建设中自然资源的综合开发利用、生产过程中物料和废弃物的系统合理利用等。从国际上看，许多国家都很重视资源综合系统利用问题，并制定了相关法律，如美国的《资源保全与回收法》、日本的《再生资源利用促进法》等，均取得了良好的社会、经济、环境效益。

二、资源化学的使命是推进资源系统可持续发展

随着我国工业化进程急剧提升，城市化快速推进，面临的资源环境瓶颈约束问题日益突出。全社会关注的干旱、沙尘暴、暴风雨、暴风雪等异常气候和气象灾害多发、频发，无不与资源、环境、生态问题密切相关。探究这一严肃的社会、科学问题，并试图缓和或避免灾难性后果的出现，绕不开的就是经济增长方式转变这一根本性问题。循环经济作为新型经济模式，具有节约材料、节约土地空间、节水环保、生态、低碳、创新资源价值和经济增长点、延伸资源经济产业链，增加就业等综合效益。资源循环利用对于建立和发展循环经济社会、推进循环经济产业模式的转变具有重要意义。没有资源循环利用产业的发展，就不可能建立真正意义上的循环经济和循环型社会。在传统的线性经济发展模式中，社会经济运行体系主要有生产系统和消费系统构成，自然资源通过生产系统转变为产品，产品又通过消费系统转变为废物，废弃物进入环境对生态环境造成污染和破坏。这种线性经济运行模式导致的最终结果必然是自然资源的枯竭和环节的恶化，是一种不可持续的发展模式。代表现代先进的社会管理和经济发展模式的循环经济，基于系统化的思想对整个社会作为一个系统进行分析设计，明确了产业经济与生态经济的关系及其相关方面各自所承担的责任和义务，延伸了生产责任制度，并通过立法等约束手段强调生产者的责任，刺激生产责任方改变生产工艺、改进产品设计，采取清洁生产和循环利用的生态型经济模式，大力开发环境低负荷的产品，延伸资源经济产业链，产生新的经济增长点。从当前我国和国际社会提倡和推行的资源循环利用和循环经济发展趋势判断，科学技术进步与生态环境保护已成为关乎企业发展兴衰的生命线，关乎国家社会经济可持续发展，促进人与自然的和谐共存。

资源循环利用(circulating resources utilization)的概念起源于 20 世纪 60 年代，渐至 90 年代随着依赖于自然资源的重要工业资源危机和相伴而来的生态环境破坏等社会经济问题不断加剧，如何减少资源消费、提高资源利用效率、减少排放以保护人们赖以生存的环境等社会、经济、科学问题摆在了世界各国政府、学者及产业界面前而无法回避，资源循环利用的理念及其新型的社会经济发展模式和生产方式被普遍认同和推行。发达国家更是率先采用循环利用的策略和经济变革方式，并有效应用于实践，一大批遵循循环利用方式的工业园区、产业集群、示范企业在政府及优惠政策的引导下迅速崛起，循环利用产业得到了社会的尊重和认可，循环经济效益带来了企业新的经济增长空间和发展前景[7]。90 年代后期，我国引入循环利用的经济发展理念，一批经济学家、资源学家、管理专家和企业家结合本领域和行业实际进行了卓有成就的理论研究和具体实践，积累了经验，取得了良好成效。但从整体性和系统性角度来看，各行业循环利用及其循环经济发展模式的推进和转型尚不平衡。中药资源循环利用的程度和水平，以及中药资源循环经济产业模式的构建和生产方式的转型发展尚处于起步阶段。

循环经济是国际社会在追求社会经济与生态可持续发展过程中所倡导的一种可持续生产和消费的理念。循环经济发展的概念最早是由英国经济学家肯尼斯-博尔丁(Kenneth Ewart Boulding)于 1969 年在其撰文中指出[8]：人类不应将地球当作垃圾场，人类是生态系统中的一员，生存能力依赖于具有闭路循环特征的世界生态系统中所有元素和人类的共生关系。循环经济(circular economy)作为专业词汇

及其内涵的描述，是在库珀(T. Cooper)1999年发表在《可持续产品设计》杂志上的《创造一种为可持续生产设计服务的经济基础设施》一文中。他认为：所有生产过程产生的和最终消费后放弃的废弃物，都应当重新用于其他产品或工艺的生产过程中去。这种将所有资源纳入生命周期闭路循环的行为即为“循环经济”。随即循环经济概念被引入我国，一批经济学家结合我国现阶段的经济形态和发展模式进行了较为系统深入的理论探讨[9,10]。周宏春等[11]提出了循环经济的广义和狭义观点：在广义上，循环经济是指围绕资源高效利用和环境友好所进行的社会生产和再生产活动。在狭义上，循环经济是指通过废弃物的再利用、再循环等社会生产和再生产活动来发展经济。人们认识到，通过发展资源节约型产业及其产品生产、资源的综合系统利用和产业化，通过资源产业化过程废弃物的回收利用及其生态型环保产业的发展，才可能为经济社会可持续发展提供保障，以实现我国经济增长方式的根本性转变，由传统的“三高一低”粗放型经济发展模式转变为以循环经济理念为指导的集约型增长方式，这应是现代社会需要大力倡导和致力推进的先进经济发展模式和资源经济产业生产方式。

通过不断地研究实践与总结，国家发展与改革委员会等政府部门对循环经济的定义是：相互关联的制造业和服务业为提高经济和环境绩效，通过在环境和资源方面的管理而进行的合作，其实质就是物质交换。即一家企业(或公共处理设施)的废弃物(包括能量、物质、信息等)成为另一家企业的投入品[12]。通过这种合作，相关参与者形成的共同体将获得比其单独活动更大的利益，也就是产业共生。循环经济的根本目标是系统的防止和减少经济流程中的废弃物，最主要的原则是减量化原则，最重要的任务就是提高资源利用效率。从宏观管理和政策层面，强调循环经济与转变经济增长方式的密切相关，注重资源的综合系统利用、节约使用和高效利用，具有全局性和综合性。从调控经济活动方式和目标追求方面，认为循环经济是资源节约型和社会友好型的经济活动方式。基于国家经济发展战略角度，循环经济就是倡导和引导一种以资源循环利用为特征的经济形态，就是以“资源—产品—再生资源”的物质流动模式为追求的经济社会发展方式，就是要将目前的“高投入、高消耗、高排放、低产出”的传统落后经济发展方式和经济形态转变为“低投入、低消耗、低排放、高产出”的可持续发展方式和高效利用的循环经济发展模式上来。即要建立以生态学为指导，在不同形态产业链和产业化过程中以物质循环、高效、节约利用为目标，遵循经济发展规律，实现从国家发展战略、经济运行机制、社会管理体制等上层建筑到全社会各层次的主体思想意识、行为方式，以及经济发展模式全方位、多层次的系统转变，形成能够长期、有效、稳定地支持经济系统按照循环经济模式运行的社会功能机制和结构，逐步完善以循环经济运行模式为核心，符合经济发展、社会进步和生态友好的社会经济体系[13]。

愈来愈多的事实表明，随着人类社会的进步和科学技术的飞跃加快了工业生态文明到来的步伐。现代工业生产中最大的商机来自于对传统工业废弃物的有效利用，资源产业化过程产生的各类废弃物被分门别类回收利用和循环生产，不仅创造了良好的经济效益，还带来了含金量更高的生态环境效益。从循环经济发展的角度看，评价一家工业企业是否具有可持续发展潜力和远大前景，对其产业化过程废弃物的资源化利用程度和能力分析是重要的指标。因为该指标既反映了企业在“减量化、再利用、资源化”方面所承担的社会义务，更彰显出该企业经济发展模式和生产方式由传统落后的线性产业向循环经济产业发展模式结构的根本性转变。因此，大力开展产业化过程废弃物的资源化利用，不仅可节约资源、有效降低企业生产成本、增加收益，遏制生产过程产生的各类型废弃物导致的生态环境恶化，也是增强企业综合竞争能力的内在要求和必由之路[14~16]。

近现代及未来相当长的时期内，资源科学研究和资源产业工作者将长期致力于自然资源与生态环境、人工替代和补偿资源生产与产业化效率、资源价值挖掘与综合效益提升、资源节约与循环利用等资源循环经济与资源产业可持续发展等重大的科学问题与经济社会发展问题。

A. 基于资源的整体性和系统性特征，阐明包括资源属性、资源结构形式与演变机制等自然资源系统的发生、演化及其时空分布规律与变化过程，使资源系统向着有利于人类健康生活与合理生产的方向发展和演进。

B. 基于资源系统及其要素间的相互作用，探讨水与土地等大资源系统内部结构与供给之间的平衡；光、热、水等气候要素之间的平衡；农、林、牧、药等资源产业发展空间与承载能力之间的平衡；各平衡关系与资源系统各要素间的关联关系及稳态发展。

C. 基于人类活动对自然资源及其资源系统的影响力日益加剧，以及资源生态与经济等特征及其与人类社会发展的关系，人类活动已成为自然资源系统潜在不稳定因素的重要推手和作用力，探讨人类活动对资源系统的不断增压以及人类活动的失误会严重危及自然资源系统的稳定性等。

D. 基于自然资源是以一定的质和量分布在一定地域的自然法则，探讨区域资源的种类构成、质量特征与经济发展的关系，如何将区域资源优势转变为经济优势，如何推进区域资源的优势互补和协调发展等问题。

E. 基于循环经济发展理念与发展方式，研究探讨不同资源类型及其资源产业发展对人类社会、生态环境等相互关联的生态体系产生的影响。从资源的数量和质量评价入手，分析资源与人口之间的平衡关系、社会需求与资源供给的关系；分析资源与环境之间的关系，探讨资源开发与再生、污染排放与环境容量的关系；分析和评价社会经济不同发展时期资源的保障程度与开发潜力、利用效率等。通过协调人口—资源—环境之间的关系，以寻求社会经济可持续发展的途径。

F. 基于信息科学等现代科学技术领域探讨新技术、新方法在资源科学研究与资源开发利用中的应用。航天航空遥感、遥测技术已成为自然资源科学研究的重要手段，有效提升相关工作的效率和精度，大大延伸其深度和广度，必将对人类在全球资源的开发利用、保护与管理等方面产生深远的影响。

综上表明，为了实现中药资源的有效利用与可持续发展，必然要求人们对赖以生存的资源性物质的生产与利用等科学问题展开深入系统研究，以寻求可持续发展的策略与方法，其重要的发展趋势就是以资源经济产业链为主线，相关学科及其科学技术领域多元集成走向综合交叉与创新发展。即要走发展循环经济的新型工业化道路，围绕中药资源生产过程的减量化、再利用和资源化开展深入系统的科学研究，深入研究发展循环经济的技术支撑和保障，开发出一系列适宜中药资源深加工产业化过程所需的环境无害化、资源节约化的科学技术体系，有效推进中药资源的高效利用和循环利用，从根本上转变中药农业和中药工业的经济增长方式，改变长期以来依赖自然资源和依靠粗放、廉价、低效的资源耗竭式发展方式和层次结构相对较低的发展模式，解决和缓解我国经济发展对资源的需求量大而资源又相对短缺以及庞大的经济规模和经济总量所带来的大量废弃物和环境承载压力。通过构建可承载药用生物资源良性运行的生态系统与庞大而复杂的中药资源产业经济系统间的耦合协同及和谐发展关系，改善不断增长的经济系统对资源供给系统无止境的索取和欲求，以推动中药资源产业经济发展模式和生产方式的创新与转变，以实现生态系统与经济系统相互促进、相互协调、健康理性的生态经济发展模式。

20 世纪中后叶，为了解决复杂而严峻的人口剧增、粮食紧张、资源短缺、环境退化和能源危机等一系列社会问题，许多学科彼此交叉、相互结合、互相渗透，形成了一批综合性新兴学科领域，中药资源学就是其中的代表之一。

中药资源学（science of chinese materia medicine resources）是研究源于自然资源和人工生产的药物资源的形成、演化、质量特征与时空分布及其与社会发展之间的相互关系。目的是为了更好地生产、开发、利用、保护和管理资源，协调中药资源与人口、经济、环境间的关系，促使其向着有利于人类生存与生产的方向发展[17,18]。然而，由于该行业受制于传统生产方式、传统应用习惯和传统产业现代化程度诸因素，表现为以消耗中药及天然药物资源为特征的资源经济产业链生产力水平不高，中药资源的生产、加工、开发利用及其产业化过程中的科学研究与技术进步相对滞后，中药资源生产过程中资源化利用效率和效益较低，资源浪费严重等。究其原因，除了其他因素之外，涉及中药资源及其资源产业化领域以生产和提供药材原料的生物资源学，以消耗药材原料为特征的资源深加工产业与资源性化学物质在药用生物体内的合成—分布—积累(决定着传统药用部位的适宜采收期及“非药用部位”作为多宜性资源的合理收获期)；在药材产地加工及饮片炮制加工过程的化学转化及生物转化(决定着药性与品质的形成及其选择适宜的方法与技术等)；在中药制药等深加工产业化过程中的有效转移及多途径多层次精细化利用(决定着资源利用效率和资源经济效益等)；在中药资源产业化过程形成的各类废弃物的回收与循环利用(影响着社会—经济—环境效益)等多方面、多环节、多层次之间的系统性研究、综合性利用、一体化发展的科学体系尚未有效建立，中药资源行业中的产—学—研—管各环节联系尚不够紧密、融合协同发展的基础尚较薄弱等密切相关。

因此，将药用生物资源学(resources of medicinal biological)与天然药物化学 (natural medicinal chemistry)及其相关分支学科紧密联系和有机融合，发展形成了一门新兴交叉学科——中药资源化学(resources chemistry of chinese medicinal materials)[19]。该学科的社会功能是：服务于药材原料生产资源产业化过程；服务于中药资源性产品深加工产业化过程；服务于中药资源循环经济产业的构建与发展。追求的研究目标与任务是：通过科学合理、有效的生产质优量足的中药材原料资源；通过资源性化学物质的多途径、多层次、精细化开发利用，不断拓展其资源经济价值和挖掘潜在利用价值，有效延伸资源经济产业链，实现有限资源的物尽其用；通过提升中药资源的利用效率，以减少资源消耗、节约资源成本、提高资源效益，追求经济效益与生态效益的统一。

综上表明，中药资源化学学科的建立与发展的根本目的就是围绕中药资源产业化全过程中资源性化学物质的生产质量与数量、利用效率与效益，致力于推动变革中药资源传统产业经济增长模式将人们赖以生存的生态环境当作是无穷的资源获取地和无限的排污场，产业链的源头是大量采掘和消耗以药用生物资源为主体的中药原料资源以供生产消费产品，产业链的末端是向环境中排放大量废弃物的“资源—产品—废弃”线性增长模式[19]。按照循环经济的发展理念，追求“资源—产品—再生资源”的物质流动模式和“低投入、低消耗、低排放、高产出”的以中药资源循环利用为特征的经济形态和经济社会发展方式，为中医药行业和中药资源经济产业的良性发展提供科技支撑和驱动力。

(段金廒)

第二节
中药资源化学的概念与范畴

人类社会的形成与发展离不开自然资源的开发与利用，离不开新资源的发现和替代资源的有效补偿。资源不仅是人类生存的物质基础，也是发展生产力的基本条件，也是决定着地区间关系乃至国家关系的重要因素。随着人类社会的发展和科学技术的进步，资源的内涵与外延不断扩大和深入。

资源是一个可变的历史范畴。作为资源主体的自然资源和劳动力资源（laborer resources）的种类、形态、结构和功能随各个历史时期的社会生产力水平和科学技术水平的变化而变化。在自然资源开发利用过程中，生产力资源物化到各种实体性资源（material resources）中从而产生各种实物形态和不同加工深度的资源及其资源性产品。由于社会发展阶段的不同，自然资源和社会资源的地位和作用也是不一样的。在依赖自然资源的自然经济时期，资源的开发多属于自然资源初级加工品，主要取决于自然资源的丰度；随着社会生产力的提高，以自然资源为原料的加工产品的深度和产业链不断延伸，物化到实物中的劳动量增加，人力资源愈来愈成为资源开发利用中的主导因素。因此，有学者认为：在发展中国家，自然资源即是战略资源；在发达国家，其战略资源则是社会资源；以人力与资本资源为主体的，后工业化社会的战略资源将是信息资源（resource information）。

近些年来，国内外科技工作者对人类赖以生存的有限资源中可利用物质的生产与利用等科学问题展开了深入系统的研究，从而形成了以资源的合理、高效、节约利用为主要研究方向的新兴交叉学科——资源化学（science of resources chemistry），并先后应用于石油资源、植物资源、海洋资源等不同门类资源的科学体系中，分别形成了石油资源化学、植物资源化学、海洋资源化学等新兴学科或新的研究领域。广义的资源化学应涵盖所有物质资源的形成及化学转化，如化石和矿石资源化学研究，已形成矿产资源化学、石油资源化学、煤炭资源化学、冶金资源化学等专门的资源化学学科。海洋资源化学（marine resource chemistry）的建立与发展也在加快，研究目标主要集中在从海洋水体、海洋生物体和海洋沉积层中开发利用陆地上较为稀缺的资源性化学物质，研究目标主要集中在从海水中提取稀缺的元素、资源性小分子物质和核能物质，以及从海洋生物体中提取具有生理活性的天然有机物等，而来自天然生物资源类群的生物体内和人工合成的、具有结构多样性的资源性化学成分的合理利用研究还未受到相关领域的广泛重视[6]。

中药资源化学学科体系的建立虽然起步较晚，但由于其独特的社会背景和旺盛的行业需求，以及深厚的中医药学理论和资源学与化学学科基础，近年来伴随着中药和天然药物资源经济的快速发展日益受到广泛重视并取得了长足进展。随着该学科体系的不断完善和内涵的不断丰富，必将日益展现出自身的社会功能、目标定位及其特色优势，必将发挥其综合性科学研究与技术集成优势以助推中药资源产业的提质增效，实现社会效益—经济效益—生态效益的协同发展，必将为我国中医药事业的健康可持续做出应有的贡献。

一、中药资源化学的概念与性质

中药资源化学(resources chemistry of chinese medicinal materials, RCCMM)是一门应用多学科知识与方法,以药用植物、菌物、动物、矿物等再生和非再生资源为研究对象,揭示其资源性化学成分的性质、分布、积累与消长规律,并通过适宜技术集成以实现中药资源的合理生产与科学利用的综合性应用基础学科[19]。

依学科属性,中药资源化学可看作为以天然产物化学为代表的化学学科与药用生物资源学为代表的资源学科交叉融合而形成的一门交叉学科,具有资源学与化学两类学科的双重属性。

依学科结构层次,中药资源化学是中药资源学(science of chinese medicinal material resources)的分支学科,是药用生物学、生理生态学、药材生产与加工学、天然产物化学、中药化学与分析学、生物工程学、生物效应与功能评价、综合利用与产品开发、资源信息科学等多学科相互渗透、交叉融合形成的一门新兴学科。

依研究对象和所涉及的资源类型,又可进一步划分为植物药资源化学(resources chemistry of phytomedicine)、动物药资源化学(resources chemistry of animal medicine)、矿物药资源化学(resources chemistry of mineral medicine)等。

依学缘关系和发展目标定位来看,中药资源化学是在天然产物化学、中药化学、植物化学、天然药物化学、中草药成分化学等相关学科的基础上与药用生物资源学等资源学科相结合衍化发展而来,其建设发展的目标是以资源性化学物质的研究发现、开发利用及循环经济发展为核心,服务于中药资源产业化全过程。依据社会关注和行业需求,形成了以化学与药用生物学相结合以阐明药材生产与加工过程的品质形成及其影响要素;化学与中药资源深加工产业相结合提高资源利用效率、延伸资源经济产业链等两大结合优势与学科特色。

自70年代由林启寿先生编著的《中草药成分化学》(*Chemistry of Chinese Traditional Medicine and Herbal Drugs*),主要涉及中草药生物化学、中草药成分化学以及中草药药物化学的内容[20]。目前,本领域代表性的专业门类及其知识载体有:Phytochemistry是应用现代化学理论和方法研究植物中具有生理活性的次生代谢产物的提取、分离纯化、结构鉴定、理化性质,以及主要结构类型化合物的生物合成途径和生物转化等。天然产物化学(natural product chemistry)是以有机化学为基础,研究天然资源类群及其组织器官中所含各类型化学物质的提取、分离、结构、功能、生物合成、化学合成与修饰及其用途的一门学科。天然药物化学(natural medicinal chemistry)是研究天然药物中各类化学成分的结构特征、理化性质、提取分离方法、结构测定、结构修饰以及生物合成途径以及构效关系等[21]。中药化学(chemistry of chinese traditional medicine)是以中医药功效物质理论为基础,运用现代化学的理论和方法研究药材及其中药制剂产品中的化学成分类型、理化性质、结构鉴定、结构修饰等。上述相关学科和专业门类既是中药资源化学学科建立与发展的坚实基础,又有各自的学科定位与社会功能、研究对象与目标、研究思路与方法、研究任务与服务领域、关注的角度和重点等各有侧重,各具特色,且密切相关。

资源性化学成分(resourceful chemical composition)是指那些结构清楚、数量可观、方便易得、价格低廉并可大批量供给的化学实体。具体的资源性化学物质是动态的,在一定条件下一般性化合物可以转化为资源性化合物。资源性化学成分按照来源可分为天然资源性化学成分以及非天然资源性化学成分。天然资源性化学成分主要指由动植物和微生物体内产生的、可以大批量生产获得的资源性物质,也包括通过微生物转化等生物技术生产的产品。非天然资源性化学成分是通过化学合成的药品、农用化学品和精细化工产品制造过程中产生的重要中间体、副产品和一些价格低廉的化学化工产品,以及源于自然资源的天然产物经过人工改造的化学修饰物等[22]。

二、中药资源化学的内涵与外延

自然资源学科按其研究对象和研究内容可划分为综合资源学与部门资源学，前者是研究资源发生、演化及其与人类相互作用的一般性规律，并为部门资源学提供理论基础和方法论；后者是研究各类资源的形成、演化、评价及其合理开发利用、保护与管理的专门性工作。综合资源学的分支学科主要包括资源地理学、资源生态学、资源经济学、资源信息学、资源法学等，而相关领域的分支学科则包含了生物资源学、药物资源学、土地资源学、气候资源学、水资源学、矿产资源学、海洋资源学、旅游资源学、能源资源学等。综合资源学与部门资源学是互为补充、相互促进的关系。综合资源学研究必然涉及具体的资源对象，部门资源学研究也必然讨论资源科学研究的一般性规律。资源科学研究总是在一定区域进行的，不同地域的区域资源学即为综合资源学与部门资源学在具体时空的结合和具体的实践与应用。

中药资源化学的基本内涵是：从资源学角度出发，研究中药资源中可利用化学物质（包括次生代谢产物和初生代谢产物）的时间、空间基本属性及其动态变化规律等；从化学物质的角度出发，研究中药资源可利用物质的类型、结构、性质、质量、数量、存在与分布及其资源价值和利用途径等。中药资源化学学科的任务是：服务于中药资源生产与利用全过程，以药用植物、菌物、动物、矿物等再生和非再生资源为研究对象，注重从中药资源的生产和利用目的出发，研究药用资源生物体不同生长阶段、不同组织器官中次生与初生代谢产物的合成规律及其分布特征；研究生态环境诸因子影响资源性化学成分的积累动态与消长规律；研究濒危、珍稀、紧缺中药资源的替代和补偿；挖掘中药资源的多途径、多层次、精细化利用价值和潜在价值；研究中药资源产业化过程产生的传统非药用部位及深加工产品制造过程产生的固液废弃物等的循环利用与产业化；开展外来入侵药用生物的转化利用及其产业化等。目的是科学合理的生产和利用中药及天然药物资源，经济有效的延伸和发展资源经济产业链，实现中药资源产业与生态经济的可持续发展。

中药资源化学研究的目的是通过在循环利用策略的引导下，将有限的中药及天然药物资源进行更为节约、更为有效的系统利用和产业化，拓展和延伸资源经济产业链，以最小的资源消耗和生产力要素投入，获取最大的经济效益与生态效益。因此，中药资源化学的内涵可包括以下几个方面：① 为了确定适宜生产发展区域或药材原料最佳采收期，需要揭示其生物类群及其资源生物体中资源性化学成分的积累动态规律，以及与生态环境诸因子相互作用、相互影响的关系；② 为了寻找可替代资源或发现高含量、低毒性的新药物资源，需要对近缘生物类群及至生物体不同部位、组织器官等进行系统的资源化学分析评价；③ 为了促进资源性化学物质在生物体、细胞工程及酶工程中含量的提高和积累量的增加，需要进一步研究它们的生物合成途径和影响成分积累的因素；④ 为了提升资源开发利用的效率及效益，需要根据资源性化学成分的分子结构、理化性质、存在形式等进行提取方法和工艺的优化设计、分离材料和媒介的选择与因素优化，以尽可能地使宝贵的化学资源得到充分的转移和有效的利用。

中药资源化学学科的外延涉及以药用或健康需求为目的开发利用自然资源及替代资源的不同资源门类，如海洋生物资源、森林生物资源、菌藻生物资源等。从生物资源学的角度来看，研究涉及生物资源的形成、分布、演化规律与人类合理开发利用相互关系，主要研究内容包括生物资源的形成、分类与种类、引种与驯化，资源性化学成分的性质、形成、积累与转化的规律，特定区域内生物资源的种类、蕴藏量及其合理开发与保护等。① 按生物门类划分，与药用资源密切相关的生物资源学主要分支学科可包括：植物资源学、动物资源学、微生物资源学；② 按主体植被类型划分，可分为：森林资源学、草地资源学等；③ 按其用途和功用划分，可分为：药物资源学、香料资源学、保健食物资源学等。因此，从广义上讲，中药资源化学是一门揭示药物资源中对人类健康及其相关领域具有应用价值或潜在价值的资源性化学成分的性质、分布、积累与消长规律，并通过适宜技术集成以实现资源的合理生产与科学利用的综合性与应用性特色突出的基础性学科[13]。

近些年来，以消费自然资源为标志发展形成的经济体系和产业形态均经受着生态系统与经济系统前所未有的矛盾与冲突，社会压力急剧增大。因此，多元学科交叉融合派生形成了资源生态学、资源经济学、产业生态学、生态经济学、循环经济学等，为中药资源化学与中药资源循环利用体系的建设与发展拓展了思路和视野，丰富了方法技术体系。资源生态学（ecology of resources）是研究生物资源与环境因子间的相互关系，特别是研究资源保护、开发和利用与人类活动之间的相互关系，其研究目的是应用生态学原理认识资源生态系统的基本特性，解决人类在保护和利用资源过程中的问题，为资源的可持续利用提供科学依据与对策。资源经济学（resource economics）作为研究经济发展与资源开发、利用、保护、分配和管理之间关系的学科，将经济学原理和方法应用于自然资源研究，注重于自然资源利用和配置及其经济社会效益、自然资源产业经济与生态环境的关系，以及解决这些问题的政策、方案和措施的一门政策性、应用性和综合性学科。生态经济学（ecologic economics）是一门从经济学角度研究由社会经济系统和自然生态系统复合而成的生态经济社会系统运动规律的科学，注重于研究自然生态与人类社会经济活动的相互作用，探索生态经济社会符合系统的协调和可持续发展的规律性。尤其是循环经济学所追求并致力于改变传统线性经济所采取的最大投入、最大生产、最大利润和最大消费的不顾护生态环境、资源耗竭式的产业模式和生产方式[23]，实现在资源产业化过程中推行最少消耗、最优生产、最小废弃和最适消费的可持续发展理念，成为中药资源化学学科形成和发展的动力源泉。

中药资源化学的形成与发展，得益于自然资源学学科体系的建立和不断完善[19]，尤其是资源生态学、资源地理学、植物资源学、动物资源学、资源经济学等多学科的有力支撑；得益于科学技术进步，尤其是天然产物化学与分析化学等相关学科的发展及其适宜技术的有效利用，资源性产物的代谢规律及其生物与化学转化机制的不断揭示；得益于独具特色的中医药事业伴随着国家政治经济的持续快速发展迎来了大发展的历史机遇期；得益于以消耗中药及天然药物资源为特征的资源经济产业的不断延伸和中药大健康产业的强劲增长；得益于政府倡导、行业及企业联动推进在中药资源生产、流通和消费等过程中实施的减量化、再利用、资源化的循环经济发展等。

中药资源化学研究和追求的目标是有利于促进和支撑中药资源的循环利用及其资源产业的可持续发展。资源循环利用是依据各资源类群所蕴含的理化特性及其资源性化学物质的赋存形式、价值产生及其利用途径和方式，并通过各环节的反复利用，充分发挥其多元化功能，使其转化为社会所需物品的生产方式。资源循环利用的根本推动力是科技进步，相关领域多学科力量的关联整合和新技术的产生，必将有力地拓展中药资源循环利用的广度和深度，推动中药资源产业从传统线性经济产业的发展模式向循环经济产业生产方式的转变。

（段金廒　黄璐琦　陈纪军）

第三节
中药资源化学的社会功能与目标任务

资源是指能被人类开发利用并进入社会化生产、生活过程，促进区域经济发展，改善人类生存质量的物质与能量。然而，人类对自然资源与环境生态的影响，最终会导致资源的稀缺。生产和生活资料的短缺则迫使人们不断地发掘新资源，寻求替代资源，探索资源高效利用的途径和方式。为了实现中药资源的有效利用与可持续发展，必然要求人们对赖以生存的资源性物质的生产与利用等科学问题展开深入系统研究，以寻求可持续发展的策略与方法，其重要的发展趋势就是走向综合与交叉。20 世纪中后叶，为了解决复杂而严峻的人口剧增、粮食紧张、资源短缺、环境退化和能源危机等一系列社会问题，许多学科彼此交叉、相互结合、互相渗透，形成了一批综合性新兴学科领域。

一、中药资源化学的社会功能

自然资源是与一定的社会经济条件和科学技术水平相联系的，表现出明显的社会性。任何新兴学科及其研究领域均是社会进步与发展需求的产物，具有明确的社会功能定位和目标任务取向。一方面，对资源的认识、评价、利用均会受时间、空间的限制而具有社会性；另一方面，自然资源不可避免地受到人类活动影响及其来自人类劳动所致的改造和利用自然资源的时代特征，也具有社会性[1]。在人类社会的一定时期内，由于种种因素的制约，可供人类利用的资源总是有限的。如何有效地进行资源配置与合理分配，已成为人类社会发展所面临的抉择。由此认为，有限的资源依赖于科技进步和社会发展所带来的更为高效的利用，而资源的无限性则正是这种进步与发展的永恒追求。在科技进步和社会文明发展进程中，有利的条件和影响将促进和改善资源的利用性能，提高利用价值或利用效益。反之，可使资源受到破坏与损害，降低其利用价值，甚至成为废弃物。利用资源与节约资源、保护资源之间的矛盾也将日益突出和进一步加剧。尤其是进入 21 世纪以来，我国经济面临着制度转型、结构转型和系统转型的三重转型发展的压力与机遇。也就是说，我国经济正处于经济体制市场化、产业结构高级化、经济系统生态化的进程之中。循环经济作为经济社会可持续发展理念的重要实践途径，也是推动经济增长方式转变，实现中国经济三重转型的重要方式，得到了各级政府的高度关注和强力推动，得到了行业有识之士的探索研究和有效实践[23]。

按照 2008 年颁布的《中华人民共和国循环经济促进法》总则第二条的规定，循环经济是指在生产、流通和消费等过程中进行的减量化、再利用、资源化活动的总称[24]。本法中所指的"减量化"，是指在生产、流通和消费等过程中减少资源的消耗和废物的产生；"再利用"是指将废物直接作为产品或者经过修复、翻新、再制造后继续作为产品使用，或将废物的全部或者部分作为其他产品的原料予以使用；"资源化"是指废物直接作为原料进行利用或者对废物进行再生利用[23]。在国家政策法规的指引下，在经济学、资源学、管理学等相关学科的共同推动下，在资源产业领域有识之士企业家的积极实践和带领下，我国循环经济发展的序幕已经拉开。各行业和资源产业体系结合自身的特色和经济发展需求，通过多学科交叉综合，对循环经济发展方式和运行机制等方面进行了较为深入的研究探索并产生了一系列初步成果，尤其是意识形态发生了巨大的转变和提高，一些产业形态和生产方式正在发生着革命性的变革，显示出强大的生命力、重要性和战略意义，循环经济理念逐步深入人心，循环经济发展方式展现出广阔的空间和前景。

循环利用的核心目的是"变废物为财富"。通过提高资源利用效率，从源头减少废弃物的排放，实现物尽其用的目的，构建经济社会发展与资源、环境相互协调和良性循环的经济体系和发展方式。这一重大的经济发展方式变革，尚需从方法论上形成以理论为主导，以系统分析为主线，以实证研究为范式，并结合现实问题，形成一个逻辑理想主义与经验实证主义相互协调、方向一致的研究路线；在理论创新上，从经济逻辑和系统思维两方面构建循环经济的理论基础，从产业组织形式、产业生态系统、市场实现机制、生产者责任延伸制度和资源配置机制等方面探讨循环经济的促进机制；在实践价值上，提高经验实证发现循环经济的本质问题和因果关系，建立适宜模型，提出发展循环经济的政策建议。

传统工业生产方式和循环经济生产方式的比较见表 1－1。

表 1－1　传统工业生产方式和循环经济生产方式的比较[23]

传 统 生 产 方 式	循 环 经 济 生 产 方 式
大量生产	**优化生产**
假定不存在资源约束	存在资源约束
不或少承担环境责任，片面追求经济利润最大化	承担环境责任，追求适度的发展速度和利润空间
以资源价格维持大规模生产	资源价格反映资源稀缺程度
资源依赖性增长模式——物质经济（产品经济）	科技创新型增长模式——知识经济（功能经济）
生产者责任止于销售环节	生产者责任延伸至产品使用全过程及终端回收利用
大量消费	**适度消费**
片面追求产品的便利性而不顾及资源浪费和环境污染	追求便利性的同时兼顾资源的稀缺性和环境负荷
产品寿命及物流周期短，不断消耗资源和生产	产品寿命及物流周期长，产品经久耐用
占有产品，强调数量，排他性使用	获得服务，重视功能，尽可能共享
大量排放	**减少排放**
大量生产造成大量排放，大量消费造成大量废弃	尽可能减少排放、减少废弃物产生，物尽其用
废弃物排放速率超过环境吸纳能力	废物排放速率与环境吸纳能力相适应
末端治理	全程控制

中药资源化学学科的建立及其科学研究最突出的特征和最重要的目标就是通过多学科交融、适宜技术集成以降低中药资源产业化过程各环节的资源消耗，通过提高资源利用效率以实现节约中药资源的目的。通过全社会的关注，形成政府支持、企业主导、产学研结合的研究和开发技术体系。通过加大对资源节约和循环利用关键技术的攻关力度，努力突破中药资源产业体系长期以来形成的技术瓶颈。通过经济建设与生态建设同步推进，才能真正解决传统发展模式中重经济发展、轻环境保护的矛盾，才能向着经济发展与环境保护两者协调发展模式的转变。通过对适宜技术的集成和综合创新，推进中药资源产业领域走科技先导型、资源节约型、环境友好型的发展之路。

综合分析表明，我国以消耗中药及天然药物资源为特征的资源经济产业近年来得到了快速发展，社会贡献率强劲增长。据 2014 年我国医药行业 GDP 统计，中药资源产业的贡献率已占全国医药产业总额的 1/3 份额[25]。同时也造就了一大批年产值超过 10 亿、50 亿，乃至百亿元人民币的标志性中药资源深加工制造企业，其企业规模、装备水平和 GMP 硬软件条件，以及产业能力处于国内外一流水平。然而，分析其经济生产方式和发展模式，大多仍属于大量生产、大量消耗和大量废弃的传统线性生产方式，并由此导致药材原料的需求不断扩大，依赖于自然生态提供的天然药物资源濒临枯竭，环境和生态受到不同程度的破坏。既使通过人工生产以进行资源的替代和补偿，也由于我国人口大国对粮食等生活物资生产需求的现实而呈现出种植粮农作物与种植药材争夺土地空间和水资源的矛盾在不断加剧。加之中药农业生产过程及中小型中药制造企业和大中药健康产品生产企业所涉及的药材/饮片生产加工、资源性产品深加工、中药资源产业化过程的利用效率、技术水平、生产方式等尚滞后于现代经济产业发展的范式要求。普遍存在着资源浪费、产品附加值低、消纳量有限、再生利用薄弱、创新性缺乏等问题。导致中药农业环节占有大量的生产力要素生产的药材作为中药工业深加工制造产业的原料，经水提、醇提或其他方式进行富集、纯化等工艺环节，进入口服制剂或标准提取物等各类型资源性产品生产阶段，药材原料的利用率平均低于30%，约70%的剩余物被作为废物排放或简单转化为低附加值产品利用。中药注射剂在中药资源产业体系中占有独特而重要的地位，然而其终端产品中资源性化学物质的含量仅是药材原料质量数的1%～10%，也就是说用于中药注射剂生产的药材资源利用率不足10%，其绝大部分的物质量被废弃或未发挥应有的资源价值，造成中药资源的大量浪费，以及废渣、废水的排放对生态环境带来的巨大压力。因此，不难看出中药资源产业的GDP越大，中药资源经济活动中的实物流量和资源消耗量就越大，生产过程产生的废渣、废水、废气等中药废弃物的排放量和环境压力就越大。这种传统工业的"高投入、高消耗、高排放、低产出"的落后经济发展方式和经济形态将日益受到更多的社会与环境制约而难以为继，可持续发展已成为全球共识，循环经济为人类经济活动走出增长极限的阴影提供了新的发展道路。以中药资源循环经济产业体系的构建和可持续发展为总目标，集成多学科知识与技术交叉融合形成的中药资源化学学科依靠科技进步与创新必将有所作为[26]。

通过中药资源化学的研究并服务于中药资源产业化全过程，将会为中药资源利用效率的提升、延伸资源经济产业链、推进中药资源循环经济获取最大的经济—社会—生态效益。揭示药物资源中对人类健康及其相关领域具有应用价值或潜在价值的资源性化学成分的性质、分布、积累与消长规律，并通过适宜技术集成以实现资源的合理生产与科学利用目的，经济有效的延伸和发展资源经济产业链，实现中药资源产业的可持续发展[27]。中药资源循环利用的产业价值链构成，如图1-1所示。

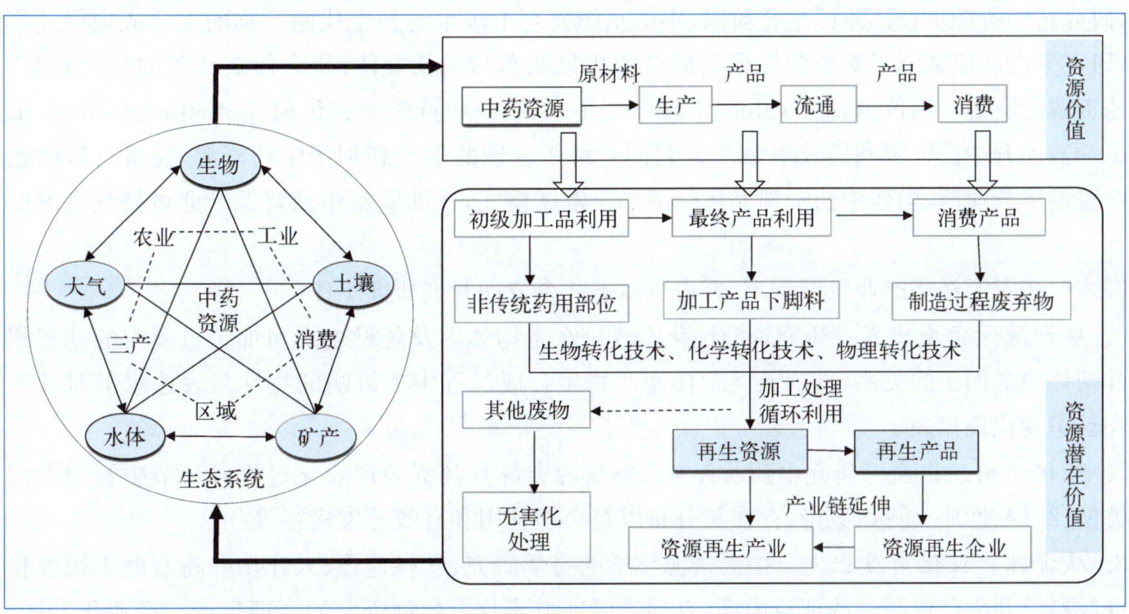

图1-1 中药资源循环利用的产业价值链构成

二、中药资源化学研究的目标任务

中药资源是国家战略资源，是中医药事业发展的物质基础。资源可持续利用是社会经济可持续发展的基础和前提。中药资源化学的建立有其社会背景、行业背景，其社会和行业需求定位及其建设发展目标是：以资源性化学物质的研究发现及其开发利用为核心，服务于中药资源产业化全过程。形成以化学与药用生物学相结合以阐明药材生产与加工过程的品质形成及其影响要素，化学与中药资源深加工产业相结合提高资源利用效率、延伸资源经济产业链。中药资源学及其中药资源化学研究的终极目标，就是通过科学、合理、有效地开发利用资源、提高资源利用的效率与效益，从而使有限的资源能够不断地满足当代及后代人口健康发展的需求，避免因不当的利用方式和无节制的利用速度导致资源的长期衰竭，以实现人类赖以生存的资源可持续利用[28]。

资源可持续利用尚包括另一个重要含义，就是不仅要进行充分、合理、节约、高效地利用现有资源，而且要充分地利用现代科学技术以挖掘发现和开发新资源与替代资源（resource replacement），以保证人类对资源的永续利用和可持续发展（sustainable development）。资源持续利用要求人类在开发利用资源时，必须具有整体观、全局观和协调发展的理念，不能只顾局部利益而忽视全局利益，只顾部门利益而忽视整体利益，只顾当代人的利益而忽视未来子孙后代的需求和利益。对于可更新资源而言，持续利用要求必须使其利用、更新、恢复、再生之间保持良性循环，并尽可能在利用过程中得到改善；对于不可更新资源，则必须防止在短期内竭泽而渔、消耗殆尽。

中药资源化学研究紧扣社会与行业需求，围绕中药资源产业化过程与资源经济产业链展开，以服务于资源经济产业，以实现中药及天然药物资源的有效利用和可持续发展为出发点和落脚点。研究范畴是由其多元综合学科性质所决定的。基于中药资源化学学科具有的资源学与化学双重性质与学科基础，其主要的研究内容是应用多学科知识与方法，围绕药用植物、药用菌物、药用动物、药用矿物等再生和非再生资源的生产与利用全过程，以资源性化学物质的合理生产与科学利用为主要目的的知识学习和研究实践。

中药资源化学研究是以可再生和非再生药物资源为研究对象，注重从中药资源的生产和利用目的出发，研究药用资源生物体不同生长阶段、不同组织器官中次生与初生代谢产物的生合成规律及其分布特征；研究生态环境诸因子对资源性化学成分的积累动态与消长规律；研究稀缺资源的替代和补偿；挖掘中药资源的资源使用价值（use value of natural resouces）和资源潜在价值（potential value of natural resources），提升中药资源利用效率等[28]。目的是科学合理的生产和利用中药资源，经济有效的延伸和发展资源经济产业链，构建中药资源循环经济产业发展模式，推动实施中药资源产业可持续发展的生产方式。

围绕中药资源经济产业发展需求，着力从以下几个方面开展研究工作：

1. 从资源学角度出发　研究资源性化学成分在生物体内及药材生产与加工过程中的动态积累过程及其与环境诸因子的关系，重视各类型代谢产物生合成过程中关键酶的特性与表达水平对其积累的影响和动态变化规律。

2. 从化学角度出发　研究中药及天然药物资源类群及其资源产业化过程各环节中资源性化学物质的类型、结构、性质、质量、数量、存在与分布以及合理利用和有效开发途径等。

3. 从资源产业化角度出发　中药资源化学的科学研究、学科建设、人才培养将有助于拓展和丰富自然资源科学和中药资源学的理论内涵，有利于促进中药及天药物资源的合理生产与产业化发展，有利于提升资源利用效率，达到节约资源、保护环境、循环利用的目的，有利于优化中药农业—中药工业—中药商业等相关领域的产业结构，有利于保障医疗卫生体制改革和提高民众生活质量及健康水平，产生重大的社会—经济—生态综合效益。

中药资源化学研究主要涉及以下具体的目标任务[23]：

A. 基于近缘生物具有相似的化学组成及其生物活性的观点，寻找和发现新资源及替代补偿资源等，为紧缺、珍稀濒危资源提供发展策略和支持，进而形成可替代性资源产业和新资源的补充及其产业化。

B. 基于资源生物体化学物质动态积累与代谢消长的观点，揭示药材或可利用组织器官合理采收期、适宜生产区、适宜加工方法及其合理贮存期和适宜条件等，为有效生产和收获资源、科学发展生产提供决策依据。

C. 基于精细化利用中药资源的策略，通过拆分和解析传统药材多元功效及其物质组分（成分），以有效提升资源利用效率，形成由复杂混合物—组分（群）—成分（群）各具特色的中药资源产业结构及其资源经济产业链。

D. 基于多元技术耦合集成，提升优化中药资源深加工生产工艺及工程化方法，针对中药提取、富集、分离工艺落后和转化率低、资源性化学成分浪费严重等问题，开展化学—材料—工艺多学科交融，提升资源利用效率和效益。

E. 通过生物转化、化学转化等转化方式或资源性化学成分结构修饰策略，提高资源性物质的转化效率，提升资源性物质的利用价值或潜在利用价值。

F. 基于循环经济的发展理念，围绕中药资源产业化过程产生的非药用部位、原料加工下脚料、深加工生产过程产生的废渣、废水、废气中资源性化学物质进行回收利用，以实现节约资源、减少排放，建立有效的中药资源循环经济产业模式和生产方式。

G. 基于“化害为利”的资源化利用策略，对外来入侵我国药用生物类群开展系统的应用性基础研究，揭示其资源性化学物质的质与量，并进行科学合理地开发利用和产业化发展。

中药资源化学研究的重要任务之一是服务于中药资源循环利用，提高中药资源的利用效率和产业效益，减少资源的消耗和浪费，推进我国中药资源产业向着节约资源和环境友好的循环经济产业模式转变和发展。资源循环利用的重要性在于其功能定位是直接面向资源产业化过程产生的各类型废弃物，并通过适宜技术集成和应用将其有效地转化为新生的产品和效益。因此，资源循环利用通过在资源产业化全过程推行资源的减量化（reduce）、再利用（reuse）、再循环（recycle）的“3R”原则，将企业生产环节的废弃物质，通过技术、经济与管理措施实现无害化处理和减少污染物排放，同时回收有利用价值的资源性化学物质，提高资源的综合利用效率，具有公益性和经济性的双重特性，实现循环经济和生态经济的协调同步发展。

4. 从学科建设和人才培养的角度出发 中药资源化学立足于培养兼具药用生物资源学与资源化学，以及资源产业化过程中所需要的知识结构与实际能力的综合性专门人才。

中药资源化学学科作为中药资源学的分支学科，其人才培养—学科建设—科学研究贯穿于中药资源生产与利用全过程，也是中药资源学科体系进一步完善和发展的重要内容。20 世纪 80 年代，中国药科大学周荣汉教授率先提出中药资源学的理论和学科体系框架，编撰出版了我国第一部《中药资源学》。20 世纪 90 年代“中药资源与开发”专业正式纳入国家本科专业体系，通过 10 余年的人才培养和教学实践，逐步完善了课程体系和教学大纲，逐步形成了特色鲜明的人才培养体系。由挂靠南京中医药大学的中国自然资源学会中药及天然药物资源专业委员会联合全国中医药院校成立了“中药资源与开发专业教学理事会”，讨论确定了学科课程体系，主要包括：中药资源学、药用植物学、药用植物生理生态学、药用植物栽培学、中药材加工与养护学、中药资源化学、中药分析学、植物化学分类学、中药生物技术、中药商品学、中药资源开发与综合利用、本草学概论等，并组织全国 38 所中医药、农林、师范、综合性院校 280 余位中药及天然药物资源领域学者编写出版我国第 1 套中药资源与开发专业本科系列规划教材。

中药资源化学学科人才培养目标[19]：① 理解和掌握本学科的概念、性质、内涵与外延，以加强对该学科理论体系的认识；② 明确和把握本学科的研究任务与目的，以确立学习的目标和志向；③ 系统学习和掌握本学科的生物学与资源学、化学与分析学基础知识，拓展相关领域的知识和视野；④ 强化资源学科外业调查研究的学习和实践，掌握药用生物学、生理生态学、中药材生产与加工的知识和技能；⑤ 强化多途径多层次开发利用资源所需技术和方法的学习与实践，以服务于资源有效利用和资源经济产业链的延伸全过程。

（段金廒　陈士林　吴启南　唐于平　钟国跃）

第四节
中药资源化学研究与资源循环利用

中药资源作为中医药产业的物质基础，是中药资源产业链的源头，是资源产业化过程的基础和核心。因此，围绕中药资源产业化过程开展中药资源化学研究并转化应用于资源产业化过程，既是中药资源化学学科发展的需要，又是构建我国中药资源循环经济产业及其可持续发展的迫切要求。

中药资源产业化和产业链延伸过程中存在着一系列薄弱环节和制约瓶颈。上游：以源于自然资源提供的中药材种类及数量日益减少，一些大量常用品种的生产方式已渐变为依靠人工生产替代和补偿。然而，随着生态环境的改变和生产过程的人为干扰，导致中药资源种质退化、病虫害多发高发，道地性优良药用生物种质的保存、护育、选育方法不足，宝贵种质资源流失严重。中药材生产长期处于农耕式经验生产状态，药材生产与加工过程缺乏规范，中药材规范化生产(GAP)与监管过程乏力、动力不足，生产区域布局疏于规划，生产基地稳定性差、规模小。中游：以消耗中药和天然药物资源性原料进行中药制药、多类型健康产品、标准提取物、配方颗粒等深加工产业化过程存在着资源利用效率不高、产出单一，不能形成有效的系统利用产业链等问题，亟待通过适宜技术集成以提高资源利用效率，改变目前仅利用药材原料其中部分资源性物质所造成的高投入、低产出的传统落后生产方式，推动产业改造升级。下游：中药原料及深加工生产全过程整体呈现出高消耗、高排放的产业化模式及生产方式，政府、社会和企业共同倡导和引入循环经济的发展理念和生产方式的改变，将中药农业药材生产环节产出的传统非药用部位，以及中药工业深加工制造过程产生的废渣、废水、废气等所谓的中药废弃物纳入循环利用闭合系统，以有效延伸资源经济产业链，提升资源利用效益，减少生态环境压力。追求和实现在中药资源产业化过程形成系统性、整体性、结构性和动态性的节约策略和制度约束[23]。

因此，基于中药资源产业化过程存在的诸多制约产业发展的科学问题和关键技术，围绕药材生产与饮片加工等中药原料资源产业化过程；中药资源性产品深加工制造产业化过程；中药资源利用效率提升及循环经济发展过程等中药资源产业发展所面临的重大需求提供服务，通过中药资源化学及相关多学科互补交融形成的综合能力和集成优势，为中药行业及生物医药产业发展提供有效支撑，为循环经济社会发展作出贡献。

一、服务于药材原料生产资源产业化过程

药材生产过程涉及优良的种质资源(种子、种苗)、适宜的生态环境(光、热、水与土地等生态诸因子)、规范的栽培生产技术(不同物候期适时的水肥施用、病虫害防治等)与药材产地加工(初加工)技术等多个环节和多学科知识，反映出药材生产过程的复杂性和系统性。药材的商品属性是农副产品，需要根据应用目的和用途以及中医临床对其药性的要求等进行炮制加工成为中药饮片，具备了药物的属性用于配方调剂，或是作为制药等深加工产业化所需原料。因此，基于中药资源化学的研究范畴与任务，服务于中药材生产及中药饮片加工过程具有丰富的科学内涵和社会经济意义。

(一) 阐明药用资源品种生长发育及其药材品质形成过程中资源性化学成分的动态积累与分布规律，服务于药材适宜采收期的选择和适宜生产基地布局

1. 药用生物体内资源性化学成分的积累动态与生态环境诸因子调控研究　中药资源化学强调资源性化学成分在药用生物体内的动态积累过程与环境诸因子的关系，其实质是源自生物合成的资源性化学成分的积累分布与其合成途径以及酶系统调控密切相关，而酶系统的调控及其相关基因表达又受到环境诸因子的影响。植物次生代谢与环境的关系、次生代谢产物积累的消长规律等科学问题，国内外学者在该领域进行着较为系统的探索研究，形成了植物次生代谢理论。

研究表明，药用生物资源体内次生代谢产物的合成与积累需要环境条件的诱导，体现在细胞、分子水平上。植物细胞内调控代谢产物生物合成过程相关酶的基因，在特定的环境因子刺激和诱导下进行表达。例如，丹参中丹参酮类成分的积累随着 *SmCPS*、*SmKSL*mRNA 表达水平的提高而增加，提示丹参酮类化合物的生物合成途径不同于植物赤霉素途径，可能成为二萜类次生代谢 GGPP 下游生物合成途径中新的分支[29]。应用植物生理学的研究方法和生态学的宏观系统思维，从生理机制上探讨植物与环境的关系、物质代谢和能量传递规律以及植物对不同环境条件的适应性等。开展环境与遗传交互作用对中药资源种质、生长繁育过程、药材品质形成的影响[30]。

通过对优质药材生产区域特殊生态环境与生物种质间的相互作用机制研究，发现一批遗传稳定的生态型优良种质。系统开展在环境胁迫诱导下不同生态类型诸因子对药材形成过程资源性化学成分的积累特征和消长规律的研究，揭示其生态主导因子和限制因子对药材道地性成因的影响，基于药材生产的产量和质量等因素，明确界定具有道地性的优质药材适宜性区划，提出科学系统具有指导性的发展规划和药材品种适宜生产基地布局等，服务于药材生产过程[31]。研究发现，在逆境胁迫条件下，植株生长变慢，次生代谢产物的累计量增加，而在良好环境条件下，植株生长快，次生代谢产物的累积量也相应较低。当受到昆虫、病原微生物等侵害或生境严重胁迫时，植株生长和次生代谢都受到遏制，植物体内调控该过程的信号分子明显增加[32]。基于对药性的认识及其药材的品质辨识过程中，中医药先贤们早已认识到生态环境因子与药材品质的形成密切相关，即药材的“道地性”特征。现代生物学研究认为，道地药材的生物学本质为：表型变异＝遗传变异＋环境饰变，道地药材的表型可塑性与自然环境关系密切。环境胁迫因素(干旱、严寒、伤害、高温、重金属等)能刺激植物次生代谢产物的积累和释放，因此逆境可能更利于药材道地性的形成[33]。研究表明，生态环境的适宜性对药材的道地性具有重要影响，从气候、土壤地质、群落生态、遗传等多方面与药材生态适宜性密切相关。基于传统生态区划、数值区划和综合区划建立地理信息系统及其主要关键技术进行药材生态适宜性研究和中药区划分析是重要的源头性基础研究[34]。

因此，基于植物生理生态学与植物次生代谢理论探究药用生物体中资源性化学成分的合成、转化、积累、消长与环境诱导的关联规律，对于科学合理地发展药材生产和建立适宜的药材生产基地均具有重要的理论价值和资源产业化效益。

2. 药用生物体内资源性化学成分的积累动态与药材适宜采收期研究　植物从发芽、展叶、开花、结实到根系的膨大和地上部分的凋萎等均是生物适应季节性环境周期变化而形成的生长发育节律，其实质是植物生长发育与环境条件的关系表征。物候的变化反映了植物生命现象对外部环境变化的响应，体现了植物体内初生和次生代谢产物对环境变化的适应，展现出生物资源与化学物质间的时空关系与特点。因此，处于不同物候期的资源生物其药用部位的生长发育与化学物质的积累是动态的、有节律的。从药用生物的生长发育过程，探究资源性代谢产物动态积累规律与生态诸因子的关系，以客观评价和确定药材适宜采收期。

药材适宜采收期确立的基本原则是质量最优和产量最大化。药材品质优劣的核心评价指标是能够客观表征临床功效的药用化学物质组成和含量。然而，药用物质的形成与积累过程直接受到生态环境、气候条件和人为活动等复合因素的影响。通过采集和评价同一资源生物种类在不同物候期特征性多指标代谢产物的动态积累和消长变化规律，并结合其药用部位生物产量，建立客观表征植物生长发育与环境条件的物候关系，以及影响药材品质形成与药用部位生物产量相关联的多指标综合评价模式，建立科学合理的药材适宜采收期确定的方法学[30]。例如，运用中药资源化学的研究思路与方法，通过对当归不同产地、不同采收期的系统评价，建立了客观表征植物生长发育与环境条件的物候关系对药材品质形成与药用部位生物产量相互关联的多指标综合评价模式。结果表明，当归各产地的适宜采收期：甘肃省岷县(岷归)为10月中旬；云南省鹤庆县为10月上旬；四川省宝兴县为10月下旬。甘肃省、云南省的评价结果与传统采收期基本一致，而四川省的当归适宜采收期评价结果与传统采收期10月中旬相比则较晚[35]。在客观表征银杏叶多元功效和多指标成分评价技术体系的基础上，研究发现：以银杏黄酮类及内酯类资源性化学成分为利用目的，适宜采收期为5月；以银杏成分为利用目的，适宜采收期为9月；以低银杏酸含量限度，适宜采收期为9月。多指标动态积累综合评价表明：江苏省邳州产银杏叶的适宜采收期为8月下旬至9月上旬。不同树龄、不同季节的银杏叶总黄酮、总内酯含量分析表明：二、三年生树龄银杏叶中总黄酮及总内酯合成与积累量为最高；不同栽培模式银杏叶总黄酮醇苷、总内酯含量随树龄的增加而下降，剪枝后两者又明显升高[36]。

(二) 阐明药材生产与产地初加工及饮片加工过程中各生产要素和加工条件对产品的品质形成所产生的影响，服务于药材与饮片生产加工产业化过程

1. 药材生产与产地加工过程中资源性化学成分的生物转化及其变化规律研究　采收药用部位并经产地初加工形成药材的过程，既是去除非药用部位的净制环节，又是依据药用需求分门别类采用适宜方法技术进行干燥等产地加工处理的重要步骤，其过程中发生着一系列复杂的生物转化与化学成分间的相互转化等变化过程，资源生物体内的化学成分在酶系统的作用下发生着一系列具有一定规律性的消长变化[37]。

研究表明，丹参(*Salivia militiorrhiza*)的根及根茎经采挖和切割离开土壤和母体后其体内的一系列酶系被激活，尤其是在干燥加工“发汗”过程中根中的酪氨酸、苯丙氨酸等氨基酸类成分在相关酶作用下转化形成丹酚酸类化学成分使其含量积累显著增加[38]；此外，在光合细菌如沼泽红假球形单胞菌可促使丹参药渣或丹参茎叶中丹酚酸类化学成分的形成，提高其含量[39]。地黄(*Rehmannia glutinosa*)新鲜块根中所含梓醇(catalpol)在β-葡萄糖苷酶的作用下发生酶解，使其分子结构中具有的烯醚和缩醛活泼基团被打开失去糖基并进行重排，或继续与亲核性化学成分反应生产稳定的呈色物质[40]。玄参(*Scrophularia ningponesis*)的根部为药用组织器官，当在产地干燥加工的“发汗”环节中促使其含有的哈巴俄苷(harpagosiade)结构中的肉桂酰基水解，产生哈巴苷(harpagide)和肉桂酸[41]。

2. 药材生产与产地加工过程中资源性化学成分的化学转化及其变化规律研究　在药材生产与产地加工过程中，资源性化学成分在一定温度、湿度等条件作用下发生着一系列具有一定规律性的化学反应和消长变化，即为药材生产与加工过程中资源性成分的化学转化[42,43]。丹参药材中含有的丹酚酸类(salvianolic acids)成分具有热不稳定性，在加热干燥过程中随着温度的逐渐升高其含量不断下降。分析结果表明，以丹酚酸B为代表的缩合酚酸含量不断下降，而以丹参素、原儿茶醛为代表的小分子含量则不断上升，并有新的分子生成，其内在机制是加热导致了丹酚酸B的酯基水解和苯并呋喃开环降解[44]。芍药(*Paeonia lactiflora*)新鲜植物根部，经修剪—擦白(刮皮)—煮芍—干燥等加工处理步骤形成白芍药材，在此过程中芍药根中所含主要活性成分芍药苷(paeonifloriain)被水解释放出具挥发性的蒎烷类化合物，并影响其药性，使药效降低[45]。当归(*Angelica sinensis*)药用部位根及根茎在甘肃省岷县产地加工过程中，通过以豆秸等为燃料进行熏制，不仅有利于干燥，还使其挥发油组成及相对含量发生了有利于功效的方向转化，苯酞类、有机酸类活性成分含量明显提高，表明传统产地加工方法的科学性与合理性[42]。

我国幅员辽阔，同一药材品种在不同产地形成了各具特色的药材采收与产地加工、饮片炮制加工方法技术，这在一定程度上影响着中药的品质与产量。采用中药资源化学的研究思路，揭示其不同的生产加工方法所产生的一系列与药性形成和品质相关的科学内涵，为建立科学适宜的生产技术规范提供依据，推动中药材规范化和规模化生产，形成中药原料生产与制剂生产互为支撑、协调发展的良性局面。因此，揭示药材生产与加工过程中资源性化学物质的转化机制与规律，对于建立科学合理的药材加工技术规范、保障药材品质、提高资源利用效益具有重要意义[37]。

二、服务于中药资源性产品深加工产业化过程

中药资源深加工产业化是一系统工程，有效的资源产业化可促使资源价值得到充分释放，资源利用效率和效益得到同步提升，形成较为系统的资源经济产业链。中药资源化学研究的重要特征就是通过促进多学科交融互补、适宜技术的集成创新，促进药材原料中资源性化学成分的有效转移和收率提高，通过对药用生物资源各类物质利用价值的深入系统研究，不断挖掘和发现其资源利用价值或潜在利用价值，逐步实现有限资源的多元化、精细化利用。

(一) 多学科交融互补、多元技术集成创新，不断挖掘和发现中药资源的利用价值和潜在价值，服务于资源深加工产业化过程，提升资源利用效率和效益

1. 构建多学科互补的适宜技术体系，促进中药资源深加工制造产业的提质增效　围绕中药资源性产品深加工产业化过程，针对中药多元功效和复杂物质组成的特点，在中医药理论指导下，集成药用生物学、化学与分析学、制药及生物工程技术、生物—化学信息技术，以及生物活性评价和潜在利用价值的发现等现代多学科知识与技术，开展中药资源化学应用基础和资源有效利用研究及多元化资源产业发展。通过对传统中药多元功效的再评价和再认识，有效关联和揭示其表征各单元功效的物质基础，并通过对中药复杂化学组(成)分的有效拆分和客观生物模型的建立，以及高通量、高内涵活性筛选技术体系的应用，药用生物资源各类物质的利用价值将不断被发现，也将逐步推进中药和天然药物资源性化学成分的多元化和精细化利用，为我国中药资源经济产业链的延伸，资源利用效率的提升，资源性产品的品质提高等起到重要引导和推动作用。

针对我国中药资源性产品深加工制造过程中普遍存在的资源性物质提取转化利用效率偏低，工业制备纯化技术、剂型设计和成型技术等环节的科技水平和生产效率不高等问题，综合运用生物转化、化学转化和物理转化等工程化技术，优化各工艺环节，提升资源性化学物质的转化利用效率和产业化效益。例如，集成现代提取技术、工业色谱制备技术、新型制剂制备技术等研制开发银杏内酯注射液产品，既使得银杏叶中的黄酮类、内酯类等多元资源性化学成分得到有效的拆分利用，延长了银杏资源产业链，又提升了银杏资源利用价值和产品品质。通过建立适宜于动物性药材研究的仿生提取—分子截留—串连色谱—类效性评价等高效适宜的研究技术体系，阐明不同花色牦牛角、水牛角解热镇静的活性物质基础，提出西藏牦牛角可能具有替代犀角、广角的利用价值，建立了牦牛角新资源药材标准及功能性产品，提升了角类资源的产品品质[46,47]。

2. 集成生物医药领域先进生产技术，形成适宜于中药资源深加工产业的关键技术群 近些年来，生物医药领域产业化制造水平快速发展，也有效带动了中药深加工制造产业的良性发展，围绕中药资源经济产业链各环节适宜技术的集成创新，促使传统中药制造行业的转型升级。诸如超临界流体萃取技术、高压萃取技术、超声辅助提取技术、微波辅助提取技术、酶工程技术、膜分离技术、超微粉碎技术、复合多元溶剂萃取技术、制备纯化、高效剂型制备关键技术、在线质量监控技术等的集成创新，为中药资源性产业发展提供了有效手段，突破和形成了一批中药资源产业化关键技术群，有效提升了中药资源深加工产业的行业技术水平。

温莪术（温郁金 *Cucuma wenyujin*）根茎中含有约 2%的挥发油，油中主要含倍半萜类、桉油精类资源性物质，通过超临界萃取等工艺技术联用与原传统蒸馏工艺比较，产物得率提高了 2 倍，且保持油的组成及其相对含量稳定[48]。甘草（*Glycyrrhiza* spp.）植物根中含有丰富的三萜皂苷类、黄酮类、香豆素类、多糖类及挥发性物质等资源性成分，各类化学成分的利用价值各不相同。通过水提/蒸馏—醇提液合并—大孔树脂吸附富集/梯度洗脱/分级纯化等多元技术集成和工艺优化，使得各类化学成分有效拆分，大大缩短了生产过程，提高了生产力水平，实现了节能增效的目的[49]。

（二）倡导中药资源循环经济和系统利用理念，推行多途径、多层次资源价值创新策略，服务于中药资源产业化过程中废弃物的资源化利用与产业化发展

中药资源产业化制造过程必将产生大量的废渣、废水、废气等，这些中药废弃物中尚包含着未被利用的部分资源性化学成分，若不能得到有效的回收利用和推行循环经济发展，不仅造成宝贵的中药资源的巨大浪费，而且污染环境加重了生态负担。中药循环经济价值链中的资源价值可分为外显价值和潜在价值两个部分，前者是传统价值链所反映的，后者存在于循环经济价值链中。通过倡导中药资源循环利用的理念，推行多途径、多层次资源价值创新策略，针对性地进行科学研究与适宜技术集成，从废弃物中发现资源的残留价值，并通过对其副产品进行合理配置和利用，实现资源残值在相关或另一产业中的转移和资源最大限度的利用。由此逐步推行对取自于自然资源或是人工替代资源的中药原材料使用的“减量化”，达到节约资源、维护生态的目的；通过对资源产业化过程产生的下脚料等废弃物的“再利用”和“资源化”，以充分拓展资源产业化空间，扩大和延伸资源产业链，有效提升资源利用效率和产业效益。通过以循环利用的中药资源和生态环境为物质基础，充分满足人类社会对健康生活和经济发展的追求，对于中药资源事业的健康可持续发展具有重要意义，也是必然选择[50,51]。

1. 中药材及饮片生产加工过程中废弃组织器官的资源化利用与产业化发展 中医先贤们在千百年的生活和生产实践中不断地认识和发现了药用生物资源治病疗疾的价值，进而在比较中选取植物或动物的某一组织器官作为药材施用并传承后世，逐渐形成了现今的药材品种结构和商品规格。然而，当人口规模和健康需求尚未发展到仅依靠自然资源难于满足之时，依据传统经验的药材采集与加工过程是在野外自然生态环境中的发现和收获药用部位，遗弃非药用部位，并没有引起人们的普遍关注。但是，随着人口的不断增长和需求的日益旺盛，自古以来所依赖的自然资源不敷应用之际，人们不得不发展人工生产以减轻自然资源的压力和部分替代自然资源的供给，且规模剧增。基于此，在与传统农业种植粮食作物争夺土地空间以生产药材的同时也产生出了数千万吨计的“非药用部位”，散布于田头堤埂，导致了生物资源的大量浪费和生态环境污染。

据初步统计，近年来我国中药及天然药用生物资源生产面积已超过 2.40×10^6 hm^2，药材产量达 5.40×10^6 t，而在药材采收过程中产生传统“非药用部位”生物量高达 $1.1\times10^7\sim1.6\times10^7$ t[3]。在药材产地加工过程中同样会产生大量的根头、尾梢、栓皮、果核、果肉等“下脚料”及破碎组织、碎屑粉渣等废

弃物。目前，在药材采收及初加工过程中产生的资源浪费，已成为行业发展面临的棘手问题，给生态环境也带来了巨大的负担。从资源经济学角度来看，药材原料生产加工过程产生的废弃物是一类具有特殊形态、具有巨大利用潜力的农业废弃物。充分有效地将其加工转化不仅合理有效地发掘利用并产生资源价值、减少环境污染、改善农村及药材生产基地生态环境等均具有十分重要的意义，也是依据循环经济原理构建生产—生活—生态—生命一体化协调发展的富裕、健康、文明的社会主义新农村的必然要求。

中药材品种中大宗常用及较常用的植物类药材 800～900 种，药用部位包括根及根茎类、全草类、藤茎类、皮类、花类、叶类、果实种子类等，其中根及根茎类占多数(表 1-2)。

表 1-2　源于植物类常用药材及其药用部位与传统非药用部位统计分析

药用部位	数　量	传统非药用部位
根及根茎类	200 余种	地上茎叶及繁殖器官
全草类	80 余种	地下根/根茎
果实种子类	90 余种	地上茎叶和地下根/根茎
茎木皮类	50 余种	枝叶及繁殖器官、地下部分
叶、花类	20 余种	地上茎、地下根或根茎
其他类	200 余种	

基于行业发展现状及文献分析表明，中药资源产业化过程形成的传统非药用部位及其研究概况可归纳为以下几个类型。

(1) 根及根茎类药材生产加工过程中产生的非药用部位及其利用价值： 根及根茎类中药是常用中药中的主体部分，在其种植生产、田间管理和采收过程中，因间苗、疏枝、疏花、疏果产生的废弃植株、枝条、茎叶、幼果，以及大量的非药用部位等；在药材初加工过程中因去栓皮、去木心等，产生大量栓皮、木心等非药用部位。研究表明，非药用部位中富含多种类型的化学物质，具有多途径利用的资源化价值(表 1-3)。

表 1-3　代表性根及根茎类药材生产加工过程产生的非药用部位及其利用价值

	资源植物类群	药用部位	非药用部位	资源利用价值
大黄类	掌叶大黄(*Rheum palmatum*) 唐古特大黄(*R. tanguticum*) 药用大黄(*R. officinale*)	根及根茎	茎叶	可开发抗氧化剂；具有治疗褥疮作用
芍药类	芍药(*Paeonia lactiflora*)等	根	茎叶、花	分离纯化芍药叶总苷，芍药叶还可用于制酒；花用于提取香精；制备膳食、饮料、保健食品
甘草类	甘草(*Glycyrrhiza uralensis*) 胀果甘草(*G. inflata*) 光果甘草(*G. glabra*)	根	茎叶	用于提取甘草精油、甘草黄酮类资源性物质
黄芪类	蒙古黄芪(*Astragalus membranaceus* var. *mongholicus*) 膜荚黄芪(*A. membranaceus*)	根	茎叶	用于制茶及生产虫草菌无性型培养基；经济动物饲料补充剂
葛　类	野葛(*Pueraria lobata*) 甘葛藤(*P. thomsonii*)	根	叶、藤茎	葛叶经发酵，可生产高纯度 *L*-乳酸，也可生产葛叶茶；葛藤为纤维材料
丹参类	丹参(*Salvia* spp.)	根	茎叶、花	可作为提取丹参酚酸类成分的优良原料。以丹参嫩茎叶及花蕾为主要原料，制茶
黄芩类	黄芩(*Scutellaria baicalensis*)等	根	茎叶	提取黄酮类化学成分；制茶原料

续 表

	资源植物类群	药用部位	非药用部位	资源利用价值
姜黄类	温郁金(*Curcuma wenyujin*)等	根	茎叶	倍半萜类化合物 β-榄香烯等,抗肿瘤
柴胡类	柴胡(*Bupleurum chinense*) 狭叶柴胡(*B. scorzonerifolium*)等	根	叶、花	柴胡黄酮类资源性化学物质,具有抗呼吸道炎症功效
当归类	当归(*Angelica sinensis*)	根	茎叶	具有抑菌作用,可开发畜禽用药
菘蓝类	板蓝根(*Isatis tinctoria*)	根、叶	种子	脂肪酸类等资源性化学成分
沙参类	北沙参(*Glehnia littoralis*)等	根	果实	单萜及其苷类等资源性化学成分
五加类	刺五加(*Acanthopanax senticosus*)等	根	花、果实	抗惊厥、抗疲劳、增强免疫作用等
麦冬类	麦冬(*Ophiopogon japonicus*)等	块根	须根	可用于提取麦冬总皂苷等资源性化学
乌头类	乌头(*Aconitum* spp.)	根	茎叶、花序	抗风湿性关节炎;制备生物农药等

(2) 果实、种子类药材生产加工过程中产生的非药用部位及其利用价值:传统药用部位为果实、种子类的药材,其资源植物的藤茎、叶、果壳、果核等资源量巨大,造成资源的巨大浪费,充分挖掘这些非药用部位的资源价值,将产生良好的经济、社会和生态效益(表 1-4)。

表 1-4 代表性果实种子类药材生产加工过程中产生的非药用部位及其利用价值

资源植物类群	药用部位	非药用部位	资源利用价值
五味子类(*Schisandra* spp.)	果实	叶、藤茎	叶用于制茶、野菜;藤茎用于提取五味子木脂素制备保肝药物,也可用作调味品
枣(*Ziziphus jujuba*)	果实	叶	用于制备甜味抑制剂及提取总黄酮
沙棘(*Hippophae rhamnoides*)	果实	枝干、叶	枝干可用于制备沙棘碳、沙棘醋馏液、沙棘煤气三种热解产物;叶可用于制茶及动物饲料等
连翘(*Forsythia suspense*)	果实	叶、种子、花	连翘叶富含连翘苷、连翘酯苷、芦丁等资源性成分 种子含油率高达 25%~33%,精炼后作为食用油,富含油酸和亚油酸;连翘籽油尚可作为化妆品的良好原料,供制造肥皂及化妆品。 花可作为提取芦丁的新原料,也可作为预防心血管疾病药品及保健食品的原料
宁夏枸杞(*Lycium barbarum*)	果实	叶	以枸杞嫩叶为原料可制保健茶,时鲜蔬菜食用
山楂类(*Crataegus* spp.)	果实	果核	制备干馏油,用于抗菌剂生产;制备活性炭
地肤(*Kochia scoparia*)	果实	根	具有降血糖、预防糖尿病肾病的作用
柑橘类(*Citrus* spp.)	果实	果皮、落花、根	制备柑橘精油、果胶、色素、橙皮苷;花用于制备橙花精油;根具有止痛作用
补骨脂(*Psoralea corylifolia*)	果实	叶	提取香豆素类、黄酮类资源性化学成分
胡芦巴(*Trigonella foenum-graecum*)	种子	茎叶	茎叶为天然食用调料,可作食品加工的增香剂和着色剂;叶作为蔬菜食用;茎叶含有芳香油,可用于烟草、日化产品、化妆品及卫生制品加香,作为商品香料的原料及工业用香精
酸枣(*Ziziphus jujuba* var. *spinosa*)	种仁	叶、果肉、果核	叶用于制茶及提取总黄酮;酸枣果肉可制备饮料,经发酵后制酒、醋,也可用于制备总三萜部位用于抗肿瘤药物开发;果核用于制备活性炭
紫苏(*Perilla frutescens*)	种子	茎叶	在紫苏茎叶精油中紫苏醛含量较高,其甜度为蔗糖的2 000倍,可作为甜味剂应用于食品行业。紫苏精油具有防腐、抑菌能力,并兼有增加风味的作用

续 表

资源植物类群	药用部位	非药用部位	资源利用价值
薏苡(*Coix lacroyma-jobi* var.)*mayuen*	种仁	茎叶、根	可用于提取制备薏苡素；制备畜禽饲料补充剂
胡桃(*Juglans regia*)	种仁	外种皮、果核	制备食用色素；果核可粉碎后用作金属的清洗和抛光材料，也可用于涂料行业，生产活性炭和煤焦油
亚麻(*Linum usitatissimum*)	种仁	外种皮	制取亚麻胶，用于食品及日化行业
益智(*Alpinia oxyphylla*)	种仁	果壳	用于制酒、膳食纤维等食用

(3) 叶类、皮类及其他类药材生产加工过程中产生的非药用部位及其利用价值：传统药用部位为叶类、皮类等中药材，其资源植物的枝、根、叶等被作为非药用部位。研究发现，该类药用生物资源在生产药材过程中形成的非药用部位数量大、资源化利用价值高，循环经济产业发展前景广阔(表 1－5)。

表 1－5　叶类、皮类及其他类药材利用过程产生的非药用部位及利用价值

资源植物	药用部位	非药用部位	资源利用价值
银杏(*Ginkgo biloba*)	种子、叶	落叶、根皮、花粉、外种皮	提取银杏黄酮、内酯、莽草酸聚戊烯醇类物质，用于制药工业；外种皮用于制备生物农药及抗肿瘤等
桑(*Morus alba*)	叶、皮、果实、嫩枝	枝条	可用于制备健康产品原料；食用纤维素和黏胶丝原料；真菌菌质材料等
杜仲(*Eucommia ulmoides*)	枝皮、干皮	叶、果实、种子	提取杜仲胶、制备杜仲叶茶；制备杜仲籽油
厚朴(*Magnolia* spp.)	干皮、根皮、枝皮	叶、花、果实	叶提取物具有镇咳和胃肠推进作用；花可制备精油；果实可榨油
红花(*Carthamus tinctorius*)	花冠	果实	制备红花籽油，用于食品及医疗保健品，榨油后籽粕作为饲料、制作蛋白水解液或制备5－羟色胺衍生物类成分
阿魏(*Ferula teterrima*)	树脂	根茎、根	含倍半萜类及香豆素类资源性化学成分
穿心莲(*Andrographis paniculata*)	地上部分	根	减轻心肌缺血—再灌注损伤、抗氧自由基作用
钩藤(*Uncaria tomentosa*)	带钩茎枝	叶	具有显著的中枢抑制作用等

因此，通过对古今相关文献的分析和较为系统的应用性基础研究，揭示传统非药用部位中可利用的资源性化学物质的质与量，进而与其药用部位进行比较以探讨其作为资源性物质的可替代性，或是发现新用途、拓展新功效、发展新药材等，以充分挖掘药用生物废弃组织器官的多途径、多层次开发途径和可用性和多宜性价值，既可开发为药品、保健食品原料或中间体，也可开发为饲料、兽药原料以及生物农药等资源性产品，对减少资源消耗，提高中药资源利用效率，促进中药资源价值的转移、增值和补偿，追求经济效益和生态效益的统一，实现中药资源循环利用和产业模式的转变，具有重要的科学意义和经济性价值[52～55]。

2. 中药资源产业化过程废弃物的循环利用和经济学评价　循环经济的核心内涵是资源循环利用。它反映了经济社会发展与资源循环利用之间的关系，揭示了科技进步及资源替代在经济与社会可持续发展进程中的关键性作用，阐明了资源循环利用是缓解资源短缺与环境压力的重要途径。循环经济作为经济系统和生态系统的复合体，有助于弥合价值流与物质流的相背离，使资本循环与物质循环相统一。但是，由于循环经济存在巨大的外部性和公共产品特点，循环经济不可能完全靠自发形成和发展起来，需要通过有效的规划设计和市场运行等相关制度对经济主体产生激励和约束，由此复合而成的生态经济系统才会进入良性的自运行轨道。同时，在知识经济和信息技术的支撑下，信息成本降低，交易关系的增强和交易制度的完善，经济活动的信任度提高，将会有效地促进经济系统运行中物质流和信息

流的同步性。中药资源产业化过程涉及药材生产、饮片加工、深加工产业制造等多个环节，且各环节生产过程都在产生固体和液态废弃物等。然而，由于人们对废弃物产生的危害性及废弃物的资源化认识程度不高，致使在药材生产及产业化过程产生的废弃物随意抛弃、堆积、填埋，导致有毒、有害化学物质及营养性成分进入生态系统，给自然生态、生产条件、生活环境及人口健康等带来严重的不利影响和不可预估的巨大损失。加之现阶段中药资源性原材料的成本和生产企业承担的环境治理成本均较偏低，从追求经济效益的角度分析，企业缺乏实施循环经济绿色产业发展的内在动力[56]。

据有关资料统计反映[57]，我国资源产业化过程产生的固体、液体和气体废弃物的回收利用率不足30%，与发达国家再生资源综合利用率达到50%～80%形成巨大反差。基于资源经济学角度分析，我国每年在资源加工产业链中沦为废弃物未加以利用物质中蕴含的资源价值和潜在资源价值高达250亿元人民币。中药资源循环利用的根本目的是通过提高资源产出效率以实现产业增值，其评价方法的选择及其行业的适宜性必将对评价结果或是管理决策产生重要影响。根据循环经济评价的若干原则，较为适宜的循环经济效率评价的方法主要有成本效益分析法、生态效率法、资源利用率法、节约指数法、线性加权法、模糊综合评价法、物质流分析法等，各有其特点和适宜范围，需根据自身的产业形态和生产方式加以选择或多元方法结合应用。中药资源循环经济不仅是一个需要投入的经济活动，也存在着巨大的利润空间，主要的收益来自将废弃物再生转化为商品所产生的经济效益及废弃物排放支付的成本。

基于数学模型与经济效益评价角度，废弃物资源利用可表述为一个多指标的优化过程，其实施可表现为不同主体在市场上寻求最大经济效益的问题[58]。对于废弃物产生或废弃物处理的企业，其目标是在市场上实现经济价值。假设废弃物的年产量为W，其获得价格为P_1，则废弃物的购买成本为P_1W。在处理转化过程中，仍然需要投入新的资源和成本，假设为P_2W，P_2为单位废弃物的处理或转化成本[59]。处理利用后会产生新的产品并在市场上出售获得效益，同时也产生新的废弃物或污染，为了描述方便，将新产品和新废弃物的量仍折算为W，则企业的经济效益(Q)为：$Q=(P_3-P_1-P_2-P_4)W$，其中P_3为新产品价格，P_4为新废弃物带来的污染或损失。通常情况下，废弃物价格P_1会比较低廉，但由于技术的原因处理转化成本P_2会较高，新产品的价格也很难有竞争力。因此经济效益Q经常为负值，难以调动企业的积极性。

从政府管理和社会发展的角度来看，中药废弃物的排放至资源化利用过程还涉及生态的修复和环境的保护等。因此，效益(R)计算应调整为：$R=(P_3+P_5+P_6-P_1-P_2-P_4)W$，其中新增的$P_5$代表原废弃物$W$所造成的环境污染或损失，经过再利用或处理后这部分损失应算作效益；P_6则代表新的废弃物再利用产业所带来的税收、就业等，可看作社会效益。对于政府来说，只要$R>0$，则废弃物的资源化利用即值得推进和发展。这里Q与R之间的差距在市场条件下需要通过政府补贴、政策法规引导等方法加以弥补，才能调动中药企业的积极性以开展废弃物资源化利用的主动意识和积极性。

废弃物资源化利用过程可以表示为以下的优化模型：Max：$Q=(P_3-P_1-P_2-P_4)W$；Max：$R=(P_3+P_5+P_6-P_1-P_2-P_4)W$；Min：$P_5+P_4$；约束条件$P_i>0$。

中药资源循环利用过程是一个复杂的系统工程，根据自然资源产业化过程中废弃物的产生和废弃物资源化理论，体现了资源的综合利用和多途径、多层次利用价值。中药废弃物的处理与资源化不仅关系到资源的再利用和环境生态，同时与中药资源的可持续发展和循环利用经济的建设密切相关。按照循环经济理论，以中药废弃物的循环利用为切入点连接农、林、牧、渔、轻化工、食品等各领域，对促进中医药事业发展具有特殊的现实意义和长远的战略意义[60]。

三、服务于中药资源循环经济产业链的构建与发展

中药资源综合利用效率提升是一个复杂的系统工程，既涉及中医药领域，又涉及农业、工业、服务业

等行业。中药资源综合利用过程体现了资源的多途径、多层次利用价值，应用现代科学方法和集成技术，结合中药资源及其废弃物的特点，促进中药资源产业化过程中由传统工艺向生态工艺转化，建立“生产—利用—回收—再资源化”的循环经济理念，系统综合的开发利用有限的中药资源，提高资源利用效率，减少生态环境压力，以达到循环利用、可持续发展的目的。循环经济发展模式要求实现中药资源产业从数量型的物质增长到质量效益型增长的变革，从中药资源经济产业链环状末端的终端治理到整个环状系统全过程的生态性与经济性双效益协调发展的过程设计与控制的变革，从而实现在中药资源产业化整个经济流程中系统地节约资源和减少废弃物，实现资源经济增长的减物质化。中药资源循环经济的本质是生态经济，强调经济与生态的协调发展，注重于整个资源产业链各环节物质的循环利用和生产、流通、消费全过程的资源节约，逐步实现中药资源产业向着强调生态系统与经济系统相互促进、相互协调的生态经济发展模式转变。

中药资源循环经济体系的构建与发展，不仅注重资源的综合系统利用，还强调资源减量使用与高效利用，以实现资源节约和环境友好。发展循环经济不是依赖于行政命令和计划手段来实施，主要是依靠市场机制和经济手段推动和实施。循环经济是全过程、系统化地对其经济产业链进行规划和管理的经济活动方式。中药资源循环经济不仅包括中药工业环节及其产业形态，还包括中药农业原料生产的产业发展及服务流通环节；不仅包括中药资源产业化过程所涉及的生产领域，还包括中药资源性产品的消费领域以及整个社会的资源循环利用；不仅通过符合循环经济发展模式和生产方式的规划设计和科学管理，还需要通过政府和相关行业的统筹协调、市场经济驱动和社会公众的积极参与下推动实施。

（一）围绕中药资源经济产业链全过程，开展挖潜—增效应用性研究，激发产业价值潜能，促进中药资源产业走资源节约型发展之路

1. *拓展中药资源经济产业链，形成系统、立体的特色资源产业集群*　在中医药学、民族医药学与资源学理论指导下，以中药资源化学研究为手段，以药用资源生物体传统药用部位和非药用部位的资源化系统利用为目的，集成多元适宜技术，进行多途径的拓展与开发：人口药用和功能性健康产品、精细化工产品、化妆品、香料、色素、生物农药、畜禽兽药产品等；进行多层次的利用价值发现与资源化研究：以药材及饮片为原料的初级利用，以提取物/萃取部位/化学组分/化学成分为原料的梯级利用等。不断拓展中药资源经济产业链，形成系统综合利用、多方位立体化利用格局，以提高中药资源的利用效率和经济效益，减少开发过程中对环境的污染，有效地保护人们赖以生存的自然环境和生产生活条件[61]。

代表性的中药资源化学研究和资源循环利用实践可为同行业提供示范。例如，银杏（*Ginkgo biloba*）的分布中心在中国，以江苏省、山东省及其周边地区的资源集聚度和药用资源产量为高。经过数十年的多途径、多层次开发利用研究，基本形成以银杏叶为（主要）原料的药品系列、功能性产品系列、保健饮品系列等不同利用途径的资源产品群和中药饮片—标准提取物系列—黄酮/内酯化学组分系列—银杏内酯系列成分/聚戊烯醇成分等多层次梯级深度利用的资源产品群；以银杏种子（种仁）为原料的白果药用及食用系列产品群和以银杏外种皮为原料的生物农药、多糖活性部位等产品群，构成了较为系统的银杏资源循环经济产业链[54]。丹参药材的水提醇沉物中含有丰富的水苏糖（stachyose）是常用的制药和健康产品制造原料或作为赋形剂和填充剂等辅料，具有改善肠道功能、提高产品理化性质等作用；丹参地上茎叶中含有丰富的迷迭香酸（rosmarinic acid）等有机酸类资源性化学成分，可作为抗氧化、保护血管、延缓衰老等功能性产品开发利用[62,63]。沙棘（*Hippophae rhamnoides*）鲜果榨汁后的废渣中含有较为丰富的天然抗氧化剂—原花青素等资源性化学物质未被有效利用而进入废弃物[64]。

2. *集成生物/化学转化利用的有效方法技术，促进中药资源产业的绿色发展*　从人类生产和生

活的需求出发，将各类资源应用于人类社会经济活动中，并为人们带来切实的利益。包含通过采用一定的科学方法和技术手段，对自然资源各组成要素进行多层次、多途径的开发利用，将资源原材料加工成人类所需的各种物质产品；采用新技术、新方法将资源加工利用过程中产生的废弃物进行二次加工利用或再生循环利用，以实现资源的综合利用。目的是充分合理的利用自然资源及其再生资源，增加社会财富，提高经济效益和保护自然环境。

随着中药资源产业链的不断延伸，以消耗药用生物资源为标志的中药资源产业迅猛发展。据初步统计，以中药制药和健康产品制造为主体的中药资源产业化过程中每年消耗植物类药材 5000 余万 t，产生的废弃药渣数量可观。废渣、废水、废气的排放和处理已成为行业发展面临的棘手问题。

白果（ginkgo semen）为裸子植物银杏的成熟种仁，药材加工过程须将其具有皮肤刺激性的外种皮去除，造成资源浪费和环境污染。研究表明，银杏外种皮中主要含有银杏酚酸类、白果酚类和黄酮类化学成分，其中酚酸类成分可有效抑制软体动物供能生化代谢中的关键酶和对线粒体氧化磷酸化产生解偶联作用，有效抑制昆虫蜕皮过程的酪氨酸酶和繁殖过程的前列腺素合成酶等，以杀灭传播疾病或危害农作物的有害软体动物，从而具有显著地杀虫、杀灭钉螺等活性，可作为绿色农药而应用于农业生产。川芎（*Ligusticum chuanxiong*）地上茎叶中富含黄酮类、甾醇类、酚酸类及神经酰胺类等资源性化学成分，具有抑菌、抗氧化等多种生物活性。我国药材当归的种植面积达 30 余万亩*，每年在收获其药用部位根及根茎的同时，产生的地上茎叶废弃物达 4.8 万 t。研究表明，当归地上部分中含有丰富的酚酸类化学组分，具有抗凝血，抑制大肠杆菌、枯草杆菌，抑制马铃薯腐烂线虫等活性。通过资源化利用可将其开发成防治牛乳房炎、鸡鸭等菌痢的畜禽兽药和用于植保的生物农药等产品[65]。对酸枣（*Ziziphus jujuba* var. *spinosa*）资源化学研究表明，其成熟果实的果肉中富含酸枣仁中活性产物三萜及皂苷类、脂肪酸（醇）类、有机酸（酯）类、甾体类、黄酮类、脑苷类及糖类等可利用物质[66]。活性筛选显示其具有抗炎、抑制肿瘤细胞增殖、预防化学性肝损伤、调节免疫等多重活性，具有潜在的药用和保健功能等利用价值。大枣（*Z. jujuba*）及酸枣果实收获过程中产生大量的废弃叶，研究表明叶片中均含有较为丰富的三萜类资源性化学成分，具有抑制甜味、降血糖、抗炎、抗氧化、抑制肿瘤细胞增殖、预防化学性肝损伤等多种生物活性和资源价值[67]。

从菊（*Chrysanthemum morifolium*）收获花序的废弃茎叶中获得具有利用价值的黄酮类、倍半萜类及多糖类资源性化学成分。生物活性评价发现，这些源自于菊花生产过程废弃物中富含的资源性化学物质具有显著的抗氧化、抗凝血、抗肿瘤及神经细胞保护作用等。其中，分子量范围在 3～10 W 的菊多糖对人乳腺癌肿瘤细胞 MCF－7 生长具有明显的抑制作用，浓度最高为 1 mg/mL 时，抑制率可达 56.39%[68]。

对生脉注射液生产过程五味子药渣中可利用资源性多类型化学物质进行分析与评价，研究结果表明，五味子药渣中 6 种木脂素类化学成分含量与原药材相比，在生脉注射液生产过程中五味子醇甲的提取利用率仅为 20.84%，而五味子醇乙几乎未被利用而残留于药渣中，五味子甲素、乙素、丙素和五味子酯甲在药渣中的含量呈现出略高于原药材的现象；五味子药渣中可利用生物大分子类物质分别为：总蛋白含量为 14.69%，中性多糖含量为 3.82%，酸性多糖含量为 1.31%，粗纤维素类成分的含量为 43.80%。在此基础上，探索性地提出了采用水提工艺产生的五味子药渣中可利用资源性化学物质的循环利用对策，为中药资源深加工产业化过程废弃物的资源化利用提供借鉴[69]。

这些研究工作部分地反映了资源循环利用的意识和生态经济产业发展的必要性和迫切性，通过进

* 1 亩约等于 666.7 m^2

一步转化延伸形成产品，必将为提升中药资源利用效率和实现中药资源产业化的循环经济与绿色发展提供科学依据和示范。

（二）基于植物化学分类学及中药资源化学的研究思路和资源化利用策略，寻找发现新资源或替代补偿资源，拓展和扩大药用生物资源类群及其产业链

1. 开展珍稀、濒危、稀缺中药资源的替代性研究，补偿和保障中药资源产业的可持续发展与供给　随着人为活动的不断加剧和对生物资源的消耗及生态环境的破坏，一些重要的依赖自然资源提供药材的药用生物种类和资源蕴藏量出现稀缺乃至濒危，被纳入政府和行业严格管理范畴。基于目前中药资源物种已列入国家重点保护名录、红皮书、限制出口和濒危 4 个方面的名录及珍稀濒危中药材相关文献关联分析结果显示：① 由国务院正式批准公布需要保护的植、动物名录有《国家重点保护野生药材物种名录》（1987 年，国家中医药管理局）收载野生药材物种 76 种，涉及 42 种中药材品种；《国家重点保护野生动物名录》（1989 年，渔业、林业部门）收载野生动物物种 257 种，涉及中药材 15 种；《国家重点保护野生植物名录》（第一批）（1999 年，国家林业局、农业部）收载野生植物物种 259 种，涉及药材 69 种。② 由国务院环境保护领导小组办公室编制的《中国植物红皮书》收载野生濒危物种 386 种，涉及药材 106 种；《中国濒危动物红皮书》收载濒危动物物种 620 种，涉及药材 6 种。③《濒危野生动植物种国际贸易公约》（CITES 公约）附录收载中国有分布的物种 209 种，涉及中药材 24 种。④《中国珍稀濒危药用植物资源调查》收载珍稀濒危药用植物物种 57 种，涉及中药材 55 种。

资源的有限性和资源的稀缺性决定了人类在利用资源过程中需要不断寻找替代资源，发现新资源，在补偿和保障资源有效供给的同时，又可保护珍稀、濒危自然资源的持续发展[70]。近些年来，运用中药资源化学与植物化学分类学的思路和方法[71]，通过对近缘药用生物类群资源性化学成分直接或潜在利用价值的发现，以获得可替代和补偿性资源化学物质。探索构建形成资源—化学—品质—功效—替代性—产品创制等研究技术体系和创新研究模式。为扩大和寻找高含量、低毒性的替代资源和新资源，依据“近缘植物中含有相似的化学成分”的植物化学分类原理，运用资源化学研究方法和手段，从近缘生物类群中寻找和发现新资源以及濒危珍稀药物的替代资源等，为中药资源合理利用与可持续发展提供有效途径[71]。例如，千层塔（蛇足石杉 *Huperzia serrata*）作为抗痴呆药物石杉碱甲（huperzin A）的原料资源，面临资源短缺的严峻现状。通过对近缘植物类群石杉属植物的系统分析评价，从中发现高含量的资源植物 *H. lolckyeri*、*H. squarrosa* 等可作为替代和补偿资源[72]。

以金丝桃素为目标化合物，从近缘植物资源中寻找和发现新资源或前体物质。金丝桃素（hypericin）从藤黄科金丝桃属植物贯叶连翘（*Hypericum perforatum*）中分离得到，由两分子大黄素缩合而成的一种萘骈二蒽酮类化合物。分布于金丝桃属多种植物中，其中以贯叶连翘中含量最高。此外，从山地金丝桃（*Hypericum montanum*）中发现了 protohypericin 和 hypericodehydrodianthrone；从贯叶金丝桃中发现了 protopseudohypericin 和 pseudohypericodehydrodianthrone 等资源性化学成分，它们被认为是金丝桃素和假金丝桃素生物合成中的前体化合物。分析表明，金丝桃素资源性物质的分布类群涉及 Campylosporus、Hvrtella、Taeniocarpium、Bupluroides、Hypericum、Olympia、Campylopus、Origanifolia、Drosocarpium、Olygostema、Thasia、Triadenoides、Adenosepalum、Crossophylium 等药用生物资源，这为金丝桃素化学物质资源的寻找和发现奠定了基础，具有重要的社会经济价值[73]。

肉苁蓉药材为著名的补益中药，为我国西北地区名贵中药材之一。具有补肾阳、益精血、润肠通便等功效。然而，肉苁蓉（*Cistanche deserticola*）及其寄主植物梭梭类（Haloxylon spp.）自然资源种群数量显著减退、资源蕴藏量萎缩严重，依赖自然资源的供给远远不能满足中医临床配方调剂和中药制药等健

康产品对该药材日益增长的需求，社会需求和自然资源供给能力之间矛盾突显。荒漠肉苁蓉已被列入《濒危野生动植物种国际贸易公约》，管花肉苁蓉（*C. tubulosa*）也已列入我国保护植物名录。为了解决肉苁蓉药材需求短缺及其自然资源保护问题，我国学者[74~77]较为系统地阐明了中国肉苁蓉属植物的野生资源及其生物学特性；对荒漠肉苁蓉和管花肉苁蓉的人工种植技术进行了系统研究，解决了寄生植物人工种植的多项关键技术，建立了高产、稳产的规范化种植技术；利用肉苁蓉属植物寄生特性，结合沙漠治理，在内蒙古自治区阿拉善盟、磴口县推广种植梭梭150余万亩*，接种荒漠肉苁蓉25万亩*；在新疆和田地区推广种植柽柳30余万亩*，接种管花肉苁蓉20余万亩*。2013年人工种植肉苁蓉药材产量达1 500余t，占肉苁蓉药材总产量的80%以上，有效替代和补偿了肉苁蓉自然资源，不仅满足了市场需求，也有利于肉苁蓉自然种群的恢复，起到了资源保护的目的。通过肉苁蓉药材生产基地建设和深加工产业化，逐步形成了肉苁蓉资源经济产业链，产生了显著的社会效益、生态效益和经济效益。

2. *开展外来入侵我国的药用生物类群的应用性基础研究，拓展和扩大药用生物类群及其产业链* 随着传输管道的多样化和运输方式的便捷化，人类的生存环境主动或是被动地受到外来生物的侵入。这些生物在不断适应和繁衍过程中，有些品种对原有的生态环境和人们的生产生活构成了一定的危害，有些品种的资源价值被发现并成为我国重要的药用生物资源加以发展和利用，形成了造福社会的资源经济产业。因此，通过对外来入侵我国药用生物类群进行较为系统的资源化学研究，发现其资源价值，并依据基础研究积累对其各类可利用物质进行多途径、多层次的综合开发利用，或作为药用原料/辅料的化学物质来源，或用于生物农药、畜禽产品、有机肥料、生物质油或溶媒提供原料。形成对外来入侵生物种类，采取积极主动的科学研究—发现价值—有效利用的化害为利应对策略，促进经济、社会和生态效益的和谐发展[78]。

菊科植物加拿大一枝黄花（*Solidago canadensis*）原产于北美洲，1935年从加拿大引入我国作为观赏植物栽培于庭园，20世纪80年代逸生成为有害植物。由于其生长速度快、繁殖力强、适应性强、对生态环境潜在威胁大而被列为我国重要外来有害生物名录。目前，加拿大一枝黄花在我国主要分布于华东地区，危害面积大[79]。加拿大一枝黄花在欧洲已有700余年的药用历史，主要用于糖尿病、慢性肾病、膀胱炎、风湿病、尿结石等症的治疗，也可作为抗炎剂用于临床。近年研究还发现，加拿大一枝黄花中含有的6β-当归酰克拉文酸（6β-angeloyloxykolavenic acid）和6β-巴豆酰克拉文酸（6β-tigloyloxykolavenic acid）二萜类化学成分，对肿瘤细胞具有较强的抑制活性，且毒性较低，含有的羽扇豆烷型三萜类化学成分具有抑制DNA聚合酶和蛋白质合成酶等活性[80]。通过对该外来药用植物资源的深入系统研究，实现其多途径资源化利用与开发，达到化害为利之目的。

垂序商陆（*Phytolacca americana*），又名美洲商陆，是商陆科商陆属的多年生草本植物，原产美洲，现全国均有分布，为我国常见入侵植物，常生于水边、林下、路旁、田野。目前，其干燥根已经成为常用中药商陆的法定主要基原之一列入《中华人民共和国药典》，具有逐水消肿、通利二便，外用解毒散结之功。垂序商陆果实成熟时紫黑色，一年生长周期内可采收浆果若干批，产量高，可达30～40 t/hm^2。浆果中富含常用天然色素类资源性物质甜菜红苷[81]，其含量约为1.75 g/kg鲜浆果，其产量高于传统甜菜红苷主要资源植物红甜菜。甜菜红苷色泽鲜艳，无毒副反应，常作为天然食用红色素广泛应用于加工食品的着色等。据此，有报道以商陆浆果经挤压破碎、室温密闭恒压处理45 d后，提取的商陆红色素粗品，其得率可达商陆浆果质量的8.96%，色价达22，实现了垂序商陆果实的资源化利用。此外，该生物资源的果实和枝叶含有的三萜皂苷类化学组分对烟草花叶病毒具有显著的抑制增殖作用，可作为抗病毒活性的生物农药开发[82]。

---

* 1亩约等于666.7 m^2

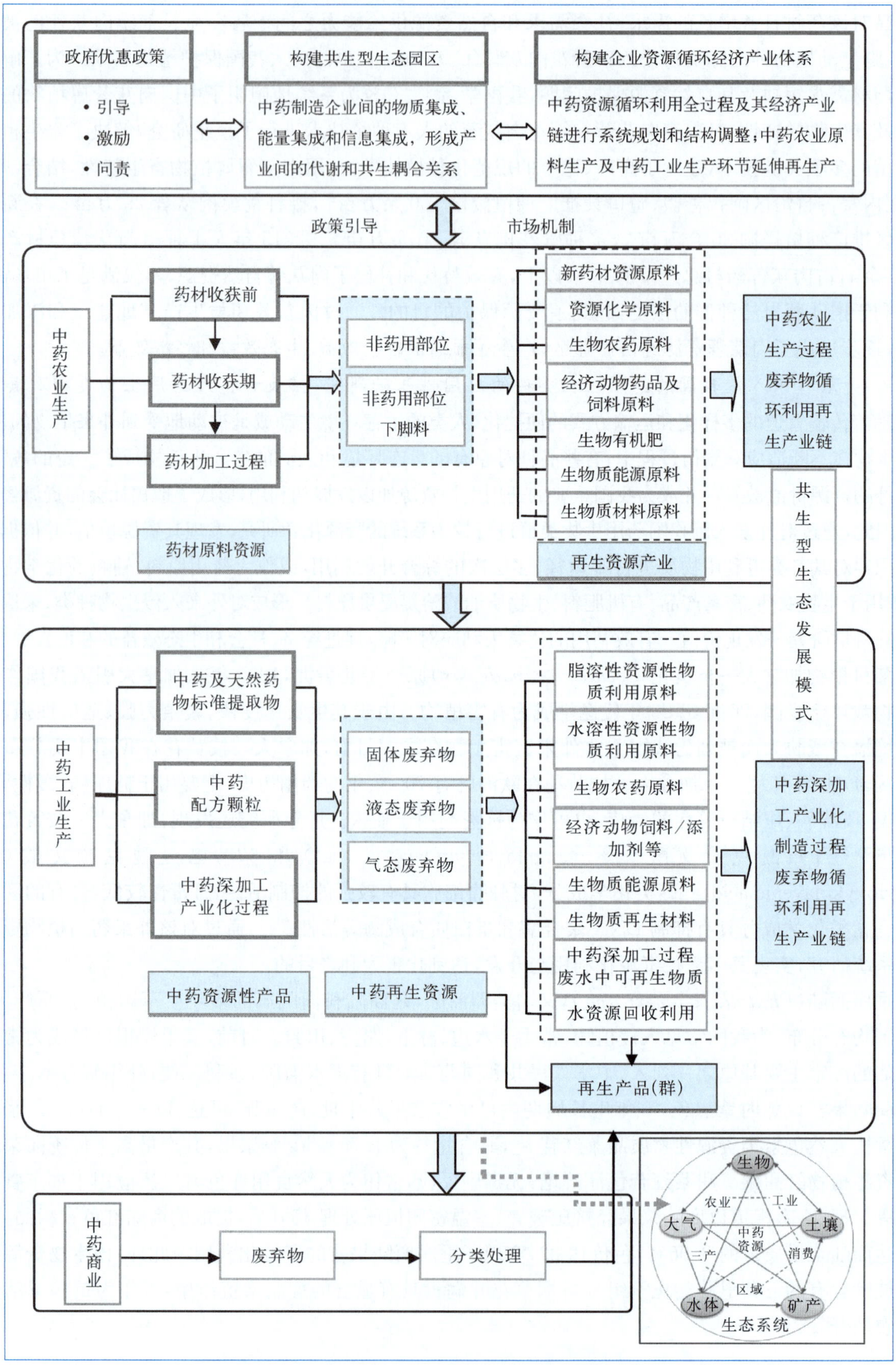

图 1-2　基于循环经济理论的中药资源循环利用发展模式结构图

综上所述，虽然中药资源化学学科体系的建立和科学研究尚处于起步阶段，但由于其自身的社会功能、目标定位及其特色优势，必将发挥其综合性科学研究与技术集成优势以助推中药资源产业生态效益和经济效益的协调发展，转变中药资源经济产业的发展模式和生产方式，实现经济社会与生态环境的可持续发展，成为全社会公认的资源节约和环境友好型现代经济产业。同时，随着该学科体系的不断完善和内涵的不断丰富，必将为中药资源循环经济体系的构建与发展(图 1－2)，推动政府和相关行业的统筹协调、市场经济驱动和社会公众的积极参与做出应有的贡献。

◇参◇考◇文◇献

[1] 孙鸿烈. 中国资源科学百科全书(上、下)[M]. 北京：中国大百科全书出版社/石油大学出版社，2000.

[2] 封志明，王勤学. 资源学科论纲[M]. 北京：地震出版社，1994.

[3] 刘胤汉. 自然科学概论[M]. 西安：陕西人民教育出版社，1988.

[4] 石玉林. 资源科学[M]. 北京：高等教育出版社，2006.

[5] 周荣汉. 中药资源学[M]. 北京：中国中医药出版社，1993.

[6] 段金廒，周荣汉. 中药资源学[M]. 北京：中国中医药出版社，2013.

[7] 郑志国. 循环利用资源的六种方法——以马克思的分析为基点. 岭南学刊，2007，(5)：82－86.

[8] Kenneth EB. The economic of the coming spaceship earth，in H. Jarrett (ed.) Enviomental Quality in a Growing Economy. Resources for the future. Hohns Hopkins Press，Baltimore，Maryland，1969，3－14.

[9] 冯之俊. 循环经济导论[M]. 北京：人民出版社，2004

[10] 沈镭. 资源的循环特征与循环经济政策[J]. 资源科学，2005，27(1)：32－38.

[11] 周宏春，刘燕华，等. 循环经济学[M]. 北京：中国发展出版社，2005.

[12] 沈满洪. 资源与环境经济学[M]. 北京：中国环境科学出版社，2007.

[13] 王军. 资源与环境经济学[M]. 北京：中国农业大学出版社，2009.

[14] 周启星，魏树和，曾文炉，等. 资源循环利用学科发展报告[R]. 2004.

[15] 朱玉丽，王丽萍，徐嘉怿. 基于循环经济的再生资源及其产业发展[J]. 中国资源综合利用，2007，125(1)：10－13.

[16] 孙可伟. 基于循环经济的工业废弃物资源化模式研究[J]. 中国资源综合利用，2000，(1)：10－14.

[17] 段金廒，周荣汉，宿树兰，等. 我国中药资源学科发展现状及展望[J]. 自然资源学报，2009，24(3)：378－386.

[18] 段金廒，宿树兰，钱大玮，等. 中药资源化学研究思路方法与进展[J]. 中天然药物，2009，7(3)：333－340.

[19] 段金廒，吴启南，宿树兰，等. 中药资源化学学科建立与发展[J]. 中草药，2012，43(7)：1－8.

[20] 林启寿. 中草药成分化学[M]. 北京：科学出版社，1977.

[21] 姚新生. 天然药物化学[M]. 北京：人民卫生出版社，1994.

[22] 段金廒. 中药资源化学研究技术体系的建立及其应用[J]. 中国药科大学学报，2012，43(4)：289－292.

[23] 杨军锋，王军. 循环经济：学理基础与促进机制[M]. 北京：化学工业出版社，2001.

[24] 中华人民共和国第十一届全国人民代表大会常务委员会第四次会议.《中华人民共和国循环经济促进法》[C]. 2008－08－29.

[25] 张伯礼. 中医药事业发展与中药材资源[C]. 2014 中药及天然药物资源国际学术研讨会暨 CSNR 天然药物专业委员会第十一届学术年会，2014－10－16.

[26] 肖培根，王永炎. 中药资源与科学发展观[J]. 中国中药杂志，2004，05：5－6.

[27] 段金廒，黄璐琦，陈士林，等. 江苏省中药资源产业化过程协同创新中心建设思路与目标体系[J]. 中国现代中药，2013，15(12)：1019－1025.

[28] 段金廒，陈士林. 中药资源化学[M]. 北京：中国中医药出版社，2013.

[29] 高伟. 丹参酮类化合物生物合成相关酶基因克隆及功能研究[D]. 北京：中国中医科学院，2008.

[30] 郭兰萍，黄璐琦. 中药资源生态学研究的理论框架[J]. 资源科学，2008，30(2)：296－304.

[31] 陈士林,索风梅,韩建萍,等. 中国药材生态适宜性分析及生产区划[J]. 中草药,2007,38(4):481-487.

[32] 黄璐琦,郭兰萍. 环境胁迫下次生代谢产物的积累及道地药材的形成[J]. 中国中药杂志,2007,32(4):277-280.

[33] 黄璐琦,陈美兰,肖培根. 中药材道地性研究的现代生物学基础及模式假说[J]. 中国中药杂志,2004,29(6):494-496,610.

[34] 黄璐琦,郭兰萍,胡娟,等. 道地药材形成的分子机制及其遗传基础[J]. 中国中药杂志,2008,20:2303-2308.

[35] 段金廒,严辉,宿树兰,等. 药材适宜采收期综合评价模式的建立与实践[J]. 中草药,2010,41(11):1755-1760.

[36] 鞠建明,段金廒,钱大玮,等. 不同栽培模式的银杏叶在不同生长季节中总黄酮醇苷和总内酯的含量变化[J]. 药物分析杂志,2003,23(3):195-199.

[37] 段金廒,宿树兰,吕洁丽,等. 药材产地加工传统经验与现代科学认识[J]. 中国中药杂志,2009,34(24):3151-3157.

[38] Li XB, Wang W, Zhou GJ, et al. Molecules. Production of salvianolic acid B in roots of *Salvia miltiorrhiza* (Danshen) during the post-harvest drying process [J]. 2012, 17(3):2388-2407.

[39] 宿树兰,段金廒,江曙,等. 利用生物转化技术从丹参地上茎叶中高效制备丹参酚酸类成分的方法:中国,201510070147.2[P]. 2015-02-10.

[40] 刘彦飞. 地黄产后加工过程中梓醇的变化规律研究[D]. 济南:山东大学,2008.

[41] 王建华,谢丽华,刘洪宇,等. 玄参不同加工品中哈巴俄苷与肉桂酸的 HPLC 含量测定[J]. 中国药学杂志,2000,35(6):375-378.

[42] 段金廒,吴启南,宿树兰,等. 药材初加工"发汗"过程的生物转化与化学转化机理[J]. 中草药,2012,43(9):1-6.

[43] 段金廒,宿树兰,严辉,等. 药材初加工"杀青"环节与药材品质形成的探讨[J]. 中药材,2011,34(1):1-4.

[44] 郭永学. 丹酚酸B的降解机理及纯化工艺研究[D]. 大连:大连理工大学,2007.

[45] 张云. 芍药材产地加工工艺初探[J]. 中国中药杂志,2007,32(10):856.

[46] 王斐,段金廒,钱大玮,等. 犀角及羚羊角替代资源的寻找与评价研究(Ⅰ)[J]. 南京中医药大学学报,2005,21(3):163-165.

[47] 王斐,段金廒,钱大玮,等. 犀角及羚羊角替代资源的寻找与评价研究(Ⅱ)[J]. 南京中医药大学学报,2007,23(1):36-39.

[48] 关怀,王地,贾富霞,等. 温莪术挥发油超临界 CO_2 萃取法与水蒸气蒸馏法提取的比较研究[J]. 北京中医,2007,02:108-110.

[49] 李善家,王玉丽,杨明俊,等. 甘草中提取甘草甜素的新工艺研究[J]. 甘肃科学学报,2010,22(2):53-57.

[50] 孙智君. 基于农业废弃物资源化利用的农业循环经济发展模式探讨[J]. 生态经济:学术版,2008(1):197-199.

[51] 段金廒,宿树兰,郭盛,等. 中药资源产业化过程废弃物的产生及其利用策略与资源化模式[J]. 中草药,2013,44(20):1-9.

[52] 段金廒,宿树兰,郭盛,等. 中药废弃物的转化增效资源化模式及其研究与实践[J]. 中国中药杂志,2013,38(24):1-7.

[53] 邓家刚,侯小涛. 中药非传统药用部位的研究概况[J]. 广西中医药大学学报,2012,15(3):68-72.

[54] 邹成俊,赖长浩. 固体废物资源化产业发展路径探索[J]. 中国环保产业,2005,11.

[55] 孙振钧,袁振宏,张夫道. 农业废弃物资源化与农村生物质资源战略研究报告[R]. 国家中长期科学和技术发展规划战略研究,2004.

[56] 张静波,刘志峰. 基于循环经济的工业废弃物资源化模式的社会效益评价[J]. 铜陵学院学报,2006(6):76-79.

[57] 杨磊,夏禄华,张衷华,等. 植物提取生产中固形废弃物生态化利用的现状及发展趋势[J]. 现代化工,2008,28(4):14-18.

[58] 孙振钧,孙永明. 我国农业废弃物资源化与农村生物质能源利用的现状与发展[J]. 中国农业科技导报,2006,8(1):6-13.

[59] 刘爱民,封志明,李飞.农业资源利用模式间的转换及案例分析[J].自然资源学报,1998,13(3):193-197.
[60] 田伟生,史勇.资源化学研究进展[J].化学进展,2010,22(4):537-556.
[61] 段金廒,周荣汉.天然药物资源的有效利用与可持续发展[J].自然资源学报,1998,增刊:98.
[62] 刘芬,崔浪军,何刚,等.不同生长季节丹参营养器官中有效成分的动态变化[J].植物科学学报,2011,29(1):93-98.
[63] 沙秀秀,宿树兰,沈飞,等.不同生长期丹参传统非药用部位中7种丹酚酸类化学成分的动态积累分析与评价[J].中草药,2015.
[64] 刘锡建,王艳辉,马润宇,等.沙棘果渣中总黄酮提取和精制工艺的研究[J].食品科学,2004,25(6):138-141.
[65] 段金廒,严辉,钱大玮,等.一种具有抗菌活性的当归地上部分有效部位及其制备方法和其应用:中国,102058640A[P].2011-05-18.
[66] Guo S, Duan JA, Tang YP, et al. Simultaneous qualitative and quantitative analysis of triterpenic acids, saponins and flavonoids in the leaves of two Ziziphus species by HPLC-PDA-MS/ELSD [J]. Journal of Pharmaceutical Biomedical Analysis, 2011, 56(2): 264-270.
[67] Guo S, Duan JA, Tang YP, et al. Triterpenoids from the fruits of Ziziphus jujuba var. spinosa [J]. Biochemical Systematic Ecology, 2011, 39: 880-882.
[68] 朱琳,段金廒.菊非药用部位资源化学研究[D].镇江:江苏大学,2014.
[69] 陶小芳,沈飞,宿树兰,等.生脉注射液生产过程五味子药渣中资源性物质循环利用的分析与评价[J].中草药,2015, 46(18): 2712-2719.
[70] 陈士林,肖培根.中药资源可持续利用导论[M].北京:中国医药科技出版社,2006:250-279.
[71] 周荣汉,段金廒.植物化学分类学[M].上海:上海科学技术出版社,2005.
[72] 袁经权,周小雷,王硕,等.HPLC测定不同产地与不同部位千层塔中石杉碱甲和石杉碱乙含量[J].药物分析杂志,2012,9:1541-1544,1549.
[73] Kitanov GM, Blinova KF. Modern state of the chemistry study of species of the genus Hypericum [J]. Chemical Natural Compounds, 1987, 23(2): 151-165.
[74] 屠鹏飞,何燕萍,楼之岑.肉苁蓉类药源调查与资源保护[J].中草药,1994,04:205-208,224.
[75] 屠鹏飞,姜勇,郭玉海,等.肉苁蓉研究及其产业发展[J].中国药学杂志,2011,12:82-887.
[76] 谢彩香,董梁,陈君,等.管花肉苁蓉产地适宜性之再分析[J].中国药学杂志,2011,12:891-895.
[77] 蔡鸿,鲍忠,姜勇,等.鲜管花肉苁蓉加工工艺[J].中国中药杂志,2007,13:1289-1291.
[78] 严辉,郭盛,段金廒,等.江苏地区外来入侵植物及其资源化利用现状与应对策略[J].中国现代中药,2014,(12):1-9.
[79] 马腾,唐文照,刘少超,等.加拿大一枝黄花的化学成分与药理活性研究进展[J].齐鲁药事,2010(5):295-298.
[80] 刘晓月,朱宏科,吴世华,等.加拿大一枝黄花二萜成分的抗肿瘤活性[J].浙江大学学报:理学版,2007,34(6):661-664.
[81] 毛得奖,朱亚玲,庞海强,等.垂序商陆浆果红色素提取及总皂苷含量测定研究[J].中国调味品,2013,37(12):99-102.
[82] 葛永辉,张婕,刘开兴,等.垂序商陆抗烟草花叶病毒活性物质提取及分离[J].农药,2013,52(9):680-683.

(段金廒 陈道峰 屠鹏飞 陈纪军 郭 盛)

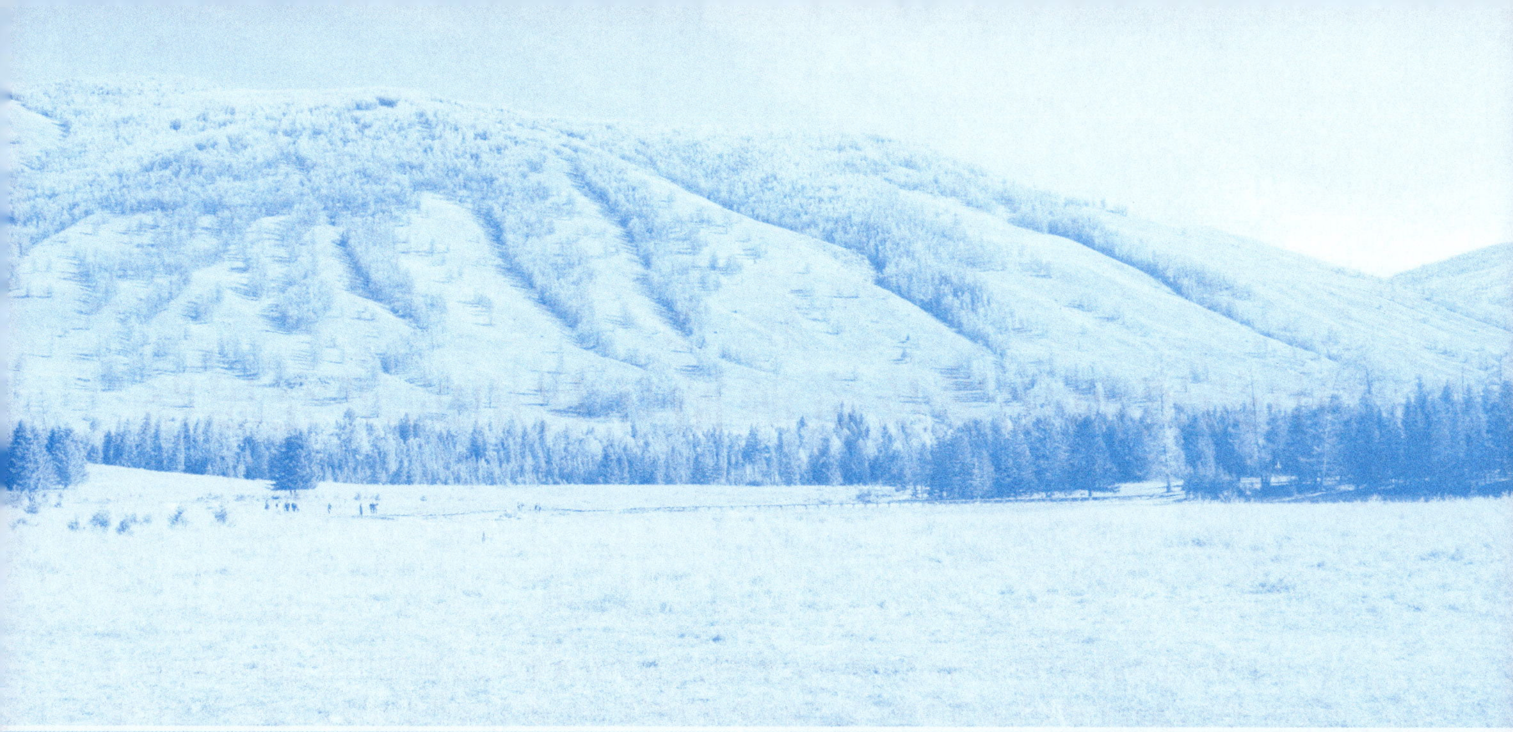

第二章 中药资源化学及资源循环利用的研究思路与方法

中医药事业的发展有赖于中药资源的高效利用和可持续发展，有赖于药用生物资源可利用物质、潜在利用价值的发现技术和手段，有赖于中药资源类群中资源性化学成分的多途径、多层次、精细化利用和产业链的有效延伸，从而实现其循环利用的资源化学研究和资源产业健康发展的目的，体现资源的可用性、多宜性的本质属性以及资源的经济、社会及生态效益。

中药资源化学及资源循环利用的研究思路是：立足于自然资源的稀缺性原则，以寻找发现或人工生产可替代性资源，保护珍稀濒危物种和自然药用生物资源；立足于中药资源的多宜性原则，从多途径多层次挖掘和拓展资源经济产业链；立足于资源节约型利用原则，提升中药资源的利用效率和产业化效益；立足于环境友好型发展原则，促进中药资源产业化过程绿色发展；基于化害为利的资源化策略，研究开发具有药用价值的外来入侵生物资源；基于化学成分结构修饰策略，发掘和提升中药资源性物质的利用价值等。

中药资源化学及资源循环利用研究方法是：在中药资源生理生态学、中药及天然产物化学、各类分析化学和生物活性及功效评价等研究方法的支持下，借助于现代生物工程、制药工程等先进制造技术，以确定药材适宜采收期；优化药材产地干燥加工的适宜方法与技术体系；提升资源性化学物质的利用效率和资源价值。

第一节
中药资源化学及资源循环利用的研究思路

中药资源化学的研究目的是促进中药及天然药物资源的有效生产、合理利用和产业的提质增效。因此，中药资源化学的研究思路将围绕立足于自然资源的稀缺性原则，以寻找发现或人工生产可替代性资源，保护珍稀濒危物种和自然药用生物资源；立足于中药资源的多宜性原则，从多途径、多层次挖掘和拓展资源经济产业链；立足于资源节约型利用原则，提升中药资源的利用效率和产业化效益；立足于环境友好型发展原则，促进中药资源产业化过程绿色发展；基于化害为利的资源化策略，研究开发具有药用价值的外来入侵生物资源；基于化学成分结构修饰策略，发掘和提升中药资源性物质的利用价值等几个方面，在药用生物生理生态学、中药及天然产物化学、各类分析化学和生物活性及功效评价等研究方法的支持下，借助现代生物工程、制药工程等先进制造技术，以推动中药资源事业的可持续发展。

一、立足于资源稀缺性原则，寻找发现或人工生产可替代性资源，保护珍稀濒危物种及自然资源

资源的稀缺性是经济学概念，是指在一定时空范围内能够被人们利用的自然资源是有限的，而人们对物质需求欲望是无限的，这两者矛盾构成了资源的稀缺性。这种矛盾的存在是永恒的，而资源稀缺性将推动资源科学的进步，推动资源节约、资源替代和积极寻求新资源，实现资源的循环利用。同时，资源的稀缺性也是资源评价的重要指标。

1. *从近缘植物类群中寻找和发现替代性中药资源*　资源的稀缺性是自然资源的基本属性。中药资源的蕴藏量是有限的，随着人口剧增，中药资源的消耗量增加，其稀缺性日益突出，以致一些中药资源类群日趋衰减，甚至处于濒临灭绝的境地，一些自然选育的优良资源种质正在逐步消失或流失，成为我国中医药事业发展的制约瓶颈之一。为了扩大和寻找发现替代资源和新资源，依据“近缘植物中含有相似的化学成分”的植物化学分类原理，运用中药资源化学研究思路和方法[1]，通过从自然资源近缘生物类群中寻找发现替代性资源，为珍稀、濒危、紧缺和高含量、低毒性、高附加值资源性化学物质资源提供替代或补偿，有利于协调中药资源保护与利用的关系，有利于促进中医药事业及中药资源产业的可持续发展。

2. *驯化培育和发展人工生产以替代和补偿自然资源*　千百年来，中华民族在先贤智慧的指引下不断认识和利用具有药用价值的植物、动物、菌物、矿物等自然资源保障了民众的健康与繁衍，形成了内涵丰富的中医药资源体系。但部分自然资源品种由于生物种质或生态的脆弱性导致种群衰退、种群数量减少，蕴藏量不敷应用；有些多年生药用生物种类则由于形成药用部位的更替或再生周期长，生物产量难于满足利用需求；有些则是随着人口的剧增和中药工业快速发展的产业需求量激增，出现了竭泽而渔、过度利用自然资源的窘境，造成了自然生物的更替周期与利用需求的允收量之间的平衡被打破。迄今，在中药配方饮片和中成药生产使用的近千种药材中，约有 30%的种类已有原来依赖于自然资源提供

而不得不通过人工驯化、占据大量农田和生产资料发展种植/养殖生产以替代和补偿资源的短缺，满足人口健康的需求。因此，通过人为活动影响逐渐将某些野生药用生物进行驯化，实施家种或家养以获得所需要的中药资源性原料。

随着社会需求的不断增加，人工培育和生产药材资源不仅从种类还是数量上来看，均呈现出必要性和迫切性。开展变野生种类为家种、家养种类，发展大规模的种植和养殖生产，以及药用生物资源的野生抚育等研究，可突破传统的中药材生产经营模式，促进生态环境保护，有利于重建或恢复一些药用生物资源种群的更替和再生与开发利用间的平衡，减轻生态环境的压力，缓和人类无限需求与有限资源之间的矛盾，从而推动实施中药材规范化生产及发展新兴的中药生态农业产业化模式。

二、立足于资源多宜性原则，通过系统性和精细化开发利用，实现资源价值增值和价值补偿，提升资源利用效率

中药资源具有满足人类多种需求的性能，物质的、精神的和生态的等。由于药用生物资源种类繁多，药用部位不同，新陈代谢产物多样，因而不仅可药用，也可作为化妆品、保健品、健康食品、调味品、环境健康产品、生物农药等资源性产品制造的天然资源原料；中药和天然药物资源的开发也是多层次、多途径的，可开发药物原材料，亦可作为有效部位提取的原料，或作为单体化合物或先导化合物分离原料，或进而做为化合物结构改造与修饰等的重要原料等。随着科学技术的进步，资源的多宜性特点在不断扩展和延伸，自然资源的价值和使用价值也在不断提高和拓展。

1. *传统药材的再认识及其新用途、新价值的发现* 由于科技发展水平的历史局限性及对传统药材科学内涵，及其资源化价值认知的局限性，中药材的生产水平与利用潜力受到制约。随着现代科学技术的迅速发展和进步，对传统药材有了更为深入的研究与认识。每种中药资源往往具有多种应用用途，既可直接入药，又能从中提取制药原料，或有利于保护环境和维持生态平衡。除供药用外，还可用于食品、保健品、日用化工品、轻工业产品、农林产品、园艺产品等的开发。药用动物或植物的不同组织器官及其所含有的资源性化学成分又往往具有不同临床功效、生物活性以及多宜性价值等特点。因此，依据中药资源化学原理和利用策略，开展传统药材的再认识和新用途、新价值的发现研究，提高资源产品的价值和产业化效益，延伸和拓展中药资源经济产业链[2]。

2. *多途径开发利用及多层次精细化产业发展* 以消耗中药资源性原料为特征的中药资源产业属于我国传统特色经济产业范畴，工业化与现代化基础较为薄弱。药材的商品属性为农副产品，未能体现出特色资源的经济性和稀缺性特征；中药饮片的商品属性尽管是药物，但由于缺乏药品应有的、严谨的科学内涵及其系统揭示和精细化的生产制造和价值展现，仍大多处于低附加值原材料的利用状态。尽管近年来以中成药制剂生产为代表的中药资源深加工产业集群得到了快速的发展[3]，然而由于大多数品种的生产仍在遵循较为落后的传统生产工艺和标准进行，表现出中药资源性原料提取过程转化利用效率低下，功效物质的转移率不高，导致宝贵的化学物质随药渣的排放进入废弃物环节。从中药资源化学的认识角度，重要和迫切需要得到中医药行业及其资源科学研究和资源产业领域关注的问题是：中药传统功效的多元化是先辈们长期临床实际的经验总结，每个功效的实现均有其相对应的物质基础，这为医者处方配伍或是药者辨识其物质与功效之关联带来了诸多的不确定性和复杂性。若能集中各方力量和科技资源对常用大宗中药材的多元功效及其物质归属进行系统研究揭示，将为当代社会科学认知和广泛接受中药资源性产品提供有力支撑，也将为中药资源的多途径开发和多层次利用提供科学依据，尤其是可促进将一味中药分解转变为多味药物，通过各自的精细化利用形成源自单一药材原料的高附加值产品群，推动中药资源产业向着资源节约型、环境友好型、精细高值型的绿色高效产业发展模式转型

升级。

最终通过科技创新将有限的药用生物资源所蕴含的资源价值潜力充分挖掘和释放出来并有效地转化为生产力，延伸资源经济产业链，提升资源产业价值水平。

三、立足于资源节约和环境友好原则，减少资源消耗，促进循环利用，降低资源成本，提升资源利用效益

随着国内外市场对中药及天然药物资源性产品的需求量不断增长，利用资源与节约资源、保护资源与开发资源之间的矛盾日益突出。为了实现中药资源的有效供给与可持续发展，必然要求人们树立节约资源的意识，建立节约资源的公约，寻求节约资源的对策，研究节约资源的途径和方法，发展资源节约型社会。随着经济社会转型升级，我国的经济发展方式也在发生着转变，最终导致循环经济的发展和绿色产业的兴起。循环经济的内涵是减量化、资源化和资源的合理开发利用，绿色产业是基于可持续发展思想的资源利用合理、产品的生产和消费过程安全、无污染的产业。核心内容包括在中药农业生产过程中建立生态中药农业规程，减少资源投入、减少废弃物排放和资源回收利用；在中药工业生产过程中推行和逐步实施、固体废弃物及制药废水的回收再生利用及生态处理工程等无害化处理以及污染治理生物技术等绿色企业标准。目的是推动中药农业、中药工业及中药产品消费等产业链在循环经济理念的引领下走向“绿色”和“无害”，促进资源节约和环境友好型中药资源产业循环经济的发展[4]。

1. 提升资源利用效率，减少资源消耗，节约土地空间和生产力成本　随着我国人口的不断膨胀，与人们的生存和健康息息相关的两大社会问题将会越来越突出，其根本之道和解决之策就是要拥有充足的土地和空间以生产足够的粮食和药物。然而，我国可耕种及可开垦的土地面积和水土资源用于粮食生产已显得存量不足，但现实问题是由于中药工业经济的持续快速发展对药材原料的需求量在大幅攀升，种药材与种粮食争夺水土资源的矛盾日益突显。如何解决这一战略难题，那就是通过切实推进中药材规范化生产(GAP)以有效提升单位面积的产量和药材品质[5]。通过对大宗常用中药材进行生产区域的科学规划和基地建设，实施机械化、规模化生产，有效提高生产力水平，真正改变目前千家万户、千差万别的生产方式和产品质量，以提升资源的生产效率，节约宝贵的土地空间。提升中药资源利用效率，减少资源消耗，节约土地空间可借助的方法是多元的、创新驱动的途径是多样的。诸如，通过加强合成生物学、细胞工程、酶工程等相关学科的科学研究和成果的转化应用能力，大力提升和推广重要资源性产物的工厂化和工业化生产。

在中药资源深加工产业化过程中，通过现代提取分离、精制纯化等工业技术集成和材料科学的有效运用，通过深加工过程的工程技术革新与工艺条件优化，通过生物活性系统评价，发现药用生物资源的多宜性价值和新用途，实现综合利用，减少资源投入和消耗，降低生产成本，提升资源利用效率，节约生产力成本[6]。通过适宜技术集成和工艺条件优化，促进药材中资源性物质的有效转移和得率提高，减少资源投入；通过对药用生物资源各类物质的利用价值不断研究发现，以逐步实现有限资源的多元化、精细化利用，已成为减少资源消耗、推进低碳经济发展的推广模式；通过降低原料成本以提升产品竞争力，实现资源节约型和环境友好型行业发展目标[7]。

2. 提升资源利用效率，减少资源浪费，节约药材生产，促进循环利用　通过药材资源的循环利用和减量化使用，可有效改善和减少目前通过大量种植生产药材，再从药材中提取获得某一化学组分或成分而造成巨大浪费的线性生产方式，以有效节约水土资源，实现资源生产和利用效率的提升，促进中药资源循环利用和高效经济产业的发展。

传统中药材除全草类、昆虫和小型动物等以全体入药外，大多药材是取自于植物或动物体的某一部

位或组织器官。植物性药材多以其根或根及根茎、叶片、花或花序、果实或种子等；动物性药材则多用其幼角或骨化角或洞角、骨骼、甲（壳）、皮肤及其衍生组织、脏器组织、分泌物或病理产物等。因此，在药材生产加工过程中产生的非药用部位或下脚料常被作为废弃物遗弃或低值化简单利用。例如，中药人参其根及根茎为传统的药用部位，地上茎叶作为传统"非药用部位"未被重视和加以有效利用。随着科学研究的不断深入，发现人参茎叶、花、果序等均含有与人参相似的资源性化学成分，其药用或保健价值均不容忽视。据此人参各组织部位的资源价值得到了充分的释放，人参资源经济产业链得到了有效延伸。人参叶作为新增药材品种也正式被《中华人民共和国药典》所收录[8]。

传统药材的形成具有动态性、传承性的演化特点。药材的生产已从采集于自然资源以满足行医者需要发展至大面积规模化栽培生产和养殖，并延伸形成庞大的中药资源经济产业链。在此过程中产生大量的传统非药用部位被废弃而导致巨大浪费和环境压力，针对传统非药用部位充分挖掘和发现其可用性和多宜性价值，对提高中药资源利用效率，发现新用途，实现物尽其用的目的，具有重要的经济—社会—生态效益。近些年来，应用现代科学技术对传统药用部位及非药用部位资源性化学成分的深入研究，对其科学认识及其资源价值有了新见解和新思路。有些传统非药用部位的资源价值越来越引起人们的高度重视和深入研究，诸如银杏叶、杜仲叶等逐渐演化为药用[9]，成为中药体系中的新增品种。

同时，随着以消耗中药原料形成的产业集群不断扩张和日益庞大，中药资源深加工产业化过程中产生的废渣、废水、废气等废弃物大量排入生态环境中造成了一系列的环境问题。但这些由药渣、废水形成的废弃物是基于该品种生产过程未加以回收利用，或未形成循环利用的经济发展模式，未形成有效的再利用资源产业链而言的。就资源学认识角度，废弃物只是放错了地方的资源，若能采用循环经济发展的理念，融入现代科学技术要素，发掘其资源价值并进行有效转化利用和产业化开发，这些产业链环节中产生的废弃物仍然是值得进一步开发利用的可利用资源，需要全社会和相关行业加以关注和投入。

由此表明，随着社会与经济的发展，人们资源观念的更新，资源产业化过程废弃物的循环利用将受到全社会的广泛关注和有力推动。通过科技创新驱动发展，实现多学科、多领域相关适宜技术，尤其是生物工程技术的集成应用，将有效促进中药废弃物中资源性物质的转化与转移，提升资源利用效率，延伸资源经济产业链。针对具有一定资源化潜力的中药废弃物，可通过微生物、细胞、酶等生物转化技术等，或可采用提取富集、化学转化等适宜技术加工处理，使其转化为利用价值较高的资源性物质，以提高产品附加值，充分挖掘中药废弃物的资源化潜力；或通过技术革新或技术集成，提升资源性物质的利用效率等，实现中药资源的循环利用和可持续发展[10]。通过倡导和推进循环经济发展模式和生产方式，将可能为中药资源产业化过程节约大量的生物资源、水土资源、劳动力资源、环境成本资源等社会资源和生产力要素，将对我国医药行业的科技进步和社会，经济，生态效益的整体提升起到不可估量的战略性贡献[11,12]。

四、基于化害为利的资源化策略，研究揭示外来入侵生物资源的药用及多途径利用价值并加以有效利用，转化和丰富我国药物资源体系

外来入侵植物（alien invasive plants）是世界各国资源经济可持续发展所面临的共同问题，是国家贸易绿色技术壁垒，是实现国家生态安全战略目标的主要障碍[13～16]。近年来，随着我国对外开放及其人员、商贸、旅游等交流的通道和方式的纷繁复杂，以不同目的、各种途径进入我国的生物种类与日俱增。据中国科学院植物研究所的调查数据，我国的外来入侵植物共有 107 种 75 属，其中约有 58%是以食用、药用以及农业、林业生产等目的主动引进或是被动接受的。这些外来生物资源种群中部分已成为经济作物得以发展，产生了一定的资源价值，许多物种在入境时表现为中性，甚至良性，而当它们离开原来的

生态系统后，在新生态系统中缺少了原系统中其他物种和天敌的制约，表现为生机盎然，甚至疯长蔓延成灾，对我国的生态环境、经济发展及人类健康产生了极大的负面影响，迫使人们采用强制清除的手段，或是简单、低附加值的利用策略。分析表明，部分外来入侵生物在其原产地就具有药用价值，或是我国药用生物资源的近缘种，有的已经成为常用药材。因此基于中药资源化学的研究思路和方法，开展其资源化利用研究，不仅可拓宽外来入侵生物治理渠道，降低治理成本，变被动防治为主动利用，实现其资源化开发，化害为利，变废为宝[17]。

1. 选择为害严重的生物资源类群，开展系统的资源化学研究，为开发利用提供科技支撑　外来入侵生物的资源化可看作一个涉及经济、环境、社会效益等多个目标的连续过程，在其资源化过程中经济效益目标和环境效益目标之间的权衡及其动态演变特性决定着资源化模式及其合理性。因此，依据外来入侵生物的所含物质的化学组成与资源化潜力，可分门别类制定资源化利用策略。如对外来入侵植物可经简单加工处理实现饲料化、肥料化、材料化或直接燃烧等方式的粗放低值资源化利用；针对具有一定资源化潜力的外来入侵植物，通过生物转化等适宜技术加工处理，使其转化为利用价值较高的资源性物质，实现其转化增效资方式的源化利用；也可利用化学分离技术获得具有潜在开发价值的资源性化学成分，利用现代生物技术将外来入侵植物资源转化为具有生物功能的资源性物质，实现其精细，高值资源化利用。最终实现对外来入侵植物的分门别类和系统利用。充分有效地利用入侵植物所具有的资源化价值并将其加工转化，不仅将其转化为可利用的生产和生活资料，尚可减少环境污染、改善生态环境，且对自然资源日益枯竭的未来具有重大意义。

2. 借鉴原产地应用经验，采用多途径利用模式，形成特色资源经济产业　调查分析表明，部分外来入侵生物具有一定药用价值的记载。因此，可借鉴该物种原产地及其他民族和区域的应用经验和资源价值，开展验证性和拓展性研究，将其为我所用，丰富中药及天然药物资源宝库。在阐释其药用功效的基础上，揭示其可利用物质基础及利用途径，从资源植物、药材、饮片、提取物、化学部位、活性化学成分多个层面实现其分级利用与产业化开发。依据该植物类群所处的系统分类学地位，也可通过比较性化学分析与生物学活性评价，以发现其作为替代资源的可能性和可行性，同时也可定向富集、分离其可利用化学组分，用于医药产品、标准提取物及化学对照物质的产业化开发。

此外，依据原产地的应用经验，也可采用生物农药化、饲料化、肥料化、能源化、基质化及工业原料化等若干领域多途径开发利用策略，挖掘其在生物农药、天然色素、生物质能源、畜牧饲料、纤维材料及生态治理等方面的资源化潜力，以最终构建其资源化系统利用模式，形成基于外来入侵生物治理与利用相结合的特色资源经济产业链[18~20]。

五、基于化学成分结构修饰策略，发掘和提升中药资源性化学物质的利用价值和潜在利用价值

当前，人类发现新天然产物的能力已经得到空前提高。然而，在种类和数量规模庞大的已知天然化合物中被人类利用的仅仅是极少部分，绝大多数天然产物在被发现之后并未得到有效利用，甚至被束之高阁。因此，基于合成化学及生物转化技术已经取得的进展和科技成果，并结合中药资源性化学成分利用过程中存在的问题，可对已有天然产物进行结构修饰或改造，挖掘其利用价值，改善其利用效率，最终提升资源性化学成分利用价值和产业化效益。

1. 提供制药原料和紧缺、难合成中间体　目前，从天然产物中寻找活性先导物进而创制新药仍是全球药学工作者孜孜以求的有效途径之一，并已取得许多重要成果。由于多数天然产物结构较为复杂，人工合成存在技术难度大、合成成本高等制约瓶颈。因此，基于中药资源化学的研究技术与方法，从中

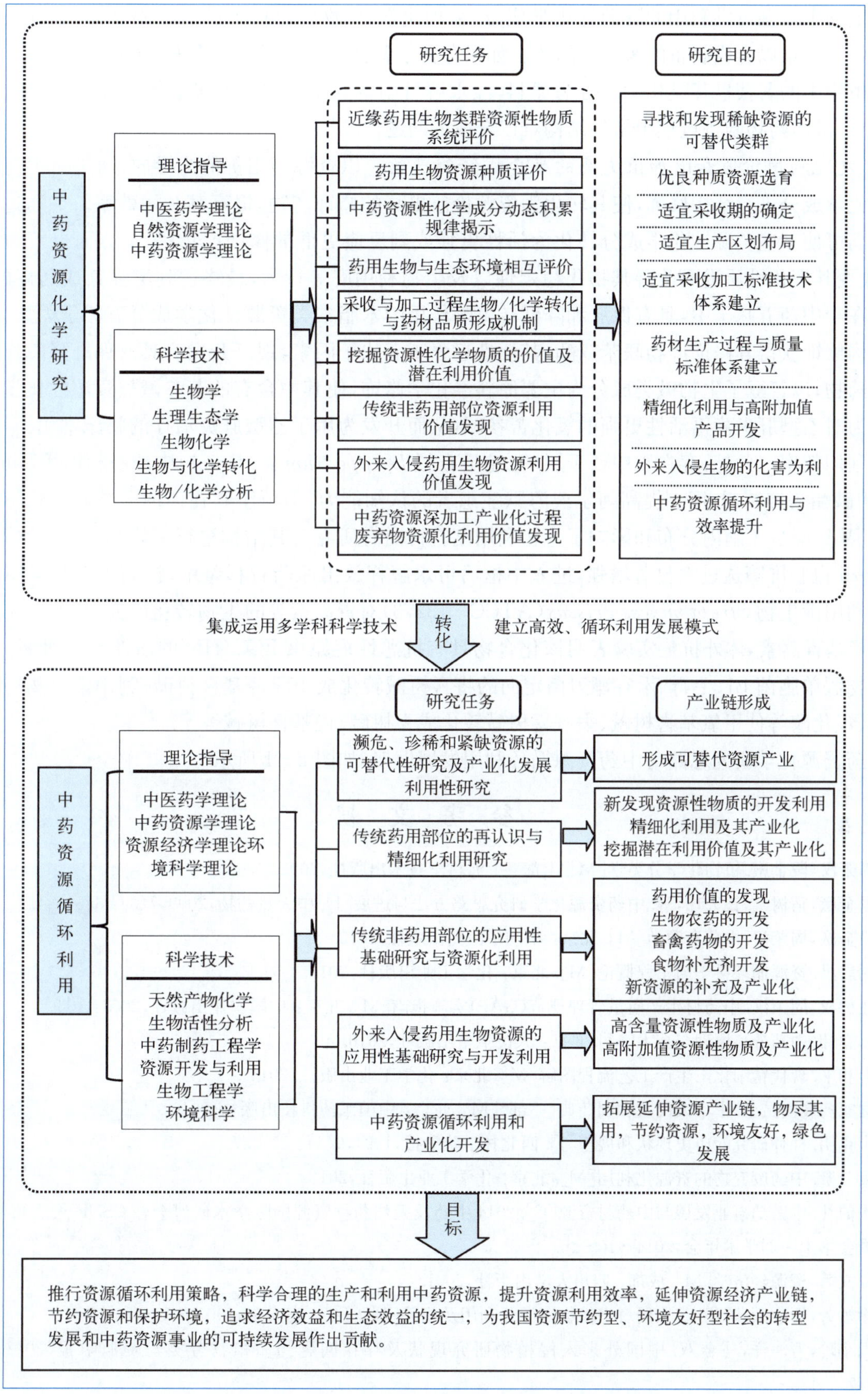

图 2-1　中药资源化学研究与中药资源循环利用发展框架

药资源生物中挖掘可供利用的资源性化学成分，采用化学/生物转化技术进行结构修饰，制备成制药原料或用于人工难以合成制备的医药中间体。如以存在于薯蓣科、百合科、玄参科、菝葜科、蒺藜科和龙舌兰科等植物中的薯蓣皂苷类化学成分为原料，经水解可制备成用于孕激素等甾体类药物生产的重要原料，解决了甾体药物制备过程中甾核结构难以合成的问题。

2. *发现利用价值和附加值更高的半合成修饰产物* 以资源利用价值为导向，通过对中药资源生物中的化学成分进行结构修饰，使其转化为资源价值更高的修饰产物，提高其利用效率。如通过结构修饰一方面可使某些资源性化学成分转化为活性更强或副反应更低的修饰产物；另一方面也可通过结构修饰，改变其理化性质进而改善其物化稳定性以及生物利用度等行为，最终达到增强其成药性的目的。如以存在于中药五味子中，具有保肝和降低转氨酶作用的木脂素类资源性化学成分五味子丙素为原料，通过结构修饰获得其修饰产物联苯双酯，其活性远强于五味子丙素，现已开发为具有保肝降酶作用的临床常用药物；以苦豆子生物碱类成分为主要原料经化学修饰，使其中含有的苦参碱类资源性化学成分全部转化为对乙型肝炎病毒活性更强的氧化苦参碱，从而开发为用于乙型肝炎治疗的临床常用药物，提高了资源利用效率。此外，存在于中药千层塔（蛇足石杉 *Lycopodium serratum*）中的石杉碱甲（huperzine A）为胆碱酯酶抑制剂，用于提高阿尔茨海默症患者的认知能力，但由于其在体内易被质子化不利于透过血脑屏障，减少了脑内分布和影响了生物利用度。目前有研究对其结构进行了修饰，获得的修饰产物 mimopezil 血脑屏障透过率显著增强，进入中枢后可水解释放出原药石杉碱甲，提高了石杉碱甲的利用效率。利用微生物 *Streptomyces griseus*（ATCC－13273）对青蒿素等的生物转化研究，得到一个新化合物 9α－羟基青蒿素，体外抗疟实验表明该化合物具有抗恶性疟原虫 FCC/HN 的活性[21]。此外，还可利用微生物假单胞菌 B1、毛霉、禾谷镰刀菌定向的将喜树碱转化成 10－羟基喜树碱；利用微生物中的脱烷基化酶、羟化酶等使甲氧基喜树碱、去氧喜树碱转化成喜树碱、羟基喜树碱等[22]。

中药资源化学研究思路与中药资源循环利用发展框架，如图 2－1 所示。

◇参◇考◇文◇献

[1] 周荣汉，段金廒. 植物化学分类学[M]. 上海：上海科学技术出版社，2005.

[2] 段金廒，宿树兰，钱大玮，等. 中药资源化学研究思路方法与进展[J]. 中天然药物，2009，7(3)：333－340.

[3] 段金廒，周荣汉. 中药资源学[M]. 北京：中国中医药出版社，2013.

[4] 周启星. 资源循环科学与工程概论[M]. 北京：化学工业出版社，2013.

[5] 任德权，周荣汉. 中药材生产质量管理规范(GAP)实施指南[M]. 北京：中国农业出版社，2003：106.

[6] 郭立玮. 中药分离原理与技术[M]. 北京：人民卫生出版社，2010.

[7] 李和平. 现代精细化工生产工艺流程图解[M]. 北京：化学工业出版社，2014.

[8] 国家药典委员会. 中华人民共和国药典(一部)[M]. 北京：中国医药科技出版社，2010.

[9] 崔克明. 杜仲研究的历史现状和展望[J]. 西北林学院学报，1994，9(4)：51－57.

[10] 段金廒. 中药废弃物的资源化利用[M]. 北京：化学工业出版社，2013.

[11] 张伯礼. 中医药事业发展与中药材资源[C]. 2014 中药及天然药物资源国际学术研讨会暨 CSNR 天然药物专业委员会第十一届学术年会，2014－10－16.

[12] 张文秀. 资源经济学[M]. 成都：四川大学出版社，2001.

[13] 徐妙芳，唐志荣，陈集双. 入侵有害植物资源化利用及相关问题[J]. 生态安全，2007，7A：34－36.

[14] 闫小玲，寿海洋，马金双. 中国外来入侵植物研究现状及存在问题[J]. 植物分类与资源学报，2012，34(3)：287－313.

[15] 徐正浩，王一平. 外来入侵植物成灾的机制及防除对策[J]. 生态学杂志，2004，23(3)：124－127.

[16]　严辉，郭盛，段金廒，等.江苏地区外来入侵植物及其资源化利用现状与应对策略[J].中国现代中药，2014，(12)：1－9.

[17]　段金廒，宿树兰，郭盛，等.中药废弃物的转化增效资源化模式及其研究与实践[J].中国中药杂志，2013，38(24)：1－7.

[18]　纪明山.生物农药手册[M].北京：化学工业出版社，2011.

[19]　范如芹，罗佳，高岩，等.农业废弃物的基质化利用研究进展[J].江苏农业学报，2014，30(2)：442－448.

[20]　刘清术，刘前刚，陈海荣，等.生物农药的研究动态、趋势及前景展望[J].农药研究与应用，2007，11(1)：17－22，25.

[21]　陆有根，余伯阳.微生物转化青蒿素为 9α-羟基青蒿素的条件优化[J].药物生物技术，2001，8(2)：90－93.

[22]　郭继强，朱殿生，谭慧.假单胞菌转化喜树碱的初步研究[J].食品科技，2010，35(1)：42－45.

（段金廒　萧　伟　何　兰　赵润怀　赵步长　宿树兰）

第二节
中药资源化学及资源循环利用的研究方法

中药资源化学与循环利用研究有其自身的特点和规律，涉及多学科知识和研究方法学与适宜技术。为了科学合理地揭示中药资源性化学成分的分布、积累、时空关系、消长规律等科学问题，致力于提高中药资源的利用效率和产业经济效益，节约资源消耗、减少废弃物排放、保护生态环境，需以资源循环利用及循环经济发展理念为指引，对药物资源各组成要素进行多途径、多层次的开发利用，拓展资源经济产业链，构建中药资源循环经济新模式，转变原有落后的线性资源生产方式。通过充分吸收相关领域的现代科学技术成果，集成适宜方法技术体系，包括生物资源学、分析化学、天然产物化学、生物化学、物理化学、化学工程学、酶工程学、信息技术以及微生物学等多学科的相关技术优势，结合本学科的特点，将多维方法和技术有机融合，形成有效支撑中药资源化学研究与促进中药资源循环利用的方法与技术体系[1]。

一、确定药材适宜采收期的评价方法与技术体系

中药资源性化学成分在动、植物体生命活动过程中，由于各自的生源途径、功能与作用、与外界环境相互作用以及系统进化的关系等不同，因此表现出在生物体内不同的生长期其化学组成种类与含量会发生动态变化。通过揭示在中药资源生产与利用过程中诸环节、诸因素对动态变化的影响，研究这种动态积累的变化规律，可为中药资源的科学生产与合理利用提供依据。因此，建立适宜于中药资源性化学成分的动态累积及其规律挖掘的分析评价方法至关重要。

（一）中药资源性化学成分动态积累与评价的目的与意义

中药资源性化学成分的动态积累评价的目的之一是确定药材的适宜采收期，而药材适宜采收期的确定基本原则是质量最优化和产量最大化，其品质优良的核心评价指标是能够客观表征其资源价值的化学物质组成和量的积累。不同物候期资源生物的药用部位生长发育与化学物质的积累是动态的、有节律的，从植物的发芽、展叶、开花、结实到根系的膨大和地上部分的凋萎等均是生物长期适应季节性周期变化的气候环境而形成的生长发育节律，其实质是植物生长发育与环境条件的关系表征。因此，物候的变化反映了植物生命现象对外部环境变化的响应，体现了植物体内初生和次生代谢产物对环境变化的适应，展现出资源与化学间的时空关系与特点。适宜采收期的确定以往主要是凭借传统经验为主，现代研究主要是通过评价同一资源生物种类在不同物候期多指标代谢产物的动态积累和消长变化规律，并结合其药用部位生物产量，在适宜数学模型和分析方法支持下，从而科学合理地确定药材适宜采收期。

中药资源性化学成分的质与量是动态变化的。遵循自然节律即时间层次和地域分异即空间层次的变化而规律性地消长。动态变化规律与物种密切相关，不同物种具有不同的种质，从而具有不同的资源

性化学成分积累与分布；动态变化规律与植物个体发育的不同阶段、生物系统发育地位、环境条件(经纬度、海拔、气候等)以及基因调控等也有密切关系，均为值得研究的方面[2]。

近年来，化学计量学等多学科交叉技术方法不断引入，通过调查多个产地的多组不同生长发育阶段的植物个体、群落的数据，以及一组或数组环境因子数据，采用适宜的统计分析方法分析和评价它们之间的相互关系，为客观评价药用生物资源性原料的品质提供了技术支撑，为中药资源性化学成分在生物体内动态积累规律以及与时、空变化的相关性规律揭示提供可靠的方法学。

(二) 影响中药资源性化学成分动态积累的主要因素

中药资源性化学成分的合成与积累受诸多因素的影响，包括生态环境因素、生物因素以及人为因素等。中药资源性化学成分既包括直接组成资源总体的氨基酸类、核苷酸类、多糖类、脂类、维生素类等化学物质，也包括个体在新陈代谢过程中产生的一系列次生代谢产物。中药资源化学研究始终以动态的观点去认识药用生物资源及其资源价值，不仅要明确资源性化学成分的自身特性(结构、性质等)、在资源生物体内的分布特点等，还要探究其在不同群体中的量，在某一群体各个生长发育期的量，以及各种生态因素对资源性化学成分量的积累的影响等。目的是使有限的资源得以充分的多途径、多层次开发利用。这是资源化学不同于中药化学或天然药物化学的一个最基本特征。

1. 生态环境对资源性化学成分合成与积累的影响　生态环境因素包括地形、地貌、海拔、土壤、光照、温度、水分、生物等以及各因子间存在的相互联系、相互作用与相互影响等复杂关系。各因素间形成的综合作用决定着中药资源性化学成分的合成与积累，当生态环境因素发生变化时，中药资源性化学成分的形成、转化与积累亦会受到影响，进而影响中药的产量与质量。因此，生态环境是中药资源性化学成分合成与积累的重要影响因素之一，通过探讨药用生物与环境的关系，研究生态环境诸因素对药用生物体内代谢产物的合成与积累的影响，才能揭示中药资源性化学成分的合成与积累规律，最终揭示影响资源性化学成分的主导因素及其调控机制，获得品质优、产量高的中药资源。

新疆维吾尔自治区不同地区同一物候期的薄荷样品其挥发油组成及相对含量存在显著差异。产于乌鲁木齐、吐鲁番等低海拔地区的薄荷挥发油中，其主要化学组成为氧化胡椒酮(41.0%～63.0%)和氧化胡椒烯酮(30.0%～53.9%)，油中不含薄荷脑；而产于塔城、阿勒泰两个高海拔地区薄荷挥发油其主要化学组成除含有氧化胡椒酮(23.5%～48.8%)、氧化胡椒烯酮(10.8%～21.5%)外，尚含有高含量的胡薄荷酮(8.1%～35.0%)和薄荷酮(9.0%～15.6%)及少量的薄荷脑。由此可见，海拔高度这一生态因素，成为新疆维吾尔自治区产薄荷油中化学成分差异的主要影响因素[3]。

生态因素与黄芩次生代谢产物积累的相关性研究结果亦显示，黄芩中次生代谢产物受到不同生态因素的影响，同一种生态因素对不同次生代谢产物影响不同，多数次生代谢产物与纬度成负相关，而与温度成正相关，提示温度提升有利于黄芩中多数次生代谢产物的积累；各种次生代谢产物受不同种类土壤无机元素的影响不同，土壤中 Mg、Mn、Cr 和 Fe 等无机元素对次生代谢产物的影响较显著，除 Mg 和 Ca 外，多个无机元素含量过高总体上均不利于黄芩中次生代谢产物的积累；黄芩中 21 个化学组分中有 6 个化学组分与无机元素无显著相关性，其余组分与无机元素的相关性差别较大，而不同无机元素与化学组分显著相关的频率比较接近；黄芩苷是黄芩中含量较高的化学组分，多种生态因子包括土壤种类及无机元素含量均与黄芩苷的积累呈显著相关性，提示多种生态因子对黄芩苷积累有较大影响[4]。

2. 生物因素对资源性化学成分合成与积累的影响　生物有机体在其生存环境中乃至其机体内部都有其他生物的存在，这些生物便构成了生物因素，可对生物有机体产生竞争、抑制、化感等作用。生物与生物因素之间可发生多种相互关系，这种相互关系既表现在种内个体之间，也存在于不同的种间。生物因素与中药资源性化学成分的积累有着密切关系。例如，虫害可使初生代谢产物总量呈现下降趋势，进而影响次生产物的合成与积累；同时，虫害也能促进植物生成诱导性抵抗产物，例如，五倍子蚜虫吸食五倍子树汁时刺激植物组织中次生异常代谢产物鞣质的积累，诱发和造成植物局部细胞增生而形成虫瘿，在该虫瘿的鞣质类化学成分含量可高达70%以上。

植物遭受昆虫侵害时其次生代谢活动加强。例如，忍冬科植物受到蚜虫侵害后，叶片中的绿原酸含量就会明显提高。一些病原微生物侵染植株后，也会刺激植株合成次生代谢物质而发挥抗病原微生物的作用。丹参植株根部受根结线虫侵害后，其隐丹参酮、丹参酮ⅡA含量大幅提高。

次生代谢物质在植物物种之间的竞争中发挥了重要作用。例如，植物次生代谢物质通过地上器官的挥发、淋溶及根系分泌等途径释放到生态环境中，对自身及其他植物的正常生长发育产生影响。药用植物资源种类中根及根茎类药材约占70%，其中多数品种连续种植数茬后会出现"连作障碍"，导致药材的品质与产量下降。连作障碍的产生与次生代谢产物在土壤中的积累往往具有密切关系。

3. 人为因素对药用生物资源中资源性化学成分合成与积累的影响　中药资源性化学成分的合成与积累，除了受遗传因子的调控和生态环境条件的影响外，还受到人类活动的影响，特别是野生抚育、采收时节与初加工技术，以及人工栽培生产过程等环节诸多因素的干预和影响。因此，资源性化学成分的积累与人为因素密切相关。例如，产地加工对资源性化学成分的影响在于各产地对药材的初加工过程中，由于酶活、湿度、温度等因素的综合作用，促使资源性成分发生生物转化与化学转化，致使资源性化学成分的升高、降低或转化为其他化学物质等，从而引起中药药性及品质的变化。

（三）适宜于中药资源性化学成分动态积累的分析评价方法

1. 中药资源性化学成分动态积累分析评价用样品的采集方法　中药资源化学研究的一个主要内容为药用生物资源中化学成分的质和量的组合及其时空变化，是以分析化学为手段对动植物体在不同（或相同）生长区域、生态环境诸因素作用下，生物体内可利用成分的积累动态及其消长规律进行评价和揭示[5]。

作为研究工作的初始阶段，研究用样品的选择与采集是非常重要的环节。中药资源性化学成分动态积累变化研究的最终目的是服务于中药资源生产与利用，故样品采样点的选择应尽可能选择药材主产区或地道产区，同地尽量避免以点概面的做法。如在进行产区质量比较评价时，每一省（区）仅采集一个地点的样品，即仅有一个局限点的数据，用来代表该省（区）的质量结果是欠妥当的，它不能反映客观事实，对指导中药资源的利用和生产可能会起到不利的作用，有时甚至会造成不可估量的损失。若要对一个省（区）内的药用生物资源进行资源性化学成分的动态评价，可设计较多的采样区，每一采样区内再根据不同自然因素设计采样小区，进行多区域采样；若要在几个省（区）甚至全国范围内进行研究，则可选定某一或某几个自然因素（如土壤、经纬度等）作为研究目标，从而经过分析后找出资源性化学成分的变化规律。

（1）大田草本药用植物样品采集方法：较大面积草本药用植物的植株数较多，可从中采集部分样品进行研究，采样时要充分考虑所采集样品的代表性，常用的取样方法有两种：一种是顺序取样法，即按一定间隔取一定数量的植株组成一个单位，这种方法方便而均匀；另一种是对角线取样法，在大田里可在一条或两条对角线上间隔一定距离取一定数量的植株组成一个单位。将取得的每个单位样本，分别进行测定。

（2）木本药用植物样品采集方法：除矮小灌木外，植株高大的乔木品种，取样不可能全株均取，可采集某部位的部分样品，如研究其叶片中资源性化学成分时，可摘取植物体不同特定部位的叶片，考虑所采集样品的均匀性与代表性，如树叶有新叶与老叶之分，它们成分含量不同，取样时应考虑这一因素。野生植物资源更是分布零星，且往往在不同生境中，对于野生树木，要测定其某部位资源化学成分时，可采用选点取样的方法，但尽可能选取树龄相同或相近的树木作为样本，以避免植株自身因素造成的误差；对于栽培的木本植物，可借鉴上述草本植物选取点的方法，选取多棵植株相同部位进行采摘，以保证取样的均匀性。

在研究设计阶段，还应对当地自然因素先进行调查，主要包括：地理位置（经纬度）、地形地势（海拔等）、坡向、气温（年平均、最低月平均、最高月平均、日夜温差、霜期等）、降水（年平均、最低和最高月平均量等）、湿度（年平均、最低与最高等）、风（常风、季风与风力等）、土壤（种类、pH 等）。这些数据的收集，可用于在资源性化学成分分析结果获得后进行相关分析，发现影响中药资源性原料质量的主导因素或重要因素[6]。

对于中药资源性化学成分与其存在部位的关系研究，应在同一植株（木本）上或同一群体（草本）中采样；研究不同年龄之间的关系时，应在同一生境范围（样点）里采样。采样过程中设定采样时间点应以中药资源的物候期为参照，同时收集研究对象的产量数据。

所采集的样品可直接对新鲜样品进行分析评价，亦可对干燥样品进行分析。若采用干燥后同时分析的方法，则需采用经过考察后的尽可能保留资源性成分的干燥方法，制定相应的干燥标准操作规程（SOP），严格按照 SOP 进行干燥处理，样品真空低温保存，以尽量减少待测过程中资源性化学成分的转化，保证结果准确可靠。

2. *中药资源性化学成分动态积累评价用样品的分析方法*　所采集样品的分析是中药资源化学成分积累研究的又一重要环节，所得结果应客观反映中药资源的特性，且能通过数据客观反映中药资源性化学成分的动态积累规律。研究重点在于定量分析，主要包括以下几个过程：

(1) 测定成分的选择：对于传统中药材应根据其所具有的药性特点与多元功效，结合现代化学研究进展及客观反映和体现其功效关联的物质基础进行选择；对于现代天然药物原料需根据所含资源性化学物质的类型和指标性成分的质量标准要求进行确定。即所选指标应客观反映本资源品种的利用目的，尽可能选择多指标体系进行分析评价。

(2) 供试品溶液制备方法的选择与优化：供试品溶液制备方法建立的原则是最大限度地使被测成分转移出来，而使干扰物质尽可能小地转移。主要包括提取条件的确定及优化、分离纯化条件的确定等。

(3) 测定方法的选定：中药的含量测定方法众多，如化学分析法、紫外—可见分光光度法、薄层色谱扫描法、气相色谱法、高效液相色谱法和原子吸收分光光度法等。近年来各种联用技术在中药资源性产品的分析中得到广泛应用：色谱—色谱联用，可有效提高分离与分辨能力；色谱—光谱（或质谱）联用，可提高信息识别和检测能力等。只有选择适宜的分析方法，才能做到测定数据灵敏、可靠、准确。可根据被测定对象性质、被测定成分性质、被测定成分的含量高低等进行选择。

(4) 测定方法的验证：在建立中药含量测定方法时，分析方法需经验证，验证的内容主要有：准确度、精密度（包括重复性、中间精密度和重现性）、专属性、检测限、定量限、线性、范围和耐用性，并视具体方法，拟定需要验证的内容。

(5) 样品的分析测定：应用建立的分析方法，对采集的样品进行分析，获得各样品的含量数据。

3. *数理统计分析方法*

(1) 主成分分析方法：主成分分析（principal component analysis，PCA）是一种常用的统计分析方法，多用于在多个成分或环境因素中总结出具有较大影响的综合变量或建立相关关系。在中药资源化学研究中，为了客观、全面地分析评价中药资源品种中资源性化学成分的变化规律，多指标、多成分分析评价技术体系已广泛应用于中药资源化学研究中，由此而产生的大量数据虽然可以提供丰富的信息，但同时也使得数据的分析处理工作更趋复杂化。在大多数情况下，许多变量之间可能存在相关性进一步增加了问题分析的复杂性。如果分别利用每一指标进行评价，然后再综合各指标评价的结论，一是可能会出现各指标评价的结论不一致，从而给最后的综合评价带来困难；二是工作量明显增大，不利于进一步的结果评价。但盲目减少指标又会造成分析资源的浪费与信息的丢失，甚至得出错误的结论。因此，需要找到一个科学合理的方法，通过对原始指标相互关系的研究，挖掘少数几个综合指标用于分析。这些综合指标是原始指标的线性组合，既保留了原始指标的主要信息，又互不相关。这种从众多原始指标之间相互关系入手，寻找少数综合指标以概括原始指标信息的多元统计方法称为主成分分析。

主成分分析是一种降维的方法学，可以在保证数据信息损失最少的原则下，对高维变量空间进行降维处理。其工作对象是一张样本点×定量变量类型的数据表。它的工作目标就是要对这种多变量数据表进行最佳综合简化。如果在原数据表中有 p 个变量 $x_1,...,x_p$，主成分分析将考虑对数据表中的信息重新调整组合，从中提取 m 个综合变量 $F_1,...,F_m(m<p)$，使这 m 个综合变量能最多地概括原数据表中的信息。在一个低维空间做系统分析要比在高维空间容易得多。下面通过实例说明主成分分析在中药资源化学研究中的应用。

1）主成分分析法用于确定药材适宜采收期：中药材传统采收期的确定大多依据药材中单一或少数化学成分的含量结合药材产量确定，或以指标性成分总量得率作为确定适宜采收期的判断指标。但该方法无法全面评价不同生长期药材的质量，确定的采收期也无法保证获得最优质量的药材。基于主成分分析及其综合评分法的技术体系可能是客观表征中药材适宜采收期的客观评价体系。即以主成分分析法与现今技术条件下普遍采用的多指标含量测定评价药材质量的方法密切结合，从多个数值变量间的相互关系入手，利用降维的思想，将多个变量简化为几个综合变量，建立综合评价药材适宜采收期的数学模型[7]，以客观确定药材的适宜采收期。

通过现代分析技术测定药材的多项指标，采用主成分分析综合评分方法结合药材生长发育特点，将多个成分的复杂变化情况简化为一个综合分值 f，以 f 的大小确定药材适宜采收期。具体步骤如下：

A. 各原始数据标准化：假设测定了 n 个样品，每个样品测得 m 个指标的数值，记录如下表。

样品号	测定指标			
	X_1	X_2	…	Xm
1	X_{11}	X_{12}	…	X_{1m}
2	X_{21}	X_{22}	…	X_{2m}
…	…	…	…	…
n	X_{n1}	X_{n2}	…	X_{nm}

按下式：

$$X'_{ij}=\frac{X_{ij}-\overline{X}_j}{S_j},\qquad j=1,2,3,...,m$$

将原始指标标准化，然后用标准化的数据 X'_{ij} 来计算主成分。

B. 求出各主成分：

$$Z_i = a_i X = a_{i1} X_1 + a_{i2} X_2 + \ldots + a_{im} X_{m\,i} = 1, 2, \ldots, m$$

C. 主成分个数的选取：当前 k 个主成分的累积贡献率达到某一特定的值时(一般大于 70%为宜)，则保留前 k 个主成分。

D. 计算各主成分的贡献率：选择前 k 个主成分 $Z_1, Z_2, \ldots, Z_k$，以每个主成分的贡献率 $c_i = \lambda_i / m$ 作为权数，构造综合评价函数：

$$f = c_1 Z_1 + c_2 Z_2 + \ldots + c_k Z_k$$

对各样品进行综合评价时，f 越大，则表明该样品的综合评价效果越好。以 f 代表各指标性成分的含量测定结果，并结合其产量以确定药材的适宜采收期。

【实例】当归药材适宜采收期的确定[7]

依据当归具有的补血和血、调经止痛、润肠通便的多元中医传统功效，以及现代研究表明当归主要含挥发油类、有机酸类、内酯类、苯酞类、多糖类等化学物质，其中藁本内酯、正丁烯基酞内酯、阿魏酸、多糖类等化学成分与其功效密切相关。因此，选择藁本内酯、正丁烯基酞内酯、阿魏酸、总多糖等物质群作为当归药材适宜采收期的多指标评价体系。

对甘肃省岷县当归规范化生产 GAP 基地不同物候期当归样品按照确定的分析方法，测定其藁本内酯、阿魏酸、正丁烯基酞内酯、多糖类资源性化学成分的含量。

[藁本内酯、正丁烯基酞内酯、阿魏酸测定]

仪器　Waters 2695 高效液相泵，Waters 2996 二极管阵列检测器；

色谱柱　Wonda Sil　C_{18}柱(250 mm×4.6 mm，5 μm)；

色谱条件　1 mL/min 流速；柱温 30℃；流动相为甲醇(A)－0.5%醋酸(B)梯度洗脱 0～5 min5%～45%A，5～9 min45%A，9～11 min 45%～70%A，11～15 min70%A，15～40 min70%～95%A，40～55 min95%A；测定波长：阿魏酸和藁苯内酯 328 nm，正丁烯酞内酯 260 nm。

[总多糖测定]

仪器　UV-2000 紫外可见分光光度计(北京莱伯泰科仪器有限公司)；

方法　以紫外—可见分光光度法测定样品中的多糖，中性多糖的测定采用硫酸—苯酚显色，测定波长为 490 nm；酸性多糖的测定采用硫酸—咔唑显色，测定波长为 512 nm。总多糖含量为中性多糖与酸性多糖含量之和。

根据单位面积药材的生物量及药材中各指标成分的含量，得到各指标的有效物质总量。各有效物质总量随物候期变化(图 2-2)，因彼此消长而无法判断适宜采收期。

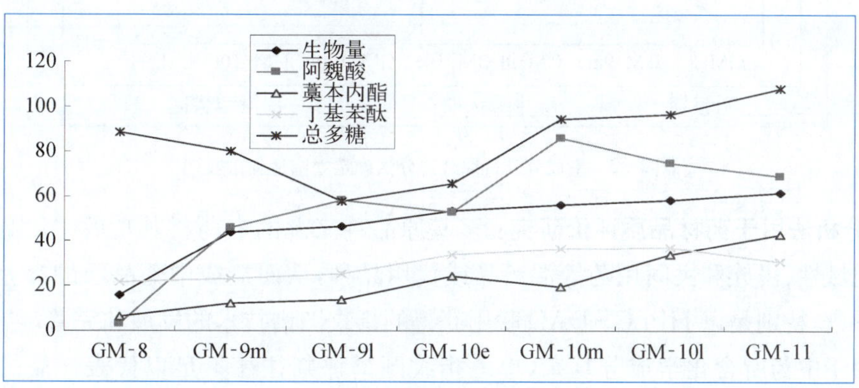

图 2-2　不同物候期当归根中多元功效成分积累动态分析评价

采用主成分分析综合评分方法，将多个成分的复杂变化情况简化为一个综合分值 f，以 f 确定当归药材适宜采收期。

采用 SPSS 13.0 软件对测定结果进行主成分分析，结果显示：前两个因子在影响当归质量评价的指标中起着主导作用，两个主成分的累积贡献率达 95%，能够较客观地反映当归药材的内在质量，故选取前两个主成分进行分析。

根据各主要因子的权重系数进行累加，权重系数的计算依据其方差贡献率的大小，即各主成分的贡献率与两个主成分的总贡献率之比，第一主成分的权重 $wf_1=63.525\%/95.642\%=0.6642$，同理可得第二主成分的权重 wf_2 为 0.335 8。各主要成分因子得分与其权重乘积之和相加，得出各个当归样品的总因子得分 f，以简化后的单一指标 f 的变化结合生物量，确定适宜采收期，为绘图方便将 f 进行如下转换，纵坐标值$=(f+1)\times 40$（表 2-1，图 2-3）。

表 2-1　不同物候期当归根部主成分因子得分表

序　号	采 集 时 间	f_1	f_2	f	纵坐标变换
1	2008.08l	−0.521 66	−0.955 8	−0.667 45	13.3
2	2008.09m	−0.668 63	0.352 21	−0.325 83	27.0
3	2008.09l	−0.107 31	−0.474 21	−0.230 52	30.8
4	2008.10e	0.237 49	−0.052 95	0.139 959	45.6
5	2008.10m	0.800 27	0.206 04	0.600 725	64.0
6	2008.10l	0.063 69	0.551 5	0.227 499	49.1
7	2008.11e	0.003 16	0.894 44	0.302 455	52.1

甘肃岷县当归 GAP 生产基地药材适宜采收期应在 10 月上旬为宜，与传统采收期一致，如图 2-3 所示。

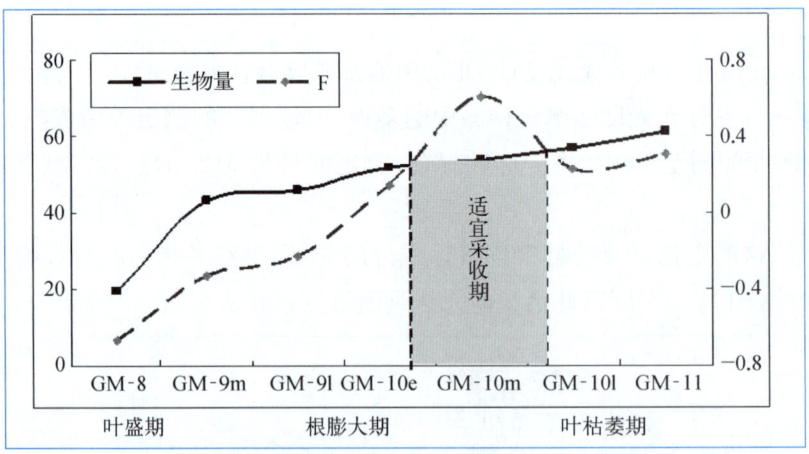

图 2-3　主成分分析综合评分法确定岷归适宜采收期

2）主成分分析法用于药材品质评价研究： 多基原品种来源的中药材其功效主治有所不同，部分药材品种尚存在地域性、民族和民间用药等混淆品或代用品种，从而造成中药品质的参差不齐。近年来，随着色谱指纹图谱，特别是以 HPLC-DAD 联用获得的指纹图谱技术的发展和完善，已广泛应用于中药品质的评价。由于中药所含化学成分复杂，单一指纹图谱评判往往不足以代表样品的整体化学特征。因此，近年来采用多维指纹图谱技术结合化学信息方法对较为复杂的样品进行质量评价日渐增多，且尽可能将多种技术的联用以反映供试样品的整体化学特征。主成分分析方法就是最常采用的多维数据分析方法之一。通过主成分分析,可以根据药材中复杂化学成分的组成与量直接按照类别划分,无需进行人工干预,分析结果客观真实。具体操作步骤如下:

A. 药材各主要化学成分含量分析:采用现代分析技术评价不同品种或不同产地药材中化学成分含量。分析方法以高效液相色谱方法为主,包括 HPLC - UV 和 HPLC - MS 等。分析数据可以各资源性化学成分的实际含量表示,也可以色谱峰面积等相对定量的方法表示,形成化学成分含量矩阵。矩阵每一行表示一个样品,每一列表示一个成分的含量。

B. 化学成分数据的标准化:同上例标准化方法,对化学成分含量矩阵进行标准化处理。

C. 求出各主成分:$Z_i = a_i X = a_{i1} X_1 + a_{i2} X_2 + \cdots + a_{im} X_m i = 1, 2, \cdots, m$

D. 主成分个数的选取:为了便于以图形的方式表示各样品的聚集状态,主成分的个数一般选择 2 或 3 个为宜。选取 2 个主成分可以将各样品投影在二维图形中,3 个主成分则可以表示为三维图形。如主成分更多就无法采用图形表示。

E. 绘制主成分得分图和载荷图:以选取 2 个主成分为例,分别以这 2 个主成分所对应的得分为坐标在二维图形上进行绘图,根据各样品在图形中的聚集情况进行类别划分。在实践中,通常选取代表最大信息的前 2 个主成分进行绘图。

以选取主成分对应的因子载荷为坐标绘图,可得载荷图。载荷图中各点代表药材中的各化学成分,点的位置在图中距离聚集中心越远,位置越分散,代表该成分在各个样品中含量差异越大。

【实例】产地与种源对白术药材品质的影响[8]

白术为菊科植物白术(*Atractylodes macrocephala* Koidz.)的干燥根茎,主产于浙江、安徽、湖南、湖北等省,江西、福建、四川等省亦有栽培,其中以浙江省产量最大,质量优良。白术性温,味苦、甘,具有健脾益气、燥湿利水、止汗、安胎之功效。白术内酯 I 是白术的主要活性成分之一,常用作其药材质量评价的指标成分。对于中药材而言,采用单一成分对药材进行质量评价,有一定的局限性,可采用与功效表征密切相关的主要成分组与 HPLC 指纹图谱技术结合化学计量学分析,可较为全面的反映该药材的品质。

对浙江省磐安市和安徽省亳州市 2 个白术主产地的药材以及在浙江省磐安市同质园栽培的全国 14 个产区种源的白术药材进行植物化学多样性评价,并以安徽省歙县移栽到浙江省磐安市的苍术(*Atractylodes lancea*)为对照。探讨产地和种源对白术药材质量的影响,为其质量评价和品种选育提供科学依据。

仪器 Agilent 1100 液相色谱仪系统(DAD 检测器,ALS 自动进样系统);Agilent Chemstation 工作站。

色谱条件 Aglient TC - C_{18}色谱柱(4. 6 mm×250 mm,5 μm);以甲醇—水为流动相进行梯度洗脱(甲醇:0~10 min15%,30 min70%,60 min85%,65 min95%,100 min95%);柱温:30℃;流速:1 mL/min;检测波长:254 nm。

对全部供试样品色谱指纹图谱数据进行 PCA 分析,提取前 2 个主成分(PC),累积方差贡献率分别为 63. 79%与 31. 70%,累计 95. 49%。图 2 - 4A 可直观看出不同类别样品间的差异,全部样品聚成了 3 簇;分别为浙江省磐安市栽培的所有种源的白术、安徽省亳州市栽培的白术和浙江省磐安市栽培的苍术;并且前两者相距较近,而苍术与前两者的距离均较远;磐安市栽培的外地种源白术几乎与磐安市本地白术完全重合在一起。进一步取磐安市栽培的所有种源的白术样品进行 PCA 分析(图 2 - 4B),PC1、PC2 累计方差贡献率为 80. 99%,同地区栽培的全国 15 个产地种源白术融合同化,未能形成一定的分化模式,仅福建省柘荣县的 1 个样品与其他样品较离散。

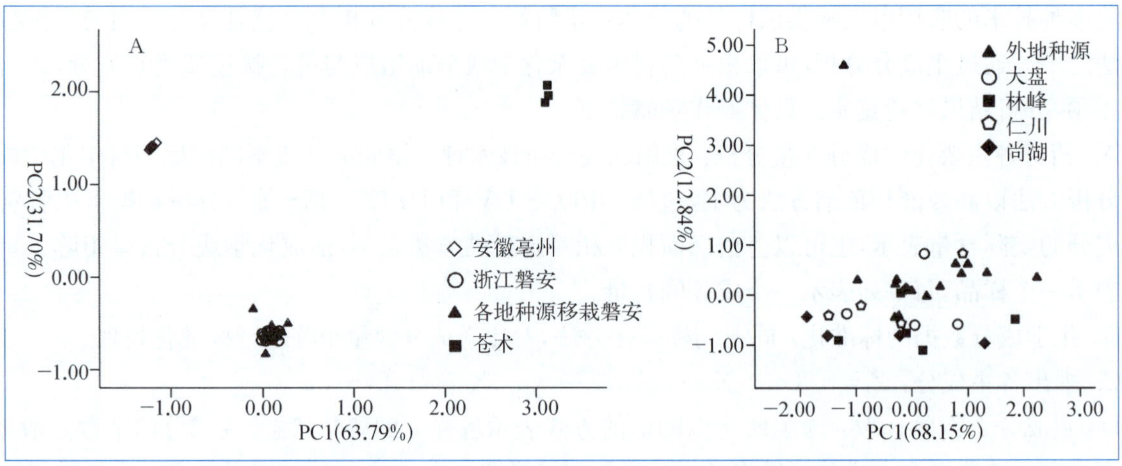

图 2-4　不同产地与种源白术样品的主成分分析二维散点图

A. 全部样品分析　B. 种植于浙江省磐安市的本地和外地种源的样品分析

(2) 聚类分析方法： 聚类分析(cluster analysis，CA)是常用于研究分类的一种统计方法，属于数值分类学的一个新分支，也可称为集群分析、群分析、点群分析等。这一方法在中药资源分类研究中有着广泛的应用，它的工作目标是根据“物以类聚”的总原则，对样本或变量(指标)进行分类，使得同一类中的个体具有较大的相似性，不同类中的个体具有较大的差异性。与其他分析方法相比，聚类分析在理论上和方法上并不十分完善，但是由于它能解决实际问题，仍受到业界的重视和应用。

该方法的基本思想是在没有任何模式可依据或参考的情况下，即没有任何先验知识的前提下，根据所研究对象(样品或变量)的多个观测指标，找出一些能够衡量样品或变量之间相似程度的统计量，以这些统计量作为分类的标准，把性质相似的样本或变量归为一类，把性质不同的归为另一类。

1) 聚类统计量： 常用于描述样本间的亲疏程度。常见的如下：

绝对值距离：$d_{ij}(1)=\sum_{k=1}^{m}|x_{ik}-x_{jk}|$

欧氏距离：$d_{ij}(2)=\left[\sum_{k=1}^{m}(x_{ik}-x_{jk})^2\right]^{1/2}$

2) 系统聚类法： 系统聚类法(hierachicalcluster)是目前使用较多的，也是比较成熟的一种聚类方法。其基本思想是，先将 n 个样本各自看成一类，然后定义类与类之间的距离，此时各类间的距离就是各样本间的距离，将距离最近的两类合并成一个新类，再计算新类与其他类的距离，再将距离最近的两类合并，直到所有样本都合并为一类为止。然后再根据需要或者给出的距离临界值确定分类数及类。

【实例】不同基原吴茱萸内在质量的差异分析[9]

吴茱萸为芸香科植物吴茱萸[*Euodia rutaecarpa*(Juss.)Benth.]、石虎[*Euodia rutaecarpa*(Juss.) Benth. var. *officinalis*(Dode)Huang]或疏毛吴茱萸[*Euodia rutaecarpa*(Juss.)Benth. var. *bodinieri*(Dode)Huang]的干燥近成熟果实。对采自贵州省、江西省、湖北省、湖南省不同产地的吴茱萸、石虎与疏毛吴茱萸共 34 批吴茱萸药材的指纹图谱进行研究，并基于指纹图谱信息采用系统聚类的化学模式识别方法进行分析评价，为吴茱萸中药材品种鉴别与品质评价提供了参考。

仪器　Waters2695 高效液相色谱仪(PDA 检测器)、Waters Empower 工作站。

色谱条件　Ultimate XB-C_{18}色谱柱(4.6 mm×150.0 mm，3 μm)；流动相 A 乙腈-B1%乙酸水溶液，进行二元梯度洗脱；流速 0.8 mL·min^{-1}，检测波长 245 nm，柱温 25℃，所有成分在 90 min 内全部出峰。流动相梯度：0～10 min，2%～12%乙腈；10～20 min，12%～19%乙腈；20～35 min，19%～22%乙

腈；35～50 min，22%～52%乙腈；50～80 min，52%～100%乙腈；80～84 min，100%乙腈；84～86 min，100%～2%乙腈；86～90 min，2%乙腈。

对在上述条件下所建立的色谱指纹图谱信息进行系统聚类分析，选择色谱峰面积最大的峰作为参考峰，计算出 34 个样品的共有峰相对峰面积数据。采用 SPSS19.0 数据统计软件，将 34 个样品的共有峰相对峰面积数据，选用组间对比进行聚类，用余弦法计算样品相似性程度，聚类结果见图 2-5。树状聚类图结果显示，当类间距离介于 10～15 时，34 个样品可以聚为 4 类。其中第一类除个别样品外均是石虎药材，第二类样品全部都是吴茱萸药材，第三类都是蔬毛吴茱萸药材。当类间距离介于 15～25 时，吴茱萸药材可以聚为三类，其中吴茱萸与石虎可以进一步聚为一类，这表明这两类吴茱萸药材在种质上更为接近，而蔬毛吴茱萸与前两者在种质上差异相对较大。聚类分析中 3 号样品自成一类，结合色谱图观察分析发现，其第 9 号共有峰峰面积是其他色谱峰的 2～5 倍，因此导致其分类上的差异。造成这种聚类差异的原因可能是少数吴茱萸药材受极端生长环境等因素影响引起其化学成分与其他品种或者同类品种差异过大所致。

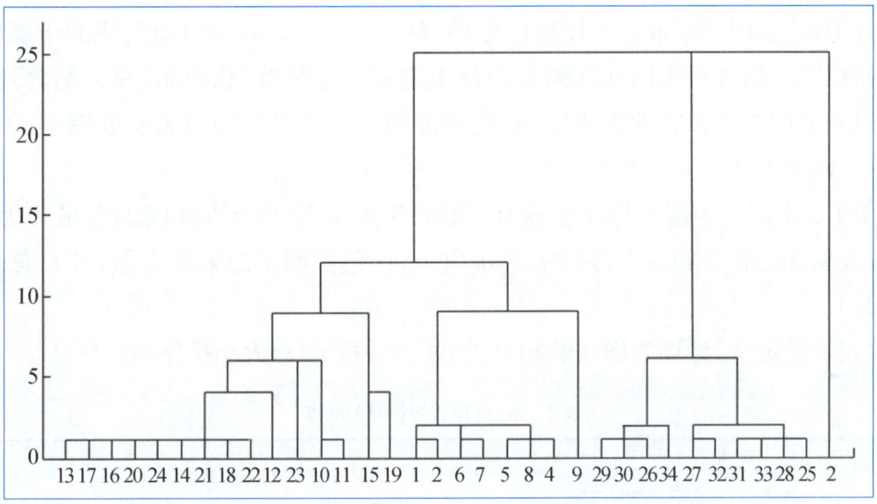

图 2-5 不同基原的 34 批吴茱萸药材聚类分析结果

(3) 关联分析方法： 关联分析法(relational analysis，RA)是对系统发展动态的量化比较分析，可表征 2 个事物间的关联程度。其基本思想是通过确定参考数列和若干个比较数据列的曲线几何形状的相似程度来判断关联程度。在系统发展过程中，若两个事物变化的趋势具有一致性，即同步变化程度较高，即可谓两者关联程度较高；反之，则较低。

一般步骤如下：

1) 指定参考数列： 记作 $x_0(t)$，$x_0(t)=\{x_0(1),x_0(2),...,x_0(n)\}$，$x_0(n)$ 为第 n 个时刻所对应的值。同理，将比较数列分别记作 $x_1(t)$，$x_2(t)$，...。

2) 将所有数据进行无量纲化处理： 常用的有初值化、均值化等。初值化，即用每一数列的第一个数 $x_i(1)$ 除其他数 $x_i(k)$。均值化，则是用平均值去除所有数据。

3) 关联程度： 实质上就是曲线间几何形状的差别程度。故关联程度的衡量尺度可采用比较曲线与参考曲线间差值大小来表示。

$$\xi_i(k)=\frac{\min_i(\Delta_i(\min))+\zeta\max_i(\Delta_i(\max))}{|x_0(k)-x_i(k)|+\zeta\max_i(\Delta_i(\max))}$$

其中，$\xi_i(k)$ 称为 x_i 对 x_0 在 k 时刻的关联系数，是第 k 个时刻比较曲线 x_i 与参考曲线 x_0 的相对差值。ζ 为分辨系数，$0<\zeta<1$。

$$\min_i(\Delta_i(\min)) = \min_i(\min_k|x_0(k) - x_i(k)|)$$
$$\max_i(\Delta_i(\max)) = \max_i(\max_k|x_0(k) - x_i(k)|)$$

4）求得的关联系数为比较数列与参考数列各个时刻的关联程度值： 数值较多，信息分散，不便于比较，故而对其求平均值，记作关联度 r_i，以作为关联程度的数量表示。

$$r_i = \frac{1}{n}\sum_{k=1}^{n}\xi_i(k)$$

5）关联度排序： 关联度按大小排序，如果 $r_1<r_2$，则参考数列 x_0 与比较数列 x_2 更相似。

【实例】灰色关联度分析法评价僵蚕药材质量[10]

僵蚕(bombyx batryticatus)为传统常用中药，来源于节肢动物门昆虫纲蚕蛾科动物家蚕(*Bombyx mori* L.)的4～5龄幼虫，因感染或人工接种白僵菌(*Bauverira bassiana*)而致死的干燥体。为全面、有效地评价僵蚕药材质量，结合对不同地区僵蚕药材中主要成分核苷、总磷脂、总多糖、多胺、总蛋白质含量的测定结果，以定义的相对关联度为测度，构建评价僵蚕药材质量的灰关联度模型，为僵蚕药材的综合质量评价提供了新的方法。

分别采用HPLC法测定各僵蚕样品中尿苷、黄嘌呤、次黄嘌呤及脲嘧啶的含量和为总核苷的含量(Ⅰ)、腐胺、精胺及精脒的含量和为总多胺的含量(Ⅳ)；比色法测定总磷脂含量(Ⅱ)、总多糖含量(Ⅲ)、总蛋白质含量(Ⅴ)。

根据相对关联度的定义，计算各样品的相对关联度，并按 $r_i(s)$ 大小排序(表2-2)。

表2-2 各样品的相对关联度

项目＼样品	1	2	3	4	5	6	7	8	9	10
相对关联度	0.517	0.589	0.504	0.668	0.575	0.486	0.630	0.511	0.571	0.517
质量排序	6	3	8	1	4	10	2	9	5	6

在10个僵蚕药材样品中，除样品6外其余样品的相对关联度的值均大于0.5，表明目前各地僵蚕药材样品质量较好。比较僵蚕生品与炮制品的相对关联度值发现，其炮制品(样品4、5、7、10号)的相对关联度值较生品的高，这与传统僵蚕多炮制后使用相吻合。

(4) 人工神经网络： 人工神经网络(artificial neural network，ANN)是一种模拟生物神经网络行为特征，进行分布式并信息处理的算法数学模型，具有自学习和自适应的能力，其不同于以往人工智能领域中的基于逻辑和符号处理的理论和方法，开辟了人工智能研究的新途径。

1943年，由心理学家W. S. McCulloch和数理逻辑学家W. Pitts建立了神经元机制的数学模型，即著名的MP模型。随后，更进一步完善的神经网络模型相继被提出，包括感知机、自适应线性元件等。1986年，Rumelhart提出了误差多层反传网络(error back-propagation)算法，或称反向传播(back propagation，BP)算法，并对其运算能力和潜力进行了较为深入的研究。该算法是目前应用最为广泛的神经网络算法之一，大多数的人工神经网络模型均是采用BP网络或它的改进算法。

神经元是神经网络的基本处理单元，一般为多输入、单输出的非线性器件。最简单的人工神经元模型为MP模型，如图2-6。其中，$x_1, x_2, ..., x_n$ 是来自其他人工神经元的信息作为该人工神经元的输入，相应权值 $\omega_1, \omega_2, ..., \omega_n$ 表示各输入的连接强度。θ 是神经元兴奋时的内部阈值，当神经元输入的加权和大于 θ 时，神经元处于兴奋状态。y 表示神经元的输出，f 为作用函数。

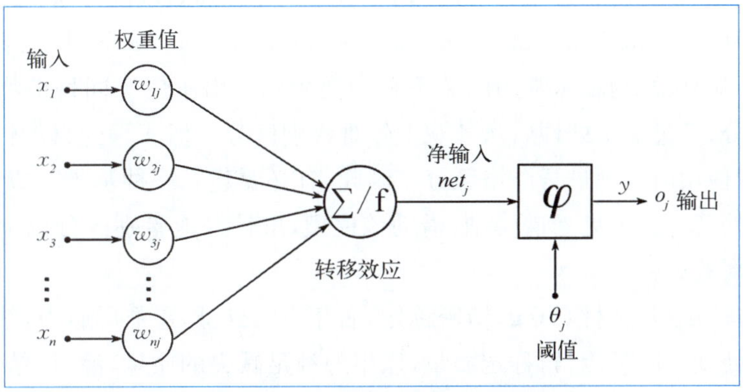

图 2-6　简单人工神经元的 MP 模型

BP 网络是一种按误差逆传播算法训练的多层前馈网络，其拓扑结构如图 2-7，包括输入层、隐含层(可含有多层)和输出层。BP 网络能学习和存贮大量的输入—输出模式映射关系，而无需事前揭示描述这种映射关系的数学方程。它采用误差逆传播算法，即多层误差修正梯度下降法离线学习，通过反向传播来不断调整网络的权值和阈值，使网络的误差平方和达到最小。

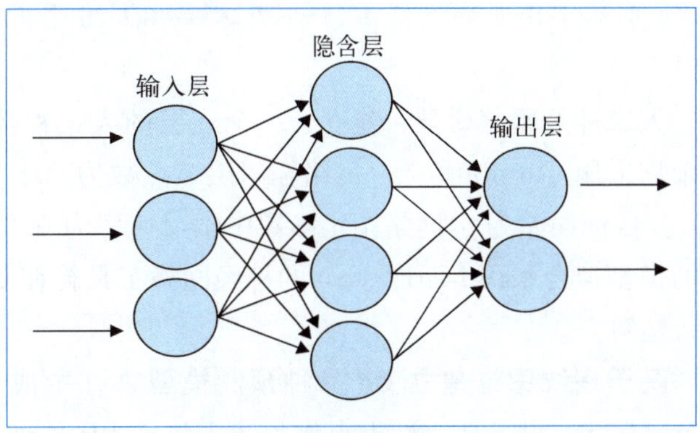

图 2-7　BP 网络的拓扑结构

神经网络方法的具体步骤如下：

1) 各原始数据标准化： 数据标准化可以抵消原始数据中不同指标间的测量单位差异和方差差异，使各指标在数据集中地位相当，有利于提高模型的稳定性。

2) 建立训练数据集： 神经网络具有自学习能力，在应用之前需要进行训练，通过对已知数据的不断学习训练来逐步拟合数据集中隐藏的规律。在建立神经网络之前，需要预先建立已知输入和输出的数据集，用于神经网络的训练和验证。训练数据集的数据量越多，覆盖范围越广，据此建立的神经网络模型就越稳定，预测性能越好。

3) 网络模型建立： 根据应用的性质和特点，选择适当的网络类型。其中 BP 神经网络是应用较广的一种，其他类型网络也有所应用。每种网络都需要初始化一些关键参数，以 BP 网络为例，隐含层神经元个数、各神经元权值和阈值、各神经元传递函数等。网络的建立过程也就是各参数逐步调优的过程。神经网络的各参数一般常以随机数进行初始化，在训练过程中根据一定的算法来调整各权值阈值。

4) 网络模型的验证： 建立模型后还需对模型进行一定的验证，以避免出现过拟合或不稳定的现象。验证可以采用独立的已知数据集来进行，也可以用训练集中的一部分。即在训练集中随机留出少量数据不参与训练，待模型训练稳定后作为预示集进行验证。训练集中数据可交替留出进行验证。

5) 模型的预示： 经过训练和验证的网络模型就可以用于未知数据的预示。为了提高准确率，针对网络的预示结果，可以抽取少量以其他可靠方法再次进行验证，以保证结果的准确性。

【实例】利用主成分分析和神经网络鉴别来源于 4 种唇形科植物药材[11]

唇形科植物薄荷（*Mentha haplocalyx* Briq.）、荆芥（*Schizonepeta tenuifolia* Briq.）、香薷[*Elsholtzia ciliata*（Thunb.）Hyland.]、广藿香[*Pogostemon cablin*（Blanco）Benth.]的干燥地上部分入药，分别为中药材薄荷（menthae haplocalycis herba）、荆芥（schizonepatae herba）、香薷（moslae herba）与广藿香（pogostemonis herba），为临床常用的芳香解表类中药。由于属于同科植物，且其药用部位均为原植物的干燥地上部分，经过加工处理后从外观上较难鉴别区分。但 4 种药材的性、味、归经、功效及主治各有不同，因此临床使用时必须进行严格区分。因此，有必要建立一种基于主成分分析和神经网络鉴别唇形科该 4 种药材的紫外—可见光谱模型，借助该模型，可较好地鉴别区分以上 4 种药材，并为中药材的鉴别方法提供了新的思路。

供试品溶液的制备 取各药材 0.5 g，精密称定，置于 50 mL 具塞锥形瓶中，精密加入甲醇 20 mL，密塞，称定质量，超声处理 1 h，放冷，再称定质量，用甲醇补足减失的质量，滤过，精密量取续滤液 1 mL，置 10 mL 量瓶中，加甲醇定容至刻度，即得。

光谱的获取 供试品溶液，每份溶液均以甲醇为参比溶液，在 200～800 nm 范围内进行全波长扫描，光谱采样间隔为 0.5 nm。光谱数据以 ASCⅡ码形式导出进行处理。其中每批药材中随机抽取 6 份，每种药材得到 30 个样本，4 种药材每种取 25 个样本，共 100 个样本作为训练集，余下 20 个样本作为测试集。

人工神经网络模型 建立了一个三层的人工神经网络结构，隐含层的传递函数采用 Tansig 函数，其余均采用 Purelin 函数。网络输入层节点数为 601、经多次实验确定隐含层节点数为 8，输出层节点数为 1。目标误差为 0，网络指定参数中学习速率为 0.2，设定训练迭代次数为 1000 次。以上人工神经网络的模型拟合采用 Matlab 6.5 的神经网络工具箱在 CPU 为 DUO CORE 2.1G，内存为 2G 的笔记本上进行运算。

基于指纹图谱建立 BP 品种预测模型 在主成分分析的基础上，选取对 4 种药材较敏感的波段 200～500 nm 共 601 个数据点作为输入建立 BP 品种预测模型。通过调整网络参数得到最优的网络结构，从而得到最优的预测模型，其结构为 601（输入）−8（隐含）−1（输出）三层 BP 神经网络模型。该模型训练过程中的均方误差值变化经 10 次迭代计算后为 2.09×10^{-30}，已远远满足模型的预测要求。对测试集的 20 个未知样本进行预测。设定 4 种药材的真实值为，“1”代表薄荷，“2”代表荆芥，“3”代表香薷，“4”代表广藿香。设定品种预测结果偏差在±0.1 以内，为品种区分的界限。结果表明，所有未知样本均未超出偏差范围，得到对未知样本预测的正确辨别率为 100%。

二、优化药材产地干燥加工的适宜方法与技术体系

中药材产地加工主要包括以下 4 个方面：通过净制除去非药用部分，以去伪存真，保证药材纯净；修整、切片，加工修制成合格的原药材；蒸、煮、烫、浸漂、发汗等，减除药材毒性与不良性味，以确保用药安全有效；干燥、精制、分级、包装等，以便运输与贮存。药材产地加工是中药材生产过程去除非药用部分、促进药材品质形成、实现药性转化的重要环节。

在产地加工过程中，干燥起到承前启后的作用，干燥处理是下一步精制与贮存的前提。越来越多的研究表明，干燥加工过程不仅是促使药用部位所含水分减失至有利于运输、贮藏，更为重要的是干燥过程是中药材药性形成的重要环节。因此，针对每种中药材所采用的技术方法及其工艺条件是否有利于药性的形成，是否有利于功效物质、营养物质等可利用资源性化学成分的转化与积累，是否能满足临床药效的发挥和消费者保健价值的期待，是方法选择和工艺优化的根本依据。

一般来说，被干燥的湿固体物质可分为 3 类：典型的胶体、典型的毛细多孔介质、胶体毛细多孔介质。湿物质的干燥过程，特别是热力干燥过程的本质就是一个热量和质量的耦合传递过程。一方面，物料从干燥介质吸收热量，即热量由湿物质的外部向其内部进行传递；另一方面，湿物质内部的水分则由内向外传递，直到湿物质的含水量降低至满足工艺的要求为止[12]。中药资源性原材料大多是典型的胶体毛细多孔介质，其干燥具有一定的特殊性和复杂性。主要从以下几方面开展研究：① 中药材干燥理论的研究；② 中药材干燥工艺及方式的对比研究；③ 中药材干燥设备的研究。

(一) 中药材产地加工传统干燥方法

长期的生产实践和经验积累形成了独具特色、内容丰富、较为系统的中药材产地加工方法和技术体系[13,14]。除少数需要鲜用的植物、动物和矿物类中药材外，中药材的采收在除去泥沙及非药用部位后，均需经过一定的技术方法干燥加工，在此过程中促使其化学物质进行生物转化和化学转化，从而形成中药材的药性和品质，成为质优的中药材商品。常见传统的干燥方法主要有晒干法、阴干法、烘干法等。

1. 晒干法　晒干法是大多数中药材常用，也是最为简便和经济的一种传统干燥方法。利用太阳光的能量直接照射，将药用部位中的水分转移出来，直至达到经验干燥的程度。在此过程中尚可利用紫外线杀灭附着或残存的虫卵、霉菌等微生物菌群。但对于一些富含挥发油类的全草类、花类等中药材，则不宜采用直接晒干的方法，否则容易使挥发油损失而影响药材品质，如薄荷、青蒿、西红花等。另有一些中药材若长期暴露于日光条件下，则可导致变色、变质，影响内在品质和商品规格。如当归日晒皮色变红褐，麻黄日晒后发黄，白芍、厚朴、郁金等中药材暴晒后易发生爆裂等。

2. 阴干法　又称摊晾法。阴干是将中药材放置于室内或遮荫棚等阴凉通风处，避免太阳直射，利用流动空气使中药材自然干燥。该法适用于不宜久晒或暴晒的中药材。主要适用于以下几类药材：富含挥发油、油脂或其他挥发性成分的中药材，其所含的挥发性成分对日光及温度较敏感，易挥发和分解变质，或引起泛油等，如肉豆蔻、桂皮、枳壳、杏仁、桃仁等。富含色素类资源化学成分物质的花、叶类中药材，在日光下暴露照射易发生变色或褪色，如红花、金银花等；一些动物类中药材，如地龙、水蛭、蛤蚧等，经久晒或暴晒后会加速所含油脂类成分酸败，产生不适的哈喇味，并增强其腥臭气味，影响药材色泽和品质。

3. 烘干法　中药材产地采用火炕、火墙或直接燃烧农作物秸秆、树枝、薪柴等提供热量，加速中药材内部水分的动力学过程而促使水分加快转移释放，达到快速干燥的目的。此法由于温度可控，且不受自然气候的影响，加工效率高，适用于大多数中药材的干燥加工。可根据具体的中药材选择合适的烘干温度，优化条件的判断：既能保持中药材的性状符合传统经验，又能提高干燥效率。一般的烘干温度需大于 60℃，此条件下可有效抑制中药材中酶或微生物的活性，有利于药效成分的保存和品质的稳定。需要注意的是：对于富含淀粉类物质的根及根茎类中药材，干燥温度宜缓缓升高，以防淀粉遇高热糊化而呈角质样；对于多汁的果实类中药材，可用 70～90℃的温度迅速干燥，以免易被氧化、分解、转化等资源性化学成分的破坏和损失。

(二) 中药材产地加工现代干燥技术

中药材传统干燥方法受季节与气候的影响较大，干燥周期长，劳动强度大，容易受到污染，同时缺乏系统科学的干燥理论和严格的生产控制。诸如在干燥过程中无法对中药材的含水率、水分活度以及干燥介质的温度、湿度、流速等进行自动监控，造成干燥的均一性差，影响产品的品质等，这些已不能满足现代中药材加工生产的需要。为此，结合中药材的特性，选择先进、适宜的干燥设备及工艺方法是现代干燥技术的发展方向，以满足人们对干燥品质、能耗损失、操作可靠性及环境影响等方面更高的要求。

1. 热风干燥法　中药材热风干燥常用的设备有厢式干燥机、网带式干燥机、洞道式干燥机和振动流化床干燥机等。干燥的原理为在烘箱或烘干室内吹入热风，使中药材内部的水分被加热而逸出，并被流动的热风带走，以打破湿热空气平衡。该过程的实现是依靠由干燥室与动力能源两部分组成的热风干燥机来进行的，干燥室排列有热风管、鼓风机等。以煤、电或蒸气作为热源，热风由热风管输入室内，由于鼓风机的作用，使热风对流达到温度均匀，从而达到干燥物料的目的。热风干燥设备干燥中药材成本较低，耗时少，效率高，不受天气限制，可起到杀虫防霉的作用，温度可控，适用于大多数中药材的干燥加工。

热风干燥方法的不足之处是对某些中药材表观性状和品质影响较大。例如：热风干燥过程金银花存在颜色劣变的情况；对比真空冷冻干燥与热风干燥枸杞子，前者干燥加工后枸杞子颜色接近鲜果的红色，表面光整，体积皱缩较小，而热风干燥枸杞子颜色为暗红色，坚硬干缩，主要营养成分散失较多。

2. 太阳能干燥法　指待干燥物料直接吸收太阳能或通过太阳空气集热器所加热的空气，进行对流传热，物料表面获得热能后，再传至物料内部，水分从物料内部以液态或气态方式扩散，透过物料层达到表面，然后通过物料表面的气膜扩散到热气流中，通过这样的传热传质过程，使物料逐步干燥。依据太阳能的收集方式可将其分为温室型、集热器型、集热温室型等不同类型。太阳能干燥法具有干燥成本低、节能环保的特点。本法尤其适宜于中、低温干燥的要求，是中药材干燥的理想方式之一。该方法的不足之处是升温慢、温度低、易受天气影响、不能持续稳定地进行干燥。为了获得对物料的连续干燥，可对太阳能加热装置配套辅助能源进行加热，多能互补，全天候运行。目前已有关于太阳能大棚配合远红外干燥西洋参，使表面不形成明显的致密层，无抽沟及暗斑，不产生腐烂，加工成本也较低。采用太阳能干燥房与地垄火炕复合干燥法干燥白支须参，干燥后的人参不脱皮，内心棕红，外表呈花生皮色，整体形象完美，与传统的地垄火炕干燥法相比，药材质量及商品规格出成率较高。

3. 红外加热干燥法　利用红外辐射元件发出的红外辐射，被物料吸收后引起分子和原子的振动和转动，进而转变成热能而进行的加热干燥。对于红外辐射而言，国际标准波长 0.76～2.0 μm 称为近红外，2.0～4.0 μm 称为中红外，4.0～25.0 μm 称为远红外。近年来，国内外兴起远红外辐射加热干燥，远红外加热干燥适合于含水量大、资源性化学成分对热不稳定、易腐烂变质或贵重中药材及中药饮片的快速干燥。该方法可达到高效、节能的效果，已成功应用于中药材、中药饮片等的干燥过程。与传统的日晒、火力烘干、电热烘干等方法比较，具有许多优点。如干燥速度快，干燥时间一般仅为热风干燥的 1/10 左右；穿透力强，加热均匀，物料表面和内部同时干燥；具有较高的杀菌、杀虫及灭虫卵能力；设备造价低，运行成本相对便宜，比电热丝加热干燥至少节约电能 50%以上。不足之处是其能量的穿透力有一定限制，当中药材物料厚度超过 10 mm 时，干燥效果不佳。

为了进一步提高干燥效率，可采用多元技术集成干燥方法，如利用远红外辐射—真空干燥相结合的方法加工金银花，既缩短了干燥时间，又较好地保留金银花中的绿原酸等酚酸类资源性化学成分[15]。适宜于药材加工的红外联合真空脉动干燥设备平面示意图，如图 2-8 所示。

4. 微波干燥法　物料在波长为 1～1 000 mm 的高频电磁波辐射下，内部偶极分子高频往复运动，产生“内摩擦热”而使被加热物料温度升高，加热体不须任何热传导过程，就能使物料内外部同时加热、同时升温，加热速度快且均匀，以达到干燥的目的。微波干燥法具有热穿透力强、干燥速度加、受热均匀、对中药材品质影响小，热效率高，工业化、自动化程度高等特点。因此，在人参、鹿茸、天麻等贵重中

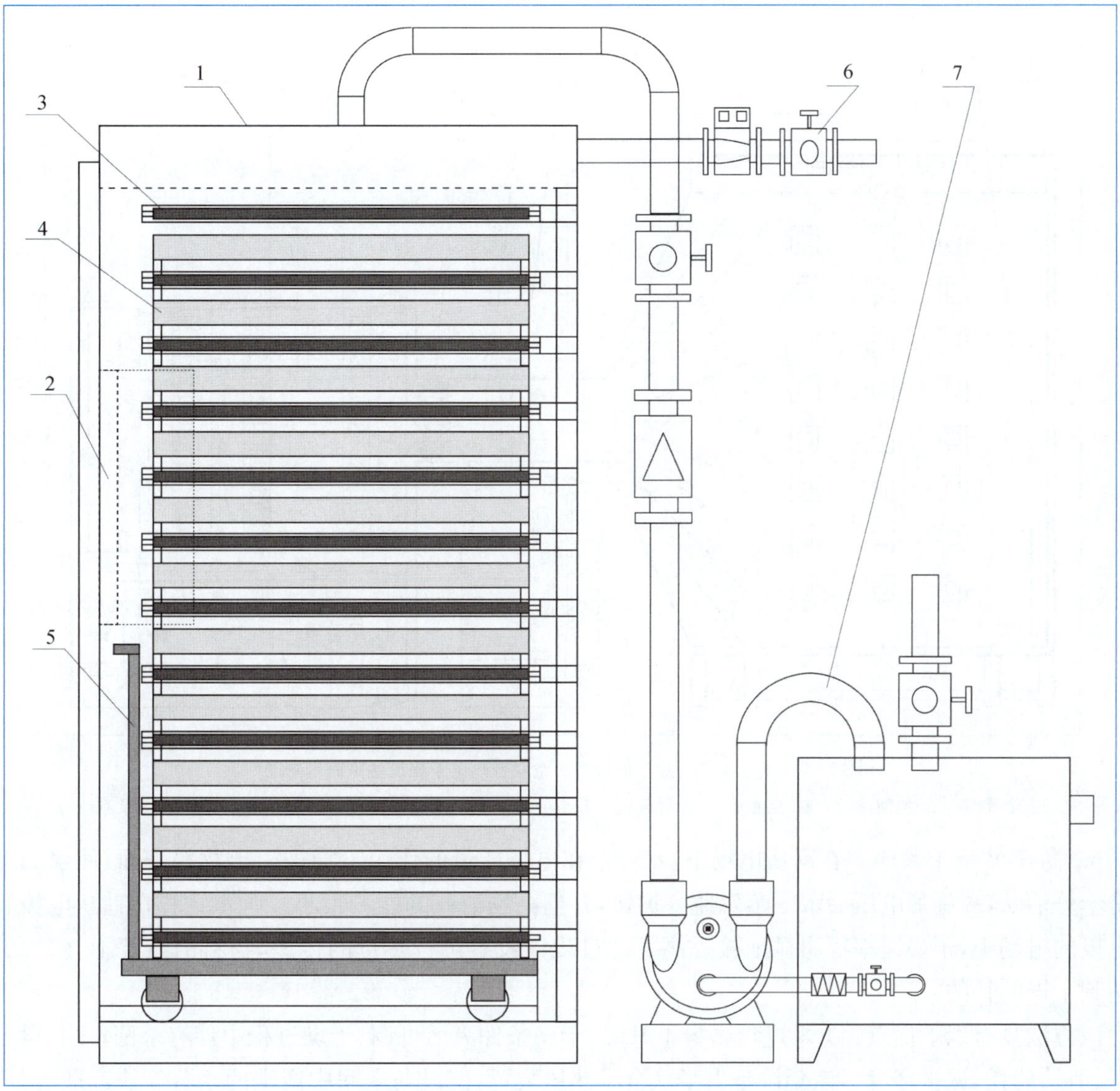

图 2-8 适宜于药材加工的红外真空脉动干燥设备平面示意图

1. 干燥机箱体 2. PLC 控制系统 3. 中波红外灯管 4. 自堆式料盘 5. 自堆式料盘车 6. 排空阀 7. 水环式真空系统

药材的干燥中得到广泛应用。

为提高干燥效率，近年来在微波干燥法基础上的联合干燥技术发展迅速，如微波—真空干燥法、气流—微波干燥法、微波—空冷冻干燥法、微波—热风干燥法、微波—远红外干燥法等。并且已成功应用于中药材干燥加工的生产中，该设备具有干燥效率高、节能的优点。适宜于药材加工的微波—真空联合热泵干燥设备平面示意图，如图 2-9 所示。

5. *真空冷冻干燥法* 物料经完全冻结，中心温度降至－18℃以下，并通过低温真空使冰晶升华，从而达到低温脱水干燥的目的。由于冻结速度适宜，避免了水晶对细胞的机械破坏，减少了细胞内成分的外析，可最大限度地保留物料原有的天然品质。适合于富含植物蛋白、动物蛋白、微生物、挥发性成分等资源性成分易受破坏物料的干燥。具有较好地保持中药材的颜色、气味、外观等性状和品质，且脱水彻底、保存性好，具有其他干燥技术无可比拟的优越性。由于设备投资和运行成本高，干燥时程长、易吸潮引湿等不足，使其应用受到一定的影响，主要用于一些资源价值较高的中药材的干燥。

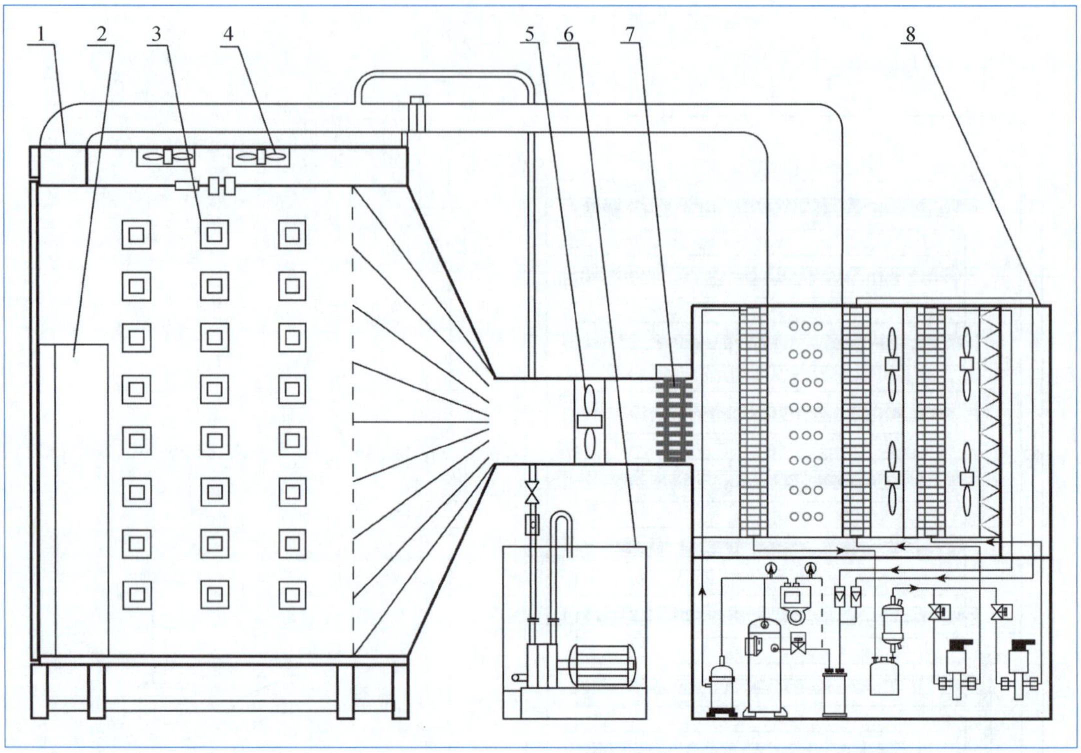

图 2-9 适宜于药材加工的微波真空联合热泵干燥设备平面示意图

1. 干燥箱 2. 控制系统 3. 磁控管 4. 引风机 5. 送风机 6. 水环式真空系统 7. 换热器 8. 热泵系统

6. *高压电场干燥法* 在高压电场下，水分子在电场能量的作用下会被引出物料表面，使水的蒸发变得十分活跃，故施加电压后水的蒸发速度加快，并且电场消耗的能量很小。含水物料在针状电极和线状电极的电场中，干燥速率都明显地被提高。此过程中没有进行热量的传递，物料的温度不会升高，但能达到干燥的目的。

该方法具有以下优点：干燥过程物料不升温、干燥条件灵活可调、干燥过程中伴有杀菌作用、设备造价低、节约能耗，保护环境。该套设备由于联合了热风装置，使设备空间中产生的水蒸气快速散去，可提升其干燥效率。适宜于药材加工的高压电场干燥联合热风干燥设备平面示意图[16]，如图 2-10 所示。

7. *气体射流冲击干燥法* 将具有一定压力的加热气体，经一定形状的喷嘴喷出并直接冲击物料的一种加热方法。具有气流速度高、流程短的特点。由于气流与物料表面之间具有极小的边界层，与传统的热风干燥技术相比，具有较高的对流换热系数（5～10 倍）和干燥速度。该技术较普通流化床干燥加工效果好，干燥物料水分均匀一致，可干燥不同形状的物料。目前，气体射流冲击干燥技术已被成功应用于纸张、纺织物、农产品加工领域。改良的气体射流干燥设备，其干燥介质为空气亦可为蒸汽，如图 2-11 所示。

8. *真空脉动干燥法* 真空脉动干燥是指物料在干燥过程中处于真空—常压—真空—常压不断交替进行的压力干燥室内，其中真空保持时间、常压保持时间和干燥温度是控制物料干燥过程中的重要参数，而真空保持时间和常压保持时间定义为脉动比。该方法的特点是脱水效率较高，且能模拟中药材传统加工方法，较好地保存产品中的功效物质和营养成分。该技术用于中药材的干燥加工处于起步阶段，缺乏适宜于中药材干燥加工的定型设备，仍要根据待加工中药材的理化性质和要求进行特定设计和设备制造阶段，成本较高。

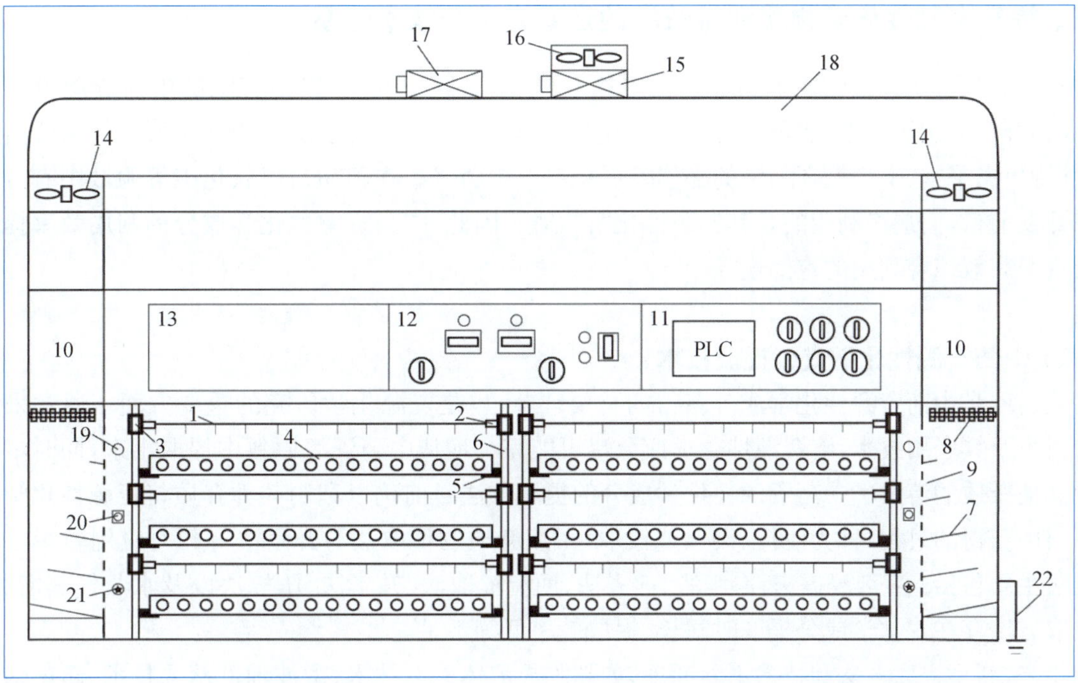

图2-10　适宜于药材加工的高压电场联合热风干燥设备平面示意图

1. 针状电极　2. 绝缘卡夹　3. 调节滑卡　4. 物料盘(板电极)　5. 料盘搁架　6. 固定滑轨　7. 匀风板　8. 翘片式电热管　9. 屏蔽通风板　10. 匀风器　11. 控制面板　12. 负高压电源　13. 电器箱　14. 风机　15. 自动排湿阀　16. 自动排湿机　17. 自动新风阀　18. 循环风管　19. 温度传感器　20. 湿度传感器　21. 风速传感器　22. 接地装置

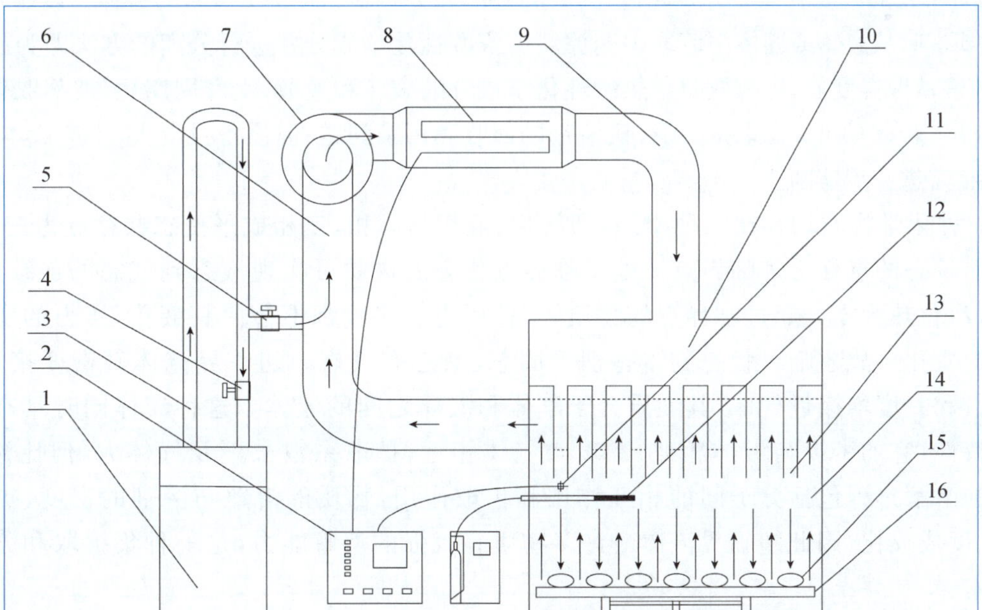

图2-11　适宜于药材加工的蒸气射流干燥设备平面示意图

1. 过热蒸气发生器　2. 温度风速控制器　3. 蒸气导管　4. 常开阀　5. 常闭阀　6. 射流冲击回风管道　7. 离心风机　8. 电加热管　9. 进风管道　10. 气流分配室　11. 温度传感器　12. 湿度传感器　13. 喷嘴　14. 干燥室　15. 物料　16. 物料托盘

三、提升资源性化学物质利用效率的适宜方法与技术体系

中药资源化学研究立足于中药资源的多途径、多层次开发利用，以使有限的中药资源得以系统利用，有效提升资源利用效率，实现资源的可利用价值及可持续发展，已成为当前资源学科领域高效利用资源、维持生态平衡、实现循环经济的必然发展趋势。中药资源在药品、食品、化工等领域中有着广泛的应用和开发前景，而最终利用的是其资源性化学物质。因此，中药资源性化学成分的利用效率提升是实现中药资源高效综合利用的重要途径。

（一）中药资源性化学成分提取技术

高效提取是中药资源性化学成分获得的首要环节，也是资源化学研究的重要方面。通常采用适宜的方法技术及其联用技术，将资源性化学成分尽可能完全地从中药资源原料中提取出来，同时尽量避免或减少其他杂质的溶出。中药资源性化学成分的提取方法目前仍以利用某种介质将资源性化学成分从中药原料中获得的过程，称为浸提、浸出或浸取，不用介质的榨取法与升华法等相对应用较少。传统的提取方法主要包括：溶剂浸提法、渗漉法、煎煮法、回流提取法、升华法、压榨法以及水蒸气蒸馏法等，但传统提取方法存在着化学成分提取时间长、提取效率低等不足。

近年来，新型提取方法和技术不断涌现，如超临界流体萃取技术、微波辅助萃取技术、超声辅助提取技术等，并逐渐凸显出其各自的特点和优势，使中药资源综合利用水平得以提高。本章节主要介绍近年来发展较快、具有一定特色优势以及联用技术的方法，较为经典的提取方法及有关提取溶剂的性质与选择将不再赘述。

1. *超临界流体萃取技术*（supercritical fluid extraction，SFE） 超临界流体（supercritical fluid，SF）是指物质所处的温度和压力分别超过其临界温度（Tc）和临界压力（Pc）时的流体。以超临界状态下的流体为萃取剂，从液体或固体中萃取中药原料中资源性化学成分并进行分离的方法即为超临界流体萃取法。该法萃取温度低，可有效防止热敏性化学成分的破坏和逸散，生产周期短，被萃取化学成分的极性范围较广；若以 CO_2 为萃取剂，无有机溶剂的回收和污染问题；但设备投资大，生产成本较高，萃出物成分复杂，需进一步精制。

任何一种化学物质均存在三种相态，即气相、液相与固相，三相成平衡态共存点为三相点。液、气两相平衡状态的点称之为临界点。处于临界点状态的物质可实现液态到气态的连续过渡，两相界面消失，汽化热为零。超过临界点的物质，不论压力有多大都不会使其液化，压力的变化仅引起流体密度的变化。故超临界状态流体有别于固态、液态和气态。超临界流体其密度接近液体，而其扩散系数和黏度均接近气体，其性质介于气体和液体之间的流体。这种流体同时具有液体和气体的双重特性，它的密度与液体相似、黏度与气体相近，扩散系数虽不及气体大，但比液体大 100 倍。物质的溶解过程包括分子间的相互作用和扩散作用，物质的溶解与溶剂的密度、扩散系数成正比，与黏度成反比，因此超临界流体对许多物质有较强的溶解能力，是一种集提取和分离于一体的现代技术。

充分利用超临界流体兼有气、液两重性的特点，在临界点附近，超临界流体对组分的溶解能力随体系的压力和温度发生连续变化，从而可方便地调节组分的溶解度和溶剂的选择性。超临界流体萃取法具有萃取和分离的双重作用，物料无相变过程因而节能明显，工艺流程简单，萃取效率高，无有机溶剂残留，产品质量好，无环境污染。

可作为超临界流体的气体较多，如 CO_2、乙烯、氨、氧化亚氮、二氯二氟甲烷等，通常使用 CO_2 作为超

临界萃取剂。CO_2的临界温度($Tc=31.4$℃)接近室温，临界压力($Pc=7.37$ MPa)较低，易操作，且本身呈惰性，价格便宜，是中药超临界流体萃取中最常用的溶剂。应用CO_2超临界流体作溶剂，具有临界温度与临界压力低、化学惰性等特点，适合于提取分离挥发性物质及含热敏性组分的物质。但是，超临界流体萃取法也有其局限性，CO_2超临界流体萃取法较适合于亲脂性、相对分子量较小的物质萃取，超临界流体萃取法设备属高压设备，投资较大。

CO_2超临界流体对物质溶解作用有一定选择性，主要与资源性化学物质的极性、沸点、分子量关系密切。极性较低的化合物，如酯、醚、内酯和含氧化合物易萃取，化合物极性基团多，如羟基、羧基增加，萃取较难，可在超临界流体萃取中加入挟带剂的方法予以解决。夹带剂是在被萃取溶质和超临界流体组成的二元系统中加入的第三组份，它可以改善原来溶质的溶解度。常用甲醇、乙醇、丙酮等。挟带剂的用量一般不超过15%。例如，在2×10^4 kPa和70℃条件下，棕榈酸在SF-CO_2中溶解度是0.25%(W/W)。在同样条件下，于体系中加入10%乙醇，棕榈酸的溶解度可提高到5.0%以上。

2. *微波辅助萃取技术*(microwave-assisted extraction，MAE)　应用微波原理，使用合适的溶剂在微波反应器内从中药原料中提取资源性化学成分的技术和方法，是微波和传统溶剂提取法相结合后形成的一种有效的提取方法。利用微波加热导致细胞内的极性物质，尤其是水分子吸收微波能，产生热量，使胞内温度迅速上升。液态水汽化产生的压力使细胞膜和细胞壁产生孔洞和裂纹，胞外溶剂容易进入胞内而使资源性物质获得提取。

其优点为时间短、速度快、提取效率高；受热均匀；选择性好，对极性分子选择性加热而使其有效转移释放，产品纯度高；设备简单，没有热惯性，操作易控制，能耗低。缺点是微波穿透厚度在药材干燥加工应用中受到限制。微波提取工艺示意图，如图2-12所示。

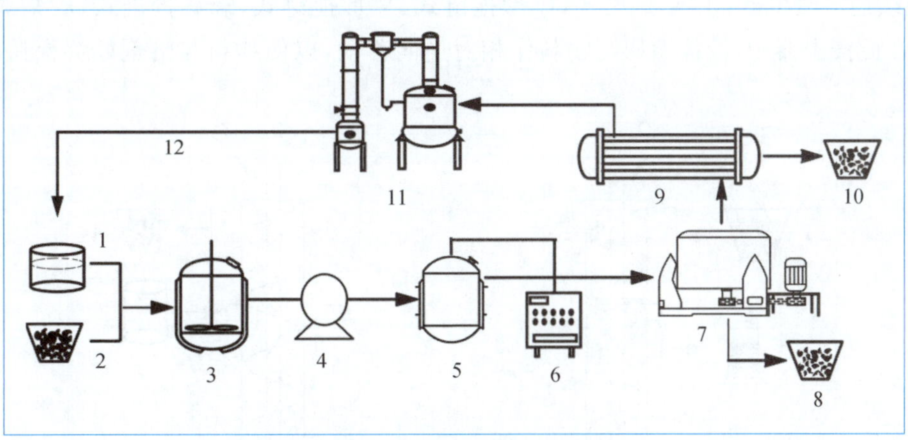

图2-12　微波提取工艺示意图

1. 溶剂　2. 物料　3. 混合装置　4. 泵　5. 微波处理器　6. 微波发生器　7. 离心机　8. 延伸产品　9. 蒸馏　10. 目标产物　11. 浓缩　12. 回收溶剂

3. *超声辅助提取技术*(ultrasonic-assisted extraction，UAE)　利用超声波辐射压强产生的强烈空化效应、热效应与机械效应等，通过增大介质分子的运动频率和速度，增大介质的穿透力，从而加速目标成分进入溶剂，以提取资源性化学成分的方法。

超声提取方法广泛适用于植物性和动物性中药材中资源性物质的萃取，与传统提取方法相比，超声提取技术具有以下优点：超声破碎是物理过程，目标成分结构性质不会被破坏；无须加热或加热温度低，适用于对热敏物质的提取；溶剂与溶质的极性相关性不大，可供选择的萃取溶剂种类多；节省溶媒与时间，节约能源。缺点是噪声大，对设备要求高。现已成功地应用于皂苷类、生物碱类、黄酮类、蒽醌类、有

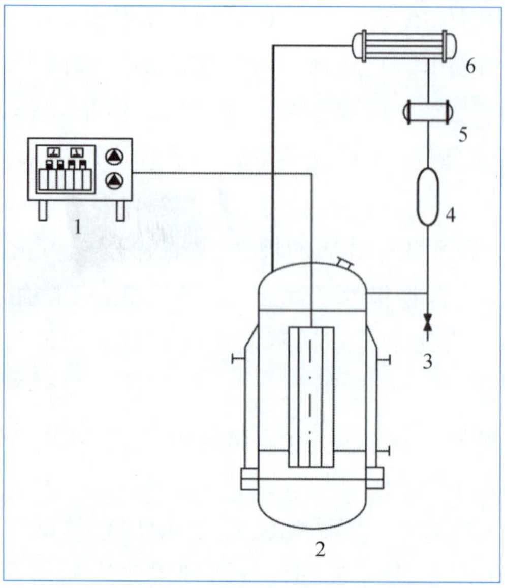

图 2-13　超声提取罐示意图

1. 超声波发生器　2. 超声波振荡器　3. 排水口
4. 油水分离器　5. 冷却器　6. 冷凝器

机酸类及多糖类等资源性化学成分的提取。超声提取装备示意图，如图 2-13 所示。

4. 动态连续逆流提取(dynamic continuous counter current extraction)　其工艺流程为从浸取器的首端连续输入新药材，从末端不断排出提取后的药渣，新鲜溶剂则从排出药渣的末端连续通入，从加入新药材的首端连续流出浓度最大的浸出液，形成固体药材原料和溶剂(或溶液)同时在浸取器中连续地逆向接触，不仅溶剂作连续流动，被作用的物料也作连续的移动。其原理是利用固—液两相的浓度梯度差，逐级将药料中化学成分扩散至起始浓度相对较低的套提溶液中，达到最大限度转移物料中可利用成分的目的。该方法确保了各提取单元的物料与溶剂始终保持较大的有效成分浓度差，增加提取推动力，加快提取效率，提高最终溶剂有效成分的浓度，降低后续浓缩能耗，降低溶剂的绝对用量。

该方法所采用的设备称为“移动床连续浸出器”，如何实现固体物料的移动是其关键环节。按照物料和溶剂间的接触方式，分为浸渍式、渗漉式和两者结合的混合方式；从药材和溶剂的固—液两相运动形式可分成逆流式和混流式两种。

浸渍式连续逆流浸出器：U 形螺旋式，U 形拖链式、V 形拖链式、螺旋推进式、旋桨式、肯尼迪式等(图 2-14)。在此浸出器中，液体溶媒与物料作相对逆向移动，以使物料与溶剂始终保持较大的化学成分浓度差。

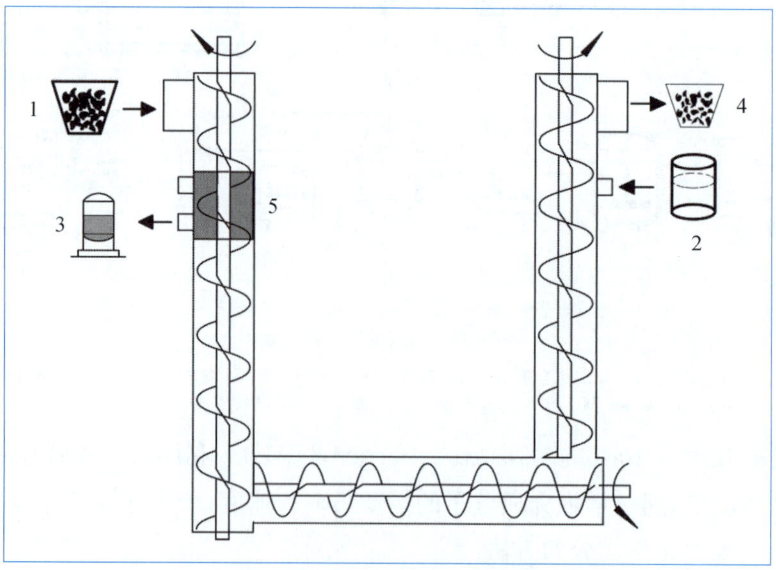

图 2-14　立式 U 形螺旋式浸出器

1. 物料　2. 溶剂　3. 浸出液　4. 废渣　5. 粗滤器

喷淋渗漉式连续浸出器：平转式连续浸出器、鲁奇式连续浸出器。在此类浸出器中液体溶媒均匀地喷淋到固体药层表面，与固体物料相接触浸出其资源性化学成分。

混合式连续浸出器：浸出器内部有浸渍过程，也有喷淋过程，这种浸出器种类较多。千代田式L形连续浸出器示意图，如图2-15所示。

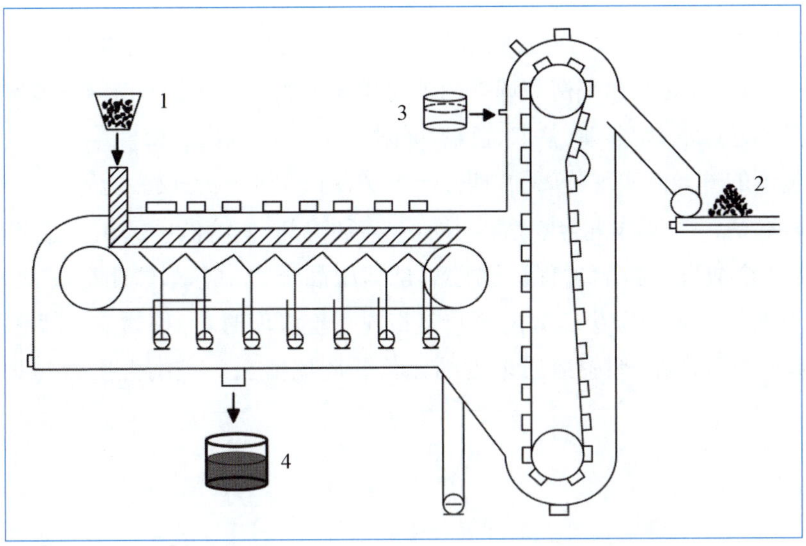

图2-15 千代田式L形连续浸出器示意图

1. 物料 2. 残渣 3. 浸出溶剂 4. 浸出液

5. 生物酶解技术(biological enymolysis technology) 主要包括酶法提取和酶法分离精制两方面。一方面，中药材的酶法提取是根据植物细胞壁的构成，利用酶反应具有高度专一性的特点，选择相应的酶，将细胞壁的组成成分纤维素、半纤维素和果胶质进行水解或降解，破坏细胞壁结构，使细胞内的资源性化学成分溶解、混悬或胶溶于溶剂中，从而达到提取的目的，且有利于提高资源性化学成分的溶解率。另一方面，由于许多天然植物资源中除了含有次生小分子目标成分外，还含有淀粉、蛋白质、果胶、树胶、树脂、黏液质等生物大分子物质，这些化学成分的存在往往使提取液呈混悬状态，并影响提取液的滤过速度，因此需要从体系中除去。常用的方法有离心法、澄清剂法、醇沉法、大孔树脂吸附法、离子交换法、微孔滤膜滤过法及超滤法。而酶法除杂是分离精制的有效方法，此方法是根据天然有机物提取液中杂质的种类、性质，有针对性地采用相应的酶，将杂质分解或除去，以改善液体产品的澄清度，提高产品的稳定性。

6. 半仿生提取技术(semi-bionic extraction method，SBE) 采用近似胃和肠道的酸性水液和碱性水液依次连续煎煮提取的方法。即药材先用一定酸度的酸水提取，继而以一定碱度的碱水提取。在提取工艺的设计中，以一种或几种资源性成分、总浸出物及不同极性部分等作为考察指标和(或)主要药理作用为指标，并考虑各指标在工艺选择中的主次，给予不同的加权系数，从而优选出工艺参数。

半仿生提取法的主要特点，一是提取过程符合临床用药的特点和口服药物在胃肠道转运吸收的特点。二是在具体工艺选择上，既考虑资源性混合成分又以单体化学成分为指标，这样不仅能充分发挥混合物的综合作用，而且能利用单体成分控制中药制剂的质量。但目前半仿生提取法仍沿袭高温煎煮方式，容易影响一些热敏感化学成分，降低资源利用价值。因此，有学者建议将提取温度改为近人体温度，在提取液中加入拟人体消化酶活性物质，使提取过程更接近于药物在人体胃肠道的转运吸收过程。

(二) 中药资源性化学成分的分离技术

中药资源性化学成分往往需要从复杂的均相或非均相体系中提取出来，然后通过分离与去除杂质等过程，以达到提纯和精制的目的。溶剂提取过程是一种初步的分离过程，为获得单体成分或资源性化学部位，需要进一步对初提物进行分离。分离方法的选择可根据被分离对象是非均相体还是均相体，分为机械分离和传质分离两大类。机械分离处理的是非均相混合物，通过机械处理可将各相加以分离。例如，过滤、沉降、离心分离等。传质分离处理的既可是均相体，也可是非均相体，通过单个组分的物理—化学特性的差异进行分离，一般是依靠平衡和速率两种途径来实现。取决于平衡的分离方法是以各组分在媒介中的不同分配系数而建立的，如蒸馏、萃取、色谱、吸附、结晶、闪蒸、离子交换等。取决于速率的分离方法是根据各组分扩散速度的差异而实现分离的，如分子蒸馏、超滤、电渗析、反渗透等。

1. *两相溶剂萃取法*　在液体混合物溶液中加入某种溶剂，使溶液中的组分得到分离的过程称为萃取，此过程同时也是一个成分富集的过程。该方法是利用混合物中各单体组分在两相溶剂中的分配系数(K)不同而达到分离与富集的方法。分配系数是指在一定温度时，一种物质溶解在相互接触但不混溶的两相溶剂中，溶解平衡后，两溶剂中溶质浓度的比值。此比值在一定的温度及压力下为一常数，可以用下式表示：

$$K=\frac{C_H}{C_L}$$

式中：K—分配系数；CH—溶质在上层溶剂的浓度；CL—溶质在下层溶剂的浓度

在溶剂萃取中，溶质转移到萃取剂中得到的溶液称为萃取液，剩余的料液称为萃余液。操作时将一定量的萃取剂加入到原料液中，然后加以搅拌使原料液与萃取剂充分混合，溶质通过相界面由原料液向萃取剂中扩散，属于两相间的传质过程。溶质在两相中分配系数相差越大，则分离效果越高。根据萃取剂的种类不同，可分为有机溶剂萃取与双水相萃取。

(1) 有机溶剂萃取(溶剂萃取)：所采用的两相往往是互相饱和的水相与有机相，所用有机相组成，其质量密度一定要与水溶液有相当大的差别，以使两相靠重力就能较容易地分离开，同时有机相还要有适当高的沸点，以保证有机相在使用过程中不至于损失过大，同时需考虑回收的难易程度。此外，还须考虑萃取溶剂的化学稳定性和热稳定性，以及毒性低等因素。萃取溶剂的选择可依据被分离成分在两相溶剂中的溶解度而决定。以实验室小规模的萃取操作为例，萃取常用的有机溶剂有石油醚、氯仿、乙醚、乙酸乙酯、正丁醇和异戊醇等。若水提取液中欲分离的成分是亲脂性物质，一般多用亲脂性有机溶剂，如石油醚、氯仿或乙醚等；若欲分离的成分亲脂性较弱，则用弱亲脂性溶剂，如乙酸乙酯、正丁醇、含甲醇或乙醇的三氯甲烷或乙醚等；若欲分离的成分亲水性稍强的苷类成分，萃取剂多用乙酸乙酯、正丁醇或戊醇。

(2) 双水相萃取：即一种或几种物质在水中以适当的浓度溶解，在一定条件下形成互不相溶的水溶液系统，通过溶质在两水相之间分配系数的差异而进行萃取的技术[11]。

萃取原理：当两种聚合物或一种聚合物与一种盐溶于同一溶剂时，由于聚合物之间或聚合物与盐之间的分子空间阻碍作用，无法相互渗透，当聚合物或无机盐浓度达到一定值时，就会分成不互溶的两相，因为使用的溶剂是水，所以称为双水相。双水相萃取法属于液—液萃取，其原理与水有机相萃取的原理相似。当物质进入双水相体系后，由于表面性质、电荷作用和各种力(如氢键和离子键等)的作用和溶液环境的影响，使其在上、下相中的浓度不同，即各成分在两相间的选择性分配，从而达到萃取的目的。

双水相萃取由于具有以下特点：① 两相的溶剂都是水，不存在有机溶剂残留问题，且多在常温常压条件下操作，不会引起生物活性物质失活或变性；② 两相界面张力小，萃取时两相能够高度分散，传质速度快；③ 溶剂对目标组分选择性强，大量杂质能与所有固体物质一同除去，使分离过程简化，易于工业放大和连续操作。目前已成功用于生物分子的分离、抗生素提取、中药资源性化学成分提取分离、稀有金属/贵金属分离等方面。常用于中药资源性化学物质分离和富集的双水相系统见表 2-3[17]。

表 2-3 常用于中药资源性化学成分分离和富集的双水相系统

类 型	上相组分	下相组分
非离子型聚合物/非离子型聚合物	聚丙二醇	甲基聚丙二醇、聚己二醇、聚乙烯醇、聚乙烯吡咯烷酮、羟丙基葡聚糖
	聚乙二醇	聚乙烯醇、聚乙烯吡咯烷醇、葡聚糖
	乙基羟乙基纤维素	葡聚糖
	甲基纤维素	葡聚糖、羟丙基葡聚糖
非离子型聚合物/无机盐	聚丙二醇	硫酸钾
	聚乙二醇	硫酸钾、硫酸铵、甲酸钠、酒石酸钾钠
高分子电解质/高分子电解质	硫酸葡聚糖钠盐	羧甲基纤维素钠盐
	羧甲基葡聚糖钠盐	羧甲基纤维素钠盐
非离子型聚合物/低分子量组分	葡聚糖	丙醇
	聚丙烯乙二醇	磷酸钾、葡萄糖
	甲氧基聚乙二醇	磷酸钾

液—液萃取是一种常用的分离技术，萃取装置的选择可根据分离规模大小而决定，一般小量萃取可在分液漏斗中进行，大量的工业生产可在密闭的萃取罐中进行。影响两相溶剂萃取的因素主要有溶剂的 pH、温度、无机盐等。

液—液萃取过程包括混合、分离、溶剂回收 3 个阶段。萃取的操作方式有：① 单级萃取：包括一个混合器与一个分离器。② 多级错流萃取：料液经萃取后，萃余液再与新鲜料液接触，再进行萃取。即第一级的萃余液进入第二级作为料液，并加入新鲜萃取剂再次进行萃取；第二级的萃余液再作为第三级的料液，以此类推。此法特点在于每级中都加溶剂，故溶剂消耗量大，而得到的萃取剂平均浓度较稀，但萃取较完全。③ 多级逆流萃取：在多级萃取中，料液移动的方向和萃取剂移动的方向相反，如图 2-16 所示。在第一级中连续加入料液，并逐渐向下一级移动，而在最后一级中连续加入萃取剂，并逐渐向前一级移动。该方法只在最后一级中加入萃取剂，故和错流萃取相比，萃取剂用量较少，因而萃取液平均浓度较高。

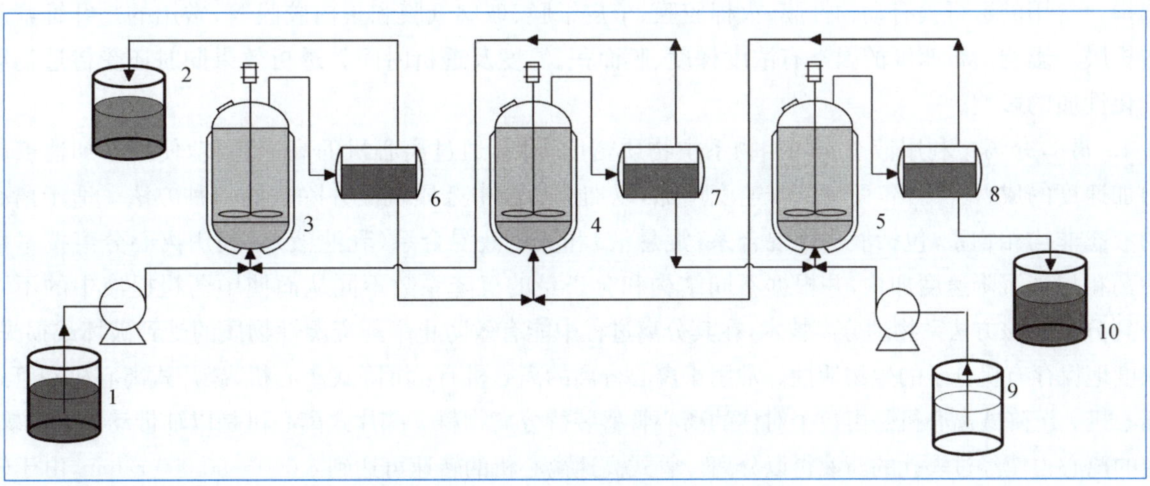

图 2-16 多级逆流萃取流程及装置示意图

1. 料液 2. 萃取液 3～5. 第一、二、三级混合器 6～8. 第一、二、三级分离器 9. 萃取剂 10. 萃余液料液进入第一级萃取器，在此与从第二级分离器来的萃取液混合萃取，然后流入第一级分离器分成上、下层，上层为萃取液，富含目标产物，蒸馏回收溶剂和产物进一步精制；下层为萃余相，含目的产物浓度比新鲜料液低得多，进行第二级萃取；如此经三级萃取后，最后一级的萃余液作为废液排出。

2. *沉淀法* 在中药提取液中加入某些试剂或溶剂，通过化学反应或是改变溶液的 pH、温度等，使分离物质以固相形式沉淀析出，借以和其他溶解状态的成分达到分离。

在应用沉淀分离技术时，需要考虑以下几种因素，沉淀的方法和技术应具有一定的选择性，才能使目标成分得到较好分离，纯度较高；对于一些活性物质（酶、蛋白质等）的沉淀分离，必须考虑沉淀方法对目标成分的活性和化学结构是否破坏；对于食品和医药资源中的目标成分进行沉淀分离，必须充分估量残留物对人体的危害。

依据加入试剂或溶剂不同，分为下述几个方法：

(1) 溶剂沉淀法： 根据相似相溶的溶解规律，不同的化合物在不同溶剂中的溶解度不同，据此向物料液中加入某些试剂，使某些物质的溶解度显著降低而沉淀析出。如醇沉法是一个常用的方法，药材水提液经浓缩后，加入乙醇使醇浓度达到一定值，可将水溶液中的多糖、鞣质、酶、蛋白质等沉淀分离。主要影响因素有：溶剂的种类、样品浓度、温度及 pH。

(2) 沉淀剂沉淀法： 添加某种化合物与溶液中待分离物质生成难溶性的复合物，从溶液中沉淀析出的方法。可根据所加沉淀剂沉淀的原理与溶度积规则，主要分为金属离子沉淀法、阴离子沉淀法、非离子沉淀法和均相沉淀法等。

3. *透析法* 利用提取液中小分子物质可通过半透膜，而生物大分子物质不能通过半透膜的性质，达到分离的方法。例如，分离和纯化皂苷、蛋白质、多肽、多糖等物质时，可用透析法以除去无机盐、单糖、双糖等杂质。反之也可将大分子的杂质留在半透膜内，而将小分子的物质通过半透膜进入膜外溶液加以分离。

透析法操作时将透析膜扎成口袋状，外面用尼龙网袋加以保护，放入水中，再将欲分离的提取液加入袋内，悬挂于清水容器中，经常更换膜外的水，以保持膜内外有较大的浓度，必要时适当加热，并加以搅拌，以利透析速度加快。为了加快透析速度，还可应用电透析法，即在半在半透膜旁边纯溶剂两端放置两个电极，接通电路，则透析膜中的带有正电荷的成分如无机阳离子、生物碱等向阴极移动，而带负电共荷的成分如无机阴离子、有机酸等则向阳极移动，中性化合物及高分子化合物则留在透析膜中。

透析是否成功与透析膜的规格关系极大。透析膜的膜孔有大有小，要根据欲分离成分的具体情况而选择。常用的透析膜有动物性膜、火棉胶膜、羊皮纸膜、玻璃纸膜和蛋白胶膜等，常用的是纤维素制成的透析膜。影响透析速度的因素有浓度梯度、膜面积、温度及透析时间。透析效果同时还受待透物质本身理化性质的影响。

4. *离心分离* 利用液态非均相物系中物质密度不同，通过离心机的高速运转，使离心加速度超过重力加速度的成百上千倍，而使沉降速度增加，以加速药液中杂质沉淀并除去的一种方法。适于离心分离的液态非均相物系，包括液—固混合系（混悬液）和液—液混合系（乳浊液）。利用离心分离技术可以使中药粗提液沉降速度加快，并根据不同结构和分子量的沉降系数不同从而使中药粗提液中的不同成分得到分离。该方法系物理分离技术，在其分离过程中能有效防止中药资源性物质的受到破坏或损失，最大限度地保存有机分子的生物活性。常用于离心分离的离心机有：沉降式离心机、碟片式离心机和管式高速离心机。沉降式离心机是由数个对称的离心管盛装待分离物料。碟片式离心机是以轴带动复叠的蝶盘，产生的离心力使经过蝶孔的药液得以分离。管式高速离心机的转速可达到 8 000～50 000 r/min，由于转速很快，悬浮液在管状转鼓中行程长，因此能分离一般离心机难以分离的物料。

5. *色谱分离法* 色谱法(chromatography)，又称层析法，是一种分离、精制和鉴定化合物的有效方法，其最大的优点在于分离效能高、快速简便。对一些结构性质相似化合物的分离，用经典的萃取法、沉淀法和结晶法等难以达到分离目的，可采用色谱法往往收到良好的分离效果。

色谱法根据分离原理可分为：吸附色谱、分配色谱、凝胶色谱与离子交换色谱等；按操作形式又可分为：薄层色谱法、柱色谱法、纸色谱法、高效液相色谱法和气相色谱法等。

(1) 吸附色谱：吸附色谱是利用吸附剂对被分离化合物分子的吸附能力的差异，而实现分离的一类色谱。

常用的吸附剂包括硅胶、氧化铝、活性炭、聚酰胺等。硅胶吸附色谱的应用较广泛，中药中各类资源性化学成分大多可用其进行分离纯化；氧化铝吸附色谱主要用于碱性或中性亲脂性化学成分的分离，如生物碱类、甾类、萜类等化学物质；活性炭主要用于分离水溶性物质如氨基酸类、糖类及某些苷类等；聚酰胺色谱以氢键作用为主，主要用于酚类、醌类、黄酮类、蒽醌类等资源性化学成分的分离。

(2) 凝胶色谱：又称排阻色谱、分子筛色谱，其原理主要是分子筛作用，根据凝胶的孔径和被分离化合物分子的大小而达到分离目的。

凝胶是具有多孔隙网状结构的固体物质，被分离物质的分子大小不同，它们能够进入到凝胶内部的能力不同，当混合物溶液通过凝胶柱时，比凝胶孔隙小的分子可以自由进入凝胶内部，而比凝胶孔隙大的分子不能进入凝胶内部，只能通过凝胶颗粒间隙。因此移动速率不同，分子大的物质不被迟滞，保留时间则较短，分子小的物质由于向孔隙沟扩散被滞留，保留时间则较长，依此性质使物理尺寸大小的分子得到有效分离。中药资源中多糖类、蛋白质类、糖苷的分离等可采用凝胶色谱法。

常用的凝胶色谱填料有：葡聚糖凝胶(sephadex G)，其是由葡聚糖(右旋糖酐)和甘油基通过醚桥($-O-CH_2-CHOH-CH_2O-$)相交联而成的多孔性网状结构，亲水性，在水中溶胀；亲水性凝胶尚有聚丙烯酰胺凝胶(sephacrylose，商品名 Bio-gel P)、琼脂糖凝胶(sepharose，商品名 Bio-gel A)等，都适用于分离水溶性大分子化合物；羟丙基葡聚糖凝胶(sephadex LH－20)它是在 sephadex G－25 的羟基上引入羟丙基而成醚状结合态，既有亲水性又有亲脂性，因此不仅可在水中应用，也可在极性有机溶剂或它们与水组成的混合溶剂中膨胀使用，扩大了使用范围。

(3) 离子交换色谱：是基于混合物中各化学成分的解离度差异进行分离。以离子交换树脂为固定相，水或酸水、碱水为流动相，在流动相中的离子性物质与树脂进行交换而被吸附，再用适宜溶剂将被交换化学成分从树脂上洗脱下来即可。由于被交换的混合物成分的酸性或碱性不同而解离度不同，与同一离子交换树脂的交换能力不同而被分离。如中药中的碱性化学成分可用阳离子交换树脂，酚/酸性成分可用阴离子交换树脂进行交换分离。

离子交换剂有离子交换树脂、离子交换纤维素和离子交换凝胶三种。离子交换树脂对交换化合物的能力强弱，主要取决于化合物解离度的大小，带电荷的多少等因素。有机化合物解离度大(酸性、碱性强)易交换在树脂上，相对来说难洗脱。因此，当两种不同解离度的化合物被交换在树脂上，解离度小的化合物先于解离度大的化合物被洗脱，由此实现分离。

离子交换纤维素和离子交换凝胶是在纤维素或葡聚糖等大分子的羟基上，通过化学反应引入能释放离子的基团所形成。它们既有离子交换性质，又有分子筛的作用，对水溶性成分的分离十分有效。主要用于分离纯化如蛋白质、多糖、生物碱和其他水溶性成分等。如二乙基氨乙基纤维素(DEAE－cellulose)、羧甲基纤维素(CM－cellulose)、二乙基氨乙基葡聚糖凝胶(DEAE－sephadex)、羧甲基葡聚糖凝胶(CM－sephadex)等。

(4) 分配色谱：利用被分离化学成分在固定相和流动相之间的分配系数的不同而达到分离的色谱方法。分配色谱法固定相由载体和固定液组成，固定液的涂渍有两种方法：物理法与化学法。由于物理涂渍的固定液在液相色谱中易被流动相洗脱，故多用化学法，即将固定液的官能团键合在载体上构成固定相称为化学键合相。按照固定相与流动相的极性差别，分配色谱法有正相与反相色谱法之分。在正相分配色谱法中，流动相的极性小于固定相极性，常用的固定相有氰基与氨基键合相，主要用于分离极性及中等极性的分子型物质；在反相分配色谱法中，流动相的极性大于固定相极性，常用的固定相有十八烷基硅烷（ODS）或 C_8 键合相，流动相常用甲醇—水或乙腈—水。主要用于分离非极性及中等极性的各类分子型化合物。由它派生的反相离子对色谱法和离子抑制色谱法，可以分离有机酸、碱、盐等离子型化合物。

(5) 亲和色谱法：将具有生物活性的配位基（酶、辅酶、抗体等）键合到不溶性载体或基质（通常为凝胶、多也玻璃）表面上形成固定相，依据生物分子（氨基酸、肽、蛋白质、核苷、核苷酸、酶等）与基体上键合的配位体之间存在的特异性亲和作用能力的差别来实现对具有化学活性的生物分子分离的色谱法。流动相通常为不同 pH 的缓冲溶液。

(6) 大孔吸附树脂色谱：大孔吸附树脂是一类没有可解离基团，具有多孔结构，不溶于水的固体高分子物质。可以通过物理吸附有选择地吸附有机物质而达到分离的目的。具有选择性好、机械强度高、再生处理方便、吸附速度快等特点。根据骨架材料是否带功能基团，大孔吸附树脂可分为非极性、中等极性与极性三类。由于大孔吸附树脂的孔度、孔径、比表面积及构成类型不同而具有许多型号，其性质各异。常用的大孔吸附树脂有 Amberlite 系列（美国），Diaion 系列（日本），GDX 系列（天津试剂二厂），SIP 系列（上海医药工业研究所），南开大学化工厂生产的多种型号的产品如 AB－8、X－5、NKA－9 等。

一般来说，大孔吸附树脂的色谱行为具有反相的性质。被分离物质的极性越大，其 r_f 值越大，反之 r_f 值越小。对洗脱剂而言，极性大的溶剂洗脱能力弱，而极性小的溶剂则洗脱能力强，故大孔树脂在水中的吸附性强。

(7) 高速逆流色谱：(high-speed countercurrent chromatography，HSCC)：用离心力固定液态固定相的逆流色谱，改变了以往逆流色谱耗时的缺点。该方法属于流体动力学平衡体系。固定相不需要载体，因而消除了气液色谱中由于使用载体而带来的吸附现象，特别适用于制备性分离，进样量可从毫克级到克级，进样体积可从几毫升到几十毫升；不但适用于非极性化合物的分离，而且适用于极性化合物的分离，既用于天然产物粗提物的去除杂质，也可用于有机产物的精制，甚至直接从粗提物一步纯化达到纯品。现已被广泛用于植物化学成分的分离制备研究，主要用于黄酮类、苯丙素类、生物碱类、萜类、多酚类及甾体类等化合物的分离。

6. 膜分离法　利用天然或人工合成的高分子膜，以外加压力或化学位差为推动力，对混合物溶液中的化学成分进行分离、分级、提纯和富集。反渗透、超滤、微滤、电渗析为已开发应用的膜分离技术，其中反渗透、超滤、微滤相当于过滤技术。溶剂、小分子能透过膜，而大分子被膜截留。不同膜过滤被截留的分子大小有区别。如运用超滤，选用适当规格的膜可实现对中药提取液中多糖类、多肽类、蛋白质类的截留与分离。

7. 分子蒸馏法　分子蒸馏（也称短程蒸馏），它是一种以液相中逸出的气相分子依靠气体扩散为主体的分离过程，是在高真空度下（0.1～100 Pa）进行的连续蒸馏。该方法是一种特殊的液—液分离技术，其实质是分子的蒸发过程。分子蒸馏能在极高的真空度下操作，它依据分子运动平均自由程的差别，能使液体在远低于其沸点的温度下将其分离，特别适用于高沸点、热敏性及易氧化化学物质的分离。该技术具有蒸馏温度低于物料的沸点、蒸馏压强低、受热时间短、分离程度高等特点，可降低高沸点物料的分离成本。

一套完整的分子蒸馏设备主要包括：分子蒸发器、脱气系统、进料系统、加热系统、冷却真空系统和控制系统。分子蒸馏装置的核心部分是分子蒸发器，其种类主要有 3 种：① 降膜式：为早期形式，结构简单，但由于液膜厚，效率差，目前很少采用；② 刮膜式：形成的液膜薄，分离效率高，但较降膜式结构复杂;③ 离心式:离心力成膜,膜薄,蒸发效率高,但结构复杂,真空密封较难,设备的制造成本高。为了提高分离效率,往往需采用多级串联使用方式。分子蒸馏设备可分为罐式、圆筒式、旋转式、降膜式、刮膜式和离心式这几种,离心式分子蒸馏装置,如图 2-17 所示。

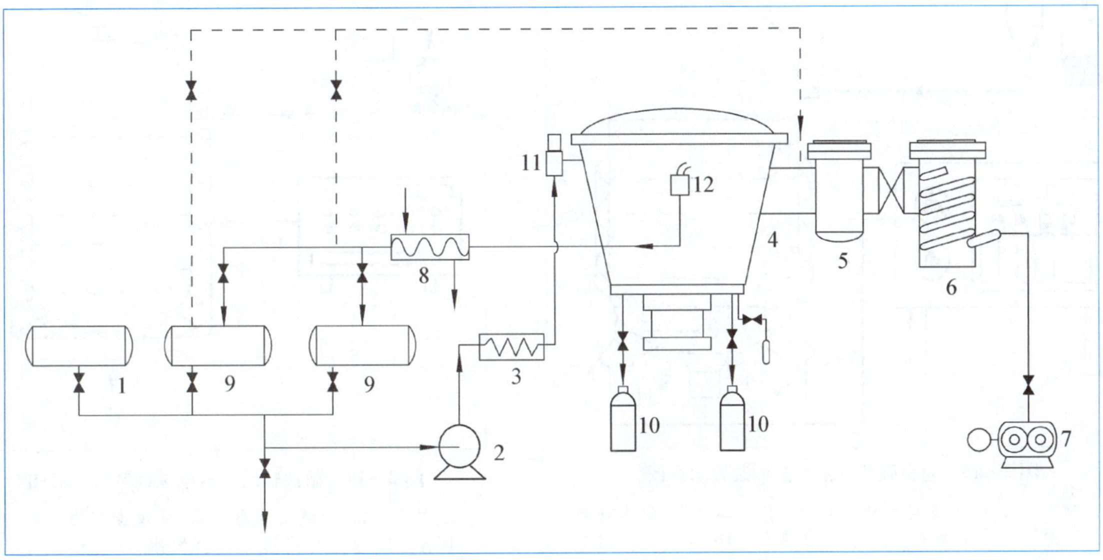

图 2-17　离心式分子蒸馏装置示意图

1. 进料液贮罐　2. 加料泵　3. 进料预热器　4. 离心式分子蒸馏器　5. 冷阱　6. 扩散泵　7. 真空泵
8. 蒸余物热交换器　9. 蒸余物循环罐　10. 蒸出物贮罐　11. 进料品　12. 蒸余物出口

分子蒸馏过程由以下步骤组成:蒸馏器加热面上形成厚度均匀的液膜;液膜表面上的分子在高真空,远低于沸点的温度下自由蒸发;蒸发分子向冷凝面的运动;蒸发分子在冷凝面上的冷凝;馏出物和没有蒸发的重组分的收集。

(三) 中药资源性化学成分提取分离技术集成

现有提取分离技术方法各有优势与不足,单一方法难以满足资源性化学成分的提取和获得。随着科学技术的进步,多种技术相互渗透、补充、组合和发展,多元技术的组合与集成优化已成为必然的发展趋势,充分利用现代多学科交叉技术和手段开展中药资源化学应用基础和资源综合利用研究,可有效提升资源的利用效率。

1. *水蒸气蒸馏-超声提取技术联用*　含有挥发性化学成分的药材通常与水共蒸馏,使挥发性化学成分随水蒸气一并馏出,经冷凝分取挥发性化学成分。但其提取所需时间较长,提取前药材需浸泡一定时间,使得该法提取效率较低。利用超声波在液体介质中传播时所特有的空化效应,加上超声波传播产生的机械振动、微射流、微声流等多级效应,能够破坏药材细胞壁,使目标成分快速进入溶剂,与水蒸气蒸馏法结合提取中药资源中的挥发性化学成分,可大幅提高该类成分的提取效率,并节约成本。

水蒸气蒸馏强化超声提取方法应用于中药资源性化学成分的提取中目前已有研究,但仅局限于实验室的较小规模应用,针对某些单个资源性化学成分而进行的简单工艺实验。在缺少专用设备的情况下,一般采用先超声处理样品与水的混合体,再进行水蒸气蒸馏,该过程难以实现连续一体化的操作。目前已研制出超声协同静电场强化水蒸气提取装置,这种装置可以实现超声与水蒸气蒸馏同时进行,实现两者的同步操作,并在天然右旋龙脑的提取中得到成功应用[18]。其设备结构主要包括提取罐、超声发生器、蒸气收集器等部件,如图 2-18 所示。

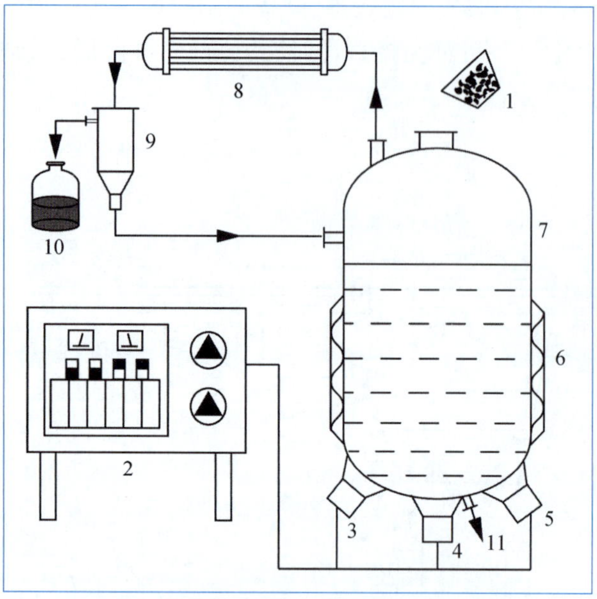

图 2-18　超声强化水蒸气蒸馏装置示意图

1. 物料　2. 超声波发生器　3～5. 换能器　6. 加热装置　7. 蒸馏罐　8. 冷凝器　9. 油水分离器　10. 油　11. 出口

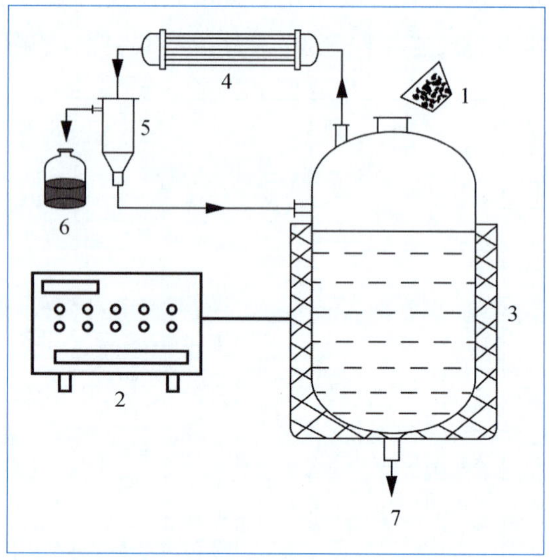

图 2-19　微波辅助水蒸气蒸馏装置示意图

1. 物料　2. 微波发生器　3. 微波提取罐　4. 冷凝器　5. 油水分离器　6. 挥发油　7. 出口

2. *微波-水蒸气蒸馏提取技术联用*　利用微波辅助加热代替传统加热的水蒸气蒸馏技术，先从细胞内提取挥发油至细胞外的水相中，根据水蒸气蒸馏提取的原理，挥发油与水形成共沸物，被水蒸气夹带至挥发油收集装置中，这种通过回流收集挥发油除了直接把挥发油从提取物中与脂类物质分离外，还易于实现油水分离，解决了微波辅助溶剂萃取的操作复杂、溶剂残留等问题，后续分离纯化过程较为简单。微波加热有利于极性和热不稳定化合物的提取，避免了长时间高温引起的热分解，因而可得到更高的挥发油收率。微波辅助水蒸气蒸馏技术作为一种提取植物挥发油的新方法，与传统的水蒸气蒸馏相比，大大缩短了蒸馏时间，同时降低了蒸馏过程中的能量消耗，具有快速、简便、收率高等优点，对目标产物挥发油来说，微波辅助水蒸气蒸馏所得的挥发油成分与水蒸气蒸馏挥发油成分相同，并没有因为微波的照射而破坏其化学成分结构。有文献报道[19]采用微波辅助水蒸气蒸馏法从肉桂皮中提取肉桂挥发油，其提取时间仅为传统水蒸气蒸馏的1/2，但得率却有所增加。其设备装置如图2-19所示。

3. *超声-微波联合辅助连续逆流提取技术*　在动态连续逆流提取过程中添加各种物理场(超声波、微波、电脉冲等)、外源温度、压力等作用，强化提取效率，可缩短提取时间。由此，又衍生了动态连续逆流超声波提取法、动态连续逆流微波提取法、动态连续逆流电脉冲提取法、负压动态连续逆流提取法等。超声—微波联合辅助连续逆流提取装置如图2-20所示。该设备是一种改进了的螺旋式连续逆流提取设备，工作时物料在进行逆流提取的过程中，超声波发生器向药材和提取液混合体中发出超声能量，利用超声的空化破碎细胞壁以及超声加速提取液和药材成分的作用，从而大大提高物料的提取率；当物料继续前行至微波提取器中时，可以克服微波静态间歇提取时原料与溶剂中化学成分在接近平衡时浓度差小的不足，有效提高提取效率。

该方法已在许多中药提取中得到应用，如中药川木通为临床常用药，其性寒，味淡、苦，入心、肺、小肠、膀胱等经，具有利尿通淋，通经下乳之功效，主治水肿、淋病、小便不通、关节痹痛、经闭乳少等症。齐墩果酸类五环三萜，是川木通中主要资源性化学成分之一，具有多种生物活性，是治疗急性黄疸型肝炎和慢性病毒性肝炎比较理想的药物，临床上具有消炎、降血脂、降血糖等功能。采用正交法探讨超声—微波协同萃取川木通中齐墩果酸的工艺条件，并与传统的溶剂提取法比较，结果表明，其最佳萃取条件

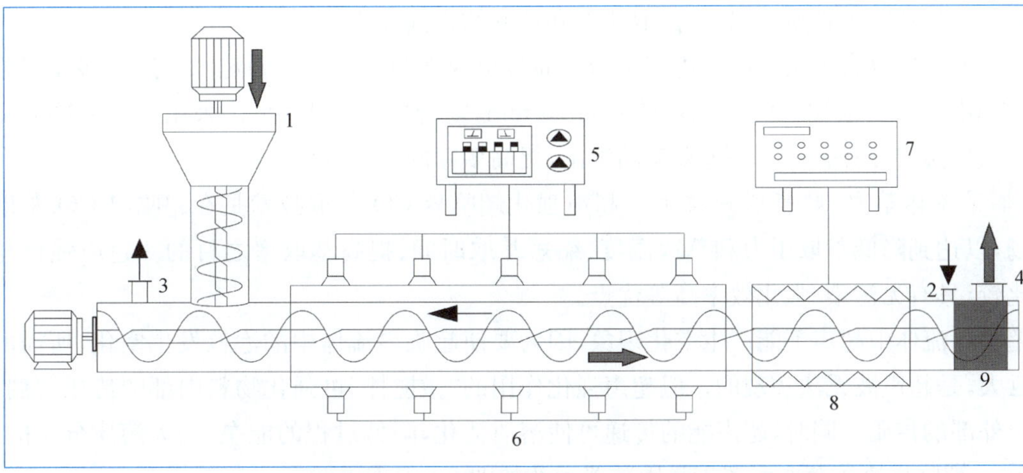

图 2-20　超声—微波联合辅助连续逆流提取装置示意图

1. 料斗　2. 溶剂入口　3. 提取液出品　4. 废渣出口　5. 超声控制器　6. 超声提取器　7. 微波控制器　8. 微波提取器　9. 过滤器

为乙醇浓度 90%，微波功率 60 W，提取时间 5 min，料液比 1∶9。采用超声-微波协同萃取能使比值提高到 0.113 2 mg/g，比微波萃取提高了 7.1%；比乙醇回流提取法提高了 20%，提取时间仅为 1/36；比浸提法提高了 36%，提取时间相当于浸提的 1/288。超声—微波协同萃取在提取时间和提取效率等方面都要优于常规提取法[20]。

4. 微波-超微粉碎联用技术　超微粉碎系一种新型的粉碎技术，即将中药材微粉化，使其粒度达到 1～75 μm，从而增加了比表面积，破碎了细胞壁，有利于资源性化学成分的提取。超微粉碎与微波提取法结合，具有快速、安全、节能、提取率高等优点。

研究结果显示，采用超微粉碎技术与微波提取工艺相结合的方法提取蒲黄中的总黄酮类成分。经优化，明确了微波提取蒲黄超微粉的最佳条件为：加醇量为 18 倍，乙醇浓度 70%，微波功率 540 W，加热时间 8 min。提取时间约为普通回流的 1/11，总黄酮提取率为普通回流方法的 140%倍[21]。

5. 酶法-半仿生联用技术　酶法辅助半仿生提取法是将半仿生法与生物酶结合起来进行中药提取的一种联用技术。即选择适宜的酶破坏生物组织的细胞壁，再按半仿生法，于溶剂中加入酶，在优选温度下进行提取。该法是半仿生法的进一步仿生化，但与单纯酶提取法并不相同。

研究结果显示，以天麻素等为评判指标，优选半夏白术天麻汤的半仿生—酶法提取工艺条件：先用酶对药材进行预处理，于第 1 煎和第 3 煎的溶剂中加入消化酶，在适宜温度下进行提取所得提取液的天麻素平均质量浓度为 1.671 mg/mL[22]。

6. 酶法-微波联用技术　微波辅助酶法是将微波法和生物酶结合起来进行中药提取的一种联用技术。一般先采用酶解法充分破坏药材细胞壁，然后利用微波处理提取细胞内物质。此两法结合具有反应条件温和、提取率高、能选择性改变提取目标成分的性质、加强药物生理活性等特点。

研究结果显示，虎杖中白藜芦醇的提取工艺，纤维素酶—微波联合提取法比酶法缩短近 2/3 的酶解时间，相对于微波法则减少 5/6 的微波时间，且提取效率明显提高[23]。

7. 酶法-超声联用技术　超声辅助酶法是指将超声法和酶法联合进行中药提取的一种联用技术。通常先加入适宜的酶对中药材进行预处理，继而置于超声仪中利用超声波进行有效物质提取。超声波是一种在水等介质中具有良好穿透性“以震动波形式传播的一种机械能量，可产生扩散”击碎和搅拌等多种作用，增强溶剂渗透力，从而提高产率，节约溶剂以及避免高温对成分的影响。故与生物酶联用，可以在低温环境下加速胞内物质溶出，使提取速率和产率均得到优化。

采用超声波协同复合酶法提取半边莲多糖。通过单因素和正交试验确定了半边莲多糖提取的最佳工艺，条件为 pH4.0，料液比 1∶40，超声波时间 25 min，复合酶用量 1.0%。采用超声波协同复合酶提取多糖过程条件温和，酶活性高，促进多糖的溶出，提高多糖的提取得率[24]。

8. 超临界流体萃取-超声联用技术　超声强化超临界 CO_2 萃取技术是在超临界 CO_2 萃取的同时附加超声场，以达到降低萃取压力和萃取温度、缩短萃取时间、提高萃取率之目的。超声强化与其他强化方法相比较，具有无污染、强化效率高等优点。

虽然超临界流体中超声不能产生空化现象，因为要使超临界流体中的泡核发生空化，所需的声压幅值和声强巨大，是超声波无法实现的。但超声强化作用的"微搅拌"可强化物料内部的传质，"湍动"作用可强化物料外部的传质。同时，超声能的传递可使溶质活化，降低过程的能垒，增大溶质分子的运动，加速其溶解[25]。超临界流体萃取—超声联用装置示意如图 2-21 所示。

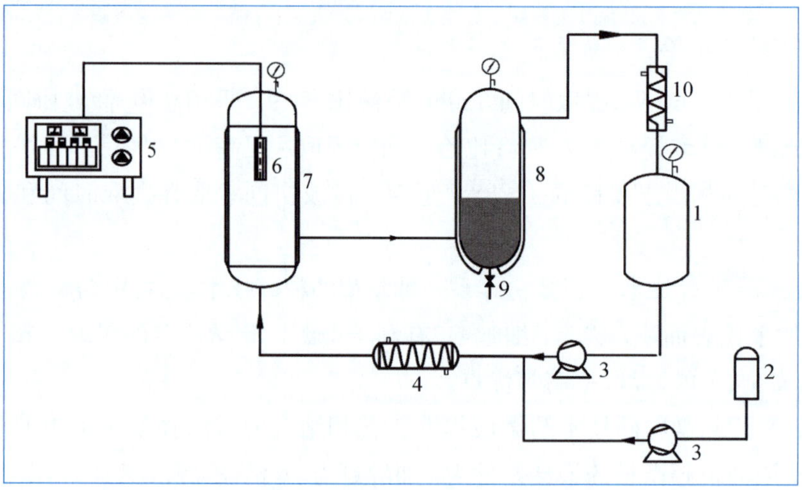

图 2-21　超临界流体萃取—超声联用提取示意图

1. CO_2储罐　2. 夹带剂　3. 压力泵　4. 加热器　5. 超声控制器　6. 转能器　7. 提取罐　8. 分离器　9. 产品出口　10. 冷凝器

采用自行设计的超声强化超临界流体萃取装置，比较超声提取(U)、超临界 CO_2 萃取(SFE)和超声强化超临界流体萃取(USFE)提取大黄 5 种蒽醌衍生物成分的提取率。结果表明，USFE 的合适萃取温度、萃取时间和夹带剂用量分别低于 SFE 的 10℃、30 min、0.5BV，在相同的萃取压力下，USFE 对 5 种蒽醌衍生物成分的提取率较 SFE 分别提高了 2.113%～6.095%。超声对超临界流体萃取具有明显的强化效应，USFE 具有提取效率高，能耗和生产成本低等优点[26]。

9. 超临界流体萃取-微波联用技术　微波辅助提取技术和超临界流体萃取技术都是近年来在中药资源性化学成分提取分离领域得到广泛应用的新型分离技术。微波辅助提取技术是在传统有机溶剂萃取的基础上发展而来的外场辅助强化技术，其无论是萃取速度、萃取效率还是萃取物质量等方面均优于常规工艺。超临界流体萃取技术因具有无污染、萃取选择性强、操作温度低等优点，特别适用于脂溶性化学成分。有针对性地将多种提取技术集成使用，进行集成优化提取，提高了资源性化学成分的综合利用效率。对超临界 CO_2 微波法提取姜黄进行研究，发现在 45℃下、料液比 1∶11、乙醇体积分数 80%、提取 2 min 的最佳条件下，姜黄油、姜黄色素得率分别为 8.95%、3.22%[27]，体现了多元化物质实现了有效物质的同步提取、分离，且效果比微波法更佳。

10. 超声-双水相体系提取技术　某些亲水性高分子聚合物的水溶液超过一定浓度后可以形成两

相,并且在两相中水分均占很大比例,即形成双水相系统(aqueous two-phase system,ATPS)。双水相萃取对于传统有机相—水相的溶剂萃取来说是个全新的替代方法。双水相分离技术具有资源性化学成分损失小、分离步骤少、操作条件温,且易于工艺放大和连续操作等优点,在生物活性成分及天然产物提取分离方面具有良好的应用前景。双水相体系结合传统超声提取法,利用两种分离方法的优势,能更好地实现提取分离。

采用乙醇—硫酸铵双水相体系并结合传统超声提取法,利用两种分离方法的优势,提取分离月季花中总黄酮,确定最佳提取条件为醇∶水(6∶10)的乙醇液做提取溶剂,料液比1∶50,$(NH_4)_2SO_4$浓度0.27 g/mL的条件下超声50 min。采用此法获得总黄酮提取率是传统的乙醇—水回流提取法的114倍,且提取温度低,所需时间较短,提取分离同时进行,操作简便[28]。

11. 离子液体萃取-超声联用技术　离子化合物呈液态时可称为离子液体(ionicliquid),绝大部分离子化合物在高温熔融状态下才能显示液态,但在这种状态下化合物结构与性质极不稳定,限制了其在分离领域中的应用。但有一类完全由离子组成的有机化合物在室温或相近温度下能稳定地以液态形式存在,被称为室温离子液体(room temperature ionic liquid)。与目前广泛应用的有机溶剂相比,离子液体具有以下优点:① 蒸汽压极低,不易挥发,安全易回收;② 对有机物、无机物具有良好的溶解性,使许多化学反应可在均相中完成;③ 具有结构可调控性,离子液体的溶解性能、黏度、疏水性、极性等物理化学性质,取决于阴、阳离子及其取代基的构成和配对,可根据需要定向设计离子液体体系;④ 离子液体作为电解质具有较大的电化学窗口、良好的导电性、热稳定性和极好的抗氧化性。以上这些优点,使其被认为是可替代传统溶剂的新型绿色溶剂,使离子液体在中药及天然药物资源性化学成分研究中受到广泛关注与应用。离子液体萃取化学成分的机制主要是离子液体的疏水性对某些化学成分具有良好的溶解能力,离子液体与某些化学成分的基团发生包括色散作用、氢键作用、静电作用等分子间的作用力而实现萃取。离子液体的疏水性由其构成的阴、阳离子决定,亲油性化学成分的分配系数随着离子液体疏水性的增强而增大[29]。离子液体对化学成分的萃取与反萃机制,如图2-22所示。

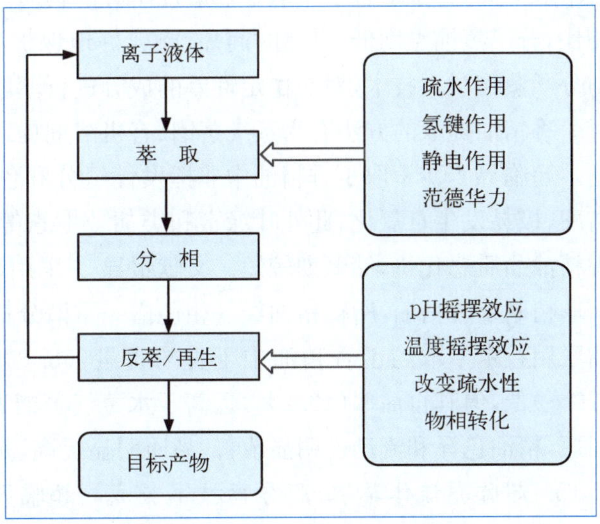

图2-22　离子液体对有机物的萃取与反萃机制示意图

由于超声波的空化作用,超声提取具有相间传质速率快、提取温度低的优点,而离子液体具有挥发性极低以及结构可设计的特性,因而基于离子液体的超声辅助萃取有利于强化对某些热不稳定的中药资源性化学成分的快速高效提取。比较一系列不同阴离子与阳离子组合的1-烷基-3-甲基咪唑类离子液体超声辅助提取人参皂苷的效率,结果表明[30],阴离子对提取的影响并不显著,而有机阳离子的烷基链长度是主要影响因素,以C-3为最佳,在优化的提取条件下,[C_3mim]Br对人参总皂苷的提取量达到17.81 mg/g,比超声法提取效率提高了3.16倍,时间缩短33%。

12. 离子液体-微波联用技术　在微波辅助萃取中药资源性化学成分时,萃取溶剂需要有一定的极性才能吸收微波进行内部加热,通常选用极性较强的溶剂或者是极性溶剂和非极性溶剂的混合液,如甲醇、乙醇、二氯甲烷—甲醇、水—甲苯等。但这些挥发性有机溶剂在样品前处理过程中会引起环境污染。离子液体非常适合做微波萃取溶剂，因为离子液体是由离子组成，且具有蒸汽压低、挥发性小、溶解能力强、萃取能力好、液态范围宽等独特的物理化学性质，这可减少萃取分离过程中的环境污染，同时对微波具有强的吸收和热转换能力。若在萃取中添加共溶剂或者升高温度，可以显著降低离子液体的黏度，提高溶剂的扩散能力，而离子液体仍能保持好的溶解和萃取能力，以提高萃取效率[29]。

考察1-丁基-3-甲基咪唑氯盐、1-丁基-3-甲基咪唑溴盐、1-丁基-3-甲基咪唑四氟硼酸盐和1-乙基-3-甲基咪唑四氟硼酸盐4种离子液体应用于微波辅助提取石蒜中石蒜碱、力克拉敏和加兰他敏3种生物碱，离子液体可与石蒜生物碱形成多种分子间作用力而促使溶质的溶出。与传统提取方法相比，微波辅助萃取法可提高3种生物碱的提取效率，且存在溶剂用量小，萃取时间短的优点[31]。

13. *超临界-超高压提取技术集成* 高压静止使超临界CO_2流体充分地浸入细胞内，在瞬间卸压时产生内外压力差，导致植物细胞发生崩解粉碎，进而达到破壁的目的。且在破壁后细胞内容物释放的瞬间，超临界CO_2在临界液态条件下迅速分离提取目标成分，达到不被挥发氧化的目的。此方法在常温下提取、无因受热而产生成分变性，具有提取得率高、提取液中的杂质少、提取时间短、节能等一系列优点。

应用超高压超临界微射流技术开展中药牛蒡中资源性化学成分的提取研究。选用CO_2作为工作介质在超临界状态下，使牛蒡植物细胞内外达到相等的压力，在瞬间释放的高压力差所引起破壁，其破壁率随着高压静止时间的增加而增加，提取时间最短仅为10 min，是回流提取时间的2%，超临界CO_2提取时间的1%[32]。

14. *超临界流体萃取-分子蒸馏联用技术* 超临界流体萃取的显著特点之一是可以在较低温度下进行萃取分离，特别适合于萃取含热敏性组分的物质。分子蒸馏属于特殊的高真空蒸馏技术，与普通蒸馏相比，分子蒸馏温度低，受热时间短，能较好地保护高沸点和热敏性的有效成分。应用超临界CO_2萃取与分子蒸馏联用技术，对热稳定性差的成分进行萃取与分离是一种较为先进合理的方法。

丁香精油提取的方法有水蒸气蒸馏、有机溶剂提取等方法，但存在热降解、水解、水溶和溶剂残留等问题。超临界CO_2萃取丁香精油中非挥发性组分和色素物质含量高，这些非挥发性组分主要是不饱和脂肪酸，极易发生自氧化，此外叶绿素和类胡萝卜素等色素也会影响精油的储藏，因此超临界CO_2萃取丁香精油品质恶化快，储藏期较短。文献报导[33]采用超临界CO_2流体萃取技术与分子蒸馏技术联用进行萃取精制丁香精油，所得精油经气相色谱—质谱分析并与传统提取方法比较，超临界CO_2萃取—分子蒸馏联用技术萃取的丁香精油中丁香酚含量(68.8%)较水蒸气蒸馏法(80.7%)与有机溶剂回流法(75.0%)低，但其得油率(19.2%)远高于水蒸气蒸馏法(11.4%)和有机溶剂回流法(17.4%)，而且萃取时间短，精油色泽和流动性明显改善，品质明显提高，是提取丁香精油值得推广的一种方法[33]。

15. *超临界流体萃取-膜分离技术集成* 超临界流体萃取与膜分离的技术集成，可为复合型新工艺的开发和应用提供广阔空间，从而达到降低过程能耗、减小操作费用、实现精细分离、利于环境保护、提高产品质量等目的。

(1) 提高超临界萃取的选择性： 在超临界流体萃取中，较高的萃取能力和选择性通常不能同时兼得。如果将超临界溶剂的溶解度提高，能够增加萃取量，但也会增加其他组分的溶解度，萃取选择性反而会降低，导致分离的困难。超临界流体与膜过程耦合，既可以降低膜分离阻力又可以选择性的透过某些成分，在降低能耗和提高选择性上多方面获益。

将超临界萃取与纳滤过程结合，首先选择合适条件增大萃取能力，然后选择合适的纳滤膜，选择性地透过需要的萃取组分，从而使分离效率也得到提高。鱼油中富含多种多烯不饱和脂肪酸，采用超临界CO_2萃取鱼油[34]，萃取物中主要成分为三酸甘油脂，而三酸甘油脂中最有价值的是长链多不饱和脂肪酸，特别其中的二十碳五烯酸(简称EPA)能防治心血管疾病，二十二碳六烯酸(简称DHA)具有防治阿尔茨海默症、抑制脑肿瘤扩散等药理作用。再采用纳滤过程，即可将三酸甘油脂中的长链不饱和脂肪酸和短链脂肪酸相分离。采用此种耦合技术也可将萝卜籽油中的β-胡萝卜素进行精制，均可得到纯化产物。

(2) 强化膜分离过程：对黏性较大的液体进行超滤操作，能量消耗大且透过率小，为了降低液体黏度，传统的方法是提高过滤温度（如高达 623 K）或添加化学剂（如表面活性剂），其后果是增加生产成本和污染，还影响产品质量。超临界 CO_2 具有独特的溶解能力和黏度性能，可与许多极性化合物完全互溶，对其产生"稀释"作用。将超临界 CO_2 应用于黏性液体的超滤工艺，是解决黏性较大的液体进行超滤操作的一条有效途径。

研究表明，超临界 CO_2 对过滤液体的黏性影响有如下特点：CO_2 压力越高，对黏性的降低作用越明显；操作温度越低，对黏性的降低作用越明显；滤液的分子量越大，对黏性的降低作用越明显。加入超临界 CO_2 可以显著降低错流过滤的阻力，提高渗透通量。

(3) 回收超临界 CO_2：为确保超临界萃取过程的经济性，超临界溶剂应该循环使用，而不是在萃取完成后简单的采用混合物卸压使 CO_2 气化的办法分离萃取产物。目前常用的使超临界 CO_2 与萃取物分离的降压分离法，一般需消耗大量能量，从而使超临界萃取的操作费用大为增加。采用纳滤代替降压分离过程有效地改变了这种状况。

纳滤是一种压力驱动的膜分离过程，它可以在压力变化不大、恒温和不改变分离物的热力学相态的情况下达到理想的分离效果。用纳滤代替降压分离过程，在较小的跨膜压降（一般小于 1 MPa）的情况下，CO_2 无需经历压力、温度和相态的循环变化（从而避免使用大型压缩和制冷系统），实现超临界 CO_2 与萃取物的分离。在近临界条件下使用平均孔径为 3 nm 的 ZrO_2-TiO_2 膜回收 CO_2，咖啡因的截留率可高达 100%，CO_2 的渗透通量达到了 0.024 mol/(m^2·s)。

采用国产 2×10 L 超临界 CO_2 萃取装置及平板超滤器等联合生产工艺设备，以外购含量为 10%～14% 的低值银杏黄酮粗品为原料，经联合工艺处理，结果得到黄酮含量大于 30%，内酯为 6%～8% 的高值化产品。经高效液相色谱仪、原子吸收仪及微生物检验等测试，产品中的烷基酚、重金属、农药残留、细菌等指标均能达到国际质量标准。

16. *超临界流体萃取-精密分馏分离技术集成*　超临界流体萃取与精密分馏技术相结合，在萃取的同时将产物按其性质和沸程分为若干不同的产品。具体工艺流程是将填有多孔不锈钢填料的高压精馏塔代替分离釜，沿精馏塔高度设有不同控温段。新流程中萃取产物在分离解析的同时利用塔中的温度梯度，改变 CO_2 流体的溶解度，使较重组分凝析而形成内回流，产品各馏分沿塔高进行气—液平衡交换，分馏成不同性质和沸程的化合物。通过这种集成技术，可实现萃取过程和精馏过程一体化，有效发挥两者各自在分离方面的优势，大大提高分离效率和产品的纯度[35]。

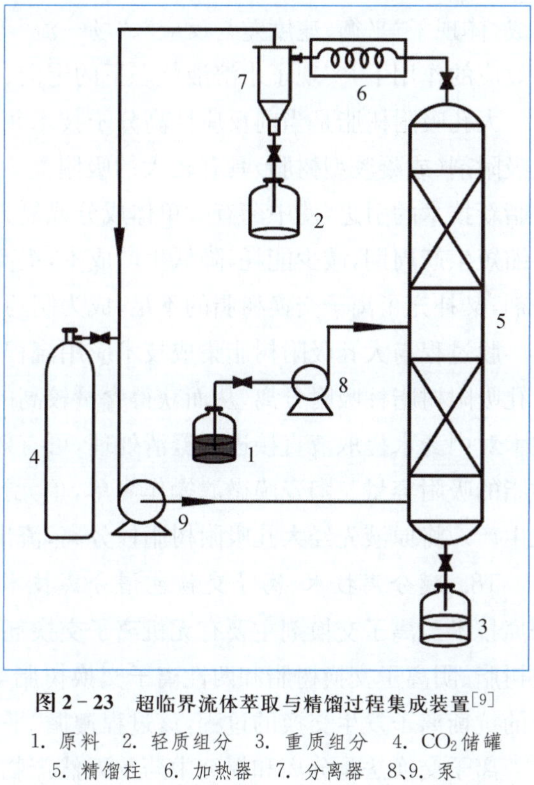

图 2-23　超临界流体萃取与精馏过程集成装置[9]

1. 原料　2. 轻质组分　3. 重质组分　4. CO_2 储罐　5. 精馏柱　6. 加热器　7. 分离器　8、9. 泵

鱼油中富含多种多烯不饱和脂肪酸，其中 EPA、DHA 的药用价值与开发前景十分广阔。超临界流体 CO_2 萃取精馏技术非常适于从鱼油中提纯 EPA、DHA 等高沸点、热敏性的天然产物[36]。鱼油在超临界 CO_2 流体中的溶解度，与超临界 CO_2 的密度逐步下降，鱼油甲酯的溶解度随之下降，此时鱼油甲酯混合物中碳链

较长的重质组分(如 EPA、DHA)比碳链较短的轻质组分更容易从超临界 CO_2 中析出。正是基于温度对溶解度的负效应,可将分离柱的轻质组分从柱顶引出,而重质组分不断回流到柱底。从而使轻质、重质组分得以分离。工艺流程如图 2-23 所示,液体原料经泵连续进入分离塔中间进料口,CO_2 流体经加压、调节温度后连续从分离塔底部进入。分离塔由多段组成,内部装有高效填料,为了提高回流的效果,各塔段温度控制以塔顶高、底部低的温度分布为依据。高压 CO_2 流体与被分离原料在塔内逆流接触,被溶解组分随 CO_2 流体上升,由于塔温升高形成内回流,提高回流液的效率。已萃取溶质的 CO_2 流体在塔内流出,经降压解析出萃取物,萃取残液从塔底排出。该装置有效利用超临界 CO_2 萃取和精馏分离过程,达到进一步分离、纯化的目的。相关试验结果见表 2-4。

表 2-4　超临界 CO_2 萃取与精馏过程集成分离提纯 EPA、DHA 的试验条件与结果

操作序号	萃取温度(℃)	精馏温度梯度(℃)	精馏压力(MPa)	溶剂比(S/F)	EPA 纯度(%)	DHA 纯度(%)
1	40	40~80	15~17	104.2	41.8	53.9
2	40	40~80	13~15	206.2	74.4	80.3
3	40	40~80	12~14	239.8	89.2	91.1
4	40	40~60	12~14	274.8	60.4	78.6
5	40	40~50	12~14	24.2	35.9	51.5

17. 膜分离技术-大孔吸附树脂技术集成　膜分离单元操作过程的筛效应和扩散效应均需在中药多元成分的水溶液状态下进行,即利用待分离混合物各组成成分在质量、体积大小和几何形态的差异,或者待分离混合物各组分对膜亲和性的差异,凭借压力梯度场等外力作用实现,此分离过程选择性较差[37]。而大孔吸附树脂是吸附性和分子筛原理相结合的分离吸附材料,该技术是利用一类有机高聚物,通过物理吸附从溶液中选择性地吸附有机物质,从而达到分离提纯的目的。膜技术与树脂吸附技术的集成,体现了"平衡、速度差与反应"、"场—流"等分离理论的技术优势,中药多元资源性物质在选择性筛分效应的作用下,实现了水溶液状态下的定向、有效分离。

大孔吸附树脂是当前反应性高分子技术领域发展最活跃的一个分支。实践应用表明,它比其他天然吸附剂(或凝胶型树脂)具有较大的吸附能力,洗脱容易、机械强度高、抗污染能力强。由于大孔吸附树脂新技术的引进,使中药有效单体成分或复方中某一组分或单体成分的指标得到提高,在工业生产上可缩短生产周期,减少能耗,降低生产成本,提高生产效率。因此,逐渐取代了活性炭和氧化铝等经典吸附剂,又补充了离子交换树脂的不足,成为制药工业的分离、浓缩、纯化等方面重要的手段[38]。

膜过程与大孔吸附树脂集成技术应用流程:将原料液先经过膜预处理,预处理得到的膜透过液再经大孔吸附树脂柱吸附分离,从而获得含量较高的多元目标成分。研究表明,采用陶瓷膜微滤作为预处理技术对中药水提取液直接进行澄清处理,可有效地减少水提液中悬浮杂质对树脂的毒化作用,提高单位树脂的吸附容量。陶瓷膜微滤操作简单,单元操作周期短,省去了大量乙醇浓缩蒸发过程,适合于工业化生产。将原液先经大孔吸附树脂柱分离,流出液与洗脱液再经膜分离得到相应的多元组分。

18. 膜分离技术-离子交换色谱分离技术集成　离子交换色谱是以离子交换剂为基本载体的一类分离技术。离子交换剂主要有无机离子交换剂,如沸石、活性炭等;合成有机离子交换树脂,如阳离子交换树脂、阴离子交换树脂和两性离子交换树脂等。离子交换的过程即是溶液中的可交换离子与交换剂上的抗衡离子发生交换的过程,该过程遵循"平衡、速度差与反应"分离原理。

离子交换法是分离和提纯中药及天然产物的有效手段之一,如采用阳离子交换树脂富集季铵型生

物碱，在水溶液条件下生成的季铵型生物碱能被阳离子交换树脂的氢离子交换而吸附于树脂上，从而达到与其他非离子性成分分离的目的。由于离子交换法省时省力，而且还可以节约大量的有机溶媒，适合于工业化生产[39,40]。采用膜分离与离子交换色谱集成技术处理中药资源性化学物质，可使中药中多元资源性化学成分实现水溶液状态下的定向分离。

19. 膜分离技术-分子蒸馏技术集成　分子蒸馏技术适用于不同物质相对分子质量差异较大的液体混合物系的分离，特别是同系物的分离。近年来分子蒸馏技术在中药挥发性成分的分离中已突显出其技术优势，如已用于中药广藿香油的纯化、当归脂溶性成分的分离、独活挥发性成分的分离、川芎油的分离等。但由于分子蒸馏是在极高的真空度下进行，该技术所用设备投资较大，适合于将粗产品中高附加值的资源性成分进行分离和提纯[41]。

对于中药原料中高沸点、热敏性组分的挥发性化学成分，采用传统的提取方法如水蒸汽蒸馏、浸提法等，不仅易引起分子的重排、聚合等反应，而且在后续的处理中还要加入溶剂萃取、离心分离、浓缩等工艺进一步纯化。依据分子蒸馏基本原理，对于中药中高沸点、热敏性组分的挥发性化学成分，采用分子蒸馏工艺，可以依据挥发性多组分中分子运动平均自由程的差异，使各组分在远低于其沸点的温度下从混合物中一次性、得到快速分离[36]。因此，分子蒸馏与膜分离技术的集成应用，可成为中药挥发性成分定向分离的优势技术。

20. 动态循环提取-组合膜分离集成技术　该集成技术是将提取与分离衔接在一起，经动态循环提取的提取液直接进行分离，使两个过程有机结合、相互促进，该方法适用于如多糖等大分子的成分与小分子成分的分离。整个过程先是药材经动态提取，多糖及其他成分从药材中释放至提取液中，同时提取液经组合膜将多糖截留下来，透过小孔径膜的不含多糖的提取液继续回提取罐进行提取。组合膜的多糖截留过程与提取同步，低浓度的溶液有利于膜分离的进行，经过膜分离的低浓度提取液也有利于提取的继续进行，集成化方法可使提取液保持在较低的浓度水平，可以增加多糖在细胞内外的浓度差，以此提高外扩散的推动力，进一步强化提取过程；同时提取液可保持在较低的浓度水平，使组合膜分离过程的膜阻塞、浓差极化减弱，可延长膜的清洗周期。因此，通过集成可达到提取和分离过程多重强化的目的。同时，将动态循环提取与组合膜分离集成，可将提取、浓缩、分离等多步传统工艺简化，减少了过滤、浓缩等设备，并缩短工艺时间，提高提取分离效率。集成化提取分离实验装置，如图 12－24 所示。

(四) 中药资源性化学成分提取分离技术集成应用实例

1. 多元技术集成提升中药资源原料生产过程的利用效率　采用超声波提取—超滤分离—大孔树脂吸附—硅胶柱层析技术集成，自铃兰全草中纯化铃兰苦苷，其纯度超过 98%[42]。该工艺所采用的超声波萃取技术可使有效成分铃兰苦苷溶出速度加快；所采用的大孔树脂、膜技术（超滤、纳滤）、硅胶层析技术不仅可实现大规模工业生产，而且工艺过程不需加热等操作，降低能耗的同时避免了资源性成分的破坏；所选用的试剂主要是乙醇和水，改变了传统天然药物化学分离中大量使用有机溶剂的缺点。因此，该技术集成对于中药原料生产过程的利用效率提升具有示范作用（图 2－25）。

采用酸水提取—大孔树脂吸附—超滤膜过滤—纳滤膜浓缩—大孔树脂吸附技术集成，自骆驼蓬原料中制备生物碱，该方法工艺操作简单，能耗低、污染小，易于工业化生产[43]（图 2－26）。

2. 多元技术集成提升中药资源性产品制造过程的利用效率　采用多种膜与大孔树脂集成技术制备高纯度茶皂素，该工艺简便易行，降低能耗，具有良好的推广价值[44]（图 2－27）。

上述研究实例均是在分离目标确定的前提下，通过多元技术集成提升单一分离产物的分离效率。在中药资源性原料生产过程中，还可通过技术集成提升资源的综合利用效率。

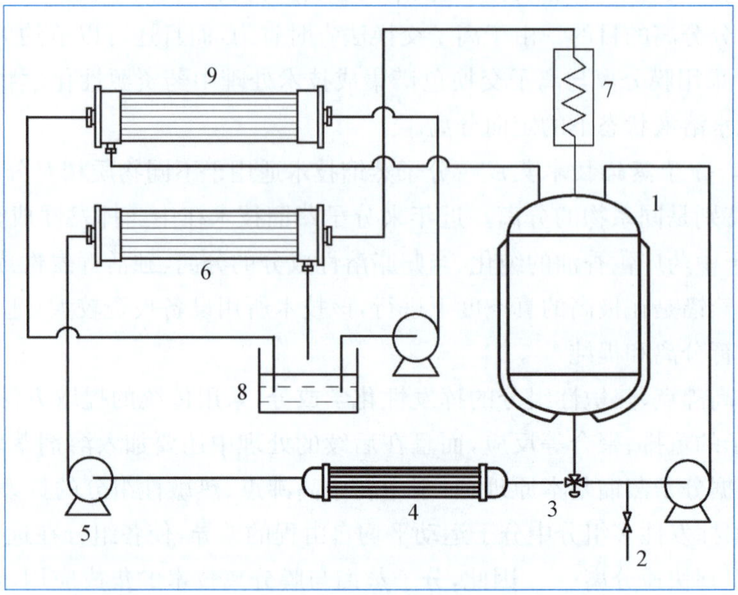

图 2-24　动态循环提取与膜组合集成化提取分离装置示意图

1. 提取罐　2. 放液阀　3. 三通阀　4. 冷凝管　5. 泵　1、6. 大孔径膜　7. 换热器　8. 产品接收池（能透过大孔径膜，被小孔径膜截留的溶液）　9. 小孔径膜

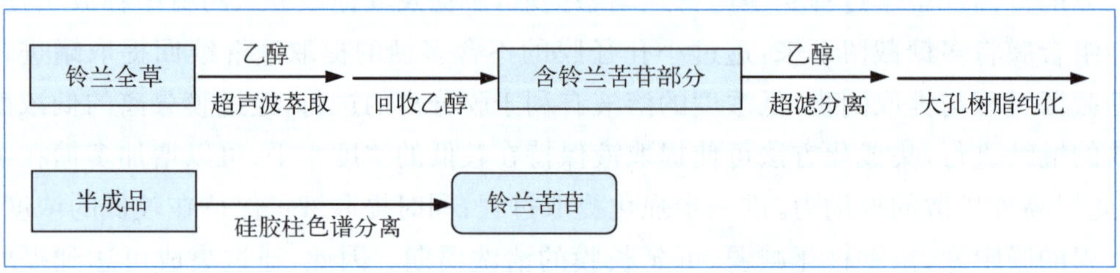

图 2-25　超声波提取—超滤分离—大孔树脂吸附—硅胶柱层析集成技术与应用

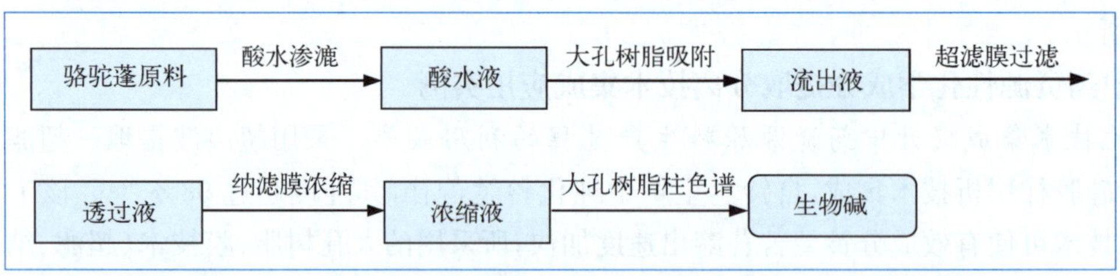

图 2-26　酸水提取—大孔树脂吸附—超滤膜过滤—纳滤膜浓缩—大孔树脂吸附集成技术与应用

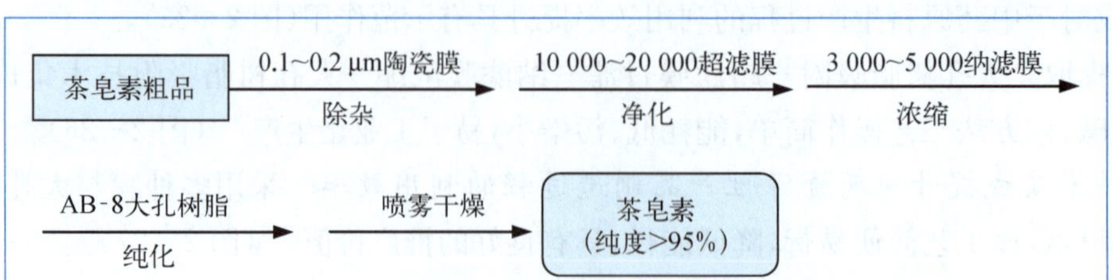

图 2-27　多种膜与大孔树脂集成技术与应用示范

联合应用超临界流体萃取、超声波提取、大孔树脂分离技术、膜分离技术(USMM联用技术)分别提取丹参中的脂溶性和水溶性成分[45]。该联用技术提高了丹参活性成分的提取率和产品纯度,减少了传统提取工艺中有机溶剂用量多和受热时间长的问题,为优质丹参制剂开发提供了工艺过程设计方案(图2-28)。

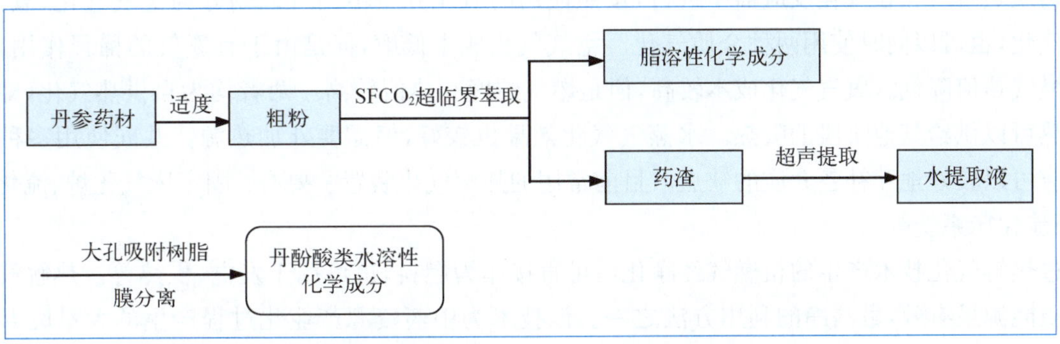

图2-28　USMM联用技术及其在丹参资源性物质分离中的应用

四、适宜于中药资源循环利用的方法与技术体系

转化增效资源化模式是中药资源高效利用的一种有效途径。中药资源通过物理转化技术、化学转化技术、酶转化技术、微生物转化技术、细胞生物转化、发酵转化技术等,使其转化成为利用价值较高的资源性物质,以提高产品附加值;通过技术革新或技术集成,提升资源性物质的利用效率。该模式是实现节约资源、循环经济的重要途径,为逐步推进中药资源产业链的延伸提供重要支撑,其资源化过程涉及多领域的多学科交融、多元技术集成等,以实现中药资源转化增效与高效利用。

(一) 适宜于中药资源高效利用的化学转化技术

化学转化利用途径与方法技术主要包括:通过热化学转化途径与技术,使中药废弃物转化为固态、液态和气态等资源性产品;通过酸、碱预处理,以及化学催化反应等化学转化途径与技术,将废弃物中大分子物质解聚转化为低聚类或小分子化学物质,或通过转化提升资源性化学物质的利用价值或潜在利用价值。

1. 热化学转化技术　热解是利用热能切断大分子量的有机物、碳氢化合物,使之转化为含碳数更少的低分子量物质的过程,包括大分子的键断裂、异构化合小分子的聚合等反应,最后生成各种较小的分子。其主要产品可通过控制反应参数,如温度、反应时间、加热速率、活性气体等加以控制。

(1) 燃烧热转化技术: 将贮存在中药资源生产过程产生的废弃物中的化学能转化为可利用的热能、电能等的能源化方式,可用于供热和发电等。该方式通常是利用中药资源生产过程产生的废弃物在锅炉中燃烧,释放出热能,产生高温、高压的水蒸气(饱和蒸汽),在蒸汽过热器吸热后成为过热蒸汽,进入汽轮机膨胀做功,以高速度喷向涡轮叶片,驱动发电机发电。做功后的蒸汽在向冷却水释放出热量后凝结为水,经给水泵重新进入锅炉,完成一个循环。目前,利用中药废弃物进行燃烧热转化技术多采用与煤等矿物燃料进行混合燃烧而实现能源转化,它不仅为生物质和矿物燃料的优化混合提供了机会,同时许多现存设备不需太大的改造,使整个投资费用低,利于推广。

燃烧热转化技术虽一定程度上缓解了中药废弃物处理压力和提供了热能和电能,但直接燃烧效率低,烟尘排放量大,污染环境等,是粗放低值化的利用方式。

(2) 热解气化技术： 热解气化是所有生物质热化学加工中开发最早、可规模化生产的利用技术，从气化到产品气的后续加工和应用均已有较高的商业化程度。其基本原理是在一定的热力学条件下，借助于部分空气(或氧气)、水蒸气的作用，使生物质的高聚物发生热解、氧化、还原、重整反应，最终转化为一氧化碳、氢气和低分子烃类等可燃性气体的过程。

生物质热解气化在气化反应器中进行，按照使用的氧化介质不同可以划分为空气气化、氧气气化、水蒸气气化，也可以同时使用两种介质气化。空气气化成本低廉，但是由于有氮气的稀释作用，使得裂解后的燃气热值降低。氧气气化成本较高，但是燃气纯度和热值较高。两者均为自供热气化，即氧化过程的放热可以供给其他阶段的吸热。水蒸气气化效果也较好，但需要外加热源。共同使用多种介质的气化反应可以较好地互补各介质的缺点。目前常用的热解气化装置主要有：固定床气化炉、流化床气化炉、循环流化床系统等。

通过热解气化技术产生的粗燃气经净化后可直接作为燃料，也可用于发电、供热等。热解气化发电是生物质能源最有效，最洁净的利用方法之一。该技术为中药资源产业化过程产生的大量废弃物的资源化利用提供了有效途径和技术支撑，从而避免废弃物对环境生态的污染，该方面的研究与产业化实施将具有重大意义和应用前景。

(3) 热/压裂解转化技术： 指在隔绝氧气或少量供氧的条件下热裂解为液体生物油、可燃气体和木炭三个组成部分的过程。该技术与热解气化技术的主要区别：一是需氧量不同；二是收集产物的形式不同。气化技术以气体为主要收集对象，热/裂解技术则以可燃生物油为主要收集对象。不同的热/压裂解工艺技术条件，其转化率一般在 50%～90%之间，大致可以分成高压热解、常压热解、常压快速热解、气化合成、超临界液化等 5 种类型。

中药资源植物茎秆等非药用部位，以及根及根茎类、茎枝类药材经提取后产生的药渣均富含纤维素、半纤维素、木质素等物质。以上三类物质可分别在 325～375℃、225～350℃、250～500℃可裂解产生具有不同化学组成的生物油及木炭和可燃性气体。其中，纤维素裂解产生的生物油其化学组成主要为醛类、酮类和有机酸类化学成分；半纤维素裂解产生的生物油主要化学组成为乙酸、1-羟基丙酮、1-羟基-2-丁酮、糠醛及环戊烯酮等；木质素裂解产生的生物油则主要含有芳香烃类及苯酚等化学成分，其工艺过程如图 2-29 所示。

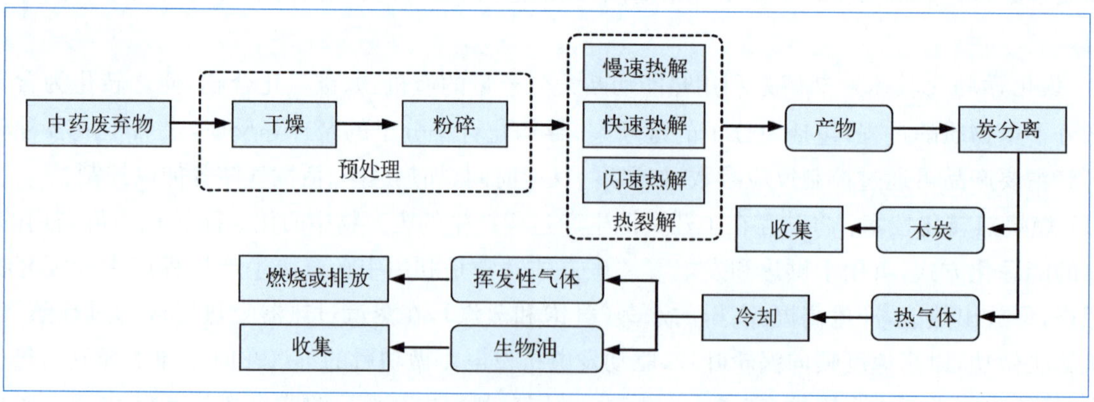

图 2-29　中药资源产业化过程废弃物热裂解工艺流程

以中药资源产业化过程中产生的固态废弃物为主要原料经热/压裂解产生的生物油可以直接燃烧发电，也可精炼或者改性后作柴油的替代资源，或用于提取各种化学用品的化工原料。裂解产生的气态产物可用作工业燃烧用气。炭化物可用作锅炉的固体燃料，也可用于生产活性炭、纳米炭，也可经进一步裂解生产天然气。

(4) 直接液化技术：是一项新兴生物质能利用技术，其目的仍然是裂解生物质以提取生物油。直接液化技术是在一定温度和压力条件下，借助溶剂及催化剂的作用将木质生物质转化为生物油的热化学过程。与传统的热裂解技术不同的是，直接液化技术反应温度较低、反应压力较高，需要借助气体、溶剂和催化剂；产生的生物油的物理和化学性质更为稳定。

直接液化最佳反应温度通常为250～350℃，最佳反应压力为10～29 MPa，常用的气体包括惰性气体和还原性气体(H_2、CO_2等)，溶剂包括水、苯酚、杂酚油、邻环已基苯酚、乙二醇、丙三醇、聚乙二醇以及超临界液体等。

适用于中药资源产业化过程废弃物处理的直接液化技术工艺流程如图2-30所示。取纤维素、木质素含量较高的中药废弃物经干燥和粉碎后可直接输入液化反应器，有时也可用稀酸或碱水解后再进入液化反应器以提高液化效率。液化后生成的炙热气体与木炭分离后，木炭可以经气化生成还原性气体回用到液化反应器中；炙热气体经冷凝后分离为生物油和挥发性气体。挥发性气体中的惰性和还原性成分也可回用到液化反应器中。直接液化技术由于成本高，技术尚不成熟，目前尚未有规模化的应用，现有报道均为小试和中试。但由于其对生物质的液化效果优于传统的热裂解液化技术，因此具有较大的应用潜力，是未来的发展方向。

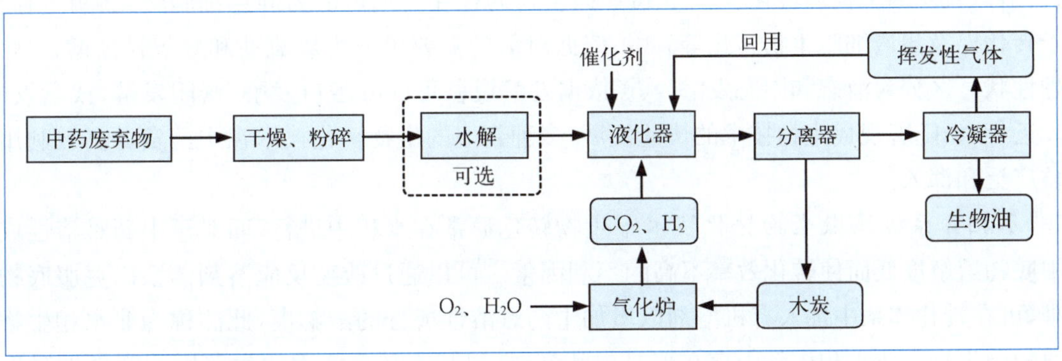

图2-30　中药资源产业化过程废弃物直接液化制备生物油工艺流程

2. 化学反应转化方法技术

(1) 酸预水解化学转化技术：中药废弃生物质原料经酸预水解后，组织材料中的半纤维素与纤维素之间的连接键被解离，得到由纤维素和木质素组成的固体物质，或可用做制浆造纸的原料，或经进一步发酵生产获得乳酸或乙醇等。

(2) 碱预水解化学转化技术：利用不同浓度的碱液与某些助剂的共同作用，将中药生物质中不同类型的多聚糖抽提出来。碱液还可削弱皂化纤维素与半纤维素之间的氢键、半纤维素与木质素之间的酯键，从而将半纤维素释放到溶液中。

(3) 化学催化反应转化技术：以中药生物质、中药资源性化学成分、中药生产过程产生的废水等为原料，加入特定的化学催化试剂，促使中药资源性化学成分转化为高附加值的可利用物质，进一步开发为资源性产品，同时亦减少了废弃物对环境的污染。

(二) 适宜于中药资源高效利用的生物转化技术

生物转化(biotransformation，bioeonversion)是指利用酶或者生物有机体(细胞、细胞器、组织等)作为催化剂，对外源底物进行特异性结构修饰以获得有价值产物的化学反应过程[46]。生物转化中常用的有机体主要是微生物，其本质是利用微生物细胞内的酶进行催化，促进生物转化的进程。

中药资源性化学成分往往含量较低但活性显著，如紫杉醇、青蒿素等在植物中的含量仅为万分之几或更低。单纯依靠从中药资源中分离得到这些成分，容易造成环境生态的破坏且很难满足医疗需求，可采用生物转化技术，解决这些成分的来源困难问题。另外中药资源性成分有些在中药材中含量高但却活性相对较低（人参皂苷 Rb_1、Rg_1 等），但同一药材中的其他成分含量低却活性相对较强（如人参皂苷 Rg_3、Rh_2），这两类成分往往在结构上存在基本母核相同这一特点。为使中药资源高效利用，可采用结构改造的方法将活性低的成分转化为活性强的成分，生物转化由于具有的独特优势使其成为完成这一工作的有效技术方法。在中药资源生产加工过程中，还会产生大量的"非药用部位"及"下脚料"，这些废弃物中通常含有大量的纤维素、蛋白、淀粉组分，容易对生态环境造成极大压力，而采用生物转化降解发酵技术，将这一类的大分子生物质转化为利用价值较高的醇、沼气等清洁能源，以及微生物蛋白饲料、有机肥料等，对中药资源的高效利用具有显著意义。

目前，生物转化技术已广泛应用于中药资源高效利用过程中，所涉及的反应包括氧化、还原、酯化、水解、缩合、聚合等。生物转化具有选择性高、反应条件温和、转化效率高、副产物少、产物接近天然及能够进行传统有机合成难以进行的化学反应等特点。

常用的生物转化技术包括：① 按照微生物来源可分为植物内生菌生物转化、肠道菌生物转化、极端微生物转化，以及基因工程菌转化等。② 按照微生物的存在形式可分为静息细胞转化、酶生物转化、微生物孢子转化以及渗透细胞生物转化等。③ 依据对氧的需要可分为厌氧性和好氧性发酵。④ 依据培养基物理性状可区分为液态和固态发酵。⑤ 依据发酵设备可区分敞口发酵、密闭发酵、浅盘发酵、深层发酵等。近年来，随着现代生物技术的快速发展，多种新型的生物转化技术在中药资源高效利用方面的应用日益广泛和深入。

1. 非水相体系极端微生物转化技术　生物转化通常在水相中进行，而对于中药难溶性成分就存在水相中底物溶解度低而使转化效率不高的不利因素。可以通过改变反应溶剂体系以克服底物溶解度小的困难，可在转化体系中加入有机溶剂以增加中药难溶性成分的溶解度，此法称为非水相生物转化技术。普通的微生物在非水相体系中存在着易失活问题，寻找有转化能力的耐有机溶剂极端微生物和酶类，并掌握最优的转化条件，是这一技术的关键核心[47,48]。

在传统的以葛根素为底物的微生物水相转化体系中，底物浓度（<于 4 g/L）和产率（<80%）通常维持在较低的水平，研究人员以 20%二甲基亚砜（DMSO）为筛选压力，从油污土壤中筛选得到一株能高效催化葛根素糖基化的菌株 arthrobacternicotianae XM6。该菌株能胞外分泌一种新型的果糖苷酶。该酶在 25% DMSO 和甲醇中能保持高稳定性和催化活性，在 110.4 g/L 葛根素的高浓度底物下，产率高达 90.6%（图 2-31）。

2. 环糊精包结技术　环糊精包结技术可从以下两个方面提高微生物对中药底物的生物转化效率：一方面可提高中药资源性化学成分的溶解度；另一方面环糊精与微生物细胞膜存在一定的相互作用，具有较好的生物相容性，能增加环糊精包裹的底物分子与微生物细胞膜内酶的接触效率[50]。由于甾体化合物在水中溶解度低而导致其生物转化率低[45]，是目前国际上甾体工业普遍的而关键问题和难点问题。增加底物颗粒的分散，促进底物在反应体系中的高度分散，加速底物颗粒的传质过程，是提高甾体转化效率的关键因素。如以来源于中药资源的甾体化合物为原料生产氢化可的松，所采用的即是环糊精包结技术：以新月弯孢霉为实验菌种，采用超声法，制备 β-环糊精与底物甾体的包合物，进行转化生产。结果表明，采用 β-环糊精包合后甾体底物浓度可由 2 g/L 提高至 3 g/L，在 2L 发酵罐中氢化可的松收率依然维持较高的水平（57.8%）[51]。

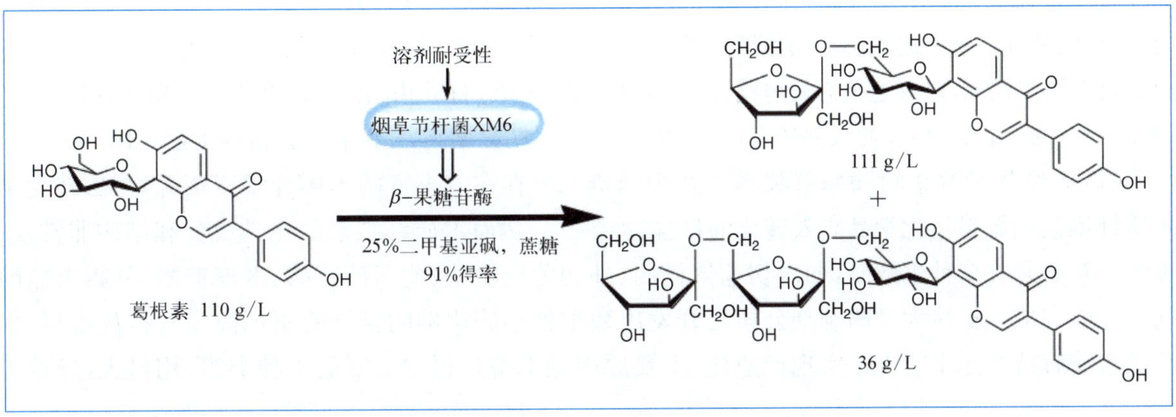

图 2-31　果糖苷酶 XM6 催化葛根素转化生成糖基化衍生物图示

3. *变压生物转化技术*　变压生物转化技术亦是解决底物溶解度小及酶溶出少问题的另一新型技术。通过改变发酵过程中的压力，从而改变底物晶体结构，增加其溶解性，同时能增加反应体系溶氧，提高细胞膜通透性，使胞内代谢流向着目的产物方向加强，达到提高发酵产率的目的。该技术目前已广泛应用于谷氨酸、脯氨酸等氨基酸发酵行业，同时在中药资源性成分的转化过程中具有良好的应用前景[52]。

4. *超声波强化生物转化技术*　超声波强化生物转化技术，也能解决底物溶解与细胞活性酶释放的双重难题。超声波处理可以促进中药资源性化学成分的溶解，促使细胞内活性转化酶释放，提高酶活力，提高转化效率等[53]。如采用肠道菌对黄芩苷进行转化，在不采用超声波处理技术的情况下，几乎检测不到黄芩苷转化产物黄芩素，采用超声波处理技术，能显著提高黄芩素的得率，在 40 kHz，40 min 的超声波处理条件下，黄芩素得率可达 73.9%[54]。

5. *固定化技术*　采用游离酶或微生物细胞进行中药资源性成分生物转化时，亦存在着催化剂浓度低，易失活，不能重复利用等问题。反应体系中酶或微生物细胞的频繁更换，既增加了反应成本，降低了反应速率，同时易产生较多的废弃物，造成二次污染等。采用固定化技术能针对性解决这些难题。

固定化技术包括固定化酶技术与固定化微生物技术，是采用化学或物理手段将游离的酶或者微生物定位于限定的空间区域，以提高酶或微生物细胞的浓度，使其保持较高的生物活性并反复利用的方法[55]。如将糖苷型异黄酮水解成活性更强的苷元型异黄酮时，固定 β-葡萄糖苷酶的方法是用海藻酸钙包埋富含 β-葡萄糖苷酶的黑曲霉孢子。在优选的底物浓度、pH 和温度的条件下。当固定化酶珠体积占反应总体积的 5%，糖苷型异黄酮浓度为 1.2 $mg \cdot mL^{-1}$，作用 24 h，酶解效果良好。连续 7 批的转化率均可保持在 90%以上，显示本法可稳定高效地多次使用[56]。

6. *级联生物转化技术*　中药资源性化合物的结构改造，往往需要多步酶参与的多步反应，反应过程中容易造成中间体的浪费、操作时间长、能耗大等问题。

发展级联生物转化，即无中间体回收步骤的组合催化反应，是实现具有内在安全设计的可持续生物转化未来的一个重要发展方向。它能显著减少操作时间、成本、辅助化学品的消耗及能源的使用，因此可减少原料的使用和废弃物的产生。级联转化和多步协同转化的全开发需要发展新型、相互兼容的生物合成方法及工艺，最终实现生物合成的全集成[57]。在中药资源性化学成分的合成与改造过程中，级联生物转化技术有多种表现形式，包括传统的一锅煮法、组合生物催化法，以及近年来兴起的组合生物合成技术等。

7. *固态双相发酵技术*　对于绝大多数生物转化体系而言，液态发酵占据了主体，然而液态发酵过程中的能耗高、有机废水量大等问题，成为限制发酵工业可持续发展的主要问题。固相发酵技术一定程度上弥补了液态发酵的不足，同时针对中药资源成分生物转化这一实际难题，通过理性设计药物基质与发酵菌株，在此基础上建立起固态双相发酵技术，既能低能环保地实现药效分子的结构优化，又能取得良好的协同增效作用。例如，以灵芝菌为发酵菌株，人参为药性基质进行双相固体发酵获得参灵菌质，既保留了人参、灵芝固有的有效成分，又使人参稀有皂苷 Rg_3、Rh_1 含量明显增高，使两者发挥协同促进作用[58]。

8. 离子液体纤维素均相酶解技术　在中药资源中存在着丰富的木质纤维素资源，酶法转化是实现木质纤维素向燃料及化学品高效转化的最佳途径[59]。然而木质纤维素的化学成分和结构非常复杂，其高效降解必须在多种水解酶，如内切葡聚糖酶、外切葡聚糖酶、葡萄糖苷酶、木聚糖酶、甘露聚糖酶等协同下才能完成。虽然大型酶制剂公司已开发出数十种不同比例的复合酶制剂商品并投放市场，但木质纤维素酶解技术还未能真正实现产业化，主要原因是水解过程中需要的酶种类多、用量大，导致了成本过高[60]。

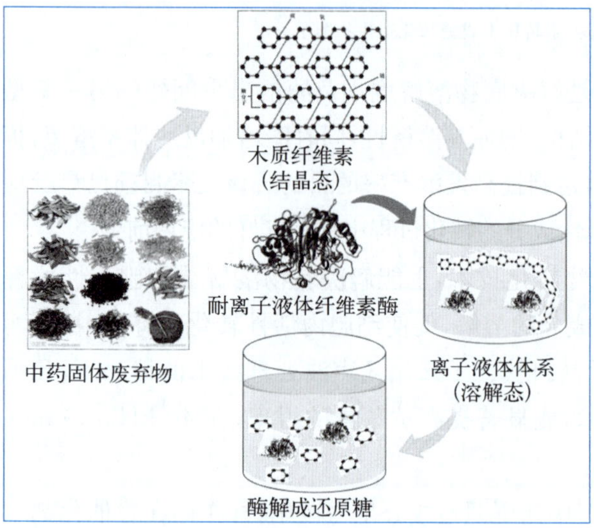

图 2-32　中药固体废弃物的溶解态木质纤维素均相酶解示意图

离子液体是指在室温或接近室温下呈现液态的、完全由阴阳离子所组成的盐，也称为低温熔融盐。由于离子液体所具有的独特的溶解性能，可利用稳定存在于高浓度离子液体体系的纤维素酶原位均相水解处于溶解态的纤维素，在简化预处理工序的同时突破纤维素的天然致密结构，从而实现酶与底物的多维契合与高效水解[61]。中药资源生产过程中会产生含有大量纤维素的生物质，不加以利用可导致资源浪费与环境污染。可利用此项技术将这些废弃物中的纤维素组分高效酶解糖化[62]。中药资源产业化过程固体废弃物的溶解态木质纤维素均相酶解体系如图 2-32 所示。

9. 联合生物加工技术　面对中药资源产业化过程废弃物中的大量纤维素资源，除了采用纤维素酶将其水解糖化外，最理想的是将其进一步发酵成生物乙醇（或生物丁醇）等清洁能源。然而该转化过程中居高不下的成本问题成为制约其工业化进程的最大障碍。首先木质纤维素需要在复杂的纤维素酶系统酶解作用下生成己糖（葡萄糖）和戊糖（木糖、阿拉伯糖）等混合糖；接下来微生物利用混合糖发酵生产乙醇时，会发生碳源分解代谢阻遏效应（carbon catabolite repression，CCR），即葡萄糖的存在严重影响木糖、阿拉伯糖等戊糖的转运和利用，这种有选择性的先后利用使得发酵过程更加复杂，而且大大降低了产物的得率及生产强度。因此高效纤维素酶降解系统的开发，微生物混合糖发酵系统的途径优化，产酶、糖化、发酵三部分的有效集成成为木质纤维素高效生产生物乙醇的关键。

目前所采用的分步水解发酵法、同时糖化发酵法等工艺，纤维素酶的生产主要存在分步且价格高昂的问题。将产酶过程与糖化、发酵集成在一个反应器内同步进行的联合生物加工技术，有效地降低了酶的生产成本及过程操作和设备投资成本，首先纤维素酶将木质纤维素降解为己糖和戊糖，然后己糖、戊糖通过细胞转运系统进入细胞内，在细胞内糖类经过复杂的转化和变换进入糖酵解途径，最后合成生物乙醇[63]。

10. 干发酵技术　干发酵技术是指以有机废弃物为原料（干物质浓度在 20%）以上，利用厌氧菌将其分解为 CH_4、CO_2、H_2S 等气体的发酵工艺，与湿发酵技术相比耗能低且产气效率高是其主要优点。目前已有的干发酵系统有：车库型干发酵系统、气袋型干发酵系统、干湿联合型发酵系统、渗滤液储存桶型干发酵系统等大型沼气干发酵系统，已经投入生产性应用，可进行规模化的沼气生产[64]。在中药废弃物中存在着大量的纤维素、蛋白、淀粉等组分，是制取沼气的理想原料，可采用此项技术将中药废弃物进行资源化利用。

11. 好氧堆肥技术　堆肥技术主要是利用多种微生物的作用，将植物有机残体，进行矿质化、腐殖化和无害化，使各种复杂的有机态的养分转化为可溶性养分和腐殖质，同时利用堆积时所产生的高温（60～70℃）来杀死原材料中所带来的病菌、虫卵和杂草种子，达到无害化的目的。堆肥技术主要用于农业废弃物的处理及其资源化利用过程中。中药产业化过程中产生的地上非药用部位以及药渣、沉淀物等废弃物富含糖类、蛋白类、纤维素类等营养物质，为良好的堆肥原料。近年来，堆肥技术逐步应用于中药废弃物的处理过程，使其转化为生物肥料用于农业生产，为目前中药药渣等废弃物实现循环化利用的常见的资源化方式。

堆肥既可以在好氧条件下进行，也可以在厌氧条件下进行。目前应用较多的堆肥技术主要为好氧堆肥。好氧堆肥按是否加入外源微生物可进一步分为高温堆腐技术和菌剂堆腐技术。高温堆腐技术为过去较常用的一种堆肥技术，主要是在适宜的温度和湿度条件下，通过原料自身含有的好氧微生物来分解纤维素、半纤维素、木质素等物质达到提高肥效的目的。菌剂堆腐技术主要是通过合理地接种外源微生物从而达到有利于缩短发酵时间，减少有机物料中的难分解物质，从而提高肥料的质量，具有堆腐时间短、腐熟程度好等特点。总之，无论采用何种堆腐技术，为了获得优质堆肥，在堆制过程中，千方百计地为微生物的生命活动创造良好的条件，是加快堆肥腐熟和提高肥效的关键。

综上表明，围绕中药资源的高效利用和环境友好所进行的中药资源化学研究和资源循环利用体系的建立，需要对其化学物质的组成、结构、性质及其动态变化规律进行系统研究和揭示。化学物质是资源构成的基础，与资源的循环利用关系极为密切。化学是链接资源循环科学与工程技术学科的关键环节，并由此派生出材料化学、资源化学、环境化学、地球化学等交叉性多元融合学科，这是社会进步和产业发展的需求和动力使然，也得益于相关领域新材料、新方法、工程技术、信息技术等科学技术的进步和战略性新兴产业的发展给予的有力支撑。

（三）适宜于中药资源高效利用的物理转化技术

中药资源生产过程产生的非药用部位如草本、木本等地上茎叶秆等，资源性产品深加工过程产生的废弃药渣等，通常含有丰富的纤维素类、半纤维素类及木质素类等资源性化学物质，是一类具有潜在开发利用价值的潜在资源。物理转化技术为中药资源生产加工过程产生的废弃非药用组织器官，深加工过程产生的药渣的资源化利用提供了一种工艺简单、成本较低、可操作性强的资源化利用途径。常见的物理转化途径有：适宜于提高中药废渣中资源性物质得率的蒸汽爆破预处理技术；适宜于富含纤维的非药用部位及药渣的固化成型技术；适宜于混合药渣分离并实现分别利用的气流分选技术；适宜于中药制药废水净化及可利用物质回收利用的混凝技术等。

1. 蒸汽爆破预处理物理转化技术　采用蒸汽爆破预处理中药资源化生产过程中产生的废弃物，可显著提高固态中药废渣中纤维素类资源性物质的得率和酶解产量，同时可使其中尚有利用价值的次生小分子产物的转移率明显增大。常用方法技术为：将原料置于蒸汽压可达 3 MPa、235℃饱和水蒸气温度的电力蒸汽锅中，先在高温高压和水蒸气作用下处理，然后突然将高压释放，此时存在于植物纤维孔隙间的气体急剧膨胀产生爆破效果，被处理原料胀裂为细小纤维态，其中的纤维素、半纤维素会部分降解，为废弃物的进一步利用提供了必要的条件。

2. 固化成型物理转化技术　压缩固化成型技术可分为热压缩成型技术、冷压缩成型技术和炭化成型技术三种。热压缩颗粒成型技术是将生物质原料加热到一定温度（150～300℃），使其中的木质素具有一定的黏性时，再通过施压将松散的生物质颗粒压制成具有一定形状、密度较大的成型材料的技术。该技术把粉碎后的原材料在高温及高压下压缩成高密度成型燃料或建筑材料，极大地降低了生物质的储运成本，提高了其燃烧效率和抗压强度。冷压缩颗粒成型技术和是在常温下通过特殊的挤压方式，使粉碎的纤维结构互相镶嵌包裹而形成颗粒。炭化成型技术是将成型燃料经干燥后，置于炭化设备中，在缺氧条件下闷烧，即可得到机制木炭的技术。

中药采收加工过程中产生的非药用部位，提取精制过程中产生的药渣等废弃物均富含纤维素、半纤维素、木质素、糖类等物质，可通过适宜的固化成型技术生产可代替煤炭的压块燃料和高性能成型活性碳，克服生物质能量密度低、燃烧效率低的缺点。该技术尚可用来制备纤维板、木塑板等资源性产品。通过材料化技术将中药固体废弃物挤压成型是生物质固化技术的核心，成型有间歇式挤压和连续式挤压等方式。专利技术表明[65]以生产黄蜀葵花所产生的非药用部位茎秆资源为主要原料，经热压成型技术用于制备纤维复合板，为黄蜀葵药用植物资源的循环利用提供了途径。

3. *气流分选技术* 气流分选技术主要是依靠混合物料中各组分的密度不同，通过气流使其达到分离的一种分选技术。按气流吹入分选设备的方向不同，气流分选设备可分为两种类型：水平气流分选机（又称为卧式风力分选机）和上升气流分选机（又称为立式风力分选机）。研究表明，要使物料在分选机内达到较好的分选效果，就要使气流在分选筒内产生湍流和剪切力，从而把物料团块进行分散，有利于各物料的分选。根据风机与旋流器安装位置不同，立式风力分选机可分为三种不同的结构形式，但工作原理基本一致。经破碎后的中药药渣等废弃物从中部给料，物料在上升气流的作用下，物料中各组分按密度进行分离，重质组分从底部出料，轻质组分从顶部排出，通过旋风分离器进行气固分离，从而达到分选目的。卧式分选机从侧面送风，物料经破碎和筛分使其粒度均匀后，定量给入分选设备内，物料在下降过程中，被送入的气流吹散，各种组分按不同运动轨迹分别落入重质组分、中重组分和轻质组分的收集槽内，从而达到分选目的。

气流分选技术作为一种传统的分选方式对于质地、密度不同的中药复方混合药渣的回收利用具有实际作用。如在进行丹红注射液药渣回收利用时，因红花药渣质地较轻、密度较小，而丹参药渣质地较硬、密度较大，可采用气流分选选技术将两者进行初步分离后再行分别回收，实现其资源循环利用。

4. *混凝技术* 混凝处理法为目前国内外普遍采用的一种水质处理方法，广泛用于制药废水预处理及后续处理过程中。它是通过向废水中投加混凝剂，使其中的胶体微粒等发生凝聚和絮凝（合称混凝）而相互聚结形成较大颗粒或絮凝体，进而从水中分离出来，以净化废水的方法。混凝处理法一般先投加聚合硫酸铁（PFS）、聚合硫酸氯化铁铝（PAFCS）等无机絮凝剂，再加入少量的聚丙烯酰胺（PAM）等有机高分子絮凝剂，具体投加量按实际情况以达到经济实用的效果为佳。有研究对中药制药废水进行处理研究，结果表明每种絮凝剂都存在其最佳投药量，PFS 与 PAC 为 80～100 mg/L，PFSS 为 1.0 mg/L，PFS 较 PAC 有更好的絮凝效果；有机阳离子高分子絮凝剂可增强 PFS 与 PAC 的絮凝效果，而对 PFSS 影响不显著。

利用混凝技术处理中药产业化过程中产生的制药废水，一方面可实现净化水体的作用，另一方面也可使中药制药废水中含有的细分散固体颗粒、乳状油及胶体物质通过沉降而回收利用，实现其循环利用的目的。

◇参◇考◇文◇献

[1] 段金廒. 中药资源化学研究技术体系的建立及其应用[J]. 中国药科大学学报，2012，43(4)：289－292.

[2] 阎秀峰，王洋，李一蒙. 植物次生代谢及其与环境的关系[J]. 生态学报，2007，27(6)：2554－2562.

[3] 俞桂新，周荣汉. 亚洲薄荷的两个化学型[J]. 植物资源与环境，1994，3(3)：58－59.

[4] 郭兰萍，王升，张霁，等. 生态因子对黄芩次生代谢产物及无机元素的影响及黄芩道地性分析[J]. 中国科学：生命

科学，2014，44(1)：66－74.

[5] 段金廒，吴启南，宿树兰，等. 中药资源化学学科建立与发展[J]. 中草药，2012，43(7)：1－8.

[6] 薛祥骥，张志明，毛节琦. 药用植物化学成分含量的测定与分析的有关问题[J]. 药学通报，1984，19(5)：51－53.

[7] 段金廒，严辉，宿树兰，等. 药材适宜采收期综合评价模式的建立与实践[J]. 中草药，2010，41(11)：1755－1760.

[8] 杨舒婷，龚华栋，赵云鹏，等. 产地与种源对白术药材质量的影响[J]. 中药材，2013，36(6)：890－892.

[9] 曾金祥，魏娟，毕莹，等. 吴茱萸指纹图谱及化学模式识别研究[J]. 中国实验方剂学杂志，2013，19(24)：143－147.

[10] 李峰，刘春丽，张振秋，等. 灰色关联度分析法评价僵蚕药材质量研究[J]. 辽宁中医杂志，2011，38(2)：203－205.

[11] 于生，孙文君，单鸣秋，等. 利用主成分分析和神经网络鉴别 4 种唇形科药材[J]. 中药材，2012，35(3)：393－395.

[12] 刘相东，杨彬彬. 多孔介质干燥理论的回顾与展望[J]. 中国农业大学学报，2005，10(4)：81－92.

[13] 段金廒，宿树兰，吕洁丽，等. 药材产地加工传统经验与现代科学认识[J]. 中国中药杂志，2009，34(24)：3151－3157.

[14] 赵润怀，段金廒，高振江，等. 中药材产地加工过程传统与现代干燥技术方法的分析评价[J]. 中国现代中药，2013，15(12)：1026－1035.

[15] 刘云宏，朱文学，马海乐. 金银花真空远红外辐射干燥动力学模型[J]. 农业机械学报，2010，41(5)：105－109.

[16] 段金廒，鲁学军，钱大玮，等. 高压电场联合热风干燥装置：中国，CN 103983091A[P]. 2014－08－13.

[17] 李伟，柴金玲，谷学新. 新型的萃取技术——双水相萃取[J]. 化学教育，2005，(3)：7－12.

[18] 张伟，丘泰球. 超声强化水蒸气蒸馏法提取天然右旋龙脑[J]. 现代食品科技，2010，26(8)：834－836.

[19] 宋贤良，吴雪辉，高强，等. 微波辅助水蒸气蒸馏提取肉桂油的研究[J]. 食品科技，2007，11：93－96.

[20] 杨胜丹，付大友，谭文渊，等. 超声—微波协同萃取川木通中齐墩果酸的工艺研究[J]. 应用化工，2010，(1)：87－89.

[21] 张水寒，杨永华，蔡萍，等. 微波提取对蒲黄超微粉中黄酮类成分影响的研究[J]. 中国保健，2004(8)：613－617.

[22] 孙福东，孙秀梅，张兆旺，等. 半仿生—酶法提取半夏白术麻汤中天麻素的含量测定[J]. 中华中医药学刊，2008，26(8)：1823－1825.

[23] 兰天路，朱宏吉，李少白. 纤维素酶—微波提取虎杖中白藜芦醇的工艺[J]. 化学工业与工程，2008，25(5)：394－398.

[24] 黄秀香，赖红芳，罗丽程. 超声波协同复合酶法提取半边莲多糖工艺优选[J]. 中国实验方剂学杂志，2012，18(5)：44－46.

[25] 胡爱军，杨日福，丘泰球，等. 超声强化超临界液体萃取装置的设计及应用[J]. 声学技术，2005，24(5)：178－182.

[26] 李卫民，王治平，刘杰，等. 超声强化超临界提取大黄中 5 种蒽醌衍生物的研究[J]. 中成药，2011，33：718－720.

[27] 李湘洲，张炎强，张金玲，等. 超临界 CO_2 萃取与微波法联用提取姜黄有效成分的研究[J]. 林业科学，2007，43(5)：85－89.

[28] 张敏娜，朱军，王光辉，等. 双水相体系与超声集成提取月季花总黄酮[J]. 上海医药，2012，33(3)：29－30.

[29] 邵江娟，吴昊，赵雅秋，等. 离子液体萃取技术及其在中药领域中的应用[J]. 中草药，2013，44(24)：3561－3565.

[30] Lin HM，Zhang YG，Han M，et al. Aqueous ionic liquid based ultrasonic assisted extraction of eight ginsenosides from ginseng root[J]. Ultrason Sonochemistry，2013，20(2)：680－684.

[31] 杜甫佑，肖小华，李攻科. 离子液体微波辅助萃取石蒜中生物碱的研究[J]. 分析化学，2007，35(11)：1570－1574.

[32] 王利文，潘家祯. 超高压超临界微射流技术在牛蒡菊糖提取中的应用[J]. 食品与生物技术学报，2008，27：61－64.

[33] 于泓鹏，吴克刚，吴彤锐，等. 超临界 CO_2 流体萃取—分子蒸馏提取丁香精油的研究[J]. 林产化学与工业，2009，29(5)：74－78.

[34] 伍钦，钟理，邹华生，等. 传质与分离工程[M]. 广东：华南理工大学出版社，2007.

[35] 段金廒. 中药废弃物的资源化利用[M]. 北京：化学工业出版社，2013.

[36] 郑美瑜，李国文. 超临界 CO_2 萃取鱼油中 EPA、DHA 的研究进展[J]. 江苏大学学报，2002，23(3)：37－41.

[37] 冯孝庭. 吸附分离技术[M]. 北京：化学工业出版社，2001.

[38] 赵余庆. 中药及天然药物提取制备关键技术[M]. 北京：中国医药科技出版社，2012.

[39] 张育荣. 利用膜分离技术从章鱼下脚料中提取天然牛磺酸的方法：CN1807407A[P]. 2006-07-26.

[40] 周晶，冯淑华. 中药提取分离新技术[M]. 北京：科学出版社，2010.

[41] 杨村，于宏奇，冯武文. 分子蒸馏技术[M]. 北京：化学工业出版社，2003.

[42] 张亚红，姚德坤，姚德利，等. 一种从野生铃兰里提取铃兰苦苷的新型工艺方法：中国，CN 103044516 A[P]. 2013-04-17.

[43] 李法庆，刘东锋. 一种提取骆驼蓬生物碱的方法：中国，CN 102600215 A[P]. 2012-07-25.

[44] 张新富，夏涛，杜先锋. 一种高纯度茶皂素的制备方法：中国，CN 102351938 B[P]. 2012-02-15.

[45] 肖飞，李薇，李其凤，等. USMM技术在丹参提取分离中的应用探讨[J]. 中国中药杂志，2011，22(36)：3104-3107.

[46] Zaks A, Klibanov AM. Enzymatic catalysis in nonaqueous solvents [J]. Journal of Biological Chemistry, 1988, 263: 3194-3201.

[47] 吴薛明，何冰芳. 耐有机溶剂极端微生物及酶类与天然产物的生物转化[J]. 中国天然药物，2007，5：245-250.

[48] Wu X, Chu J, Wu B, et al. An efficient novel glycosylation of flavonoid by β-fructosidase resistant to hydrophilic organic solvents [J]. Bioresource Technology, 2013, 129: 659-662.

[49] Loftsson T, Jarho P, Masson M, et al. Cyclodextrins in drug delivery [J]. Expert opinion on drug delivery, 2005, 2: 335-351.

[50] Donova MV, Egorova OV. Microbial steroid transformations: current state and prospects [J]. Applied Microbiology and Biotechnology, 2012, 94: 1423-1447.

[51] 易奎星，杨亚力，杨顺楷，等. β-环糊精包合技术在微生物转化生产氢化可的松中的应用[J]. 中国医药工业杂志，2006，37(5)：311-314.

[52] 刘伯宁，乔长晟，贾士儒，等. 变压生物转化技术在氨基酸等发酵过程中的应用[J]. 发酵科技通讯，2006，35(2)：34-35.

[53] 冯瑞山，徐秀兰. 超声波对恶臭假单孢菌生物转化和枯草芽孢杆菌原生质体形成的影响[J]. 药物生物技术，1998，5：229-232.

[54] 刘玲文，司磊. 超声波对黄芩苷生物转化的影响[J]. 西安工程大学学报，2012，26：36-39.

[55] 闫志明，普红平. 生物固定化技术研究及应用评述[J]. 四川化工，2004，7：12-15.

[56] 陈庆庆，夏黎明. 固定化β-葡萄糖苷酶转化糖苷型异黄酮的研究[J]. 高效化学工程学报，2007，21：304-309.

[57] Bruggink A, Schoevaart R, Kieboom T. Concepts of nature in organic synthesis: cascade catalysis and multistep conversions in concert [J]. Organic Process Research &Development, 2003, 7(5): 622-640.

[58] 王洪峰，朱凯. 人参双向固体发酵过程中化学成分的变化[J]. 吉林农业大学学报，2013，35：312-316.

[59] Himmel ME, Ding SY, Johnson DK, et al. Biomass recalcitrance: engineering plants and enzymes for biofuels production [J]. Science, 2007, 315: 804-807.

[60] Karmakar M, Ray RR. Current trends in research and application of microbial cellulases[J]. Research Journal of Microbiology, 2011, 1: 41-53.

[61] Armand M, Endres F, MacFarlane DR, et al. Ionic-liquid materials for the electrochemical challenges of the future [J]. Nature Materials, 2009, 8: 621-629.

[62] Xu J, He B, Wu B, et al. An ionic liquid tolerant cellulase derived from chemically polluted microhabitats and its application in in situ saccharification of rice straw [J]. Bioresource Technology, 2014, 157: 166-173.

[63] Lynd LR, Zyl WH, et al. Consolidated bioprocessing of cellulosic biomass: an update [J]. Current Opinion in Biotechnology, 2005, 16: 577-583.

[64] 李想，赵立欣，韩捷，等. 农业废弃物资源化利用新方向——沼气干发酵技术[J]. 中国沼气，2006，24(4)：23-27.

[65] 陈佩东，段金廒，严辉. 一种用黄蜀葵巨秸秆制备塑木料的方法：中国，CN10352511A[P]. 2014-01-22.

（钱大玮　段金廒　唐志书　朱华旭　尚尔鑫　鲁学军　郭立玮　李文林）

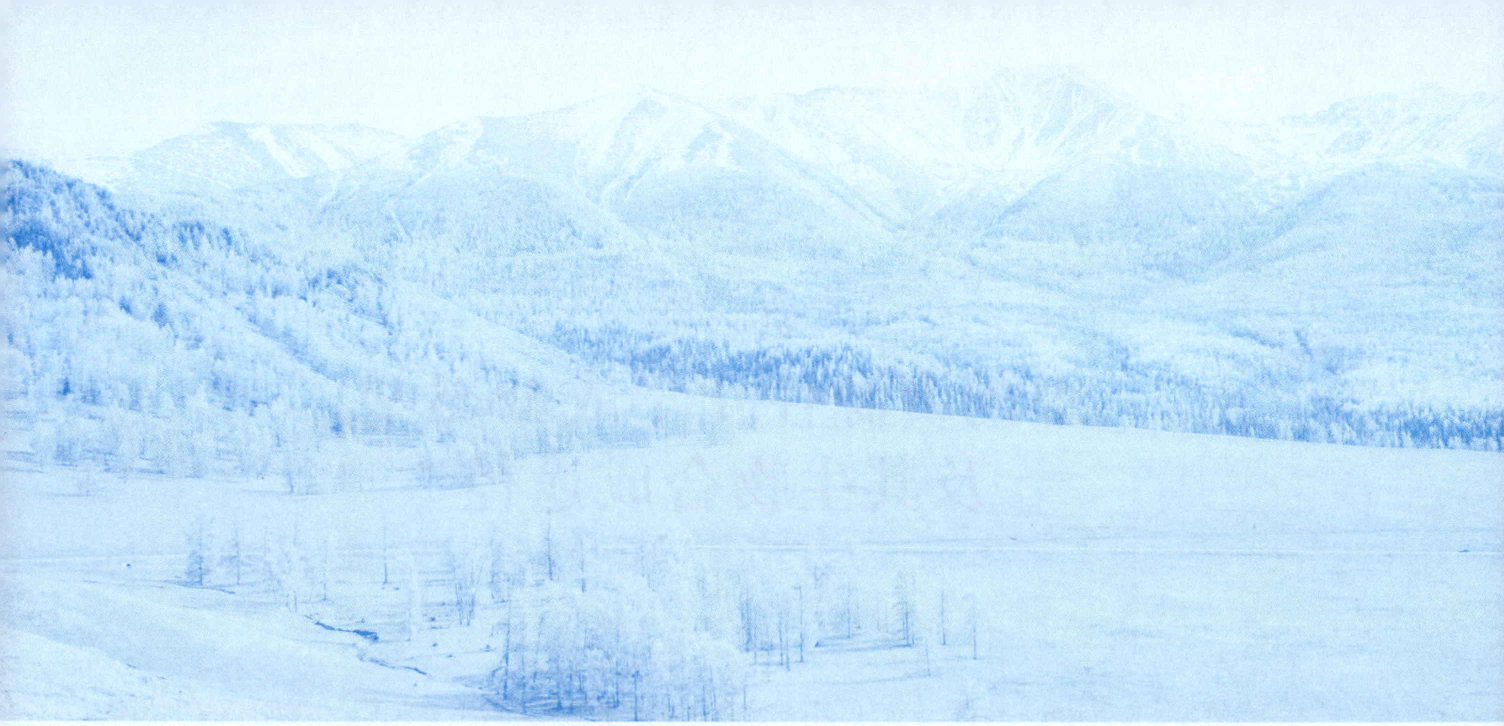

第三章 中药资源性化学成分生物合成途径与生物转化利用

药用资源生物体不同生长阶段、不同组织器官中初生与次生代谢产物的生物合成规律及其分布特征是中药资源化学研究的重要内容之一。随着生物体资源性化学成分的生物合成及其代谢途径的不断阐明以及植物生物工程技术的发展，从细胞和分子水平对药用生物可利用物质生物合成进行定向调控已经成为可能。通过导入同源或外源基因，定向地调控关键酶基因的表达，可促使目标资源性化学成分的合成与积累，培育出稳定高产的细胞系和植物株系，从而实现工程化规模生产。

第一节
中药资源性化学成分类型及其生物合成途径

中药资源性化学成分是药物、香料、色素、农药以及食品添加剂等的重要来源。生物合成是利用整个细胞、组织、器官或生物体将简单底物合成为复杂产物的一系列生化反应，生物体中的大多数资源性化学成分均由生物合成途径得到。

一、药用植物资源性化学成分类型及其生物合成途径

分布于植物类中药资源中的化学成分，包括植物初生代谢产物和植物次生代谢产物两大类型。前者主要包括糖类（saccharides）、蛋白质类（proteins）、脂类（lipids）等类型化学成分；后者主要包括脂肪酸（fatty acids）、酯类（esters）、苯丙素类（phenylpropanoids）、香豆素类（coumarins）、醌类（quinones）、黄酮类（flavones）、萜类（terpenes）、生物碱类（alkaloids）、甾体类（steroids）、鞣质类（tannins）等类型化学成分。

（一）药用植物资源性化学成分类型

1. 糖类（saccharides）　为中药资源中普遍存在，且具有丰富多样的生物活性和应用价值的成分类型，分为单糖类、低聚糖类和多聚糖类及其衍生物。单糖是糖的基本单位；低聚糖通常是由 2～9 个分子的单糖脱水缩合而成的化合物。多糖通常是由 10 个以上至上千个单糖脱水而形成的高聚物，水解后能生成相应数目的单糖。

2. 氨基酸、肽、蛋白质和酶类（amino acids, peptides, proteins and enzymes）　氨基酸类为构成蛋白质的基本单元，多为 α-氨基酸。此类化学成分是植物生命活动的基本物质组成，具有重要的资源利用价值和多元途径。蛋白质和肽类是由 20 余种 α-氨基酸通过肽键首尾相连而成的高分子化合物，但两者分子量不同，一般将分子量在 5 kDa 以下者称为多肽，而介于 $5\times10^3\sim1\times10^7$ Da 者称为蛋白质。酶类是生物体内具有催化功能的蛋白质，其催化作用具有专属性，如特定的酶可催化水解特定的苷。苦瓜果实中的失活蛋白，具有调节血糖等功效；葫芦科栝蒌的根称天花粉，所含蛋白类物质是中期妊娠引产的活性蛋白质，同时其亦具有抗葡萄胎活性及抗艾滋病的活性。

3. 苷类（glycosides）　为药用生物所具有的一大类资源性化学物质，其结构特征是由糖或糖的衍生物与非糖物质（苷元或配基）通过糖的端基碳原子连接而成的化合物。

4. 醌类（quinones）　资源生物类群中含有的具有醌式结构的一类天然产物，包括苯醌、萘醌、菲醌和蒽醌类化合物。常具有清热、通腑、活血化瘀、软坚散结之传统功效和资源化利用价值。

5. 苯丙素类（phenylpropanoids）　一类分子中以苯丙基为基本骨架单位（C_6—C_3）构成的化合物。其中香豆素和木脂素为其典型的化合物类型。

6. 黄酮类（flavones）　泛指具有两个苯环通过中间三碳链相互联结而成的一类化合物，是药用植物

资源花器、叶片、根部等组织器官中常见的结构类型，是式样众多的一大类资源性天然产物，具有丰富多彩的生物活性和利用价值。最早发现的黄酮为 2-苯基色原酮。常具有护肝、调血脂、抗衰老、杀虫等功效。

7. 萜类和挥发油类(terpenoids and volatile oil)　凡是由甲戊二羟酸衍生，且其基本母核的分子式符合$(C_5H_8)n$通式的衍生物均为萜类化合物。单萜和倍半萜类多为具有特殊香气的油状液体，在常温下可以挥发，可随水蒸气蒸馏出来且与水不相混溶者，又称挥发油或精油。具有香味或特殊气味的中药往往都含有。该类资源性化学成分常分布于唇形科、伞形科、菊科等植物类群中，具有清热解表，理气止痛等功效。

8. 生物碱类(alkaloids)　是一类存在于生物体内的含氮有机化合物的总称。氮原子多结合在环内，具有碱的性质，能与酸结合成盐，常具有抗菌消炎、镇痛、抗肿瘤等显著的生理活性和资源化潜力。

9. 有机酸类(organic acids)　广义的有机酸泛指分子中含有羧基的化合物。在植物中多以金属离子或生物碱盐的形式存在。药用生物资源中有机酸类资源性物质的结构类型多样，分子大小差异显著，生物活性千差万别，是一类极具资源利用价值的重要物质。

10. 甾体类(steroids)　是一类结构中具有环戊烷骈多氢菲甾核的化合物。该类化合物广泛分布于植物界，尤以高等植物类群分布较广，其中萝藦科、夹竹桃科、紫金牛科、玄参科、茄科、薯蓣科、百合科等类群分布较为集中，类型十分丰富。

11. 三萜类(triterpenes)　是一类基本骨架由 30 个碳原子组成的萜类化合物。自然界中存在的三萜主要为四环三萜和五环三萜，少数有链状、单环、双环或三环三萜。该类成分广泛分布于陆生的高等植物中，其中以豆科、毛茛科、五加科、伞形科、葫芦科等类群分布较为集中。其生物活性多样，许多具有细胞毒和抗肿瘤作用，是一类极具资源利用价值的物质。

12. 鞣质类(tannins)　是一类复杂的多元酚类化合物的总称，又称单宁或鞣酸。该类成分在低等植物及苔藓植物中含量较低，而在高等植物中分布广泛，广布于蓼科、漆树科、蔷薇科、豆科、胡桃科、茜草科、大戟科、棕榈科等植物中。鞣质类成分在医药、食品、日用品及化工领域应用十分广泛，是一类具有较高利用价值的资源性物质。

13. 树脂类(resins)　为植物组织中树脂道的分泌物。按其化学结构又分为树脂酸(主要为二萜酸、三萜酸及其衍生物)、树脂醇(分子中具羟基)、树脂烃(一类结构复杂的含氧中性化合物)类。

14. 植物色素类(plant pigments)　为生物体中表征颜色的物质的总称。依溶解性又分为水溶性和脂溶性色素。前者主要指一些有颜色的苷类、花青素类；后者主要包括叶绿素类、胡萝卜素类等。

15. 油脂和蜡(oils and waxes)　油脂为一分子甘油和三分子脂肪酸脱水结合形成的酯，主要存在于植物种子中。蜡为高级不饱和脂肪酸和一元醇生成的酯，主要存在于植物茎、叶和花瓣的表面。

(二) 中药资源性化学成分的主要生物合成途径

中药资源性化学成分大多属于天然有机化合物，类型众多，结构复杂，数目庞大。然而，其结构间却存在着一定的联系。许多化合物在分子结构中都包含着某些基本组成单位。如苯丙素类化合物具有$C_6—C_3$单位，萜类化合物具有重复的C_5单位，脂肪酸、酚类、醌及聚酮类化合物具有C_2单位，生物碱类化合物具有氨基酸单位，黄酮类化合物具有$C_6—C_3—C_6$单位等。可见，植物体内物质代谢过程中发生着不同的生物合成反应，且由不同的生物合成途径产生出结构千差万别的代谢产物。按其生物合成途径可分为初生代谢产物和次生代谢产物。

1. 初生代谢产物生物合成途径[1]　初生代谢与植物的生长发育和繁衍直接相关，为植物的生存、生长、发育、繁殖提供能量和中间产物。绿色植物及藻类通过光合作用将水和二氧化碳合成为糖类，进一步通过不同的途径，产生三磷腺苷(ATP)、辅酶A(NADH)、丙酮酸(acetylformic acid)、磷酸烯醇式丙酮酸(PEP)、4-磷酸赤藓糖(erythrose-4-phosphate)、核糖(ribose)等维持植物体生命活动不可缺少的物质。PEP与4-磷酸赤藓糖可进一步合成莽草酸，而丙酮酸经过氧化、脱羧后生成乙酰辅酶A，再进入三羧酸循环中，生成一系列的有机酸及丙二酸单酰辅酶A等。也可进一步通过固氮反应合成得到一系列氨基酸类物质，这些过程为初生代谢过程(图3-1)。

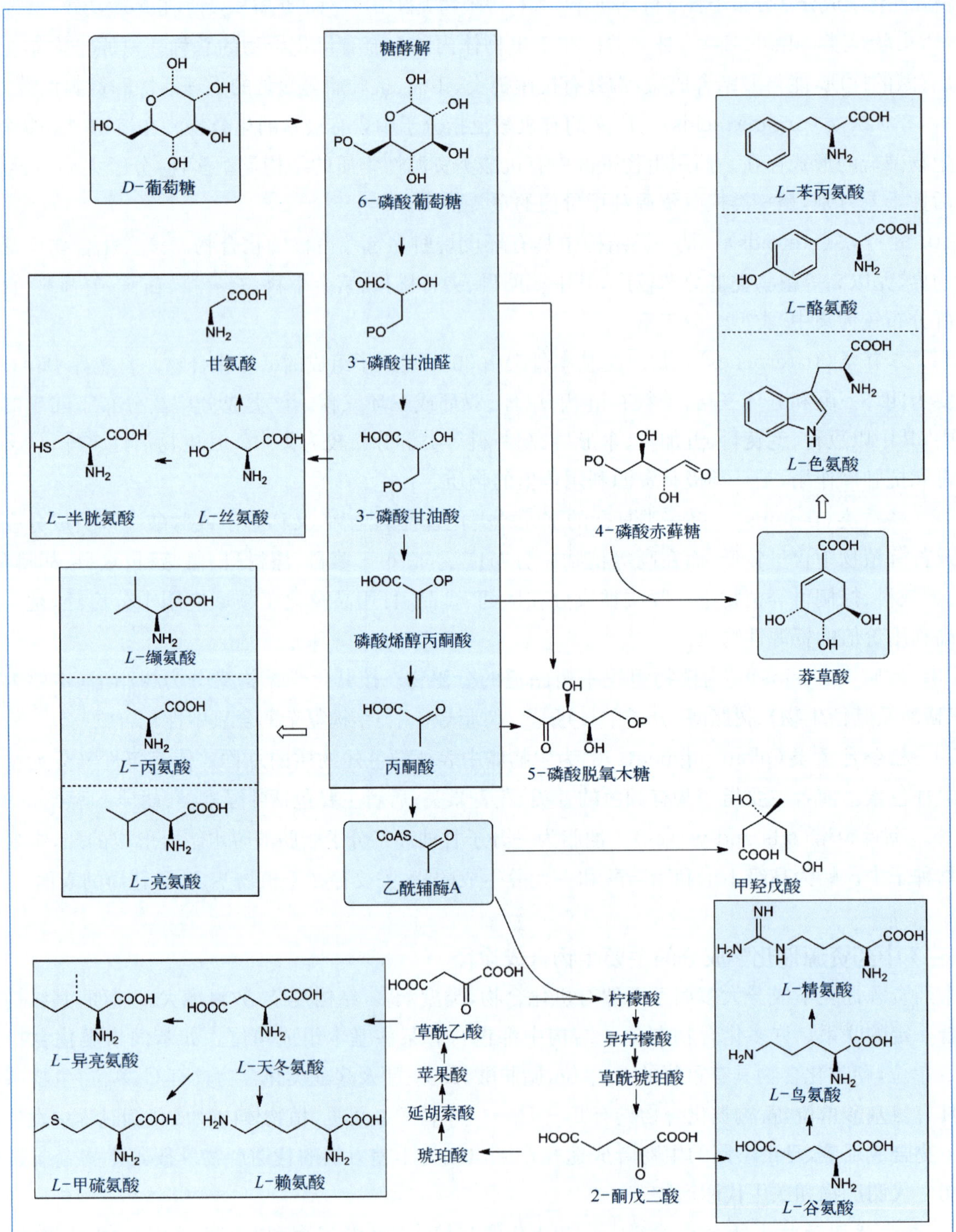

图3-1 植物初生代谢过程[1,2]

氨基酸合成是生物代谢过程中由其他化合物合成各种氨基酸的一系列酶促生化反应。氨基酸是以EMP途径(embden-meyerhof-parnas pathway)与三羧酸循环(tricarboxylic acid cycle)的中间物为碳链骨架生物合成的。芳香族氨基酸与磷酸戊糖的中间物4-磷酸-赤藓糖有关。组氨酸的生物合成则由ATP与磷酸核糖焦磷酸合成。微生物和植物能在体内合成所有的氨基酸,动物有一部分氨基酸不能在体内合成,仅能通过食物摄取,这些氨基酸被称为必需氨基酸。必需氨基酸一般由碳水化合物代谢的中间产物经多步反应生物合成,非必需氨基酸的合成所需酶约14种,而必需氨基酸的合成则需要约60种酶的参与。生物合成的氨基酸除作为蛋白质的合成原料外,还用于生物碱、木质素等的合成。此外,氨基酸在生物体内由于氨基转移或氧化等生成酮酸而被分解,或由于脱羧转变成胺后被分解。

2. 次生代谢产物生合成途径[3]　植物次生代谢产物的种类繁多,化学结构多种多样,但从生物合成途径看,次生代谢是从几个主要分叉点与初生代谢相连接,初生代谢的一些关键产物是次生代谢的起始物。在次生代谢产物生物合成中,最重要的构造单元由乙酰辅酶A、莽草酸、甲羟戊酸及5-磷酸脱氧木糖等中间体合成,它们分别出现在乙酸(acetate)途径、莽草酸(shikimate)途径、甲羟戊酸(mevalonate)途径以及脱氧木酮糖磷酸(deoxyxylulose phosphate)途径中。乙酸途径产生的重要次生代谢产物包括酚类、前列腺素类、大环内酯类以及脂肪酸衍生物。莽草酸途径可合成多种的酚类、桂皮酸衍生物、木质素以及生物碱类等。甲羟戊酸途径和脱氧木酮糖磷酸途径共同负责合成萜类和甾醇类代谢产物。除上述途径外,氨基酸也是天然产物生物合成中常见的构造单元,肽类、蛋白质,以及一些生物碱、抗生素来自氨基酸合成途径。

(1) 乙酸—丙二酸途径(acetate-malonate pathway, AA-MA途径): 依据生物合成进行分类,聚酮(polyketides)是一大类天然产物,由乙酸(C_2)单位通过缩合反应经多聚-β-酮链中间体生物合成获得,其结构多样,主要包括脂肪酸、酚类、蒽醌及萘类化合物。2分子乙酰辅酶A(acetyl-CoA)经一次Claisen缩合反应的产物为乙酰乙酰辅酶A(acetoacetyl-CoA),然后与乙酰辅酶A重复Clsisen反应可得到适宜长度的多聚-β-酮酯(图3-2)。聚酮化合物是由聚酮生物合成酶(PKS)催化合成的。目前发现的PKS可以分为三类:① Ⅰ型PKS,也称为模块式PKS。它由若干个功能多肽组成,每一个多肽上都分别携带有独特的、非重复使用的催化结构域,参与一轮聚酮生物合成反应的所有结构域称为一个合酶单位,编码这个合酶单位的DNA被称为一个模块。② Ⅱ型PKS,也称为迭代式或芳香式PKS。它是一个多酶复合体的迭代体系(至少包含KS和ACP),通过一套可重复使用的结构域在重复的反应步骤中多次催化酚聚酮结构的生成。③ Ⅲ型PKS,它是可重复使用的同源双亚基蛋白,属于查耳酮(chalcone)合成酶类。Ⅲ型PKS与前两类PKS截然不同,它既不依赖于作为酰基载体的ACP及其4′-磷酸泛酰巯基乙胺,也不像前两类PKS是通过ACP活化酰基辅酶A的底物,而是直接作用于酰基辅酶A活化的简单羧酸。尽管不同类型PKS的结构和机制不尽相同,但是所有类型的PKS都有通过酰基辅酶A脱羧缩合和KS结构域或亚基来催化C—C键形成的功能。

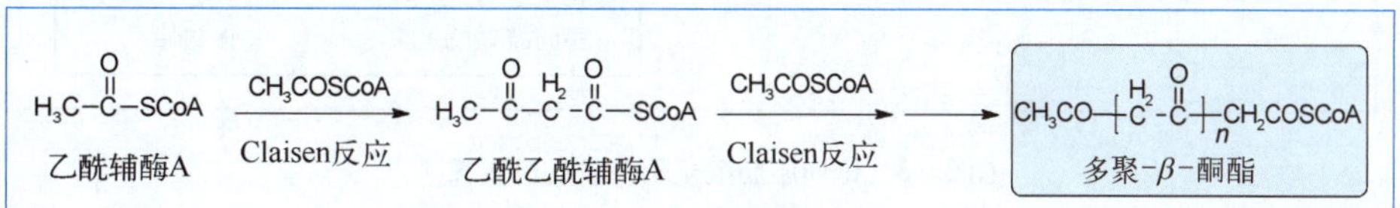

图3-2　多聚-β-酮酯的生物合成途径[1]

1) 脂肪酸类: 脂肪酸的生物合成是由脂肪酸合酶(fatty acid synthase)参与完成的酶催化反应过程。乙酰辅酶A和丙二酸单酰辅酶A自身并不能缩合,而是以硫酯键与酶结合形成复合物参加反应。

饱和脂肪酸生物合成机制如图 3-3 所示。丙二酸单酰辅酶 A 与酰基载体蛋白(ACP)结合产生丙二酸单酰-ACP 复合物,乙酰辅酶 A 与酶结合生成硫酯,两者经 Claisen 反应生成乙酰乙酰-ACP,然后消耗 NADPH,立体选择性还原生成相应的 β-羟基酰基-ACP,消除一分子水,生成(E)-α,β-不饱和酰基-ACP,NADPH 可进一步还原双键,生成饱和脂肪酰,碳链延长两个碳原子,脂肪酰-ACP 重新进入反应体系,与丙二酸单酰-ACP 进行缩合,经羰基还原、脱水、双键还原反应,循环一次,每次循环碳链延长两个碳原子,直到获得适宜长度的脂肪酰-ACP。最后,硫酯酶催化分解脂肪酰-ACP 复合物,释放出脂肪酰辅酶 A 或游离脂肪酸。碳链的长度由硫酯酶的特异性决定。脂肪酸生物合成途径关键酶:① 乙酰辅酶 A 羧化酶(acetyl-CoA carboxylase, ACC),该酶催化乙酰辅酶 A 转化成丙二酸单酰辅酶 A 这一脂肪酸生物合成的起始反应。② 酰基载体蛋白—丙二酰转移酶(ACP S-malonyltransferase),该酶催化丙二酸单酰辅酶 A 的丙二酸转移到 ACP 上形成丙二酸单酰—ACP,从而为后续的缩合反应提供底物。③ β-酮脂酰-ACP 合酶(β-ketoacyl-ACP synthase, KAS)。④ 3-氧酰基-ACP 还原酶(3-oxoacyl-ACP reductase)。在 NADPH 存在的条件下催化底物生成 β-羟酰基-ACP(β-hydroxyacyl-ACP),其基因表达量在Ⅱ期明显上调,之后逐渐下降,但直到Ⅲ期时仍高于Ⅰ期时的表达量。⑤ β-羟酰基-ACP 脱水酶(β-hydroxyacyl-ACP dehydratase),该酶催化羟酰-ACP 脱去一分子水生成丁烯酰-ACP。⑥ 烯酰-ACP 还原酶(enol-ACP reductase),该酶催化脂肪酸生物合成第一个循环的最后一步,也是总反应中的第二次还原反应,其在 NADPH 的参与下催化丁烯酰-ACP 生成丁酰-ACP。⑦ 脂肪酰-ACP 硫酯酶(fattyacyl-ACP thioesterase),脂肪酸的生物合成途径在完成一系列的循环反应使酰基碳链达到特定长度后,脂肪酰-ACP 硫酯酶催化酰基碳链从 ACP 上解离并从脂肪酸合酶复合体中释放,因此,此酶的活性决定了脂肪酸碳链的长度[4]。

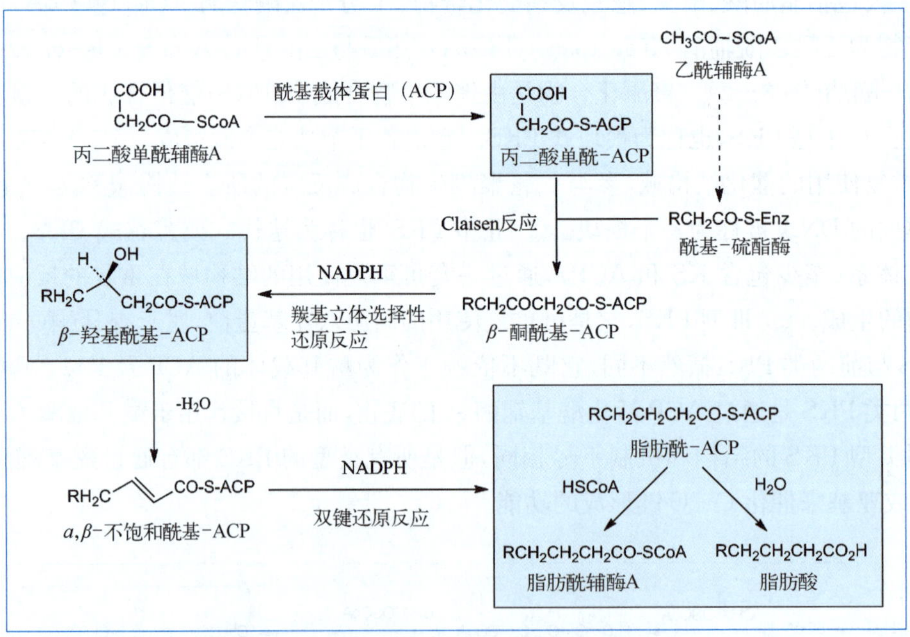

图 3-3 饱和脂肪酸生物合成反应步骤[1]

油脂的形成积累是植物进化的特征,是适应不良环境,特别是寒冷的一种适应形式。在种子植物中脂肪酸含量丰富,结构多样。不饱和脂肪酸的形成主要由脂肪酸不饱和酶催化完成,在植物体内,棕榈烯酸和油酸可经过去饱和后形成亚油酸和亚麻酸,其他多烯酯全部都由此四个前体通过延长或去饱和的方式形成。由于哺乳动物缺乏在脂肪酸的第 9 位碳原子以上位置引入不饱和双键的去饱和酶,所以不能自身合成亚油酸和亚麻酸，必须由植物获得。亚麻籽、茶籽、胡芦巴、核桃中不饱和脂肪酸含量约占脂肪酸总量的 80%，因此不饱和脂肪酸形成是非常重要的反应，脂肪酸去饱和酶也是种子中重要的酶类。不饱和脂肪酸形成反应步骤如图 3-4 所示。

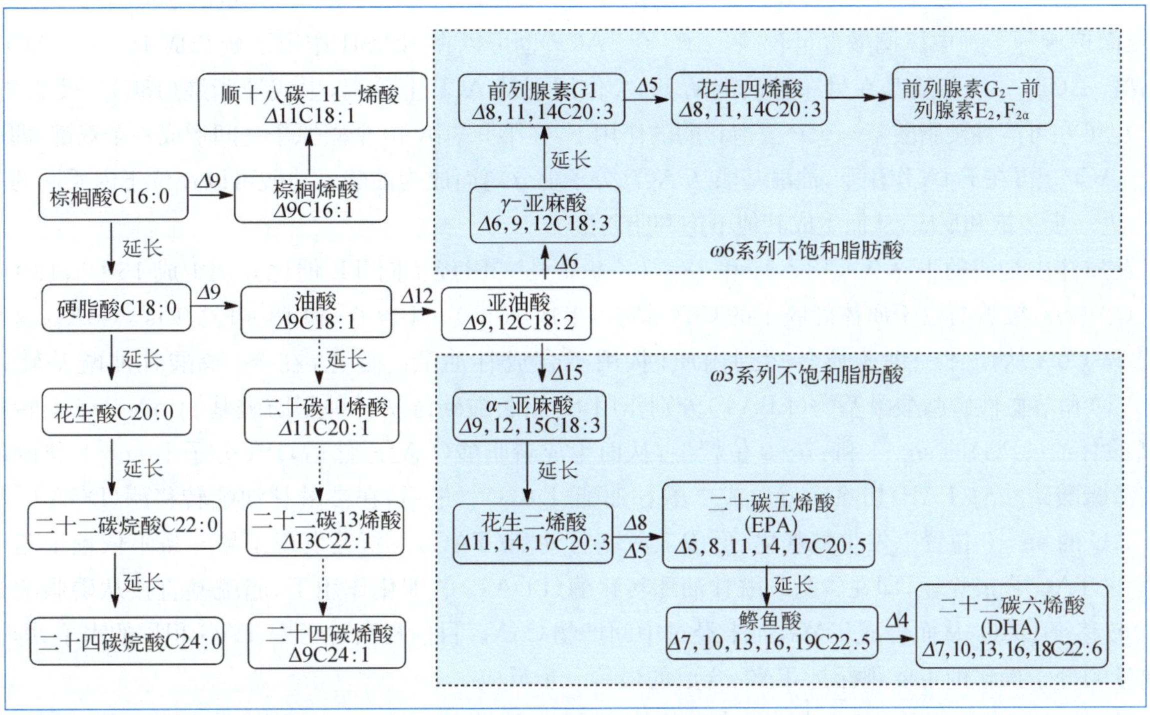

图 3-4　不饱和脂肪酸形成反应步骤[5]

蓖麻油是从具有药用价值的资源类群大戟科植物蓖麻(*Ricinus communis*)成熟种子中提取获得，其主要成分蓖麻油酸(ricinoleic acid)是油酸 C-12 羟基衍生物。蓖麻油酸是油酸在 O_2-依赖和 NADPH-依赖的多功能氧化酶催化下羟基化反应的产物。蓖麻油有悠久的药用历史，主要作为泻下剂。十一碳烯酸(undecenoic acid)是蓖麻油酸热分解产物，其锌盐和酯常用作抗真菌药物。

质体是发育种子中脂肪酸生物合成的主要场所。蔗糖是脂肪酸碳骨架的最初来源，叶片中合成的蔗糖运输到发育种子细胞中，经一系列生化反应形成丙酮酸(pyroracemic acid)。丙酮酸进入质体，在丙酮酸脱氢酶(PDH)催化下生成乙酰辅酶 A，为脂肪酸合成提供了起始的 2C 分子。丙酮酸的合成及转入质体中的数量是脂肪酸合成和积累的一个限速步骤。脂肪酸生物合成的第一步反应是乙酰- CoA 在乙酰- CoA 羧化酶(ACC)的催化下加上一个羧基生成 3C 分子丙二酰- CoA。第二步，在转酞基酶(AT)的作用下，丙二酰基从辅酶 A 分子转移到 ACP 上，形成丙二酰- ACP。然后，在脂肪酸合成酶(FAS)复合体的作用下，丙二酰- ACP 经过多次循环，每次循环使碳链增加 2 个碳原子，直到饱和脂肪酸链长度达到 16(16：0)或 18(18：0)个碳原子为止。

质体中脂肪酸合成酶复合体的三种主要酶分子是酮脂酰- ACP 合成酶(KAS)。酮脂酰- ACP 合成酶 III(KASIII)催化丙二酰- CoA 和乙酰- CoA 最初聚合成 3-酮丁酰- ACP(4C 侧链)的反应。酮脂酰- ACP 合成酶 I(KASI)催化正在加长的酰基侧链与丙二酰 ACP 聚合生成 6C～16C 脂肪酸。酮脂酰- ACP 合成酶 II(KASII)催化丙二酰- ACP 与 16：0-ACP 的缩合生成 18C 脂肪酸，从而在决定 16C 与 18C 脂肪酸合成比例中起重要作用。

另一种重要的酶是硫酯酶(thioesterase，TE)。TE 能将正在延长的脂肪酸基侧链从 ACP 分子上解离下来，从而终止脂肪酸碳链的延长，这就导致某些植物种子油中积累了大量的短链(<8C)和中等链长(8～14C)的脂肪酸。

在质体中合成的16∶0-ACP代谢有不同分支。这些不同途径对种子油中脂肪酸组成有重要影响。在棕榈种子中，硫酯酶FatB将16C脂肪酸侧链从ACP上切割下来，使大量的16C脂肪酸游离出来，因而棕榈种子油中棕榈酸含量较高。16∶0-ACP也可以在KASII作用下延长成18∶0-ACP(即硬脂酰-ACP)。硬脂酰基在另一种硫酯酶FatA作用下从ACP上分离，生成硬脂酸(18C)。硬脂酰基-ACP也可在可溶性硬脂酸基-ACP去饱和酶的作用下，在第9与第10个碳原子之间形成一个双键，即形成油酰-ACP。再在FatA作用下，油酰基团从ACP分子上分离而成为油酸。油酸可以在位于内质网的酶作用下，进一步去饱和反应，从而生成其他不饱和脂肪酸。

在质体中合成的16∶0-、18∶0-和18∶1△9cis-ACP，经不同TE催化分别生成16∶0、18∶0和18∶1△9cis，接着与位于质体外膜上的CoA结合，形成16∶0-、18∶0-和18∶1△9cis-CoA。这些脂肪酰基-CoA从质体经细胞质转运到内质网，用于合成甘油酯。首先，在3-磷酸甘油酰基转移酶(GPAT)和溶血性磷脂酸酰基酶(LPAT)分别作用下，脂肪酸碳链从各种脂肪酰基-CoA分子上转移到3-磷酸甘油(3PG)的sn-1和sn-2位置上，从而生成磷脂酸(PA)。然后，PA分子上sn-3位的磷酸基被磷脂酸磷酸酶(PAP)切除后就形成二酰甘油酯(DAG)。最后，在二酰甘油酯转移酶(DGAT)作用下，DAG的sn-3位置上发生酰基化，形成三酰基甘油酯(TAG)。新近发现了另一条不依赖于乙酰辅酶A的TAG合成途径，即在磷脂二酰甘油酯转移酶(PDAT)的催化作用下，脂酰基直接从磷脂酰胆碱(PC)转移至DAG，从而合成TAG，而未经过中间产物CoA。目前提高种子中TAG积累的水平，即种子含油量的分子操作的主要靶标是TAG合成的最后一步反应。

另外，在内质网上脂肪酸还能进行多种修饰反应，如油酸(18∶1△9cis)可在脂肪酸去饱和酶2和3(FAD2和FAD3)依次催化下，碳链中生成新的双键，依次形成亚油酸(18∶2△9cis，12cis)和亚麻酸(18∶3△9cis，12cis，15cis)。这些经修饰过的脂肪酸最终也整合到TAG分子中，积累于油体。在所有主要油料作物种子油中，正是FAD2和FAD3相对活性的高低决定着所有主要油料作物种子油中多不饱和脂肪酸所占的比例。因此，近年来编码这些酶的基因已经成为种子油中不饱和脂肪酸含量遗传改良的主要靶分子。

TAG是疏水性的，聚集在内质网脂质双层膜结构的脂酰基区域。内质网膜中高含量的TAG可以在脂质双层结构中形成脂质凸起，并且从膜中分离出来。油脂外由单层磷脂膜包裹，即以油体形式从膜上分离出来。这些贮藏TAG的亚细胞结构或油体，一般直径为1 μm，由许多结构蛋白包被，称为油质体(图3-5)[6]。

产油微生物油脂合成代谢调控中有两个关键酶，即柠檬酸裂解酶(ACL)和苹果酸酶(ME)。ACL在细胞溶胶中催化柠檬酸裂解反应，提供油脂合成所需的乙酰CoA。ACL的活性与产油微生物的油脂积累能力具有很强的相关性，还没有发现微生物能积累TAG超过其生物量的20%却没有ACL参与的例证。有一小部分的酵母菌具有ACL活性，但油脂的积累仍然不会超过生物量的10%。因此，ACL是油脂积累的一个先决条件，但并不是有这种酶的微生物都是产油微生物。研究表明，产油微生物油脂积累的多少与ME代谢调控有关，如ME受到抑制，则油脂积累量则下降。这是因为微生物代谢途径中虽然有许多生成NADPH的过程，但FAS几乎只能利用由ME产生的NADPH(图3-6)[7]。

2) 酚类：脂肪酸生物合成中缩合反应和还原反应交替进行，生成不断延长的烃链。若合成过程中缺少还原步骤，则产物为多聚-β-酮链。由1个乙酸酯起始单位和3个丙二酸酯延伸单位缩合生成的多聚-β-酮酯，能通过A、B两种方式折叠。A方式：α-亚甲基离子化，与相隔4个碳原子的羰基发生羟醛缩合反应，羰基转化为季碳羟基并形成六元环，随后经脱水、烯醇化生成苔藓酸；B方式：经分子内Claisen反应，断裂硫酯键并释放酶，生成环己三酮，烯醇化生成间三酚苯乙酮(图3-7)。

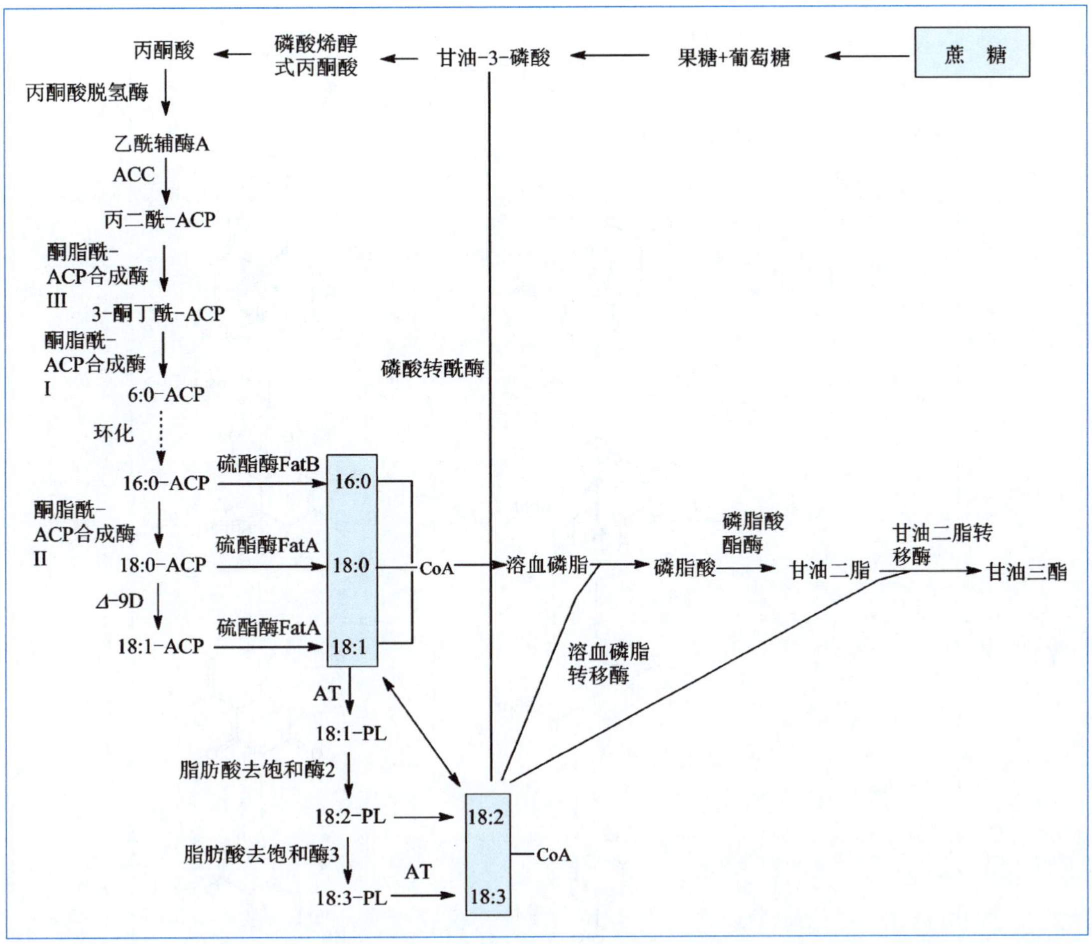

图 3-5　种子油的生物合成途径图示[6]

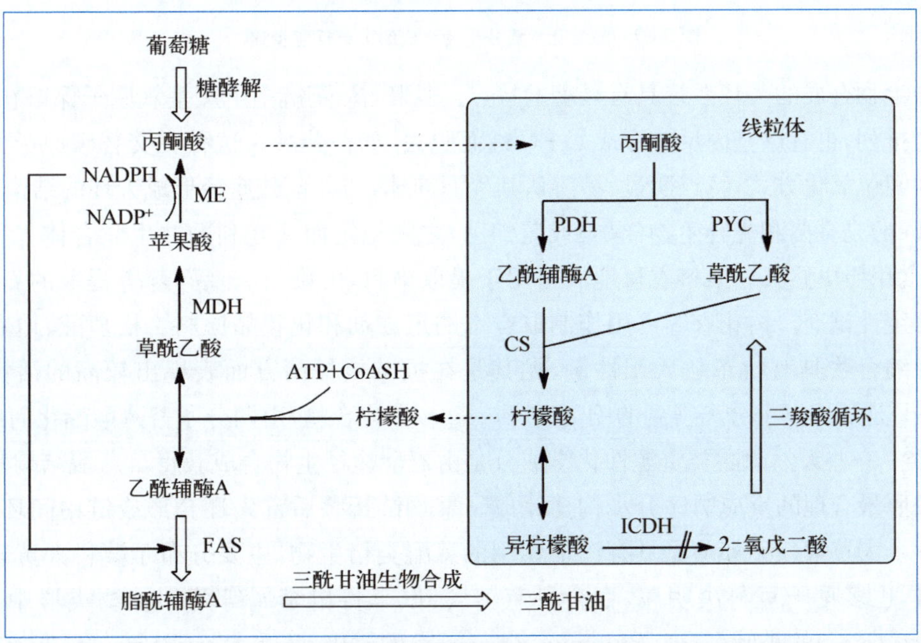

图 3-6　产油酵母油脂积累代谢调控途径图示[7]

ACL：ATP-柠檬酸裂解酶　CS：柠檬酸合成酶　FAS：脂肪酸合成酶　ICDH：异柠檬酸脱氢酶
MDH：苹果酸脱氢酶　ME：苹果酸酶　PDH：丙酮酸脱氢酶　PYC：丙酮酸羧化酶

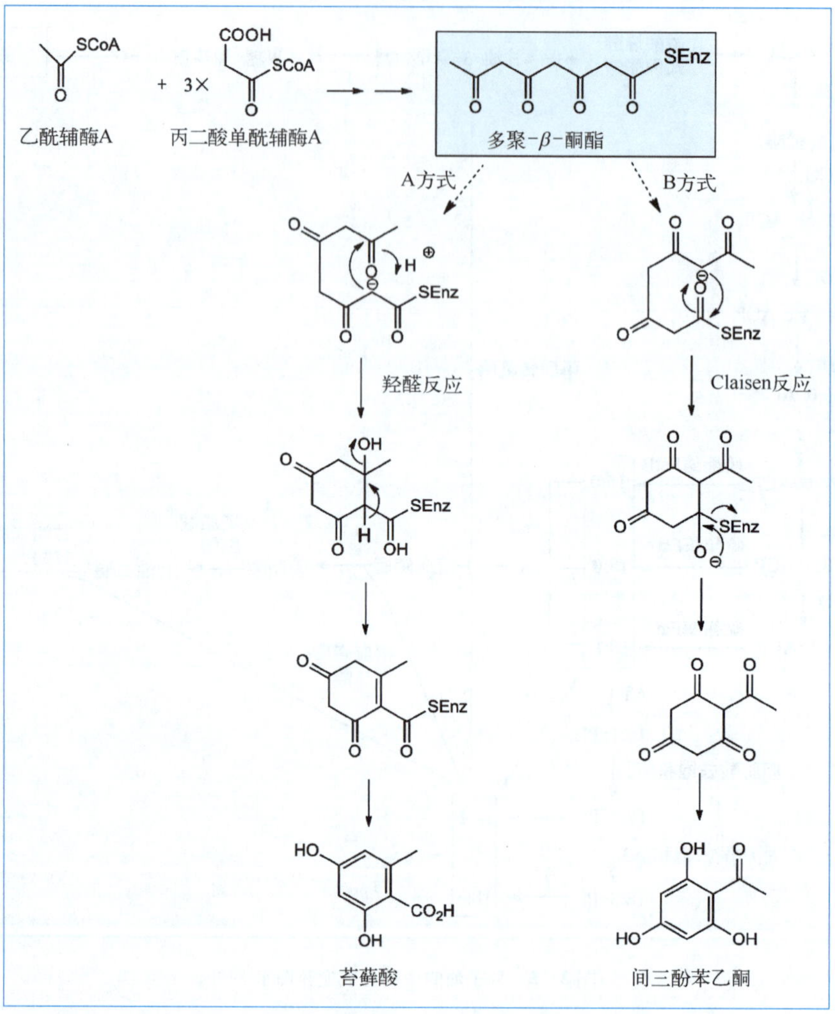

图 3-7　酚类化学成分生物合成的主要反应步骤[1]

乙酸途径生物合成的芳环系统具有显著的特点：多聚-β-酮链多个羰基氧原子保留在终产物中，并在芳环上交替排列，也有羰基因反应形成 C—C 键而脱去，如苔藓酸。这种在交替碳原子上发生氧化反应的方式称为间位氧化方式，特点明显、易辨认其生源前体，与莽草酸途径形成芳环的结构差别较大。

地衣(lichen)是真菌和光合生物(绿藻或蓝细菌)之间稳定而又互利的共生联合体。我国地衣资源丰富，药用和食用历史悠久。染料衣科地衣可用于提取染料，由染料衣及石蕊等提取的石蕊色素，可用于制造酸碱度定性试剂。树花衣等可用作制取香水的定香剂和化妆品原料。松萝酸、地衣硬酸以及地衣二酚的多种缩合物具有抗革兰氏阳性菌、尤其是在抗结核杆菌方面表现出较高的活性。红粉苔酸(lecanoric acid)是从地衣中分离得到的缩酚酸(depside)类化合物，由两分子苔藓酸酯化而成。

3）蒽醌类：一些天然蒽醌类资源性化学成分是由乙酸途径生物合成获得。蒽醌结构骨架以及相关多环结构是按照最合理的反应顺序分步构建完成。聚酮链折叠后首先环合形成链中间环，然后分别构建另外两个环。大黄素(emodin)是具有泻下作用的蒽醌类衍生物，主要分布于蓼科大黄属、酸模属、蓼属等植物类群，也多见于豆科决明属、百合科芦荟属、鼠李科鼠李属等药用植物类群中，如狭叶番泻(*Cassia angustifolia*)的小叶、鼠李(*Rhamnus davurica*)的树皮、掌叶大黄(*Rheum palmatum*)的根和根茎、库拉索芦荟(*Aloe barbadensis*)叶的汁液浓缩干燥物等均含有丰富的蒽醌类资源性成分。蒽酮和大黄素的生物合成途径如图 3-8 所示。

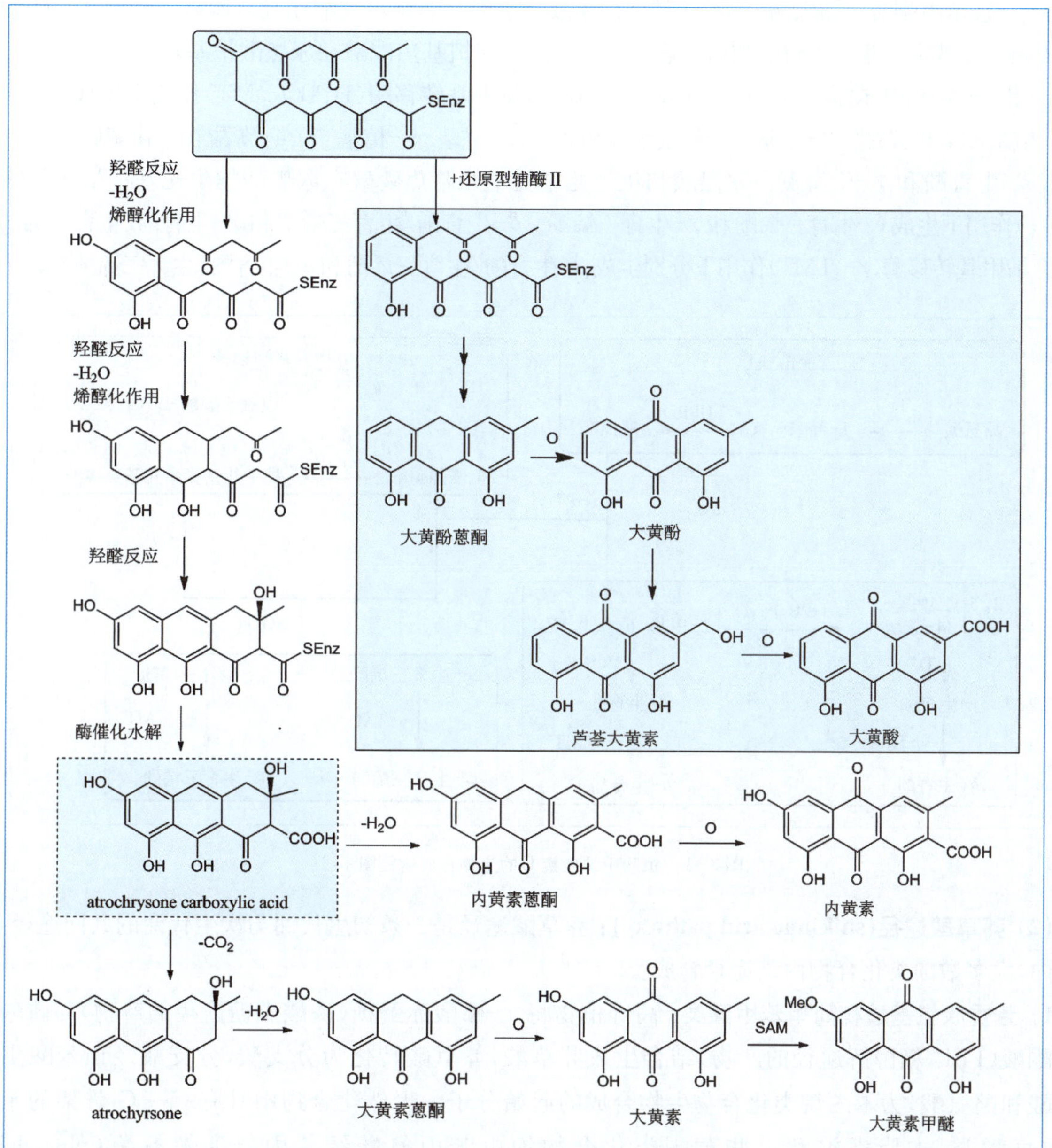

图 3-8　蒽酮和大黄素的生物合成过程图示[8]

由莽草酸和异戊二烯单位合成的蒽醌类化合物结构中，氧化反应通常发生在一个芳环上，不具有间位氧化方式的特点。维生素 E 是油溶性维生素之一，主要存在于植物油中，尤其是在谷物种籽的胚芽油及大豆油等油脂中含量比较丰富。维生素 E 在空气中会缓慢氧化，紫外线照射也可使其分解。它可以保护其他易被氧化的物质使其不被破坏，因此它是极有效的抗氧化剂。不仅可以防止油脂的自动氧化，对光氧化也有较好的延缓作用。抗不育症是天然维生素 E 的主要生理功能之一，这也是生育酚得名的缘由。植物维生素 E 的生物合成主要利用了来自两条不同代谢途径的化合物作为前体：① 来自酪氨酸代谢相关的莽草酸途径(shikimate metabolic pathway)产物尿黑酸(homogentisic acid，HGA)生成了维生素 E 的亲水性端基；② 来自非甲羟戊酸(methylerythritol phosphate，MEP)途径产物植基焦磷酸(phytyldiphosphate，PDP)或牻牛儿基牻牛儿基焦磷酸(geranylgeranyl-diphosphate，GGDP)生成疏水性尾部，其中 PDP 是产生生育酚的必要前提，GGDP 是产生生育三烯酚的必要前提(图 3-9)。莽草酸途径以酪氨酸为最初底物，经由 4-羟苯丙

氨酸在 p-羟苯丙酮酸双加氧酶(HPPD)的作用生成尿黑酸。非甲羟戊酸途径以脱氧木酮糖-5-磷酸为底物生成牻牛儿基牻牛儿基焦磷酸和植基焦磷酸。尿黑酸和植基焦磷酸在尿黑酸植基转移酶(HPT)作用下生成2-甲基-6-植基苯醌,进而在2-甲基-6-植基苯醌甲基转移酶(HPBQ-MT)作用下生成2,3-二甲基-5-植基-1,4-苯醌。2-甲基-6-植基苯醌和2,3-二甲基-5-植基-1,4-苯醌在环化酶(TC)作用下分别生成δ-生育酚和γ-生育酚。尿黑酸和牻牛儿基牻牛儿基焦磷酸在尿黑酸牻牛儿基牻牛儿基转移酶(HGGT)作用下生成δ-生育三烯酚和γ-生育三烯酚。δ-生育酚/生育三烯酚和γ-生育酚/生育三烯酚可在γ-生育酚甲基转移酶(γ-TMT)作用下分别生成β-生育酚/生育三烯酚和α-生育酚/生育三烯酚[9]。

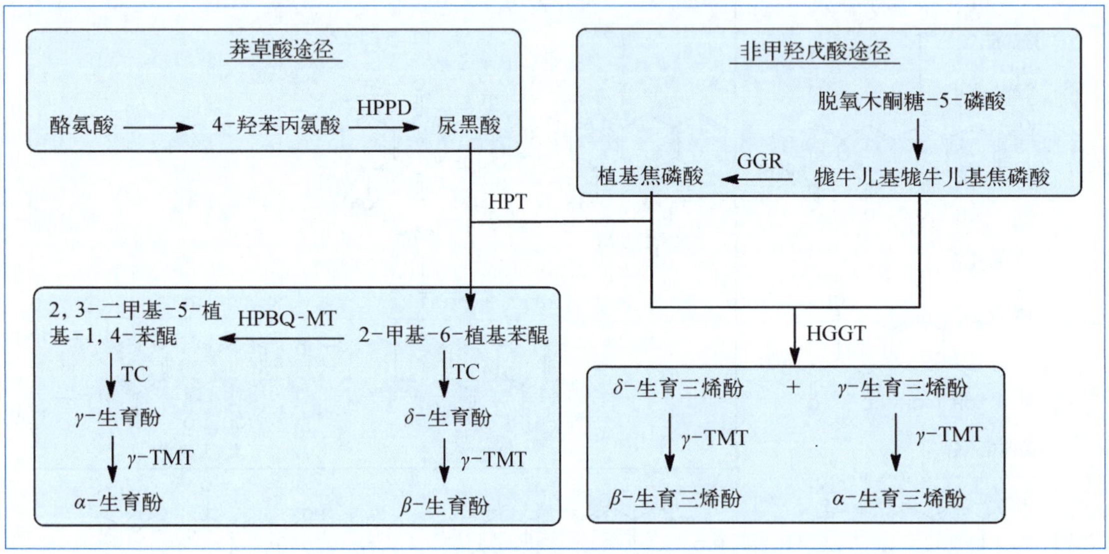

图 3-9　植物中维生素 E 的生物合成途径图示[9]

(2) 莽草酸途径(shikimic acid pathway):莽草酸途径是一条初生代谢与次生代谢的共同途径,在植物体内,大多数酚类化合物由该途径合成。

1) 芳香族氨基酸和简单苯甲酸类:高等植物将4-磷酸赤藓糖(磷酸戊糖途径的产物)与磷酸烯醇式丙酮酸(PEP,糖酵解途径的产物)结合生成莽草酸,莽草酸转化为分支酸,分支酸经预苯酸生成苯丙氨酸和酪氨酸,为苯丙烷类化合物生物合成的起始分子。天然化合物中具有 C_6—C_3 骨架的苯丙素类、香豆素类、木脂素类和一些黄酮类化合物均由苯丙氨酸经苯丙氨酸解氨酶(phenylalanine ammonialyase, PAL)脱氨后生成的反式肉桂酸得来。由分支酸产生的 *L*-苯丙氨酸(*L*-Phe)、*L*-酪氨酸(*L*-Tyr)和 *L*-色氨酸(*L*-Trp)也是生物碱的合成前体(图3-10)。芳香族氨基酸生物合成中莽草酸途径的限速酶有 DHQ 合成酶(aroB)、莽草酸激酶、EPSP 合成酶(aroA)和分支酸合成酶(aroC)。通过优化大肠埃希菌芳香族氨基酸生物合成代谢途径,构建莽草酸代谢途径限速酶的多基因盒 PtacaroAaroCaroBkan;利用 Red 重组系统,在破坏整体调控基因 csrA 时,替换多基因盒,从而使构建的基因工程菌株比原始菌株基础产酸率提高了近5倍,为进一步构建芳香族氨基酸特别是苯丙氨酸基因工程菌奠定了基础。

迷迭香酸(rosmarinic acid)是一类重要的资源性化学成分,广泛分布于唇形科、忍冬科等植物类群中。常用中药丹参(*Salvia miltiorrhiza*)及其同属植物地上茎叶及其地下根部均含有丰富的迷迭香酸,该资源性化学成分是丹参活血化瘀的功效物质基础之一,具有良好的产业化前景,蕴藏着巨大的市场需求。Petersen 等以彩叶草的悬浮培养细胞为研究对象,第一次较全面地阐述了迷迭香酸生物合成途径

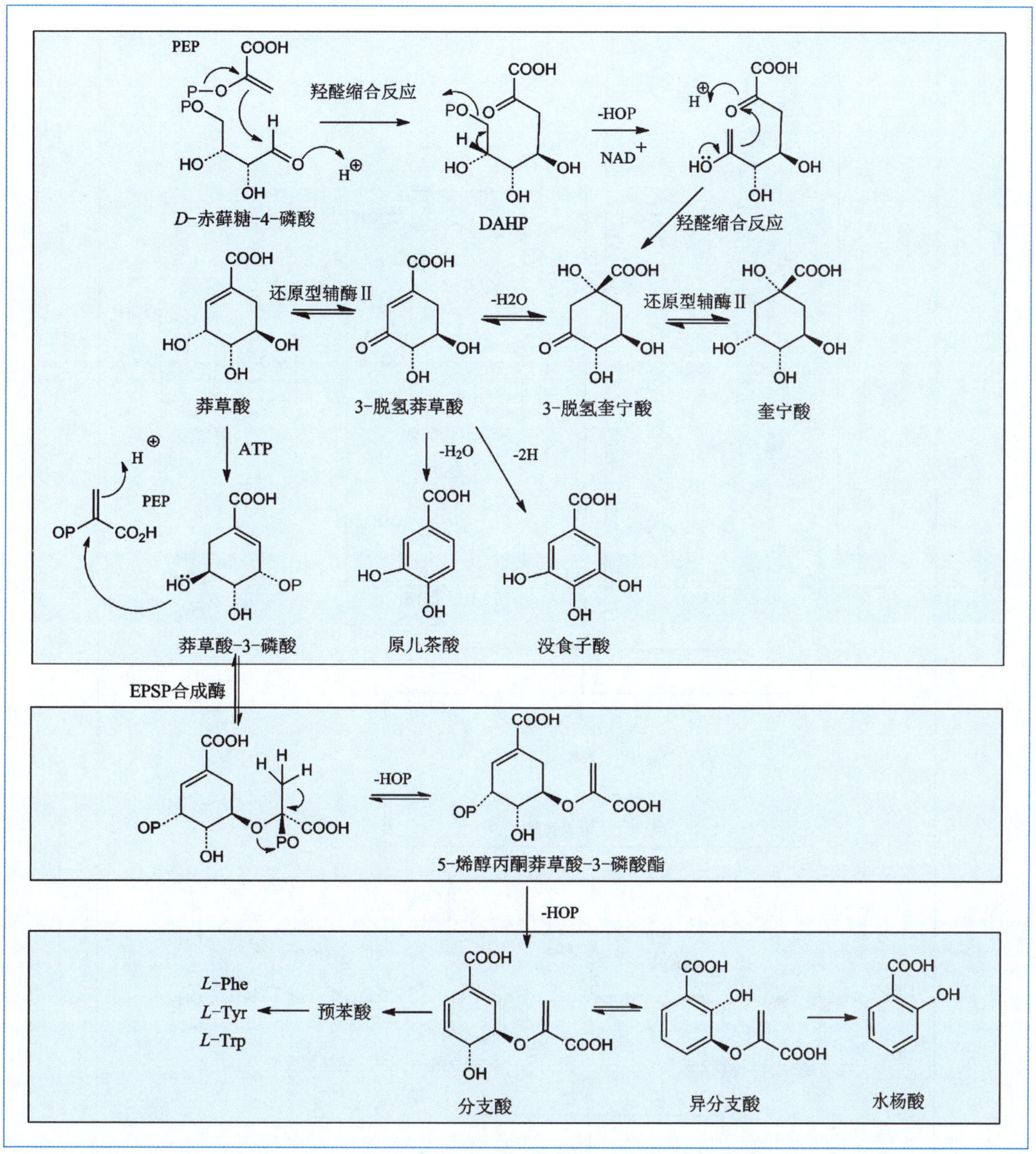

图 3-10　芳香族氨基酸和简单苯甲酸的生物合成过程[1]

及相关酶，认为迷迭香酸的次生代谢包括苯丙氨酸和酪氨酸支路两条相互平行的支路途径。苯丙氨酸在苯丙氨酸解氨酶(PAL)作用下生成肉桂酸，肉桂酸在细胞色素 P450 单加氧酶 CYP73 亚家族的肉桂酸-4-羟化酶(C4H)和 4-香豆素辅酶 A 连接酶(4CL)的催化下生成苯丙氨酸支路途径的产物 4-香豆酰 CoA；另一条支路，酪氨酸经酪氨酸氨基转移酶(TAT)和对羟基苯丙酮酸还原酶(HPPR)催化经过 4-羟基苯丙酮酸生成了 4-羟基苯乳酸，而后两条不同支路的产物 4-羟基苯乳酸与 4-香豆酰 CoA 在迷迭香酸合成酶(RAS)作用下首先生成 2-氧-(4-香豆酰)-3-(4-羟基苯)-乳酸，最后由细胞色素 P450 蛋白 CYP98A6 催化生成迷迭酸。另外，迷迭香酸的酪氨酸支路途径中的 4-羟基苯丙酮酸在对羟基苯丙酮酸双氧化酶(HPPD)作用下还可生成 2,5-二羟基苯乙酸(尿黑酸)，它是生成生育酚(维生素 E)和质体醌的前体物质。该旁路途径的存在可能会导致迷迭酸生物合成前体物质 4-羟基苯丙酮酸的含量降低而影响其生物合成(图 3-11)。迷迭香酸合成途径上的关键酶基因 4CL、C4H、PAL、TAT、HPPD 等均已先后从丹参中克隆得到。这些工作将为其次生代谢图谱的阐明，开展植物中迷迭香酸的代谢调

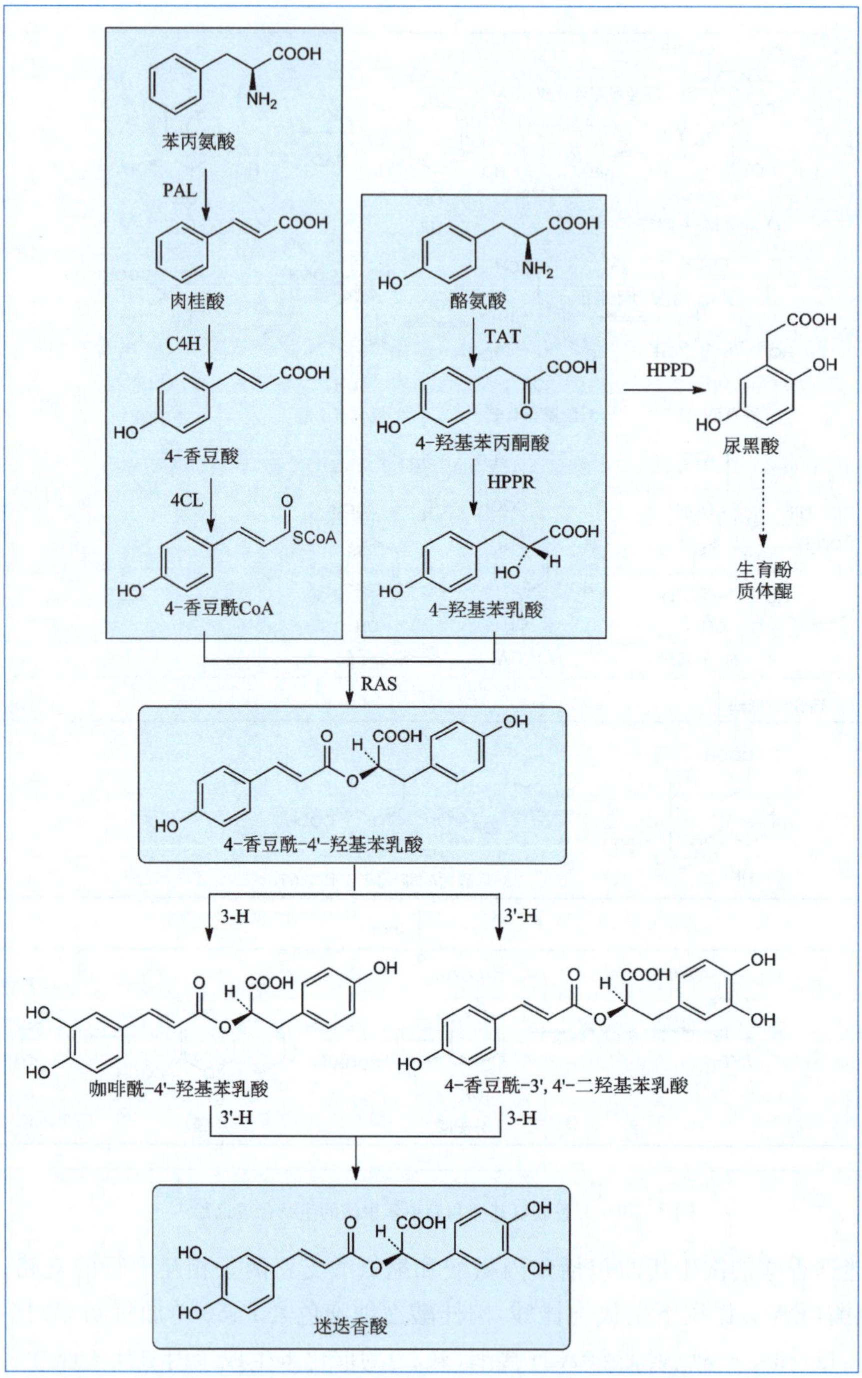

图 3-11 迷迭香酸的生物合成途径[10]

PAL：苯丙氨酸解氨酶　C4H：肉桂酸-4-羟化酶　4CL：羟基肉桂酸-辅酶A连接酶　TAT：酪氨酸氨基转移酶　HPPR：对羟基苯丙酮酸还原酶　HPPD：对羟基苯丙酮酸双氧化酶　RAS：迷迭香酸合成酶　3-H，3'-H：羟桂皮烯醛基-羟苯乳酸基3-和3'-羟化酶

控研究提供前提，使大幅度提高药用资源植物中迷迭香酸的含量成为可能[10]。

2）木脂素和木质素类： *L*-苯丙氨酸和 *L*-酪氨酸是多种天然产物的前体。酪氨酸脱去侧链氨基，生成4-香豆酸。苯丙氨酸经PAL催化脱去侧链氨基，生成桂皮酸，桂皮酸进一步羟基化和甲基化，生成木脂素和木质素（图3-12）。苯丙氨酸解氨酶（PAL）、肉桂酸4-羟化酶（C4H）和4-香豆酸辅酶A连接酶（4CL）是苯丙烷途径所涉及的三种酶，催化苯丙氨酸到羟基肉桂酸及其辅酶A酯类的过程。已有报

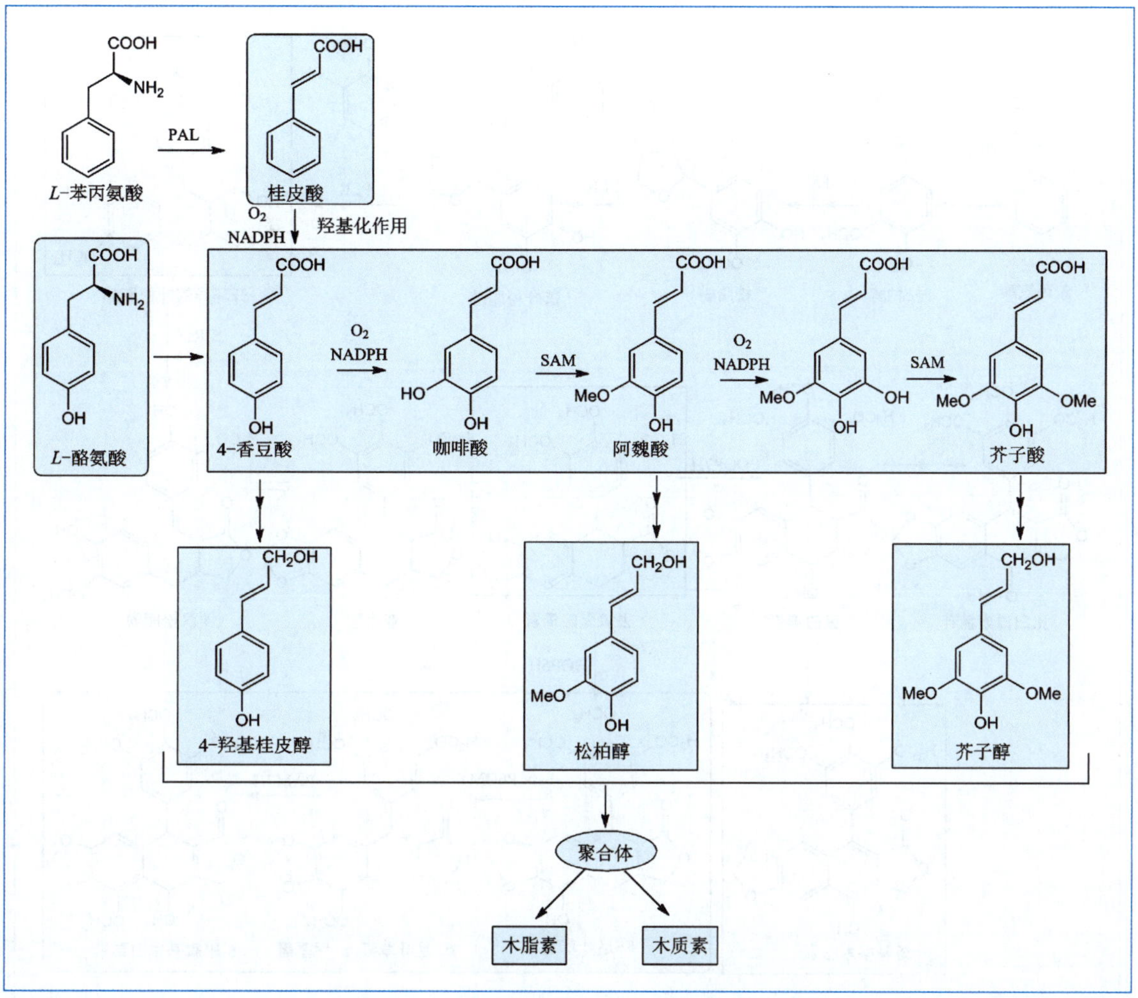

图 3-12　木脂素和木质素的生物合成过程[1]

道，从药用植物十字花科菘蓝属菘蓝(*Isatis indigotica*)植物中克隆获得木脂素生源合成途径的基因 IiC3H 和 IiPLR，并对该途径的基因进行表达特征的研究，通过代谢工程的手段提高菘蓝目标次生代谢产物的含量。

鬼臼毒素(podophyllotoxin)类资源性化学成分，主要分布于小檗科鬼臼属(*Podophyllum*)、桃儿七属(*Sinopodophyllum*)、八角莲属(*Dysosma*)、山荷叶属(*Diphylleia*)、鲜黄连属(*Jeffersonia*)等属，其他还有亚麻科亚麻属(*Linum*)，柏科刺柏属(*Juniperus*)、崖柏属(*Thuja*)、柏松属 *Callitris*，唇形科山香属(*Hyptis*)、百里香属(*Thymus*)、香科科属(*Teucrium*)、荆芥属(*Nepeta*)、绵参属(*Eriophyton*)等。该物质临床上具有良好的抗肿瘤、抗尖锐湿疣、抗艾滋病毒活性。近些年来，随着市场对鬼臼类药材及其鬼臼毒素类资源性物质需求量剧增，该类药物资源的自然更替和资源产量不能满足需求，导致资源存量快速下降，自然分布区域日渐缩小，鬼臼类野生植物资源逐渐枯竭、物种濒危。基于生物技术的植物代谢工程快速发展，为鬼臼毒素替代资源的开发提供了更多途径。实现药用植物规范化栽培和植物细胞或器官培养生产鬼臼毒素的前提之一是充分阐明鬼臼毒素的生物合成途径及其调控机制。松脂酚、罗汉松脂酚是鬼臼毒素生物合成的重要上游木脂素类成分之一，松脂酚合酶(pinoresinol synthase，PS)、松脂酚—落叶松脂醇还原酶(PLR)、开环异落叶松脂醇脱羟酶(SIRD)、去氧鬼臼毒素-6-羟基酶(DOP6H)等是催化关键酶[11]。鬼臼毒素可能的生物合成途径如图 3-13 所示。

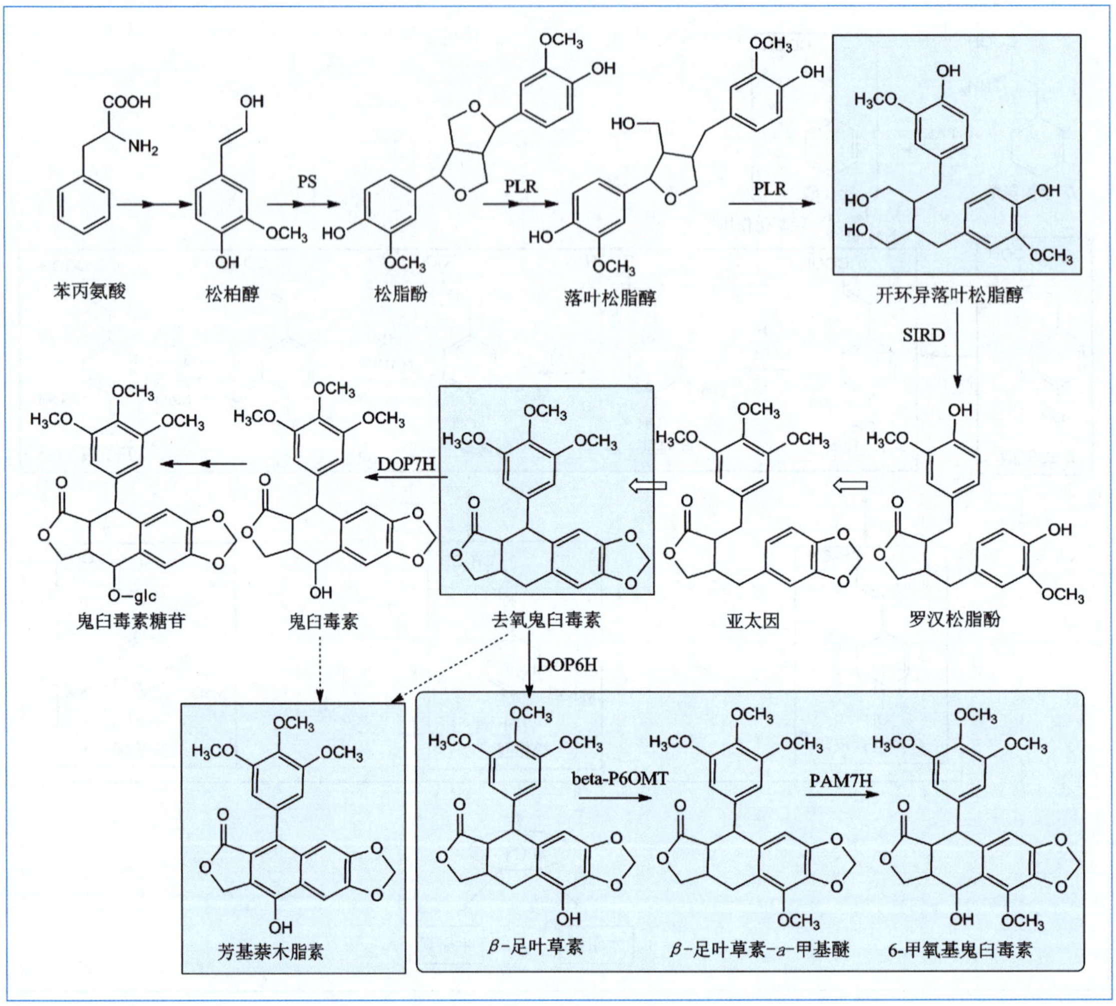

图 3-13 鬼白毒素类化学成分可能的生物合成途径[11]

PS：松脂酚合酶 PLR：松脂酚—落叶松脂醇还原酶 SIRD：开环异落叶松脂醇脱羟酶 DOP6H：去氧鬼白毒素-6-羟化酶 DOP7H：去氧鬼白毒素-7-羟化酶 βP6OMT：β-足叶草素甲基转移酶 PAM7H：β-足叶草素羟化酶

3）香豆素类：自然界中，顺反异构和内酯化都是酶促反应，香豆素的生物合成不需要光照。桂皮酸和 4-香豆酸侧链邻位碳的羟基化生成香豆素和伞形花内酯。香豆素类资源性化学成分广泛分布于药用植物资源类群中，在伞形科、芸香科植物中的分布较为普遍，以香豆素或香豆素糖苷的形式存在。香豆素和呋喃香豆素生物合成的部分途径如图 3-14 所示。

4）黄酮类和芪类：黄酮类和芪类化合物是以桂皮酰辅酶 A 为起始单元，引入 3 分子的丙二酸单酰辅酶 A 生成。3 个丙二酸单酰辅酶 A 和 1 个桂皮酰辅酶 A 单元在芪类合成酶或查耳酮合成酶催化下发生缩合反应，分别生成芪类（如白藜芦醇）或查耳酮类化合物。查耳酮是植物中普遍存在的各类黄酮类化合物的前体物质。大部分黄酮化合物均含有一个六元杂环，它由酚羟基亲核进攻不饱和酮发生 Michael 加成反应形成，产生黄烷酮（flavanone），如柚皮素，该反应由酶催化，并立体专一性地生成一个黄烷酮对映体。许多黄酮类化合物，如甘草素，结构中脱去了一个羟基，导致乙酸途径来源的芳环是间苯二酚模式而非均苯三酚模式。这种改变源于与查耳酮合成酶共存的一种还原酶的作用，因而生成的是异甘草素，而非柚皮素—查耳酮。黄烷酮化合物的基本骨架上发生改变可以生成其他化合物，如黄酮（flavones）、黄酮醇（flavonols）、花色素（anthocyanidins）和儿茶素（catechin）等（图 3-15）。

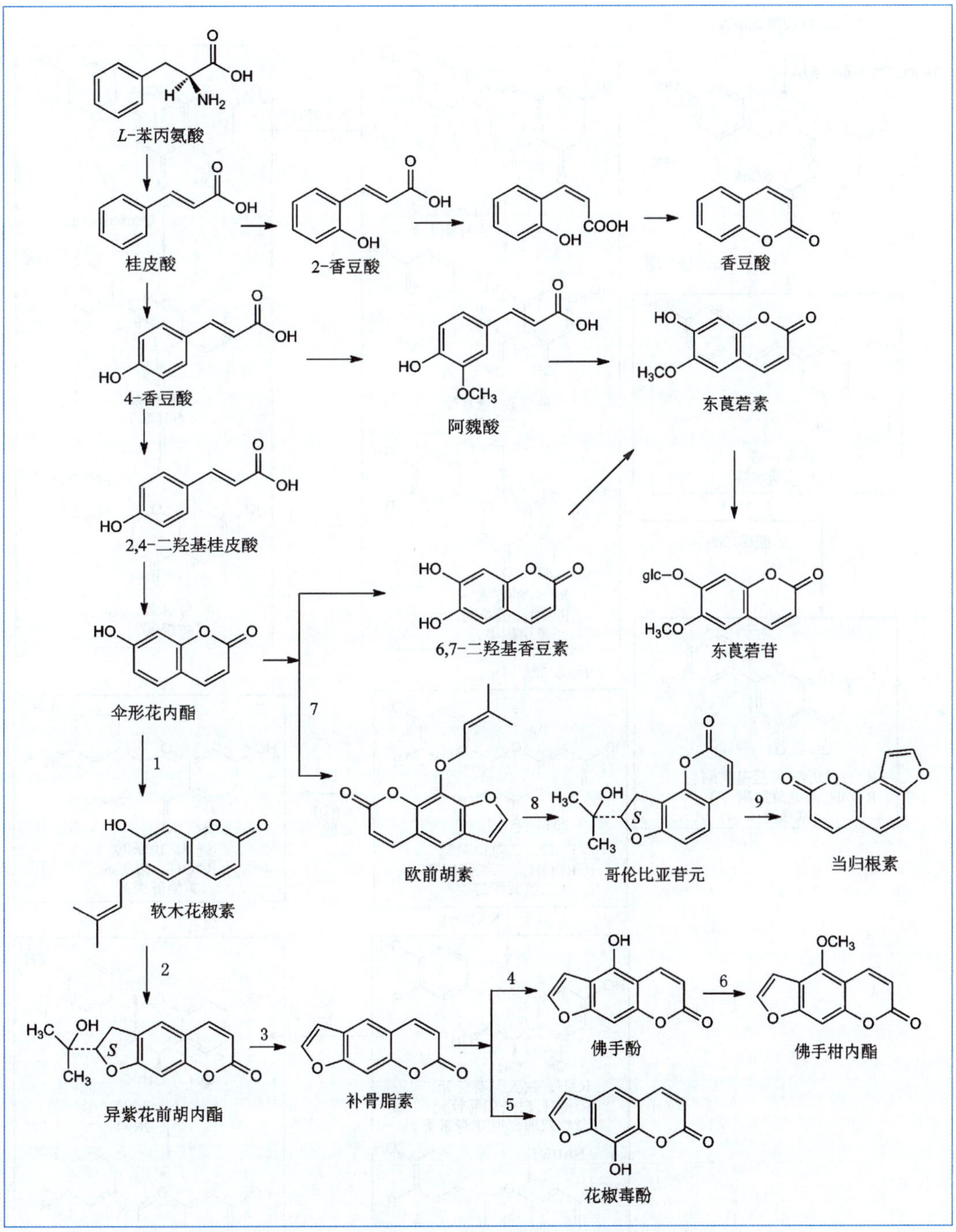

图 3－14　香豆素和呋喃香豆素生物合成的部分途径[12]

1. 伞形酮二甲基烯丙基转移酶　2. 异紫花前胡内酯合酶　3. 补骨脂素合酶　4. 佛手酚合酶　5. 花椒毒酚合酶　6. 佛手酚氧基转移酶　7. 伞形酮二甲基烯丙基转移酶　8. 哥伦比亚苷元合酶　9. 当归根素合酶

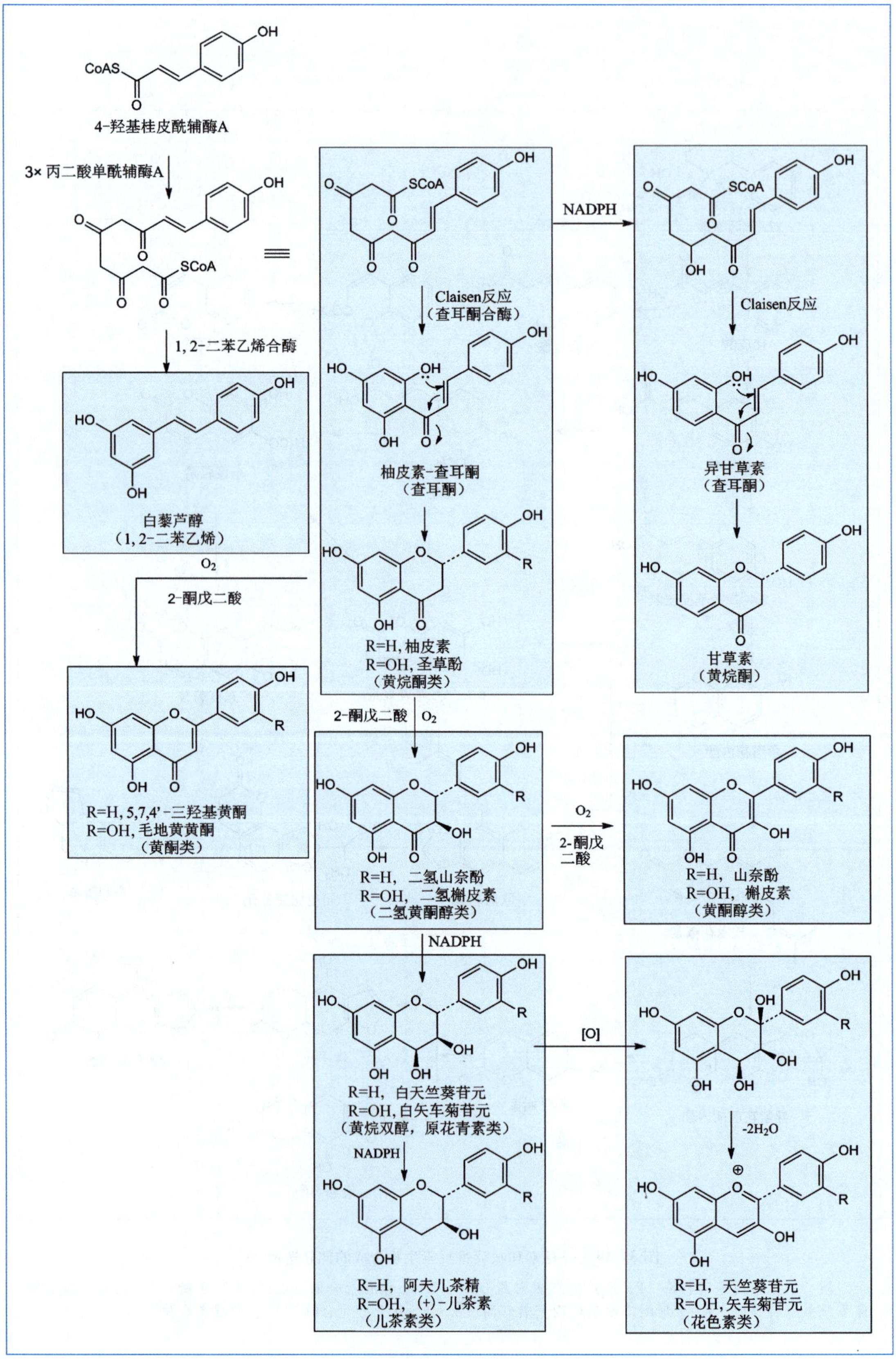

图 3-15 黄酮和芪类化合物的生物合成过程[14, 15]

黄酮类资源性化学物质在唇形科、玄参科、爵床科、菊科等类群中的分布较为广泛。黄酮醇为无色，但是在植物体内通过与花色素共同作用来显色，同时也是一些植物花粉管萌发所必需的。由于类黄酮独特的药理学功效和在生物防御方面的作用，其生物合成途径一直是人们关注的焦点。类黄酮生物合成途径是由多条代谢途径通过相关联的节点连接在一起的网络途径，受到多种结构基因和调控基因的控制。茶叶是世界三大软饮料之一，其中又以绿茶的类黄酮含量最为丰富，被认为具有良好的保健作用，能够降低癌症、心脏病和其他疾病的发生概率。为开展茶树儿茶素合成的代谢工程，目前已建立茶树转基因体系，以提高其产量[13]。

5）异黄酮类：异黄酮(isoflavonoids)构成了黄酮类化合物一个完全不同的亚类，其结构的差异在于莽草酸来源的芳环转移到了杂环碳的邻位。该重排过程由细胞色素 P450 依赖性酶催化，并需要 NADPH 和 O_2 辅助因子参与，黄烷酮甘草素(liquiritigenin)和柚皮素(naringenin)通过异黄酮合成酶(isoflavone synthase，IFS)催化，经羟基异黄酮中间体分别转变为异黄酮类产物大豆黄酮(daidzein)和染料木素(genistein)等。

上述重排机制在自然界中较少见，生成的异黄酮类化合物几乎只存在于豆科植物中(图 3－16)。

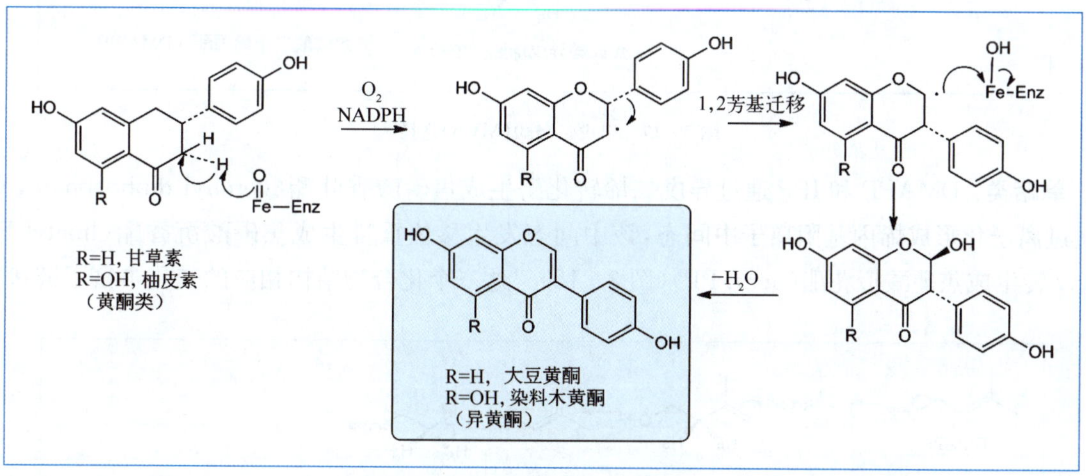

图 3－16　大豆异黄酮的生物合成过程[16]

异黄酮类化学成分对人体代谢与健康有着极其重要的作用。部分天然的异黄酮类资源性化学物质分布于豆科多个属的植物类群中，远远不能满足人类社会的需求。通过化学手段合成固然是获取异黄酮的一种有效手段，但由于其工艺较复杂，成本高，从长远来看，并不是一种理想的方法。因此，通过基因和代谢工程手段提高大豆异黄酮的含量，具有可规模产业化的前景。

(3) 甲戊二羟酸途径(mevalonic acid pathway，MVAP)和脱氧木酮糖磷酸酯途径(deoxyxylulose phosphate pathway，DOXP)：萜类和甾类化合物是以异戊二烯为基本单位构成的一类化合物，异戊二烯基单元有两条来源途径：MVA 途径和 DOXP 途径。MVA 途径由三分子乙酰辅酶 A 在细胞质内经生物合成产生甲戊二羟酸(MVA)，然后经由磷酸化、脱羧过程形成异戊二烯类化合物的基本骨架异戊烯基焦磷酸(isopentenyl pyrophosphate，IPP)和二甲基丙烯基焦磷酸酯(dimethylallyl pyrophosphate，DMAPP)(图 3－17)。DOXP 途径中，IPP 的直接前体不是 MVA，而是丙酮酸和甘油醛－3－磷酸(glyceraldehyde 3－phosphate，GA－3P)。绝大多数的萜类都由五碳(C5)的 IPP 和 DMAPP 基本结构以“头—尾”的方式形成。萜类和甾体类化合物在自然界广泛存在，种类繁多，其生理活性也不尽相同，是食品、化妆品及医药工业的重要原料。

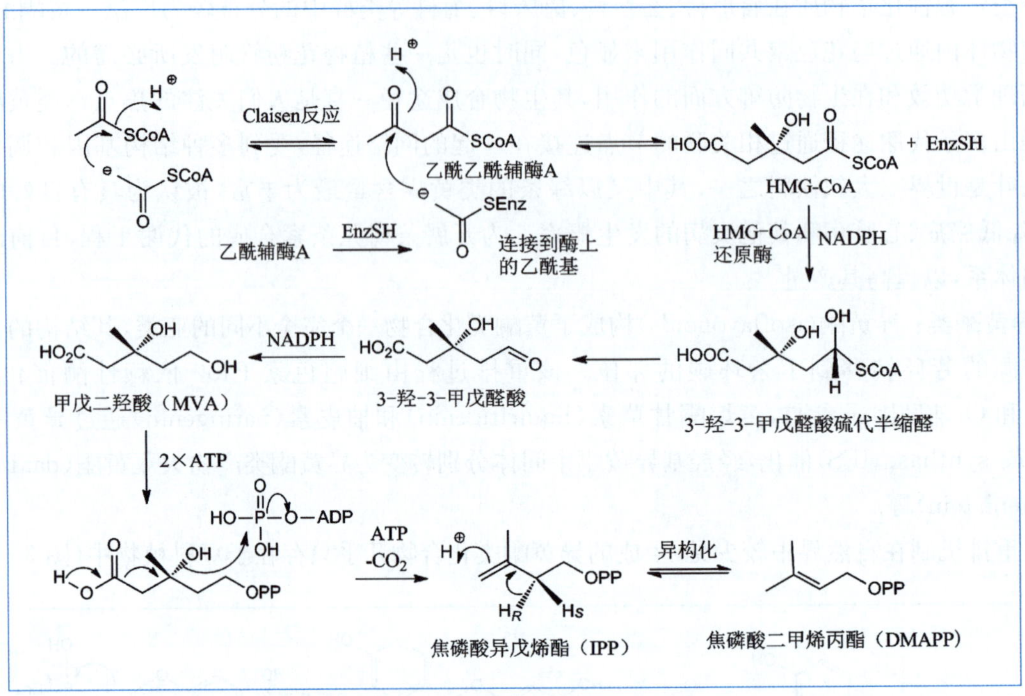

图 3-17　甲戊二羟酸(MVA)途径[1]

1）单萜类：DMAPP 和 IPP 通过异戊二烯转化酶生成焦磷酸香叶酯(geranyl diphosphate，GPP)，GPP 通过离子化形成烯丙基阳离子中间态，该中间态发生移位重排生成焦磷酸沉香酯(linalyl PP)，双键构型反转生成焦磷酸橙花酯(neryl PP)(图 3-18)。这三个化合物结构相应的变化丰富了链状单萜的

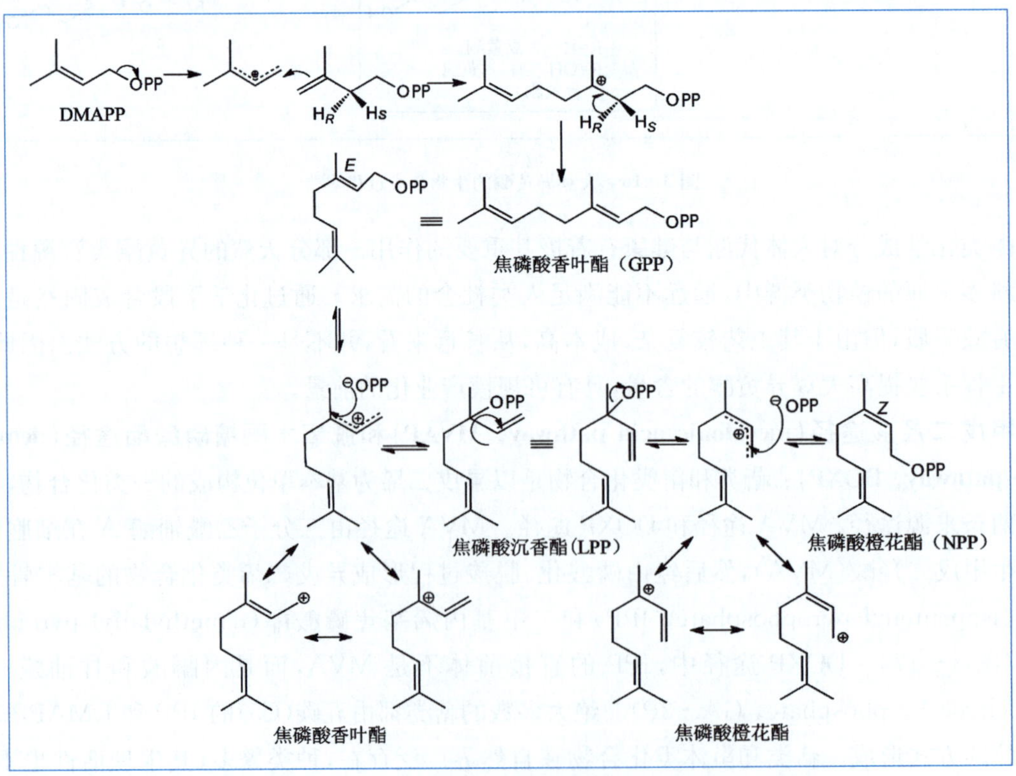

图 3-18　单萜的生物合成过程[18]

化合物结构，这些资源性产物是调味料和香料中挥发油的组成成分。最终产物可以是烃、醇、醛，也可以是酯，最常见的是乙酸酯。

单萜的结构经环化反应变得更加多样，LPP 和 GPP 是单环薄荷烷系列化合物的前体。在过去的十年中，合成生物学的发展日新月异，极大地改变了传统意义上的发酵方式。人们已经通过代谢工程实现了许多种化合物在微生物体内的异源合成。其中，由于萜类来源于植物，大多具有药用价值或在食品领域有巨大应用潜力，同时酿酒酵母体内的甲羟戊酸途径具备萜类合成的前体，这些因素极大地吸引了学者的关注，并实现了多种萜类化合物在酿酒酵母内的表达。然而，总体来说，代谢工程改造酿酒酵母生产萜类化合物产率较低，学者为了实现萜类化合物在酿酒酵母内的高效生产，进行了一系列基础研究工作。通过转录组学分析了酿酒酵母的耐受机制，进而提高单萜产量。无环单萜香叶醇合成酶可以直接在酿酒酵母内表达，增加 GPP 的供给，香叶醇产量增高。通过对酿酒酵母丙酮酸脱氢酶途径及甲羟戊酸(MVA)途径进行综合改造，单萜香叶醇的产量提高了近 40 倍[17]。

2) 环烯醚萜类：环烯醚萜的合成途径为香叶酯(GPP)水解脱去焦磷酸后，氧化形成香茅醛，香茅醛在环合过程发生双键转位水合成一个伯醇基，伯醇基进一步氧化生成臭蚁二醛，臭蚁二醛发生烯醇化后再发生分子内羟醛缩合，最终得到环烯醚萜(图 3－19)。

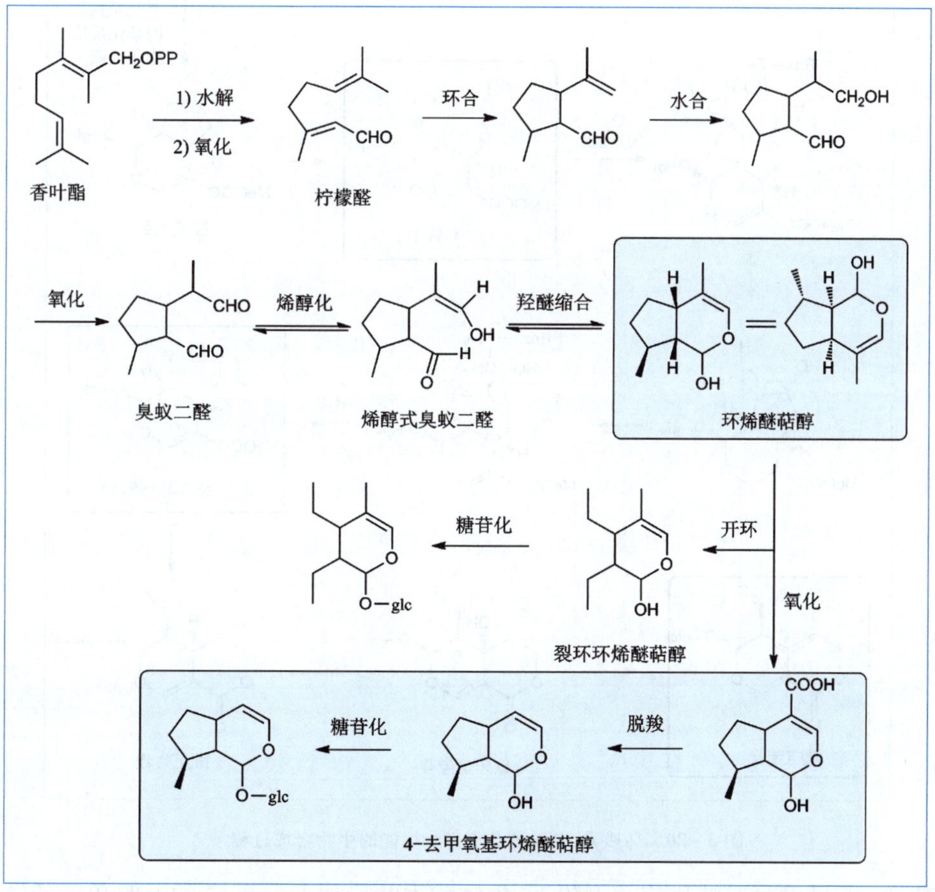

图 3－19　环烯醚萜类化学物质的生源途径[19]

环烯醚萜属于单萜类化合物，大多数的环烯醚萜以苷的形式存在，如马钱素(loganin)，糖基化过程可有效地将半缩醛键转化为缩醛。马钱素是许多其他环烯醚萜结构化合物生物合成中的一个关键中间体，同时，它也参与一些吲哚类生物碱或四氢异喹啉生物碱等化合物的生物合成。马钱素中的简单单萜骨架开裂后进一步代谢为裂环马钱素(secologanin),这是裂环环烯醚萜(secoiridoid)的典型结构。该过程由依赖细胞色素 P450 的单加氧酶催化氧化所致。

龙胆苦苷(gentiopicroside)广泛存在于龙胆科植物资源类群中,是滇龙胆(*Gentiana rigescens*)等药用植物中一类重要的次生代谢产物。目前,龙胆苦苷主要从滇龙胆、秦艽(*Gentiana macrophylla*)等野生植物中提取,但随着龙胆苦苷需求量的剧增,野生药用植物不能完全满足市场需求。因此,对龙胆苦苷生物合成途径进行研究,利用基因工程、代谢工程等手段生产龙胆苦苷势在必行,明确龙胆苦苷的生物合成途径及其调控机制是利用生物技术手段生产龙胆苦苷的前提。裂环马钱素是龙胆苦苷等裂环烯醚萜类化合物的关键中间物,从裂环番木鳖酸到獐牙菜苷、獐牙菜苦苷以及龙胆苦苷之间的反应机制尚有待进一步明确(图 3-20)[20]。

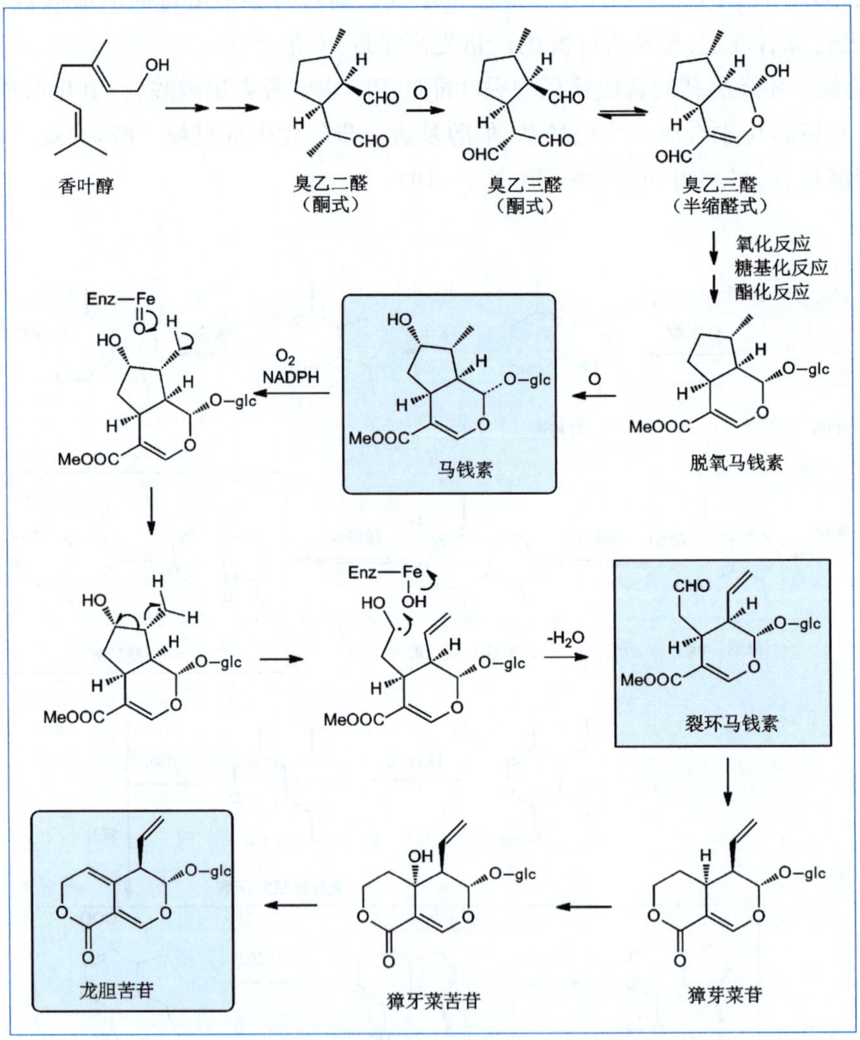

图 3-20 马钱素、龙胆苦苷等产物可能的生物合成过程[20]

3) 倍半萜类:在异戊二烯转移酶的催化下,焦磷酸香叶酯加上一个 C_5 的 IPP 单元使链进一步延长,生成倍半萜的合成前体,焦磷酸金合欢酯(farnesyl diphosphate, FPP)。正常的碳正离子反应可以解释大部分常见倍半萜结构骨架的生成,代表反应如图 3-21 所示。α-山道年(α-santonin)是从多种蒿属(*Artemisia*)植物中分离得到的驱虫有效成分,曾被广泛用作驱虫剂,但因发现其具有潜在毒性而少用,但其资源价值仍值得关注。

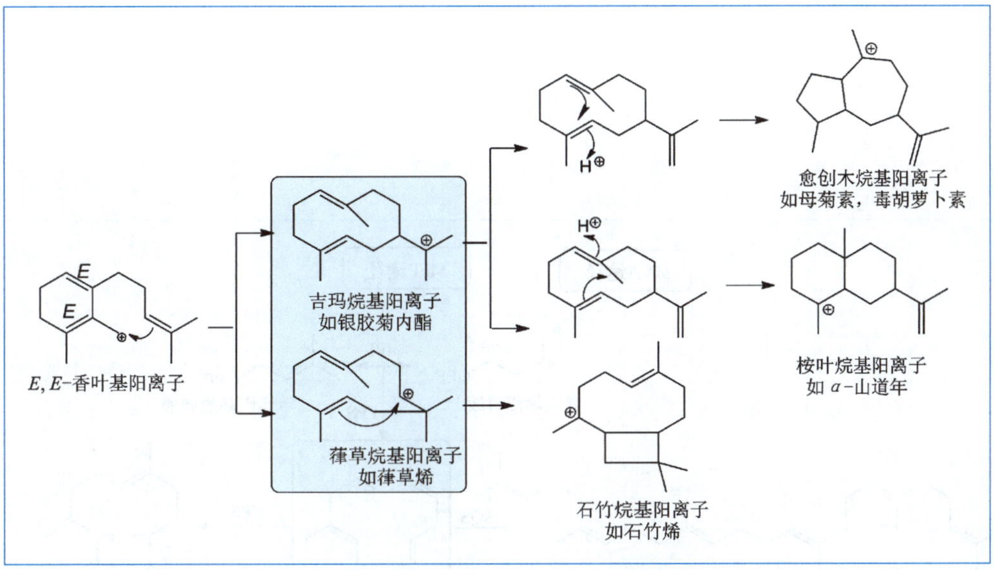

图 3-21　倍半萜结构骨架的生物合成途径[1]

青蒿素(artemisinin)是从药用生物资源植物黄花蒿(*Artemisia annua*)茎叶中分离得到的抗恶性疟疾的药效物质。由于耐药性的出现,许多目前使用的药物已经越来越不能取得满意的临床疗效,因此,合成青蒿素类似物,开发新的抗疟疾药物已成为研究重点。法尼烯焦磷酸(FPP)是这类化合物的基本前体(图 3-22)。最初 Keasling 研究组通过提高合成途径前体供给和抑制分支路径,减少底物竞争的方案,构建出一个高效生产青蒿素前体青蒿酸的酿酒酵母人工细胞,产量达 100 mg/L。结合发酵工艺优化,产量能提高到 2.5 g/L。基于近年在青蒿素生物合成方面的研究突破,目前国外有学者利用人工细胞工厂生产的青蒿酸进行青蒿素的半合成生产[21]。

4) 二萜类: 二萜由焦磷酸香叶基香叶酯(GGPP)转化而来,碳正离子诱导的 GGPP 环化反应以及后续过程发生的 Wagner-Meerwein 重排反应可以生成多种结构不同的二萜。GGPP 是焦磷酸金合欢酯通过如前述的相同方式进一步加成 1 个 IPP 分子后生合成的(图 3-23)。

最简单而又最重要的一个二萜是叶绿醇(phytol),它是香叶基香叶醇的还原形式,是叶绿素脂溶性侧链部分。焦磷酸古巴酯(labdadienyl PP)是银杏苦内酯的合成前体,其生物合成过程主要是经若干次重排、开环以及内酯环形成反应来实现(图 3-24)。Prather 研究小组结合途径改造和酶定向进化,在大肠埃希菌中构建并优化了银杏内酯类前体左旋海松二烯的合成途径,最终产量达 700 mg/L。

抗肿瘤药物紫杉醇(paclitaxel)是从短叶红豆杉(*Taxus brevifolia*)等同属多种植物的树皮中分离得到的。短叶红豆杉生长缓慢,虽不稀有,但多散生或小群落生长,并且树皮的采收需要成年树来提供,而这大约需百年时间,不能作为一个长期的药物来源。三棵生长百年的短叶红豆杉树皮仅可提供 1 g 紫杉醇,而 1 个疗程就需要 2 g。目前,解决紫杉醇及其衍生物来源的 1 个有效方法就是通过半合成的方式,利用更易得的结构相关物质来合成。此外,代谢和基因工程手段也被引入,一系列紫杉醇生物合成途径中关键基因已被克隆和鉴定。在此基础上,可获得产量接近 1 000 mg/L 的引入紫杉二烯的大肠埃希菌人工细胞[24]。

丹参酮合成途径的关键中间产物次丹参酮二烯合成所需的功能基因 SmCPS 和 SmKSL 亦被克隆鉴定,并在大肠埃希菌中建立了次丹参酮二烯合成途径,产量达 2.5 mg/L。次丹参酮二烯合成途径被引入酿酒酵母中,经优化后,最终次丹参酮二烯的产量分别达到 386 mg/L 和 486 mg/L[25]。

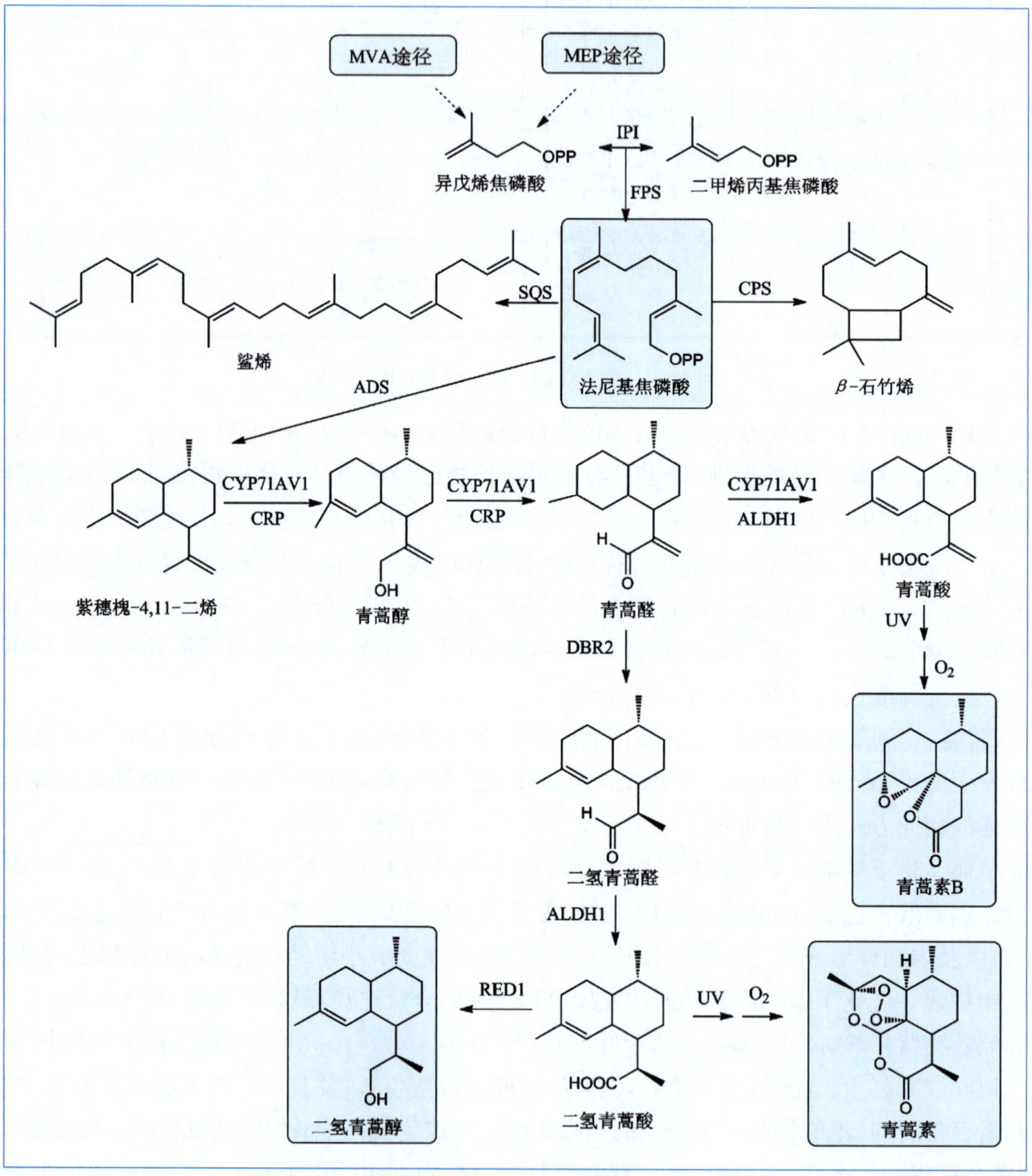

图 3-22 青蒿素类化学产物的生物合成途径[21]

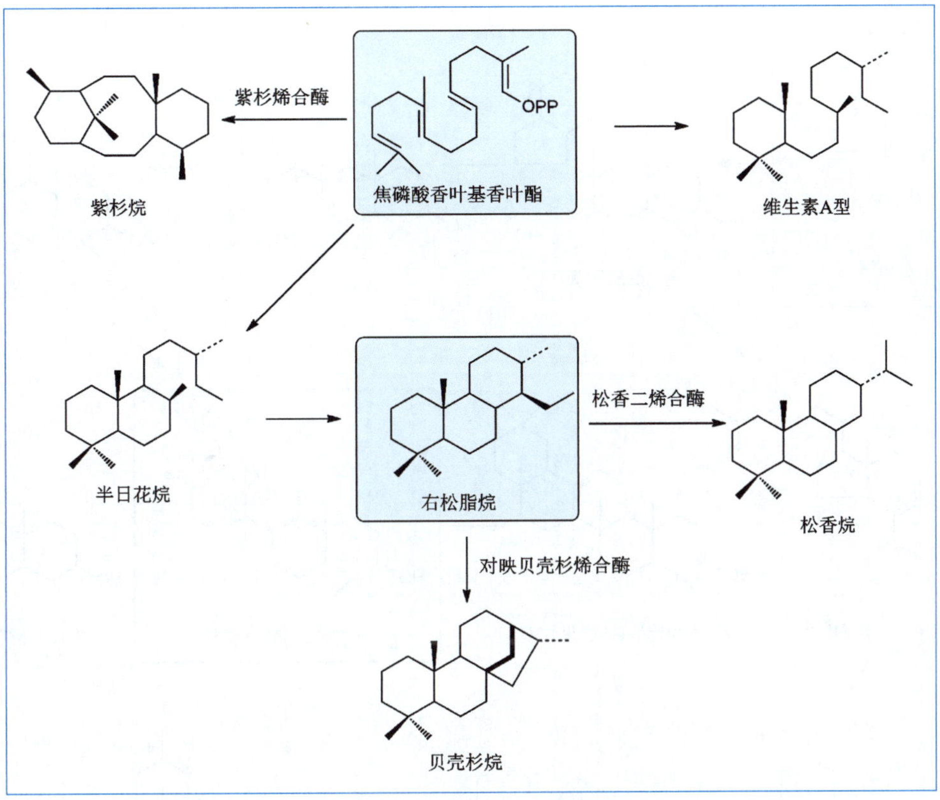

图 3-23　二萜类化学成分的主要生源途径[22]

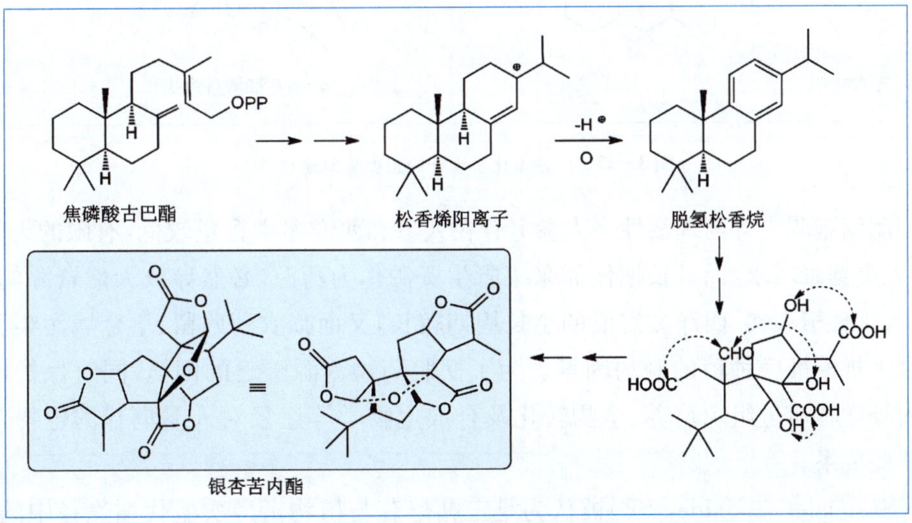

图 3-24　银杏苦内酯的生物合成过程[23]

5）三萜类：两个焦磷酸金合欢酯通过尾-尾相连的方式缩合生成角鲨烯（squalene），在 O_2 和 NADPH 等辅助因子参与下，黄素蛋白催化角鲨烯生成氧化角鲨烯，氧化角鲨烯在酶表面相应位置固定并适当折叠，再经一系列环化反应及连续的甲基以及氢的 Wagner-Meerwein 跃迁重排，就形成了多环三萜结构。大部分三萜和甾醇结构中含有 1 个 3-羟基，是由氧化角鲨烯的环氧化物开环转化而来（图 3-25）。

人参皂苷（ginsenoside）是名贵药材人参（*Panax ginseng*）和西洋参（*P. quinquefolium*）等人参属（*Panax*）植物的主要资源性化学成分。现代药理学研究表明，人参皂苷类物质具有较好的抗肿瘤、抗

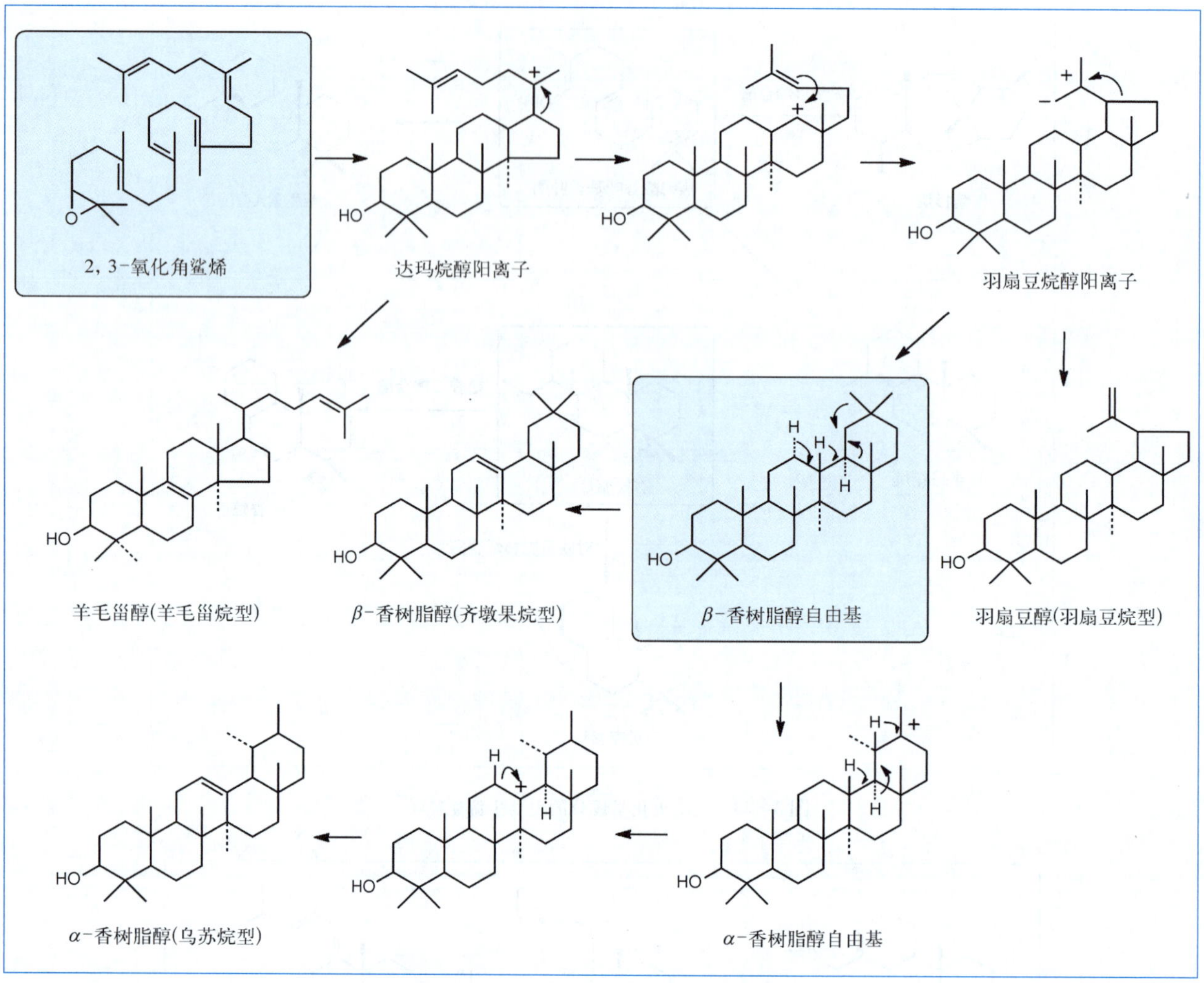

图 3-25　三萜类化学成分的主要生源途径[26]

炎、抗氧化和抑制细胞凋亡等药理活性。人参皂苷在人参和西洋参中含量较低，有限的天然资源难以满足日益增长的人类健康需求，而且长期依靠采集野生资源作为药源，必然导致天然资源的枯竭，严重破坏生态环境。人工种植人参、西洋参需要的生长周期较长，又面临农药残留、重金属污染及品种退化等问题，这些都是大规模推广种植的制约因素。为了摆脱药物资源匮乏的困境，同时保护珍贵的天然资源，近年来国内外学者通过组织培养、生物转化及合成生物学等途径对人参皂苷的生物合成进行了探索，并取得了一些成果。

鲨烯环氧酶(squaleneepoxide, SE)被认为是三萜皂苷与植物甾醇次生代谢途径中的关键限速酶，是三萜皂苷合成生物学研究的重要元件之一。*PnSE*1 和 *PnSE*2 基因作为三萜皂苷合成途径中的关键酶编码基因，可作为合成生物学研究的备选元件，后续通过分子生物学手段对其进行标准化改造，使其具备合成生物学元件的标准化要求，进而为建立三萜皂苷异源合成系统奠定基础[27]。环阿乔醇和人参皂苷的部分生物合成过程如图 3-26 所示。

6) 四萜类：四萜仅包含一类化合物，即类胡萝卜素类化学物质(carotenoids)。四萜骨架的形成，包括 2 分子 GGPP 的尾-尾缩合，这个过程基本上类似于角鲨烯和三萜类化合物的生物合成过程。类胡萝卜素化合物为天然的四萜类有色资源性产物，包括番茄红素、β-胡萝卜素、虾青素、玉米黄素、角黄素等

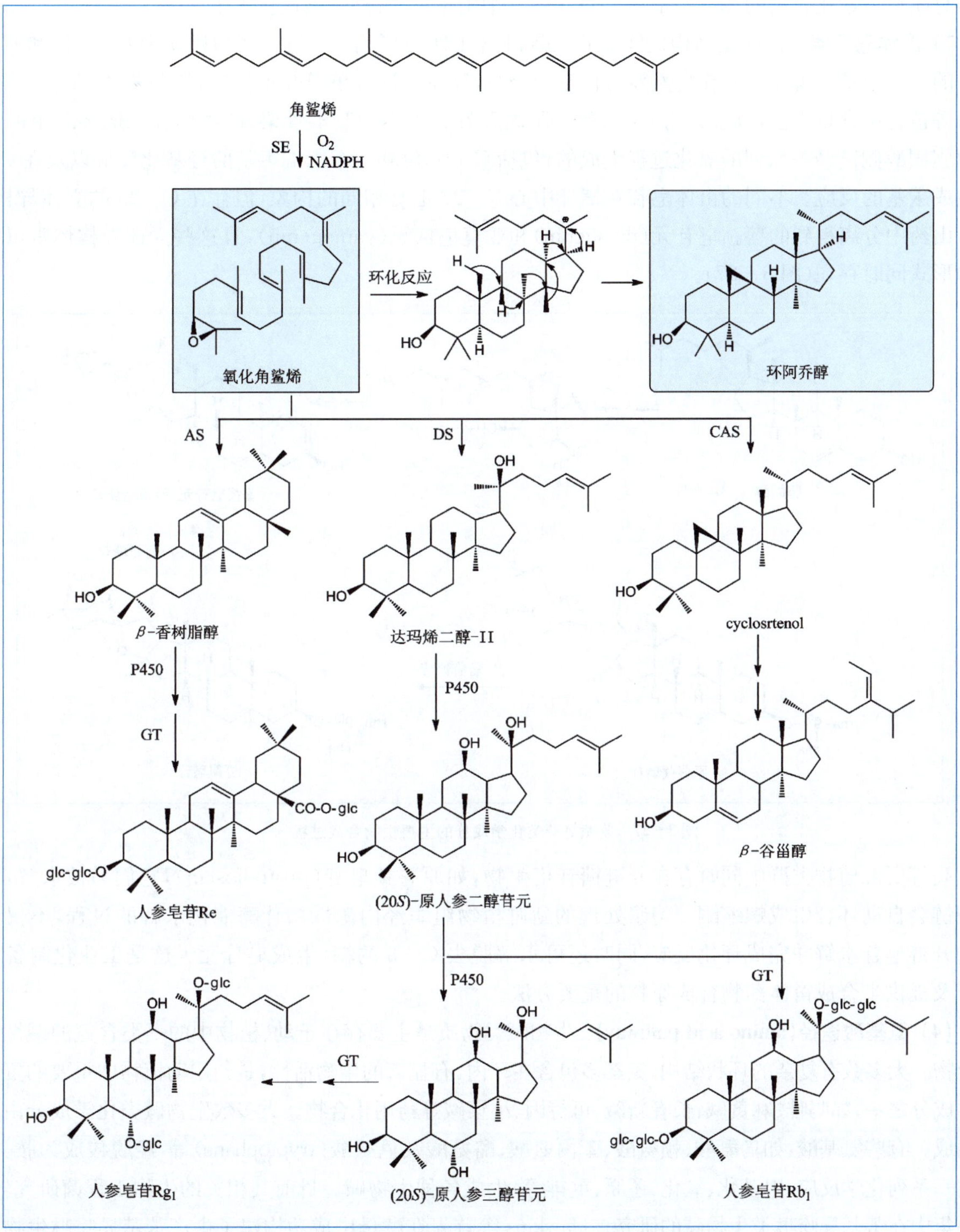

图 3-26 环阿乔醇和人参皂苷类化学成分的部分生物合成过程[27]

系列强抗氧化和提高免疫力的功能性化合物。目前其生物合成途径基本明确，番茄红素的颜色指示作用已被开发作为 GGPP 合成酶定向进化高通量筛选的标记。在细胞工厂构建方面，Yoon 等在大肠埃希菌中引入外源甲羟戊酸途径（MVA 途径），并调控表达大肠埃希菌自身 MEP 途径的 dxs 和 idi 基因，β-胡萝卜素产量达 503 mg/L；在虾青素合成方面，Mark 等以高产 β-胡萝卜素的大肠埃希菌为出发细胞，对比分析了 12 个 β-胡萝卜素酮基化酶基因和 4 个 β-胡萝卜素羟基化酶基因，选取了最优组合，使得类总胡萝卜素化合物的单位产量达 1.99 mg/g 细胞干重，且虾青素比例大于 90%。

7）甾体皂苷类：甾体是结构被修饰的三萜，具有四环稠合结构，与三萜相比缺少 C-4 位和 C-14 位上的三个甲基。甾体皂苷在自然界有特定的分布，存在于许多单子叶植物中，如薯蓣科、龙舌兰科、百合科等植物中含量丰富，其苷元为 C_{27} 甾醇。胆固醇具有甾体的基本骨架，甾体皂苷元螺环缩酮的结构是由胆固醇侧链经一系列的氧化过程生成的，包括 C-16 位和一个末端甲基的羟基化反应以及在 C-22 位生成羰基的反应。不同的甾体皂苷在螺环中心 C-22 上有相同的构象，但存在 C-25 的立体异构体。如从山药中分离得到的薯蓣皂苷元(diosgenin)和亚莫皂甙元(yamogenin)，且这些立体异构体常以混合物的形式同时存在(图 3-27)。

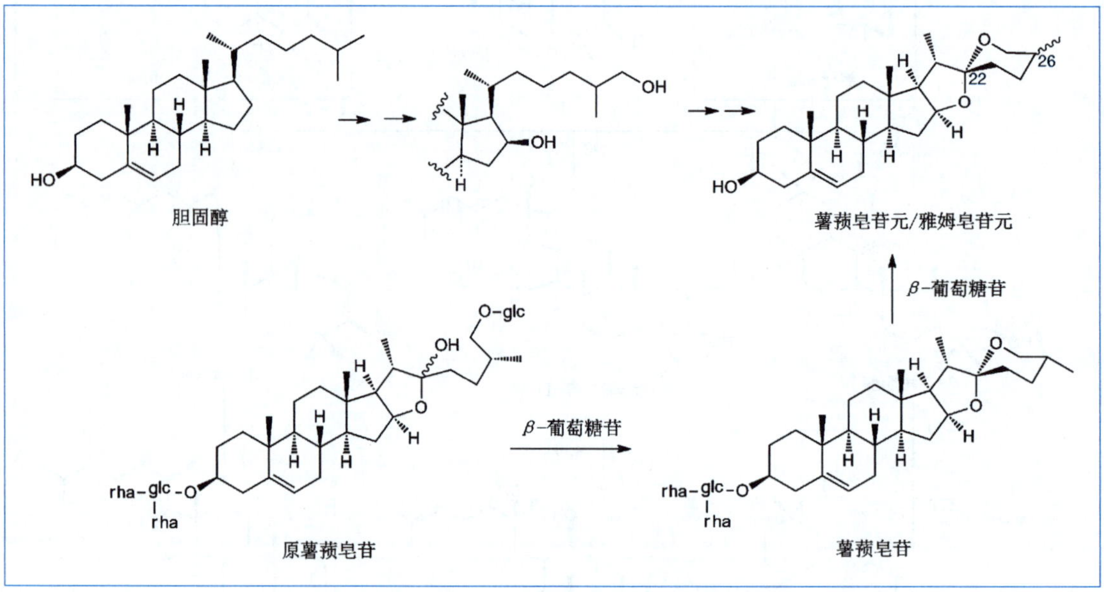

图 3-27　薯蓣皂苷类化学成分的主要生物合成过程[28]

高等资源植物类群中同时存在开链糖苷衍生物，如原薯蓣皂苷(protodioscin)，它们易被水解，水解后侧链会自动环合生成螺缩酮。匀浆处理的新鲜植物组织经内源性糖苷酶催化水解的过程，不仅可使这种开链皂苷水解并完成环化反应，同时还可水解脱去 C-3 的糖，生成皂苷元。这是工业化制备甾体皂苷及提供半合成甾体药物合成原料的重要方法。

(4) 氨基酸途径(amino acid pathway)：生物碱类物质是主要存在于动、植物中的一类含氮的碱性有机化合物。大多数有复杂的环状结构，氮素多包含在环内，有显著的生物活性，是药用动植物中重要的资源性化学成分之一，如吗啡、麻黄碱、长春新碱、可待因、小檗碱等药用化合物。大多数生物碱类化学成分由此途径生成。有些氨基酸，如鸟氨酸、赖氨酸、苯丙氨酸、酪氨酸及色氨酸(tryptophane)等，经脱羧成为胺类，再经过一系列化学反应(甲基化、氧化、还原、重排等)生成各种生物碱。目前其相关的生物工程菌研究较少，主要集中在苄基异喹啉类生物碱的研究。Hawkins 等首先在酵母中成功构建了生产苄基异喹啉生物碱前体牛心果碱(S)-reticuline 的工程菌。为避免加入昂贵的代谢中间物作为底物，在进一步研究中 Minami 等在大肠埃希菌工程菌中构建出能利用简单碳源甘油合成(S)-reticuline 的细胞工厂，产量达 46 mg/L。

1）来源于鸟氨酸的生物碱类：*L*-鸟氨酸(*L*-ornithine)是动物体内构成尿素循环部分的非蛋白质氨基酸，在蛋白氨基酸酶的催化下由 *L*-蛋白氨基酸生成。在植物中，L-鸟氨酸主要由 L-谷氨酸生成。鸟氨酸为生物碱提供了一个 C_4N 结构单元的吡咯烷环体系，该 C_4N 结构单元也是托品烷生物碱的组成部分。

A. 吡咯烷类生物碱和托品烷类生物碱类：古豆碱和红古豆碱是含有吡咯烷结构的简单生物碱，分布在茄科植物中。茄科植物还可累积具有药用价值的托品烷类生物碱，如莨菪碱和可卡因。鸟氨酸经依赖 PLP 的脱羧反应生成腐胺，腐胺经甲基化生成 N-甲基腐胺，在二胺氧化酶参与下，脱氨基生成醛，经席夫碱生成 N-甲基-Δ^1-吡咯啉阳离子。随后，乙酰辅酶 A 的烯醇式阴离子作为亲核试剂进攻吡咯啉离子发生类曼尼西反应，经克莱森缩合反应，延长侧链，生成 2-位取代的吡咯烷。莨菪碱和可卡因中托品烷骨架的二环结构由重复上述的类曼尼西反应生成(图 3-28)。

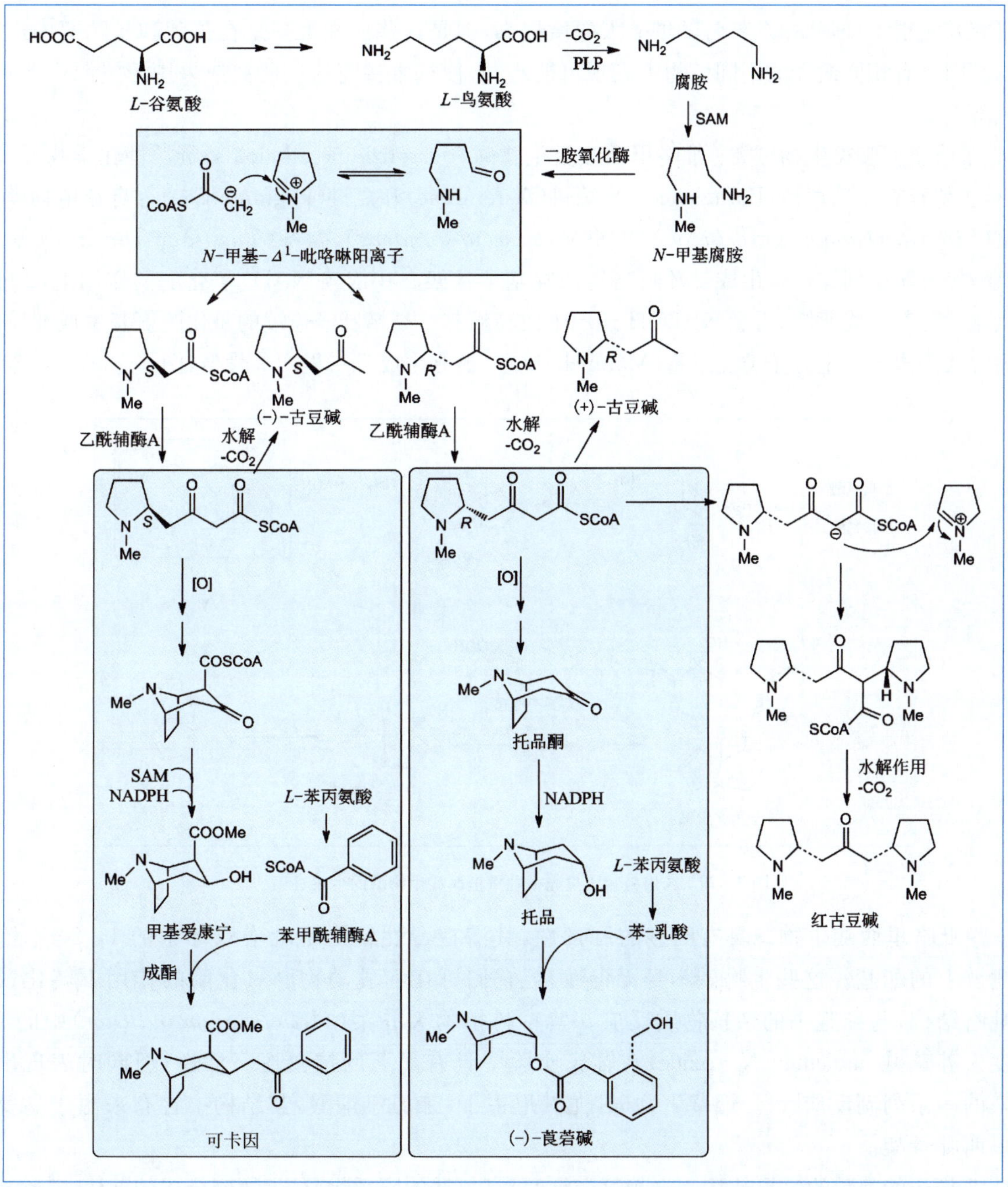

图 3-28　莨菪碱和可卡因的生物合成过程[1]

托品烷类生物碱(tropane alkaloids，TAs)来源于茄科颠茄属、赛莨菪属、山莨菪属、天蓬子属、马尿泡属、泡囊草属、曼陀罗属等数十种药用植物。莨菪碱和东莨菪碱是其中最为重要的两种生物碱，在临床上是应用广泛的抗胆碱类药物。与莨菪碱相比，东莨菪碱具有不良反应少、药理作用更强的特点，主要用于镇痛、麻醉、抗晕动症、治疗帕金森病、改善微循环、戒毒脱瘾、治疗农药中毒等，市场需求十分巨大。但是东莨菪碱在植物中的量比莨菪碱低得多，在东莨菪碱资源植物颠茄中的量仅占生物产量的0.01%～0.08%，使得东莨菪碱价格高昂。培育东莨菪碱高产品种植物成为该领域的热门研究内容，基本组织代谢工程的研究路径是最有可能取得突破的方向。在 TAs 生物合成分子生物学研究方面，目前已经克隆鉴定了 PMT、TRI、TRII 和 H6H 等 TAs 合成途径中的重要功能基因，但该途径中还有多步酶促反应步骤不清楚，相关的酶及其编码的基因也未获得。尽管目前已经对 PMT、TRs 和 H6H 进行了转基因研究并实现了莨菪碱/东莨菪碱量的大幅度提高，但是这些研究大多是在莨菪和曼陀罗中进行，由于相同基因具有相同途径的不同植物中表现可能不同，使得直接将这些研究成果用于资源产业化具有一定风险[29]。

B. 吡咯里西啶类生物碱类：吡咯里西啶类生物碱(pyrrolizidine alkaloids)资源性化学物质分布较为广泛，主要存在于紫草科(Boraginaceae)、菊科(Asteraceae)和豆科(Leguminosae)等有花植物类群中，如紫草(*Lithospermum erythrorhizon*)、千里光(*Senecio scandens*)、款冬(*Tussilago farfara*)等。2 分子鸟氨酸经腐胺中间体过程生成二环吡咯里西啶基本骨架。在依赖 NAD^+ 氧化酶的作用下，2 分子的腐胺氧化脱氨基生成亚胺，再经 NADPH 还原生成高精脒。高精脒经连续的氧化脱氨基生成亚胺，然后醛的烯醇式阴离子发生分子类曼尼希(Mannich)反应，最终生成吡咯里西啶骨架(图 3-29)。

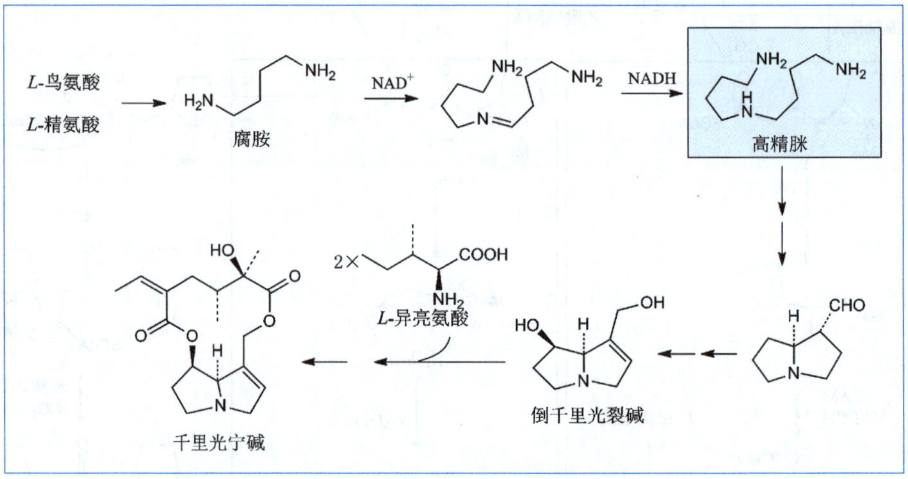

图 3-29　药用植物千里光中吡咯里西啶生物碱的生成过程[30]

一些吡咯里西啶生物碱具有明显的肝毒性，其潜在毒性结构是吡咯双环中的 1，2-不饱和基团和侧链上的酯基。这些生物碱本身无毒性，但它们可在哺乳动物肝氧化酶的作用下转化成高活性的吡咯结构，与细胞中的亲核物质反应。紫草科植物天芥菜(*Heliotropium indicum*)中的 *N*-氧化印度天芥菜碱(indicine-*N*-oxide)在临床实验中具有显著的抗白血病活性，但同时表现出肝毒性带来的一系列副反应[31]。烟草生物碱，尤其尼古丁，来源于烟酸，其结构中含有来源于鸟氨酸的吡咯里西啶骨架。

2) 来源于赖氨酸的生物碱类：*L*-赖氨酸是 *L*-鸟氨酸的同系物，是生物碱合成的前体，其途径与鸟氨酸的合成过程相似。

A. 哌啶类生物碱类：*N*-甲基石榴碱(*N*-methylpelletierine)、石榴碱(pelletierine)和伪石榴碱(pseudopelletierine)是存在于石榴科植物石榴(*Punica granatum*)果皮中的生物碱类资源化学成分，具抗绦虫活性。N-甲基石榴碱和伪石榴碱是分别为古豆碱和托品酮的同系物，其生源途径与吡咯里西啶类生物碱相似，此处以尸胺(cadaverine)为中间体，Δ^1-哌啶盐与亲和性更强的乙酰辅酶A发生曼尼希反应，引入的乙酰乙酸基的羧基碳以水解或脱羧反应脱去(图3-30)。

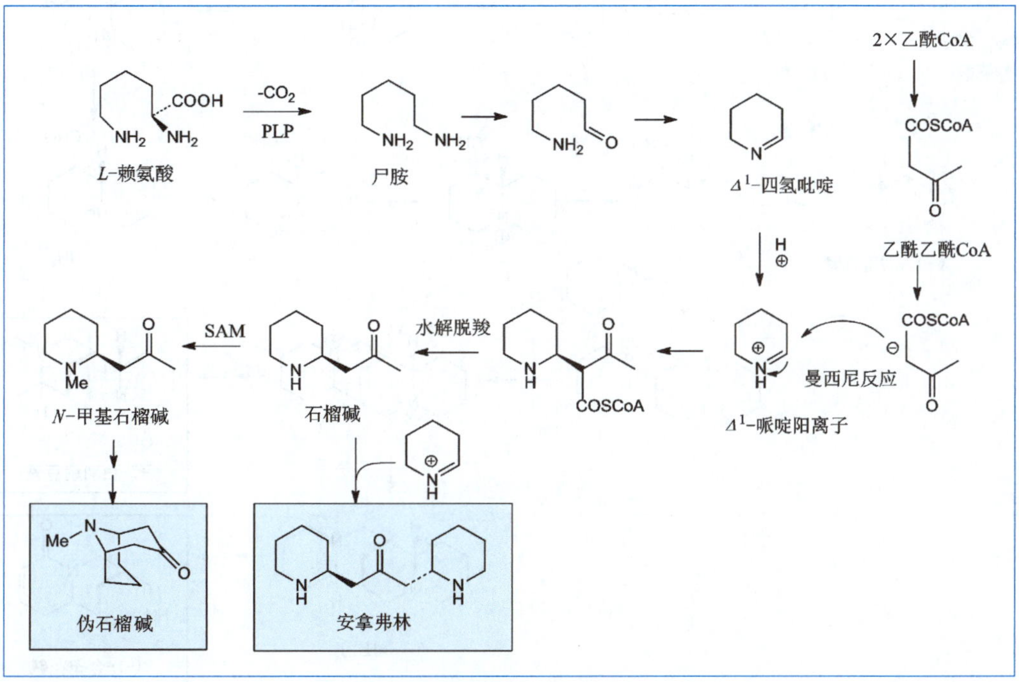

图3-30　哌啶类生物碱的生物合成过程[1]

B. 喹诺里西啶类生物碱类：喹诺里西啶类生物碱(quinolizidine alkaloids)主要分布于豆科植物家族的槐属、野决明属、羽扇豆属、荆豆属、紫藤属、鹰爪豆属、马鞍树属、棘豆属、染料木属、山豆根属等20余个属植物中。此外，在石松科植物的石松属，藜科植物的 *Anabasis* 属，小蘖科植物的狮足草、威岩仙属，茄科植物的茄属，罂粟科植物的白屈菜属，睡莲科植物的萍蓬草属等类群中也有存在。

喹诺里西啶的二环结构与鸟氨酸衍生的吡咯里西啶结构相似，但它是由两分子的赖氨酸形成的。羽扇豆碱、金雀花碱和苦参碱类生物碱的生物合成是以赖氨酸衍生物的戊二胺为前体物，经由两分子和三分子的戊二胺缩合而成(图3-31)。千屈菜科生物碱是由石榴碱和具有 C_1—C_6 结构(苯环上连有一个碳的结构)的异香草醛通过Mannich缩合，产生带有苯环的喹诺里西啶生物碱的类似物，这个化合物与相关的醇经生物合成Decodon型生物碱。若与2个 C_1—C_6 结构基团进行缩合反应，在石榴碱上再引入一个α-侧链，可得到Lythrum型生物碱。苦参碱类和羽扇豆碱类生物碱的结构相对简单，多以全合成或立体选择性合成方式完成合成和结构修饰工作[32]。

喹诺里西啶类生物碱类物质数量众多，生理活性各异，现临床上的研究和应用多集中在苦参碱类生物碱。

C. 吲哚里西啶类生物碱类：吲哚里西啶类生物碱(indolizidine alkaloids)来源于赖氨酸，但与正常经赖氨酸途径生成的化合物结构不同，L-哌可酸(L-pipecolic acid)是其生源途径中的关键中间体。吲哚里西啶酮是一个分支点，它可通过连续的羟基化作用生成澳栗精胺，也可在环并合处生成具有相反构型的生物碱，如苦马豆碱，其立体化学的变化与平面型亚胺离子的生成有关。

苦马豆碱(swainsonine)，又称疯草毒素，是一种毒性生物碱，因其最早发现于豆科植物苦马豆(*Swainsona salsula*)中而得名，多见于豆科棘豆属，黄芪属等部分植物类群的全草中，是导致动物出现

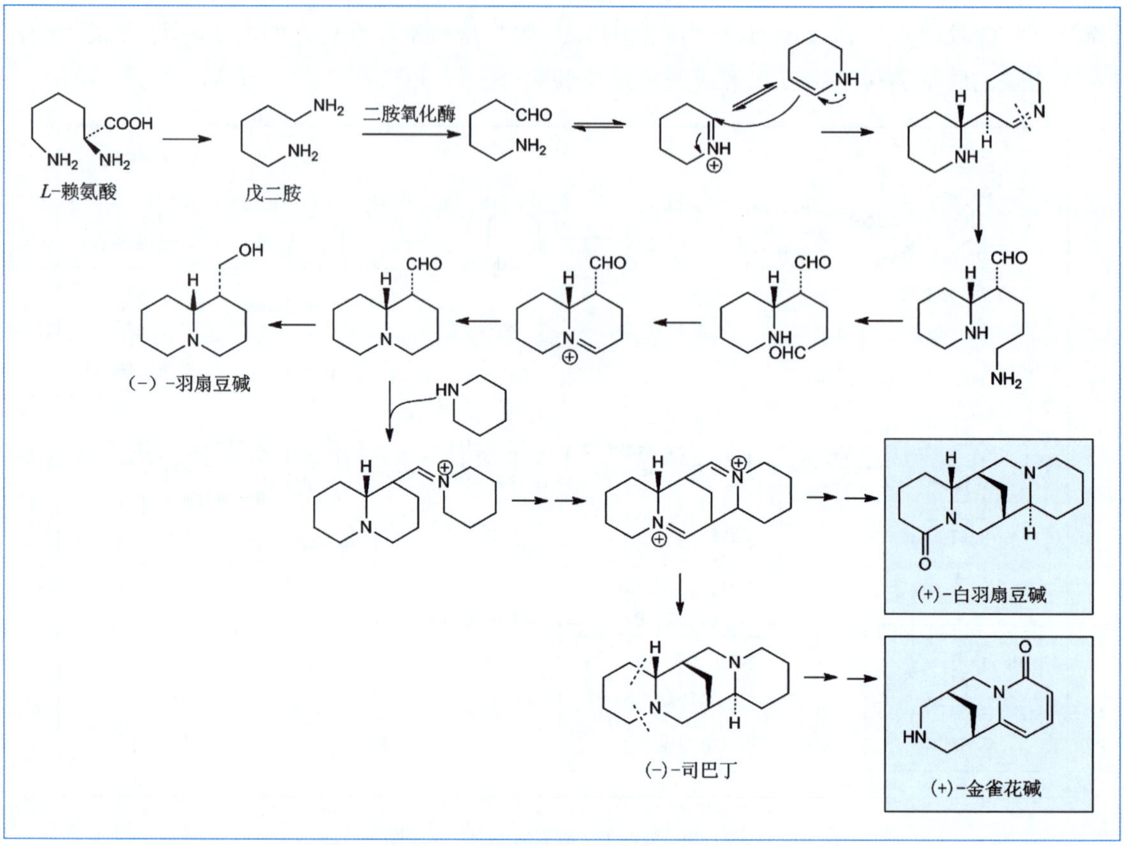

图 3-31 喹诺里西啶类生物碱的生物合成过程[1]

神经系统中毒的物质基础。此外,某些旋花科(Convolvulaceae)和锦葵科(Malvaceae)有毒植物也含有苦马豆碱。除植物外,豆类丝核菌、金龟子绿僵菌、疯草内生真菌中也含有苦马豆碱。低剂量的苦马豆碱具有良好的抗肿瘤活性和免疫调节活性,国内外已经进入临床试验阶段,具有一定的临床应用前景。利用植物、真菌等生物合成将有望提高获得苦马豆碱的效率,降低成本。在豆类丝核菌中,*L*-赖氨酸是根霉菌胺和苦马豆碱的共同前体底物,首先在酵母氨酸脱氢酶的作用下,*L*-赖氨酸和 α-酮戊二酸聚合,形成 *L*-酵母氨酸;在酵母氨酸脱氢酶的进一步催化下,*L*-酵母氨酸形成 *L*-2-氨基己二酸半缩醛,然后 *L*-2-氨基己二酸半缩醛再转变为 Δ1,6-哌啶甲酸;在 Δ1,6-哌啶甲酸还原酶的作用下,Δ1,6-哌啶甲酸被转化为 *L*-哌啶酸,*L*-哌啶酸与丙二酸聚合形成乙二酸哌啶,再经还原和环化反应后形成 1-羰基吲哚里西啶。在还原酶的作用下,1-羰基吲哚里西啶被还原为[1*R*,8a*S*]反式-1-羟基吲哚里西啶,经羟化作用后转变为 1,2-二羟基吲哚里西啶,然后再羟化形成 1,2,8-三羟基吲哚里西啶,即苦马豆碱(图 3-32)[33]。

3) 来源于烟酸的生物碱类: 烟酸(nicotinic acid),即维生素 B_3,是 NAD^+、$NADP^+$ 的代谢产物之一,也是吡啶生物碱的前体物质;NAD^+ 相继脱去腺苷、核苷即形成烟酸类物质,后者与核苷酸结合形成 NaMN,进一步形成 NAD^+,构成吡啶核苷酸环,该途径就是吡啶核苷酸生物合成补救途径(图 3-33)[34]。

尼古丁(nicotine)是茄科植物烟草(*Nicotiana tabacum*)等药用资源类群含有的具有明确活性的一类生物碱资源性化学物质。在尼古丁的合成过程中,来源于鸟氨酸的吡咯烷环可能以 *N*-甲基-吡咯啉阳离子的形式取代烟酸中的羰基而连接到盐酸吡啶环上(图 3-34)。

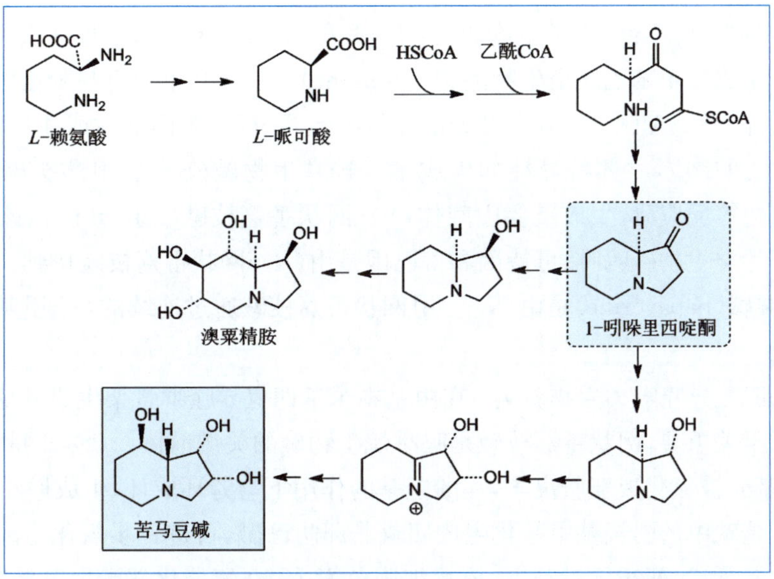

图 3-32　苦马豆碱类资源性化学成分的生物合成过程[33]

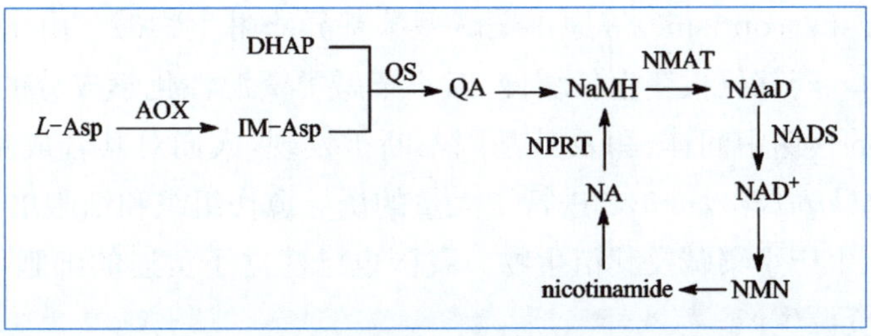

图 3-33　植物体内 NAD^+ 的生物合成及推测的吡啶核苷酸环反应途径[34]

L-Asp：L-天冬氨酸　IM-Asp：亚氨基—天冬氨酸　DHAP：1，3-二羟基磷酸丙酮　QS：喹啉酸　NaMN：烟酸单核苷酸　NAaD：烟酸腺嘌呤二核苷酸　NAD^+：烟酰胺腺嘌呤二核苷酸　NMN：烟酰胺单核苷酸　NA：烟酸　AOX：天冬氨酸氧化酶　QS：喹啉合酶　QPRT：喹啉磷酸核糖转移酶　NMAT：NaMN 腺苷转移酶　NADS：NAD 合酶　NPRT：烟碱磷酸核糖转移酶

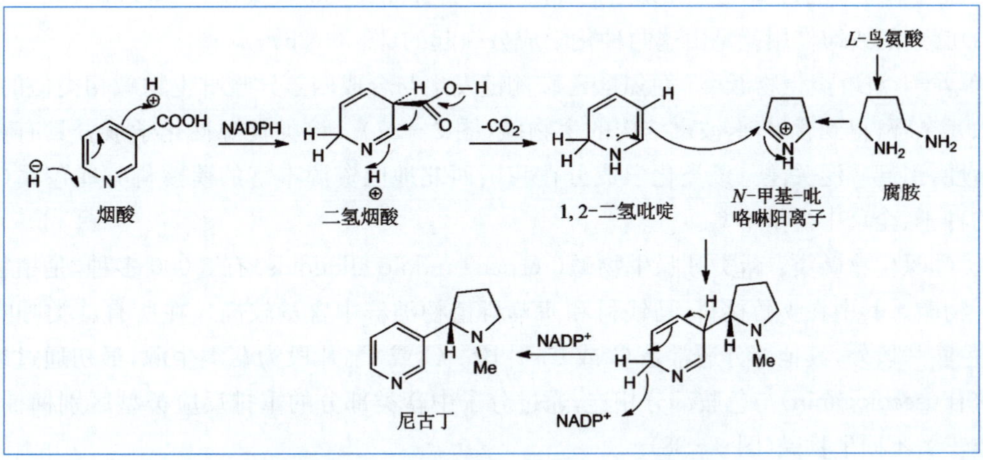

图 3-34　尼古丁类资源性化学成分的生物合成过程[1]

4）来源于酪氨酸的生物碱类

A. 苯乙胺类和简单四氢异喹啉类生物碱类：*L*-酪氨酸（*L*-tyrosine）通过依赖 PLP（5-磷酸吡哆醛）的脱羧反应即可生成简单苯乙胺衍生物酪胺（tyramine）。苯乙基单元可与苯乙胺结合生成苄基四氢异喹啉骨架，苯乙胺部分经多巴形成，其余部分由酪氨酸经 4-羟基苯丙酮酸或 4-羟基苯乙醛形成。上述两部分发生类曼尼西反应，立体特异性的生成了三羟基生物碱（*S*）-去甲乌头碱（norcoclaurine），经 *O*-甲基化、*N*-甲基化等反应后，生成重要中间体（*S*）-网状番荔枝碱（reticuline），该化合物是合成其他生物碱的关键，而鸦片类生物碱吗啡、可待因和蒂巴因是由（*R*）-网状番荔枝碱得到。存在于鸦片中的苄基异喹啉生物碱罂粟碱（papaverine）是由 *N*-去甲网状番荔枝碱通过连续的 *O*-甲基化反应和杂环上的氧化脱氢反应生成。

B. 修饰的苄基四氢异喹啉类生物碱类：在由基本苄基四氢异喹啉骨架生成其他结构类型生物碱的过程中，酚氧化耦联至关重要，网状番荔枝碱是吗啡烷生物碱的关键前体。（*S*）-网状番荔枝碱在小檗碱桥酶作用下，*N*-甲基先被氧化成亚胺离子，在酚羟基的作用下与芳环成环，生成原小檗碱类生物碱（*S*）-金黄紫堇碱，金黄紫堇碱中的酚羟基甲基化生成四氢非洲防己碱，再进一步氧化生成季铵异喹啉生物碱非洲防己碱，最后在 O_2 和 NADPH 参与下，依赖细胞色素 P450 酶催化邻酚甲基转化成亚甲二氧基，完成小檗碱的合成（图 3-35）。

黄连（*Coptis chinensis*）植物的根及根茎具有抑菌抗炎、调节血糖和抗肿瘤等作用，其苦味在于它含小檗碱（berberine）和黄连碱（coptisine）等原小檗碱型苄基异喹啉生物碱。由于小檗碱在植物体中的含量较低，加之黄连属植物入药部位根茎生长缓慢，对小檗碱类资源性化学成分的供给难以保障。随着与黄连中小檗碱合成有关的代谢中间体、酶及其基因不断被发现，人们对其合成路线有了较清楚的认识。科技人员围绕日本黄连（*Coptis japonica*）进行了大量的诱导愈伤组织和细胞培养工作，已筛选出稳定高产的细胞系，用于工业化生产小檗碱及其衍生物。我国也已建立了黄连的细胞培养体系，以求能够替代和补偿小檗碱类物质和资源生产。

5）来源于色氨酸的生物碱类： *L*-色氨酸（*L*-tryptophan）是含有吲哚环结构的芳香氨基酸，经莽草酸途径由邻氨基苯甲酸合成而来，它是众多吲哚生物碱的合成前体。

A. 简单吲哚生物碱类：色氨酸通过脱羧、甲基化和羟基化等一系列反应生成色胺（tryptamine）及其衍生物。如 5-羟色胺（5-hydroxytryptamine）广泛分布于植物类群中，它们是由色氨酸通过脱羧、甲基化和羟基化等一系列反应生成。裸头草辛（psilocin）由色氨酸先脱羧，再 *N*-甲基化，最后发生羟基化反应形成。裸头草辛中的羟基发生磷酸化生成西洛西宾（psilocybin），裸盖菇属（*Psilocybe*）和斑褶菇属（*Panaeolus*）蘑菇的致幻作用就是由这两种化学成分引起的（图 3-36）。

B. 简单 *β*-卡波琳类生物碱类：色氨酸乙胺侧链发生与合成四氢异喹啉生物碱相类似的反应，生成一个新的六元杂环，得到含 *β*-卡波琳结构的生物碱（图 3-37）。该类资源性化学成分具有神经兴奋性和抗肿瘤活性，引起广泛关注。该类化学成分在我国西北地区资源丰富的蒺藜科骆驼蓬属（*Peganum*）多种植物的种子、全草中含量丰富。

C. 萜类吲哚生物碱类：萜类吲哚生物碱（terpene indole alkaloids）有 3 000 多种，是植物资源中最大的一类生物碱。其中在夹竹桃科、马钱科和茜草科植物类群中含量较高。在所有萜类吲哚生物碱的结构中，除色胺片段外，其他部分通常是 C_9 或 C_{10} 片段。C_9 或 C_{10} 片段为萜类生源，最初通过裂环烯醚萜开环番木鳖苷（secologanin）与色胺部分相连，通过分子中萜类部分的重排反应类型区别柯楠类、白坚木类和伊菠类三类不同生物碱（图 3-38）。

长春花（*Catharanthus roseus*）为夹竹桃科（Apocynaceae）植物类群中重要的药用生物资源，其主要

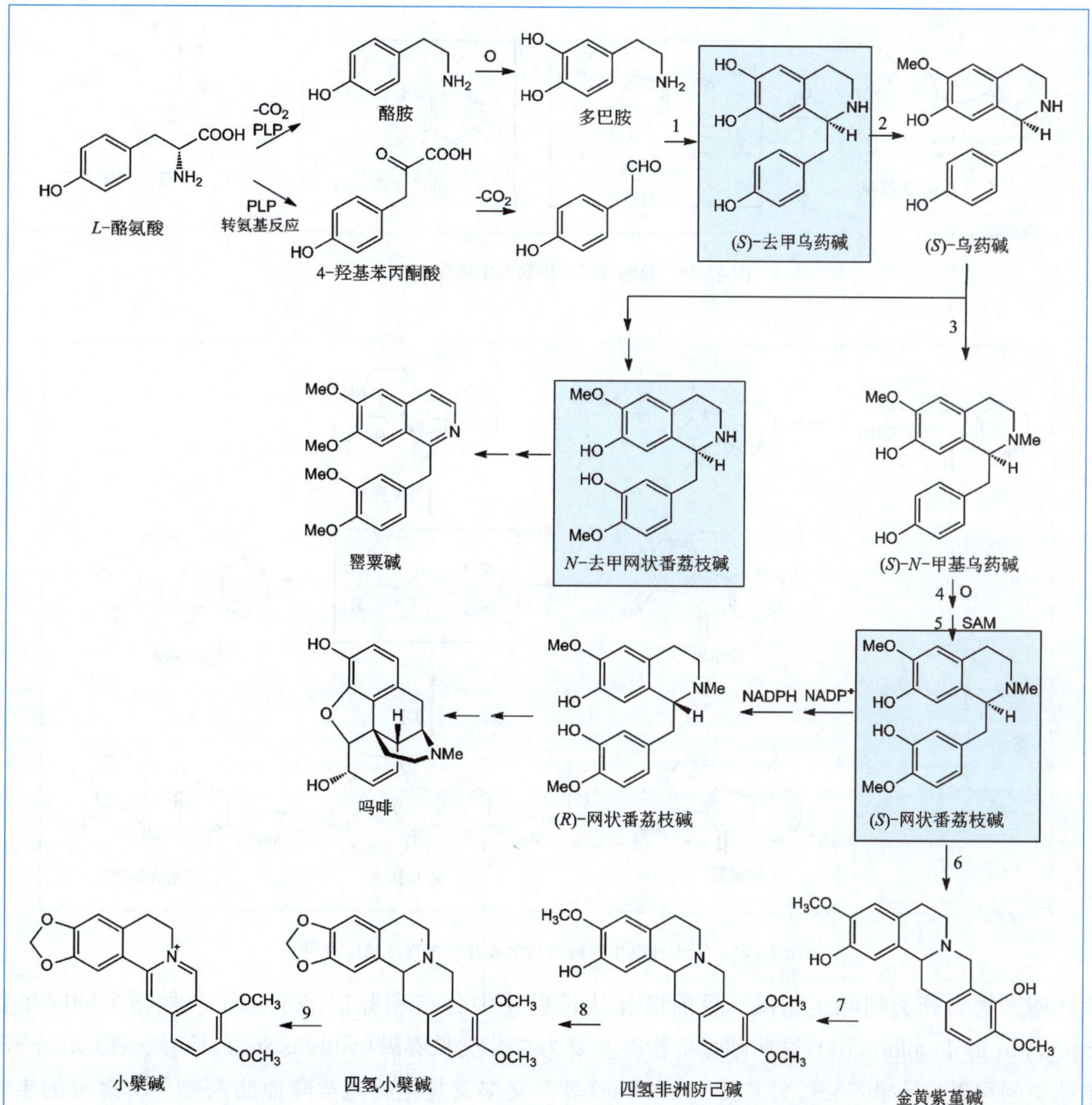

图 3-35　重要资源性化学成分原小檗碱类生物碱的生物合成过程[35]

1. (S)-去甲乌药碱合成酶　2. 去甲乌药碱 6-O 甲基转移酶　3. 乌药碱 N-甲基转移酶　4. N-甲基乌药碱 4-羟化酶　5. 3-羟基-N-甲基乌药碱 4-O-甲基转移酶　6. 小檗碱桥酶　7. 金黄紫堇碱 9-O-甲基转移酶　8. 氢化小檗碱合成酶　9. 四氢小檗碱氧化酶

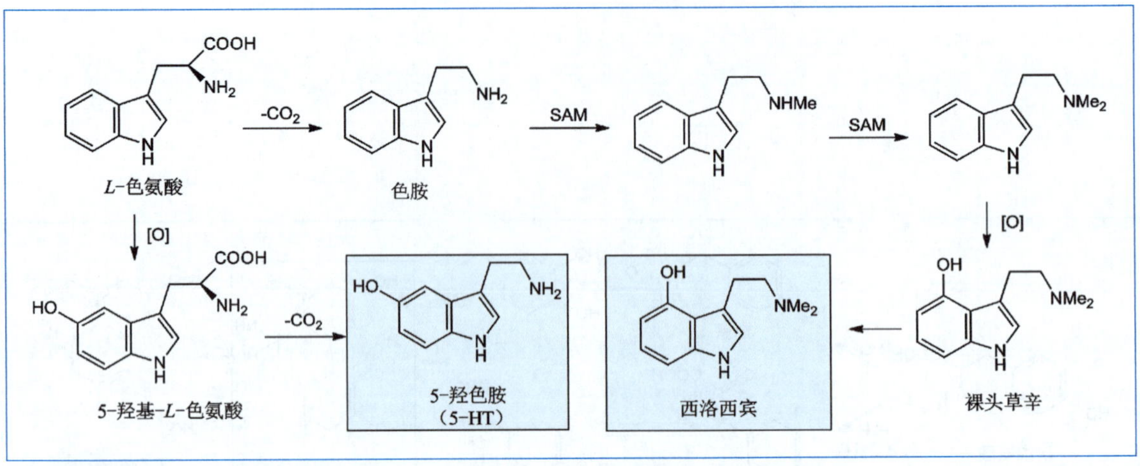

图 3-36 色胺及其衍生物的生物合成过程[1]

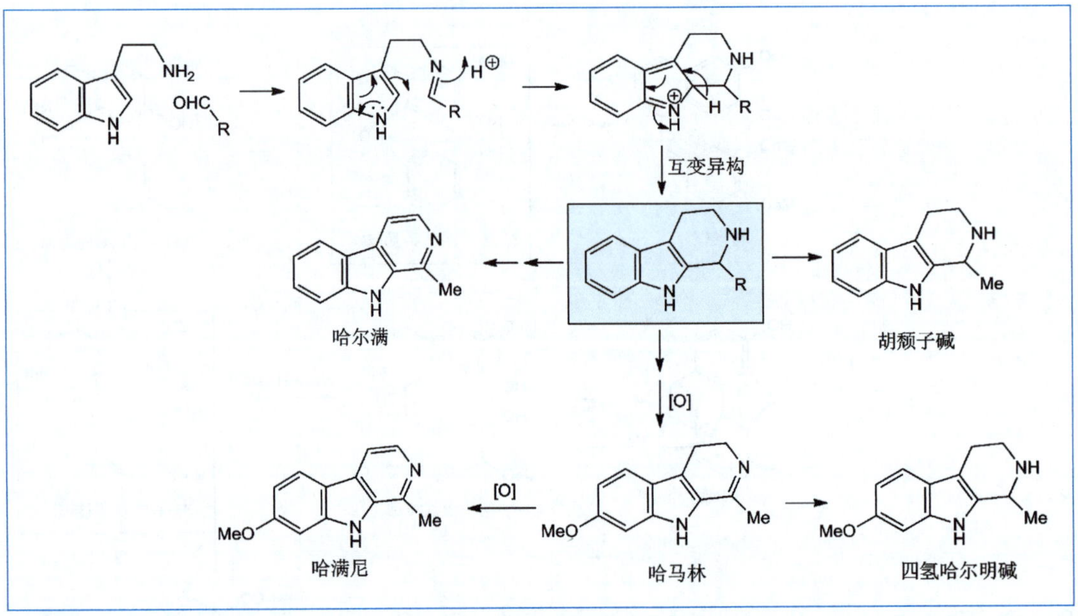

图 3-37 β-卡波啉生物碱类化学成分的生物合成过程[36]

次生代谢产物为萜类吲哚生物碱。目前已经从长春花中分离和鉴定出了 130 余种萜类吲哚生物碱(terpenoid indole alkaloids),这些吲哚生物碱主要为二萜类长春碱(vinblastine)、长春新碱(vincristine)和单萜类阿玛碱(ajmalicine)、文多灵(vindoline)等。文多灵是生物碱类降血脂药物。文多灵的生物合成是先由 3α(S)-异胡豆苷合成它波宁,然后由它波宁经过一系列酶促反应生成的(图 3-39)。长春花中从它波宁到文多灵的合成包括六步酶促化学反应:芳烃羟化、邻甲基化、2,3-双键的水化、氮甲基化、羟基化、乙酰化[37]。

D. 喹啉类生物碱类:奎宁(quinine)、奎尼丁(quinidine)、金鸡纳定(cinchonidine)和金鸡纳宁(cinchonine)是由萜类吲哚生物碱经修饰生成的一类重要生物碱,具有确切的抗疟活性。主要从茜草科植物金鸡纳(*Cinchona ledgeriana*)的树皮中获得。这类生物碱不含有吲哚环,却含有吲哚结构母核经重排生成的喹啉类生物碱结构(图 3-40)。

来源于珙桐科(Nyssaceae)植物喜树(*Camptotheca acuminata*)的果实中获得的重要资源性生物碱

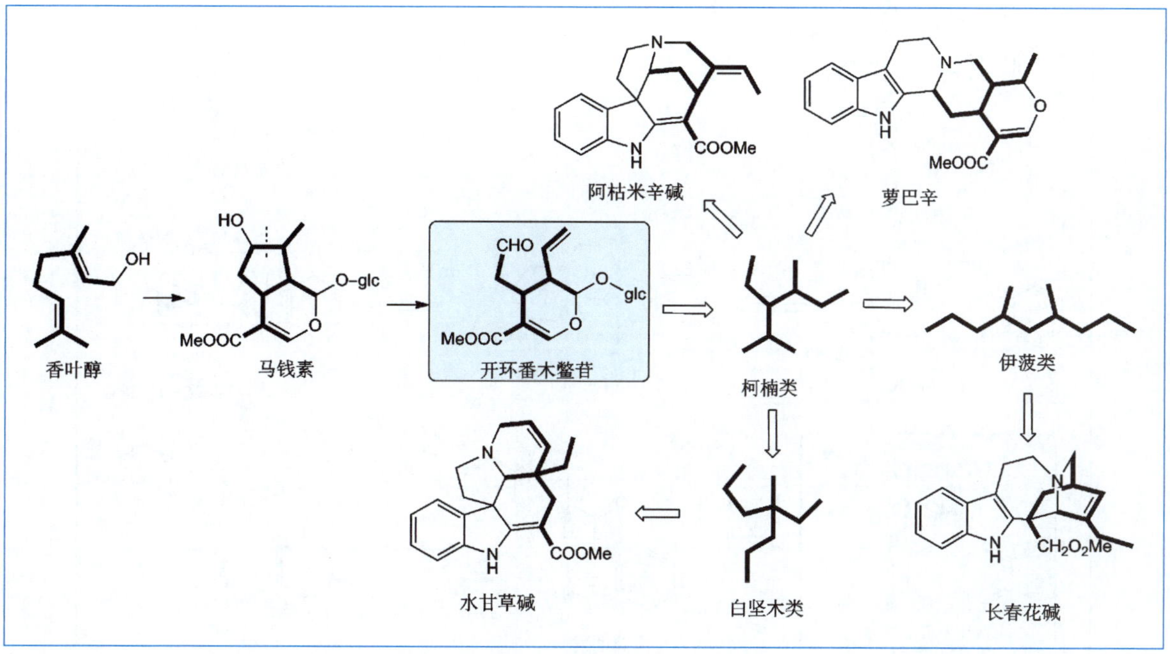

图 3-38 萜类吲哚生物碱化学成分的生物合成过程[1]

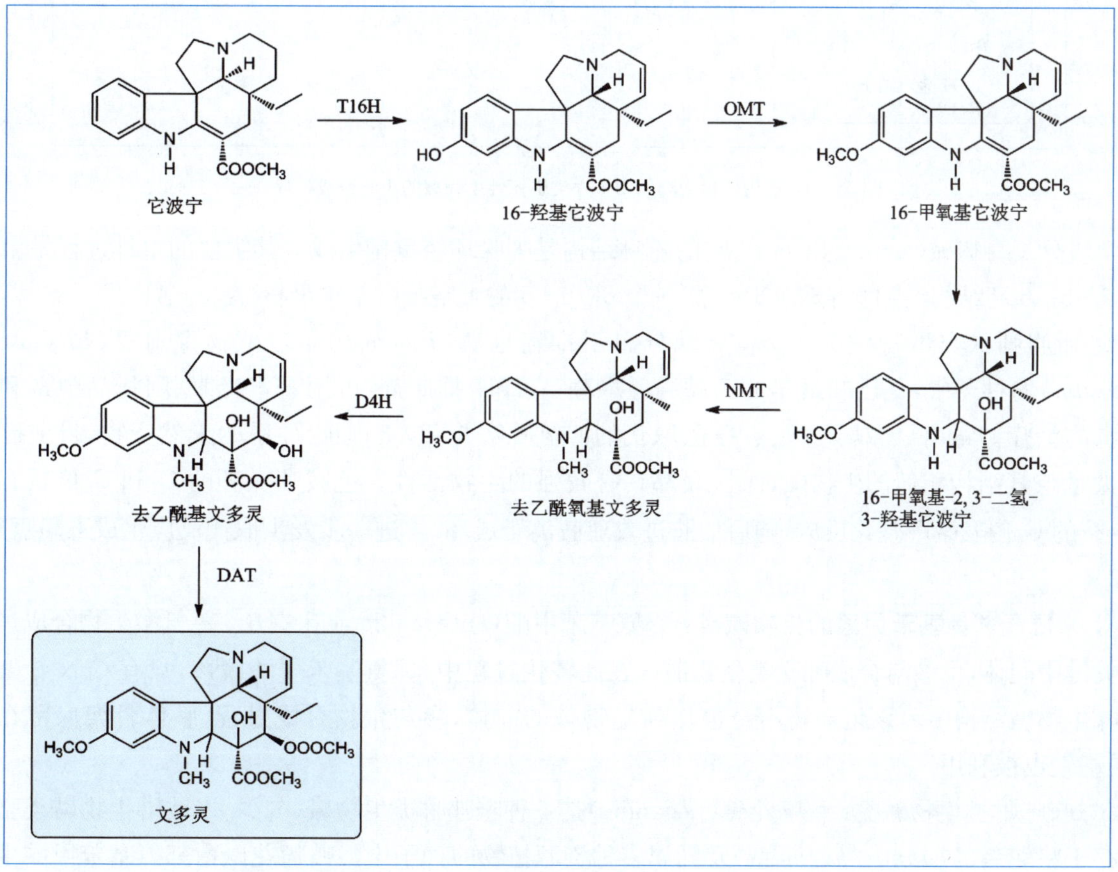

图 3-39 长春花中重要资源性化学成分文多灵的生物合成过程[37]

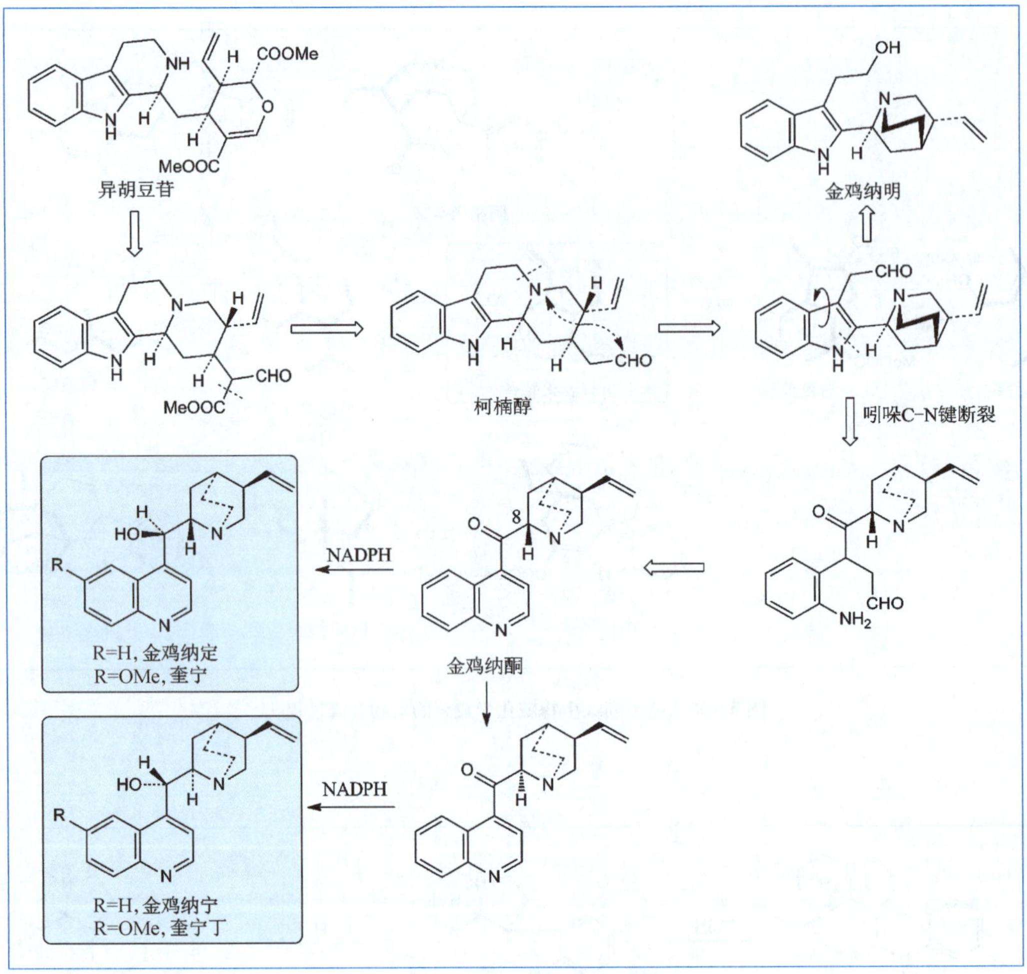

图 3-40　药用植物金鸡纳中奎宁类资源性生物碱的生物合成过程[38]

类化学成分是喜树碱(camptothecin),它的喹啉结构是吲哚环经重排生成。其主要的重排过程是由β-卡波琳 6-5-6 环结构经吲哚杂环扩环生成一个 6-6-5 的吡咯喹啉结构母核(图 3-41)。

E. 吡咯吲哚类生物碱类:毒扁豆碱分布于毒扁豆属(*Physostigma*)植物毒扁豆(*Physostigma venenosum*)的种子中,是已知最早的乙酰胆碱酯酶(AChE)抑制剂,可用于青光眼、阿托品中毒和有机磷中毒的治疗。毒扁豆碱属于一类 3-碳取代的四氢吡咯并[2, 3]吲哚环系的天然产物,目前已经发现了大量与其结构相似的生物碱,而且大都具有较强的生物活性。色胺吲哚环的 C_2 和 C_3 位具有亲核性,色胺的 C_3 位发生甲基化反应,随后伯胺进攻亚胺离子成环,再进一步发生取代反应生成毒扁豆碱(图 3-42)。

6) 来源于邻氨基苯甲酸的生物碱类: 邻氨基苯甲酸(anthranilic acid)是 L-色氨酸生物合成过程的一个关键中间体,也参与合成吲哚类生物碱。在此转化过程中,邻氨基苯甲酸脱羧,只有 C_6N 骨架保留在吲哚生物碱结构中。该化合物本身也作为生物碱的前体,参与生物合成过程,整体骨架保留在结构中,羧基碳也被利用。

A. 喹唑啉类生物碱类:鸭嘴花碱(peganine)是一种喹唑啉类生物碱,与 β-卡波琳生物碱类骆驼蓬碱共存于骆驼蓬(*Peganum harmala*)及同属多种资源植物的种子中。鸭嘴花碱由邻氨基苯甲酸生合成而来,而结构中的吡咯烷环部分来源于鸟氨酸(图 3-43)。

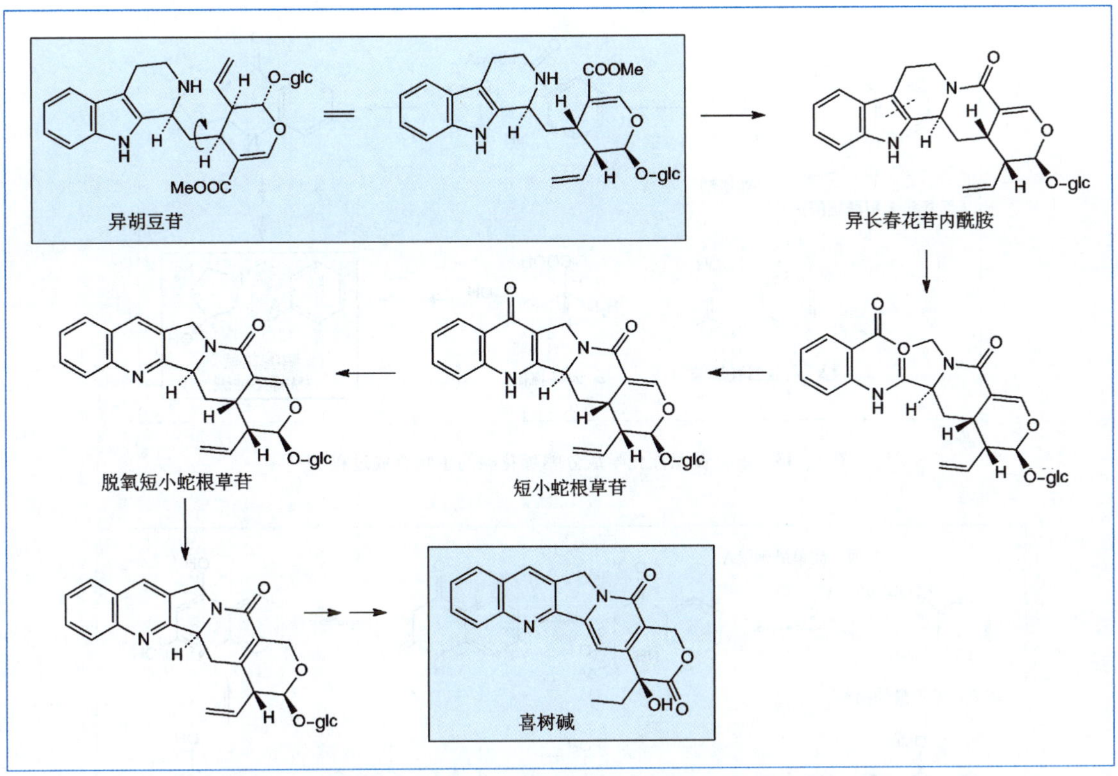

图 3-41 药用资源植物喜树中喜树碱类化学成分的生物合成过程[39]

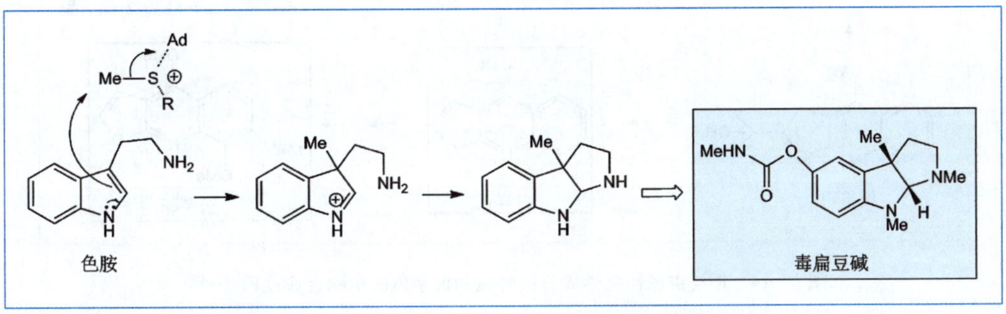

图 3-42 毒扁豆碱类资源性化学成分的生物合成过程[1,40]

B. 喹啉和吖啶类生物碱类：喹啉类生物碱是由吲哚骨架结构发生彻底重排而产生，它们的生源前体物是色氨酸。邻氨基苯甲酸与乙酸/丙二酸复合途径是生成喹啉体系更直接的途径，此过程的延伸可生成吖啶环结构。在芸香科植物类群中，来源于邻氨基苯甲酸的生物碱含量丰富，其中以喹啉和吖啶结构为基本骨架的生物碱最具有代表性，如来自芸香科药用资源植物白鲜(*Dictamnus dasycarpus*)根皮中的白鲜碱(dictamnine)，以及来自日本茵芋(*Skimmia japonica*)的茵芋碱(skimmianine)。白鲜碱和茵芋碱的生物合成过程如图 3-44 所示。

7) 氨基化反应生成的生物碱类：大多数生物碱的生源前体是氨基酸，通过并入氮原子和氨基酸碳骨架或骨架的大部分来形成生物碱的最终结构。然而，有些生物碱并不来源于氨基酸，它们主要由非氨基酸前体合成，其中氮原子是在生物合成相对较晚后端中被引入结构。这些生物碱类化学成分常常以萜或甾体等为基本骨架。

A. 来源于乙酸的生物碱类：伞形科植物欧毒芹(*Conium maculatum*)含有一系列简单哌啶类生物

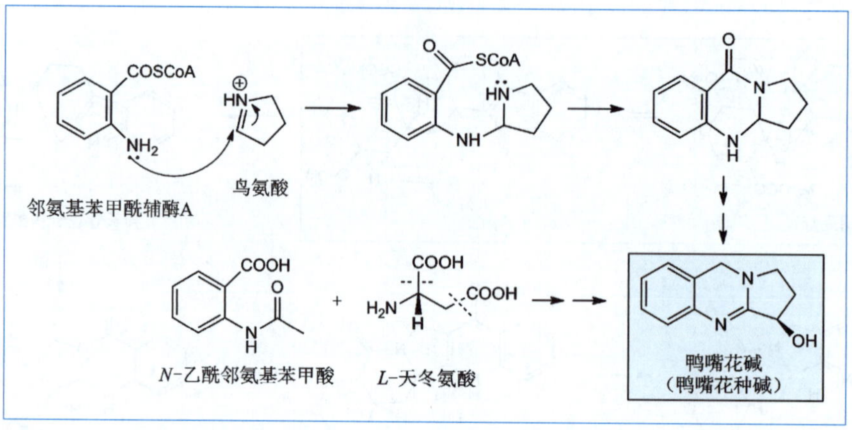

图 3-43 重要资源性化学成分鸭嘴花碱的生物合成过程[41,42]

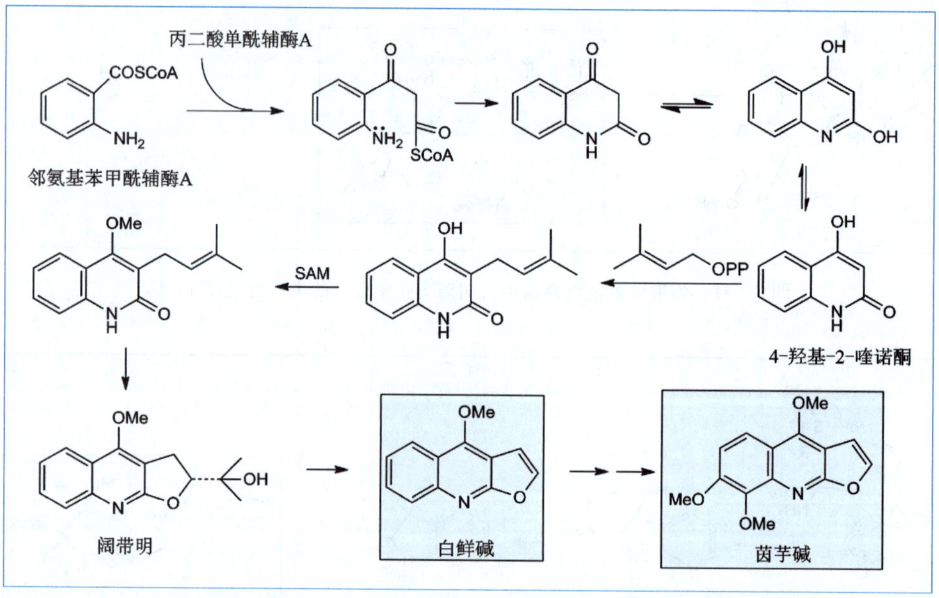

图 3-44 重要资源性化学成分白鲜碱和茵芋碱的生物合成过程[41,42]

碱，如毒芹碱(coniine)和 γ-烯毒芹碱(γ-coniceine)。脂肪酸前体辛酸参与其生物合成过程，它经连续的氧化和还原反应转化成酮醛，再与 L-丙氨酸发生转氨基反应，进一步形成亚胺，最终经还原反应生成毒芹碱(图 3-45)。欧毒芹是常见有毒植物，其未成熟果实中的生物碱含量最高(不少于 1.6%)。

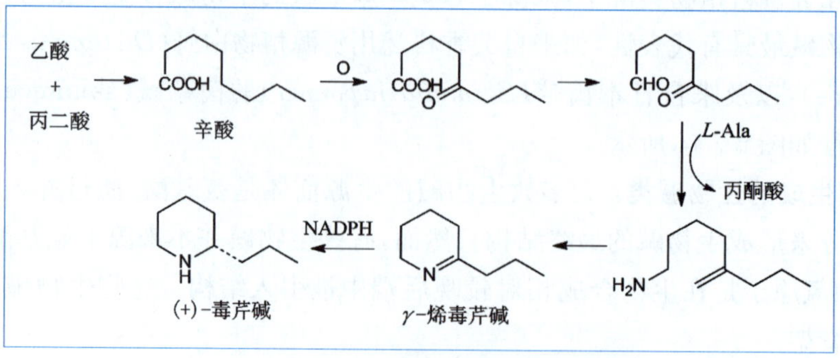

图 3-45 欧毒芹植物中哌啶类生物碱的生物合成过程[41,42]

B. 苯丙氨酸衍生的生物碱类：中药麻黄为裸子植物麻黄科(Ephedraceae)麻黄属多种植物的草质茎中含有的重要资源性化学物质，其中代表性的有麻黄碱(ephedrine)、伪麻黄碱(pseudoephedrine)、苯丙醇胺(norpseudoephedrine，cathine)、去甲伪麻黄碱(norpseudoephedrine)等。从生物合成角度看，麻黄碱的碳氢结构骨架与苯丙氨酸相同，*L*-苯丙氨酸是麻黄碱的前体(图 3-46)。

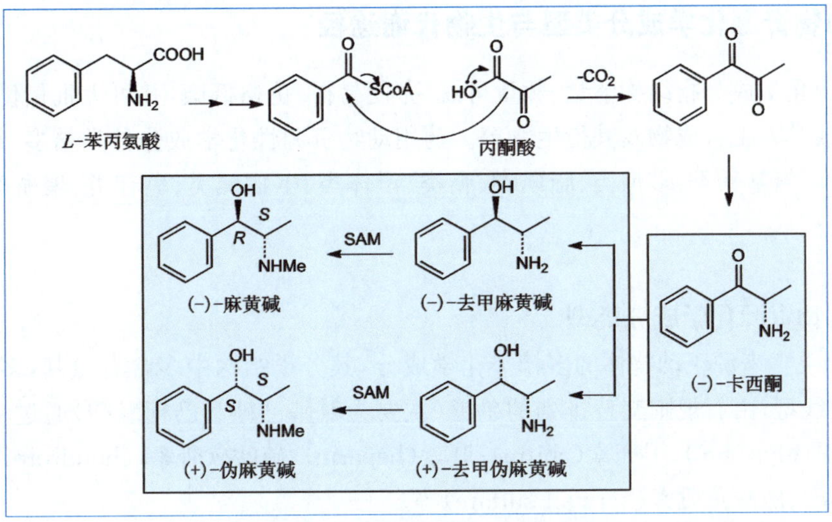

图 3-46　重要资源性化学成分麻黄碱类生物碱的生物合成过程[43]

C. 萜类生物碱类：单萜生物碱的结构主要与环烯醚萜有关，其含氧杂环被含氮原子的环结构取代。马钱素是萜类吲哚生物碱和吐根生物碱生物合成过程中的重要中间体，但它并不是合成萜类生物碱的前体。二萜生物碱被称为“伪生物碱”(pseudo alkaloid)，其生源合成途径不是起始于氨基酸，而是先经过二萜的生物合成，二萜与相应的氨基酸或有机胺反应而生成，如乌头碱(aconitine)的生物合成过程可能与对映—贝壳杉烯(*ent*-kaurene)有关。绣线菊(*Spiraea salicifolia*)中二萜生物碱的氮源为丝氨酸提供(图 3-47)[44]。

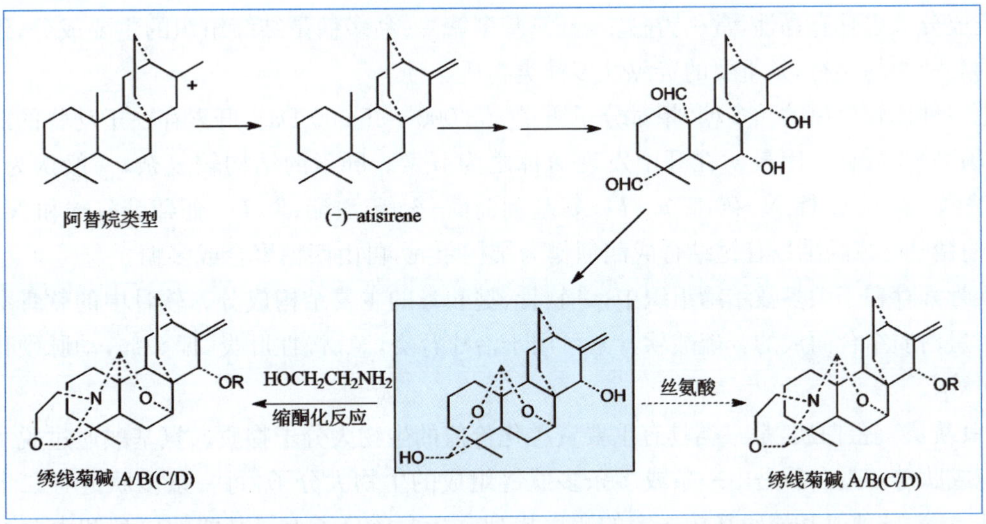

图 3-47　绣线菊二萜生物碱类资源性化学成分的生物合成过程[44]

D. 甾体生物碱类：在一些茄科植物类群中含有以 C_{27} 胆甾烷骨架为基础的甾体生物碱，如存在于番茄(*Lycopersicon esculenta*)植物茎叶中的番茄碱(tomatidine)、茄属植物中的澳洲茄次碱(solasodine)

等。甾体生物碱本质上都是甾体皂苷的含氮类似物。该类资源性化学成分来源于胆固醇，并在生物合成过程中，胆固醇侧链发生了相应的改变。无论含有胆固醇侧链的环体系中是否含有氧原子或氮原子，由甾体皂苷为原料生产甾体药物需要首先将侧链形成的环降解。因此，富含澳洲茄次碱和番茄次碱的植物资源可作为生产甾体药物的原料。

二、药用动物资源化学成分类型与生物代谢途径

药用动物资源化学成分指结构清楚、数量可观、方便易得、价格低廉，并可大批量供给的来源于药用动物的天然产物或其人工合成物及其衍生物等。药用动物资源性化学成分种类繁多，结构复杂，涉及蛋白质、酶类、多肽类、氨基酸类、多糖类、脂质类、萜类、甾体类、生物碱类、皂苷类、聚醚类、大环内酯类等多种类型化学成分。

(一) 药用动物资源化学成分类型

1. *动物多糖类*　来源于动物体的多糖类化学成分，其分子结构中多含有氨基，多为蛋白多糖的糖链部分，分子为直线型，由有规则交替排列的单糖（主要为氨基己糖和己糖醛酸）通过糖苷键连接而成。动物多糖包括糖原（glycogen）、甲壳素（chitin）、肝素（heparin）、硫酸软骨素（chondroitin sulfate）、透明质酸（hyaluronic acid）、硫酸角质素（keratan sulfate）等。

糖原是动物体内贮存的一种多糖类资源性成分，主要存在于肝脏和肌肉中，糖原在体内贮存具有重要意义，它是机体活动所需能量的重要来源。

甲壳素（几丁质）是自然界中唯一带正电荷的一种天然高分子聚合物，属于直链氨基多糖，化学命名为[(1，4)-2-乙酰氨基-2-脱氧-β-D-葡萄糖]，有α、β、γ 3种晶型。甲壳素广泛存在于节肢动物虾、蟹及昆虫外壳等，结晶体构造坚固，一般不熔化，也不溶于有机溶剂和酸、碱介质中。化学性质稳定，通过脱去分子中乙酰氨基可以将甲壳素转化为可溶性甲壳素（chitosan），可广泛应用于工业、农业、医药等领域。

黏多糖是由氨基己糖与己糖糖醛酸2种己糖衍生物所组成的二糖单元聚合而成的直链高分子化合物。因该类成分大多具有黏性，常称为黏多糖（氨基多糖）。黏多糖是结缔组织的主要成分，组织间质及腺体分泌的黏液中均含有，是重要的资源性多糖类物质。

肝素是一种比较简单的黏多糖，相对分子质量为3 000～35 000 Da。肝素存在于动物的肝、肺、血管壁、肌肉和肠黏膜等部位，因最初在肝中发现而称之为肝素。肝素的结构较复杂，一般认为它是由α-L-艾杜糖醛酸-2-硫酸酯、N-磺基-α-D-氨基葡萄糖-6-硫酸酯、β-D-葡萄糖醛酸和N-磺基-α-D-氨基葡萄糖-6-硫酸酯以苷键结合成四糖作为结构单元，再由四糖聚合成多糖。

硫酸软骨素存在于大多数结缔组织中，是软骨、腱和骨的主要结构成分。软骨中的软骨黏蛋白是硫酸软骨素与蛋白质结合而成的。硫酸软骨素可用于治疗肾炎，急、慢性肝炎，偏头痛，动脉硬化及冠状动脉性心脏病等。

2. *蛋白质类*　蛋白质，是一类具有重要资源化价值的生物大分子物质。氨基酸通过脱水缩合形成酰胺键而连成肽链。蛋白质是由一条或多条多肽链组成的生物大分子，每一条多肽链有二十至数百个氨基酸残基不等，各种氨基酸残基按一定的顺序排列。蛋白质分子上氨基酸的序列和由此形成的立体结构构成了蛋白质结构的多样性，其具有一级、二级、三级、四级结构，蛋白质分子的结构决定了它的功能。

3. *肽类*　肽是由α-氨基酸以肽链连接而成的一类重要资源性化学物质。一般认为，肽是由2～20

个氨基酸组成的化合物，20 个以上氨基酸组成的肽与蛋白质没有明显界限。最简单的肽由 2 个氨基酸组成，称为二肽（dipeptide），其中包含一个肽键。由 3 个氨基酸组成的称为三肽（tripeptide），其余类推。一般由 3 个或 3 个以上氨基酸分子组成的肽称为多肽。一条多肽链通常在一端含有一个游离的末端氨基，称为氨基末端或 N 端（amino terminal）；在另一端含有游离的末端羧基，成为羧基末端或 C 端（carboxyl terminal）。

目前，从两栖动物的皮肤中分离获得多种活性肽，从南美 *Phyllomedusa sauvage* 的蛙皮中分离得到的多肽（sauvagine）分子，对心血管系统和垂体前叶有特殊的生物作用，它是由 40 个氨基酸组成的直链多肽。从 *Phyllomedusa* 属动物蛙皮中分离获得的皮啡肽（dermorphin），含有 *D*-氨基酸残基的阿片样活性七肽，具有较强的镇痛作用。

环肽（cyclic peptide）则是肽链 N 端游离的氨基与 C 端游离的羧基发生缩合脱水反应而形成的环状肽。印度洋海兔（*Dolabella auricularia*）中分离得到的具有抗肿瘤活性的海兔抑制素-3（dolastatin-3）为环肽。海洋动物肽类毒素多具有对神经、心血管、细胞等毒性作用，且一般以神经毒为主，其中以芋螺毒素、海葵毒素、海蛇毒素研究较为深入。近年来在石竹科多个属植物类群中发现环肽类化学成分的分布。

4. **氨基酸类**　氨基酸广泛存在于动、植物资源类群中，是含有一个碱性氨基和一个酸性羧基的有机化合物。氨基酸有 2 种来源，一类是组成蛋白质成分的氨基酸，这类氨基酸由蛋白质水解而来。常见的蛋白质氨基酸有 20 种，均为 *L*-α-氨基酸，包括丙氨酸（Ala）、精氨酸（Arg）、天门冬酰胺（Asn）、天门冬氨酸（Asp）、半胱氨酸（Lys）、谷氨酰胺（Gln）、谷氨酸（Glu）、组氨酸（His）、甘氨酸（Gly）、异亮氨酸（Ile）、亮氨酸（Leu）、赖氨酸（Lys）、甲硫氨酸（Met）、苯丙氨酸（Phe）、脯氨酸（Pro）、丝氨酸（Ser）、苏氨酸（Thr）、色氨酸（Trp）、酪氨酸（Tyr）、缬氨酸（Val）。另一类为非蛋白质氨基酸。这些氨基酸不参与蛋白质合成，但有些是很重要的代谢物前体或中间产物。γ-氨基丁酸在动植物中均存在，是一种重要的神经递质，如中药黄芪具有的降血压物质基础与之相关。海洋生物中含有丰富的牛磺酸（β-氨基乙磺酸），具有促进脑部神经发育的作用。

5. **脂类**　脂类（lipids）是一类难溶于水而易溶于非极性溶剂的生物有机分子。大多数脂质的化学本质是脂肪酸和醇所形成的酯类及其衍生物。按化学组成脂质可分为 3 类：单纯脂质（simple lipid）、复合脂质（compound lipid）与衍生脂质（derived lipid）。单纯脂质包括三酰甘油、长链脂肪酸等，为代谢燃料（脂肪）的主要贮存形式；复合脂质包括磷脂、糖脂等，磷脂双分子层是构成生物膜的主要物质；衍生脂质包括取代烃、固醇类、维生素类等，是含量较少的一类脂质，具有重要生物活性。

鱼油中的多不饱和脂肪酸有多种生理功能和药理作用，广泛存在于海洋生物中。前列腺素是环化的含 20 个碳原子的脂肪酸，广泛存在于人和动物各组织中，对血压、平滑肌收缩、胃液分泌及血小板凝集有调节作用，具有广泛的药用价值。

6. **甾体类**　甾体类化合物是广泛存在于自然界中的一类天然化学成分，其基本碳架具有 1 个环戊烷骈多氢菲的母核和 3 个侧链。植物组织器官中普遍含有以 β-谷甾醇为代表的甾体类天然产物。动物中也含有丰富的甾醇类物质，如固醇类（胆固醇、胆汁醇）、动物激素（孕甾酮、睾丸甾酮）、强心苷类、海洋甾体生物碱等。源自中华大蟾蜍等多种动物耳后腺及皮肤腺分泌物经加工而成的中药蟾酥中的蟾毒配基等强心甾体对肿瘤有抑制作用，是重要的资源性物质。

7. **生物碱类**　生物碱类化合物是一类含氮的碱性有机化合物，主要存在于植物中，在动物中也存在，一些较低等的动物体内含有抗肿瘤、抗病毒、抗菌等生物活性的生物碱。此外，维生素、氨基酸、肽类等成分均为含氮有机化合物，但习惯上又不属于生物碱的范畴。许多海产生物碱具有抗菌、抗肿瘤和抗病毒的药理活性，如从海绵中获得的具有独特结构的β-咔啉类化合物 manzamine 类生物碱，抗肿瘤活性尤为显著。

8. 萜类　萜类化合物是指分子式为异戊二烯单位倍数的烃类及其含氧衍生物，包括单萜、二萜、倍半萜、三萜等，该类广泛分布于自然资源生物体中的次生代谢产物具有丰富多样的生理活性和资源利用价值。海洋生物、昆虫等动物体内含有萜类化合物，如从海绵中获得的二萜及倍半萜类物质，具有良好的抗菌作用；从昆虫斑蝥体内分离获得的倍半萜类重要资源产物斑蝥素具有确切抗肿瘤作用。

9. 皂苷类　皂苷类化合物是苷元为三萜或螺旋甾烷类化合物的一类糖苷，主要分布于陆地高等植物中，也少量存在于海星和海参等海洋生物中。如从海星中分离获得的环式甾体皂苷；海参中分离获得的海参烷型皂苷等天然皂苷类化学成分，大多具有良好的生物活性。

10. 大环内酯类　大环内酯类化合物(macrolides)是海洋生物中常见的一类具有抗肿瘤活性的资源性化学成分。该类物质的结构中含有内酯环，环的大小从十元环到六十元环均可见到。海绵中分离获得的大环内酯类化合物具有广谱抗肿瘤与抗真菌活性，如 superstolid A 对结肠癌、鼻咽癌、支气管肺癌等具有强烈的抑制作用。halichondrin B 被美国国立癌症研究院确定为抗癌药物的先导化合物。

11. 聚醚类　聚醚类化合物为海洋生物中的一类毒性成分，其特点是结构中含有多个以六元环为主的聚醚，醚环间反式骈合，形成骈合后聚醚的同侧为顺式结构，聚醚上有无规则取代的甲基等。从海鳝等鱼体内分离获得的西加毒素就是天然来源的复杂聚醚类化学成分，具有钠通道激动等生物活性。

(二) 药用动物资源化学成分生物代谢途径

1. 脂肪酸类　脂肪酸的生物合成是由脂肪酸合酶(fatty acid synthase)参与完成的酶催化反应过程。脂肪酸合酶在动物体内是一个多功能蛋白，具有合成过程所需的全部催化功能。动物饱和脂肪酸的合成过程如图 3-48 所示；不饱和脂肪酸的合成过程如图 3-49 所示。

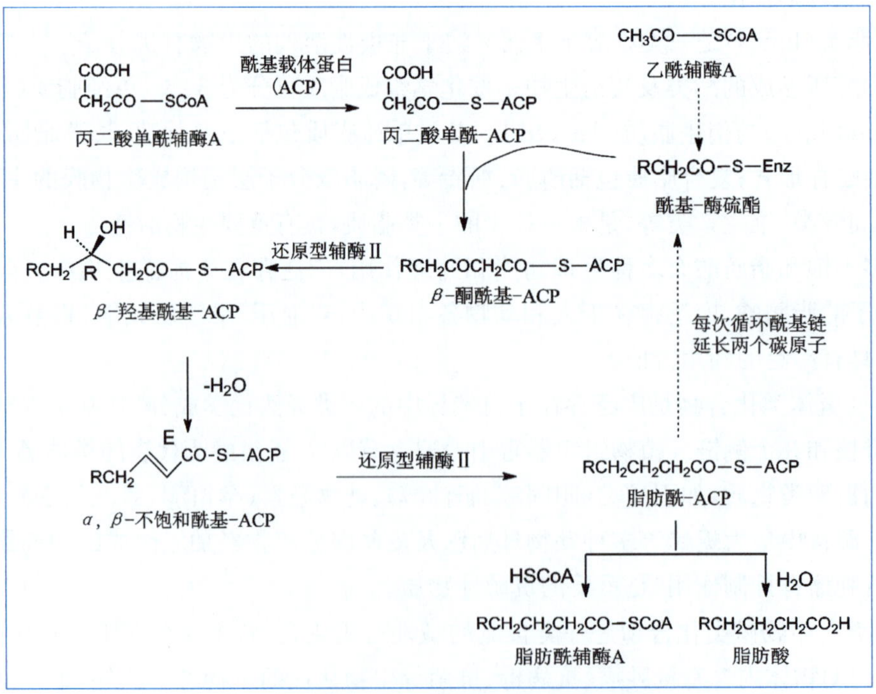

图 3-48　源自动物资源的饱和脂肪酸生物合成过程[1]

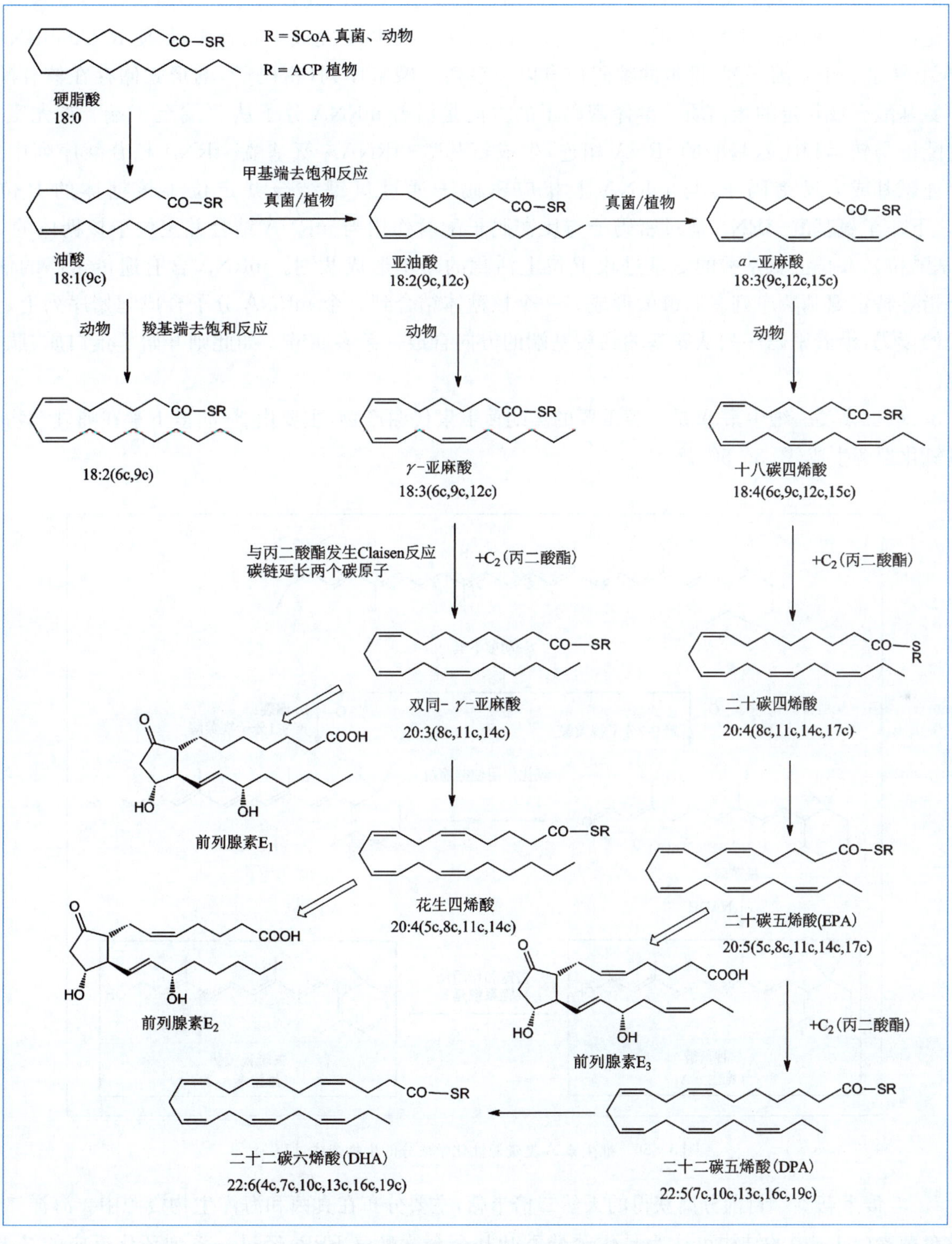

图 3－49　源自动物资源的不饱和脂肪酸生物合成过程[1]

2. 蛋白质类　蛋白质类是包含内在结构信息的生物大分子，其结构信息贮存在一级结构中，而一级结构的信息最终是由存在于染色体上的核苷酸序列来决定的。每个蛋白质都有一个或一个以上的多肽链组成，每条多肽链又是由许多氨基酸以酰胺键聚合起来的线性分子。多肽链中的氨基酸残基序列是由其对应的信使 RNA(mRNA)决定。蛋白质在核糖体上完成生物合成，信使 RNA(mRNA)从 DNA 上转录一个基因序列，携带的编码信息以一系列三碱基序列（密码子）的形式储存在核苷酸上，指引氨基酸合成特定的蛋白质。翻译密码子的方向是沿着 mRNA 分子从 5′端至 3′端。首先氨基酸通过酯键与转运相应氨基酸的 tRNA 相连，生成氨基酰- tRNA。氨基酰- tRNA 核苷酸序列中的三个相连碱基成为反密码子，与 mRNA 上相应密码子通过氢键结合并定位于核糖体的 P 位（肽位）。下一个氨基酰- tRNA 通过密码子与反密码子配对作用与 mRNA 结合并定位于核糖体的 A 位（氨基酰位），A 位上氨基酸的氨基进攻 P 位上活化的酰基形成肽键。mRNA 含有遗传密码的信息，用于指导特定氨基酸序列多肽链的形成。一个核糖体结合到一个 mRNA 分子合成起始序列上，并由此开始读码，沿着密码序列从氨基端到羧基端的方向合成一条多肽链。如此则开始了蛋白质、肽类的合成。

3. 维生素类　维生素 A 是一类重要的类胡萝卜素代谢产物，主要由 β-胡萝卜素在哺乳动物体内通过氧化裂解生成(图 3－50)。

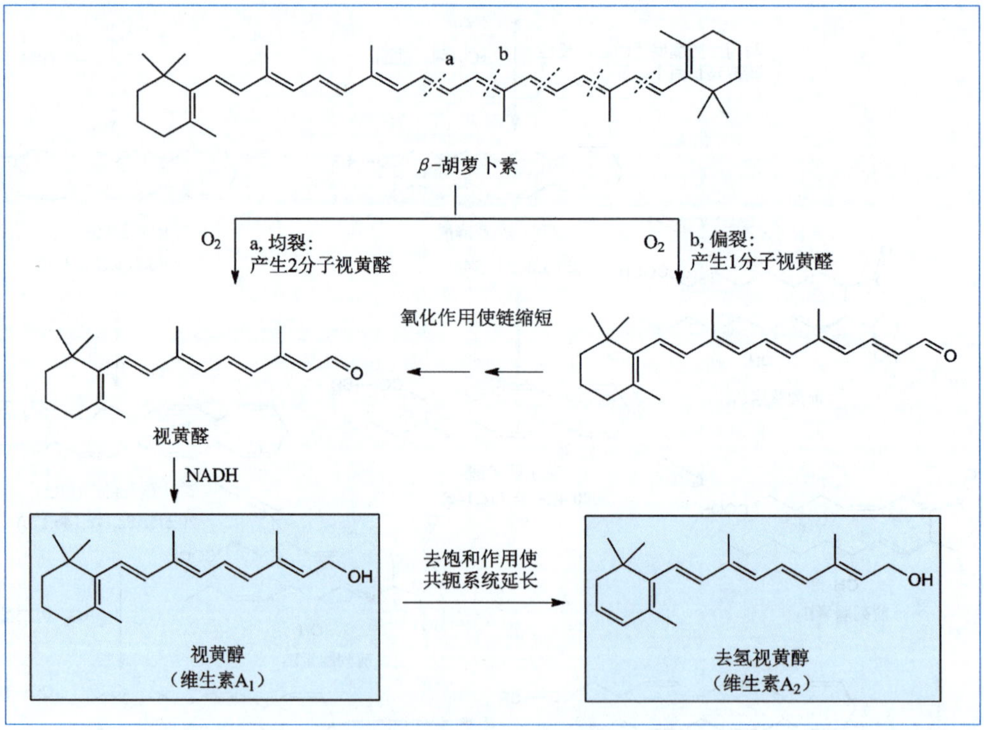

图 3－50　维生素 A 类资源性化学成分的生物合成过程[1]

4. 二倍半萜类　目前分离获得的天然二倍半萜，主要分布在真菌和海洋生物资源中。海洋二倍半萜核盘菌素(sclerin)的结构可认为是焦磷酸香叶基金合欢酯(GFPP)经过一系列环化反应的结果(图 3－51)。海洋二倍半萜的生理活性主要包括细胞毒性、抗微生物、拒食、抗血小板凝聚等，尤其是在抗炎活性方面更为突出。

5. 胆汁酸类　胆汁酸(bile acid)是一类 C_{24} 的甾体酸，在胆汁中以盐的形式存在，分泌至肠中使脂

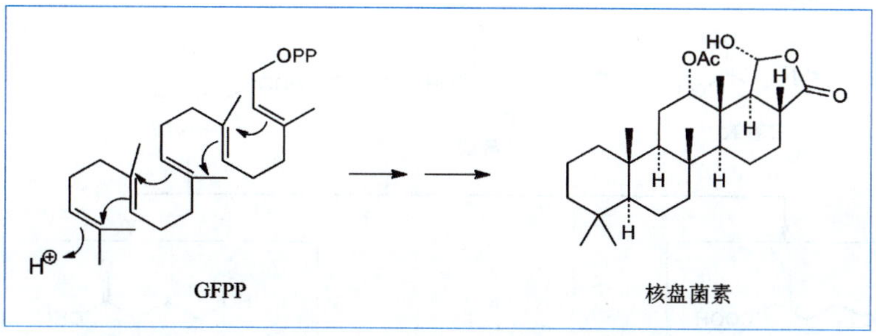

图 3-51　二倍半萜类海洋资源产物核盘菌素的生物合成示意图[45]

肪乳化，促进其吸收。胆汁酸甾核部分具有亲脂性，胆汁酸侧链含有的羧基通过酰胺键与甘氨酸和牛磺酸结合，表现为亲水性。例如，胆酸通常以甘氨胆酸钠和牛磺胆酸钠的形式存在，具有强的表面活性。胆酸盐通常被重吸收，储存在胆囊中，人体胆固醇过量时，会以胆酸盐的形式分泌出去。当胆汁酸的合成和分泌过程无法消除胆固醇时，则会导致体内胆固醇的量增高，引起动脉粥样硬化或胆结石。分析表明，胆结石中含有 70%胆固醇类物质。胆汁酸类化学成分的生物合成过程如图 3-52 所示。

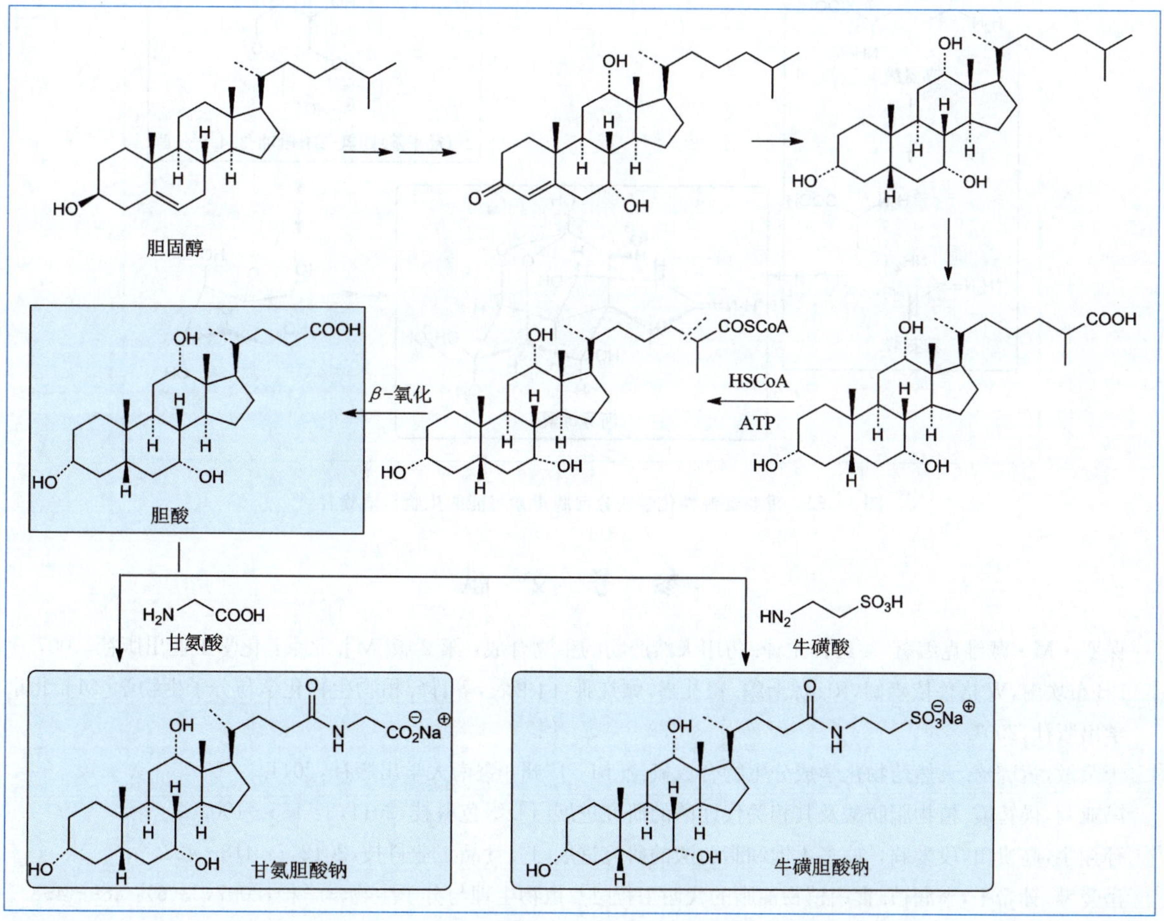

图 3-52　重要资源性物质胆汁酸类化学成分的生物合成过程[1]

6. *毒素类*　河豚毒素(tetrodotoxin)的碳骨架结构中包含来源于蛋白氨基酸的部分，以及含有 C_5 片段的异戊二烯单元。2-羟甲基-3，4，5-三羟基四氢吡喃是合成河豚毒素碳骨架部分的中间体，而这部分碳骨架很可能来源于微生物体内的果糖或者果糖的差向异构体(图 3-53)[39]。

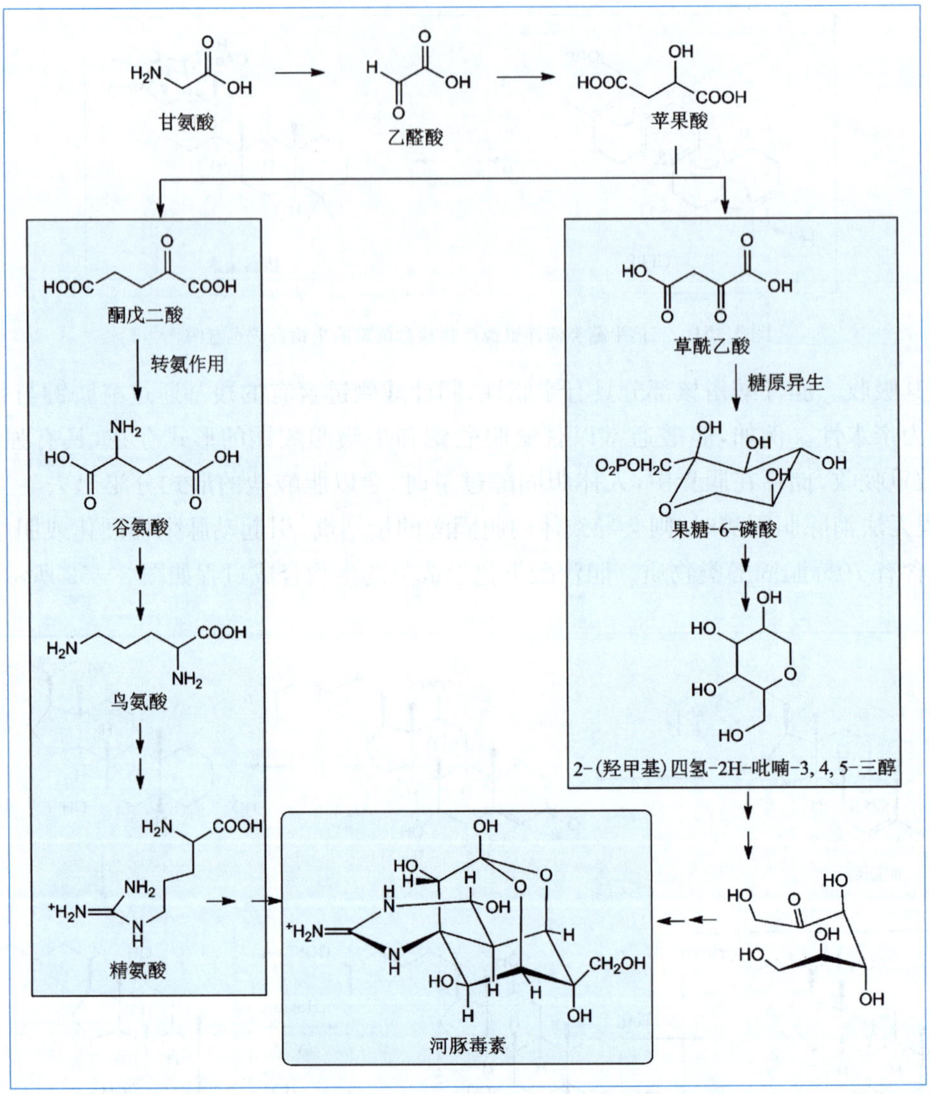

图 3-53　重要资源性化学成分河豚毒素可能的生物合成途径[46]

◇参◇考◇文◇献

[1] 保罗·M·戴维克编著. 娄红祥主译. 药用天然产物的生物合成：第 2 版[M]. 北京：化学工业出版社，2007.

[2] BB 布坎南，W 格鲁依森姆，RL 琼斯编. 瞿礼嘉，顾红雅，白书农，等，译. 植物生物化学与分子生物学[M]. 北京：科学出版社，2004.

[3] 于荣敏，黄璐琦. 天然药物化学成分生物合成概论[M]. 广州：暨南大学出版社，2011.

[4] 冯亚莉，侯智霞. 植物脂肪酸及其相关代谢酶的研究进展[J]. 绿色科技，2011，3：185-190.

[5] 孙翔宇，高贵田，段爱莉，等. 多不饱和脂肪酸的研究进展[J]. 食品工业科技，2012，7：418-423.

[6] 岳爱琴，孙希平，李润植. 食用植物油脂的代谢工程[J]. 植物生理与分子生物学学报，2007，33(6)：489-498.

[7] 刘波，孙艳，刘永红，等. 产油微生物油脂生物合成与代谢调控研究进展[J]. 微生物学报，2005，45(1)：153-156.

[8] 朱小康. 大黄素衍生物的合成与生物活性研究[D]. 重庆：西南大学，2011.

[9] 郭新波，唐岳立，孙小芬，等. 高等植物维生素 C 和维生素 E 代谢调控[J]. 植物生理学报，2011，47(8)：731-744.

[10] 肖莹. 丹参酚酸类成分生源合成的调控研究[D]. 上海：第二军医大学，2009.

[11] 陆炜强，傅承新，赵云鹏. 鬼臼毒素生物合成研究进展[J]. 中国中药杂志，2011，36(9)：1109-1114.

[12] 王熹鹏. 香豆素的结构生物合成及其功能分析[J]. 农产品加工，2011，8：128－131.

[13] 乔小燕，马春雷，陈亮. 植物类黄酮生物合成途径及重要基因的调控[J]. 天然产物研究与开发，2009，21：354－360，207.

[14] 张华峰，王瑛，黄宏文. 黄酮类化合物生物合成途径的进化及其在淫羊藿中的研究展望[J]. 中草药，2006，37(11)：1745－1751.

[15] 夏涛，高丽萍. 类黄酮及茶儿茶素生物合成途径及其调控研究进展[J]. 中国农业科学，2009，42(8)：2899－2908.

[16] 梅忠，孙健，孙恺，等. 大豆异黄酮的保健功效、生物合成及种质发掘与遗传育种[J]. 核农学报，2014，28(7)：1208－1213.

[17] 刘继栋. 代谢工程改造酿酒酵母生产单萜的关键问题解析[D]. 无锡：江南大学，2013.

[18] 徐应文，吕季娟，吴卫，等. 植物单萜合酶研究进展[J]. 生态学报，2009，29(6)：3188－3197.

[19] 李恒. 1. 萜类化合物 MEP 生物合成途径中 dxr 基因的克隆表达及酶活性分析 2. 野芝麻中环烯醚萜苷的生物合成研究[D]. 陕西：西北大学，2009.

[20] 王彩云，张晓东，沈涛，等. 龙胆苦苷生物合成途径研究进展[J]. 江苏农业科学，2014，42(3)：4－10.

[21] 刘万宏，黄玺，张巧卓. 青蒿素生物合成与基因工程研究进展[J]. 中草药，2013，44(1)：101－107.

[22] Schepmann HG，Pang J，Matsuda SP. Cloning and characterization of *Ginkgo biloba* levopimaradiene synthase which catalyzes the first committed step in ginkgolide biosynthesis[J]. Archives of biochemistry and Biophysics，2001，392(2):263－269.

[23] 何云飞，高伟，黄璐琦，等. 二萜合酶的研究进展[J]. 药学学报，2011，46(9)：1019－1025.

[24] 孟海林. 基于系统——合成生物学的天然产物异源生物合成研究[D]. 广州：华南理工大学，2011.

[25] 戴住波，朱欣娜，张学礼. 合成生物学在微生物细胞工厂构建中的应用[J]. 生命科学，2013，25(10)：943－951.

[26] 庚石山. 天然产物化学丛书——三萜化学[M]. 北京：化学工业出版社，2008.

[27] 杨金玲，高丽丽，朱平. 人参皂苷生物合成研究进展[J]. 药学学报，2013，48(2)：170－178.

[28] 吕杰，金湘，毛培宏. 生物技术在薯蓣皂苷及其苷元生物合成中的应用[J]. 生物技术，2099，19(4):89－90.

[29] 卢衍，王细荣，陈敏，等. 托品烷类生物碱生物合成分子生物学与代谢工程[J]. 中草药，2012，43(5)：1018－1023.

[30] 赵宏. 千里光属及其近缘属倍半萜类化合物研究[D]. 山东大学，2013.

[31] Miser JS，Smithson WA，Krivit W，et al. Phase II trial of indicine N-oxide in relapsed acute leukemia of childhood. A report from the children cancer study group [J]. American Journal of Clinical Oncology-Cancer Clinical Trials，1992，15(2)：135－140.

[32] 张娣，张亚梅，舒任庚，等. 喹诺里西丁类生物碱的研究概况[J]. 江西中医药，2011，42(344)：73－78.

[33] Wickwire BM，Harris CM，Harris TM，et al. Pipecolic acid biosynthesis in Rhizoctonia leguminicola. I. The lysine saccharopine，delta 1－piperideine－6－carboxylic acid pathway [J]. Journal of Biological Chemistry，1990，265(25)：14742－14747.

[34] 姚银安，杨爱华，徐刚. 水溶性维生素在植物体内的合成[J]. 生命的化学，2008，28(6)：803－806.

[35] 陈柯羽. 岩黄连中小檗碱型生物碱生物合成途径相关基因的研究及藜芦中甾体生物碱的微生物转化[D]. 上海：第二军医大学，2011.

[36] 杨冰. β-咔啉类生物碱的合成及其生物活性[D]. 陕西：西北农林科技大学，2011.

[37] 邢世海，王荃，潘琪芳，等. 长春花萜类吲哚生物碱的生物合成途径[J]. 西北植物学报，2012，32(9)：1917－1927.

[38] 王海波. Ⅰ金鸡纳生物碱衍生物的合成方法研究Ⅱ龙胆苦苷衍生物的合成及其对 CVB3 和 SIV 的体外抑制作用[D]. 西安：第四军医大学，2008.

[39] 沈少华，刘姬艳，胡江琴，等. 喜树碱生物合成途径及其相关酶的研究进展[J]. 中草药，2011，42(9)：1862－1868.

[40] 周永云，孙蔚青，韩柏秋，等. 毒扁亚碱的合成研究进展[J]. 云南民族大学学报(自然科学版)，2015，24(3)：165－175.

[41] Michael JP. Quinloine，quinazoline and acridone alkaloids[J]. Natural Product Reports，2000，17：603 - 620.

[42] Tilleguin F，Michel S，Skaltsounis AL. Acronycine-type alkaloids：chemistry and biology[J]. Alkaloids，chemical and Biological Perspective，1998，12：1 - 102.

[43] Schmidt HL，Werner RA，Eisenreich W. Systematics of 2H patterns in natural compounds and its importance for the elucidation of biosynehetic pathways[J]. Phytochemistry Reviews，2003，2：61 - 85.

[44] 赵沛基.绣线菊二萜生物碱生物合成的研究及滑桃树种壳的化学成分分析[D].昆明：中国科学院昆明植物研究所，2004.

[45] 史清文，李力更，王于方，等.海洋天然产物化学研究新进展[J].药学学报，2010，45(10)：1212 - 1223.

[46] 张璇.利用共生微生物研究河豚毒素的生物合成途径[D].青岛：国家海洋局第一海洋研究所，2013.

（余伯阳　刘　培　陈纪军　谷　巍　刘　睿）

第二节
中药资源性化学成分的生物转化利用

地球上种类繁多的植物、动物和微生物组成巨型化工厂。植物利用太阳光的能量不断地将 H_2O 和 CO_2 等无机物合成为各种有机物，为动物和人类提供丰富且可再生的生物质资源。这些资源主要有两类：淀粉和纤维，它们都是葡萄糖的高聚物。淀粉易被微生物降解或被动物、人类消化，分解成葡萄糖单体，一直被用作人类、动物的主要食物。纤维类生物质资源结构特殊，难以被微生物降解或消化。

中药资源在生产和加工过程中，资源性化学成分发生了复杂的变化。这些变化有化学的，也有生物的。生物转化是利用生物体系以及它们所产生的酶对外源化合物进行结构修饰而获得有价值产物的生理生化反应，其本质是利用生物体系本身所产生的酶对外源化合物进行酶促催化反应。早在 2 500 年前，我国已将生物转化技术用于中药资源生产与加工，即将药材与辅料拌和，在一定温度和湿度下，通过微生物的发酵达到提高药效、改变药性、降低毒副反应等目的。例如，片仔癀的主要成分之一是三七的微生物转化产物；名贵中药冬虫夏草是蝙蝠蛾(Ghostmoth)幼虫经冬虫夏草菌感染转化而成的。还有神曲、淡豆豉、沉香曲、半夏曲和红曲等，这些经典药物都是经微生物生物转化后提高了药效或产生了新的生物活性[1]。

一、生物/化学转化的主要反应类型及效应酶系

生物转化的实质是一种酶催化的化学反应。微生物及其酶作为催化剂应用于大规模资源性化学物质生产已取得了长足发展。植物细胞中存在参与催化氧化、还原、羟基化、甲基化、酯化、葡萄糖基化、异构化等多种反应的酶，近年来，已先后建立了悬浮培养细胞、固定化细胞、器官培养物、毛状根培养物等多种生物转化系统，可用于培养转化资源性化学成分。

(一) 生物/化学转化的主要反应类型

生物/化学转化涉及的反应类型非常广泛，如羟基化反应、糖基化反应、氧化还原反应、脱氢反应、水解反应、甲基化反应、去甲基化反应、异构化反应、酰化反应、环氧化反应、重排反应等。

1. *羟基化反应* 羟基化反应是生物转化过程中最为重要和普遍的一类反应。经典的生物催化羟基化反应包括直接氧化 C—H 键生成醇。羟基化反应最初在 20 世纪 50 年代用于根霉菌在孕酮 C-11α 位羟基化生成皮质甾类化合物，它引起了世界范围内甾体激素生产的一次革命。

美国食品药品管理局(FDA)在 1992 年和 1994 年批准紫杉醇为治疗卵巢癌和乳腺癌的临床药物，至 2000 年，销售额已达 16 亿美元。目前，紫杉醇(paclitaxel)和其半合成衍生物多烯紫核醇(docetaxel)已经成为临床治疗卵巢癌、乳腺癌、非小细胞肺癌的一线药物。此外，紫杉醇及多烯紫杉醇还用于治疗肺癌、卡波西肉瘤、结肠癌、黑素瘤以及淋巴瘤。紫杉醇抗癌活性的发现激励人们去分离更多其他紫杉烷类化合物，以期找到具有更好活性的化合物。从第一个紫杉碱由 Lucas 在 1856 年发现至 1999 年已鉴定结构的紫杉烷二萜化合物超过 350 种[2]。

紫杉烷类骨架上的多个位置都可以被羟基化，其中 1β，7β，9α，13α 羟基化是合成活性紫杉烷类化合物的非常重要的反应。羟基化反应亦可发生在紫杉烷的环状骨架以外，如 17 位、20 位、10 位酰基侧链以及 3′-苯基对位的羟基化反应。Sinenxans 是从红豆杉属植物愈伤组织和细胞培养物中分离得到的一类具有紫杉醇基本母核、结构新颖的化合物，其结构与紫杉醇及其他活性紫杉烷类化学成分比较，区别在于 C-1、2、7、9、13 位的功能基团及其四元氧环。从 C-4(20)环外双键变为四元氧环以及 C-13 位侧链的连接有成熟的化学方法，但 C1、7、9 和 13 位功能基团的引入较为困难，利用植物培养细胞和微生物进行羟基化反应，可以得到目标物。使用 *Catharanthus roseus* 细胞对 sinenxans A 进行生物转化，可得到一系列的转化产物，转化率为 85.3%，其中转化产物 10β-hydroxy-2α，5α，14β-triacetoxy-4(20)，11-taxadienede 的产率可达 70%(图 3-54)[3]。

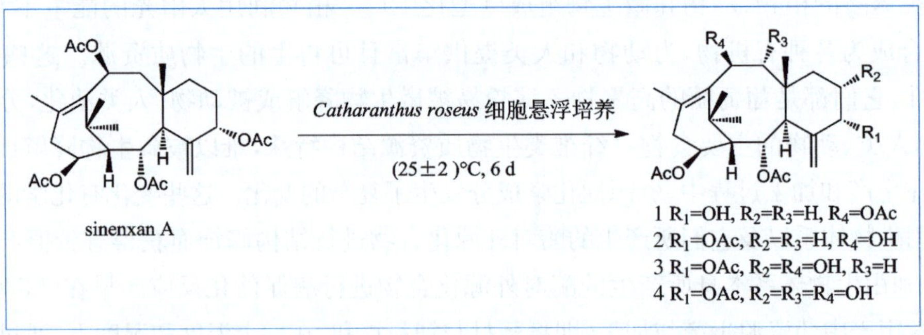

图 3-54 *Catharanthus roseus* 细胞培养对 sinenxan A 进行生物转化[3]

银杏细胞悬浮培养体系对紫杉烷类化合物 sinenxan A 进行生物转化时，可以将底物选择性地进行 C-9 位的羟基化，反应生成的羟基均为 α 构型，这个反应说明银杏细胞悬浮培养体系具有对底物进行区域选择性和立体选择性羟基化的能力，反应产物转化率分别达到 60%和 20%(图 3-55)[4]。

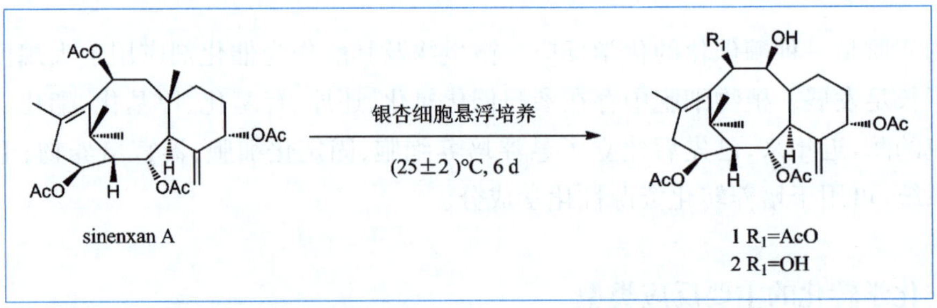

图 3-55 银杏细胞培养对 sinenxan A 进行生物转化[4]

莪术醇(curcumol)具有抗癌、抗病毒、抗菌等作用，是莪术油主要功效成分之一。莪术醇的结构骨架为倍半萜半缩酮，易溶于极性较小的有机溶剂，但水溶性差，不宜作为临床用药。使用荨麻青霉对莪术醇进行生物转化，得到 2 种新产物，3-α-羟基莪术醇为新化合物，11-*R*-12-羟基莪术醇为首次通过该菌生物转化莪术醇的产物(图 3-56)[5]。

羟基化反应一般通过全细胞催化，大部分催化反应的特异性还不够了解，相关酶还没有被鉴定，因此需要通过大量的筛选去寻找一个合适的生物催化剂在一个特定底物的特定位置上发生该反应。此外，通过分析单一微生物或植物细胞体系羟基化一系列相关底物产生的实验数据，建立模型，可以预测生物催化剂的羟基化反应，但这种方法也存在局限性，通常只适用于范围较窄的底物。

在生物转化中，羟基化反应通常被认为是生物体内的一类减毒反应。疏水性的化合物，如萜类和甾体类化合物，对细胞或细胞器的膜系统有损伤作用，而酚类化合物被细胞摄入后则可产生活性氧，对细

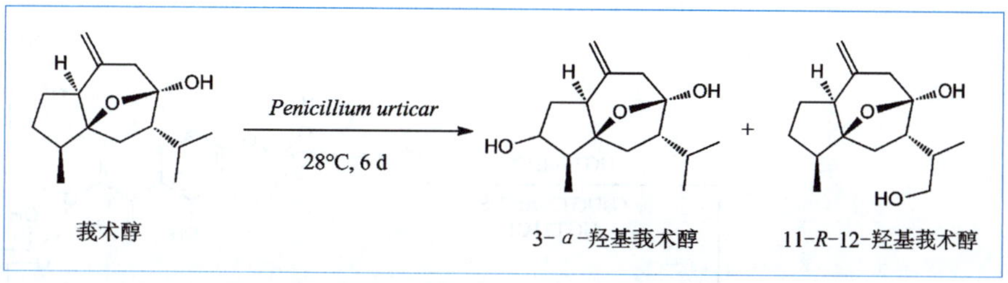

图 3-56 莪术醇的荨麻青霉生物转化反应[5]

胞造成损伤。这些化合物的羟基化往往是细胞对自身损伤的一种防御性反应。

2. 糖基化反应 糖基化通常是植物或微生物中天然产物生物合成的最后一步，是一种广泛存在于植物体内的对植物次生代谢产物的修饰。黄绿蜜环菌(*Armillaria luteo-virens*)是药用植物天麻的共生菌，研究表明黄绿蜜环菌能催化对羟基苯甲醇合成天麻素，该过程实际上是糖基转移酶或糖苷转移酶参与的转糖基反应[6]。

糖基化也可以通过生物转化或有机合成在生物体外完成，该反应也称苷化反应、糖酯化反应，是将糖单元连接到天然产物的分子上形成苷。有些天然产物，只有在糖苷化时才具有更强的活性，或由于其水溶性增强，生物利用度增加。

通过生物转化技术对天然资源性产物进行糖基化修饰主要有三种：① 糖基转移酶的催化，如利用尿苷二磷酸—糖基转移酶(UDP-glycosyltransferase)或环糊精葡萄糖基转移酶(CGTase)可合成多糖或糖苷。② 植物细胞悬浮培养，如培养人参毛状根细胞可将洋地黄毒苷转化为相应的葡萄糖苷，但植物细胞悬浮培养转化周期长、转化率低、转化条件苛刻[7]。③ 微生物发酵，如用诺卡氏属的放线菌将异黄酮转化为相应的鼠李糖苷。中国学者发现一株青霉菌在对薯蓣皂苷进行糖基水解的反应中可产生糖基化作用[8]。

黄酮类资源性化学成分是多种药用植物的生物活性物质，以游离态或与糖结合为苷的形式广泛存在于自然界中。由于大多数黄酮苷元及部分黄酮苷类化学成分在水相中溶解度低，限制了做为高附加值药物制剂的开发，同时复杂的结构也给利用化学合成方法进行结构修饰带来了巨大挑战。以来源于自然界的植物细胞、微生物和游离酶对黄酮类化合物进行糖基化修饰，可在糖基连接位置、糖基种类以及糖基数目等方面实现定向转化，因此目前对黄酮类化合物进行分子修饰主要是以糖基化反应来改善其水溶性(图 3-57)[9]。

维生素 B_1 和它的一、二、三磷酸盐广泛存在于自然界，特别是作为脱羧酶、转羟乙醛酶、转酮醇酶、羰基裂解酶等组成部分的二磷酸盐。大多数维生素 B_1 的衍生物是人工合成的，Suzuki 等于 1994 年首次用曲霉蛋白酶对维生素 B_1 进行生物转化，得到维生素 B_1-*β*-*D*-半乳糖。该实验室分别将糊精和维生素 B_1 在嗜热脂肪芽孢杆菌环状糊精葡萄糖基转移酶和根霉葡萄糖淀粉酶的作用下，以及由 *β*-硝基苯基-*D*-2-脱氧-2-乙酰-吡喃葡萄糖和维生素 B_1 在曲霉蛋白酶 *β*-*N*-乙酰己醣胺的作用下合成了维生素 B_1-*α*-*D*-吡喃葡萄糖和维生素 B_1-*β*-*D*-2-脱氧-2-乙酰-吡喃葡萄糖。维生素 B_1 的糖基化产物，尤其是维生素 B_1-*α*-葡萄糖苷，可以作为食品添加剂、化妆品添加剂或应用于制药辅料等。

维生素 B_6 在植物中主要以吡哆辛(pyridoxine，PN)和葡萄糖以共轭的形式存在。最近，可以通过一种新型细胞茄黄萎病菌将糊精和 PN 合成含量为 85%的 PN-5′-*α*-葡萄糖苷，该产物是一种资源价值较高的 B_6 衍生物，可以作为食品添加剂、化妆品添加剂和类 B_6 的药品代替维生素 B_6 盐酸盐。

洋地黄毒苷元糖基化后，其药理活性更强，副反应更小。采用夹竹桃科植物旋花羊角拗(*Strophanthus gratus*)和 *S. amboensis* 混合悬浮细胞培养，将洋地黄毒苷元同时羟化和糖基化，生成洋地黄毒苷的异构体

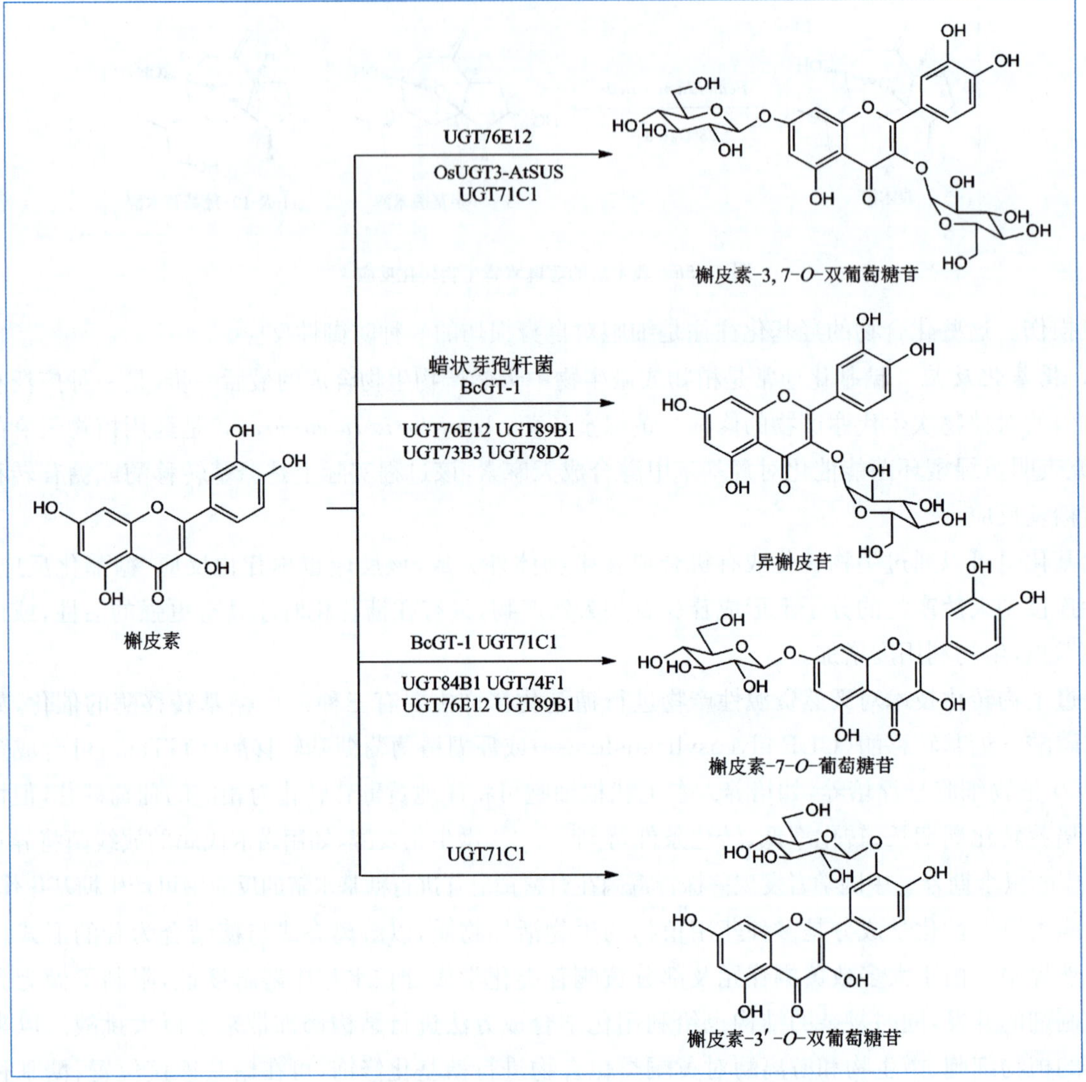

图 3-57　重要中药活性分子槲皮素由多种酶催化的糖基化反应[9]

17-β-H-杠柳苷元-β-D-葡萄糖洋地黄毒苷。华蟾毒精(cinobufagin)是两栖类药用动物蟾蜍(*Bufo bufo gargarizans*)耳后腺和皮肤腺体分泌物的主要资源性物质，其中主要成分是蟾蜍甾烯类。体外实验表明，它们对多种肿瘤细胞株均具有较强的抑制作用。长春花细胞系对华蟾蜍精具有较强的转化能力，可以选择性地对华蟾蜍精 C-16 位进行糖基化修饰，经过 6 d 的培养，长春花细胞培养的底物几乎全部发生转化。

在人参(*Panax ginseng*)和其同属多种植物中发现种类丰富的人参皂苷类资源性化学成分，而这些化合物的药理学和生理学活性常由支链的种类和连接位置决定。糊精和 4 种人参皂苷 Rb_1、Rc、Re 和 Rg_1 在嗜热脂肪芽孢杆菌环状糊精葡萄糖基转移酶作用下连续反应，可产生 10 种新的 *O*-α-葡糖基人参皂苷类。这些 *O*-α-葡糖基人参皂苷类的苦味比人参皂苷弱。同样，从绿色木霉中得到的天然纤维质酵素可将 β-硝基苯基-β-D-吡喃木糖苷和人参皂苷类化学成分转化成人参皂苷 Re 2 种新的 β-木糖基衍生物。

大黄酸(rhein)具有保肝、抗肝脏纤维化、防治糖尿病肾病及抗肿瘤等生物活性，具有一定的临床药用价值。但是大黄酸不溶于水，在一定程度上限制其药效的发挥和临床应用。利用白僵菌(*Beauveria bassiana*)对大黄酸进行生物转化，获得了水溶性较好的 3-羟甲基-β-D-葡萄糖-芦荟大黄素醇苷。丁酸具有体外抑制肿瘤生长和诱导肿瘤细胞分化的作用，但是其在哺乳动物体系中半衰期很短。研究发现，应用悬浮培养的灰叶烟草细胞糖苷化丁酸得到丁酰葡萄糖，增加了其在体内的半衰期。水杨酸经糖基化后转化为水杨酸糖苷，小鼠口服给药作用更快更强，且长期给药不会诱导胃癌的发生。

香豆素类是一类资源化利用价值较高的植物次生代谢产物，但大部分香豆素缺乏天然糖苷，水溶性差。在人参根培养液中，7-羟基香豆素在糖基转移酶的作用下可转化成糖苷。利用烟草植物细胞悬浮培养，可将羟基香豆素转化为相应的*β*-*D*-葡萄糖苷。大麻酚、大麻二酚和大麻二醇酸的生理活性强，但难以化学合成，水溶性和稳定性差，通过悬浮培养的半夏细胞使其糖基化，可得到药用价值更大的资源性产物。红景天苷(salidroside)具有抗缺氧、抗寒冷、抗疲劳、抗微波辐射等功能，而且具有延缓机体衰老、防止老年疾病等功效，是一种很有前途的天然产物。红景天苷的来源主要是景天科红景天属多种植物的地下根茎，但含量较低。研究发现，库页红景天细胞中含有的酪醇葡萄糖基转移酶具有较高的酶活性，通过将3 mmol/L的酪醇在库页红景天细胞中培养，几乎95%的酪醇被转化为红景天苷。木脂素类化合物具有广泛的生物活性，如抗肿瘤、抗病毒、抗有丝分裂等。异紫杉脂素是存在于红豆杉中的一类木脂素，从大肠埃希菌和酵母来源的*β*-半乳糖苷酶都能对异紫杉脂素进行糖基化修饰，可以极大地提高其水溶性。研究人员将鬼臼毒素(podophyllotoxin)转化为其葡萄糖苷，转化率达到294 mg/(L·d)，已达到化学合成的产量，有希望进行商业化生产。辣椒碱(capsaicin)被糖基化后刺激性减小，水溶性增强，资源价值更高。崖柏素(thujaplicin)被糖基化后水溶性、稳定性增强，可用作洗发液、防腐剂。通过对悬浮培养的小果咖啡产生的细胞香草醛糖基化，既能消除其不适气味，又不改变其抗菌、抗氧化的作用，使香草醛氧苷有可能成为新的矫味剂或开发药品的原料[10]。

3. *氧化还原反应* 中药资源性化学成分在生产与加工过程中会发生缓慢的氧化或还原反应，从而转化形成有利于改善药材品质和克制其偏性的化学成分。

早在1967年，Graves等报道了利用14种植物27个不同的悬浮细胞系对孕烯醇酮(pregnenolone)和孕酮(luteosterone)进行生物转化研究，发现烟草和洋地黄细胞能够将孕烯醇酮的C-3位上的羟基氧化为酮基，烟草和马铃薯细胞能将孕酮C-20位的酮基还原为羟基。有学者在进行华蟾毒精(cinobufagin)的生物转化研究中，利用真菌链格孢(*Alternaria alternata* AS 3.4578)能够将华蟾毒精的C-3位上的羟基氧化为酮基。

柠檬烯(limonene)属单环单萜，具有较为广阔的资源产业化价值，若通过微生物对柠檬烯进行生物转化来制备单萜芳香产品，将具有重要应用前景的开发利用价值。其转化反应涉及除10位甲基外的所有位置，已知产物多达几十种，其中氧化产物占绝对优势。以*Penicillium citrinum*对*D*-柠檬烯进行羟基化得到有消毒和杀菌作用的松油醇；以*Gongronella butler*催化氧化*D*-柠檬烯得到抗肿瘤作用的紫苏醇[11,12]。

中药附子(Aconiti Lateralis Radix)为毛茛科植物乌头(*Aconitum carmichaeli*)植物的子根。附子在加工过程中产生的废水含有丰富的糖苷类、蒽醌类、生物碱类、鞣质类等未被有效利用。通过离子交换—吸附树脂处理，资源性化学物质得以回收利用，继而采用Fe-Cu催化还原法对附子废水进行预处理，降解废水中有机物，不仅有单质铁、新生态的[H]和Fe^{2+}的还原作用，而且还有电极富集作用和反应后铁的氢氧化物的絮凝作用[13]，有效减轻了对生态环境的压力。

4. *脱氢反应* 脱氢反应在自然界及药物的生产过程中非常重要，经典的实例为甾体C-1、C-4位脱氢形成双键的生物转化反应。微生物能够对甾醇母核不同位置上进行脱氢反应，不同微生物的脱氢能力也不同，一般细菌的脱氢能力大于真菌。第一个用于临床的三醋酸脱氢可的松就是用简单的节杆菌进行脱氢的。甾体母核脱氢的过程中，还伴随着侧链降解、C-20位酮基还原以及因C-9羟基化引起B环的打开。

α-山道年(α-santonin)属于倍半萜内酯类物质，常用于合成具有桉烷和愈创木烷骨架结构的天然生物活性萜类化合物的起始原料。这类物质具有一定的细胞毒性、抗肿瘤、免疫抑制、杀虫和抗 HIV 活性。经过培养的地钱(*Marchantia polymorpha*)植物细胞包含多种不同的酶，对于选择性氢化碳—碳双键具有很大应用潜力，对含有烯酮结构的天然倍半萜类化合物的转化作用也已经得到证明，可使α-山道年转化为1，2-二氢-α-山道年(1，2-dihydro-α-santonin)。该产物可通过进一步的结构修饰从而获得合成生物活性物质所需的重要中间体(图 3-58)。

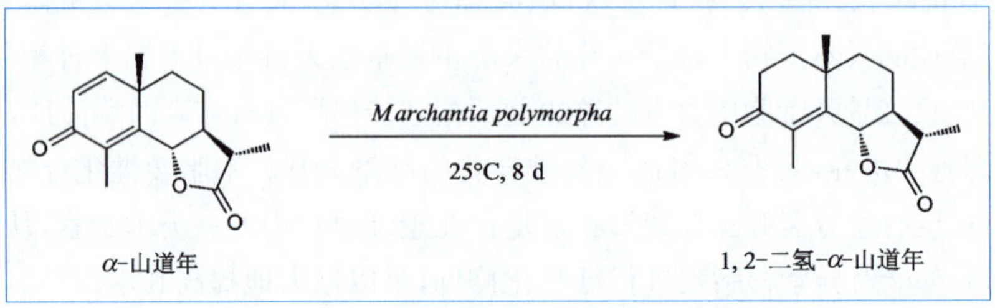

图 3-58　α-山道年经酶转化为脱氢衍生物[1]

去氢木香烃内酯(dehydrocostuslactone)是中药木香(*Aucklandia lappa*)中的主要活性成分，并被认为是倍半萜内酯类物质合成的重要中间体。相关研究表明，其具有抑制诱导一氧化氮(NO)合成的表达和脂多糖激活的巨噬细胞中肿瘤坏死因子-α(TNF-α)的作用，但其较低的水溶性限制了在临床上的应用，而通过具有立体和区域专一性的生物转化作用能够有效改善其溶解性和生物活性。采用 *Mucor polymorphosporus* AS 3.3443 能够有效催化脱氢，使去氢木香内酯的 C_{11}—C_{13} 双键专一性还原转化为11α，13-二氢去氢木香烃内酯(11α，13-dihydrodehydrocostus-lactone)，该转化产物亦为去氢-α-姜黄烯多种其他环氧化和水解反应生物转化产物的中间体(图 3-59)[14]。

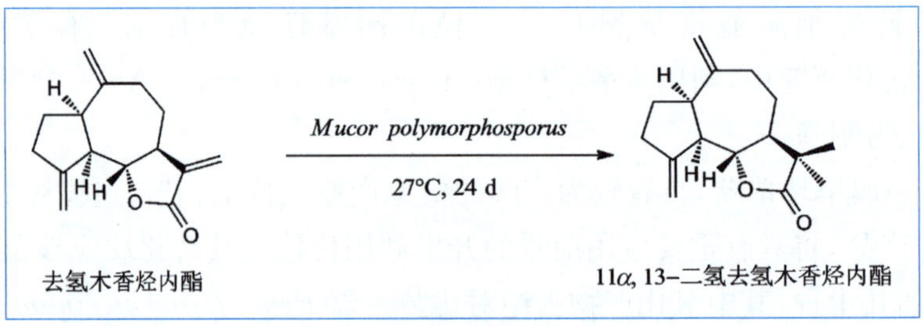

图 3-59　去氢木香烃内酯经酶转化为去氢-α-姜黄烯[14]

S. griseus ATCC 13273 中含有丰富的药物代谢酶系，是药物代谢研究理想的微生物转化模型，可催化四氢巴马丁(tetrahydropalmatine)和四氢小檗碱(tetrahydroberberine)的脱氢反应[15]。

5. 水解反应　水解反应在中药材生产加工与饮片炮制加工过程中多有发生，清洗、润、蒸、煮、烨等方法，均需要在有水的条件下进行加热处理，有的还需要长时间加热，因此常伴随着资源性化学成分的水解反应。例如，甘草中的甘草素芹菜糖苷和异甘草素芹菜糖苷在加热过程中水解，失去芹菜糖，生成甘草素和异甘草素，使甘草抗炎作用增强。

中药材淫羊藿(Epimedii Folium)受热过程中，与朝藿定 A(epimedin A)、朝藿定 B(epimedin B)、朝藿定 C(epimedin C)、淫羊藿苷(icariine)和宝藿苷Ⅰ(baohuoside Ⅰ)母核相同。多糖基取代的黄酮苷类成分，会脱去糖基转化为朝藿定 A、朝藿定 B、朝藿定 C、淫羊藿苷和宝藿苷Ⅰ。同时，上述生成的化学成分在受热加工过程中也会继续脱去糖基转化为其他产物，如朝藿定 C 在 170℃时 3 位脱去 1 个鼠李糖基成为淫羊藿苷,淫羊藿苷3位脱去1个鼠李糖基成为淫羊藿次苷Ⅰ[16]。

多糖类化学成分在药材加工过程中也会发生水解反应。生地黄中含量丰富的四聚糖是水苏糖(stachyose tetrahydrate),三聚糖为棉子糖(raffinose)和甘露三糖(mannotriose),其他糖类还有毛蕊糖、蔗糖和半乳糖等。在蒸制过程中,水苏糖、棉子糖和蔗糖等发生水解反应,游离出果糖。因此,熟地黄中基本上不存在上述糖类,只含有甘露三糖、蜜二糖和葡萄糖等。

川乌、草乌和附子在加工过程中,毒性较大的双酯型生物碱经水解脱去乙酰基生成毒性较小的苯甲酰单酯型生物碱,进而再水解脱去苯甲酰基,生成毒性更小的乌头胺(benzoylaconine),同时也伴随发生脱氧作用,生成塔拉乌头胺(talatisamine)。川乌、草乌和附子加工后毒性大大降低,乌头碱的种类和含量各不相同,但仍然较好地保留了镇痛和抗炎活性,甚至活性增强(图3-60)[17]。

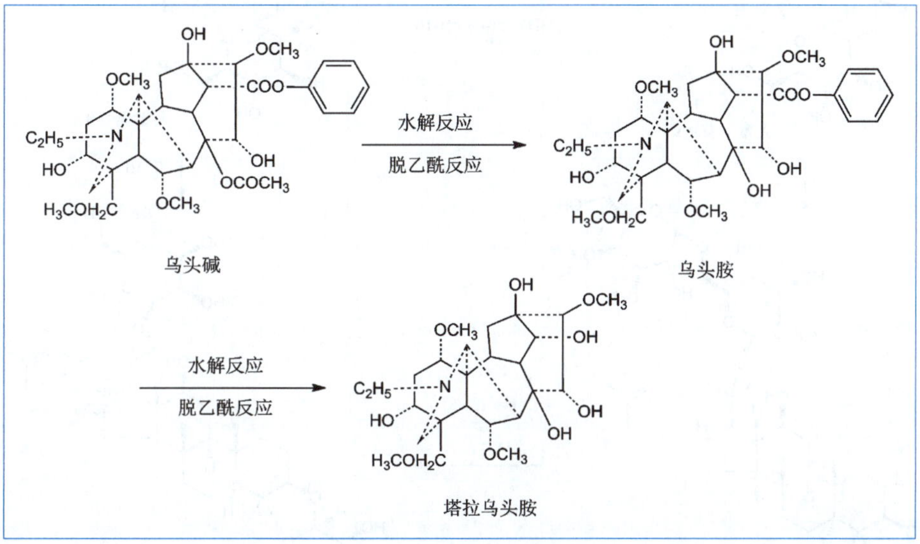

图3-60 乌头类药材加工过程中乌头碱的分步水解过程[17]

目前,已从人参中分离纯化出母核类型多样、种类丰富的人参皂苷类化学成分。研究表明,不同的皂苷活性不同,一些稀有人参皂苷具有显著的药理学活性,如人参皂苷C~K,具有抗肿瘤、抗炎症、抗衰老等活性。稀有皂苷在人参中含量甚微,只能通过转化方法制备。因此,制备稀有人参皂苷成为目前研究的热点。由于稀有皂苷与某些高含量人参药材皂苷相比,其皂苷母核结构相同,只是糖基数目不同。因此,理论上可以通过水解大量皂苷的糖基来制备稀有皂苷。水解人参皂苷糖基的主要方法有酸水解、碱水解、加热、糖苷酶催化等。加热或酸、碱水解等化学法条件剧烈,易产生副产物。糖苷酶介导的生物转化法由于条件温和、专一性高,是首选的转化方法。有学者研究了12种商品糖类水解酶对人参二醇型皂苷混合物和单体皂苷Rb_1的水解,其中11种酶均能不同程度地转化人参二醇型皂苷混合物和单体皂苷Rb_1,但水解终产物与速率不同。8种酶水解人参皂苷Rb_1产生唯一产物Rd,水解路径为:$Rb_1 \rightarrow Rd$;1种酶水解Rb_1至F_2,水解路径为:$Rb_1 \rightarrow Rd \rightarrow F_2$;2种酶水解$Rb_1$至终产物人参皂苷C-K,水解路径分别为$Rb_1 \rightarrow Rd \rightarrow F_2 \rightarrow C-K$;$Rb_1 \rightarrow Rd/GXVII \rightarrow F_2 \rightarrow C-K$。水解酶amyloglucosidase催化制备人参皂苷Rd的24 h转化率可达93.5%,pectinase催化制备人参皂苷C-K的24 h转化率可达90.3%[18~22]。

中药三七(Notoginseng Radix et Rhizoma)具有止血和活血作用,蒸制后具有补血作用。三七蒸制过程中,随着蒸制时间的延长,化学成分发生明显变化,三七皂苷Rg_1,人参皂苷Rg1、Re、Rb_1、Rc和Rd含量降低,产生了新的人参皂苷类成分,包括20*S*-Rh_1、20*R*-Rh_1、20*S*-Rg_3、20*R*-Rg_3、Rk_3、Rh_4、Rk_1和Rg_5。三七加工过程中水解反应生成路径(图3-61)[23~27]。

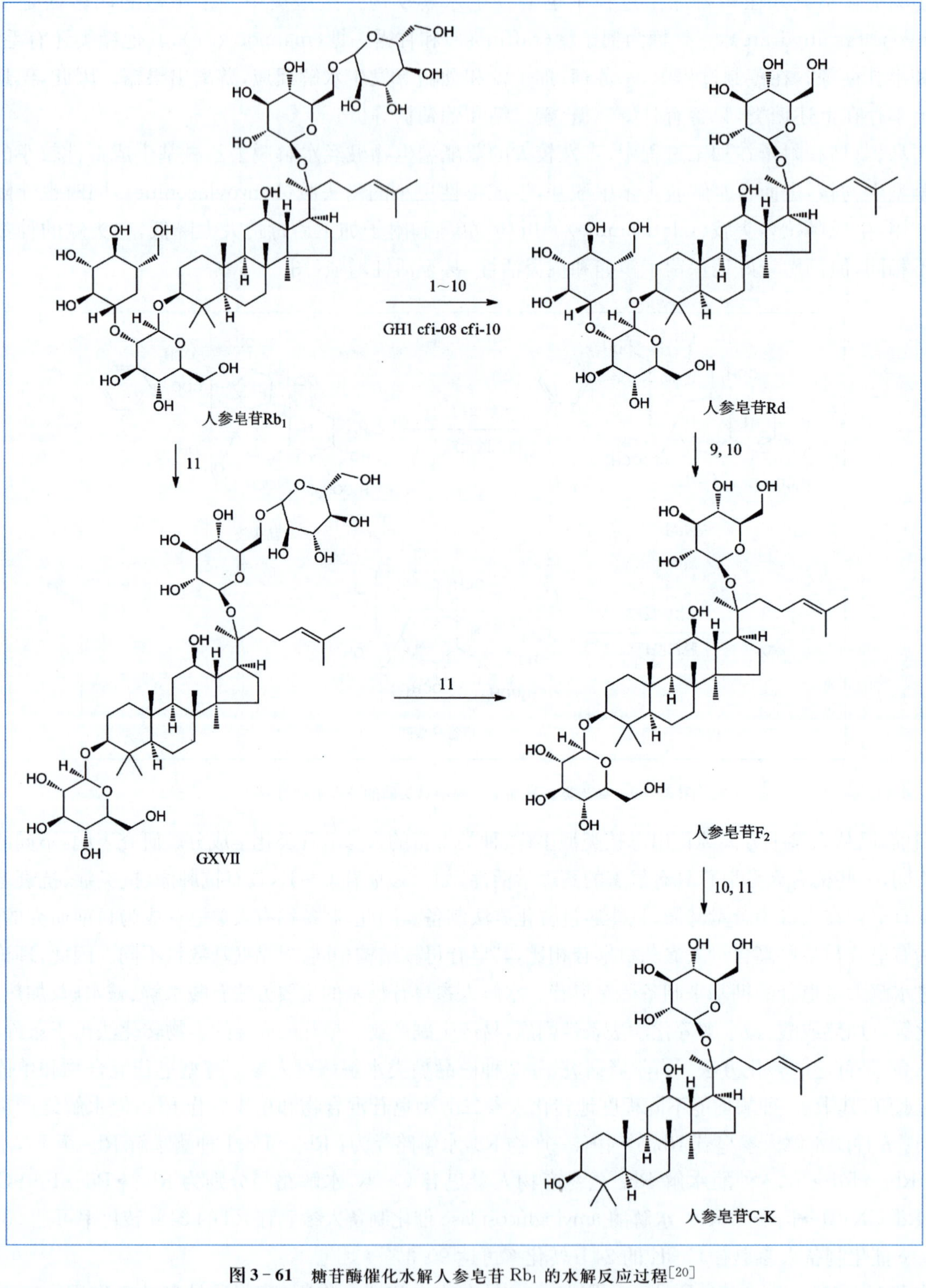

图 3-61 糖苷酶催化水解人参皂苷 Rb_1 的水解反应过程[20]

1. 阿拉伯糖内切酶 2. 从杏仁中获得的β-葡萄糖苷酶 3. 从面包酵母中获得的α-葡萄糖苷酶 4. 从米根霉菌中获得的淀粉葡萄糖苷酶 5. 从黑曲霉菌中获得的淀粉葡萄糖苷酶 6. 果胶产物 7. 4-β-D-半乳糖内切酶 8. α-L-阿拉伯呋喃糖苷酶 9. 从米曲酶中获得的β-半乳糖苷酶 10. 从曲霉菌中获得的果胶酶 11. 超级果胶 SP-L

甘草药材在蜜制过程中，皂苷类成分会发生水解。甘草甜素受热发生水解，并且随着受热温度增加和时间的延长，致其含量降低，产生 18 - β 甘草次酸。

在鲜地黄加工成生地黄和熟地黄的过程中，环烯醚萜苷类化学成分发生不同程度的水解反应，其水解程度与结合糖的数目有关，单糖苷水解特化率最高，其次是双糖苷，而三糖苷如地黄宁苷 D 等几乎不水解。地黄中还存在多种紫罗兰酮类成分，这类成分大部分仅存于生地黄中，经过水解脱去糖基生成熟地黄中与其基本骨架相似的化学成分[28~30]。

生物催化的水解反应具有高度的立体与位置选择性，酯、内酯、苷、酰胺和内酰胺的生物转化水解被广泛应用。薯蓣皂素(diosgenin)具有抗癌、抗炎和避孕等生物活性，是多数甾体激素药物和甾体避孕药的原料。薯蓣皂素的主要来源是盾叶薯蓣(*Dioscorea zingiberensis*)中根茎中含有的薯蓣皂苷。薯蓣皂苷主要包括呋甾烷型甾体皂苷和螺甾烷型甾体皂苷。呋甾烷型甾体皂苷的水溶性较好，在 C - 3 和 C - 26 位分别连接有糖链，C - 26 位的糖苷键很容易降解而生成相应的螺甾烷型皂苷。螺甾烷型皂苷水溶性差，只在C - 3 位上连接有糖链，水解该位的糖苷键即可得薯蓣皂素，但在高温、高压状态下由强酸水解该糖苷键会产生大量废水，利用烟曲霉(*Aspergillus fumigatus*)及其粗酶水解薯蓣皂苷生产薯蓣皂素可克服现有生产方法的弊端。

6. 异构化反应　中药中一些资源性化学成分如皂苷类、萜类和内酯类等在生产与加工过程中常会发生异构化反应，进而引起中药药性及临床疗效改变。

中药人参经蒸制加工成红参时，部分天然 *S* -构型人参皂苷在发生水解的同时发生异构化反应，转变成 *R* -构型的次级苷。如人参皂苷 Re 在加工过程中，脱去 C20 位的葡萄糖和 C3 位的鼠李糖，生成人参皂苷 Rh_1，同时 C20 位由原来的 *S* -构型转变成 *R* 构型，最终生成 20*R* -人参皂苷 Rh_1；如果只水解了 C20 位的葡萄糖，同时 C20 位由 *S* 构型转化为 *R* 构型，便生成了20*R* -人参皂苷 Rg_2。人参皂苷 Rb_2 在加热炮制过程中脱糖基及 C20 位发生 SN1 异构化反应，转化成20*S* -人参皂苷 Rg_3、20R -人参皂苷 Rg_3、人参皂苷 Rk_1 和 Rg_5[31]。

中药泽泻(Alismatis Rhizoma)热烘干燥加工过程中，有少量 23 -乙酰泽泻醇 B 转化成了 24 -乙酰泽泻醇 A 和泽泻醇 B，而泽泻在盐制及麸制过程中，23 -乙酰泽泻醇 B 则大量转化为 24 -乙酰泽泻醇 A 和泽泻醇 B，两者又进一步转化成了泽泻醇 A。推测在药材加工过程中，泽泻药材中三萜类主成分 23 -乙酰泽泻醇 B 出现两条转化途径：一条是氧环开裂并重排生成 24 -乙酰泽泻醇 A，进一步脱乙酰基转化成泽泻醇 A；另一条是先脱乙酰基生成泽泻醇 B，继而氧环开裂转化成泽泻醇 A[32]。

紫杉烷类化合物的生物转化过程中，也会发生差向异构化反应(图 3 - 62)。

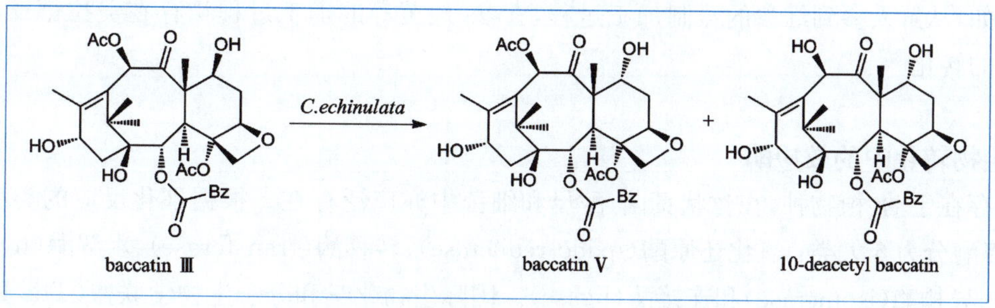

图 3 - 62　紫杉烷类化合物差向异构化反应示意图[1]

七叶树皂苷(escins)- Ⅰa 和- Ⅰb、异七叶树皂苷- Ⅰa 和- Ⅰb 是中华七叶树、天师栗和日本七叶树等种子中共有的主要三萜皂苷类化学成分，腹腔注射七叶树总皂苷对小鼠肝癌 H22 和肉瘤 s - 180 的生长均有较强的抑制作用。无论是人肠内细菌混合粗酶还是作为人肠内厌氧性优势细菌之一的短乳杆菌粗酶都能将七叶树皂苷-Ⅰa转化为异七叶树皂苷-Ⅰa，异七叶树皂苷-Ⅰa是七叶树皂苷-Ⅰa的C22位乙酰基异构到C28位上[33]。

7. 其他反应　中药乌头和附子(Aconiti Lateralis Radix Praeparata)均为散寒止痛之要药，有大毒，需要加工后入药。乌头和附子在加工过程中，乌头碱类生物碱8位上的乙酰基在加热蒸制过程中被一些脂肪酰基置换，生成毒性较小的酯类生物碱，从而造成在加工过程中，双酯型生物碱含量降低，而脂类生物碱含量增加[37]。

中药甘遂(Kansui Radix)具有泻水逐饮、破积通便、消肿散结的功效，临床多采用醋炙品入药，起到降低毒性、缓和刺激的作用。甘遂的活性成分主要为巨大戟二萜醇类，在加热过程中部分巨大戟二萜醇酯分子内脂肪酰基位置转移，如具有一定毒性和刺激性的3-酰基酯转化为无刺激性的20-酰基酯，从而降低毒性；在加热醋炙过程中二萜类成分与醋中有机酸反应，生成的酰化二萜类化学成分，导致水溶性降低，从而降低毒性[35]。

鲜人参中含有丙二酸单酰基人参皂苷Rb_1、Rb_2、Rc和Rd等人参皂苷类成分，在加工过程中，丙二酸单酰基人参皂苷会发生脱羧分解反应，生成乙酰基化合物，如丙二酸单酰基人参皂苷Rb_2转化为乙酰基人参皂苷Rb_2，即人参皂苷Rs_1；丙二酸单酰基人参皂苷Rc转化成乙酰基人参皂苷Rc，即人参皂苷Rs_2，对其分解产物分析发现有CO_2放出，说明该反应是丙二酸单酰基人参皂苷上的丙二酸遇热发生脱羧降解反应。

苍耳(Xanthii Fructus)中的β-D-呋喃果糖基-α-D-吡喃葡萄糖苷等糖苷类化学成分在加热过程中由于酮基和多羟基的存在也会发生分解反应，转化生成新的化学成分。

青黛(Indigo Naturalis)为爵床科植物马蓝(*Baphicacanthus cusia*)、蓼科植物蓼兰(*Polygonum tinctorium*)或十字花科植物菘蓝(*Isatis indigotic*)的叶或茎叶经发酵转化加工后制得的资源性产物，其主要成分为靛蓝和靛玉红。青黛的加工机制主要是使植物中前体物质转化生成高纯度的靛蓝和靛玉红。前体物质转化为靛蓝的过程为叶片浸泡于温水中，酯类(靛红烷B)在加碱的情况下或苷类(吲哚苷)在内源酶酶解作用下，碳水化合物部分与吲哚酚分离，吲哚酚阴离子在氧气存在的条件下生成吲哚酚自由基，一分子吲哚酚自由基与一分子吲哚酚缩合成一分子无色靛蓝(也称靛白)，其在氧气存在的情况下形成蓝色物质靛蓝。由于其难溶于水而悬浮于水溶液中。前体物质转化为靛玉红的过程为自靛红烷溶出至吲哚酚自由基的生成过程同靛蓝，吲哚酚自由基进一步氧化成为吲哚满二酮，一分子吲哚满二酮与一分子吲哚酚形成靛玉红，生成的靛玉红悬浮于水溶液中(图3-63)。

富含麦芽糖等还原糖类化学成分与氨基酸类成分的药材，在蒸制和干燥加工过程中也可发生美拉德反应。例如，从鲜人参到红参的蒸制加工过程，玄参、地黄等的加工过程均存在美拉德反应的参与及其化学成分的转化[37]。

(二) 生物转化中的效应酶

酶不仅存在于动、植物种，在丝状真菌、酵母和细菌中亦广泛存在。根据催化反应的类型(按EC号码顺序)可将酶分为6大类：氧化还原酶(oxido-reductase)、转移酶(transferase)、水解酶(hydrolase)、裂解酶(lyase)、异构酶(isomerase)和连接酶(ligase)。国际生物化学和分子生物学联盟(The International Union of Biochemistry and Molecular Biology，IUBMB)认可的酶有4 000余种，并且利用酶的命名法已将它们分门别类。自然界存在的酶约有25 000种。天然或重组微生物能够产生多种具有功能和特点的酶，如具有底物特异性、反应速率、热稳定性和最适pH等的酶。微生物酶更容易通过发酵、经过少数几步纯化大量获得。在互联网上可搜索到酶的最新信息，一些酶已商业化生产(http://enzyme.

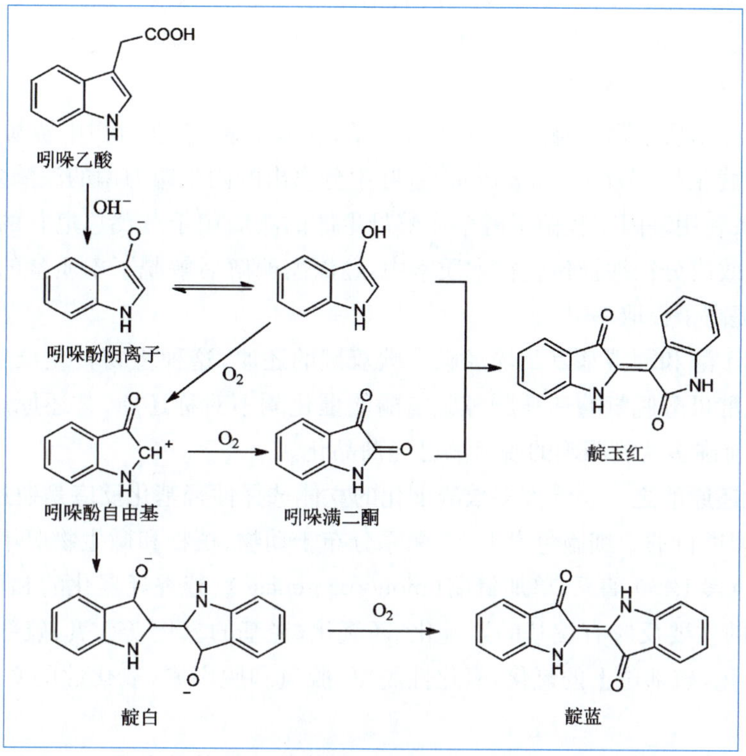

图 3-63　重要资源性化学物质青黛的转化生产过程及其形成原理[37]

expasy. org/)。

1. 氧化还原酶(EC1)　该类酶催化氧化还原反应,也就是说通过电子的传递对底物进行作用,根据酶的供体/受体(donor/acceptor)进行系统命名。如果底物是氢的供体,该酶为脱氢酶;如果分子氧(O_2)是受体,此酶则是氧化酶。所有的氧化还原酶都依赖辅因子进行氧化和还原平衡,其中最重要的辅因子是 $NADPH/NAD^+$、$NADPH/NDAP^+$、$FADH/FAD^+$、$FMNH/FMN^+$、ATP/ADP 和 PQQ。氧化还原酶进行催化作用过程中,辅因子实际上起到电子和质子中间传递体的作用,即辅因子通过氧化态和还原态的不断循环而实现其作用。

多酚氧化酶(polyphenol oxidase, PPO)是动物、植物、真菌体内普遍存在的一类铜结合酶。早在 1883 年 Yoghid 就发现日本漆树树汁变硬可能与某种活性物质有关。1894 年 Betrand 首次研究了这种物质,发现它是一种酶蛋白。1937 年 Kubowitz 在 Warburg 实验室中第 1 次分离出多酚氧化酶。菊(*Chrysanthemum morifolium*)花开 30%时 PPO 活性最高,说明此时菊花对病原菌、病虫害等不良环境的抵抗力较强,有利于植物的生长代谢。但植物体内大多数多酚氧化酶的活性都是潜在的,它在酚类物质代谢中的作用主要体现在植物衰老和受伤时,因此盛花期过后花色变为暗棕红色,可能是黄酮类、绿原酸等酚类物质被氧化转变成醌或结构存在关联[37]。

多酚氧化酶可分为 3 大类:单酚单氧化酶(酪氨酸酶 tyrosinase,EC. 1. 14. 18. 1)、双酚氧化酶(儿茶酚氧化酶 catechol oxidase,EC. 1. 10. 3. 2)和漆酶(laccase,EC. 1. 10. 3. 1)。在这 3 大类多酚氧化酶中,儿茶酚氧化酶主要分布在植物中,微生物中的多酚氧化酶主要是漆酶,而高等动物和人体中主要为酪氨酸酶。儿茶酚氧化酶是普遍存在于植物体内的多酚氧化酶,该酶和过氧化物酶(peroxidase, POD)催化酚性产物进而转化为醌式化学结构,再进一步聚合生成黑色素,造成酶促褐变现象[38,39]。褐变造成中药材品质降低,影响营养成分及利用价值。

在山银花干燥加工过程中，PPO是酚类物质氧化转变为醌的主要酶，真空微波干燥可在短时间内将褐变相关酶活性降到最低，防止山银花与酚类物质等发生反应产生褐变，使山银花外观性状仍呈绿色，资源性化学成分的组成及含量保持稳定[40]。

漆酶是主要的3种木质素降解酶之一，可以有效降解木质素，增进植物中资源性化学成分的释放，提高提取率。利用从黄花蒿(*Artemisia annua*)茎叶中分离出的内生镰刀菌的漆酶发酵液提取槐米总黄酮类资源性化学成分；利用基因工程菌甲醇毕赤酵母生产的漆酶用于黄芪总皂苷的提取等，均取得良好进展。因为中药的功效成分往往被包裹在木质素中，经漆酶酶解后解脱了木质素的束缚，增进了各种功效成分的溶出，从而提高了提取率[41]。

脱氢酶被广泛用于醛和酮羰基以及烯烃碳—碳双键的还原，这种生物转化反应可使潜手性底物转化为手性产物。面包酵母醇脱氢酶和马肝醇脱氢酶能催化酮不对称还原，其还原产物仲醇的对映体转化率接近100%。目前许多功能明确的脱氢酶已经商品化。

羟基化酶是氧化还原酶之一。绝大多数酶催化的立体选择性羟基化反应是通过依赖细胞色素P450(CYP450)的单氧合酶进行的。细胞色素P450酶系分布于动物、植物和微生物等不同生物类群中，又称多功能氧化酶、细胞色素P450酶系、单加氧酶(monooxygenase)、芳香烃羟化酶和药物代谢酶等。细胞色素P450酶系催化的主要反应有烷基的羟基化、环氧化，羟基的氧化，氨、氧、硫部位上的脱烷基化，氨部位上的羟基化和氧化，硫部位上的氧化，氧化性脱氨、脱氢和脱卤素，氧化性的C—C断裂以及一些还原催化反应。

CYP450对人参皂苷三萜碳环骨架进行羟基化和氧化等复杂修饰作用，是人参皂苷生物合成途径中的关键酶。近年来利用新一代测序技术及生物信息学分析等方法，筛选出了参与人参皂苷生物合成的相关CYP450，并对候选基因进行了生物功能验证，进一步阐明了人参皂苷生物合成途径[42]。

2. 转移酶(EC2)　转移酶的催化作用是将一个化合物(供体)的一个基团转移到另一化合物(受体)上，它们的系统命名根据供体/受体转移的基团来确定。在许多情况下，供体是一个携带被转移的活化化学基团的辅因子。水解酶也可归属于转移酶类，这类酶在自然界中所起的作用远比工业中的要大，催化的底物有氨基酸、酮酸、核苷酸和糖等化合物，其中糖基转移酶已被用来制备新型的糖。

植物小分子次生代谢产物的糖基化是一类常见的生理生化反应，是植物细胞维持代谢平衡的主要机制之一。糖基转移酶是专门负责催化这种糖基化反应的酶，它将活性糖基从核苷酸糖(nucleotide sugar)，通常是从尿嘧啶核苷二磷酸—葡萄糖(UDP-glucose)转移到激素、次级代谢物、病原菌侵染物以及植物内外源毒性物质等一系列植物小分子化合物受体上。糖基化会改变植物小分子产物的生物活性、水溶性、稳定性、在细胞内和整体植株中的运输特性、亚细胞定位以及与受体的相互识别与结合特性，另外还能降低或除去内源和外源物质的毒性。糖基转移酶具有多种功能和生物活性，其作用底物广泛，同时糖基化还能产生级联效应，因此糖基转移酶对小分子次生代谢产物的作用影响着植物生长发育的诸多方面。

通过化学方法合成一系列糖苷化物的制约因素是糖基化位点缺乏选择性，而采用糖基转移酶在体外合成可能会解决这一困难。通过蛋白工程或定点突变将有可能设计出更能符合人类需求的糖基转移酶。将楤木(*Aralia chinensis*)的一个花色素糖基转移酶374位的组氨酸通过定点诱变促使它突变成谷氨酸后，形成的糖基转移酶即以UDP-葡萄糖作为糖基供体而不再以UDP-半乳糖为糖基供体。将细菌中参与合成乌达霉素(urdamycin)的糖基转移酶1受体结合区域采用随机突变的方法，得到了一系列能够将糖基转移到受体不同部位的糖基转移酶。迄今，有些糖的供体还不能在体外合成或者很难从植物中纯化分离到，以致糖基转移酶在应用中受到很大限制。虽然以细胞作为糖基转移酶催化场所可以解决这个问题，但由于糖苷类化学成分通常储存在液泡中，因此还需要将细胞破碎，然后从中抽提出目标产物。用整个细菌细胞为反应器合成糖苷类化学成分的研究已获得了一定的进展。先将植物糖基转移酶转入细菌细胞中，并在细菌培养物中加入糖苷配基，细菌即能将糖苷配基吸收至体内并将其糖基化，然后将生成的糖苷物排出到培养介质中，最后从介质中可以回收糖基化产物。运用这一方法还可以同时表达多种不同的酶并催化合成新的小分子。有研究将植物的甲基转移酶和糖基转移酶转入细菌细胞后，细菌体内即合成多甲基栎精糖苷物。采用酶固定化技术，利用柚子中的一种糖基转移酶将苦味的柠檬苦素转化成无味的糖苷物，有效地改善了橙汁的苦味。

虽然目前的应用研究主要集中在体外酶催化反应上，但糖基转移酶基因的功能研究为开展植物代谢工程和作物改良提供了巨大的应用空间。采用特定糖基转移酶基因对农作物进行转基因时，可应用调控植物激素活性而控制植物的生长发育；通过糖基转移酶代谢工程改良的方法，实现植物对农药残留和污染物的解毒，从而提高食品的安全性。此外，还可通过糖基转移酶的基因工程提高植物抵抗生物胁迫和非生物胁迫的能力，也有可能通过提高作物体内某类化合物的糖基化水平，以获得含有更具应用价值的糖苷类资源性化学成分的优良作物品种[43]。

3. 水解酶(EC3)　水解酶(hydrolase)能够水解分裂C—O、C—N、C—C和其他一些键，甚至磷酸盐中的P—O键。水解酶占生物催化反应用酶的65%左右，多用于蛋白质、碳水化合物、脂的降解处理过程中，也有的用于化工和食品工业中。

丝氨酸蛋白酶(serine proteases)是目前反应分子机制较为清楚的水解酶，此类酶的特征是酶的活性中心都含有Ser残基，并且具有相似的催化作用机制，包括胰蛋白酶(trypsin)、糜蛋白酶(chymotrypsin)和弹性蛋白酶(elastase)等，酯酶(esterase)和脂肪酶(lipase)也属于丝氨酸蛋白水解酶类，它们不仅可以催化多肽的水解，也催化某些氨基酸酯和羧酸酯的水解反应。常见的水解酶如下：

(1) 酯酶：该酶是催化酯类化合物水解的酶系，它催化羧酸酯类的酯键水解或合成，参与酯代谢，与内膜系统的发育有关，也参与若干酶类的修饰、激活或钝化。在植物不同的生长发育时期酶活力表现出器官特异性和阶段的特异性。酯酶在人参展叶期、果实形成初期和果后参根生长期酶活力较高，而以果实形成初期活力最高。说明根中酯酶与叶的生长、果实的发生及根的生长有关，尤其与果实的形成密切相关[44]。6年生人参的酯酶的酶活力高于4、5、7年生人参，其酯类化合物分解代谢快，营养储存形式发生了明显变化[45]。

生物转化常用的酯酶有猪肝酯酶、微生物酯酶(枯草杆菌、产氨短杆菌、凝结芽孢杆菌、豆酱毕赤酵母和黑根霉等)，具有酯酶活性的蛋白酶(*α*-胰凝乳蛋白酶、枯草杆菌蛋白酶、青霉素酰化酶、米曲霉蛋白酶和灰色链霉菌蛋白酶等)以及脂肪酶(猪胰腺脂肪酶、假丝酵母属脂肪酶、假单胞菌属脂肪酶和毛霉属脂肪酶等)。

通过脂肪酶拆分可以制备手性氨基酸、羰基酸和醇类等资源性有机产物。薄荷醇是重要的萜烯类手性香料，特别是*l*-薄荷醇因其独特的冰凉效果及其清新的薄荷香味，使得其在精细化工、饮料食品和医药产品上具有广泛的应用。迄今，*l*-薄荷醇主要来源于天然薄荷精油，约占总薄荷醇用量12 000 t/a的80%。Harrmann & Reimer工艺采用百里酚加氢合成外消旋体薄荷醇，然后经过化学拆分或生物拆分获得*l*-薄荷醇，该工艺是生产薄荷醇的主要方法。在拆分薄荷醇的研究中，脂肪酶因具有化学、区域和立体选择性以及来源广泛，价廉、操作简单而得到普遍应用。脂肪酶拆分薄荷醇包括转酯化和水解反应两个步骤，具有A、B两条路径，其中A路径是先利用脂肪酶进行转酯化反应，获得醋酸薄荷酯(menthyl acetate)，然后醋酸薄荷酯水解获得手性薄荷醇(*l*-薄荷醇或*d*-薄荷醇)。在反应温度30～40℃，反应24 h，*l*-丁酸薄荷酯的收率为50%～60%。B路径是先利用常规有机反应进行转酯化获得消旋体薄荷酯(*l*，*d*-薄荷酯)，然后*l*，*d*-薄荷酯利用脂肪酶水解获得手性薄荷醇(*l*-薄荷醇或*d*-薄荷醇)。有报道利用纯化的全细胞水解酶 *Burkholderia cepacia* ATCC 25416 选择性水解乙酸薄荷酯,该酶特别适宜短链的脂肪酸作为酯化剂,通过添加 Ca^{2+}、K^{+} 和 Mg^{2+} 的盐进行调节,促进酶的水解活性,在 30℃拆分温度下,酶的活性维持 40 h,获得 96%的光学纯 *l*-薄荷醇,*E*=170 的良好转化效果(图 3-64)[46]。

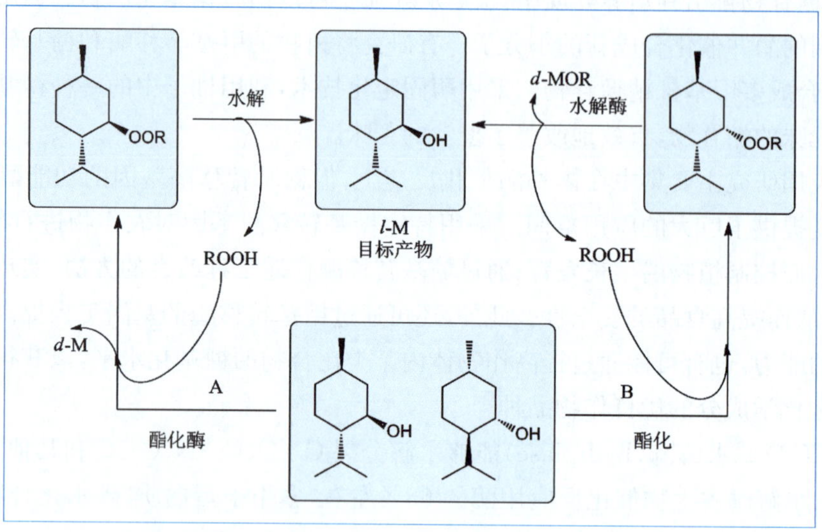

图 3-64 采用脂肪酶拆分消旋体薄荷醇的工艺路线[46]

MOR:薄荷酯 ROOH:酯化剂 *l*-M:左旋薄荷醇 *d*-M:右旋薄荷醇

(2) 环氧化物水解酶: 环氧化物是许多生物活性物质合成的原料。环氧化物水解酶能够催化环氧化物进行区域或对映选择性水解,从而通过生物拆分法制备所需构型的环氧化物。生物催化的烯烃环氧化反应也能够直接制备光学纯的环氧化物。用于生物转化的环氧化物水解酶有肝微粒体环氧化物水解酶和微生物环氧化物水解酶。微生物环氧化物水解酶催化生成的有光学活性的环氧化物和二醇是生物有机合成的重要中间体,如来源于黑曲霉的环氧化物水解酶拆分 *α*-2-甲基-2-异丁基苯基环氧先得到 *S*-环氧化物和 *R*-二醇,*R*-二醇用化学方法可以重新环化为消旋的环氧化物,循环拆分,有效地提高了产率。*S*-环氧化合物开环后,可进一步合成抗炎药物 *S*-2-异丁基苯丙酸(布洛芬),同时得到 *R*-构型的二醇,还可以环化为消旋的环氧化物,然后继续拆分,产物的循环利用有效地提高了目标产率[47]。

(3) 腈水解酶: 天然腈(nitrile)存在于植物、真菌、细菌、藻类、海绵、昆虫甚至哺乳动物中。腈水解可通过腈水解酶和腈水合酶 2 种不同的酶来实现。脂肪族腈类化学物质一般先在腈水合酶催化下生成相应的酰胺,然后再经过酰胺酶或蛋白酶水解为羧酸。芳香族、杂环和不饱和脂肪腈一般被腈水解酶直接水解产生羧酸,而不形成中间体酰胺。

莽草酸(shikimicacid)是植物和微生物合成许多产物如丙氨酸、色氨酸、酪氨酸的共同中间体。芸香科八角属(*Illicium*)多种植物果实中富含此类资源性化学成分,以 Diels-Alder 反应的产物作为底物,通过酶催化的对映体选择性水解反应,可方便地合成新颖的手性中间体,进而得到天然产物莽草酸[48]。来源 *Bacillus* sp. CN-22 的氰化物水合酶能将生氰糖苷通过 *β*-葡萄糖苷酶分解得到的有毒氰根转化成甲酰胺,采用毕赤酵母分泌表达系统,通过分泌型表达载体 pPIC9K-Ch 和 pPIC9K-Glu 的同源重组,将人肝脏 *β*-葡萄糖苷酶和 *Bacillus* sp. CN-22 氰化物水合酶基因同时整合到毕赤酵母基因组中,构建能同时分泌表达 *β*-葡萄糖和氰化物水合酶的工程菌株,并将该工程菌株诱导表达得到的含 12.5%*β*-葡萄糖苷酶和含 8.9%氰化物水合酶的酶制剂直接用于亚麻籽(linseed)发酵脱毒,其生氰糖苷的降解率高达 99.26%,氰根残留量低至 0.015 mg/g[49]。

(4) 酰胺水解酶: 多肽和蛋白质是由氨基酸通过酰胺键(肽键)相互连接形成的大分子。*L*-氨基酸被广泛用于医药、食品和手性合成中。近年来,一些非天然 *D*-氨基酸被用作手性化合物合成的前体,*D*-苯甘氨酸、*D*-对羟基苯苷氨酸是 β-内酰胺类抗生素的常用侧链。氨基酸制备一般有微生物发酵法、化学合成法和酶法 3 种,其中用酶法合成对映体纯氨基酸主要有 3 种方法:水解酶催化消旋体拆分、裂合酶催化不对称氨加成以及脱氢酶催化不对称还原胺化反应。

工业上常用的酰胺水解酶:① 酰胺酶(amidase)又称氨基肽酶,能催化消旋体氨基酸酰胺选择性水解生成 *L*-氨基酸;② 酰基转移酶(acylase),能选择性地催化 *L*-*N*-酰基氨基酸水解,此类酶能够催化消旋体 *N*-乙酰色氨酸和 *N*-乙酰苯丙氨酸水解拆分制备 *L*-苯丙氨酸和 *L*-色氨酸;③ 乙内酰脲酶俗称海因酶,这类酶在体内负责催化嘧啶碱基代谢中二氢嘧啶环的水解开环反应,故又称二氢嘧啶酶,常用的海因酶与酰胺酶和酰化酶不同,它优先水解 *D*-型对映体,属 *D*-海因酶;内酰胺酶,可用于消旋体内酰胺的水解拆分,这些单一对映体的产物是合成许多生理活性物质的重要中间体。

(5) 糖苷化酶: 糖苷化酶(glycosides)能催化糖苷键的水解,故又称糖水解酶(glycohydrolase)。该类水解酶有 2 种类型:外糖苷化酶和内糖苷化酶,前者仅水解末端糖苷键,后者可水解糖链中部的糖苷键。

许多天然生物活性分子是糖基化产物或称糖苷类化合物,在对人类疾病的治疗中具有抗病毒、抗肿瘤等药理学意义。在天然资源植物中,一些糖苷类化合物往往因水溶性或脂溶性过大,导致其不是生物活性最佳的分子形式,需要定向改造它们的糖基部分,以转化生成高活性的糖苷类产物。如来源于甘草属(*Glycyrrhiza*)植物的甘草酸(glycyrrhizic acid)是一种重要的天然甜味剂和药物,但会导致高血压、低血钾等副反应。它是一种三萜皂苷类资源性化学成分,其糖基部分是通过 β-1, 2 糖苷键相连接的 2 个葡萄糖醛酸。甘草酸经改性后的产物 β-*D*-单葡萄糖醛酸基甘草次酸的甜度是甘草酸的 5 倍多,是蔗糖的1 000余倍,并且 LD_{50} 为 5 000 mg/kg,比甘草酸更加安全。由于甘草甜素独特的分子结构决定了生物(酶)法为生产 β-*D*-单葡萄糖醛酸基甘草次酸的最佳方法。有研究报道真菌 *Penicillium* sp. Li-3 菌株表达的 β-*D*-葡萄糖醛酸苷酶具有高度的反应特异性,能定向水解甘草酸生成 β-*D*-单葡萄糖醛酸基甘草次酸,摩尔转化率可达 88.45%(图 3-65)[50]。

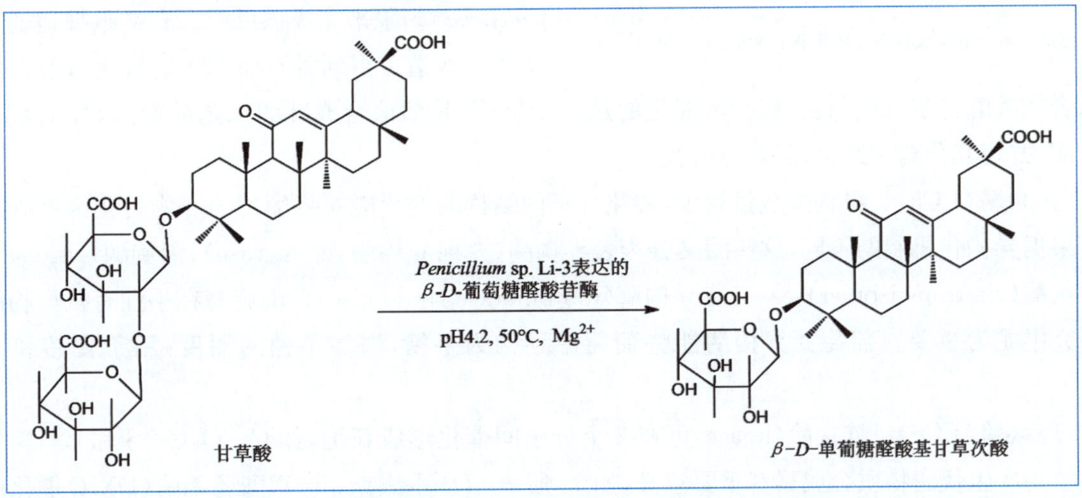

图 3-65 重要资源性化学成分甘草酸生物转化为甘草次酸的条件[50]

由糖苷化酶水解的逆反应可用于糖苷的合成。利用游离单糖作为底物直接进行糖苷合成的反应是一个热力学控制的反应。由于反应的平衡常数有利于水解反应,因此必须采用高浓度的单糖和亲核试剂,且反应产率低。

从苹果、梨等糖含量较高植物的根部土壤分离到的米曲霉所产的β-葡萄糖苷酶可催化底物酪醇和葡萄糖合成红景天苷(salidroside),催化维生素C和纤维二糖发生转糖基反应合成一种新型的维生素葡萄糖苷[51]。

4. 裂合酶(EC4) 裂合酶是使催化底物除去某个单键而保留双键,或通过逆反应将某个基团转移到双键上的功能。该类酶包括醛缩酶、水合酶和脱羧酶等。裂合酶能催化C—C、C—N和C—O等键的裂合和生成,有时还伴随双键的形成,且反应可逆。裂合酶催化过程中通常会形成一个新的双键或一个新的环状结构,与其他酶不同的是它只需要一个底物就能催化正向反应,而催化逆向反应则需要2个底物。由于手性中心通常在键的形成过程中产生,因此裂合酶的逆反应有较高的工业应用价值,如工业上应用苯丙氨酸氨裂解酶和天冬氨酸酶催化合成L-苯丙氨酸和L-天冬氨酸。

裂合酶还可以催化小分子化合物,不对称加成到C═C双键、C═O键上。由醇腈酶(oxynitrilase)催化的氰醇反应所生成的手性氰醇,是合成除虫菊酯类杀虫剂的醇基部分。

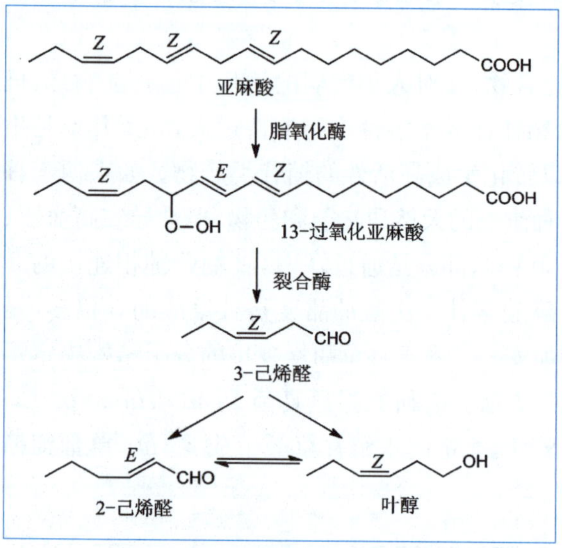

图3-66 由亚麻酸为底物生物合成叶醇途径[52]

叶醇(leaf alcohol)几乎存在于所有的绿色植物中,具有强烈的绿色嫩叶清香气味,在香料产业中占有重要地位。目前叶醇及其衍生物是世界流行的清香型名贵香料之一,至少已在40余种香料和香精中应用。从天然植物中提取叶醇,主要是由其精油中提取,然后与相应的邻苯二酸盐或脲基甲酸盐反应而提纯,得到的顺式异构体占95%。生物法合成叶醇主要以亚麻酸为底物,经过多个酶的转化可合成出目标产物(图3-66)。裂合酶催化叶醇酶法合成过程是第二步反应,也有报道该酶和脂氧化酶同时使用,两步反应在同一体系内进行。目前还没有商业化的裂合酶生产,报道最多的是用番石榴(*Psidium guajava*)匀浆来完成该反应。有文献报道通过基因工程菌改造可得到番石榴13-过氧化氢裂合酶并成功用来合成叶醇,但产量不高。裂合酶催化的这一步反应,是酶法合成叶醇工艺的瓶颈,如何获得高效的裂合酶,并将其分离和纯化,是难点所在[52]。

5. 异构酶(EC5) 异构酶数量较少,催化分子内结构的变化能够将廉价的底物转化为高附加值的产物。根据异构化机制的不同,这些酶又分为表异构酶(差向异构酶,epimerase)、消旋酶(racemase)、顺—反异构酶(cis-trans isomerase)、互变异构酶(tautomerase或mutase)。消旋酶在手性有机产物的动态拆分研究中尤为重要。葡萄糖异构酶能将葡萄糖异构为果糖,增加了糖的甜度,用于食品和饮料工业中。

6. 连接酶(EC6) 连接酶(ligase)可在2个分子间催化形成新键,如C—O、C—S和C—N等。连接酶对植物次生代谢物质合成具有重要意义,如1-脱氧-*D*-木酮糖-5-磷酸还原酶(DXR)催化的反应是2-甲基-*D*-赤藓糖醇-4-磷酸(MEP)途径合成异戊二烯的第1个关键反应[53]。蔗糖磷酸合成酶(SPS)是植物体内控制蔗糖合成的关键酶[54]。查尔酮合成酶(CHS)和花色素苷合成酶(ANS)参与植物花青素合成[55]。

二、药用植物内生微生物的多样性及其对资源性化学成分的转化利用

植物内生微生物(endophyte),也称植物内生菌,是指存活于健康植物组织内部,生长于植物组织细胞间,分布于根、茎、叶和种子等组织器官中,在植物体内完成其部分或全部生活史,但又不引起植物病理性状态发生的微生物类群。主要包括真菌、细菌和放线菌。突出强调内生微生物与药用植物的互惠共生关系,不包括植物致病菌和菌根菌。1898 年 Vogl 从黑麦草(*Lolium tumelentum*)的种子中首次分离出第一株内生真菌。但在此后的 70 年间,植物内生微生物的研究进展缓慢,直到 70 年代,人们发现高羊茅中的内生真菌和毒素的产生有关,至此植物内生微生物的研究才在国际范围内引起了广泛的重视。自 20 世纪 70 年代后期,内生微生物在一些重要的经济林木和药用植物如云杉、红杉、紫杉、桉树、栎树等植物树皮、枝叶内相继被发现并得到了广泛的研究,进而在多种灌木、草本植物以及栽培作物等资源类群中也相继发现了内生微生物[56,57]。国内外有关内生微生物的研究已有 100 多年的历史,但直到 20 世纪 90 年代,尤其是有些学者发现与植物(宿主)长期共存的部分内生微生物能够产生与宿主相同或相似的活性化学成分后,才逐步得到关注和发展。研究者通过开展内生微生物的菌株筛选,试图获得一些能够产生重要活性物质或新化合物的菌株,进而对其开发利用。

目前,关于内生微生物的起源存在 2 种假说,即内生说和外生说。内生说认为,内生微生物与宿主植物应该具有相同或相似的遗传背景,随植物遗传进行传播。外生说认为,内生微生物源于植物体外,通过多种途径对宿主植物进行侵染,如以内生微生物菌体或孢子形式通过变形、吸器或渗透等途径侵染植物,也可以通过分解植物表皮细胞壁或通过各种自然开口(侧根发生处、气孔等)或伤口(病原微生物及昆虫对植物的损害,人为因素造成的伤害等)等传播途径进入植物。由于内生微生物与其宿主植物在长期共进化过程中能够形成一种稳定的互利共生关系,而这种关系的物质基础是内生菌与宿主植物共同作用产生的次生代谢产物,这些物质多具有植物生长调节活性、抗虫活性和其他生物活性等,使宿主植物具备了优良的抗逆性和生长特性。内生微生物不但自身能够产生特殊的生理活性物质,还能诱导和促进宿主植物某些代谢产物的合成和积累,甚至产生与宿主植物相同或相似的次生代谢产物,在药用资源植物中表现的尤其明显[58,59]。

(一) 药用植物内生微生物的生物多样性与分布特点

植物内生微生物是一个多样性十分丰富的生物类群,分布广、种类多,无论从宿主植物种类,还是自身种类、遗传以及生态环境等多方面都具有极其丰富的生物多样性[60,61]。目前内生微生物几乎存在于所有已研究过的植物中,包括各种陆生和水生植物,且系统地分布于植物的根、茎、叶、花、果实和种子等器官和组织的细胞或细胞间隙。植物内生微生物的多样性主要包括以下三方面:宿主植物种类多样性、内生微生物在宿主植物不同部位分布多样性和内生微生物自身种类多样性。据估计大约有 1.5×10^6 种内生微生物生活在大约 2.7×10^5 维管植物种群中。植物体中存在的内生微生物数量、种类与植物的种类、生存环境、生长阶段、营养供给及两者的基因型等密切相关。不同地区、不同环境下生长的同一种植物组织中存在的内生微生物种类和数目均存在较大差异,即使同一地区同一植物不同组织部位中内生微生物的数量和种类也不尽相同。一般来说,生长在热带、亚热带地区的植物与生长在较干燥、寒冷环境下的植物相比,前者中内生微生物的数量和种类相对丰富;生长速度快的植物比生长速度慢的植物中内生微生物数量较多;生长时间长的植株比生长时间短的植株中内生微生物种群结构及其数量相对校多。近年来,内生微生物在一些重要的药用植物如紫杉、长春花、金线莲、麦冬等植物的树皮、枝叶、块根中相继被发现并得到较为深入的研究。

内生微生物对植物的感染，在植物体内的定殖以及内生微生物孢子萌发、菌体生长繁殖和代谢都需要合适的环境条件。因此，这种多样性的种群结构及其分布受到多种内外因素的影响，包括生物因子和非生物因子，其中生物因子主要涉及宿主植物的表现型和基因型、内生微生物间的相互作用、食草动物以及昆虫等传播载体；非生物因子包括温度、湿度、光照、地理位置、植被等[62,63]。由此可见，对于生长在不同生境中的药用生物资源种类，由于所处生态环境的差异以及本身所产生的遗传变异，结果导致内生微生物种群结构及数量存在较大差异。此外，在药用植物不同生长期，由于其生理状态及气候条件的变化，也会影响内生微生物的种群和分布。总体而言，内生微生物分布情况取决于宿主植物以及其本身的种类，在宿主植物不同器官的分布存在差异，不同的内生微生物占据不同的生态位置。同时，内生微生物的分布还受到地理位置、气候条件等诸多环境因子的影响。生物多样性越丰富的地区，内生微生物种类越丰富。随着植物种类、器官、生长阶段和环境条件的不同，其种类、数量以及在资源生物体中的分布也会不同。对雷公藤（*Tripterygium wilfordii*）、银杏（*Ginkgo biloba*）、芦荟（*Aloe*）等的研究表明，内生微生物在木本植物组织中以根部最为丰富，茎部次之，叶部较少；而在一年生和多年生的经济作物中，根部最多，茎叶中数量相近。生长时间久的植株其内生微生物数量比生长时间短的植株多，古老的树种比其他植物中的内生微生物为多[64]。内生微生物种群结构的动态变化会产生功能的多样性，不同的内生微生物种群以各自不同的方式影响着药用生物的生活状态，影响着药用部位及其药性特征的形成，也影响着资源性化学成分的合成与积累等，最终导致药材品质的差异[65～67]。

当归（*Angelica sinensis*）内生微生物种群具有丰富的生物多样性，生态分布广泛，部分内生微生物具有明显的区域专一性和组织专一性，并随着当归不同的生长发育期而出现动态变化。从岷归植株中分离到 7 属 39 株内生细菌、4 属 13 株内生放线菌和 18 属 113 株内生真菌；从云归植株中分离到 6 属 17 株内生细菌、3 属 9 株内生放线菌和 17 属 59 株内生真菌；从川归植株中分离到 5 属 16 株内生细菌、2 属 7 株内生放线菌和 12 属 34 株内生真菌。岷归优势内生微生物种群为 *Bacillus*、*Sporosarcina*、*Gluconobacter*、*Streptomyces griseus*、*Coniosporieae*、*Fusella*、*Gongromeria*、*Sphaceloma*、*Myxormia*、*Phaeodium* 和 *Oxonium*；云归优势内生微生物种群为 *Bacillus*、*Xanthomonas*、*Streptomyces griseus*、*Myxormia*、*Phaeodium* 和 *Oxonium*；川归优势内生微生物种群为 *Bacillus*、*Streptomyces griseus*、*Myxormia* 和 *Pestalotia*。仅存在于岷归植株中的内生微生物种群包括 *Lactobacillus*、*Streptomyces alcosporus*、*Gongromeria*、*Coccosporella*、*Fusella* 和 *Hainesia*；而 *Alternaria*、*Cladosporium* 和 *Naemospora* 等 3 种内生微生物仅存在于云归植株中。岷归内生微生物多样性指数和丰富度指数最高，云归内生微生物种群的优势度指数最高，川归内生微生物种群的均匀度指数最高[68,69]。

分析表明，*Bacillus* 内生微生物种群在 3 个当归产区的不同生长期及根、茎、叶等 3 个组织部位都有分布，但其在岷归植株中的种群较为丰富。而 *Pseudomonas*、*Halobacterium*、*Lactobacillus* 内生微生物种群则主要分布在当归的生长后期。*Sporosarcina* 类群分布于岷归和云归的所有生长期，主要存在于当归的根和叶片组织中，但其仅见于 8、9 月的川归，且存在于当归的茎和叶片组织中。*Gluconobacter* 主要存在于岷归的生长前期以及云归、川归的生长后期。*Lactobacillus* 仅存在于岷归的茎中。*Streptomyces griseus* 和 *Streptomyces roseosporus* 在 3 个当归产地的不同生长期均有分布，其中 *Streptomyces griseus* 分布于当归的根、茎和叶片组织中，且岷归植株中分布较多，*Streptomyces roseosporus* 主要分布于当归的茎和叶片组织中。*Streptomyces alcosporus* 仅分布于岷归各个生长期的根、茎和叶片组织中。*Streptomyces flavus* 分布于 9～11 月的岷归，而在云归和川归的各个生长期均有分布，且主要分布于当归的根、茎组织中。*Myxormia* 内生微生物种群在 3 个当归产区均是优势内生真菌种群之一，且分布于当归的各个生长期，且主要分布于当归的茎和叶片组织中。*Phaeodium* 和

Oxonium 在岷归和云归的所有生长期都有分布，而其仅分布于 10、11 月和 9、10 月的川归，其中 *Phaeodium* 主要分布在当归的根和茎的组织中，而 *Oxonium* 则分布在当归的茎和叶片组织中。*Coniosporieae* 和 *Sphaceloma* 分布于岷归和川归的所有生长期，而其分布于 10、11 月的云归。*Fusella* 是岷归的优势种群，分布于当归的茎和叶片组织中，但在云归和川归植株中未分离到[70]。

岷归和云归内生微生物种群多样性指数和丰富度指数达到最大值的时间早于川归；岷归内生放线菌和内生真菌多样性指数和丰富度指数均在 9 月达到最大值，早于云归和川归。岷归内生细菌优势度指数达到最大值早于云归和川归。岷归和云归内生放线菌优势度指数在 8 月最大，而川归在 9 月达到最大。3 个产地内生真菌优势度指数均在 8 月达到最大值。云归内生细菌均匀度指数达到最大值早于岷归和川归；川归内生放线菌和内生真菌均匀度指数达到最大值的时间均早于岷归和云归[71,72]。

1. 药用植物内生细菌的种类与分布　研究表明，药用资源植物类群种的内生细菌多为假单胞菌属、肠杆菌属、土壤杆菌属、志贺氏菌属、柠檬酸细菌属、黄色单胞菌属等[73]，如从甘草（*Glycyrrhiza uralensis*）的根、茎、叶中经 2 次分离纯化得到甘草内生微生物共 237 株，其中细菌 129 株。经初步鉴定分属于 13 属，分别为芽孢杆菌属（*Bacillus*）、伯克霍尔德氏菌属（*Burkholderia*）、棒杆菌属（*Corynebacterium*）、柠檬酸细菌属（*Citrobacter*）、肠杆菌属（*Enterobacter*）、库克菌属（*Kocuria*）、微杆菌属（*Microbacterium*）、类芽孢杆菌（*Paenibacillus*）、叶杆菌属（*Phyllobacterium*）、假单胞菌属（*Pseudomonas*）、沙雷菌属（*Serratia*）、葡萄球菌属（*Staphylococcus*）和寡养单胞菌属（*Stenotrophomonas*），其中芽孢杆菌（*Bacillus* sp.）为优势种群，占内生细菌总数的 45.7%。根中内生细菌出现频率最高，有 43 株，占菌株总数的 50.58%，10 个属，占 13 个属的 76.92%；茎、叶中内生细菌出现频率次之，茎部有 18 株，占菌株总数的 21.18%，5 个属，占 13 个属的 38.46%；叶部有 24 株，占菌株总数的 28.24%，5 个属，占 13 个属的 38.46%；甘草不同组织器官中内生细菌出现频率并不相同，以根中内生细菌出现频率最高，茎、叶次之，这可能是因为甘草是多年生草本，地上部分每年秋末冬初干枯，翌年春季由垂直根茎上端生出新的幼芽，器官生长时间越长，内生细菌种类和数量越丰富（表 3－1）[74]。

表 3－1　甘草资源植物不同组织部位中内生细菌种类及分布

部　位	菌株数（株）	涉及属的数目（株）	占总菌株数的比例（%）	涉及属占总属数的比例（%）
根	43	10	50.58	76.92
茎	18	5	21.18	38.46
叶	24	5	28.24	38.46
总计	85	13	100.00	100.00

2. 药用植物内生放线菌的种类与分布　药用植物内生放线菌物种丰富多样，不同环境植物的内生放线菌的生物学特性差异较大，相同环境的不同植物内生放线菌的生物学特性差异较小。绝大多数内生放线菌为链霉菌属（*Streptomyces*），其次是小双孢菌属（*Microbispora*）、诺卡氏菌属（*Nocardia*）、小单孢菌属（*Micromonospora*）、链孢囊菌属（*Streptosporangium*）和拟诺卡氏菌属（*Nocardiopsis*）[75]。

采用 10 种分离培养基对藿香（*Agastache rugosa*）、薄荷（*Mentha haplocalyx*）、忍冬（*Lonicera japonica*）等 37 个新鲜的药用植物样品进行内生放线菌的分离，得到 600 余株内生放线菌，分别隶属于 34 个属，从中发现了 7 个新分类单元，其中浅野氏菌属（*Asanoa*）、植物内生放线菌属（*Actinophytocola*）、纤维单胞菌属（*Cellulomonas*）、弗莱德门菌属（*Friedmanniella*）、寒冷杆菌属（*Frigoribacterium*）、草药菌属（*Herbiconiux*）、纳比德氏菌属（*Labedella*）、苍黄球菌属（*Luteococcus*）、中村氏菌属（*Nakamurella*）和血杆菌属（*Sanguibacter*）等属于比较罕见的稀有放线菌[76]。从喜树（*Camptotheca acuminata*）样品中

获得 90 株放线菌，分属于 5 个亚目，6 个科，10 个属：链霉菌属（*Streptomyces*）；假诺卡氏菌属（*Pseudonocardia*）、放线孢菌属（*Actinomycetospora*）、糖单孢菌属（*Saccharomonospora*）和糖多孢红霉菌属（*Saccharopolyspora*）；小单孢菌属（*Micromonospora*）和植物放线孢囊菌属（*Plantactinospora*）；芽球菌属（*Blastcoccus*）；戈登氏菌属（*Gordonia*）、冢村氏菌属（*Tsukamurella*）。其中，链霉菌属为优势类群，有 71 株，占 78.9%，其次为小单孢菌属只有 6 株。其中，产孢放线菌属和植物生孢放线菌属是新近发表的属，前者来源于土壤环境，后者来源于植物资源[77]。

3. 药用植物内生真菌的种类与分布　内生真菌分布于叶鞘、种子、花、茎、叶片和根等的细胞间，其中叶鞘和种子中菌丝含量最为丰富。内生真菌主要通过 2 种形式传播：① 不产生孢子，而是在植物开花期间，通过菌丝生长进入植物的胚株，经宿主的种子传播；② 产生孢子，通过风、降水等途径传播[78]。不同植物体内分离到的内生真菌数量不同，少则十几种，多则近百种。在热带雨林植物中，内生真菌的多样性更为突出。巴拿马中部雨林中两种植物叶子中的内生真菌多达 418 个形态学种，其中至少有 347 种的基因型不同，同时也表现出一定的宿主专化性和地域专化性。现代生物学研究也表明，同一种内生真菌往往还具有多样化的遗传型。在同一地区同一种植物上的内生真菌类群基本相似，但在不同的地理区域同一种植物上具有不同的内生真菌类群分布。此外，在不同气候带（如热带和温带）植物内生真菌分布也有明显区别[79]。近些年来，人们从 47 科 81 属 114 种 3 变种药用植物中分离到的内生真菌达到 171 属，涉及子囊菌、担子菌、接合菌、卵菌、有丝分裂孢子真菌（*Mitosporic fungi*）及无孢菌类（*Mycelia sterilia*）等真菌类群，其中子囊菌 40 属、担子菌 3 属、接合菌 3 属、卵菌 3 属；其余 122 属为有丝分裂孢子真菌，包括丝孢纲（*Hyphomycetes*）82 属、腔孢纲（*Coelomycetes*）32 属和其他类群（*Stomatic* 和 *Sclerotal*）8 属，具有丰富的物种多样性（表 3－2）。已有的研究资料表明，不同种类的植物中，内生真菌的种类和数量不同。从目前的研究结果来看，没有发现药用植物体内不存在内生真菌的现象。迄今已发现的内生真菌多属于子囊菌（*Ascomycetes*）和半知菌（*Deuteromycetes*），少数为担子菌（*Basidiomycetes*），包括核菌纲（*Pyrenomycetes*）、盘菌纲（*Discomycetes*）和腔菌纲（*Loculoascomycetes*）。在多种植物中广泛分布的几个属是半壳孢属（*Leptostroma*）、*Cryptocline* 属、拟隐孢霉属（*Cryptosporipsis*）、拟茎点霉属（*Phomopsis*）和叶点霉属（*Phyllosticta*）[80,81]。

表 3－2　部分药用植物资源类群中已发现的内生真菌的多样性

植物科名	宿主植物（host plant）	内生真菌（endophytic fungi）
石莼科（Ulvaceae）	石莼（*Ulva* sp.）	*Ascochyta salicorniae*
凤尾蕨科（Pteridaceae）	蕨（*Pteridium aquilinum*）	*Cryptomycina pteridis* *Aureobasidium pullulans*, *Cylindrocarpon destructans*, *Phoma* sp. *ramichloridium schulzeri*, *Stagonospora* sp., *Sordaria fimicola*
石杉科（Huperziaceae）	千层塔（*Huperzia serrata*）	*Cephalosporium* sp., *Plasmopara* sp., *Saccharomyes* sp., *penicillium* sp.
银杏科（Ginkgoaceae）	银杏（*Ginkgo biloba*）	*Colletotrichum* sp. *Fusarium* sp.
南洋杉科（Araucariaceae）	瓦勒迈杉（*Wollemia nobilis*）	*Pestaloptiopsis guepini*
松科（Pinaceae）	欧洲冷杉（*Abies alba*）	*Sirodothis* sp.
	香脂冷杉（*A. balsamen*）	*Leptomelanconium abietis*
	冷杉属（*Abies* sp.）	*Rhabdocline parkeri*

续 表

植物科名	宿主植物(host plant)	内生真菌(endophytic fungi)
杉科(Taxodiaceae)	落羽松(*Taxodium distichum*)	*Pestalotiopsis microspora*
柏科(Cupressaceae)	欧洲刺柏(*Juniperus communis*)	*Hormonema* sp.
三尖杉科(Cephalotaxaceae)	三尖杉(*Cephalotaxus fortunei*)	*Paecilomyces* sp.，*Mortierella* sp.
红豆杉科(Taxaceae)	短叶红豆杉(*Taxus brevifolia*)	*Taxomyces andreanae*
	苏门答腊红豆杉(*T. sumatrana*)	*Pithomyces* sp.
	西藏红豆杉(*T. wallachiana*)	*Seimatoantlerium nepalese* *Pestalotiopsis microspora* *Sporormia minima*
	欧洲红豆杉(*T. baccata*)	*Monochaetia* sp.，*Fusarium lateritium*，*Pestalotia bicilia*
	榧树(*Torreya grandifolia*)	*Periconia* sp.
	香榧(*T. grandis*)	*Cladosporium* sp.，*Papularia* sp.，*Botrytis* sp.，*Ovulaiiopsis* sp.，*Bispora* sp.，*Pestalotiopsis microspora*
	Taxu sp.	*Taxomyces* sp.
	南方红豆杉(*T. chinensis* var. *mairei*)	*tubercularis* sp.，*Paecilomyces* sp.，*Mortierella* sp.，*Cephalosporium* sp.，*Cladosporium* sp.，*Fusarium* sp.，*Papularia* sp.，*Botrytis* sp.，*Ovulariopsis* sp.，*Geotrichum* sp.，*Mucor* sp.，*Trichoderma* sp.，*Oedocephalum* sp. *Pythium* sp.，*Hyalodendron* sp.，*Sporobolomyces* sp.，*Monilia* sp.
	云南红豆杉(*T. yunnanensis*)	*Trichothecium* sp.，*phaeodium* sp.，*Ectostroma* sp.，*Anthina* sp.，*Rhizoctonia* sp. *Sclerotium* sp.，*Acinula* sp.，*Papulaspora* sp.，*Trichoderma* sp.，*Phoma* sp. *Chaetomium* sp.，*Cephalosporium* sp.，*Mucor* sp.，*Paecilomyces* sp.，*Penicillium* sp. *Gonatobotrys* sp.，*Dinemasporium* sp.，*fusarium* sp.，*Thieliaviopsis* sp.，*Catinula* sp.
	东北红豆杉(*T. cuspidata*)	*Acremonium* sp.，*Alternaria* sp.，*Cephalosporium* sp.，*Cladosporium* sp.，*Colletotrichum* sp.，*Coniellan* sp.，*Curvularia* sp.，*Fusarium* sp.，*Glomerella* sp.，*Humicola* sp.，*Leptostroma* sp.，*Melanconium* sp.，*Monochaetia* sp.，*Monostichella* sp.，*Nigropora* sp.，*Nodulisporium sylviforme*，*Penicillium* sp.，*Pestalotiopsis microspora*，*Pestalotia* sp.，*Pestalotiopsis* sp.，*Phoma* sp.，*Pithomyces* sp.，*Sagenomella* sp.，*Sphaeropsis* sp.，*Sordaria* sp.，*Trichoderma* sp.，*Ulocladium* sp.，*Xylaria* sp.
杨柳科(Salicaceae)	爆竹柳(*Salix fragilis*)	*Phomopsis salicina*
桦木科(Betulaceae)	北极白桦(*Betula pubescens* subsp. *tortusoa*)	*Venturia* sp.，*Melanconium* sp.
	垂枝桦(*B. pendula*)	*Prosthemium asterosporum*
	毛桦(*B. pubescens*)	*Venturia ditricha*，*Ophiovalsa betulae*，*Trimmatostroma betulinum*，*Pseudovalsa lanciformis*，*Fusicoccum betulae*，*Phomopsis* sp.

续 表

植物科名	宿主植物(host plant)	内生真菌(endophytic fungi)
壳斗科(Fagaceae)	圆齿水青冈(*Fagus crenata*)	*phyllosticta* sp.
	欧洲山毛榉(*F. sylvatica*)	*Discula umbrinella*
	Pasania edulis	*Hyphmycete* sp., *Colletotrichum* sp., *Ascomcete* sp., *Phomopsis* sp., *Steril* sp., *Apiognomoia* sp., *Penicillium* sp., *coelomycetes* sp.
	欧洲栗(*Castanea sativa*)	*Amphiporthe castanea*, *Pezizula cinnamomea*, *Corneum modonium*, *Phomopsi* sp.
	夏栎(*Quercus robur*)	*Fusarium lateritium*, *Phomopsis salicina*
	Q. emoryi	*Ophiognomonia crytuica*
	Q. garryana	*Discula quercina*
	无梗花栎(*Q. petraea*)	*Aueobasidium opocrytum*, *Apiognomonia quercina*, *Colpoma quercinum*
桑科(Moraceae)	无花果(*Ficus carica*)	*Penicillium* sp., *Botritis* sp., *Fusarium* sp., *Trichothecium* sp., *Paecilomyces* sp.
		Penicilliopsis sp., *Zythia* sp., *Tubercular* sp., *Alternaria* sp., *Aschersonia* sp.
		Nectria sp., *Aspergillus* sp., *Oidium* sp., *Oidiopsis* sp.
仙人掌科(Cactaceae)	墨西哥仙人掌(*Opuntia microdasys*)	*Monilia* sp., *Pestalotiopsis* sp., *Rhizoctonia* sp., *Phacidium* sp., *Penicillium* sp., *Aspergillus* sp., *Oospora* sp., *Cephalosporium* sp., *Altenaria* sp., *Conatorrhodiella* sp.
樟科(Lauraceae)	锡兰肉桂(*Cinnamomum zeylanicum*)	*Muscodor albus*
小檗科(Berberidaceae)	八角莲(*Dysosma versipellis*)	*Torula* sp., *Monilia* sp., *Penicillium* sp., *Mycogone* sp., *Cladosporium* sp., *Aspergillus niger*, *Trichoderma* sp., *Alternaria* sp., *Sphaeropsis* sp.
	桃儿七(*Sinopodophyllum hexandrum*)	*Phoma* sp., *trichoderma* sp., *Aspergillus* sp., *Penicillium* sp., *Monilia* sp., *Alternaria* sp., *Mycelia sterelia*, *Cheatomium* sp., *Mucor* sp.
山茶科(Theaceae)	茶梅(*Camellia sasanqua*)	*Pestalotiopsis karstenii*
蔷薇科(Rosaceae)	苹果(*Malus pumila*)	*Aureobasidium pullulans*
豆科(Leguminosae)	鸡冠刺桐(*Erythrina crista — galli*)	*Phomopsis* sp.
	绿豆(*Vigna radiata*)	*Rhizoctonia bataticola*, *Alternaria alternata*, *Aspergillus fumigatus*, *A. niger*, *Curvularia geniculata*, *Fusarium moniliforme*, *F. oxysporum*, *Macrophomina phaseolina*
杜仲科(Eucommiaceae)	杜仲(*Eucommia ulmoides*)	*Chaetomella* sp.
楝科(Meliaceae)	楝(*Melia azedarach*)	*Aspergilus acueatus*, *A. carbonarius*, *A. flavus*, *A. japonicas*, *A. niger*, *A. pulvurulentus*, *Balansia* sp., *fusarin moniliforme*, *F. nivale*, *Gilmaniela* sp., *Mycosphaerella buna*, *Nigrospra* sp., *Penicillium citrinum*, *P. hrquei*, *P. janthinellum*, *P. rubrum*, *P. rugulosum*, *P. implicissimum*, *P. implicatum*, *Pestalotiopsis versicolor*, *Trichoderma koningii*, *T. nivale*

续　表

植物科名	宿主植物(host plant)	内生真菌(endophytic fungi)
漆树科(Anacardiaceae)	黄槟榔青(*Spondias mombin*) 杧果属(*Mangifera* sp.)	*Guignardia* sp.,*Phomopsis* sp.,*Pestalotiopsis guepinii*,*Phomopsis longicolla*,*Cytosphaera mangifera*,*Pestalotiopsis* sp.,*Dothiorella dominicana*,*D. mangifera*,*Phomopsis mangifera*,*Lasiodiplodia theobromae*
无患子科(Sapindaceae)	*Paullina paullinioides*	*Muscodor vitigenus*
卫矛科(Celastraceae)	雷公藤(*Tripterigeum wilfordii*)	*Gryptosporiopsis quercina*
	苦皮藤(*Celastrus angulatus*)	*Fusarium proliferatum*
	美登木(*Maytenus hookeri*)	球毛壳霉(*Chaetomium globosum*)
鼠李科(Rhamnaceae)	*Ziziphus nummulia*	*Piriformospora indica*
葡萄科(Vitaceae)	葡萄(*Vitis vinifera*)	*Phomopsis viticola*
梧桐科(Sterculiaceae)	可可(*Theobroma cacao*)	*Colletotrichum gloeosporioides*,*Cordyceps sobolifera*,*Crinipellis*,*Perniciosa*,*Diaporthe helanthi*,*Diaporthe phaseolarum*, *Fusarium chlamydosporum*, *F. oxysporum*,*F. polyphialidicum*,*F.* sp.,*Gibberella fujikuroi*,*G. zeae*,*G. moliniformis*,*Lasiodiplodia theobromae*, *Nectria heamatococca*, *Pesalotiopsis*, *Microspore*, *Pseudofusarium purpureum*, *Rhizopycnis vagum*,*Verticillium lutevallum*
杜鹃花科(Ericaceae)	狭叶越橘(*Vaccinium angustrfolium*)	*Scytalidium vaccinii*
	亮毛杜鹃(*Rhododerdron microphgton*)	*Penicillium* sp.,*Aspergillus* sp.,*Monilia* sp.,*Phoma* sp.
	Rodoendron microphyton	*Trichoderma* sp.,*Fusarium* sp.,*Paecilomyces* sp.
	皋月杜鹃(*R. indicum*)	*Discostroma tricellulare*
	R. macrosepalum	*D. tricellulare*
	R. obtasum	*D. tricellulare*
木犀科(Oleaceae)	欧梣(*Fraxinus excelsior*)	*Phomopsis platanoidis*
桃金娘科(Myrtaceae)	大桉(*Eucalyptus grandis*)	*Botryosphaeria dothidea*
	亮果桉(*E. niten*)	*Botryosphaeria dothidea*
小二仙草科(Haloragidaceae)	穗花狐尾藻(*Myriophyllum spicatum*)	*Cladosporium herbarum*,*aureobasidium pullulans*
珙桐科(Davidiaceae)	喜树(*Camptotheca acuminata*)	*Mytrosporium* sp.,*Zythia* sp.
山榄科(Sapotaceae)	*Manilkar bidentate*	*Xylaria* sp.
龙胆科(Gentinaceae)	*Frageraea bodenii*	*Pestalotiopsis jester*
夹竹桃科(Apocynaceae)	长春花(*Catharanthus roseus*)	*Alternaria* sp.,*Fusariumoxy sporum*
	黄花夹竹桃(*Thevetia peruviana*)	*Penicillium* sp.,*Trichoderma* sp.,*Rhizoctonia* sp.,*Sclertium* sp.,*Pestalotia* sp.,*Papulospora* sp.,*Sclerotium* sp.,*Aspergillus* sp.,*Monotospora* sp.
茜草科(Rubiaceae)	咖啡(*Coffea arabica*)	*Tetracladium furcatum*
唇形科(Labiaceae)	*Dicerandra frutescens*	*Phomopsis longicolla*
茄科(Solanaceae)	番茄(*Lycopersicon esculentum*)	*Olpitrichum* sp.,*Paecilomyces* sp.,*Alternaria* sp.,*Dendryphiopsis* sp.,*Saccharomyces* sp.,*Cephalosporium* sp.,*Aspergillus* sp.,*Basipetospom* sp.,*Sympodiella* sp.,*Mycellia sterilia*

续 表

植物科名	宿主植物(host plant)	内生真菌(endophytic fungi)
菊科(Compositae)	蒙古蒿(*Artemisia mongolica*)	*Colletorichum gloevsporioides*
	丝路蓟(*Cirsium arvense*)	*Mycelia sterile*
	灯盏细辛(*Erigeron breviscapus*)	*Geotrichum* sp., *Cephalosporium* sp., *Gliocladium* sp., *Penicillium* sp., *Trichoderma* sp., *Papularia* sp., *Trichocladium* sp., *Torula* sp., *Cladosporium* sp., *Alternaria* sp., *Humicola* sp., *aureobasidium* sp., *Gilmaniella* sp., *Fusarium* sp., *Cheatomium* sp., *Pestalotia* sp., *Rhizopus* sp., *Mucor* sp., *Phytophthora* sp., *Ectostroma* sp., *Phaeodium* sp., *Oxonium* sp.
	野茼蒿(*Crassocephalum crepidioides*)	*Geotrichum* sp.
禾本科(Gramineae)	互花米草(*Spartina alterniflora*)	*Fusarium* sp.
	狗牙根(*Cynodon dactylon*)	*Aspergillus fumigatus*
	醉马草(*Achnatherum inebrians*)	*Acremonium* sp., *Epichloe typhina*, *Claviceps purpurea*
	柠檬香茅(*Cymbopogon flexuosus*)	*Balansia sclerotic*
龙舌兰科(Agavaceae)	柬埔寨龙血树(*Dracaena cochinchinensis*)	*Alternaria* sp., *Aposhaeria* sp., *Aureobasidium* sp., *Botrytis* sp., *Cladosporium* sp., *Cephalosporium* sp., *Ceratocystis* sp., *Cliocladium* sp., *Endothia* sp., *Fusarium* sp., *Monilia* sp., *Monochaetia* sp., *Nectria* sp., *Paecilomyces* sp., *Penicilliopsis* sp., *Penicillium* sp., *Pestalotia* sp., *Phoma* sp., *Piricularia* sp., *Ramulispora* sp., *Rhizoctonia* sp., *Sporotrichum* sp., *Trichoderma* sp.
百合科(Liliaceae)	芦荟(*Aloe* spp.)	*Ascotricha* sp., *Aspergillus* sp., *Bispora* sp., *Catenularia* sp., *Cephalosporium* sp., *Corethropsis* sp., *Cyrothrix* sp., *Ectostroma* sp., *Fusarium* sp., *Fusella* sp., *Monilia* sp., *Monotospora* sp., *Monosporium* sp., *Nigrosora* sp., *Oxonium* sp., *Paecilomyces* sp., *Penicilliopsis* sp., *Penicillium* sp., *Phaeodium* sp., *Rhizoctonia* sp., *Trichoderma* sp.
鸢尾科(Iridaceae)	德国鸢尾(*Iris germanica*)	*Rhizopus oryzae*
芭蕉科(Musaceae)	小果野蕉(*Musa acuminata*)	*Alternaria* sp., *Alternaria tenuis*, *Aspergillus* sp., *Aureobasidium* sp., *Cephalosporium* sp., *Cladosporium* sp., *Colletotrichum gloeosporioides*, *Colletotrichum musae*, *Cordana musae*, *Curvularia* sp., *Deightoniella torulosa*, *Drechslera* sp., *Epicoccum purpuracens*, *Fusarium* sp., *Gloeosporium muse*, *Humicola* sp., *Meliola* sp., *Myxosporium* sp., *Nigrospora oryzae*, *Paecilomuces* sp., *Paecilomyces* sp., *Penicillium* sp., *Periconia* sp., *Phomopsis* sp., *Phyllosticta* sp., *Sphaceloma* sp., *Sporomiella minima*, *Sardinella* sp., *Spicara* sp., *Sterile mycelium*, *Trichoderma* sp., *Trichothecium* sp., *Uncinula* sp., *Xylaria* sp.
姜科(Zingiberaceae)	*Amotum siamese*	*Glomerella* sp., *Colletotrichum goeosporioides*, *Fusarium* sp., *Pyricularia* sp., *Eupenicillium crustaceum*, *Phomopsis* sp., *Phyllosticta* sp., *Talaromyces flavor*

续　表

植物科名	宿主植物(host plant)	内生真菌(endophytic fungi)
兰科(Orchidaceae)	金线莲(*Anoectochilus raxburghii*)	*Mycena anoectochila*
	墨兰(*Cymbidium sinense*)	*Mycena orchdicola*
	铁皮石斛(*Dendrobium candidum*)	*Mycena dendrobii*
	天麻(*Gastrodiaelata*)	*Mycena osmundicola*
	多花指甲兰(*Aerides multiflorum*)	*Fusidium* sp.
	赤唇石豆兰(*Bulbophyllum affine*)	*Chromosporium* sp.
	麦穗石豆兰(*B. carreyanum*)	*Cylindrocarpon* sp.
	白花贝母兰(*Coelogyne leucantha*)	*Dactylella* sp.
	蕙兰(*Cymbidium faberi*)	*Fusidium* sp.
	虎头兰(*C. hookerianum*)	*Didymopsis* sp.
	寒兰(*C. kantan*)	*Cylindrocarpon* sp.,*Dactylella* sp.
	兔耳兰(*C. lacifolium*)	*Fusoma* sp.
	长叶兰(*C. longifolium*)	*Cylindrocarpon* sp.
	硬叶兰(*C. pendulum*)	*Acremonium* sp., *Chromosorium* sp., *Fusoma* sp., *Verticillium aloatrum*
	墨兰(*C. sinense*)	*Cylindrium* sp.,*Myceliasterile*
	莎草兰(*Cyperorchis elegans*)	*Acremonium* sp.,*Chromosporium* sp.
	铁皮石斛(*Dendrobium candidum*)	*Acremonium* sp.
	蜜花石斛(*D. densiflorum*)	*Fusarium solani*
	曲轴石斛(*D. gobsonii*)	*Cylindrocarpon* sp.
	细叶石斛(*D. hancockii*)	*Mycelia sterile*
	小黄花石斛(*D. jenkinsii*)	*Cylindrium* sp.,*Fusidium* sp.,*Mycelia sterile*
	伍唇兰(*D. oritispulcherrima*)	*Mycelia sterile*
	双叶后唇兰(*Epigeneium rotundatum*)	*Mycelia sterile*,*Verticillium alboatrum*
	马齿苋兰(*Eria szetschuanica*)	*Fusarium solani*
	硬叶兜兰(*Paphiopedilum micranthum*)	*F. solani*
	狭叶紫毛兜兰(*P. villosum* var. *annamense*)	*Chromosporium* sp.,*Trichoderma* sp.
	鹤顶兰(*Phaius tankervilliae*)	*Acremonium* sp., *Chromosporium* sp., *Fusarium solani*,*Fusidium* sp.
	蝶兰(*Phalaenopsis wilsonii*)	*Cylindrocarpon* sp.
	白柱万代兰(*Vanda brunea*)	*Chromosporium* sp.,*Didymopsis* sp.
	大花万代兰(*V. coerulea*)	*Geotrichum* sp.,*Mycelia sterile*,*Paecilomyces* sp.
	棒叶万代兰(*V. teres*)	*Chromosporium* sp., *Cylindrium* sp., *Fusoma* sp., *Paecilomyces* sp.
	假万代兰(*V. psis*)	*Fusidium* sp.
	香果兰(*Vanilla*)	*Cylindrium* sp.,*Fusidium* sp.
	小花杓兰(*Cypripedium micranthum*)	*Phialocephala victorinii*

从甘草(*Glycyrrhiza uralensis*)植物体中共分离得到108株内生真菌,分别属于镰刀菌属(*Fusarium*)、青霉属(*Penicillium*)、链格孢属(*Alternaria*)、曲霉属(*Asqergillus*)、丝核菌属(*Rhizoctonia*)和毛霉属(*Mucor*)等6个属。从分布上看,根部分离到的内生真菌有70株,为5个属,占总数的64.81%。茎部分离到的内生真菌有22株,为4个属,占总数的20.37%。叶部分离到的内生真菌有16株,为3个属,占总数的14.81%。其中,镰刀菌属、青霉属和曲霉属为优势菌群,并且在根、茎、叶中都有分布。而毛霉属仅在茎和叶中分布。从分离结果来看,根中内生真菌无论从菌株数目和菌种种类都多于茎和叶中的内生真菌,由此可知,甘草内生真菌主要存在于植株的根中(表3-3)[82]。

表3-3 甘草资源植物不同组织部位中内生真菌的种类及分布

属	根	茎	叶	总 计
镰刀菌属	10	3	0	13
青霉属	12	7	6	25
链格孢属	2	1	0	3
曲霉属	17	6	6	29
丝核菌属	1	0	0	1
毛霉属	0	1	1	2
未确定	28	4	3	35
总 计	70	22	16	108

从杜仲、连翘、细叶小檗、青麸杨等药用植物资源中分离到内生真菌973株,根据形态特征将778株产生孢子的菌株鉴定为21个分类单元,其中腔孢菌11种、子囊菌6种、丝孢菌4种。从每种植物中分离的内生真菌种数为5~8种,其中链格孢(*Alternaria alternata*)是优势种,同时*Microsphaeropsis conielloides*也是杜仲的优势种。枝条的内生真菌定殖率和分离率明显高于叶片;随着枝条年龄的增长,内生真菌的定殖率和分离率呈明显递增趋势。内生真菌群落组成的相似性和聚类分析结果表明,部分内生真菌具有一定的宿主和组织偏好性[83]。

4. 影响药用植物资源内生微生物多样性的因素 植物内生微生物是一个多样性十分丰富的微生物类群,寄生活于健康植物组织内而不产生外在感染症状,并与宿主植物协同进化。宿主植物与内生微生物在长期的选择和进化过程中,形成了一种和谐联合(compatile association)的关系。微生物自然生存环境的复杂多变,造就了其自然多样性。在宿主影响下,内生微生物的不同亚群在不同的环境中形成,以特定药用植物上分离的内生微生物往往能更好地适应该植物而充分发挥作用,宿主对侵入体内的内生菌也具有选择性。

(1) 药用植物品种对内生微生物种群结构的影响:不同宿主植物影响内生微生物的生态分布,即使是同一种植物不同的变种,由于遗传背景的不同,其内生微生物的种群结构也存在明显的差异。对内生微生物而言,药用植物基因型和同种异质是一种选择性的压力,影响着内生微生物的种群结构和分布[84]。生长在芬兰东南部具有不同生态环境岛屿上的2个白桦品种:欧洲桦(*Betula pubescens*)和垂枝桦(*B. pendula*),其内生菌种群结构存在较大差异,即使是同一种内生微生物,定殖率也不相同。毛日规壳菌(*Gnomonia setacea*)在前者叶片中的定殖率达到25%,而在后者叶片中只有3%。有报告指出,这种差异是由于垂枝桦存在形态学和化学上的障碍,抑制了毛日规壳菌对其叶片的侵染,后来Helander等筛选到一些毛日规壳菌的遗传突变株可以克服这些障碍,表明宿主植物的遗传背景影响着内生微生物对植物的感染和定殖[82,85,86]。此外,内生微生物在植物不同组织中的种群分布差异也较明显,一些内生微生物种类表现出一定的组织专一性，其原因除了植物体外环境因素的影响外，还可能是由于宿主不同部位或组织器官微环境的影响。有学者系统研究了药用植物印度苦楝（*Azadirachta indica*）树皮、茎以及叶片部位内生微生物的分布规律，发现内生微生物在叶片中的种类最多，定殖率最高，优势种群包括针状拟茎点霉（*Phomopsis oblonga*）、芽枝状枝孢菌（*Cladosporium cladosporioides*）、拟盘多毛孢菌（*Pestalotiopsis* sp.）、木霉（*Trichoderma* sp.）和曲霉（*Aspergillus* sp.）[87]。

(2) 药用植物不同生长发育期对内生微生物种群结构的影响：药用生物资源类群在不同的生长发育期，植物体内的生理状态不同，代谢也存在明显的差异。在气温较高，日照较长的月份，植物光合作用较强，能合成较多的营养物质，从而有利于内生微生物的生长繁殖；而在寒冷的季节，由于植物体内环境的变化，如呼吸强度、氧气浓度、pH 等，不利于一些内生微生物的生长。但若能够适应这种变化，则成为优势种群。因此内生微生物的种群结构会随着药用生物不同的生长发育期而出现动态的变化规律，如春季络石内生微生物的感染率为 93.5%，夏季内生微生物的感染率则为 78%。内生微生物优势菌群的分离频率也随季节变化，如刺盘孢霉（*Colletotrichum* sp.）与卵形孢霉（*Oospora* sp.）的春季分布明显高于夏季；而曲霉（*Aspergillus* sp.）与刺葡萄孢霉（*Echinobotryum* sp.）则夏季分布较多[88]。有报道榆属（*Ulmus*）植物内生微生物种群结构随季节不同而发生动态变化，在 4 月和 12 月，内生微生物的优势种群为假单胞菌 *Pseudomonas* B35、*Pseudomonas* B64、*Pseudomonas* B65 和葡萄球菌 *Staphylococcus* B60；而在 6 月份和 9 月份优势种群则是寡养单胞菌 *Stenotrophomonas* B50，芽孢杆菌 *Bacillus* B61、B73、B90，鞘氨醇单胞菌 *Sphingomonas* B26，短小杆菌 *Curtobacterium* B20 和 *Curtobacterium* B91[89]。

(3) 生态环境对内生微生物种群结构的影响：由于受气候等环境条件的影响，植物内生微生物种类组成和数量常表现出一定的地域专一性，相同生境下的植物内生微生物分布具有一定的相似性，在不同地点的同一种植物中内生微生物的种群结构往往有较大的差异。研究发现，西安市的杜仲叶片中以交链孢霉（*Alternaria* sp.）和刺孢壳霉（*Chaetomella* sp.）为优势类群，分离率分别为 9.69%和 8.91%，而南京市各地杜仲叶片主要以蜜孢霉（*Sphacelia* sp.）和刺孢壳霉为优势类群；在不同地区杜仲的枝条和树皮组织中，优势种群也存在差异[90]。生长在潮湿和干燥落叶林中的柚木树，其内生微生物种群结构差异较大，粪壳菌（*Sordaria* sp.）、刺盘孢霉（*Colletotrichum* sp.）仅定殖于潮湿气候条件下的柚木树中，而胶孢炭疽菌（*Colletotrichum gloeosporioides*）只存在于干燥气候条件下的柚木树中，虽然内生微生物拟茎点霉（*Phomopsis* sp.）和叶点霉（*Phyllosticta* sp.）是 2 种生态环境下的优势种群，但定殖率却存在差异，前者在潮湿落叶林中分布数量较多，定殖率较高；后者在干燥落叶林中分布数量较多，定殖率较高[91]。通过比较干旱、半干旱、半湿润以及湿润性气候条件下，*Neotyphodium* 属内生微生物在雀麦（*Bromus setifolius*）和高山梯牧草（*Phleum alpinum*）中定殖的状况，结果表明在雀麦中的定殖率和降水量呈正相关性，而在干旱地区生长的雀麦植物中几乎分离不到内生微生物，在湿度大的地区定殖率最高，达到 87%以上；而 *Neotyphodium* 属内生微生物在高山梯牧草中的定殖率与降水量呈负相关性[92]。由此可见，内生微生物与药用生物资源的相互作用依赖于环境条件，由于生态环境不同，内生微生物种群结构和分布必然会存在一定的差异。

(二) 药用植物内生微生物对资源性化学成分的生物转化利用

现代研究表明，中药资源性化学成分的生物合成是药材基因型与特定环境条件长期相互作用的结果，特定的基因是药用植物次生产物生物合成的关键；同时，药用植物次生代谢途径中的关键酶基因也只有在特定的生态环境条件下才能够得以充分表达。因此，目前有关化学成分合成与积累的研究思路多是研究产地环境因子（气候、土壤和水等）以及种质对药材中主要活性成分的影响。这些研究成果为揭示其生物合成的机制奠定了一定的工作基础。但是，目前的研究局限于植物外环境对药用植物体中资源性化学成分生物合成的影响，缺乏对植物内环境作用的系统研究。药用植物内生微生物，其分布与外环境因子如温度、湿度等气候条件以及植物生长期等紧密联系，是影响药用植物生长与代谢的重要内因素[65,66]。因此，开展内生微生物与药用植物体中资源性化学成分生物转化的研究，其意义不但认识内生微生物与化学成分积累之间的相关性，而且可能对药材品质形成的系统性认识产生主要影响，实现外因子与内因子的高度统一。

药用植物内生微生物类群具有丰富的生物多样性，在药用植物不同生长期，由于气候条件以及药用植物生理状态的变化影响内生微生物的种群和分布，种群结构的动态变化影响着药用植物体中资源性化学成分的合成与积累[60,93]。内生微生物可转化和促进药用部位中资源性化学成分的积累已被现代研究所证实。内生微生物的生物转化是利用其代谢过程中的某一种酶或一组酶系对底物进行催化反应，由于其所处的独特生境，相对于其他微生物，其体内所含的酶系也往往比较特殊，在生物转化方面可能具有更高的选择性。利用生物转化的方法对已知天然活性成分进行结构修饰、改造，得到新的衍生物，结合药理、毒理实验对天然活性产物进行构—效分析，为寻找和开发新的高效低毒的资源性化学成分，提供了一条重要途径，已成为新药开发与研究的重要手段。目前的研究表明，药用植物内生微生物已参与萜类、甾体类、生物碱类、木脂素及脂肪族、烯烃等化学成分的生物转化，其反应几乎包括所有的体外有机化学反应：羟基化、氧化、脱氢、氢化、还原、水解、水合、酯化、脱水、脱羧、酰化、胺化、异构化等。虽然植物内生微生物资源广泛且功能丰富，存在巨大的应用前景，但其深入系统的研究与利用工作有待加强。

1. 黄酮类资源性化学成分的生物转化　源于药用生物类群的黄酮类资源性化学成分，具有抗氧化、抗肿瘤、增强免疫力等作用，广泛应用于医药、保健品、化妆品、食品添加剂等方面。自然界中黄酮类化学成分多以苷类形式存在，少部分为游离苷元。内生微生物在生长过程中可产生多种酶类，且许多为分泌型胞外酶，这些种类丰富而活性显著的酶系可将黄酮糖苷分解转化为苷元。从甘草(*Glycyrrhiza uralensis*)根中分离获得 47 株内生微生物，多数内生微生物都能产 β-葡萄糖苷酶，细菌、放线菌的酶活性普遍较低，而甘草内生真菌的产酶能力普遍较好，其中泡盛曲霉 GF10(*Aspergillus awamori*)和构巢曲霉 GF19(*Emericella nidulans*)酶活力分别高达 18.63 V 和 18.04 U，显著高于其余菌株，可显著地将甘草苷与异甘草苷分别转化为甘草素和异甘草素，转化后黄酮的抗氧化活性均有显著增加，GF10、GF19 对 DPPH 自由基的清除率分别达到 71.67%和 65.94%，与未经转化黄酮的清除率相比分别提高了 246.57%和218.86%(表 3-4)。此外，微生物转化法在沙棘黄酮、大豆异黄酮、苜蓿黄酮等方面也有一些研究报道[94,95]。

表 3-4　微生物转化前后甘草中甘草苷、甘草素、异甘草苷及异甘草素的含量分析比较

处　理	甘草苷含量(μg/mL)	甘　草　素		异甘草苷含量(μg/mL)	异 甘 草 素	
		含量(μg/mL)	百分比(%)		含量(μg/mL)	百分比(%)
对照	1 026±0.20	4.09±0.30	10.38±0.67	23.38+0.03	1.68±0.08	4.27±0.20
GF10	3.28±0.00	9.56+0.63	25.56±3.43	23.31±1.70	3.23±0.15	8.64±1.00
GF19	0.00±0.00	1 006+0.01	29.18±0.01	21.67±0.25	2.75±0.13	7.97±0.40

注：甘草素、异甘草素中“百分比(%)”一列的数据分别表示甘草素、异甘草素含量占 4 种甘草黄酮总量的百分比。

2. 萜类资源性化学成分的生物转化　熊果酸(ursolic acid)是一种 α-香树脂型五环三萜，在自然界分布较为丰富，存在于多种植物资源中，如杜鹃花科植物熊果(*Arctostaphylos uvaursi*)的叶、果实，玄

参科植物毛泡桐(*Paulownia tomentosa*)的叶以及木犀科植物女贞(*Ligustrum lucidum*)的叶片组织中等。药理学研究表明，熊果酸及其衍生物具有多种生物活性，如抗肿瘤、抗炎、抗菌、抗 HIV 活性等，具有良好的资源开发利用价值。为进一步增强熊果酸的药理活性，提高其生物利用度，对熊果酸进行结构修饰和改造引起普遍关注。有研究表明，中药枇杷叶(Eriobotrya Folium)中含有较为丰富的熊果酸及其类似物，其中可能存在能够实现转化的内生微生物[95,96]。从药用植物蛇足石杉(*Huperzia serrata*)的茎和叶中分离得到 52 株内生微生物，其中有 4 株内生微生物 *Pestalotiopsis microspora*、*Colletotrichum gloeosporioides*、*Fusarium chlamydosporum*、*Arthrinium* sp. 具有转化熊果酸的能力，可以将 3 位的羟基氧化成羰基，在 15 位引入 β 型的羟基，30 位的侧链也可以发生羟基化反应。有些产物还发生开环反应，A 环中 3、4 位 C—C 单键打开，4 位形成羟基，而 3 位氧化成羧基基团[97]。白桦脂酸(betulinic acid)是存在于悬铃木科、桦木科等植物类群中的三萜类化合物，具有抗癌、抗 HIV 等药理活性。桦木酮酸是其结构类似物，也具有相似的特性。为了获得潜在的资源性化学成分，一些学者从法国梧桐(*Platanus orientalis*)的树皮和叶片中分离到 3 株内生微生物，分别属于线虫捕捉菌属(*Arthrobotrys*)、刺茎总菌属(*Chaeto phoma*)和暗色孢属(*Dematium*)，它们分别能将桦木酮酸转化为 3 - oxo - 7β - hydroxylup - 20(29)-en - 28 - oic acid、3 - oxo - 25 - hydroxylup - 20(29)- en - 28 - oic acid 等，并且后两种内生微生物 *Chaeto phoma* 和 *Dematium* 都能将白桦脂酸转化为桦木酮酸[98]。

3. 生物碱类资源性化学成分的生物转化　从重要药用资源植物喜树(*Camptotheca acuminata*)的根、枝条、叶和果实中分离纯化了 48 株内生真菌，其中菌株 *Phomopsis acuminata* J23、J24、J25、J28 对盐酸罂粟碱、硫酸长春碱等天然活性产物具有转化能力，转化得到了一系列结构修饰衍生物，从而为丰富天然化合物类型并进行构效关系的分析提供了基础[99]。

4. 木脂素类资源性化学成分的生物转化　鬼臼毒素(podophyllotoxin)是一种具有抗肿瘤活性的先导化合物，属木脂素类，主要从小檗科鬼臼属(*Podophyllum*)植物(桃儿七、八角莲、山荷叶)中分离得到。但鬼臼毒素具有强烈的毒副反应，如导致贫血、脱发、胃肠道功能紊乱、骨髓抑制等，限制了其临床应用，因此其分子结构有进一步修饰的必要。为获得高效低毒、结构新颖的鬼臼毒素类活性物质，探索它们的构—效关系：一条途径是用化学合成方法改造其结构，另一条途径是微生物转化。从桃儿七(*Sinopodophyllum hexandrum*)根茎中分离出 20 株内生放线菌，其中 *Streptomyces* sp. 能将鬼臼毒素转化为 4′-去甲基表鬼臼毒素(图 3 - 67)。采用内生放线菌 CS - 1 对鬼臼毒素进行微生物转化，发现它能将鬼臼毒素转化为 4′-去甲基表鬼臼毒素，表明内生放线菌 CS - 1 可能具有 *O*-去甲基化酶，能在鬼臼毒素的甲氧酚上发生去甲基化反应，还可能具有异构化酶将 C4 位 α 构型转化为 β 构型，并且这 2 种酶是同时或共同转化鬼臼毒素，理由是转化体系中未发现 4′-去甲基鬼臼毒素或表鬼臼毒素中间体。由此可

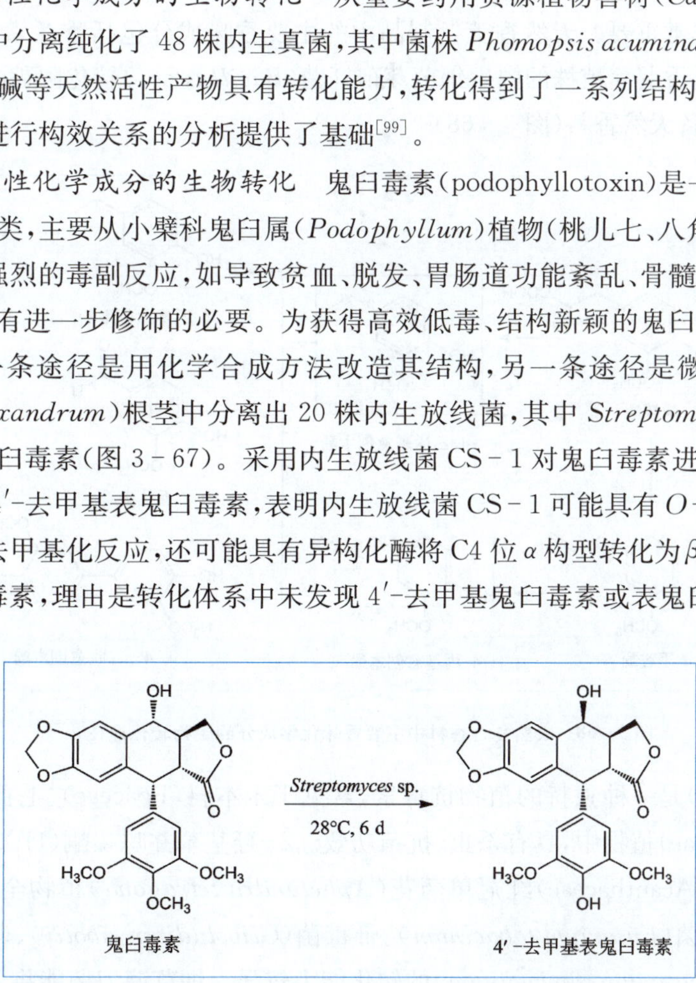

图 3 - 67　由放线菌 *Streptomyces* sp. 转化鬼臼毒素及其产物的条件[100]

以推测，内生放线菌 CS-1 对鬼臼毒素的转化路径可能是由鬼臼毒素直接转化为 4′-去甲基表鬼臼毒素。4′-去甲基表鬼臼毒素抗肿瘤活性增强，其抗肿瘤机制发生改变，鬼臼毒素是通过破坏正在进行有丝分裂细胞的微管蛋白集结及微管的形成，使细胞有丝分裂停止在 M 期，抑制肿瘤细胞正常分裂，而 4′-去甲基表鬼臼毒素是通过抑制 DNA 拓扑异构酶Ⅱ的活性发挥抗肿瘤作用[100]。

中药牛蒡子是菊科植物牛蒡(*Arctium lappa*)干燥成熟的果实，其主要活性成分是以牛蒡子苷和牛蒡子苷元为主的木脂素类化学成分。牛蒡子苷元有抗阿尔茨海默病、拮抗血小板活化因子(PAF)与受体结合、抗 HIV-1、抗肿瘤、抑制免疫性肾炎等多种药理活性。从牛蒡子的根、茎、叶、总苞、种子中分离纯化了 57 株内生微生物，其中 6 株具有较强的牛蒡子苷转化能力：2 株为细菌、2 株为真菌、2 株为放线菌，内生细菌氧化微杆菌 *Microbacterium oxydans* L2 转化率最高，可达 76.9%。由此推测，牛蒡植物中牛蒡子苷元可能是由其内生微生物转化而来[101]。

5. 其他类资源性化学成分的生物转化　白藜芦醇(resveratrol)是一种广泛存在于自然界中的天然活性非黄酮类多酚化合物，具有抗氧化、抗肿瘤、抗动脉粥样硬化等多种生物学活性，在食品、保健和生物医学领域的应用越来越广泛。从虎杖根及茎中初筛得到 6 株具有转化白藜芦醇苷为白藜芦醇能力的内生真菌，其中草酸青霉(*Penicillium oxalicum*) J1 转化率高达 25.6%[102]。从虎杖中也分离得到可转化白藜芦醇苷形成白藜芦醇的内生真菌沙门柏干酪青霉(*Penicillium camemberti*)[103]。

香荚兰(*Vanilla fragrans*)被誉为“香料皇后”，香荚兰豆及其制品在糖果、饮料、烘焙制品、烟酒等食品加香领域的应用非常重要。天然香荚兰制品中的主要香味成分包括香兰素、香草酸、丁香酚、愈创木酚等。可利用分离自香荚兰植株的内生细菌芽孢杆菌(*Bacillus* sp.)转化阿魏酸，生产香兰素和 4-乙烯基愈创木酚，进而制备天然香料(图 3-68)[104]。

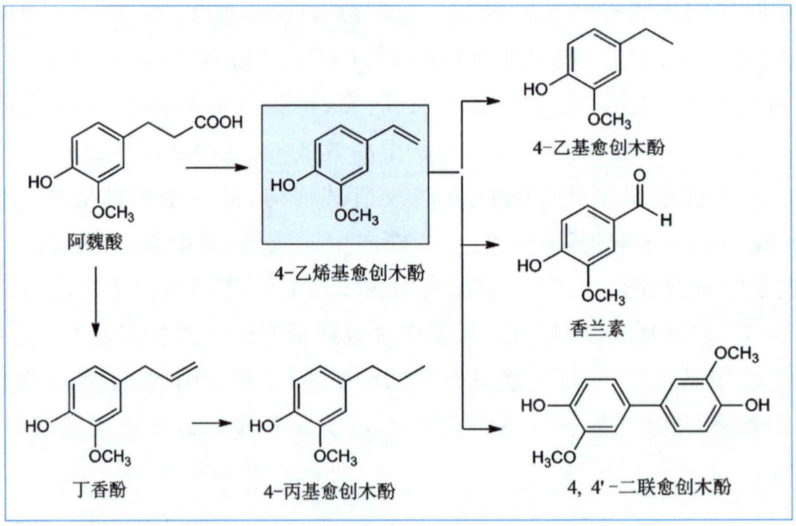

图 3-68　天然复合香料中主要香味化学成分的生物转化途径[105]

苯并噁唑酮(BOA)是一种独特的植物抗毒素，常见于禾本科(Poaceae)、毛茛科(Ranunculaceae)和玄参科(Scrophulariaceae)植物中，具有杀虫、抗菌功效。2-羟基苯并噁嗪酮(HBOA)是具有内酰胺结构的类似物。从爵床科(Acanthaceae)红冠单药花(*Aphelandra tetragona*)植物全株中分离到 20 株内生微生物，其中烟草镰刀菌(*Fusarium tabacinum*)、帚霉菌(*Gliocladium cibotii*)、刺球菌(*Chaetosphaeria* sp.)、接骨木镰刀菌(*Fusarium sambucinum*)的转化能力较强。烟草镰刀菌能将 BOA 和 HBOA 水解酰化成毒性较低的羟苯基丙酰胺酸，帚霉菌、刺球菌和接骨木镰刀菌能够将 HBOA 转化成更多的产物，降低了毒性及增加了产物多样性(图 3-69)[105]。

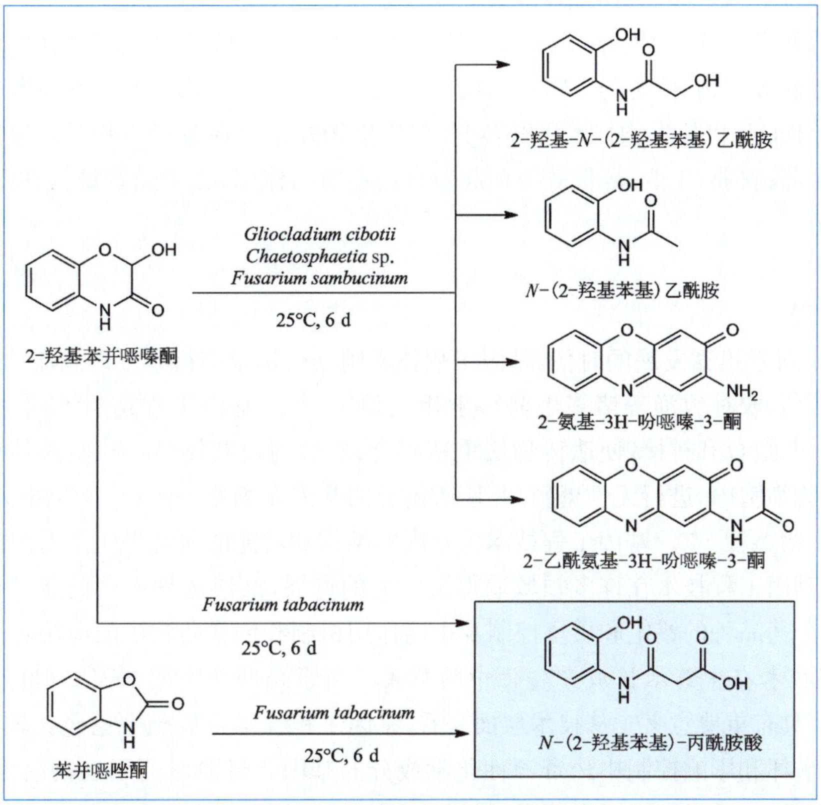

图3-69　来自红冠单药花的内生菌转化苯并噁唑酮和2-羟基苯并噁嗪酮的微生物转化途径[105]

从姜科药食同源植物姜黄(*Curcuma longa*)根茎中分离出18株内生真菌,其中内生真菌 *Diaporthe* sp. 具有转化姜黄色素(curcumin)的作用,其产物分别为去甲基姜黄素和二去甲基姜黄素,表明该内生真菌可能具有 *O*-去甲基化酶系,能在姜黄素2个甲氧酚上发生去甲基化反应,并推测其转化路径可能是由姜黄素转化为去甲基姜黄素,再转化为二去甲基姜黄素(图 3-70)[106]。

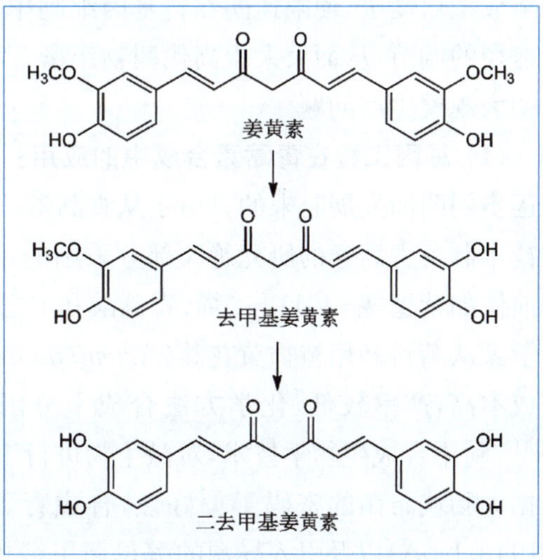

图 3-70　姜黄素生物转化产物的化学结构和可能的转化路径[108]

γ-氨基丁酸(*γ*-aminobutyric acid, GABA)是一种非蛋白质天然氨基酸,为哺乳动物中枢神经系统中一种主要的抑制性神经递质,具有重要的生理功能,如降血压、利尿、镇痛安神、改善脑功能、增进脑活力、促进长期记忆、营养神经细胞、改善更年期综合征等。从忍冬植株茎中分离到1株具有谷氨酸脱羧酶活性的内生细菌巨大芽孢杆菌(*Bacillus megaterium* EJH-7),其可将谷氨酸转化为GABA[107]。

三、生物技术在中药资源性化学成分转化利用中的应用

生物技术是以生物体系(个体、组织、细胞、细胞器、基因)和生物工程原理来生产生物产品,培育新

的生物品种，或提供社会服务的综合性生物科学技术，包括基因工程、细胞工程、发酵工程、酶工程等。生物技术源于生命科学和工程技术的结合，其发展可分为传统生物技术、近代生物技术、现代生物技术3个阶段。传统生物技术和近代生物技术是指酿造技术和微生物发酵技术，如利用酵母菌进行大规模生产乳酸、酒精、柠檬酸等产物，传统的生物技术仅仅局限于化学工程和微生物工程的领域内。20世纪70年代DNA重组技术的问世使生物技术飞跃转变，现代生物技术是在分子生物学的基础上发展起来的。目前生物技术在医药、农业、工业、环保等方面起着日趋重要的作用，在中药资源性化学成分转化利用中也有其独特的优势。

（一）基因工程

21世纪是生命科学迅猛发展的时代，基因工程技术则是引领生命科学发展潮流的重要应用性学科，目前已经渗透到医药、农林牧渔等诸多生命科学相关领域[108]。基因工程是对不同生物的遗传物质基因，在体外进行剪切、组合和拼接，使遗传物质重新组合，然后通过载体（质粒、噬菌体或病毒等）进入微生物、植物或者动物细胞内，进行无性繁殖，并使所需要的基因在细胞中表达，产生出人类所需要的产物或者组建成新的生物类型[109]。基因工程技术为基因的结构和功能的研究提供了有力的手段。

近几十年来，基因工程技术在许多领域取得了巨大的进展，已渗透到中药的各个研究领域，在中药资源可持续发展、中药品种的鉴定和质量控制及中药作用机制和创新药物中的应用越来越广泛。

1. 基因工程技术在中药活性成分转化中的应用　科学合理地应用基因工程技术，对于中药资源的长期可持续发展具有重要意义。从技术层面来看，基因工程技术发展至今已经比较成熟，在转基因过程中，可以做到不破坏和影响控制中药资源性化学成分的基因。目前对药用植物活性成分生物合成的基因调控研究进展迅速，已经克隆了青蒿素、紫杉醇、丹参酮、人参皂苷等次生代谢产物的生物合成相关酶的基因。随着对代谢途径限速步骤的阐明和基因工程的发展，通过对基因启动子的置换、构建强有力的组成型启动子，使限速酶在转基因细胞中高效表达，或采用激活剂激活关键酶基因的表达，实现对代谢途径的调节，从而大大提高代谢物产量。利用基因工程技术，可能解决药用生物资源中可利用功能成分的大规模生产问题。

（1）基因工程在青蒿素合成中的应用：青蒿素（artemisinin）的合成路径研究是伴随其生物合成途径的逐步阐明而发展起来的。由于从青蒿酸/二氢青蒿酸形成青蒿素的途径不是很清楚，现在通过基因工程技术制备青蒿素的研究绝大部分采用的都是一种半合成的路线，即通过合成生物学策略制备青蒿素的前体如紫穗槐-4,11-二烯、青蒿酸和二氢青蒿酸，然后通过半合成的方法合成青蒿素。1972年，我国科学家从菊科药用植物黄花蒿（*Artemisia annua*）地上茎叶中提取出了抗疟有效成分青蒿素，但植物提取成本高，产率较低，化学方法合成十分困难且成本高昂。加利福尼亚大学伯克利分校的Keasling等[110]利用合成生物学技术，对微生物进行工程化操作，实现了青蒿素中间体的微生物合成该研究小组。根据大肠埃希菌的密码子偏好性，合成青蒿酸合成酶（ADS）的编码基因、共表达操纵子（编码DXS、IPPHp、IspA）以及引入异源的酵母菌甲羟戊酸途径，从而提高了青蒿酸的产量。2006年，该课题组将ADS基因插入由GAL1启动子控制转录的pRS435质粒中，并克隆青蒿的CYP450氧化还原酶CYP71AV1/CPR，通过优化FPP生物合成途径，使得青蒿酸合成量达到153 mg/L[111]。通过对代谢途径的不断改造和优化，并发展了化学修饰策略，目前半合成青蒿素的产量已经达到工业化水平[112]。

（2）基因工程在紫杉醇合成中的应用：紫杉醇（paclitaxel）是红豆杉（*Taxus chinensis*）次生代谢产生的二萜类物质，具有显著的抗癌效果。但是紫杉醇在自然界中含量极低，化学合成困难，随着基因工程的发展，紫杉醇的生物合成也成为关注热点。我国学者首次从中国红豆杉中克隆到紫杉烯合酶基因，将其导入酿酒酵母组建了一条紫杉烯生物合成途径，重组菌可以直接产生紫杉醇的前体紫杉烯[113]。有报道将紫杉烯合酶转入酿酒酵母细胞中，引入 GGPP 合酶的同工酶（HMG－COA 还原酶）以提高酵母中紫杉二烯前体 GGPP 的合成量，同时抑制宿主酵母中的类固醇竞争途径，研究获得的工程菌 CEN10 紫杉烯的产量达 8.7 mg/L[114]。采用一种多模块路径设计方法（multivariate-modular pathway engineering approach）将紫杉二烯（taxadiene）代谢途径划分为 2 个模块：天然的上游 2－甲基－*D*－赤藓醇－4－磷酸（methylerythritol-phosphate，MEP）途径和异源的下游萜类化合物合成途径，在大肠埃希菌工程菌株中构建并通过 2 条途径模块间的优化平衡实现紫杉二烯的产量最大化，最终达到 1 g/L[115,116]。麻省理工学院的 Stephanopoulos[117]通过在大肠埃希菌中重建紫杉二烯的合成途径，成功获得了这一紫杉醇中间体，以紫杉醇药物中间体紫杉烯生物合成的中间体 IPP 为节点分成 2 个模块：宿主菌自身 MEP 途径合成 IPP 的上游功能模块和异源萜类合成的下游功能模块。通过调控上游和下游模块，转化大肠埃希菌构建成生物合成紫杉烯的工程菌，紫杉烯的产量提高到 1 020 mg/L。多元模块阐明了紫杉烯合成的非线性代谢流，表明模块间的协调程度不仅影响紫杉烯的产量，还影响工程菌的生长状态、底物甘油消耗、乙酸等副产物积累等。由此表明通过生物反应器的发酵条件、生长培养基的成分优化可以进一步提高紫杉烯的产量。

（3）基因工程在丹参酮合成中的应用：通过转基因技术，还可以改良中药品种，提高资源性产物的含量，减少有害成分的含量。如 SmHMGR2 基因转化丹参（*Salvia miltiorrhiza*）毛状根，通过提高基因 HMGR2 的含量，可有效提高丹参酮类资源性产物的含量，使 4 个丹参酮产量总共增加了 1.76～2.58 倍。此外，一些中药材中的有毒成分也可以通过转基因技术得以减少，以提高其安全性。

丹参酮（tanshinone）是一类具有较高资源价值和潜在利用价值的天然产物，研究者通过功能基因组学方法克隆并鉴定了其合成前体次丹参酮二烯的 2 个酶 SmCPS 和 SmKSL，并在大肠埃希菌中构建了代谢途径，其产量达到了 2.5 mg/L[118]。通过建立模块途径工程策略，在酵母细胞中快速组装次丹参酮二烯生物合成途径；在此基础上，通过设计模块组合方式，系统考虑途径中涉及的前体供给、限速步骤、底物传输和代谢流分配等问题，对编码 SmCPS、SmKSL、法呢基焦磷酸合酶、GGPP 合酶和甲羟戊酸还原酶等 5 个蛋白的基因进行操作，最优的工程菌株在 15 L 发酵罐中培养，次丹参酮二烯产量达到 365 mg/L[119]。并成功设计开发了一套组合调控酿酒酵母萜类合成途径的功能模块，使次丹参酮二烯产量达到 488 mg/L[120]。最近，有学者利用比较转录组学，利用 RNA 测序鉴定了 14 个与次丹参二烯生物合成相关的 CYP450 基因；通过建立体外催化反应，发现 CYP76AH1 催化转化次丹参酮二烯合成铁锈醇，然后利用模块途径工程策略将 CYP76AH1 及 CYP 还原酶 SmCPR1 整合到次丹参酮二烯生物合成酵母，工程菌株能合成 10.5 mg/L 的铁锈醇，并且发现铁锈醇合成与次丹参酮二烯积累负相关，为进一步解析丹参酮生物合成下游途径以及微生物合成丹参酮奠定了基础[121]。

（4）基因工程在人参皂苷合成中的应用：人参皂苷（ginsenoside）生物合成途径的基本框架及相关酶的研究已经取得了较大的进展[122]。已从人参（*Panax ginseng*）和西洋参（*Panax quinquefolius*）等人参属植物中克隆到 20 多个编码人参皂苷生物合成相关酶的基因并进行了功能验证，为通过合成生物学技术生产人参皂苷提供了基本的生物元件，为该研究提供了较好的基础。我国学者在酿酒酵母中成功构建原人参二醇的生物合成途径，并且发现鲨烯环氧酶在控制三萜化合物的生物合成中起关键作用；在此基础上，通过提高 3－羟基－3－甲基戊二酰辅酶 A 还原酶、法尼基焦磷酸合酶、鲨烯合成酶和鲨烯环氧酶的活性，将原人参二醇的产量提高了 262 倍；通过双相发酵工艺优化，最终将原人参二醇的产量提高至 1 189 mg/L。该研究为人参皂苷生物合成途径解析和异源生物合成提供了坚实的基础[123]。

（5）基因工程在其他药用活性成分合成中的应用：黄芪（Astragali Radix）是中医临床最常用的大宗

药材之一。科研人员在黄芪基因组中，发现调节其重要活性成分的2个基因，克隆后构建到载体上，然后由载体将2个基因导入黄芪培养物上，生成黄芪毛状根。应用基因工程手段，创建了黄芪代谢相关内源基因的扩增技术，调控黄芪活性成分生物合成，大幅度提高了黄芪中的资源性产物。我国科学家胡之璧等将透明颤菌血红蛋白基因引入黄芪毛状根，使这种生物在低氧条件下也能"茁壮"生长，不影响其活性成分的代谢水平。从而创建了黄芪毛状根30 L大规模培养体系，为其工业化规模生产提供了指引和示范[124]。银杏苦内酯类(ginkgolides)前体左旋海松二烯(levopimaradiene)，在改造后的大肠埃希菌工程菌中达到700 mg/L[125]。此外，对三七、甘草、银杏和喜树等10余种重要药用植物进行了大规模转录组研究，发现2 000多个可能与人参皂苷、丹参酮、丹酚酸、甘草酸、喜树碱等生物合成相关的候选基因，为解析中药功效物质相关的生物合成途径提供科学依据[126]。

2. *基因工程技术在药用植物抗性研究中的应用* 植物抗性基因工程是根据分子遗传学原理，培育具有特定抗性的植物新品种的生物技术，包括植物抗病基因工程、植物抗虫基因工程、植物抗除草剂基因工程和植物抗逆基因工程。植物的生活周期中会遇到各种各样不利环境条件，如盐碱、干旱、寒冷和酷热等因素的协迫，面对这些不利的逆境，植物只能通过机体自我调节而生存下去。随着基因工程技术的发展，人类可以有目的地改造生物特性，使之能适应某些恶劣的环境而正常生活，从而为解决人类的生存与环境问题提供新的途径[127]。抗性基因工程技术的成功应用，将有利于选育抗病、抗虫等转基因药用植物，对于保证药材的产量和质量，减少环境污染具有重要意义。

(1) 药用植物抗虫基因工程： 危害药用植物的动物很多，其中昆虫占95%以上，其他还有蜗牛、螨类、鼠类等。昆虫中的害虫以药用植物的根、茎、叶、花、果实等为食，给中药材生产带来严重损失。植物基因工程的迅速发展为虫害的防治带来了革命性的变化。地黄(*Rehmannia glutinosa*)种质是高度杂合体，品种退化问题是一直困扰产区多年的老问题。研究表明，地黄的退化主要由病毒感染引起，在地黄上普遍发现2种典型的病毒病症状，其病原主要有烟草花叶病毒(TMV)和黄瓜花叶病毒(CMV)2种，部分呈两者复合感染。科研人员利用转基因技术成功获得了2个转入TMV和CMV外壳蛋白基因的地黄株系，其对2种病毒显示出良好的抗病毒性，这为进行地黄抗病毒转基因育种打下了基础。由此可见，转基因地黄确能有效减少农药等的使用，对于改善地黄的生长环境、减少土壤的污染等将起到积极作用，具有较好的环境效益和社会效益[128]。

(2) 药用植物抗除草剂基因工程： 田间杂草和栽培药用植物竞争水分、养料和光照，影响药材产量，同时杂草种子还会降低其质量。因此通过化学方法来控制杂草已成为农业及中药材生产中不可缺少的一部分。抗除草剂基因工程是一项比较成功的植物基因工程。有报道以CaMV35S为启动子，将带有抗除草剂基因(*Bar*基因)的pCAMBIA3300植物双元表达载体，导入根癌农杆菌菌株EHA105，作为基因工程菌转化四倍体菘蓝(*Isatis indigotic*)，筛选得到的抗性植株经PCR鉴定，表明bar基因已转移到四倍体菘蓝的基因组[129]。

(3) 药用植物抗病基因工程： 病害的发生流行给中药资源生产和发展带来了严重损失，甚至限制了某种药用植物在某一地区的栽培生产。如人参根病常年发病率为20%～30%，栽过人参的老参地不能连续耕种，需要10年以上才能再栽种人参。病害不仅影响中药资源的产量，更为严重的是造成药材品质的下降。随着现代分子生物学的发展以及植物基因工程技术的日趋完善，人们开始着眼于鉴定和克隆抗病相关蛋白的基因，并期望通过将外源抗病基因导入植物从而提高其对病害的抗性。

天麻(*Gastrodia elata*)在与蜜环菌(*Armillaria mellea*)长期的相互作用中形成了一套有效的抑制及消化真菌的机制，从而成为研究植物与真菌相互作用的良好模式系统之一。从人工栽培的天麻中分离得到一种抗真菌蛋白(GAFP-1)[130]，克隆了GAFP-1cDNA并检测了全长序列[131]。由于GAFP-1

在体外对梨腐烂病菌、立枯丝核菌(*Rhizoctonia solani*)及灰葡萄孢菌(*Botrytis cinerea*)等植物病原真菌均有明显的抑制作用,编码 GAFP-1 的基因可望应用于植物抗真菌病害基因工程。

(4) 药用植物抗逆基因工程: 抗逆包括耐盐碱、抗旱、抗涝及抗寒等。逆境条件会造成植物水分供应失调,温度过低引起的冻伤或高温强光引起的灼伤,土壤酸碱度不合适,缺氧环境等,这些可概括为非生物逆境。几乎所有的非生物逆境均能抑制植物的生长和促进植物衰老,导致细胞死亡或降低植物产量。药用植物的资源价值与其抗逆性之间可能存在某种相关。因为药用植物具有药用等功效物质往往是次生代谢产物,这些产物的合成常与环境的胁迫有关的。所以,对于药用植物而言,其最佳种植区域往往并不是其最适生长区域,导致其质量与产量之间存在一些矛盾。有学者将从拟南芥中克隆的叶绿体 ω-3 脂肪酸去饱和酶基因(*FAD7*)导入烟草(*Nicotiana tabacum*)中进行表达,转基因烟草中十六碳三烯酸和十八碳三烯酸含量提高,其前体物质相应减少,在 1℃低温下表现出明显的抗寒性[132]。拟南芥 *CBF3* 基因的过量表达也能够提高植株耐低温胁迫的能力,并且导致许多与低温胁迫有关的生理生化变化,影响脯氨酸和糖的代谢[133]。因此,将抗逆基因工程应用于药用植物,不仅可增强植物自身的抗逆能力,而且有希望解决产量与质量之间的矛盾。此外,还可能带来特定资源性化学成分的变化。

通过基因工程技术,揭示药用生物种质的遗传信息,解析重要活性产物的生物合成途径,发掘参与生物合成的功能基因,推动中药合成生物学、基因组辅助分子鉴定和分子育种及中药道地性遗传机制阐释的深入研究,重建生物合成途径和代谢网络,实现药用资源性成分的定向、高效的异源合成,从而提升我国中药资源的利用价值和潜在资源价值。抗性基因工程技术在药用植物育种中的成功应用,将培育更多抗性(抗病虫害、抗除草剂、抗逆性等)、质优的新品种,促进药用植物资源的可持续发展。

(二) 细胞工程

细胞工程是指以细胞为单位,通过细胞生物学和分子生物学等工程学的方法对细胞内遗传物质加以修饰,并对修饰后的细胞进行离体培养,从而根据人们的意愿获得所需物种或者细胞产品的科技门类。随着科学技术的不断进步,细胞生物技术越来越广泛的被应用于医疗、能源、食品等领域。

目前,根据人们的需要已经相继完善和发展了一些具有特色的药用植物细胞工程实用技术,包括药用植物胚胎培养技术、加倍单倍体技术、原生质体培养等,这些技术在脱毒苗生产、药用植物快繁、药用植物新品种选育及资源性次生代谢产物生产方面发挥重要作用[134]。

1. *胚胎培养技术及其应用* 植物胚胎培养是胚、胚珠、子房和胚乳的离体培养技术,其应用领域包括胚胎的发育机制、克服杂交不亲和性和胚拯救、克服珠心胚的干扰、打破种子休眠,缩短育种周期,获得体细胞胚和人工种子,建立植物高效再生体系等,在药用植物资源产业化方面得到应用。

胚乳培养的主要目的是获得具有利用价值的三倍体植株。被子植物中的胚乳是双受精的产物,为一个精细胞与两个极核经双受精而得来的,具有双亲的遗传成分,为三倍体组织,对育种后代性状有一定预见性。通过胚乳培养的三倍体植物具有较高遗传稳定性。目前有 40 多种植物的胚乳培养达到了不同程度的细胞分化和器官分化,不少植物已得到再生植株。果核大、种子多是影响山茱萸(*Cornus officinalis*)、宁夏枸杞(*Lycium barbarum*)等果实类药材品质的重要因素,我国已经成功利用枸杞的胚乳诱发获得了染色体接近三倍体的植株,为解决上述问题提供了可能[135]。

喜树碱(camptothecin)是一种色氨酸衍生的萜烯类吲哚生物碱。1966 年有学者从我国特有资源植物喜树(*Camptotheca acuminate*)茎的提取物中首次分离得到的抗癌活性物质,继而发现喜树碱通过抑制肿瘤细胞内拓扑异构酶Ⅰ(topoⅠ)的活性而具抗癌效应[136,137],才真正引起众多研究者的兴趣,因为喜树碱类药物是迄今发现的唯一一类专门通过抑制拓扑异构酶Ⅰ发挥细胞毒性的抗癌药物。随着人们对喜树碱类抗癌药物需求的增加，单纯依靠从植株中提取喜树碱已不能满足市场的需求。研究表明，胚轴来源的愈伤组织喜树碱产量较高，胚轴来源的细胞悬浮培养体系的建立显示，下胚轴诱导的愈伤组织在MS培养基中细胞生长良好，用喜树种子下胚轴诱导的愈伤组织进行悬浮培养，使大规模培养喜树碱含量高的植株成为可能。

2. 加倍单倍体技术及其应用　加倍单倍体技术是指利用组织培养技术培养单倍体植物材料（花药、花粉、未受精的子房和胚珠）获得单倍体植物，然后通过自然或人工加倍的方法获得多倍体植株的技术。利用加倍体方法培养半夏（*Pinellia ternata*）发现加倍体半夏块茎中鸟苷含量和有机酸含量明显高于八倍体半夏块茎，表明加倍体半夏在染色体加倍后可提高有效成分含量，提示加倍体半夏值得开发利用[135]。用涂抹生长点的方法处理，分别成功获得了甜叶菊（*Stevia rebaudiana*）和膜荚黄芪（*Astragalus membranaceus*）的多倍体植株[138,139]；通过秋水仙素溶液浸泡木立芦荟（*Aloe arborescens*）的试管苗，也获得了多倍体植株[140]。

3. 原生质体培养技术及其应用　植物细胞与动物细胞的区别之一在于它的细胞膜外多一层纤维素性质的细胞壁，一般可先用纤维素酶等特殊酶制剂将细胞壁消化，去壁的植物细胞为原生质体。含有双倍染色体数的植物原生质体，便可在人工条件下培养成为正常的、无性繁殖植株，可将其组织细胞分离成原生质体再培养成若干植株；或者把不同植物的原生质体进行融合，获得杂种细胞，这种方法可以克服植物之间远缘杂交的不亲和性，培养出杂种植株。自从1971年Nagata和Takebe首次利用烟草叶片分离原生质体，并培养获得再生植株以来，迄今至少已有46个科160余属360余种植物的原生质体再生植株问世。

国外学者建立的念珠培养法将含有原生质体的琼脂糖培养基切成小块放在液体培养基中进行振荡培养。采用该方法可明显提高碧冬茄（*Petunia hybrida*）、番茄（*Lycopersicum esculentum*）、芜菁（*Brassica rapa*）等原生质体培养的植板率[141]。

原生质体培养方法极大地提高了百合（*Lilium brownii* var. *viridulum*）原生质体培养初期的成活率[142]。对白云杉（*Picea glauca*）以及烟草（*Nicotiana tabacum*）原生质体培养的研究表明，影响原生质体植株再生的因素如基因型、材料来源、培养基成分、培养条件等在生理或分子水平上有一定的重叠性和相关性，揭示了脱分化机制、细胞分裂等发育学上的问题[143]。

4. 体细胞杂交和细胞融合技术及其应用　体细胞杂交是用人工诱导方法（如仙台病毒或聚乙二醇为诱导剂）使2种不同的细胞融合在一起，从而得到一种含有2种不同细胞核的异核细胞，也包括2种母细胞的其他成分的不同组合。杂交细胞含有来自双亲细胞的染色体，但这种杂合的染色体组成是不稳定的，经过不断分裂后，其中有些染色体丢失，最后成为具有稳定杂合染色体组成的杂种细胞系。目前已可以制备种内、种间杂种细胞，甚至动、植物细胞也可以进行杂交。该细胞工程的实施对于创造动物、植物、微生物新品种以及在医学领域都具有重要的应用价值和潜在价值。

国内外学者先后以小麦（*Triticum aestivum*）为受体进行了一系列属间、种间非对称原生质体细胞融合，并获得体细胞杂种植物[144]。通过柑橘体细胞杂交得到抗寒、抗高温和抗病的杂种植株。通过体细胞杂交，至少已获得44个种内、103个同属异种，48个属间、5个科间的杂种植物，其中非对称融合的体细胞杂种在90%以上[145]。

5. 体细胞无性系变异与改良　体细胞无性系变异是植物体细胞在植物组织培养过程中产生的变异。利用体细胞无性系技术可以选育植物优良的品种（品系），获得育种的中间材料或作为复合育种的一个中间环节，还可以利用突变体材料做遗传分析和生理生化等基础研究。目前体细胞无性系变异已广泛应用于药用植物抗病育种、抗除草剂育种、品质育种、抗非生物逆境育种，获得了一批具有良好抗性的药用植物新品种。

有研究报告，通过研究中波紫外线对甘草（*Glycyrrhiza uralensis*）根部中三萜酸类等资源性成分积累变化的影响，结果表明中波紫外线辐射能使黄酮类物质增加，重度中波紫外线辐射显著减低了甘草甜素和甘草苷的含量。有研究报告，利用快中子或射线照射延胡索（*Corydalis yanhusuo*）块茎，不仅提高了保苗率和块茎繁殖率，而且还使当代和第二代产生了连续增产效应。以巴县地区产薏苡（*Coix lacryma-jobi* var. *mayuen*）为亲本材料，用激光诱变技术培育出了具有株型紧凑、抗性好等优点的川薏苡品种，且大幅度提高了产量[146]。

6. 快繁技术及其应用　快繁技术应用于高附加值经济植物、珍稀濒危药用植物、转基因植物、育种原种以及植物脱毒苗的快繁，是细胞工程中应用最为广泛的技术，取得了显著的经济效益。利用超低温保存种质法结合快繁技术可以实现植物种质资源的中长期保存和利用，如利用红豆杉（*Taxus chinensis*）细胞培养生产紫杉醇。紫杉醇是从红豆杉科红豆杉属（*Taxus*）多种植物中分离出的二萜类资源性化学成分，对卵巢癌、子宫癌、乳腺癌等癌症具有良好的疗效。然而从天然生长的红豆杉树中提取紫杉醇无法满足需求，紫杉类药用植物资源的短缺已成为限制紫杉醇在临床应用的瓶颈。植物细胞培养具有不破坏自然资源及不受自然条件限制等优点。目前利用细胞大量培养技术生产紫杉醇的研究已经进入到生物反应器放大阶段，美国一公司现在已经完成 4 000 L 的培养技术，正在进行 20 000 L 规模的工业放大研究。在紫草（*Lithospermum erythrorhizon*）细胞的培养基中加苯丙氨酸，可以促进紫草素（shikonin）及其衍生物的合成。目前利用毛状根培养生产次生代谢物在近百种植物上获得成功，包括青蒿快繁生产青蒿素，甘草快繁生产甘草酸，紫草快繁生产紫草素，红豆杉快繁生产紫杉醇，缬草（*Valeriana officinalis*）生产缬草三酯和人参快繁生产人参皂苷等[147]。

细胞工程的研究进展及其在生产实践中应用产生的效益已是举世瞩目，已成为高新技术开发的重要领域。它的主要优势是可以得到纯系，避免种子繁殖时发生后代变异，可以快速繁育，一年之内就可以生产数十万株植物，而且是无病害的。此外，植物细胞本身体积小，运输方便，在一个小小的温室瓶中就可进行培养，经济效益巨大。尽管细胞工程技术还不是十分成熟，细胞的培养过程仍存在成本过高、周期长、安全性低的缺点，相信随着生物技术的不断进步，在不久的未来，细胞工程技术生产的资源性产物必将愈来愈多的替代自然资源，为珍稀、濒危紧缺中药资源的替代和补偿，以及对社会的进步与发展起到不可估量的作用和贡献。

（三）发酵工程

发酵（fermentation）是微生物在特定的环境条件下生长并形成代谢产物的过程。传统发酵只是指微生物在厌氧条件下，将有机物不完全氧化为一些代谢产物而获取能量进行生长的过程，现在将微生物的好气培养也归入发酵的范畴。几千年来，虽然我们的祖先已经掌握酿酒、发面、制醋等和中药的制曲等制造技术。18 世纪随着微生物的发现，人类对微生物认识的加深，微生物资源的开发日益深入，大大地促进了发酵工业的发展。20 世纪 40 年代由微生物学家和化学工程师的通力合作实现了青霉素的产业化，极大地推动了现代发酵工业的发展，并促使发酵工程的诞生。近年来，分子生物学和基因重组技术的发展为利用微生物生产特定资源性产物和构建高效转化功能、高产菌株创造了条件，给发酵工业带来了新的发展机遇。

根据发酵所用培养基的状态，发酵可分为固体发酵和液体发酵。固体发酵培养基中自由水含量较低，常采用农副产品为原料，能量消耗少、成本低，虽然一些产品的固体发酵远远高于液体发酵水平，但过程的控制、杂菌污染的避免等相对困难。固体发酵多用于初级代谢产物和酶等的生产，也有一些关于次级代谢产物和生物活性物质生产的研究报道。固体发酵的反应器包括无强制通气的浅盘反应器、强制通气不搅拌的填充床反应器、强制通气间歇搅拌或连续搅拌的填充床反应器、间歇或连续搅拌转鼓反应器等。液体发酵中,微生物通常悬浮在培养基中,发酵过程中可通过通气和搅拌等操作进行供氧,由于发酵液的混合较均匀,发酵过程容易控制,杂菌污染也较易避免,因此液体深层发酵技术是目前工业生产中的主要形式,应用非常广泛。液体发酵反应器主要是机械搅拌式,也有采用气升式反应器,其原理是利用通气产生的密度差引起液体的对流。该方法机械搅拌式反应器相比,其剪切作用小,能耗低,是一种具有发展潜力的反应器。为了使高产菌株在发酵罐中有效进行目标产物的生产或转化,通常先将保存的菌种经斜面活化接入摇瓶培养,经多级种子罐扩大培养后,接入发酵罐进行发酵生产。从摇瓶种子培养一直到发酵生产或转化,各级培养都需要保持纯种培养的状态,避免杂菌的污染。发酵过程产物的生产水平取决于所用菌种的生产或转化能力、发酵工艺条件和发酵罐的操作性能等因素。

1. 中药发酵概况　传统的中药发酵在我国已有悠久的应用历史,是曲类中药重要的加工方法。早在2 500年前,我国已将微生物发酵技术应用于中药加工,即将药材与辅料拌和,在一定温度和湿度下,通过微生物的发酵达到提高药效、改变药性、降低毒副反应等目的[148]。经过微生物发酵的中药制品经几千年的临床应用证明其疗效确切,一直被沿用至今[149]。神曲的生产工艺过程为药料的粉碎、拌曲、成型、发酵等,具体发酵方法是先将杏仁、赤小豆研成粉末与面粉混匀,再将鲜青蒿、鲜苍耳和鲜辣蓼用适量水煎汤,将汤液陆续加入混合物中,制成扁方块状,保温30～37℃,进行自然发酵,待表面生黄白色菌丝时取出,切成小方块,干燥即成神曲药材[152]。著名中药制备产品片仔癀中主要成分三七也是微生物发酵产物。还有半夏曲、沉香曲、红曲、淡豆豉等经典药物均采取类似的工艺,经微生物发酵后提高了药效或产生了新的药理活性。

通过微生物发酵亦可促使药味之间相互作用,以实现增强药效、克制偏性,达到相辅相成的配伍目的,是中医先贤的原创发明,并在方剂和临床应用中形成特色。如发酵淡豆豉时,以桑叶、青蒿发酵者,药性偏于寒凉,多用于风热感冒或热病胸中烦闷之症;以麻黄、紫苏发酵者,药性偏于辛温,多用于风寒感冒头痛之症[151]。微生物发酵产物是传统中药方剂配伍中的一类重要中药,除目前仍在方剂配伍中广泛应用的曲类中药外,灵脂等粪便类中药作为微生物发酵产物也被古今许多医家用于传统方剂配伍中,如《五十二病方》《黄帝内经》《中华人民共和国卫生部药品标准·中药成方制剂》等均有记载[152],著名的方剂有失笑散、温病方剂神犀丹及三石汤等。但这些品种都是利用自然界中的霉菌、酵母、细菌等混合菌种发酵的结果,由于菌种不纯,针对性不强,难以定向改变药物的生物学性质,同时使用的微生物种类受到了极大限制,还有可能落入有害菌,使发酵产品质量难以控制,不能对其反应进行科学的分析,限制了中药全成分发酵转化技术的推广与应用[153]。随着现代生物技术、生物工程技术的发展而逐渐形成了现代微生物发酵技术,其特点是采用优选的有益菌群一种或几种、一株或几株作为菌种进行中药发酵,然后对发酵物进行功效物质基础及药理学实验研究。

现代微生物发酵研究始于1864年巴斯德发现乙酸杆菌能将乙醇氧化为乙酸,Peterson和Murray[154]应用黑根霉(*Rhizopus nigricans*)将孕酮11位羟基化,从而使孕酮合成皮质酮仅需3步,促使可的松问世。微生物发酵转化中药成分的研究始于20世纪90年代初,日本学者研究发现番泻苷(sennoside)可被肠道细菌发酵转化为致泻的有效成分。随后科技工作者开展了系列糖苷类资源性化学成分如黄芩苷、汉黄芩苷、人参皂苷等的系统研究,并指出糖苷类化合物为天然前药[155]。此后,许多研究者利用微生物发酵技术,将中药化学成分转化成结构相关的更有经济价值的产物,从而改变药物原有性能,产生新的功能作用,或增强原有的功能活性[156]。

微生物发酵中药的本质是利用微生物体系产生的酶对外源性中药底物进行结构转化的生物化学过

程[157]。微生物发酵中药具有以下特点：① 微生物转化酶系广泛。微生物在生长过程中会产生多样的酶系，如纤维素酶、木质素酶、淀粉酶、蛋白酶、脂酶等，目前已发现了 3 000 余种能催化各种化学反应的酶[158]。微生物丰富而强大的酶系构成了高效生物催化体系的核心，且微生物的酶系所催化的反应很多是一些化学合成难以进行的反应[156,159]。② 反应选择性强。主要包括化学选择性、非对映异构体选择性、区域选择性、对映异构体选择性以及立体选择性，同时微生物转化修饰中药底物某一基团时，对不需要转化的基团无需保护，显示出极高的选择性[160]。③ 反应条件温和。由微生物所介导的转化反应一般都在常温、常压下进行，运行操作的设备也比较简便，产生的公害少，一般不造成环境污染，后处理也较简单。中药底物在发酵转化过程中可以最大限度地保护中药中活性成分免遭破坏，可有效解决中药在煎、煮、蒸、浸等传统工艺中活性成分难以最大限度提取的难题[161]。④ 优化条件可使转化率提高。微生物转化中药底物的过程中易受到底物溶解度低，底物和产物抑制微生物酶活性和产物进一步降解等影响。为了提高转化率，可以从诱导物和底物的添加，表面活性剂的添加，碳源、氮源、无机盐、微量元素和酶的抑制剂以及微生物细胞和酶的固定化等方面进行选择优化。通过微生物发酵可将中药成分转化成为利用价值较高的资源性物质，以提高产品附加值，充分挖掘中药资源化潜力；通过技术革新或技术集成，提升资源性物质的利用效率，以实现中药资源的转化增效与高效利用[162]。

2. 通过微生物发酵实现中药资源性成分的富集利用　由于我国中药资源性产业的工业化除了受工程化和工艺水平的制约外，尚受制于产品生产的传统经典工艺不能得到及时的改造提升。因而，导致以消耗中药资源性原料为标志的深加工产业生产过程中的提取效率均较低，造成资源性化学物质的严重浪费。分析表明，经过提取后的药渣中尚存在具有可利用价值的次生代谢产物和丰富的初生物质[163]。例如，淫羊藿药渣中残留的黄酮类物质约占药材中含量的 40%。黄芪、黄芩药渣中黄芪甲苷(astragaloside Ⅳ)和黄芩苷(baicalin)的残留量高达 70%以上。三七药渣中也含有大量的皂苷、多糖等资源性化学物质未被有效利用[164~166]。由此可见，建立适宜的提取工艺将有助于中药资源性化学成分的富集利用。

已有大量研究报道，利用微生物发酵技术，可以提高中药活性成分的含量，改变中药活性成分的比例，从而提高中药药效。利用微生物代谢过程中产生的水解酶对中药非活性成分进行降解，从而提高活性成分在中药固形物中的含量，起到浓缩富集作用。植物类药材中次生代谢的小分子物质大多存在于胞浆中，植物细胞壁是由纤维素、半纤维素、果胶质、木质素等物质构成的致密结构。在中药资源性物质提取过程中，当胞浆中的化学成分向提取介质扩散时，由于存在细胞壁及细胞间质的双重阻力，使成分浸出受阻。利用微生物发酵处理，一方面微生物利用中药糖类、蛋白质等营养物质进行生长、繁殖和代谢；另一方面，在代谢过程中分泌纤维素酶、半纤维素酶、果胶酶等多种胞外酶，促使中药组织细胞破裂，从而有利于资源性化学物质的溶出，提高产物转移率。如将纤维素酶用于盐酸小檗碱(berberine)的提取，提取率提高了 32.9%[166]。盾叶薯蓣(*Dioscorea zingiberensis*)根茎粗粉采用预发酵，有效组分薯蓣皂苷元(diosgenin)的产率明显提高[167]。微生物是在常温、常压等较为温和的条件下进行的生物转化，故能最大限度地保护中药活性成分免遭破坏，特别是对热敏的芳香类挥发油、维生素等资源性产物更能有效地加以保护[161]。

此外，微生物能够以中药活性成分的结构类似物为前体，将其转化为资源性价值更高的目标产物。全成分发酵三七结果显示，三七发酵转化液所含的抗肿瘤活性成分人参皂苷 Rh_4 含量显著提高[168]。同时，有些中药通过促进微生物的生长，提高活性成分的含量。中药焦三楂、焦麦芽、焦神曲、黄芪、当归、海马、柴胡等提取液可促进冬虫夏草的生长，其菌丝体浓度增加 1.6 倍，有效成分甘露醇含量也提高了 5.92 倍[169]。应用 β-葡萄糖醛酸酶产生菌 HQ－10 对黄芩中的黄芩苷进行转化，黄芩素(baicalein)的得率是原药材中的 5.3 倍[170]。在中药发酵过程中，微生物的应用越来越广泛，通过微生物发酵红花(Cathami Flos)药材，使红花黄酮类化学成分酚羟基数目增加，进一步提高了红花抗氧化活性和资源化价值[171]。

3. 通过微生物发酵实现中药资源性成分的结构修饰　中药化学成分一般结构复杂，采用有机合成的方法进行结构改造难度较大，而应用微生物发酵进行成分转化，可以获得更多结构新颖、活性多样的产物，这些产物往往从自然界或通过化学方法难以获得，是新药研究与开发的重要来源。采用现代药理学的研究方法与技术，对发酵产物进行结构和效应关系的评价研究，有望筛选出新的生理活性物质或高活性、低毒性的天然活性先导化合物[172]。由于微生物及其酶种类具有丰富的生物多样性，可进行氧化还原、水解、转移和裂合等多种生化反应，实现底物的高效催化，微生物发酵目前已成为中药资源转化利用的重要手段和方法途径。

中药甘草经微生物产生的 β-葡萄糖醛酸酶水解后，甘草酸(glycyrrhizic acid)转化为甘草次酸(glycyrrhetic acid)，甘草次酸可被肠道直接吸收，短期内在血液中达到较高的药物浓度，迅速作用于靶部位，抗炎、镇痛效果显著增强，并且通过微生物的作用，甘草细胞间质及细胞壁得到分解，促进甘草其他有效成分的释放[173]。人参皂苷(ginsenoside)是人参的主要功效成分，根据苷元结构的不同可分为 3 大类型：原人参二醇型、原人参三醇型和齐墩果酸型皂苷。二醇型皂苷占总皂苷的 50%～60%，三醇型皂苷占总皂苷的 30%～35%，相同醇型的各皂苷只是糖链不同，皂苷元相同。对人参皂苷代谢产物的研究表明[174,175]，由于肠道菌群能够产生 β-葡萄糖苷酶、α-鼠李糖苷酶、β-葡萄糖醛酸苷酶、α-半乳糖苷酶等多种水解酶，具有极强的糖苷键降解功能。大多数天然皂苷在体内转化为次级苷 Rh_2、compound K 或者原人参苷元等，这些次级皂苷具有重要的抗癌、防辐射等生物活性。由此可见，天然人参皂苷可能是抗肿瘤的前体药物，其发酵转化产物才是真正具有抗肿瘤作用的物质。到目前为止，用于人参皂苷发酵转化的微生物类型主要是细菌和霉菌，研究最多的则是黑曲霉(*Aspergillus niger*)，底物则有人参总皂苷、人参二醇型皂苷、单体皂苷等。真菌菌株 EST－Ⅰ与 EST－Ⅱ能产生特异性水解 C－6 位葡萄糖的 β-葡萄糖苷酶，可以将人参皂苷 Rg_1 定向转化为稀有的人参皂苷 F_1[176]。莪二酮为中药莪术(*Curcuma zedoaria*)根茎中主要成分之一，具有显著的抗肿瘤、抗血栓、抗早孕、抗菌、保肝、抗银屑病等生物活性，利用刺囊毛霉对莪二酮进行发酵转化，可产生 6 种水溶性和药理活性较强的新化合物，且高产率(45.6%)的获得新化合物 11-羟基-莪二酮[177,178]。

4. 通过微生物发酵实现有毒中药的减毒增效　微生物在发酵过程中可以通过对有毒中药的毒性成分进行分解，或对有毒活性成分进行结构修饰从而降低药物的不良反应[179]。五倍子(*Rhus chinensis*)的主要成分为五倍子鞣质(gallotannin)、没食子酸(gallic acid)等，具有收敛止泻、止血的作用，但鞣酸在肠道内会结合食物中的蛋白质，可引起部分患者服用后食欲缺乏的不良反应。研究人员采用含有根霉菌的酵曲发酵五倍子，发酵后能显著提高五倍子的收敛作用，并降低或消除了由于鞣酸引起的不良反应[180]。喜树活性成分喜树碱(camptothecin)具有较强的抗肿瘤活性，但其存在胃肠毒性、骨髓抑制和出血性膀胱炎等严重的毒副反应，制约了临床上应用。采用无毒黄曲霉菌 T－419 可将喜树碱转化为毒副反应很低、对多种癌症具有显著疗效的 10－羟喜树碱，且转化率达 50%以上[181]。雷公藤甲素(triptolide)和雷公藤内酯(triptolide)是中药雷公藤(*Tripterygium wilfordii*)中主要二萜类活性化合物，雷公藤甲素可有效治疗自身免疫性疾病和具有较强的抗白血病和抗肿瘤活性，雷公藤内酯具有抗炎活性。但雷公藤甲素和雷公藤内酯的毒副反应较大，为了发现药效更好、毒副反应更小的活性化合物，人们一直在寻找有效的方法对这类天然产物进行结构修饰和改造。研究报道，采用微生物发酵技术对两者进行结构修饰，得到了一些高效低毒的衍生物。利用短刺小克银汉霉(*Cunninghamella blakesleana*

AS3970)对雷公藤甲素进行发酵转化,得到 5α-羟基雷公藤甲素、19α-羟基雷公藤甲素、19β-羟基雷公藤甲素、雷公藤乙素、16-羟基雷公藤甲素、雷醇内酯和 1β-羟基雷公藤甲素等 7 个产物[182]。黑曲霉(*Aspergillus niger* AS3739)转化雷公藤内酯可形成 17-羟基雷公藤内酯酮、16-羟基雷公藤内酯酮、5α-羟基雷公藤内酯酮和雷公藤甲素等 4 种化合物[183]。

5. *微生物发酵技术在中药资源性化学成分高效利用过程中需要加强研究的相关问题*　将微生物发酵技术融入中药成分的资源化研究,加速中药资源的高效利用和环境有效保护,以最大限度利用进入生态系统的物质和能量,获得显著的经济效益和社会效益。但目前绝大部分研究工作仍停留在实验室阶段,缺乏实现工业化生产的范例。针对微生物发酵技术在中药资源化利用过程中的应用需加强以下方面的深入研究。

(1) 加强微生物发酵菌种的选育研究: 优良的微生物菌种是中药资源性化学成分转化的关键和基础。根据中药资源物质组成特点,从现有微生物中获得能够产生纤维素酶、木质素酶、淀粉酶、蛋白酶、脂肪酶、多糖水解酶或特异性酶等功能菌种,对其进行生长、繁殖和产酶等生物学特性的系统研究及条件优化,并利用物理、化学以及生物诱变技术、分子生物学技术进行功能菌种的进一步改良和选育,筛选具有更强转化功能的微生物菌种进行中药的发酵处理,将是未来重要的研究方向之一,有望实现中药资源化高效利用的目标。如对于富含纤维素和木质素的中药,采用可产生纤维素酶和木质素酶的白腐真菌降解纤维素和木质素,从而有利于中药资源性物质的溶出和提取。此外,将纤维素用酸预处理并经纤维素酶转化成糖,然后再利用酵母菌发酵糖生产乙醇,也是中药资源产业化过程废弃物循环利用的重要途径。假丝酵母对植物半纤维素具有较强的转化能力,可将三七中的半纤维素发酵转化为附加值更高的木糖醇[184]。真菌 *Fusarium sacchari* 能将三七茎叶中主要有效成分三七叶苷(notoginseng triterpenes)高效发酵转化为稀有的抗肿瘤活性成分人参皂苷 C-K、CMx 和 G-Mc,从而为三七茎叶资源化利用提供了一种可行的方法,提升了三七茎叶的资源利用价值[185]。目前应用于中药发酵的微生物菌种主要来源于细菌和真菌,其中曲霉属(*Aspergillus*)、根霉属(*Rhizopus*)、毛霉属(*Mucor*)等真菌的应用较为广泛[186,187]。但总体来看,目前应用的微生物种类相对较少,还有大量的微生物菌种有待于发现和利用。

近年来,人们从高温、高盐、强碱等极端环境中发现了一些耐热、耐盐碱的新型微生物,由于其特殊的生活环境、遗传背景和代谢类型,能够产生多种多样的特殊酶类,从而引起人们的广泛关注。目前欧盟在极端微生物的分离、收集、鉴定以及利用极端微生物开发各种酶制剂等方面已取得显著成效。我国也以嗜热、嗜碱、嗜酸和绝对厌氧的极端微生物为主要研究对象,开展了极端微生物的生理、遗传及其功能利用的基础研究[190]。此外,植物内生菌、根际微生物及肠道微生物等也是重要的微生物资源,具有较强的转化功能。植物内生菌种群多样,并能产生丰富的生物酶,可实现中药资源性成分的发酵转化。如从忍冬(*Lonicera japonica*)中筛选到具有较高谷氨酸脱羧酶活性的内生菌,生物催化 *L*-谷氨酸的 α-羧基脱羧反应,生成具有降血压等重要生理功能的 γ-氨基丁酸[189]。中药成分以口服给药方式在进入肠道后,不可避免地与肠道微生物发生相互作用,某些成分经肠道细菌发酵转化后,形成具有较强生物活性的代谢产物,易被人体吸收而发挥药效[190,191]。金丝桃苷经人肠道细菌转化后,生成槲皮素、3,4-二羟基苯甲酸、3,4-二羟基苯乙酸等一系列代谢产物,其中槲皮素具有更强的抗炎活性,3,4-二羟基苯甲酸和 3,4-二羟基苯乙酸具有神经保护、消除自由基和抗肿瘤的活性[192~194]。

(2) 加强微生物发酵中药的机制研究: 中药成分复杂,既含有蛋白质、脂类、多糖等初生代谢物,又含有黄酮类、生物碱类、萜类等多种次生代谢产物,在微生物发酵过程中,通过揭示这些代谢产物及其发酵产物种类及含量的动态变化规律,阐释中药活性成分和发酵产物的对应关系,确定参与发酵转化反应的关键酶，并开展相关酶活性和酶合成的调控研究，从细胞和分子水平阐明微生物发酵机制。因此，应加强微生物发酵的机制探索，总结转化规律，促进中药更加高效地发酵转化。

(3) 加强微生物发酵过程的优化研究：在微生物发酵过程中，中药的组成与性质、培养基 pH 的变化等多种因素均能影响发酵效果。因此，需要加强对微生物生长繁殖等生物学特性及其新陈代谢规律的研究，优化培养条件，加强代谢调控，提高转化率。此外，在发酵工艺上采用一些新技术或新方法，如固定化酶与固定化细胞、非水相催化、静息细胞转化等，这些技术与方法在提高生物催化剂的利用效率、增加底物溶解性、提高转化率等方面均具有较好的效果。

(四) 酶工程

酶工程(enzyme engineering)是生物工程学的主要内容之一，是随着酶学研究迅速发展，特别是酶的应用推广，使酶学和工程学互相渗透、融合发展而形成的一门新的技术学科。因此，酶工程是酶学、生物学的基本原理与化学工程学有机结合而产生的科学技术。它从应用的目的出发研究酶在生物反应装置中利用酶的催化性质，将相应原料转化成有用物质，是生物工程的重要组成部分。

酶是生物体内进行自我复制、新陈代谢所不可缺少的生物催化剂。由于酶能在常温、常压、中性 pH 等温和条件下高度专一、有效地催化底物发生反应，因此酶的开发和利用是当代新技术革命中的一个重要课题。酶工程主要指天然酶制剂在工业上的大规模应用，主要由 4 个部分组成：① 酶的产生；② 酶的分离纯化；③ 酶的固定化；④ 生物反应器。

自然酶在工业应用上受到限制的原因主要有以下几点：① 大多数酶脱离其环境后极不稳定，而酶在生产和应用过程中的条件往往与其生理环境相去甚远；② 酶的分离纯化工艺复杂；③ 酶制剂的成本较高。因此，根据研究问题和解决问题的手段不同，将酶工程分为化学酶工程和生物酶工程 2 类。化学酶工程也可称为初级酶工程，是指天然酶、化学修饰酶、固定化酶及人工模拟酶的研究和应用。生物酶工程是酶学和以 DNA 重组技术为主的现代分子生物学技术相结合的产物，也可称为高级酶工程(advanced enzyme engineering)，主要包括 3 个方面的内容：采用基因工程技术大量生产酶(克隆酶)；对酶基因进行修饰，产生遗传修饰酶(突变酶)；设计新酶基因，合成自然界不存在的新酶。

酶工程在中药中的应用，既包括利用人工酶催化方法，对药用植物中的资源性化学成分进行修饰，以提高资源利用价值；也包括利用人工酶催化方法改进资源化过程若干制约瓶颈，如降解淀粉、蛋白、果胶等杂质，分解植物组织，提高液体制剂的澄清度，降低提取难度等[195]。

1. 药用植物次生代谢调控　药用植物资源性化学成分大多属于植物次生代谢产物。植物的次生代谢非常复杂，是由不同的代谢途径，在不同的酶类参与下完成的。次生代谢调控的研究，首先必须明确某一化合物的生物合成途径及其有关的酶类。用改变次生代谢关键酶的基因来调控次生代谢物的产生是较理想的途径，这方面的研究已有报道。有学者以发根农杆菌介导，用花椰菜花叶病毒 35s 为启动子改造 Ri 质粒，将天仙子羟化酶导入富含莨菪碱(hyoscyamine)的颠茄(*Atropa belladonna*)中，并在卡那霉素培养基上筛选出抗卡那霉素毛状根。在转化后的颠茄毛状根中羟化酶活性增高，6β-羟基莨菪碱(6β-hydroxyl hyoscyamine)较用野生型发根农杆菌诱导毛状根含量高，东莨若碱的含量也提高了 5 倍。此项研究结果表明，利用次生代谢物生物合成途径中某些关键酶基因的转化生产次生代谢物是具有重要资源化价值的有效途径[196]。

植物次生代谢途径中，酶控制着物质流向，其作用是必不可少的。白藜芦醇(resveratrol)是一种植物抗毒素，是在植物受到真菌侵染、紫外线照射或病理状况下而产生的，结构类似于雌激素的己烯雌酚，具有抗癌、保护心血管系统、雌激素样作用、影响骨代谢等生物活性。目前至少已经在葡萄科(爬山虎属、山葡萄属、蛇葡萄属），百合科（藜芦属、菝葜属），蓼科（蓼属、大黄属），豆科（槐属、落花生属、决明属、三叶草属、羊蹄甲属、冬青属），桃金娘科（桉属），伞形科（棱子芹属），莎草科（苔草属），棕榈科（海藻属），买麻藤科（买麻藤属）等 21 科 31 属 72 种植物中发现重要资源性化学成分白藜芦醇的分布。由于白藜芦醇在植物中的含量较低，一般以苷的形式存在，常采用化学方法制取。一般来说，化学合成方法且成本较低，但出于食品安全性考虑，从天然植物类群中提取或生物合成白藜芦醇原料及其产品，则更受重视和欢迎。

目前，在白藜芦醇的生物合成途径中有 5 种酶已被发现，分别为芪合酶（stilbene synthase，STS）、白藜芦醇合酶（resveratrol synthase，RTS）、过氧化物同工酶（peroxidase isoenzyme）、赤松素合酶（pinosylvin synthase，PS）以及苯基苯乙烯酮合酶（chalcone synthase，CHS），其中芪合酶是白藜芦醇生物合成过程中起关键作用的酶，与查尔酮合成酶（CHS，黄酮类化合物合成关键酶）同属聚酮化合物合成酶家族，都是二聚体，都可将 3 个二碳单位缩合成线状四（甲）酮化合物，后者又分别在这 2 种酶的作用下环化生成白藜芦醇和查尔酮。2 种酶具有非常密切的关系，结构上具有高度同源性，功能上也很相似。STS 的底物专一性不高，而且通过改变芪合酶的催化底物，可一定程度地改变其合成的产物。芪类次生代谢途径中有关酶如 PAL 和 STS 在诱发因子作用下协同表达。白藜芦醇合酶主要存在于葡萄（*Vitis vinifera*）和花生（*Arachis hypogaea*）植物中，以 4-香豆酰辅酶 A 为底物合成白藜芦醇，而赤松素合酶存在于欧洲赤松（*Pinus sylvestris*）和北美乔松（*Pinus strobus*）树皮中，以肉桂酸辅酶 A 为底物合成赤松素（pinosylvin）。

由于白藜芦醇的生物合成比化学合成更具有前景，其合成关键酶的分子生物学研究成为热点。有报道从花生悬浮培养细胞液中得到了二苯乙烯合成酶，分子质量为 90 kDa，每个亚基分子质量约 45 kDa，等电点为 4.8。酶对香豆醛或肉桂酸 CoA 有高度的选择性，二羟基香豆醛或肉桂酸 CoA 与酶的结合效应只有前者的 1/10，乙酰 CoA 不能替代丙二酸单酰 CoA。从花生悬浮培养细胞中的 cDNA 文库中获得 STS 和 CHS 的 cDNA 克隆子，序列分析表明：2 个酶作用底物相同，产物各异，相同的支架结构负责结合相同的底物，不同的结构部分催化不同的产物生成。对 STS 和 CHS 的 6 个保守 Cys 进行定点突变分析，发现只有 169 位的 Cys 对 2 种酶是必需的，其他 Cys 的变化都会降低酶的活性。Cys135 和 Cys195 可能与 2 种酶的专一性有关，生成不同的产物。必需氨基酸 Cys 周围的氨基酸序列与其他聚酮合成酶和脂肪酸生物合成酶的活性位点没有相似之处。表明 STS 和 CTS 代表了一组不同于其他缩合酶的酶类[197]。

2. 中药资源性化学成分提取富集　酶工程技术在中药提取分离工艺的应用较早，按其使用酶进行提取分离的目的不同。可以分为破壁提取和定向提取。由于植物和真菌的细胞外层都具有细胞壁，细胞壁往往成为阻止中药资源性化学成分溶出的关键壁垒，而借助于酶工程，可以实现针对细胞壁的破坏和消解，从而提高提取效率。纤维素酶、果胶酶等具有定向分解细胞壁，提高有效物质溶出率的特点，在中药有效物质提取中具有广泛的应用前景。

银杏叶黄酮类资源性化学成分，多存在于植物细胞的液泡中，随着植物组织的干燥会附着在植物细胞壁上。根据银杏叶黄酮类化合物在植物中的存在状态和化学性质，有学者提出用细胞壁分解酶法来强化其提取过程，结果表明银杏叶总黄酮提取率得到明显提高。科研人员从菊科植物水飞蓟果实中提取黄酮类资源性化学成分水飞蓟宾，用纤维素酶破坏植物细胞壁，并用正交设计法获得最佳酶提条件下所得到结果比传统工艺高出 123.6%。尚有学者从红豆杉和三尖杉针叶提取紫杉醇类资源性化学成分，采用破坏植物细胞壁的纤维素酶提取方法，提取率比传统方法提高 3.01 倍，并且应用扫描电子显微镜观察提取过程，说明酶辅助提取既经济又有利于生态环境。从木豆中提取木犀草素等化学成分时，发现采用果胶酶破坏植物细胞壁提取效果较好，其得率比传统工艺提高 2.5 倍[198]。

奎尼酸(quinic acid)是植物在有氧呼吸过程中经莽草酸途径形成的环状多羟基具光学活性的天然产物。奎尼酸最早是从金鸡纳树皮中提取纯化获得，是一种高价值的精细化工产品和医药中间体。奎尼酸可以促进心、子宫等器官组织的发育，还可以作为蚕的饲料添加剂和烟草增香剂的替代品等，用途极为广泛。奎尼酸广泛存在于许多重要资源经济植物类群中，如金鸡纳树(*Cinchona ledgeriana*)、茶树(*Camellia sinensis*)、烟草(*Nicotiana tabacum*)、木瓜(*Chaenomeles sinensis*)、胡萝卜(*Daucus carota*)、蔓越莓(*Oxycoccos*)、玫瑰(*Rosa rugosa*)、枇杷(*Eriobotrya japonica*)、沼生栎(*Quercus palustris*)、灯盏花(*Erigeron breviscapus*)、忍冬(*Lonicera japonica*)、白花刺参(*Marina nepalensis* var. *alba*)、五味子(*Schisandra chinensis*)、阴行草(*Siphonostegia chinensis*)等。各种蔬菜、水果和饮料等资源植物中均含有奎尼酸，如红薯、马铃薯、苹果、梨、猕猴桃、咖啡和茶等，特别是在猕猴桃中的奎尼酸是主要的有机酸类天然产物。

奎尼酸不但以单体的形式存在于植物中，还常以复合物的形式存在，如包括绿原酸在内的咖啡酰奎尼酸类(caffeoyl-quinic acid)、香豆酰奎尼酸类(coumaroyl-quinic acid)、咖啡酰奎尼酸酯类(coffee benzoyl quinic acid esters)等。绿原酸类天然产物主要是 3-*O*-咖啡酰基奎尼酸及少量 5-键合的咖啡酰基奎尼酸、6-键合的咖啡酰基奎尼酸，是药用植物资源中较广泛存在的一类具有多元功能及良好资源价值的次生物质。

目前获得奎尼酸的方法主要有 4 种，即植物提取法、化学合成法、酶工程法和微生物发酵法。所谓酶工程法即利用酶催化的立体专一性反应，以奎尼酸化学合成的中间体为底物制备具有光学活性的奎尼酸。酶工程法可高选择性、高收率地获得所需要的光学活性物质，具有工艺简单、周期短、耗能低、专一性强、收率高等特点，但要将它应用于工业化生产，还涉及底物的价格和酶源等问题。随着基因工程的迅速发展，酶源的获得不再成为问题，关键在于如何获得廉价的底物。奎尼酸的前体物脱氢奎尼酸和中间体莽草酸等经过酶法转化可合成奎尼酸，但脱氢奎尼酸和莽草酸的价格较高，故通过该法获得奎尼酸也未能广泛得到推广和应用[199]。

3. *重要资源性化学成分的生物修饰和结构改造*　一些从植物中分离出来的以自由或固定状态存在的酶可催化一些重要的反应，如在橡胶树叶和番木瓜(*Carica papaya*)的绿色果实中都含有高浓度的硫醇蛋白酶——木瓜蛋白酶。木瓜蛋白酶是一种蛋白水解酶，可以水解肽键，在某些情况也可水解酯键。它可以催化正负两个方向的反应，而反应方向可能与水的浓度有关，木瓜蛋白酶可用于部位选择性水解反应，如木瓜蛋白酶部位特异性水解脱氢谷氨酸二酯 5 位上的酯键，而 α-胰凝乳蛋白酶只水解 1 位酯键。木瓜蛋白酶还具有特异性水解苯丙氨酸、亮氨酸的能力。

洋地黄毒苷 12β-羟化酶(digitoxin 12β-hydroxylase)是存在于微粒体内的一种依赖细胞色素 P450 的单氧化酶，人们将其从植物细胞培养物中分离出来后，用于催化 β-甲基洋地黄毒苷(β-methyl digitoxin)生成 β-甲基地高辛(β-methyl digoxin)[200]。

中药某些资源性化学成分活性显著，但在植物中的含量微量，通过酶的定向改造可以提高该类物质的得率，甚至产生新的资源性成分。酶工程技术在皂苷类、黄酮类和多糖类化学成分改造中有较多应用。

(1) 皂苷类资源性化学成分：甘草酸(glycyrrhizic acid)是甘草中含量较高的三萜类化合物，也是重要的精细化工产品原料，广泛应用于医药、食品、化妆品等领域，在国际市场上销量可观。甘草酸具有显著的促进肾上腺皮质激素的作用，可用于人体抗衰老、抗炎症、降血压、增强机体免疫力，提高生理功能，改善高脂血症，维持水盐代谢平衡。此外，甘草酸还是重要的天然非糖甜味剂，甜度约为蔗糖的 200 倍，因而作为食品添加剂被广泛应用。我国甘草原药材和甘草浸膏为出口获利商品，其中甘草类制剂主要为甘草片、甘草合剂以及甘草酸锌、铋等盐类产物。

甘草酸经修饰改性可以生成单葡萄糖醛酸甘草次酸（glycyrrhetic acid 3 - *O* - mono - *β* - *D* - glucuronide, GAMG）和甘草次酸（glycyrrhetic acid, GA）。甘草酸极性较强，很难有效地透过细胞膜进入细胞内发挥药效，且摄入过量会影响人体的钾钠平衡，产生严重的毒副反应。甘草次酸极性较小，不利于在体内的分布与代谢，因此甘草酸和甘草次酸均不是作为药物的最佳利用形式。甘草酸类物质的衍生物 GAMG 与甘草酸相比，具有更显著的抗炎、抗过敏、抗癌等活性，且毒性低、溶解性好，生物利用度高等优点。另外，GAMG 的甜度是甘草酸的 5 倍，是蔗糖的 1 000 倍，是一种高甜度低热量功能性甜味剂。

生物修饰方法生成 GAMG，目前主要是利用微生物所产生的 *β*-葡萄糖醛酸酶（*β* - glucuronidase, *β* - GUS）水解甘草酸制备得到。所采用的微生物主要有 *Streptococcus* LJ - 22 和 *Cryptococcus magnus* MG - 27。研究发现，多数 *β* - GUS 水解酶对甘草酸作用时，甘草酸会由 GAMG 一直分解到 GA 和葡萄糖醛酸（glucuronic acid），生成 GAMG 的定向性不高。采用酵母菌（*Cryptococus magnus* MG - 27）所产的水解酶水解甘草酸，得到了单一的 GAMG，用于工业化生产 GAMG。但此菌株存在的缺点是微生物发酵需要甘草酸的诱导，酶用量大，来源不方便也不经济。日本和韩国学者在肠道细菌中已发现具有催化甘草酸生成 GAMG 的 *β*-葡萄糖醛酸苷酶，但由于肠道微生物一般为厌氧型微生物，不利于工业化生产，因而利用肠道微生物作为催化剂生产 GAMG 存在一定的局限性。国内有用霉菌和细菌水解甘草酸的报道，但存在的问题都是酶活较低且伴随有副反应，影响了 GAMG 收率的提高。微生物细胞或通过微生物细胞提取的酶为生物法转化甘草酸生成 GAMG 所用的主要催化剂，但往往存在的问题是生物催化剂催化识别选择性较差，存在着副反应，目的产物 GAMG 的得率受到限制，因此对优势菌株的筛选至关重要。由于没有筛选得到合适的有利于工业化生产的菌株，在很大程度上限制了 GAMG 的扩大化生产工艺研究。

从我国新疆地区甘草种植基地筛选得到了一株能将甘草酸转化为 GAMG 的真菌 *Penicillium purpuogenum* Li - 3，该真菌表达的 *β*-葡萄糖醛酸苷酶具有较高的化学键选择性，能定向催化甘草酸生成 GAMG，其摩尔转化率可达到 88%。针对 *P. purpuogenum* Li - 3 生长过程中存在的碳代谢阻遏现象以及酶量表达较低、发酵周期较长的问题，进一步克隆了该酶的基因，并尝试采用胞外分泌表达的穿梭载体构建了毕赤酵母（*Picha pastoris*）工程菌，同时构建了原核表达系统大肠埃希菌工程菌，初步实验结果显示由工程菌所表达的酶量、酶活力以及反应速率比野生酶均有明显提高[201,202]。

随着酶工程技术研究的迅猛发展，酶分子改造引起人们的极大关注，定向进化是近些年来发展迅速的蛋白质改造技术，可在体外操作并使蛋白质分子朝着既定的方向进化，快速改变酶特性，如提高酶的活性、耐酸性、耐碱性，提高酶的热稳定性、选择性以及耐受有机溶剂适应工业化的生产等，在较短的时间内，发现酶分子新的特性，加速了人类改造酶分子固有功能和开发酶分子新功能的进程，为工业化生产操作中生物催化剂性能的优化改造提供了新的思路和方法，同时促进了天然来源生物催化剂更广泛的应用。有学者为提高重组 *β*-葡萄糖醛酸苷酶的底物特异性，通过易错 PCR 方法对其进行突变并构建突变体文库，利用薄层层析和高效液相色谱对突变文库进行筛选，获得了突变株 PGUS(M51)- E，其底物特异性提高了 41%[203]。

酶转化获得高活性成分较为成功的实例之一是人参的相关研究。人参资源性化学成分主要为皂苷类产物，其中人参皂苷 Rh_2（ginsenoside Rh_2）等稀有成分具有抑制各种癌细胞生长、诱导分化和抗癌细胞转移的功效，且具有较高的保健功能，是医药、保健食品、化妆品等人参制品的优良原料及添加剂。20

世纪90年代在研究人参皂苷在人体内代谢过程中，研究者发现人体肠内细菌能将人参皂苷 Rb_1 (ginsenoside Rb_1)逐步代谢为人参皂苷元，这说明肠内细菌能分泌水解人参皂苷侧链糖基的酶。人参皂苷糖基的水解可能是由人体肠道细菌分泌的β-葡萄糖苷酶催化所至，不同细菌分泌的β-葡萄糖苷酶在水解人参皂苷糖基时专一性也不同。国内学者采用酶水解法以改造皂苷糖基，提高其生物活性为目的，先后进行了酶法改变甘草皂苷糖基以提高其甜度，酶法改变大豆皂苷糖基以提高活性和微生物酶法水解人参皂苷糖基使其转化生成人参皂苷 Rh_2 的研究工作[204]。一些学者从人参根中分离纯化了两种人参皂苷糖基水解酶——人参皂苷-β-葡萄糖苷酶和人参皂苷-α-阿拉伯糖苷酶。人参皂苷-α-葡萄糖苷酶能水解人参皂苷 Rg_3(ginsenoside Rg_3)生成人参皂苷 Rh_2，水解人参皂苷 Rc(ginsenoside Rc)生成人参皂苷 Rd(ginsenoside Rd)，与已知序列的β-葡萄糖苷酶无同源性，人参皂苷-β-葡萄糖苷酶在水解特性上也不同于传统的β-葡萄糖苷酶(EC3.2.1.21)，能水解 20(*S*)-Rg_3 和 20(*R*)-Rg_3 分别生成 20(*S*)-Rh_2 和 20(*R*)-Rh_2[205]。

(2) 黄酮类资源性化学成分：黄酮类化合物主要有黄酮糖苷和游离态的苷元两种形式存在，天然植物茎叶中大部分的黄酮类成分多是与糖结合成糖苷形式存在的。大量文献报道，黄酮苷元的生物活性及生物利用率比其黄酮糖苷更好。因此，将黄酮糖苷降解为黄酮苷元提高其在血液中的吸收率是提高黄酮类产物生物利用率的重要途径[206]。目前改变黄酮苷的构型，主要有化学转化法和生物转化法，国内外大多采用化学法水解黄酮糖苷，可以改变黄酮的特性，但是这些反应过程往往屏蔽了黄酮化合物的主要功能团如酚羟基，对抗氧化作用产生不利影响且转化生产中容易产生环境污染，而采用生物酶解方法对黄酮苷类物质进行降解，反应条件温和、设备简单、效率高、具有经济环保的优点，转化生产有良好的发展前景。

银杏总黄酮类物质来源于银杏叶，具有抵抗心血管疾病的功效。不同的黄酮类物质有不同的药理活性和工业加工特点，用酶法进行黄酮类物质间的转化也是近期研究新动向。银杏代表性黄酮苷元成分是槲皮素等，一些学者对此成分进行生物酶法改造研究。日本学者用转苷酶对银杏黄酮苷元进行糖基转移获得槲皮素苷，所得的槲皮素苷抗肿瘤、抗血栓活性远强于槲皮素。*spirizyme plus* 糖苷酶和 *sugong*475 糖苷酶等几种酶可将槲皮素转化为槲皮素糖苷。有报道利用复合酶处理再经转化酶水解处理银杏叶中黄酮时，能有效地将银杏叶中黄酮苷类物质转化为各种苷元，黄酮(苷元)含量达59.65%，槲皮素占总黄酮苷元的24.87%，山柰酚占30.18%，异鼠李素占4.60%[207]。

用 *Streptomyces griseus* ATCC 13273菌株里的生物酶对柚皮苷(naringin)、橙皮苷(hesperidin)、黄芩苷(baicalin)及木犀草素(luteolin)进行转化研究，经过分离鉴定得到的转化产物有柚皮素 7-*O*-葡萄糖苷(naringenin 7-*O*-glucoside)、柚皮素(naringenin)、橙皮素(hesperetin)、黄芩素(baicalein)、黄芩素-6-甲氧乙醚(baicalein-6-methoxy ether)和金圣草黄素(chrysoeriol)等。此转化过程中涉及两类酶反应即糖苷水解和甲基化反应，*S. griseus* 产生的 *L*-鼠李糖苷酶对底物有特异选择性，β-葡萄糖苷酶的选择性不强，甲基转移酶仅对黄酮类化合物的特异位点进行甲基化。

箭藿苷 B(sagittatoside B)是小檗科植物淫羊藿(*Epimedium brevicornu*)地上全草中含有的一种多羟基黄酮类资源性化学成分，该成分在淫羊藿药材中含量低，采用纤维素酶水解朝藿定 B(epimedin B)制备得到箭藿苷 B，反应选择性高、反应条件温和、转化率高，适合工业化生产[208]。

(3) 多糖类资源性化学成分：研究显示，中药多糖类成分糖链数目降低，其药理活性反而增高。利用葡聚糖酶、阿拉伯糖内切酶、木聚糖酶、半乳聚糖酶、纤维素酶、糖苷酶、淀粉酶和果胶酶等多种酶对9种中药：人参、灵芝、三七、西洋参、冬虫夏草、蛹虫草、紫芝、黄芪、当归等活性成分进行糖链降解研究，并用 HPLC 等手段分析酶解产物，结果显示酶解法是有效获得低聚合度糖链有效方法[209]。

(4) 降低中药毒性： 黄曲霉素和农药残留是带来中药用药安全隐患的重要因素。黄曲霉素(aflatoxin)是黄曲霉菌属黄曲霉菌、寄生曲霉菌产生的代谢物，有致癌、致畸、致突变的作用，是目前发现的化学致癌物中代表性毒物之一。中药材采收、加工、储存、运输不当均可导致黄曲霉素的产生。黄曲霉毒素解毒酶(aflatoxin-de-toxiczyme，ADTZ)的发现，使得利用酶工程技术可以有效降低黄曲霉素的毒性。该研究虽处于起步阶段，但随着黄曲霉素解毒酶结构研究的深入，该技术将拥有良好的应用前景。

另外，利用酶工程，可以改变某些化学成分的结构而起到降毒的作用，如利用生物工程对毒性较强的喜树碱进行转化，使之成为低毒性的 10-羟喜树碱就是成功例证。

4. *酶工程研究进展*　由于酶工程技术在生产实际中存在价格较高或酶反应的条件较苛刻，此方法的推广使用受到限制。酶法用于中药研究，只有少数的中成药应用到生产实践中，如采用纤维素酶、果胶酶等对植物来源的中药细胞壁进行破坏，提高提取系统的澄清度，或改变动物药材的质地等。随着现代化学和生物科学的发展，酶工程的研究内容不断扩大和充实，酶工程研究的水平也逐渐提高。生物传感器、有机相的酶反应和基因工程酶的构建等方面将会取得更快的进展。

(1) 生物传感器： 由于酶蛋白具有高度的分子识别功能，固定化酶柱或酶管又具有能被重复使用的优点，因而可以被广泛地应用于生产分析和临床化学检测。生物传感器是一种由生物学、医学、电化学、光学、热学及电子技术等多学科相互渗透、相互结合的分析检测装置，具有选择性高、分析速度快、操作简单及价格低廉等优点，并且可连续测定、在线分析甚至于活体分析。未来的生物传感器将以生物感受系统水平为主攻方向，同时结合分子电学和生物电子学，以期制作更灵敏更新颖的生物传感器。

生物传感器是用生物活性物质做敏感器件，配以适当的转换器所构成的分析工具或分析系统。待测物质经扩散作用进入固定化生物敏感膜层，经分子识别，发生生物化学反应，产生的信息继而被相应的化学或物理换能器转化为可定量和可处理的电信号，再经仪表放大和输出，便可知道待测物的浓度。目前研究最多的是电化学生物传感器。

生物敏感膜又称分子识别元件，由对待测物质(底物)具高选择性分子识别能力的膜构成，直接决定了传感器的功能和质量，是生物传感器的关键部分。所选择的材料可以是酶膜、细胞膜、免疫膜和细胞器膜等。生物活性材料被固定在转换器上，目前已有多种技术可被采用，前提是其活性尽可能不被破坏，常用的方法有夹心法、包埋法、吸附法、共价结合法、交联法和微胶囊法 6 种。

生物传感器大致可分为以下 5 类：① 酶传感器：问世最早的一类生物传感器。它利用酶的催化作用使底物分子发生生物化学反应，然后通过换能器将反应过程中化学物质的变化转变为电信号记录下来，进而推导出相应的生物分子浓度。它是间接型传感器，较为成熟的是葡萄糖氧化酶传感器。② 组织传感器：利用动、植物组织中多酶系统的催化作用来识别分子。由于所用的酶存在于天然组织中，无需进行提取纯化，因而较为稳定，制备成的传感器寿命较长。③ 微生物传感器：应用细胞固定化技术将各种微生物固定在膜上的生物传感器。一类是利用微生物的呼吸作用，另一类是利用微生物体内所含的酶。这种传感器同样具有寿命长的特点。因为它不受发酵液中酶干扰物质的影响，特别适用于发酵过程中组分的测定。④ 免疫传感器：利用抗原和抗体之间的高度特异性而研制的。它克服了放射免疫法的缺点，无需使用昂贵的仪器和复杂的放射性废物处理。⑤ 场效应晶体管生物传感器：将生物技术与晶体管工艺结合的新一代生物传感器，具有所需酶或抗体量小的优点。

酶生物传感器能够将酶的专一性、灵敏性和电学的简便等特点巧妙地结合起来，可以在一个复杂的体系中不受其他物质的干扰，快速准确地测出某些物质的含量。植物多酚作为一类储量丰富的可再生绿色资源，不仅在农业、生态环境、食品、医药化工等领域有重要意义，而且与人们的日常生活密切相关，随着多酚在不同领域的应用研究中取得越来越多的成果，其必将成为人类利用的重要资源之一。因此，开发简单、快速、有效地检测植物多酚的手段和方法将越来越受到人们的关注。有学者建立了基于酶生物传感器检测植物多酚的方法，并设计了3种新型的酶生物传感器：① 以 $Zn(Ac)_2$ 和 N，N-二甲基甲酰胺为原料，采用水热合成法在160℃下合成出了纳米ZnO，并用X线衍射、透射电镜表征了所制备纳米ZnO的结构，同时以制备的纳米ZnO固定酪氨酸酶制备了多酚生物传感器。② 通过将酪氨酸酶固定在类水滑石修饰的玻碳电极表面，构建了一种新型的酪氨酸酶生物传感器，用于对植物多酚的检测。利用静电吸附作用，类水滑石将表面带有负电荷的酪氨酸酶牢固的修饰在玻碳电极表面，并且使其保持了原有的生物活性。通过循环伏安法、电化学交流阻抗法对修饰电极进行表征，同时对检测条件如底液的pH、温度、酪氨酸酶固定量进行研究和优化。在最优条件下，对邻苯二酚、咖啡酸、槲皮素在浓度为3～300 μmol/L、0.888～444 μmol/L、0.066～396 μmol/L范围内进行检测，检测限分别为0.1 μmol/L、0.05 μmol/L和0.003 μmol/L(S/N=3)。③ 通过将血红蛋白固定在 Cu_2S 纳米棒和Nafion纳米复合材料修饰的玻碳电极表面，构建了一种新型的血红蛋白生物传感器，在 H_2O_2 存在的条件下，用于对植物多酚的检测。Cu_2S 纳米棒/Nafion无机—有机混合材料不仅为血红蛋白提供了生物适宜的微环境，而且提高了传感器检测多酚的灵敏度。通过线性扫描伏安法和电化学交流阻抗法对修饰电极进行表征，同时对测量条件如底液的pH、H_2O_2 浓度、应用电位进行研究和优化。在最优条件下，对邻苯二酚、对苯二酚、间苯二酚在浓度为7.0～110 μmol/L、0.6～10 μmol/L和8～100 μmol/L范围内进行检测，检测限分别为0.5 μmol/L、0.03 μmol/L、0.6 μmol/L(S/N=3)。该生物传感器对多酚检测的响应时间仅为8 s，且具有良好的稳定性和重现性[210]。

(2) 有机相的酶反应：指酶在有机溶剂存在的介质中进行的催化反应。20世纪80年代中期，有学者将酶引入非水介质中进行催化，开辟了非水酶学(nonaqueous enzymology)这一新的研究领域，为酶学的研究注入了新的生机和活力。酶的有机相反应是一种在极端条件(逆性环境)下进行的酶反应，它可以改变某些酶的性质，如某些水解酶在逆性环境中可催化合成反应—蛋白水解酶在有机溶剂中可以催化氨基酸合成肽的反应。大量的研究结果表明，有机相中酶催化反应除了具有酶在水中所具有的特点外，还具有其独特的优点：① 增加疏水性底物或产物的溶解度；② 平衡反应向合成方向移动；③ 抑制有水参与的副反应；④ 有利于酶的回收再利用；⑤ 容易从低沸点的溶剂中分离纯化产物；⑥ 酶的热稳定性提高，pH的适应性扩大；⑦ 无微生物污染；⑧ 能测定某些在水介质中不能测定的常数；⑨ 固定化酶的方法简单，可以沉积在载体的表面等。

由于在有机相中酶的催化反应具有上述优点，因而使有机相的酶学研究拓宽到了生物化学、有机化学、无机化学、高分子化学、物理化学及生物工程等多种交叉学科领域。按照溶剂体系的组成和特点，目前有机相酶反应的主要溶剂体系有以下4种：① 水—水溶性溶剂均相体系：这是水和水溶性有机溶剂相互溶解而形成的均一体系，常用的水溶性有机溶剂有乙醇、丙酮和甘油等。加入有机溶剂的目的是为了提高底物或产物的浓度，改变酶反应的动力学本质。在该体系中已完成了青霉素酰化酶催化对羟基苯丙氨酸甲酯和6-氨基青霉烷酸合成阿莫西林的反应及过氧化物酶催化酚类聚合反应。② 水—水不溶性溶剂两相体系：在该体系中要求底物在水中的溶解度尽可能大，而产物在水中的溶解度要小；有机溶剂在水中的溶解度尽可能小以减少有机溶剂对酶的变性和抑制作用。常用的有机溶剂有三氯甲烷、乙酸乙酯、乙醚等。运用该体系已完成了酶催化的氧化还原、环氧化、异构化、酯交换、酯合成及肽合成等反应。③ 反相胶团(束)体系：这是由两性化合物在占优势的有机相中形成的一系列包围水滴的体系。它使酶维持在类似细胞的环境中，酶的构象有利于其活性的表达，因此酶在反相胶团体系中的活力一般都有所提高。疏水底物容易接近分散在水不混溶剂中的反相胶团中的酶，有利于催化疏水底物的反应。在反相胶团体系中已经进行了油脂水解、酯水解、酯交换和肽合成等反应。④ 单相有机溶剂体系：在该体系中，不存在单独的水相，只是含有极微量的水，即在酶分子周围存在着一层水分子膜，以维持催化反应所必需的构象。所用的有机溶剂有正己烷、苯、环己烷等。在该体系中已进行了大量的酯水解、酯合成、酯交换、外消旋体的拆分、肽合成等反应以及修饰酶和固定化酶在有机溶剂体系中的反应等研究。

在进行酶的有机相反应研究时，要根据酶的性质、底物和产物的溶解度及反应器的形式等具体情况来选择溶剂体系和有机溶剂的种类，这是由于天然酶在有机溶剂中易变性失活；酶粉在有机溶剂中分散性差，易聚结成团，影响了酶的催化效率，在有机相中直接使用酶粉的效果并不理想，因此，酶在有机相中的稳定化研究具有重要的理论意义和实际应用价值。

黄酮类资源性化学成分具有广泛的生物活性和药用及健康产品开发利用价值，但由于其在生命体系亲脂性环境中的低溶解度和低利用度，导致它们的商业应用及产业化受到制约。虽然黄酮苷元、异戊烯基甲氧基黄酮衍生物在亲脂环境中能增大溶解度，但在生物体中的分布和积累是有限的。有机相中脂肪酶催化合成方法可催化选择性酰化黄酮类化合物与不同的脂肪酸或芳香族氨基酸合成黄酮酯，可改变其亲水/疏水平衡，提高黄酮类化合物通过细胞膜的渗透能力。

酶催化黄酮酯类合成从水介质拓展到非水介质以来，由于大量使用有机溶剂影响了酶的活性和稳定性，限制了它的商业化应用。近几年来，人们开始探索离子液体在酶催化合成黄酮衍生物中的应用，发现离子液体的独特结构可以使酶悬浮在离子液体中，从而大大降低酶的失活率，提高了酶热稳定性、立体选择性和对映体选择性，它具有传统有机介质不可比拟的优良性质。作为绿色反应介质的离子液体因其毒性降低，将在食品、医药、化妆品等行业有广泛的应用，随着相关研究的进一步深入，离子液体逐渐代替有机溶剂将成为重要的发展趋势[211]。

(3) 酶的固定化：使用固定化酶是目前在有机相酶工程中的最常用方法。通过固定化不仅使酶在有机相中易于分散，提高分散效果，还可以增加其稳定性。通过固定化还可以调节和控制酶的活性与选择性，有利于酶的回收和连续化生产。应用于有机相酶工程的固定化载体、固定化方法与水相的有所不同，其中最重要的是应该满足有机相反应所需要的最适微水环境，这有利于酶的扩散和稳定。当前使用较多而且效果较好的是载体吸附和凝胶包埋法，其中载体吸附法以制备固定化酶，凝胶包埋法以固定细胞。在选择固定化材料时必须考虑载体极性与反应物及有机相极性的相互匹配，以便最大限度地发挥酶在有机相中的催化效率。采用具有双亲分子—聚乙烯亚胺的海藻酸钙固定化载体固定猪胰脂肪酶后，酶在有机相中催化酯合成和酯交换的活力比原来的酶粉提高了 43 倍。

甜菊糖为甜叶菊(*Stevia rebaudiana*)茎叶中含有的主要甜味成分，是一种天然非糖甜味剂，因其高甜度、低热值(约为蔗糖的 1/300)、无毒副反应等特点，成为替代蔗糖的理想甜味资源性产物。甜菊糖主要成分是甜菊苷(stevioside，SS)和莱鲍迪苷 A(rebaudioside A，RA)。RA 甜味品质较好，但含量较 SS 低，而 SS 有一定的苦味，因此人们希望获得甜味更纯正的产品，但 RA 与 SS 在化学性质、分子结构和极性等方面都非常接近，因而通过化学方法纯化比较困难。巨大芽孢杆菌具有高产 β-葡萄糖苷酶能力，该酶可选择性地将甜菊苷转化，进而使 RA 的纯度得到提高。但游离酶使用寿命低、可回收性差，应用受到限制。有学者采用海藻酸钠作为包埋材料，对巨大芽孢杆菌所产 β-葡萄糖苷酶进行固定化，并对固定化酶转化甜菊糖的条件进行优化，固定化酶在 40℃，pH7.0，酶量 20 g/100 mL 时转化 5 d，甜菊糖中的甜菊苷转化率达到 96.45%，固定化酶经 4 次重复利用后其转化活力仍能维持在原活性的 57.77%，具有较好的稳定性和可回收性。该工艺操作简单、成本较低，在转化甜菊苷、提高莱鲍迪苷 A 纯度方面具有潜在的应用前景[212]。

(4) 基因工程酶的构建： 基因工程技术的问世，对酶学的发展起到了巨大的推动作用。基因工程酶是酶学和以基因重组技术为主的现代分子生物学相结合的产物。基因工程酶的构建主要包括 3 个方面：酶基因的克隆和表达，采用基因工程菌大量生产酶；修饰酶基因和产生遗传修饰酶（突变酶）；酶的遗传设计，合成自然界没有的新酶。

◇参◇考◇文◇献

[1] 汤亚杰，徐小玲，李艳，等. 中药全成分生物转化[J]. 中国天然药物，2007，5(4)：241 - 244.

[2] 高明波，阮成江，李贺，等. 紫杉醇和紫杉烷的生物合成途径研究进展[J]. 中国药学杂志，2010，45(24)：1901 - 1903.

[3] Dai JG, Cui YJ, Zhu WH, et al. Biotransformation of 2 - alpha, 5 - alpha, 10 - beta, 14 - beta-tetraacetoxy - 4(20), 11 - taxadiene by cell suspension cultures of *Catharanthus roseus* [J]. Planta Medica, 2002, 68(12): 1113 - 1117.

[4] Dai JG, Ye M, Guo HZ, et al. Regio- and stereo - selective biotransformation of 2α, 5α, 10β, 14β- tetra - acetoxy - 4(20), 11 - taxadiene by Ginkgo cell suspension cultures [J]. Tetrahedron, 2002, 58(28): 5659 - 5668.

[5] 孙敏鸽，康宁，段文娟，等. 荨麻青霉对莪术醇的微生物转化[J]. 沈阳药科大学学报，2007，24(8)：512 - 514.

[6] 刘晓杰，董亚晨，冯宇，等. 黄绿蜜环菌生物转化合成天麻素体系的葡萄糖基转移酶初步研究[J]. 中国食品学报，2012，12(10)：120 - 124.

[7] 陈欣，薛轶，余伯阳，等. 人参毛状根糖基转移酶的分离纯化及酶学性质研究[J]. 药用生物技术，2009，16(1)：50 - 54.

[8] He XJ, Liu B, Yao XS, et al. Microbial metabolism of methyl protodioscin by *Aspergillus niger* culture-A new androstenedione producing way from steroid[J]. Journal of Steroid Bioche-mistry and Molealar Biology, 2006, 100: 87 - 94.

[9] 吴薛明，许婷婷，储建林，等. 黄酮类化合物酶法糖基化修饰的研究进展[J]. 中国天然药物，2010，8(5)：389 - 400.

[10] 郑翠，李琳，庞浩，等. 天然产物活性组分的糖基化修饰研究进展[J]. 纤维素科学与技术，2012，20(3)：62 - 71.

[11] Rottava I, Cortina PF, Martello E, et al. Optimization of α - terpineol production by the biotransformation of R - (+)- limonene and (—)- β- pinene [J]. Applied Biochemistry and Biotechnology, 2011, 164(4): 514 - 523.

[12] 李厚金，蓝文健. 天然单萜柠檬烯的微生物转化[J]. 化学进展，2011，23(11)：2318 - 2325.

[13] 周洧兰，王中琪，叶正中，等. Fe—Cu 催化还原法预处理附子中药废水研究[J]. 工业水处理，2013，33(5)：65 - 68.

[14] 王佳，游松，周丽娜. 倍半萜生物转化的研究进展[J]. 沈阳药科大学学报，2012，29(2)：156 - 164.

[15] 卢灯翠，张剑，刘吉华，等. 轮枝霉菌催化两个原小檗碱的 C 环脱氢反应[J]. 中国天然药物，2008，6(4)：275 - 277.

[16] 金晓勇，贾晓斌，孙娥，等. 炙淫羊藿炮制过程中 5 种黄酮类成分变化规律研究[J]. 中国中药杂志，2009，34：2738 - 2742.

[17] Wang JS, van der HR, Spijksma G, et al. Alkaloid profiling of the Chinese herbal medicine Fuzi by combination of matrix-assisted laser desorption ionization mass spectrometry with liquid chromatography — mass spectrometry [J]. Journal of Chromatography A, 2009, 1216(11): 2169 - 2178.

[18] Sun BS, Gu LJ, Fang ZM, et al. Simultaneous quantification of 19 ginsenoside in black ginseng developed from *Panax ginseng* by HPLC - ELSD [J]. Journal of pharmaceutical and Biomedical Analysis, 2009, 50(1): 15 - 22.

[19] Lee SM, Shon HJ, Choi CS, et al. ginsenoside from heat processed ginseng [J]. Chemical & pharmaceutical Bulletin, 2009, 57: 92 - 94.

[20] 周义发. 糖苷酶转化人参皂苷的研究[D]. 长春：东北师范大学，2012.

[21] Kang KS, Yokozawa T, Yamabe N, et al. ESR study on the structure and hydroxyl radical-scavenging activity relationships of ginsenoside isolated from *Panax ginseng* C A Meyer [J]. Biological & pharmaceutical Bulletin,

2007, 30: 917 - 921.

[22] Ha YW, Lim SS, Ha IJ, et al. Preparative isolation of four ginsenoside from Korean red ginseng (steam-treated *Panax ginseng* C. A. Meyer), by high-speed counter-current chromatography coupled with evaporative light scattering detection [J]. Journal of Chromatography A, 2007, 1151(1 - 2): 37 - 44.

[23] Lau AJ, Toh DF, Chua TK, et al. Antiplatelet and anticoagulant effects of *Panax notoginseng*: comparison of raw and steamed *Panax notoginseng* with *Panax ginseng* and *Panax quinquefolium* [J]. Journal of Ethnophar macology, 2009, 125(3): 380 - 386.

[24] Liao PY, Wang D, Zhang YJ, et al. Dammarane-type glycosides from steamed notoginseng [J]. Journal of Agricultural and Food Chemistry, 2008, 56(5): 1751 - 1756.

[25] Yang WZ, Hu Y, Wu WY, et al. Saponins in the genus Panax L. (Araliaceae): a systematic review of their chemical diversity [J]. Phytochemistry, 2014, 106:7 - 24.

[26] Chan EC, Yap SL, Lau AJ, et al. Ultra-performance liquid chromatography/time-of-flight mass spectrometry based metabolomics of raw and steamed *Panax notoginseng* [J]. Rapid Communi cation. Mass Spectrometry, 2007, 21: 519 - 528.

[27] Wang JR. Yan LF, Gao WN, et al. Quantitative comparison and metabolite profiling of saponins in different parts of the root of *Panax notoginserg* [J]. Journal of Agricultural and Food chemistry, 2014,62(36):9024 - 9034.

[28] Li SL, Song JZ, Qiao CF, et al. A novel strategy to rapidly explore potential chemical markers for the discrimination between raw and processed Radix Rehmanniae by UHPLC-TOFMS with multivariate statistical analysis [J]. J. Pharm. Biomed. Anal., 2010, 51(4): 812 - 823.

[29] Won TH, Liao LJ, Kang SS, et al. Simultaneous analysis of fur fural metabolites from Rehmanniae radix preparata by HPLC-DAD-ESI-MS[J]. Food chemistry, 2014, 142:107 - 113.

[30] Lin ZR, Lou ZY, Ding X, et al. Global Characterization of nentral saccharides in crude and processed Radix Rehnanniae by hydrophilic interaction liquid chromatography tandem electrospray ionization time of flight mass spectrome try[J]. Food chemistry, 2013,(4):2833 - 2840.

[31] Kang KS, Kim HY, Baek SH, et al. Study on the hydroxyl radical scavenging activity changes of ginseng and ginsenoside-Rb_2 by heat processing [J]. Biological & pharmaeeutical Bulletin, 2007, 30: 724 - 728.

[32] 郑云枫,朱玉岚,彭国平. 泽泻炮制过程中 23-乙酰泽泻醇 B 的转化[J]. 中草药,2006,37(10): 1479 - 1482.

[33] 刘岱琳,隋玉辉,臧志和. 萜类化合物及其皂苷生物转化的研究进展[J]. 武警医学,2007,18(3): 221 - 224.

[34] 越皓,皮子凤,赵宇峰,等. 电喷雾串联质谱分析附子炮制中的化学成分变化[J]. 分析化学,2007,35(7): 959 - 963.

[35] 刘悦,刘志强,宋凤瑞,等. 甘遂炮制的电喷雾质谱研究[J]. 质谱学报,2010,31: 72 - 78.

[36] 蔡宝昌,秦昆明,吴皓,等. 中药炮制过程化学机制研究[J]. 化学进展,2012,24(4): 637 - 649.

[37] 梁迎暖,郭巧生,张重义,等. 怀菊花期次生代谢物含量及同工酶活性动态变化研究[J]. 中国中药杂志,2007,32(3): 199 - 202.

[38] Palma-Orozco G, Ortiz-Moreno A, Dorantes-Alvarez L, et al. Purification and partial biochemical characterization of polyphenol oxidase from mamey (Pouteria sapota) [J]. Phytochemistry, 2011, 72: 82.

[39] Cai F, Yang CO, Duan PP, et al. Purification and characterization of a novel thermal stable peroxidase from *Jatropha curcas* leaves [J]. Journal of Molecular Catalysis B-Enzymatic, 2012, 77: 59 - 66.

[40] 冯小峰,林昌虎,王晓,等. 不同干燥方法对山银花促褐变酶活性和活性成分的影响[J]. 食品工业科技,2014,35(3): 76 - 80.

[41] 李泰仑,杜美惠,刘哲君,等. 漆酶在药物生产中的应用进展[J]. 黑龙江医药,2010,23(2): 173 - 174.

[42] 杨金玲,高丽丽,朱平. 人参皂苷生物合成研究进展[J]. 药学学报,2013,48(2): 170 - 178.

[43] 王军,侯丙凯. 植物小分子化合物的糖基化与糖基转移酶[J]. 植物生理学通讯,2008,44(5): 997 - 1003.

[44] 邢楠楠，赵雨，杨非，等. 人参不同生长时期根中5种水解酶的活力变化研究[J]. 中华中医药杂志，2013，28(2)：379-382.

[45] 王思明，赵雨，张惠，等. 不同年生人参中8种酶活力的比较研究[J]. 中成药，2012，34(10)：1957-1960.

[46] 念保义，黄志华，罗菊香，等. 脂肪酶转酯化和水解反应拆分薄荷醇的研究进展[J]. 化工进展，2011，30(6)：1320-1325.

[47] 壮晓健，金火喜，胡忠策，等. 微生物环氧化物水解酶的研究进展[J]. 生物技术，2010，20(1)：91-94.

[48] 张锐，王清路，倪万潮. 腈水解酶基因 bxn 的结构与功能研究[J]. 生物技术通报，2005(2)：37-43.

[49] 吴酬飞. 高效降解生氰糖苷的工程菌株构建与亚麻籽发酵脱毒研究[D]. 广州：中山大学，2012.

[50] 王小艳，冯世江，文先军，等. 真菌产3种 β-D-Glucuronidase 酶学性质[J]. 生物加工过程，2007，5(2)：17-22.

[51] 张瑞芳. 红景天甙和 VC 糖苷生物催化合成的研究[D]. 太原：山西大学，2008.

[52] 华栋梁，陈洪，杜毅，等. 生物法合成叶醇的研究进展[J]. 北京工商大学学报(自然科学版)，2008，26(5)：13-16.

[53] 郑洲翔，范燕萍，周纪刚，等. 植物萜类合成酶1-脱氧-D-木酮糖-5-磷酸还原酶研究进展[J]. 安徽农业科学，2011，39(10)：5695-5696.

[54] 黄东亮，李双喜，廖青，等. 植物蔗糖磷酸合成酶研究进展[J]. 中国生物工程杂志，2012，32(6)：109-119.

[55] 侯夫云，王庆美，李爱贤，等. 植物花青素合成酶的研究进展[J]. 中国农学通报，2009，25(21)：188-190.

[56] Aly AH, Debbab A, Proksch P. Fungal endophytes: unique plant inhabitants with great promises [J]. Applied microbiology and Biotechnology, 2011, 90(6): 1829-1845.

[57] 姚领爱，胡之璧，王莉莉，等. 植物内生菌与宿主关系研究进展[J]. 生态环境学报，2010，19(7)：1750-1754.

[58] Banerjee D, Manna S, Mahapatra S, et al. Fungal endophytes in three medicinal plants of Lamiaceae [J]. Acta Microbiology et Immunologica Hungarica, 2009, 56(3): 243-250.

[59] Bhagat J, Kaur A, Sharma M, et al. Molecular and functional characterization of endophytic fungi from traditional medicinal plants [J]. World Journal of Microbiology & Biotechnology, 2012, 28(3): 963-971.

[60] Rodriguez RJ, White JFJ, Arnold AE, et al. Fungal endophytes: diversity and functional roles [J]. New Phytologists, 2009, 182(2): 314-330.

[61] Jin H, Yang ZQ, Liu Q, et al. Diversity and dynamics of fungal endophytes in leaves, stems and roots of *Stellera chamaejasme* L. in northwestern China[J]. Antonie van Leeuwenhoek, 2013, 104(6): 949-963.

[62] Zhang T, Zhang YQ, Lin HY, et al. Diversity and cold adap tation of culturable endophytic fungi from bryophy tes in the Fildes Region, King George Island, maritine Antarctica[J]. Fems Microbiology Letters, 2013, 341(1): 52-61.

[63] Garcia A, Rhoden SA, Rubin Filho CJ, et al. Diversity of foliar endophytic furgi from the medicinal plant *Sapindus saponaria* L. and their localization by scanning election microscopy[J]. Biological Research, 2012, 45(2): 139-148.

[64] 俞晓平，陈列忠，申屠旭萍. 植物内生菌及其代谢物在生物农药创制中的应用[J]. 浙江农业学报，2006，18(5)：289-293.

[65] Compant S, van der Heijden MG, Sessitsch A. Climate change effects on beneficial plant-microorganism interactions [J]. Fems Microbiology Ecology, 2010, 73(2): 197-214.

[66] Mishra A, Gond SK, Kumar A, et al. Season and tissue type affect fungal endophyte communities of the Indian medicinal plant Tinosporacordifolia more strongly than geographic location [J]. Microbial Ecolofy, 2012, 64(2): 388-398.

[67] 江曙，钱大玮，段金廒，等. 植物内生菌与道地药材的相关性研究[J]. 中草药，2008，39(8)：1268-1272.

[68] Jiang S, Qian DW, Duan JA, et al. Biodiversity and antimicrobial activity of endophytic fungi in *Angelica sinensis* [J]. Chinese Herbal Medicines, 2013, 5(4): 264-271.

[69] 谭燕，段金廒，江曙，等. 内生真菌诱导子调控药用植物活性成分的生物合成[J]. 中草药，2013，44(14)：2004-2008.

[70] Yang NY, Jiang S, Duan JA, et al. A new phenylpentanamine alkaloid produced by an endophyte *Bacillus subtilis* isolated from *Angelica sinensis* [J]. Journal of Chemical Research, 2012, 36(11): 647.

[71] 江曙，段金廒，钱大玮，等. 当归内生真菌抗植物病原菌的活性研究[J]. 植物保护，2012，38(1)：76-79.

[72] 江曙，段金廒，钱大玮，等. 一种具有抗植物病原菌活性的当归内生真菌 *Fusella* sp. DG09 及其发酵液和应用：中国，ZL 201110038798.5.[P]. 2011-02-16.

[73] 王莉衡. 植物内生菌及其次生代谢活性物质多样性的研究进展[J]. 化学与生物工程，2012，29(10)：1-3.

[74] 李文军，郑素慧，毛培宏，等. 新疆胀果甘草内生菌的分离及产甘草甜素菌株的筛选[J]. 生物技术，2008，18(5)：28-31.

[75] 陈华红，杨颖，姜怡，等. 植物内生放线菌的分离方法[J]. 微生物学通报，2006，33(4)：182-185.

[76] 杜慧竟，苏静，余利岩，等. 药用植物内生放线菌的分离和生物学特性[J]. 微生物学报 2013，53(1)：15-23.

[77] 朱文勇，李洁，赵国振，等. 喜树内生放线菌多样性及抗菌活性评价[J]. 微生物学通报 2010，37(2)：211-216.

[78] Chandra S. Endophytic fungi: novel sources of antican cer lead molecules [J]. Applied Microbiology and Biotechnology, 2012, 95(1): 47-59.

[79] Anorld AE, Maynard Z, Gilbert GS, et al. Are tropical fungal endophytes hyperdiverse? [J]. Ecology letters, 2000, 3: 267-274.

[80] 刘蕴哲，何劲，张杰，等. 植物内生真菌及其活性代谢产物研究进展[J]. 菌物研究，2005，3(4)：30-36.

[81] 孙剑秋，郭良栋，臧威，等. 药用植物内生真菌及活性物质多样性研究进展[J]. 西北植物学报，2006，26(7)：1505-1519.

[82] Helander M, Ahlholm J, Sieber TN, et al. Fragmented environment affects birch leaf endophytes [J]. New Phytologist, 2007, 175(3): 547-553.

[83] 孙剑秋，郭良栋，臧威，等. 药用植物内生真菌多样性及生态分布[J]. 中国科学 C 辑：生命科学，2008，38(5)：475-484.

[84] Saikkonen K, Ion D, Gyllenberg M. The persistence of vertically transmitted fungi in grass metapopulations [J]. Proceeding of the Royal Society, 2002, 269: 1397-1403.

[85] Helander M, Wäli P, Kuuluvainen T, et al. Birch leaf endophytes in managed and natural boreal forests [J]. Can. J. Forest Res., 2006, 53: 20-29.

[86] Saikkonen K, Helander M, Rousi M. Endophytic foliar fungi in *Betula* spp. & their F1 hybrids [J]. Forest Pathology, 2003, 33: 215-222.

[87] Verma VC, Gond SK, Kumar A, et al. The endophytic mycoflora of bark, leaf, and stem tissues of *Azadirachta indica* A. Juss (neem) from Varanasi (India) [J]. Microbial Ecology, 2007, 119-125.

[88] 黄午阳，王凤舞. 络石内生真菌的生态分布[J]. 金陵科技学院学报，2005，21(2)：88-92.

[89] Mocali S, Bertelli E, Di Cello F, et al. Fluctuation of bacteria isolated from elm tissues during different seasons and from different plant organs [J]. Research in Microbiology, 2003, 154(2): 105-114.

[90] 王梅霞，张丽，陈双林，等. 杜仲内生真菌类群与分布的初步研究[J]. 菌物研究，2006，4(3)：55-58.

[91] Murali TS, Suryanarayanan TS, Geeta R. Endophytic *Phomopsis* species: host range and implications for diversity estimates [J]. Canadian Journal of Microbiology, 2006, 52(7): 673-680.

[92] Novas MV, Collantes M, Cabral D. Environmental effects on grass-endophyte associations in the harsh conditions of south Patagonia [J]. Fems Microbiology Ecology, 2007, 61(1): 164-173.

[93] Bhagat J, Kaur A, Sharma M, et al. Molecular and functional characterization of endophytic fungi from traditional medicinal plants [J]. World J. Journal of Microbiology & Biotechnology, 2012, 28(3): 963-971.

[94] 张琴,李艳宾,李华. 产β-葡萄糖苷酶甘草内生菌的筛选及对甘草黄酮转化的研究[J]. 食品科学,2013,34(1):194-198.

[95] 涂绍勇,李凤娇,杨爱华. 微生物转化沙棘黄酮苷生成黄酮苷元的研究[J]. 食品科学,2010,31(19):221-224.

[96] 李晓青,陈燕琼,欧阳文,等. 枇杷叶内生菌与金龟子绿僵菌对熊果酸的生物转化研究[J]. 现代食品科技,2012,28(5):490-493.

[97] 付少彬,杨峻山,崔晋龙,等. 药用植物内生菌对乌苏酸的微生物转化筛选[J]. 中国药学杂志,2011,46(16):1225-1228.

[98] Denise Z, Bastos L, Pimentel IC, et al. Biotransformation of betulinic and betulinic acids by fungi [J]. Phytochemistry, 2007, 68: 834-839.

[99] 邓静,刘吉华,余伯阳. 具有生物碱转化活力的 4 株喜树内生真菌的鉴定[J]. 药物生物技术,2006,13(6):436-441.

[100] 曹松,曾志刚. 内生放线菌对鬼臼毒素的微生物转化[J]. 微生物学杂志,2012,32(1):37-42.

[101] 张淼,潘华奇,胡江春,等. 转化牛蒡子苷牛蒡内生菌的分离及 L2 菌株的鉴定[J]. 药物生物技术,2010,17(2):111-116.

[102] 刘华金,易有金,杨建奎,等. 转化白藜芦醇苷虎杖内生真菌的分离和鉴定[J]. 食品科学,2012,33(11):172-176.

[103] 肖苏尧,彭维,李赟,等. 虎杖中白藜芦醇生物转化菌的筛选及鉴定[J]. 现代食品科技,2012,28(7):749-752.

[104] 李雪梅,徐若飞,杨黎华,等. 利用香荚兰内生菌制备天然香料及其在卷烟中的应用[J]. 烟草化学,2008,3:31-34.

[105] 郑江松,李继扬. 植物内生菌在药物研究中的应用[J]. 复旦学报(医学版),2013,40(5):610-618.

[106] 彭清忠,陈玲,易浪波,等. 内生真菌对姜黄素的微生物转化[J]. 生物技术通讯,2010,21(2):196-199.

[107] 杨胜远,陆兆新,孙力军,等. 产谷氨酸脱羧酶金银花内生菌的鉴定及其转化特性研究[J]. 食品科学,2007,28(2):196-202.

[108] 殷武,黄启来,华子春.《基因工程》在中药学专业中的教学实践与探索[J]. 药物生物技术,2010,2:168-171.

[109] 马建岗. 基因工程学原理(第 2 版)[M]. 西安:西安交通大学出版社,2007.

[110] Martin VJ, Pitera DJ, Withers ST, et al. Engineering a mevalonate pathway in *Escherichia coli* for production of terpenoids [J]. Nature Biotechnology, 2003, 21: 796-802.

[111] Ro DK, Paradise EM, Ouellet M, et al. Production of the antimalarial drug precursor artemisinic acid in engineered yeast [J]. Nature, 2006, 440: 940-943.

[112] Paddon CJ, Westfall PJ, Pitera DJ, et al. High-level semi-synthetic production of the potent antimalarial artemisinin [J]. Nature, 2013, 496: 528-532.

[113] 王伟,孟超,朱平,等. 代谢工程酵母菌合成紫杉烯的研究[J]. 中国生物工程杂志,2005,08:103-108.

[114] Engels B, Dahm P, Jennewein S. Metabolic engineering of ntaxadiene biosynthesis in yeast as a first step towards Taxol (paclitaxel) production [J]. Metabolic Engineering, 2008, 10: 201-206.

[115] Ajikumar PK, Xiao WH, Tyo KE, et al. Isoprenoid pathway optimization for Taxol precursor overproduction in *Escherichia coli* [J]. Science, 2010, 330: 70-74.

[116] Liu T, Khosla C. A balancing act for Taxol precursor pathway in *E. coli* [J]. Science, 2010, 330: 44-45.

[117] Ajikumar PK, Xiao WH, Tyo KE, et al. Isoprenoid pathway optimization for Taxol precursor overproduction in *Escherichia coli* [J]. Science, 2010, 330: 70-74.

[118] Gao W, Hillwig ML, Huang LQ, et al. A functional genomics approach to tanshinone biosynthesis provides stereochemical insights [J]. Organic letters, 2009, 11: 5170-5173.

[119] Zhou YJ, Gao W, Rong Q, et al. Modular pathway engineering of diterpenoid synthases and the mevalonic acid pathway for miltiradiene production [J]. Journal of American Chemical Society, 2012, 134: 3234-3241.

[120] Dai ZB, Liu Y, Huang LQ, et al. Production of miltiradiene by metabolically engineered *Saccharomyces cerevisiae* [J]. Biotechnology and Bioengineering, 2012, 109: 2845 - 2853.

[121] Guo J, Zhou YJ, Hillwig ML, et al. CYP76AH1 catalyzesturnover of miltiradiene in tanshinones biosynthesis and enables heterologous production of ferruginol in yeasts [J]. Proceedings of the National A cademy of sciences of the United States of America, 2013, 110: 12108 - 12113.

[122] 杨金玲,高丽丽,朱平. 人参皂苷生物合成研究进展[J]. 药学学报,2013,2: 170 - 178.

[123] Dai ZB, Liu Y, Huang LQ, et al. Metabolic engineering of *Saccharomyces cerevisiae* for production of ginsenoside [J]. Metabotic Engineering, 2013, 20: 146 - 156.

[124] 胡之璧. 中药生物技术与中药资源的可持续发展[J]. 上海中医药大学学报,2012,02: 5 - 8.

[125] Leonard E, Ajikumar PK, Thayer K, et al. Combining metabolic and protein engineering of a terpenoid biosynthetic pathway for overproduction and selectivity control [J]. Proceedings of the National A cademy of sciences of the United States of America, 2010, 107: 13654 - 13659.

[126] 陈士林,朱孝轩,李春芳,等. 中药基因组学与合成生物学[J]. 药学学报,2012,8: 1070 - 1078.

[127] 龙敏南,楼士林,杨胜昌,章军. 基因工程[M]. 北京: 科学出版社,2010.

[128] 臧亚超. 地黄扩展蛋白基因 RgExpA1 的克隆及遗传转化体系的优化[D]. 保定: 河北农业大学,2012.

[129] 许铁峰,唐克轩,张汉明,等. 抗除草剂基因导入四倍体菘蓝[J]. 中药材,2003,26(5): 313 - 3151.

[130] Xu Q, Liu Y, Wang X C, et al. Purification and characte-rization of a novel anti-fungal protein from *Gastrodia elata* [J]. Plant Physiology and Biochemistry, 2008, 36: 899 - 905.

[131] 何光志,田维毅,王平,等. 凤冈野生天麻抗真菌肽基因(gaf)的克隆与序列分析[J]. 贵州农业科学,2011,7: 28 - 30,33.

[132] Kodama H, Hamada T, Horiguchi G, et al. Genetic enhancement of cold tolerance by expression of a gene for chloroplast X - 3 fatty acid desaturase in transgenic tobacco[J]. Plant Physiology, 2004, 105(2): 601 - 605.

[133] Gilmour S, Sebolt AM. Overexpression of the *Arabidopsis* CBF3 transcriptional activator mimics multiple biochemical changes as-sociated with cold acclimation [J]. Plant Physiology, 2000, 124: 1854 - 1865.

[134] 杨贺. 植物细胞工程应用及发展前景[J]. 长春医学,2010,8(2): 60 - 62.

[135] 王莉,陈素萍,秦金山,等. 枸杞胚乳植株诱导和它的倍性水平[J]. 植物学报,1985,12(6): 440 - 444,496.

[136] Hisang YH, Herizberg R. Camptothecin induces protein-linked DNA breaksviamammalian DNA topoisomerase [J]. Journal of Biological Chemistry, 1985, 260: 14873 - 14878.

[137] 刘展眉,崔英德,宾淑英. 喜树及喜树碱研究中的生物技术应用[J]. 广东化工,2006,33(6): 67 - 70.

[138] 陈绍潘,陈绍裘,杨英华,等. 秋水仙碱诱变甜菊多倍体的研究[J]. 武汉植物学研究,1995,13(1): 1 - 7,97.

[139] 吴玉香,高建平,赵晓明. 黄芪多倍体的诱导与鉴定[J]. 中药材,2003,26(5): 315 - 316.

[140] 王俐,郑思乡,李枝林,等. 库拉索芦荟的多倍体诱导及其变异初报[J]. 云南植物研究,2001,4: 493 - 496.

[141] Shillito RD, Paszkoooski J, Potrykus I. Agarose plating and a bead type culture technique enable and stimulate development of protoplas-t derived colonies in a number of plant species [J]. Plant Cell Reports, 1983, 2: 244 - 247.

[142] Mitsugu H, Hitomi M, Fuminori K. Regeneration of flowering plants from difficile lily protoplasts by means of a nurse culture [J]. Planta, 2002, 215(5): 880 - 884.

[143] Fowkel C. Microtube organization and cell devision in embryogenic protoplast culture of white spruce (*Piceaglauca*)[J]. Protoplasma, 1990, 158(1 - 2): 86 - 94.

[144] Zhou AF, Chen XL, Xia GM, et al. UV-fusion between protopasts of common wheat and Hay-naldia villosa [J]. Journal of Plant Physiology, 2002, 28(4): 305 - 310.

[145] 邓秀新,章文才. 柑橘原生质体培养与融合研究[J]. 自然科学进展,1995,5(1): 35 - 41.

[146] 卢相义,刘薇,罗成. 薏仁多糖诱导人肺癌 A549 细胞凋亡[J]. 中国肺癌杂志,2012,11: 624 - 629.

[147] 贾景明,吴春福,吴立军. 植物细胞工程在中药资源保护和中药现代化中的作用[J]. 世界科学技术,2003,5: 62 - 66,82.

[148] 李羿,刘忠荣,吴洽庆,等. 发酵中药——拓展中药新药研究开发的新空间[J]. 天然产物研究与开发,2004,16(2): 179 - 181,184.

[149] 杨海龙,陈高洪,章克昌. 利用药用真菌深层发酵加工中药[J]. 中国中药杂志,2005,30(21): 1717 - 1720.

[150] 王元铭. 神曲的加工新法[J]. 中药材科技,1983,9(5): 28.

[151] 雷载权. 中药学[M]. 上海: 上海科学技术出版社,2001: 48.

[152] 于智敏,周超凡. 论粪便类中药弊大于利[J]. 中国中药杂志,1995,20(12): 759 - 761.

[153] 李国红,张克,沈月毛. 枯草芽孢杆菌对 50 种中药的发酵及抗菌活性检测[J]. 中药材,2006,29(2): 154 - 157.

[154] Peterson DH, Murray HC. Microbial oxygenation of steroids at carbon 11 [J]. Journal of the American Chemical Society, 1952, 74: 1871 - 1872.

[155] Kobashi K. Glycosides are natural prodrugs-Evidence using germfree and gnotobiotic rats associated with a human intestinal bacterium [J]. Journal of Traditional Medicines, 1998, 15(1): 1 - 13.

[156] Hasegawa H. Proof of the mysterious efficacy of ginseng: basic and clinical trials: metabolic activation of ginsenoside: deglyeosylation by intestinal bacteria and estenfication with fatty acid [J]. Current Opinion in Biote Chnology, 2004, 95: 153 - 157.

[157] 杨红亚,吴少华,王兴红,等. 开展中药生物转化研究意义深远[J]. 中草药,2004,35(12): 1321 - 1324.

[158] Urlacher V, Schmid RD. Biotransformations using prokaryotic P450 monooxygenases [J]. Curr. Opin. Biotech., 2002, 13(6): 557 - 564.

[159] 李国红,张克,沈月毛. 枯草芽孢杆菌对 50 种中药的发酵及抗菌活性检测[J]. 中药材,2006,29(2): 154 - 157.

[160] Ro DK, Paradise EM, Ouellet M, et al. Production of the antimalarial drug precursor artemisinic acid in engineered yeast [J]. Nature, 2006, 440(7086): 940 - 943.

[161] 耿花娥,王玉英. 中药汤剂中包煎药物实验研究[J]. 河南中医学院学报,2008,23(4): 45 - 46.

[162] 陈代杰,朱宝泉. 微生物转化技术在现代医药工业中的应用[J]. 中国抗生素杂志,2006,31(2): 112 - 118.

[163] 马逊风,马宏军,唐占辉,等. 中药渣剩余成分分析及利用途径研究[J]. 东北师大学报,2004,36(2): 108 - 111.

[164] 冷桂华. 黄芩及其提取药渣黄芩苷含量的比较[J]. 安徽农业科学,2007,35(10): 2928 - 2935.

[165] 黄亚非,刘杰,黄际薇,等. HPLC 测定黄芪药渣中黄芪甲苷含量[J]. 中山大学学报,2009,48(2): 146 - 148.

[166] 马田田. 纤维素酶用于中药提取的初步研究[J]. 中草药,1994,25(3): 123 - 124.

[167] 汤兴利,徐增莱,夏冰,等. 用盾叶薯蓣生产薯蓣皂苷元预发酵与水解条件优化[J]. 植物资源与环境学报,2004, 13(3): 35 - 37.

[168] 李国红,沈月毛,王启方,等. 发酵三七中的皂苷成分研究[J]. 中草药,2005,36(4): 500 - 501.

[169] 王贞佐,呼海涛,张锐,等. 中药对冬虫夏草发酵的影响[J]. 食品科技,2006,31(2): 8 - 11.

[170] 薛慧玲,徐萌萌,阳泰,等. 黄芩微生物发酵产物的分离提取[J]. 天然产物分离,2005,3(5): 5 - 7.

[171] 任莉颖,刘康,李宏婧. 发酵炮制对红花抗氧化活性的影响[J]. 中华临床医学杂志,2005,6(8): 47 - 49.

[172] 胡海峰,朱宝泉. 微生物在药物开发中的应用[J]. 中国天然药物,2006,4(3): 168 - 171.

[173] 陈永强,徐春,徐凯,等. 微生物发酵转化甘草提高其药效的研究[J]. 四川大学学报,2007,44(5): 1147 - 1150.

[174] Bae EA, Shin JE, Kim DH. Metabolism of ginsenoside Re by human intestinal mecroflora and its estrogenic effect [J]. Biological & Pharmacentical Bulletin, 2005, 28(10): 1903 - 1908.

[175] Tawab MA, Bahr U, Karas M, et al. Degradation of ginsenoside in humans after oral administration [J]. Drug Metabolism and Disposition, 2003, 31(8): 1065 - 1071.

[176] 吴秀丽,张怡轩,赵文倩,等. 真菌 EST - Ⅰ及 EST - Ⅱ对人参皂苷 Rg_1 定向转化为人参皂苷 F1 的研究[J]. 沈阳药

科大学学报,2008,25(1)：73 - 76.

[177] Ma XC, Wu LJ, Guo DA. Microbial biotransformation of curdione by *Mucor spinosus* [J]. Enzyme and Microbial Technology, 2006, 38(3 - 4): 367 - 371.

[178] Ma XC, Zheng J, Guo DA. Structural determination of three new germacrane-type sesquiterpene alcohols from curdione by microbial transformation [J]. Magnetic Resonance in Chemistry, 2007, 45(1): 90 - 92.

[179] 杨海龙,陈高洪,章克昌. 利用药用真菌深层发酵加工中药[J]. 中国中药杂志,2005,30(21)：1717 - 1720.

[180] 朱关平. 用生物转化生产 10 -羟喜树碱的方法. 中国,CN85100520[P]. 1985 - 04 - 01.

[181] 郑利华,焦素珍. 五倍子发酵炮制[J]. 中国中药杂志,1998,23(1)：26 - 27.

[182] Ning LL, Zhan JX, Guo DA, et al. Biotransformation of triptolide by *Cuninnghamella blakesleana* [J]. Tetrahedron, 2003, 59(23): 4209 - 4213.

[183] Ning LL, Qu GQ, Guo DA. Cytotoxic biotransformed products from triptonide by *Aspergillus niger* [J]. Planta Medica, 2003, 69(9): 804 - 808.

[184] 龚霄,贺稚非,陈盼,等. 发酵法生产木糖醇研究进展[J]. 粮食与油脂,2008,3：44 - 48.

[185] 韩颖,胡筱敏,姜彬慧,等. *Fusarium sacchari* 对三七茎叶中有效成分生物转化条件的优化[J]. 应用生态学报,2007,18(12)：2801 - 2806.

[186] 崔宇,姜彬慧,韩颖,等. 微生物对人参果总皂苷中人身皂苷化合物 K 的转化作用[J]. 中草药,2007,38(2)：189 - 193.

[187] 张怡轩. 真菌在中药成分转化中的应用[J]. 菌物研究,2006,4(4)：77 - 81.

[188] Atomi H. Recent progress towards the application of hyperthermophiles and their enzymes [J]. Current Opinion in Chemical Biology, 2005, 9: 166 - 173.

[189] 杨胜远,陆兆新,孙力军,等. 产谷氨酸脱羧酶金银花内生菌的鉴定及其转化特性研究[J]. 食品科学,2007,28(2)：196 - 202.

[190] Tiago S, Ronnie P, Vanessa M, et al. The gastrointestinal microbiota as a site for the biotransformation of drugs [J]. International Journal of Pharmacentics, 2008, 363: 1 - 25.

[191] Xu J, Jiang S, Duan JA, et al. Ultra-performance liquid chromatography coupled with quadrupole time-of-flight mass spectrometry for rapid analysis of the metabolites of baicalin produced by human intestinal bacteria [J]. Analytical letters, 2013, 46(3): 429 - 438.

[192] Yang J, Jiang S, Duan JA, et al. Identification of the major metabolites of hyperoside produced by the human intestinal bacteria using ultra performance liquid chromatography/quadrupole-time-of-flight mass spectrometry [J]. Journal of Etho Pharmacology, 2013, 147(1): 174 - 179.

[193] Choudhary MI, Jalil S, Nawaz SA, et al. Antiinflammatory and lipoxygenase inhibitory compounds from Vitex agnuscastus [J]. Phytotherapy Research, 2009, 23: 1336 - 1339.

[194] Ban JY, Cho SO, Jeon SY, et al. 3, 4 - dihydroxybenzoic acid from Smilacis chinae rhizome protects amyloid beta protein (25 - 35)- induced neurotoxicity in cultured rat cortical neurons [J]. Neuroscience letters, 2007, 420: 184 - 188.

[195] 龙扬,赵洋,赵学梅,等. 生物技术在中草药领域中的应用[J]. 中药与临床,2012,3(4)：57 - 60.

[196] 张大鹏,于静滨. 中药研究中生物技术的应用综述[J]. 中国科技博览,2013,3：304.

[197] 张真,李胜,刘媛,等. 生物技术在白藜芦醇研究中的应用[J]. 甘肃农业大学学报,2008,43(1)：119 - 125.

[198] 许明淑,郭兰萍,赵无恙,等. 酶工程技术在中药活性成分获得中的研究进展[J]. 中国实验方剂学杂志,2010,16(10)：195 - 198.

[199] 刘礼兵,徐琪寿. 奎尼酸的生物合成与应用[J]. 生物技术通讯,2005,16(6)：693 - 695.

[200] 于荣敏,赵昱. 现代生物技术方法在中药现代化中的应用[M]. 北京：中国医药科技出版社,2005.

[201] 李丽敏,邹树平,戴人章,等.响应面设计法优化单葡萄糖醛酸基一甘草次酸(GAMG)发酵转化培养基[J].生物加工过程,2009,7(5):29-33.

[202] 陈金燕.水/离子液体两相体系中全细胞转化甘草甜素生成单葡萄糖醛酸基甘草次酸的研究[D].石河子:石河子大学硕士论文,2011.

[203] 矫丽媛,吕波,王金娜,等.重组β-葡萄糖醛酸苷酶转化甘草甜素的定向性改造[J].石河子大学学报(自然科学版),2013,31(5):640-644.

[204] 鱼红闪,吴少杰,金凤燮,等.酶法改变甘草苷糖醛酸基提高其甜度的研究[J].食品与发酵工业,1999,25(3):10-15.

[205] 张春枝.人参皂苷糖基水解酶的研究[D].大连:大连理工大学出版社,2002.

[206] Liu JJ, Huang TS, Cheng WF, et al. Baicalein and baicalin are potent inhibitors of angiogenesis: Inhibition of endothelial cell proliferation, migrationand differentiation [J]. International Journal of Cancer, 2003, 106(4): 559-565.

[207] 王建伟,李岱龙,孙君社.银杏叶提取物中黄酮苷酶法转化苷元的研究[J].食品工业科技,2008,29(4):177-179.

[208] 徐凤娟,孙娥,孙振海,等.纤维素酶转化朝藿定B制备箭藿苷B的研究[J].中国中药杂志,2014,39(2):235-239.

[209] Guan J, Li SP. Discrimination of polysaccharides from traditional Chinese medicine using saccharide mapping-Enzymatic digestion followed by chromatographic analysis [J]. Journal of Pharmacentical and Biomedical Analysis, 2010, 51: 590-598.

[210] 韩瑞霞.基于酶生物传感器检测植物多酚的研究[D].泰安:山东农业大学硕士论文,2011.

[211] 曹清丽,吕玉姣,林强.有机相中脂肪酶催化合成黄酮酯类研究进展[J].化学世界,2013,7:424-428,434.

[212] 刘虎,陈育如,姜中玉.固定化β-葡萄糖苷酶转化甜菊糖的研究[J].食品工业科技,2011,4:170-176.

(江 曙 刘 培 谷 巍 余伯阳 段金廒)

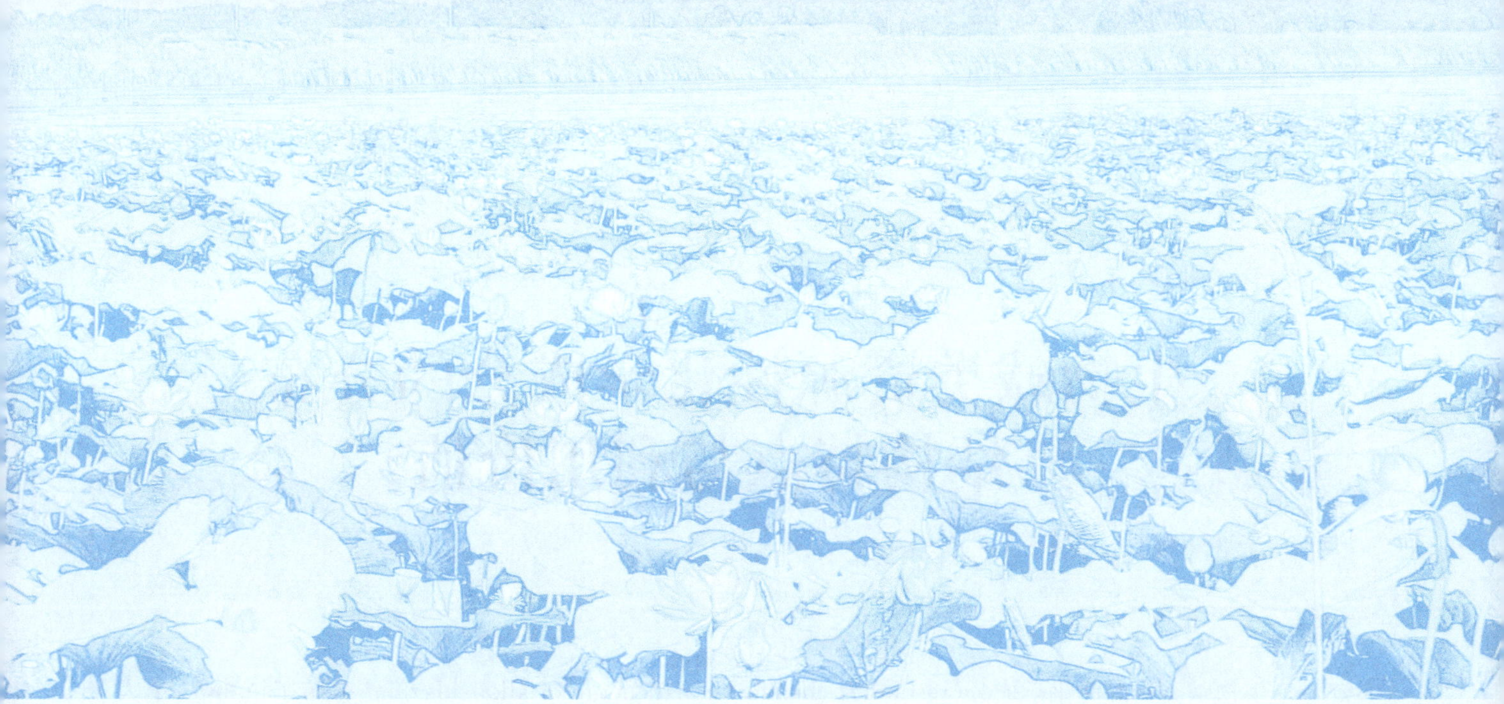

第四章
生物碱类资源化学

迄今，已发现来源于自然界植、动物资源类群且具有药用价值的生物碱类化学成分逾万种。依其生源途径和母核结构可分为25类之多，式样丰富，性质各异，多具显著而特殊的生物活性，是镇痛、抗菌、抗炎、抗疟、抗心律失常、抗肿瘤等药物的重要资源性化学物质。

从植物界演化看，生物碱类次生代谢产物出现在系统演化的后期，因而它们大多存在于高等植物的双子叶植物类群中，其存在与分布反映了系统发育及生物种群的遗传性，其质与量的积累消长表征了与生态环境、人为干预等环境条件及营养方式相互作用的综合结果。

第一节
生物碱类资源性化学成分的分布、结构特点与利用价值

生物碱类资源性化学成分(resources chemical constituents of alkalaids)广泛分布于植物界,绝大多数存在于高等植物的双子叶植物类群中,且具有一定规律性,除与系统发育有关外,还与环境条件及营养方式有一定关系[2]。从系统发育来看,较低级的藻类很少有生物碱的分布,异养(腐生、寄生、共生)植物也少见生物碱类化学成分。菌类虽为异养,但大多有含氮的胺类化合物,仅麦角菌(*Claviceps purpurea*)等少数种类中含有吲哚类的麦角碱类生物碱。苔藓类植物中仅发现有少数异戊二烯吲哚类成分,且含量很低。蕨类植物仅在木贼、石松、石杉等拟蕨类(*Fern allies*)资源类群中发现含有生物碱类成分(烟碱、石松碱、石杉碱等)。研究发现在真蕨类的肿足蕨属(*Hymatium*)中含有 β-卡波啉类生物碱。由于目前蕨类植物化学研究尚少,有待新的发现。在裸子植物类群中集中分布于具有种托的红豆杉纲(Taxopsida)红豆杉科(Taxaceae)、三尖杉科(Cephalotaxaceae)、罗汉松科(Podocarpaceae)以及盖子植物纲的麻黄科(Ephedraceae)等植物类群中。在松科(Pinaceae)多种植物中发现含有 pinidine、(+) α-pipecoline 等生物碱,这些生物碱在被子植物类群中尚未被发现。

生物碱类资源性化学成分主要集中分布于被子植物中,类型多样,结构也较复杂。有些结构特殊的生物碱往往局限分布在一定的生物类群中,成为该类群的特征性化学成分。例如,二萜类生物碱分布在乌头属(*Aconitum*)、翠雀属(*Delphinium*)和绣线菊属(*Spiraea*)等植物类群中;托品烷类生物碱存在于茄科多属植物中;裂环环烯醚萜生物碱存在于龙胆科部分属植物中;吲哚类生物碱存在于夹竹桃科、马钱科等植物类群。已知分布有生物碱类物质的植物类群有 50 余科 120 余属[1],药用资源性化学成分分布较为丰富的生物类群主要有毛茛科(Ranunculaceae)植物多种黄连(*Coptis* spp.)、川乌(*Aconitum carmichaelii*)、草乌(*Aconitum* spp.)等;罂粟科(Papaveraceae)植物罂粟(*Papaver somniferum*)、延胡索(*Corydalis yanhusuo*)等;茄科(Solanaceae)植物洋金花(*Datura metel*)、颠茄(*Atropa belladonna*)、莨菪(*Unprocessed semen*)等;防己科(Menispermaceae)植物汉防己(*Stephania tetrandra*)、北豆根(*Menispermum dauricum*)等;小檗科(Berberidaceae)植物三棵针(*Berberis sargentiana*)等;豆科(Leguminosae)植物苦参(*Sophora flavescens*)、苦豆子(*Sophora alopecuroides*)等。单子叶植物也有少数科属含有生物碱类化学成分,如石蒜科(Amaryllidaceae)、百合科(Liliaceae)、兰科(Orchidaceae)等植物类群。

生物碱类资源性化学成分在药用生物体内的分布大多集中于某一器官,也可能分布于全株,如乌头类二萜生物碱主要分布于毛莨科乌头属(*Aconitum*)多种资源类群植物的根部;苯丙胺类麻黄生物碱在裸子植物麻黄科(Ephedraceae)植物草质茎髓部含量较高;β-咔啉吲哚类生物碱在蒺藜科骆驼蓬属(*Peganum*)植物的全株各部位均有不同程度的分布。同一结构类型的生物碱类物质的生物合成途径往往具有相似性,同科同属植物类群往往含有同一母核结构类型的化学成分[3]。生物碱类资源性化学成

分多具有显著而特殊的生物活性，如吗啡(morphine)、四氢巴马丁(tetrahydropalmatine)等具有显著的镇痛作用；阿托品(atropine)具有解痉作用；小檗碱(berberine)、蝙蝠葛碱(dauricine)具有抗菌消炎作用；利血平(reserpine)具有降血压作用；麻黄碱(ephedrine)具有止咳平喘作用；奎宁(quinine)具有抗疟作用；苦参碱(matrine)、氧化苦参碱(oxymatrine)等具有抗心律失常、抗菌等作用；喜树碱(camptothecin)、秋水仙碱(colchicine)、长春新碱(vincristine)、三尖杉酯碱(harringtonine)、紫杉醇(taxol)等资源性化学成分均具有不同程度的抗肿瘤作用等。

在药用生物体内有少数碱性极弱的生物碱常以游离态存在，如酰胺类生物碱等。有一定碱性的生物碱多以有机酸盐形式存在，如柠檬酸盐、草酸盐、酒石酸盐、琥珀酸盐等；少数以无机酸盐形式存在，如盐酸小檗碱、硫酸吗啡等。其他存在形式尚有 N-氧化物、生物碱苷等。

迄今，发现的自然界植、动物资源类群，且具有药用价值的生物碱类化学成分逾万种。依其生源途径和母核结构可分为 25 类之多，式样丰富，性质各异。它们的存在、分布以及含量的高低不仅反映出种群的遗传性，同时土壤、气候、光照等自然生态因子以及人为干预等因素也可影响同一种植物中生物碱的存在或含量变化；同一植物体中生物碱的分布及含量又可因组织器官不同而异。从植物界演化角度来看，生物碱类天然产物出现在系统演化的后期，故为次生的、进步的特征，其结构由简单到复杂，类型由单一到多样，体现出植物类群愈进化，化学组成及其分子结构愈复杂的基本规律与认识。

根据统计分析，被子植物富含生物碱的类群大致有 3 个中心，见表 4-1。

表 4-1　被子植物中富含不同类型生物碱类化学成分的主要药用生物资源类群

化学类型	植物资源类群
苯胺类、异喹啉类、吡啶类、咪唑类、喹唑类生物碱	木兰科(Magnoliaceae)、毛茛科(Ranunculaceae)、蒺藜科(Zygophyllaceae)、番荔枝科(Annonaceae)、樟科(Lauraceae)、罂粟科(Papaveraceae)、小檗科(Berberidaceae)、防己科(Menispermaceae)、莲科(Nelumbonaceae)、豆科(Leguminosae)、马兜铃科(Aristolochiaceae)、胡椒科(Pipraceae)等
嘌呤类生物碱	茶科(Theaceae)、古柯科(Erythroxylaceae)
单萜类生物碱	龙胆科(Gentianaceae)、毛茛科(Ranunculaceae)芍药属(*Paeonia*)
托品烷类生物碱	茄科(Solanaceae)、旋花科(Convolvulaceae)
吡咯类生物碱	菊科(Compositae)、紫草科(Boraginaceae)、豆科(Leguminosae)猪屎豆属(*Crotalaria*)
吲哚类生物碱	夹竹桃科(Apocynaceae)、蒺藜科(Zygophyllaceae)、茜草科(Rubiaceae)、马钱科(Loganiaceae)、十字花科(Brassicaceae)
萜类生物碱	卫矛科(Celastraceae)、桔梗科(山梗菜亚科)(Campanulaceae)
异甾类生物碱	百合科(Liliaceae)百合属(*Lilium*)和藜芦属(*Veratrum*)、石蒜科(Amaryllidaceae)石蒜属(*Lycoris*)、百部科(Stemonaceae)百部属(*Stemona*)、棕榈科(Stemonaceae)、天南星科(Araceae)

一、源于鸟氨酸途径的生物碱类资源性化学成分

来源于鸟氨酸(ornithine)或脯氨酸(proline)衍生的生物碱类主要包括吡咯烷类、莨菪烷类和吡咯里西啶类生物碱。

1. 吡咯烷类生物碱　该类生物碱结构较简单，数量较少。常见的资源性化学成分如来源于唇形科植物益母草(*Leonurus artemisia*)中的水苏碱(stachydrine)；茄科植物山莨菪(*Anisodus luridus*)中的

红古豆碱(cuscohygrine)等。由鸟氨酸衍生的吡咯烷类生物碱其生源合成途径较为清楚，除衍生物为简单吡咯烷和吡咯啶类外，衍化更高阶段的产物为双稠吡咯烷类以及莨菪烷类等多类型生物碱类化学成分。

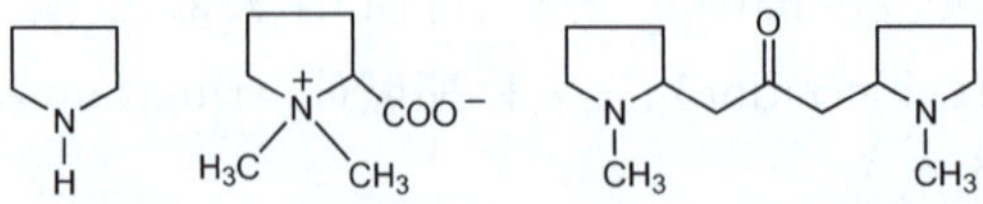

四氢吡咯　水苏碱　红古豆碱

水苏碱又称脯氨酸甜菜碱(proline betaine)或 N、N-二甲基脯氨酸(N, N-dimethylproline)，是最简单的吡咯烷类生物碱[4]，其来源于唇形科植物益母草的全草中，能够兴奋子宫、改善血液流变学、抗血栓等多种生物活性，具有较好的药用价值。含有水苏碱的植物大部分集中分布于唇形科(Labiatae)、白花菜科(Capparidaceae)、豆科(Leguminosae)、芸香科(Rutaceae)、菊科(Compositae)、兰科(Orchidaceae)[5]等植物类群。此外，在卫矛科(Celastraceae)植物中也报道含有水苏碱[6]。由于不同地区的气候、土壤、植被等环境条件不同，同种植物中水苏碱含量存在较大差异。益母草全草水苏碱含量为0.59%~1.72%[7]，且产于北方地区碱性土壤的比产于南方地区酸性土壤的要高[8]。益母草不同部位、不同时期以及不同产地所含水苏碱含量存在差异。研究表明，益母草种子、花器等繁殖器官的水苏碱含量较高，其次是叶片和茎部[9]。

为了获得充足的水苏碱资源性化学物质，目前除从植物资源中提取获得外，还可通过化学合成方法获得。早在1977年Musich等[10]已成功通过人工合成的方法合成了水苏碱。后来，以 L-脯氨酸为原料、碘甲烷为甲基化试剂，通过甲基化反应合成水苏碱[11]。化学合成水苏碱解决了从植物中提取耗时、耗能、得率低的资源化利用效率低的问题。

2. 莨菪烷类生物碱　该类生物碱化学成分主要分布于茄科(Solanaceae)、旋花科(Convolvulaceae)、大戟科(Euphorbiaceae)、山龙眼科(Proteaceae)等植物类群中。该类生物碱多由莨菪烷环系的C3-醇羟基和有机酸缩合成酯。主要存在于茄科的颠茄属(*Atropa*)、曼陀罗属(*Datura*)、山莨菪属(*Anisodus*)和天仙子属(*Hyoscyamus*)等药用植物类群。代表性化学成分如莨菪碱(hyoscyamine)、阿托品(atropine)、山莨菪碱(anisodamine)、东莨菪碱(scopolamine)、樟柳碱(anisodine)和古柯碱(cocaine)等。该类生物碱的生理活性与其旋光性密切相关，通常左旋体的生理活性比右旋体强，如 l-莨菪碱的散瞳作用比 d-莨菪碱强大100倍。去甲乌药碱(higenaenine)仅左旋体具有强心作用。

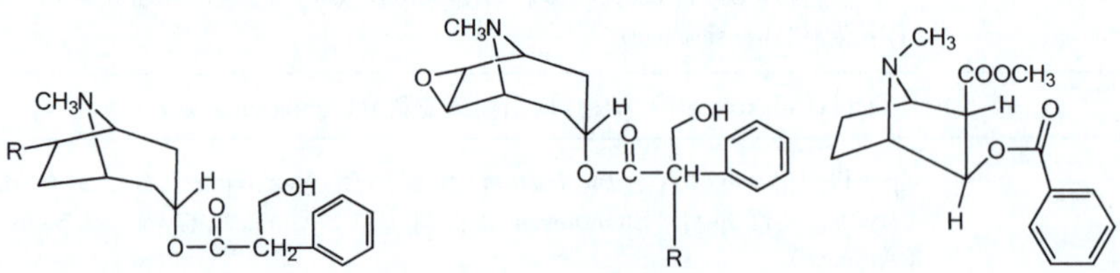

阿托品　R = H(dl-)
莨菪碱　R = H(l-)
山莨菪碱　R = OH

东莨菪碱　R = H
樟柳碱　R = OH

古柯碱

在曼陀罗(*Datura stramonium*)、山莨菪(*Scopolia tangutica*)等多种药用资源植物类群中含有较为丰富的活性多样、资源化价值前景广阔的生物碱类资源性化学成分，不仅具有人、畜药用开发利用价值，尚具有杂草抑制活性等独特的资源化前景。

莨菪碱、东莨菪碱、山莨菪碱、樟柳碱等莨菪烷类生物碱集中分布于茄科茄族(Solaneae)中的天仙子

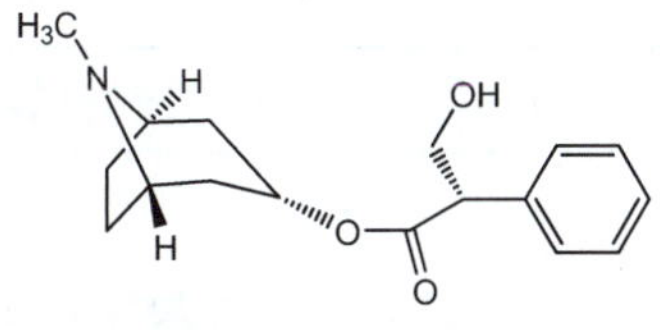

曼陀罗碱

亚族(Hyoscyaminae)、向阳花亚族(Mandragorinae)以及曼陀罗族(Datureae)等植物类群。其中矮莨菪(*Przewalskia shebbearei*)和青海矮莨菪(*P. tangutica*)的根中含有较高含量的莨菪碱和山莨菪碱等具有较高利用价值的资源性化学成分[12]，其中矮莨菪根中莨菪烷类生物碱含量可达2.06%～4.01%。

富含莨菪烷类生物碱的药用生物资源类群分布情况见表4-2。

表4-2 莨菪烷生物碱类资源性化学成分在代表性药用植物类群中的分布

门	科	属
双子叶植物	茄科(Solanaceae)	颠茄属(*Atropa*)、莨菪属(*Hyoscyamus*)、曼陀罗属(*Datura*)、东莨菪属(*Scopolia*)、茄参属(*Mandragora*)、酸浆属(*Physalis*)、树番茄属(*Cyphomandra*)、假酸浆属(*Nicandra*)、睡茄属(*Withania*)、山莨菪属(*Anisodus*)
	旋花科(Convolvulaceae)	旋花属(*Covnlvulus*)
	古柯科(Erythroxylaceae)	古柯属(*Erythroxylum*)
	大戟科(Euphorbiaceae)	木榄属(*Bruguiera*)、叶下珠属(*Phyllanthus*)
真菌植物	松覃科	天狗覃属(*Amanita*)

3. 吡咯里西啶类生物碱　吡咯里西啶类(pyrrolizidines)结构由胺醇和酸两部分组成。两者多以11或12元双内酯形式结合，少数以单酯形式存在。代表性资源性化学成分主要有野百合碱(monocrotaline)等。其生源途径不同于前两类生物碱，胺醇部分的形成较为复杂。该类生物碱主要分布于菊科千里光属(*Senecio*)植物中，如大叶千里光碱(macrophylline)等。

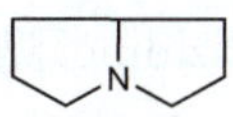

吡咯里西啶

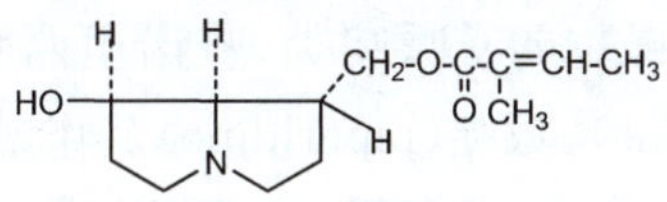

大叶千里光碱

双稠吡咯里西啶类生物碱(pyrrolizidine alkaloids，PAs)广泛存在于多种植物类群中。据统计，世界上约有3%的有花植物即6 000余种植物含有PAs。迄今，PAs已在13个科级植物类群中检出，分布较为集中的资源类群主要有菊科的千里光属、橐吾属(*Ligularia*)和泽兰属(*Eupatorium*)，紫草科(Boraginaceae)的聚合草属(*Symphytum*)和天芥菜属(*Heliotropium*)，以及豆科(Leguminosae)的野百合属(*Crotalaria*)等。PAs对植物来说具有化学防卫的功能，在一定程度上可抵御草食动物、昆虫和植物病原微生物的侵害。家畜如采食含有PAs的牧草如朝鲜聚合草(*Symphytum officinale*)等植物以及种子如猪屎豆(*Crotalaria pallida*)等污染的饲料，以及被迫食入或误食PA植物如天芥菜(*Heliotropium europaeum*)等，常会导致中毒，给畜牧业造成损失。分析表明，在动物产品如奶品、蜂蜜和肝脏等中多见有微量残留。研究发现，存在于菊科橐吾属植物大头橐吾(*L. japonica*)、宽舌橐吾(*L. platyglossa*)等多种植物中的吡咯里西啶生物碱(HPA)，可表现出一定的肝毒性。此外，一些PAs还有致癌、致突变和致畸胎的毒性，以及抗菌、解痉和抗肿瘤活性。该类生物碱在药用生物资源类群中的分布概况见表4-3。

表 4-3 吡咯里西啶类生物碱在代表性药用生物资源类群中的分布

门	科	属
双子叶植物	紫草科(Boraginaceae)	紫草属(*Lithospermum*)、长蕊琉璃草属(*Solenanthus*)、聚合草属(*Symphytum*)、牛舌草属(*Anchusa*)、糙草属(Asperugo)、芥菜属(*Heliotropium*)、鹤虱属(*Lappula*)、长柱琉璃草属(*Lindelofia*)、盘果草属(*Paracaryum*)、翅果草属(*Rindera*)、紫丹属(*Tournefortia*)、毛囊草属(*Trichodesma*)、勿忘草属(*Myosotis*)
	卫矛科(Celastraceae)	膝柄木属(*Bhesa*)
	菊科(Compositae)	泽兰属(*Eupatorium*)、橐吾属(*Ligularia*)、款冬属(*Tussilago*)、千里光属(*Senecio*)、蟹甲草属(*Cacalia*)、多榔菊属(*Doronicum*)、一点红属(*Emilia*)、菊芹属(*Erechtites*)、大吴风草属(*Farfugium*)、蜂斗菜属(*Petasites*)、兔儿伞属(*Syneilesis*)
	大戟科(Euphorbiaceae)	叶下珠属(*Phyllanthus*)、叶底珠属(*Securinega*)
	豆科(Leguminosae)	野百合属(*Crotalaria*)、金雀儿属(*Cytilsus*)、栗豆树属(*Castanospermum*)
	毛茛科(Ranunculaceae)	驴蹄草属(*Caltha*)
	檀香科(Santalaceae)	百蕊草属(*Thesium*)
	山榄科(Sapotaceae)	山榄属(*Planchonella*)、紫硬胶属(*Minusops*)
	玄参科(Scrophulariaceae)	火烟草属(*Castllleja*)
单子叶植物	禾本科(Gramineae)	毒麦属(*Loium*)、羊茅属(*Festuca*)
	兰科(Orchidaceae)	五唇羊属(*Doritis*)、尖囊兰属(*Kingella*)、羊耳蒜属(*Liparis*)、诏兰属(*Malaxis*)、蛛兰属(*Phalaenopsis*)、万带兰属(*Vanda*)、假万带兰属(*Vandopsis*)

二、源于赖氨酸途径的生物碱类资源性化学成分

来源于赖氨酸的生物碱主要有哌啶类、喹诺里西啶类和吲哚里西啶类。由赖氨酸衍生的生物碱类化学成分主要是吡啶(pidine)、哌啶(piperidine)及喹诺里西啶(quinolizidine)型。

1. 哌啶类 生源上关键的前体物质是哌啶亚胺盐类。主要分布于胡椒科(Pipraceae)、桔梗科(Campanulaceae)、石杉科(Huperziaceae)等植物类群。代表性药用资源及其资源性化学物质主要包括:胡椒(*Piper nigrum*)中的胡椒碱(piperine)等,槟榔(*Areca catechu*)中的槟榔碱(arecoline)、槟榔次碱(qrecaidine)等,蛇足石杉(*Huperzia serrata*)中含有的石杉碱甲(huperzine A),川芎根及根茎中含有的川芎嗪(chuanxiongzine)等。

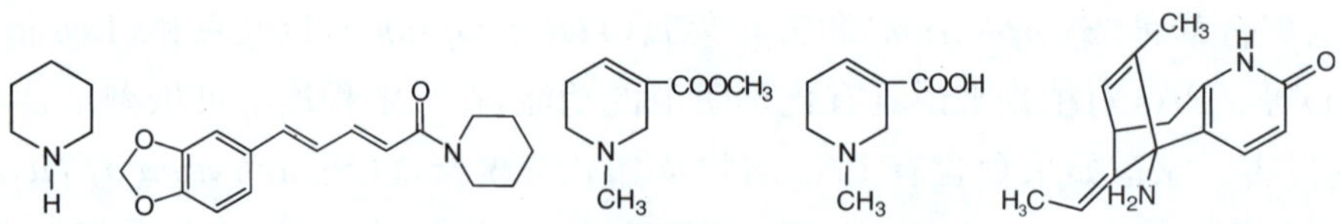

萜啶　胡椒碱　槟榔碱　槟榔次碱　石杉碱甲

石杉碱甲(huperzine A)是从石松科药用植物蛇足石杉(*Huperzia serrata*)的全草中提取分离获得。是我国科学家研究发现的一种高效乙酰胆碱酯酶抑制剂,具有改善记忆等功能,是阿尔茨海默病的有效治疗药物。

根据生源关系石杉碱甲属于从石杉科植物中提取的石松生物碱类的第二亚类:石松定碱类(lycodines)。该类资源性化学成分一般由四环组成,分为两个喹诺啉环(A+B 和 C+D)结构形式组成,而石杉碱甲在生源关系上可能是 lycodine 的 C 环从 C9-N 断开,并脱去了 C9。结构上为喹诺里西嗪环

转化成分开的吡啶酮环和六氢吡啶环。

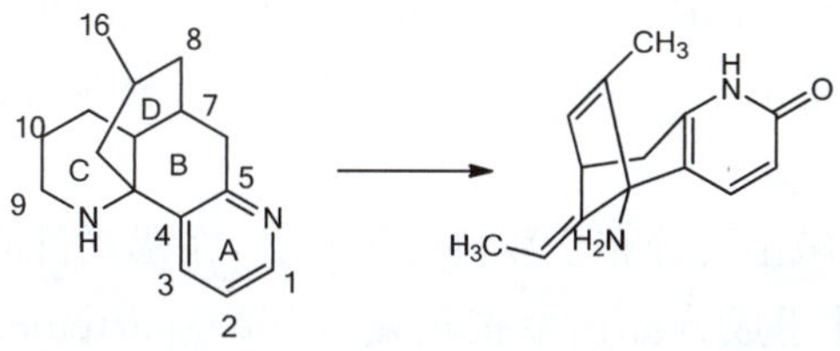

lycodine　　huperzine A

2. 喹诺里西啶类　喹诺里西啶类(quinolizidines)化学成分主要分布于豆科20余属、石松科(Lycopodium)10余属,以及千屈菜科(Lythraceae)、睡莲科(Nymphaeaceae)等植物类群中。代表性资源性化学成分如苦参中的苦参碱(matrine)、野决明中的金雀儿碱(cytosine)等。

喹诺里西啶类生物碱具有显著的生物活性和资源利用价值。主要分布于豆科的槐属(*Sophora*)、野决明属(*Thermopsis*)、羽扇豆属(*Lupinus*)、荆豆属(*Ulex*)、紫藤属(*Wisteria*)、鹰爪豆属(*Spartium*)、马鞍树属(*Maackia*)、棘豆属(*Oxytropis*)、染料木属(*Genista*)、山豆根属(*Euchresta*)等约20属药用植物类群中。此外,在石松科的石松属(*Lycopodium*),藜科的假木贼属(*Anabasis*),小檗科(Berberidaceae)的狮足草属(*Leontica*)、威岩仙属(*Caulophyllum*),茄科的茄属,罂粟科的白屈菜属(*Chelidonium*),睡莲科(Nymphaeaceae)的萍蓬草属(*Nuphar*)等植物类群中亦有存在。近年来,陆续从昆虫、爬行动物和海洋生物中得到了数量众多、结构特异并具有显著生物活性的喹诺里西啶类生物碱。从地中海海绵体、印度尼西亚海绵体、日本海绵体、海洋双壳类、百慕大群岛和委内瑞拉真菌门生物 *Clavulina picta* 被膜中可分离得到 saraine 类化学成分,研究证实其具有细胞毒活性,以及抑菌和杀灭微生物的作用。

喹诺里西啶类生物碱的生源前体物为赖氨酸衍生的戊二胺。该类生物碱是由两个哌啶共用一个氮原子稠合而成的衍生物。例如,石松碱是经由石榴碱衍化而形成(图4-1)。

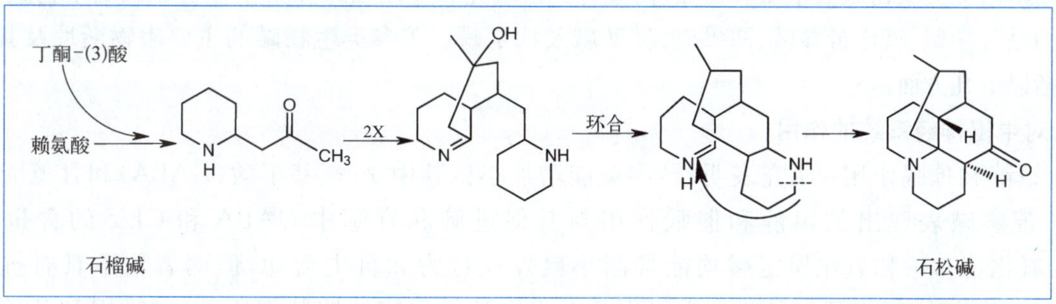

图4-1　石松碱的生源合成途径

根据喹诺里西啶环稠合数目及方式的不同,主要可分为七大类:羽扇豆碱类(lupin alkaloids)、金雀花碱类(pureonebio)、苦参碱类(matrine alkaloids)、鹰爪豆碱类(sparteine alkaloids)、苦豆碱类(aloperine alkaloids)、石松碱类(lycopodium alkaloids)等。

(1) 羽扇豆碱类: 该类生物碱的基本母核是含有双环喹诺里西啶环,主要集中分布于豆科、荨麻科(Urticaceae)、虎耳草科(Saxifragaceae)、睡莲科植物中。代表性资源性化学成分如羽扇豆碱(lupinine)、(+)-jussiaeine C、julandine、boehmeriasin A等。

(2) 金雀花碱类: 该类生物碱具有三环稠合的喹诺里西啶环结构。在豆科槐属、野决明属、紫藤属等多属植物类群中均有存在。代表性资源性化学成分如金雀花碱(cytisine)、11-烯丙基金雀花碱、苏苦西碱A、阿金廷碱等。

(3) 苦参碱类： 苦参碱类生物碱的分子骨架是由两个喹诺里西啶环稠合而成。该类生物碱广泛存在于豆科植物苦参、苦豆子及越南槐（*Sophora tonkinensis*）的根和种子中。代表性资源性化学成分如槐定碱（sophoridine）、槐果碱（pureonebio）、苦参碱、槐胺碱（sophoramine）、莱曼宁、槐醇碱等。

(4) 鹰爪豆碱类： 该类生物碱主要分布于豆科植物类群，在罂粟科的紫堇属（*Corydalis*）和白屈菜属植物也有分布。代表性资源性化学成分如白金雀花碱（white sparteine）、5，6－去氢白金雀花碱、17－氧代白金雀花碱、11，12－去羟鹰爪豆碱等。

(5) 苦豆碱类： 该类生物碱目前仅发现存在于豆科槐属和红豆属（*Ormosia*）植物类群中。代表性资源性化学成分如苦豆碱、去氢苦豆碱、烯丙基苦豆碱等。

(6) 石松碱类： 主要分布于石松科植物石松（*Diaphasiastrum veitchii*），石杉科石杉属植物蛇足石杉、小杉兰（*Huperzia selago*）等资源类群中，该类生物碱均为六氢久洛里定（hydrojulolidine）的结构单元，代表性资源性化学成分如石松碱（lycopodine）、棒石松碱（clavatine）、石松灵碱（lycodoline）、法氏石松碱（fawcettine）等。

(7) 三环类： 该类生物碱是近年来从动物体内（如昆虫）分离获得的具有特殊三环骈合结构骨架的喹诺里西啶类生物碱。代表性资源性化学成分有（＋）－ iopsyllobirine A、psylloborine A、precoccinelline 等。

喹诺里西啶类生物碱的生源前体物质是赖氨酸，经过不同的生物合成途径产生不同结构的化合物[13]。羽扇豆碱、金雀花碱和苦参碱类生物碱的生物合成是以赖氨酸衍生物的戊二胺为前体物，经由两分子或三分子的戊二胺缩合而成。而千屈菜科生物碱是由石榴碱和具有 C1—C6 结构（苯环上连有一个碳的结构）的异香草醛通过 Mannich 缩合，产生带有苯环的喹诺里西啶生物碱的类似物，该化合物与相关的醇经生物合成 Decodon 型生物碱。若与 2 个 C1—C6 结构基团进行缩合反应，在石榴碱上再引入一个 α－侧链，可得到 Lythrum 型生物碱。

喹诺里西啶类生物碱数量众多，生理活性各异。研究和应用临床多集中在苦参碱类生物碱，生物活性显著的是苦参碱、氧化苦参碱、槐果碱、槐胺碱及槐定碱。苦参类生物碱的主要生物活性及其资源化前景包括以下几方面。

1）对中枢神经系统的作用

A. 镇静和催眠作用：研究表明，苦参碱能增加小鼠脑中 γ－氨基丁酸（GABA）和甘氨酸（GLY）的含量，苦参碱表现出的镇静和催眠作用与其促进脑和脊髓中 GABA 和 GLY 的含量增加有关[14]。氧化苦参碱和氧化槐定碱均能抑制小鼠外观行为和自主活动，但两者均不具有抗惊厥作用。总碱、槐果碱、氧化苦参碱能加强氯丙嗪对中枢神经系统的抑制作用，对咖啡因和苯丙胺具有拮抗作用[15]。

B. 镇痛作用：苦参碱的镇痛作用可被 $CaCl_2$ 所拮抗，而被维拉帕米（verapamil，Ver）所增强，说明苦参碱可能通过影响 Ca^{2+} 内流，进而减少 NO 生成而产生中枢镇痛作用。苦参碱还可以调节大小鼠腹腔肥大细胞组织胺释放而产生抗炎、镇痛作用[16]。氧化苦参碱能使热刺激引起的痛阈提高，进一步给小鼠侧脑室注射微量苦参碱后，观察到其仍有显著提高痛阈值的效能。总碱、槐果碱、苦参碱、氧化苦参碱对化学性刺激和热刺激所致小鼠痛反应均有明显抑制用[17]。

C. 降温作用：总碱、槐果碱和氧化苦参碱均能降低正常大鼠的体温，给药后 2 h 体温下降，到 5 h 基本恢复。苦参碱能抑制酵母菌导致的小鼠直肠升温作用，此作用不会被羟甲丙基麦角酰胺和阿托品所拮抗，但能被多巴胺受体拮抗剂氟哌啶醇完全拮抗。推测可能与多巴胺受体有关；由于苦参碱可降低正常大鼠的体温，说明其有可能直接作用于中枢体温系统[18]。

此外,苦参碱还可通过抑制大鼠中枢神经炎症介质的释放,减轻炎症反应,减少对神经元的损伤,从而保护线粒体,改善能量代谢,缓解神经元的凋亡,控制阿尔茨海默病的发展进程[19]。

2）对心血管系统的作用

A. 抗心律失常作用：苦参碱类生物碱可减慢正常大鼠的心率,延长有效不应期,明显减低异位节律性、负性节律性、负性传导、负性频率。苦参碱、氧化苦参碱均能对抗乌头碱、毒毛花苷、肾上腺素、氯化钡及冠状动脉结扎等所诱发的动物实验性心律失常[20],且多为室性心律失常。苦参碱对 $CaCl_2$-Ach 诱发的房性心律失常也有显著的对抗作用,说明苦参碱具有广谱的抗心律失常作用。研究尚表明,苦参碱和氧化苦参碱对室性期前收缩、频发性期前收缩及阵发性心动过速均具良好改善作用。在整体动物上,静脉注射氧化槐定碱(250 mg/kg)、槐定碱(10 mg/kg)均可对抗氯化钡和氯仿—肾上腺素诱发的心律失常[21]。槐定碱也能对抗 $CaCl_2$-Ach 混合液诱发的小鼠心房纤颤和扑动[22]。槐胺碱也具有良好的抗心律失常作用,更适用于心肌梗死引起的心力衰竭的治疗[23]。槐果碱对实验性心律失常有一定的对抗作用,主要是对室性心律失常,其作用与心脏的 β 受体无关,是通过对心脏的直接作用及神经系统对心脏的间接作用来实现的。

B. 正性肌力作用：苦参碱可增强离体豚鼠右心房收缩力,一定浓度范围内的苦参碱有明显的正性肌力作用,并呈剂量依赖性[20]。苦参碱能增加冠脉流量,减慢心率,能改善心功能,推测其正性肌力作用可能与激活 Ca^{2+} 通道有关。苦参碱作为潜在的强心药,一般同时具有增强心肌收缩力,减慢心率和拮抗心律失常作用。槐定碱和氧化槐定碱均对离体豚鼠左心房有正性肌力作用,并呈剂量依赖关系。槐定碱可增强豚鼠右室乳头肌的收缩力,且剂量与效应的相关系数显著,还能使其不应期延长和兴奋性降低。

C. 抗缺氧、扩张血管、降血脂作用：苦参碱能显著降低大鼠试验性高血脂的血清甘油三酯,升高高密度脂蛋白及胆固醇水平,降低血液黏度,抗缺氧,扩张血管,在防治动脉粥样硬化方面有一定的作用[24]。

3）抗肿瘤作用：苦参碱类生物碱对多种实验性肿瘤均有抑制作用,对癌细胞有直接杀伤作用及细胞毒活性。作为一种细胞代谢抑制剂,具有毒性低、不抑制骨髓和机体免疫功能的优点。苦参碱可抑制 HepG-2 细胞的生长[25],其机制主要是阻止人端粒酶逆转录酶(hTERT)的表达并影响端粒酶活性及细胞周期,诱导原癌基因 *Bcl*-6 表达上调,诱导肿瘤细胞分化,促使肿瘤细胞凋亡而不破坏正常细胞。因其毒副反应较小而应用于临床治疗领域[26]。

4）抗肝炎和抗肝纤维化作用：苦参碱具有使乙肝病毒标志物转阴、减轻炎症细胞浸润及降低肝细胞坏死因子等作用,能稳定肝细胞膜,阻断肝细胞凋亡,调控免疫和升高白细胞,能增强 Tn 淋巴细胞功能,使免疫系统识别和清除病毒能力增强[27]。

5）抗炎作用：苦参碱及氧化苦参碱均可有效抑制 IgE 及其特异性抗原引起的肥大细胞释放组胺、白三烯等介质,而对一些非特异性激活剂,如 PHA 等诱导的组织胺释放无影响。研究表明,苦参碱类生物碱具有非甾体类激素样抗炎、抗过敏作用[28]。

6）抗菌、抗病毒作用：槐果碱具有明显对抗柯萨奇 B 病毒作用及免疫调节功能。在对抗 SARS 病毒活性的筛选中,发现槐果碱在 100 pg/mL 以上浓度时,具有明显的抗严重急性呼吸道综合征(severe acute respiratory syndrome, SARS)病毒的作用[29]。槐定碱具有明显的抗体外柯萨奇病毒 B3(CVB3)的作用[30]。体外抑菌、抑病毒、诱生干扰素实验表明,苦豆总碱对 G^+、G^- 等 12 种病原菌具有明显抑菌作用,对咽喉常见病毒有较强的抑制作用,并有诱生干扰素的作用。

此外,喹诺里西啶类生物碱可导致牲畜慢性中毒并产生成瘾性,除导致死亡外,还可引起母畜不孕、流产、胎儿畸形等。该类生物碱尚可改善安非他明诱发的神经运动障碍、减少泼尼松龙引起的鼠爪水肿感染。金花雀碱能够提高离体子宫平滑肌的收缩力，使几内亚猪的气管收缩加快。苦参的根、茎、叶以及苦豆子(*Sophora alopecuroides*)种子中含有的主要资源性化学成分为苦参碱和氧化苦参碱，均具有较好的抗炎、抑菌作用，已开发形成系列药用产品。也可用于防治玉米大斑病、苹果腐烂病、轮纹病、黄瓜霜霉病和小麦纹枯病等生物农药资源性产品的开发利用。

豆科槐属药用生物资源类群中分布的主要生物碱类资源性化学成分均具有杀菌作用，如槐果碱、苦参碱、槐胺碱、莱曼碱、槐定碱、苦豆碱、野靛碱、莨菪碱等，这些生物碱对植物病原真菌的菌丝生长和孢子萌发有较强的抑制作用。

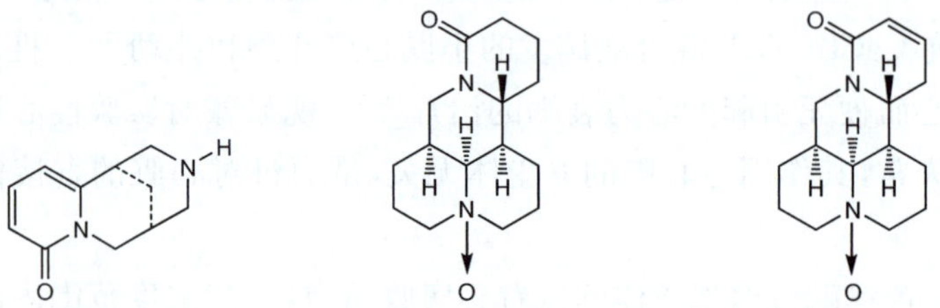

野靛碱　氧化苦参碱　氧化槐果碱

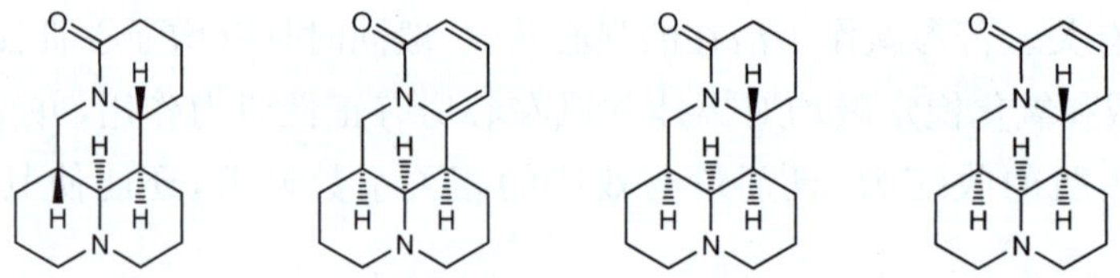

槐定碱　槐胺碱　苦参碱　槐果碱

黄睡莲(*Nymphaea mexicana*)中所含生物碱类资源性化学成分具有显著的免疫抑制和对乙酰胆碱酯酶的抑制作用。对鼠脾细胞亦有很强的细胞毒性[31]。黄睡莲生物碱可强烈抑制莴苣根和种子胚轴的生长，且可作为杀虫剂资源加以开发利用。

3. 吲哚里西啶类　为哌啶和吡咯共用一个氮原子稠合的衍生物，又分为简单吲哚里西啶和一叶萩碱两类，主要分布于大戟科一叶萩属(*Securinega*)植物类群中。该类资源性化学成分数目较少，但具有较强的生物活性，如存在于大戟科白饭树属(*Flueggea*)植物一叶萩(*Flueggea suffruticosa*)叶片中的一叶萩碱(securinine)对中枢神经系统有兴奋作用，可用作小儿麻痹后遗症辅助治疗的药物。一叶萩碱氮原子上孤电子对与共轭系统形成跨环共轭，而呈现淡黄色。

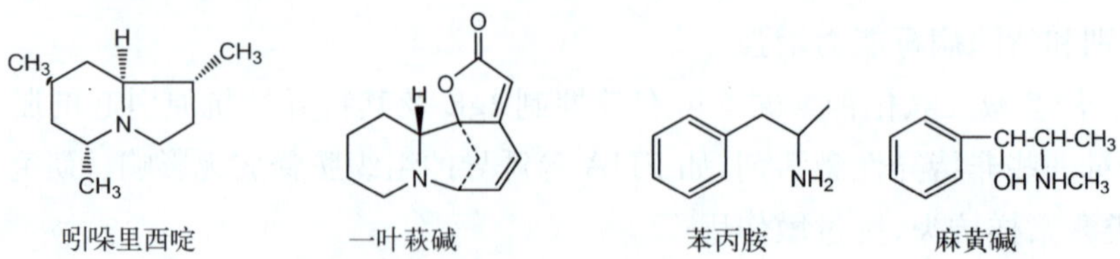

吲哚里西啶　一叶萩碱　苯丙胺　麻黄碱

属于吲哚里西啶类的一叶萩碱生物合成源于酪氨酸氧化为对羟基苯丙酮酸，再脱羧形成对羟基扁桃酸，对羟基扁桃酸通过一个醌甲基中间体合成 aquilegiolide，aquilegiolide 与来源于赖氨酸的 Δ^1-piperdine 通过一个 Mannich-like 关键反应连接一叶萩碱的 A 环与 C/D 环，如图 4-2 所示。

豆科棘豆属资源植物类群中含有的吲哚里西啶类生物碱主要以多羟基的强极性生物碱苦马豆素(swainsonine)为主。苦马豆素为水溶性吲哚类生物碱，长期以来一直是研究糖蛋白 *N*-连接寡糖合成

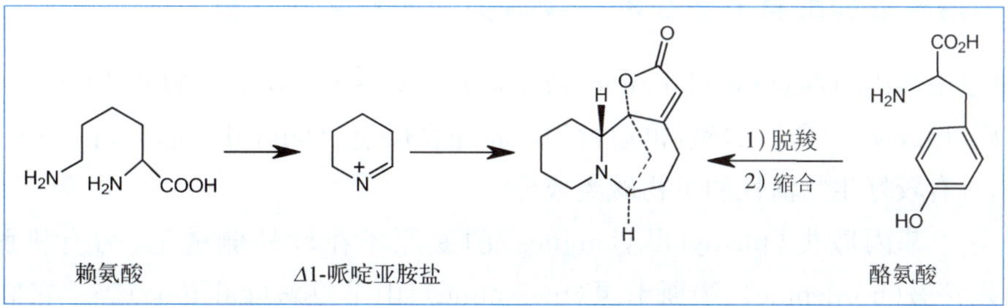

图 4-2　一叶萩碱类的生物合成途径

的工具药。该类物质存在于澳大利亚苦马豆属（*Sphaerophysa*）植物果实和根、黄芪属（*Astragalus*）、棘豆属及澳大利亚昆士兰南部分布的番薯属（*Ipomoea*）植物等类群。主要的利用价值表现在：① 抗癌作用：苦马豆素能抑制恶性肿瘤细胞 *N*-连接的寡糖合成，增加肿瘤细胞对天然免疫的敏感性；减少肿瘤细胞与内皮细胞的黏附。苦马豆素能阻止人肿瘤细胞浸润细胞外基质并阻止肿瘤细胞在体内的浸润转移，降低肿瘤细胞的侵袭能力。其作用机制可能是影响细胞外间质蛋白水解酶的基因编码蛋白表达，有效减少细胞外间质水解酶。② 免疫作用：苦马豆素具有免疫刺激作用，可刺激淋巴细胞增殖，增强抗原刺激的 T 细胞的作用，激活自身抗肿瘤免疫。

吲哚里西啶类生物碱不仅存在于植物也存在于动物及菌物类群中，如从蚂蚁及两栖动物中分离得到 polycyclic、pumiliotoxin 等；从真菌代谢物中分离得到 streptomyces metabolites 等次生代谢产物。

4. 吲哚烷胺类　蟾酥、蟾皮（干蟾）和蟾衣分别来源于蟾蜍科动物中华大蟾蜍（*Bufo bufo gargarizans*）或黑眶蟾蜍（*B. melanostictus*）皮肤腺和耳后腺干燥分泌物、除去内脏的干燥表皮和自然褪下的角质衣膜。蟾蜍类中药资源中资源性化学成分主要包括吲哚类生物碱和蟾毒配基两类，已从中分离得到蟾毒配基类化合物 103 个，吲哚生物碱类 12 个[32]。蟾酥（Veneum Bufonis）具有解毒、止痛、开窍醒神的功效，用于治疗痈疽疔疮、咽喉肿痛、中暑神昏、腹痛吐泻等症。目前，以蟾酥为主要原料开发上市一系列抗肿瘤药物，如蟾酥注射液、六神丸等。

蟾酥中吲哚烷胺类化合物主要包括蟾毒色胺（bufotenine）、蟾毒色胺内盐（bufotenidine）、bufobutanoic acid、5-羟色胺（serotonin）、bufotenine-*N*-oxide 和 *N*-甲基-5-羟色胺，化学结构式如图 4-3所示。

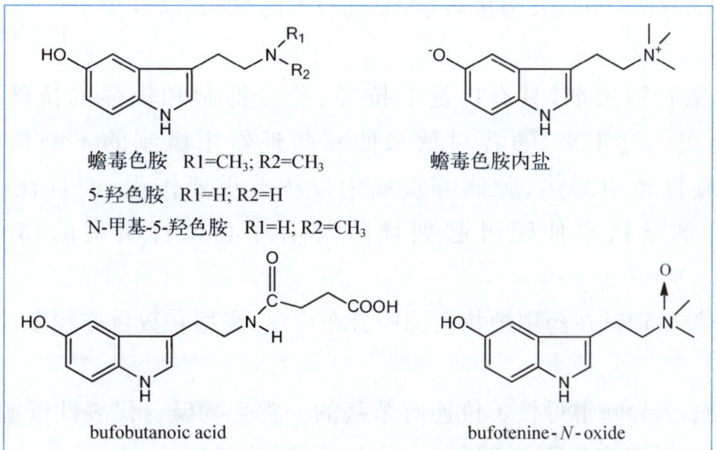

图 4-3　中药蟾酥中含有的吲哚烷胺类化学成分

三、源于苯丙氨酸和酪氨酸途径的生物碱类资源性化学成分

该类生物碱是由苯丙氨酸(phenylalanine)或酪氨酸(tyrosine)分子中的苯乙胺与一个活泼的羰基(脂肪族或芳香族)形成席夫(Schiff)碱,再通过曼尼希缩合反应(Mannich)而形成的一大类数量多、类型复杂、分布广泛、具有较好生物活性的生物碱类成分。

1. 苯丙胺类　苯丙胺类(phenylalkylamines)的氮原子在环外侧链上,为有机胺类,如麻黄碱(ephedrine)、大麦芽碱(hordenine)、墨斯卡灵(mescaline)、山羊豆碱(galegine)等。它们归属原生物碱类,呈弱碱性或中性,如游离的麻黄碱可溶于水,与生物碱沉淀试剂不易产生沉淀。麻黄碱在水中测定呈右旋光性,而在氯仿中则呈左旋光性。苯丙胺类生物碱主要分布于麻黄科(Ephedraceae)、红豆杉科(Taxaceae)、仙人掌科(Cactaceae)、豆科等植物类群。

麻黄科麻黄属(*Ephedra*)多种植物含有麻黄碱(ephedrine)、伪麻黄碱(pseudoephedrine)类具有重要资源价值的天然生物碱类化学成分。药用时大都以盐酸盐的形式存在,其中麻黄碱具有舒张平滑肌和利尿作用,可用于治疗支气管哮喘、鼻塞等变态反应性疾病。

鱼尼丁(ryanodine)是从南美大枫子科灌木尼亚那(*Ryania speciosa*)中提取得到的生物碱类化学成分,是一种肌肉毒剂。主要作用于钙离子通道,影响肌肉收缩,使昆虫肌肉松弛性麻痹。在低浓度时,鱼尼丁结合在细胞内钙通道上并打开内钙通道;在高浓度时,鱼尼丁致内钙通道失活,使钙离子流进入肌细胞,快速引起细胞死亡。鱼尼丁作为杀虫剂作用具有特异性,对特定种类的昆虫防治有效。天然产物分子大小的多样性和复杂性决定了它们只能被用于受感染的作物,不具备内吸活性。根据鱼尼丁作用机制,已开发出即邻苯二甲酰胺类和邻甲酰氨基苯甲酰胺类鱼尼丁受体杀虫剂。

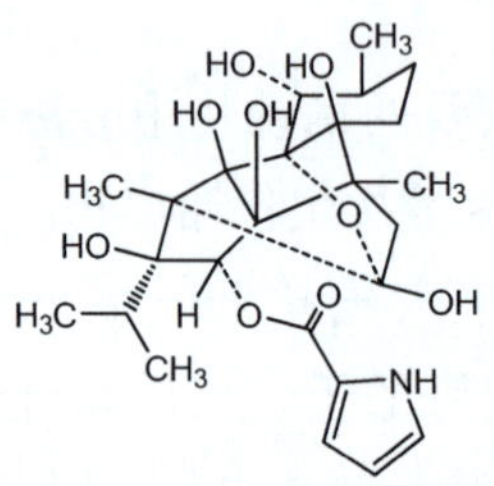

2. 秋水仙碱类　秋水仙碱类(colchicinees)生物碱从结构上看属于环庚三烯酮类衍生物,分子中有两个骈合的七元碳环,氮原子在环外,形成酰胺结构,故碱性较弱,呈中性反应,如秋水仙碱(colchicine)、秋裂碱胺(colchicineamine)等。

除百合科秋水仙属(*Colchicum*)外,同科萱草属(Hemerocallis)、嘉兰属(*Gloriosa*)、益辟坚属(*Iphigenia*)、安圭拉氏兰属(*Wurmbea*)等多个植物类群中均含有秋水仙碱类生物碱化学成分。此外,在十字花科(Cruciferae)独行菜属(*Lepidium*)、天南星科(Araceae)天南星属,以及少数菌、藻中亦见分布。

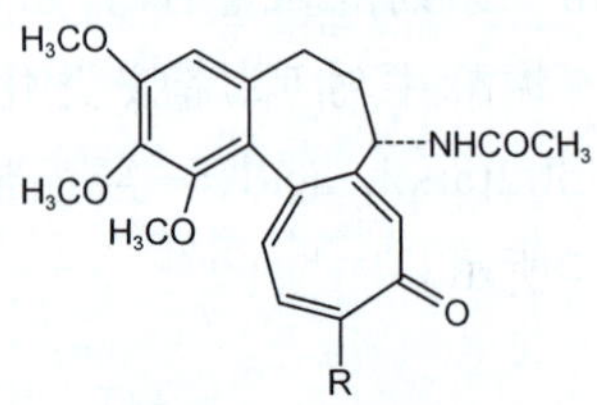
秋水仙碱R=OCH_3 秋裂碱胺R=NH_2

秋水仙碱是一种微管解聚剂,具有广泛的抗炎、免疫抑制和较强的抗纤维化作用,在临床应用已有200余年的历史。近年来,随着对秋水仙碱药理作用机制的不断探索和研究,发现秋水仙碱不仅在痛风、家族性地中海热、肿瘤等疾病中发挥着重要作用,而且在心血管疾病领域也具有良好应用前景。小剂量秋水仙碱可起到预防及治疗心血管疾病的作用,且药物不良反应较少。

3. 异喹啉类　该类生物碱在药用植物资源中分布广泛,类型和数目亦较多。按化学结构可分为20余类。

(1) 苄基异喹啉类: 为异喹啉母核1位连有苄基的一类生物碱。代表性资源性化学成分主要有罂粟(*Papaver somniferm*)果实中的罂粟碱(papaverine),厚朴(*Magnolia officinalis*)树皮中的厚朴碱(magnocurarine)等。

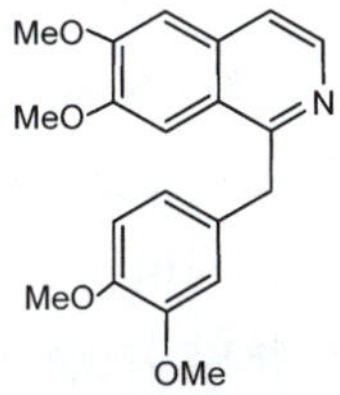

罂粟碱

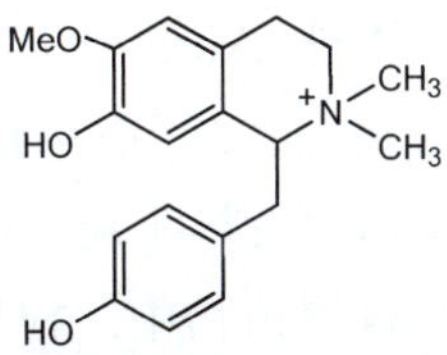

厚朴碱

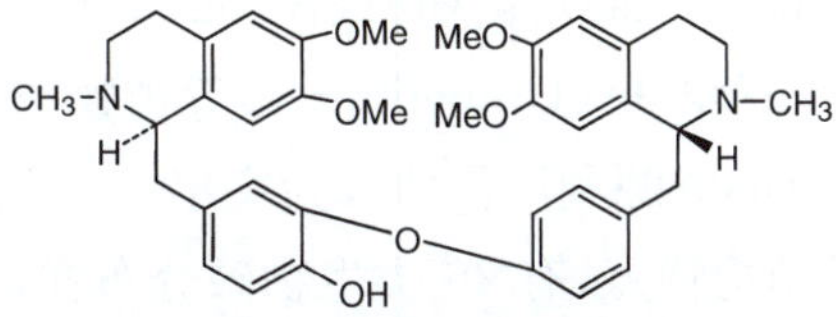

蝙蝠葛碱

苄基异喹啉类生物碱的化学结构特征是通过多巴胺和芳香基丙酮酸形成的 Schiff 碱，经环化作用而生成。自然界集中分布于毛茛目、木兰目等植物类群中。

(2) 双苄基异喹啉类：为两个苄基异喹啉通过 1～3 个醚键相连接的一类生物碱。连接方式多样，故类型也较为丰富，如存在于防己科北豆根(*Menispermum dauricum*)中的主要资源性化学成分酚性生物碱蝙蝠葛碱(dauricine)等。

(3) 四氢异喹啉类：四氢异喹啉类(tetrahydro-isoquinolines)生物碱在自然界中分布较为广泛，在木兰科(Magnoliaceae)、樟科(Lauraceae)、马兜铃科(Aristolochiaceae)、毛茛科(Ranunculaceae)、小檗科(Berberidaceae)、防己科(Menispermaceae)、罂粟科(Papaverrhoeas)等植物类群中分布较为集中。一些四氢异喹啉类生物碱如盐酸小檗碱、四氢巴马丁(tetrahydropalmatine)等已经在临床上应用。从马齿苋(*portulaca oleracea*)、金莲花(*Trollius chinensis*)和猪毛菜(*Salsola collina*)中发现的四氢异喹啉生物碱马齿苋酰胺 E(oleracein E)[33]、金莲花碱(trolline)[34]和猪毛菜碱 A(salsoline A)[35]等化学成分在活性评价中显示出抗菌、抗病毒[34]及显著的抗氧化活性[36]。

四氢异喹啉类又可分为两类。

1) 简单四氢异喹啉型：该类型生物碱化学成分种类较少，如猪毛菜碱(salsoline)、哌劳亭(pellotine)、萼卷豆碱(calycotomine)等。其主要存在于藜科(Chenopodiaceae)、豆科及芸香科(Rutaceae)植物类群中。

2) 苄基四氢异喹啉类：苄基四氢异喹啉类(benzyltetrahydro-isoquinolines)生物碱约有 60 余种，集中分布于多心皮类的木兰目、毛茛目等植物类群中，按其化学结构可分为 15 个类型。

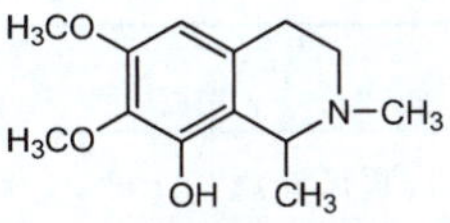

哌劳亭

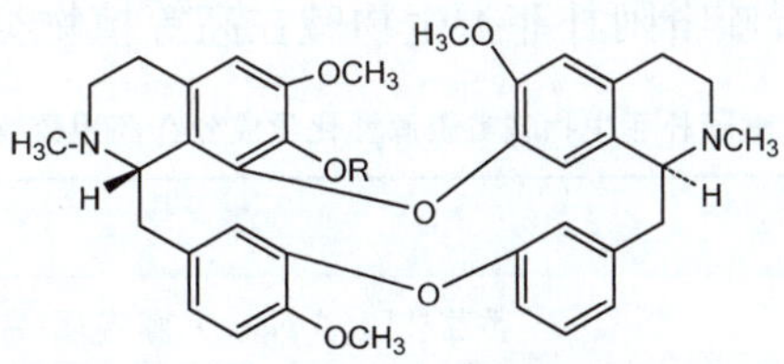

粉防己碱 R = CH3 防己诺林 R =H

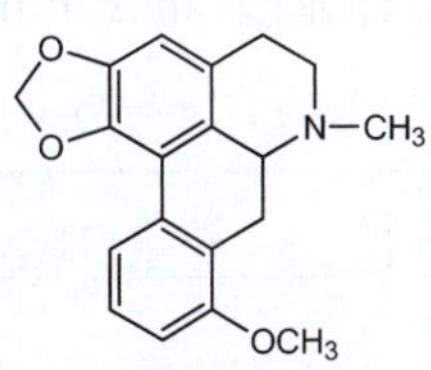

千金藤碱

A. 双苄基异喹啉型(bisbenzyl-tetrahydro-isoquinolines)：由相同或不同的分子经酚氧化偶联产生醚氧键而成二聚体或多聚体生物碱，如粉防己碱(tetrandrine)、防己诺林碱(fangchinoline)和厚果唐松草碱(thalicarpine)等。该类生物碱化学成分主要分布于较原始的双子叶植物类群，如木兰目、毛茛目和罂粟目等。

双苄基异喹啉类生物碱由于其结构的多样性和生物活性的复杂性，一直为天然药物学家和药理学家所重视。该类生物碱具有抗菌、抗炎、抗肿瘤、降压、肌肉松弛、调节免疫功能等多方面的生物活性，如粉防己碱(汉防己甲素)、防己诺林碱(汉防己乙素)、小檗胺(berbamine)、千金藤素(cepharanthine)、轮环藤宁(cyclen)、箭毒碱等均具有重要的医药产品开发利用价值。

该类生物碱在植物界分布，以多心皮植物类群为主。多分布于防己科、毛茛科、小檗科、木兰科、樟科、檬立米科(Monimiaceae)、黄杨科(Buxaceae)、番荔枝科(Annonaceae)、莲科(Nelumbonaceae)、鼠李科(Rhamnaceae)和伞形科(Umbelliferae)等植物类群中。从实际应用价值来看，防己科、毛茛科和小檗科等三个植物类群的资源利用价值较为突出[37]。已在 13 个科 41 属 159 种高等植物中发现该类生物碱 167 种，按其化学结构特点，有 26 类生物碱分布在这些科属植物中。根据生物碱中氧桥的多少和连接部位的不同，可将 26 类生物碱分为 5 大类：单醚键型、双醚键型、一个双苯基醚与一个苄基醚相连型、三个双苯基醚相连型和两个双苯基醚与一个苯—苯基醚相连型[38]。富含双苄基异喹啉生物碱类的药用生物资源类群见表 4-4。

表 4-4　双苄基异喹啉生物碱类资源性化学成分在药用生物类群中的分布

植物类群	科	属
双子叶植物	防己科	木防己属(*Cocculus*)、千金藤属(*Stephania*)、青牛胆属(*Tinospora*)、锡生藤属(*Cissampelos*)、轮环藤属(*Cyclea*)、蝙蝠葛属(*Menispermum*)、粉绿藤属(*Pachygone*)、密花藤属(*Pycnarrhena*)
	番荔枝科	亮花木属(*Phaeanthus*)、紫玉盘属(*Uvaria*)
	马兜铃科	马兜铃属(*Aristolochia*)
	小檗科	小檗属(*Berberis*)、十大功劳属(*Mahonia*)
	黄杨科	黄杨属(*Buxus*)
	鼠李科	蛇藤属(*Colubrina*)
	樟科	山胡椒属(*Lindera*)
	木兰科	木兰属(*Magnolia*)、含笑属(*Michelia*)
	睡莲科	莲属(*Nelumbo*)
	毛茛科	唐松草属(*Thalictrum*)
	胡椒科	胡椒属(*Piper*)
	伞形科	独活属(*Heracleum*)

B. 阿朴菲型(aporphines)：异喹啉阿朴菲类生物碱在高等植物类群中分布较为广泛(表 4-5)。

表 4-5　异喹啉阿朴菲生物碱类资源性化学成分在药用植物类群中的分布

植物类群	科	属
双子叶植物	番荔枝科(Annonaceae)	番荔枝属(*Annona*)、藤春属(*Alphonsea*)、鹰爪花属(Artabotrys)、依兰属(*Cananga*)、瓜馥木属(*Fissistiyma*)、暗罗属(*Polyalthia*)、嘉陵花属(*Popowia*)、金钩花属(*Pseuduvaria*)、紫玉盘属(*Uvaria*)、木瓣树属(*Xylopia*)、假鹰爪属(*Desmos*)
	马兜铃科(Aristolochiaceae)	马兜铃属(*Aristolochia*)
	小檗科(Berberidaceae)	小檗属(*Berberis*)、南天竹属(*Nandina*)
	大戟科(Euphorbiaceae)	红毛七属(*Caulophyllum*)、巴豆属(*Croton*)、帽花木属(*Eupomatia*)
	荷包牡丹科(Fumariaceae)	紫堇属(*Corydalis*)、球果紫堇属(*Fumaria*)、荷包牡丹属(*Dicentra*)
	樟科(Lauraceae)	黄肉楠属(*Actinodaphne*)、油丹属(Alseodaphne)、琼楠属(*Beilschmiedia*)、无根藤属(*Cassytha*)、樟属(*Cinnamomum*)、厚壳桂属(*Cryptocarya*)、月桂属(*Laurus*)、山胡椒属(*Lindera*)、木姜子属(*Litsea*)、新木姜子属(*Neolitsea*)、楠属(*Phoebe*)

续 表

植物类群	科	属
双子叶植物	木兰科(Magnoliaceae)	鹅掌楸属(*Liriodendron*)、木兰属(*Magnolia*)、含笑属(*Michelia*)、盖裂木属(*Talauma*)
	防己科(Menispermaceae)	锡生藤属(*Cissampelos*)、木防己属(*Cocculus*)、轮环藤属(*Cyclea*)、密花藤属(*Pycnarrhena*)、蝙蝠葛属(*Menispermum*)、粉绿藤属(*Pachygone*)、风龙属(*Sinomenium*)、千金藤属(*Stephania*)
	睡莲科(Nymphaeaceae)	莲属(*Nelumbo*)
	罂粟科(Papaveraceae)	罂粟属(*Argemone*)、白屈菜属(*Chelidonium*)、秃疮花属(*Dicranostigma*)、花菱草属(*Eschscholzia*)、海罂粟属(*Glaucium*)、绿绒蒿属(*Meconopsis*)、罂粟属(*Papaver*)、裂叶罂粟属(*Roemeria*)
	胡椒科(Pipraceae)	胡椒属(*Piper*)
	毛茛科(Ranunculaceae)	乌头属(*Aconitum*)、楼斗菜属(*Aquilegia*)、驴蹄草属(*Caltha*)、黄连属(*Coptis*)、翠雀属(*Delphinium*)、扁果草属(*Isopyrum*)、唐松草属(*Thalictrum*)、金莲花属(*Trollius*)
	鼠李科(Rhamnus)	蛇藤属(*Colubrina*)、枣属(*Ziziphus*)
	芸香科(Rutaceae)	花椒属(*Zanthoxylum*)、黄柏属(*Phellodendron*)
单子叶植物	天南星科(Araceae)	沼芋属(*Lysichiton*)
	百合科(Liliaceae)	*Baeometra*

C. 吗啡烷型：代表性吗啡烷型资源性化学成分主要有罂粟果实中的吗啡(morphine)、可待因(codeine)、蒂巴因(thebaine)，青风藤(*Sinomenium acutum*)藤茎中的青风藤碱(sinomenine)等。吗啡为酚性生物碱，难溶于氯仿、乙醚，可溶于碱水，依据该性质可进行提取分离。该类型生物碱主要存在于罂粟科、樟科、大戟科等植物类群。

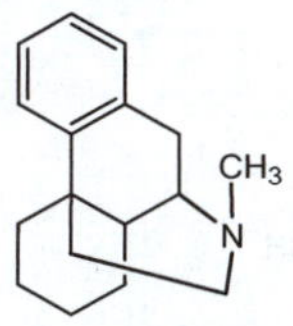

吗啡烷

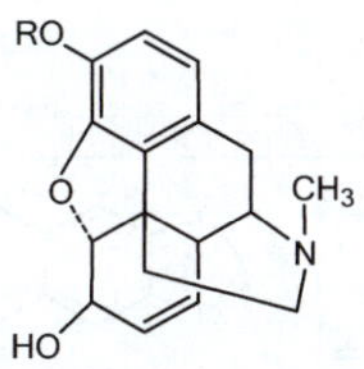

R = H 吗啡；R = CH_3 可待因

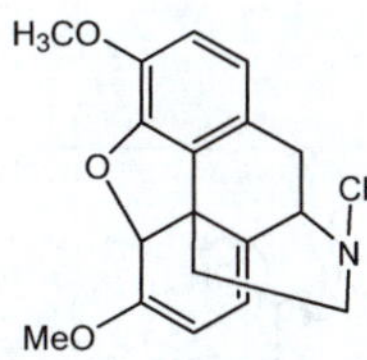

蒂巴因

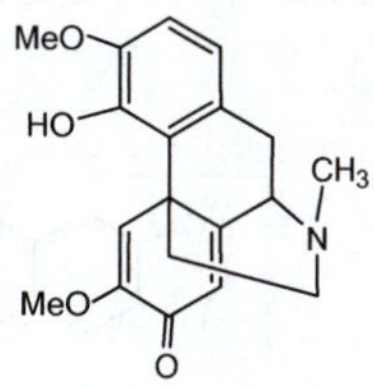

青风藤碱

从重要药用生物资源类群防己科植物中提取的青藤碱具有抗心律失常，扩张血管降血压，抗心肌缺血，对抗脑缺血再灌注损伤等作用[39]，其作用机制为阻断 α、β 受体通路，防止心肌细胞脂质的过氧化反应，升血压作用主要是阻止释放茶酚胺，也有可能与抑制肝糖元的分解有关，或抑制肾小管对葡萄糖的重吸收。青藤碱镇痛作用显著，镇痛效力较吗啡差，其机制可能是通过抑制前列腺素代谢、减少前列腺素 E_2(PGE_2)和白三烯(leukotriene)生成而发挥其抗炎、镇痛作用[30,41]。

野罂粟碱(nudicauline)是从罂粟科植物野罂粟(*Papaver nudicaule*)全草中分离得到的吗啡烷类化合物，其镇痛效果良好，不易成瘾，作用机制与抑制前列腺素(PGs)的合成有关。除了中枢镇痛作用还和阿片样受体 μ、δ、κ 有关，镇痛时，生物碱能显著降低扭体后小鼠脑组织中增高的 NO，通过 EDTA 加强，被 $CaCl_2$ 拮抗达到了中枢镇痛的作用[42]。

D. 原小檗碱和小檗碱型(protoberberines & berberines)：该类生物碱可看成是由两个异喹啉环稠

合而成，依据两者结构母核中C环氧化程度不同，分为小檗碱类和原小檗碱类。前者多为季铵碱，分布于毛茛科黄连属多种植物类群(*Coptis* spp.)、芸香科植物黄柏(*Phellodendron chinense*)、小檗科植物三棵针(*Berberis sargentiana*)等资源植物中；后者多为叔胺碱，存在于罂粟科植物延胡索(*Corydalis yanhusuo*)中的四氢巴马丁(*dl*-tetrahydropalmatine)等。北美黄连碱(hydrastine)在95%以上乙醇中呈左旋光性，而在稀乙醇中则呈右旋光性；在中性条件下呈左旋光性，在酸性条件下呈右旋光性。该类型生物碱是一类重要的资源性化学成分，具有抗菌、消炎的功效，主要用于肠道感染、调节血糖等资源性产品的开发[43]。从棕榈科黄藤属植物黄藤(*Daemonorops margaritae*)中得到的棕榈碱，对白色念珠菌有显著的抑菌活性，其抗病毒机制主要是通过对抗RNA病毒，阻止病毒DNA合成，使病毒停滞在生长的最初阶段，不能继续复制。

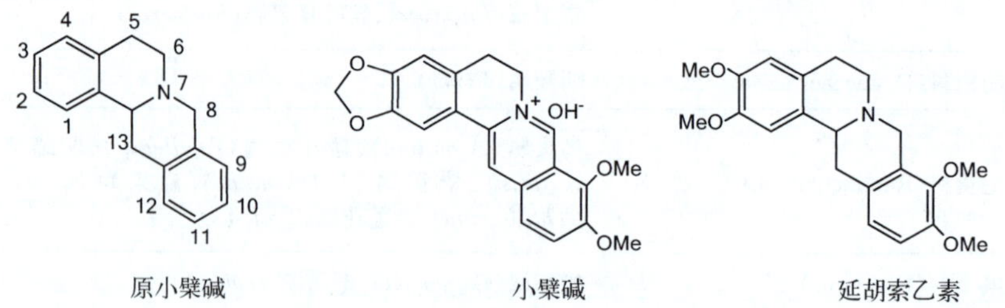

该类生物碱在生物农药的开发利用方面具有良好的产业化应用前景。现代研究表明，小檗碱对烟草赤星病菌(*Alternaria alteranta*)的分生孢子、大麦散黑穗病菌的冬孢子、蚕豆锈病菌的夏孢子和油菜霜霉病菌的孢子囊有较强的抑制效果，并能被细菌同化而不污染环境，因此在防治植物病害上具有广阔的应用前景。此外，尚对水稻菌核病菌、柑橘青霉病菌、小麦全蚀病菌、贝母茎腐病菌均有较强的抑制作用。

通常双键和羟基的吸电诱导效应使生物碱的碱性减小。但具有氮杂缩醛结构的生物碱常易于质子化而显强碱性。如氮原子的邻位碳上具α、β双键或α-羟基者，可异构成季铵碱，使碱性增强；如醇胺型小檗碱亦为氮杂缩醛结构，其氮原子上的孤电子对与α-羟基的C—O单键的σ电子发生转位，形成季铵型小檗碱(图4-4)。

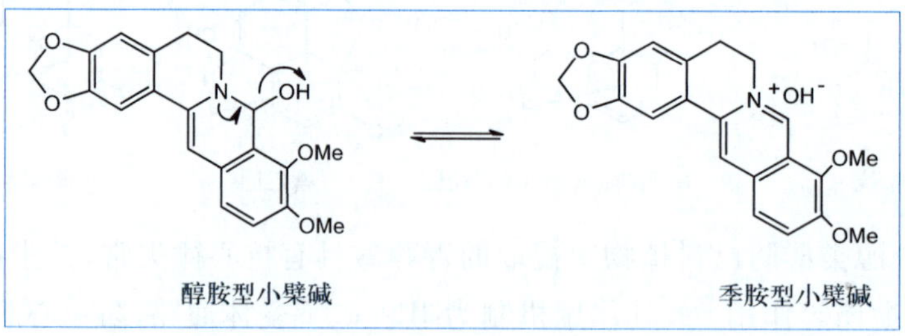

图4-4　氮杂缩醛结构生物碱分子质子化

E. 普罗托品型(protopines)：与原小檗碱和小檗碱类区别的是C—N键裂解成三环体系，且多具14-酮基，如普罗托品(protopine)。

F. 苯菲啶型(benzophenanthridines)：此类生物碱类化学成分数量较少，常见于罂粟科某些植物类群中。代表性资源性化学成分如白屈菜碱(chelidonine)和血根碱(sanguinarine)等。

博落回(*Macleaya cordata*)系罂粟科博落回属(*Macleaya*)多年生草本植物。该植物中含有的血根碱、白屈菜红碱均属于异喹啉类生物碱，并且均具有抗肿瘤作用。白屈菜红碱(chelerythrine)抗肿瘤机制主要是其为一种选择性蛋白激酶C(PKC)抑制剂，扰乱了肿瘤细胞信号的正常传导，影响细胞的再生，抑制肿瘤细胞的增殖等作用；血根碱抗肿瘤活性较白屈菜红碱弱，其抗肿瘤作用机制主要是干扰 DNA 双螺旋结构，影响正常的转录翻译过程，抑制肿瘤细胞的再生，并诱导肿瘤细胞凋亡[44]。

此外，博落回提取物尚可抑制金黄色葡萄球菌、枯草芽孢杆菌、大肠埃希菌、小麦赤霉菌、棉枯萎菌、番茄灰霉病菌、小麦纹枯病菌等 10 多种菌种的生长，其中对番茄灰霉病菌、小麦纹枯病菌的最低抑菌浓度都在 0.1 mg/mL 以下，对无乳链球菌、肠形点状产气单胞菌、大葱紫斑病菌、蘑菇根霉病菌的原粉浓度都在 0.1 mL 以下，作为植物源农药具有巨大开发潜力。其发挥杀虫、杀菌活性的主要有效成分为血根碱、白屈菜红碱等异喹啉类生物碱。该类资源性化学成分除表现出良好的杀虫、抑菌活性外，尚具有在生态环境中易降解的特点，是开发生产特色生物农药的重要资源性产物[45]。

G. 苄基四氢异喹啉型（benzyltetrahydro-isoquinolines）：代表性资源性化学成分如厚朴碱（magnocurarine）、罂粟碱（papaverine）、那碎因（narceine）等。主要分布于木兰科、罂粟科等植物类群中。

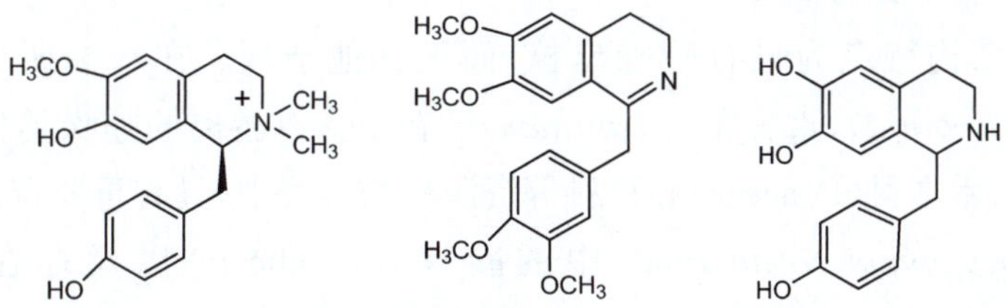

厚朴碱　　罂粟碱　　去甲乌药碱

H. 苯乙基四氢异喹啉类（phenethyl-tetrahydro-isoquinolines）：代表性资源性化学成分主要有奥特那明（autunamine）、三尖杉酯碱（harringtonine）、高三尖杉酯碱（homoharringtonine）等。高三尖杉酯碱具有显著的抗肿瘤活性[46]。

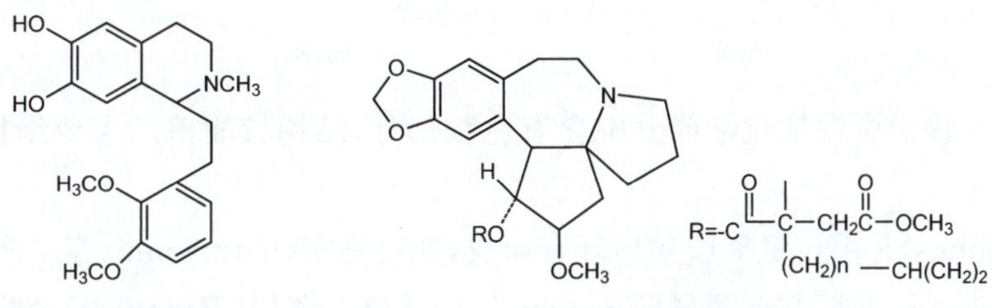

奥特那明　　三尖杉酯碱（n=2）
高三尖杉酯碱（n=3）

粗榧科粗榧属植物三尖杉（*Cephalotaxus fortunei*）叶、枝中所含的抗癌生物碱三尖杉酯碱和高三尖杉酯碱，两者结构仅差一个亚甲基，其吸附色谱分离效果不佳，而分配色谱能将两者较好分离。具体方法：以硅胶为支持剂，以 pH 5.0 缓冲液饱和的氯仿溶液洗脱，首先洗脱获得高三尖杉酯碱，中间部分是两者的混合物，最后部分是三尖杉酯碱。

4. 苄基苯乙胺类生物碱　苄基苯乙胺类（benzylphenethylamines）生物碱化学成分主要分布于石蒜科的石蒜属（*Lycoris*）、水仙属（*Narcissus*）、网球花属（*Haemanthus*）植物中。代表性资源性化学成分如石蒜碱（lycorine）、加兰他敏（galanthamine）等。石蒜碱难溶于有机溶剂，易溶于水，而高石蒜碱（homolycorine）的盐酸盐难溶于水而易溶于氯仿中，依此可进行提取分离。石蒜碱具有显著的抗病毒活性及抗菌作用，其作用机制主要是在病毒生长的早期阶段，阻止其合成。

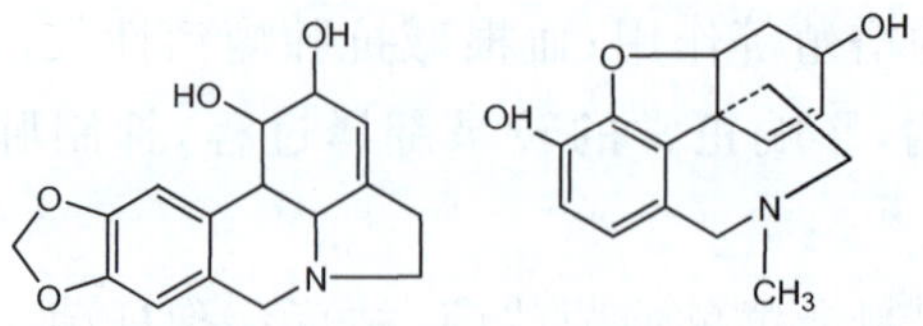

石蒜碱　　加兰他敏

5. 吐根碱类　吐根碱类(emetines)的化学结构由来源于多巴胺衍生物(1或2分子)或色胺与裂环番木鳖苷(secologanin)两部分或三部分组成。代表性资源性化学成分如1-吐根碱(1-emetine)等。该类生物碱主要分布于茜草科和八角枫科(Alangiaceae)等资源植物类群中。

四、源于色氨酸途径的生物碱类资源性化学成分

该类生物碱也称吲哚类生物碱，是类型较为丰富、结构较为复杂、资源性化学成分数目较多的一类生物碱产物。主要分布于马钱科(Loganiaceae)、夹竹桃科(Apocynaceae)、茜草科(Rubiaceae)等几十个科属中。按生源关系，可将其分为四类。

1. 简单吲哚类　结构特点为只有吲哚母核，而无其他杂环。在水仙属(*Narcissus*)、桂竹香属(*Cheiranthus*)、刺槐属(*Robinia*)、素馨属(*Jasminum*)的花中含有游离的吲哚类化学成分。简单吲哚类生物碱主要分布在蓼科、禾本科(Poaceae)和豆科等资源植物类群中，具有重要资源价值的资源性化学成分如存在于蓼蓝(*Polygonum tinctorium*)中的靛青苷(indican)以及存在于大麦中的芦竹碱(gramine)等。

芦竹碱为大麦(*Hordeum vulgare*)等禾木科植物在进化过程中产生的具有化感作用的一种生物碱次生小分子物质，对繁缕属(*Stellaria*)杂草植物具有较强的抑制作用。

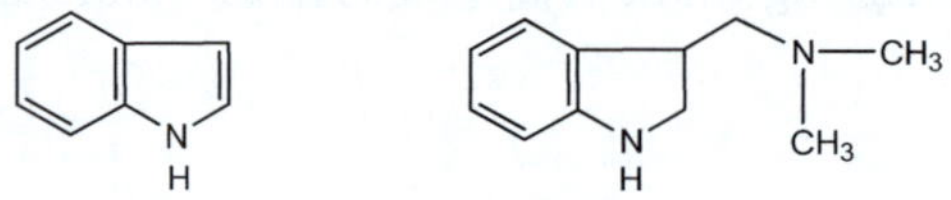

吲哚　　芦竹碱

2. 色胺吲哚类　该类资源性化学成分中含有色胺部分，结构较简单。主要结构类型有卡波啉类、吴茱萸胺类等。

卡波啉类(carbolines)是由色氨酸脱羧后环合而成，如哈马宁(harmanine)等。该类生物碱除主要分布于苦木科(Simaroubaceae)外，在蒺藜科(Zygophyllaceae)骆驼蓬属(*Peganum*)植物的成熟种子中高含量分布。

吴茱萸胺类(evodiamines)是由卡波啉和喹诺啉结合而成。此类生物碱分布于芸香科多属资源植物类群中，如吴茱萸(*Evodia rutaecarpa*)果实中的吴茱萸碱等系列生物碱。在心血管系统、内分泌系统、呼吸系统及消化系统诸方面表现出较为广泛的生物活性，且具有抗炎、镇痛、减肥及肿瘤抑制作用。

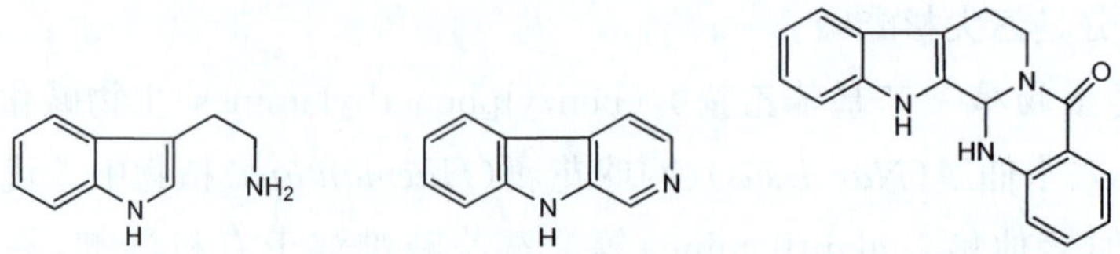

色胺　　卡波啉　　吴茱萸碱

该类化学成分结构若为伯胺，则可能为协同反应生成。若为仲胺，则与分子内羰基反应形成 N-甲

基吡咯亚胺盐，又进一步与乙酰乙酸反应生成生物碱。在曼氏反应中，提供负碳离子的常为芳香碳（亲核试剂），如图 4－5 所示。

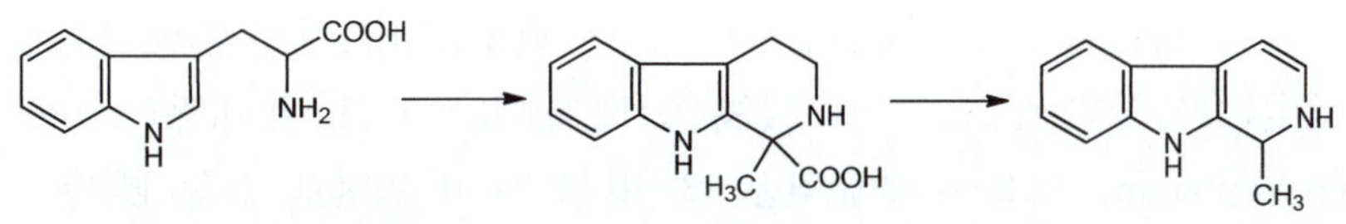

图 4－5　由色氨酸经过曼氏反应形成哈马宁(harmanine)

蒺藜科骆驼蓬属植物多裂骆驼蓬（*Peganum multisectum*）为我国特有植物，全草中含有生物碱类、黄酮类、糖苷类以及甾醇类等资源性化学成分，其中 β－卡波啉类生物碱为该属植物具有重要资源利用价值的化学成分。

β－carboline 类生物碱主要分布在马钱子科（Loganiaceae）、夹竹桃科（Apocynaceae）和茜草科（Rubiaceae）等植物类群。此外，在芸香科（Rutaceae）、苦木科（Simaroubaceae）、番荔枝科（Annonaceae）、爵床科（Acanthaceae）等植物类群中亦有分布。其在药用生物资源类群中的分布概况，见表 4－6。

表 4－6　β－Carboline 生物碱类资源性化学成分在药用生物资源类群中的分布

门	科	属
双子叶植物	马钱科	马钱属（*strychnos*）
	胡颓子科（Elaeagnaceae）	胡颓子属（*Elaeagnus*）
	茜草科	乌檀属（*Nauclea*）、乌口树属（*Tarenna*）、丰花草属（*Borreria*）、水团花属（*Adina*）
	蓼科（Polygonaceae）	沙拐枣属（*Calligonum*）
	蒺藜科（Zygophyllaceae）	骆驼蓬属（*Peganum*）、白刺属（*Nitraria*）
	苦木科	苦树属（*Picrasma*）、臭椿属（*Ailanthus*）
	肉豆蔻科（Myristicaceae）	堇菜属（*Viola*）
	茄科	曼陀罗属（*Datura*）
	椴树科（Tiliaceae）	扁担杆属（*Grewia*）
	夹竹桃科	鸡骨常山属（*Alstonia*）、萝芙木属（*Rauvoifia*）
	番荔枝科	番荔枝属（*Annona*）
单子叶植物	禾本科（Gramineae）	虉草属（*Phalaris*）、毒麦属（*Loium*）
真菌植物	松蕈科	天狗蕈属（*Amanita*）

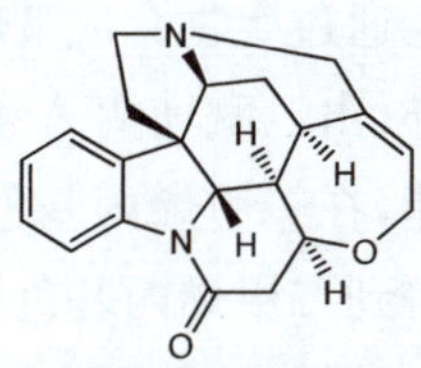

马钱子碱(Strychnine)

马钱子碱（士的宁，strychnine）存在于马钱科马钱属（*Strychnos*）植物马钱子（*Strychnos nux-vomica*）的种子中，其不仅能加强吗啡的镇痛作用，还能延长镇痛时间。镇痛机制可能与中枢 M－胆碱能神经系统有关[47]或者与增加脑部单胺类神经递质与脑啡肽含量有关。士的宁还是一种植物源杀鼠剂。通常以 0.5%～1.0%的硫酸毒鼠碱上市，将其与着色谷物一起加工成毒饵，用以防治金花鼠、鼷鼠、田鼠、松鼠、野兔及其他小型啮齿类动物。大鼠经口服 LD_{50} 为 16 mg/kg，豚鼠为 21 mg/kg，对其他哺乳动物毒性也较高。

近年来，随着对海洋生物资源化学成分研究的不断深入，发现了一些具有重要资源价值的生物碱类物质，如纵条矶海葵（*Haliplanella luciae*）为纵条矶海葵科（Haliplanellidae）小型个体，分布于我国南北各省沿海，是干潮线上最常见的海葵品种之一，其提取物对高血压模型大鼠显示有降血压作用；多糖类化学组分能显著提高小鼠的脾淋巴细胞转化率和大鼠睾丸支持细胞的增殖率，显示了潜在的资源化价值。以浙江省舟山市采集的纵条矶海葵为原料，从甲醇提取物水溶性部位分离鉴定出 4 个生物碱类化学成分[48]，包括 3 个吲哚类和 1 个嘌呤类生物碱，分别为 1,2,3,4 -四氢- 9H -吡啶[3,4 - b]并吲哚（tryptoline）、1 -甲基四氢- *β*-咔啉、*β*-吲哚乙胺（tryptamine）和 2 -甲基亚氨基- 3 -甲基- 6 -甲基氨基- 9 氢-嘌呤。

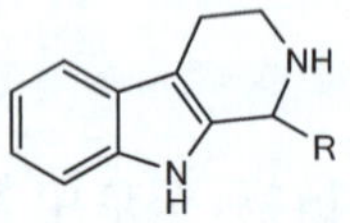

Tryptoline　R=H

甲基四氢-*β*-咔啉　R=CH_3

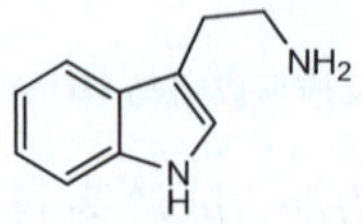

β-吲哚乙胺

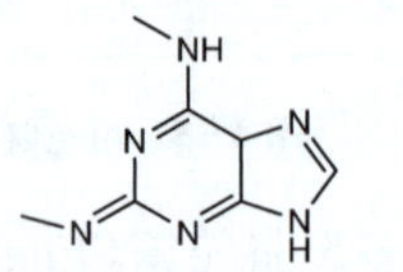

2-甲基亚氨基-3-甲基-6-甲基氨基-9氢-嘌呤

3. 半萜吲哚类　该类生物碱是色氨酸或其衍生物与甲瓦龙酸（MVA）环合而成，分子中含一个四环的麦角碱核体系，如麦角新碱（ergometrine）、麦角胺（ergotamine）等。有学者从雀稗草麦角菌（*Claviceps paspli*）的腐生培养物中首次分离得到麦角酰胺（lysergic acid amide）、异麦角酰胺（isolysergic acid amide）和麦角酸 *α* -羟乙基酰胺（lysergic acidα-hydoxyethylamide）。肽类麦角生物碱是由一个麦角酸分子通过酸性酰胺键与一个环状结构的三肽连接而成。

麦角碱（ergotamine）是由子囊菌麦角菌属（*Claviceps*）真菌麦角菌（*Ciaviceps purpurea*）产生的具有重要价值的生物碱类资源性化学成分。以麦角碱为原料研发的药物制剂，能使脑动脉过度扩张与搏动恢复正常，用于治疗偏头痛，还有收缩子宫作用，用于产后止血。麦角碱类化学成分主要包括田麦角碱（agoclavine）、麦角新碱、麦角胺、麦角隐亭（ergocryptine）等。

麦角碱的结构特征为四环的麦角灵（ergoline），其中 A、B 环来自色氨酸，C、D 环则是由甲戊二羟酸（mevalonic acid, MVA）转变成的焦磷酸二甲烯丙酯（dimethylallyl pyrophosphate，DMAPP）与色氨酸环合、修饰得到。天然状态下绝大多数麦角灵衍生物在四环系统的 D 环中 9,10 位或 8,9 位有双键，而且 D 环上的 N 通常已甲基化。

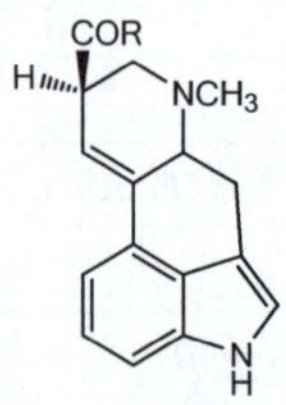

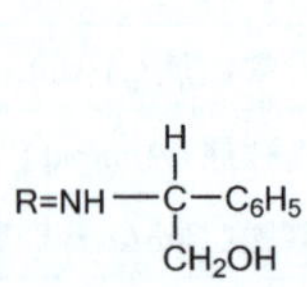

麦角新碱

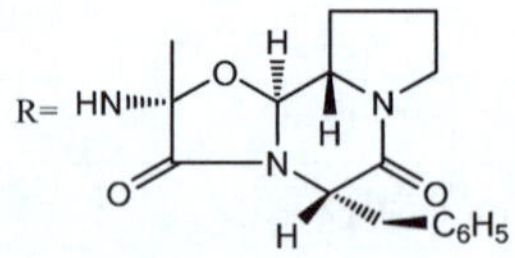

麦角胺

通过生物合成策略，生产麦角碱及其衍生物是获得此类资源性产物的重要途径。首先是合成麦角灵环，由乙酰辅酶 A 生成的甲戊二羟酸（MVA）是萜类和生物碱合成的起始物，进而形成焦磷酸二甲烯丙酯，在二甲烯丙基色氨酸合酶（dimethylallytrytophan synthase，DMATS）催化下与 *L* -色氨酸发生环合得到二甲烯丙基色氨酸（dimethylallytrytophan，DMAT）。DMAT 在甲基转移酶催化下发生 *N* -甲基化，之后脱羧并环合形成裸麦角碱（chanoclavine - 1），再经氧化、环合得到田麦角碱（agoclavine），环合过程受到裸麦角碱- 1 -环化酶（chanoclavine cyclase）催化，田麦角碱在田麦角碱- 17 -单加氧酶催化下形成野麦角碱（elymoclavi-ne）[49]，而后经野麦角碱- 17 -单加氧酶作用形成雀稗草酸（paspalic acid）。雀稗草酸可自发地异构化成 *D*-麦角酸（*D* - lysergic acid），完成麦角灵环的生物合成。*D* -麦角酸可进一步衍生形成简单的麦角酰胺类化合物或麦角肽碱。在 *Ciaviceps fusiformis* 菌株中生物合成途径在形成 *D*－麦角酸之前终止，其终产物为棒麦角碱类，多为田麦角碱和野麦角碱及其衍生物，而雀稗麦角菌和黑麦麦角菌的生物碱合成途径则继续从 *D*－麦角酸合成麦角酰胺类或麦角肽碱[50]。麦角碱类重要资源性化学成分的生物合成途径，如图 4－6 所示。

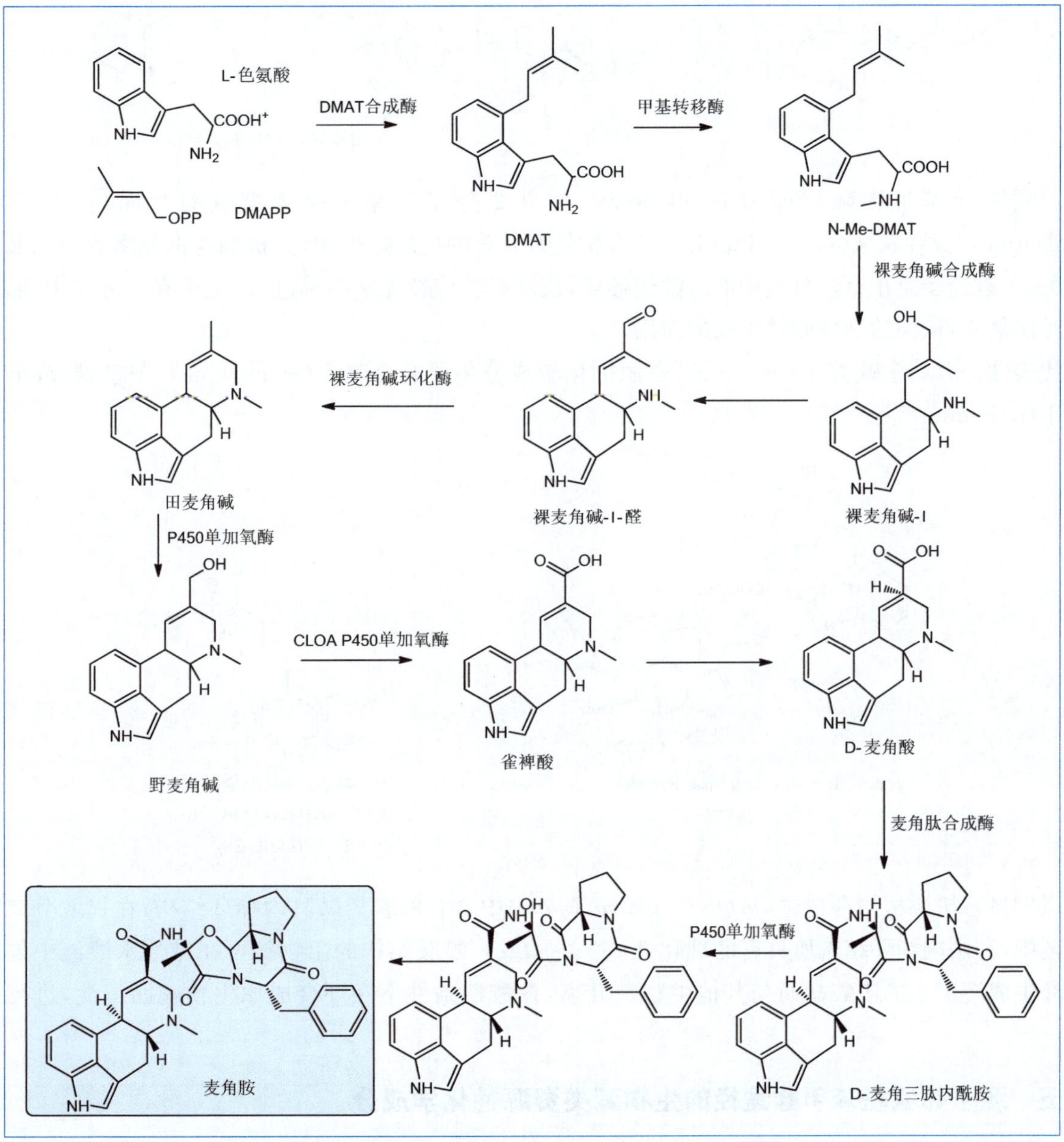

图 4－6　麦角碱类重要资源性化学成分的生物合成途径[50]

麦角碱及其衍生物的药理活性主要包括收缩子宫，升高血压或降低血压作用，退热和抑制呕吐以及垂体激素分泌的控制等。这些效应主要是由去甲肾上腺素、5－羟色胺和多巴胺受体介导，为麦角碱类物质的开发利用及资源产业化奠定了基础。

4. 单萜吲哚类　分子中具有吲哚母核和一个 C9 或 C10 的裂环番木鳖萜及其衍生物的结构单元，如萝芙木(*Rauvolfia verticillata*)中的利血平(reserpine)、番木鳖中的士的宁等。此外，尚有一些生物碱按传统化学分类法属喹啉类生物碱，但从生源上与单萜吲哚碱有关，如喜树(*Camptotheca acuminata*)

果实中含有的喜树碱(camptothecin)、10-羟喜树碱(10-hydroxy camptothecin)和金鸡纳属植物树皮中的金鸡宁碱(cinechonine)、奎宁(quinine)等。喜树碱不溶于一般有机溶剂,而溶于酸性氯仿等。

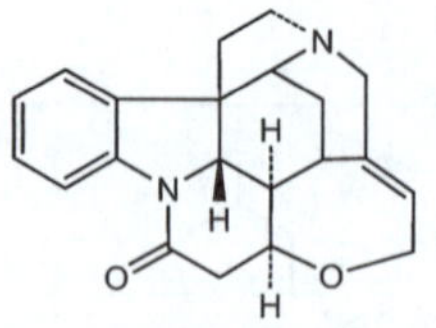

士的宁

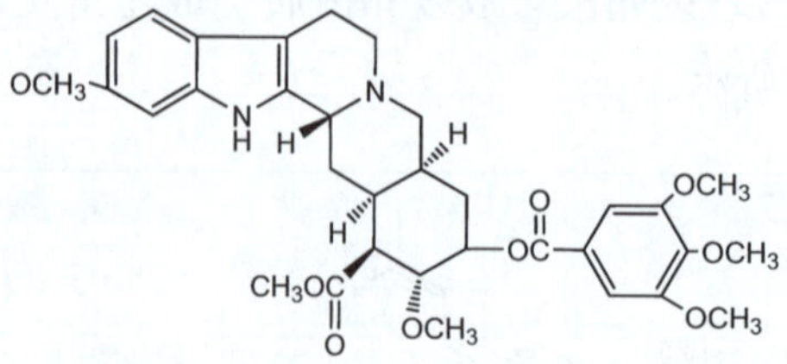

利血平

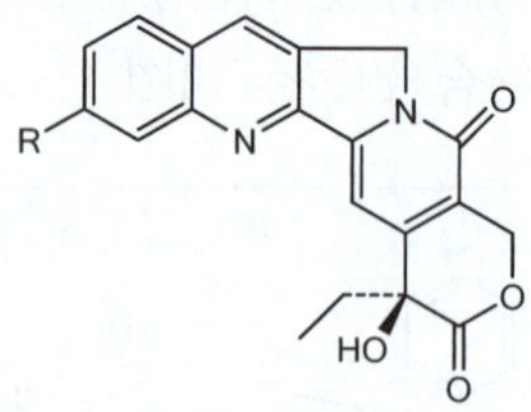

喜树碱 R = H;羟基喜树碱 R = OH

双吲哚碱型生物碱(bisindole alkaloids)是由 2 分子单萜吲哚生物碱缩合而成,如长春碱(vinblastine)、长春新碱(vincristine)等。长春碱具有显著的抗肿瘤作用,其机制与抑制微管蛋白装配密切相关,可进一步阻止有丝分裂中的纺锤丝形成,致使有丝分裂无法继续进行,阻于有丝分裂中期,肿瘤细胞无法复制,从而达到抑制其生长的作用。

代表性的金鸡宁碱类(cinchonines)资源性化学成分主要有金鸡宁(cinchonine)、奎宁碱(quinine)、奎尼丁(quinidine)等。

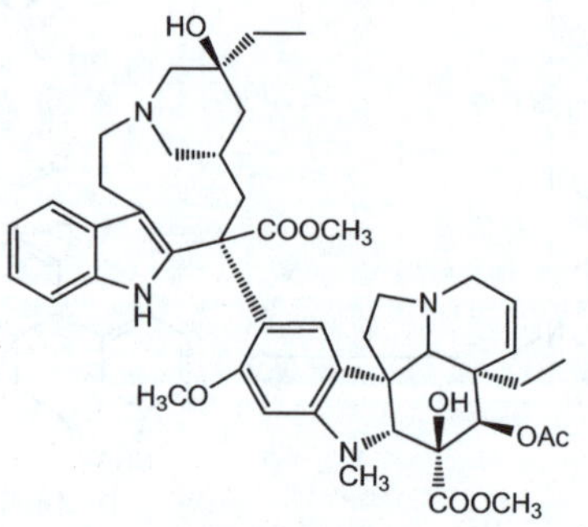

长春碱 R=CH_3;长春新碱 R=CHO

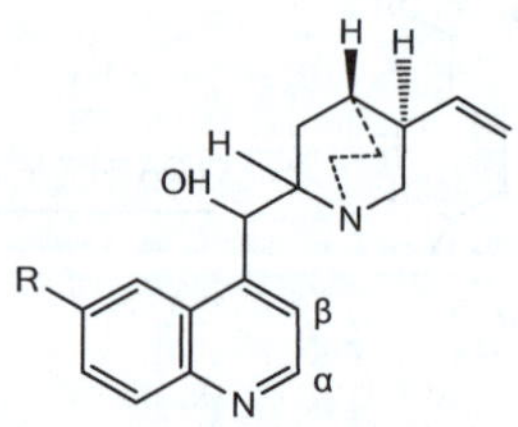

奎宁碱 R=OCH3 (3S, 2R)

奎尼丁 R=OCH3 (3R, 2S)

金鸡宁 R=H (3R, 2S)

珙桐科喜树属植物喜树(*Camptotheca acuminata*)中含有的喜树碱具内酯环结构,在提取分离喜树碱工艺中,利用内酯环结构所具有的理化性质—内酯或内酰胺结构的生物碱可在碱性水溶液中加热皂化开环生成溶于水的羧酸盐而与其他生物碱分离,在酸性条件下又环合成原生物碱而沉淀,进行提取分离。

五、源于邻氨基苯甲酸途径的生物碱类资源性化学成分

该类生物碱主要包括喹唑啉类(quinazolines)和吖啶酮类(acridones)等化学类型,代表性资源性化学成分主要有鸭嘴花碱(vasicine)、常山碱(febrifugine)等,在芸香科植物类群中较多见分布。

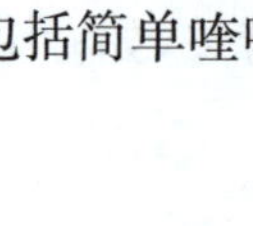

喹唑啉

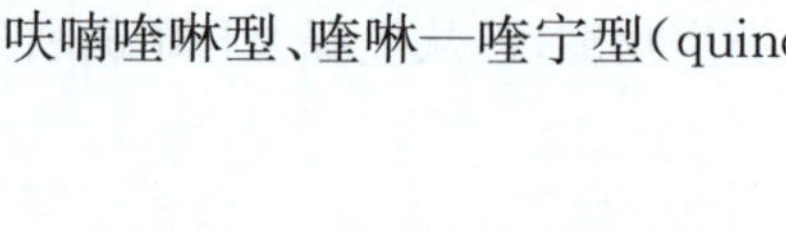

常山碱

喹诺啉类生物碱主要包括简单喹啉型、呋喃喹啉型、喹啉—喹宁型(quinolyl-quinaclidines)及喹啉—

咪唑型(quinolyl-imidazole)等，主要分布于芸香科资源植物中。

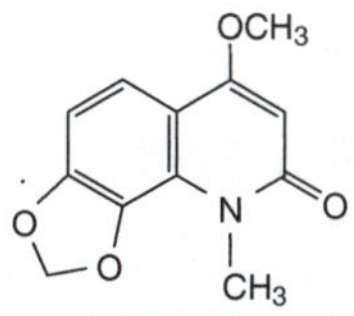
香肉果碱

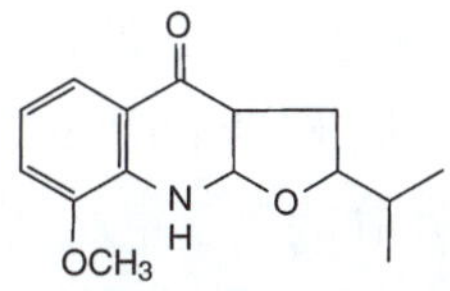
月芸壬 (lunacrine)

吖啶酮类生物碱如冉特可林酮等，主要分布于芸香科植物类群中。中药材白鲜皮(Dictamni Cortex)为芸香科多年生草本植物白鲜(*Dictamnus dasycarpus*)的干燥根皮，其中富含吖啶类酮类生物碱化学成分白鲜碱(dictamnine)等，该类资源性物质具有确切的免疫活性和良好的开发利用前景。鲍氏山油柑(*Acronychia bauert*)树皮中具有的显著抗癌活性的山油柑碱(acronycine)等亦属此类型。

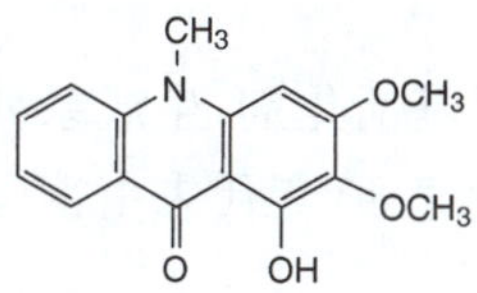
山柑子宁 (arborinine)

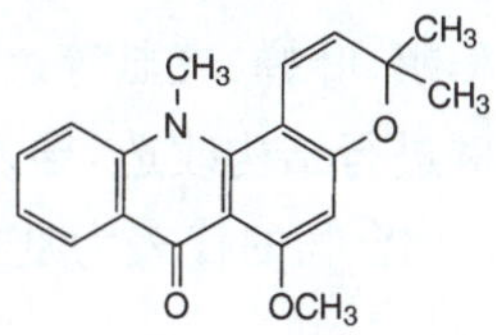
山油柑碱 (acronycine)

六、源于组氨酸途径的生物碱类资源性化学成分

该类生物碱主要为咪唑类生物碱，数目较少。芸香科植物毛果芸香(*Pilocarpus jaborandi*)中的毛果芸香碱(pilocarpine)属于该类生物碱。此外，尚有咖锡定(casimiroedine)、算盘子碱(glochidine)等化学成分。

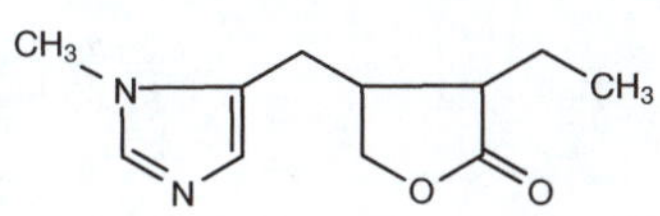
毛果芸香碱

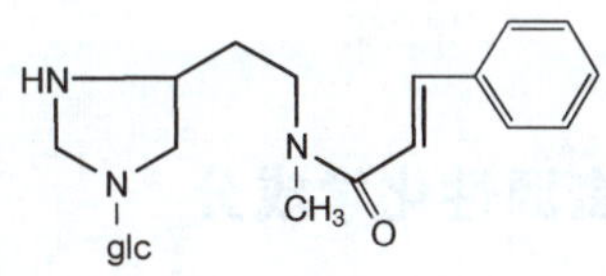
咖锡定

咪唑类生物碱化学成分在抗菌、抗病毒、抗凝血、镇痛、抗炎、抗肿瘤和防治心血管疾病等方面表现出良好的生物活性。利用高速逆流色谱(HSCCC)技术从存放3年的毛茛科药用植物铁棒锤(*Aconitum pendulum*)根中分离得到了一种咪唑类生物碱成分1H-imidazole-2-carbox-ylic acid，butyl ester[51]。

七、由烟酸衍生的生物碱类资源性化学成分

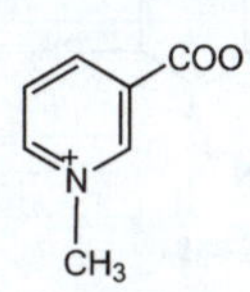
胡芦巴碱

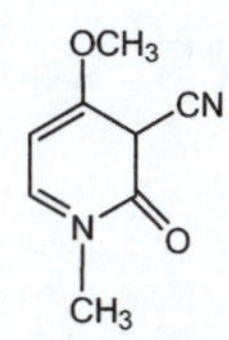
蓖麻碱

由烟酸(nicotinic acid)衍生的生物碱类化学成分主要有胡芦巴碱(trigonelline)、蓖麻碱(ricinine)等，该类生物碱结构均较简化，常见具有资源利用价值的化学成分有：烟碱、胡芦巴碱、蓖麻碱(ricinine)等。烟碱(nicotine)为茄科烟草属(*Nicotiana*)植物的主要杀虫成分。栽培的红花烟草(*Nicotiana* × *sanderae*)含烟碱约3%，黄花烟草含烟碱10%～15%，普通烤烟烟碱含量最低。烟草全株均含有烟碱，但以叶中含量最高。烟碱是一种触杀性速效杀虫剂，残效期短，基本无残留问题，对作物较为

安全，杀虫谱广，对鳞翅目、半翅目、缨翅目、双翅目等多种害虫均有效。制备烟碱类资源性化学物质的原材料主要来自卷烟厂的烟草粉末、烟茎、烟筋等下脚料。欧洲地区是较早利用烟草萃取液作为杀虫剂的。并利用烟草种植、加工过程产生的下脚料开发生物杀虫剂，安全无公害，成本低廉，资源化价值高。烟叶的浸提液加工产品功效的杀虫涉及防治蚜虫、椿象、蝇蛆、红蜘蛛、蓟马、菜青虫、麦蜘蛛和螨类等的防治。

烟碱系通过抑制乙酰胆碱酯酶受体而产生活性。现有的烟碱制剂主要是提取游离烟碱，或制成烟碱硫酸盐使用。高浓度烟碱对害虫的毒杀机制是对乙酰胆碱受体产生脱敏性抑制，即神经冲动传导受阻，使神经体持续激活，虫体持续痉挛，麻痹死亡。

烟碱纯品为无色油状液体，易挥发，能溶于水和有机溶剂。遇光和空气易树脂化为褐色，有奇臭味和强烈刺激性。对害虫有胃毒、触杀和熏蒸作用，还有杀卵作用。烟碱对人畜的毒性中等，对鱼、贝类的毒性小，对植物类药害轻。因烟碱用量低，相对安全，无残留，不污染环境，主要用于蔬菜、果树、茶树、水稻等作物，防治蚜虫、甘蓝夜蛾、蓟马、椿象、叶跳虫、大豆食心虫、菜青虫、潜叶蝇、潜叶蛾、桃小食心虫、梨小食心虫、螨、黄条跳虫、稻螟、叶蝉、飞虱等。

此外，也可进一步对烟碱进行结构改造，导入氯吡啶甲基活化剂，生成系列烟碱衍生物，从而使其杀虫活性提高近百倍[52]。该类化合物的代表为吡虫啉，20 世纪 80 年代末由德国拜耳公司开发，目前已成为植物源杀虫剂的代表性品种之一[53]。

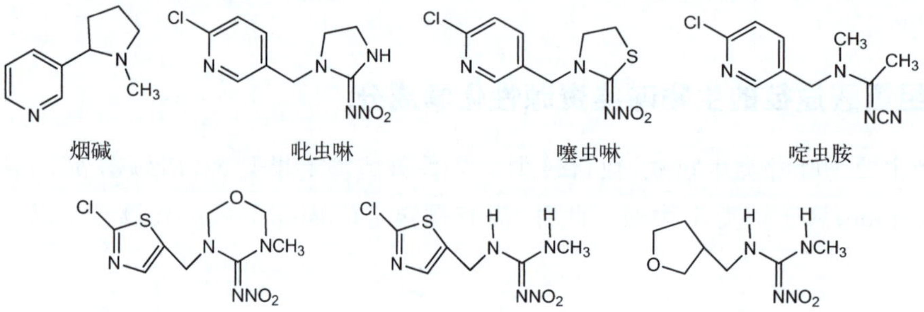

烟碱　吡虫啉　噻虫啉　啶虫胺

噻虫嗪　噻虫胺　呋虫胺

八、萜类生物碱资源性化学成分

1. 单萜类生物碱　单萜类生物碱（monoterpenoid alkaloids）包括由单萜或环烯醚萜衍生的生物碱。由单萜衍生的如猕猴桃碱（actinidine）、肉苁蓉碱（boschniakine）及裂环环烯醚萜（iridoid）衍生的龙胆碱（gentianine）。主要分布于猕猴桃科（Actinicliaceae）、列当科（Orobanchaceae）、龙胆科（Gentianaceae）等资源植物类群中。

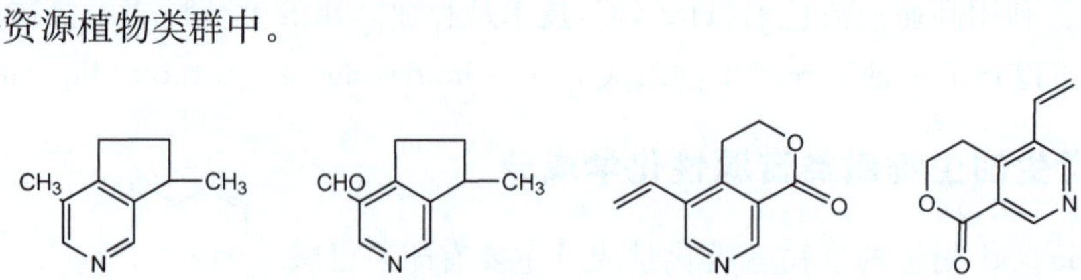

猕猴桃碱　肉苁蓉碱　龙胆碱　秦艽碱甲

2. 倍半萜类生物碱　倍半萜类生物碱（sesquiterpeniod alkaloids）代表性资源性化学成分主要包括石斛碱（dendrobine）、萍蓬定（nupharidine）等。主要分布于兰科（Orchidaceae）石斛属（*Dendrobium*）和睡莲科（Nymphaeaceae）萍蓬草属（*Nuphar*）等植物类群中。

倍半萜类生物碱是卫矛科（Celastraceae）雷公藤属（*Tripterygium*）植物雷公藤（*Tripterygium*

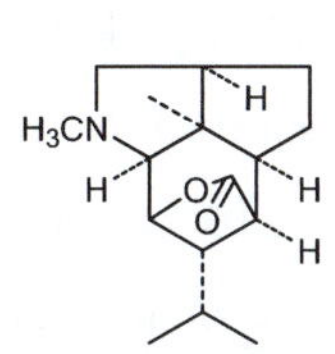

石斛碱

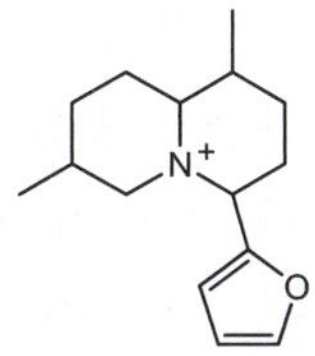

萍蓬定

spp.)资源植物中的主要活性物质。迄今已从雷公藤资源植物中分离得到 30 余种该类生物碱化合物，具有抗炎和免疫抑制的药理活性，临床常用于治疗类风湿性关节炎等疾病。雷公藤生物碱制剂对关节的消肿、止痛作用明显，见效快，降血沉作用亦显著，同时还发现其具有抗肿瘤、抗雄性生育作用，是具有发展前景的男性避孕药[54]。此外，还发现了具有抗 HIV 病毒的倍半萜生物碱，其体外治疗指数大于 1 000[55]。

中药雷公藤也是重要的杀虫植物资源，其中倍半萜类生物碱是该植物杀虫作用的活性物质，且具有杀虫谱广、活性高、毒性低等特点。目前从雷公藤中分离出 6 种具有杀虫生物碱活性的单体，分别为雷公藤次碱、雷公藤吉碱、雷公藤春碱、雷公藤定碱、雷公藤嗪碱、雷公藤新碱。由雷公藤生物碱制备的植物源农药，对人畜安全，不污染环境，不易引起抗药性，在自然界中易于降解，故具有较好的开发潜力。

此外，尚从雷公藤药材生产过程中废弃的茎叶中分离出 3 个倍半萜生物碱化合物：雷公藤吉碱(wilforgine，Ⅰ)、雷公藤特碱(wilfortrine，Ⅱ)和雷公藤次碱(wilforine，Ⅲ)。其中Ⅰ和Ⅱ具有体液免疫抑制作用，Ⅲ是治疗类风湿性关节炎的有效成分[56]。为从传统非药用部位中发现和利用资源性化学物质，延伸资源经济产业链提供了科学依据。

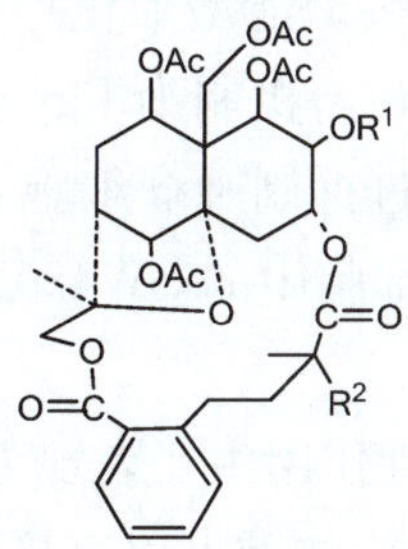

雷公藤吉碱	R^1=H	R^2=H
雷公藤特碱	R^1=(C_4H_3O)CO	R^2=OH
雷公藤次碱	R^1=pheny1	R^2=H

龙胆科萍蓬草属(*Nuphar*)植物广泛分布于亚洲、欧洲及美洲大陆。该类群植物体中含有的倍半萜类生物碱具有抑制肿瘤转移、免疫抑制、抗炎、抗菌等多种药理作用。迄今已以萍蓬草属植物中分离得到 C15 型倍半萜生物碱共 26 个，该类型生物碱最常见的是哌啶型倍半萜生物碱和喹诺里西啶型倍半萜生物碱。C30 型萍蓬草生物碱常指两个 C15 型萍蓬草生物碱通过硫聚合形成的二聚体倍半萜类生物碱。已从萍蓬草中分离得到了 C30 型萍蓬草生物碱 31 个，分别为硫双萍蓬草碱型、硫双萍蓬亭碱 B 型和新硫双萍蓬草碱型。除此之外，尚发现通过氧桥连接的二聚萍蓬草生物碱。研究发现含硫二聚体倍半萜萍蓬草碱混合物(NUP)能抑制核因子- κB(NF - κB)调控的免疫反应和炎症反应，有望成为治疗癌症和炎症等疾病的常规化疗敏化剂[57]。

去氧萍蓬碱(DON)体外对免疫功能影响的实验中发现其能抑制刀豆蛋白(ConA)或脂多糖(LPS)致小鼠脾细胞的增殖反应，也可抑制植物凝集素(PHA)或冻干葡萄球菌 A 蛋白菌体(SAC)致人体扁桃体淋巴细胞的增殖反应，表明 DON 对机体的细胞免疫和体液免疫功能具有一定的抑制作用，有望开发成为器官移植、自身免疫和过敏性疾病的免疫抑制剂[58]。

3. **二萜类生物碱** 二萜类生物碱(diterpenoid alkaloids)是四环二萜(反考烷 ent-kaunanes)或五环二

萜(乌头烷 A conanes)分子中具有-β-氨基乙醇、甲胺或乙胺的杂环化合物,主要分为两类:去甲二萜碱(C_{19})和二萜碱(C_{20})。代表性资源性化学成分如乌头碱(aconitine)、3-乙酰乌头碱(3-acetylaconitine)、粗茎乌碱甲(crassicauline A)、高乌碱甲(lappaconitine)、牛扁碱(lycoctonine)、阿替素(atisine)、维特钦(veatchine)、关附甲素(guan-fu base A)等。该类化学成分主要分布于毛茛科乌头属(*Aconitum*)和翠雀属(*Delphinium*)植物类群中。

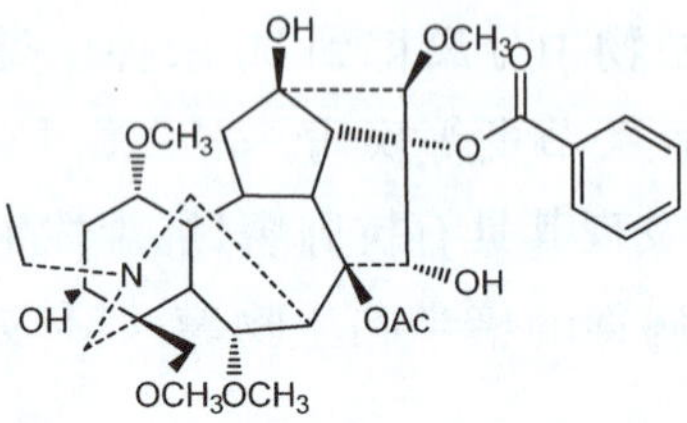
乌头碱

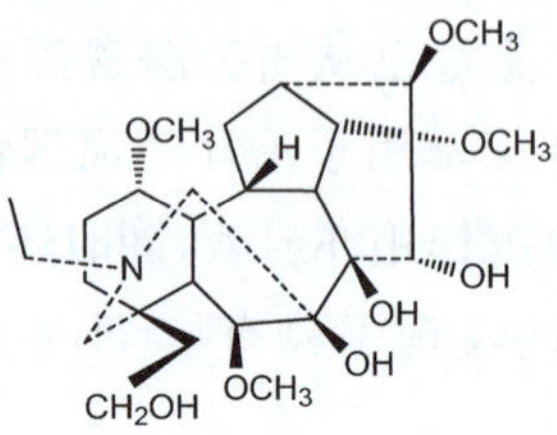
牛扁碱

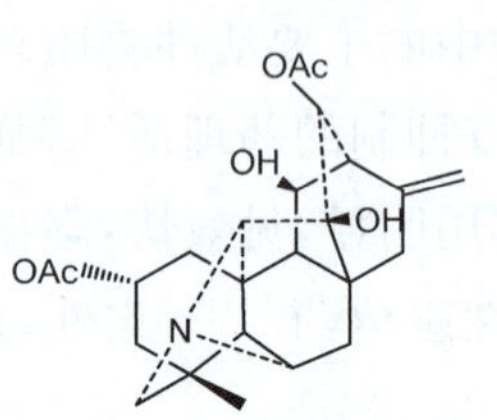
关附甲素

二萜类生物碱是一类结构较为复杂、生物活性显著的资源性化学成分,迄今,已发现的该类生物碱及其衍生物千余种,分布于5科7属的植物类群中。毛茛科乌头属(*Aconitum*)、翠雀属(*Delphinium*)和飞燕草属(*Consolida*)植物中,菊科旋覆花属(*Inula*),蔷薇科绣线菊属(*Spiraea*),鼠刺科 *Anopterus* 属,Garryaceae 科 *Garrya* 属等。我国分布的资源植物类群中发现的二萜类生物碱并已在临床使用的有lappaconitine、3-acetylaconitine 和 crassiculine A,具有镇痛、局部麻醉、抑菌、抗炎、消肿等作用,可用于治疗牙痛、三叉神经痛及晚期癌瘤疼痛,以及抗风湿性关节炎及各种疼痛等药物产品的开发和资源产业化。

毛茛科乌头属(*Aconitum*)植物中所含 C19 型二萜生物碱乌头碱能增加化疗药物的敏感性,其在抗肿瘤耐药性方面具有潜在的研究价值。乌头碱抗 KBV200 细胞耐药机制为 Pgp 蛋白表达显著降低,证实乌头碱具有逆转肿瘤多药耐药效应[59]。C19 型二萜生物碱通过抑制肿瘤细胞 ATP 的产生表现出较强的选择性细胞毒性,它们对于肿瘤细胞中的 SW480、HeLa 和 SkMe125 细胞有不可逆抑制效应[60]。

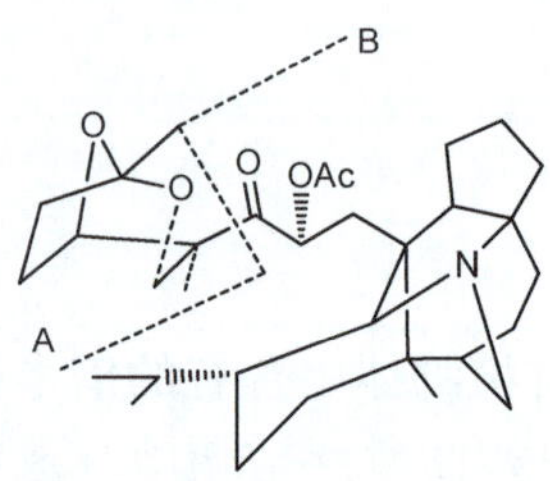
交让木碱

此外,乌头碱对心血管系统的药理作用主要表现为强心、降血压、扩张血管、抗心律失常等,其作用机制主要与生物碱可以直接扩张外周血管,改善血液运行环境,进一步改善脑循环,从而达到保护心脑血管的目的[61]。

4. **三萜类生物碱** 该类生物碱化学资源种类相对较少,主要分布于交让木科(Daphniphyllaceae)交让木属(*Daphniphyllum*)植物中。代表性资源性化学成分交让木碱具有一定的杀卤虫作用。

九、甾体类生物碱资源性化学成分

该类生物碱化学成分均具有甾体母核,但氮原子均不在甾体母核内,又分为孕甾烷类、环孕甾烷类和胆甾烷类及异甾体类。

孕甾烷(C_{21})生物碱(pregnane alkaloids)代表化合物有康斯生(conssine)等。该类生物碱主要分布于夹竹桃科植物类群中,少数则在黄杨木科资源植物中有分布。从黄杨科黄杨属植物小叶黄杨(*Buxus sinica* var. *parvifolia*)中分离出的环常绿黄杨碱 D,可缓解心绞痛,降低血清中胆固醇的含量,以及降血压和调血脂等。据此,利用黄杨木产业加工过程产生的刨花、木屑等为原料,提取生物碱并开发出具有较高利用价值的创新产品。

黄杨科植物资源中尚含有环孕甾烷(C_{24})生物碱(cyclopregnane alkaloids),代表性资源性化学成分主要有环氧黄杨木己素(cycloxobuxidine－F)等。

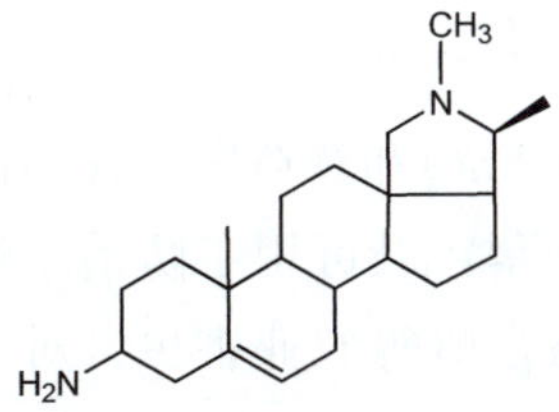
康斯生

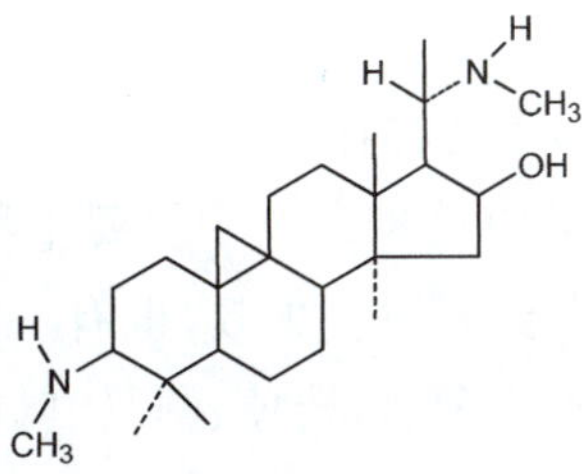
环常绿黄杨碱D

胆甾烷(C_{27})生物碱(cholestane alkaloids)是天然甾醇类的氨基化衍生物,大多以苷的形式存在。主要分布于茄科和百合科(Liliaceae)植物类群中。代表性的资源性化学成分主要有白藜芦胺(veralkamine)、辣茄碱(solanocarpsine)、澳洲茄胺(solasodine)、茄次碱(solanidine)、圆椎茄次碱(jurubine)等。

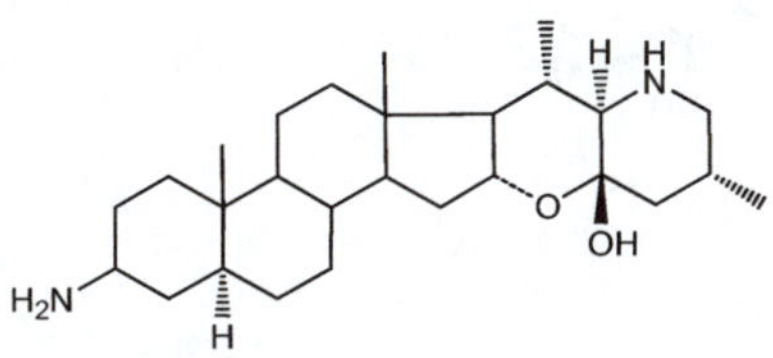
辣茄碱

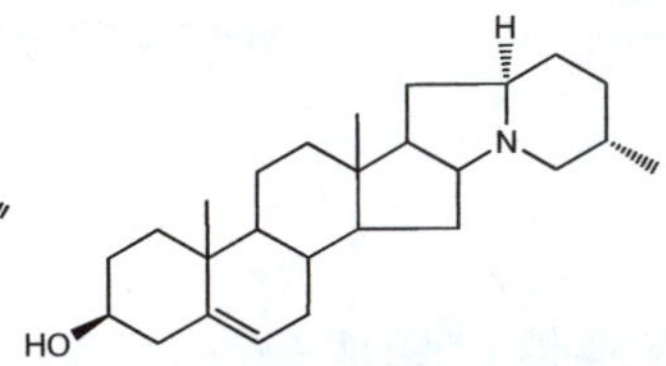
茄次碱

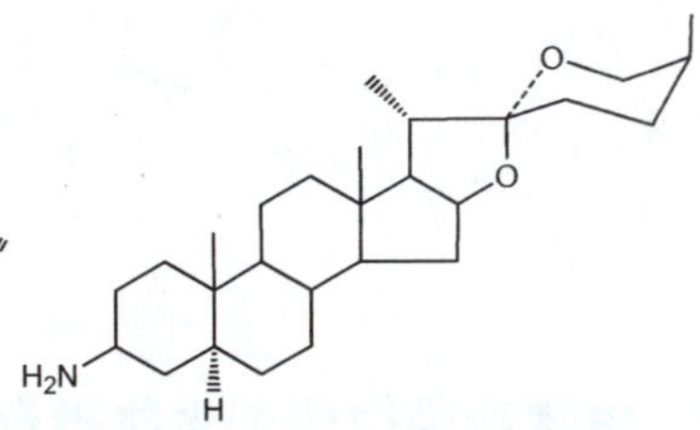
园椎茄次碱

异胆甾烷生物碱类常分布于百合科藜芦属、贝母属等多个药用资源植物类群中。代表性的资源性化学成分主要有藜芦胺(veratramine)、介藜芦碱(jervine)、浙贝甲素(verticine)。前者具有催吐、杀虫等功效,后者是镇咳平喘的功效物质。

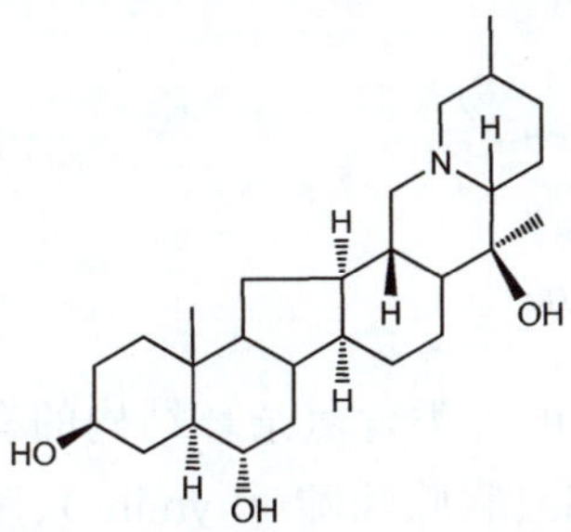
浙贝甲素

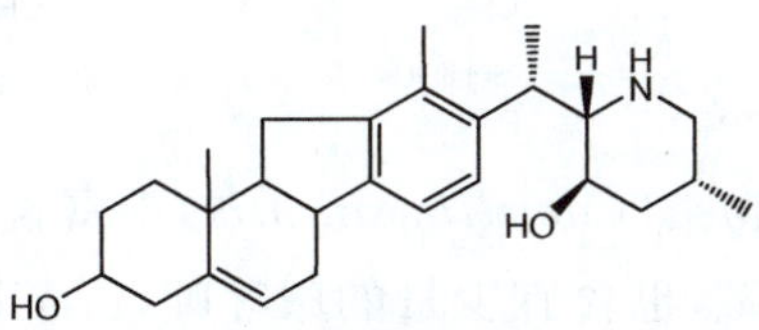
藜芦胺

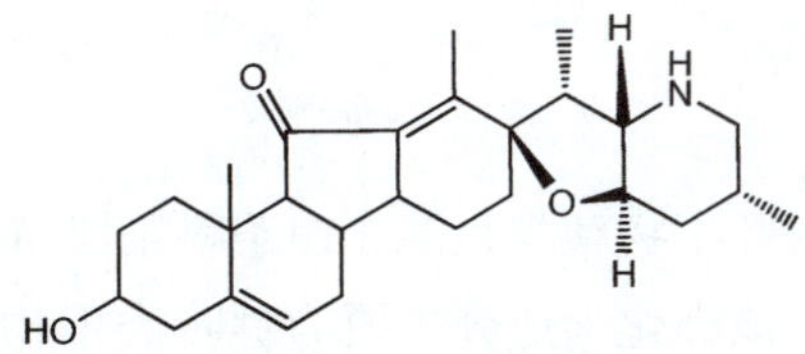
介藜芦碱

螺甾碱型的甾体生物碱是一类重要的含氮杂缩醛结构的生物碱资源物质。但是,遇酸成盐时则发生转化反应,如图 4－7 所示。

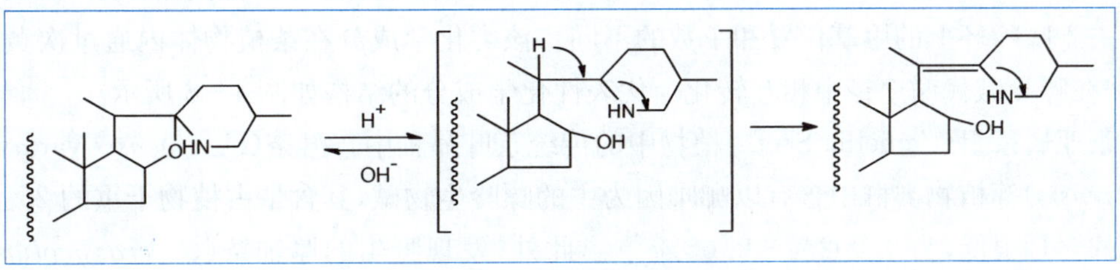

图 4－7　甾体生物碱在酸碱条件作用下的转化

东贝母(*Fritillaria thunbergii* var. *chekiangensis*)干燥鳞茎中甾体生物碱的分离，常用氧化铝或硅胶作为吸附剂，有时也用纤维素、聚酰胺等。以苯、氯仿、乙醚等亲脂性有机溶剂或以其为主的混合溶剂系统作洗脱剂。

藜芦碱(vertrine)主要存在于百合科藜芦属多种植物根部。藜芦(*Veratrum nigrum*)的根含有多种生物碱的混合物，含量约 0.3%，其中主要生物碱瑟瓦定(cevadine)和藜芦定(veratridine)为一种具选择性触杀作用的杀虫剂，经日晒会失效，也有一定的驱避作用。藜芦碱可用于防治家蝇、蜚蠊、虱等害虫，也可用于防治椿象、长椿象、盲椿象、蓟马、叶蝉、菜青虫、八斑夜蛾等农业害虫。对人畜安全，其种子粉末对大鼠经口服的 LD_{50} 为 4 000 mg/kg。

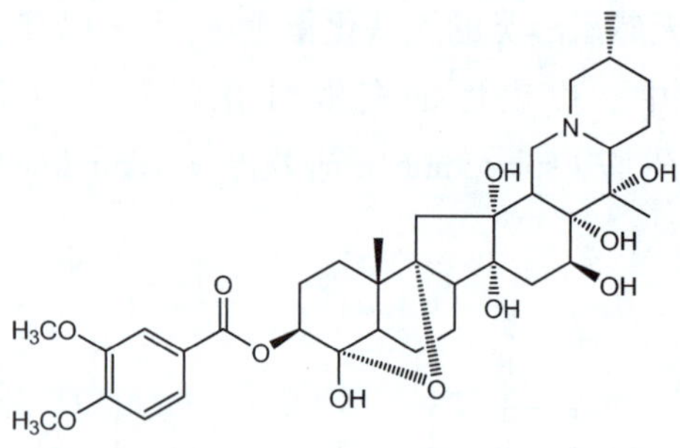

藜芦定

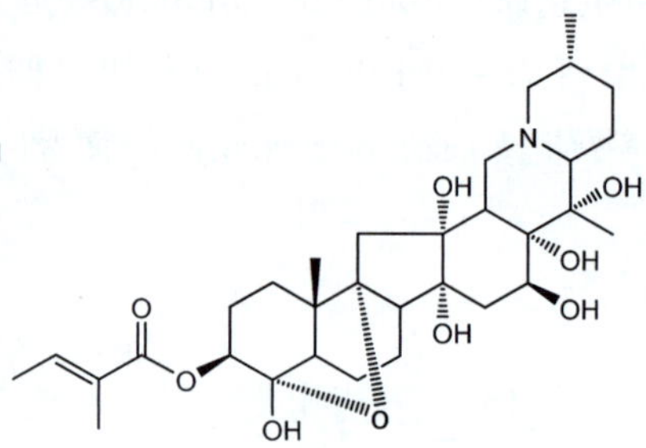

瑟瓦定

十、由嘌呤类衍生的生物碱资源性化学成分

由嘌呤类(purines)衍生的生物碱类化学成分主要分布于山茶科(Theaceae)、茜草科、仙人掌科(Cactacea)等植物类群中。代表性的资源性化学成分有嘌呤(purine)、咖啡因(caffeine)、可可豆碱(theobroinine)等。

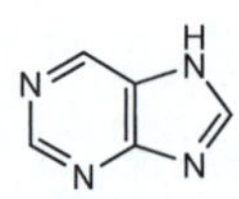

嘌呤

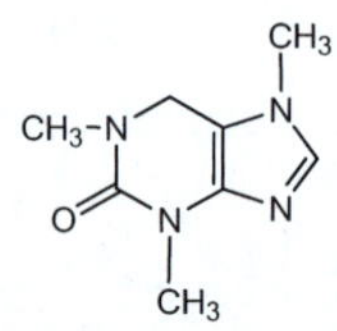

咖啡因

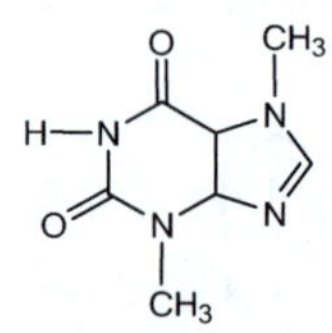

可可豆碱

茶叶生物碱类是源于山茶科茶属植物茶(*Camellia sinensis*)中富含的一类含氮杂环结构的有机化合物。该类化学成分主要为嘌呤类生物碱，也含有少量的尿嘧啶(uracil)、胸腺嘧啶(thymine)、胞嘧啶(cytimidine)及 5-甲基胞嘧啶(5-methylcytosine)等嘧啶类生物碱化学成分。

迄今已发现茶类资源植物中含有的嘌呤碱类成分主要包括茶碱(1,3-dimethylxanthine; theophylline)、可可碱、咖啡因及 1,3,7,9-四甲基尿酸(1,3,7,9-tetramethyluric acid)等化学成分。该类生物碱成分的结构特点是以嘌呤环为基本骨架，由于氧化及甲基化等生物代谢作用，形成不同种类的嘌呤碱是取决于嘌呤环上的甲基位置和个数的不同。该类化学成分在茶植物体内通过次黄嘌呤核苷酸转变而成，并在嘌呤碱代谢途径中相互转化。代表性化学成分的结构如图 4-8 所示。

山茶属茶亚属茶组(Camellia Sect.)植物中的传统茶叶品种中普洱茶(*C. sinensis* var *assamia*)及大理茶(*C. taliensis*)等植物类群中含有以咖啡因为主的嘌呤生物碱，其含量占植物干重的 2%～4%，而茶碱和可可碱的含量很低，为 0.002%～0.05%[62]。此外，发现野生的厚轴茶(*C. crassicolumna*)中咖啡因和可可碱含量极其微量，而茶碱含量却相对丰富，达到 1.50%～1.65%[63]，但该植物中含有的其他成

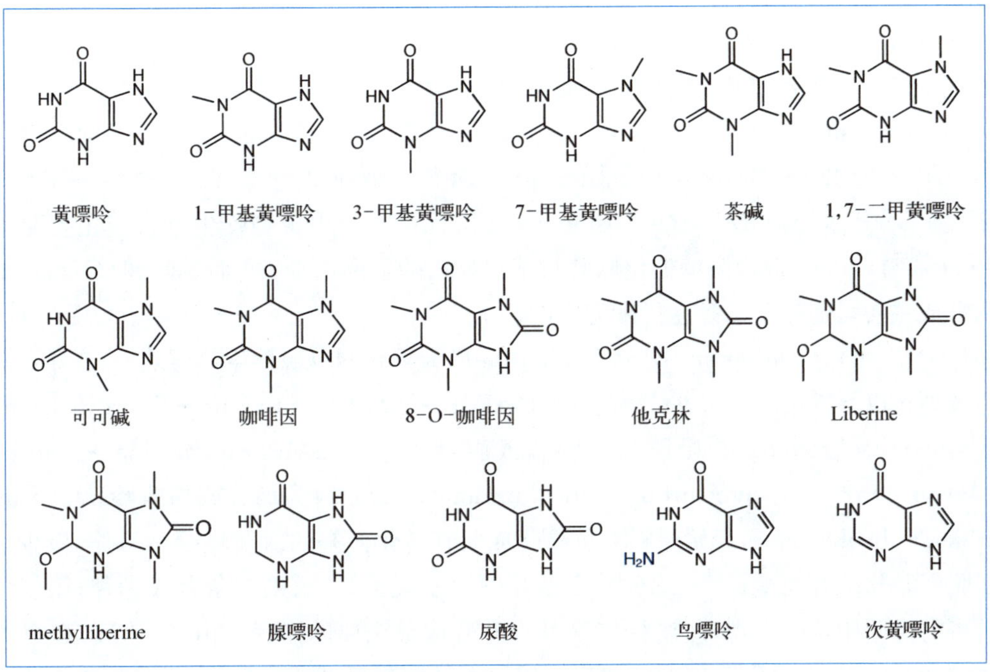

图 4-8　茶叶类资源植物中的嘌呤碱类化学成分

分及微量元素等与传统茶叶并无显著差异。云南红河洲地区特有的苦茶(*C. assamica* var. *kucha*)植物中发现含有丰富的嘌呤碱,含量占干芽叶重的 3.4%[64]。

研究发现,茶叶生物碱中咖啡因主要分布于植物幼嫩组织部位,如幼苗的叶片、子叶和嫩梢,在幼芽、果实、种子等部位也有较多的积累。茶花是咖啡因生物合成部位,而在衰老的植物组织部位,特别是变褐的芽、衰老的子叶及根部都未曾发现咖啡因[65]。此外,茶叶中咖啡因含量受采集时间的影响,春茶中咖啡因含量比夏茶和秋茶高。由于茶叶植物中的可可碱是咖啡因生物合成的前体物质,因此可可碱在植物组织中的分布模式与咖啡因基本一致[66]。动态分析评价表明,可可茶的新梢从上至下,可可碱的含量逐渐递减,具一芽一叶形态的茶中可可碱含量为 4.11%、一芽二叶茶中为 3.36%,而老叶茶中的可可碱含量仅为 0.57%。茶叶植物叶片颜色与可可碱含量密切相关,茶叶的白芽可可碱含量为 6.17%,红芽中含量为 5.0%,紫芽中的含量为 4.5%,可见随着叶片颜色的加深而茶叶生物碱的含量逐渐减少。可可碱含量在采集时间上也存在差异性,同样嫩叶中可可碱的含量也随生长季节而发生变化,其中春季含量最高可达 5.62%,秋季含量低至 4.24%[67]。茶碱在大多数茶组植物的叶片及茎梢等组织部分中的含量都很低[68],在成熟的苦茶叶片中几乎不含有茶碱[69]。嘌呤碱主要分布在苦茶的幼嫩芽叶部分,其含量随着叶片的成熟而迅速减少,老叶中该产物的含量几乎为零。嘌呤碱(theacrine)在苦茶植物中的含量在不同季节变化中也有较大差异,其含量在春、夏季节为高,尤其在 4 月中旬含量最高[64]。

茶叶生物碱对中枢神经系统、心血管系统、消化系统、呼吸系统、生殖系统、内分泌及代谢系统等方面的生理活性都有显著的影响,但过量摄取咖啡因等茶叶生物碱不仅容易引起心悸、震颤、胃肠生理功能失调、血压升高等不良反应,也可能表现出焦虑、失眠等中枢神经系统的临床反应[70]。咖啡因、茶碱能够增强大脑皮质的兴奋过程,振奋精神,增进思维,提高效率。茶叶的利尿作用是由茶叶中的咖啡因和茶碱共同作用呈现的,茶叶咖啡因的利尿作用是通过肾促进尿液中水的滤出率来实现的,而茶碱是通过扩张肾微血管和抑制肾小管水的再吸收而起作用。因此,茶可应用于痛风和由于呕吐或腹泻等造成的水盐代谢平衡失调的调整处理,也可用于心脏性水肿、月经前期综合征等方面的调理与治疗。此外,茶碱还具有抑制体内磷酸二酯酶和增强雌激素的作用，用 0.1 μg 的雌激素同时给予茶碱 10 mg/鼠，可使雌激素的子宫肌重量提高 50 倍，达到应用 5 μg 雌二醇的水平[71]。

黄嘌呤在茶叶植物中的生物合成主要有四条途径：① SAM 途径：SAM→ S－adenosyl-homocysteine→adenosine→adenine→AMP→IMP→XMP→xanthosine[72]。② AMP 途径：细胞内 AMP 库→IMP→XMP→xanthosine。③ 全合成途径：细胞内全新合成嘌呤→IMP→XMP→xanthosine。④ GMP 途径：GMP→guanosine→xanthosine 茶叶中黄嘌呤生物合成主要是通过第一条途径，包括一个腺苷(adenosine)激酶催化腺苷形成 AMP 的辅助途径[73]，而咖啡树(*Coffea arabica*)中黄嘌呤生物合成主要是通过第二条途径来完成的。

可可碱作为茶、可可(*Theobroma cacao*)等植物中最为重要的资源性生物碱之一，在茶组植物体内的生物合成主要通过以下三条途径完成[74]：① AMP→IMP→ XMP→xanthosine→ 7－methylxanthosine→7－methylxanthine→theobromine，起始原料为腺苷或腺嘌呤。② GMP→guanosine→ xanthosine→7－methylxanthosine →7 － methylxanthine→theobromine，起始原料为鸟苷或鸟嘌呤。③ xanthine→3－methylxanthine→theobromine，起始原料为黄嘌呤或肌苷转化而来的次黄嘌呤。另外，极少量可可碱来源于咖啡因脱甲基化的补充途径[75]。其中，在茶叶中只发现了第一、第二条合成途径；第三条途径目前在咖啡和可可的嫩叶中均有发现，此途径也是可可碱合成最主要的途径。由于可可碱在可可中转化为咖啡因的速度相对较慢，并且咖啡因的分解代谢较快而导致可可碱的富集，由于茶叶中缺乏第三条途径使得可可碱含量降低。可可茶中可可碱含量高的原因可能是由于该植物体内缺乏由可可碱转化为咖啡因合成过程中 1－*N*－甲基转移酶的参与，而仅存在可以催化 7－methylxanthosine 转化为可可碱的酶。

茶组植物中茶碱的生物合成途径相对比较简单，主要来源于咖啡因的分解代谢过程，也有认为茶碱是部分来自于 1－methylxanthine 和 3－methylxanthine 的甲基化反应[67,76]。

茶组植物中的咖啡因合成代谢主要通过以下 4 个关键步骤完成：xanthosine→7－methylxanthosine→7－methylxanthine→theobromine→caffeine。咖啡因合成包括三次甲基化作用和一次核苷酸酶反应的过程。从黄嘌呤到 7－methylxanthosine 是合成咖啡因的关键第一步，这个合成反应是通过 7－methylxanthosine 合成酶(xanthosine 7－N－methy1－transferase，EC 2.1.1.158)催化介导的，该酶在咖啡因合成过程中将 SAM 转化为 SAH，这样就为 7－methylxanthosine 提供了所需要的甲基。咖啡因生物合成的第二步是核苷酸酶催化水解 7－methylxanthosine，此过程主要是由 N－甲基核苷酸合成酶(EC3.2.2.25)来完成的[77]。咖啡因生物合成最后两步都涉及催化依赖 SAM 的Ⅳ—甲基转移酶作用，但却有异于第一步的合成酶，第三步主要是可可碱合成酶(CTS1 及 CaMXMT，EC 2.1.1.159)。认为 1,7－dimethy-lxanthine 也是咖啡因合成的最直接的前体产物之一，其可能的转化机制是 7－methylxanthine 甲基化为 1,7－dimethylxanthine 的结果，同时极少量咖啡因来源于茶碱的直接甲基化的结果[78]。

嘌呤碱的合成是从核苷酸经过咖啡因合成代谢途径而来的，其具体过程可能通过三步反应：第一步是咖啡因的氧化，第二步经异构化过程转化为 1,3,7－trimethyluric acid，最后在 9 位上甲基化成为嘌呤碱，其中 SAM 也很可能是其甲基供体。迄今人们尚未分离和克隆到嘌呤碱在该植物的代谢过程中所涉及的相关酶及基因[65]。

以上 10 类生物碱是根据生源途径及结构母核类型而划分的，也可将其归并为以下三大类。

1. 原生物碱(proto-alkaloids)　由氨基酸或有机胺衍生而来，但 N 原子在环外侧链上。可由苯丙氨酸衍生的麻黄碱、墨斯卡灵、山羊豆碱等。它们可能是真生物碱的前体。

2. 真生物碱(true-alkaloids)　指从氨基酸或生物胺(由氨基酸脱羟而来的，amines)衍生而来，N

原子在环内。

以上两大类生物碱在生物合成过程中均包含曼尼希反应。

3. 伪生物碱(pseudo-alkaloids)　是由萜类、甾体、烟酸、嘌呤等衍生而来。它们含有氮原子，有生物碱的性质，但在生物合成中无曼尼希缩合反应。

十一、甜菜拉因类资源性化学成分

甜菜拉因(betalain)又称甜菜色素。分子结构中含有酚羟基，也含有氮原子。因此，该类化学成分既可置于酚类化合物，也可安排在生物碱类中。该类天然色素资源性化学成分在植物界分布局限，化学特征显著，且甜菜素和花色素相互排斥，具有化学分类学意义。甜菜素一般存在于植物的花、果实和部分无性繁殖器官中。

1. 资源分布　甜菜红色素(Betalain)是红甜菜中天然显色物质的总称。由红色的甜菜色苷(betacyanines)和黄色的甜菜黄素(betaxanthin)两类化合物组成，甜菜色苷主要成分是甜菜苷(betanin)，占红色素的75%～95%；其余尚有异甜菜苷、前甜菜红苷、异前甜菜苷以及甜菜红色素的降解产物。甜菜黄素包括甜菜黄素Ⅰ(vulgaxanthine Ⅰ)和甜菜黄素Ⅱ(vulgaxanthine Ⅱ)。甜菜红色素较为局限地分布于藜科(Cheno podiaceae)、苋科(Amaranthaceae)、仙人掌科(Cactaceae)、商陆科(Phytolaccaceae)等植物资源类群中，其中藜科的红甜菜最具代表性。苋科的叶子花属植物叶子花；马齿苋科植物马齿苋的花瓣；仙人掌科植物仙人掌(*Opuntia stricta*)果实、火龙果(*Hylocereus undulatus*)果皮和果肉；商陆科(Phytolacaceae)多种商陆的成熟浆果；以及中药鸡冠花等也含有丰富的甜菜红色素[79]。

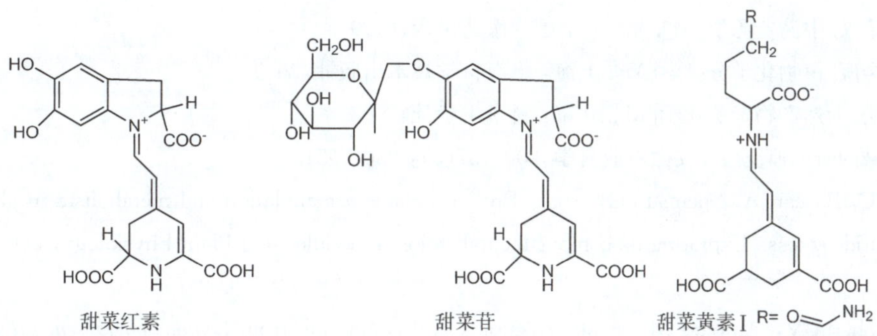

甜菜红素　　甜菜苷　　甜菜黄素Ⅰ R= O=⌒NH$_2$　甜菜黄素Ⅱ R= O=⌒OH

从甜菜(*Beta vulgaris*)块根中提取分离并确定其结构，命名为甜菜苷元(betanidin)，它与糖结合形成的苷即甜菜拉因，连接不同的糖和变换不同的氨基酸残基都会引起颜色的变化。一类是红紫色甜菜红素(betacyanin)，色泽由蓝紫到红色，与花色苷相对应；另一类是黄色甜菜黄素(betaxanthin)，色泽由黄色到橘红色，与花黄色素(anthoxanthin)相对应。从梨果仙人掌(*Opuntia ficusindica*)果实分离出的一种黄色梨果仙人掌黄质(indicaxanthin)属于后者。

2. 理化性质　甜菜红素在自然条件下与葡萄糖醛酸成苷，称为甜菜红苷，占全部红色素的75%～95%，其余为游离的甜菜红素。前甜菜红苷及其C15异构体、甜菜红素分子的C2及C15位均为不对称碳原子，易发生差向异构。在甜菜红苷的糖苷基上还可以连接丙二酸、阿魏酸等有机酸成为酰基化物，具有独特的资源化利用价值。

甜菜黄素中的主要黄色素是甜菜黄素Ⅰ及甜菜黄素Ⅱ。甜菜红素在碱性条件下可以转化为甜菜黄素。

甜菜色素在大多数食物 pH 下是稳定的，在 pH 3.5～7.0 范围内，尤其是 4.0～8.0 范围内稳定，热稳定性在 pH 4.0～5.0(100℃)时最佳。光和氧有促进甜菜素降解的作用，无氧条件下在 45℃、pH 5.0 的条件下半减期是 400 h。水分活度(Aw)也影响甜菜色素的稳定性，当 Aw 值由 1.0 降至 0.37 时，在 75℃的环境中半减期可由 33 min 提高到 124 min。

甜菜色素是优良的食用红色色素类资源性化学物质，可用于香肠、火腿、肉酱罐头、鱼酱罐头、果酱罐头和其他产品等，发色效果较好。甜菜黄素也可用于加工后蜜饯、果脯、脱水蔬菜等产品的补色，饮品、乳制品、糕点的装饰、点缀等。

植物组织中的甜菜色素一般用含水稀醇提取，为了增加色素的稳定性和防止多酚氧化酶对色素的氧化作用，提取液中常添加抗坏血酸。研究尚发现，如果组织中同时含有叶绿素，先用甲醇预提可有效转移和获得高品质的纯化甜菜色素。

一些类群植物组织器官因含有不同比例的甜菜红素和甜菜黄素而呈现不同的花色吸引昆虫授粉。不同果实的颜色吸引鸟类和动物取食而将种子带到更远的地方，这对物种的繁殖和传播具有重要意义。

盐分胁迫可以诱导盐角草(*Salicornia europaea*)植株内甜菜色素的合成与积累，由此认为甜菜素参与渗透调节等生理过程，脯氨酸为重要的渗透调节物质。仙人掌科植物梨果仙人掌(*Opuntia ficus*)果实中甜菜醛氨酸可以和脯氨酸结合生成梨果甜菜黄素(indicaxanthin)，提示植物可以通过甜菜黄素的合成或降解进而改变氨基酸的浓度来间接参与渗透调节，以增强旱生的仙人掌科植物对干旱逆境的适应能力。

◇参◇考◇文◇献

[1] 段金廒，周荣汉. 中药资源学[M]. 北京：中国中医药出版社，2013.

[2] 周荣汉，段金廒. 植物化学分类学[M]. 上海：上海科学技术出版社，2005.

[3] 何兰，姜志宏. 天然产物资源化学[M]. 北京：科学出版社，2008.

[4] 李林. 水苏碱的研究概况[J]. 安徽农业科学，2009，37(3)：930 - 931.

[5] Trinchant JC, Boscari A, Spennato G, et al. Proline betaine accumulation and metabolism in alfalfa plants under sodium chloride stress. Exploring its compartmentalization in nodules[J]. Plant Physiology, 2004, 135(3): 1583 - 1594.

[6] Luisa P, Roberta V, Antonio M, et al. Alkaloids and coumarins from *Gymnosporia senegalensis* var. *spinosa* (Celastraceae) [J]. *Biochemical Systematics and Ecology*, 1998, 26: 667 - 679.

[7] 罗淑荣，麦路，朱兆仪. 益母草中生物碱的分离及含量测定[J]. 中药通报，1985，10(1)：32 - 35.

[8] Chao Z, Ma LL, Zhou XJ. Determination of stachydrine and leonurine in Herba leonuri by ionpair reversed-phase high-performance liquid chromatography [J]. *Journal of First Military Medical University*, 2004, 24(11): 1223 - 1226.

[9] 张燕，王文全，魏菊，等. 我国北方不同地区益母草不同部位水苏碱含量的比较[J]. 时珍国医国药，2007，18(7)：1574 - 1575.

[10] Musich JA, Rapoport H. React ion of O - methy - l N, Nc-diisopropylisourea with amino acids and amines[J]. *Journal of Organic Chemistry*, 1977, 42(1): 139 - 141.

[11] 何黎琴，王效山. 水苏碱的合成工艺研究[J]. 华西药学杂志，2005，20(1)：50 - 51.

[12] 肖培根，夏光成，何丽一. 几种主要莨菪烷类生物碱在中国茄科植物中的存在[J]. 植物学报，1973，2：187 - 194.

[13] 张娣，张亚梅，舒任庚，等. 喹诺里西丁类生物碱的研究概况[J]. 江西中医药，2011，42(8)：73 - 78.

[14] 陈曙霞.苦参生物碱的药理研究进展[J].中成药,2003,25(1):75-77.

[15] 余建强,蒋袁絮,王丽韫,等.氧化槐定碱和氧化苦参碱对小鼠中枢的抑制作用[J].宁夏医学杂志,2002,24(1):13-15.

[16] 罗学娅,张学梅,高卫,等.苦参碱的镇痛作用部位及机制研究[J].中草药,2001,32(1):41-43.

[17] 陈霞,刘芬,吕文伟,等.氧化苦参碱的镇痛作用及其机制研究[J].中草药,2006:37(2):19-21.

[18] 黄秀梅,李波.六种苦豆子生物碱对炎症介质白三烯的影响[J].中成药,2003,25(10):8242-826.

[19] 倪晶晶,吴仲敏,凌树才,等.苦参碱注射液对老年痴呆模型大鼠脑组织白细胞介素1β含量及海马神经元超微结构的影响[J].解剖学杂志,2006,29(5):608-611.

[20] 张凤玲,唐永,张景梅.苦参碱、氧化苦参碱的药理作用及其制剂的研究进展[J].河南中医学院学报,2004,19(3):84-86.

[21] Zhang HM, Li HQ. Antiarrhythmic efects of sophoeidine and oxysophoeidine[J]. *Acta Pharmacol Sin*, 1997, 20(6): 517-520.

[22] 谢市容,黄彩云,黄胜英.槐定碱抗心率失常作用的实验研究[J].大连大学学报,2002,23(6):104-106.

[23] 王化洲,金英,张云芳,等.槐胺碱对心肌收缩性和麻醉犬血流动力学的影响[J].中国药理学通报,1995,11(3):224-227.

[24] Han XD, Chen CX. Advances in the clinical re-search of cardiovascular of matrine[J]. *Traditional Chinese Drug Research and Clinical Pharmacy*, 2006, 17(1): 72-75.

[25] 司维柯,潘静,陆华,等.苦参碱抑制 HepG2 细胞增殖及其剂量与抑制方式关系的研究[J].世界华人消化杂志,2001,9(2):185-189.

[26] 陈伟忠,张俊平.苦参碱对肝癌细胞端粒酶活性调控及细胞周期的影响[J].第二军医大学学报,2002,23(5):498-500.

[27] 陈东平,施新珠,刘雪芬.苦参碱对慢性乙型肝炎患者血清 IL-10 和 INF-γ 含量的影响[J].现代中西医结合杂志,2006,15(17):2308.

[28] 王俊学,王国俊.苦参碱及氧化苦参碱的药理作用及临床应用[J].肝脏,2000,5(2):116-117.

[29] 徐瑾,陈曙霞,周贤飙,等.高效液相色谱法对大鼠体内槐果碱的药代分析[J].上海第二医科大学学报,2004,24(7):549-552.

[30] 杨志伟,周娅,曹秀琴.苦豆子生物碱体外抗柯萨奇病毒的作用[J].四川中医,2003,21(3):14-16.

[31] Tadaya Y, Tasaka H, Chrba J, et al. New type of febrifugine andognes, bearing a quinolizidine moiety. Show potent antimalarial activity against Plasmodium malaria parasite[J]. *Journal of Medicinal Chemistry*, 1999, 42: 3163-3166.

[32] 张屏,崔征,刘雅姝,等.蟾酥中吲哚烷胺类生物碱的分离与结构鉴定[J].沈阳药科大学学报,2006,23(4):216-219.

[33] Xiang L, Xing DM, Wang W, et al. Alkaloids from *Portulaca oleracea* L. [J]. Phytochemistry, 2005, 66: 2595-2601.

[34] Wang RF, Yang XW, Ma CM, et al. A bioactive alkaloid from the flowers of *Trollius chinensis* [J]. Heterocycles, 2004, 63: 1443-1448.

[35] Zhao YX, Ding XB. Studies on the alkaloids from *Salsola collina* Pall [J]. Acta Pharmacological Sinica, 2004, 39: 598-600.

[36] Yang ZJ, Liu CJ, Xiang L, et al. Phenolic alkaloids as a new class of antioxidants in *Portulaca oleracea* [J]. Phytotherapy Research, 2009, 23: 1032-1035.

[37] 王宪楷,赵同芳.植物代谢产物作为化学植物分类的问题——生物碱在植物界中的分布规律问题[J].华西药学杂志,1994,9(3):186-193.

[38] 刘昌孝,肖培根.双节基异喹啉类生物碱的生物活性及其国内资源[J].药学通报,1983,18(5):31-36.
[39] 牛慧云,乔忠,梁永梅.生物碱类中草药抗心律失常作用的研究[J].中国误诊学杂志,2008,19(8):4758-4759.
[40] 李乐,张彩玲,宋必卫.青藤碱的药理研究与临床应用[J].中药新药与临床药理,2006,17(4):310-313.
[41] 张斯汉,周远大,何海霞.青藤碱在家兔体内的药代动力学研究[J].重庆医科大学学报,2008,33(7):868-870.
[42] 杨宇杰,袁亚非,刘豫安,等.野罂粟总生物碱镇痛作用与 Ca^{2+} 和 NO 的关系[J].中草药,2006,37(2):249.
[43] 郑洪艳,徐为人.小檗碱药理作用研究进展[J].中草药,2004,35(6):708-711.
[44] 钟明.博落回主要生物碱的分离、纯化及生物活性研究[D].长沙:中南大学,2011.
[45] 白靖文,付颖,李理.植物源农药博落回研究进展[J].江苏农业科学,2011,(3):139-140,209.
[46] 金洁,王蕾,钱文斌,等.小剂量高三尖杉酯碱对K562细胞端粒酶活性及其分化的影响[J].中华血液学杂志,2003,24(11):611-613.
[47] 胡巍,陈军,蔡宝昌,等.士的宁经皮给药的镇痛作用[J].中华中医药学刊,2008,26(2):385.
[48] 陆亚男,樊成奇,奚敦宇,等.纵条矶海葵中的生物碱成分研究[J].中国海洋药物杂志,2010,29(1):45-49.
[49] Kim IS, Kim SU, Anderson JA. Microsomal agroclavine hydroxylase of Clavicepsspecies [J]. Phytochemistry, 1981, 20: 2311-2314.
[50] 朱平.麦角生物碱生物合成研究进展[J].药学学报,2000,35(8):630-634.
[51] 刘永玲,陈涛,陈晨,等.半制备型高速逆流色谱分离制备铁棒锤根中的一种咪唑生物碱[J].色谱,2014,32(5):543-546.
[52] 唐振华,陶黎明,李忠.新烟碱类杀虫剂选择作用的分子机制[J].农药学学报,2006,8(4):291-298.
[53] 吕梅香,曾和平,王晓娟,等.农药用生物碱的研究进展[J].农药,2004,43(6):249-253.
[54] 舒孝顺,高中洪,杨祥良.雷公藤生物碱的化学和药理活性研究进展[J].广东药学院学报,2003,19(2):150-152.
[55] Duan H, Takaishi Y, Imakura Y, et al. Sesquiterpene alkaloids from tripterygium hypoglaucum and *Tripterygium wilfordii*: A new class of potent anti-HIV agents[J]. Journal of Natural Products, 2000, 63(3): 357-361.
[56] 夏志林,陈俊元,徐榕青,等.雷公藤茎叶中的生物碱成分研究[J].中国药学杂志,1990,25(5):266-267.
[57] Ozer J, Eisner N, Ostrozhenkova E, et al. Nuphar lutea thioalkaloids inhibit the nuclear factor NF-κB pathway, potentiate apoptosis and are synergistic with cisplatin and etoposide [J]. Cancer Biology Therapy, 2009, 8(19): 1860-1868.
[58] 章灵华,黄艺,钱玉昆,等.去氧萍蓬草碱在体外对免疫功能的影响[J].中国医学科学院学报,1995,17(5):343-348.
[59] 李峨,陈信义.乌头碱抗耐药性人口腔鳞状上皮癌细胞作用的体外研究[J].中国中医药信息杂志,2004,11(2):1031.
[60] Reina M, Gonzalez-Coloma A. Structural diversity and def ensive properties of dit erpenoid alkaloids [J]. Phytochemistry Reviews, 2007, 6(1): 81-95.
[61] 邓立新.乌头碱对豚鼠乳头肌、窦房结动作电位的影响及作用机制研究[D].石家庄:河北医科大学,2010.
[62] Kurihara H, Chen L, Zhu BE, et al. Anti-stress efect of oolong tea in women loaded with vigil [J]. Journal of Health Science, 2003, 49(6): 436-443.
[63] 闵天禄,李炳钧,王春,等.一种富含茶碱的保健茶及其制备方法:中国,1145178AIP1[P].1997-03-17.
[64] Ye CX, Ashihara H, Zheng XQ, et al. New discovery of pattern of pufine alkaloids inwild tea trees [J]. Acta Science National University of Sunyaseni, 2003, 42(1): 62-65.
[65] Zheng XQ, Ashihara H. Distribution, biosynthesis and function of pufine and pyridine alkaloids in *Coffea arabica* seedlings[J]. Plant Science, 2004, 166(3): 807-813.
[66] Suzuki T, George RW. Total nitrogen and purine alkaloids in the tea plant throughout the year[J]. Journal of the Science of Food and Agriculture, 1986, 37(9): 862-866.

[67] 叶创兴,林永成,周海云,等. 可可茶嘌呤生物碱的分离和分析[J]. 中山大学学报(自然科学版),1997,36(6):30-33.

[68] Ashihara H, Kubota H. Patterns of adenine metabolism and cafeine biosynthesis in different parts of tea seedlings [J]. Physiologia Plantarum, 1986, 68(2): 275-281.

[69] Zheng XQ, Ye CX, Kato M, et a1. Theacfine (1, 3, 7, 9-tetramethyluric acid) synthesis in leaves of a Chinese tea, kucha (*Camellia assamica* var. kucha) [J]. Phytochemistry, 2002, 60(2): 129-134.

[70] 谢果,何蓉蓉,栗原博. 茶叶生物碱的生物合成与代谢的研究进展[J]. 中国天然药物,2010,8(2):154-161.

[71] 解放军 59170 部队军事医学资料编辑组. 军事医学简讯[M]. 1978,9.

[72] 张广辉,梁月荣,吴颖. 咖啡因生物合成研究进展及在茶树育种中的应用[J]. 茶叶,2005,31(1):18-23.

[73] Koshiishi C, Kato A, Yama S, et a1. A new caffeine biosynthetic pathway in tea leaves: utilization of adenosine released from the *S*-adenosyl-*L*-methionine cycle[J]. FEBS Letter 2001, 499(1): 50-54.

[74] Koyam a Y, Tomoda Y, Kato M, et a1. Metabolism of purine bases, nucleosides an d alkaloids in theobromine-forming *Theobroma cacao* leaves [J]. Plant Physiology Biochemistry, 2003, 41(11): 977-984.

[75] Ito E, Crozier A, Ashihara H. Theophylline metabolism in higher plants [J]. Biochimic Biophysica Acta, 1997, 1336(2): 323-330.

[76] Ashihara H, Sano H, Crozier A. Caffeine and related purine alkaloids: Biosynthesis, catabolism, function and genetic engineering [J]. Phytochemistry, 2008, 69(4): 841-856.

[77] McCarthy AA, McCarthy JG. The structure of two *N*-methyltransferases from the cafieine biosynthetic pathway [J]. Plant Physiology, 2007, 144(2): 879-889.

[78] Ogita S, Uefuji H, Morimoto M, et a1. Application of RNAi to confirm theobromine as the major intermediate for caffeine biosynth esis in coflee plants with potential for construction of decaffeinated varieties [J]. Plant Molecular Biology, 2004, 54(6): 931-941.

[79] 王长泉,刘涛,王宝山. 植物甜菜素研究进展[J]. 植物学通报,2006,23(3):302-311.

(宿树兰　段金廒　沈志斌　彭国平)

第二节
富含生物碱类物质的代表性药用生物资源类群及其资源化利用研究

生物碱类资源性化学成分广泛分布于高等植物类群，分布较为丰富的药用生物类群有毛茛科黄连属、乌头属、牛扁属、唐松草属、耧斗菜属、翠雀属等；罂粟科罂粟属、紫堇属、白屈菜属、博落回属等；茄科植物曼陀罗属、莨菪属、辣椒属、颠茄属等；小檗科小檗属、十大功劳属、南天竹属等；豆科槐属、毒扁豆属、合欢属等。单子叶植物类群包括石蒜科、百合科、兰科等。百合科植物中较重要的中药品种有川贝母、浙贝母等。裸子植物麻黄科、红豆杉科、三尖杉科等类群富含重要资源价值生物碱类资源性化学成分。该类化学成分具有显著的生物活性，是寻找抗肿瘤、解痉镇痛、抗菌消炎、止咳平喘和心脑血管疾病药物的重要植物资源。本节选择富含生物碱类资源性化学成分代表性药用生物资源类群及其资源化利用研究进行论述。

石杉类药用生物资源及其资源化利用研究

千层塔为石杉科（Huperiaceae）石杉属（*Huperzia*）植物蛇足石杉［*Huperzia serrata*（Thunb.）Trev.］的全草，其味辛、苦，性平。具有散瘀消肿、解毒和止痛的功效。民间用于治疗跌打损伤、肌肉痉挛、瘀血肿痛、坐骨神经痛、神经性头痛和胆结石引起的剧疼等。外用可治痈疽、疥疮、烫火伤，并可杀虱及灭臭虫等排毒敛疮和杀虫等功效。

石杉属植物约120种，广布世界各地，尤以中南美洲最为丰富。我国约30种，供药用9种，在不同地区均作为千层塔入药[1]。除蛇足石杉外，同属植物尚有长柄石杉（*H. serrata* var. *longipetiolatum*）、皱边石杉（*H. crispata*）、长白石杉（*H. lucidula* var. *asiatica*）、四川石杉（*H. sutchueniana*）、黄山石杉（*H. whangshanensis*）、峨眉石杉（*H. emeiensis*）、中华石杉（*H. chinensis*）、小杉兰（*H. selago*）等。

蛇足石杉为多年生草本。根须状，茎直立或下部平卧，一至数回两叉分枝、顶端常具生殖芽，落地成新苗。叶纸质，略成四行疏生，具短柄；叶片披针形，先端渐尖，基部渐窄，楔形，中脉明显。孢子叶和营养叶同形，绿色。孢子囊横生于叶腋，肾形，淡黄色，光滑，横裂。孢子同形。生于林荫下湿地或沟谷石上，海拔 400～1 600 m。群落上层乔木树种主要有毛竹（*Phyllostachys heterocycla*）、三尖杉（*Cephalotaxus fortunei*），灌木有檵木（*Loropetalum chinense*）、忍冬（*Lonicera japonica*）、满山红（*Rhododendron mariesii*）、紫金牛（*Ardisia japonica*）、格药柃（*Eurya muricata*），草本植物有蕨（*Pteridium aquilinum* var. *latiusculum*）、多花黄精（*Polygonatum cyrtonema*）、三脉紫菀（*Aster ageratoides*）、泽兰（*Eupatorium japonicum*）及浙皖粗筒苣苔（*Briggsia chienii*），蛇足石杉属群落中下层草本，其伴生植物有金发藓（*Polytrichum commune*）及暖地大叶藓（*Rhodobryum giganteum*）等藓类植物。石杉资源的自然分布虽较广，但对生境要求较为严格，生长缓慢，繁殖方法及栽培方法尚未得到有效突破，且石杉碱甲（huperzine，Hup A）在资源植物中含量较低（0.01%～0.1%），资源较为稀缺。长柄石杉分布于长江以南各个省区，生于海拔 300～1 000 m 的针阔叶混交林下和灌木丛。

一、石杉类资源利用现状

中药千层塔始载于清·吴其濬《植物名实图考》，基原植物为长柄石杉和蛇足石杉等，干燥全草入药。传统用于"洗肿毒，跌打及鼻孔作痒"，是民间治疗跌打损伤、毒蛇咬伤和烧烫伤的重要资源植物。近年来发现其所含的石杉碱类生物碱（huperzine alkaloids）具有较强的抑制胆碱酯酶的活性，对治疗阿尔茨海默病（AD）和重症肌无力具有显著疗效。石杉碱甲作为新型乙酰胆碱酯酶抑制剂已应用于临床治疗阿尔茨海默病。临床实验结果证明：石杉碱甲可显著改善记忆和认知行为能力，是治疗阿尔茨海默病的有效药物[2]。

1993 年美国 FDA 批准用于治疗 Aronld-Pick 综合征的新药——石杉碱甲片属于胆碱类药物，通过我国卫生部审批已于 1996 年生产上市。目前国内外多家制药厂生产石杉碱甲制剂，市场上以石杉碱甲为主要成分的药物有哈伯因和双益平等。以石杉类资源植物为原料生产的主要产品及其利用价值见表 4-7。

表 4-7 以石杉类资源植物为原料生产的主要产品及其资源价值

产品名称	利用部位/物质	资源价值
石杉碱甲	全草/生物碱类	原料药
石杉碱甲片	全草/生物碱类	药品
注射用石杉碱甲	全草/生物碱类	药品
石杉碱甲胶囊	全草/生物碱类	药品

二、资源性化学成分

千层塔资源植物中主要含有生物碱类、三萜类资源性化学成分。

1. 生物碱类资源性化学成分　石杉科植物普遍含有石松生物碱类（lycopodium alkaloids）。对石松生物碱的研究始于 1881 年，但直到 50 年代后期才取得有效进展[3]。根据石松生物碱的结构特点，可将其划分为四大类：石松碱类（lycopodine）、石松定碱类（lycodine）[4]、佛石松定类（fawcettidines）和其他类。代表性资源性化学成分如石松碱（Ⅰ）（lycopodine）、石松定碱（Ⅱ）（lycodine）、佛石松碱（Ⅲ）（fawcettidine）和马尾松碱（Ⅳ）（hlegmarine）。在众多的石松生物碱成分中，石杉碱甲（Ⅴ）生物活性较为显著，已被开发利用并产业化应用于临床。

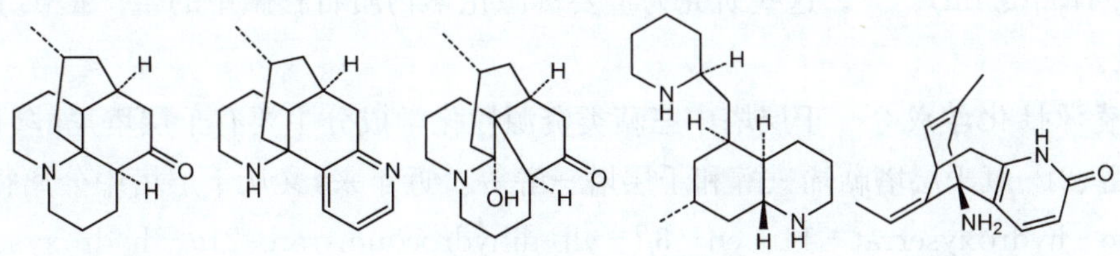

（Ⅰ）lycopodine　（Ⅱ）lycodine　（Ⅲ）fawcettidine　（Ⅳ）hlegmarine　（Ⅴ）huperzine A

石杉碱甲在我国首次从华南马尾杉(*Phlegmariurus austrosinicus*)中分离得到。石杉科植物大多含有 Hup A,但其含量参差不齐,以石杉属植物中的含量较高,其中尤以长柄石杉中的含量及其蕴藏量相对较为丰富。最近研究发现,某些马尾杉属植物中含量亦较高,如柳杉叶马尾杉(*P. cryptomerianus*)中的 Hup A(约含 0.191 6%)远高于石杉属植物。自 1972 年我国科技工作者报道从该植物中分离得到的石杉碱甲具有横纹肌松弛作用,发现其是一种高效、低毒、可逆和高选择性的乙酰胆碱酯酶抑制剂,常用于防治有机磷中毒、重症肌无力,并能改善老年性记忆力减退,对 Aronld-Pick 综合征有明显疗效以来,千层塔生物碱的研究引起国内外学者重视,从千层塔中分离得到的生物碱单体已达近百种。

近年来,从千层塔中又分离得到蛇足石杉新碱(Neohuperzinine)、蛇足石杉碱丙、*N*-氧化蛇足石杉碱*E*(*N*-oxidehuperzine E)、*N*-oxidehuperzine F、锯齿石杉替定(serratidine)、huperzine V、12-epilycodoline *N*-oxide-7-hydroxylycopodine、4, 6*α*-dihydroxylycopodine、2-chlorohuperzine E、huperzines E′、huperzines F′等多种新生物碱类化学成分[5~10]。

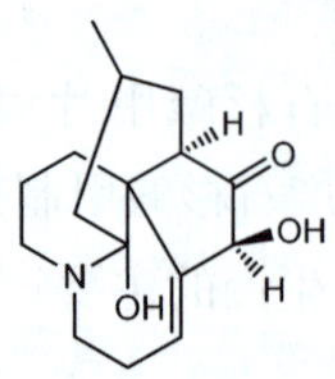

蛇足石杉新碱

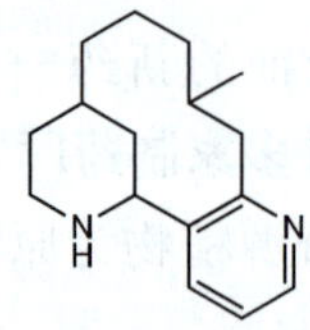

蛇足石杉碱

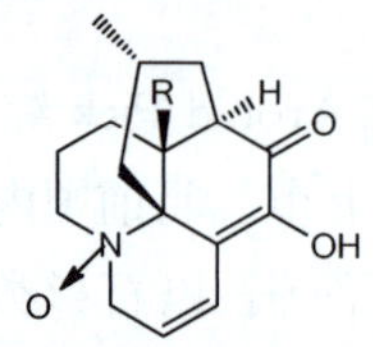

N-氧化蛇足石杉碱E

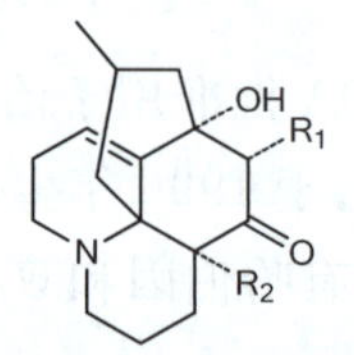

锯齿石杉替定$R_1=R_2=H$

到目前为止,发现有乙酰胆碱酯酶(AchE)抑制活性的石松生物碱均出自石松定碱型,除 Hup A 外,*N*-methyl-hup-B和蛇足石杉碱(huperzinine)也有较强的活性,石杉碱乙(Hup B)的活性及构效关系改造也引起了众多研究者的兴趣。

2. *石杉碱甲的资源化利用* 石杉碱甲(Hup A)是一种天然新型石松类生物碱化合物,与其他用于治疗阿尔茨海默病的药物比较,由于其独特的化学结构,具有脂溶性高,分子量小,易透过血脑屏障的特点,从而更容易发挥药效。通过构—效关系研究,发现了石杉碱甲衍生物"ZT-1",已获得中国、美国、欧共体及日本等国家专利,并在欧洲完成了治疗阿尔茨海默病的Ⅱ期临床研究。中科院上海药物所又成功以石杉碱甲为母核开发出了希普林,在欧洲完成Ⅲ期临床研究,被认为是抗阿尔茨海默病最有希望的新型成药化学分子。

通过生物技术获得天然产物石杉碱甲依然是目前解决其资源紧缺的主要途径。德国弗赖堡大学对粗糙马尾杉(*Phlegmariurus squarrosus*)的试管繁殖研究获得成功,得到比外植体千层塔更高含量的石杉碱甲[11]。应用发酵法生产石杉碱甲的研究也在进行,我国科学家从湖北恩施产蛇足石杉的茎部分离得到交链孢霉属真菌 YD-01,该菌株经发酵处置,从中分离得到了石杉碱甲等资源性化学成分[12]。尚从千层塔植物体中分离获得内生真菌 SHB,在适宜的发酵条件下能够产生与宿主植物相同的活性物质石杉碱甲,培养时间 4～8 d,产物石杉碱甲的含量随着时间的延长逐渐升高,培养时间至 8 d,石杉碱甲含量达到最高 3.473 μg/mL[13,14]。这些研究为重要资源化学物质石杉碱甲的生产提供了有益的研究思路和产业化途径。

3. *三萜类资源性化学成分* 千层塔中三萜类资源性化学成分主要有千层塔尼醇、16-氧千层塔三醇、千层塔萜二醇、21-氧千层塔萜烯三醇和千层塔三醇等。近年来,又从千层塔中分离得到多个新的三萜苷类成分:21*α*-hydroxyserrat-14-en-3*β*-ylp-dihydrocoumarate、21*α*-hydroxyserrat-14-en-3*β*-yldihydrocaffeate、16-oxo-3*α*, 21*β*-dihydroxyserrat-14-en-24-ol、21*α*-hydroxyserrat-14-

en－3β－ylpropanedioic acid monoester、3α，21α－hihydroxyserrat－14－en－24－oic acid、16－oxo－3α，21β－dihydroxyserrat－14－en－24－oic acid、14β，15β－epoxyserratan－3β，21β，29－triol、16－*oxo*－21β－dihydroxyserrat－14－en－3α－yl acetate、serrate－14－en－3β，21β，29－triol、serrate－14－en－3α，21β，24，29－tetraol[15~17]。

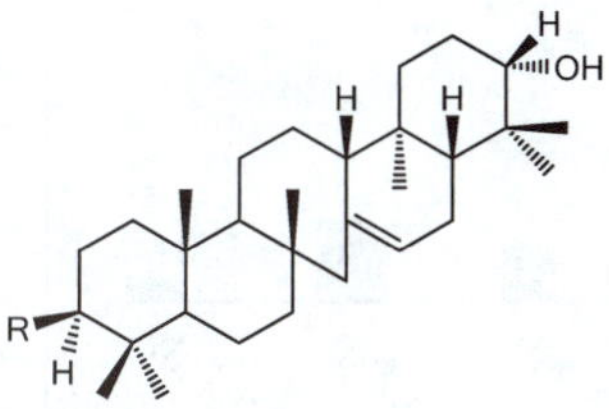

21α-hydroxyserrat-14-en-3β-yl p-dihydrocoumarate:

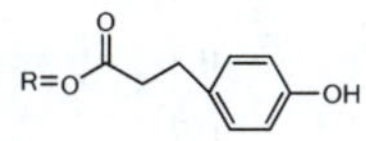

21α-hydroxyserrat-14-en-3β-yl dihydrocaffeate:

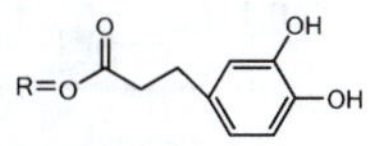

21α-hydroxyserrat-14-en-3β-yl propanedioic acid monoester:

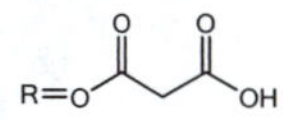

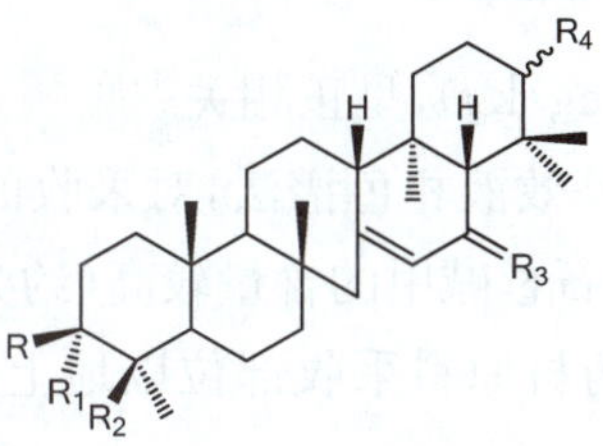

3α, 21α-dihydroxyserrat-14-en-24-oic acid:

R_1=OH　R_2=COOH　R_3=2H　R_4=αOH

16-oxo-3α, 21β-dihydroxyserrat-14-en-24-al:

R_1=OH　R_2=CHO　R_3=O　R_4=βOH

16-oxo-3α, 21β-dihydroxyserrat-14-en-24-oic acid:

R_1=OH　R_2=COOH　R_3=O　R_4=βOH

16-oxo-21β-dihydroxyserrat-14-en-3α-yl acetate:

R_1=OAc　R_2=Me　R_3=O　R_4=βOH

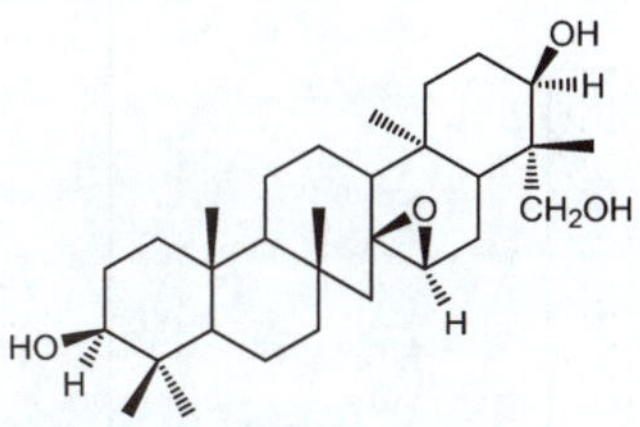

14β,15β-epoxyserratan-3β,21β,29-triol

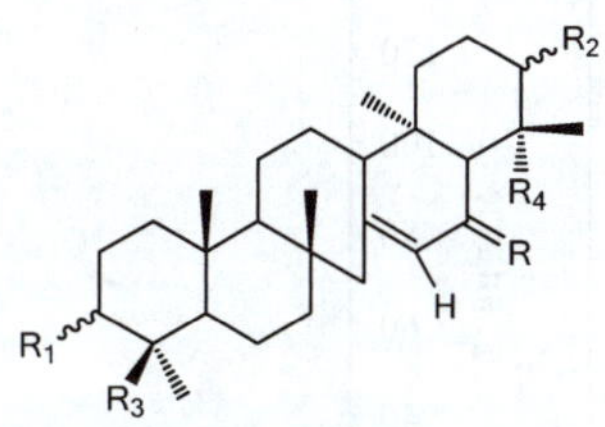

serrate-14-en-3β,21β,29- triol:

R_1= R_2=βOH　R_3=CH_3　R_4=CH_2OH　R=2H

serrate-14-*en*-3α,21β,24,29- tetraol:

R_1=αOH　R_2=βOH　R_3=R_4=CH_2OH　R=2H

三、资源性化学成分积累动态与分析评价

1. 不同产地居群蛇足石杉中石杉碱甲的分析评价[18]　对6～7月间从浙江省金华市北山、金华市南山、磐安县大盘山、遂昌县九龙山、遂昌县大西坑、庆元县百山祖、临安市西天目山和福建省武夷山采集的蛇足石杉的茎、叶中石杉碱甲含量进行分析评价，结果表明，磐安县大盘山产蛇足石杉茎、叶中石杉碱甲的含量明显高于其他产地（图4－9），其原因可能与环境及遗传背景密切相关。

2. 皱边石杉中石杉碱甲的含量与产地生态环境的关系　植物生长发育的内在规律、植物次生代谢产物的积累与消长变化受到其生长环境的影响。有学者对湖南省江华瑶族自治县、桑植县、浏阳县等不同产地皱边石杉中石杉碱甲的含量与生态环境的关系进行了分析评价，这3个地区的地理位置有所不同，造成土壤、气象等生态因子不同，因而造成皱边石杉中主要化学成分含量随之变化。研究表明，皱边石杉中石杉碱甲含量与年平均温度的回归方程为C(mg/g)＝1.943－0.089 1×T，呈负相关；与土壤

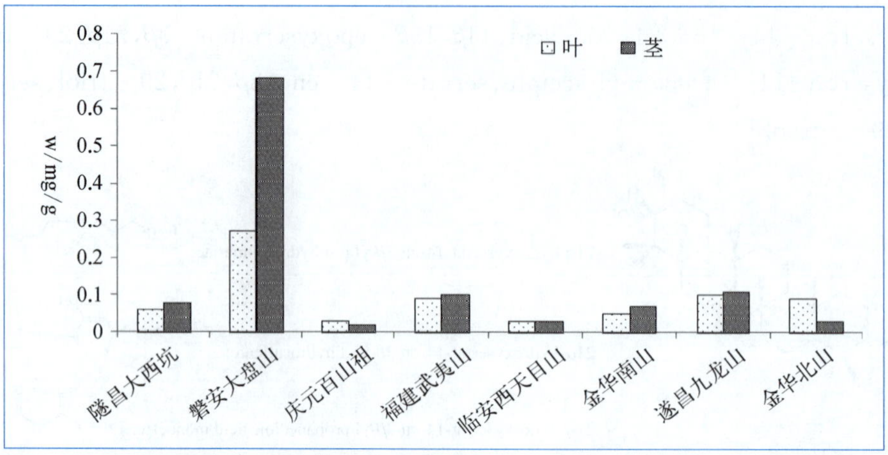

图 4-9 不同产地居群蛇足石杉中 Hup A 的含量积累

中速效 K 的含量回归方程为 C(mg/g)＝0.052 0＋0.001 39×C(mg/kg)，呈正相关[19]。

3. *蛇足石杉不同部位中石杉碱甲的分布与积累*[20] 采用高效液相色谱法，对采收的蛇足石杉不同部位：根、茎、叶和孢子囊中石杉碱甲的含量测定结果表明，叶中石杉碱甲的含量较高(约为 120 μg/g)，根中石杉碱甲的含量较低(约 20 μg/g)。研究结果表明，千层塔药材原料采收部位以地上部分为宜，这与传统的采收部位为全草有所不同(图 4-10)。

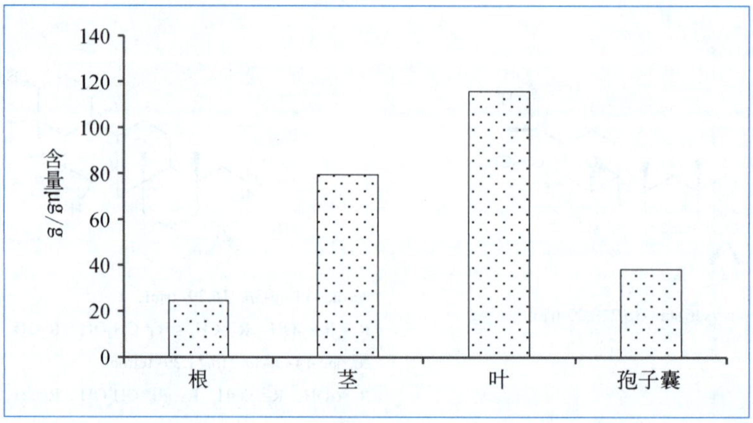

图 4-10 蛇足石杉不同部位中石杉碱甲的分布与积累

4. *不同采收期千层塔中石杉碱甲的积累动态*[20] 采用高效液相色谱法，对来源于四川省、浙江省不同采收期的千层塔样品中石杉碱甲进行分析评价，结果表明：千层塔全草中石杉碱甲的含量从 1 月开始逐渐下降，从 4 月开始逐渐升高，至 10 月达到最高，以后逐渐下降。来源于四川省、浙江省不同采收期的千层塔中石杉碱甲积累动态基本一致，明确千层塔药材的适宜采收期以 9～11 月为宜。

5. *石杉属不同品种资源植物中石杉碱甲的分析评价* 随着蛇足石杉植物资源日益匮乏，国际市场石杉碱甲价格在逐渐攀升，寻找新的石杉碱甲资源植物具有重要意义。我国学者调查了我国石杉科植物资源，鉴定了石杉属 29 个种、2 个变种、2 个变形种，以及马尾杉科 19 种；另有学者研究了澳洲 11 种石杉属植物资源，发现 9 个种含有该类生物碱，且含有高含量的石杉碱甲和低含量的石杉碱乙[20]。以石杉碱甲为目标产物，开展石杉属近缘植物资源化学研究与开发。石杉碱甲成功开发出用于治疗阿尔茨海默病的药物，且优于已上市的第一代抗老年痴呆药物多奈哌齐、他克林、重酒石酸卡巴拉汀胶囊等。然而，Hup A 在千层塔植物中的含量仅为万分之一左右，且该植物生长缓慢，周期长达 8～10 年。因此，从同属植物类群中发现资源价值更高的近缘植物是资源开发利用的重要途径，同时提出了人工栽培和体外繁殖的研究思路[20]。

通过对石杉属近缘植物类群的分析与评价，从中发现了石杉碱甲含量较高的资源植物 *H. lockyeri*(含量为 1.03 mg/g)、杉叶石杉(*H. squarrosa*)(0.56 mg/g)和 *H. prolifera*(0.5 mg/g)等，为蛇足石杉的补偿性和替代性资源的开发利用提供了科学依据。

四、石杉资源的系统利用与产业化开发

1. *石杉生物碱的制备方法*　石杉生物碱中石杉碱甲是中药石杉属植物千层塔中强效、可逆和高选择性乙酰胆碱酯酶(AChE)抑制剂，属第二代 AchE 抑制剂，在我国已作为治疗阿尔茨海默病的药物应用于临床，在美国被 FDA 批准作为食品添加剂或营养保健品用于改善记忆力。除石杉碱甲外，千层塔中尚含有较强的 AChE 抑制活性的石杉碱乙，其含量仅次于 Hup A，其抑制活性虽为石杉碱甲的十分之一，但由于它具有更长的活性持续时间，因此表现出更高的治疗指数。

石杉碱甲、乙的制备流程[21]：原料粉碎浸泡→大孔吸附树脂富集浓缩→反相柱层析→非烷基键合相硅胶介质柱层析→浓缩结晶→成品，最后获得纯度＞98%的石杉碱甲和石杉碱乙，其回收率分别为 85%和 80%。该工艺具有较高的适用性，且所用有机溶剂可回收后循环利用。

有专利报道[22]从千层塔中提取分离高纯度石杉碱甲的新方法，其工艺步骤如下：① 提取液的制备：将粉碎的千层塔采用酸液浸泡并渗漉或超声提取，提取液备用。② 大孔树脂预分离：将上述提取液调至 pH 8.0～10.0，大孔吸附树脂柱滤过吸附，分别用不同浓度的乙醇洗脱，得到富集目标物的提取物浸膏。③ 高速逆流色谱纯化：以石油醚—正丁醇—磷酸盐缓冲液为溶剂系统，应用高速逆流色谱法将浸膏进行纯化，即得到高纯度的石杉碱甲，其纯度在 98%以上。

有研究报道[23]一种泡沫分离法分离千层塔中石杉碱甲的方法，其制备方法如下：千层塔浸膏溶于乙醇，与阴离子表面活性剂烷基磺酸钠、烯基磺酸钠或烷基苯磺酸钠等加入泡沫分离塔内，搅拌均匀后从塔底连续鼓入空气，形成泡沫，收集泡沫直至无泡沫产生，得到的泡沫由塔顶排出得到泡沫液，泡沫液离心，取离心沉淀物溶于 NaOH 水溶液，搅拌反应，过滤取滤饼得石杉碱甲粗品，用溶剂进行重结晶，干燥得石杉碱甲成品，其纯度达 65%。

分子印迹技术用于分离纯化石杉碱甲，其分离步骤如下[24]：① 将千层塔粉碎超声逆流萃取，所得提取液减压浓缩后加入活性炭进行脱色处理。② 脱色处理后的提取液上固相柱，柱内装有作为固定相的石杉碱甲分子烙印聚合物，先用 5%～10%的乙醇或甲醇水溶液进行洗脱，再用 40%～50%的乙醇或甲醇水溶液进行洗脱至洗脱液无色；取出固定相，以 60%～70%乙醇水溶液或甲醇水溶液浸提固定相中被吸附的石杉碱甲单体。③ 将抽提液减压浓缩，再用溶剂重结晶，得石杉碱甲。其纯度可高达 99%，收率可高达 90%。

在常压下采用碱性氧化铝和硅胶柱色谱组合法分离纯化石杉碱甲的方法，适用于蛇足石杉的粗提物，其中石杉碱甲含量不低于 1%[25]。具体工艺：先用碱性 Al_2O_3 柱分离纯化蛇足石杉粗提物，填料粒度 100～200 目或 200～300 目，干法装柱，径高比 1∶8～1∶30，干法上样，上样比例 1∶10～100，氯仿—甲醇(80∶1～8∶1)洗脱，合并含石杉碱甲的馏分，上硅胶柱继续分离，洗脱，获得石杉碱甲。石杉碱甲总回收率可达到 80%以上。此外，尚有报道[26]采用真空脉动式制备蛇足石杉总碱，其产品含量在 7%～15%。

利用石杉碱甲高产菌胶胞炭疽菌(*Colletotrichum gloeosporioides*)在改良的马铃薯液体培养基进行发酵,从发酵液中得到石杉碱甲[27]。发酵生产获得石杉碱甲可分泌至胞外,以改良马铃薯液体培养基作为生物转化的前体物,每升培养体系可获得石杉碱甲高达 199.6 mg/L。菌种经压力筛选从皱边石杉中分离纯化得到,利用该菌株生产石杉碱甲,使该资源性成分获得补偿,同时对石杉类植物资源起到一定的保护作用。尚有利用蛇足石杉原叶体生产石杉碱甲的方法[28],该方法以离体蛇足杉原叶体为材料,经过 7 周培养获得的原叶体在 60℃烘干,采用 2%酒石酸浸提 24 h,离心,得上清液,获得石杉碱甲。此外,尚有利用闽浙马尾杉菌根真菌裂褶菌(*Schizophyllum commune*)生产 Hup A[29];从伏贴石杉中提取 Hup A,成品收率达 1%以上,纯度高达 98%以上[30];从长柄石杉中提取 Hup A,得到纯度为 98%～99%的制药原料[31]。

2. *石杉生物碱的开发利用* 制备高纯度的石杉碱甲,可开发研制成为各类药物制剂产品,以拓宽其应用。如采用研磨法制备固体分散体,所得固体分散体后可以采用湿法制粒压片法制备 Hup A 片剂[32]。将 Hup A 及其衍生物或其盐制备成为骨架型缓释片以达到缓释效果[33]。由石杉碱甲和药用辅料制备得到口服制剂,不仅改善患者用药的依从性,且提高了药品的生物利用度[34]。此外,尚报道有石杉碱甲晶体的制备[35]、Hup A 微粒长效注射剂[36]等。尚有研究报道,石杉碱甲尚可用于治疗脑缺血性痴呆的药物制备[37]。

3. *千层塔植物原料提取石杉类生物碱后的药渣中黄酮类成分的资源化利用* 千层塔中资源性化学成分的利用主要集中于石杉碱甲,但千层塔中亦含有丰富的黄酮类成分未被有效利用。该类黄酮成分具有抗氧化、抗突变、抗衰老、抗肿瘤、抗菌等作用,若能综合利用将提高资源利用效率,延伸资源经济产业链。从提取石杉类生物碱的千层塔药渣中提取总黄酮的方法如下[38]:收集千层塔废弃药渣、提取、浓缩、层析、洗脱、浓缩和干燥等步骤。将滤渣用乙醇浸泡,同时采用超声波和微波辅助提取,可充分析出千层塔中所含的黄酮类化合物,经大孔树脂层析和洗脱,可去除杂质,提高纯度,所得总黄酮纯度可达 80%～90%,提取率达 1.5%。为有效节约千层塔资源及产生经济效益做出贡献。

◇参◇考◇文◇献

[1] 王峻,潘胜利,顺庆生,等. 老年痴呆克星石杉碱甲暨中国石杉科药用植物[M]. 上海:上海科学技术出版社,2008.

[2] 周荣汉,段金廒. 植物化学分类学[M]. 上海:上海科技出版社,2005:350-355.

[3] Ma X Q, Tan CH H, Zhu D Y, et al. Is there a better source of Huperzine A than *Huperzia serrata*? Huperzine A content of Huperziaceae species in China[J]. Journal of Agricultural and Food Chemistry, 2005, 53: 1393-1398.

[4] Ma XQ, David RG. The Lycopodium alkaloids[J]. Natural Product Reports. 2004, 21, 752-772.

[5] 袁珊琴,赵毅民,冯锐. 蛇足石杉新碱的结构鉴定[J]. 药学学报,2002,37(12):946-949.

[6] 袁珊琴,赵毅民,冯锐. 蛇足石杉碱丙的结构鉴定[J]. 药学学报,2004,39(2):116-118.

[7] Wang HB, Tan CH, Tan JJ, et al. Two new N-oxide Lycopodium alkaloids from *Huperzia serrata*[J]. Natural Product Research, 2009, 23(15): 1363-1366.

[8] Chang-Heng Tan, Xiao-Qiang Ma, Shan-Hao Jiang, et al. Three new hydroxylated serratidine alkaloids from *Huperiza serrata*[J]. Natural Product Letters, 2002, 16(3): 149-153.

[9] Tan CH, Zhu DY. Lycopodine-type lycopodium alkaloids from *Huperzia serrata*[J]. Helvetica Chimica Acta, 2004, 87(8): 1963.

[10] Wang HB, Tan CH, Tan JJ, et al. Lycopodium alkaloids from *Huperzia serrata*[J]. Helv Chim Acta, 2007,

90(1): 153.

[11] Ma X, Tan C, Zhu D, et al. A survey of potential huperzine A natural resources in China: the Huperziaceae [J]. Journal of Ethnopharmacology, 2006, 104: 54.

[12] 杨晓军,郭海清,高霞. 内生真菌 YD-01 次生代谢产物的研究[J]. 中国药科大学学报,2006,37(5): 479.

[13] 周树良,杨帆,兰时乐,等. 千层塔内生真菌 SHB 发酵产石杉碱甲条件的研究[J]. 微生物学杂志,2009,29(3): 33-36.

[14] 黎万奎,胡之璧,周吉燕,等. 蛇足石杉内生真菌及其应用: 中国,101195804B[P]. 2011-02-09.

[15] Zhou H, Tan CH, Jiang SH, et al. Serratene-type triterpenoids from *Huperizia serrata* [J]. Journal of Natural Products, 2003, 66, 1328-1332.

[16] Hui Zhou, Yun-Sen Li, Xiao-Tian Tong, et al. Serratene-type triterpenoids from *Huperizia serrata* [J]. Natural Product Research, 2004, 18(5): 453-459.

[17] 蒋金和,刘莹,王利勤,等. 蛇足石杉化学成分的研究[J]. 云南师范大学学报,2010,30(3): 59-64.

[18] 郭水良,李沛玲,李似姣,等. 石杉碱甲的含量测定方法及在蛇足石杉不同产地居群中的含量比较[J]. 浙江师范大学学报(自然科学版),2006,29(2): 177-180.

[19] 裴刚,蒋丽娟,蒋道松,等. 皱边石杉中石杉碱甲与产地生态环境关系初步研究[J]. 中国现代药物应用,2008,2(5): 41-42.

[20] Goodger JQD, Whincup AL, Field AR, et al. Variation in huperzine A and B in Astralasian Huperzia species [J]. Biochemical Systematic Ecology, 2008, 36(8): 612-618.

[21] 苏志国,李秀男,孙海虹,等. 一种分析与分离制备石杉碱甲和石杉碱乙的方法: 中国,CN1704405A[P]. 2005-12-07.

[22] 孙爱玲,柳仁民. 一种从千层塔中提取分离高纯度石杉碱甲的新方法: 中国,CN101693689A[P]. 2010-04-01.

[23] 金志敏,杨振,徐威,等. 一种泡沫分离法分离千层塔中石杉碱甲的方法: 中国,CN101747275A[P]. 2010-06-23.

[24] 蒋风,边锋,沈生荣,等. 分子烙印技术分离纯化石杉碱甲的方法: 中国,CN102491946A[P]. 2012-06-13.

[25] 徐朝晖,阮克锋,冯怡. 一种分离纯化石杉碱甲的常压柱色谱组合法: 中国,CN103804293A[P]. 2014-05-21.

[26] 姚茂君,骆冰洁. 真空脉动式制备蛇足石杉生物总碱的方法: 中国,CN103720724A[P]. 2014-04-16.

[27] 禹利君,史云峰,刘仲华,等. 一种石杉碱甲高产菌及用其发酵生产石杉碱甲的方法: 中国,CN102168017A[P]. 2011-08-31.

[28] 郭斌,尉亚辉,包日双,等. 一种利用蛇足石杉原叶体生产石杉碱甲的方法: 中国,CN102577951A[P]. 2012-07-18.

[29] 吴水生,刘海元,张方方,等. 闽浙马尾杉菌根真菌及其产石杉碱甲的方法和应用: 中国,CN103834577A[P]. 2014-06-04.

[30] 蒋元勇,文继承,雍小军,等. 从伏贴石杉中提取石杉碱甲的方法: 中国,CN103333109A[P]. 2013-10-02.

[31] 张敬杰,赵勤实,吴兴德,等. 一种从长柄石杉中提取石杉碱甲的新方法: 中国,CN102863381A[P]. 2013-01-09.

[32] 郭中华,邢文清,张志平. 石杉碱甲固体分散体及其片剂制备方法: 中国,CN101697960A[P]. 2010-04-28.

[33] 梁荣才,智红英,初大丰,等. 石杉碱甲及其衍生物或其盐的骨架型缓释片及其制备工艺: 中国,CN1751683A[P]. 2006-03-29.

[34] 胡明刚,尹剑. 一种石杉碱甲口服制剂及其制备方法: 中国,CN101732312A[P]. 2010-06-16.

[35] 曹建忠,周淑英. 石杉碱甲晶体、制备方法及其应用: 中国,CN10395168A[P]. 2014-07-30.

[36] 贺芬,金玉琼,马庆明,等. 石杉碱甲微粒长效注射剂及其制备方法: 中国,CN103505413A[P]. 2014-01-15.

[37] 郭涛,张琦,孙学惠. 一种治疗脑缺血性痴呆的药物及其制备方法: 中国,CN102813653A[P]. 2012-12-12.

[38] 祝利,赵勇彪,杨再江,等. 从千层塔滤渣中提取总黄酮的方法: 中国,CN102423321A[P]. 2012-04-25.

(严 辉 宿树兰 马新飞)

桑类药用生物资源及其资源化利用研究

桑属(*Morus*)为桑科植物中最具经济价值的生物资源类群。我国是蚕桑资源生产的发源地,资源丰富,除用于养蚕业、丝绸业之外,尚作为药用。桑(*Morus alba* L.)为桑科桑属植物,以其干燥叶入药称为桑叶(Mori Folium),其性平,味甘,具有疏散风热、清肺润燥、清肝明目的功效;以其干燥根皮入药称为桑白皮(Mori Cortex),具有泻肺平喘、行水消肿的功效;以其干燥嫩枝入药称为桑枝(Mori Ramulus),具有祛风湿、利关节、行水气的功效;以其干燥果穗入药称为桑椹(Mori Fructus),具有滋阴补血、生津润燥的功效。近些年来,桑类资源化学研究及其开发利用取得了较快发展,但其资源的多途径高效利用尚存在巨大的开发潜能[1]。

桑科(Moraceae)桑属植物全世界约 30 种,10 变种。中国桑属植物资源有 15 种 4 变种,是世界上桑树种质资源最为丰富的国家。分布种有长穗桑(*M. wittiorum*)、长果桑(*M. laevigata*)、鲁桑(*M. multicaulis*)、桑(*M. alba*)、黑桑(*M. nigra*)、华桑(*M. cathayana*)、广东桑(*M. atropurprea*)、吉隆桑(*M. serrata*)、蒙桑(*M. mongolica*)、山桑(*M. bombycis*)、川桑(*M. notabilis*)、唐鬼桑(*M. nigriformis*)、瑞穗桑(*M. mizuho*)、滇桑(*M. yunnanensis*)、鸡桑(*M. australis*);变种有桑的变种大叶白桑(*M. alba* var. *macrophylla*)、白脉桑(*M. alba* var. *venose*)、垂枝桑(*M. alba* var. *pendula*)、鬼桑(*M. mongolica* var. *diabolica*)。栽培种主要有桑、黑桑、广东桑、山桑、瑞穗桑、鲁桑等,分布于全国不同地区。其中作为药用的桑品种有桑、鸡桑、吉隆桑、黑桑、华桑、长穗桑、蒙桑等。

桑类种质资源保存和创新发展是我国药用及其经济价值极高的重要种质资源。据统计,全国 15 个省、自治区的 20 个科研单位保存了桑树种质资源 2 600 余份,其中地方品种近千份,新选育的品种及材料 200 余份,优良株系 1 000 余份,野生资源 300 余份,国外引进品种 90 余份。如四川省的大花桑、黑油桑等;浙江省的荷叶白(湖桑 32 号)、桐乡青(湖桑 35 号)、火桑等;广东省的广东桑;安徽省的大叶瓣;山东省的大鸡冠、小鸡冠;河北省的牛筋桑、橼椤桑;陕西省的胡桑;山西省的黑格鲁、白格鲁;新疆维吾尔自治区的地方桑品种等[1]。

一、桑类资源利用现状

桑资源的利用包括桑叶、桑枝、桑椹、桑皮、桑根等的综合开发利用,既可做为我国传统中药材配方饮片或制药原料,又可做为保健食品、化妆品、工业产品等资源性产品的原料[1]。

1. 桑叶资源利用　桑叶作为药用始载于《神农本草经》,列为中品。传统中医认为桑叶具有“止消渴”的功效已为现代科学证实。其所含有的1 -脱氧野尻霉素(1 - DNJ)及其衍生物等多羟基生物碱类成分具有明确的降血糖活性,市场上销售的 α -糖苷酶抑制剂阿卡波糖即为 1 - DNJ 修饰物产品。同时,具有显著的抗多种病毒的活性。桑叶所含黄酮类成分亦具有降血糖、降血脂、降血压、抗病毒等多种生理活性。在传统方剂的基础上开发复方制剂产品,如桑菊感冒颗粒、桑麻丸、夏桑菊胶囊、桑麻口服液、桑菊银翘散、桑菊感冒丸、桑姜感冒注射液、桑菊感冒合剂等。桑叶有着较高的营养价值,利用桑叶已开发多种具有保健功能的保健及食用产品等,如桑叶茶、桑叶面条、桑叶保健饮料[2],桑叶桑椹菊花复合颗粒饮料[3]、桑叶粉、苦瓜桑叶片等功能性保健食品。桑叶多酚也可开发抗氧化和保护肝脏等功能性食品。桑叶除了作为桑蚕的饲料外,由于其含有丰富的糖、蛋白质、昆虫蜕皮激素、维生素和矿物元素等,尚可作为优质的畜禽饲料。此外,桑叶尚可开发美容化妆品产品;如华桑防晒乳桑菊防晒润肤露等。桑叶系列产品,见表 4 - 8。

表 4-8　以桑叶为原料开发生产的系列资源性产品及其资源价值

产 品 名 称	利用物质/部位	资 源 价 值
桑叶配方颗粒	生物碱类、多糖类、黄酮苷类等	医药、保健功能
桑叶提取物	黄酮类、多糖类、生物碱类等	医药、保健功能
桑叶多糖	多糖类	医药、保健功能
桑叶黄酮	黄酮类	医药、保健功能
桑叶多酚	酚类	医药、保健功能、天然抗氧化剂等
桑叶提取物	生物碱类	辅助降血糖
桑叶提取物(多糖 20%)	多糖类	辅助降血糖
桑叶提取物(桑叶黄酮)	黄酮类	辅助降血糖等
桑叶提取物(叶绿素铜钠盐)	叶绿素类	医药保健剂等
桑色素(Morin)	黄酮类	抗炎、抗肿瘤及抗氧化
1-脱氧野尻霉素	生物碱类	医药、保健功能、降血糖等
桑叶粉	生物碱类、黄酮类、多糖类等	辅助降血糖、保健食品等
桑叶保健茶[16]	桑叶原料	保健食品
桑叶含片[17]	桑叶提取物	保健食品
华桑防晒乳	桑叶原料	化妆品
桑菊防晒润肤露	桑叶原料	化妆品

2. 桑枝资源利用　桑枝作为药用始载于《本草图经》。明·李时珍的《本草纲目》记载:"桑枝疗遍体风痒干燥,兼疗口干。"桑枝性平味苦,入肝、脾、肺、肾经,具有祛风湿、利关节、行水气之功效。桑枝中富含黄酮类、生物碱类、多糖类、蛋白质类、氨基酸类、有机酸类以及维生素类等多种资源性物质,其开发利用途径广阔。桑枝黄酮类、生物碱类化学成分具有显著的降血糖、降血压、抗氧化、降血脂等多种生理活性。桑枝在临床上治疗糖尿病,尤其是糖尿病关节病变和周围神经病变,可显著降低血糖而缓解症状,其疗效确切[4]。市场已有桑枝颗粒、桑枝胶囊等用于糖尿病引起的关节疼痛等病症;尚利用桑枝研发出系列产品及桑枝标准提取物(表 4-9)。此外,还可利用桑枝中纤维素制备膳食纤维素,作为食品添加剂,具有改善人体肠道蠕动功能及排毒的效果[5]。桑枝皮中含有丰富的果胶(222 mg/L),通过碱煮、过滤、酸化、沉淀等程序可以获得果胶原料。

表 4-9　以桑枝为原料开发生产的系列资源性产品及其资源价值

产 品 名 称	利用物质/部位	资 源 价 值
桑枝颗粒	桑枝多糖类等	医药、保健
桑枝配方颗粒	黄酮类、生物碱类、多糖类等	医药、保健
桑枝提取物	黄酮类、生物碱类	医药、保健功能
桑枝提取物	生物碱类	辅助降血糖等
1-脱氧野尻霉素	生物碱类	医药、保健功能、降血糖等
桑枝粉(桑枝提取物)	生物碱类、黄酮类等	保健功能、辅助降血糖等

桑枝韧皮纤维发达,纤维素含量约占 50%,木质素和半纤维素各占 20%以上,接近黑木耳对营养的要求,是良好的食用菌栽培基质[6]。以桑皮为原料制成高品质的黏胶丝其强度达 1.5 g/旦,伸度 15%~

18%，着色性能好，供织作衣料和汽车轮胎底线[7]。桑纤维还可用作直接染料、还原染料、碱性染料、硫化染料等进行染色。桑枝尚可用于生产食用菌、纤维板、人造纤维、桑枝高档纸等以及用于医疗保健和生物质能源的原料。

3. 桑椹资源利用　桑椹作为药用载于《新修本草》。具有补肝益肾、滋阴养血、黑发明目、祛斑延年的功效。桑椹富含花青素等色素类成分、有机酸类、黄酮类、氨基酸类、果糖、维生素类等资源性化学成分。现代研究表明其具有清肝明目、增强免疫、抗衰老等作用。除用于中医配方调剂外，尚作为重要原料研发生产系列中成药制剂产品，如桑杞脑康颗粒、桑龙利肝颗粒、复方桑椹合剂等。

桑椹除部分药用和作为鲜果食用外，尚可用来制备果汁、桑果露酒、桑果白酒、桑果酒、果冻、果酱等健康饮料及食品(表4-10)。桑椹对眩晕、失眠、消渴、便秘及风湿关节炎等症状有一定的改善和调节作用，已开发保健产品主要有桑椹保健酒、桑椹饮料、桑椹糖、桑椹蜜饯、桑椹蜜膏等。

表4-10　以桑椹为原料开发生产的资源性系列产品及其资源价值

产品名称	利用物质/部位	资源价值
桑椹配方颗粒	生物碱类、多糖类、黄酮苷类等	医药、保健
桑椹颗粒	桑椹	医药、保健
桑椹膏	桑椹	医药、保健
桑椹冲剂	桑椹	医药、保健
桑椹提取物	花青素类、多糖类等	医药、保健功能
桑椹提取物(桑椹花青素)	黄酮类	天然抗氧化剂等 辅助降血糖等
桑椹花色素(50%)	黄酮类等	天然抗氧化剂等 辅助降血糖等
1-脱氧野尻霉素	生物碱类	医药、保健功能 降血糖等
桑椹果粉	多糖类、黄酮类等	保健功能、降血糖、天然抗氧化剂等
润唇膏SPF15桑果红	桑椹	化妆品

成熟的桑果实富含桑色素类物质，是一种具有开发价值的天然植物色素资源。桑色素属芳香酮类及花青素类天然产物，呈橙黄色，可用作羊毛或棉织物的染料，在染料工业中具有重要的应用价值。近年来，桑色素已在化妆品等产品中被利用。此外，桑色素在醇溶液中与铝离子络合成绿色荧光化合物，是铝离子的灵敏试剂。

4. 桑白皮资源利用　《本草纲目》记载，"桑白皮主治消渴尿多"，具有止咳平喘、利尿、降血压、安神等功效。桑白皮中黄酮类、生物碱类、多糖类成分用于抗糖尿病制剂的开发或作为辅助降血糖制剂。此外，桑白皮中桑皮酮G、H、M，桑根酮C、D，桑呋喃C、F、G等黄酮类成分具有显著降血压活性，其降压机制可能与抑制cAMP磷酸二酯酶活性有关[1]。桑白皮中异戊烯基黄酮类化合物、苯骈呋喃类化合物尚具有较强的抗HSV-1病毒活性。

研究表明，桑白皮丙酮提取物具有镇咳、祛痰、抗炎、平喘、舒张血管等作用，其平喘作用机制可能与升高支气管NO含量致支气管松弛有关；其舒张血管作用机制可能与血管释放NO和促进cNOS、NOS合成有关[8]。桑白皮甲醇提取物具有抗炎活性；其水溶性成分对压迫刺激有镇痛作用[9]。以桑白皮为原料开发生产的系列产品及其资源价值，见表4-11。

表 4-11　以桑白皮为原料开发生产的系列资源性产品及其资源价值

产品名称	利用物质/部位	资源价值
桑白皮配方颗粒	生物碱类、多糖类、黄酮苷类等	医药、保健
桑白皮提取物	生物碱类、黄酮类等	医药、保健功能
桑色素	黄酮类	抗炎、抗肿瘤及抗氧化
1-脱氧野尻霉素	生物碱类	医药、保健功能、降血糖等
桑皮苷 A、C	黄酮类	医药、保健功能、降血糖等
桑根酮 C	黄酮类	医药、保健功能、降血糖等
桑辛素	黄酮类	医药、保健、降血糖辅助治疗剂、天然抗氧化剂等

二、资源性化学成分

1. 生物碱类资源性化学成分　桑属植物资源所含资源性化学成分类型主要包括生物碱类、黄酮类、多糖类、甾酮类、香豆素类、芪类等。其中以 1-DNJ 为代表的生物碱类成分具有显著的降血糖作用，应用于糖尿病的治疗；黄酮类、多糖类化学成分亦具有一定的降血糖活性；此外，生物碱类成分尚具有抗病毒活性。

多羟基生物碱及其苷类化合物集中分布于桑属植物的亲水性较强部位，常与氨基酸、甜菜碱等其他产物共存。根据结构特点，可分为多羟基哌啶类、多羟基吡咯烷类和多羟基降托品烷类[10]。由于其结构具有与糖类似的多羟基结构，2 位被还原，故多被看成含氮糖类化合物，其中代表性成分为 1-脱氧野尻霉素(1-deoxynojirimycin)，尚存在其系列衍生物。从桑白皮中也发现多羟基生物碱类成分的存在。1-脱氧野尻霉素及其系列衍生物均具有降血糖活性。

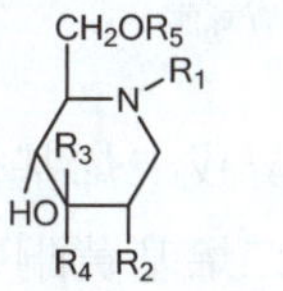

1-脱氧野尻霉素 (1-deoxnojirimycin) R_1=R_4= R_5=H, R_2=R_3=OH

N-甲基-1-脱氧野尻霉素(*N*-methy-1-deoxynojirimycin) R_1=CH_3, R_2=R_3=OH, R_4= R_5=H

荞麦碱(fagomine) R_1= R_2=R_3= R_5=H, R_4=OH

6-*O*- actopyranosyl-1-deoxynojirimycin R_1= R_4=H, R_2=R_3=OH, R_5=*α*-*D*-gal

2. 桑生物碱类成分的资源化利用

(1) 桑叶中 1-脱氧野尻霉素(1-DNJ)成分的提取方法优化： 1-脱氧野尻霉素是桑叶中主要降血糖活性成分之一，优化提取方法结果表明[11]，以水为溶剂，以微波处理为辅助条件，微波功率为 406 W，微波处理时间为 1.5 min，固液比为 1 g∶40 mL，提取次数为 2 次，可使提取 1-DNJ 的效率提升。

(2) 桑叶中生物碱类成分的提取纯化工艺及降血糖制剂产品开发： 根据其结构特点，采用适宜的提取纯化技术可获得较高纯度的生物碱类成分。目前，1-DNJ 的提取方法主要有稀酸浸提法、煎煮法和醇浸提法等，近年引入了超声辅助提取法及微波辅助提取法以提升其提取效率。

具体操作步骤[12]：将桑叶粉碎过 40 目筛，称取置容器中，加入 65%乙醇适量浸泡 30 min，放入超声波细胞破碎机中处理 20 min，过滤、收集滤液，残渣加入一定量的 65%乙醇重复处理一次，过滤，弃去残渣，合并两次滤液，将滤液回收乙醇并浓缩至小体积，进行离心分离。收集上清液并经 732H 阳离子交换树脂交换，先采用蒸馏水冲洗至流出液无色为止。再用 0.25 mol/L 的氨水洗脱，收集洗脱液。将洗脱液浓缩，浓缩液采用 1 倍体积的正丁醇萃取 3 次，弃去水层合并正丁醇相，回收正丁醇，真空干燥即得。

目前有关 1-DNJ 的主要相关药品：① 米格列醇(*N*-羟乙基-1-DNJ)，是 1998 年拜耳公司开发上市的 1-DNJ 衍生物的药品，是Ⅱ型糖尿病的首选药物。② 米格鲁特(*N*-正丁基-1-DNJ)，为2003年在1-DNJ基础上合成，选择性较差，但对糖蛋白修饰有较强的抑制作用，且具有抗 HIV 病毒活性。③ *N*-壬基-1-DNJ，为抗肝炎病毒的新药，其作为葡萄糖苷酶抑制剂，可使得病毒糖蛋白发生错误折叠。从1-DNJ长链衍生物中亦筛选出抑制登革热病毒感染的抗病毒药，但大部分选择性差，细胞毒性大。1-DNJ引入糖苷配基后对 α-葡萄糖苷酶有高度特异性，是一种候选治疗糖尿病药物。④ 含叠氮基的衍生物，成为 β-葡萄糖苷酶Ⅰ有效的抑制剂，可作为潜在的抗病毒药物。上述1-DNJ及系列衍生物的产品现均采用全合成或半合成的方法获得。

3. 其他类资源性化学成分

(1) 黄酮类: 桑属植物资源中分布的黄酮类资源性化学成分包括：黄酮、异黄酮、黄烷酮、查耳酮、连有异戊烯基的黄酮，以及花青素类等结构类型，如桑色素、6-甲氧基-5,7,4′-三羟基异黄酮、桑根素、2′-甲氧基-7,4′-二羟基-8-异戊烯基黄烷、2,2′,4,4′-四羟基查耳酮、矢车菊素等[13,14]。该类化学成分具有降血糖、抗病毒、抗高血压、抗肿瘤、抗菌、抗病毒、抗微生物等多种生理活性。

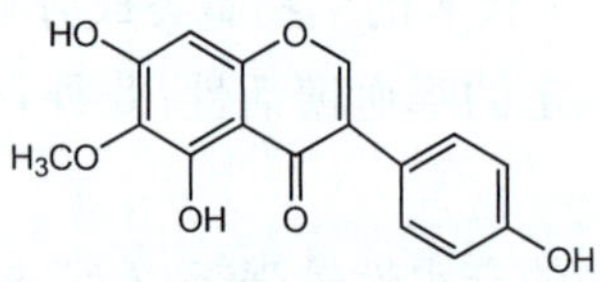

6-甲氧基-5,7,4′-三羟基异黄酮

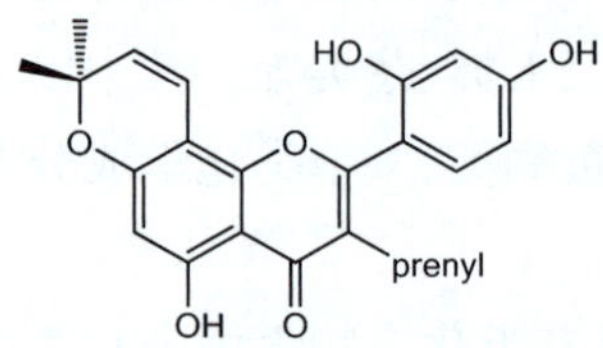

桑根素

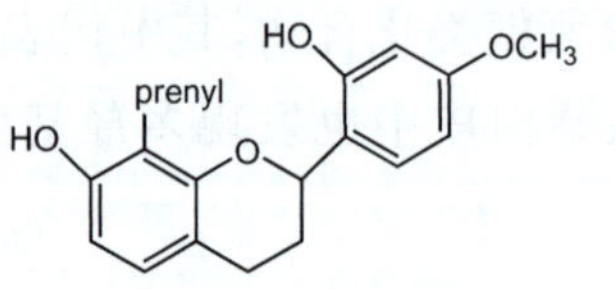

4′-甲氧基-7,2′-二羟基-8-异戊烯基黄烷

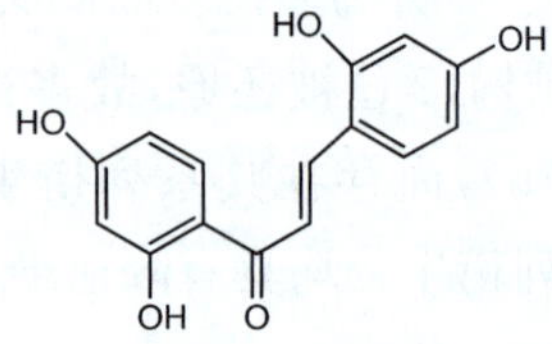

2,2′,4,4′-四羟基查耳酮

Diels-Alder 型加合物是桑属植物的特征性化学成分，其生源途径是由异戊二烯基衍生物与查耳酮的 α，β 双键发生[4+2]环加成而形成。常见的加成方式包括查耳酮与异戊二烯基黄酮(醇)类化合物的加合物、查耳酮与异戊二烯基二氢黄酮(醇)类化合物的加合物、查耳酮与异戊二烯基查耳酮的加合物、查耳酮与异戊二烯基二苯乙烯的加合物、查耳酮与异戊二烯基苯骈呋喃的加合物等，如桑皮酮类化合物、桑呋喃类化合物等[15,16]。其他 Diels-Alder 型加合物由上述 Diels-Alder 型加合物丢失某些片断后变化而成，如化合物桑呋喃 H、mongolicin B 等。另一些化合物分子中不含查耳酮片段，而是含异戊烯基的化合物通过[4+2]环加成反应生成的二聚体，如 mongolicin E 和 dimoracin[17]。

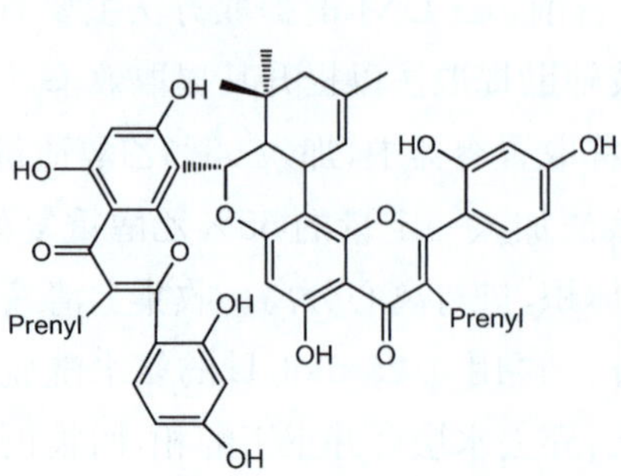

桑皮酮M

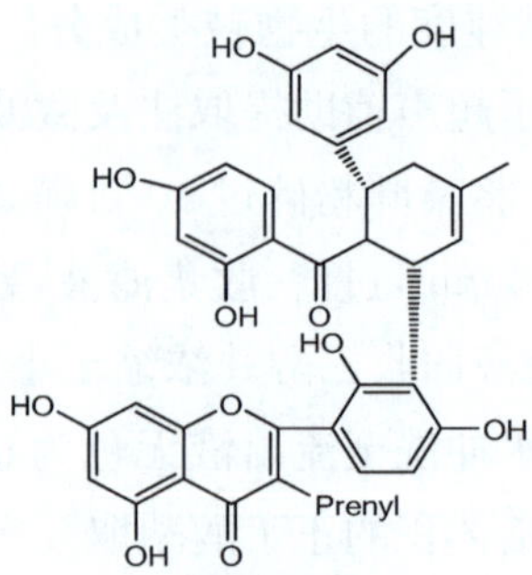

桑皮酮K

桑白皮系统的化学成分研究发现许多结构新颖的 Diels－Alder 型加合物，已从中获得百余种新化合物。Diels－Alder 型加合物多具有良好的抗氧化活性。

(2) 多糖类：多糖是桑叶、桑枝、桑椹、桑白皮中的共有资源性化学成分之一，糖生物学研究表明，植物多糖具有降血糖、抗肿瘤、抗氧化等多种功效。通过薄层层析法检出纯化的桑叶多糖单糖组成为鼠李糖(Rha)、阿拉伯糖(Ara)、半乳糖(Gal)和葡萄糖醛酸(GluA)，其摩尔比为 Rha∶Ara∶Gal∶GluA＝1∶1.56∶1.57∶1.08[18]。从桑叶中分离纯化获得的均一多糖 MP－3b 的结构由鼠李糖、阿拉伯糖、木糖、葡萄糖、半乳糖、半乳糖醛酸组成的结构复杂的酸性多糖，相对分子质量为 8.9×10^{4}[19] Da。目前，以桑多糖类物质为主研发系列辅助降血糖的制剂产品。

(3) 甾酮类：桑叶中含有较为丰富的甾酮类资源性化学成分，包括牛膝甾酮、β-蜕皮甾酮、昆虫变态激素等。蜕皮激素作用于人体具有促进蛋白质的合成，排除体内的胆固醇，降血脂，抑制血糖上升等生理活性。民间用于风湿性关节炎、高血糖等疾病的治疗，在医药上有着巨大的潜在应用价值。在蚕业上，用于促使桑蚕龄期缩短、上蔟整齐、促进吐丝结茧的作用。在养殖虾、蟹和地鳖虫等经济动物过程中应用可促进其脱皮或脱壳，有利于生长发育。在化妆品中，蜕皮激素作为特殊添加剂，有促进皮肤新陈代谢的功效。蜕皮激素能影响昆虫从孵化的幼虫到成虫的全部发育阶段，因而可控制或杀死害虫，现已将其作为生物农药进行开发和应用。蜕皮激素在农作物丰产助剂方面也有良好的开发应用前景，由此而形成桑特色资源经济产业链。

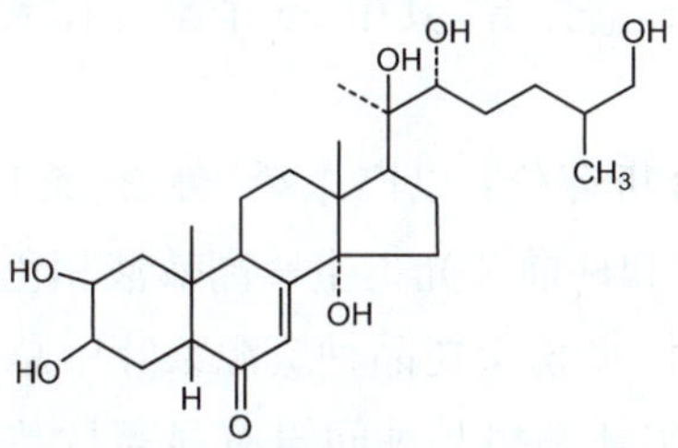

牛膝甾酮

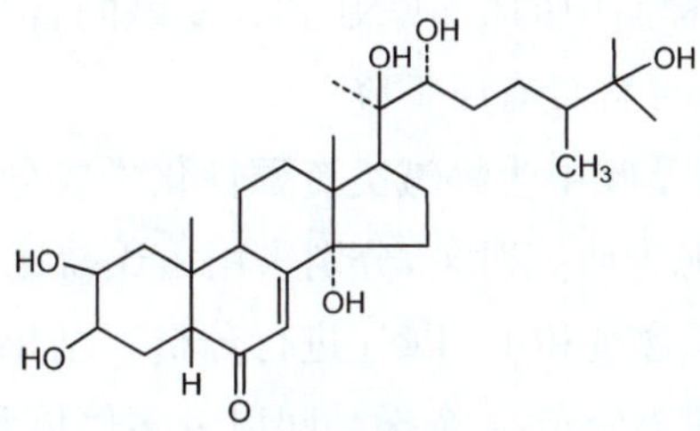

β-蜕皮甾酮

(4) 香豆素类：桑类资源植物尚含有苯骈呋喃衍生物，它是以 2－苯基苯骈呋喃为基本骨架，5、7、2′、4′、6′位常有异戊烯基或牻牛儿基取代，有些化合物的异戊烯基与邻位羟基形成六元、七元杂环，有的则形成 Diels－Alder 加合物，类似于黄酮。该类化学成分存在于桑属植物叶、根皮中，具有调节血脂的生物活性和资源利用价值。

(5) 芪类：从桑属植物中分离到的芪类化合物主要包括二苯乙烯类、2－苯基苯骈呋喃类和芪类低聚物三类。二苯乙烯类化合物之间或(和)2－苯基苯骈呋喃类化合物分别通过环已烯环，如白桑八醇(alboctalol)，或二氢呋喃环如 macrourin，andalasin B，austrafuran B；或部分不饱和的二氧六环，如 austrafuran A，austrafuran C 形成低聚物。

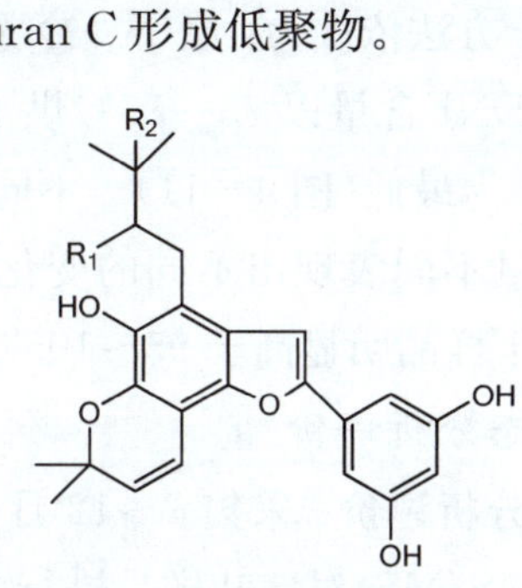

wittifuran A R_1=H, R_2=OH
wittifuran B R_1=R_2=$\triangle^{9(10)}$

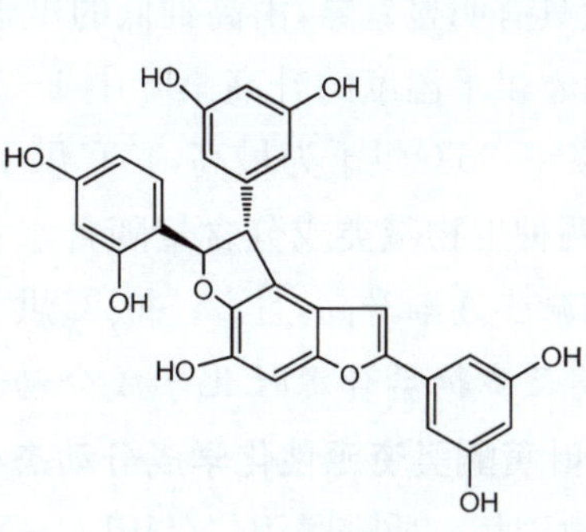

macrourin B

(6) 其他类： 桑叶中尚含有脂类、蛋白质类、维生素类、氨基酸类等营养功能性成分。此外，尚含有东莨菪素、叶绿素、挥发油等化学成分。

三、资源性化学成分的积累动态与分析评价

在桑资源（包括桑叶、桑枝、桑椹、桑白皮等）生产、加工与开发利用过程中，其各类型资源性化学成分处于动态变化状态。对不同生长期、不同品种、不同组织器官桑资源性成分进行动态评价，有利于资源的合理利用和提高其开发利用效率和效益。

1. 生物碱类资源性化学成分的动态分析评价

(1) 不同生长期桑叶生物碱类(1-DNJ)资源性化学成分动态评价： 柱前荧光衍生—高效液相色谱法分析不同生长季节桑叶中资源性化学成分 1-DNJ 的动态积累，结果表明：7、8 月 1-DNJ 的含量最高[20]。提示桑叶中 1-DNJ 含量积累与积温等物候期因素密切相关。

采用 0.06 mol/L HCL 溶液超声（80 kHz、30℃、50 min）提取，采用 UACQUITY UPLC BEH Amide 色谱柱（100 mm×2.1 mm，1.7 μm），流动相为 pH8.0 的氨水（A）—乙腈（B）溶液，梯度洗脱（0～3 min，5%～50% A；3～8 min，50% A；8～9 min，50%～5% A；9～10 min，5% A）。流速：0.4 mL/min，柱温 35℃，质谱采用正离子模式电离，多反应检测（MRM）方式对 2 种化合物进行定量测定。结果表明，11 个品种 88 个桑叶样品中的 1-DNJ 和荞麦碱的含量有显著差异，其中 56 个桑叶样品中 DNJ 经霜后含量增加，而 fagomine 含量有所下降[21]。

(2) 不同品种桑叶中生物碱类资源性化学成分的分析评价： 以广东桑、鲁桑、桑和鸡桑 4 个桑种的 98 份桑树品种资源为研究对象，分别采用雷氏盐比色法和柱前荧光衍生—高效液相色谱法，对各品种资源的桑叶总生物碱含量和 1-DNJ 进行分析。结果表明，98 份桑树品种资源桑叶中总生物碱和 1-DNJ 含量总体上符合正态分布，4 个桑种间以及多倍体和二倍体桑树品种间没有显著性差异，而不同品种资源间差异明显，其中白桑种的育 7803 桑叶中总生物碱和 1-DNJ 含量为最高，分别为 3.74 mg/g、1.54 mg/g。桑叶中总生物碱质量比＞3.00 mg/g 的尚有广东桑种的抗锈 3。1-DNJ 质量比＞1.00 mg/g 的有广东桑种的黑皮桑、抗锈 2 和白桑种的阿 2。这些桑树品种资源适合用于桑叶的药食用途专用品种的培育[22]。对所测 4 个桑种（广东桑、鲁桑、鸡桑和桑）的桑叶样品中 1-DNJ 与总生物碱含量进行差异显著性分析，结果表明不同桑种样品间的桑叶总生物碱和 1-DNJ 含量无显著性差异（$P>0.05$）。对供试桑树品种中多倍体品种和二倍体品种桑叶中的总生物碱与 1-DNJ 含量进行比较分析，多倍体与二倍体品种之间的桑叶总生物碱和 1-DNJ 含量差异均不显著（$P>0.05$）。

(3) 桑叶干燥加工方法优化及资源性化学成分的分析评价： 结果表明[23]：不同烘干方法桑叶中生物碱类化学成分的含量具有明显差异，由高到低的烘干方法依次为：阴干＞冷冻干燥＞烘干＞晒干＞红外干燥＞微波干燥。随着烘干温度的升高桑叶中 1-DNJ 含量以 75～85℃烘干为最高，55～65℃烘干为最低；荞麦碱含量以 85～95℃烘干为最高，45℃烘干为最低（图 4-11）。不同含水量的桑叶中生物碱类化合物含量有差异，两种生物碱类成分含量随含水量不同表现出不同的变化趋势，1-DNJ 和荞麦碱的含量随样品含水量的减少逐渐升高，且 55～65℃烘干样品明显高于 95～105℃（图 4-12，图 4-13）。

2. 黄酮类、酚酸类及多糖类资源性化学成分动态分析评价

(1) 不同生长期桑叶黄酮类资源性化学成分动态分析评价： 采集 7～12 月 6 批，每批 11 个品种 88 个桑叶样品，采用超高效液相—质谱联用仪（UPLC-MS/MS）对桑叶样品进行含量测定。研究表明，不同生长期桑叶中总黄酮含量差异较大：桑树生长前期桑叶中总黄酮类物质含量较低，桑树停止生长后到

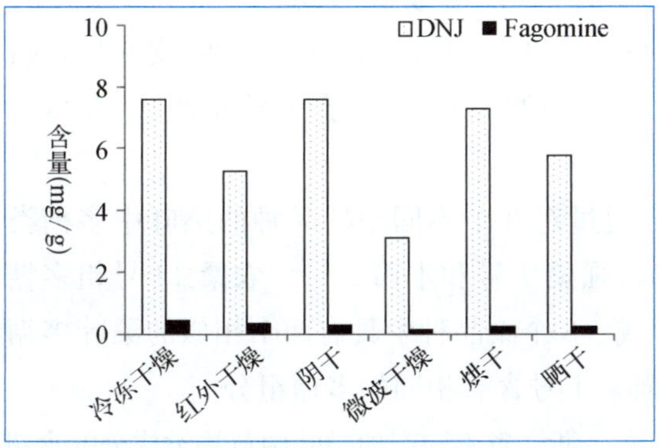

图 4-11　不同干燥方式对桑叶中生物碱类化学成分含量的影响

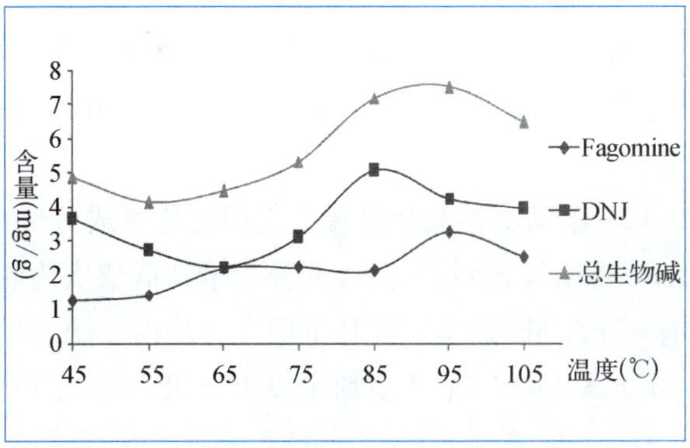

图 4-12　程序升温法桑叶中生物碱类化学成分的动态变化

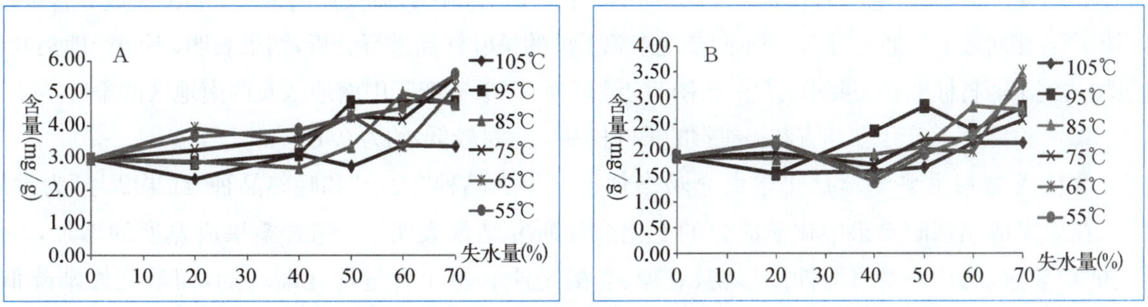

图 4-13　干燥加工过程中不同含水量桑叶中 2 种生物碱类化学成分的动态变化

A. DNJ　B. fagomine

晚秋时期的桑叶中总黄酮类物质含量较高[25]。采用 HPLC 分析不同时期采收的桑叶药材中芦丁及绿原酸的含量，结果表明 10 月下旬桑叶中芦丁及绿原酸含量相对较高。综合考虑生物碱类和黄酮类成分的动态变化趋势，提出桑叶的适宜采收期为：以利用生物碱类成分为目的，适宜采收时间为 7～8 月；结合传统霜桑叶用药习惯，中医临床配方用桑叶的适宜采收期为 10 月下旬至 11 月上旬[24]。

(2) 不同品种、不同生长期桑叶酚酸类化学成分的分析评价：对不同品种桑叶在不同采收时间总多酚及绿原酸、苯甲酸和黄芪苷 4 种主要酚酸类成分进行分析评价，结果表明：6 个品种桑叶总多酚含量在 4～10 月连续 7 个月内变化趋势基本相同。各品种中 13 种酚性成分的变化较为复杂：同一品种桑叶中不同酚类物质变化不同，不同品种桑叶的酚性成分组成及其变化规律具有品种特异性，在相同栽培条件及气候条件下，桑叶中酚类物质的量在不同品种之间存在差异，但在所有品种中酚酸类物质的量均以绿原酸最高，其次为苯甲酸和黄芪苷。

3. 不同品种桑叶中资源性化学成分的分析评价

(1) 不同品种桑叶黄酮类资源性化学成分分析评价：对 101 个桑树品种的桑叶总黄酮含量及其总抗氧化活力、清除·OH 和 O^{-2}·能力测定结果表明：桑叶总黄酮含量存在明显的基因型差异，不同品种桑叶总黄酮含量与体外总抗氧化活力以及清除· OH 和 O^{-2}·的能力呈极显著正相关($P<0.01$)，其相关系数(r)分别为 0.864 8、0.768 1 和 0.688 5。此为药用桑叶品种资源筛选提供了重要依据[26]。

对采自国家种质镇江桑树圃的 11 种 2 变种的 13 份桑叶样品进行分析，结果表明长穗桑、华桑桑叶总黄酮含量分别为(63.92±0.48)mg/g、(61.17±0.48)mg/g，极显著地高于其他桑种；白桑桑叶总黄酮含量为(35.67±0.40)mg/g，极显著地低于其他桑种，提示长穗桑、华桑等野生种具有较大的潜在利用价值。华桑种质资源桑叶总黄酮含量总体较高，平均达到 55.38 mg/g。不同华桑种质资源桑叶总黄酮含量相差较大,含量最高的保靖 4 号达(71.67±2.96)mg/g,含量最低的德江 15 号为(44.56±1.66)mg/g。原产于湖南的保靖 4 号及保靖 8 号含量最高,原产于四川省的雅安 3 号、雅安 9 号含量相近,原产于安徽的皮桑及皖皮桑 2 号含量相近,原产于贵州省的德江岩桑、道真岩桑及德江 15 号含量相近。

(2) 不同品种桑叶多糖类资源性化学成分分析评价:通过对 3 个不同桑树品种的桑叶中多糖类成分的分析结果表明,多糖类成分含量高低依次为农桑 14 号,强桑 1 号和丰田 2 号。农桑 14 号粗多糖中含有 4 个组分,强桑 1 号和丰田 2 号均由 5 个多糖组分组成。3 个桑品种中具有两个相似的桑叶多糖组分,不同桑品种间桑叶多糖主要组分相一致;丰田 2 号与强桑 1 号含有相同的多糖组分。

4. 不同产地桑叶中黄酮类资源性化学成分分析评价　浙江省不同产地桑叶中黄酮类成分的含量进行比较,结果表明:嘉兴市、金华市、临安市、温州市、湖州市、宁波市、仙居市、余杭市、湖州市 9 个产地桑叶中黄酮类成分的含量差异明显,范围为 0.753%～4.849%;在 9 个产地中,以临安产的桑叶中黄酮类成分含量较高,而嘉兴市产者相对较低。通过对 13 个不同产地来源于桑的桑叶样品进行分析,结果表明,不同产地桑叶中芦丁含量均达到了药材标准相关要求,其中云南产的最高为 0.36%,产于中南地区及西南地区的桑叶芦丁含量较高(0.10%～0.34%),产于江苏省和福建省的桑叶样品其含量较低,约为 0.10%。

5. 桑椹成熟期主要资源性化学成分动态评价　早熟品种"大十"和晚熟品种"红果 2 号"为常用果桑品种,在果实成熟期间桑果中化学成分的变化规律研究结果表明[27],随着桑果成熟度的增加,2 个品种果实的单果重、出汁率及可溶性固形物、总糖、总酚物质和单宁含量均逐渐增加,而酸度逐渐降低;桑果的蛋白质含量则出现 2 个高峰,分别在果实红色期和紫黑色期。2 个品种间各主要化学成分含量存在差异,"大十"品种的单果重、出汁率及可溶性固形物和总糖含量均高于"红果 2 号",而酸含量低于"红果 2 号",并且"大十"的理化指标变化速度较快;2 个品种的单宁和蛋白质含量变化趋势基本一致,但"大十"的单宁含量较高,而"红果 2 号"的蛋白质含量较高。

对不同成熟度的桑椹动态分析发现,桑椹进入成熟期后单果粒重快速增加(由 2.3 g 上升到 3.8 g),果汁含量提高(由 58%上升到 79%),可溶性固形物和色素含量迅速增加(前者由 6.0%上升到 11.0%,后者由 14.0%上升到 50.0%),酸含量不断降低(由 34.4 g/L 下降到 12.0 g/L)。

6. 桑叶干燥加工方法优化及资源性化学成分分析评价　鲜桑叶在不同干燥方法、不同烘干温度下,其所含黄酮类资源性成分发生动态变化,结果表明[23]:不同烘干方法桑叶中黄酮类化合物的含量具有明显差异,黄酮类化合物由高到低的烘干方法依次为冷冻干燥>阴干>烘干>晒干>微波干燥>红

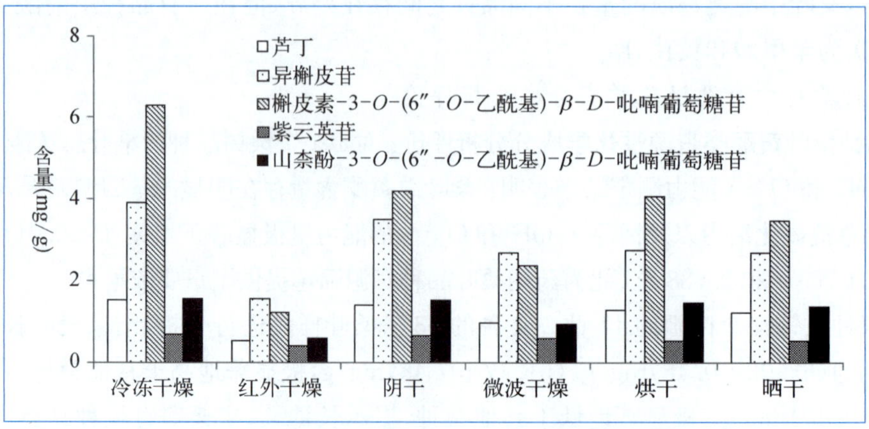

图 4-14　不同干燥方式对桑叶样品中黄酮类化学成分含量的影响

外干燥(图 4－14)。随着烘干温度的升高桑叶中黄酮类化合物的含量呈现出先升后降的变化规律，以75～85℃烘干桑叶中黄酮类化合物含量为最高，55～65℃烘干含量均为最低(图 4－15)。不同含水量的桑叶中黄酮类化合物含量有差异，含水量 30%～60%时，黄酮类化合物含量较低；含水量 10%时黄酮类化合物含量为最高(图 4－16)。

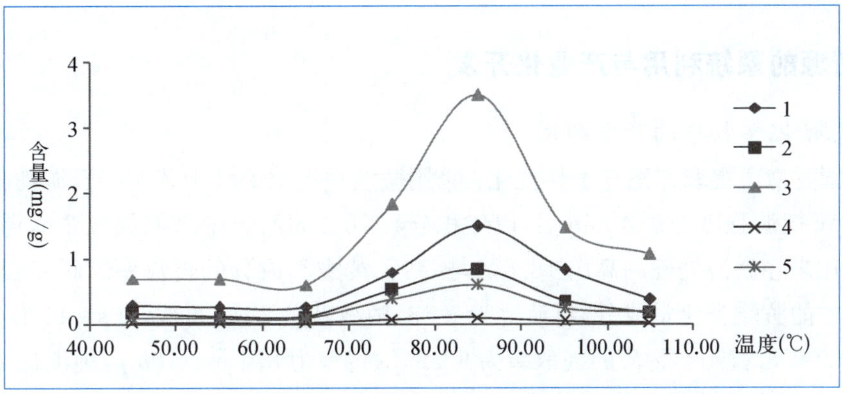

图 4－15　程序升温法桑叶中 5 种黄酮类资源性化学成分的动态变化

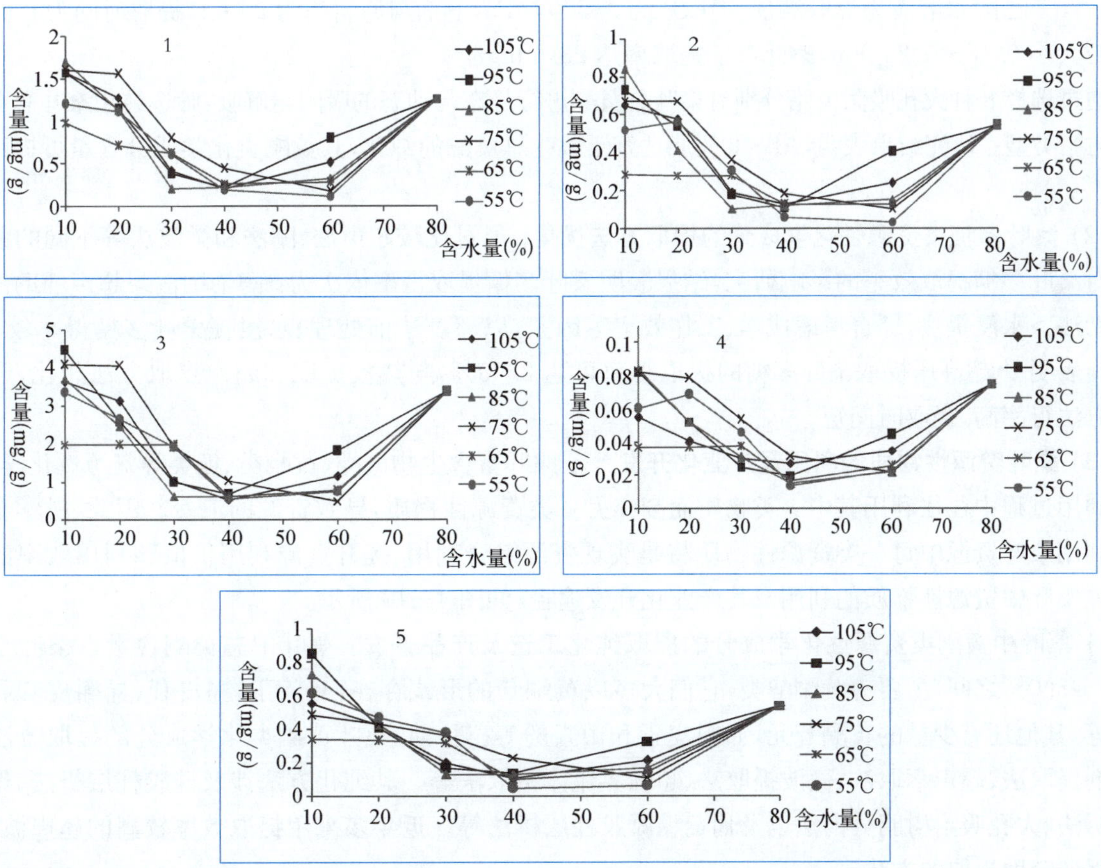

图 4－16　不同含水量桑叶干燥加工过程中 5 种黄酮类化学成分的含量变化

1. 芦丁　2. 异槲皮苷　3. 槲皮素－3－*O*－(6″－*O*－乙酰基)－*β*－D－吡喃葡萄糖苷　4. 紫云英苷
5. 山柰酚－3－*O*－(6″－*O*－乙酰基)－*β*－D－吡喃葡萄糖苷

7. **发酵桑叶茶制造过程资源性化学成分动态评价**　不同发酵条件对发酵桑叶茶中 1－DNJ、黄酮类、多糖类、多酚类等生物活性成分变化分析表明[28]，与桑叶相比不同温度发酵后发酵桑叶茶中多糖类、黄酮类和多酚类化学成分的含量均降低，发酵温度为30℃时发酵桑叶茶中1-DNJ含量增加了7.37%，黄酮含量略微降低；不同发酵时间桑叶茶中1-DNJ含量有所增加，在发酵时间为6 h时1-DNJ最高增加7.1%，多糖含量增加6.45%；黄酮含量降低，发酵4 h时酚性成分含量增加20%；菌接种量为4×10^7 cfu时发酵桑叶茶中1-DNJ含量增加4.23%，多糖含量最高增加3.68%，而黄酮类和酚性化学成分含量降低。

四、桑类资源的系统利用与产业化开发

1. 桑叶资源性化学物质的开发利用

(1) 桑叶黄酮类物质提取方法与条件优化：采用微波法提取桑叶中黄酮类资源性化学成分，结果表明[29]：采用175 W微波强度处理4 min后，以体积分数70%的乙醇在70℃提取2 h，得到提取物的黄酮类物质质量浓度比未经微波处理的高出18.5%，提高了黄酮类成分的转移率。研究表明，以水为溶剂，超声波提取桑叶中的黄酮类化学成分，料液比为1∶8，微波破壁3次，每次30 s，pH为5.5时，超声提取30 min(功率1 800 W)，黄酮类物质的提取率为96.9%，得率为874 mg/100 g，纯度达95.13%。结果显示，微波破壁结合超声提取优于传统煎煮法。

超高压提取桑叶芦丁实验结果表明，提取压力对桑叶芦丁提取率影响最为显著，溶剂与原料比影响最小。70%乙醇水溶液为提取溶剂，提取压力为500 MPa，溶剂与原料比为20∶1，提取时间为8 min，桑叶颗粒大小0.18～0.25 mm，桑叶芦丁提取率达23.9 mg/g。

通过选择8种大孔吸附树脂分别对桑叶总黄酮进行静态与动态的吸附与解吸，筛选纯化桑叶总黄酮的最佳树脂类型。研究结果表明，AB-8树脂适宜于桑叶总黄酮的纯化，其黄酮类化学成分含量可提高1倍以上[30]。

(2) 桑叶多糖类资源性化学成分的提取方法优化：通过比较超声法、酶法和微波法等不同的前处理方法对桑叶多糖提取效率的影响研究，结果表明桑叶多糖提取得率依次为：酶辅助法＞超声辅助法＞微波辅助法＞水浸提法，综合考虑成本、工作效率等因素，以超声法前处理、水浸提桑叶多糖得率较高[31]。研究尚表明[32]超高压提取桑叶多糖的提取得率可达2.23%，与热浸提取和超声提取方法相比，超高压提取方法得率高，提取时间短。

(3) 桑叶资源性物质的利用及产业化开发[33]：桑叶富含生物碱类、黄酮类、糖类等资源性化学物质，在其利用过程中往往利用其中一类物质而废弃另一类资源性物质，导致资源的浪费。因此，科学合理地综合利用桑叶资源中每一类资源性物质将是实现资源综合利用、提升资源利用价值和利用效率的重要途径。桑叶中资源性物质的利用及其产业化开发途径，如图4-17所示。

1) 桑叶中黄酮类资源性化学成分的提取纯化工艺及产品开发：桑叶中总黄酮含量占桑叶干重的1.0%～3.0%之间，主要为黄酮醇类，它们大多以黄酮苷的形式存在，有芦丁、槲皮苷、异槲皮苷和紫云英苷等，其他还有少量的黄酮苷元，如槲皮素和山柰酚等。目前，桑叶黄酮类化学成分的提取方法主要有溶剂提取法、超声萃取法、微波提取法、超临界流体萃取法等。其纯化方法涉及硅胶柱层析法、聚酰胺柱层析法、大孔吸附树脂分离法以及葡萄糖凝胶柱层析法等。近年多采用提取效率较高的超声波萃取、微波萃取辅助提取的方法。

由上述方法可同时制备桑叶黄酮类、生物碱类化学成分，由此可开发成为药品或功能性食品，用于防治糖尿病及其并发症、防治肥胖症和治疗病毒性感冒等疾病[35]。此外，桑叶总黄酮提取物尚具有抗氧化及抑制蛋白糖基化作用等。

2) 桑叶中多糖类资源性化学成分的精制方法优化：桑叶多糖具有降血糖、降血脂、调节免疫、抗肿

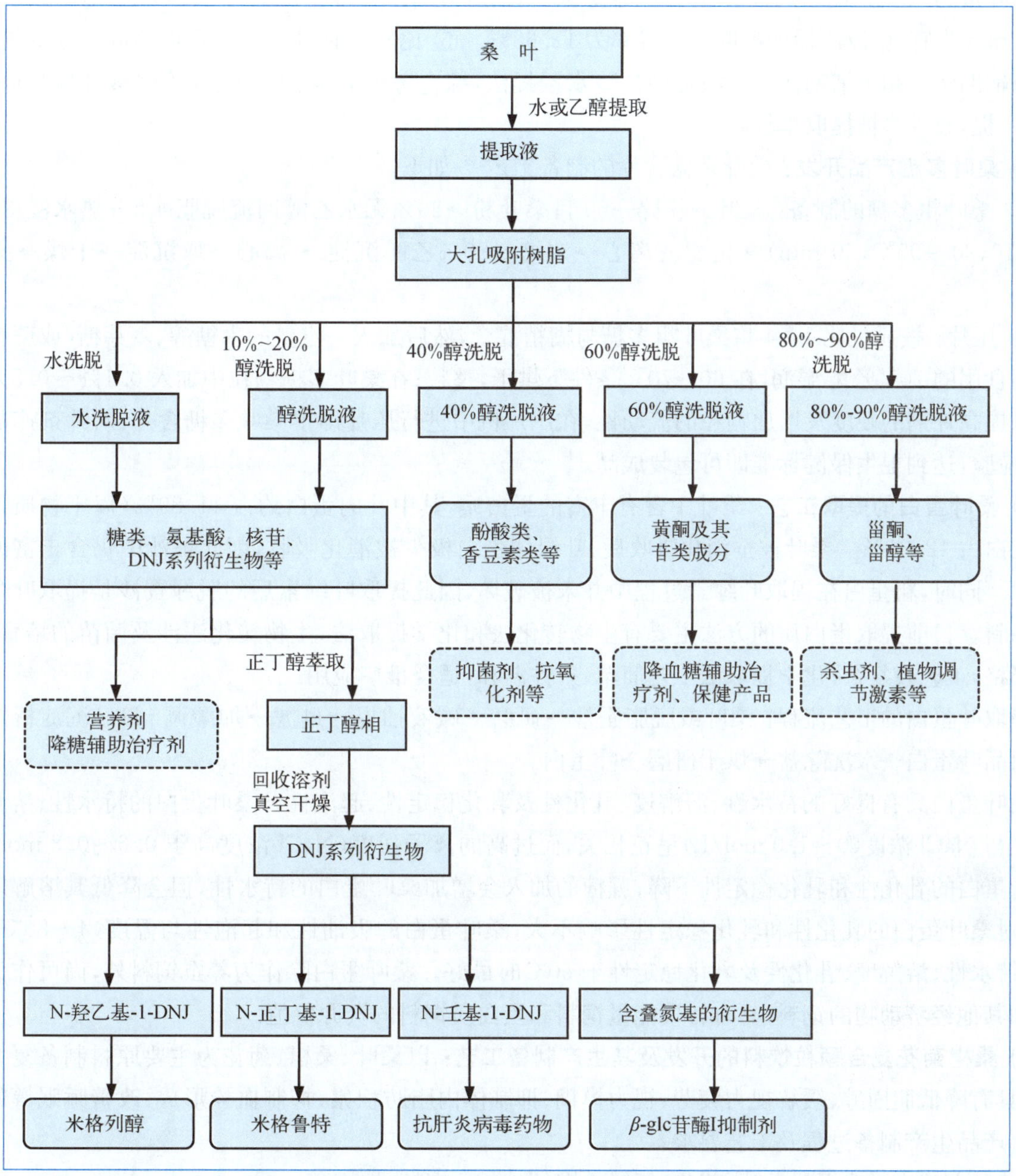

图 4－17　桑叶中资源性化学成分的系统利用及其产品开发

瘤、抗衰老、抗凝血和抑菌等多种生物活性，且对机体的毒副反应小，因而对于桑叶多糖研究已引起人们的极大兴趣和关注。桑叶多糖为极性大分子化合物，大多采用不同温度的水、稀碱溶液提取，尽量避免酸性条件以防引起糖苷键的断裂。现有采用酶法提取，即采用复合酶—热水浸提相结合的方法，复合酶多为一定比例的果胶酶、纤维素酶及中性蛋白酶，该法条件温和、杂质易除、提取率高等优点。桑叶多糖的纯化多采用除蛋白法、DEAE 纤维素柱层析、凝胶柱层析等方法。尚有采用 LKB 柱层析系统纯化多糖的研究报道。

研究表明[35]：① 水浸提法提取桑叶多糖的较优方案为：温度 80℃、时间 1 h、料液比 1∶40，桑叶多糖的得率约为 11.50%。② 超声法辅助提取桑叶多糖的较优方案：超声功率 300 W，超声处理 10 min，之后水浸提多糖的得率为 12.25%。③ 纤维素酶为桑叶多糖的最佳酶提取剂，其酶解的较优方案：酶用量为桑叶量的 1.5%，酶解时间 2 h，酶解温度 50℃，酶处理后水提多糖得率为 12.49%。④ 微波辐射时间以 8 min 为宜，微波法辅助提取多糖得率为 11.68%。⑤ 比较 4 种处理方法提取桑叶多糖的得率，依次为酶辅助法＞超声辅助法＞微波辅助法＞水浸提法，综合考虑成本、工作效率等因素，以超声法前处理、水浸提，桑叶多糖提取率较高。

3）桑叶多糖产品开发： 桑叶多糖含片的制备工艺[36]如下。

A. 桑叶粗多糖的制备：桑叶→粉碎→60 目桑叶粉→80%无水乙醇回流脱脂 4 h→热水浸提（料水比 1∶10，90～95℃，60 min）→粗滤→离心→浓缩→80%乙醇沉淀→ 离心→取沉淀→干燥→桑叶粗多糖。

B. 压片：按质量比 1∶4 将桑叶粗多糖与糊精混合，然后加入一定量的木糖醇、麦芽糖（或蔗糖），混匀后用食用的 70%乙醇湿润，在 60～70℃条件下烘干，整粒；在桑叶多糖颗粒中加入 0.1%～0.5%硬脂酸镁以提高片剂的硬度及增加颗粒的流动性，在压片机中进行压片即得桑叶多糖含片，对片剂产品进行杀菌、检验，达到卫生保健标准即可包装成品。

4）桑叶蛋白的提取工艺： 桑叶中含有丰富的蛋白质，其中叶肉蛋白约占 11.89%（以干物质计），叶绿体蛋白占 12.31%。桑叶被蚕消化吸收后，叶绿体蛋白极少被消化吸收，因此蚕沙中仍含丰富的叶绿体蛋白。同时，粗蛋白在提取叶绿素过程中并未被破坏，因此提取叶绿素后的脱绿蚕沙是提取叶蛋白的良好原料。目前提取蛋白质的方法主要有生物转化法和化学提取法，生物转化法涉及菌苗的培育，条件要求严格，工艺较复杂；化学提取法工艺简单、条件温和，适合推广应用。

提取叶蛋白的工艺流程：桑叶或脱脂蚕沙→研磨→碱液抽提→过滤→加酸调 pH→沉淀析出→过滤→粗品叶蛋白→水洗除盐→烘干研磨→叶蛋白。

桑叶蛋白具有良好的持水性、溶解度、乳化性及乳化稳定性、起泡性。桑叶蛋白的持水性、溶解度和起泡性与 NaCl 浓度（0～1.0 mol/L）呈正相关，而过高的离子强度（NaCl 浓度高于 0.6～0.8 mol/L）会使桑叶蛋白的乳化性和乳化稳定性下降；蔗糖的加入会增加桑叶蛋白的持水性，但会降低其溶解度和起泡性，对桑叶蛋白的乳化性和乳化稳定性影响不大；桑叶蛋白的吸油性和起泡性与温度（4～80℃）呈正相关，持水性、溶解度、乳化性及乳化稳定性于 60℃时最好。桑叶蛋白除作为养蚕饲料外，尚可作为反刍动物和其他经济动物的饲料，具有替代能量饲料和蛋白质饲料的资源价值。

5）桑椹菊花复合颗粒饮料的开发及其生产制备工艺： 以桑叶、桑椹、菊花为主要原料制备复合颗粒饮料，具有降低胆固醇、缓解视力疲劳、视力模糊、抑制体内脂肪积累、抑制血栓形成、改善睡眠等的保健功能。产品生产制备过程及工艺要求：

A. 原料准备：选择鲜桑叶、菊花、新鲜桑椹、白糖粉、糊精、柠檬酸。

B. 鲜桑叶的浓缩提取液制备：① 将新鲜桑叶拣选后用清水冲洗干净；② 杀青处理，即用 85～88℃热水处理 1 min，迅速冷却至常温，加入 0.1%的抗坏血酸和 0.05%的柠檬酸进行保护；③ 再用捣碎机对桑叶进行破碎；④ 浸提溶液：按照 1 kg 鲜桑叶加入 10 L 的乙醇水溶液，其中乙醇和水的体积比＝3∶7，于 50℃提取 3 h，过滤；⑤ 真空浓缩：采用 65℃真空度 733～773 kPa，浓缩到浸提液浓度为 50%～60%，得到鲜桑叶浓缩提取液。

C. 菊花浓缩提取液制备：① 将菊花拣去叶梗、花柄等杂质，用粉碎机撕碎菊花花序；② 浸提溶液：按照 1 kg 干菊花加入 10 L 的乙醇水溶液，其中乙醇和水的体积比为 3∶7，于 50℃提取 3 h，用 100 目尼龙网过滤；③ 真空浓缩采用 65℃，真空度 733～773 kPa，浓缩到浸提液浓度的 50%～60%，得到菊花浓缩提取液。

D. 桑椹原汁浓缩液制备：① 将桑椹拣出霉果，用清水冲洗干净，防止发热；② 用平转式螺旋压榨机，每 100 kg 桑椹初榨得到 30～35 kg 原汁，第二次加入 30～35 kg 水，合并两次果汁，出汁率为 65%左右；③ 过滤：在桑椹果汁中加入适量明胶，形成沉淀后，用板框过滤器进行过滤，可得到澄清的桑椹果汁；④ 真空浓缩：采用叶片式蒸发器，条件为 40～45℃，真空度 80 kPa，浓缩到浸提液浓度的 45%～50%浓缩时即得到桑椹原汁浓缩液。

E. 按桑叶浓缩汁 5%～10%、桑椹浓缩汁 35%～40%、菊花浓缩汁 5%～10%、白糖粉 25%～30%、糊精 25%～30%、柠檬酸 1%～1.5%比例，在均质器中混匀。

F. 用真空脱气机在真空度为 98.7～100 kPa，25℃时除去 95%以上的气体。

G. 在 110℃条件下，高温瞬时灭菌，时间 15 s。

H. 将上述混合浓缩液在真空浓缩锅中进一步浓缩，真空度 80～87 kPa，加热的蒸汽压力为 1.5～2 kg/cm^2，温度 50～60℃。当可溶性固形物达 60%时，用手搓成条状时即可出锅，放入颗粒成型机中制成颗粒状。

I. 将上述颗粒状物在 55～60℃的条件下烘烤 2～3 h，期间上下翻动；或者用真空干燥，真空度 87～91 kPa，55℃左右干燥 30～40 min 即可。

J. 筛选包装：将干燥的颗粒状物过筛，除去细度较小的粉末，包装即成。

6）桑叶茶的制备工艺：专利报道桑叶保健茶生产方法[37]：将桑叶杀青、揉制、初烘、切碎除杂、复烘后喷入一定量的中药提取液，然后再经复烘并将复烘后的桑叶与茉莉花或兰花类香花混合熏制至含水率 7%左右，形成产品。所获得保健茶具有补肾、益智、明目、减少人体脂质积滞及降血脂、血糖等功能及清香、甘甜、口感好等特点。

2. 桑枝的资源化利用及其产业化　桑枝条资源丰富，一般桑园每亩每年通过冬季整枝剪梢和春伐或夏伐的桑枝条达 500 kg 左右，每年可加工桑枝粉 300 kg 左右。桑枝中富含黄酮类、生物碱类、多糖类、蛋白质类、氨基酸类、有机酸类以及维生素类等多种药食两用活性物质，其资源化利用途径广泛，利用价值较高。桑枝黄酮类、生物碱类化合物具有显著的降血糖、降血压、抗氧化、降血脂等多种生理活性。桑枝在临床上治疗糖尿病，尤其是糖尿病关节病变和周围神经病变，可显著降低血糖而缓解症状，其疗效确切[19]。市场已有桑枝颗粒、桑枝胶囊等药品。桑枝总黄酮含片可用于消脂、减肥及各类风湿疾病的辅助治疗，无明显毒副反应。此外，还可利用桑枝中纤维素制备膳食纤维素，作为食品添加剂，具有改善人体肠道蠕动功能及排毒的效果。

(1) 桑枝总黄酮的制备工艺及应用[38]：桑枝采用乙醇溶液或氯仿、丙酮、乙酸乙酯、甲醇等溶剂，或采用多元混合溶剂回流提取，获得黄酮类化学成分的提取液；提取液调 pH 为 7.5～9.5，离心后上清液调 pH 为 4.0～6.0，沉淀水洗至中性，干燥即得桑枝总黄酮，含量达 60%；总黄酮溶液经大孔吸附树脂吸附后，用 10%～95%乙醇溶液洗脱，浓缩，浓缩液经聚酰胺、硅胶或离子交换树脂等柱层析进一步分离。所得桑枝提取物中精制总黄酮含量可达 80%，包括芦丁、槲皮素、桑色素等。桑枝总黄酮提取物可制备成预防高尿酸血症和痛风的保健食品和药物。

(2) 桑枝人工板材的开发与产业化：桑枝地板，由于其环保和价格优势深具市场潜力。目前，国内已有厂家生产出桑枝木地板，并得到了市场的认可。桑枝重组模块材料专利(CN0325578313)产品，其甲醛释放量达到 E0 标准(目前国际健康家居的最高标准，要求室内空气内含有的甲醛量不超过 0.5 mg/L)，符合国际环保健康要求。生产的桑枝地板，品种有本色、碳化、免漆等多种规格，密度达到 11.6 g/cm^3，硬度达到 71.1 MPa，通过对各项研究指标检测，结果显示各项物理性能已经达到或高于其他地板产品的标准[39]。此外，尚采用蚕农修剪桑树后的桑枝条经胶合重组、压制、固化、时效处理等技术，加工成符合行业标准的桑材木质系列产品。

1）桑枝地板加工生产的工艺流程：将废弃的桑枝条加工成重组木地板的生产工艺为：先将桑枝条进行枝、皮分离，然后将枝捆扎成小束，进行脱脂、防虫防霉处理，将处理过的枝束烘干，进行浸胶，浸完胶的枝束进行烘干，搁置 12 h 后，压制成型，成型后的产品通过高温固定化，得到木模块，搁置 6 h 后，进行开片、企口，然后通过检验，检验合格的产品通过油漆后，打包入库。其工艺流程如下[40]：

桑枝去皮破碎→捆扎→脱脂、防虫防霉处理→烘干→浸胶→烘干→压制成型→高温固化定型→模块木料养生→开片→企口→检验→油漆→包装入库。

2）桑枝地板加工生产的产品标准：桑枝地板所需达到的主要技术与性能指标：浸渍剥离为任一胶层开胶计长度不超过 1/3，静曲强度≥24 MPa，弹性模量≥4 000 MPa，含水率为 5%～14%，甲醛释放量<0.5 mg/L[40]。

（3）桑枝转化为禽畜饲料的开发利用：桑枝条经生物技术转化为动物可消化吸收利用的饲料，是其资源化利用的重要途径。利用桑枝与配料（米糠）调整后，经膨化、微生物好氧及厌氧发酵作用、特殊微生物分解纤维素和木质素等，最终将桑枝纤维素降解至 2%～15%，达到精饲料的标准。

其生产程序[41]为桑枝原料粉碎→与配料混合膨化→中低温好氧微生物发酵→真菌接种→固态真菌菌丝酵解→酵母酵解→动物饲料。

（4）桑枝栽培食药用菌的利用：桑枝富含多种营养成分使其适宜作为食用菌的培养基质。桑枝屑做培养基质栽培香菇、黑木耳、蘑菇、姬菇等食用菌，品质好，产量高，质量上乘，经济效益显著。同时，桑枝中富含有 K、Ca、Mg 等 16 种矿质元素，Se 的含量尤其高，可用于培养富硒蘑菇。还可用来栽培桑枝灵芝。桑枝灵芝与杂木灵芝、原木灵芝相比，灵芝多糖含量高约 30%[42]。

（5）桑皮纤维的开发利用：桑皮纤维取自桑树废枝的具有高附加值的纯天然绿色纤维，属韧皮纤维的一种。研究表明[43]，桑皮纤维的强度高于棉花和桑蚕丝，断裂伸长率亦优于棉花、苎麻，次于桑蚕丝，质量比电阻优于桑蚕丝、苎麻，与棉花相当，且具有丝般光泽及良好的吸湿透气性和保暖性。因其所具有的良好特性，具备了较好的混纺织品的开发利用价值，可用于制作桑棉混纺、桑麻混纺、桑纤维与桑蚕丝交织、桑麻纱与涤长丝交织。

1）桑皮纤维的脱胶制取方法的工艺步骤和条件[44]：① 浸渍润胀：将桑皮纤维放入温度 25～40℃的水中浸润 0.5～2 d，取出。② 酸煮去皮：将浸润后的桑皮纤维置于浓度为 1～10 g/L 的酸液中，在温度 95～100℃的常压下，煮沸 1～3 h 取出，机械去皮。③ 水洗：将去皮后的桑皮纤维放入温度为 20～60℃中，洗涤 0.1～0.5 h 取出。④ 碱煮锤洗：将水洗后的桑皮纤维再放入浴比 1∶15～1∶40，浓度为 1～12 g/L 的碱液中，在温度 95～100℃的常压下，煮沸 1～2 h 取出，反复碱煮 2～4 次后机械锤洗。⑤ 脱水：将锤洗后的桑皮纤维放入离心机甩干脱去水分。⑥ 增柔处理：将脱去水分的桑皮纤维放入浓度为 10～80 g/L 的增柔液中，在温度 20～80℃下，处理 2～60 min 取出。⑦ 脱水干燥：将增柔处理后的桑皮纤维放入离心机中，脱水至含水率 50%，再干燥至含水率为 6%～10%。⑧ 开松—梳理—包装。

制取桑皮纤维可使并丝率从 32%降至 5%以下，残胶率小于 2%～5%，纤维长度达到 15～40 mm，生产周期缩短 12～16 d，处理条件较为简便，且还使纤维手感柔软、平滑、蓬松，便于开松、梳理，提高纤维的制成率。

2）桑皮纤维汽爆脱胶工艺及其功能组分提取方法[45]：① 蒸汽爆破：对桑枝进行水煮后剥皮，然后对桑皮在 1.0～1.5 MPa 压力下维压 2～5 min 进行蒸汽爆破处理。② 功能组分提取：回收汽爆处理后产生的汽爆残液，同时对汽爆后原料进行水洗，将其中吸附在纤维表面的功能组分回收，合并汽爆残液和水洗液，然后对所得液进行分离纯化得到各种功能组分。③ 汽爆桑皮漂白：采用两段漂白技术，第一阶段漂白液的组成为 1% Na_2SiO_3、2% H_2O_2、2% NaOH；第二段漂白液的组成为 1% Na_2SiO_3、

1% H_2O_2、1% NaOH，均在70℃下，各漂2 h，固液比为1/20。④ 后处理工艺：对漂白后桑皮进行给油、干燥、开松、梳理而得到洁白柔顺的桑皮纤维。

3. 桑椹资源的开发利用及其产业化　我国桑椹资源丰富，其药用及保健作用独特且显著，产品具有广阔的市场[46]。将其开发为易贮藏、食用方便的保健食品，既可带来可观的经济效益又可提高桑农的经济收入，有着显著的社会、经济效益。桑椹除少部分药用外，大部分作为鲜品食用及保健产品开发的原料，其产品主要包括桑椹干、桑椹膏、桑椹罐头、桑椹果酱、桑椹浓缩汁、桑椹清汁、桑椹酒、桑椹红色素以及桑椹果冻、桑椹酸乳、桑椹滋补食品（桑椹苁蓉汤、桑椹糯米粥、桑椹蜂蜜膏、桑椹果仁粥、桑椹胎盘膏、桑椹泡黄酒、桑椹首乌汁等）[47]。利用桑椹制备饮料、桑椹酒、桑椹红色素的工艺流程，如图 4－18 所示。

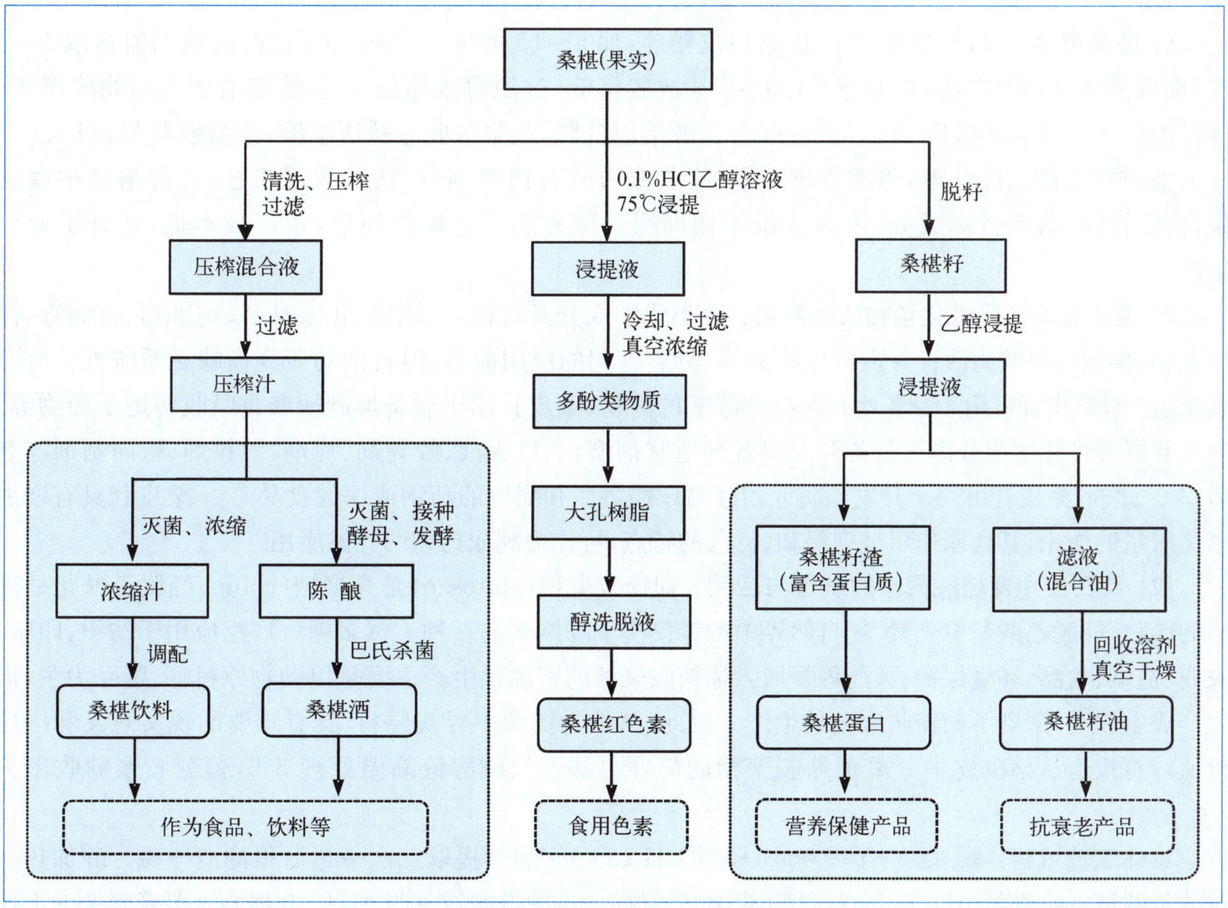

图 4－18　桑椹资源系统利用与产业化途径

(1) 桑椹酒的制备： 配料为桑椹汁、75%蔗糖液、柠檬酸、酵母液，其工艺流程如图 4－18 所示。所得桑椹酒酒体紫红透明，果香浓郁，酒精含量达 4.5%，含糖量为 7.9%。

(2) 桑椹红色素的提取制备工艺： 采用酸性醇溶液进行提取，所得浸提液真空浓缩、干燥，获得富含桑椹红色素的初级天然色素产品，得率为 9.5%。

(3) 桑椹籽油的开发与利用： 桑椹籽中含有效为丰富的脂类和多种氨基酸。脂类中主要的脂肪酸有亚油酸(79.37%)、棕榈酸(8.57%)、油酸(7.45%)、硬脂酸(3.96%)、亚麻酸(0.61%)、肉豆蔻酸、棕榈油酸等。桑椹籽油的物化指标为皂化值 177.67，过氧化值 2.66，酸价 9.3，折光指数 1.475 4(20℃)。因此，桑椹籽油具有良好的降血脂、抗动脉粥样硬化作用等较高的营养与保健价值。通过系统的深加工利用可开发适宜于抗衰老保健食品。此外,桑椹籽中粗蛋白含量高达 29.4%,具有较高的营养和保健价值,亦可作为乳制品、肉制品、烘焙制品等食品加工过程中的乳化剂。

4. 桑白皮资源的开发利用及其产业化

(1) 桑白皮中桑皮苷的制备与应用: 桑皮苷属于二苯乙烯苷(THSG)类化合物,其在高温、强酸、强碱条件下易发生降解。在 pH 5.8 时易水解为葡萄糖和苷元,并进一步降解为酚类化合物;在强碱性条件下,则易氧化为醌式产物;在中性及弱碱性水溶液中较稳定。因此,在对桑皮苷的提取分离过程中,应注意调节溶液酸碱度,并在较低温度下进行,以减少其降解。

采用超声波法提取桑皮苷以 75%乙醇作为提取溶剂,提取液 pH 7.0、提取温度 25℃的工艺条件下,桑皮苷的提取得率可达 1.346%。采用大孔吸附树脂、硅胶柱色谱和凝胶柱色谱方法对其进一步精制纯化,利用 TLC 和 HPLC - ELSD 对分离产物进行分析,纯化的桑皮苷 A 纯度>98.5%。

1) 桑皮苷 A 的制备方法[48]**:** ① 桑白皮粉碎,加 6~15 倍量 30%~90%乙醇溶液回流提取 1~3 次,提取液减压回收乙醇,调节 pH 4.0~5.0 放置沉淀,过滤得浓缩液。② 浓缩液加入超滤膜超滤,透过液加入大孔树脂吸附,取 40%~60%乙醇溶液洗脱,收集洗脱液减压浓缩,浓缩液调节 pH 4.0~5.0,滤过加乙酸乙酯萃取,得萃取液。③ 萃取液回收有机溶剂后,活性炭层析柱,乙醇溶液梯度洗脱,薄层检测,收集目标成分,浓缩低温干燥即得。该方法工艺操作简单,生产成本低,适合工业化生产。

2) 桑皮苷类资源性化学物质的应用: 该类化学成分具有抗炎、镇痛、止咳祛痰、抗肿瘤、抗病毒、保护大脑、抑制酪氨酸酶活性等多种生物活性,具有广阔的应用前景,但目前的研究尚缺乏系统性。有专利报道[49],桑皮苷可用于制备治疗咳嗽和哮喘的药物;桑皮苷用于制备抑制尿酸重吸收转运子药物等。桑皮苷资源性化学成分尚可制备开发出各种适宜剂型,如口服液、胶囊剂、片剂、颗粒剂、靶向制剂等剂型[50]。此外,桑皮苷可用于开发预防或治疗高尿酸血症和痛风的药物或保健食品[51]。桑皮苷具有增加家兔尿量的作用,其利尿作用呈现温和、持久的特点,可作为利尿药物的开发应用[52]。

(2) 桑白皮中葡糖胺聚糖的制备与应用: 葡糖胺聚糖(chitosan)是壳多糖(chitin)经脱乙酰化处理后的产物,即脱乙酰基甲壳素,是自然界中贮量仅次于纤维素的一种天然多糖。广泛应用于纺织、印染、农业、造纸、食品、环境保护、医药等领域。葡糖胺聚糖的资源化生产主要是以动物原料虾、蟹壳为主,但生产成本较高,限制了葡糖胺聚糖的生产。因此,从植物资源中寻找原料,具有重要的现实意义和应用价值。有报道从桑白皮中分离葡糖胺聚糖的简便方法。经碱醇液高温处理 5 h,葡糖胺聚糖收率为 7.2%[53]。

具体工艺流程:桑白皮→干燥粉碎→1% CH_3COOH 加热提取三次→过滤得滤渣→碱—醇加热→过滤得滤渣→水洗至中性→2% HCl 溶液,80℃浸提→过滤得滤液→调 pH10.0 离心→湿壳聚糖→干燥得淡黄色葡糖胺聚糖粗粉。

桑白皮葡糖胺聚糖的最佳制备条件[54]:V(氢氧化钠):V(乙醇)=4:1;m(桑白皮):m(氢氧化钠溶液)=1:1;氢氧化钠溶液的质量分数为 30%;氢氧化钠处理时间为 4 h;温度为 120℃。所制备的桑白皮葡糖胺聚糖的脱乙酰度为 30%,产率为 1.5%。所得桑白皮葡糖胺聚糖分子质量较小,因而脱乙酰度虽然仅为 25%,却可溶于 0.1 当量浓度(N)的 HCl 溶液,而蟹壳聚糖要脱乙酰度达 70%以上才能溶于 0.1 当量浓度(N)的 HCl 溶液。该类资源性产物作为新型生物医用材料,发挥其特有作用提供了新的资源化利用途径。

综上表明,桑资源较为系统的资源化学研究和开发利用与产业化发展,为我国桑类生物资源的多途径、多层次系统利用奠定了扎实的基础。桑类资源的系统利用与产业化途径如图 4 - 19 所示。

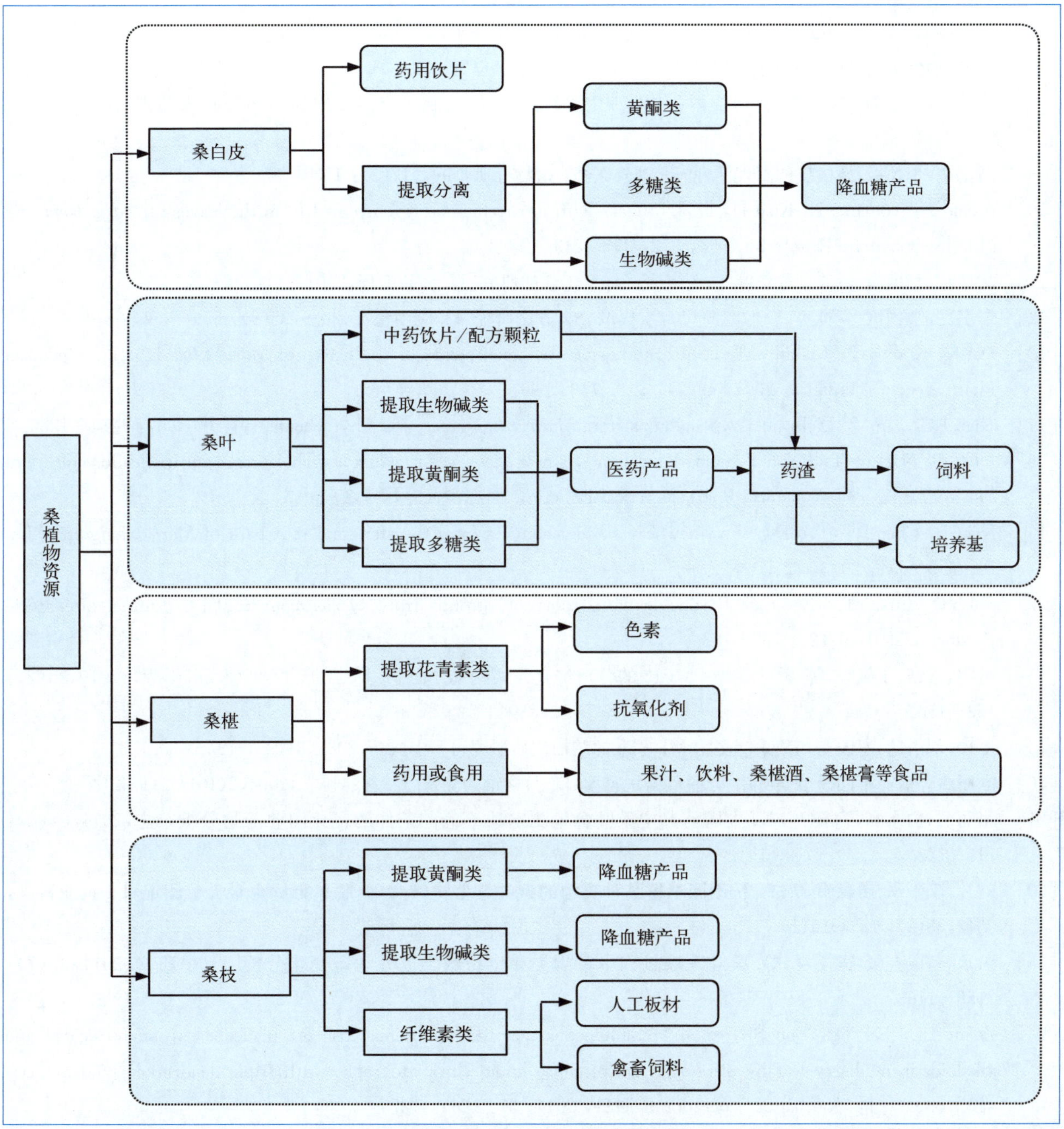

图 4-19　桑类植物资源的系统利用与资源产业化途径

◇参◇考◇文◇献

[1] 宿树兰,段金廒,欧阳臻,等. 我国桑属(Morus L.)药用植物资源化学研究进展[J]. 中国现代中药,2012,14(7): 1-6.

[2] 侯晟,赵忠良,王子娟,等. 一种以辅助降血糖为主的桑系列保健功能性饮料: 中国,200710200123. X[P]. 2008-08-06.

[3] 李宏,钱永华,苏超. 一种桑叶桑椹菊花复合颗粒饮料的制备方法: 中国,CN200510043090. 3[P]. 2011-11-09.

[4] 李勇,孙波,胡兴明,等. 桑枝综合利用研究与开发进展[J]. 北方蚕业,2009,30(3): 12-16.

[5] 邱训国,严松俊.桑皮纤维开发及其综合利用[J].辽宁丝绸,2002(4):10-13.
[6] 冯谦,孙志武.工厂化生产桑枝食用菌培养基[J].林产化工通讯,2005,9(3):37-41.
[7] 李娜,李全宏.桑副产品的综合利用[J].中国食品工业,2006(7):22-23.
[8] 冯冰虹,苏浩冲,杨俊杰.桑白皮丙酮提取物舒张血管作用机制研究[J].中药新药与临床药理,2005,16(4):247-250.
[9] 周德文,李长敏.桑白皮的药理活性[J].国外医药:植物分册,1997,12(3):155-157.
[10] Asano N, Tomioka E, Kizu H, et al. Sugars with nitrogenin the ring isolated from the leaves of *Morus bombycis* [J]. Carbohydrate Research, 1994, 253: 235-245.
[11] 胡瑞君,车振明.微波萃取桑叶1-脱氧野尻霉素工艺的研究[J].食品工程,2007,(1):50-53.
[12] 李宇亮,李剑敏,吴雅睿.1-脱氧野民霉素提取分离方法研究[J].应用化工,2006,35(9):559-662.
[13] Doi K, Kojima T, Makino M, et al. Studies on the constituents of the leaves of *Morus alba* L. [J]. Chemical Pharmacecctical Bulletin, 2001, 49(2): 151-153.
[14] Shen RC, Lin M. Diels-alder type adducts from *Morus cathayana* [J]. Phytochemistry, 2001, 57: 1231-1235.
[15] Ueda S, Nomura T, Fukai T, et al. Kuwanon J, a new Diels-Alder adduct and chalcomoracin from callus culture of *Morus alba* L. [J]. Chemical Pharmacecctical Bulletin, 1982, 30(8): 3042-3045.
[16] Kang J, Chen RY, Yu DQ. Five new Diels-Alder adducts from the stem and root bark of *Morus mongolica* [J]. Planta Medica, 2006, 72(l): 52-59.
[17] Shi YQ, Fukai T. Cytotoxic flavonoids with isoprenoid groups from *Morus monglica* [J]. Journal of Natural Products, 2001, 64(2): 181-188.
[18] 赵明,常钰,王佩香,等.桑叶多糖PMP12的分离纯化及结构初步分析[J].江苏大学学报(医学版),2010,20(2):153-156.
[19] 夏玮,刘书琦,罗国安,等.桑叶多糖MP-3b的结构性质研究[J].中成药,2009,31(3):427-431.
[20] 欧阳臻,陈钧.不同季节桑叶中1-脱氧野尻霉素(DNJ)含量的测定[J].食品科学,2004,2(10):211-214.
[21] 张丽丽,白永亮,宿树兰,等.中国药典中桑叶含量测定项下色谱条件的优化[J].药物分析杂志,2014,34(4):717-722.
[22] 刘凡,李平平,廖森泰,等.98份不同桑树品种资源的桑叶总生物碱及1-脱氧野尻霉素含量测定[J].蚕业科学,2012,38(2):185-191.
[23] 白永亮,段金廒,宿树兰,等.桑叶干燥过程中黄酮类和生物碱类成分动态变化分析[J].中药材,2014,37(7):1158-1163.
[24] Zhang LL, Bai YL, Shu SL, et al. Simultaneous quantitation of nucleosides, nucleobases, amino acids, and alkaloids in mulberry leaf by ultra high performance liquid chromatography with triple quadrupole tandem mass spectrometry[J]. Journal of Separation Science, 2014, 37: 1265-1275.
[25] 徐健飞,义祥辉,陈全斌.桑叶生长周期黄酮含量变化的研究[J].食品科技,2009,34(2):66-70.
[26] 郭小补,廖森泰,刘吉平,等.不同桑品种的桑叶总黄酮含量与体外抗氧化活性的相关性[J].蚕业科学,2008,34(3):381-386.
[27] 梁艳英,王华,任玉巧.桑椹成熟期间主要化学成分的变化规律[J].西北农林科技大学学报(自然科学版),2006,34(4):28-50.
[28] 肖洪,黄先智,沈以红,等.不同发酵条件对发酵桑叶茶生物活性成分含量的影响[J].食品科学,2013,34(23):216-220.
[29] 杨虎,陈虹,杨郭,等.桑叶中黄酮类化合物的提取工艺研究[J].应用化工,2008,37(5):520-522.
[30] 花蕾,张文清,夏玮.桑叶总黄酮的大孔树脂纯化工艺[J].中成药,2007,29(12):1758-1761.
[31] 王芳,郑海雪.桑叶多糖的提取工艺研究[J].浙江师范大学学报(自然科学版),2008,31(1):77-82.

[32] 凌庆枝，李晓，魏兆军，等. 桑叶多糖超高压提取工艺研究[J]. 食品与机械，2008，24(2)：50-53.
[33] 陈卫东，邹宇晓，吴娱明，等. 桑树资源新型功能食品的研制开发[J]. 广东农业科学，2006，(11)：81-82.
[34] 王明奎，吴新荣，蔡绍晖，等. 一种桑叶主要活性成分的提取方法及其提取物用途：中国，CN101278977A[P]. 2008-10-08.
[35] 王芳，郑海雪. 桑叶多糖的提取工艺研究[J]. 浙江师范大学学报(自然科学版)，2008，31(1)：77-83.
[36] 杨帆，李文金，杨普香，等. 桑叶含片及其制备方法：中国，CN200810107071.6[P]. 2009-01-14.
[37] 李宏，钱永华，苏超. 一种桑叶桑椹菊花复合颗粒饮料的制备方法：中国，CN200510043090.3[P]. 2005-08-11.
[38] 孔令东，杨澄，鲍建伟，等. 桑枝提取物及其提取方法和新用途：中国，CN02113004.3[P]. 2002-05-14.
[39] 中华人民共和国国家质量监督检验检疫总局. GB/T1803-2000 实木复合地板[S]. 北京：中国标准出版社，2000：1-15.
[40] 费建明，占鹏飞，李玉峰，等. 桑枝地板加工技术与开发利用前景[J]. 中国蚕业，2009，(4)：64-67.
[41] 吴世聪，林一. 一种桑枝生产饲料的方法：中国，CN104366002A[P]. 2006-11-29.
[42] 冯谦，孙志武. 工厂化生产桑枝食用菌培养基[J]. 林产化工通讯，2005，9(3)：37-41.
[43] 鲁兴萌. 蚕桑高新技术研究与进展[M]. 北京：中国农业大学出版社，2012：455.
[44] 郑庆康，华坚，左少纯. 桑皮纤维的脱胶制取方法：中国，CN200310111163.9，2003-12-10.
[45] 陈洪章，张建兴，张思婧. 桑皮纤维汽爆脱胶工艺及其功能组分提取的方法：中国，CN200810100973.7[P]. 2008-02-27.
[46] 段金廒. 中药废弃物的资源化利用[M]. 北京：化学工业出版社，2013.
[47] 章伯元，谢立群. 桑椹的综合利用[J]. 江苏蚕业，2004，(1)：37-38.
[48] 李法庆，刘东锋. 一种从桑白皮中提取桑皮苷 A 的方法：中国，CN201110210051.3[P]. 2011-07-26.
[49] 邱峰. 天然产物桑皮苷的新用途：中国，CN200510045760.5[P]. 2005-01-25.
[50] 胡季强，孔令东，胡林水，等. 桑皮苷在制备抑制尿酸重吸收转运子药物中的应用：中国，CN200910095837.8[P]. 2009-02-12.
[51] 胡季强，孔令东，胡林水，等. 桑皮苷在预防或治疗高尿酸血症和痛风中的应用：中国，CN200910095839.7[P]. 2009-02-12.
[52] 温尧林. 桑皮苷在制备利尿作用药物中的应用：中国，CN201110097013.1[P]. 2011-04-18.
[53] 杨迺嘉，郑显明. 桑白皮中壳聚糖的分离与鉴定[J]. 天然产物研究与开发，1999，11(5)：38-40.
[54] 陈忻，袁毅桦，赵甜霞. 桑白皮壳聚糖的制备研究[J]. 食品研究与开发，2005，26(4)：30-32.

（宿树兰　欧阳臻　彭国平　段金廒）

莲类药用生物资源及其资源化利用研究

莲属(*Nelumbo*)为睡莲科(Nymphaeaceae)中最具药用价值与多元化资源经济价值的植物类群。莲为多药用部位植物，《中华人民共和国药典》收录的莲子、莲子心、莲房、莲须、荷叶和藕节，均来源于药用植物莲(*Nelumbo nueifera* Gaertn.)同一植物的不同组织器官。干燥叶片入药为荷叶(Nelumbinis Folium)，清暑化湿、升发清阳、凉血止血。干燥成熟种子入药为莲子(Nelumbinis Semen)，补脾止泻、止带、益肾涩精、养心安神。成熟种子中的干燥幼叶及胚根入药为莲子心(Nelumbinis Plumula)，清心安神、交通心肾、涩精止血。干燥花托入药称莲房(Nelumbinis Receptaculum)，散瘀止血。干燥雄蕊入药为莲须(Nelumbinis Stamen)，清心益肾、涩精止血。干燥根茎节部入药为藕节(Nelumbinis Rhizomatis Nodus)，散瘀止血。古典医籍与民间用药记载的尚有莲衣(种皮)、莲花(花蕾)、荷梗(叶柄或花柄)、藕(根茎)、荷叶蒂(叶基部)。莲可谓是浑身皆药的宝贵中药资源品种，且随着莲类资源化学研究及其开发的进一步深入，莲类资源的多途径资源化利用具有广阔的开发前景。

睡莲科莲属植物有两种，即美洲黄莲(*Nelumbo pentapetala*)，以美国东北部为中心分布在北美；莲(*Nelumbo nucifera*)，以中国为中心分布在亚洲、大洋洲。我国有1种，产于南北各省，自生或栽培在池塘或水田内。俄罗斯、朝鲜、日本、印度、越南、亚洲南部和大洋洲均有分布。

莲为多年生水生草本。根状茎横生，肥厚，节间膨大，内有多数纵行通气孔道，节部缢缩，上生黑色鳞叶，下生须状不定根。叶圆形，盾状，全缘稍呈波状，上面光滑，具白粉，下面叶脉从中央射出，有1～2次叉状分枝。叶柄粗壮，圆柱形，长1～2 m，中空，外面散生小刺。花梗和叶柄等长或稍长，散生小刺。花直径10～20 cm，花瓣红色、粉红色或白色，矩圆状椭圆形或倒卵形，长5～10 cm，宽3～5 cm，由外向内渐小，有时变成雄蕊，先端圆钝或微尖；花药条形，花丝细长，着生在花托之下；花柱极短，柱头顶生；花托(莲房)直径5～10 cm。坚果椭圆形或卵形，长1.5～2.5 cm，果皮革质，坚硬，熟时黑褐色；种子(莲子)卵形或椭圆形，长1.2～1.7 cm，种皮红色或白色。花期6～8月，果期8～10月。

一、莲类资源利用现状

莲类资源植物的不同组织器官称莲子、莲子心、莲房、莲须、荷叶和藕节等入药为我国传统中药材，多作为配方饮片或制药原料以及保健食品等资源性产品的原料。

1. 荷叶资源利用　荷叶作为常用中药，始载于唐·孟诜的《食疗本草》。其味苦、性平；归肝、脾、胃经，用于治疗暑热证、血热妄行的出血证、湿疮湿疹等痈肿疮毒、泄泻痢疾、水肿等病证[1]。现代研究发现，荷叶中生物碱类和黄酮类资源性化学成分可降低血清中的总胆固醇和甘油三酯，具有减肥、调节血脂等作用。因此，荷叶常单用或与其他原料配制加工成茶或饮料，用于单纯性肥胖、高脂血症的辅助治疗，对高血压、冠状动脉性心脏病也有裨益。除药用外，荷叶还是药食两用的佳品，含独有的风味物质而具特有性味，常入肴制作荷叶香酥鸡、荷叶糯米鸡等。荷叶还可作为家禽饲料，其用作猪饲料，可减少猪腹泻病；还可晒干制成粉添加至鸭鹅的饲料中[2]。有研究报道，荷叶植株粉碎后，可用于抑制藻类的生长[3]。同时，荷叶不怕水渍、油污，是一种质优价廉的食品包装材料，其应用自古可循，享誉中外的绍兴黄酒就是以荷叶作为封口的包装材料。尚有将中药制成制剂喷涂于荷叶表面制成食品包装物，使其具有增韧、保湿、灭菌、防腐、保鲜的作用，且无污染、易降解[4]。此外，从荷叶提取的色素，可用于羊毛和毛织物的染色，是一种优良的天然色素染料[5]。以荷叶为原料开发生产的系列产品及其资源价值见表4-12。

表4-12　以荷叶为原料开发生产的系列资源性产品及其资源价值

产品名称	利用部位/物质	资源价值
荷叶浸膏	生物碱类、黄酮类等	医药中间体(肥胖，高血脂辅助治疗)
荷叶生物碱	生物碱类	医药、保健功能
荷叶黄酮	黄酮类	医药、保健功能
荷叶色素	色素类	印染
荷叶粉	生物碱、黄酮类	兽用饲料
荷叶茶	生物碱、黄酮类	医药、保健功能

2. 莲子资源利用　莲子药用最早记载见于《神农本草经》，谓其“主补中、养神、益气力”。味甘、涩，性平；归脾、肾、心经，用于治疗肾虚遗精，白浊；脾虚食少，久泻久痢；带下；虚烦，心悸，失眠；虚损等症。

另有莲的老熟果实称石莲子，味甘涩、微苦，性寒，归脾、胃、心经。功能清热利湿，开胃进食，除烦。可用于治疗噤口痢、反胃、心烦失眠、遗精、淋浊、带下等症。

莲子中含有丰富的淀粉类资源性多糖物质，平均含量达41%，属于高直链淀粉含量的特异性淀粉，可加工成淀粉海绵，具有较强的吸水性和网络结构，可用作止血海绵的基材，也可作为可食性填充物[6]。莲子蛋白中必需氨基酸的含量、比例均接近FAO/WHO推荐模式，氨基酸数量比例较平衡，尤其富含赖氨酸与蛋氨酸为优质的植物蛋白，可补充特定人群饮食中的赖氨酸摄取不足，减少膳食中胆固醇及饱和脂肪酸含量，保持营养的均衡，预防亚健康状态及非传染性疾病。同时，蛋白多肽吸收快，具有显著的免疫调节功能，并对化学性肝损伤有辅助疗效，镇痛作用显著[7]。莲子种仁经过胃蛋白酶、胰蛋白酶等水解后，可产生抑制血管紧张素转化酶等生物活性[8]。莲子中的低聚糖类产物可改善人体胃肠道微生态环境、有效降低胆固醇水平，还具有抗衰老、抗肿瘤等功效[9]。研究发现，石莲子的水提液、95%乙醇与乙酸乙酯提取液对金黄色葡萄球菌、大肠埃希菌、粪链球菌、黄曲霉、绿脓杆菌、藤黄微球菌等均有抑制作用[10]。

除药用外，莲子自古以来就是公认的老少皆宜的鲜美滋补佳品，可用来配菜、做羹、炖汤、制蜜饯、做糕点。经典药膳，如莲肉糕，莲子粥，冰糖莲子，银耳莲子羹等，无不清香可口。宋·周密《武林旧事》中所载宋高宗御宴，清·曹雪芹《红楼梦》中贾府盛宴，均有莲子配菜的记载。

3. *莲子心资源利用*　莲子心药用记载始见《食性本草》。味苦，性寒；归心、肾经。中医临床用于心经热盛、血热吐血、遗精滑泄等症。现代研究发现，莲子心中主要含有生物碱类资源性化学成分，包括莲心碱、异莲心碱和甲基莲心碱等脂溶性生物碱以及荷叶碱、前荷叶碱、莲心季胺碱、去甲基乌药碱等水溶性生物碱。莲子心中所含的生物碱对心血管系统具有显著活性。甲基莲心碱可扩张外周血管、降低血管阻力，从而起到降血压作用。莲心碱、甲基莲心碱、异莲心碱有明显的抗心律失常作用，对抗多种实验性心律失常。莲心总碱可抗心肌缺血，莲心碱抑制心肌收缩力。莲心碱、莲心总碱可抑制血流动力学的各项指标，将其制备成滴丸，可用于心律失常的治疗[11]。此外，莲子心的总生物碱还可用于治疗胰岛素抵抗所引发的高血糖、葡萄糖耐量减少、高甘油三酯（TG）、高胰岛素（INS）、高血压，调节机体胰岛素敏感性，防治胰岛素抵抗，可开发为以莲心总碱为主的医药保健产品以及制作莲心茶等。莲子心脂肪酸及油脂部分含有大量不饱和脂肪酸、谷甾醇以及维生素E等，具有较好的抗氧化活性。

4. *藕资源利用*　藕药用始见于《本草经集注》。其味甘，性寒；归心、肝、脾、胃经。藕中含有丰富的多酚类资源性化学物质，以儿茶素类为主体，主要包括花青素和花黄素两大类，其中花黄素又包括黄酮及其衍生物、核黄素等，具有抗癌、抗衰老、抗辐射、清除人体自由基、降低血糖血脂等一系列重要的资源利用价值。藕既可当果蔬，又可作佳肴，生啖熟食两相宜，具有养胃滋阴、健脾益气的功效，是良好的食补佳品。以藕为原料加工制成的藕粉，既富营养，又易于消化，有养血止血、调中开胃之功效，为老、幼、体虚者理想的营养佳品。鲜藕洗净切成丝，用纱布挤汁，煮沸稍凉温饮，是凉血补血、健脾开胃的佳饮；藕汁有润肺、镇静的功能。另外，藕还可制作多种果脯蜜饯等。

藕丝纤维是特种天然纤维，柔韧而有弹性，强度高、抗静电，相互间有较好的包合力，还可与其他纤维交织混纺成合成纤维，作为纺织原料。藕丝纤维可生产藕丝纺织复制品，藕丝医用手术缝合线，藕丝医用纱布，藕丝止血带、止血条，口罩，创可贴基布，在卫生方面还可生产尿布、卫生巾、餐巾纸、抹布、消防军用被服等资源性产品（表4-13）。藕纤维材料及其产品易于生物降解，参与自然界的生物循环，不会对环境造成污染[12]。

表 4-13 以藕为原料开发生产的系列资源性产品及其资源价值

产品名称	利用部位/物质	资源价值
藕粉	淀粉	保健功能、食品
藕多酚	儿茶素	医药、保健功能
藕丝纤维	纤维素	医用材料
藕汁	鞣质	保健功能

藕食用或资源产业化过程常弃去的藕节，也是一味中药。其药用始见于《药性论》。味甘、涩，性平；归肝、肺、胃经。功能收敛止血、化瘀。藕节既能收敛止血，又兼能化瘀，故有止血而不留瘀的特点，主治咳血、吐血、尿血、崩漏等出血症。

5. 莲须资源利用　莲须药用记载始见于《本草蒙荃》。味甘、涩，性平；归心、肾经。功能固肾涩精，主治梦遗、滑精、遗尿、尿频、带下等症。以莲须为原料开发生产的中药制剂产品主要有金锁固精丸等。

6. 莲房资源利用　莲房药用始见于《食疗本草》。其味苦、涩，性温；归肝经。功能消瘀、止血、祛湿解毒，用于治疗出血症及出血兼有瘀滞症、痔疮、皮肤湿疮等。莲房中富含的重要资源性物质是原花青素，具有强烈的抗氧化能力，清除人体内自由基，可作为抗衰老、防癌、抗突变、防治心血管疾病、增强视力等药物的有效成分和安全无毒的天然抗氧化剂，在欧美及日本等国家的保健食品、医药及化妆品领域得到广泛应用。因此，莲房提取物可用于制备祛除黄褐斑[13]，缓解视疲劳的保健品[14]。此外，莲房还富含棕色素，可作为天然色素的来源与提取原料[15]。此外，莲房多酚类化学成分也具有在医药保健领域的资源化利用价值和产业化前景。

二、资源性化学成分

1. 生物碱类资源性化学成分　莲类植物资源性化学成分结构类型主要包括生物碱类、黄酮类、多糖类、有机酸类、氨基酸类等。其中，生物碱类与黄酮类具有降脂、抗病毒等活性。此外，生物碱类尚具有抗心律失常作用。

从莲中分离出的生物碱类天然产物均为异喹啉类生物碱，分属 7 种类型：简单异喹啉类、单苄基异喹啉类、阿朴菲类、去氢阿朴菲类、原阿朴菲类、氧化阿朴菲类、双苄基异喹啉类[16]。药理研究表明，荷叶中的生物碱类化合物具有明显的调血脂生物活性[17,18]、抗病毒[19,20]、抑菌[21]、抗惊厥[22]等活性。另有发现，莲类植物中的甲基莲心碱可调节哺乳动物包括人的瞬变受体电位离子通道 TRPM8 和 TRPV1，提

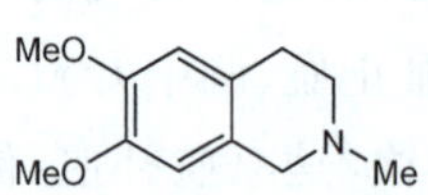

甲基紫堇杷灵碱

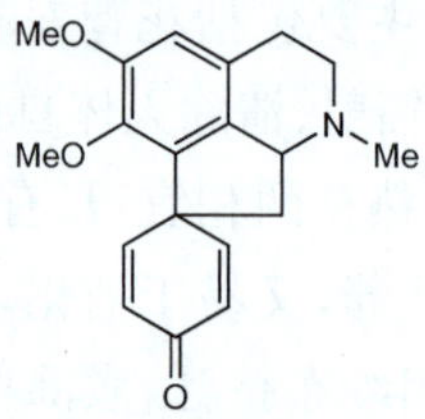

前荷叶碱

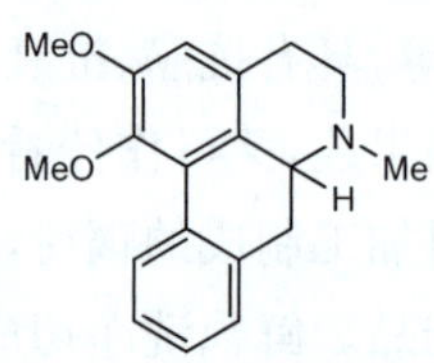

荷叶碱

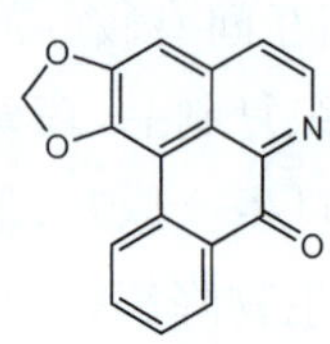

鹅掌楸碱

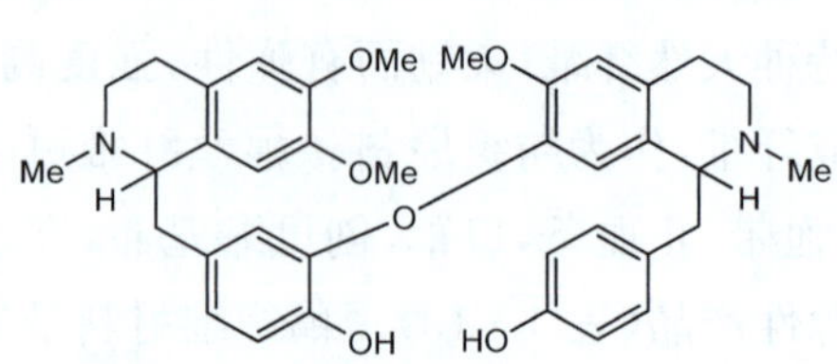

莲心碱

示其可用于制备这两种离子通道参与的相关疾病，如冷、痛觉过敏，帕金森病，疼痛性膀胱综合征，慢性阻塞性肺疾病，以及皮肤、前列腺、乳腺、肺、结肠肿瘤等的药物[23]。

2. 莲生物碱类成分的资源化利用 荷叶中生物碱类物质提取方法与条件优化：荷叶中的生物碱碱性较弱，不溶于水，但与酸生成盐后，可溶于水中，故荷叶碱可用偏酸性的水溶液提取。如用 pH 3.0～4.0 的盐酸水溶液浸泡荷叶 10 h 后用氯仿萃取 2 次，以除去脂肪烃及杂质，然后在 pH 5.0～7.0 的条件下过滤除去鞣质及鞣酸盐类杂质，再将溶液调至强碱性(pH＞12.0)，用氯仿反复萃取，使生物碱转移到氯仿中，即得到荷叶生物碱[24]。利用人工神经网络与正交试验相结合的方法，确定荷叶生物碱提取的优化工艺条件：pH 2.5，提取温度 85℃，提取时间 1.75 h，液固比为 35[25]。

尚有专利报道，荷叶总生物碱的高效制备方法及流程：① 药材冷浸提取：取 100 g 荷叶药材，用含盐酸 0.05%的 70%乙醇冷浸提取 3 次，溶剂用量分别为 1 800 mL、1 800 mL、1 600 mL，每次 36 h，合并提取液，调节提取液 pH 至 8.5，减压浓缩至约 100 mL，得第一浓缩液；② 索氏提取分离：将第一浓缩液，加入 50 g 硅藻土拌匀，干燥后放入索氏提取器中，用 200 mL 乙酸乙酯提取 2 次，每次 3 h，合并提取液，减压浓缩至约 100 mL，得第二浓缩液；③ 溶剂萃取分离：第二浓缩液，用 pH 1.0 的盐酸水溶液 100 mL 萃取 3 次，合并酸水层，调节 pH 至 11.0，将酸水层用 300 mL 乙酸乙酯萃取 3 次，合并乙酸乙酯层，浓缩干燥，得荷叶总生物碱提取物。采用本发明方法制备荷叶总生物碱提取物，药材提取完全，步骤简单，溶剂用量少、毒性低，适于工业化生产。制备的总碱提取物中生物碱含量可达到 70%～98% (w/w)，荷叶碱含量可达 14%～28%(w/w)[26]。

3. 其他类资源性化学成分

(1) 黄酮类：莲各药用部位中黄酮类化学成分含量较为丰富，在荷叶、根茎、雄蕊、莲子壳、莲子心等部位中发现可利用的黄酮类化学成分。从莲子壳中分离得到 7 种黄酮类化合物，其主要苷元为槲皮素、山柰酚、杨梅黄素、异鼠李素，具有良好的抗氧化活性。莲子心中总黄酮含量为 0.46%～1.66%，具有自由基清除作用，且对过敏、感染、高血压病、肿瘤和艾滋病等具有辅助治疗的作用。荷叶中的黄酮类化学成分主要是荷叶苷，其次是槲皮素、异槲皮素等，另分离出紫云英苷。荷叶中黄酮类化学成分具有降脂减肥作用，可降低急性高脂血症小鼠血清胆固醇及三酰甘油水平。此外，从莲须中也分得山柰酚及其苷等黄酮类化学成分[27]。

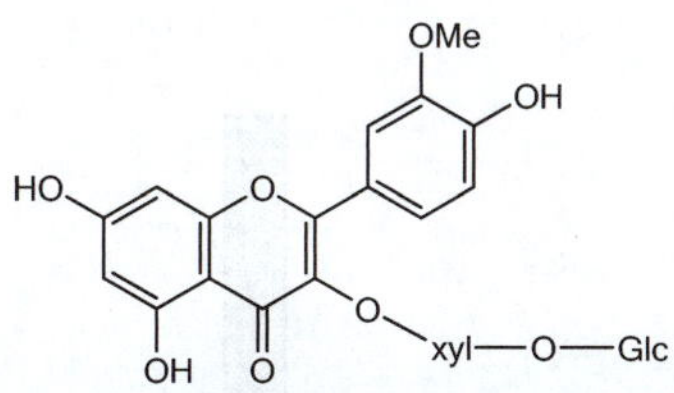

isorhamnetin-3-*O*-*α*-*D*-lyxopyranosyl-(1→2)-*β*-*D*-glucopyranoside

在莲类植物所含的资源性化学成分中，尤其值得关注的是原花青素。原花青素是国际上公认的清除人体内自由基最有效的天然抗氧化剂。研究发现，莲原花青素除了在抗氧化作用显著外，还具有多种生物活性。莲原花青素可抑制肝细胞膜脂质过氧化[28]，促进胶原代谢和胶原蛋白的生物合成[29]，诱导多种癌细胞凋亡[30～32]，增强正常小鼠体内腹腔巨噬细胞吞噬功能[33]，增强机体抗辐射损伤[34,35]，起到护肝、营养皮肤、增强免疫、延缓衰老的作用。原花青素还可有效减轻大强度运动训练所致小鼠组织的炎症反应，缓解氧化应激损伤，对大强度运动训练小鼠的骨骼肌与心肌具有明显保护作用[36]。对于中枢神经系统，原花青素可预防极低频电磁场所致星形胶质细胞氧化损伤[37]，改善东莨菪碱所致小鼠记忆获得性障碍[38]，对 *D*-半乳糖衰老小鼠脑组织具有抗氧化的作用[39]。原花青素是莲房的主要资源性成分，可作为提取原花青素的重要生物资源。

(2) 多糖类： 莲多糖主要来源于莲子、莲子红皮和莲心。莲子多糖由 L-鼠李糖、D-木糖、D-葡萄糖、D-甘露糖 4 种单糖组成。研究发现，莲多糖可增强机体对自由基的清除能力和抗氧化能力，阻断脂质过氧化反应的潜力从而起到抗衰老、抗疲劳的作用。此外，莲多糖还具有促进双歧杆菌的增殖作用，进而调整肠道菌群，防止便秘，缓解乳糖不耐症。

(3) 其他类： 藕含儿茶酚(catechol)、右旋没食子儿茶素(*d*-gallocatechol)、新绿原酸(neochlorogenic acid)、过氧化物酶(peroxidase)。氨基酸含量与种类丰富，其中天冬氨酸含量较高。此外，还含有人体必不可缺的 K、Ca、Na、Mg、Fe、Mn、Zn、Cu 8 种矿物质元素。

三、资源性化学成分的积累动态与分析评价

莲类植物资源由于产地不同、采收期不同以及不同组织器官其资源性化学成分的分布与积累量存在差异。因此，开展我国莲类植物中资源性化学成分动态评价，将为莲类植物的高效利用提供支撑。目前，莲类植物资源性化学成分动态评价，主要集中于生物碱类、黄酮类资源性化学成分。

1. 生物碱类资源性化学成分的积累动态评价

(1) 不同生长期荷叶生物碱类资源性化学成分积累动态评价： 荷叶在不同生长期荷叶碱含量存在差异。荷叶从生长到干枯的过程中，荷叶碱的含量呈现出先上升后下降的趋势。营养生长期，荷叶内部的荷叶碱含量迅速增加，叶片成熟时达到峰值，进入衰老颓废期后，荷叶碱快速分解下降[40]。

(2) 不同产地荷叶生物碱类资源性化学成分分析评价： 不同产地和不同采收期荷叶样品中生物碱类化学成分的含量差别明显，总含量为 0.11%～0.15%，与其生态环境中水质、土壤、光照和气候等有密切关系。六个不同区域采集的 6 月荷叶样品中，以浙江省产的荷叶中生物碱总量最高，其次是贵州省和湖南省产的荷叶。三个产地荷叶中所含生物碱的组成相似，以荷叶碱和 N-去甲荷叶碱含量较高，而 2-羟基-1-甲氧基阿朴菲的含量却很低。湖北省所产荷叶生物碱含量较低。对同一产地的三种荷叶生物碱的含量比较发现，荷叶碱的含量均较高，以浙江省产的为最高(图 4-20)。2-羟基-1-甲氧基阿朴菲在陕西省和北京市两地的荷叶中含量优势较为明显[41]。

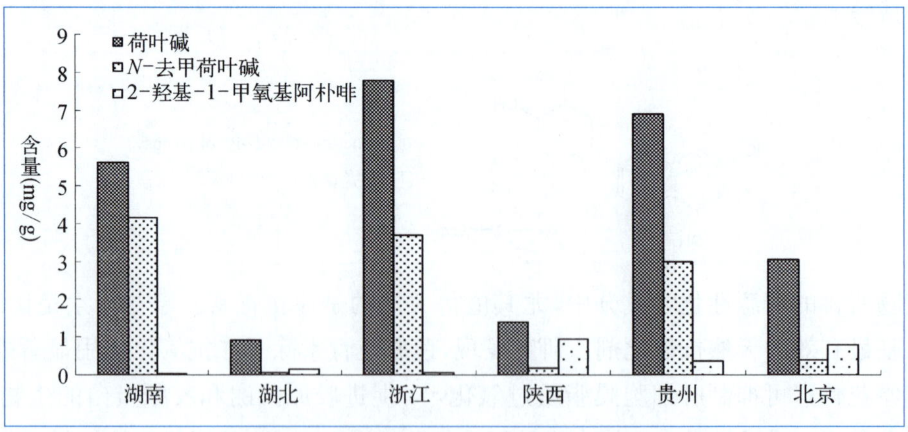

图 4-20 不同产地相同物质期荷叶中生物碱类化学成分积累量比较分析

(3) 不同产地莲子心中生物碱类资源性化学成分分析评价： 研究发现不同产地莲子心中莲心碱、异莲心碱和甲基莲心碱含量差异较大(图 4-21)，洪湖市和南京市产莲子心中异莲心碱、甲基莲心碱几乎检测不出，湘潭市和甄城县 3 种莲心碱含量均较高[42]。

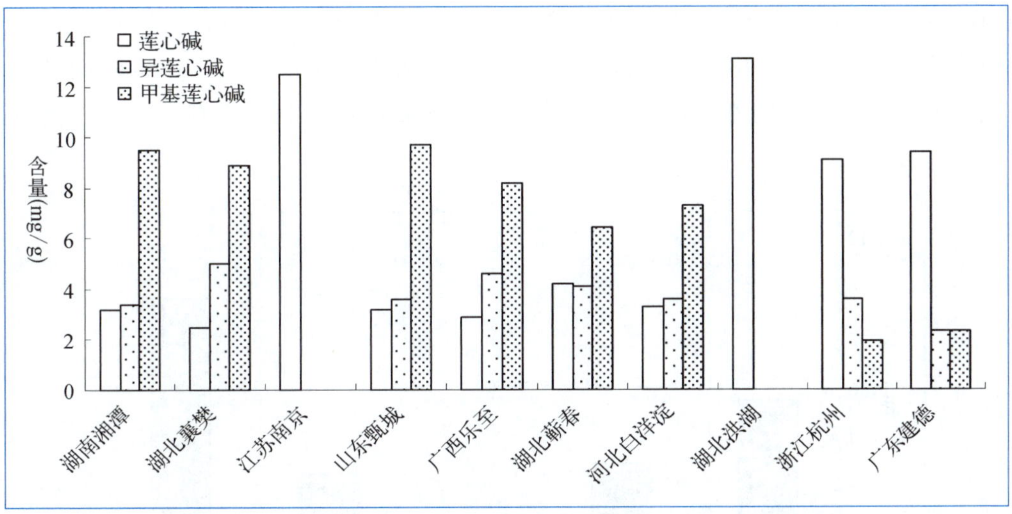

图 4-21　不同产地莲子心中莲心碱、异莲心碱和甲基莲心碱的含量比较

2. 不同生长期荷叶黄酮类资源性化学成分积累动态评价　荷叶在不同生长期总黄酮含量存在差异。荷叶从生长到枯萎的过程中所含黄酮类化学成分的含量是随着叶片生长不断上升，在 8 月达到峰值。荷叶进入衰亡期后，黄酮含量又迅速下降[40]。

3. 不同采收时间荷叶中微量元素的动态评价　通过比较福建省福州地区不同采收时间荷叶中 7 种营养元素 K、Ca、Mg、Mn、Fe、Zn、Cu 含量发现，嫩、老荷叶中 7 种营养元素含量高低顺序一致，依次为 K>Ca>Mg>Mn>Fe>Zn>Cu，嫩、老荷叶都含有丰富的 Mn、Fe、Zn、Cu 微量元素。成熟的叶片中 Mn 的含量丰富，约为嫩荷叶的 2 倍，Ca 的含量也明显高于嫩荷叶，Fe 含量稍高于嫩荷叶，而 K、Mg、Zn、Cu 含量则略低于嫩荷叶[43]。

4. 不同产地荷叶黄酮类资源性化学成分分析评价　比较不同产地荷叶中黄酮类化学成分的含量，所测 46 批市售荷叶药材中金丝桃苷和异槲皮苷含量分别在 0.35%～1.47%和 0.10%～0.69%范围内，表明不同地区市售荷叶药材中两者含量变化较大，46 批荷叶药材来自于 25 个省市，主产地华东地区(上海市、江苏省、浙江省、安徽省、江西省)、华南地区(广东省、福建省、广西壮族自治区)、华中地区(湖北省、湖南省)和华北地区(天津市、河北省、山东省)市售荷叶药材中金丝桃苷和异槲皮苷含量较高，而四川省、重庆市、陕西省等西南及西北地区市售荷叶药材中 2 种化学成分含量较低[44]，如图 4-22 所示。

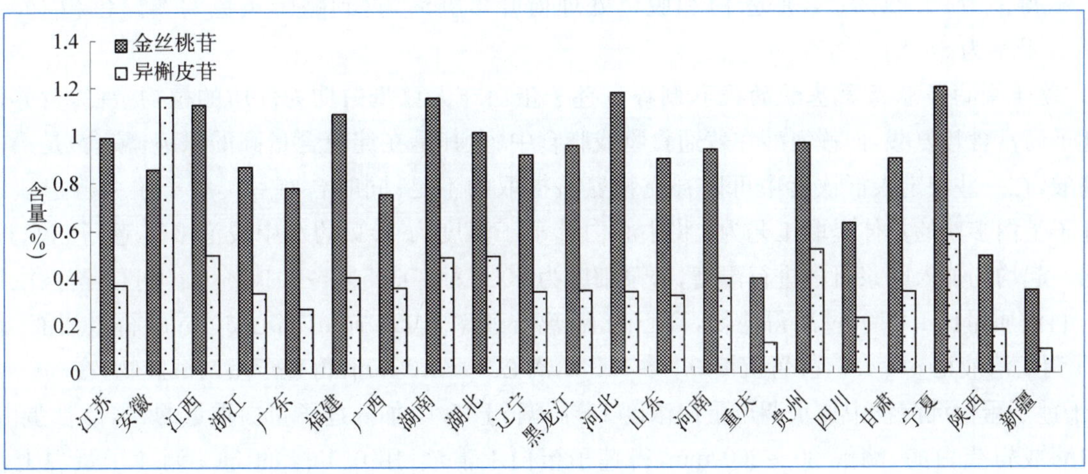

图 4-22　不同产地荷叶中黄酮类资源性化学成分的比较分析

5. 莲不同部位的资源性化学成分比较分析与评价　比较莲不同组织部位总黄酮含量发现，浙江省临安市产莲的莲蓬壳和荷叶的黄酮含量较高，分别约为 10 mg/g、6 mg/g，而叶梗部位的黄酮含量最低(图 4－23)。莲的不同部位总黄酮分布及含量积累由高到低排序为：莲蓬壳＞荷叶＞雄蕊＞花瓣＞叶梗[45]。

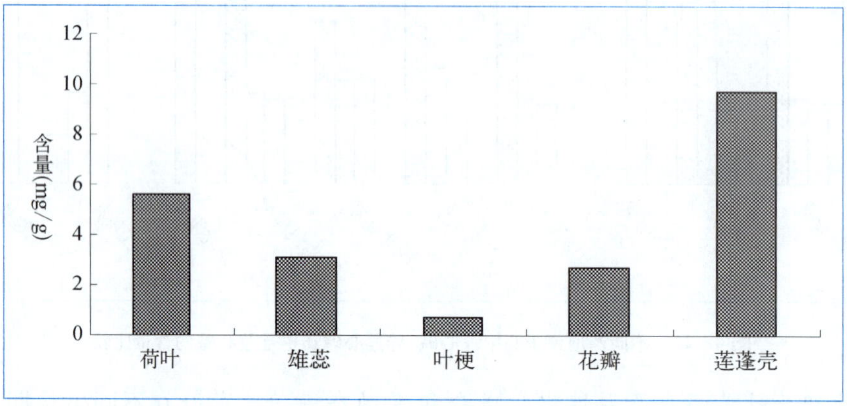

图 4－23　莲不同组织部位中总黄酮类化学成分的分布与积累

四、莲资源化利用与产品开发

1. 荷叶中黄酮类物质提取方法与条件优化　经优化，以 70％乙醇溶液为溶剂，料液比为 1∶40，提取温度为 3 h，荷叶总黄酮提取率较高[46]。以荷叶总黄酮苷的醇提液为样本分别在 D－101，D－4020，AB－8，NKA 型四种树脂采用不同浓度乙醇洗脱，树脂 AB－8 效果最佳，纯度为 60％。

研究报道，同步提取分离、纯化荷叶中生物碱类、黄酮类、活性多糖三类资源性化学物质的工艺方法。从荷叶干粉中提取荷叶黄酮的工艺参数为 pH 13.0；乙醇浓度为 50％，固液比为 1∶30，提取温度为 75℃，提取时间为 2 h；提取次数为 1 次。从提取黄酮后的荷叶残渣中提取荷叶生物碱的工艺参数为 pH 2.0；乙醇浓度为 90％；固液比为 1∶25；提取温度为 85℃；提取时间为 2 h；提取次数为 2 次。从提取黄酮及生物碱后的荷叶残渣中用水提取荷叶多糖的工艺参数为 pH 7.0；固液比为 1∶30；提取温度为 75℃；提取时间为 2 h；提取次数为 1 次。经 AB－8 大孔树脂富集荷叶黄酮，得到棕黄色粉末，纯度为 84.43％，得率为 90％。经 D101 大孔树脂纯化荷叶生物碱后，得到黄绿色粉末，纯度为 82.76％，得率为 90.21％。经脱蛋白和脱色处理荷叶多糖后，得到略带黄色的类白色粉末，纯度为 85.74％，得率为 85.81％[47]。

2. 莲子蛋白多肽及氨基酸的提取制备　莲子蛋白与大豆蛋白均为优质的植物蛋白，营养价值较高。莲子尚富含赖氨酸，而赖氨酸在普通食物或膳食中(尤其是在淀粉含量高的果蔬、粮食)是第一限制性氨基酸，在一些特定人群饮食中可以补充赖氨酸摄取的不足；同时含有豆类种子蛋白普遍缺乏蛋氨酸。莲子蛋白多肽的具体提取工艺为：将去心白莲子于温度为 30℃的水中浸泡 2 h，莲子与水按 1∶3 质量比一起均匀加入磨浆机内进行湿磨，磨浆细度为 70 目；用 0.05％～0.16％ $Ca(OH)_2$溶液浸提莲子粉 3 h，料液质量比 1∶10，过滤得滤物，离心滤液，离心速率 3 000 rpm，离心 30 min，得上清液；0.10 N 的 HCl 调上清液至 pH 4.5，静置沉淀 0.5～1.5 h，离心 10～40 min，得莲子蛋白沉淀物；在 30～60℃条件下，于莲子蛋白沉淀物中加水调至蛋白浓度 15％，调 pH 5.0，加入莲子蛋白重量的 2％酸性蛋白酶、木瓜蛋白酶或胃蛋白酶，酶解 30～200 min，得莲子蛋白上清液；用 0.1 N 的 HCl 调莲子蛋白上清液至 pH 4.5，静置沉淀 1 h，离心 30 min，得莲子蛋白多肽上清液；将蛋白多肽上清液迅速升温至 80℃，保持

10 min，钝化蛋白酶；将蛋白多肽液浓缩至浓度为30%；65℃喷雾干燥，喷雾进口温度为120～190℃，喷雾出口温度为70℃，得莲子蛋白多肽粉体[48]。

3. *莲子心提取制备挥发油及脂溶性生物碱*　将莲子心原料加入萃取釜，萃取釜压力20～40 MPa，温度30～60℃，进行超临界CO_2萃取，从萃取釜出来的CO_2进入分离系统，一级分离温度30～50℃，压力10～20 MPa；二级分离温度20～40℃，压力4～7 MPa，得到莲子心挥发油，CO_2流速为20～40 kg/h，分离出来的CO_2再经过滤和制冷系统加压后循环利用。将超临界萃取后的莲子心萃余物加入6～12倍的75%～95%乙醇进行热回流提取，热回流水浴温度90～100℃，共提取2～3次，每次提取时间2～3 h，回收乙醇后得浓缩浸膏；将浓缩浸膏加溶媒6～10倍的水酸化后，筛网滤除叶绿素等不溶物，滤液搅拌加热，加热温度为60～90℃，又有大量悬浮物析出，逐步加入脱脂棉，并同时搅拌，悬浮物吸附于脱脂棉上，待滤液澄清透明后，减压抽滤并除去脱脂棉，加入与滤液体积比为1∶1的有机溶剂乙酸乙酯后，用氨水调节其pH至9.5～11.5；有机溶剂层，减压过滤回收有机溶剂；重复2～3次，得莲子心脂溶性总碱的提取物。

采用超临界CO_2提取挥发油与脂溶性生物碱可以使提取与浓缩一步完成，莲子心挥发油产品提取率高且无溶剂残留。提取莲子心生物碱工艺采用脱脂棉作吸附剂去除叶绿素等干扰杂质效果好，最终生物碱产量及纯度均较高[49]。

4. *莲房中原花青素的提取制备*　莲房与葡萄籽均含有丰富的原花青素类资源性化学成分，且莲房中的含量远高于葡萄籽，具有广阔的市场前景。将莲房净选，除去杂质，剪碎，以浓度为50%的乙醇溶液回流提取，料液比为1∶15，提取2次，每次1 h，提取温度为65℃，滤过。取滤液回收乙醇，浓缩液上大孔吸附树脂柱，用4 BV/h的蒸馏水以4 BV/h洗去杂质后，用6 BV的50%乙醇溶液以2 BV/h洗脱、收集洗脱液，洗脱液回收乙醇后，浓缩，干燥，得原花青素提取物[50]。

5. *莲营养精华素的萃取制备*　取新鲜的莲植株，将其分解为荷花、荷叶、荷叶蒂、莲房、莲须、莲枝、莲节、莲角、莲衣、莲子、莲心、藕、藕节、藕鞭等，并依次按1∶15∶3∶5∶1∶3∶3∶3∶2∶5∶1∶15∶8∶5比例配合，分别清洗、晾干。在60℃分别烘烤至含水量<10%，然后分别粉碎碾细过50目筛。第一次浸提的乙醇浓度为80%，温度为60℃，时间为60～80 min，提取其亲脂性营养成分；第二次浸提的食用乙醇浓度为60%，温度为80℃，时间为50～70 min，提取原料中亲水性营养类精华成分。把浓缩后的提取液置于真空干燥器中，加热至70℃，真空干燥2～2.5 h，干燥后粉碎，得到绿色粉状荷营养精华素，可作为荷营养精片、荷营养冲剂、活力饮、减肥茶、保健口服液、荷营养米、荷营养驻颜膏、面膜等系列产品的原料[51]。

6. *莲废弃物的资源化利用*

(1) 莲废弃物的产生

1) 莲子壳：莲子壳中纤维素与木质素含量丰富，灰分质量分数约为4%，富含适宜食用菌生长的营养物质，是一种良好的微生物培养基质[52]。莲子壳质地坚硬，是制备颗粒状活性炭的优质原料[53]。还可制备膳食纤维[54]，作为香水瓶等香料容器[55]与壳体板材的资源性原料[56]。

2) 莲子红衣：湘莲在加工过程，一般要经过干燥、分级、去壳、除衣、去心等工序，该过程中会产生大量的红衣粉。由于其味涩不能作为牲畜饲料，只能大量堆于田间地头，对环境造成污染。研究发现，莲子红衣中含有丰富的多酚和黄酮类化合物，并且在清除自由基、抑制酪氨酸酶活性、抗苹果褐变等方面都展示了良好的资源利用价值。因此，可作为提取天然抗氧化和褐变抑制剂的潜在资源加以开发利用，将产生良好的经济和生态效益[57]。

3) 莲花粉：莲的花粉中含有多种氨基酸，总氨基酸含量约20%。并含有多种维生素，所含碳水化合物高达 39.0%，类脂含量在 2.7%～14.7%，其脂肪酸组成为亚油酸和亚麻酸等，尚含有 20 余种微量元素、多种活性酶和黄酮类物质，其中多种活性酶具有抗衰老作用，能改善细胞氧化还原能力，激活酶的活性中心，防止细胞的氧化损伤，抑制衰老和退化性疾病的进程。莲花粉中还含微量雌激素类物质，对维持细胞的正常结构和功能起着重要作用，并具有养心安神、美容养颜、延缓衰老的作用，长期食用皮肤白皙明亮、富有弹性，抑制皱纹、色斑过早产生[58]。莲的花粉产量大、价值高，应加以关注和资源化利用。

(2) 莲废弃物的资源化利用

1) 中空莲子壳体板材的制备： 莲子加工后剩下的壳体可用来制备板材，具有环保、节能的效果。制备过程：将采摘的老熟莲子，经清洗处理后，放置在 0.5%～1.5% $CaCl_2$溶液中浸泡 4～8 h 后，在 60℃下烘干 20～30 min，去心、去肉，使莲子壳的含水率在 60%～70%。将去肉后的壳体在 80℃下烘干 30～60 min，使其含水率小于 8%。将上述预制好的中空莲子壳体以蜂窝结构式紧密铺设在表面涂胶的下层板(可为木质板材层、竹质板材层或塑料板材层)上，可以是一层或多层，再在上面层板表面涂胶，将涂有胶的上面层板那一面贴合在中空莲子壳体上即得[56]。

2) 从藕节、藕节炭中提取制备 3-表白桦脂酸的工艺： 藕节炒炭，临床用于治疗吐血、咯血、尿血、衄血、崩漏等症，其主要功效成分为表白桦脂酸。具体提取方法：取 15 kg 藕节炭，粉碎成颗粒，用其质量 12 倍的石油醚，回流提取 3 次，每次 1 h。将提取残渣挥发去石油醚后，以 95%乙醇 70℃提取 4 次，每次提取 3 h，共计加 95%乙醇量为藕节炭质量的 16 倍，合并乙醇提取液，回收乙醇，得到乙醇提取物浸膏。拌入乙醇提取物浸膏质量 2.5 倍的硅胶，混合均匀干燥后，以乙酸乙酯 60℃加热回流提取 2 次，共计加入乙酸乙酯的量为其浸膏拌入硅胶干燥物质量的 10 倍。回收上述提取液中的乙酸乙酯，将析出固体物过滤，用乙酸乙酯重结晶，得表白桦脂酸 18 g，提取率达 28.57%，纯度大于 98%[59]。

莲废弃物的资源化利用途径，如图 4-24 所示。

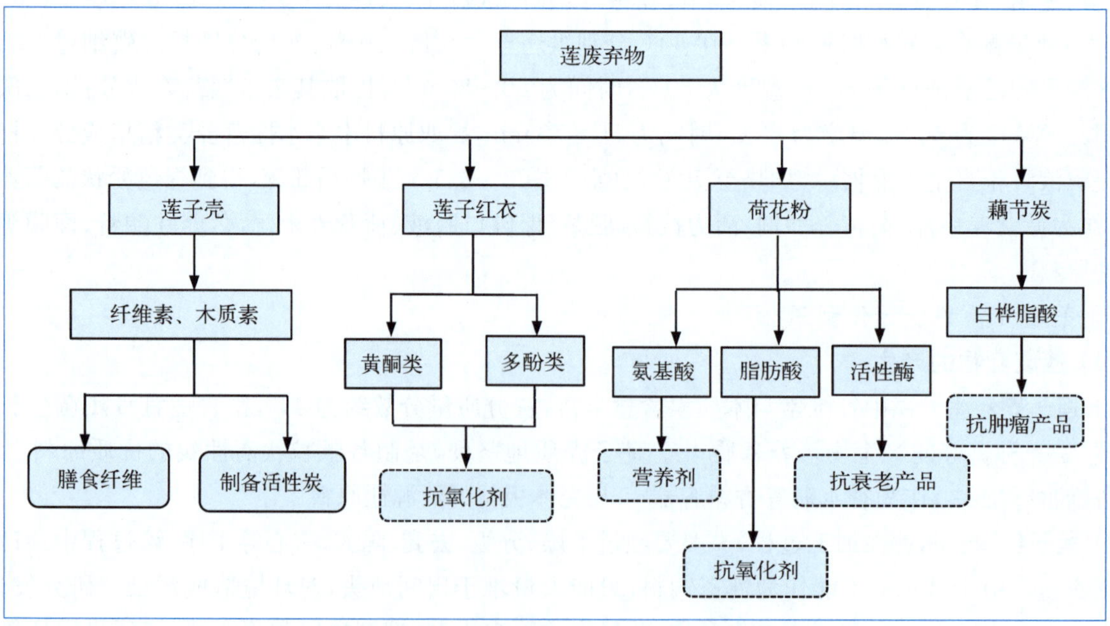

图 4-24 莲废弃物的资源化利用途径

莲是广泛分布于我国中部和东部地区的常见水生植物之一，在中国已有数千年的应用及栽培历史。其肥大根茎(藕)是常见的蔬菜，去心的果实(莲子)是常见的干果类食品，莲的根茎、叶、果实等均入药用。莲类植物资源的系统利用与开发途径，如图 4-25 所示。

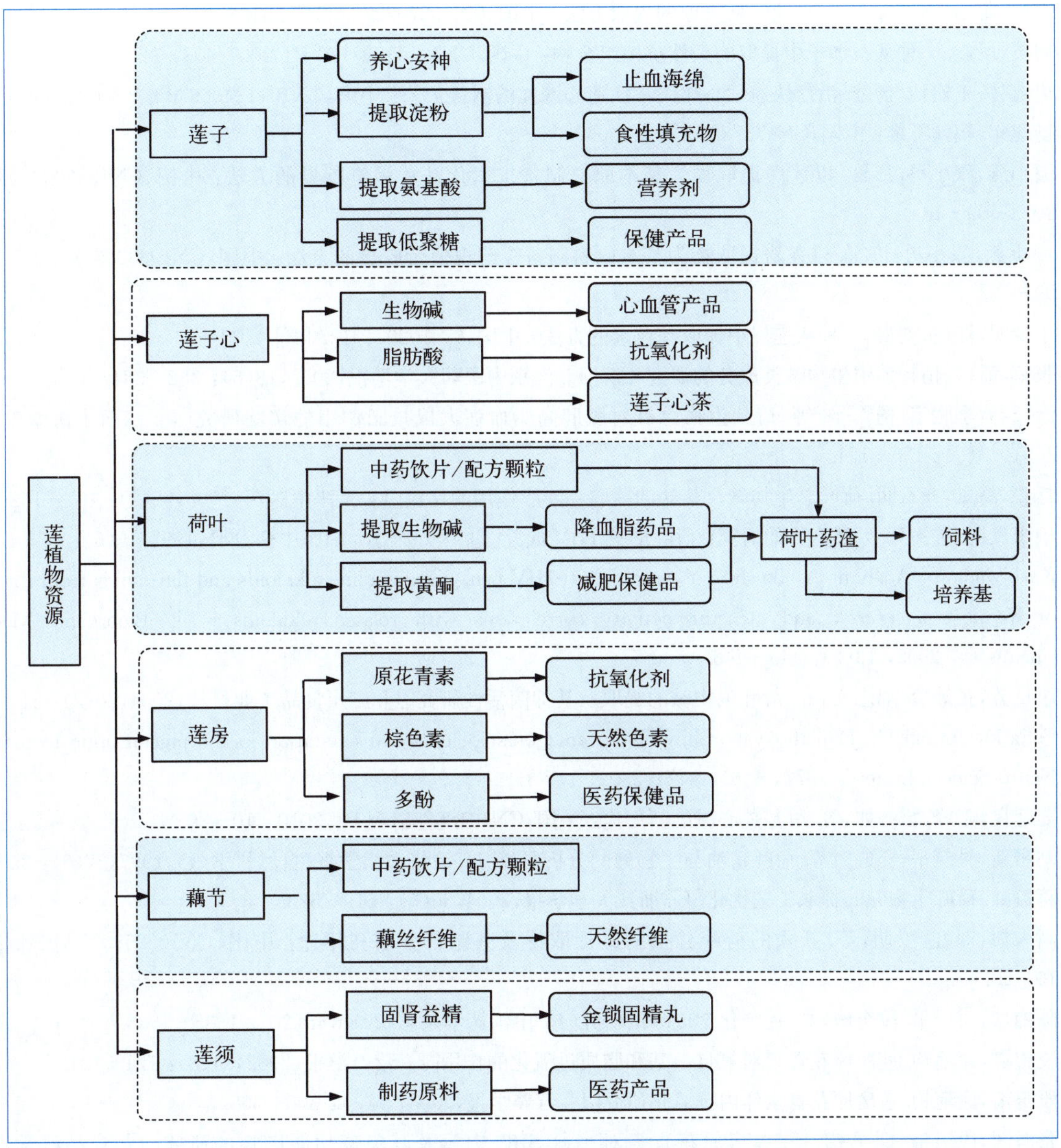

图 4-25 莲植物资源系统利用与资源性产品开发途径

◇参◇考◇文◇献

[1] 雷载权，张廷模主编. 中华临床中药学[C]. 北京：人民卫生出版社，1998.

[2] 黄阿根，荷叶饲料的工艺研究[J]. 江苏农业研究，2000(4)：54-57.

[3] 胡洪营，李锋民，申欢. 用荆三棱和荷叶植物体抑制藻类生长的方法：中国，CN1686867A[P]. 2005-10-26.

[4] 邵建国，王建伟，徐阳. 中药喷涂荷叶的食品包装物及其制备方法和应用：中国，CN1429745A[P]. 2003-07-16.

[5] 程文红，张新龙，周启澄. 荷叶染料及其提取法以及荷叶染料染羊毛和毛织物的方法：中国， CN1556149A[P]. 2004-12-22.

[6] 郑宝东，林鸳缘，曾绍校. 一种莲子淀粉海绵的制备方法：中国，CN101518343A[P]. 2009-09-02.

[7] 曾虹燕,蔡联辉,王亚举. 一种莲子蛋白多肽的制备方法：中国,CN101497913A[P]. 2009-08-05.
[8] 谢静莉、方明、张旭晟. 莲子用于制备ACE抑制剂的应用：中国,CN102813704A[P]. 2012-12-12.
[9] 卢旭,曾绍校,郑宝东. 一种莲子低聚糖的提取方法：中国,CN102702273A[P]. 2012-10-03.
[10] 周英,段震. 一种从石莲子中提取的天然抗菌组合物：中国,CN101019931A[P]. 2007-08-22.
[11] 边宝林,王宏洁,杨健. 治疗快速性心律失常症莲心滴丸的制备工艺：中国,CN101134066A[P]. 2008-03-05.
[12] 杨建年. 藕丝纤维：中国,CN1737223A[P]. 2006-02-22.
[13] 漆小燕,漆小勇,彭红. 以莲房提取物为基本原料制备抗氧化祛黄褐斑胶囊的方法：中国,CN103300369A[P]. 2013-09-18.
[14] 漆小燕,漆小勇,许军. 以莲房提取物为基本原料制备缓解视疲劳胶囊的方法：中国,CN103300313A[P]. 2013-09-18.
[15] 于少明,江俊,刘彬. 一种从莲房中提取棕色素的方法：中国,CN102031013A[P]. 2011-04-27.
[16] 张弦,潘扬. 植物莲中生物碱类成分的研究概况[J]. 南京中医药大学学报,2002,18(6)：382-384.
[17] 涂长春,李晓宇,杨军平,等. 荷叶生物总碱对肥胖高脂血症大鼠减肥作用的实验研究[J]. 江西中医学院学报,2001,13(3)：120-121.
[18] 赵骏,高岚,齐召朋. 荷叶总生物碱及其盐的提取和降脂作用的比较[J]. 天津中医药,2005,22(2)：161-162.
[19] 柏田良树. 抗HIV天然产物的研究：荷叶的抗HIV成分[J]. 国外医学：中医中药分册,1997,19(6)：45-47.
[20] Kashiwada Y, Aoshima A, Ikeshiro Y, et al. Anti-HIV benzylisoquinoline alkaloids and flavonoids from the leaves of *Nelumbo nucifera*, and structure-activity correlations with related alkaloids [J]. Bioorganic Medicinal Chemistry, 2005, 13(2): 443-448.
[21] 唐裕芳,张妙玲,刘忠义,等. 荷叶生物碱的提取及其抑菌活性研究[J]. 广州食品工业科技,2004,20(2)：51-53.
[22] Felix D, Frangi U. Dimethoxyaporphine as an antagonist of chemical excitation in the pigeon optic tectum [J]. Neuro Science Letters, 1977, 4(6): 347-350.
[23] 姜廷良,隋峰,霍海如,等. 甲基莲心碱的新用途：中国,CN101862331A[P]. 2010-10-20.
[24] 刘密新,吴筑平,杨成对等. 荷叶精油与生物碱的分析研究[J]. 清华大学学报(自然科学版),1997,37(6)：35-37.
[25] 蒋益虹. 荷叶生物碱的提取工艺优化[J]. 浙江大学学报,2004,30(5)：519-523.
[26] 高秀梅,刘虹,王萌,等. 新颖的荷叶总生物碱提取物及其制备方法和用途：中国,CN102258578A[P]. 2010-10-20.
[27] 陈艳琰,唐于平,段金廒,等. 莲须化学成分的研究[J]. 中国药学杂志,2010,45(20)：1535-1538.
[28] 凌智群,谢笔钧. 莲房原花青素对氧自由基和脂质过氧化的作用[J]. 营养学报,2002,24(2)：121-124.
[29] 段玉清,谢笔钧. 莲房原花青素体内抗氧化研究[J]. 营养学报,2003,25(3)：306-308.
[30] 张海晖,段玉清,谢笔钧,等. 莲房原花青素对小鼠S180肉瘤及其免疫功能影响的研究[J]. 食品科学,2005,26(11)：220-222.
[31] 杜晓芬,谢笔钧,张玲珍,等. 莲房原花青素对人口腔表皮样癌(KB)细胞生长及形态的影响[J]. 现代口腔医学杂志,2005,19(4)：384-386.
[32] 杜晓芬,谢笔钧,杨尔宁,等. 莲房原花青素对肿瘤细胞及正常细胞毒作用的比较[J]. 肿瘤防治杂志,2004,11(11)：1121-1124.
[33] 段玉清,张海晖,谢笔钧,等. 莲房原花青素对免疫功能的影响[J]. 食品研究与开发,2007,28(12)：1-5.
[34] 段玉清,张海晖,谢笔钧,等. 莲房原花青素^{60}Co-射线致免疫器官损伤的防护作用[J]. 食品科学,2006,27(1)：220-222.
[35] 段玉清,张海晖,唐瑛,等. 莲房原花青素^{60}Co-射线致亚急性辐射损伤防护的研究[J]. 营养学报,2006,27(1)：491-493.
[36] 吴俊,姚平,高超. 莲房原花青素对大强度运动小鼠器官与组织的保护作用[J]. 食品科学,2013,27(5)：260-263.

[37] 张瑞，段玉清，武妍，等. 莲房原花青素对极低频电磁场致星形胶质细胞氧化损伤的预防作用[J]. 食品工业科技，2013，34(5)：49－53.

[38] 张丽，许继取，荣爽，等. 莲房原花青素对东莨菪碱所致小鼠记忆获得性障碍的改善作用[J]. 中国神经免疫学和神经病学杂志，2009，16(6)：406－410.

[39] 陈戈，唐瑛，杨李，等. 莲房原花青素对D-半乳糖衰老小鼠脑组织抗氧化的作用[J]. 中国神经免疫学和神经病学杂志，2009，27(8)：1023－1025.

[40] 赵昕岚，邓放明. 荷叶碱中总黄酮和荷叶碱含量变化规律[J]. 食品与机械，2013，29(2)：37－40.

[41] 何晓曦，孔令提，张泽生等. 不同产地和不同采收期荷叶中生物碱的含量变化[J]. 天然产物研究与开发，2013，25(2)：653－661.

[42] 何晓娟，孙长海，于江华，等. HPLC 测定不同产地莲子心中莲心碱、异莲心碱、甲基莲心碱[J]. 中草药，2010，41(5)：834－836.

[43] 黄明土皆，陈燕丹，游秀花，等. FAAS 测定嫩、老荷叶中 7 种营养元素含量[J]. 光谱实验室，2010，27(1)：83－86.

[44] 杨鹏，陈希平，文宁. HPLC 法测定不同产地和采收期荷叶中芦丁和荷叶碱的含量[J]. 湖南中医药大学学报，2010，30(3)：37－40.

[45] 郭明，杨群超，朱灵芝. 荷花不同部位总黄酮分布及荷叶黄酮提取工艺研究[J]. 中国现代应用药学杂志，2009，26(3)：211－215.

[46] 李彩霞，吴亚卿等. 荷叶中黄酮类化合物的提取工艺研究[J]. 上海理工大学学报，2006，28(1)：5－8.

[47] 单斌. 同步分离纯化荷叶黄酮、生物碱和多糖工艺的研究及荷叶生物碱的功能研究[D]. 2008.

[48] 曾虹燕，蔡联辉，王亚举. 一种莲子蛋白多肽的制备方法：中国，CN10497913A[P]. 2009－08－05.

[49] 李淑芬，肖鸾，尚宇光. 从莲子心提取挥发油及脂溶性生物总碱的方法：中国，CN1724005A[P]. 2006－01－25.

[50] 漆小燕，漆小勇，胡庆梅. 一种从莲房中提取原花青素的方法：中国，CN103304532A[P]. 2013－09－18.

[51] 李雪涛. 荷营养精华素的萃取方法及其产品：中国，CN1296774A[P]. 2001－05－30.

[52] 陶能国，吴锋，石文卿. 一种以莲子壳为原料生产饲用复合酶的方法：中国，CN103045546A[P]. 2013－04－17.

[53] 温祖标，李平，侯豪情. 用莲子壳制备活性炭的方法：中国，CN102491325A[P]. 2012－06－13.

[54] 王建辉，刘永乐，俞健. 一种微波辅助酶解制备莲子壳膳食纤维的方法：中国，CN102972779A[P]. 2013－03－20.

[55] 张昂，张可池. 中空莲子壳体香水瓶及其生产工艺：中国，CN102525088A[P]. 2012－07－04.

[56] 张昂，张可池. 中空莲子壳体板材及其生产工艺：中国，CN102602062A[P]. 2012－07－25.

[57] 高航，高延芬，徐虹. 莲子红衣醇提物的抗氧化和抗褐变活性的研究[J]. 食品科学，2013，34(11)：83－87.

[58] 陈世忠，冀学芳. 一种具有补充雌激素作用的荷花粉组合物：中国，CN1850168A[P]. 2006－10－25.

[59] 刘善新，靳光乾，侯立静. 从藕节、藕节炭中提取制备 3-表白桦脂酸的工艺：中国，CN101768200A[P]. 2010－07－07.

（朱　悦　刘　培　陈菁瑛　张　森）

黄连类药用生物资源及其资源化利用研究

黄连(Coptis Rhizoma)为毛茛科(Ranunculaceae)植物黄连(*Coptis chinensis* Franch)、三角叶黄连(*C. deltoidea* C. Y. Cheng et Hsiao)和云南黄连(*C. teeta* Wall.)的干燥根茎。三者分别习称"川连或味连"、"雅连"、"云连"。秋季采挖，除去须根和泥沙，干燥，撞去残留须根。其味苦、性寒，具清热燥湿、泻火解毒之功效。

毛茛科黄连属植物在全球约有 18 种，主要分布于北温带，多数分布于亚洲东部。中国有 9 种，

2变种，分布于西南、中南、华东和中国台湾地区[1]。《中华人民共和国药典》收载中药黄连的来源为毛茛科植物黄连、三角叶黄连和云南黄连3个种。国产黄连属尚有五裂黄连（*C. quinquesecta*），其主要分布在云南省东南部；峨眉黄连（*C. omeiensis*），别名凤尾连，其主要分布于四川省西部[2]；古蔺黄连（*C. gulinensis*），别名串珠连、野连，其主要分布于四川省古蔺县一带；线萼黄连（*C. linearisipala*），别名草连、野连，其主要分布于四川马边彝族自治县一带；爪萼黄连（*C. chinensis* var. *unguiculata*），别名野连，其分布于四川省天全县一带；西藏黄连（印度黄连）（*C. teeta*），其主要分布于西藏自治区察隅、墨脱一带的雅鲁藏布江流域山地以及藏南地区[3]；短萼黄连（*C. chinensis* var. *brevisepala*），别名土黄连，其主要分布于广西壮族自治区、广东省、福建省、浙江省、安徽省；五叶黄连（*C. quinquefolia*）主要分布于我国台湾地区。[4]因长期过度采挖及生态环境的破坏等因素的影响，目前黄连属植物的野生资源已极少，部分物种已处于濒临灭绝的边缘，其中三角叶黄连、峨眉黄连、云南黄连已列为国家二级保护植物；黄连、短萼黄连列为国家三级保护植物，五裂黄连列为重点保护植物[5]。

野生或栽培黄连资源主要分布于重庆市、陕西省、湖北省、湖南省、四川省、贵州省等地，生于山地林中或山谷阴处。在重庆市、湖北省西部和陕西省南部有较大面积栽培。三角叶黄连栽培于四川省峨眉及洪雅一带海拔1 600～2 200 m的山地林下。云南黄连分布于云南省西北部及西藏自治区东南部，生于海拔1 500～2 300 m之间的高山寒湿的林荫下，野生或栽培。

黄连为多年生草本。根茎黄色，常分枝，密生多数须根。叶全部基生；叶柄长5～12（或5～16）cm；叶片卵状三角形，3全裂；中央裂片有细柄，卵状菱形，长3～8 cm，宽2～4 cm，顶端急尖，羽状深裂，边缘有锐锯齿，侧生裂片不等2深裂。花葶1～2，高12～25 cm，有花3～8朵。花期2～4个月，果期3～6个月。三角叶黄连与之区别在于根茎不分枝或少分枝，节间明显，叶片卵形，宽达15 cm，3全裂；中央裂片三角状卵形，羽状深裂，深裂片多少彼此邻接。花瓣近披针形，雄蕊短，仅为花瓣的1/2左右。云南黄连则较少分枝，生多数须根，叶片卵状三角形，3全裂，中央裂片卵状菱形，先端长渐尖至渐尖，羽状深裂，深裂片彼此疏离，相距最宽处可达1.5 cm。花瓣匙形至卵状匙形，先端钝[5]。

一、黄连资源利用现状

目前，黄连属药用植物资源利用主要以其根茎或主要有效成分作为药品或食品的原料。黄连为临床常用中药，常与黄芩、干姜、附子、吴茱萸、甘草等配伍同用，用于湿热痞满、呕吐吞酸、泻痢、黄疸、高热神昏、心火亢盛、心烦不寐、心悸不宁、血热吐衄、目赤、牙痛、消渴、痈肿疔疮；外治湿疹、湿疮、耳道流脓。以黄连配伍的经典名方有黄连汤、黄连阿胶汤、黄连解毒汤、泻心汤、香连丸、黄连安神丸、戊己丸等；现代成方制剂有双黄连口服液、黄连上清片、黄连祛暑丸、清胃黄连片等。现代药理研究表明黄连具有抗微生物及抗原虫的作用，对心肌缺血及心肌梗死的保护作用，抗心律失常作用，保护中枢神经系统的作用，对外周神经递质的作用，对平滑肌器官的作用，以及抗溃疡、利胆、抗肿瘤、抗放射、干预组织代谢，抑制DNA合成、抗炎、抑制血小板聚集等作用。近年来，黄连研究开发的热点主要是集中于治疗糖尿病的药效物质基础及作用机制等方面。

除药用价值外，黄连在食品、饮料等工业中也有广泛应用。黄连花和叶制成的饮料具有降血糖、降血脂、降血压的功效[6]。此外，黄连尚具有排脓、生肌、解毒、祛火等功效，具有美容、祛痘、减轻牙龈上火、缓解牙龈肿痛、平衡口腔健康等作用，可制成化妆品和生活用品[7]，见表4-14。

表 4-14　以黄连资源植物为原料生产的主要资源性产品及其资源价值

产品名称	利用部位/物质	资源价值
黄连浸膏片	干燥根茎/浸膏	医药、保健(清热燥湿)
黄连精华素	干燥根茎/粉浆	医药、保健(抑制带状疱疹)
黄连饮料	干燥根茎/提取液	保健食品(生津止渴、消暑解毒)
黄连清火牙膏	干燥根茎	日常用品(减轻牙龈上火)
黄连农药增效剂	干燥叶/茎	农药增效剂(提高农药抑菌效果)
黄连花/叶茶	干燥花/叶	保健食品(清热、降糖、降血脂、降血压)
黄连蜂蜜	干燥花	保健食品(清热解毒)

二、资源性化学成分

1. 生物碱类资源性化学成分　黄连属植物中所含具有重要药用价值的资源性化学成分是生物碱类。此外，尚含有木脂素类、酚酸类、挥发油类、黄酮类、香豆素类、萜类、甾体类、多糖类等。目前作为资源性物质研究及应用较多的主要为生物碱类，即生物活性和经济价值较高的小檗碱。

迄今，在黄连属植物中发现的生物碱均为异喹啉类生物碱，其中绝大部分为苄基异喹啉类，包括有原小檗碱类、阿朴菲类、双苄基异喹啉类、苯菲啶类等。其中，原小檗碱类又包括有原小檗碱型、甲基原小檗碱型、假原小檗碱型、氧化原小檗碱型和四氢原小檗碱型等，这些大多是季铵型生物碱类化学成分(表 4-15)。

表 4-15　黄连中生物碱类资源性化学成分

编号	化合物	母核类型	取代基
1	巴马丁	A	R_1=—OCH_3, R_2=—OCH_3, R_3=—OCH_3, R_4=—OCH_3, R_5=H
2	小檗碱	A	R_1+R_2=—OCH_2O—, R_3=OCH_3, R_4=—OCH_3, R_5=H
3	表小檗碱	A	R_1=—OCH_3, R_2=—OCH_3, R_3+R_4=—OCH_2O—, R_5=H
4	黄连碱	A	R_1+R_2=—OCH_2O—, R_3+R_4=—OCH_2O—, R_5=H
5	非洲防己碱	A	R_1=—OH, R_2=—OCH_3, R_3=—OCH_3, R_4=—OCH_3, R_5=H
6	药根碱	A	R_1=—OCH_3, R_2=—OH, R_3=—OCH_3, R_4=—OCH_3, R_5=H
7	格兰地新	A	R_1=—OCH_3, R_2=—OH, R_3+R_4=—OCH_2O—, R_5=H
8	小檗红碱	A	R_1+R_2=—OCH_2O—, R_3=—OH, R_4=—OCH_3, R_5=H
9	唐松草定碱	A	R_1+R_2=—OCH_2O—, R_3=—OCH_3, R_4=—OH, R_5=H
10	小檗亭	A	R_1+R_2=—OCH_2O—, R_3=—OCH_3, R_4=—OCH_3, R_5=H, 5—OH
11	异黄连碱	A	R_1+R_2=—OCH_2O—, R_3=H, R_4+R_5=—OCH_2O—
13	甲基黄连碱	A	R_1+R_2=—OCH_2O—, R_3=H, R_4+R_5=—OCH_2O—, 13-CH_3
14	氧化小檗碱	B	R_1+R_2=—OCH_2O—, R_3=—OCH_3, R_4=—OCH_3
17	木兰花碱	C	R_1=OH, R_2=OCH_3, R_3=H, R_4=OCH_3, R_5=OH
18	小檗胺	D	
19	血根碱	E	R_1+R_2=—OCH_2O—, R_3+R_4=—OCH_2O—
20	去甲基血根碱	F	R_1+R_2=—OCH_2O—, R_3+R_4=—OCH_2O—
21	氧化血根碱	G	R_1+R_2=—OCH_2O—, R_3+R_4=—OCH_2O—, 5—C=O
23	去甲氧化白毛莨分碱	H	

原小檗碱类生物碱化学成分在黄连属植物中的分布较为丰富。主要有黄连碱(coptisine)、药根碱(jatrorrhizine)、小檗碱(berberine)、巴马丁(palmatine)和表小檗碱(epiberberine)等成分,它们在黄连总生物碱中高达70%~80%。甲基黄连碱(worenine)、小檗红碱(berberubine)、小檗亭(berberastin)、异黄连碱(isocoptisine)、氧化小檗碱(oxyberberine)等仅存在于少数品种中,且含量不高;其他类生物碱在黄连属中含量更低,如日本黄连或味连中分别发现阿朴啡类和双苄基异喹啉类生物碱各仅1种,即木兰花碱(magnoflorine)和小檗胺(berbamine);血根碱(sanguinarine)及其衍生物仅特征性的存在于黄连属植物的种子中[8]。

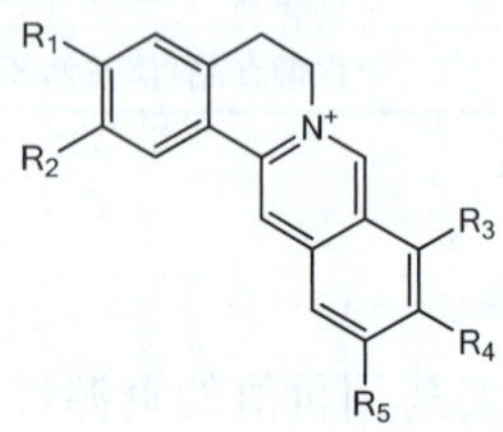
A

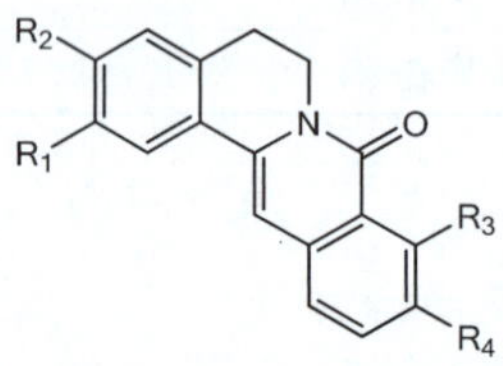
B

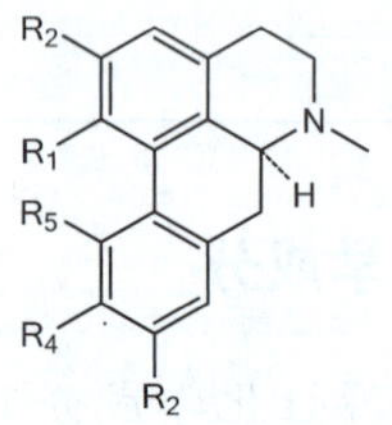
C

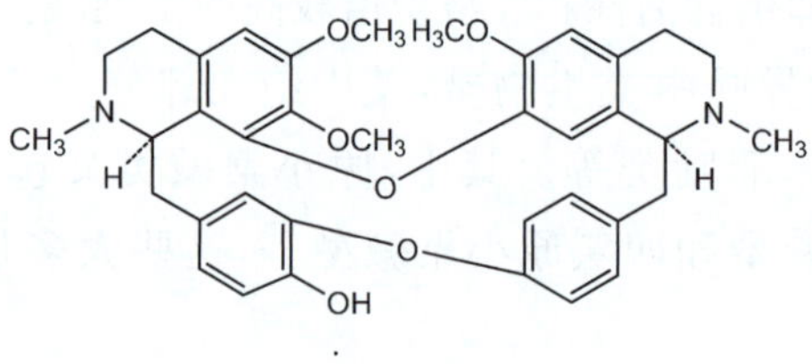
D

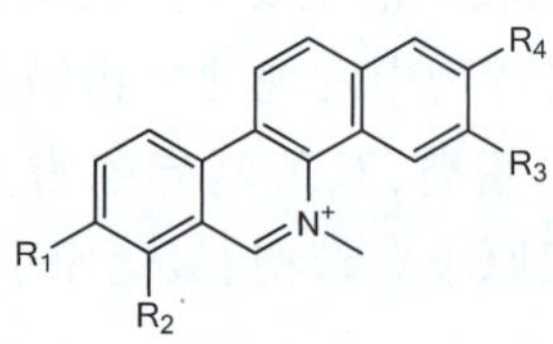
E

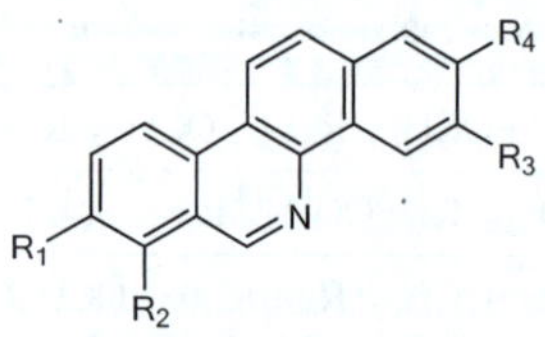
F

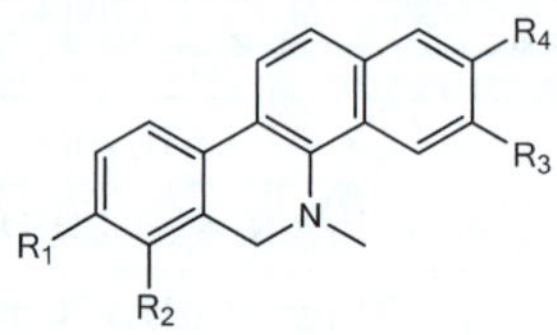
G

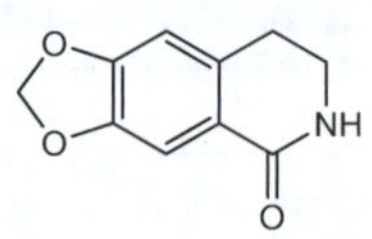
H

2. 生物碱类化学成分的资源化利用

(1) 采用液膜分离提取黄连中生物碱: 黄连药材的主要功效成分是生物碱类,主要有小檗碱、巴马丁、黄连碱、表小檗碱和药根碱等小檗碱型生物碱。采用液膜分离技术提取黄连中生物碱的方法,以实现提取过程快速、高效、操作简单,且所选择的溶剂无毒,适宜于制药原料的制备和推广使用。具体工艺如下[9]。

1) 乳状液的制备: 按膜溶剂食用油:表面活性剂 Span 80 或 Span 80 与助表面活性剂的混合物:磷酸酯载体的体积比=(31~45):(3~9):(2~10)进行混合,然后在混合物中按1:1~4:1体积比加入浓度为0.1~0.7 mol/L 的 HCl 溶液或稀硫酸溶液,在8 000~10 000 转/分的转速下搅拌1~3 min,即制得稳定的 W/O 型乳状液。

2) 生物碱的分离提取: 将 pH 4.0 的黄连盐酸提取液与乳状液按照一定的体积比(50:5~50:20)加入提取器中,在200~300 转/分的低速搅拌下提取5~15 min。

3) 破乳: 将乳液转入分液漏斗中静置分层,分出乳液,水浴加热破乳后分出油层,所得水相即为黄连中总生物碱溶液。

采用食用油作为膜溶剂,解决了乳状液膜法所使用的有机溶剂安全性问题,以及不适用于中药提取后人、兽使用的难题。提取过程快速、高效、操作简单，可应用于黄连药品、兽药等产品的生产和开发。

(2) 黄连悬浮细胞培养生产小檗碱： 黄连根茎及其他部位中所含有的小檗碱具有抗菌、抗病毒、抗心律失常、改善充血性心力衰竭、扩张冠状动脉、降血糖、降血脂、抗血小板凝集、利胆、抗肿瘤等药理作用，在心血管疾病、糖尿病、肿瘤、各种炎症等方面都有广泛的治疗作用。采用黄连的悬浮细胞培养生产小檗碱，包括从黄连外植体诱导愈伤组织、继代培养愈伤组织、悬浮培养黄连细胞、优良高产细胞系的筛选、细胞悬浮培养条件的优化、小檗碱的提取等步骤，具体操作如下[10]。

取黄连茎段、叶片、叶柄作为诱导愈伤组织的外植体；常规清洗和消毒后，在无菌条件下将茎切成厚 0.2 cm 薄片，叶片切成 0.5 cm×0.5 cm 小块，叶柄切成 0.5 cm 小段；选用 MS、B5、6，7－V 作为黄连愈伤组织诱导的基本培养基；将备好的外植体接种于基本培养基附加 0.5～3.0 mg/L 2，4－D 和 0.1～0.5 mg/L KT 的固体培养基上，培养基的 pH 均为 5.0～6.0，蔗糖 1%～8%，琼脂 0.6%～0.7%。培养温度 21±1℃，暗培养；在培养基上，2～4 周进行一次愈伤组织的继代培养，培养条件同前；黄连细胞的悬浮培养，经 3～5 次继代后，选取较松散的愈伤组织分散均匀，接种于不加琼脂的液体培养基内，置于恒温振荡器上进行液体悬浮培养，转速 100～130 转/min，培养温度 23±1℃；培养细胞收获后，称取鲜重与干重，计算产率和生长速率。精密称取 60℃下干燥至恒重的样品，甲醇回流提取，定容过滤后，测定小檗碱含量。

尚有专利报道，小檗碱在体外对 H5N1、H3N2 等 A 型流感病毒感染的 MDCK 细胞和 A549 细胞均具有良好的抗流感病毒作用。同时可以杀伤流感病毒，预防流行性感冒的作用，对流感病毒引起的炎症反应也有较好的抑制作用，具有良好的抗流感病毒药物开发前景[11]。小檗碱现已可以人工合成，且成本低廉，将其药理作用和临床应用等方面进行深入的研究，将会有广阔的应用前景[12]。

3. 其他类资源性化学成分

(1) 木脂素类： 除生物碱外，黄连还含有丰富的木脂素化学成分，其生物活性与黄连功效具有一定的相关性。目前从黄连中分出的木脂素主要为二聚体，可分为 8－8′相连的木脂素和非 8－8′相连的新木脂素，木脂素包括四氢呋喃类、双四氢呋喃类和芳基四氢萘类，新木脂素有苯骈呋喃类和苯骈二氧六环类；还含有少量的三聚体[13]。

(2) 黄酮类： 黄连属植物中含有的黄酮类化学成分种类少、含量低，资源性利用价值不高，主要分布在茎叶和种子中。已知的黄酮苷有 3 个，以金合欢素及槲皮素为苷元，与 *D*－葡萄糖、*D*－半乳糖、*L*－鼠李糖成糖苷，分别命名为 coptisideⅠ、Ⅱ[14] 和 woorenoside Ⅻ[15]。尚发现含有二氢黄酮和二氢查耳酮[15]。

(3) 其他类： 黄连属植物中还含有酚酸类、挥发油类[16]、香豆素类、苯丙醇糖苷类、半萜糖苷类，以及 β－谷甾醇、鞣质、树脂、蛋白质、淀粉、色素等化学成分。

三、资源性化学成分的积累动态与分析评价

黄连属植物不同品种、不同产地、不同采收期，以及不同组织器官其资源性化学成分分布量存在差异。因此，开展我国黄连属主要资源植物中资源性化学成分动态评价，将为黄连属资源植物的高效利用提供支撑。目前，有关黄连属主要资源植物中资源性化学成分动态评价，以生物碱类资源性化学成分研究较多。

1. 药材形成过程资源性化学成分动态评价

(1) 不同采收期黄连生物碱类成分的分析评价： 采用色谱法对云南黄连根茎不同采收期样品中的小檗碱、药根碱、巴马丁进行分析，结果显示小檗碱最高含量出现在 11 月，达 10.74%，药根碱最高含量出现在 10 月，达 1.06%，巴马丁含量峰值出现在 3 月和 12 月，达 0.10%。小檗碱在云黄连生物碱中的含量为最高，药根碱在云黄连生物碱中的含量要高于巴马丁，综合考虑以小檗碱、药根碱含量出现峰值，

即以10月、11月为适宜采收期[17]。

对我国黄连(味连)药材主产地的黄连样品(3～5年生)进行分析,以黄连主要生物活性成分小檗碱、黄连碱、药根碱、巴马汀及总生物碱为指标,分别采用HPLC和UV测定其含量,结果显示各地黄连(味连)所测指标性成分动态变化基本一致,小檗碱含量逐年上升,其余3种生物碱及总生物碱含量有升有降,总体上呈现上升趋势,以5年生为高,结合产量等因素考虑,黄连(味连)药材以5年生采收为宜[18]。

(2) 不同产地黄连生物碱类化学成分的分析评价:对不同产地云黄连中小檗碱、药根碱和巴马丁3种生物碱积累量差异进行研究,旨在为寻找优质云黄连主产区提供理论依据。在云黄连采收期,分别采集泸水、贡山、福贡、腾冲4县共10个地区的云黄连居群,对云黄连根茎部位的小檗碱、药根碱和巴马丁进行分析,结果显示:云黄连根茎中3种生物碱在不同产地间差异显著,其中贡山县后山、贡山县丙中洛神山、贡山县普拉底乡3个地区所产云黄连生物碱积累量较高,其中贡山县普拉底乡积累量最高,其盐酸小檗碱、药根碱和巴马丁单株平均积累量分别为46.899 mg、2.76 mg、1.708 mg。综合比较不同产地3种生物碱积累量等因素,确定贡山县后山、贡山县丙中洛神山、贡山县普拉底乡为优质云黄连主产区[19],其根茎中3种生物碱单株含量分析结果如图4-26所示。

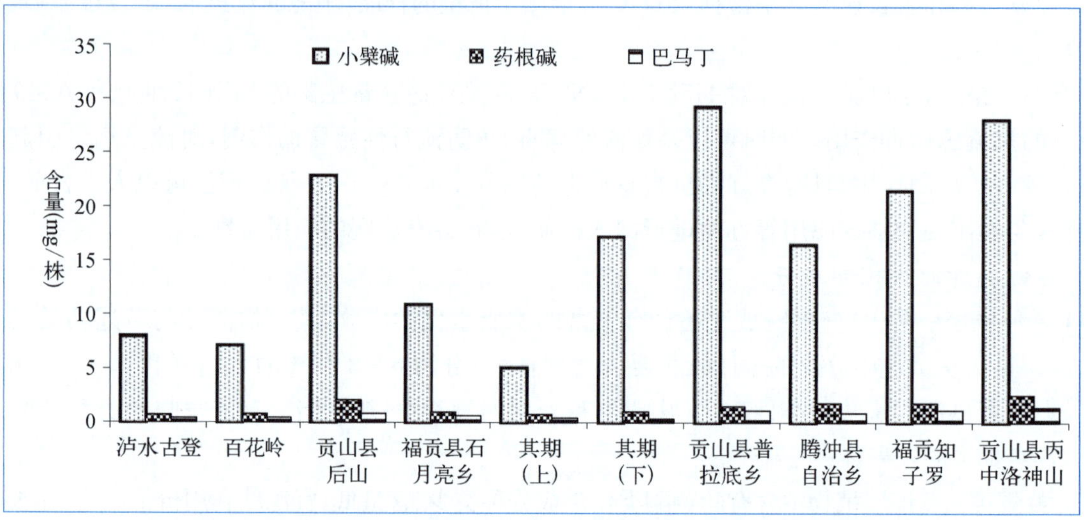

图4-26 不同产地云黄连小檗碱、药根碱和巴马丁累积量比较分析

(3) 黄连不同部位生物碱类成分的分析评价:对云南黄连优质产区的云南黄连不同部位小檗碱、药根碱和巴马丁3种生物碱积累量差异进行研究,采用HPLC测定。结果显示,云黄连不同部位的3种生物碱积累量大小依次为根茎>叶>须根[20],如图4-27所示。

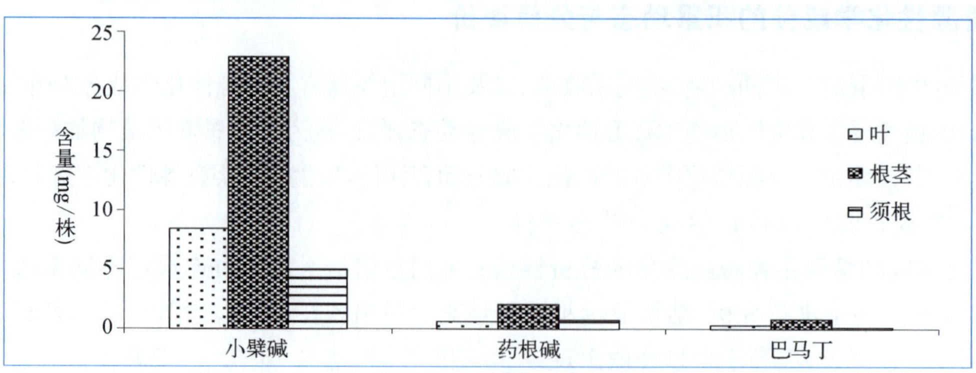

图4-27 不同部位云黄连小檗碱、药根碱和巴马丁累积量比较分析

2. 药材产地加工过程资源性化学成分的分析评价　采用双波长薄层扫描的方法分析了太阳光直射、太阳光下用薄纸遮盖、微火炒、烘箱烘干等4种不同的干燥方法及不同温度对黄连中小檗碱含量的影响。结果显示，烘箱干燥法中随温度的升高小檗碱含量逐渐降低，以100℃下降最明显，40℃含量最高，60℃只需2 h。因此，选用60℃的烘箱干燥法。基于小檗碱含量变化作为干燥方式的优化结果排序为：阳光下薄纸遮盖干燥＞烘箱干燥＞微火炒干＞阳光下直射干燥[21]，见表4-16。

表4-16　不同干燥方法对黄连药材样品中盐酸小檗碱含量的影响　($\bar{x}\pm s$)

干燥方法	盐酸小檗碱含量(%)	CV%
烘箱干燥(60℃)	5.73±0.094	1.64
微火炒干	5.60±0.101	1.80
阳光直射干燥	5.50±0.068	1.23
阳光下薄纸遮盖干燥	5.78±0.098	1.70

四、黄连废弃物的资源化利用与产品开发

1. 黄连花的资源化利用　黄连的栽培生产过程中为减少营养消耗，常将其花序摘去，大多没有被

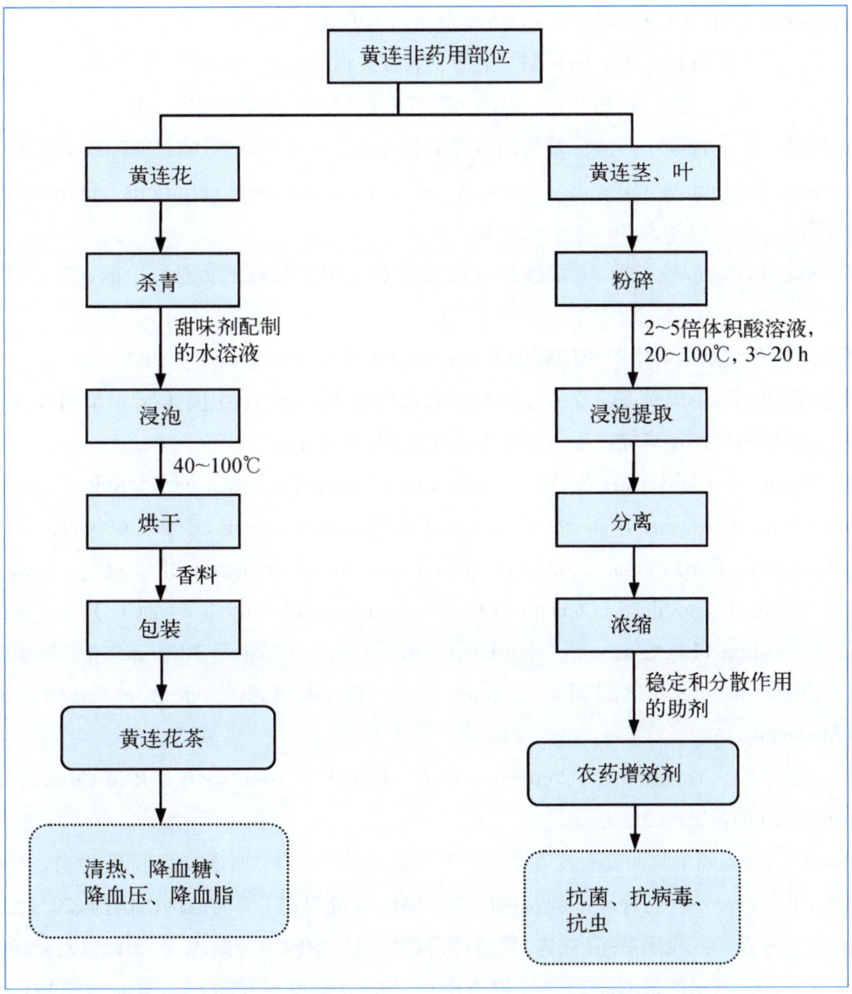

图4-28　以黄连传统非药用部位为原料的资源化利用途径

加以有效利用，造成资源的浪费。分析表明，黄连花含总生物碱约5%，其中小檗碱1.8%、药根碱0.2%等。此外尚含20%的氨基酸及芳香酸类化学成分等，具有较高的利用价值。有专利报道，以黄连花为主要原料，辅以适量甜味剂、香料、矫味剂等，经过杀青、配制水溶液、加甜味剂、烘干、包装即可。一方面充分利用了黄连副产物，获得具有清热、降血糖、降血脂、降血压等保健功能的产品，其同时将废弃的宝贵花序资源转化为社会经济价值[6]。

2. 黄连茎、叶的资源化利用　黄连药材采收过程产生大量的废弃茎叶，其中约含3%的生物碱类化学成分。利用该类生物碱资源性化学成分具有的杀菌和抑制病毒功效，开发农药增效剂是十分有价值的资源化利用方式。制备过程中利用酸溶液从黄连副产物中提取相关有效成分，加入助剂，提高黄连活性成分的稳定性和水溶性，便于制剂的成型[22]。以黄连传统非药用部位为原料的资源利用与产业化开发，如图4-28所示。

参考文献

[1] 张莉，张小平. 国产黄连属植物的研究现状[J]. 安徽师范大学学报(自然科学版)，2006，29(4)：368-371.

[2] 中国药材公司. 中国中药资源志要[M]. 北京：科学出版社，1994：333.

[3] 傅克治，傅密宁. 中国传统生药质量辨异基本概念及典例评鉴[M]. 哈尔滨：东北林业大学出版社，2006：160.

[4] 中国科学院中国植物志编辑委员会. 中国植物志(第二十七卷)[M]. 北京：科学出版社，2004：596.

[5] 于永福. 中国野生植物保护工作的里程碑[J]. 植物杂志，1999，5(151)：3.

[6] 中华本草编委会. 中华本草(精选本上册)[M]. 上海：上海科技出版社，1999：525-538.

[7] 李学刚，袁吕江，叶小利. 黄连花或/和叶茶：中国，CN1706264A[P]. 2005-12-14.

[8] 徐超群，张毅，阮佳，等. 一种纯中药的保健洗浴液及其制备方法：中国，CN102113983A[P]. 2011-07-06.

[9] Mizuno M, Kojima H, Iinuma M, et al. Chemical constituents and their variations among Coptis species in Japan [J]. Shoyakugaku Zasshi, 1992, 46 (1): 42-48.

[10] 马铭，欧阳丽，何鼎胜，陈波，姚守拙. 乳状液膜分离提取黄连中生物碱的方法：中国，CN101108214A[P]. 2008-1-23.

[11] 宋长征. 中国黄连悬浮细胞培养生产小檗碱的方法：中国，CN102399217A[P]. 2012-4-4.

[12] 吴建国，陶君彦，朱应，等. 小檗碱在治疗或预防流感病毒药物中的应用：中国，CN101829113A[P]. 2010-9-15.

[13] 钟祥，李应东. 小檗碱药理作用研究进展[J]. 亚太传统医药，2012，8(3)：185-186.

[14] Yoshikawa K, Kinoshita H, Arihara S. Woorenol, a novel sesquineolignan with a unique spiro skeleton, from the rhizomes of *Coptis japonica* var. *dissecta*[J]. Journal of Natural Products, 1997, 60 (5): 511-513.

[15] Fujiwara H, Nonka G, Yagia, et al. Studies on the components of the leaves of *Coptis japonica* Makino. Ⅰ. The structures of coptiside Ⅰ and Ⅱ [J]. Chemical Pharmaceutical Bulletin, 1976, 24 (3): 407-413.

[16] Yoshikawa K, Kinoshita H, Arihara S. Non-basic components of Coptis Rhizoma Ⅱ: Four new hemiterpenoid glucosides, two new phenylpropanoid glucosides and a new flavonoid glycoside from *Coptis japonica* var. *dissecta* [J]. Nature Medicine, 1997, 51 (3): 244-248.

[17] Miyazawa M, Kawata J, Yamafuji C. Components of essential oil from rootstock of *Coptis chinensis*[J]. Nature Medicine, 2004, 58 (5): 222-225.

[18] 李智敏，张庭，石瑶，等. 不同采收期云南黄连中有效生物碱含量测定[J]. 西南农业学报，2011，24(4)：1294-1297.

[19] 赵庆国，吴素体，王颖，等. 不同品种和产地黄连的总生物碱含量测定[J]. 时珍国医国药，2001，12 (11)：974.

[20] 钟国跃，黄小平，马开森，等. 我国黄连(味连)质量评价研究[J]. 中国中药杂志，2005，30(7)：495-497.

[21] 田浩，石瑶，吴丽华，等. 不同产地不同部位云黄连生物碱成分累积研究[J]. 云南大学学报(自然科学版)，2012，34(5)：570-576.

[22]　刘环香,周本宏,冯兰珠,等.黄连的不同干燥方法对小檗碱含量的影响[J].中国药房,1993,4(3):16-17.
[23]　李学刚,吴光权,叶小利,何红梅.黄连农药增效剂:中国,CN1709066A[P].2005-12-21.

（唐于平　严铸云　钟国跃　黄必胜）

菘蓝类药用生物资源及其资源化利用研究

板蓝根(Isatidis Radix)为菘蓝十字花科(Brassicaceae)菘蓝属(*Isatis* L.)植物菘蓝(*Isatis indigotica* Fort.)的根及根茎。其性寒,味苦,有清热解毒、凉血利咽之功效。菘蓝的干燥叶称大青叶(Isatidis Folium),具有清热解毒、凉血消斑的功效,用于温邪入营、高热神昏、发斑发疹、黄疸、热痢、痄腮、喉痹、丹毒、痈肿等病症的治疗和预防。

菘蓝属全世界有30余种,分布在中欧、地中海、西亚及中亚地区[1]。我国菘蓝属植物共有6种和1变种,作为药用的主要为菘蓝、长圆果菘蓝(*I. oblongata*)、毛果菘蓝(*I. tinctoria* var. *praecox*)、小果菘蓝(*I. minima*)和欧洲菘蓝(*I. tinctoria* var. *tinctoria*)。

菘蓝原产我国,野生于湿润肥沃的沟边或林缘。现全国各地广为栽培,主产河北省、陕西省、江苏省、安徽省。菘蓝适应性较强,对气候和土壤要求不严,中国南北方各省平原和山区均能生长。喜温暖气候,但耐寒、耐霜,怕水涝,属深根性植物,以土层深厚、肥沃、疏松的砂质壤土栽培为好。

为二年生草本植物。主根深长,上部常有紫晕,直径5~8 mm,外皮灰黄色。茎直立,高40~100 cm,光滑无毛。叶互生;基生叶具柄,叶片长圆状椭圆形;茎生叶长圆形至长圆状披针形,下部叶较大,渐上渐小,长3~15 cm,宽0.5~3.5 cm,先端钝尖,基部垂耳圆形,半抱茎,全缘。复总状花序;花小,无苞,花梗细长;花萼4,绿色;花瓣4,黄色,倒卵形;雄蕊6,4强;雌蕊1,长圆形。角果长圆形,扁平翅状,紫色,具中肋。种子1枚。花期4~5月。果期6月。

一、板蓝根资源利用现状

板蓝根是常用大宗中药材品种,含有板蓝根的中医方剂约2 084首,用于治疗流行性感冒、流行性乙型脑炎、流行性腮腺炎、带状疱疹、急性病毒性结膜炎、急性病毒性心肌炎、感染性心内膜炎等病症疗效显著。板蓝根煎剂在1∶200稀释度时即有显著的抗病毒效应,因此常用于预防各类型病毒性疾病传播。

菘蓝茎叶可加工制成青黛,其所含靛玉红用于治疗慢性粒细胞白血病、银屑病等。青黛所含的总酮类物质在体内外对小鼠Lewis肺癌及黑色素瘤细胞株B16均有抑制作用。3-(2′-羧基苯基)-4(3H)-喹唑酮体内、体外均有抗内毒素作用。色胺酮体外对人肝癌BEL7402细胞、卵巢癌A2780细胞具有较强的体外杀伤能力,对黑色素瘤细胞株B16有抑制作用,对7种皮肤病真菌有较强的抑菌及抗炎作用。依靛蓝双酮具有清除次黄嘌呤与黄嘌呤氧化酶系统产生的过氧化物、刺激嗜中性粒细胞、抑制5-脂氧合酶的活性和降低细胞分泌白三烯B4(LT-B4)水平的作用。3-羟基-3-乙腈-4-羟基-2-吲哚酮等具有体外抗单纯疱疹病毒2型(HSV2型)活性。2,4-(1H,3H)-喹唑二酮和表告依春有抗流感病毒作用。3-(2′-羟基苯基)-4(3H)-喹唑酮等具有体外抗内毒素作用。clemastanin B具有显著的抗病毒活性[2]。板蓝根多糖对特异性免疫和非特异性免疫均具有一定的促进作用。板蓝根体外对人多形核细胞(PMN)氧化作用及化学发光具有激活作用,体内对S180肉瘤、H22肝癌具有一定的抑制肿瘤生长的作用。以板蓝根资源植物为原料生产的主要产品及其资源价值,见表4-17。

表 4-17 以板蓝根资源植物为原料生产的主要产品及其资源价值

产品名称	利用部位/物质	资源价值
板蓝根配方颗粒	干燥根/浸膏	医药、保健(清热凉血)
板蓝根颗粒	干燥根	医药、保健(清热凉血)
板蓝根片	干燥根	医药产品(清热凉血)
板蓝根冲剂	干燥根	医药、保健(清热凉血)
板蓝根提取物	干燥根	医药、保健产品(抗病毒)
板蓝根茶	干燥根	医药产品(清热凉血)
板蓝根糖浆	干燥根	医药产品(清热凉血)
板蓝根胶囊	干燥根	医药产品(清热凉血)
板蓝根含片	干燥根	医药产品(清热凉血)
板蓝根滴丸	干燥根	医药产品(清热凉血)
板蓝根注射液	干燥根	医药产品(清热凉血)
板蓝根颗粒(无糖型)	干燥根	医药产品(清热凉血)
新复方大青叶片	干燥叶	医药产品(清热凉血)
复方大青叶栓	干燥叶	医药产品(清热凉血)
复方大青叶颗粒	干燥叶	医药产品(清热凉血)
复方大青叶合剂	干燥叶	医药产品(清热凉血)
复方大青叶注射剂	干燥叶	医药产品(清热凉血)

二、资源性化学成分

1. 生物碱类资源性化学成分　迄今,国内外学者已从板蓝根中分离出 100 余种化学成分,可分为生物碱类、有机酸类、硫代葡萄糖苷类、木脂素类、香豆素类、黄酮类、蒽醌类、核苷类、甾醇类、氨基酸类等[2~4]。

从菘蓝根中分离得到的生物碱类型主要为吲哚类生物碱、喹唑酮类生物碱、喹啉类生物碱。其中,吲哚类生物碱大多含有酮基,也有成苷存在,有些含有两个母核。取代基主要在 3 位大多为醛基、乙腈基或酮基,2 位、5 位羟基取代,1 位氮原子上大多为甲氧基取代。代表性资源性化学成分主要有靛蓝(indigo)、靛玉红(indirubin)、羟基靛玉红(hydroxyindirubin)、依靛蓝酮(isaindigodione)、青黛酮(gingdainone)、(*E*)-3-(3′,5′-二甲氧基-4′-羟苄)-2-吲哚酮、2,3-二氢-4-羟基-2-氧-吲哚-3-乙腈、吲哚-3-乙腈-6-*O*-*β*-*D*-葡萄糖苷(indole-3-acetonitrile-6-*O*-*β*-*D*-glucopyranosid)、(*E*)-2-[(3′-吲哚)腈基亚甲基]-3-吲哚酮、2,5-二羟基吲哚(2,5-dihydroxyindole, Ⅰ)、3-乙酸基吲哚(3-acetoxyacetic indole, Ⅱ)、3-甲酰吲哚(3-formylindole, Ⅲ)、1-甲氧基-3-吲哚醛(1-methoxy-3-indolecarbaldehyde, Ⅳ)、1-甲氧基-3-乙腈基吲哚(1-methoxy-3-indoleactonitrile, Ⅴ)、3-吲哚醛、4-羟基-3-吲哚醛、靛红(isatin)、3-羟基-3-乙腈-4-羟基-2-吲哚酮。

菘蓝新鲜叶中含大青素 B(isatan B);菘蓝干叶含 5-羟基-2-吲哚酮,靛蓝、靛玉红,5-羟基-2-吲哚酮(5-hydroxy-2-indolinone),青黛酮、(*E*)-3-(3′, 5′-dimethoxy-4′-hydroxybenzylidene)-2-indolinone。

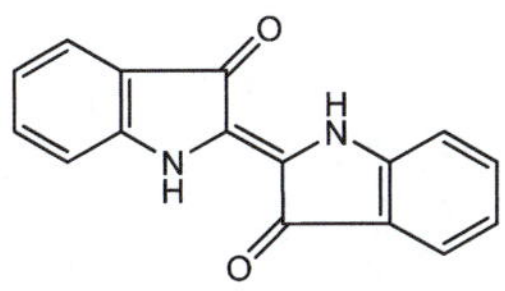

靛蓝

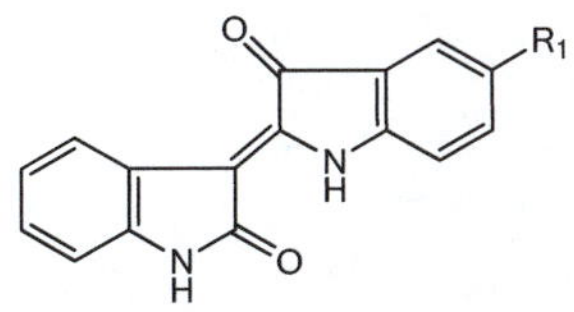

靛玉红　$R_1=H$　羟基靛玉红　$R_1=OH$

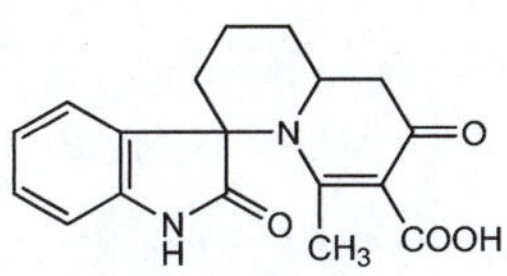

依靛蓝酮

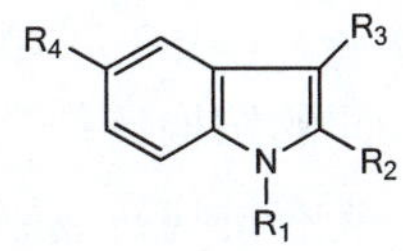

Ⅰ 2，5-羟基吲哚：$R_1=H, R_2=OH, R_3=H, R_4=OH$

Ⅱ 3-乙酸基吲哚：$R_1=H, R_2=H, R_3=COOH, R_4=H$

Ⅲ 3-甲酰基吲哚：$R_1=H, R_2=H, R_3=CHO, R_4=H$

Ⅳ 1-甲氧基-3-吲哚醛：$R_1=OCH_3, R_2=H, R_3=CHO, R_4=H$

Ⅴ 1-甲氧基-3-乙腈基吲哚：$R_1=OCH_3, R_2=H, R_3=CH_2CN, R_4=H$

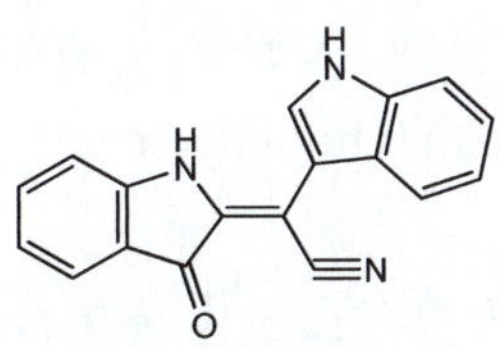

(*E*)-2-[(3′-吲哚)腈基亚甲基]-3-吲哚酮

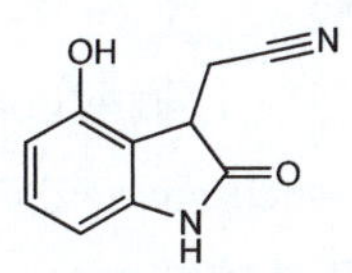

2,3-二氢-4-羟基-氧-吲哚-3-乙腈

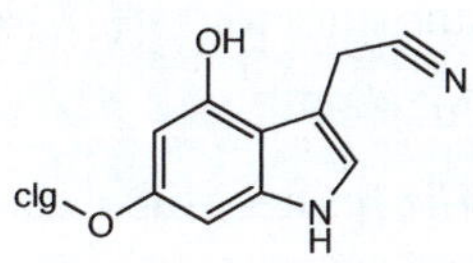

吲哚-3-乙腈-6-*O*-*β*-*D*-葡糖苷

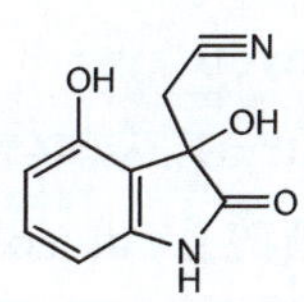

3-羟基-3-乙腈-4-羟基-2-吲哚酮

(1) 喹唑酮类生物碱：该类生物碱自然界数量较少，生源上认为是邻氨基苯甲酸衍生的生物碱成分。目前从板蓝根中获得 8 种：3-羟苯基-4(3H)-喹唑酮[3-(2′-hydroxyphenyl)-4(3H)-quinazolinone、isaindigotone {(*E*)-3-[(3, 5-dimethoxy-4-hydroxyphenyl) methylene]-2, 3-dihydropyrrolo [2, 1-b]quinazolin-9(1H)-tone]}、4 (3H)-喹唑酮[4-(3H)-quinazolinone]、3-(2′-羧基苯基)-4(3H)-喹唑酮[3-(2′-carboxyphenyl)-4(3H)-quinazolinone]、2,4-(1H, 3H)-喹唑二酮[2,4-(1H,3H)-quinazolinedione]、去氧鸭嘴花酮碱(deoxyvasicinone)、色胺酮(tryptanthrin)，板蓝根二酮 B、板蓝根甲素(isatan A)。

大青叶中含有 2,4-(1H, 3H)喹唑二酮、色胺酮、去氧鸭嘴花酮碱，4(3H)喹唑酮，10H-吲哚-(3,2*β*)-喹啉、3-(2-羧苯基)-4-(3H)-喹唑酮[3-(2-carboxyphenyl)-4-(3H)-quinazolinone]。

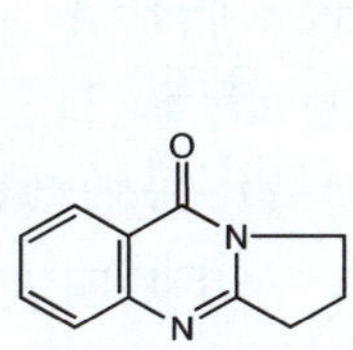

脱氧鸭嘴花酮碱

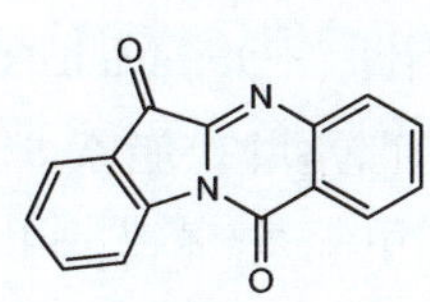

色胺酮

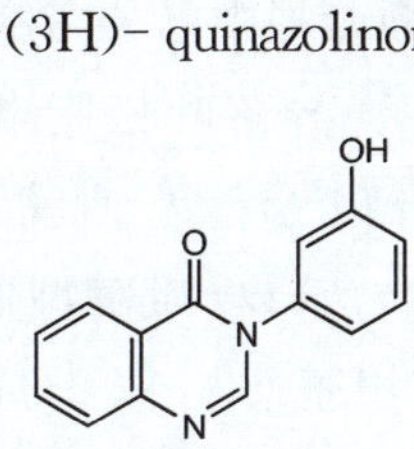

3-(2′-羟基苯基)-4(3H)-喹唑酮

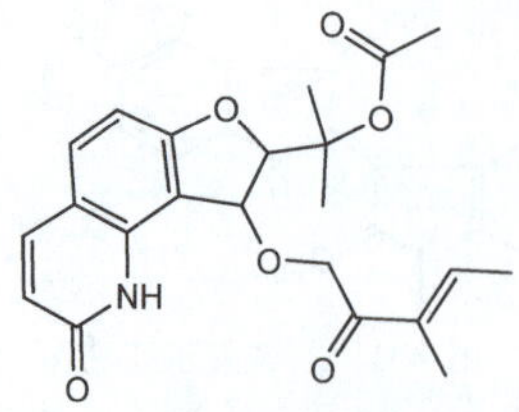

板蓝根甲素

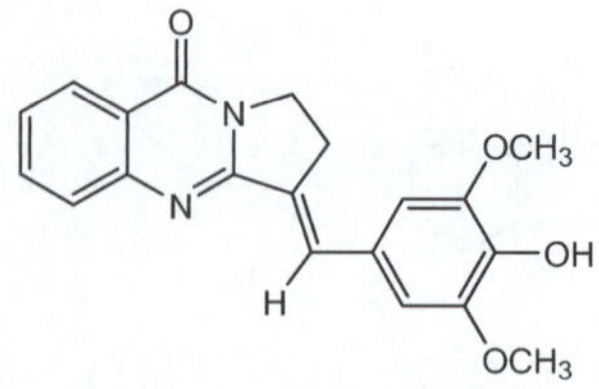

isaindigotone

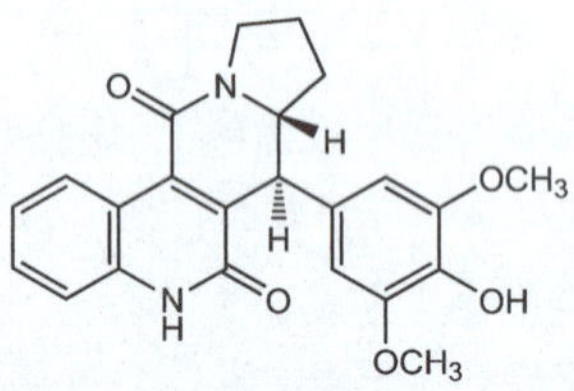

依靛蓝双酮

(2) 中氮茚类生物碱：中氮茚生物碱是一类重要的天然有机化合物，共同的结构特征是具有含一个氮原子的五元和六元并环体系的吲哚类似物，具有抗病毒、抗肿瘤、抗炎、抗真菌、抗利什曼原虫、抗氧化、组胺 H_3 受体拮抗及免疫调节等多种生物活性。依靛蓝双酮(isaindigotidione)是从板蓝根中首次发现的具有中氮茚并喹啉骨架的中氮茚生物碱衍生物(indolizino[7,6-c] quinoline derivative)。

2. 其他类资源性化学成分

(1) 有机酸类：板蓝根中分离得到的有机酸有三种类型：芳香酸类、高级饱和或不饱和脂肪酸类、小分子有机酸类。主要有烟酸、2-羟基-1,4-苯二甲酸、苯甲酸、水杨酸、丁香酸(syringic acid)、邻氨基苯甲酸(2-amino benzoic acid)、棕榈酸(palmitic acid)、亚油酸(linolenic acid)、顺丁烯二酸(maleic acid)、芥酸(erucic acid)、琥珀酸(succinic acid)等。

(2) 硫代葡萄糖苷类及其酶解成分：硫代葡萄糖苷普遍存在于十字花科植物类群中。目前从板蓝根中已分离鉴定的该类化学成分有 1-硫氰基-2-羟基-3-丁烯(1-thiocyano-2-hydroxy-3-butene)、5-甲氧基-3-吲哚甲基芥子油苷(5-oxymethyl-3-indolylmethylgluosinolate)、5-羟基-3-吲哚甲基芥子油苷(5-hydroxy-3-indolylmethylgluosinolate)、表告依春(epigoitrin)、告依春(goitrin)、前告依春(progoitrin)、表前告依春(epiprogoitrin)等[5]。

菘蓝鲜叶中含芸苔葡糖硫苷(glucobrassicin)、新葡糖硫苷(neoglucobrassicin)、1-磺酰-3-吲哚甲基葡萄糖异硫氰酸盐(1-sulpho-3-indolylmethylglucosinolate)，即 1-磺酰芸苔苷。

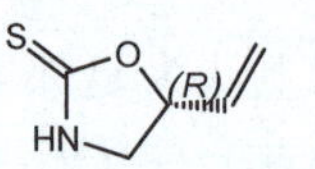

表告依春 (*R*-goitrin)

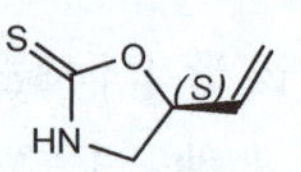

告依春 (*S*-goitrin)

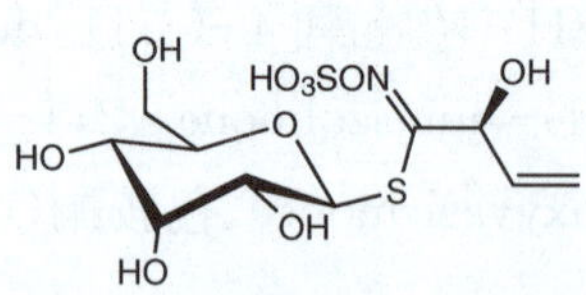

表前告依春

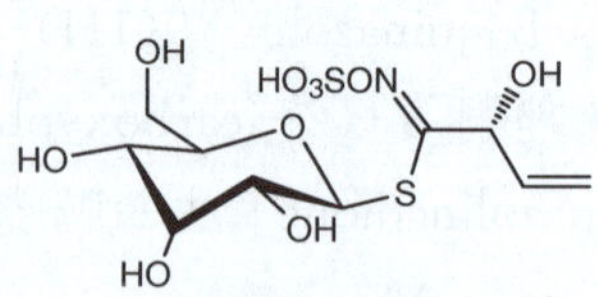

前告依春

(3) 木脂素类：板蓝根中已分离鉴定的木脂素类化合物多为单体、二聚物及其苷[6]。如落叶松树脂醇(lariciresinol)、(+)-异落叶松脂素[(+)-isolariciresinol]、板蓝根木脂素苷 A(indigoticoside A)，(+)-落叶松脂素-4-*O*-*β*-*D*-吡喃葡萄糖苷[(+)-lariciresinol-4-*O*-*β*-*D*-glucopyranoside]、落叶松脂素 4,4′-二-*O*-*β*-*D*-吡喃型葡萄糖苷、落叶松脂素 9-*O*-*β*-*D*-吡喃型葡萄糖苷、2-[(4-羟基-3-甲氧基-苯基)-甲基]-4-[(4-羟基-3-甲氧基-苯基)-甲基]-3-羟甲基四氢呋喃、2-甲氧基-4-{四氢-4-[(4-羟基-3-甲氧基-苯基)-甲基]-3-羟甲基-2-呋喃基}-苯基-1-*O*-*β*-*D*-葡糖苷、表松脂酚(epipinoresinol)[4]、落叶松脂素 4-O-β-D-葡萄糖苷、7S,8R,8′R-(+)-落叶松脂素 4,4′-二-O-β-D-吡喃葡萄糖苷以及直铁线莲宁 B(clemastanin B)、紫丁香苷(syringin)、4-(1,2,3-三羟基丙基)-2,6-二甲氧基苯-1-O-β-D-葡萄糖苷。

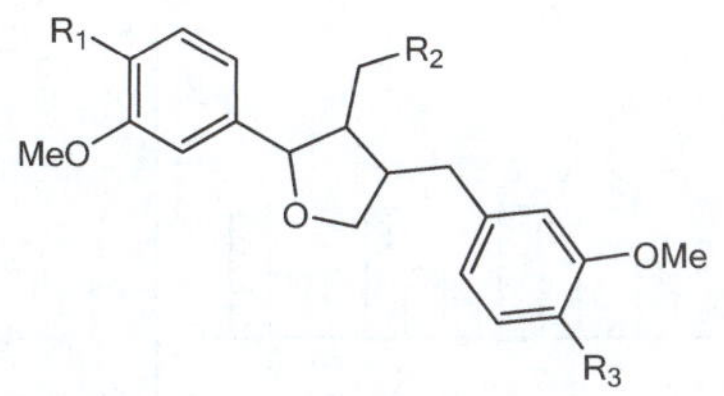

落叶松树脂醇：R_1 = OH, R_2 = OH, R_3 = OH

落叶松树脂醇-4-O-β-D-吡喃型葡萄糖苷：R_1 = glc, R_2 = OH, R_3 = OH

落叶松树脂醇-4,4′-二-O-β-D-吡喃型葡萄糖苷：R_1 =glc, R_2 = OH, R_3 = glc

落叶松树脂醇-4′-O-β-D-吡喃型葡萄糖苷：R_1 =OH, R_2 = OH, R_3 = glc

落叶松树脂醇-9-O-β-D-吡喃型葡萄糖苷：R_1 =OH, R_2 =glc, R_3 = OH

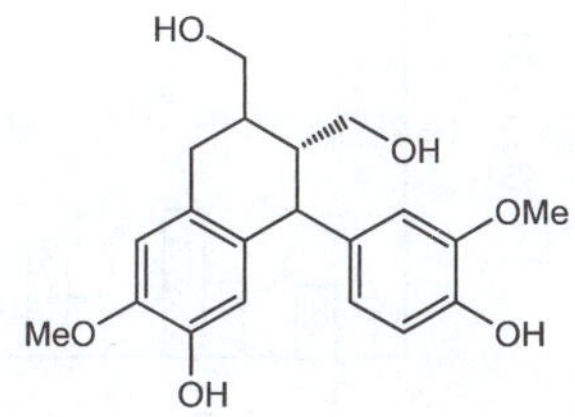

(+)-异落叶松树脂醇

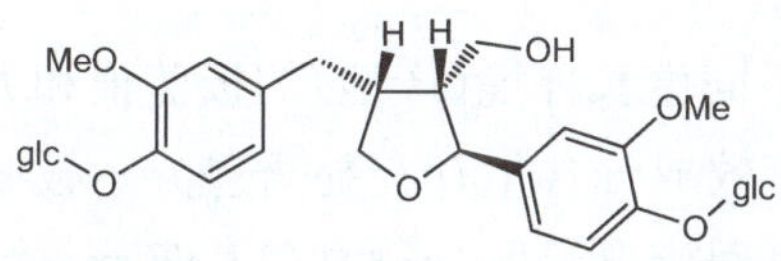

7S,8R,8R'-(+)-落叶松树脂醇-4,4′-二-O-β-D-吡喃葡萄糖苷

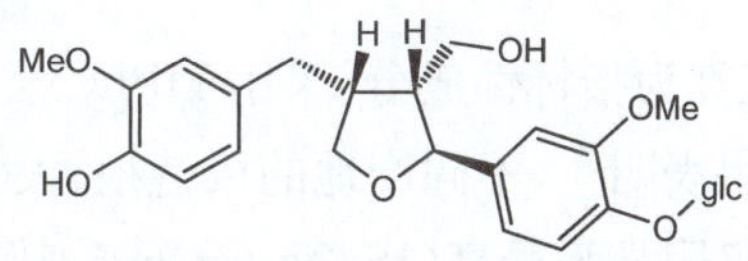

(+)-落叶松树脂醇-4-二-O-β-D-吡喃葡萄糖苷(木脂素苷A)

(4) 香豆素类：迄今从板蓝根中仅分离得到一个新颖结构的香豆素类化学成分，为板蓝根异香豆素 A(indigotiisocoumarin A)，即 3-(3-pyrrole)-6-hydroxy-7-hydroxymethyl-isocoumarin。

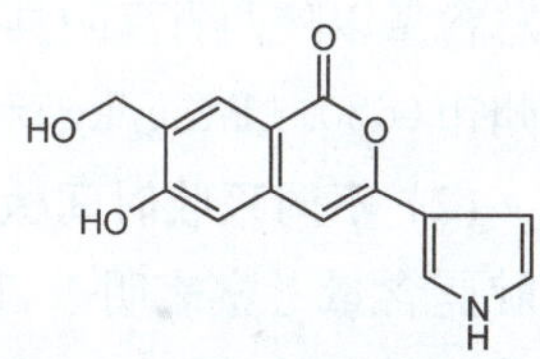

板蓝根异香豆素 A

(5) 黄酮类：从菘蓝根中已分得 7 种黄酮类化学成分，即异牡荆苷(homovitexin)、蒙花苷(linarin)、甜橙素(sinensetin)、半齿泽兰素(eupatorin)、新橙皮苷(neohesperidin)、异甘草素(isoliquiritigenin)、甘草素(liquiritigenin)等。

(6) 蒽醌类：板蓝根中含有大黄素、大黄素-8-O-β-D-糖苷等。

(7) 核苷类：大青叶、板蓝根中均含有腺苷、尿苷、次黄嘌呤、尿嘧啶、鸟嘌呤等化学成分。

(8) 甾醇类：已从菘蓝中分得 9 种甾醇类化学成分，如 β-谷甾醇、γ-谷甾醇、胡萝卜苷、扶桑甾醇、豆甾醇、胆甾醇、β-谷甾醇十二烷酸酯、(24R)-乙基-3β,5α,6β-三羟基胆甾烷、3β,6α-二羟基豆甾烷。

(9) 氨基酸类：迄今在菘蓝资源植物中已报道的氨基酸种类有 Arg、Glu、Tyr、Pro、Val、γ-氨基丁酸(γ-amino-butyric acid)、Leu、Trp、Asp、Thr、Ser、Gly、Ala、Ile、Phe、His、Lys 等。

(10) 其他类：板蓝根中尚含有丰富的多糖及低聚糖类物质，也含有酮类、5-羟甲基糠醛、正丁基-β-D-吡喃果糖、焦脱镁叶绿酸、甲酸铵、远志醇等。另外，尚含有 Ca、Mg、Zn、Fe 等微量元素。生物活性评价证实，板蓝根多糖、硫酸葡聚糖具有显著的抗病毒作用。

三、资源性化学成分的积累动态与分析评价

1. 生物碱类资源性化学成分的动态分析评价

(1) 不同产地板蓝根中靛蓝、靛玉红的分析评价：通过 HPLC 分析 9 批不同产地板蓝根药材中的靛玉红和靛蓝含量，发现河南省清丰市产板蓝根靛玉红和靛蓝含量最高。同一生产区域，GAP 生产基地生产的药材其主要成分含量明显高于普通种植药材(图 4-29)，说明规范种植在一定程度上保障了药材

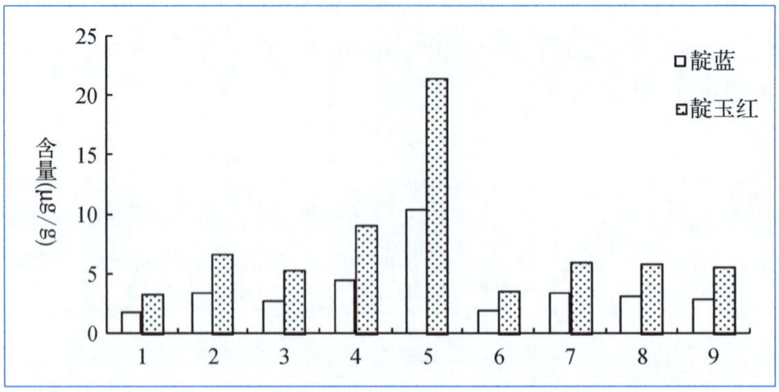

图 4-29 不同产地板蓝根中靛玉红和靛蓝含量分析

1. 山东省临沂市 2. 河北省玉田市(同仁堂 GMP 基地) 3. 安徽省阜阳市 4. 河北省祈新市 5. 河北省清丰县 6. 内蒙古自治区赤峰市 7. 安徽省阜阳市(白云山 GAP 基地) 8. 安徽省太和县 9. 黑龙江省哈尔滨市

的质量[7]。

以靛蓝、靛玉红为指标性成分,采用 HPLC 法对 5 批不同生长环境(产地)的板蓝根和大青叶中有效成分进行测定。结果表明[8],不同产地的板蓝根、大青叶中有效成分含量存在显著差异。板蓝根的有效成分总含量以陕西省汉阴县为最高(16.27 mg/kg),其次为宁夏回族自治区隆德县(15.67 mg/kg)、安徽省亳州市(14.90 mg/kg)和安徽省临泉县(14.23 mg/kg),黑龙江省佳木斯市最低(13.97 mg/kg);大青叶中有效成分总含量以陕西省汉阴县为最高(698.32 mg/kg),其次为宁夏回族自治区隆德县(683.68 mg/kg)、安徽省亳州市(680.11 mg/kg)和安徽省临泉县(654.19 mg/kg),黑龙江省佳木斯市最低(642.73 mg/kg)。

(2) 不同采收时间板蓝根中靛玉红、靛蓝的积累动态分析: 同一产地不同采集期的板蓝根中靛玉红与靛蓝含量考察表明[8],11 月靛玉红和靛蓝的含量均达到最高,分别为 1 004 μg/g 和 12.3 μg/g,前者是其他月份的 95.6~215 倍,后者是最低月份的近 3 倍。结合药材生物产量,板蓝根药材适宜采收期为 11 月份。

(3) 不同产地板蓝根中 2,4(1H, 3H)喹唑二酮的分析与评价: 对 8 个产地的板蓝根药材中 2,4(1H,3H)喹唑二酮的含量进行测定。结果表明,主要产地的板蓝根药材中 2,4(1H,3H)喹唑二酮含量差异较大,其中以河北省承德市产的板蓝根含量最高(0.26 mg/g),河北省安国市(0.11 mg/g)和安徽省亳州市(0.13 mg/g)的次之,其他几个产地的含量相对较低。安徽省阜阳市和安徽省太和县产的药材均是板蓝根 GAP 基地所产,药材中 2,4(1H,3H)喹唑二酮的含量相差不大(0.07~0.08 mg/g)[9]。

(4) 药材加工过程资源性化学成分的分析评价

1) 生物碱类: 将新采挖的鲜板蓝根分别采用不同温度的鼓风烘干与远红外线烘干、晾晒、阴干 4 种方式进行干燥。结果表明,各组板蓝根表告依春含量为 3.847~5.204 mg/g,尿苷含量为 0.701~1.028 mg/g,2 种有效成分均在鼓风烘干组样品中含量达到最高[10]。

2) 氨基酸类: 板蓝根中游离氨基酸随加工方式、加工条件等发生变化,加工条件越剧烈,游离氨基酸含量越少[11]。新鲜板蓝根中游离氨基酸占 4.21%,晒干后的板蓝根中游离氨基酸为 3.87%,40℃烘干的板蓝根中游离氨基酸为 1.69%,经 40℃烘干后再水煮的板蓝根中游离氨基酸的质量分数仅占 1.16%。

(5) 不同产地板蓝根中木脂素类成分的分析与评价: 对不同产地板蓝根中直铁线莲宁 B (clemastanin B)的含量测定[12],发现直铁线莲宁 B 因产地不同含量显示较大差别,其中河北省安国市产板蓝根(0.900 mg/g)比甘肃岷县产(0.269 mg/g)含量高出 3 倍多。另报道,板蓝根药材中 clemastanin B 的含量(mg/g)高低依次为:吉林省延边市 0.619 2、江苏省连云港市 0.524 0、安徽省亳州市 0.440 7、河北省定县 0.412 4、河南省商丘市 0.346 1、湖北省房县 0.213 8。以吉林省、江苏省、安徽省、河北省含量较高。

(6) 不同产地板蓝根中表告依春的分析与评价： 不同产地板蓝根中表告依春含量差异较大[13]。5 个产地板蓝根中表告依春含量分别为：江苏省泰州市 0.144 1%，安徽省亳州市 0.008 3%，河北省安国市 0.006 3%，广西壮族自治区陇西县 0.005 7%，江苏省徐州市 0.000 4%。其中江苏省泰州市产者含量最高，是亳州市的 17 倍，广西壮族自治区的 25 倍。最高与最低相差 360 倍。另报道 10 批板蓝根药材中表告依春含量在 0.004 2%～0.066 3%，均值为 0.032 68%，甘肃省武威市产者含量最低。

(7) 不同采收期板蓝根中核苷类化学成分的动态评价： 不同采收期板蓝根药材中腺苷的含量变化显示，在 9 月 30 日以前增长最快，在 10～11 月期间达到较高含量(300 mg/kg)，此后，板蓝根中腺苷的含量略有增长，但增长幅度较小[14]。对 3 批药市板蓝根中腺苷的含量测定显示，含量相差不大，均接近 500 μg/g。对安徽省亳州市药材市场板蓝根药材中尿苷、腺苷和鸟苷 3 种核苷的含量分析。结果表明，板蓝根药材中 3 种核苷含量相近，尿苷为 0.040 47%，鸟苷为 0.047 48%，腺苷为 0.049 70%，总核苷平均含量为 0.137 7%。

(8) 板蓝根不同生长期氨基酸类化学成分的动态评价： 植物体内的游离氨基酸来源于氮素的同化及蛋白质等含氮化合物的分解，游离氨基酸不仅是氮素代谢中心物质，也是根部与地上部分之间氮素循环和植物体内氮素储存的主要形态。已有研究发现，在植株器官形成初期，该器官可溶性氨基酸含量较高，有利于器官的形成。在不同生长期板蓝根中氨基酸合成累积逐月上升，至 11 月中旬达到最高值[15]。

(9) 不同生长期板蓝根中多糖类化学成分的分析与评价： 不同生长期板蓝根中总多糖含量高于大青叶中的总多糖。不同生长期板蓝根及大青叶中总多糖逐月增加，均在 11 月总多糖含量最高[15]。

综上分析表明，板蓝根中靛玉红、靛蓝、腺苷、氨基酸、多糖等成分的累积高峰期均出现在 11 月，表明板蓝根适宜的采收期为 11 月。由于产地不同造成各类成分含量上有较大差异，受菘蓝种质、栽培地域、土壤、气候、采收加工等诸多因素的影响，造成栽培板蓝根质量不稳定，相关中药资源化学综合评价工作基础还比较薄弱，上述研究尚不足以阐明板蓝根药材种内变异、药材性状变异、种内化学成分组成的多型性等。因此，在板蓝根优良种质选育、药材规范化生产过程均有深入研究。

四、板蓝根资源化利用与产品开发

1. 板蓝根资源性物质的多途径利用与产品开发　国内外研究表明，板蓝根具有多种结构类型的化学成分作用于机体而发挥协同效应。总生物碱具有抗炎、抗病毒和解热作用，主要有效成分为脂溶性的靛蓝、靛玉红和水溶性成分表告依春等。丁香酸等有机酸类成分已被证明具有抗内毒素、抗炎、抗氧化等与清热解毒功效相符的活性，逐渐成为国内外学者关注的热点。靛玉红为抑菌的主要成分。总木脂素具有良好的抗病毒作用；板蓝根多糖具有免疫调节、清除自由基、抗肿瘤等药理活性。利用板蓝根制药残渣可开发板蓝根多糖保健酒等再生利用产品。板蓝根中资源性物质的多途径利用与产品开发途径，如图 4-30 所示。

2. 板蓝根固体废弃物的资源化利用

(1) 板蓝根药渣的资源化利用： 板蓝根药渣粗纤维含量在 29%～35%之间，其中还含有大量的木质素、半纤维素等[16,17]。直接饲喂家畜，消化率低，适口性差，影响采食。将风干切碎的药渣装在塑料袋中，按每千克药渣加入 20%氨水 35 kg，然后封口。密封 50 d 后即可饲用。药渣中蛋白质含量低，当与氨相遇时，其有机物与氨发生氨解反应，破坏木质素与多糖(纤维素、半纤维素)链间的酯键结合，并形成

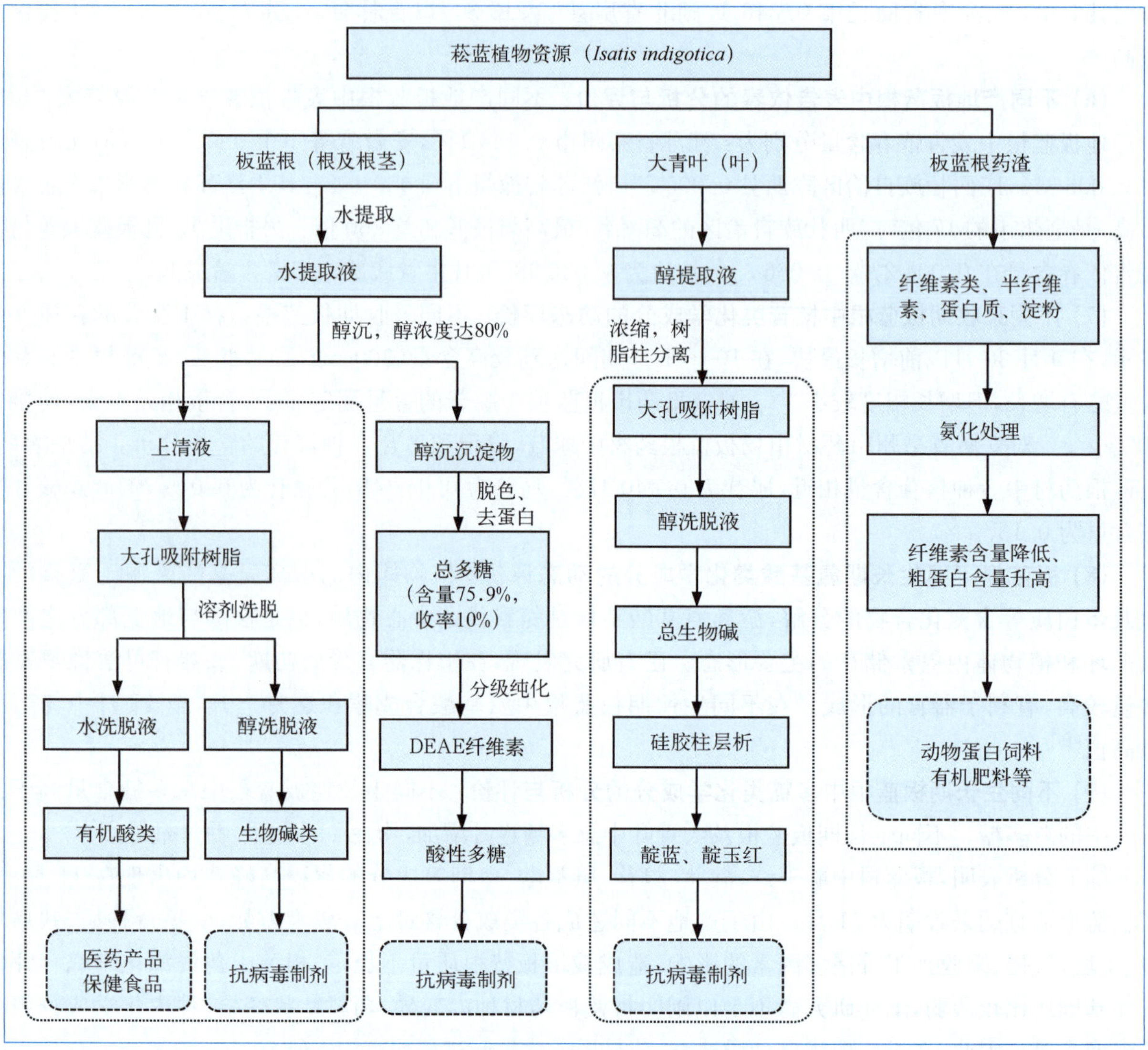

图 4-30　菘蓝资源植物的系统利用与资源产业化途径

铵盐，成为牛、羊瘤胃内微生物的氮源。同时，氨溶于水形成氢氧化铵，对粗饲料有碱化作用。因此，氨化处理是通过氨化与碱化双重作用以提高药渣的营养价值。药渣经氨化处理后，粗蛋白质含量可提高 100%～150%，纤维素含量降低 10%，有机物消化率提高 20%以上，是牛、羊反刍家畜良好的粗饲料。

板蓝根药渣中含有大量的纤维素、淀粉、粗蛋白、磷、钾等营养成分，用 20%药渣有机肥和 80%牛粪混合的施肥效果显著，值得推广利用[18]。

(2) 板蓝根醇沉物的资源化利用： 采用传统的水提醇沉工艺生产板蓝根颗粒过程中产生的泥状沉淀物，其中含有大量的淀粉、多糖及蛋白质等，是微生物可以利用的营养物质，同时也残留一部分药效成分。板蓝根醇沉物中靛玉红的量明显高于板蓝根颗粒剂前浸膏，经过发酵后醇沉物中的有效成分靛玉红的质量分数仍然高达 0.45 μg/g，可以发挥清热解毒的作用。醇沉物中的糖分以多糖为主，而多数微生物只能以小分子的单糖、双糖作为碳源，对其多糖进行水解，可成为发酵性糖。对板蓝根醇沉物采用液态发酵培养产朊假丝酵母，在优化培养条件下培养 20 h 后，产朊假丝酵母的生长达到稳定期，其活菌数达到 6.61×10^{8}/mL[19]。

◇参◇考◇文◇献

[1] 中国科学院中国植物志编辑委员会. 中国植物志. 第三十三卷[M]. 北京：科学出版社，1987：61-66.

[2] 黄家娣. 板蓝根化学成分和药理作用综述[J]. 中国现代药物应用，2009，3(15)：97-198.

[3] 薛多清，柳继锋，张雪梅，等. 板蓝根的化学成分研究[J]. 中草药，2006，37(9)：1306-1309.

[4] 刘云海，吴立军，李华. 板蓝根化学成分研究[J]. 沈阳药科大学学报，2002，19(2)：93.

[5] 何立巍，李祥，陈建伟. 板蓝根水溶性化学成分的研究[J]. 中国药房，2006，17(3)：232.

[6] 左丽，李建北，徐景，等. 板蓝根的化学成分研究[J]. 中国中药杂志，2007，32(8)：688-691.

[7] 董娟娥，梁宗锁，尉芹，等. 不同区域松蓝根、叶(板蓝根、大青叶)有效成分含量差异[J]. 应用生态学报，2006，17(9)：1613-1618.

[8] 马莉，孙琴，李友，等. HPLC法测定板蓝根药材及制剂中靛蓝和靛玉红含量[J]. 药物分析杂志，2010，30(9)：1642-1645.

[9] 陈松光，曾令杰，陈矛，等. 板蓝根适宜采收期的研究[J]. 中成药，2005，27(4)：430-432.

[10] 安益强，贾晓斌，陈妍桦. 高成林高效液相色谱法测定不同产地板蓝根中2，4(-1H，-3H)喹唑二酮含量[J]. 中华中医药杂志，2010，(2)：275.

[11] 罗云，金城，鄢丹，等. 不同干燥工艺对板蓝根水提物中有效成分的影响[J]. 2011，中草药，42(8)：1532-1536.

[12] 项雷文，汪惠勤，陆华珍，等. 板蓝根热加工过程中氨基酸组分分析[J]. 氨基酸和生物资源，2007，29(3)：57-59.

[13] 安益强，贾晓斌，昌莉丽，等. 不同产地板蓝根药材中 clemastanin B 的含量比较. 中国中药杂志，2009，34(14)：1823-1825.

[14] 张叶，张蕾，王玉. RPHPLC法测定板蓝根药材中腺苷和表告依春的含量[J]. 药物分析杂志，2008，28(11)：1848-1850.

[15] 肖慧，刘清飞，王义明，等. 高效液相法测定板蓝根药材中三种核苷的含量. 中成药，2008，30(11)：1654-1657.

[16] 刘冬莲. 不同生长期中菘蓝多糖和氨基酸含量变化规律研究[J]. 分子科学学报，2010，26(3)：199-202.

[17] 杨磊，夏禄华，张衷华，等. 植物提取生产中固形废弃物生态化利用的现状及发展趋势[J]. 现代化工，2008，28(4)：14-19.

[18] 刘萍，张海英. 试论中药药渣的合理利用[J]. 新疆中医药，2002，20(6)：49.

[19] 张丽霞，杜连祥，路福平. 利用板蓝根水提醇沉物生产产朊假丝酵母[J]. 中草药，2005，36(4)：531-534.

（陈建伟　李　祥　宿树兰）

苦豆子药用生物资源及其资源化利用研究

苦豆子(*Sophora alopecuroides* L.)是豆科槐属多年生草本植物。苦豆子植物的地下根茎、地上全草及种子皆可入药。其味苦，性寒，具有清热解毒、抗菌消炎、祛风燥湿、止痛杀虫等功效[1]。

我国苦豆子资源集中分布于荒漠化草原地带和荒漠区。东起包头市、神木县，西至霍城县、喀什市；南自叶城县、和田地区、若羌县、敦煌县、武威市、中卫市，北至哈巴河、阿尔泰、哈密地区、定新彝族苗族乡、乌拉特中、后旗县的广大地区，即位于北纬37～48°、东经75～110°之间。南部从鄂尔多斯高原经河西走廊至塔里木盆地，北部由内蒙古高原西段经阿拉善—额济纳旗高原、哈密盆地、吐鲁番盆地至准噶尔盆地，形成2条连续分布带。在2条分布带之间则成间断分布，且其分布沿黄河向西至靖远县、兰州市、民和回族土族自治县、循化撒拉族自治县和乐都区一带；向东可延伸到兴县、郑州市、开封市和商丘市以西的黄河区。除上述区域外，在河北省、西藏自治区也有分布[2]。俄罗斯、阿富汗、伊朗、土耳其、巴基斯坦和印度北部也有分布。苦豆子耐旱耐碱性强，生长快，多生于干旱沙漠和草原边缘地带。

一、苦豆子资源利用现状

苦豆子植物根茎、全草及种子在西北地区民间多作为药用。其中苦豆子根及根茎收载于《内蒙古中草药》，名为苦豆根，具有清肠燥湿、镇痛之功效，主治湿热痢疾、湿疹、牙痛、咳嗽等病症。苦豆子地上全草曾收载于1977年版《中华人民共和国药典》，名为苦豆草，具有清肠燥湿、止痛、杀虫之功效，主治痢疾、肠炎等病症。苦豆子种子收载于《新疆中草药手册》，名为苦豆子，具有清热燥湿、止痛、杀虫之功效。主治痢疾、胃痛、白带过多、湿疹、疮疖、顽癣等病症。

现代研究表明，苦豆子植物中生物碱类化学成分为其主要的资源性化学成分，具有抗菌、抗炎、抗肿瘤、抗病毒、止痛等多种生物活性，广泛应用于菌痢、结肠炎、肿瘤、肝炎、皮炎的治疗，并研制出系列产品如克泻灵片、盐酸槐定碱注射液、妇炎栓、苦参素胶囊(注射液)等。除药用价值外，苦豆子农用及饲用价值均较高，目前已有绿色农药及动物饲料产品上市。苦豆子植物中含有的生物碱类资源性化学成分，可用于防治植物病虫害[3]。苦豆子植物还可作为肥料用以提高农作物产量以及某些营养成分的含量[4]。苦豆子植物种子提取后的籽渣中含有丰富的蛋白质、氨基酸等营养成分，是良好的动物饲料来源[5]。以苦豆子资源植物为原料生产的主要产品及其资源价值见表4-18。

表4-18 以苦豆子资源植物为原料生产的主要产品及其资源价值

产品名称	利用部位/物质	资源价值
盐酸槐定碱注射液	种子槐定碱	医药(恶性滋养细胞肿瘤)
苦参素胶囊(注射液)	种子氧化苦参碱	医药(乙型肝炎)
苦豆子总碱	种子生物碱类	医药中间体、原料
苦参碱	种子苦参碱	医药中间体、原料
氧化苦参碱	种子氧化苦参碱	医药中间体、原料
槐定碱	种子槐定碱	医药中间体、原料
妇炎栓	种子生物碱类	医药(妇科炎症)
苦豆子绿色农药	种子生物碱类	农药(防治病虫害)
克泻灵片	全草生物碱类	医药(菌痢、结肠炎)
苦豆子油搽剂	全草生物碱类、挥发油类	医药(银屑病、湿疹)
苦豆子农肥	全草	农业肥料
苦豆子饲料	种子药渣蛋白类	饲料及添加剂

二、资源性化学成分

1. 生物碱类资源性化学成分　苦豆子植物资源所含化学成分类型丰富，主要包括生物碱类、黄酮类、挥发油类、脂肪酸类、氨基酸及蛋白质类、多糖类等[6]，其中，目前作为资源性化学成分开发利用较多的为生物碱类。

生物碱类资源性物质是苦豆子中主要的资源性化学成分，也是基础研究与开发利用最为深入的一类。苦豆子中含有的生物碱类化学成分其结构属喹诺里西啶类，是一类来自赖氨酸生源合成途径的生物碱，由三价氮原子形成稠合的2个哌啶环，又称双稠哌啶，故亦属于哌啶或吡啶的衍生物。按其结构主要可分为4类，即Ⅰ羽扇豆碱(lupinine)——二环型；Ⅱ金雀花碱(cytisine)——三环型；Ⅲ鹰爪豆碱(sparteine)——四环型；Ⅳ苦参碱(matrine)——四环型(图4-31)。其中以苦参碱型的生物碱含量相对较高。代表性化学成分有苦参碱型的苦参碱(matrine)、槐定碱(sophoridine)、莱曼碱(lehmannine)、槐果碱(sophocarpine)、槐胺碱(sophoramine)、异槐胺碱(isosophoramine)和新槐胺碱(neosophoramine)以及氧化苦参碱(oxymatrine)、氧化槐果碱(oxysophocarpine);羽扇豆碱型的 lamprolobine;野靛碱型的野靛碱(cytisine)和 N-甲基野靛碱(N-methylcytisine);臭豆碱型的臭豆碱(anagyrine)和巴普叶碱(baptifoline)。此外,苦豆子中还存在苦豆碱(aloperine)、尼古丁(nicotine)、三巴豆四胺(tricrotonyltetramine)等生物碱类化学成分[7]。

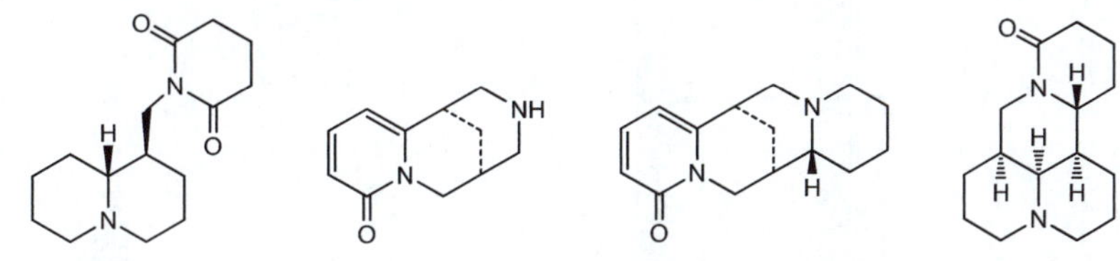

Ⅰ 羽扁豆碱　Ⅱ 金雀花碱　Ⅲ 鹰爪豆碱　Ⅳ 苦参碱

图 4-31　苦豆子中的主要生物碱类资源性化学成分

苦豆子中含有的生物碱类资源性化学成分,多具有抗菌、抗炎、抗肿瘤、抗病毒等多种生物活性,是苦豆子发挥清热解毒、抗菌消炎、杀虫功效的主要效应成分之一。自 20 世纪 30 年代以来,已分离鉴定 20 余种生物碱类化学成分。研究显示,苦豆子地上部分含总生物碱 6.11%～8.03%,种子含总生物碱约 8.11%。

2. 生物碱类化学成分的资源化利用

(1) 超声辅助提取生物碱类化学成分的制备工艺优化[8]: 对苦豆子种子中苦参碱、氧化苦参碱、槐果碱、氧化槐果碱、槐定碱、槐胺碱、金雀花碱等的制备工艺进行优化,基于 Box-Behnken 实验设计原理,设计了三因素三水平的响应面分析。考察 3 个独立变量参数对超声—酶联合提取 7 种生物碱(氧化苦参碱、槐果碱、苦参碱、氧化槐果碱、槐定碱、槐胺碱、野靛碱)时的影响。3 个因素为乙醇比例(X_1)、提取时间(min、X_2)、液固比例(mL/g、X_3)。根据 Design-Expert 8.5 软件响应曲面设计,需要 17 组提取实验优化提取工艺参数(5 组重复的中心点),并建立生物碱提取率(Y)对超声—酶联合提取参数的二次多元回归方程:

$$Y = \beta_0 + \sum_{i=1}^{3}\beta_i X_i + \sum_{i=1}^{3}\beta_{ii} X_i{}^2 + \sum_{i\neq j=1}^{3}\beta_{ij} X_i X_j$$

其中,Y 为方程预测生物碱的提取率,β_0 是常数项,β_i 是线性系数,β_{ii} 是二项式系数,β_{ij} 是截距系数。X_i 和 X_j 分别是独立变量的不同水平。

当乙醇比例为 62.22%,提取时间为 70.00 min 和液固比为 125.52 mL/g 时,可获得最大提取率。

(2) 酸水超声辅助提取生物碱类成分制备工艺优化: 利用响应曲面法(Box-Behnken Design)研究 pH、提取时间、液固比提取因素,在提取苦豆子中生物碱过程中所产生的影响。建立回归方程优化提取工艺参数,结果表明:在 pH 2.3,提取时间 66.7 min 和液固比 115.70 mL/g 的条件下,可获得最大提取率。

(3) 超声—酶法联用辅助提取生物碱类化学成分制备工艺优化: 采用超声—酶联合提取方法,7 种生物碱化学成分的提取率分别比酶提取率高出:33.57%(槐果碱)、125.31%(氧化槐果碱)、136.17%(氧化苦参碱)、32.13%(苦参碱)、43.28%(槐胺碱)、69.69%(槐定碱)、70.67%(野靛碱);

与超声提取方法相比高出：15.04%(槐果碱)、29.29%(氧化槐果碱)、27.59%(氧化苦参碱)、17.65%(苦参碱)、6.70%(槐胺碱)、28.44%(槐定碱)、19.26%(野靛碱)。

3 种不同提取生物碱方法与工业提取生物碱方法得率比较(图 4-32)。

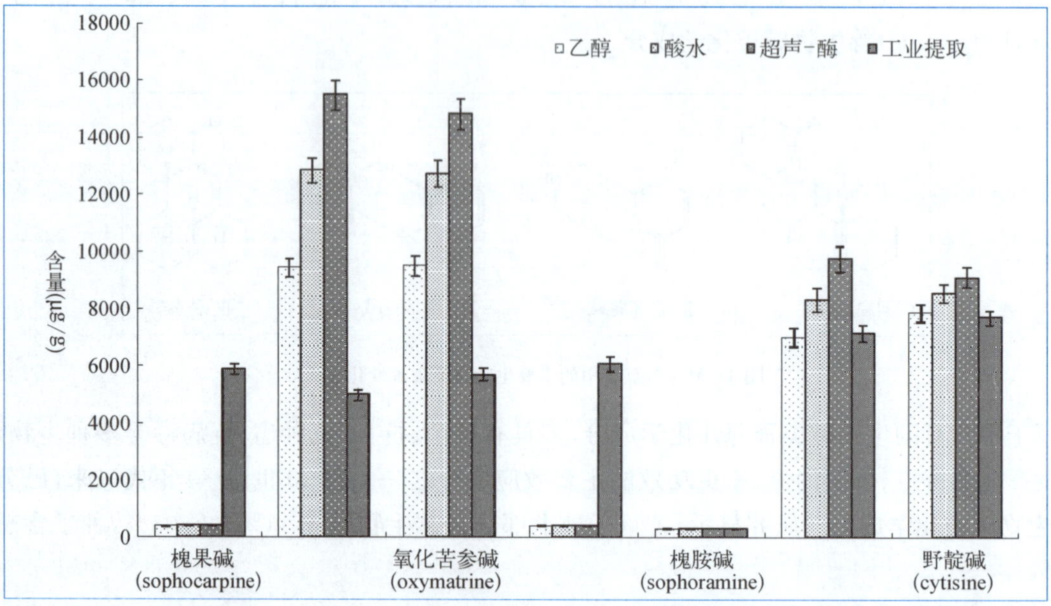

图 4-32　苦豆子中主要生物碱类化学成分不同提取方法的比较分析

4 种工艺提取槐果碱的比较中，工业提取工艺得率最高，分别是醇提、酸提、联合提取的 14.95 倍、14.50 倍、14.49 倍；氧化槐果碱以联合提取得率最高，分别是醇提、酸提、工业提取的 1.64 倍、1.21 倍、3.11 倍；氧化苦参碱以联合提取得率最高，分别是醇提、酸提、工业提取的 1.56 倍、1.17 倍、2.60 倍；苦参碱以工业提取工艺得率最高，分别是醇提、酸提、联合提取的 14.50 倍、14.61 倍、14.36 倍；槐胺碱的 4 种提取方法得率较为接近，联合提取得率最高，分别是醇提、酸提、工业提取的 1.05 倍、1.06 倍、1.10 倍；槐定碱以联合提取得率最高，分别是醇提、酸提、工业提取的 1.39 倍、1.17 倍、1.37 倍；野靛碱以联合提取得率最高，分别是醇提、酸提、工业提取的 1.16 倍、1.06 倍、1.18 倍；以上结果表明，在工业提取苦豆子植物生物碱的过程中，氧化苦参碱、氧化槐果碱大量降解为苦参碱、槐果碱，造成损失。在乙醇超声提取、酸水超声提取、超声—酶联合提取的比较以联合提取法在 7 种总生物碱及单个生物碱得率均优于其他方法。

有专利报道[9]，以苦豆子植物中含有的苦参碱及苦参烯碱为原料经加氢及氧化等步骤制备高纯度氧化苦参碱，用于制备治疗妇科病、乙型肝炎、各种原因引起的白细胞减少症、腹泻等多种疾病的药物。其具体工艺为：① 选择优质的苦豆子种子或茎和叶为物料进行粉碎，其粒度为 10～80 目，装入容器内，加入 1%～10%浓度的碱溶液进行浸出，碱溶液用量为物料重量的 20%～30%，浸出时间 24～48 h。② 将①项浸出完毕的物料装入夹套加热的搪瓷反应釜中，同时加入物料重量 1～5 倍的苯化合物或卤代烷有机溶剂，并搅拌加热至 70～120℃，进行至少 7 段以上的循环回流提取生物碱，每次循环回流时间 2～6 h，直至物料中无生物碱，提取结束。每次有机溶剂提取液转入容器内，用 5%～10%浓度用量为有机溶剂提取液的 1/2 的酸液进行转型，转型后用 30%碱液调节 pH 7.0～10.0，进行沉淀，再将沉淀经过离心分离得到苦参碱和苦参烯碱混合物和水溶液母液。③ 将②项的苦参碱和苦参烯碱混合物装入反应釜中，用少量水或乙醇溶解，加入金属镍催化剂，催化剂用量与苦参烯碱重量比为 1∶5～1∶15,然后封釜,用惰性气体氢气或氮气排除空气,通入 0.2～1.0 kg/cm^{2}压力的氢气,直至反应物中经薄层层析无苦参烯碱为止,停止加氢,反应结束。经离心分离,减压蒸馏浓缩,直至反应物中无溶剂,得到粗制苦参碱,分离得到的催化剂再生后重复使用。④ 再将②项的水溶液母液用碱液调节 pH 7.0～11.0 后,用苯化合物或卤代烷进行至少 7 段以上萃取苦参碱,用量为母液的 0.5～1.0 倍,萃取有机相经减压蒸馏回收溶剂,固体为粗制苦参碱,与③项的粗制苦参碱合并,再用 5～10 倍的石油醚进行重结晶,得到精制苦参碱晶体。⑤ 将精制的结晶苦参碱溶于水中,加入 30%浓度的 H_2O_2 进行氧化反应,H_2O_2 用量与苦参碱的摩尔比为 3∶1～5∶1,直至反应物经薄层层析无苦参碱色斑为止。⑥ 再用碱液调节 pH>7.0,并加热至 30～80℃,分解过量的 H_2O_2,直至无氧气溢出,减压蒸馏浓缩除掉大部分水,再加入苦参碱重量 5～10 倍的二氯乙烷共沸蒸馏除去剩余水分,过滤。⑦ 滤液蒸馏浓缩使滤液体积为苦参碱重量的 3～5 倍,再加入等重量的甲苯加热溶解,自然冷却直至氧化苦参碱结晶出现,进行离心分离结晶,结晶再用甲苯洗涤 2 次,经真空干燥得到白色氧化苦参碱产品。经该工艺制备的氧化苦参碱其纯度可达 98%以上,苦参烯碱转化为苦参碱及苦参碱转化为氧化苦参碱的转化率均可达到 85%以上,大大提高了氧化苦参碱的制备利用率,降低了生产成本,为目前市售氧化苦参碱的主要制备方法[10]。

3. 其他类资源性化学成分

(1) 黄酮类:苦豆子植物中富含黄酮类化学成分。目前对其黄酮类成分的研究主要集中在苦豆子的根茎及种子,特别是在其根茎中发现含异戊烯基黄酮类化学成分。在苦豆子植物中发现的黄酮类化合物有 20 余种。其中,种子中主要含有查耳酮、橙酮、异黄酮、黄酮、二氢黄酮及其苷类化合物,常见的化合物有紫铆因(butein)、硫黄菊素(sulfuretin)、7-羟基-3′,4′-二氧亚甲基异黄酮、7,3′,4′-三羟基黄酮、紫铆因-4′-*O*-*α*-*D*-吡喃葡萄糖苷、苦豆双黄酮苷等[11]。在其根茎中含有一系列的异戊烯基或薰衣草基黄酮类成分,如二苯乙烯骈二氢黄酮类化合物苦豆酮甲～已(alopecurones A-F)、苦豆酮 G (alopecurone G)、lechianone A、sophoraflavanone G 等[12]。

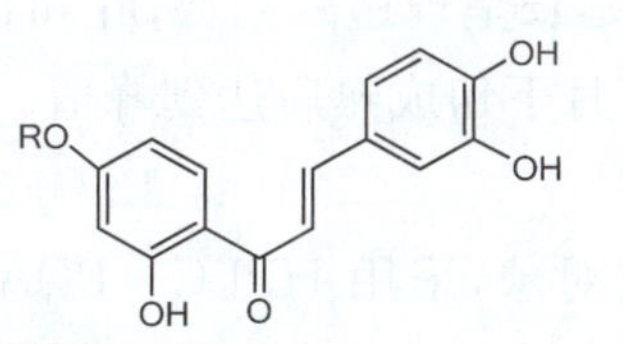

紫铆因　R=H

紫铆因-4′-*O*-*α*-*D*-吡喃葡萄糖苷　R=*β*-*D*-glc

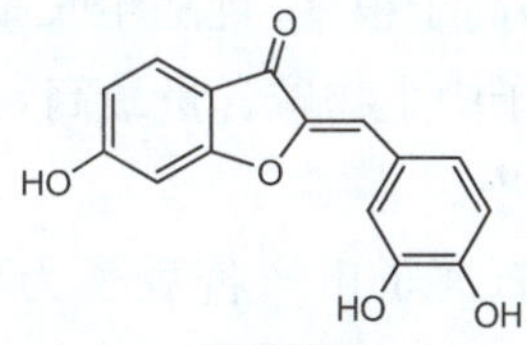

硫磺菊素

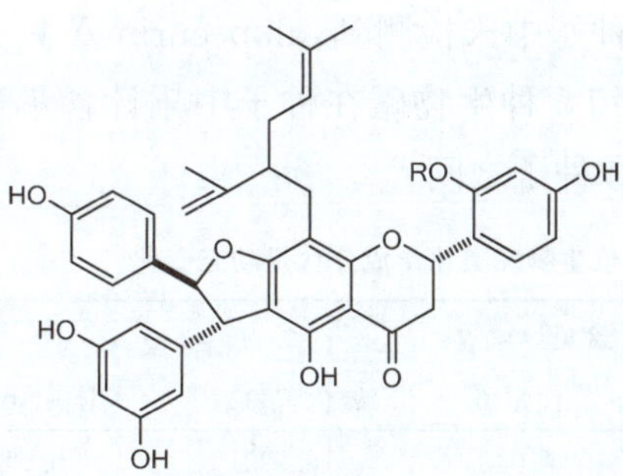

苦豆酮甲　R=H

苦豆酮丁　R=Me

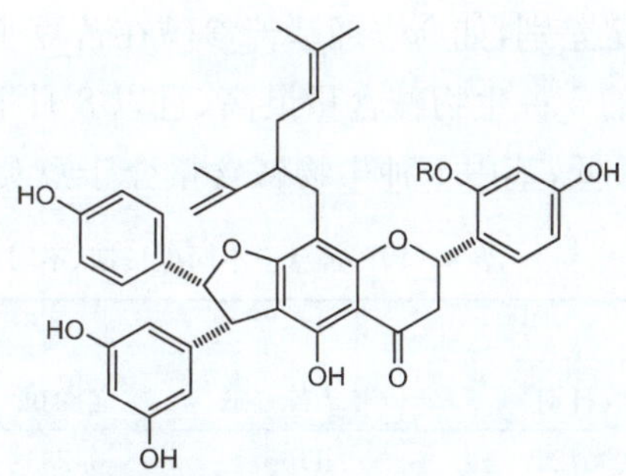

苦豆酮乙　R=H

苦豆酮戊　R=Me

(2) 挥发油类:苦豆子植物中含有的挥发油类化学成分主要分布于种子中。全株中主要有螺

[2・4]-4-6-庚二烯(spiro [2・4]-4-6-heptadiene)、己醛(hexanal)、2-甲基-6-乙基癸烷(2-methyl-6-ethyldecane)、3-甲基-5-乙基庚烷(3-methyl-5-ethylheptane)、2-乙基-1-己醇(2-ethyl-1-hexanol)、2,3,7-三甲基辛烷(2,3,7-trimethyloctane)、3,4-环氧-2-己酮(3,4-epoxy-2-hexanone)、苯乙酮(acetophenone)、3,5-二甲基-4-辛酮(3,5-dimethyl-4-octanone)等。其中,种子中以酚类和萜类化合物为主要成分,根、叶和茎中多见有酯类化合物的分布。苦豆子植物的不同部位挥发油的成分组成和含量有较大差别[13,14]。

(3) 其他类: 苦豆子种子中含有大量脂肪酸类成分,其中不饱和脂肪酸约占总脂肪酸的88%[15]。此外,在苦豆子植物中尚含有丰富的氨基酸类化学成分,总量为164.52 μg/100 mg;在苦豆子种子中测出16种游离氨基酸,以谷氨酸、蛋白氨基酸、苏氨酸、胱氨酸的含量较高,分别为47.68 μg/100 mg、25.39 μg/100 mg、20.32 μg/100 mg、21.44 μg/100 mg,占游离氨基酸总量的69.80%。苦豆子中还富含Zn、Fe、Mn、Mg、K、Ca等无机元素。另外,苦豆子中还含有降血糖活性的半乳甘露聚糖等多糖类资源性化学成分[16]。

三、资源性化学成分的积累动态与分析评价

我国苦豆子植物资源丰富,分布较为集中。由于苦豆子植物自身特点和民间用药习惯等因素,其干燥全草、根、种子均可入药,所谓全株植物皆可药用,这与传统中药有特定的药用部位的特点不同。苦豆子植物的各药用部位化学组成及含量均存在差异;产地、气候等因素对苦豆子植物中资源性化学成分的含量具有显著影响。为此,开展我国苦豆子植物中资源性化学成分动态评价,将为其高效利用提供支撑。

1. 药材生产过程资源性化学成分的积累动态与分析评价

(1) 苦豆子不同采收期、不同部位的资源化学评价

1) 生物碱类: 以采集于宁夏盐池的苦豆子为研究对象,采用酸碱滴定法对其不同植物器官、不同物候期的总生物碱类成分,研究显示:在苦豆子整个生长物候期中,根及根茎中总生物碱含量最低且无显著变化;茎中生物碱含量略高于根茎,且随生长期的延长呈现递减趋势;叶和花中的生物碱含量基本处于同一水平,花中略高;种子中生物碱含量最高,在9月下旬成熟后达到峰值。因此,苦豆子种子的收获应在果实成熟后采集为宜[17]。

以新疆维吾尔自治区石河子市产苦豆子为研究对象,采用HPLC-PDA方法测定了5种生物碱(9α-羟基苦参碱、苦参碱、槐定碱、氧化苦参碱、alopecurin A)在苦豆子不同采收期、不同植物器官中的含量(表4-19)。研究结果显示:苦豆子植物各器官不仅在生物碱的含量上差异显著,且在生物碱的组成种类上也有一定差别,如9α-羟基苦参碱在苦豆子种子中未检测到,alopecurin A只分布于种子中;各器官中以种子中的5种生物碱含量最高,且以8月下旬5种生物碱在种子中累计含量达到峰值;豆荚中5种生物碱含量最低,茎中5种生物碱含量介于豆荚和种子之间[18]。

表4-19 苦豆子不同生长期、不同部位生物碱类化学成分含量动态变化

组织器官	含量(mg/g)						
	采收日期	9α-羟基苦参碱	苦参碱	槐定碱	氧化苦参碱	alopecurin A	总 计
种 子	20090725	ND	0.233	4.043	18.911	0.011	23.198
	20090806	ND	0.254	4.634	19.393	0.021	24.302
	20090816	ND	0.259	5.006	24.839	0.033	30.137
	20090826	ND	0.216	5.891	31.091	0.044	37.242

续　表

组织器官	含量(mg/g)						
	采收日期	9α-羟基苦参碱	苦参碱	槐定碱	氧化苦参碱	alopecurin A	总　计
种　子	20090907	ND	0.219	5.228	26.297	0.036	31.780
	20090917	ND	0.215	4.554	13.015	0.015	17.799
豆　荚	20090725	0.054	0.033	2.097	2.180	ND	4.364
	20090806	0.063	0.081	2.352	1.399	ND	3.895
	20090816	0.071	0.126	2.411	2.498	ND	5.106
	20090826	0.074	0.107	4.450	3.590	ND	8.221
	20090907	0.069	0.110	2.743	3.335	ND	6.257
	20090917	0.066	0.106	2.412	2.859	ND	5.443
茎	20090725	0.023	0.089	3.578	3.065	ND	6.755
	20090806	0.023	0.091	4.088	3.924	ND	8.126
	20090816	0.024	0.107	4.401	4.764	ND	9.296
	20090826	0.044	0.099	5.547	6.233	ND	11.923
	20090907	0.034	0.097	4.913	5.754	ND	10.798
	20090917	0.009	0.080	4.270	4.115	ND	8.474
根	20090917	0.105	0.038	2.315	9.446	ND	11.904

此外，苦豆子种子不同组织器官其生物碱组成比例及含量均有差异。以采集于宁夏回族自治区盐池县的苦豆子种子为研究对象，采用 UPLC－TQ 方法测定了 7 种生物碱(野靛碱、氧化苦参碱、氧化槐果碱、槐定碱、槐胺碱、苦参碱、槐果碱)在苦豆子种子种皮和子叶中的含量与分布，同时分析了 7 种生物碱在皱缩种子与饱满种子中的含量。研究结果显示(表 4－20)：7 种生物碱在种皮和子叶中的总量差别显著，在子叶中的含量为 38.52 mg/g，而在种皮中的含量仅为 6.40 mg/g。氧化苦参碱、氧化槐果碱、野靛碱 3 种生物碱在子叶中的含量为种皮中的 8～12 倍。由此可知，生物碱主要分布于子叶中。在皱缩与饱满种子中的比较显示：7 种生物碱在皱缩种子与饱满种子中的含量分别为 22.49 mg/g、26.57 mg/g。由皱缩种子与饱满种子的外观差异得知，其差别在于皱缩种子子叶失水，从而产生皱缩外观，证明了生物碱主要分布于种子的子叶中这一观点。其次，7 种生物碱在种子种皮和子叶的百分含量不同，氧化苦参碱在子叶中所占百分含量最高，而槐定碱在种皮中所占百分含量最高[19]。

表 4－20　苦豆子种子的种皮、子叶以及皱缩与饱满种子中生物碱类化学成分分析比较

样　　品	含量分析(mg/g)							
	野靛碱	槐定碱	氧化苦参碱	氧化槐果碱	苦参碱	槐果碱	槐胺碱	总　计
皱缩种子[a]	4.78	3.25	6.91	6.35	0.23	0.32	0.15	22.00
饱满种子[a]	5.70	3.38	8.40	7.58	0.21	0.30	0.17	25.74
种皮[a]	0.94	2.25	1.04	1.48	0.22	0.35	0.10	6.37
子叶[a]	8.86	4.89	12.40	11.11	0.20	0.22	0.22	37.90
皱缩种子[b]	5.15	3.41	7.10	6.52	0.25	0.35	0.19	22.97
饱满种子[b]	6.09	3.60	8.75	8.19	0.25	0.33	0.20	27.40
种皮[b]	0.99	2.42	1.08	1.55	0.27	0.39	0.12	6.81
子叶[b]	9.24	5.16	12.93	11.42	0.23	0.23	0.28	39.46

注：a 样品采收于 2010 年 9 月宁夏盐池；b 样品采收于 2011 年 9 月宁夏盐池。

2）氨基酸类： 以产于宁夏回族自治区盐池县苦豆子资源植物不同部位、不同物候期的样品为研究对象，测定分析了20种氨基酸类资源性化学成分动态积累规律及其分布特点。结果显示：苦豆子植物中富含氨基酸类资源性物质，尤其是色氨酸、苯丙氨酸、亮氨酸、异亮氨酸、缬氨酸、苏氨酸、赖氨酸等必需氨基酸成分。20种氨基酸的总含量在根、茎、叶、果荚和种子中差异显著，在2011年9月下旬采集的根中，含量高达22.45 mg/g，而在2011年8月下旬采集的果荚中，氨基酸总量仅有3.30 mg/g。在同一器官、不同物候期样品中，氨基酸总量也有较大差别。苦豆子茎中总氨基酸含量峰值在6月为48.55 mg/g，然后随着生长期延长含量渐次降低，在10月达到最低值为4.83 mg/g。在苦豆子不同部位、不同物候期中，脯氨酸含量均为最高，占氨基酸总量的45%以上。除蛋白质氨基酸外，在苦豆子样品中发现3种非蛋白氨基酸，包括γ-氨基丁酸、羟脯氨酸、瓜氨酸[20]。

3）无机元素类： 以采集于宁夏回族自治区盐池县不同物候期、不同部位的苦豆子样品为研究对象，采用微波消解结合电感耦合等离子体—原子发射光谱法，分别测定Ca、K、B、Na、P、Sn等29种无机元素的含量。实验结果显示：无机元素在苦豆子中的分布有一定规律。Ca、Cu、Mn主要分布在叶中，Ca在叶中占被测元素的均值为59.6%；Na主要分布在茎中，其在茎中所占被测元素的均值为58.3%；Zn、P、K主要分布在种子中，如Zn在种子中所占被测元素的均值为66.3%。无机元素不仅在植物不同器官的分布有所差异，而且在各器官的不同物候期中呈一定变化规律。Ca在果荚中7月(3.29 mg/g)、8月(3.41 mg/g)、9月(5.60 mg/g)、10月(7.12 mg/g)含量有升高趋势；Zn在叶中6月(14.02 mg/g)、7月(11.30 mg/g)、8月(5.88 mg/g)含量有降低趋势[21]。

4）核苷及碱基类： 以采集于宁夏回族自治区盐池县的不同部位、不同物候期的苦豆子样品为研究对象，采用HILIC-UPLC-TQ-MS方法测定分析14种核苷及碱基的动态积累规律及其分布特点。测定结果显示：在苦豆子植物生长发育全过程中，核苷及碱基类随苦豆子逐渐成熟呈现出一定的规律性。尿嘧啶、胸腺嘧啶、2′-脱氧鸟苷、胸苷等随苦豆子逐渐成熟，其含量渐次降低；胞苷5′-单磷酸、2′-脱氧肌苷、2′-脱氧尿苷含量极低，甚至在检测限以下；肌苷的含量随着苦豆子逐渐成熟呈现出增长趋势。

5）多糖类： 以采集于宁夏回族自治区盐池县的不同部位、不同物候期的苦豆子样品为研究对象，采用苯酚—硫酸法和咔唑—硫酸法分别测定其中性多糖和酸性多糖含量。分析数据后得出以下结论：中性多糖以根、种子和叶片中含量较高；酸性多糖以叶片、果荚和根中含量较高，7、8月两种多糖含量相较其他物候期较高，可能是由于该段时间日照时间较长，光合作用显著，利于糖类成分的积累。

（2）不同产地苦豆子药材的资源化学分析评价

1）生物碱类： 以苦豆子中3种生物碱类成分(槐定碱、氧化苦参碱、氧化槐果碱)为指标，应用HPLC分析方法，对分布于我国宁夏回族自治区及新疆维吾尔自治区共计12个产地的苦豆子种子中上述3种生物碱类成分含量进行考察，结果显示，苦豆子种子中富含生物碱类成分，其3种生物碱成分总量均值达到30.48 mg/g。各样品中氧化槐果碱与氧化苦参碱含量相对槐定碱较高。不同产地苦豆子生物碱含量存在较大差异，总生物碱含量最高的为新疆阜康水磨沟乡，达到39.46 mg/g，含量最低的为吐鲁番，20.96 mg/g。进一步研究显示，产地生态因子可能为影响其生物碱含量的主要因素之一[22]，见表4-21。

表4-21　不同产地苦豆子种子中主要资源性生物碱类化学成分的比较分析(mg/g)

样品产地	槐定碱	氧化槐果碱	氧化苦参碱	总计
新疆维吾尔自治区阜康县水磨沟乡	1.76	16.20	21.50	39.46
新疆维吾尔自治区石河子市	3.53	19.90	12.40	35.83
新疆维吾尔自治区昌吉市大西渠镇	2.62	12.20	15.70	30.52

续 表

样 品 产 地	槐定碱	氧化槐果碱	氧化苦参碱	总 计
新疆维吾尔自治区吐鲁番地区	1.73	7.53	11.70	20.96
新疆维吾尔自治区新疆维吾尔自治区托克逊县	1.83	12.30	12.80	26.93
新疆维吾尔自治区伊宁市	2.83	15.40	19.30	37.53
新疆维吾尔自治区和静县	1.21	13.80	13.10	28.11
新疆维吾尔自治区霍城县芦草沟乡	1.75	16.40	12.30	30.45
新疆维吾尔自治区库尔勒塔什店孔雀河沿岸	1.51	14.40	16.60	32.51
新疆维吾尔自治区霍城县莫乎尔牧场奇亚斯沟	3.04	10.10	10.70	23.84
新疆维吾尔自治区阜康九运街	1.13	12.50	16.30	29.93
新疆维吾尔自治区宁夏回族自治区盐池县	2.54	13.60	13.60	29.74

2）黄酮类：依据苦豆子的地理分布特点，比较不同生境苦豆子种子中总黄酮的含量。样品分别采集于宁夏回族自治区、甘肃省、青海省、新疆维吾尔自治区、内蒙古自治区 5 地 18 个居群的苦豆子作为供试材料，其中宁夏回族自治区当地居群 11 份，其他地区的居群 7 份。研究表明，不同生境对苦豆子种子中总黄酮含量影响较大，在宁夏回族自治区银川市西夏区居群苦豆子种子总黄酮含量最低，仅为 0.096%，而新疆若羌县居群的苦豆子种子总黄酮含量最高，可达到 0.15%，含量最高居群与含量最低居群相差将近 1.6 倍。

四、苦豆子资源化利用与产品开发

1. 药材深加工与产品开发　苦豆子资源利用及产品开发大多集中于生物碱类资源性化学成分的研究与利用。苦豆子生物碱类成分具有抗炎、抗菌、抗病毒、抗肿瘤、杀虫等多种生物活性，是目前临床使用及正在研发的新药、农药的主要化学成分类型[23]。主要用于菌痢、结肠炎、湿疹、疼痛等的医药产品开发。此外，尚具有显著的抗心律失常、抗炎、降血脂、保护心肌缺血再灌注损伤、抗肿瘤、抗乙肝、抗柯萨奇病毒和调节免役等作用。目前市场已开发的产品主要包括：① 盐酸槐定碱注射液：是我国自主开发、独立研制成功的抗癌新药。② 克泻灵片：为国家中药保护品种，用于感染性和非感染性腹泻，是治疗菌痢，急、慢性肠炎，结肠炎的药品。③ 妇炎栓：以喹诺里西啶生物碱，即苦参碱为原料研制的妇科外用制剂，临床上用于治疗妇科霉菌性炎症及宫颈糜烂。④ 苦参素注射液：主要用于治疗慢性乙型病毒性肝炎。⑤ 苦参素胶囊：用于治疗慢性乙型病毒性肝炎。

苦豆子作为西北地区常用药材，在民间有广泛的应用。民间治疗疾病时，苦豆子的用法及用量不同：治疗急慢性痢疾、阿米巴痢疾时，苦豆子草 500 g，加水 1 000 mL，煎煮，滤取药液，浓缩至 500 mL，每次服 2 mL，每日 3～4 次。治胃痛，微吐酸水：苦豆子五粒，生姜一钱，蒲公英二钱，氢氧化铝 0.6 g，共研细粉，开水冲服。亦可单用苦豆子五粒，研末冲服。治疗疮疖，外伤化脓，溃疡：苦豆子适量，砸碎，煎汤外洗患处，洗后用无菌纱布包扎。治疗湿疹、顽癣：苦豆子干馏油配 10%软膏外擦。治疗滴虫肠炎：苦豆子种子 5～7 粒，研粉，装胶囊口服。

苦豆子植物根茎中含有 8-异戊烯基黄酮类化合物，该类化学成分具有雌激素激动作用或可与雌激素相互作用，实验表明 8-异戊烯基黄酮类化合物比植物激素如 cumesterol、genistone 或黄豆苷具有更显著的活性，可用于更年期不适、性激素依赖性癌症、骨质疏松、阿尔茨海默病和心血管疾病等的治疗[24]。苦豆子可生产绿色有机肥，其不仅 N、P、K 含量高，而且在分解过程中，还带动土壤中有机质和腐殖质的分解，起到活化和更新土壤有机质的作用。同时，当其矿化释放出铵态氮时也能带动土壤有机质的矿化，使土壤中潜在的养分分解释放出来，从而大大提高土壤养分。有研究报道，施苦豆子绿肥的甜瓜产量高，可溶性固形物含量高、品质优[25]。苦豆子资源植物的多途径利用及产业化途径，如图4-33所示。

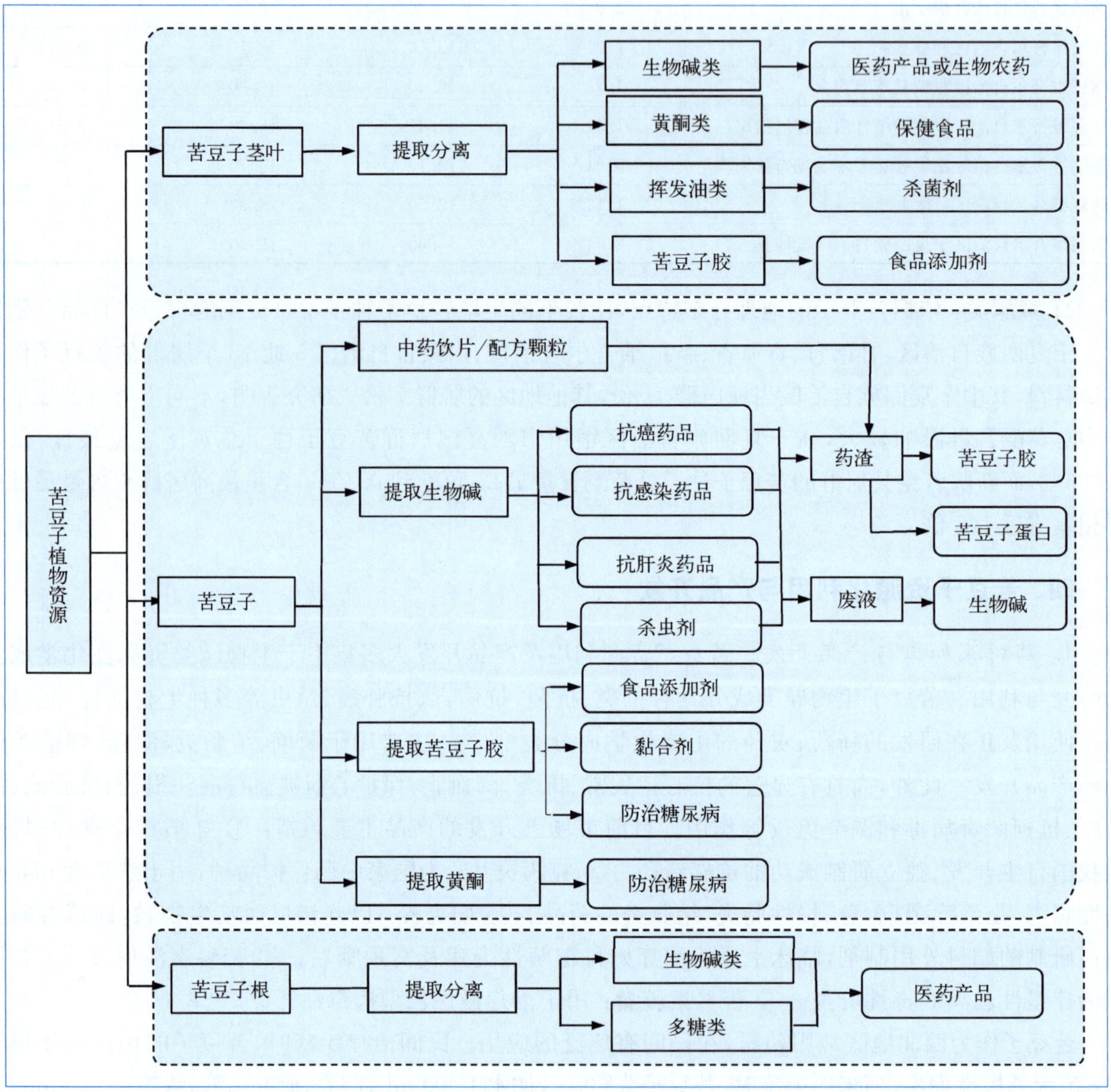

图4-33 苦豆子资源植物的系统利用及资源产业化途径

2. 苦豆子胶及其资源化利用　苦豆子胶是从其胚乳中分离得到，主要成分是半乳甘露聚糖，可作为增稠剂、稳定剂、黏合剂而应用于石油钻采、食品、医药、造纸等行业。近年来研究发现，半乳甘露聚糖具有降血糖、降血脂、减肥等功效，已引起国内外的广泛关注。此外，在苦豆子的茎和根中亦富含苦豆子胶，含量为14%～17%。

(1) 苦豆子胶的化学结构与理化性质： 苦豆子胶的主要成分是半乳甘露聚糖，还含有少量的鼠李糖、核糖、木糖、阿拉伯糖和葡萄糖。苦豆子胶半乳糖与甘露糖两者配比为1∶2.23[26]。

(2) 苦豆子胶的提取分离： 以苦豆子种子为原料，可采用常规的沸水浸提法进行提取。在料液比

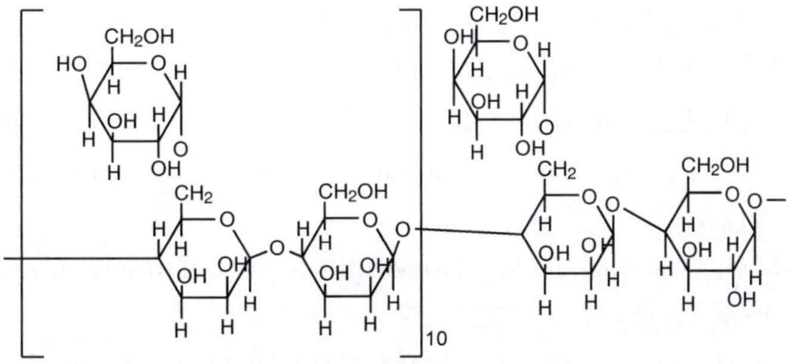

苦豆子胶

1∶22.5，浸提温度 90℃，浸提时间 6 h，浸提 3 次的工艺条件下，提取率能达到 95%[27]。

(3) 苦豆子胶的资源化利用： 苦豆子种子半乳甘露聚糖具有良好的防治糖尿病的作用，并具有减肥功效。目前在我国半乳甘露聚糖产业中，田箐胶和胡芦巴胶是应用最多的两类植物胶资源，但远远不能满足工业需求。富含苦豆子胶的苦豆子药用生物资源，有着巨大的潜在应用价值。

3. 苦豆子深加工产业化过程废弃物资源化利用

(1) 苦豆子药渣的资源化利用： 苦豆子植物提取生物碱后的苦豆子草渣中蛋白质为 17.66%，粗脂肪为 2.31%，粗纤维为 31.42%，无氮浸出物 40.72%，氨基酸组成丰富，且含量较高，营养价值与苜蓿相似。苦豆子籽渣中蛋白质为 23.48%，粗脂肪为 4.93%，粗纤维 20.65%，无氮浸出物 46.44%，蛋白质含量相当于胡麻饼的 75%，各种氨基酸含量较高，其中 Met 高达 47.5%。此外，在苦豆子中还发现了多种黄酮类、有机酸类和多糖类成分，其种子中含有 K、Ca、Fe、Zn、Cu、Mn、Mg、P 等无机元素和脂肪酸类成分[28]。以苦豆子种子产业化产生的药渣为原料，从中制取多糖类资源性化学物质，用于功能性健康产品的开发和产业化，具有一定的可行性。通过脱碱、调制、加工等技术工艺，利用野生苦豆子资源开发生产饲料，不但可广辟饲料来源，弥补国内植物蛋白饲料缺口，而且还可缓解因种植苜蓿引发的草粮争地的矛盾，促进西部地区饲料产业结构的调整和升级。

(2) 废液的资源化利用： 苦豆子资源深加工产业化过程产生的液态废弃物，如苦豆子提取苦参碱的剩余液可循环利用，制备槐定碱等[29]。具体制取步骤为：

用碱性溶液调节苦豆子提取苦参碱的剩余液 pH 为碱性，用脂溶性溶剂提取完全，剩余液中含有苦参碱和槐果碱；将剩余液中的水溶液减压浓缩成浸膏，用碱性溶液调至 pH 11.0～12.0；用脂溶性溶剂提取碱液至薄层层析检查无槐定碱斑点出现为止，在脂溶性溶剂层中加干燥剂干燥；将提取液过中性氧化铝柱层析，洗脱液流份中获得槐定碱，经结晶得白色针状物。

◇参◇考◇文◇献

[1] 江苏新医学院. 中药大辞典[M]. 上海：上海科技出版社，1997：1293.

[2] 仲仁山. 苦豆子的研究及其应用[M]. 银川：宁夏人民出版社，1983.

[3] 何其明，廖立群，杨锡良. 根结线虫防治剂及其制备方法和应用：中国，CN103583606A[P]. 2014-02-19.

[4] 周法永，张晓霞，惠秋莎. 一种药效型微生物肥料及其制备方法和应用：中国，CN102515927A[P]. 2012-06-27.

[5] 吴兴. 盐池滩羊专用的饲料：中国，CN103141718A[P]. 2013-6-12.

[6] 周福生，穆青. 野生植物苦豆子的化学成分和主要药理作用[J]. 中国野生植物资源，2006，25(4)：1-3.

[7] 牟新利，王武宝，巴杭，等. 中药苦豆子化学成分及生理活性的研究进展[J]. 新疆师范大学学报，2005，24(1)：45-50.

[8] 王汉卿. 苦豆子资源化学研究与产业化[D]. 南京：南京中医药大学，2014.
[9] 马志东，罗美华，温国华，等. 从苦豆子制备氧化苦参碱的工艺：中国，CN1275571A[P]. 2000-12-06.
[10] 王忠效，高斌，景雁江，等. 氧化苦参碱的制备工艺：中国，CN1310181A[P]. 2001-08-29.
[11] Guan Ye, Chun-Hui Ma, Xiang-Yuan Huang. Components of *Sophora alopecuroides* seeds [J]. Chemical Natural Compound, 2009, 45 (4): 545.
[12] Munekazu I, Masayoshi O, Toshiyuki T. Six flavonostlbenes and a flavanone in roots of *Sophora alopecuroides* [J]. Phytochemistry, 1995, 38 (2): 519-525.
[13] 王凯，杨晋. 苦豆子种子中挥发油成分的分析[J]. 榆林学院学报，2010，20(2)：43-46.
[14] 李杏林，张捷莉，李铁纯. 中药苦豆子挥发油成分的研究[J]. 鞍山师范学院学报，2000，2(3)：71-73.
[15] 王键，王洪新，吕潭玲. 苦豆子种子无机元素及其油中脂肪酸成分分析[J]. 中药材，2002，25(2)：107-109.
[16] 单小菊，邸明磊，陶遵威. 苦豆子化学成分及药理研究进展[J]. 中国中医药信息杂志，2011，18(3)：105-107.
[17] 马玲，王俊卿，冷晓红，王英华. 苦豆子不同生长期不同器官总生物碱含量的动态变化研究[J]. 宁夏医学杂志，2011，33(1)：21-22.
[18] Gao HY, Li GY, Wang JH. Studies on the dynamic accumulations of *Sophora alopecuroides* L. Alkaloids in different harvest times and the appropriate harvest time [J]. J. Chromatogr. B, 2011, 879: 1121-1125.
[19] Wang HQ, Guo S, Qian DW, et al, Comparative analysis of quinolizidine alkaloids from different parts of *Sophora alopecuroides* seeds by UPLC-MS/MS [J]. Journal of Pharmaceutical Biomedical Analysis. 2012, 67-68: 16-21.
[20] Wang HQ, Guo S, Qian DW, et al, Development and validation of a hydrophilic interaction ultra-high-performance liquid chromatography with triple quadrupole MS/MS for the absolute and relative quantification of amino acids in *Sophora alopecuroides* L. Journal of Separation Science 2013, 36: 2244-2252.
[21] 王汉卿，段金廒，汪晓东，等. 不同物候期苦豆子中无机元素的分布及动态积累分析[J]. 中国现代中药，2014，16(3)：213-217.
[22] 古丽娜·沙比尔·阿吉艾克拜尔. 艾萨，石明辉. HPLC 同时测定苦豆子中槐定碱、氧化槐果碱和氧化苦参碱的含量[J]. 中国中药杂志，2007，32(24)：2619-2622.
[23] 何军，祝传书，王智辉，等. 含苦豆子生物碱的植物源增效复配杀蚜剂及其制备方法：中国，CN102028001B[P]. 2013-4-3.
[24] C·埃德勒迈尔，H·贾格伊，E·科赫. 槐属物种的提取物，他们的生产方法和用途：中国，CN1299672C[P]. 2001-06-29.
[25] 陈波浪，盛建东，吴海华，等. 一种甜瓜施肥方法：中国，CN103477780A[P]. 2014-01-01.
[26] 杨永利，郭守军，罗军德，等. 苦豆子胶多糖组分气相色谱与薄层色谱分析[J]. 食品研究与开发，2006，27(11)：159-162.
[27] 王维通，于海妮，沙逸仙，等. 苦豆子胶多糖化学结构的测定[J]. 分析化学，1982，11(10)：666-672.
[28] 李爱华，李耀忠，尹长安，等. 苦豆子渣的营养成分及饲用价值[J]. 饲料研究，2000，11：17-18.
[29] 陶遵威，姜宏英. 从苦豆子提取苦参碱的剩余液提取槐定碱的方法：中国，CN1654465A[P]. 2005-8-17.

（王汉卿　郭　盛　段金廒）

骆驼蓬类药用生物资源及其资源化利用研究

骆驼蓬（*Peganum harmala* L.）为蒺藜科骆驼蓬属多年生草本植物，产于新疆维吾尔自治区、内蒙古自治区、甘肃省、宁夏回族自治区等。民间用于治疗咳嗽气喘、风湿性关节炎；维吾尔族医用以治疗肿瘤、癫痫、瘫痪和精神疾病等。

蒺藜科（Zygophyllaceae）骆驼蓬属（*Peganum*）植物为维吾尔族、蒙古族等多民族沿用已久的民族药材。骆驼蓬属植物是蒺藜科中一个最原始的类群，该属植物在我国有 3 个种，即骆驼蓬（*Peganum harmala*），骆驼蒿（匍根骆驼蓬）（*P. nigellastrum*）和多裂骆驼蓬（*P. multisectum*）。骆驼蓬属植物繁殖力强，耐旱性强，主要分布于新疆维吾尔自治区、宁夏回族自治区、内蒙古自治区等干旱、半干旱地区，资源非常丰富[1]。该类群的资源性化学成分中生物碱类成分的含量和种类均占优势，且研究也主要集中在总碱及去氢骆驼蓬碱、骆驼蓬碱、鸭嘴花碱、鸭嘴花酮碱等几种主要生物碱及其生物活性。药理研究表明，该属植物所含的生物碱对中枢神经系统、心血管系统、呼吸系统、抗肿瘤、强壮与抗衰老等均有显著的药理作用[2~6]；并且骆驼蓬还具有显著的杀虫、抑菌作用，还是抗牛焦虫病的有效药物[7~12]，将其作为杀虫、抑菌的植物源农药进行研究和开发具有良好的产业化前景。

一、骆驼蓬类药用生物资源利用现状

该类植物资源丰富，是我国维吾尔族、哈萨克族和蒙古族等民族习用药物。在中东和北非传统用作调经药物和堕胎药。在巴基斯坦、印度等国家用其种子作为羊毛或丝绒的染料[2~3]。早在 19 世纪就有利用骆驼蓬籽中的生物碱类化学成分用于治疗帕金森病和阿尔茨海默病[4]。近年来骆驼蓬生物碱的抗肿瘤作用受到国内外学者的重视[5~7]，并成为抗肿瘤药物研究热点之一。抑瘤活性筛选证实我国新疆维吾尔族用其治疗消化道肿瘤的活性物质基础就是以哈尔明（去氢骆驼蓬碱）为代表的一系列 β-卡波啉生物碱类化学成分。该类化学成分在骆驼蓬属植物的成熟种子中高含量分布。

研究发现骆驼蓬种子的总生物碱提取物和其中 β-咔啉生物碱（骆驼蓬碱和去氢骆驼蓬碱）对 DNA 拓扑异构酶Ⅰ和Ⅱ具有抑制作用[13,14]。其中骆驼宁碱 A 与喜树碱有类似的化学结构，而且在体外对小鼠肿瘤细胞 P388 细胞系有抑制作用（IC_{50}值为 1.8 mg/L）[15]，证明它有类似喜树碱的抑制拓扑异构酶Ⅰ活性的作用。

β-咔啉生物碱对单胺氧化酶（MAO）有较强的抑制活性[16~18]，主要对 MAOA 活性产生可逆的、竞争性的抑制。MAOA 抑制剂主要用于抗抑郁，而 MAOB 抑制剂主用于治疗帕金森病。以骆驼蓬类资源植物为原料生产的主要产品及其资源价值，见表 4-22。

表 4-22　以骆驼蓬类资源植物为原料生产的主要产品及其资源价值

产品名称	利用部位/物质	资源价值
复方骆驼蓬子软膏	种子	药品
骆驼蓬总碱片	生物碱类	药品

二、资源性化学成分

1. *生物碱类资源性化学成分*　骆驼蓬属植物中的资源性化学成分主要为生物碱类，种子中的生物碱含量高达 4%～6%（干重）。代表性的化学成分有去氢骆驼蓬碱（harmine）、骆驼蓬碱（harmaline）、去甲骆驼蓬碱（harmalol）、哈尔满碱（harmane）、哈尔醇（harmol）等 β-咔啉类生物碱。此外，尚有喹唑啉类生物碱，如鸭嘴花碱（vasicine）、去氧鸭嘴花碱（deoxypeganine）、鸭嘴花碱酮（vasicinone）、去氧鸭嘴花碱酮（deoxyvasicinone）等生物碱类资源性化学成分[19]。

近年来，从开花期的骆驼蓬地上部分中分离得到双骆驼蓬碱（dipegine）和双骆驼蓬醇（dipeginol）2 个喹唑啉酮二聚体生物碱[20]。从骆驼蒿的根中除分离到 2 个倍半萜类化合物外，继而又分离得到 2 个类苯基丙烷阿魏酸二氢芥子醇酚类化学成分（dihydrosinapyl ferulate）和阿魏酸二氢松柏醇酯（dihydroconiferyl ferulate）以及一系列新的天然喹唑啉类生物碱成分，如骆驼宁碱（luotonin）A、骆驼宁碱B、骆驼宁碱C和骆驼宁碱D等[21~24]。尤其骆驼宁碱A具有类似喜树碱的抑制拓扑异构酶Ⅰ活性[25]。以抗乙酰胆碱酯酶活性的生物自显影技术为指导，对骆驼蒿进行系统提取分离，得到11个具有抗乙酰胆碱酯酶(AChE)活性的生物碱成分，包括2个新生物碱骆驼蒿碱(nigellastrine)Ⅰ和骆驼蒿碱Ⅱ(属于喹唑啉与β-咔啉类的二聚体)[26]。

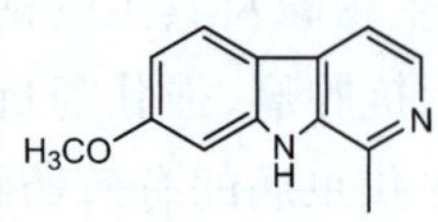
去氢骆驼蓬碱

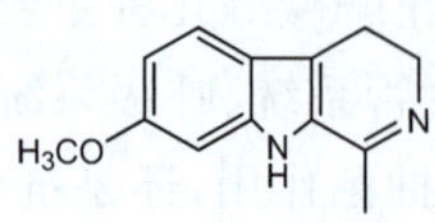
骆驼蓬碱

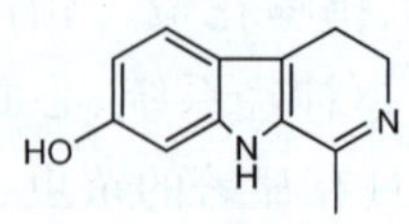
去氢骆驼蓬碱

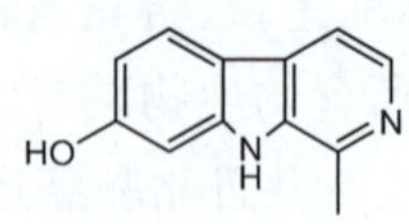
哈尔醇

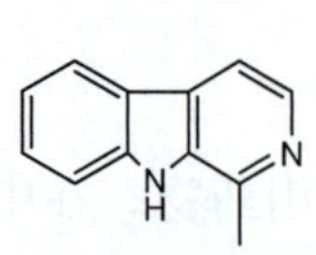
哈尔满碱

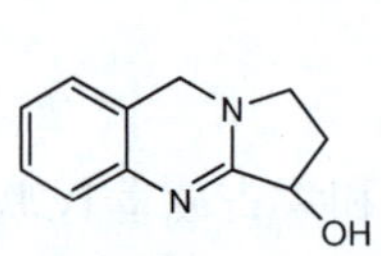
鸭嘴花碱

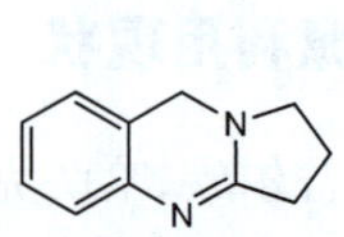
去氧鸭嘴花碱

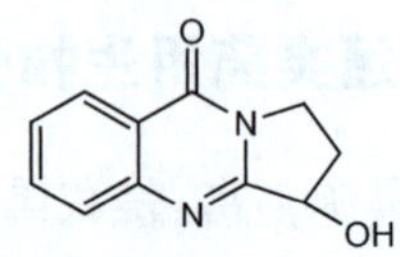
鸭嘴花碱酮

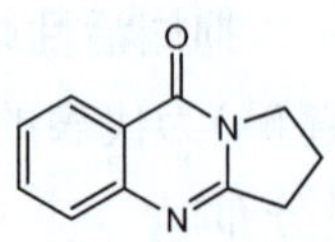
去氧鸭嘴花碱酮

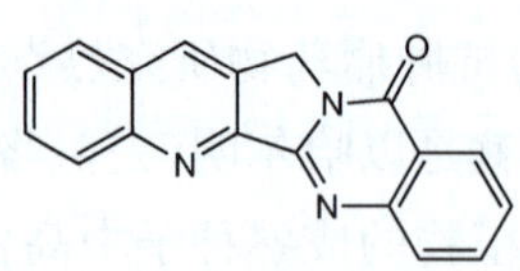
骆驼宁碱A

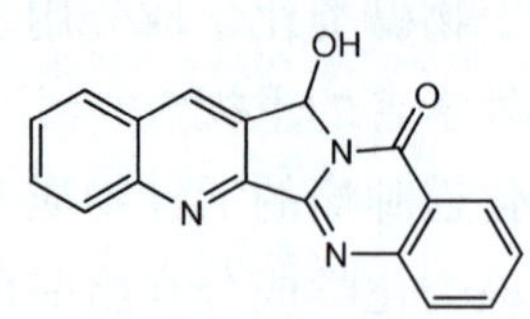
骆驼宁碱B

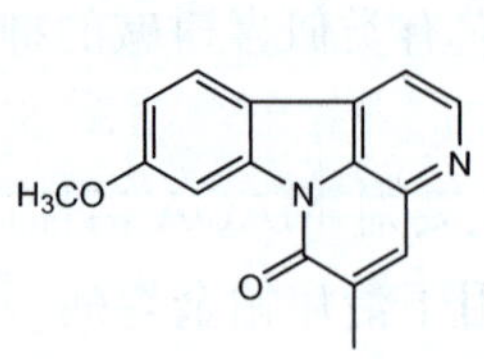
骆驼宁碱C

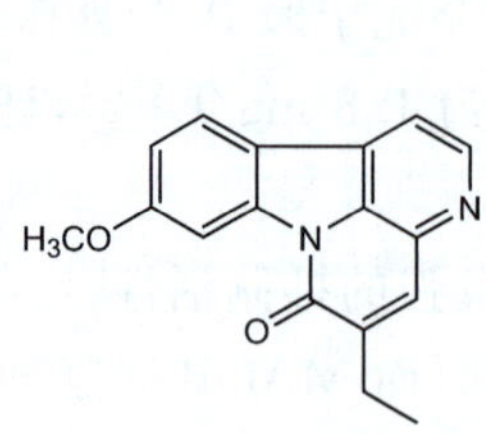
骆驼宁碱D

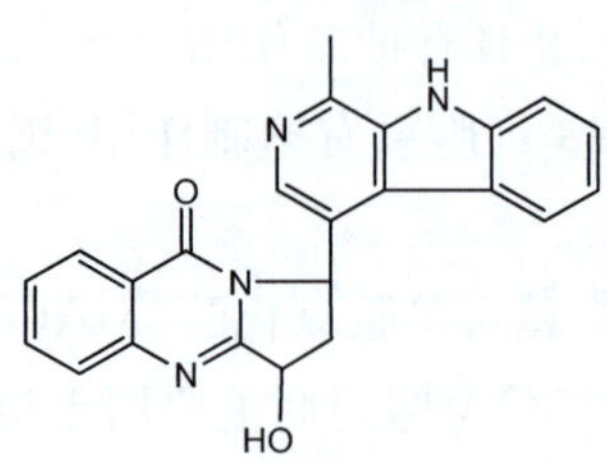
骆驼蒿碱Ⅰ

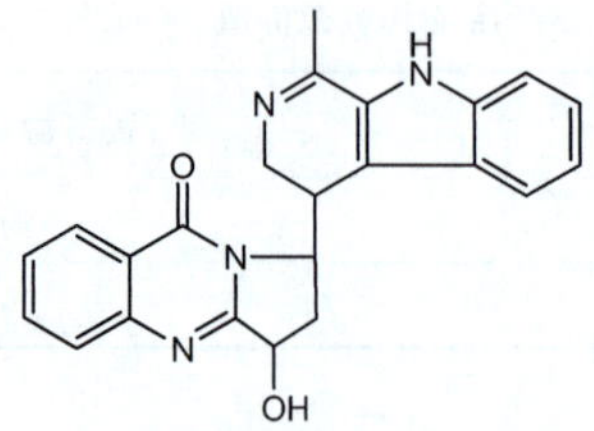
骆驼蒿碱Ⅱ

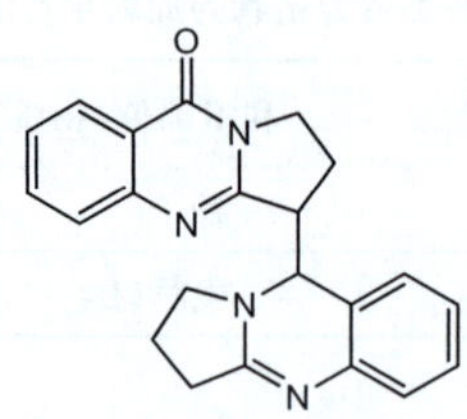
双骆驼蓬碱

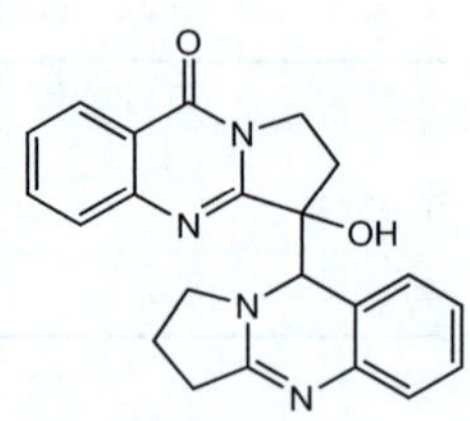
双骆驼蓬醇

从我国特有植物多裂骆驼蓬(*P. multisectum*)地上部分中分离获得6个生物碱类成分[27]，即脱氧鸭嘴花酮碱(aeoxyvasicinone)、消旋鸭嘴花酮碱(vasicinone)、(−)鸭嘴花酮碱[(−)vasicinone]、(±)鸭嘴花碱[(±)vasicine, peganine]、脱氧鸭嘴花碱(deoxyvasicine)、哈尔明(harmine)。从多裂骆驼蓬种子总生物碱中分离得到了9个化学成分[28]，分别为去氢骆驼蓬碱、哈尔醇、哈梅林、鸭嘴花碱、鸭嘴花酮碱、脱氧鸭嘴花酮碱。其中去氢骆驼蓬碱对K562白血病细胞有明显的抑制和杀灭作用，活性指数超过环磷酰胺。

2. 其他类资源性化学成分

(1) 黄酮类资源性化学成分：从我国特有植物多裂骆驼蓬地上部分中分离获得4个黄酮类化学成分，即刺槐素(acacetin)、骆驼蓬苷(peganetin)、脱乙酰骆驼蓬苷(deacetylpeganetin)、7,4′-二羟基-3′-甲氧基黄酮-5-O-芸香糖苷[29]。

(2) 挥发性成分：经 GC-MS 分析[30]，鉴定了分布于我国的3种骆驼蓬属植物茎叶中34个化学成分，多裂骆驼蓬与葡根骆驼蓬中棕榈酸含量最高(22.34%、9.95%)；骆驼蓬含量最高者为1-辛烯-3-醇(12.31%)。反映了3种间的亲缘关系及其差异。该3种植物挥发性成分中脂肪族化合物占绝对优势(84.22%、91.32%、99.53%)，其中脂肪酸含量明显较高(57.82%、3.30%、22.43%)，这可能与植物适应旱生环境条件减少水分蒸腾和增强抗逆性于表皮上积累了丰富的腊质有关。3种植物均含有12-十七碳炔醇-1，提示其可能为本属特征性化学成分。

三、资源性化学成分的积累动态与分析评价

1. 不同产地骆驼蓬生物碱类资源性化学成分的分析评价　采集不同地区骆驼蓬药材，通过生物碱含量的变化研究骆驼蓬药材的地区适应性。结果表明，昌吉人工种植区、乌市水墨沟公园外东侧野生药材中生物碱含量较高[31]，不同地区骆驼蓬种子中生物碱含量的差异不大。

2. 不同产地、不同部位骆驼蓬生物碱类资源性化学成分的分析评价　采用 RP-HPLC 技术对不同产地和不同药用部位的骆驼蓬中 HAR 和 HAL 的含量进行了比较研究。结果表明[32]植株中的分布：种子>根>种壳>茎>叶($P<0.01$)。种子含总生物碱3.2%～7.7%，平均含量为4.76%。其中以产于甘河子镇、和硕县、和静县、乌鲁木齐市、哈密地区、疏附县、克拉玛依市、沙井子、精河县、博乐市、木垒哈萨克自治县、拜城县等地的种子中总生物碱含量较高，高达5%以上。种子中总生物碱含量高于根达2倍以上。

3. 骆驼蓬不同部位中生物碱类成分的分布与积累动态评价　采用 RP-HPLC 法对不同月份的骆驼蓬不同部位中骆驼蓬碱和去氢骆驼蓬碱的积累动态进行评价[33]，新疆骆驼蓬不同部位生物碱积累动态基本一致，总生物碱的积累量以7月最高。不同部位的生物碱含量高低顺序为种子>根>种壳>茎($P<0.01$)。种子中总生物碱含量分别是根、种壳和茎中生物碱含量的3.7、32.8和73.2倍。因此，骆驼蓬资源植物利用价值以生物碱类为主时，宜选择成熟果实及种子，适宜采收期为7月。

四、骆驼蓬类药用生物的资源化利用与产业化

1. 骆驼蓬生物碱类化学成分的资源化利用　骆驼蓬属植物，包括骆驼蓬、多裂骆驼蓬和骆驼蒿种子或全草用乙醇加热回流提取，趁热溶解加入2%～10%盐酸酸化、氨水碱化析出沉淀、经干燥后即得主要含去氢骆驼蓬碱和骆驼蓬碱的比例为0.18∶1～4.30∶1，总生物碱含量大于50%的总生物碱提取物[34]。或中药骆驼蓬提取液调整 pH 1.0～7.0，滤过，取滤液加于阳离子交换树脂柱，先以水洗脱除杂，再用0.5%～15%酸液洗脱，收集洗脱液，加碱中和，经脱盐处理，即得骆驼蓬总生物碱[35,36]。尚有报道，骆驼蓬酸水渗漉液加入大孔树脂柱吸附，柱通过液加入超滤膜过滤，透过液再加入纳滤膜浓缩，浓缩液加入氨水调节 pH 7.5～8.0，再加入大孔树脂柱吸附，水洗至中性，继用80%乙醇洗脱，收集洗脱液减压浓缩，真空干燥即得骆驼蓬生物碱，总生物碱含量达95%以上[37]。总生物碱提取物经色谱法分离得到去氢骆驼蓬碱和骆驼蓬碱等10个有效单体成分，且具有抗乙酰胆碱酯酶活性，可用于制备治疗抗乙酰胆碱酯酶活性药物与神经退行性疾病的药物。骆驼蓬资源植物中生物碱类资源性化学成分的利用途径与利用价值，如图4-34所示。

2. 骆驼蓬生物碱化学成分代谢转化与产业化　生物碱类化学成分如去氢骆蓬碱、骆驼蓬碱等为骆驼蓬的主要资源性化学成分，对中枢神经系统、心血管系统及免疫系统等具有广泛的生物活性[2,3]。其中抗乙酰胆碱酯酶和抗单胺氧化酶活性较强[4,5]。研究报道了骆驼蓬碱及去氢骆驼蓬碱在体内可以

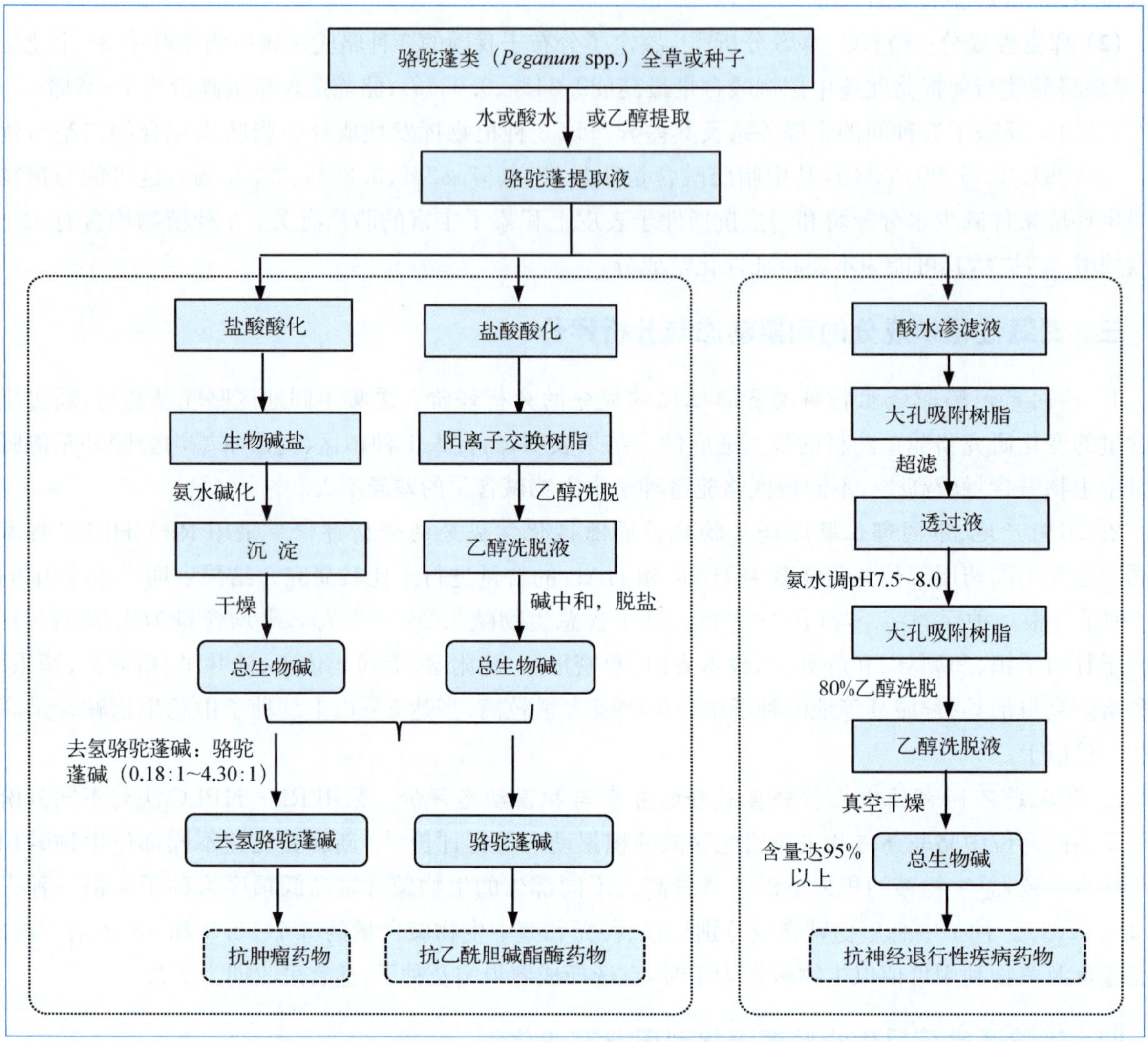

图 4-34　骆驼蓬类药用生物资源中生物碱类物质的利用途径与资源化价值

代谢生成具有较强抗乙酰胆碱酯酶活性的骆驼蓬醇(harmol)及骆驼蓬酚(harmalol)等代谢产物[38,40]。

3. 骆驼蓬废弃物的资源化利用　目前,骆驼蓬生物碱的提取工艺多采用乙醇回流、超声提取或混合溶剂提取后再用酸溶碱沉法制备[41~44]。但在提取处理后的废液中仍然存在大量的生物碱,经研究发现废液中的生物碱含量高达 1 mg/mL^{-1},采用大孔吸附树脂法进一步从提取废液中富集制备骆驼蓬总生物碱,以提升骆驼蓬资源的综合利用率。研究表明[45],通过动、静态实验确定其最佳工艺条件：最佳吸附 pH 为 9.0,最佳吸附温度为 30℃,最佳上样流速为 3.5 BV/h,70%乙醇洗脱的最佳洗脱流速为 1.5 BV/h,洗脱用量为 16.7 BV。采用该工艺可以有效地去除杂质,使骆驼蓬生物总碱含量大幅度提高,浸膏中总碱含量提高到富集前的 10 倍。

◇参◇考◇文◇献

[1] 马骥,王勋陵. 中国荒漠地区骆驼蓬属植物种类与分布[J]. 中国沙漠,1998,18(2): 131-136.

[2] Massoud M, Hossein J, Pirooz S. Toxicity of *Peganum harmala*: review and a case report[J]. Iranian Journal of Pharmacology & Therapeutics, 2002, 1(1): 1-4.

[3] Tahrouch S, Rapio S, Mondolot-Cosson L, et al. *Peganum harmala*: source combinee daromes et de colorants[J]. Reviews in Biology and Biotechnology, 2002, 2(2): 33 - 37.

[4] Sourkes T L. “Rational hope” in the early treatment of Parkin-son’s disease[J]. Canadian Journal of Physiology and Pharmacology Can J Physiol Pharmacol, 1999, 77(6): 375 - 382.

[5] 潘启超,杨小平,李春杰,等.骆驼蓬总碱药理作用的研究[J].中山医科大学学报,1997,18(3):165 - 167.

[6] Lamchouri F, Settaf A, Cherrah Y, et al. In vitrocel-l toxicity of *Peganum harmala* alkaloids on cancerous cel-l lines [J]. Fitoterapia, 2000, 71(1): 50 - 54.

[7] Chen Q C R, Chen H. Antitumor and neurotoxic effects of novel harmine derivatives and structure-activity relationship analysis [J]. International Journal of Cancer, 2005, 114(5): 675 - 682.

[8] 王长虹,刘军,郑立明,等.不同产地骆驼蓬不同药用部位中生物碱的含量分析[J].中国药学杂志,2002,37(3):211 - 215.

[9] Sharaf M, ElAnsari M A. Four flavonoid glycosides from *Peganum harmala*[J]. Photochemistry, 1997, 44(3): 533 - 536.

[10] Hassani L M I, Hadek M E I. Analysis of the seed oil of *Peganum harmala* L. from Morocco[J]. Acta Botanica Gallica, 1999, 146(4): 353 - 359.

[11] Tahrouch S, Rapior S. Volatile constituents of *Peganum harmala* [J]. Acta Botanica Gillica, 1998, 145(2): 121 - 124.

[12] Prashanth D, Ohn S. Antibacterial activity of *Peganum harmala* [J]. Fitoterapia, 1999, 70(4): 438 - 439.

[13] Sobhanim AM, Ebrahimi SA, Mahmoudian M. An in vitro evaluation of human DNA topoisomerase Ⅰ inhibition by *Peganum harmala* L. seeds extract and its β- carboline alkaloids [J]. Journal of Pharmacy and Pharmaceutical Science, 2002, 5(1): 19 - 23.

[14] 王长虹,程雪梅,刘忠渊,等.骆驼蓬种子提取物及其β-咔波啉生物碱对DNA拓扑异构酶Ⅱ活性的抑制作用[J].中国临床药理学杂志,2008,24(5):422 - 425.

[15] Cagir A, Jones SH, Gao R, et al. A naturally occurring human DNA topoisomerase Ⅰ poison [J]. Journal of America Chemical Socierty, 2003, 125(45): 13628 - 13629.

[16] Kim H, Sablin SO, Ramsay RR. Inhibition of monoamine oxidase A by β - carboline derivatives[J]. Arch Biochemistry and Biophysics, 1997, 337(1): 137 - 142.

[17] Bergstrom M, Westerberg G, Langstrom B. 11C - Harmine as atracer for monoamine oxidase A(MAO - A): *in vitro* and *in vivo* studies[J]. Nuclear Medicine and Biology, 1997, 24(4): 287 - 293.

[18] Miralles A, Esteban S, Sastre-Coll A, et al. High-affinity binding of beta-carbolines to imidazoline I2β receptors and MAO-A in rat tissues: norharman blocks the effect of mor-phine withdrawal on DOPA/noradrenaline synthesis in the brain[J]. European Journal of Pharmacology, 2005, 518(2 - 3): 234 - 242.

[19] 赵婷,王长虹,王峥涛.骆驼蓬属植物中生物碱类化学成分及其药理活性研究进展[J].国际药学研究杂志,2010,37(5):333 - 340.

[20] Faskhutdinov MF, Telezhenetskaya MV, Levkovich MG, et al. Alkaloids of *Peganum harmala*[J]. Chemistry Natural Compounds, 2000, 36(6): 602 - 605.

[21] Ma ZZ, Hano Y, Qiu F, et al. Triterpenoids from *Peganum nigellastrum*[J]. Journal of Asian Nature Products Research, 2007, 9(6 - 8): 575 - 578.

[22] Ma ZZ, Hano Y, Nomura T, et al. Two new pyrrolo quinazolinoquinoline alkaloids from *Peganum nigellastrum* [J]. Heterocycles, 1997, 46: 541 - 546.

[23] Ma ZZ, Hano Y, Nomura T, et al. Two new quinazolinequinoline alkaloids from *Peganum nigellastrum* [J]. Heterocycles, 1999, 51(8): 1883 - 1889.

[24] Ma ZZ, Hano Y, Nomura T, et al. Alkaloids and phenylpropanoids from *Peganum nigellastrum* [J]. Phytochemistry, 2000, 53(8): 1075 - 1078.

[25] 黄伟平,刘建利,王翠玲. 天然产物骆驼宁碱 A 及其衍生物的合成研究进展[J]. 有机化学,2009,29(10): 1533 - 1543.

[26] Zheng XY, Zhang ZJ, Chou GX, et al. Alkaloids from seeds of *Peganum nigellastrum* Bunge by an in vitro TLC-bioauto-graphic assay [J]. Archives of Pharmacy Research, 2009, 32(9): 1245 - 1251.

[27] 段金廒,车镇涛,周荣汉,等. 多裂骆驼蓬化学成分研究Ⅱ. 地上部分化合物的分离鉴定[J]. 中国药科大学学报, 1998,29(2): 100 - 104.

[28] 段金廒,周荣汉,赵守训,等. 多裂骆驼蓬化学成分研究Ⅰ. 种子生物碱类成分及其抗肿瘤活性[J]. 中国药科大学学报,1998,29(1): 21 - 23.

[29] 段金廒,周荣汉,车镇涛. 中国茨黎科植物黄酮类化学成分分析及其化学分类学意义[J]. 西北植物学报,1999, 19(4): 725 - 731.

[30] 蔡振利,刘志斌,段金廒,等. 中国骆驼蓬属植物中挥发性成分的分析[J]. 中国药科大学学报,1994,25(5): 311 - 312.

[31] 葛朝伦,张刚,徐晓琴. 不同产地的骆驼蓬总生物碱类化合物含量变化研究[J]. 新疆中医药,2010,30(6): 50 - 51.

[32] 王长虹,刘军,郑立明,等. 不同产地骆驼蓬不同药用部位中生物碱的含量分析[J]. 中国药学杂志,2002,37(3): 211 - 215.

[33] 程雪梅,刘军,王长虹,等. 骆驼蓬不同药用部位中生物碱含量的月积累动态研究[J]. 上海中医药大学学报,2007, 21(3): 69 - 71.

[34] 王长虹,程雪梅,王峥涛,等. 骆驼蓬属种子总生物碱提取物及其有效单体成分和它们的制备与应用: CN101433565A[P]. 2009 - 05 - 20.

[35] 李蓉,刘英辉. 一种从中药骆驼蓬提取液中分离骆驼蓬总生物碱的方法: CN101491557A[P]. 2009 - 07 - 29.

[36] 柴金苗,李蓉,武建卓. 一种用离子交换树脂分离骆驼蓬总生物碱的方法: CN101697983A[P]. 2010 - 04 - 28.

[37] 李法庆,刘东锋. 一种提取骆驼蓬生物碱的方法[J]. CN102600215A[P]. 2012 - 07 - 25.

[38] Zhao T, Zheng SS, Zhang BF, et al. Metabolic pathways of the psychotropic-carboline alkaloids, harmaline and harmine, by liquid chromatography/mass spectrometry and NMR spectroscopy [J]. Food Chemistry, 2012, 134(2): 1096 - 1105.

[39] Zhang L, Teng L, Gong C, et al. Simultaneous determination of harmine, harmaline and their metabolites harmol and harmalol in beagle dog plasma by UPLC-ESI-MS/MS and its application to a pharmacokinetic study[J]. Journal of Pharmaceutical Biomedical Analysis, 2013, 85: 162 - 168.

[40] 史小媛,刘伟,张磊,等. 骆驼蓬总生物碱中骆驼蓬碱、去氢骆驼蓬碱及其代谢产物大鼠体内药代动力学研究[J]. 中成药,2014,36(6): 1169 - 1175.

[41] 买尔旦・马舍木提,阿示都克依木,粟奇志,等. 骆驼蓬种子中去氢骆驼蓬碱和骆驼蓬碱的提取[J]. 新疆医科大学学报, 2000, 23(4): 294 - 295.

[42] 李越鲲,王俊儒,刘雅静,等. 骆驼蓬种子中总生物碱超声提取的初步研究[J]. 西北农业学报, 2005, 14 (4): 110 - 112.

[43] 陈利平,罗兰,陈会海. 用正交实验法筛选骆驼蓬总碱颗粒剂[J]. 武警医学, 2003, 14(8): 474 - 475.

[44] 张学农,孙殿甲,孟怡. 骆驼蓬生物碱提取方法的研究[J]. 新疆医学院学报, 1993, 15(4): 350 - 351.

[45] 赵婷,程雪梅,刘力,等. 大孔吸附树脂法富集提取废液中骆驼蓬碱和去氢骆驼蓬碱[J]. 中国药学杂志,2010, 45(7): 500 - 506.

（段金廒　俞桂新　宿树兰）

贝母类药用生物资源及其资源化利用研究

贝母属(*Fritillaria*)为百合科(Liliaceae)植物中具有重要药用价值的类群,部分种类具有药用价值,其地下干燥鳞茎为常用止咳化痰中药。除《中华人民共和国药典》[1]收载的川贝母(Fritillariae Cirrhosae Bulbus)、浙贝母(Fritillariae Thunbergii Bulbus)、伊贝母(Fritillariae Pallidiflorae Bulbus)、平贝母(Fritillariae Ussuriensis Bulbus)和湖北贝母(Fritillariae Hupehensis Bulbus)等5类贝母外,各地还有不少地方习用品种。

贝母属是狭义百合科的一个大属,植物种类繁多,全世界约130种,广泛分布于北半球的欧洲、亚洲及北美洲的温带地区,尤以地中海北岸、伊朗、土耳其等地区分布的种类最为丰富。我国产贝母属植物约有80种52变种,主要分布于东经75°～130°、北纬27°～50°区域的北温带或亚热带山地、丘陵和高原,以四川省、新疆维吾尔自治区、云南省等地最为丰富[2,3]。在长期的应用实践过程中,根据产地和基原植物的不同,逐渐形成了6大类药用贝母资源[4],其分布见表4-23。

表4-23　我国药用贝母种质资源品种及其分布

类　群	基　原　植　物	主　要　分　布　地
川贝母*	川贝母 *F. cirrhosa* * 暗紫贝母 *F. unibracteata* * 甘肃贝母 *F. przewalskii* * 梭砂贝母 *F. delavayi* * 瓦布贝母 *F. unibracteata* var. *wabuensis* * 太白贝母 *F. taipaiensis* *	四川省、青海省、西藏自治区、云南省 四川省、青海省、甘肃省 甘肃省、四川省、青海省 云南省、四川省、青海省、西藏自治区 四川省、青海省、甘肃省、西藏自治区 陕西省、四川省、甘肃省、湖北省
浙贝母*	浙贝母 *F. thunbergii**	浙江省、江苏省、安徽省、湖北省
伊贝母*	新疆贝母 *F. walujewii* * 伊犁贝母 *F. pallidiflora* * 砂贝母 *F. karelinii*	新疆维吾尔自治区 新疆维吾尔自治区 新疆维吾尔自治区
平贝母*	平贝母 *F. ussuriensis**	黑龙江省、吉林省、辽宁省
湖北贝母*	湖北贝母 *F. hupehensis* * 天目贝母 *F. monantha*	湖北省、湖南省、重庆省 浙江省、安徽省、湖北省、河南省
安徽贝母	安徽贝母 *F. anhuiensis*	安徽省、湖北省、河南省
	鄂北贝母 *F. ebeiensis* 紫花鄂北贝母 *F. ebeiensis* var. *purpurea* 午阳贝母 *F. wuyangensis*	湖北省 湖北省 河南省

*为2010年版《中华人民共和国药典》收载品种及其基原植物。

一、贝母类资源利用现状

目前,贝母属药用植物资源利用仍以其鳞茎作为药品或食品应用为主,少数种类具有园林景观观赏价值[5]。

1. 川贝母　川贝母有悠久的应用历史,具有养肺阴、宣肺、润肺而清肺热之功效,为润肺止咳的要药,疗效卓著,驰名中外。许多治疗急、慢性气管炎,肺结核等病症的中成药制剂,如蛇胆川贝露、川贝枇杷露等,均以川贝母为主药。以川贝母资源植物为原料生产的主要产品及其资源价值见表4-24。

表 4-24 以川贝母资源植物为原料生产的主要产品及其资源价值

产品名称	利用部位/物质	资源价值
养阴清肺丸	干燥鳞茎	成方制剂
贝母梨膏	干燥鳞茎	成方制剂
牛黄清肺散	干燥鳞茎	成分制剂
川贝枇杷膏	干燥鳞茎	成方制剂
贝母二冬膏	干燥鳞茎	成方制剂
复方川贝片	干燥鳞茎	成方制剂
复方川贝氯化铵片	干燥鳞茎	成方制剂
贝母猪肺汤	干燥鳞茎	保健食品
雪梨贝母粥	干燥鳞茎	保健食品

2. 浙贝母　浙贝母具有止咳化痰、清热散结的功效。主治甲状腺肿大、上呼吸道感染、痰多、十二指肠溃疡、咽喉肿痛、肺热咳嗽、乳腺炎等疾病。有些栽培品种因其花外形美观而具有园林观赏价值，见表 4-25。

表 4-25 以浙贝母资源植物为原料生产的主要产品及其资源价值

产品名称	利用部位/物质	资源价值
蛇胆贝母散	干燥鳞茎	成方制剂
贝母花片	花	成方制剂
秋梨膏	干燥鳞茎	保健食品
浙贝杏仁露	干燥鳞茎	保健食品

3. 伊贝母、平贝母、皖贝母、湖北贝母　根据各自性味功效，常用作川贝母或浙贝母类同功效的替代品在相对稳定的区域流通和使用。

二、资源性化学成分

1. 生物碱类化学成分　从贝母属植物中发现的化学成分类型主要有生物碱类、二萜类、核苷类、多糖类等。目前作为资源性物质研究及应用较多的主要为生物碱类、二萜类、核苷类物质。

生物碱类是贝母的主要资源性化学成分。贝母属植物所含生物碱，依其结构类型可分为 2 大类：异甾体类(isosteroidal alkaloids)和甾体类(steroidal alkaloids)。前者又可分为瑟文型(cevanine group)、介藜芦型(jervine group)和藜芦胺型(veratramine group)；后者可分为茄碱型(solanidine group)和裂环茄碱型(secosolanidine group)。

瑟文型生物碱占贝母属植物所分离得到生物碱的绝大多数，代表性化合物包括贝母素甲(verticine)、贝母素乙(verticinone)、异贝母碱(isoverticine)、湖贝甲素(hupehenine)、湖贝乙素(hupehenirine)、鄂贝啶碱(ebeiedine)、去氢鄂贝啶碱(ebeiedinone)、西贝母碱(imperialine)、西贝母碱苷(imperialine-3-O-β-D-glucoside)、棱砂贝母碱(delavine)、棱砂贝母酮碱(delavinone)、川贝酮碱(chuanbeinone)等；介藜芦型生物碱包括贝母辛(peimisine)、环巴胺(cyclopamine)、cycloposine、湖贝新(hupehensine)、伊贝辛(yibeisine)等；藜芦胺型有宁贝新(ningpeisine)、宁贝新苷(ningpeisinoside)、impranine、dihydroimpranine、蒲贝素(puqienine)A～F 等；茄碱型和裂环茄碱型在贝母属植物中较为少见，如平贝宁(pingbeinine)、平贝宁苷(pingbeininoside)、平贝啶苷(pingbeidinoside)、蒲贝酮碱

(puqietinone)、茄啶(solanidine)等[6~9]。

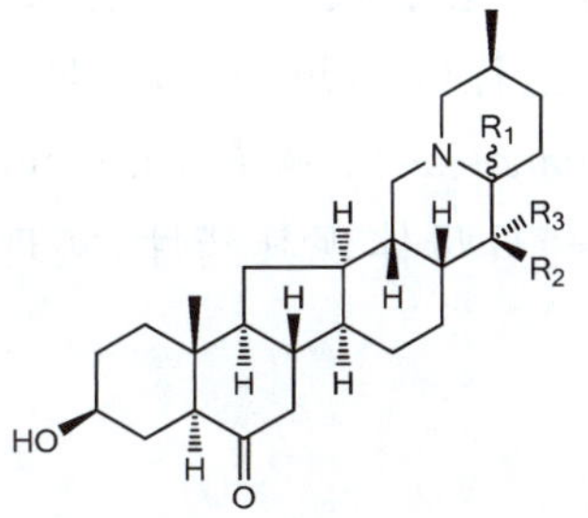

西贝母碱	R_1=α-H,　R_2=OH,　R_3=CH_3
梭砂贝母酮碱	R_1=α-H,　R_2=H,　R_3=CH_3
川贝酮碱	R_1=β-H,　R_2=H,　R_3=CH_3
松贝乙素	R_1=β-H,　R_2= CH_3,　R_3=H

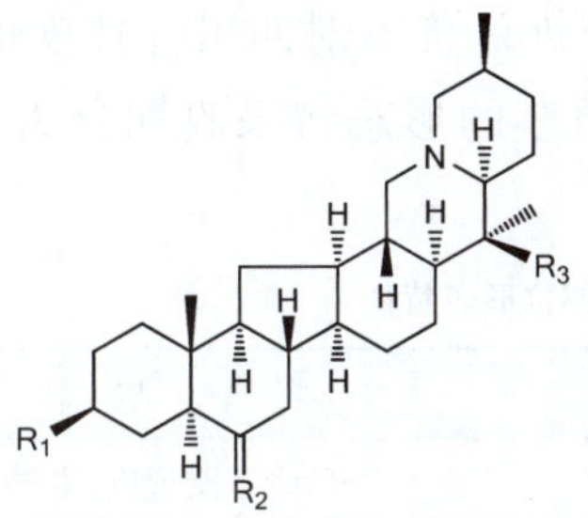

贝母素甲	R_1=β-OH, R_2=α-OH, β-H,　R_3=OH
贝母素乙	R_1=β-OH, R_2=O,　R_3=OH
异贝母素甲	R_1=β-OH, R_2=β-OH, α-H,　R_3=OH
湖贝甲素	R_1=α-OH, R_2=α-OH, β-H,　R_3=H
湖贝乙素	R_1=α-OH, R_2= O,　R_3=H
鄂贝啶碱	R_1=β-OH, R_2=β-OH, α-H,　R_3=H
去氢鄂贝啶碱	R_1=β-OH, R_2=O,　R_3=H

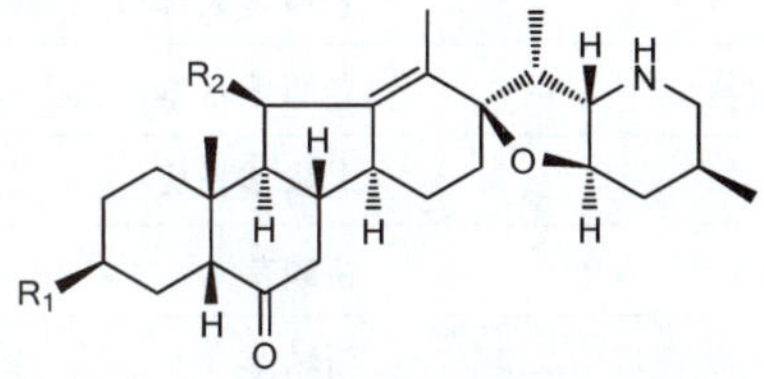

贝母辛	R_1=OH,　R_2=H
伊贝辛	R_1= R_2=OH

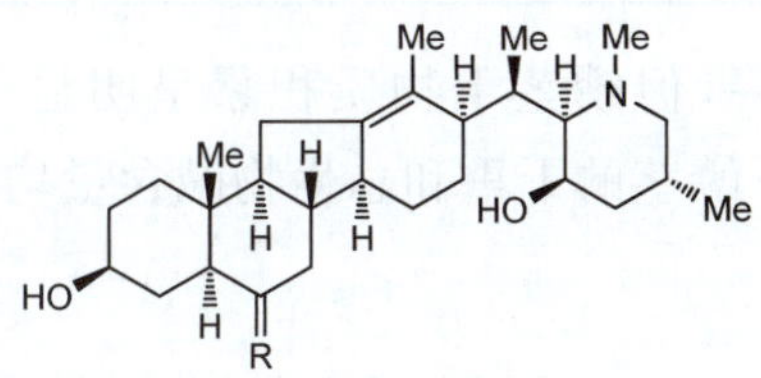

蒲贝素 A	R=β-OH, α-H
蒲贝素 B	R=O

2. 其他类资源性化学成分

(1) 二萜类成分(diterpenoids)：贝母属植物所含二萜类成分，其结构类型包括对映-贝壳杉烷类(*ent*-kaurane 类)及其二聚体、labadane 类、isopimaran 类、atisan 类以对映-贝壳杉烷类化合物为多见，如鄂北贝母(*F. ebeiensis*)及紫花鄂北贝母(*F. ebeiensis* var. *purpurea*)中含有 *ent*-kauran-16α,17-diol、*ent*-kauran-16β,17-diol、*ent*-16α-methoxy-kauran-17-diol、*ent*-17-norkauran-16-one、*ent*-3β-acetoxy-kauran-16β,17-diol(鄂贝醇，fritillebinol)、*ent*-kauran-16β-hydroxy-17-chloride(鄂贝新醇，fritillaziebinol)、fritillebic(鄂贝酸)等对映-贝壳杉烷类二萜，以及鄂贝酸酯(fritillebin)A～D、鄂贝缩醛(fritillebinide)A～E 等对映-贝壳杉烷类二聚体[10,11]。

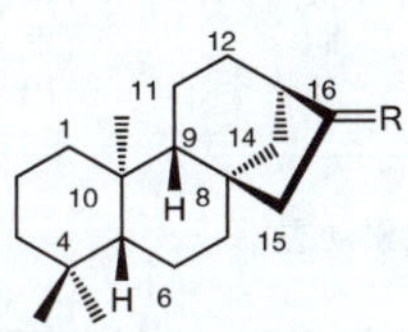

ent-kauran-16α, 17-diol	R=α-OH, β-CH_2OH
ent-kauran-16β, 17-diol	R=β-OH, α-CH_2OH
ent-16α-methoxy-kauran-17-diol	R=α-OCH_3, β-CH_2OH
ent-17-norkauran-16-one	R=O

(2) 核苷类成分(nucleosides)：贝母属植物鳞茎还含有较为丰富的核苷类化学成分。最先在贝母属植物中发现的核苷类为胸苷(thymidnidine)和腺苷(adenosine)。此外，尚有研究表明在贝母属

植物中发现尿苷(uridine)、鸟苷(guanosine)、胞苷(cytidine)、次黄嘌呤(hypoxanthine)、腺嘌呤(adenine)、鸟嘌呤(guanine)及尿嘧啶(uracil)等核苷及碱基类化学成分[12]。有文献报道采用HPLC-DAD法从13种贝母属植物中鉴定出尿嘧啶(uracil)、胞苷(cytidine)、鸟嘌呤(guanine)、尿苷(uridine)、胸腺嘧啶(thymine)、肌苷(inosine)、鸟苷(guanosine)、胸苷(thymidine)和腺苷(adenosine)9个核苷及碱基类成分[13]。该类化学成分也是中药贝母体现其药性,实现其功效的重要物质基础之一。

三、资源性化学成分的积累动态与分析评价

1. 不同采收期川贝母生物碱类化学成分的积累动态与分析评价　对四川省甘孜州康定县川贝母抚育基地四年生川贝母药材采收期进行研究[14]。根据花和鳞茎的形态将采收期分为6个阶段,见表4-26。

表4-26　不同采收期川贝母植物形态与药用部位形态特征

采　收　期	花　状　态	鳞　茎　状　态
花蕾期(5月中旬)	花蕾含苞未放,倒锤	新鳞茎刚形成,老鳞茎尚存
花期(6月上旬)	花开但未“倒挂锤”	老鳞茎大部分已腐烂
花果期(6月中旬)	已形成“倒挂锤”,但花冠开始枯萎	老鳞茎基本褪去
果期Ⅰ(6月下旬)	“倒挂锤”嫩绿色	老鳞茎长成
果期Ⅱ(7月中旬)	“倒挂锤”青绿色,径长约1.5 cm	新鳞茎
果期Ⅲ(8月上旬)	植株枯萎,“倒挂锤”已枯萎	新鳞茎

结果表明,从5～8月川贝母总生物碱含量略有下降,但鳞茎干物质积累呈明显上升趋势(图4-35)。提示川贝母最佳的采收期为果实成熟期,此时地下鳞茎的干重和总生物碱含量均达峰值,同时又能采收到成熟种子用于播种,有利于资源的可持续利用。

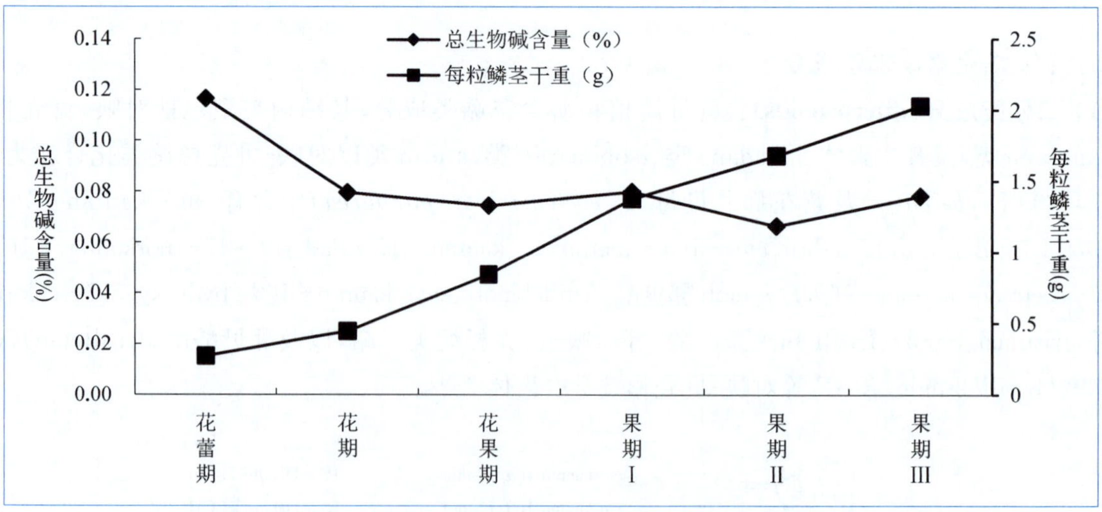

图4-35　不同发育期川贝母中生物碱类成分积累动态

2. 不同生长年限湖北贝母生物碱类化学成分的积累规律分析评价　比较不同生长年限湖北贝母中总生物碱以及主要单体生物碱含量,结果显示:湖北贝母中总生物碱、湖北甲素以及贝母素甲含量与鳞茎大小无关,随生长年限延长含量逐渐降低,1年生贝母显著高于2年生、3年生[15],如图4-36所示。

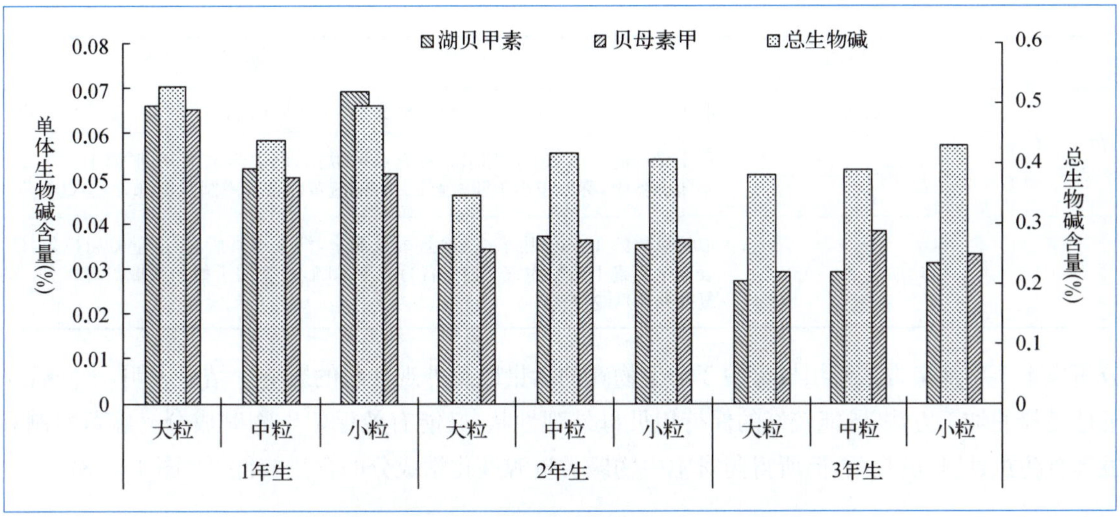

图 4-36　不同生长年限湖北贝母生物碱类化学成分积累动态

3. 不同产地、不同品种生物碱类化学成分的资源化学评价　采用两相滴定法比较川贝母、平贝母、伊贝母和浙贝母总生物碱含量，结果发现其中川贝母的总生物碱含量为 0.05%～0.1%，平贝母、伊贝母和浙贝母的总生物碱含量为 0.1%～0.2%[16]，如图 4-37 所示。

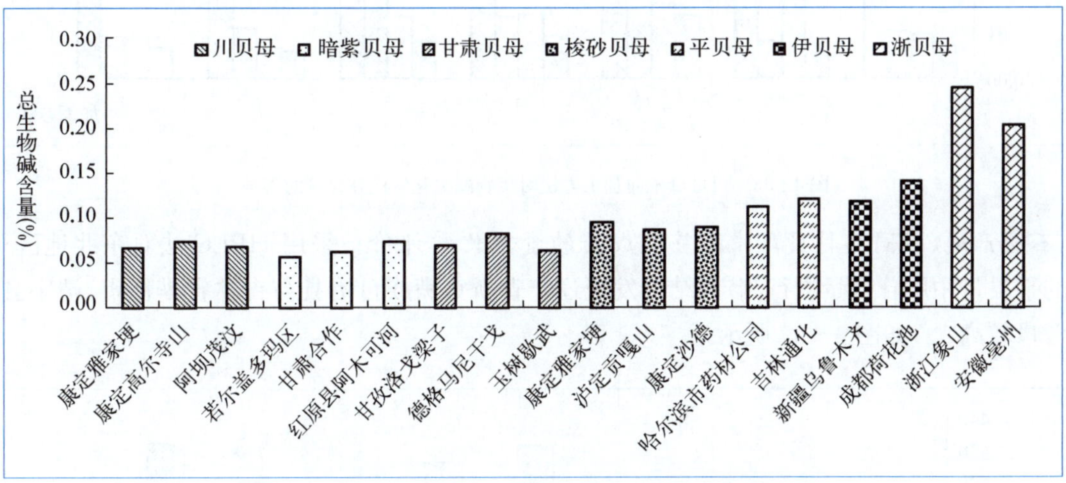

图 4-37　不同产地不同品种贝母总生物碱类化学成分含量分析评价

4. 药材产地加工过程生物碱类资源性成分的分析评价　川贝母药材经典的产地加工方法主要有 7 种，见表 4-27。

表 4-27　川贝母经典的产地加工方法与具体操作过程

序　号	加工方法	步　骤
1	传统加工	取鲜贝母约 100 g，去掉泥土及须根。置竹筛中，于日光下暴晒 5～6 d，再置麻袋中搓去剩余外皮及泥土，再于日光下暴晒 5 d 左右。
2	水洗日晒	取鲜贝母约 100 g，以清水洗净须根及泥土，沥去水滴。日晒 15 d。
3	水洗烘干法Ⅰ	取鲜贝母约 100 g，以清水洗净须根及泥土，沥去水滴。置于 60℃烘箱中烘烤 24 h。
4	水洗烘干法Ⅱ	取鲜贝母约 100 g，以清水洗净须根及泥土，沥去水滴。置于烘箱中，先于 45℃烘 8 h，再于 60℃烘 16 h。

续 表

序　　号	加工方法	步　　　　骤
5	45℃烘制	取鲜贝母约 100 g，以清水洗净须根及泥土，沥去水滴。置于 45℃烘房中约 36 h。
6	硫黄熏制	将干燥后的贝母 100 g，用清水浸泡 1 h，取出，沥去多余水分，平铺于纱布上，放入密闭容器中，称取相当于药材重量 1%的硫黄，点燃，熏制约 10 h，低温烘干药材。
7	蛤粉裹制	取鲜贝母约 100 g，用清水洗净须根及泥土，沥去水滴后，用适量蛤粉搅匀，使贝母表面全部裹上蛤粉为宜。白天置日光下暴晒，夜晚用干蛤粉吸取贝母水分，如此反复操作 10 d 左右。

分析以上 7 种加工方法对川贝母中 3 个生物碱的含量以及外观性状的影响。结果表明，水洗后 60℃恒温烘干是最佳的加工方法，既能较好的保持川贝母外观性状，又能有效保留生物碱成分。硫黄熏制和蛤粉裹制虽具有防虫、防蛀的功效，但所得药材中生物碱类资源性化学成分的含量较低[17]（图 4－38）。

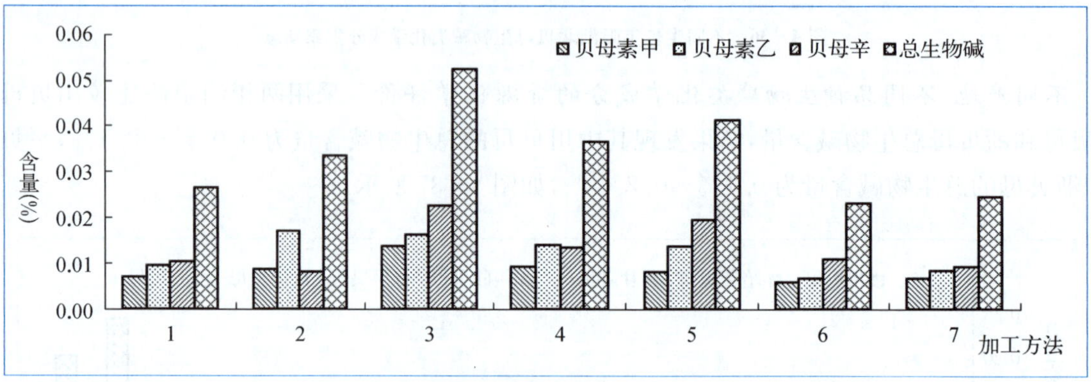

图 4－38　川贝母不同加工方法对生物碱类化学成分含量的影响

5. 不同产地、不同品种贝母中腺苷类成分的资源化学评价　采用 HPLC 法对东北地区 10 个不同产地的平贝母中腺苷含量进行测定，结果发现辽宁省新宾满族自治县与吉林省桦甸市、靖宇县产平贝母腺苷含量较高[18]，如图 4－39 所示。

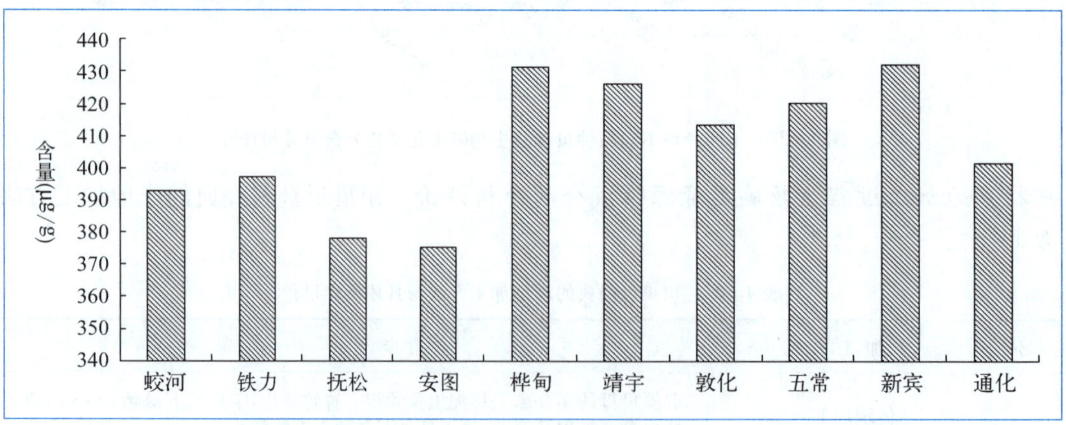

图 4－39　我国东北地区平贝母主产地药材中腺苷类化学成分含量分析评价

四、贝母类资源的资源化利用与产业化

1. 药材深加工与产品开发　贝母是中医临床止咳祛痰的常用中药之一，在中成药处方中使用量

较大。现代药理表明，贝母生物碱是贝母药材中主要有效成分，具有松弛支气管平滑肌、镇咳、平喘、祛痰等作用。临床上被广泛地用于治疗支气管炎、上呼吸道感染所致咳嗽、咳痰等症。以贝母作为主药的制剂有蛇胆川贝膏、川贝雪梨糖浆、贝母梨膏、川贝枇杷糖浆、贝母二冬膏、复方贝母氯化铵片、复方川贝母片等。

贝母生物碱具有降血压、镇静、减慢心率、抗菌等作用。贝母素甲、贝母素乙以及贝母辛能通过抑制血管紧张素转换酶活性而产生降血压作用。从紫花鄂北贝母分离得到的鄂贝啶碱和去氢鄂贝啶碱不但有镇咳作用，也显示抗肿瘤活性。贝母素甲、贝母素乙以及鄂贝定碱还对卡他球菌、金黄色葡萄球菌、大肠埃希菌、克雷伯氏肺炎杆菌有抑制作用。

近年来，环巴胺类异甾类生物碱作为天然小分子抗肿瘤先导化合物受到国内外学者的广泛关注[19]。环巴胺主要存在于百合科藜芦属植物和贝母属植物资源类群中[20]。环巴胺及其类似物作为 Hedgehog 信号通路的抑制剂，对多种肿瘤如乳腺癌[21]、基底细胞癌[22]、髓母细胞癌[23]、胃肠癌[24]均显示出良好的抑制活性，目前美国一家制药公司正在进行环巴胺衍生物 IPI－926(saridegib)与西妥昔单抗联用治疗头颈癌的临床研究。由于环巴胺结构复杂，全合成十分困难，目前最新的合成路线至少需要 20 步反应才仅有接近 1%的得率[25]，无法满足环巴胺的临床研究需求。一些研究人员从资源类群植物入手，从贝母属植物中提取出环巴胺的类似物(贝母辛等)再半合成环巴胺[26]。

贝母属植物类群庞大，药用资源品种的生产和产业化利用主要在我国，已形成较为系统的贝母资源产业链。在荷兰、英国、法国等国则常以该属植物作为观赏花卉资源产业进行培育和开发。因为贝母花

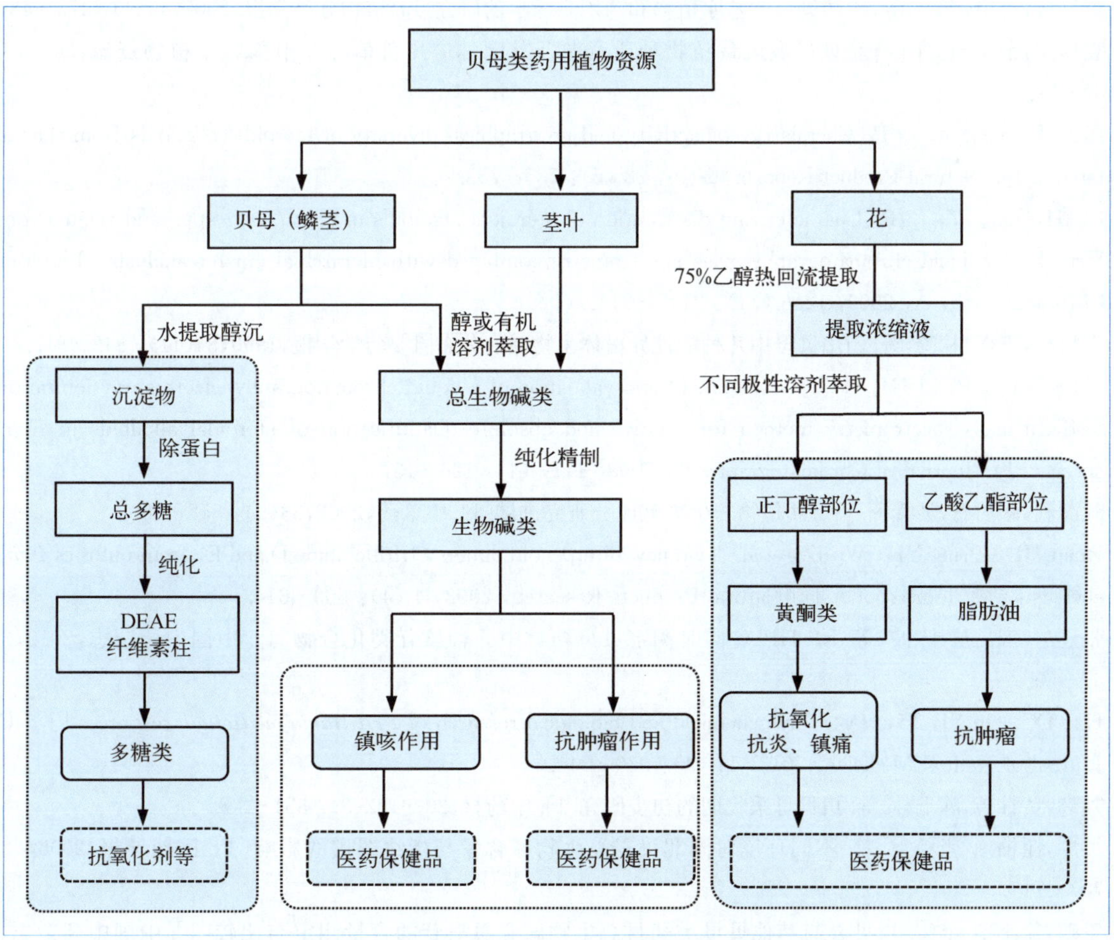

图 4－40　贝母类药用资源植物的系统利用与资源产业化途径

呈钟状，有的种类花色鲜艳，有的在花瓣上具有特殊的方格花纹，深受人们喜爱。观赏贝母中尤以皇冠贝母(*F. imperialis*)观赏价值最高，育成的品种也最多。此外，波斯贝母(*F. persica*)、阿尔泰贝母(*F. meleagris*)、黄花贝母(*F. verticillata*)、浙贝母、安徽贝母、平贝母等也是比较适合观赏的品种。我国对观赏贝母的引种栽培研究还刚刚起步，具有良好的市场开发前景。

2. 传统非药用部位的开发利用　贝母的非药用部位(茎、叶、花)往往含有与鳞茎相类似的化学成分。对平贝母花进行化学成分研究，得到平贝碱甲、贝母辛、贝母素甲等生物碱类成分[27]。从湖北贝母茎叶中也分离得到了贝母素甲、贝母素乙、湖贝甲素、湖贝辛、湖贝啶、鄂贝新、湖贝苷和湖贝甲素苷等生物碱类化学成分[28]。这为扩大药用部位、综合利用药用资源提供了科学依据。贝母花流浸膏、贝母花片即是通过提取浙贝母花中的资源性化学物质而开发的新资源产品。使人们认识到中药资源生产过程产生的传统非药用部位的系统深入研究和开发利用，不仅有效延伸贝母资源经济产业链，同时又实现了资源的循环利用和效益提升。贝母资源植物多途径利用与资源产业化途径，如图 4-40 所示。

◇参◇考◇文◇献

[1] 国家药典委员会. 中华人民共和国药典·一部(2010 年版)[M]. 北京：中国医药科技出版社，2010：34，91，132，274，327.

[2] 王书军，高文远，于琳，等. 百合科贝母属药用植物分类研究进展[J]. 中国中药杂志，2007，3(16)：1609-1614.

[3] 余世春，肖培根. 中国贝母属植物种质资源及其应用[J]. 中药材，1991，14(1)：18-23.

[4] 肖培根，姜艳，李萍，等. 中药贝母的基原植物和药用亲缘学的研究[J]. 植物分类学报，2007，45(4)：473-487.

[5] 袁燕波，郝丽红，于晓南. 贝母属观赏植物种质资源及其园林应用价值[J]. 中国野生植物资源，2013，32(5)：32-37.

[6] Li H J, Jiang Y, Li P. Chemistry, bioactivity and geographical diversity of steroidal alkaloids from the Liliaceae family [J]. Natural Product Reports, 2006, 23 (5): 735-752.

[7] Li HJ, Jiang Y, Li P. Characterizing distribution of steroidal alkaloids in *Fritillaria* spp. and related compound formulas by liquid chromatography-mass spectrometry combined with hierarchial cluster analysis [J]. Journal of Chromatography A, 2009, 1216 (11): 2142-2149.

[8] 李松林，李萍，林鸽，等. 药用贝母中几种活性异甾体生物碱的分布[J]. 药学学报，1999，34(11)：842-847.

[9] Zhou JL, Li P, Li HJ, et al. Development and validation of a liquid chromatography/electrospray ionization time-of-flight mass spectrometry method for relative and absolute quantification of steroidal alkaloids in *Fritillaria* species [J]. Journal of Chromatography A, 2008, 1177 (1): 126-137.

[10] 阮汉利，张勇慧，吴继洲. 贝母属植物非生物碱成分研究进展[J]. 中草药，2002，33(9)：858-860.

[11] Ruan HL, Zhang YH, Wu JZ, et al. Two new diterpenoid dimers, fritillebinide D and E, from bulbs of *Fritillaria ebeiensis* [J]. Journal of Asian Natural Products Research, 2002, 4 (4): 309-314.

[12] 张建芝，宋昌慧，陈波，等. RP-HPLC 同时测定贝母药材中 5 种核苷类化合物[J]. 中国中药杂志，2010，35(1)：67-70.

[13] Hao DC, Gu XJ, Xiao PG. Phytochemical and biological research of *Fritillaria medicinal* resources [J]. Chinese Journal of Natural Medicine, 2013, 11 (4): 330-344.

[14] 刘辉，黄林芳，陈士林，等. 川贝母采收期的初步研究[J]. 中药材，2009，32(3)：331-332.

[15] 吴广，谢柏艳，张勇慧，等. 不同环境对湖北贝母总生物碱含量与指纹图谱的影响[J]. 医药导报，2008，627(6)：707-710.

[16] 王曙，徐小平，李涛. 川贝母与其他贝母类药材总生物碱和总皂苷的含量测定与比较[J]. 中国中药杂志，2002，527(5)：25-27.

[17] 黄林芳,陈士林,刘辉,等. HPLC－ELSD 测定不同加工方法川贝 3 种生物碱[J]. 中成药,2009,31(10):1560－1564.

[18] 吴晓民,王艳红,郑友兰. HPLC 测定不同产地平贝母中腺苷的含量[J]. 华西药学杂志,2006,121(1):74－76.

[19] Gould A, Missailidis S. Targeting the hedgehog pathway: the development of cyclopamine and the development of anti-cancer drugs targeting the hedgehog pathway [J]. Mini Review Medical Chemistry, 2011, 11 (3): 200－213.

[20] 朱卫丰,廖梅香. 异甾体类生物碱的研究进展[J]. 亚太传统医药,2008,4(1):40－43.

[21] Kubo M, Nakamura M, Tasaki A, et al. Hedgehog signaling pathway is a new therapeutic target for patients with breast cancer [J]. Cancer Research, 2004, 64 (17): 6071－6074.

[22] Epstein EH. Basal cell carcinomas: attack of the hedgehog [J]. Nature Reviews Cancer, 2008, 8 (10): 743－754.

[23] Yauch RL, Dijkgraaf GJP, Alicke B, et al. Smoothened mutation confers resistance to a hedgehog pathway inhibitor in medulloblastoma [J]. Science, 2009, 326 (5952): 572－574.

[24] Lees C, Howie S, Sartor RB, et al. The hedgehog signalling pathway in the gastrointestinal tract: implications for development, homeostasis, and disease [J]. Gastroenterology, 2005, 129 (5): 1696－1710.

[25] Heretsch P, Rabe S, Giannis A. Synthesis of all diastereoers of the piperidine-alkaloid substructure of cyclopamine [J]. Organic Letter, 2009, 11 (23): 5410－5412.

[26] Zheng SY, Tan HS, Tao JS, et al. A convenient and efficient one-pot conversion of peimisine into cyclopamine [J]. Fitoterapia, 2012, 83 (7): 1238－1241.

[27] 许卯力,徐东铭,黄恩喜,等. 平贝母花生物碱的研究[J]. 中药通报,1988,13(8):32－33.

[28] 张鹏,皮慧芳,张久亮,等. 湖北贝母茎叶中的生物碱类成分研究[J]. 中草药,2008,39(9):1294－1296.

（李会军　郭　盛　黄林芳　陈士林）

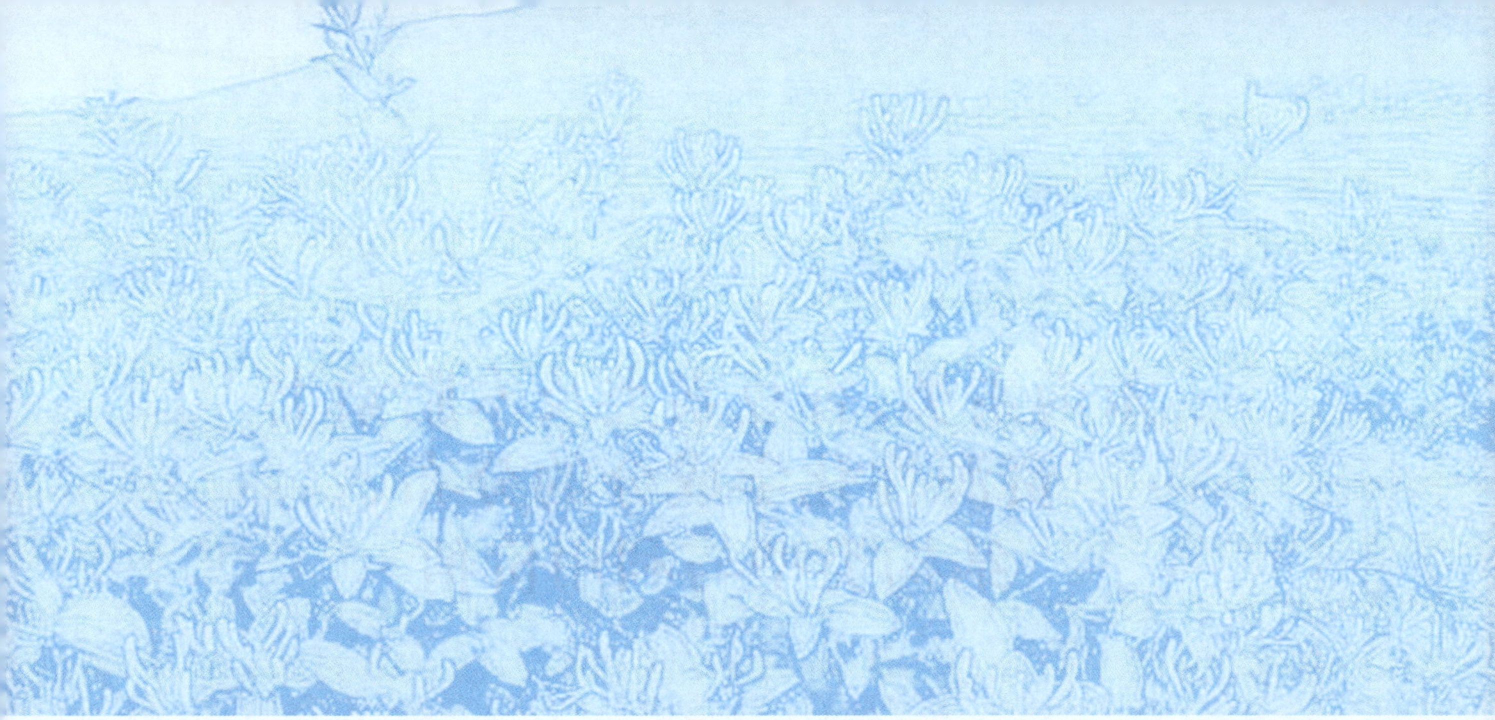

第五章
苯丙素类、香豆素类及木脂素类资源化学

源于自然界的苯丙素类、香豆素类及木脂素类化学成分结构中通常含有苯乙基和肉桂酰基单元，是一类具有 1 个或几个 C6－C3 单元缩合而成的天然产物。它们的生源合成途径均为莽草酸经苯丙氨酸（或酪氨酸）脱氨后趋异衍化而成。

该类资源性化学成分广泛分布于中药及天然药物资源生物类群中，数量庞大，变化万千，不仅在其生物体内发挥着生长调节、防御病虫侵袭等生理功能，对于人类健康也具有丰富多彩的生物活性和药用价值，以及广阔的资源化利用前景。

第一节
苯丙素类、香豆素类及木脂素类资源性化学成分的分布、结构类型与利用价值

源于中药及天然药物资源的苯丙素类化学成分通常含有取代苯乙基和肉桂酰基，广泛分布于双子叶植物不同组织器官中。在植物体中常与糖或糖醇以及环烯醚萜苷等共存。该类化学成分已被发现具有昆虫拒食作用、抗病毒作用、抗菌作用以及对神经系统的兴奋作用等生物活性，因而日益受到植物化学家、药物学家及有机化学家的关注和探索，也展现出诱人的资源化利用前景。本节对该类化学成分的资源分布概况、资源价值及其资源化利用进行论述，为该类资源性化学成分的深入研究与产业化开发提供借鉴。

一、苯丙(烯)酸类资源性化学成分

苯丙酸类化学成分主要为桂皮酸的衍生物，由于羟基在苯环上的数目、排列方式和甲基化程度不同，该类化学成分的理化性质差别较大。苯丙(烯)酸类化学成分在植物界中分布十分广泛，是植物有氧呼吸过程中形成的次生代谢产物。近年来的研究发现，该类化学物质具有较为广泛的生理活性，加之其化学成分结构相对简单、代谢迅速、毒性低等优点，成为一类具有良好开发前景的资源性化学成分。特别需要关注的是其对血小板功能及生殖系统作用的影响值得深入探讨，有望在心脑血管疾病的治疗及抗生育方面得到有效应用。

(一) 苯丙(烯)酸类资源性化学成分在自然资源中的分布

苯丙(烯)酸类化学成分在植物类群中分布较为广泛，其中被子植物以伞形科(Umbelliferae)、爵床科(Acanthaceae)、玄参科(Scrophulariaceae)、蔷薇科(Rosaceae)、忍冬科(Caprifoliaceae)、唇形科(Labiatae)、菊科(Compositae)、木兰科(Magnoliaceae)、木犀科(Oleaceae)、列当科(Orobanchaceae)、苦苣苔科(Gesneriaceae)、马鞭草科(Verbenaceae)等植物类群中所含苯丙烯酸类化学成分的数量和类型为最多，特别集中于玄参目和唇形目植物类群中，并常与环烯醚萜苷和木脂素苷共存[2]。

裸子植物中仅在柏科(Cupressaceae)的刺柏属(*Juniperus*)、罗汉柏属(*Thujopsis*)及松科(Pinaceae)的松属(*Pinus*)的部分种类中存在；蕨类植物多在真蕨类群中分布；在大型真菌豹皮香菇(*Lentinus lepideus*)的子实体中发现对甲氧基桂皮酸甲酯，在白蘑科(Tricholomataceae)的安络小皮伞(*Marasmius androsaceus*)中分得对-羟基桂皮酸；苔藓植物中仅在角苔目(Anthocerotales)和地钱目(Marchantiales)的地钱(*Marchantia polymorpha*)植物体发现桂皮酸和在泥炭藓科泥炭藓属(*Sphagnum*)植物类群中分得泥炭藓酸等。

含有重要药用价值的苯丙(烯)酸类资源性化学成分的药用生物资源类群,见表 5-1[3]。

表 5-1　重要的苯丙(烯)酸类资源性化学成分在植物类群中的分布

化学成分类型	门　类	科 属 植 物 类 群
绿原酸及其衍生物	蕨类植物(真蕨类群部分种类)	水龙骨科多足蕨属(*Polypodium*);乌毛蕨科乌毛蕨属(*Blechnum*);鳞毛蕨科鳞毛蕨属(*Dryonteris*);海金沙科海金沙属(*Lygodium*)
	双子叶植物	杜仲科杜仲属(*Eucommia*);桑科桑属(*Morus*);荨麻科苎麻属(*Boehmeria*);胡桃科 *Juglandaceae*;三白草科蕺菜属(*Houttuynia*);蓼科蓼属(*Polygonum*)、荞麦属(*Fagopyrum*)、山蓼属(*Oxyria*);山茶科山茶属(*Camellia*);藤黄科金丝桃属(*Hypericum*);葫芦科黄瓜属(*Cucumis*);十字花科芸苔属(*Brassica*)、萝卜属(*Raphanus*);海桐花科 *Pittosporaceae*;虎耳草科黄山梅属(*Kirengeshoma*);蔷薇科山楂属(*Crataegus*)、李属(*Prunus*)、珍珠梅属(*Sorbaria*)、梨属(*Pyrus*)、木瓜属(*Chaenomeles*)、栒子属(*Cotoneaster*)、榅桲属(*Cydonia*)、移木衣属(*Docynia*)、枇杷属(*Eriobotrya*)、苹果属(*Malus*)、花楸属(*Sorbus*)、绣线菊属(*Spiraea*);豆科草木犀属(*Melilotus*)、大豆属(*Glycine*);千屈菜科千屈菜属(*Lythrum*);无患子科坡柳属(*Dodonaea*);凤仙花科 *Balsaminaceae*;旱金莲科旱金莲属(*Tropaeolum*);胡颓子科胡颓子属(*Elaeagnus*);伞形科胡萝卜属(*Daucus*)、欧当归属(*Levisticum*);马钱科马钱属(*Strychnos*);茜草科猪殃殃属(*Galium*)、咖啡属(*Coffea*);忍冬科忍冬属(*Lonicera*)、荚蒾属(*Viburnum*)、接骨木属(*Sambucus*);败酱科缬草属(*Valeriana*)、败酱属(*Patrinia*);茄科酸浆属(*Physalis*);旋花科番薯属(*Ipomoea*);紫草科紫草属(*Lithospermum*);马鞭草科假马鞭属(*Stachytarpheta*);唇形科水苏属(*Stachys*)、野芝麻属(*Lamium*)、糙苏属(*Phlomis*);车前草科车前属(*Plantago*);胡麻科胡麻属(*Sesamum*);锦葵科蜀葵属(*Althaea*);菊科一枝黄花属(*Solidago*)、牛蒡属(*Arctium*)、向日葵属(*Helianthus*)、蜂斗菜属(*Petasites*)、蒿属(*Artemisia*)、旋覆花属(*Inula*)、泽兰属(*Eupatoium*)、千里光属(*Senecio*)、刺儿菜属(*Cephalanoplos*)、苦荬菜属(*Ixeris*);美人蕉科 *Canna* 属等。
阿魏酸及其衍生物	裸子植物	石杉科石杉属(*Huperzia*);石松科石松属(*Lycopodium*);木贼科木贼属(*Equisetum*);柏科刺柏属(*Juniperus*)、罗汉柏属(*Thujopsis*);松科松属(*Pinus*)。
	双子叶植物	荨麻科荨麻属(*Urtica*);列当科肉苁蓉属(*Cistanche*);车前科车前属(*Plantago*);毛茛科升麻属(*Cimicifuga*)、黄连属(*Coptis*);石竹科剪秋罗属(*Lychnis*);藜科甜菜属(*Beta*);蓼科大黄属(*Rheum*);白花菜科马槟榔属(*Capparis*);十字花科萝卜属(*Raphanus*)、菘蓝属(*Isatis*);番杏科番杏属(*Tetragonia*);马兜铃科马兜铃属(*Aristolochia*);芸香科柑橘属(*Citrus*);亚麻科亚麻属(*Linum*);檀香科米面蓊属(*Buckleya*);伞形科当归属(*Angelica*)、芹属(*Apium*)、山芎属(*Conioselinum*)、阿魏属(*Ferula*)、茴香属(*Foeniculum*)、藁本属(*Ligusticum*);紫茉莉科叶子花属(*Bougainvillea*);柿树科 *Ebenaceae*;报春花科点地梅属(*Androsace*);木犀科木犀属(*Osmanthus*);马鞭草科大青属(*Clerodendrum*);透骨草科透骨草属(*Phryma*)、唇形科益母草属(*Leonurus*)、米团花属(*Leucosceptrum*)、欧夏至草属(*Marrubium*)、薄荷属(*Mentha*)、黄芩属(*Scutellaria*)、水苏属(*Stachys*);紫葳科梓属(*Catalpa*)、吊灯树属(*Kigelia*)、菜豆树属(*Radermachera*);龙胆科龙胆属(*Gentiana*);玄参科马先蒿属(*Pedicularis*)、元参属(*Penstemon*)、胡黄连属(*Picrorhiza*)、地黄属(*Rehmannia*)、婆婆纳属(*Veronica*)、腹水草属(*Veronicastrum*);锦葵科蜀葵属(*Althaea*);菊科春黄菊属(*Anthemis*)、酒神菊属(*Baccharis*);禾本科稻属(*Oryza*)、玉米属(*Zea*);百合科葱属(*Allium*);鸢尾科鸢尾属(*Iris*);黄谷精科黄眼草属(*Xyris*)等。

续 表

化学成分类型	门　类	科属植物类群
咖啡酸及其衍生物	蕨类植物 双子叶植物	其分布与绿原酸或阿魏酸多为共存，即有绿原酸或阿魏酸分布的科、属中几乎均同时分布有咖啡酸及其衍生物，分布最为广泛。此外，咖啡酸与糖及3,4-二羟基苯乙氧基形成的醚酯分布于以下科、属中：蕨科蕨属(*Pteridium*)；铁角蕨科过山蕨属(*Camptosorus*)；车前科车前属(*Plantago*)；报春花科点地梅属(*Androsace*)；蔷薇科李属(*Prunus*)；列当科肉苁蓉属(*Cistanche*)、列当属(*Orobanche*)；苦槛蓝科角百灵属(*Eremophila*)；苦苣苔科 *Aeschymanthus* 属、唇柱苣苔属(*Chirita*)、鼠毛菊属(*Epilasia*)；茶茱萸科茶茱萸属(*Cassinopsis*)；盐肤木属(*Rhus*)；醉鱼草科醉鱼草属(*Buddleja*)；旋花科旋花属(*Convolvulus*)；木犀科六道木叶属(*Abeliophyllum*)、连翘属(*Forsythia*)、木犀属(*Osmanthus*)、紫丁香属(*Syringa*)；紫葳科凌霄属(*Campsis*)；胡麻科胡麻属(*Sesamum*)；马鞭草科大青属(*Clerodendrum*)、马鞭草属(*Verbena*)、*Viter* 属；玄参科来江藤属(*Brandisia*)、蒲包花属(*Calceolaria*)、金盖树属(*Deplanchea*)、毛地黄属(*Digitalis*)、鞭打绣球属(*Hemiphragma*)、藏玄参属(*Oreosolen*)、泡桐属(*Paulownia*)、马先蒿属(*Pedicularis*)、元参属(*Penstemon*)、地黄属(*Rehmannia*)、玄参属(*Scrophularia*)；唇形科筋骨草属(*Ajuga*)、益母草属(*Leonurus*)、夏枯草属(*Prunella*)、鼠尾草属(*Salvia*)、水苏属(*Stachys*)；锦葵科蜀葵属(*Althaea*)；菊科紫锥菊属(*Echinacea*)、千里光属(*Senecio*)等。
桂皮酸及其衍生物	苔藓类植物	地钱科地钱属(*Marchantia*)；泥炭藓科泥炭藓属(*Sphagnum*)；白蘑科小皮伞属(*Marasmius*)；石莼科石莼属(*Ulva*)
	双子叶植物	毛茛科乌头属(*Aconitum*)、飞燕草属(*Consolida*)；蔷薇科樱属(*Cerasus*)；橄榄科没药属(*Commiphora*)；樟科樟属(*Cinnamomum*)、新樟属(*Neocinnamomum*)；蓼科大黄属(*Rheum*)；马兜铃科马兜铃属(*Aristolochia*)；萝藦科鹅绒藤属(*Cynanchum*)、萝藦属(*Metaplexis*)；山茶科柃木属(*Eurya*)；金缕梅科枫香树属(*Liquidambar*)；杜鹃花科珍珠花属(*Lyonia*)；悬铃木科悬铃木属(*Platanus*)；桑科大麻属(*Cannabis*)；豆科草木犀属(*Melilotus*)、香脂木豆属(*Myroxylon*)、车轴草属(*Trifolium*)；伞形科茴香属(*Foeniculum*)、芫荽属(*Coriandrum*)；锦葵科蜀葵属(*Althaea*)；安息香科安息香属(*Styrax*)；杜鹃花科越橘属(*Vaccinium*)；玄参科玄参属(*Scrophularia*)；苦木科臭椿属(*Ailanthus*)；茄科枸杞属(*Lycium*)；唇形科刺蕊草属(*Pogostemon*)；菊科火绒草属(*Leontopodium*)、还阳参属(*Crepis*)；鸭跖草科鸭跖草属(*Commelina*)；百合科芦荟属(*Aloe*)；姜科姜花属(*Hedychium*)、山柰属(*Kaempferia*)等
迷迭香酸及其衍生物	双子叶植物	唇形科肾茶属(*Clerodendranthus*)、风轮菜属(*Clinopodium*)、山香属(*Hyptis*)、薄荷属(*Mentha*)、鸡脚参属(*Orthosiphon*)、紫苏属(*Perilla*)、迭香属(*Rosmarinus*)、鼠尾草属(*Salvia*)、裂叶荆芥属(*Schizonepeta*)；紫草科紫草属(*Lithospermum*)；葫芦科苦瓜属(*Momordica*)；椴树科刺蒴麻属(*Triumfetta*)等。

此外，分布于十字花科多属植物类群经济资源品种的种子等组织器官中的白芥子苷(sinalbin)、芥子碱(sinapin)；分布于玄参科玄参属(*Scrophularia*)多种药用资源植物根部的玄参苷(rhinathin)和分布于玄参科胡黄连属(*Picrorhiza*)的胡黄连苦苷(picroside Ⅰ，即桂皮酰醇苷)；分布于唇形科鼠尾草属(*Salvia*)近10种药用植物根部或地上部分含有具活血化瘀功效和产业化价值的丹参素(danshensu)等。这些特殊类型的苯丙(烯)酸或其缩酯类，在植物界中分布较为局限。尚有从蜂巢中收集的蜂胶中也分离得到肉桂酸(cinnamic acid)、咖啡酸(caffeic acid)、阿魏酸(ferulic acid)、异阿魏酸(isoferulic acid)、苯丙烯酸(cinnamylic acid)等具有良好利用价值的资源性化学成分，且含量高于1%。

(二) 苯丙酸类资源性化学成分与利用价值[4]

1. 苯丙酸类　中药资源植物类群中分布广泛的为对羟基桂皮酸(*p*-hydroxycinnamic acid)及其衍生物咖啡酸、阿魏酸和芥子酸类成分，是中药中重要的简单苯丙素类资源性产物[1]。例如桂皮酸富含于中药桂皮中，咖啡酸是蒲公英药材中的活性物质之一，阿魏酸为当归等伞形科多种药用生物含有的一类资源性化学物质。

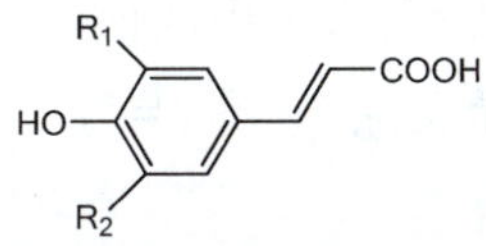

对羟基桂皮酸　$R_1 = R_2 = H$
咖啡酸　$R_1 = H, R_2 = OH$
阿魏酸　$R_1 = H, R_2 = OCH_3$
芥子酸　$R_1 = R_2 = OCH_3$

阿魏酸作为天然芳香有机化合物的生物合成前体物，通过微生物转化技术可将其转化生产香草醛产品。已筛选到将阿魏酸转化为香草酸的黑曲霉 SW33 和将香草酸转化为香草醛的朱红密孔菌 SW0203，在 25 L 规模上可生产香草醛 1.46 g/L，摩尔转化率为 70%。

阿魏酸、咖啡酸、肉桂酸等资源性化学成分对紫外光有较强的吸收作用(吸收波长为 243～330 nm，而 305～310 nm 的紫外线极易诱发皮肤红斑)，并可抑制黑色素细胞的形成，降低色素沉着和抑制生成黄褐斑的酪氨酸酶活性，起到抑制皮肤老化，使皮肤上有色痣如雀斑等色泽变淡的作用，可用于美白、防晒护肤化妆产品中。

苯丙酸类化学成分常以酯或苷的形式存在于中药资源植物体中，如广泛分布于忍冬科、玄参科(Scrophulariaceae)、唇形科、木犀草科(Reseda)等类群中的绿原酸(chlorogenic acid)、新绿原酸(neochlorogenic acid)、3,4－二咖啡酰基奎宁酸(3,4－dicaffeoxylquinic acid)、青连翘苷(forsythiaside)等，它们常具有较强的生物活性和资源产业化价值。

中药丁香(Clove Bud)挥发油的主要成分丁香酚(eugenol)；八角茴香(*Illicium verum*)果实挥发油的主要成分为茴香脑(anethole)；中药细辛(Asarum Sieboldii Herba)、石菖蒲(Acori Graminei Rhizoma)挥发油中的主要成分 α－细辛醚(α－asarone)、β－细辛醚(β－asarone)等，这些苯丙烯类资源性化学成分均在不同程度上被开发利用，形成了一系列具有芳香开窍、镇痛、增进食欲、调香和增香剂等芳香资源经济产业链。

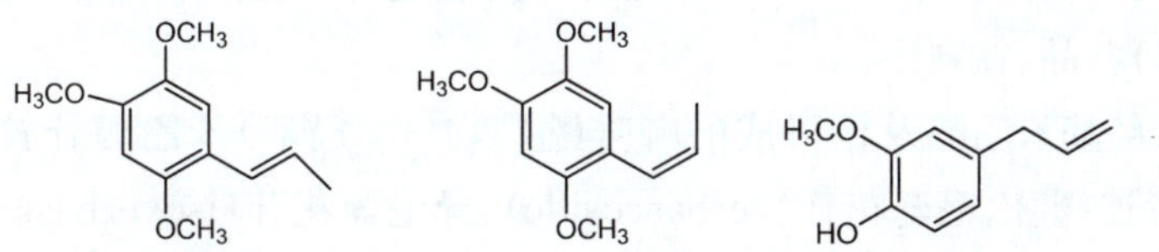

α-细辛醚　β-细辛醚　丁香酚

另外，尚有邻羟基桂皮酸(o－hydroxycinnamic acid)、对甲氧基桂皮酸(p－methoxycinnamic acid)、泥炭藓酸(sphagnum acid)、木贼阿魏素(equisetan)等资源性化学成分。取代桂皮酸类如丹参素以及苯环上的异戊烯基与邻位酚羟基环合成呋喃或吡喃环的 eriostemonic acid 和 gravolenic acid 等均属于苯丙(烯)酸类化学成分。

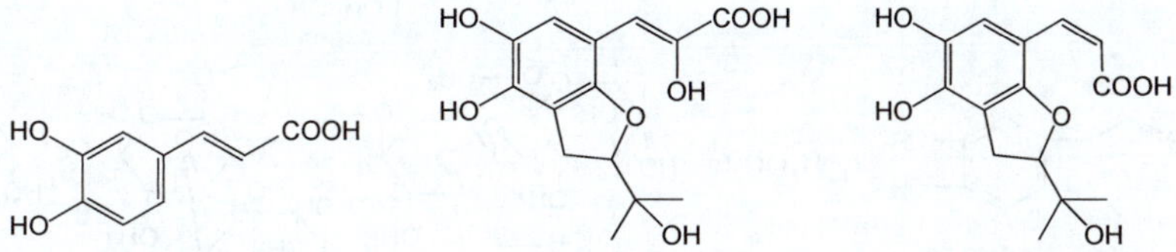

丹参素　eriostemonic acid　gravolenic acid

肉桂酸(cinnamic acid)是重要的资源性化学成分，常从樟科植物肉桂(*Cinnamomum cassia*)的干燥树皮或茎枝、安息香科植物安息香(*Styrax benzoin*)树干流出的树脂中分离得到。资源化途径广阔，主要用于香精香料、食品添加剂、医药工业、美容、农药、有机合成等方面。在医药领域的应用主要是用于合成治疗心脏病药物心可安、乳酸可心定和美普地尔，脊椎骨髓松弛剂和镇静剂巴氯芬及抗脑血栓和动脉硬化药物肉桂苯哌嗪的中间体，亦是微生物酶法合成 *L*-苯丙氨酸的中间体。

肉桂酸尚具有防霉、防腐、杀菌作用，可应用于粮食、蔬菜、水果中的保鲜、防腐剂。肉桂酸可与相应的醇在催化剂存在下酯化合成肉桂酸甲酯、乙酯、丙酯、异戊酯、丁酯、异丁酯、正庚酯、烯丙酯、松油酯等。这些酯类资源性化学物质可作为食品和化妆品的香料。

2. 苯丙酸缩酯类　苯丙(烯)酸常以酯的形式存在，其中以咖啡酸和奎宁酸(quinic acid)形成的酯最为常见。药用生物资源中分布最为广泛的绿原酸(3-*O*-咖啡酰奎宁酸)、新绿原酸(5-*O*-咖啡酰奎宁酸)、4-*O*-咖啡酰奎宁酸、3,4-二咖啡酰鸡纳酸(3,4-二-*O*-咖啡酰奎宁酸)、洋蓟素(cynarin，1,5-二-*O*-咖啡酰奎宁酸)等是该类资源性化学成分的代表。

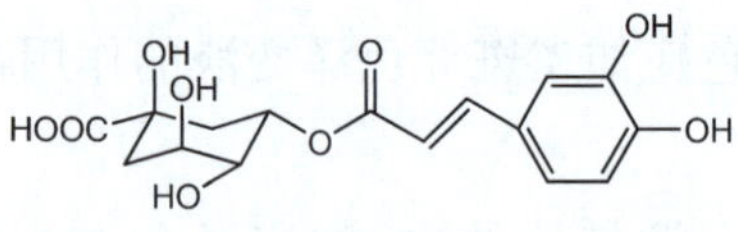

绿原酸

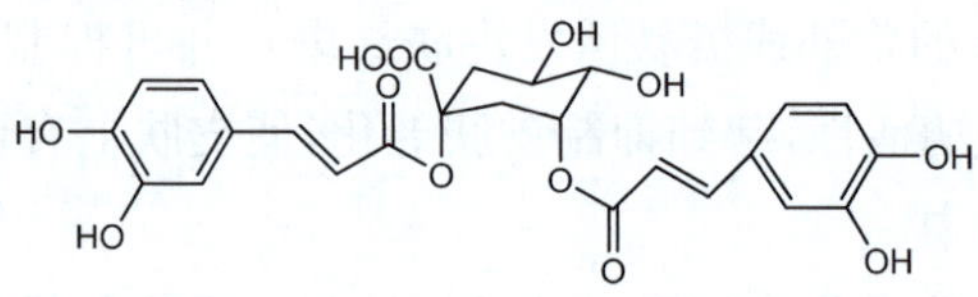

洋蓟素

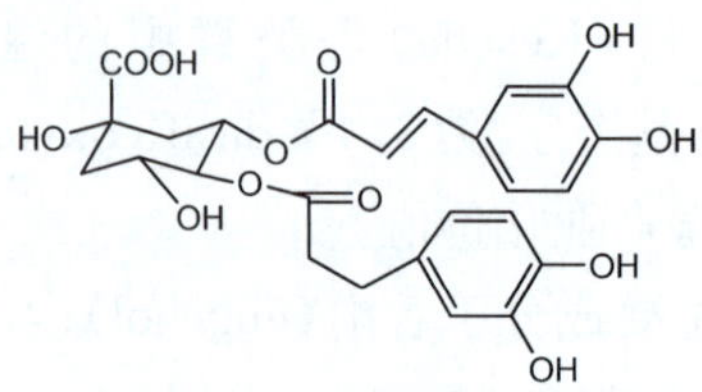

3,4-二咖啡酰鸡纳酸

绿原酸是植物自身的一种防御物质(植保素)，它通过产生自由基而杀灭病原体，可用做植物病害防治剂。基于绿原酸所具有的抗菌消炎等功能，对人类以及兔、鸡等家禽、家畜有良好的防病治病作用，已开发成为药品或饲料的添加剂。绿原酸因具有显著的抗氧化、抑菌作用以及低毒性特点，已被作为添加剂广泛用于功能(保健)食品、饮料中。

咖啡酸与3,4-二羟基苯乙醇及糖形成的咖啡酰(3,4-二羟基)苯乙醇苷较为多见，如荷苞花苷A(calceolarioside A)、青连翘苷、毛蕊花苷(verbascoside)、异毛蕊花苷(isoverbascoside)、管花肉苁蓉苷A(tubuloside A)、松果菊苷(紫锥菊苷，echinacoside)等。

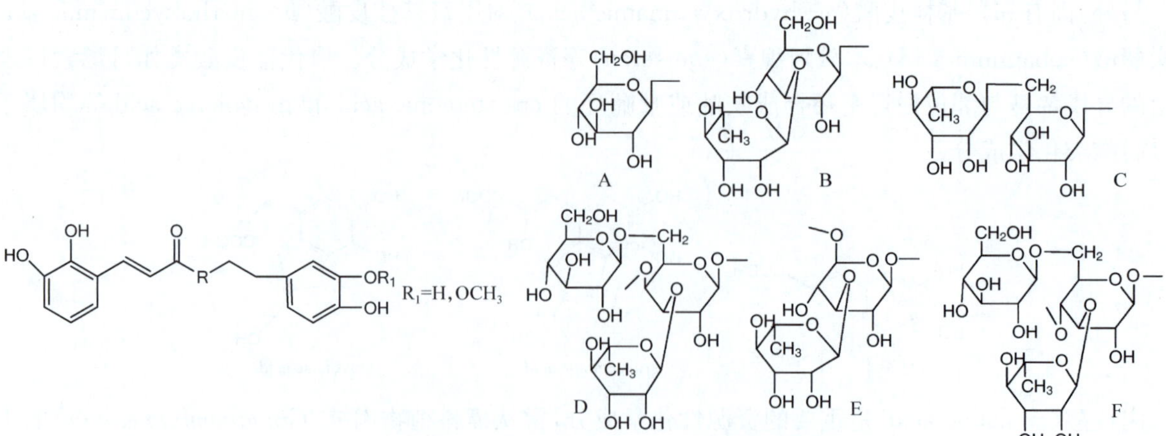

荷苞花苷A：R=A　　毛蕊花苷：R=B　　青连翘苷：R=C

管花肉苁蓉苷A：R=D　　异毛蕊花苷：R=E　　松果菊苷：R=F

富含小分子芳香酸及其衍生物的药用生物资源近年来得到了广泛关注和产业化发展，产生了巨大的资源经济效益和社会效益。紫锥菊属(*Echinacea*)植物含有菊苣酸、松果菊苷(紫锥菊苷)、绿原酸等多种咖啡酸衍生物，其制剂作为免疫促进和调节剂，在欧洲、美国广泛应用。美国将紫锥菊提取物作为食品补充剂，产品销往全球，产生了巨大的经济效益和社会效益。我国近年已开发出以紫锥菊提取物为主、具有免疫促进作用的功能食品——紫锥菊胶囊，能增强机体免疫力，缩短呼吸道感染的发作期，对减轻头痛、鼻炎症状等有帮助。

洋蓟(*Cynara scolymus*)中所含的洋蓟素(cynarin)具有利胆保肝作用；日本蛇菰(*Balanophora japonica*)中的松柏苷(coniferin)和咖啡酸葡萄糖苷具有抗组胺释放活性；小叶厚壳树(*Ehretia microphylla*)中的紫草酸(rosmarinic acid)具有止泻作用；细叶远志(*Polygala tenuifolia*)中的细叶远志苷(tenuifoside)是脑功能促进剂，可用于治疗脑梗死和阿尔茨海默病。毛蕊花苷(verbascoside)、肉苁蓉属(*Cistanche*)植物中的肉苁蓉苷(cistanoside)对实验小鼠的性行为和学习行为低下具有显著改善和对神经系统、内分泌系统的保护作用。

苯丙酸可与有机醇酸、三萜醇、环烯醚萜醇、甾醇、氨基醇等结合成酯。例如从紫锥菊属植物分得的具有促进免疫功能的活性成分菊苣酸(cichoric acid，2*R*，3*R*－双咖啡酰基酒石酸)，以及白芥子苷(sinalbin)、芥子碱(sinapin)、玄参苷(rhinanthin)、钩果草苷(harpagoside)、胡黄连苦苷(picroside)、环木菠萝烯醇阿魏酸酯(cycloarteny ferulate)、β-谷甾醇阿魏酸酯等。

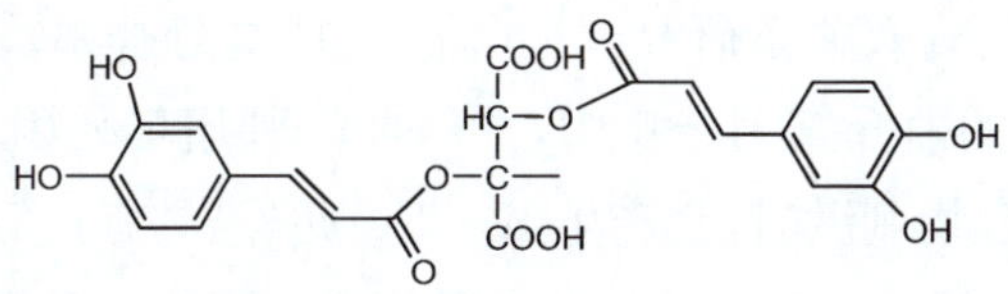
菊苣酸

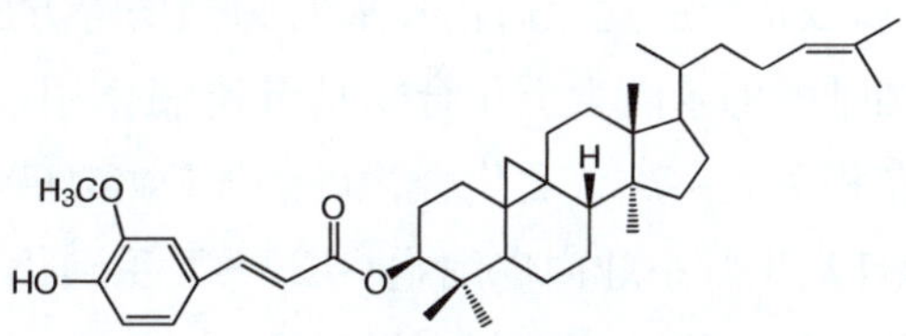
木菠萝烯醇阿魏酸酯

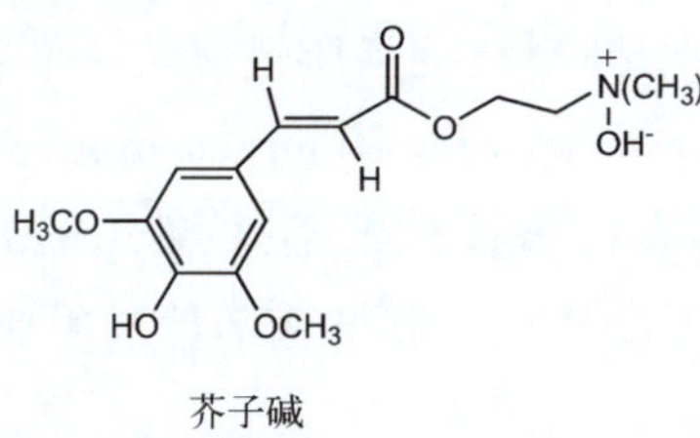
芥子碱

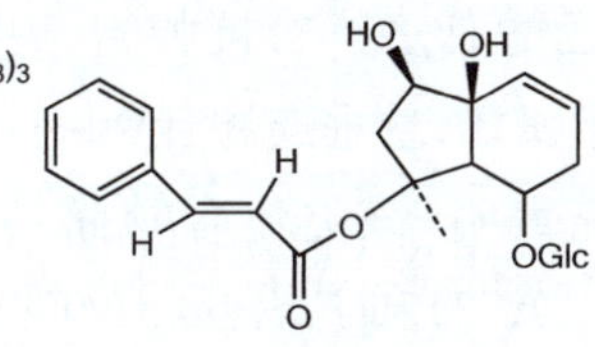
玄参苷

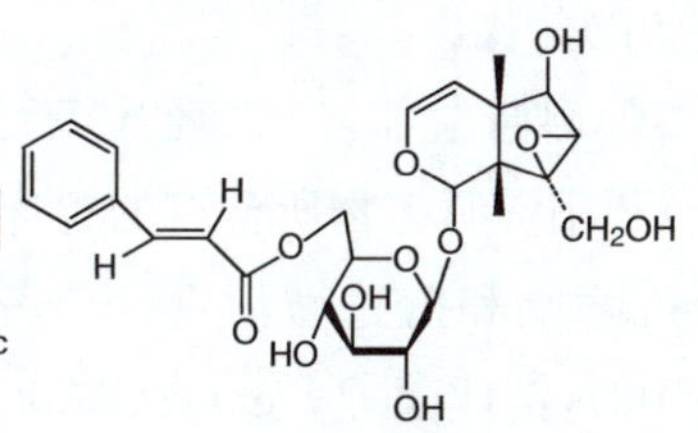
胡黄连苦苷

研究报道，苯丙酸类化学成分亦可自身缩合成酯。如从唇形科鼠尾草属多种植物类群中分得的一系列丹参酚酸(salvianolic acid)类资源性化学成分、迷迭香酸(rosmarinic acid)为咖啡酸的二聚体、丹酚酸丙(salvianolic acid C)为丹参素的二聚体、丹参素乙为丹参素的三聚体、丹酚酸A(salvianolic acid A)为丹参素与咖啡酸的缩合物等。该类丹参酚酸类物质多具有明显的抗凝、溶纤及抗脂质过氧化作用，与丹参素一同作为中药丹参治疗心血管疾病的功效成分。尚从唇形科植物肾茶(*Clerodendranthus spicatus*)中分离得到咖啡酸的四聚物。随着中药资源经济产业链的延伸，它们的资源价值和潜在利用价值将会得到不断提升。

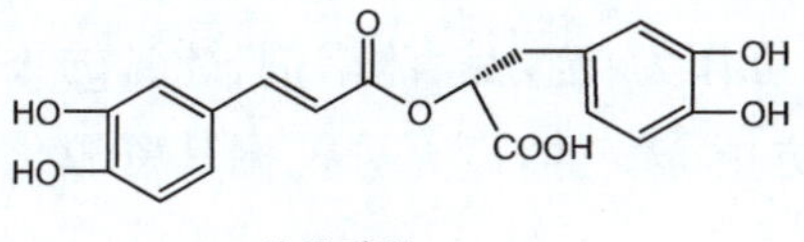
迷迭香酸

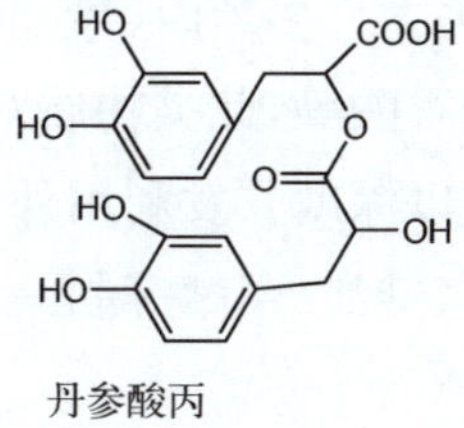
丹参酸丙

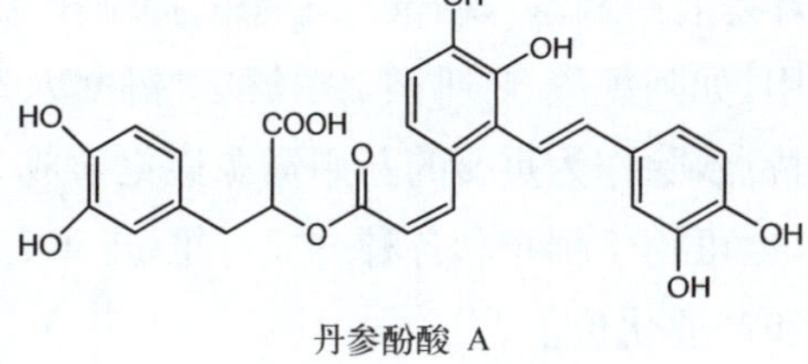
丹参酚酸 A

丹参素是常用中药丹参中主要资源性化学成分之一。其具有扩张冠状动脉、抗血小板聚集、减少血小板及促进纤维蛋白(原)降解、改善微循环障碍、改善缺血再灌注损伤等活性,临床上用以治疗冠状动脉性心脏病、再生高脂血症引起的动脉粥样硬化、血栓等疾病。此外,尚具有抗肝细胞损伤、免疫调节、抗感染、抗氧化和明显的抗肿瘤等活性,常用于治疗慢性肝炎、肝硬化、肝癌、系统性硬皮病、消化性溃疡、慢性胃炎、重症胰腺炎、化脓性和外科感染等疾病。迷迭香酸是治疗泌尿系感染的民族植物药肾茶的主要资源性化学成分之一。其对大鼠脑、肝及肾细胞微粒体的脂质过氧化均有较强的抑制作用,对生物膜过氧化损伤有保护作用;可抑制花生四烯酸代谢中5-脂氧酶(5-LO)活性,起到抗炎作用。此外,迷迭香酸比维生素E的抗氧化能力高几百倍,可作为食品添加剂,特别是油炸食品中的添加剂。油炸食品易产生过氧化物质,迷迭香酸可防止过氧化物的产生,且可使油炸食品颜色金黄而增加食欲。

苯丙(烯)酸及其缩酯类资源性化学成分为良好的天然抗氧化剂。阿魏酸除有抗菌、抗炎、降血压等药理作用外,也具有抗氧化和自由基清除作用,能保护细胞膜不受氧化以及抑制血小板聚集和血栓形成,临床用其钠盐治疗抗动脉粥样硬化、血管栓塞性脉管炎、急性脑血栓和偏头痛等症。

咖啡酸及其衍生物绿原酸,具有利胆、抗菌、抗病毒、降血压、增高白细胞、抗诱变、抗肿瘤活性、抗衰老及兴奋中枢神经系统等多种药理作用,临床上用于内外科炎症的治疗。咖啡酸钠盐可作为止血、升高白细胞等,以及治疗肝病及防治臭氧对肺损伤等方面的应用。

含有咖啡酸的苯丙素类化合物具有抗癌作用,其构效关系研究表明邻位二羟基芳香系统与细胞毒素活性存在相关关系。该类化合物可诱导巨噬细胞的白介素IL-1、IL-6和α-肿瘤坏死因子(TNF-α)的产生,且当牛肾小球内皮细胞GEN-T受到化合物刺激时,会产生IL-6。此外,具有抗氧化作用的苯丙素类化合物能显著地抑制人类胃癌细胞的增殖,并改变了细胞恶性表型的特征,从而引起人胃癌细胞MGC 803的分化。

研究发现,咖啡酰(3,4-二羟基)苯乙醇苷多具有抗肿瘤、免疫抑制及抗脂质过氧化活性,如连翘属(*Forsythia*)药用资源植物所含有的青连翘苷、悬垂连翘苷(suspensaside)、凌霄花苷(campneoside Ⅱ)具有抗肿瘤、抗哮喘和抗过敏活性。研究表明,该类化合物尚具有抗金黄色葡萄球菌*Aureus*(SG511、SG285、SG503),链球菌*Pyogenes*(A308、A77)和*Faecium* MD8b的作用。其抗菌活性与甲氧基的存在密切相关。

中药连翘为木樨科连翘属资源植物,其抗病毒表现在对呼吸道合胞体病毒、对HIV-1整合酶、对单纯疱疹I(HSV-1)、水泡性口炎病毒(VSV)有潜在抑制作用,在由氧化低密度脂蛋白引起细胞毒性时,可保护内皮细胞。对由谷氨酸盐引起神经毒性,E-p-MCA(E-p-methoxy cinnamic acid)可以起到保护其皮质神经元的作用;其构效关系表明α、β不饱和酯和p-羟基对神经元的保护起着重要作用。此外,3,4-二咖啡酰鸡纳酸(3,4-dicaffeoylquinic acid)具有抑制艾滋病毒(HIV)复制作用,可作为开发抗艾滋病药物的先导化合物。

综上所述,该类资源性化学成分在腺苷二磷酸诱导小鼠血小板聚集时显示出显著的抑制作用,可能与环腺苷一磷酸—磷酸二酯酶的抑制作用有关。许多苯丙(烯)酸及其缩酯类具有较强的抗氧化和抗菌作用,如阿魏酸、咖啡酸、肉桂酸、绿原酸、迷迭香酸等,此类物质对人体具有确切的保健价值和安全性好的特点,除作为重要的药用资源性化学成分加以深度开发利用外,尚可作为化妆品、沐浴剂、牙膏的添加剂,也可用于棉布和各种合成纤维、皮革、涂料、鞋油、草席等制品中防止霉变等,以充分挖掘其资源化潜力和产业化价值。

二、香豆素类资源性化学成分

香豆素类化学成分为具有苯骈 α-吡喃酮母核的次生代谢产物，其结构特点为顺式邻羟基桂皮酸脱水而形成的内酯类成分。香豆素类化学成分通过莽草酸途径合成，该途径由苯丙氨酸经脱氨酶作用生成桂皮酸，进而生成具有 C6－C3 骨架的香豆素类化学成分。该类化学成分主要集中分布于高等植物类群中，在动物及微生物代谢产物中亦有存在。研究表明，从天然药物资源中分离得到的香豆素类成分具有抗 HIV、抗癌、降血压、抗心律失常、抗骨质疏松、镇痛、平喘及抗菌等多方面的生理活性，已在药物、保健产品、保健食品、天然香料等资源产业领域得到开发利用。

(一) 香豆素类资源性化学成分在自然界的分布

香豆素(coumarin)始得自于豆科植物香豆(*Coumarona odoruta*)而命名。从结构上可以看成是顺式邻羟基桂皮酸脱水而形成的内酯类化合物，具有苯骈 α-吡喃酮或苯骈 α－1,2-吡喃酮的结构母核。目前，从自然资源生物类群中发现的天然香豆素类化合物 2 000 余种。

迄今发现的香豆素类化学成分较为广泛地分布于药用植物资源类群中，亦有少数来自微生物及动物。富含香豆素类化学成分的植物类群主要有：伞形科、芸香科、菊科、豆科、茄科、瑞香科(Thymelaeaceae)、兰科(Orchidaceae)、木犀科、五加科(Araliaceae)、藤黄科(Guttiferae)等。中药材白芷、前胡、蛇床子、独活、九里香、茵陈、补骨脂、秦皮等均富含香豆素类资源性化学成分。

裸子植物中仅在柏科的刺柏属(*Juniperus*)、罗汉柏属(*Thujopsis*)及松科的松属(*Pinus*)少数植物中存在。细菌中也曾发现 chartensin、morobiocin 和香豆霉素 A(coumermycin A)。真菌中有黄曲霉素，假蜜环菌(亮菌)中发现亮菌甲素(armillarisin)，链霉菌可把酪氨酸直接氧化环合生成新生霉素(novobiocin)。苔藓植物中分布寥寥，仅在角苔目(Anthocerotales)检出桂皮酸和香豆素类化学成分。蕨类植物中也少见，现知在铁线蕨属(*Adiantum*)的一些类群，以及金鸡脚(*Phymatopteris hastata*)、毛蕨(*Cyclosorus interruptus*)和鳞始蕨(*Lindsaea cultrata*)中含有简单香豆素。

异香豆素的分布与香豆素不同，仅限于少数科属的植物类群中(表 5－2)[3]。

表 5－2 异香豆素类资源性化学成分的主要分布植物类群

科	属
爵床科(Acanthaceae)	百簕花属(*Blepharis*)
使君子科(Quisqualis)	诃子属(*Terminalia*)
旋花科(Convolvulaceae)	菟丝子属(*Cuscuta*)
葫芦科(Cucurbitaceae)	盘多毛孢属(*Pestalozzia*)
龙脑香科(Dipterocarpaceae)	娑罗双属(*Shorea*)
大戟科(Euphorbiaceae)	野桐属(*Mallotus*)
金缕梅科(Hamamelidaceae)	蜡瓣花属(*Corylopsis*)、牛鼻栓属(*Fortunearia*)、枫香树属(*Liquidamba*)
亚麻科(Linaceae)	香膏属(*Humiria*)
紫金牛科(Myrsinaceae)	紫金牛属(*Ardisia*)
虎耳草科(Saxifragaceae)	落新妇属(*Astilbe*)、岩白菜属(*Bergenia*)、绣球属(*Hydrangea*)、涧边草属(*Peltoboykinia*)、鬼灯檠属(*Rodgersia*)

二聚香豆素类、三聚香豆素类化学成分在以下植物类群中有分布，见表 5－3。

表 5-3 二聚、三聚香豆素类资源性化学成分主要分布植物类群[3]

科	属
漆树科(Anacardiaceae)	黄连木属(*Pistacia*)、盐肤木属(*Rhus*)、杧果属(*Mangifera*)
千屈菜科(Lythraceae)	紫薇属(*Lagerstroemia*)、千屈菜属(*Lythrum*)
胡桃科(Juglandaceae)	化香属(*Platycarya*)
蓝果树科(Nyssaceae)	喜树属(*Camptotheca*)
牻牛儿苗科(Geraniaceae)	老鹳草属(*Geranium*)
蔷薇科(Rosaceae)	龙牙草属(*Agrimonia*)
桃金娘科(Myrtaceae)	桉属(*Eucalyptus*)、番石榴属(*Psidium*)、蒲桃属(*Syzygium*)
使君子科(Combretaceae)	榄仁树属(*Terminalia*)
壳斗科(Fagaceae)	栎属(*Quercus*)
瑞香科(Thymelaeaceae)	瑞香属(*Daphne*)、结香属(*Edgeworthia*)、狼毒属(*Stellera*)、荛花属(*Wikstroemia*)
蓼科(Polygonaceae)	蓼属(*Polygonum*)
伞形科(Umbelliferae)	蛇床属(*Cnidium*)
金缕梅科(Hamamelidaceae)	牛栓藤属(*Connarus*)
茜草科(Rubiaceae)	钩藤属(*Uncaria*)
芸香科(Rutaceae)	石椒草属(*Boenninghausenia*)、芸香属(*Ruta*)
豆科(Leguminosae)	小冠花属(*Coronilla*)、草木犀属(*Melilotus*)、三叶草属(*Trifolium*)
大戟科(Euphorbiaceae)	秋枫属(*Bischofia*)、大戟属(*Euphorbia*)、叶下珠属(*Phyllanthus*)、乌桕属(*Sapium*)

香豆素类化学成分在植物体的各个部位均有存在，且往往是多种结构类型混合共存。相近缘的植物类群中分布有相似结构的香豆素类化学物质。伞形花内酯(umbelliferone)、当归根素(angelicin)、欧前胡精(ostruthin)、邪蒿素(seselin)和金合欢醇(farnesol)由伞形花内酯衍生而得，是伞形科植物类群的特征性化学成分之一。香豆素类常与其生源关系密切相关的桂皮酸、木脂素、黄酮类化合物伴生存在。

(二) 香豆素类资源性化学成分与利用价值[5]

香豆素类天然产物以游离或糖苷的形式较为广泛地分布于植物界，它们在植物体内起着植物激素的作用或作为植物受到外来侵害时的应激素。香豆素是由苯丙酸经氧化、环合而成。环合过程中，因异戊烯基活泼双键结合位置不同、氧化程度不同可产生不同的氧环结构。从自然界中分离到的香豆素类化合物，90%以上的都在其苯骈 α-吡喃酮母核基本骨架的苯环或 α-吡喃酮环上有羟基、烷氧基、苯基、异戊烯基等取代。7-羟基香豆素的 6 位或 8 位有异戊烯基时，异戊烯基的活泼双键很容易与邻位酚羟基环合形成呋喃环或吡喃环，前者称为呋喃香豆素，后者称为吡喃香豆素。

根据形成的氧环结构特点，通常将香豆素类化学成分大致分为以下 5 类。

1. 简单香豆素类(simple coumarins)　指仅在苯环上有简单取代基，且 7 位羟基未与 6(或 8)位取代基形成呋喃环或吡喃环的香豆素类。这些取代基一般为羟基、甲氧基、亚甲氧基、异戊烯基，取代的位置以 C-7、C-6 和 C-8 位上较多。中药材中常含有一些代表性资源化学成分，如秦皮(Fraxini Cortex)中的七叶内酯(esculetin)和七叶苷(aesculin)；茵陈(Artemisiae Scopariae Herba)中的滨蒿内酯(scoparone)；蛇床子(Cnidii Fructus)中的蛇床子素(osthole)；独活(Angelicae Pubescentis Radix)中的当归内酯(angelicon);祖师麻(Daphnes Giraldii Radix)中的瑞香内酯(daphnetin)等均属简单香豆素类。

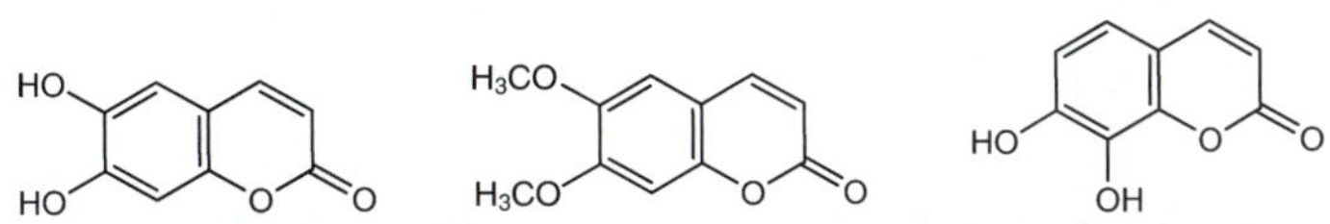

七叶内酯　　滨蒿内酯　　瑞香内酯

伞形科植物中许多香豆素类化学成分具有扩张血管作用。如阿米芹(*Ammi visnaga*)中获得的色原酮凯林(khellin)可作冠状动脉扩张剂;相继发现的 samidin、二氢山米丁(dihydrosamidin)、氢吡豆素(visnadin)等是 7,8-吡喃香豆素,均具有冠状动脉扩张作用。茵陈蒿(*Artemisia capillaris*)中的滨蒿内酯具有松弛平滑肌、解痉利胆作用。亮菌甲素不仅具有较强的抗炎作用,还具有利胆活性,能松弛胆总管末端的括约肌,显著促进胆汁分泌。

2. 呋喃香豆素类(furanocoumarins)　指 7 位羟基和 6(或 8)位取代异戊烯基缩合形成呋喃环的香豆素类化学成分。呋喃香豆素类还可根据呋喃环的相对位置分为不同类型:6 位异戊烯基与 7 位羟基形成呋喃环,则呋喃环与苯环、α-吡喃酮环处在一条直线上,称为线型(linear)呋喃香豆素,代表性资源性化学成分为补骨脂素(psoralen),故该类又称补骨脂素型香豆素;8 位异戊烯基与 7 位羟基形成呋喃环,则呋喃环与苯环、α-吡喃酮环处在一条折线上,称为角型(angular)呋喃香豆素,因其代表性资源性化学成分为异补骨脂素(isopsoralen),故该类又称异补骨脂素型香豆素。

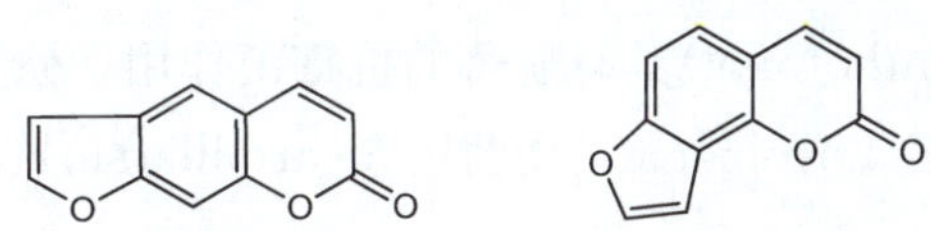

补骨脂内酯(线型)　　异补骨脂内酯(角型)

从蛇床(*Cnidium monnieri*)果实中分离出的欧芹属素乙(lmperatorin)、爱得尔庭(edultin),9-异丁酰氧基-*O*-异酰基哥伦比亚苷元(9′- isobutyryloxy - *O* - acetyl columbionetin)体外对耐药的肿瘤细胞 KBV200 具有明显的逆转作用。从缅甸植物 *Kayea ossamica* 树皮中分离得到 theraphinsA、B、C 显示出良好的抗 KB 和 LNCaP 人肿瘤细胞的细胞毒性,并显示出抗疟活性;从楸子(*Malus prunifolia*)的果实中分离得到的 10 种 4-苯基香豆素和香豆酸(coumaric acid)均有显著的抗肿瘤活性。尚从植物不等红厚壳(*Calophyllum dispar*)植物中分离得到的 4-苯基香豆素类化学成分(isodispar A、disparinol D、disparpropylinol B、disparinol B)等,亦具有抗肿瘤活性和对 KB 细胞的细胞毒活性。蛇床子总香豆素类成分具有直接扩张豚鼠器官平滑肌,对豚鼠吸入致痉剂所致的药物性哮喘有明显的保护作用,同时有一定的祛痰作用。

许多香豆素类化学成分具有光敏作用。呋喃香豆素能提高皮肤对紫外线的敏感性,外涂或内服后经日光照射可引起皮肤色素沉着,临床上用杭白芷总香豆素、补骨脂素治疗白癜风(白斑病),其中 8-甲氧基或 5-甲氧基的补骨脂素作用更为显著。

3. 吡喃香豆素类(pyranocoumarins)　指 7 位羟基和 6(或 8)位取代异戊烯基缩合形成吡喃环类香豆素类化学成分。6 位异戊烯基与 7 位羟基形成吡喃环者,称为线型吡喃香豆素,如从紫花前胡(*Angelica decursiva*)根中得到一系列具有抗血小板聚集活性的线型吡喃香豆素:紫花前胡素(decursidin)、紫花前胡醇(*l*-decursidinol)、紫花前胡香豆素Ⅰ(pd-c-Ⅰ);8 位异戊烯基与 7 位羟基形成吡喃环者,称为角型吡喃香豆素,白花前胡中的角型二氢吡喃香豆素成分多为凯尔内酯(khellactone)衍生物,亦具有抗血小板聚集,扩张冠状动脉等活性,如北美芹素(pteryxin)、白花前胡丙素[(+)praeruptorin A]、白花前胡苷Ⅱ(praeroside Ⅱ)。吡喃环被氢化,称为二氢吡喃香豆素。

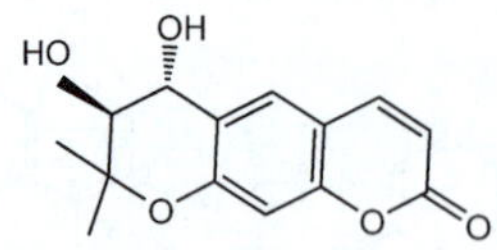

紫花前胡醇(线型)

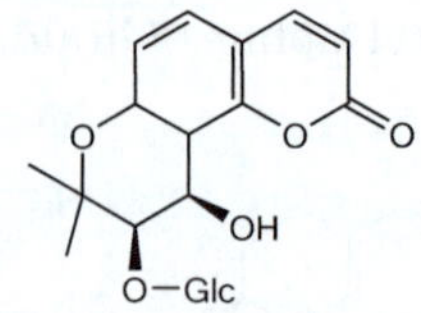

白花前胡苷Ⅱ(角型)

在生物合成过程中，简单香豆素、呋喃香豆素、吡喃香豆素结构的转化过程是简单香豆素类在C6或C8位烷基化，取代异戊烯基进一步与7位羟基环合转化为二氢呋喃香豆素类或二氢吡喃香豆素类，再进一步可以形成呋喃香豆素类或吡喃香豆素类。

从藤黄科植物南革绵毛胡桐(*Calophyllum lanigerum*)中分离出的角型香豆素(+)-绵毛胡桐内酯A[(+)-calanolides A,(1a)]和(−)-绵毛胡桐内酯B[(−)-calanolides B,(1b)]能阻止HIV-1的复制、繁殖。前者作为治疗艾滋病的新一代非核苷酸类药物在国外已进入Ⅱ期临床试验。从红厚壳(*Calophyllum inophyllum*)植物中分离得到的香豆素类化合物inophyllums B (2a)、inophyllums P (2b)、cordatolide A(3a)和cordatolide B(3b)也具有显著的抑制HIV逆转酶活性。蛇床子和毛当归根中的蛇床子素(sthole)可抑制乙型肝炎表面抗原(HbsAg)，对须发藓菌有较强的抑制作用；花椒毒酚(xanthotoxol)具有显著的抗霉菌作用。研究尚表明，七叶内酯(aesculetin)及其苷、从微生物获得的新生霉素(novobiocin)、亮菌甲素(armillarsin)、coumerungin均具有明显的抗菌作用。

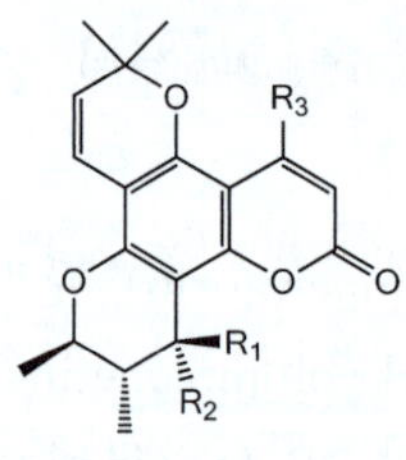

	R_1	R_2	R_3
1a	OH	H	$CH_3CH_2CH_2$
1b	H	OH	$CH_3CH_2CH_2$
2a	OH	H	Ph
2b	H	OH	Ph
3a	OH	H	CH_3
3b	H	OH	CH_3

Ph = 苯基

从白花前胡(*Peucedanum praeruptorum*)根中得到白花前胡丙素(praeruptorum C)及双氢丙素具有显著地增加冠状动脉血流量的和Ca^{2+}拮抗作用。蛇床子总香豆素对角叉菜胶和鸡蛋清引起的大鼠足趾肿胀均有明显抑制作用，对新生大鼠成骨细胞的增殖、ALP活性、骨胶原合成具有明显的促进作用。从黄连木(*Pistacia chinensis*)植物新鲜嫩枝中分离得到的4-芳基二氢香豆素3-3′-二聚体具有雌激素样活性。6,7-二甲氧基香豆素具有抗急性肾衰竭和较强的肝保护作用。

4. 异香豆素(isococumarin)　香豆素的异构体，可看作是邻羟基苯乙烯醇的内酯，已分离获得该类资源性化学成分有岩白菜内酯(bergenin)、茵陈炔内酯(capillarin)、仙鹤草内酯(agrimonolide)、异香豆素(avicennin A)等。

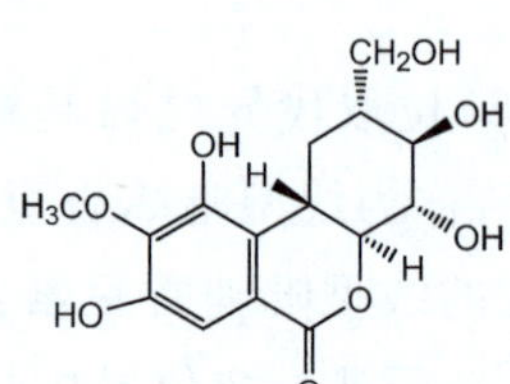

岩白菜内酯

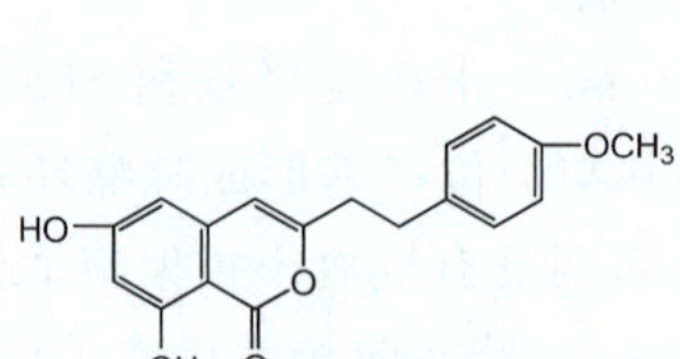

仙鹤草内酯

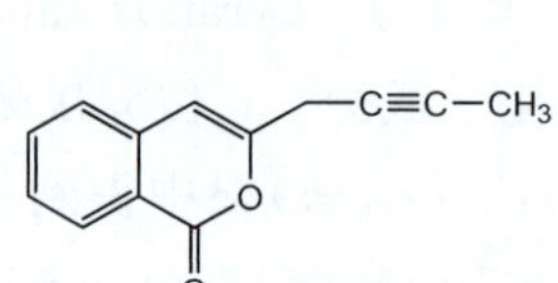

茵陈炔内酯

虎耳草科(Saxifragaceae)绣球属(*Hydrangea*)植物藤氏甜茶(*Hydrangea macrophylla* var. *thundergii*)叶中含有糖苷类物质，其本身并无甜味，但经干燥加工后，苷类水解后所得的甜茶内酯(phyllolulcin)，是一种二氢异香豆素类甜味苷元，又称叶甜素。从同属植物马桑绣球(*Hydragea asperia*)自然发酵后的叶中也可获得该类资源性化学物质。天然的甜茶内酯结构中的 3′-羟基- 4′-甲氧基苯基团对维持甜味十分重要，酚羟基及内酯基团的消除对维持甜味无影响。甜茶内酯微溶于水，因分子中含有酚羟基，有一定的防腐性，曾用作酱油的甜味剂。

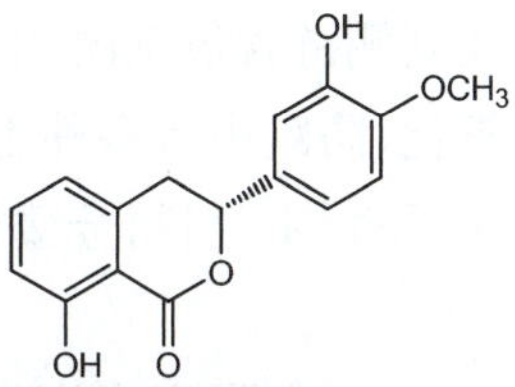

甜茶内酯(phyllolulcin)

5. 其他香豆素类　该类香豆素类化学成分是指化合物结构在 α-吡喃酮环上有取代的香豆素类，如从甘草属多种植物类群(*Glycyrrhza* spp.)中分得的异甘草香豆素(isoglycycoumarin)等。

此外，植物界中尚存在香豆素的二聚体和三聚体，称为双香豆素(bicoumarin)和三聚香豆素(tricoumarin)类资源性化学成分，如从续随子(*Euphorbia lathylris*)种子中得到的双七叶内酯(bisaesculetin)为香豆素二聚体；西瑞香素(daphnoretin)等为二聚体，triumbellatin 为三聚体。该类资源性化学成分多具有显著的抗肿瘤、抗风湿、抗凝血等生物活性。

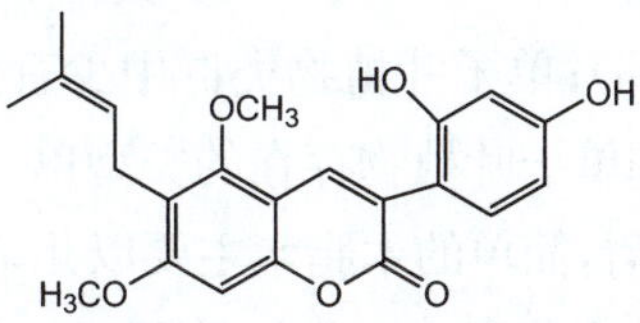

异甘草香豆素

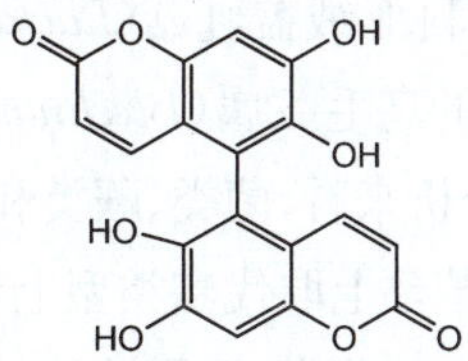

双七叶内酯

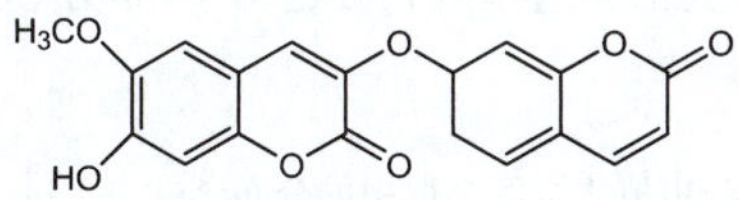

西瑞香素

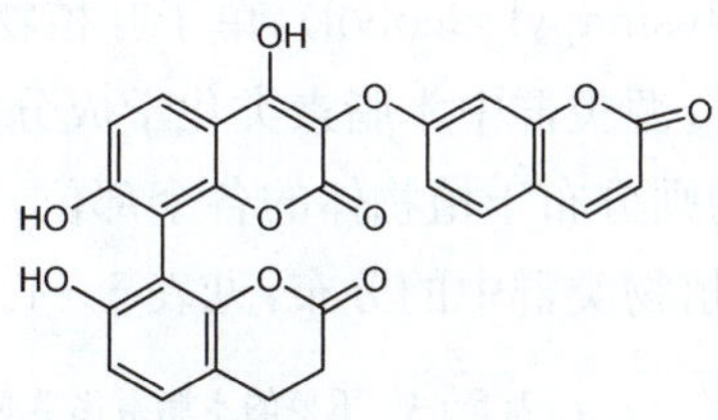

triumbellatin

从瑞香科荛花属(*Wikstroemia*)植物了哥王(*Wikstroemia indica*)茎皮的乙酸乙酯萃取物中获得新双香豆素，其结构为 6′- OH，7 - *O* - 7′-双香豆素。双香豆素的某些类似物，是临床应用的一类抗凝血药物，用以防止血栓的形成，如海棠果内酯具有显著的抗凝血作用。

香豆素类化学成分在植物体内常以苷的形式存在。从旋花科(Convolvulaceae)植物丁公藤(*Erycibe obtusifolia*)茎中分得的东莨菪苷(scopolin)、瑞香科植物黄瑞香(*Daphne giraldii*)茎皮中分得的瑞香内酯- 8 - *O*-葡萄糖苷(daphnetin - 8 - *O*- glucoside)及链霉菌的代谢产物新生霉素(novobiocin)等均具有良好生物活性。

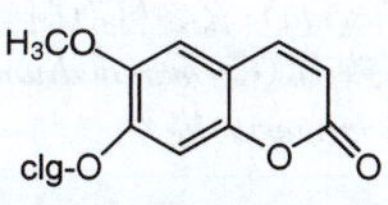

东莨菪苷

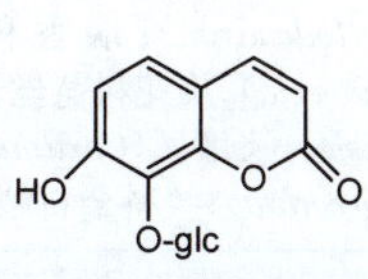

瑞香内酯-8-*O*-葡萄糖苷

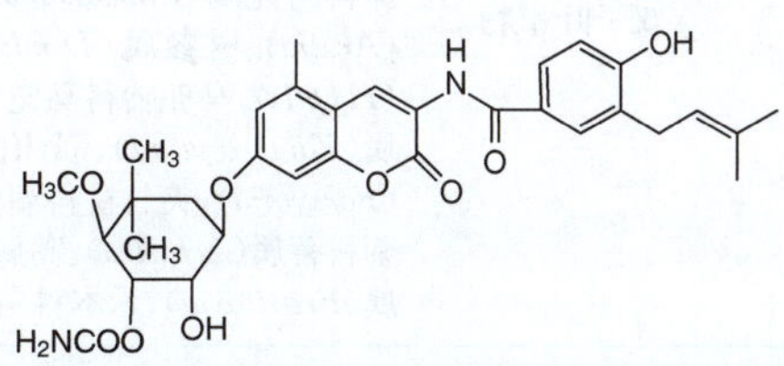

新生霉素

香豆素类化学成分生物合成起源于莽草酸，经苯丙氨酸脱氨后逐步环化形成。部分香豆素在生物体内以邻羟基桂皮酸苷的形式存在，酶解后苷元邻羟基桂皮酸立即内酯化形成香豆素。

三、木脂素类资源性化学成分

源于自然界的木脂素类化学成分是由两分子苯丙素衍生物聚合而成的次生代谢产物，主要存在于植物的木部和树脂中。多数呈游离状态，少数与糖结合成苷。依据组成木脂素的苯丙素元缩合位置不同及其侧链含氧基团相互脱水缩合等反应，可形成不同类型的木脂素。该类化学成分多具有保护肝脏、抗氧化、防龋齿等多种生理活性，可用于药品、保健产品等多途径的开发利用。该类资源性化学成分在五味子科、木兰科、金缕梅科（Hamamelidaceae）等被子植物类群中分布较为丰富。

（一）木脂素类资源性化学成分在自然界的分布

木脂素（lignans）又称木脂体，因最早从植物的木质部和树脂中发现而得名。组成木脂素的苯丙素单元分子已发现有多种类型，但常见的主要有肉桂酸（cinnamic acid）、桂皮醇（cinnamyl alcohol）、丙烯苯（propenylbenzene）和烯丙苯（allylbenzene）4 种。它们通常两两缩合形成各种类型的木脂素类，少数为三聚物和四聚物。

木脂素类资源性化学成分主要分布在种子植物中的裸子植物和双子叶植物类群中。菌类仅见于刺革菌科针层孔菌属（*Phellinus*）和红菇科亚绒盖乳菇（*Lactarius subvellerreus*）子实体中分布。蕨类植物仅见于水龙骨科（Polypodiaceae）和乌毛蕨科的乌毛蕨属（*Blechnum*）；单子叶植物类群中少有分布。从不同结构类型的木脂素与生物资源类群间的关系分析来看，菌类、蕨类和单子叶植物存在的类型单一，而裸子植物和双子叶植物通常是数种类型并存；从木脂素苯环上取代基类型上看，简单的木脂素主要以儿茶酚型（catechol）为多，随着植物的进化，其取代基类型趋多样化。蕨类、裸子植物的木脂素主要为松柏醇型（coniferol），被子植物除松柏醇型外，尚有芥子醇型（sinapyl alcohol），单子叶植物主要为羟基肉桂醇型（*p*-hydroxy-cinnamyl alcohol）。

不同药用生物资源类群中木脂素类化学成分分布和积累的式样各异。裸子植物主要分布于木质部或树脂中，被子植物则分布于植物体的各个部位，分布呈根＞茎＞叶的趋势。部分重要的木脂素类资源性化学成分在资源植物类群中的分布，见表 5－4。

表 5－4　重要的木脂素化学成分在药用植物资源类群中的分布[3]

化学成分类型	门	分　布　科　属
双四氢呋喃类	菌物	刺革菌科：针层孔菌属（*Phellinus*）
	裸子植物	松科：冷杉属（*Abies*）、云杉属（*Picea*）、松属（*Pinus*）、铁杉属（*Tsuga*）
	双子叶植物	木兰科木兰属（*Magnolia*）、鹅掌楸属（*Liriodendron*）；毛茛科铁线莲属（*Clematis*）、黄连属（*Coptis*）；安息香科安息香属（*Styrax*）；莲叶桐科莲叶桐属（*Hernandia*）；仙茅科仙茅属（*Curculigo*）；胡麻科胡麻属（*Sesamum*）；胡椒科胡椒属（*Piper*）；肉豆蔻科堇菜属（*Virola*）；杜仲科杜仲属（*Eucommia*）；防己科木防己属（*Cocculus*）、风龙属（*Sinomenium*）；列当科肉苁蓉属（*Cistanche*）；大血藤科大血藤属（*Sargentodoxa*）；番荔枝科番荔枝属（*Annona*）、罗林果属（*Rollinia*）；爵床科珊瑚花属（*Justicia*）；樟科肉桂属（*Cinnamomum*）；豆科锦鸡儿属（*Caragana*）；五加科五加属（*Acanthopanax*）、楤木属（*Aralia*）、树参属（*Dendropanax*）、刺楸属（*Kalopanax*）；伞形科柴胡属（*Bupleurum*）、山香属（*Hyptis*）；马兜铃科马兜铃属（*Aristolochia*）、细辛属（*Asarum*）；芸香科蜜茱萸属（*Melicope*）、花椒属（*Zanthoxylum*）、黄柏属（*Phellodendron*）；瑞香科荛花属（*Wikstroemia*）；木犀科连翘属（*Forsythia*）；夹竹桃科缅栀属（*Plumeria*）；旋花科菟丝子属（*Cuscuta*）；玄参科泡桐属（*Paulownia*）；菊科蓍属（*Achillea*）、蒿属（*Artemisia*）、飞廉属（*Carduus*）、垂头菊属（*Cremanthodium*）；百合科贝母属（*Fritillaria*）；禾本科白茅属（*Imperata*）；兰科金石斛属（*Flickingeria*）等。
芳基萘类	裸子植物	松科冷杉属（*Abies*）、铁杉属（*Tsuga*）；柏科刺柏属（*Juniperus*）、罗汉柏属（*Thujopsis*）；杉科杉木属（*Cunninghamia*）；南洋杉属（*Araucaria*）；紫杉科红豆杉属（*Taxus*）。
	双子叶植物	木兰科五味子属（*Schisandra*）、南五味子属（*Kadsura*）、木兰属（*Magnolia*）；毛茛科黄连属（*Coptis*）；小檗科山荷叶属（*Diphylleia*）、鬼臼属（*Dysosma*）、桃儿七属（*Sinopodophyllum*）；马钱科灰莉属（*Fagraea*）；荨麻科：荨麻属（*Urtica*）；桦木科桦木属（*Betula*）；莲叶桐科莲叶桐属（*Hernandia*）；大戟科闭花木属（*Cleistanthus*）；叶下珠属（*Phyllanthus*）；爵床科珊瑚花属（*Cyrtanthera*）；无患子科栾树属（*Koelreuteria*）；豆科锦鸡儿属（*Caragana*）；五加科五加属（*Acanthopanax*）；伞形科峨参属（*Anthriscus*）；杜鹃花科白珠树属（*Gaultheria*）；亚麻科：亚麻属（*Linum*）；远志科远志属（*Polygala*）；芸香科芸香属（*Ruta*）；唇形科鸡脚参属（*Orthosiphon*）；菊科赛菊芋属（*Heliopsis*）等。

续 表

化学成分类型	门	分布科属
四氢呋喃类	裸子植物	松科铁杉属(*Tsuga*);红豆杉科榧树属(*Torreya*)。
	双子叶植物	木兰科五味子属(*Schisandra*)、南五味子属(*Kadsura*)、木兰属(*Magnolia*);毛茛科铁线莲属(*Clematis*);胡椒科胡椒属(*Piper*);樟科木姜子属(*Litsea*)、润楠属(*Machilus*);豆科锦鸡儿属(*Caragana*);伞形科柴胡属(*Bupleurum*);瑞香科荛花属(*Wikstroemia*)、大戟科叶下珠属(*Phyllanthus*);木犀科连翘属(*Forsythia*)、木犀榄属(*Olea*);亚麻科亚麻属(*Linum*);夹竹桃科络石属(*Trachelospermum*);茜草科拉拉藤属(*Galium*);芸香科花椒属(*Zanthoxlum*);菊科牛蒡属(*Arctium*)、矢车菊属(*Centaurea*)、风毛菊属(*Saussurea*)等。
苯骈呋喃类	蕨类植物	乌毛蕨科乌毛蕨属(*Blechnum*)
	裸子植物	松科松属(*Pinus*)
	双子叶植物	八角科八角属(*Illicium*);木兰科木兰属(*Magnolia*);毛茛科黄连属(*Coptis*);胡椒科胡椒属(*Piper*);芸香科花椒属(*Zanthoxlum*);大戟科巴豆属(*Croton*);五加科人参属(*Panax*);瑞香科狼毒属(*Stellera*);唇形科鼠尾草属(*Salvia*);菊科水飞蓟属(*Silybum*)等。
二芳基丁内酯类	菌物	红菇科乳菇属(*Lactarius*)
	裸子植物	松科松属(*Pinus*)、铁杉属(*Tsuga*);柏科刺柏属(*Juniperus*)、扁柏属(*Chamaecyparis*);杉科台湾杉属(*Taiwania*);紫杉科榧树属(*Torreya*);罗汉松科罗汉松属(*Podocarpus*)。
	双子叶植物	远志科远志属(*Polygala*);伞形科柴胡属(*Bupleurum*);瑞香科荛花属(*Wikstroemia*)、瑞香属(*Daphne*)、狼毒属(*Stellera*);夹竹桃科络石属(*Trachelospermum*);木犀科连翘属(*Forsythia*);菊科红花属(*Carthamus*)、矢车菊属(*Centaurea*)、风毛菊属(*Saussurea*)。
苯骈二氧六环类	裸子植物	红豆杉科红豆杉属(*Taxus*)
	双子叶植物	大戟科大戟属(*Euphorbia*);商陆科商陆属(*Phytolacca*);大风子科大风子属(*Hydnocarpus*);豆科决明属(*Cassia*);忍冬科忍冬属(*Lonicera*);玄参科毛蕊花属(*Verbascum*);菊科水飞蓟属(*Silybum*)等。
联苯环辛烯类	双子叶植物	木兰科五味子属(*Schisandra*)和南五味子属(*Kadsura*)植物中,五加科人参属(*Panax*)及伞形科狭腔芹属(*Steganotaenia*)亦见零星报导。
二芳基丁烷类	裸子植物	柏科刺柏属(*Juniperus*)
	双子叶植物	木兰科五味子属(*Schisandra*)、南五味子属(*Kadsura*);大戟科叶下珠属(*Phyllanthus*);樟科樟属(*Cinnamomum*)、润楠属(*Machilus*);使君子科诃子属(*Terminalia*);爵床科灵枝草属(*Rhinacanthus*);芸香科花椒属(*Zanthoxylum*);马兜铃科马兜铃属(*Aristolochia*);堇菜科堇菜属(*Virola*)等。
低聚木脂素类	双子叶植物	八角科八角属(*Illicium*);毛茛科黄连属(*Coptis*);杨柳科钻天柳属(*Chosenia*);豆科锦鸡儿属(*Caragana*);桑科榕属(*Ficus*);马钱科醉鱼草属(*Buddleja*);瑞香科狼毒属(*Stellera*);唇形科鼠尾草属(*Salvia*);菊科大翅蓟属(*Onopordum*)等。
联苯木脂素类	双子叶植物	木兰科木兰属(*Magnolia*)、五味子属(*Schisandra*)、南五味子属(*Kadsura*)植物中。此外,仅见藜科甜菜属(*Beta*)、樟科润楠属(*Machilus*)。
螺二烯酮类	双子叶植物	胡椒科胡椒属(*Piper*),毛茛科黄连属(*Coptis*)有零星报道。
双环辛烯类	双子叶植物	胡椒科胡椒属(*Piper*)和樟科 *Aniba*、*Ocotea*、*Licaria* 等热带植物中。
氧木脂素类	裸子植物	柏科刺柏属(*Juniperus*)
	双子叶植物	木兰科木兰属(*Magnolia*);胡椒科胡椒属(*Piper*);八角科八角属(*Illicium*);大麻科大麻属(*Cannabis*);紫草科厚壳树属(*Ehretia*)等。

(二) 木脂素类资源性化学成分结构类型与利用价值

构成木脂素类化学成分的苯丙素分子之间缩合的位置不同,可形成不同的结构骨架。同时,又因侧链末端碳(又称 γ-碳或 9 位碳)原子上的含氧官能团(如羟基、羰基、羧基)相互脱水缩合,出现四氢呋喃、半缩醛、内酯等环状结构,使得木脂素的结构类型更加多样。

早期,由于受已发现的木脂素类型和数量的局限,将木脂素类化学成分划分为木脂素、新木脂素2大类型,后又将两苯丙素分子间以氧原子连接化合物称为氧木脂素。近年来,随着天然产物化学的快速发展,大量新的木脂素结构类型被发现,可将其重新细分为木脂素、新木脂素、氧木脂素、低聚木脂素类和其他等5大类。

1. 木脂素类　木脂素类是由两个苯丙素分子以8-8′连接形成的二聚体,在此基础上又可派生出多种类型。

(1) 二芳基丁烷类(dibenzylbutanes):一类8-8′相连的最简单的木脂素,亦包括二芳基丁烯、二芳基丁醇、二芳基丁酸类等。由大戟科植物珠子草(*Phyllanthus niruri*)叶中分得的叶下珠脂素(phyllanthin);从使君子科(Combretaceae)植物毗黎勒(*Terminalia bellirica*)硬种皮中分得的具有抗疟、抗真菌和抑制HIV作用的texmilignan;从爵床科植物白鹤灵芝(*Rhinacanthus nasutus* 中)地上部分分得的白鹤灵芝素(rhinacanthins)等。从蒺藜科(Zygophyllaceae)植物查帕拉尔橡树(*Larrea divaricata*)叶和茎中得到的具有抗氧化作用的内消旋化合物去甲二氢愈创木脂酸(nordihydro guaiaretic acid)等均属于二芳基丁烷类化学成分。

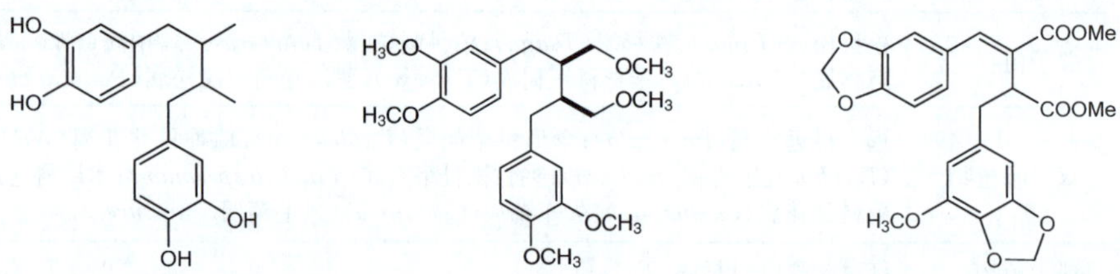

去甲二氢愈创木脂酸　　叶下珠脂素　　白鹤灵芝草

二芳基丁烷类常常是其他类型木脂素的生源前体。

爵床属(*Rostellularia*)植物 *Justicia hayata* 中的爵床脂素A、B和山荷叶素均有鱼毒作用,其毒性强度与鱼藤酮(rotenone)相当,对昆虫和高等动物则毒性较小。芝麻脂素(sesamin)、细辛素(asarinin)、罗汉松脂素(matairesinol)本身虽无杀虫作用,但对其他杀虫剂有增效作用。

(2) 二芳基丁内酯类(Dibenzyltyrolactones):又称木脂素内酯(lignanolide),是木脂素组成单元侧链C-9氧化成羧基与另一组成单元的C-9′羟基缩合形成的γ-内酯化合物,包括其单去氢或双去氢衍生物。如从菊科药用植物牛蒡(*Arctium lappa*)成熟瘦果中获得的具有抑制尿中总蛋白排泄的牛蒡子苷(arctigenin);从伞形科柴胡属植物 *Bupleurum salicifolium* 分得的guamarol以及台湾杉木(*Tainania cryptomerioides*)心材中分得的台湾脂素A(taiwanin A)等。

二芳基丁内酯类是生物体内芳基萘内酯类木脂素的合成前体。

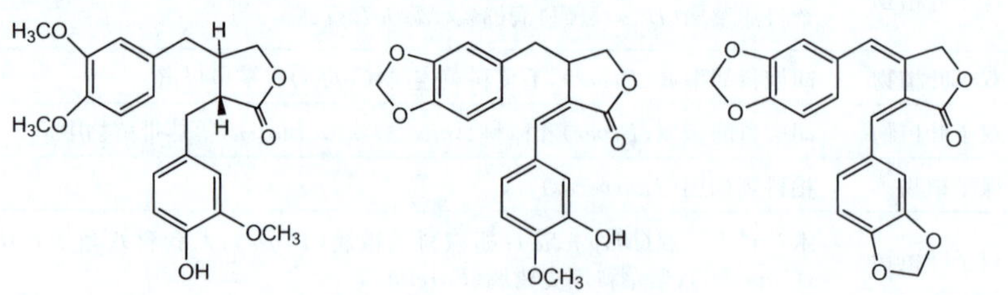

牛蒡子苷　　Guamarol　　台湾脂素A

多种类型的木脂素对艾滋病毒(HIV)增殖具有明显抑制作用。如戈米辛(gomisin)等联苯环辛烯木脂素对HIV整合酶具有强抑制作用,并能够抑制HIV的逆转录过程;络石苷元(trachelogenin)等二芳基丁内酯类可以抑制HIV前病毒的DNA整合成细胞的DNA;榆绿木脂素A(anolignan A)等二芳基丁烷类可抑制HIV前病毒的转录。

(3) 芳基萘类(Arylnaphthalenes)：木脂素类天然产物是迄今发现的该类成分中分布较广，数量多，研究也较为系统深入的一类。其结构特点是 C－7,8、C－7′,8′构成一个萘环，其类型有芳基萘、芳基二氢萘和芳基四氢萘(aryltetralins)。由于该类木脂素中 C－9，C－9′通常构成一个 γ－内酯环，故又称环木脂素内酯(cyclolignolide)。从大戟科叶下珠属植物锡兰叶下珠(*Phyllanthus myrtifolius*)得到的 phyllamyricolde B，以及从爵床科植物爵床(*Justicia peocumbens*)全草中分得的 justicidinolide A 和 justicidinolide B 均为芳基萘类。从木兰科植物望春花(*Magnolia fargesii*)花蕾中分得的(＋)－ magnoliadiol；从苔类多种植物中分得的溪苔酸(epiphyllic acid)和从波瓣合叶苔(*Scapania undulate*)得到的 scapaniapyrone A 等为芳基二氢萘类。从小檗科鬼臼属(*Dysosma*)及其近源植物中分出的鬼臼毒素(podophyllotoxin)、盾叶鬼臼脂素(peltatin)等多种木脂素为芳基四氢萘类，该类资源性化学成分多具有较强的抗肿瘤活性和开发利用前景。

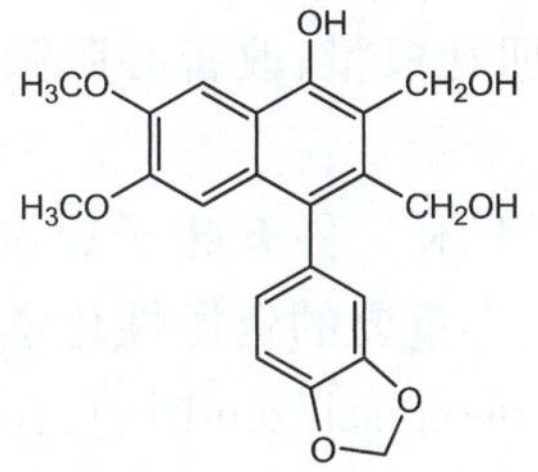
phyllamyricolde B

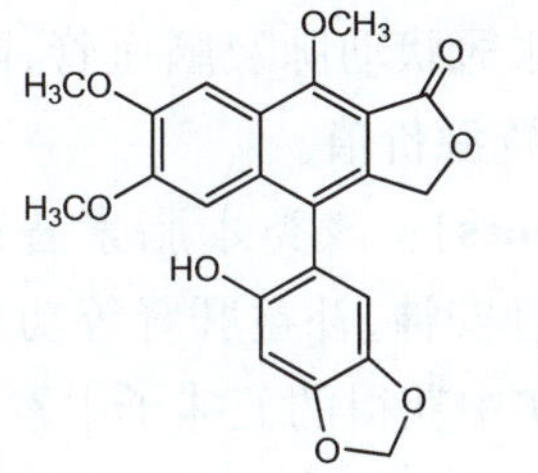
justicidinolide A

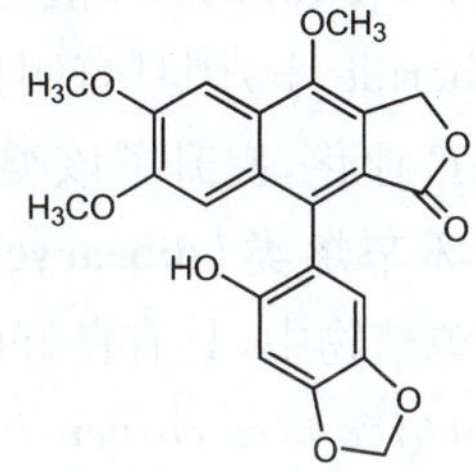
justicidinolide B (retro)

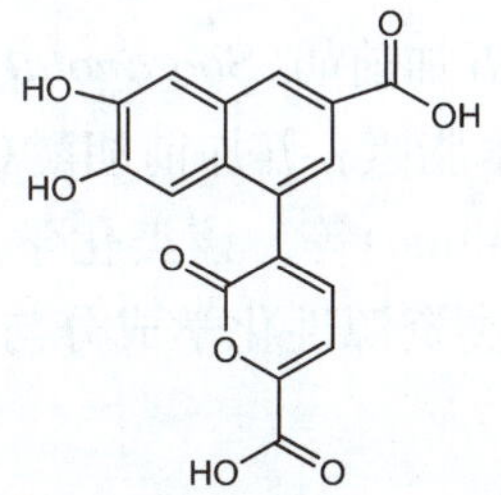
scapaniapyrone A

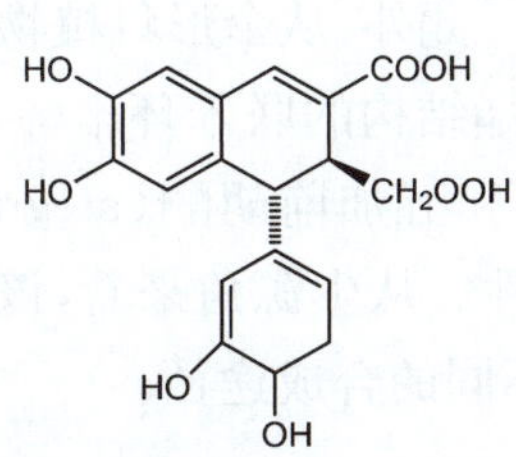
溪苔酸

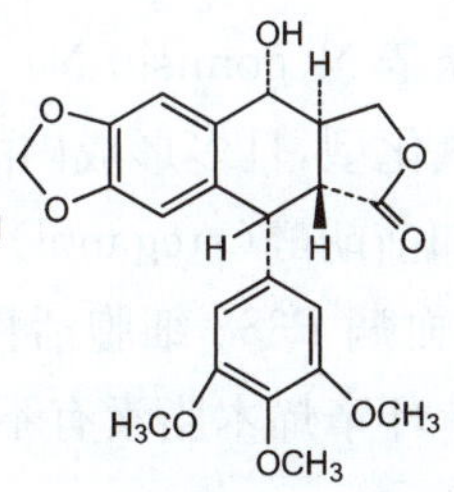
α-盾叶鬼臼脂素R=H

(4) 四氢呋喃类(tetrahydrofurans)：木脂素中比较丰富的一类。其根据氧环连接的方式，可分为 7－*O*－7′，7－*O*－9′，9－*O*－9′ 3 种四氢呋喃结构。

从榆绿木(*Anogeissus acuminata* var. *lanceolata*)茎中分离得到的榆绿木脂素 C(anolignan C)为 7－*O*－7′四氢呋喃环，具细胞毒作用；从椭圆荛花(*Wikstroemia elliptica*)茎中分得的(±)－5′－甲氧基落叶松树脂醇[(±)－5′－methoxylariciresinol]为 7－*O*－9′四氢呋喃环；从荜澄茄(*Piper cubeba*)果实中得到的荜澄茄素(cubebin)则为 9－*O*－9′四氢呋喃环。

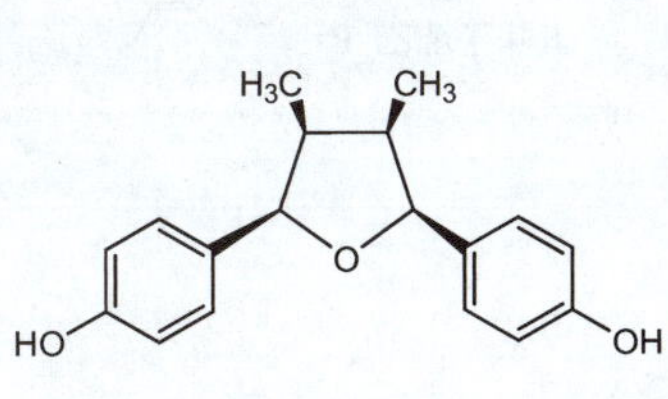
榆绿木脂素 C

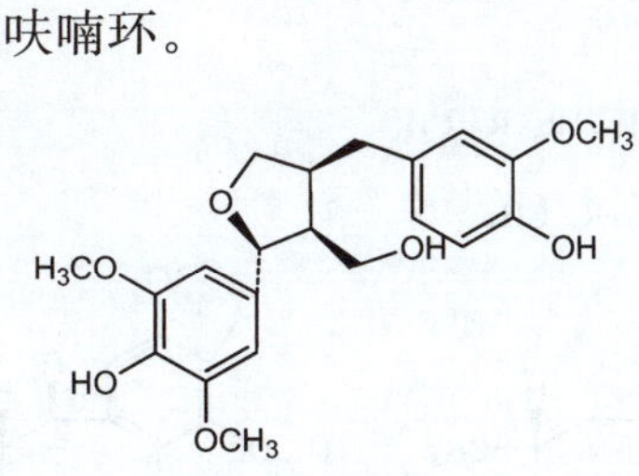
(±)-5′-甲氧基落叶松树脂醇

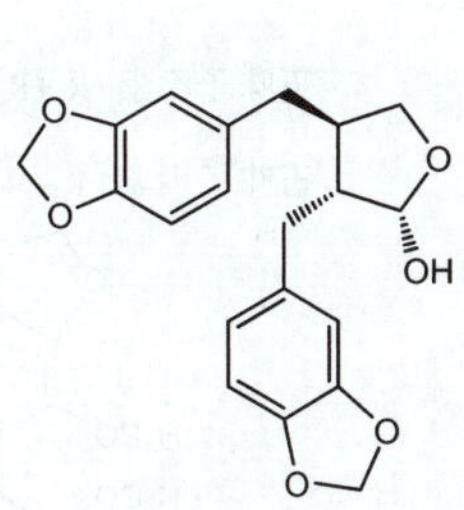
荜澄茄脂素

(5) 双四氢呋喃类(furofurans)：又称双环氧木脂体(bisepoxy lignan)，是由 2 个取代四氢呋喃单元形成四氢呋喃骈四氢呋喃结构。该类代表性资源化学成分有从银蒿(*Artemisia argentea*)根皮、望春玉兰(*Magnolia biondii*)花蕾中分得的具有抗血小板聚集作用的阿斯堪素(aschantin)，从芸香科花椒属

(*Zanthoxylum*)多种植物中分得的具有抑制中枢神经作用的氧木脂体柄果脂素(pluviatilol－γ,γ－dimethylallyl ether)等。

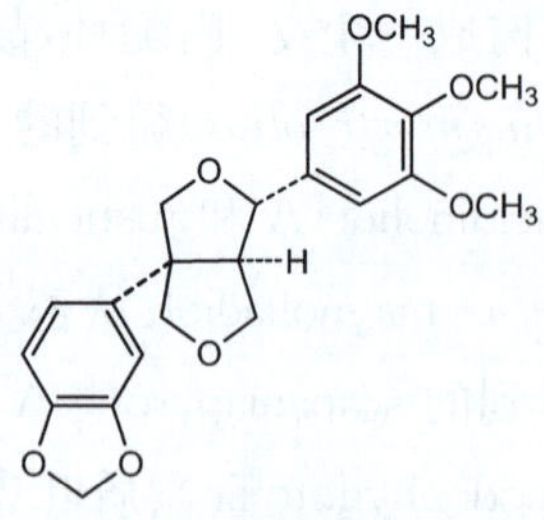

阿斯堪素

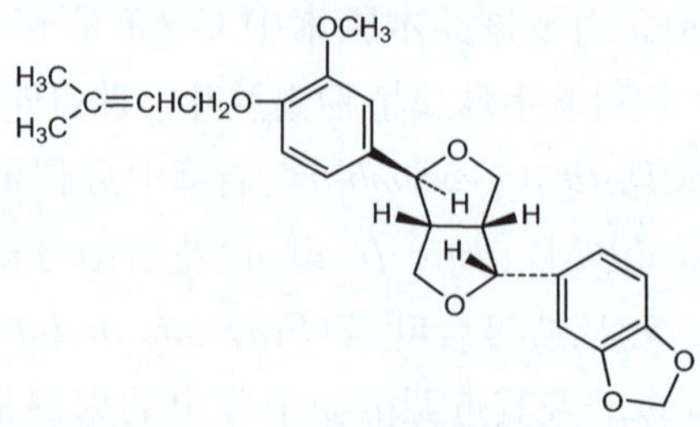

柄果脂素

从冬青科(Aquifoliaceae)植物秃毛冬青(*Ilex pubescens* var. *glaber*)叶中分出的双四氢呋喃类秃毛冬青甲素(glaberide Ⅰ)因具有明显扩张冠状动脉及脑血管、降低心肌耗氧量、改善心肌微循环作用,现已开发利用并产业化,提升了该类群的资源价值。

(6) 联苯环辛烯类(dibencyclooctenes):该类木脂素普遍存在于木兰科五味子属和南五味子属(*Kadsura*)资源植物中,具有良好的镇静安神、补益肝肾等功效,是一类重要的资源性化学物质。例如,从北五味子(*Schizandra chinensis*)果实中获得的五味子甲素[(+)- deoxyschizandrin]、五味子乙素(γ-schizandrin)和五味子丙素(wuweizisu C),从华中五味子(*Schizandra sphenanthera*)果实中分得的五味子酯甲、乙(schizantherin A、B)等,从五加科人参属(*Panax*)、朝鲜参属(*Korean*)资源植物中亦分得联苯环辛烯类木脂素五味辛 N(gomisin N)。此外,从伞形科植物五加前胡(*Steganotaenia araliacea*)茎中分得一类γ碳原子呈氧化型,且多形成内酯结构的联苯环辛烯木脂素:五加前胡醚(stegnacin)、五加前胡酯(stegnangin)、五加前胡醇(steganol)和五加前胡酮(stegnalone)等。该类化学成分多具有细胞毒活性,具有显著的抗白血病 P388 细胞活性。从生源角来看,该类资源性化学成分与木兰科分布的γ碳原子呈非氧化型的联苯环辛烯木脂素有不同的合成途径。

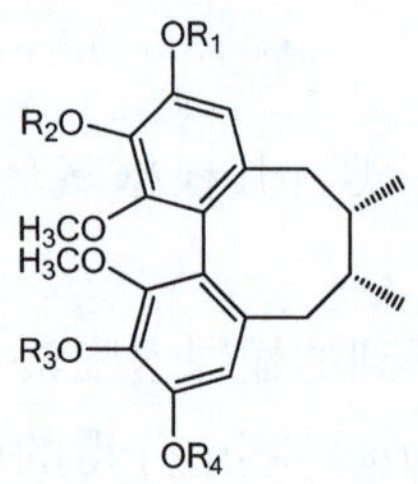

五味子甲素 $R_1=R_2=R_3=R_4=CH_3$

五味子乙素 $R_1+R_2=CH_2$, $R_3=R_4=CH_3$

五味子丙素 $R_1+R_2=R_3+R_4=CH_2$

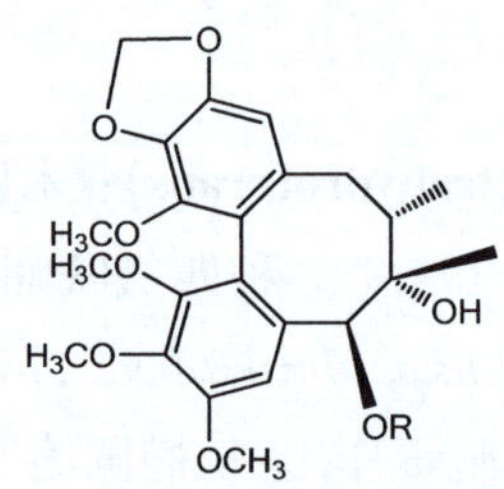

五味子酯甲 $R=-CHC_6H_5$

五味子酯乙 R= 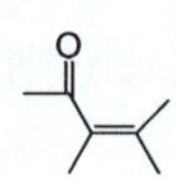

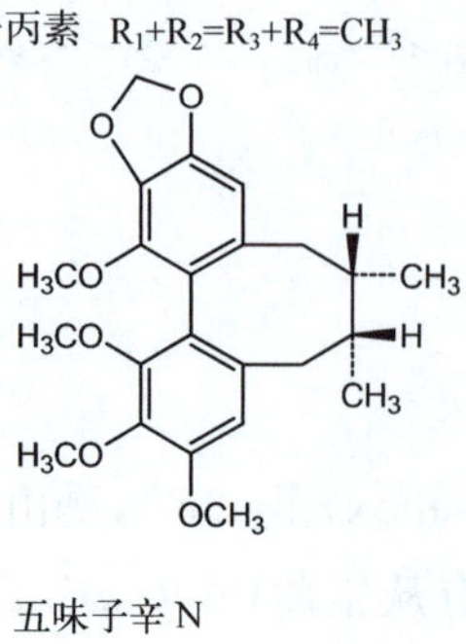

五味子辛 N

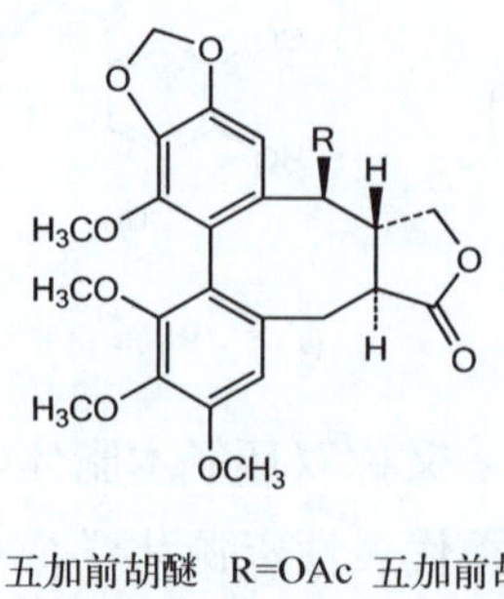

五加前胡醚 R=OAc 五加前胡酯 R= 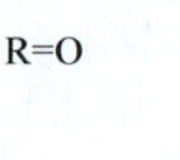

五加前胡醇 R=OH 五加前胡酮 R=O

从南五味子属和五味子属多种资源植物中尚分得具有螺苯骈呋喃(spirobenzofuran)骨架的联苯环辛烯类木脂素。如从风庆南五味子(*Kadsura interior*)藤茎中获得的内南五味子素(interiorin),从同属植物黑老虎(*K. coccinea*)中分得的南五脂素 A(kadsulignan A)和从阿里山五味子(*Schizandra arisanensis*)中得到的 achiarisanrin A 等。五味子属植物中所含的联苯环辛烯类木脂素具有显著的抗脂质过氧化和清除氧自由基作用,作用强于维生素 E。这与五味子补益功效密切相关,也是作为高附加值产品开发利用的重要资源性物质。

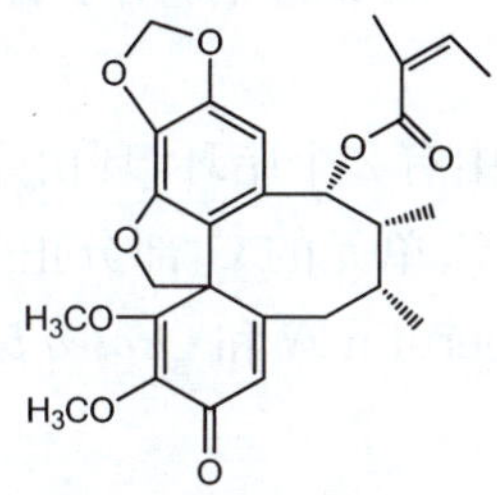
南五味子素

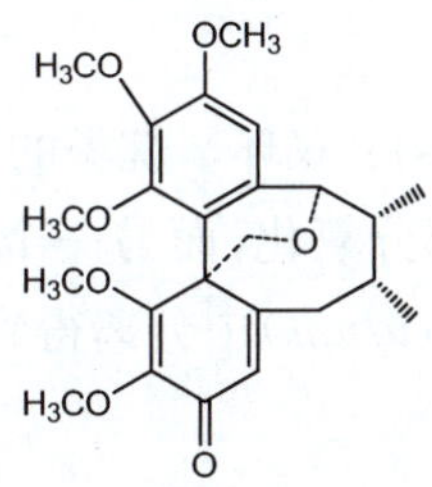
南五脂素 A

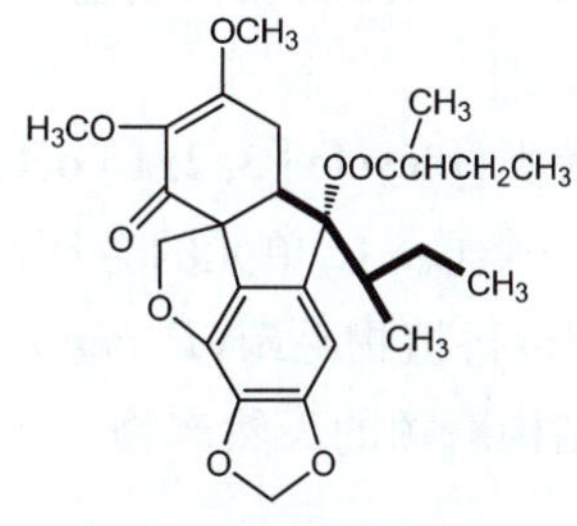
Achiarisanrin A

五味子属(*Schisandra*)植物中所含的五味子酯甲和五味子丙素等联苯环辛烯类木脂素多具有降低肝炎患者血清谷丙转氨酶作用。化学结构中的亚甲二氧基可能是重要的活性基团。有研究报道,在化学合成五味子丙素时发现中间体联苯双酯(diphenyl dimethyl bicarboxylate)具有显著降低血清谷丙转氨酶和改善肝炎症状的作用,并开发出用于治疗迁延性肝炎的治疗药物。继而又筛选出疗效优于联苯双酯的双环醇(bicychol),是我国具有自主知识产权的国家一类抗肝炎新药。五味子醇甲(schizandrin)具有明显的中枢安定作用,是中药五味子镇静作用的主要化学成分,其机制可能是通过增加大脑纹状体和下丘脑的多巴胺水平而发挥作用。

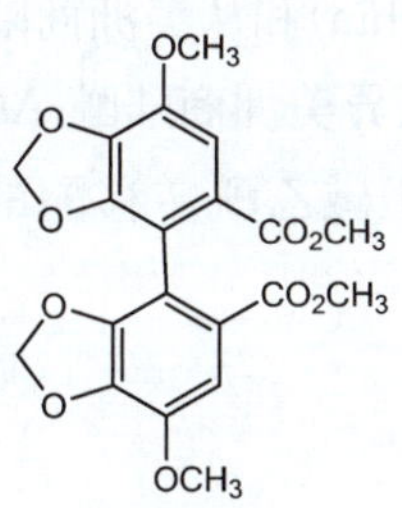
联苯双酯

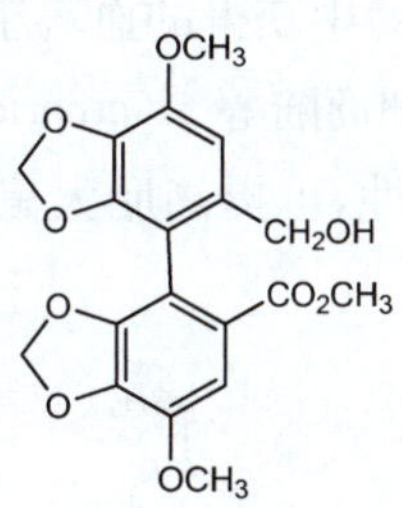
双环醇

2. 新木脂素类(neolignans)　指两个苯丙素分子非 8 - 8′连接的二聚体。其派生出的类型有苯骈呋喃类、双环辛烷类、苯骈二氧六环类及联苯类等。

(1) 苯骈呋喃类(benzofurans):木脂素结构特点为其中一个 C_6- C_3 单元的 C_3 部分与另一个单元的苯环相连形成呋喃环。包括其二氢、四氢和六氢衍生物等,如从乌毛蕨(*Blechnum orientale*)分得的 8 -表乌毛蕨酸(8 - epiblechnic acid)以及从胡椒科植物海风藤(*Piper kadsura*)中得到的海风藤酮(kadsurenone)等。

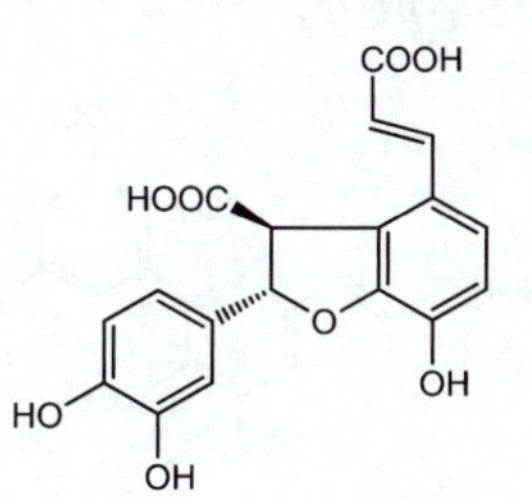
8-表鳞毛蕨酸

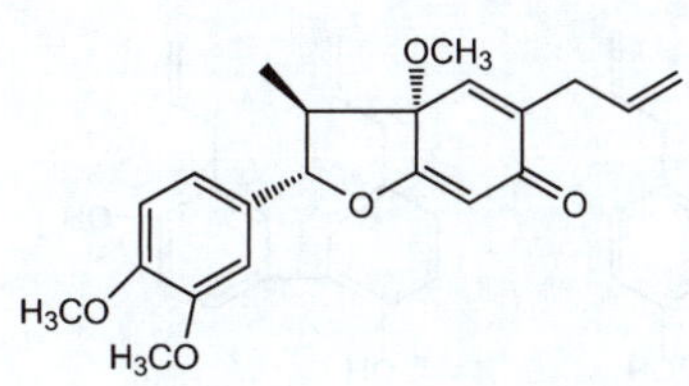
海风藤酮

从胡椒属(*Piper*)植物中分得的苯骈呋喃类(benzofurans)新木脂素具有抑制血小板活化因子(PAF)诱导的血小板聚集作用，其中以海风藤酮(kadsurenone)活性较强。从异型南五味子中得到的R(+)-gomisin M_1等多种联苯环辛烯类，四氢呋喃类的(+)-大木姜子素[(+)-grandisin]、双四氢呋喃类的阿斯堪素(aschantin)、辛夷脂素(fargesin)等也都具有明显的拮抗PAF活性，且具有拮抗PAF活性的木脂素大多同时具有抗炎作用。

苯骈呋喃类木脂素赛菊芋黄质(helioxanthin)具有增强细胞分化诱导因子活性的作用，用于治疗神经退化性疾病，如阿尔茨海默病、脑血管疾病等，同时也作为骨质生成促进剂，用于骨质疏松、骨折等疾病。

(2) 双环辛烷类(bicyclo[3.2.1]octanes)：双环辛烷类的结构中有2个脂环，环由8个碳原子组成，可看成木脂素中一个C_6-C_3单元的芳环被部分氧化，而另一个C_6-C_3单元的C_3部分正是连接在被氧化的芳环上，如从胡椒科植物毛蒟(*Piper puberulum*)中分离得到puberulin A和*Ocotea bullata*中分得的ocubellenone等结构新颖的天然产物。

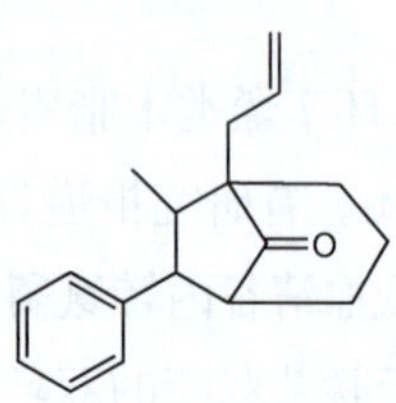

结构示意图

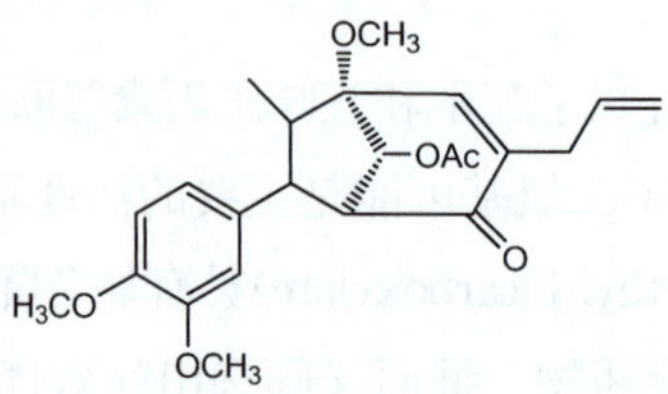

puberulin A

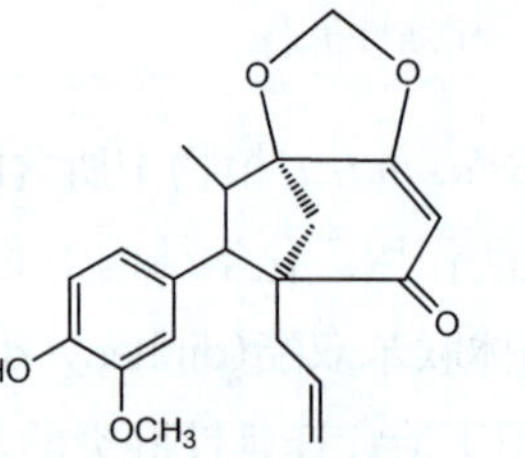

ocubellenone

(3) 苯骈二氧六环类(benzodioxane)：结构中由两分子苯丙素通过氧桥连接，形成二氧六环结构。从剑叶龙血树(*Dracaena cochinchinensis*)中获得的血竭宁(cochinchin)和从美洲商陆(*Phytolacca americana*)种子中分得的具有营养神经活性的美洲商陆醇A(americanol A)、异美洲商陆醇A(isoamericanol A)等苯骈二氧六环类木脂素具有营养神经的活性，可提高胎大鼠脑半球胆碱乙酰转移酶的活性，改善神经条的形态等生物活性。

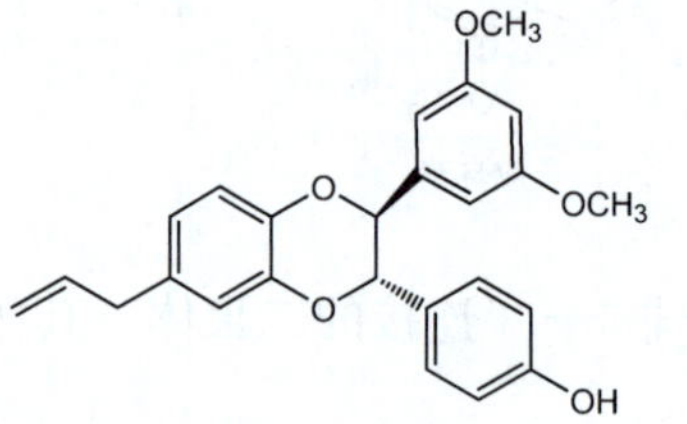

血竭宁

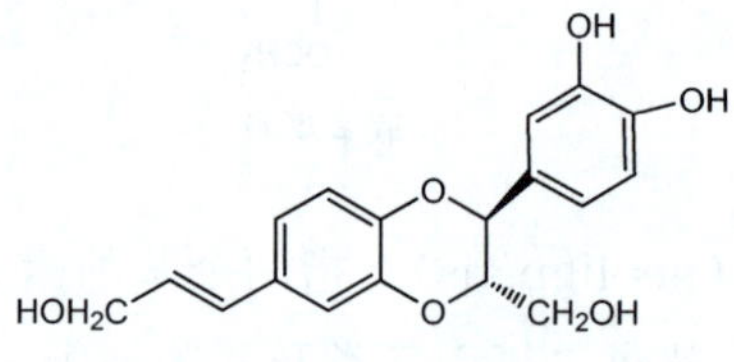

美洲商陆醇A

(4) 联苯类(biphenylenes)：系两分子苯丙素的2个苯环直接联结而成，多为3-3′位相连。从厚朴(*Magnolia officinalis*)树皮中得到的一对异构体厚朴酚(magnolol)与和厚朴酚(honokiol)以及从甜菜(*Beta vulgaris*)块根中分得的甜菜醇等均为该类资源性化学成分。

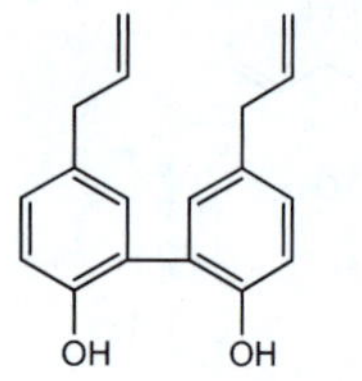

厚朴酚

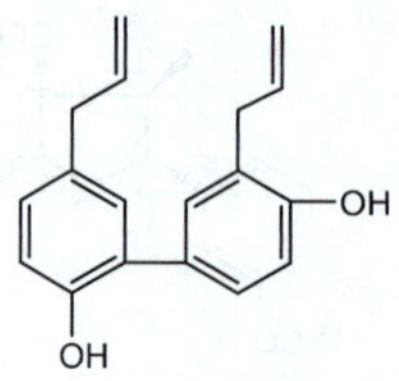

和厚朴酚

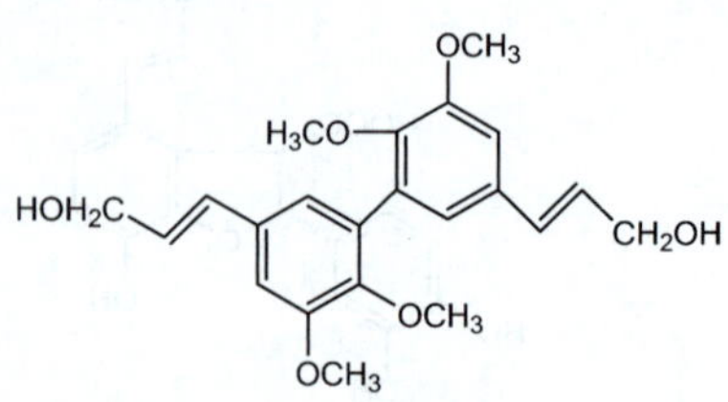

甜菜醇

3. 氧新木脂素类(oxyneolignan)　即 2 个 C6 - C3 单元之间以氧原子连接，又称二芳基醚类(biaryl ether)。从樟叶胡椒(*Piper polysyphorum*)中分得的具抗血凝作用的樟叶素(polysyphorin)和从日本厚朴(*Magnolia obovata*)茎皮中分得的桉醇厚朴酚(eudesobovatol A)以及使君子科风车子属植物 *Combretum caffrum* 中分得的风车子环酯醚 D1(combretastatin D1)等天然产物。

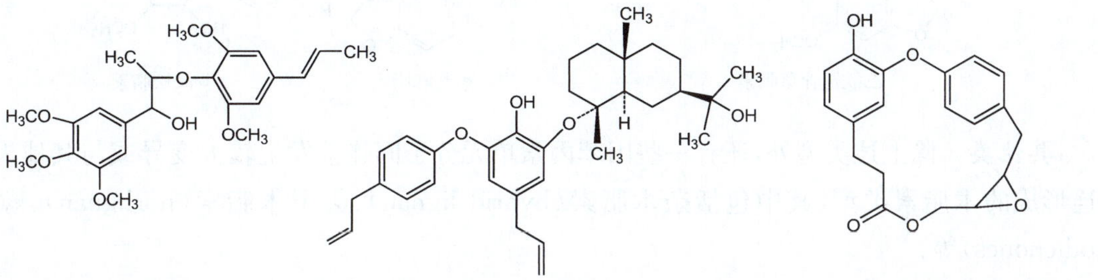

樟叶素　　桉醇厚朴酚　　风车子环酯醚 D1

4. 低聚木脂素类(oligomeric ligna)　指 3 个或 3 个以上苯丙素分子聚合而成的天然化学成分，包括倍半木脂素(sesquilignan)、二聚木脂素(dilignan)和三聚木脂素(trilignan)等。从牛蒡(*Arctium lappa*)果实和芜菁叶矢车菊(*Centaurea napifolia*)地上部分得到的牛蒡子酚 A(lappaol A)为倍半木脂素；从牛蒡中分得的牛蒡子酚 F(lappaol F)为二聚木脂素；从日本厚朴树皮中分得的 magnolianin 则为三聚木脂素。

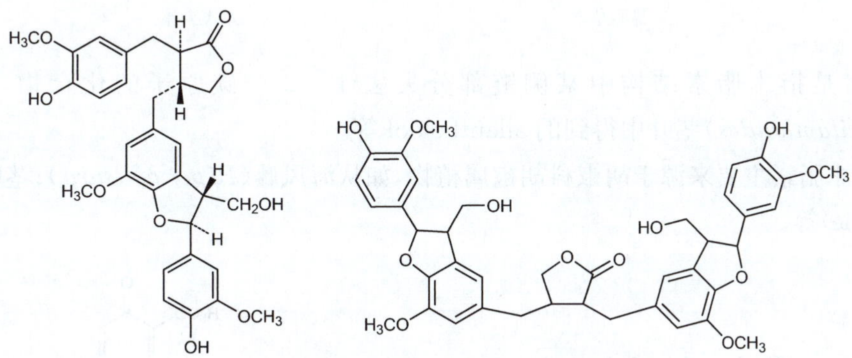

牛蒡子酚 A　　牛蒡子酚 F

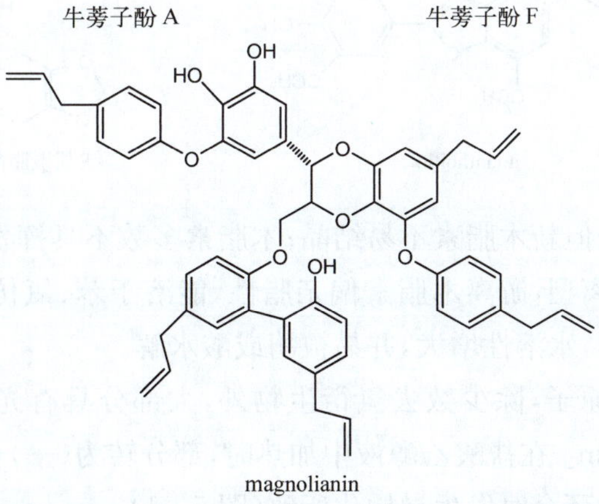

magnolianin

透骨草科(Phrymaceae)植物透骨草(*Phryma leptostachya*)地上部分获得的乙酰透骨草脂素具有胃毒作用，是具有灭蝇功效的资源性化学成分；芝麻素、细辛素、罗汉松脂素本身虽无杀虫作用，但对其他杀虫剂有增效作用。

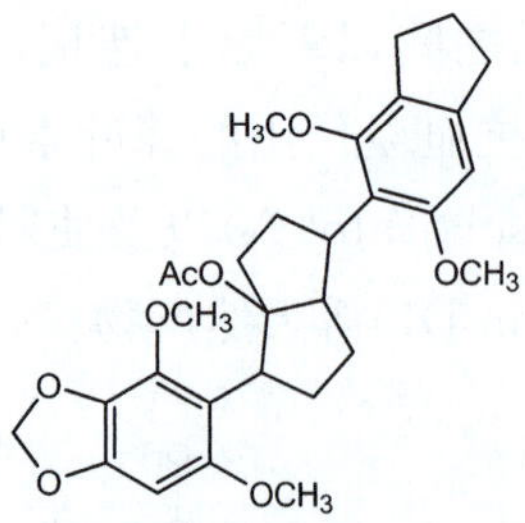

乙酰透骨草脂素

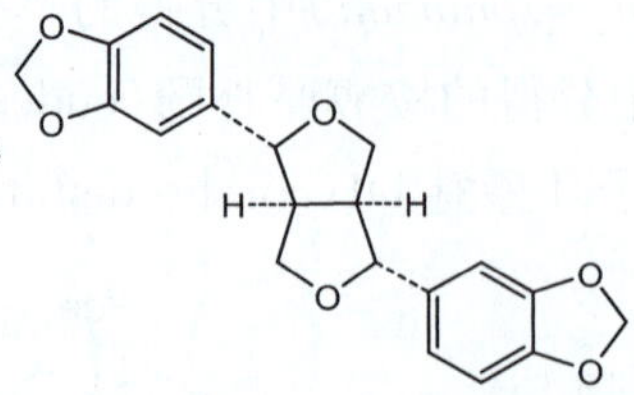

d-芝麻脂素

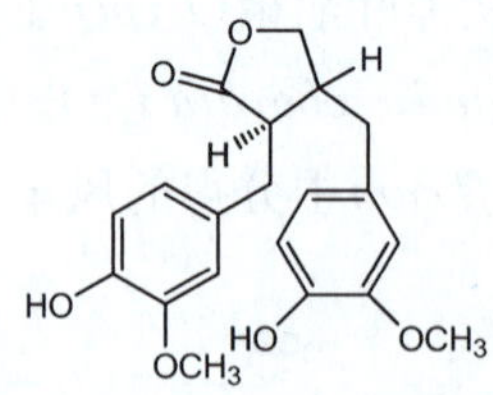

罗汉松脂素

5. 其他类　除上述类型外，还有一些因苯丙素单元分子间连接发生较大变异或与其他天然化学成分相连形成的木脂素类型，其中包括杂木脂素（hybrid lignan）、去甲木脂素（norlignan）、螺二烯酮类（spirodienones）等。

杂木脂素系由一分子苯丙素与黄酮、香豆素或萜类等结合而成的天然化合物，根据结合分子的不同可称为黄酮木脂素（flavonolignan）、香豆素木脂素（coumarinilignan）等，如猫眼草素（maoyancaosu）和水飞蓟素（silybin）分属于香豆素木脂素和黄酮木脂素。

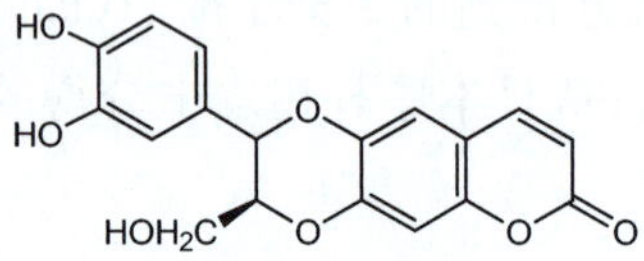

猫眼草素

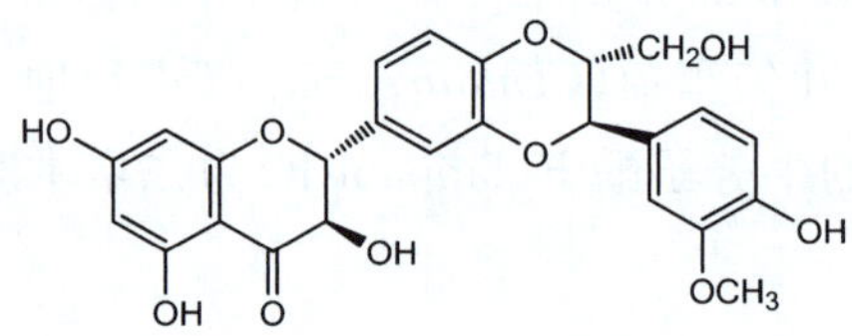

水飞蓟素

去甲木脂素是指木脂素结构中某侧链部分失去 1～2 个碳原子的化合物，如从椿叶花椒（*Zanthoxylum ailanthoides*）茎叶中得到的 ailanthoidol 等。

螺二烯酮类木脂素主要来源于胡椒科胡椒属植物，如从海风藤（*Piper kadsura*）；茎叶中分得的呋胡椒脂酮（futoenone）等。

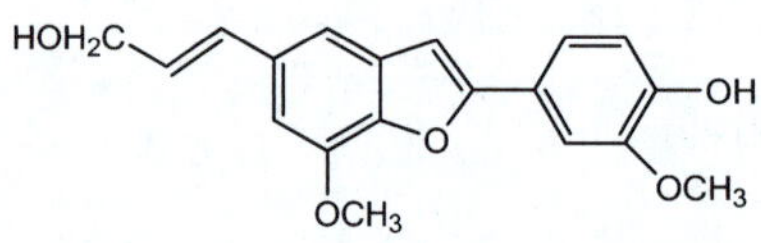

ailanthoidol

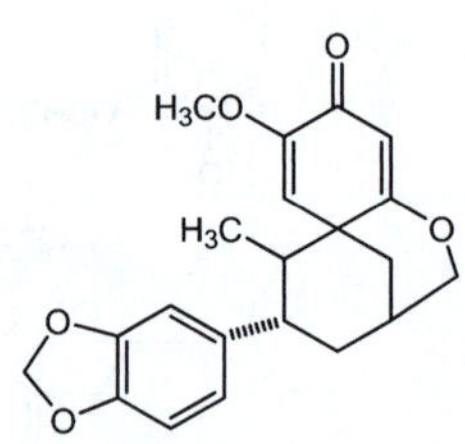

呋胡椒脂酮

木脂素多数呈无色结晶，但新木脂素不易结晶；木脂素多数不具挥发性，仅少数可升华，如去甲二氯愈创木酸。木脂素多数呈游离型，游离木脂素偏亲脂性，能溶于苯、氯仿、乙酸乙酯、乙醚、乙醇等溶剂，难溶于水；少数与糖结合成苷，水溶性增大，并易被酶或酸水解。

木脂素有多个不对称碳原子，除少数去氢衍生物外，大部分具有光学活性，遇酸或碱易异构化，如（+）-芝麻脂素［（+）- sesamin］在盐酸乙醇液中加热时，部分转为（+）-细辛脂素［（+）- asarinin］，这是因为其结构中的苄醚易开裂，环合时发生异构化所致（图 5－1）。

表鬼臼毒素（epipodophyllotoxin）遇酸后 7β－OH 变成 7α－OH，遇碱后 $8'\beta$－OH 变成 $8'\alpha$－OH。鬼臼毒素遇碱易异构化为苦鬼臼毒素（picropodophyllotoxin），即 8，8′-反式转变成顺式[3]（图 5－2）。

许多类型的木脂素类化学成分都显示出细胞毒活性，其中以鬼臼毒素类木脂素的抗肿瘤活性最为

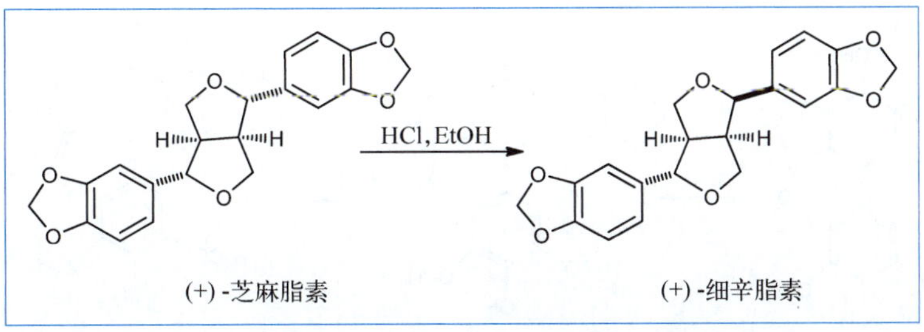

图 5-1 木脂素遇酸或碱的异构化

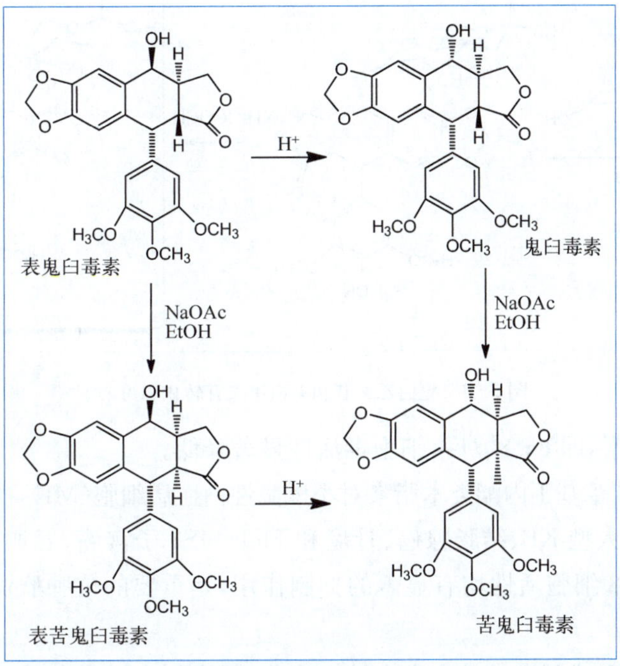

图 5-2 鬼臼毒素类资源性化学成分的化学转化过程

显著。由于该类木脂素毒性较强，国内外开展了大量的结构改造和全合成研究，成功的实例是利用鬼臼毒素（podophyllotoxin）为母体合成的鬼臼乙叉苷（etoposide，VP-16）和鬼臼甲叉苷（teniposide，VM-26），临床用于治疗急性粒细胞白血病。此外，鬼臼毒素对麻疹和Ⅰ型单纯疱疹也有明显的抑制作用。

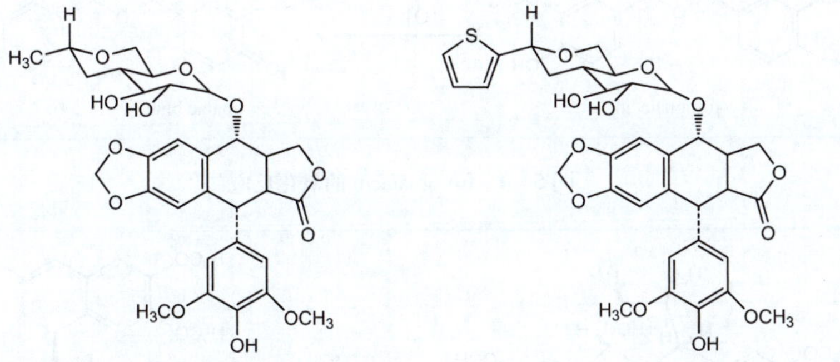

鬼臼乙叉苷　　鬼臼甲叉苷

我国研究人员将鬼臼毒素通过溴代、脱甲基化、羟基化同时差向异构化、苷化、脱酰基反应得到VP-16。以鬼臼毒素计，总收率达 17%[3]（图 5-3）。

对鬼臼毒素构效关系研究发现，结构中碳 7、8、7′、8′的构型是重要的，天然鬼臼毒素为 7α、8β、$7'\alpha$、

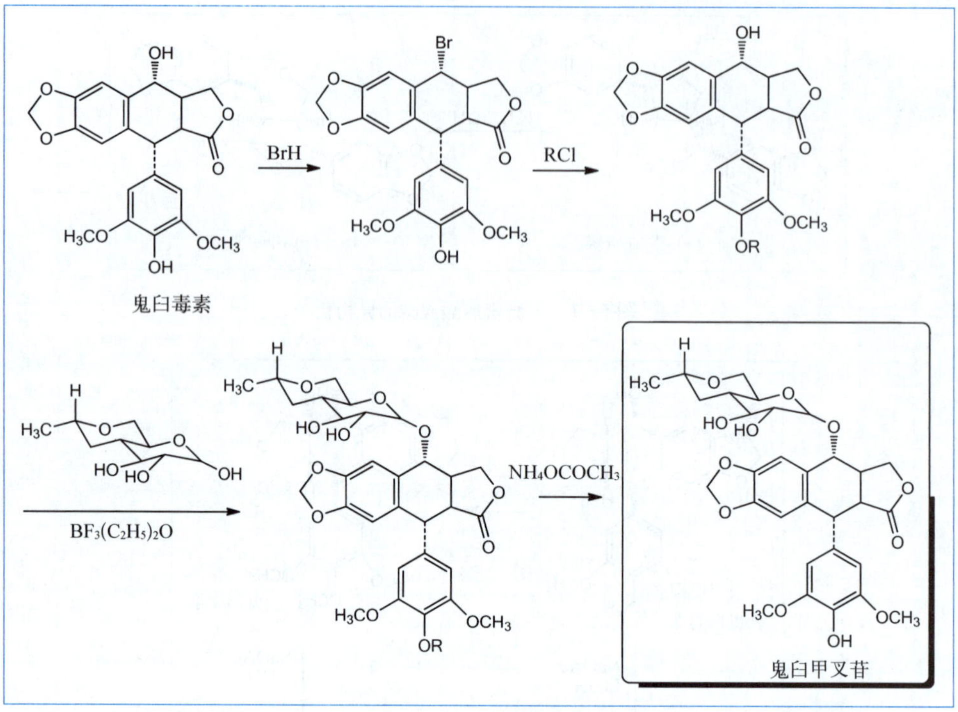

图 5-3 鬼臼乙叉苷和鬼臼甲叉苷转化利用[3]

8′α，若异构化成苦鬼臼脂素，即 8α、8′β 后，细胞毒活性显著降低。

牛蒡素(arctignan)等二苄基丁内酯类木脂素对小鼠髓性白血病细胞(M1)，次大风子素(hydnocaroin)等苯骈二氧六环类木脂素对人型 KB、结肠腺癌、骨癌和 Hela-S3 子宫癌，五加前胡醚(teganacin)等联苯环辛烯内酯对白血病 P388 细胞活性均有显著的抑制作用，是重要的抗肿瘤资源性化学成分，具有良好的产业化前景。

四氢呋喃类木脂素遇酸或碱还常常会发生结构变化，如愈创木树脂中得到的 furoguaiacin 遇氧化酶或碱液氧化成醌式结构的愈创兰(guaiac blue)(图 5-4)；7-*O*-9′型木脂素 veraguensin 在 2%的过氯酸—乙酸溶液中，室温放置就会重排，脱水生成苯基二氢萘木脂素(图 5-5)。

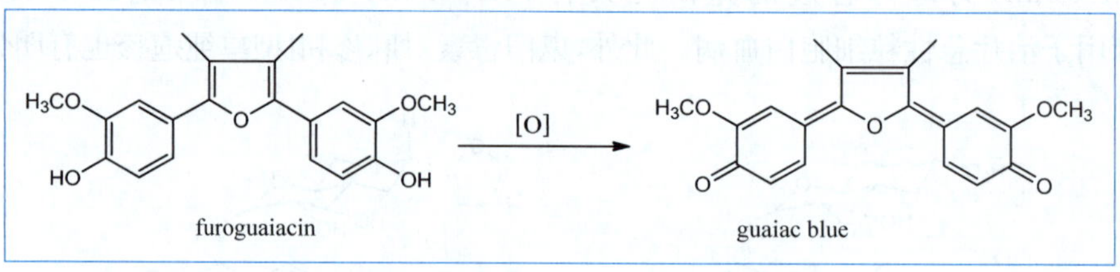

图 5-4 furoguaiacin 的氧化反应

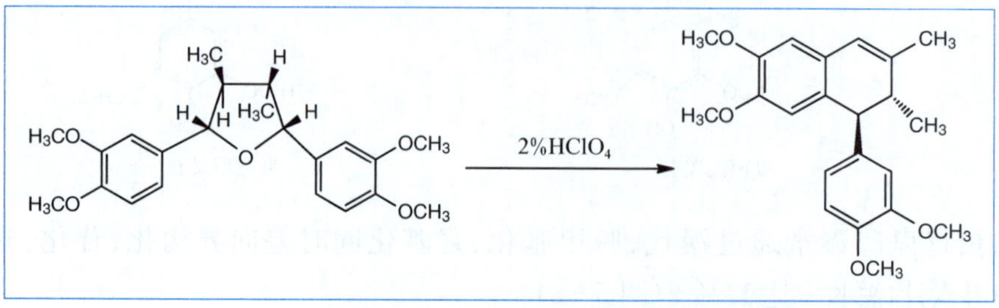

图 5-5 veraguensin 重排反应

光促作用亦能使木脂素发生氧化环合等反应而引起碳架变化。如从台湾脂素 A 在丙酮溶液中可以生成台湾脂素 C 和台湾脂素 E，研究证实，该 3 个化合物共存于植物体内。

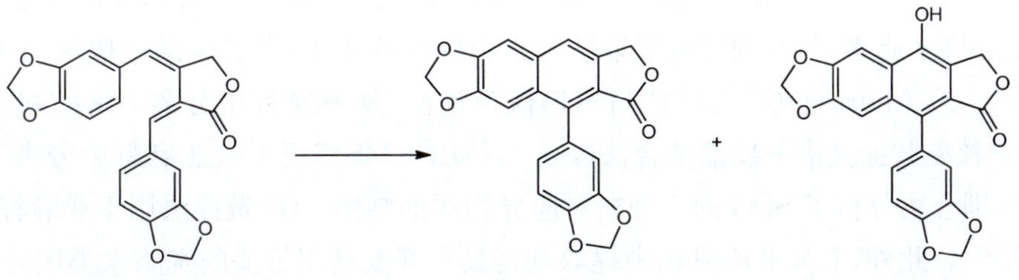

结构中有亚甲二氧基的木脂素，与间苯三酚、硫酸和乙酸共同加热，可脱去亚甲基，生成 2 个羟基。

木脂素的生物活性常与不对称碳原子的构型有关。在提取和制备过程中应注意操作条件，避免活性丧失或减弱。木脂素多数呈游离型，少数成苷，在植物体内常与大量树脂状物共存，自身在溶剂处理过程中也容易树脂化，这是提取分离木脂素的难点。游离木脂素是亲脂性物质，易溶于氯仿、乙醚，在石油醚和苯中溶解度较小。由于低极性溶剂难以渗入植物细胞，提取效率较低，一般是先用乙醇或丙酮等亲水性有机溶剂提取，得到浸膏后再用氯仿、乙醚等亲脂性有机溶剂抽提，氯仿、乙醚等提出部分即为总游离木脂素类化学物质。

A. 亚麻籽中木脂素类资源性化学成分：亚麻是重要的国际性油用、食用、纤维用经济资源作物，近年来围绕亚麻籽的资源化利用及其产业化开发，学者与企业家做出了可喜的贡献。不仅充分认识到亚麻籽油所含的不饱和脂肪酸的保健功能，同时对其所含木脂素类化学成分的多功效进行系统研究，并形成了一系列健康产品。研究表明，开环异落叶松树脂醇（secoisolariciresinol，SECO）和乌台树脂酚（matiresinol，MAT）是亚麻籽中 2 种含量较高的木脂素，还有一些微量的木脂素及其衍生物，如异落叶松树脂醇（isolariciresinol，ILC）、落叶松脂素（lariciresinol，LCS）、松脂醇（pinoresinol，PRS）等酚类物质。而 SECO 主要是以二葡萄糖苷（SDG）的形式存在，首先是从亚麻籽中分离获得。亚麻木脂素有抗有丝分裂、抗真菌、抗氧化特性，最引人关注的是其抗激素敏感癌，如乳腺癌、卵巢癌和前列腺癌等的独特功效。亚麻油中不含或含微量木脂素。

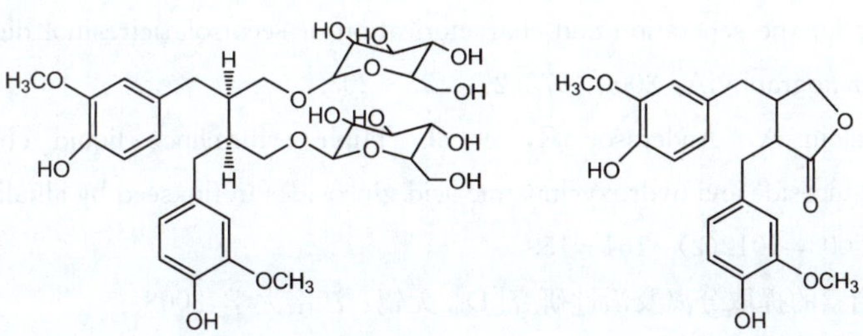

B. 亚麻籽中木脂素类资源性化学物质的提取制备方法：由于亚麻籽富含具有保健和治疗功能的木脂素类和油脂类等资源化价值较高的化学物质，许多学者对亚麻籽木脂素的提取分离方法进行了较为系统的研究[6,7]。① 采用脂肪族醇（甲醇、乙醇和丙醇等）溶剂先从脱脂亚麻籽中提取木脂素，经过滤、浓缩、碱催化水解，使木脂素释放，将得到的浓缩物再经液/液分离、离子交换树脂富集和色谱法分离，得到纯度大于 90% 的木脂素[8]。② 将脱脂亚麻籽用二氧杂环乙烷和乙醇按 1∶1 配成的溶液提取，用硅胶柱色谱分离，先用 $CHCl_3$—CH_3OH—H_2O 洗脱，再用 $CHCl_3/CH_3OH$ 进行梯度洗脱，最后可得到

SDG[9]。③ 将亚麻籽乙醇提取物浓缩成浆状，真空冷冻成固体，再用一定量无水甲醇溶解，在溶液中加入1%三乙胺，旋转碱解8 h，经过适当浓缩后用冰醋酸调节pH为4.0，过滤后，对滤液进行富集和纯化，SDG的提取率为90.24%[10]。④ 采用微波辅助提取法，从脱脂亚麻籽壳中提取亚麻木脂素，以磷钼酸显色方法定量测定亚麻木脂素，与常规溶剂提取法和索氏提取法相比，微波辅助提取法显著提高了亚麻籽木脂素的得率[11]。⑤ Andreas等[12]提出“高速逆流色谱法”从亚麻籽中分离SDG。⑥ 有学者提出[13]“在线液相色谱—核磁共振光谱—质谱耦合法(LC-NMR-MS)”用于从亚麻籽中分离和分析SDG，且LC-NMR-MS耦合法分析了SDG的2种非对应异构体的结构。⑦ 碱提法用于亚麻籽中的SDG和羟基肉桂酸的提取[14]。此外，尚从亚麻饼粕中提取获得具有开发利用价值的木脂素类成分，为低值亚麻籽加工下脚料的高值化利用提供了科学依据[15]。

◇参◇考◇文◇献

[1] 段金廒，周荣汉. 中药资源学[M]. 北京：中国中医药出版社，2013.

[2] 周荣汉，段金廒. 植物化学分类学[M]. 上海：上海科学技术出版社，2005.

[3] 何兰，姜志宏. 天然产物资源化学[M]. 北京：科学出版社，2008.

[4] 贺震旦，杨崇仁. 植物中苯丙素苷成分研究进展[J]. 天然产物研究与开发，1989，(2)：30-41.

[5] 张韶瑜，孟林，高文远，等. 香豆素类化合物生物学活性研究进展[J]. 中国中药杂志，2005，30(6)：410-414.

[6] 杨宏志. 亚麻籽脱毒和木脂素提取工艺研究[D]. 北京：中国农业大学，2005.

[7] 刘大川，庞美霞，吴波. 亚麻籽木脂素的开发研究[J]. 中国油脂，2001，36(6)：38-40.

[8] Qiu SX, Lu ZZ, Lumonadio L, et al. Isolation and characterization of flaxseed constituents [J]. Pharmaceutical Biology, 1999, 7(1): 1-7.

[9] 刘大川，庞美霞，吴波. 亚麻籽木脂素—开环异落叶松树脂酚二葡萄糖苷提取工艺的研究[J]. 中国油脂，2002，27(5)：83-86.

[10] 张文斌，许时婴. 亚麻木酚素的微波辅助提取工艺研究[J]. 天然产物研究与开发，2006，18：286-290.

[11] Degenhardt A, Habben S, Winterhalter P. Isolation of the lignans secoiso-lariciresinol diglucoside from flaxseed (*Linumu sitatissimum* L.) by high-speed counter-current chromatography [J]. Journal of Chromatography A, 2002, 943(2): 299-302.

[12] Fritsche J, Angoelal R, Dachtler MJ. On-line liquid-chromatography-nuclear magnetic resonance spectroscopy-mass spectrometry coupling for the separation and characterization of secoisolariciresinol diglucoside isomers in flaxseed [J]. Journal of Chromatography A, 2002, 972(2): 195-203.

[13] Eliasson C, Kamal-eldin A, Andersson R, et al. High-performance liquid chromatographyic analysis of secoisolariciresinol diglucoside and hydroxycinnamic acid glucosides in flaxseed by alkaline extraction [J]. Journal of Chromatography A, 2003, 1012(2): 151-159.

[14] 邵云晓. 亚麻籽中木脂素的提取分离及活性研究[D]. 无锡：江南大学，2008.

[15] 段金廒. 中药废弃物的资源化利用[M]. 北京：化学工业出版社，2013.

（陈道峰　宿树兰　段金廒）

第二节
富含苯丙素类、香豆素类及木脂素类物质的代表性药用生物资源类群及其资源化利用研究

苯丙素类资源性化学成分是一类含取代苯乙基和肉桂酰基的天然产物，广泛存在于双子叶植物资源类群中。通常是以苯丙酰基为苷元，以 β-D-吡喃葡萄糖为中心糖，苯丙酰基常连在中心糖的 C4 或 C6 位上，C1 位常连有苯乙基，C6 或 C3 位上还可以连接其他的糖。该类天然产物作为药用植物资源的主要有效成分具有广泛而显著的生理活性，因而日益受到植物化学家、药物学家及有机化学家的重视。常见中药主要有肉苁蓉、连翘、独一味、车前草、玄参、白木通、防风、淫羊藿、石胆草、醉鱼草、马先蒿、臭牡丹等均富含该类资源性化学成分。研究表明苯丙素类化学成分具有镇痛、抗菌、消炎、抗肿瘤、抗病毒、抗氧化、保肝护肝和碱基修复作用，对于糖尿病及相关疾病，记忆能力减退等都具有明显的改善作用。近年来，随着国内外对其研究的深入，越来越多的资料表明该类化学成分具有防治神经退行性疾病的作用，尤其是在改善阿尔茨海默病、帕金森病其效果显著。

五味子类药用生物资源及其资源化利用研究

五味子[*Schisandra chinensis* (Turcz.) Baill.]为木兰科五味子属植物，以干燥成熟果实入药，称五味子(Schisandrae Chinensis Fructus)。由于其主要分布区及主产地在我国东北地区，习称“北五味子”。同属植物华中五味子(*Schisandra sphenanthera* Rehd. et Wils.)广泛分布于我国亚热带湿润生态区域的秦巴山脉、天目山地等生态区域，习称“南五味子”(Schisandra Sphenanthera Fructus)。五味子味酸、甘，性温，具收敛固涩、益气生津、补肾宁心之功效[1]。

我国五味子资源丰富，木兰科(Magnoliaceae)五味子属(*Schisandra*)植物全世界约 30 种，我国分布约有 19 种，南北各地均有分布。北五味子主要分布于东北、华北等省区海拔 100～1 700 m 的半阴坡、半阴湿的山沟、灌木丛中，产区主要在黑龙江省、吉林省和辽宁省的长白山区域和小兴安岭东部山地及其边缘丘陵地带，内蒙古自治区、河北省也有分布；华中五味子主要生长于海拔 600～3 000 m 的湿润山坡边或灌木丛中，广泛分布在我国西北、华中、华东和西南地区，主要产区为陕西省、河南省、湖南省、湖北省、四川省、山西省、甘肃省等地[2,3]。同属绿叶五味子(*S. viridis*)、红花五味子(*S. rubriflora*)和铁箍散(*S. propinqua* var. *sinensis*)在地理分布上与华中五味子处于同一生态区域，其干燥果实与华中五味子果实外形相似，常作为南五味子应用[4]。五味子喜凉爽、湿润的气候、耐寒，不适宜在干旱、寒冷、无遮阴的裸地上生长。五味子资源植物枝叶繁茂、夏有香花、秋有红果，是庭园和公园垂直绿化的良好树种。目前，我国北五味子药材资源主要为人工种植提供；而南五味子药材则主要来源于野生天然资源。在民

间,不同地区该属其他种的果实也有用来作为五味子的代用品。

一、资源利用现状

五味子常用于治疗体虚汗多、咳嗽、肝肾阴虚等症。经典名方大补肺汤即以五味子为君药治疗烦热汗出、少气不足、口干耳聋等症。传统名方小青龙汤、生脉饮、都气丸、人参养荣汤、五子衍宗丸、柏子养心丸、天王补心丹等均配伍五味子以取其效。据统计[5],在1 000余种常用中成药中,共有98个品种配伍五味子,用于内科、妇科、儿科、男性科、皮肤科、耳鼻喉科、口腔科和眼科的疾病。

目前,临床上多以五味子为主治疗以谷丙转氨酶升高为主要体征的肝炎等疾病。现已利用该资源及其所含重要的资源性化学成分研制成中成药制剂如联苯双酯胶囊、五仁醇胶囊等。五味子具有养心安神的功效,可用于治疗神经衰弱等症,如五味子颗粒、复方五味子酊和复方北五味子片等。此外,五味子还具有敛肺止咳的功效,用于治疗咳嗽、干咳等症,如九仙散等。

五味子具有多种医疗保健功能,是全营养食品类和药食两用食品类的原料,市场上已开发出五味子果酒、果酱、果汁、五味子口服液、五味子嫩叶茶以及五味子食用色素、香精、食品防腐剂等系列产品。此外,还有五味子人参酒、灵芝五味子胶囊等10余种保健食品均以五味子为重要原料。在国外,东欧和俄罗斯已用五味子果实加工出果酪、果糕、果汁、饮料、果冻及果酱等五味子系列资源性产品。

南五味子的根皮在华东、华北和东北地区作为“紫荆皮”使用。异形南五味子(*Kadsura heteroclita*)的茎在云南称为“鸡血藤”应用,是当地提制“鸡血藤膏”的原料;在广东省、内蒙古自治区等地使用的中药“海风藤”,即异形南五味子的藤茎,常用于治疗风湿性关节炎、腰肌劳损、产后风瘫等症。产于云南省的狭叶南五味子(*K. angustifolia*),其根、藤茎及叶均可药用,治疗跌打损伤、风湿骨痛等症,外敷治外伤出血。此外,南五味子属植物茎皮、藤条含有丰富的纤维,柔韧性好,可代绳索捆物或编织成工艺品和生产、生活用品。

此外,五味子的根、茎、叶还可以用来泡茶饮用。民间常用五味子藤茎代替花椒,用作辛香调味料,习称“山花椒藤”。五味子提取物可用作断乳仔猪、肉仔鸡和蛋雏鸡等畜禽养殖过程中的饲料添加剂,能显著提高畜禽的免疫功能,并能调节肠道微生态平衡,减少病害的发生。以五味子为原料生产的主要产品及其资源价值,见表5-5。

表5-5 以五味子为原料生产的主要资源性产品及其资源价值

产品名称	利用部位/物质	资源价值
五味子糖浆	成熟果实	成方制剂
五味子颗粒	成熟果实	成方制剂
五味子片	成熟果实	成方制剂
五味子胶囊	成熟果实	成方制剂
五酯片	成熟果实	成方制剂
五味子丸	成熟果实	成方制剂
五味子葡锌颗粒	成熟果实	成方制剂
五味子饮料	成熟果实	保健食品
人参五味子胶囊	成熟果实	保健食品
枸芪五味子胶囊	成熟果实	保健食品
刺五加五味子口服液	五味子浸膏	保健食品
红景天五味子口服液	成熟果实	保健食品

续 表

产品名称	利用部位/物质	资源价值
灵芝五味子胶囊	五味子提取物	保健食品
西洋参五味子口服液	成熟果实	保健食品
五味子果酒	成熟果实	保健食品
五味子叶茶	叶	保健食品
五味子果汁	成熟果实	饮料
五味子食用色素	成熟果实	着色剂
五味子香精	成熟果实	矫味剂
五味子食品防腐剂	成熟果实	添加剂

二、资源性化学成分

1. 木脂素类资源性化学成分　五味子资源植物中含有的化学成分类型主要包括木脂素类、三萜类、有机酸类、挥发油类和糖类等，尚含有丰富的氨基酸类、维生素类以及环二肽类化合物。木脂素类和三萜类是该资源类群的特征性化学成分和主要功效物质基础。

五味子属药用植物资源中的木脂素类成分以联苯环辛二烯类化合物(dibenzocyclooctadiene)为主。迄今，从该类资源植物中分离得到木脂素化合物260多个，根据骨架类型可分为五大类：联苯环辛烯类(dibenzoeyelooetadienes)；螺苯骈呋喃型联苯环辛烯类(spirobellzofuranoid dibenzoeyelooetadienes)；芳基四氢萘类(aryltetralin)；二芳基丁烷类(diarylbutanes)；四氢呋喃类(tetrahydroforans)。联苯环辛烯类木脂素在五味子属和南五味子属植物的果实和藤茎中均见分布，具有保肝降酶、抗肿瘤、抗氧化、抗病毒、中枢抑制及神经保护等作用。芳基四氢萘类和四氢呋喃类木脂素较为丰富地存在于五味子属植物的藤茎中。二芳基丁烷类资源性化学物质在五味子属植物类群中多见。螺苯骈呋喃型联苯环辛烯类木脂素则多存在于南五味子属植物的藤茎中，可看作是南五味子属植物的特有化学成分，且具有显著的抑制血小板聚集、钙拮抗等药理作用和资源利用价值。

五味子属植物的根、茎、叶、果实及种子中均含有木脂素类化学成分，但组成与含量存在一定差异。研究表明[6,7]，总木脂素含量排列次序为茎(1.614%)>果实(1.415%)>根(1.193%)>叶(0.161%)。五味子属植物由于不同产地的生态环境其所含木脂素成分及含量存在差异，如产于秦岭南侧、东侧、中条山及太行山南端的华中五味子果实中含有保肝降酶、抗炎、抗氧化及抗肿瘤等活性的木脂素类成分五味子酯甲、五味子甲素等，且总木脂素含量较高，质量较佳[8]。

五味子果实及藤茎中的主要木脂素类化学成分包括五味子醇甲(五味子素，schisandrin)、五味子醇乙(戈米辛A，gomisin A)、五味子甲素(去氧五味子素，deoxyschisandrin)、五味子乙素(schisandrin B)、五味子丙素(schisandrin C)、五味子酯甲(schisantherin A)、五味子酚(schisanhenol)、戈米辛J(gomisin J)等联苯环辛烯类木脂素，其中五味子醇甲、五味子醇乙和五味子丙素含量较高。尚含2,3-二甲基-1,4-二芳基丁烷类木脂素，如前戈米辛(pregomisin)、消旋二氢愈创木脂酸(*meso*-dihydroguaiaretic acid)等。

华中五味子中木脂素类化学成分包括五味子甲素、五味子酯甲、五味子酯乙(schisantherin B)、五味子酯丙(schisantherin C)和五味子酚等，并以五味子甲素、五味子酯甲为主[9]。此外，华中五味子还含有具抗肿瘤活性的二芳基丁烷类木脂素——安五脂素，以及芳基四氢萘和四氢呋喃类木脂素成分五

味子酮和 d-表加巴辛等。对华中五味子不同部位化学成分含量分布研究发现，木脂素类类资源性化学成分在种子中的含量高于果肉。因此，治疗肝病时“宜预捣碎，则五味”。同样的道理，以五味子为原料，从中提取抗肝炎和护肝功效物质时，宜将果实粉碎成粗粉后进行提取，资源性物质的得率和利用效率提高。

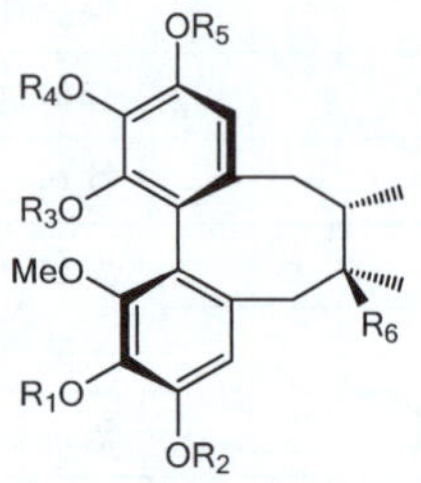

五味子甲素 $R_1=R_2=R_3=R_4=R_5=Me$ $R_6=H$

五味子乙素 $R_1+R_2=CH_2$ $R_3=R_4=R_5=Me$ $R_6=H$

五味子酚 $R_1=R_2=Me$ $R_3=H$ $R_4=R_5=Me$ $R_6=H$

五味子醇甲 $R_1=R_2=R_3=R_4=R_5=Me$ $R_6=OH$

五味子醇乙 $R_1=R_2=R_3=Me$ $R_4+R_5=CH_2$ $R_6=OH$

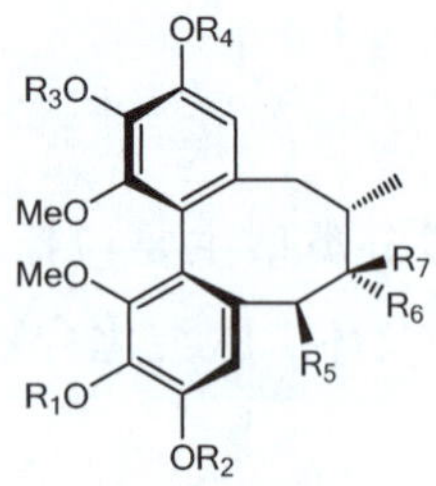

五味子丙素 $R_1+R_2=CH_2$ $R_3+R_4=CH_2$ $R_5=R_7=H$ $R_6=Me$

戈米辛J $R_1=Me$ $R_2=H$ $R_3=Me$ $R_4=R_5=R_7=H$ $R_6=Me$

五味子酯甲 $R_1=R_2=Me$ $R_3+R_4=CH_2$ R_5=Benzoyl $R_6=OH$ $R_7=Me$

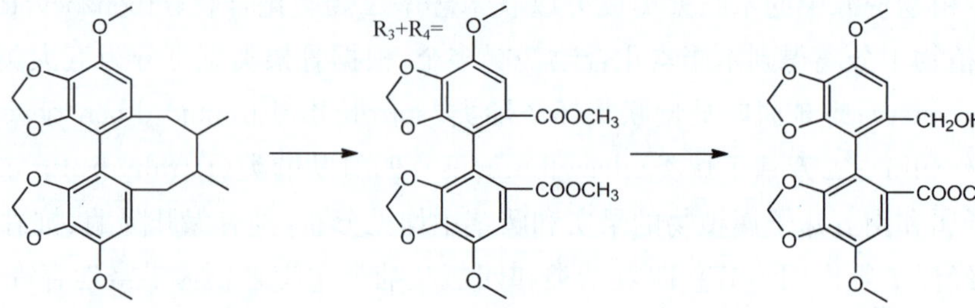

五味子丙素　　联苯双酯　　双环醇

2. 木脂素类化学成分的资源化利用

(1) 药材深加工与产品开发：五味子类药用生物资源中主要含有木脂素类、三萜类和挥发油类资源性化学物质。木脂素类化学成分是其重要的资源性物质，具有明显的保肝、抗氧化、抗溃疡、解热、安定及脑保护等作用，并不断得到开发利用，形成丰富多彩的资源产业链。五味子酚是五味子中抗氧化作用最强的化合物，在医药保健领域具有较好的应用前景。五味子中的三萜酸类及内酯类成分具有抗艾滋病毒、抗肿瘤、抑制胆固醇生物合成和抗生育等作用，是极具应用前景的一类化学分子，有望开发靶向新制剂。

五味子果肉具有较高的营养价值，每 100 g 干五味子的可食部分，蛋白含量约为 2 g，碳水化合物含量约为 65 g。还含有 Ca、Fe、Mg 等多种矿物元素；含有维生素 B、维生素 C 和维生素 E 以及人体所需的 17 种氨基酸，可作为天然维生素的来源。五味子果肉中含有大量的花色素类成分，是良好的天然色素原料，可提取加工成食用色素和理容产品调色剂等。

五味子干果进行热浸泡、去籽后，果肉进行适当酶解处理后，将浓缩汁液进行调配，喷雾干燥可制成五味子果汁粉[10]。新鲜果肉经发酵制成五味子果酒，具有保健作用，不仅可改善睡眠，还具有保肝益肝作用[11]。果汁亦可加入麦芽汁和啤酒花，经发酵、过滤、澄清处理等制成果啤酒[12]。以醋酸菌 HAc-5 为发酵菌种，发酵五味子干酒可制成五味子果醋[13]。五味子果肉经水浸提、糖酸度调整、高温灭菌后可制成五味子饮料。

(2) 促进资源性化学成分的转化率提升[14]

1) 五味子木脂素不同提取方法的优化： 采用 UPLC－MS/MS 和 HPLC－UV 方法分析检测五味子木脂素类化学成分，对其不同的提取方法进行了优化研究。结果表明，索氏提取所得总木脂素的得率较高，但由于长时间加热，杂质的溶出率也较高；50℃热浸和常温冷浸由于用时较长，不适用于工业生产。超声与微波辅助提取，尽管总木脂素的得率相对较低，但所得浸膏纯度较高，可作为实验室制备木脂素的方法。80%乙醇回流提取 2.5 h 适合应用于规模化生产制备木脂素粗提物，总木脂素得率为 0.344 mg/g，浸膏中木脂素纯度为 1.60%。

2) 微波辅助离子液体提取法制备五味子精油与木脂素类资源性物质： 采用水解原位萃取法，将酯化的木脂素在碱性条件下加热水解为游离态的木脂素，增加游离态木脂素的含量，同时富集于有机溶剂中，浓缩有机相得到木脂素粗提物。该方法水解与萃取同时完成，操作简便，节省时间，其中总木脂素得率为 0.506 mg/g，浸膏中木脂素纯度为 5.46%。

采用无溶剂微波辅助提取北五味子精油，提取速率快，30 min 精油提取率为 1.10 mL/kg。采用该工艺生产的精油，抗氧化性优于水中蒸馏和水蒸气蒸馏提取的精油。

石油醚超声辅助萃取所得五味子种子油的得率高达 11.39%，颜色稍浅且透明，乙酸乙酯萃取的种子油表观颜色较浑浊。因此，综合种子油的得率、表观颜色以及各化学指标，选取该方法萃取五味子种子油。

3) 色谱法分离纯化制备木脂素类化学成分： 采用 201×7 碱性阴离子交换树脂水解，HPD－5000 大孔吸附树脂富集后，总木脂素得率为 0.454 mg/g，浸膏中木脂素纯度为 27.5%。采用硅胶柱层析纯化木脂素，总木脂素的纯度达到 96.5%，回收率超过 95%。

4) 五味子多糖类资源性物质的提取制备： 通过对五味子多糖提取方法的比较，采用回流提取、超声辅助提取、微波辅助提取，粗多糖的提取率分别为 85.6 g/kg、74.4 g/kg、80.2 g/kg。

3. 其他类资源性化学成分

(1) 降三萜类： 五味子类植物不同部位中含有的三萜类化合物具有抗 HIV 病毒和抗肿瘤等活性。研究发现，从五味子和华中五味子中得到的三萜化合物大多为高度氧化的降三萜，其结构类型主要分为六种：schiartane 型、schisanartane 型、18－norschiartane 型、preschisanartane 型、18(13→14)－*abeo*－schiartane 型和 wuweiziartane 型，包括 schindilactones A－G、micrandi－lactone B、lancifodilactone C、wuweizidilactones A－H、schintrilactones A－B、preschisanartanin 及 preschisanartanin B 等。

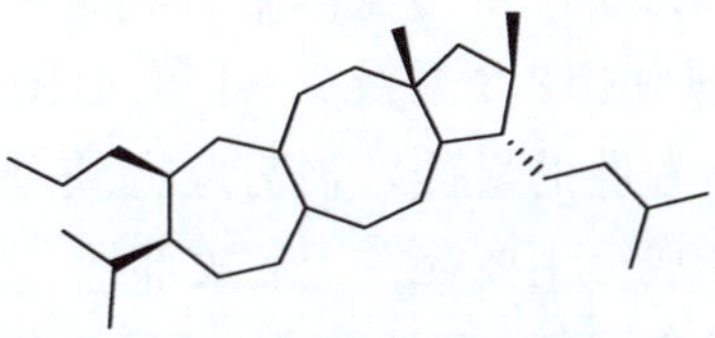

schisanartane

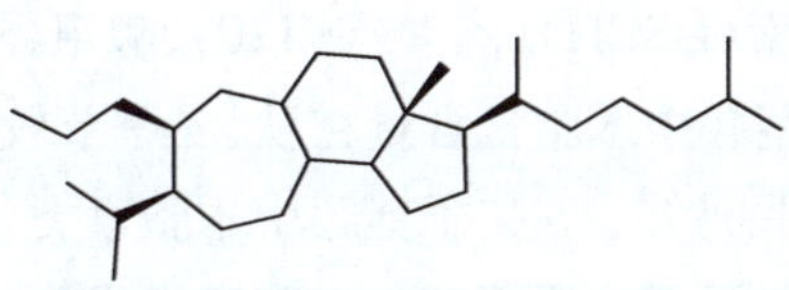

schiartane

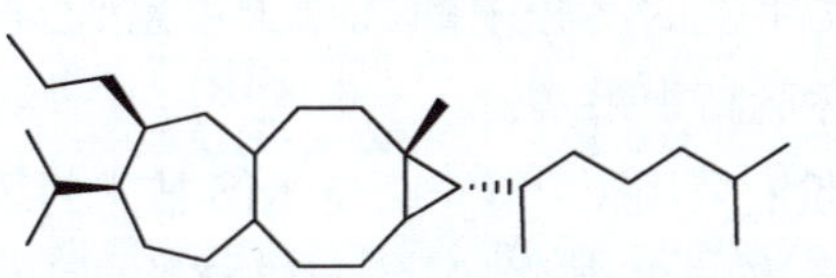

preschisanartane

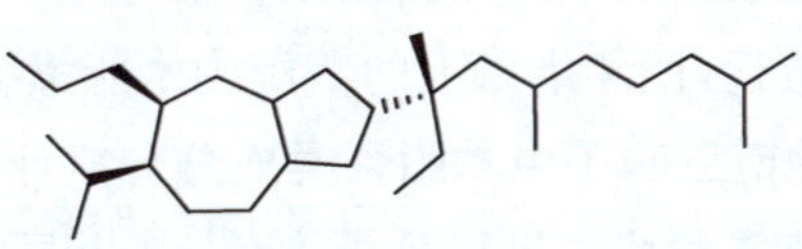

wuweiziartane

(2) 多糖类： 多糖为五味子类植物果实中一类重要的资源性物质，含量高达 6%，具有保肝、增强免疫、抗衰老、降血糖等作用。多糖类成分主要存在于果肉中，因此传统中医在利用其补肾功效时，提醒

“益肾勿碎”。目前国内外对五味子多糖研究多停留在粗多糖的提取及功能评价方面，尚少涉及多糖的结构和构—效关系的研究。将水提醇沉后得到的五味子多糖，透析、水解后经毛细管电泳测定其单糖组成，结果表明含有鼠李糖、葡萄糖、阿拉伯糖、半乳糖，其质量分数分别为1.69%、79.47%、1.78%、10.48%，还有2个未知糖(可能是甘露糖1%和岩藻糖5.59%)。从五味子药材中分离出2种多糖组分：多糖Ⅰ和多糖Ⅱ，这2种多糖的相对分子质量在5 000～300 000 Da，利用薄层色谱分析证明，多糖Ⅰ由葡萄糖、D-甘露糖、阿拉伯糖、鼠李糖等单糖组成；多糖Ⅱ由D-半乳糖、葡萄糖醛酸、D-甘露糖、D-果糖、鼠李糖等单糖组成，红外光谱显示，多糖Ⅰ可能为α-呋喃糖，多糖Ⅱ可能为β-吡喃糖。

(3) 挥发油类： 五味子属和南五味子属植物的果实和种子中含有丰富的挥发性物质和脂肪油。种子中挥发油占1%～2%，据报道，五味子挥发油的镇咳效力相当于可待因的75%，对中枢神经系统有调节作用，能增强机体对非特异性刺激的防御能力。研究表明，五味子果实中含有的挥发性化学成分以倍半萜为主。北五味子果实中的主要挥发性成分有β-月桂烯、γ-杜松烯、δ-杜松烯、橙花叔醇、δ-杜松醇等，而五味子种子中的主要挥发性成分则为conpaene、α-金合欢烯、α-荜澄茄油烯等。南五味子果实中的挥发性成分以α-檀香烯、γ-杜松萜烯、β-雪松烯、δ-橄香烯为主，而南五味子种子中的挥发性成分以α-檀香烯、δ-橄香烯、β-雪松烯、γ-杜松萜烯、2-(4α,8-二甲基-1,2,3,4,4α,5,6,7-八氢萘-2)-1-丙烯醇为主。

(4) 有机酸类： 五味子类植物果实中尚含有苹果酸、柠檬酸、酒石酸、原儿茶酸、维生素C等有机酸类化学成分，为五味子补益和收敛固涩功效的物质基础之一。其中苹果酸、柠檬酸等多种有机酸尚具有祛痰和镇咳作用。

(5) 其他类： 五味子类植物果实中含有丰富的氨基酸以及环二肽类化合物。尚有维生素E、维生素P类物质等。

三、资源性化学成分的积累动态与分析评价

1. 木脂素类化学成分的积累动态分析评价

(1) 不同生长期五味子果实中木脂素类成分的动态分析[9]：采用HPLC法测定辽宁省凤城地区不同生长期五味子果实中五味子醇甲、醇乙、酯甲、甲素、乙素的含量，结果显示：半成熟果实样品中5种木脂素的总量类化学成分的总量约25 mg/g，显著高于幼果和成熟果，含量大小趋势为半成熟果>幼果>成熟果。

(2) 不同生长期五味子藤茎中木脂素类成分的动态分析[15]：考察采自吉林省通化市佐安村五味子茎藤中的五味子甲素(DSCH)、乙素(SCHB)、醇甲(SCH)在12个月及1～6年内(图5-6)的变化规律，结果表明：五味子茎藤中木脂素含量在秋、冬季节较高，茎藤的最佳采收期为秋、冬季。由不同组织部位木脂素含量分析结果得知：五味子茎藤中木脂素类化学成分主要存在于韧皮部。

(3) 不同生长年限五味子藤茎中木脂素类成分的动态分析： 研究发现，不同生长年限的五味子茎藤中五味子甲素和乙素的含量随年龄的增长而递增；三年生的茎藤中的五味子甲素、乙素含量及两者之和与五味子果实中接近，四年生以上的茎藤中木脂素含量高于果实。

(4) 不同产地南五味子中木脂素类成分分析评价： 采用UPLC-TQ/MS技术对不同产地南五味子药材中的7种木脂素类成分进行分析评价，结果显示秦岭以南，东侧的商洛市柞水县、山阳县所产南五味子中主要含五味子酯甲、五味子甲素；宝鸡市眉县，安康市石泉县、宁陕县，汉中市略阳县所产的南五味子主要含有安五酯素，其中宁陕县样品中五味子甲素含量也较高；而位于秦巴山区腹地的汉中市南郑县所产的南五味子主要含五味子酚、五味子甲素。不同产地的南五味子所含木脂素种类和含量差别较

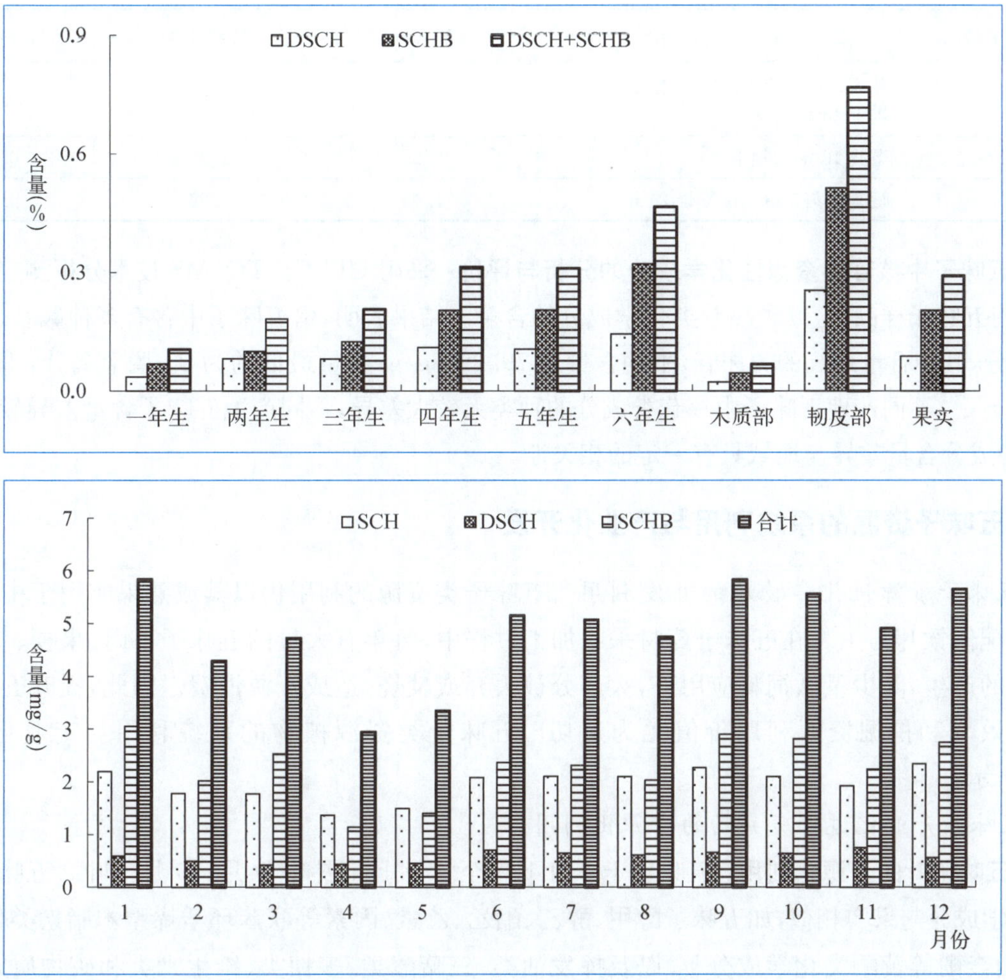

图 5-6　不同生长期五味子藤茎中木脂素类化学成分的积累动态

大，在资源开发利用过程中需根据利用目的和产业化需求进行评价分析，以合理有效地对不同产地南五味子药用生物资源加以资源化利用，提升其利用效率和效益。

(5) 药材干燥加工过程资源性化学成分的分析与评价：对南五味子不同加工方法所得样品中挥发油、总木脂素、五味子酯甲的含量进行分析评价，结果表明：经不同加工方法处理的样品，其挥发油所含化学成分受到一定程度的破坏或损失，而总木脂素含量则多高于鲜品。其中微波 10 min，晒干处理样品，挥发油及总木脂素的含量均较其他加工方法为高，见表 5-6。

表 5-6　不同加工方法南五味子果实中挥发油及木脂素类化学成分的分析结果

样品编号	加工方法	挥发油含量(%)	总木脂素含量(%)	五味子酯甲(%)
1	鲜品(除去杂质)	1.70	1.97	0.035
2	焯后晒 5 d 至干	2.14	2.21	0.041
3	50℃烘 48 h	0.76	2.10	0.038
4	晒 2 d，蒸 5 min 后晒干	1.72	1.63	0.042
5	蒸 5 min，50℃烘 34 h	0.82	1.85	0.042
6	焯，50℃烘 34 h	0.91	2.18	0.029

续 表

样品编号	加工方法	挥发油含量(%)	总木脂素含量(%)	五味子酯甲(%)
7	蒸 5 min,50℃烘 12 h,微波 10 min,烘干 48 h	0.69	2.25	0.033
8	微波 10 min,晒干	2.29	2.36	0.029
9	晒 2 d,蒸 5 min,50℃烘 24 h	1.03	1.96	0.025

(6) 五味子中核苷类资源性化学成分的分析与评价: 采用 UPLC-TQ/MS 技术分析测定了 9 个产地、70 批南五味子样品中 20 种核苷类化学成分的含量。结果表明,南五味子中含有多种碱基、核苷和核苷酸类成分,其中含量最高的为尿苷,平均含量达 79.39 μg/g;含量最低的为 2′-脱氧鸟苷,平均含量仅有 0.28 μg/g。不同产地五味子中核苷类成分的种类无较大差异,不同产地五味子含量差异较大的成分为腺苷,各成分含量差异与地域具有一定的相关性。

四、五味子资源的系统利用与产业化开发

1. 五味子资源性化学物质的开发利用　五味子类资源的利用仍以其成熟果实用于中药工业和中医临床配伍饮片为主。在五味子药材采收加工过程中,每年有大量的五味子果肉、果梗、茎叶、药渣等废弃物的产生,除少量做饲料应用外,大部分被丢弃或焚烧,造成资源浪费。因此,提升五味子类资源的利用效率和挖掘资源利用价值尤为迫切。五味子类资源植物的系统利用与产业化途径,如图 5-7 所示。

2. 五味子产业化过程废弃物的资源化利用

(1) 五味子叶的资源化利用: 五味子于 4 月下旬至 5 月上旬展叶,9 月、10 月落叶。五味子叶中所含部分化学成分与果实相似,如五味子醇甲、醇乙、酯乙、乙素、丙素等联苯环辛烯型木脂素类化合物[4];槲皮素、山柰酚等黄酮类化学成分[6],以及挥发油类、三萜酸类、多糖类、维生素类和矿物质元素等[6]。此外,五味子叶中尚含叶绿素、纤维素等可利用物质。

五味子全株入药可降血压、延缓衰老、滋补强壮、预防肿瘤发生,也可用于加工饮料、制酒等。在我国黑龙江省等东北地区,五味子叶常以山野菜的形式在市场出售。在欧洲,五味子叶则被制成各种营养食品用于运动员的营养保健或用于预防心血管疾病。

五味子叶中含有丰富的黄酮类资源性化学成分,其 7、8 月的叶片经 75%乙醇超声提取总黄酮含量分别为 6.03 mg/g 及 8.07 mg/g[14];北五味子叶片经水提醇沉法制备的多糖,对大肠埃希菌、金黄色葡萄球菌和枯草芽孢杆菌均有一定的抑制活性[16]。因此,五味子叶可制备总黄酮、总多糖部位用于医药保健产品及营养食品的开发。

此外,以五味子叶片为主要原料,辅以葡萄叶、银杏叶、山楂叶,经杀青、烘焙后可调配成复合袋泡保健茶[17];五味子嫩枝叶经水浸提取汁,再辅以枸杞子和桂圆的浸提汁或香精可制成茶饮料[18]。以传统的制茶工艺为基础,结合现代速冻技术,将北五味子叶制成茶,色、香、味及营养保健成分俱佳[19]。

(2) 五味子果肉的资源化利用: 五味子果序呈穗状聚合果,浆果球形,肉质,熟时深红色。五味子中药材产地加工方法为采集五味子果实,晒干或 45～60℃烘干,搓去果梗即得。调查发现在东北地区五味子还有浸泡搓去果肉,以种子入药或作为制药工业原料。由此在产地加工过程中产生大量的五味子果肉、果梗资源。五味子果肉主要含多糖类、有机酸类、氨基酸类、蛋白质类、多肽类等可利用的化学物质,

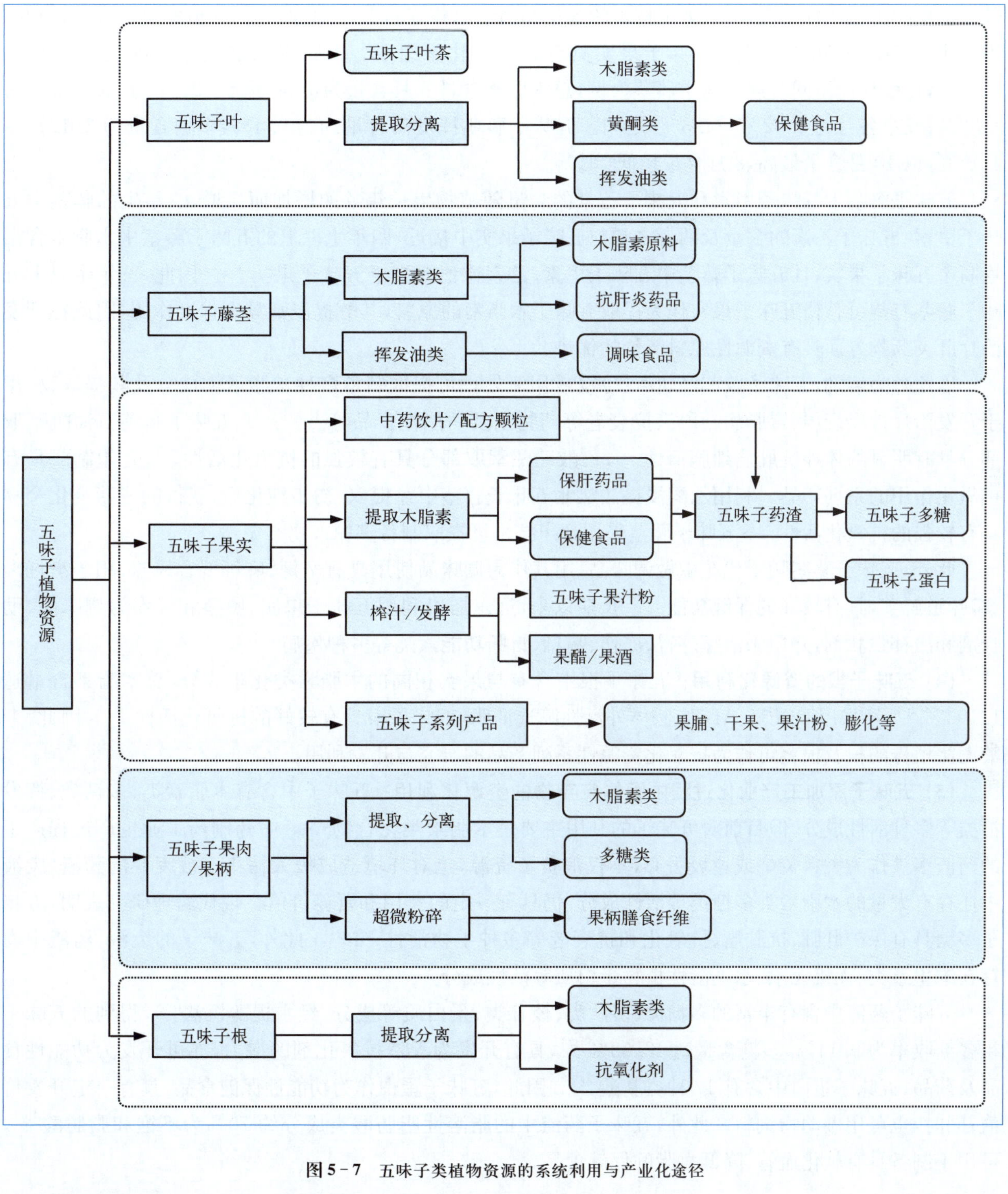

图 5-7　五味子类植物资源的系统利用与产业化途径

还含有大量的维生素和矿物质元素等。

北五味子传统的药用部位是干燥成熟果实，秋季果实成熟时采收，捡出果梗，因此在采摘和加工过程中有大量的果梗作为杂质被剔除(约 10%)[20]。研究表明，北五味子果梗与北五味子果实含有相似的木脂素和风味化学成分，其中果梗中五味子乙素含量约为果实的 34%[21]。

(3) 五味子藤茎的资源化利用： 五味子藤茎自然状态下生长量很大，萌蘖枝年平均生长 305 cm，营养枝 105 cm,与花芽的分化和果实的生长争夺营养物质。为提高五味子产量和品质,每年均需剪枝和去除一定量的主枝条各一次,一般剪下枝条的重量相当于原藤茎的 1/4～1/3,以保证植株的正常生长和结果。研究表明,五味子藤茎和五味子果实具有相似的化学组成。木脂素化学成分含量达 4.32%～5.62%,以蛟河产不同时期五味子藤茎为例,总木脂素含量 6 月含量为最高,达 5.62%;4 月含量最低为 4.32%;其余各月为 4.62%～4.33%之间。五味子藤茎挥发油含量约为 0.4%,多糖含量为 3.12%～4.15%,以 10 月含量最高,8 月含量最低[32]。

五味子藤茎中五味子甲素和五味子乙素的含量随植物生长年龄的增加而递增,三年生的藤茎中五味子甲素、五味子乙素的含量及两者之和与五味子果实中接近,四年生以上的五味子藤茎中木脂素含量均高于五味子果实,且五味子藤茎中五味子甲素/乙素比值要高于五味子果实[33]。因此,三年生以上五味子藤茎有望可替代五味子果实作为提取五味子木脂素的原料,其醇提浸膏具有保肝作用,因此在开发治疗肝炎药物方面具有资源性原料廉价的优势。

以乙醇为溶剂,五味子藤茎经超声、冷浸或回流处理可提取制备多种木脂素类成分及其提取物,用于开发治疗神经衰弱、胃肠病、肝炎、抗衰老等药物以及功能性食品等[34,35]。北五味子藤茎石油醚萃取部分具有明显的体外抗肝癌细胞活性[36];乙酸乙酯萃取部分具有较强的抗氧化活性[37],有望制成具有抗氧化作用的系列产品。利用乙醇浸提法从北五味子藤茎中经提取、初步纯化后,获得的三萜类化合物具有较强的抗氧化活性[38];五味子藤茎采用超声技术可提取制备多糖产物[39]。

此外,五味子藤茎晒干代花椒做调味品,用其作为调味品使用具有辛辣、麻等混合风味,用于烹饪肉类,味道鲜美,具有较好的保健功能[8]。长期以来,远东居民利用五味子果实、藤茎和根作为调味品、助长剂和滋补强壮剂,并用来治疗感冒、冻伤、喘息、胃肠功能紊乱等多种疾病[32]。

(4) 五味子根的资源化利用: 五味子根中含有与果实相同的木脂素类化学成分,总木脂素含量达 1.193%[40]。经采用 DPPH、ABTS 法体外活性筛选证明,五味子根具有较好的抗氧化活性[37]。因此,老龄淘汰植株的根及根茎可作为抗氧化资源性系列产品的研究与开发利用。

(5) 五味子深加工产业化过程中固体废弃物的资源化利用: 五味子中含有木脂素类、多糖类、挥发油类等多种活性成分,但目前对五味子的利用主要是木脂素类化合物[41]。中药制药工业生产过程产生的药渣多被作为燃料焚烧或垃圾丢弃,不仅浪费了资源,也对环境造成极大污染。被废弃的药渣、废液中还存有大量的木脂素类多糖类等活性成分,仍具有一定的药用和营养价值。现代药理研究表明,五味子多糖具有保护肝脏、抗肿瘤、抗氧化和抗衰老等多种生物活性[42～43]。此外,五味子的废液、药渣中尚存在维生素类、无机元素、水不溶性植物蛋白质等活性成分。

五味子药渣中含有丰富的多糖类、多肽类、核苷类、蛋白质等成分,经水提醇沉法[46],得到的五味子粗多糖收率为 9.14%,多糖含量达 42.33%[47],具有开发为天然抗氧化剂的潜力,亦可开发为功能性食品及药品;五味子蛋白中含有 17 种氨基酸[48]。因此,五味子蛋白作为功能性保健食品,具有一定开发价值;同时,也可用做动物饲料。此外,五味子药渣中的脂溶性脂肪酸类成分约 70%为不饱和脂肪酸[49],可用于制备具有软化血管、降低血脂的保健食品。

◇参◇考◇文◇献

[1] 段金廒,周荣汉. 中药资源学[J]. 中国中医药出版社,2013.

[2] 刘海涛. 五味子科药用植物亲缘学初探及两种五味子科药用植物化学成分的研究[D]. 北京: 北京协和医学院,2009.

[3] 国家中医药管理局中华本草编辑委员会. 中华本草. 第 6 卷. 第 2 册[M]. 上海: 上海科学技术出版社,1999: 895.

[4] 刘海涛，齐耀东，许利嘉，等．中国五味子科植物传统药物学调查[J]．中国中药杂志，2012，37(10)：1353－1359．
[5] 于继鸿．辽五味子综合开发与利用[J]．辽宁中医药大学学学报，2011，13(8)：190－192．
[6] 李洪梅．两种五味子属药用植物的化学成分和生物活性研究[D]．昆明：昆明理工大学，2008．
[7] 于俊林，秦瑀，胡彦武，等．HPLC 法测定五味子茎藤中木质素的含量[J]．中草药，2003，34(10)：附 9－附 10．
[8] 高建平，王彦涵，郁韵秋，等．南五味子木脂素成分的 HPLC 含量测定及其变异规律．中国天然药物，2003，1(2)：89－93．
[9] 赵玥，王冰．HPLC 测定不同生长期五味子中的 5 种木质素成分[J]．华西药学杂志，2011，26(2)：172－174．
[10] 毛迪锐，高晓旭，陈建光，等．五味子果汁粉的研制[J]．食品与机械，2012，28(5)：213－215．
[11] 刘明前．一种五味子酒及其制备工艺：中国，CN1840631[P]．2006－10－04．
[12] 高晓光，陈建光．一种五味子果啤酒的生产方法：中国，CN101798554A[P]．2010－08－11．
[13] 周帼萍，陈平，周容容，等．五味子果醋的研制[J]．中国酿造，2007，170(5)：78－80．
[14] 马春慧．北五味子活性成分高效分离纯化技术及资源多级利用工艺研究[D]．哈尔滨．东北林业大学，2013，126－128．
[15] 于俊林，孙仁爽，胡彦武，等．五味子茎藤木质素含量变化规律的研究[J]．中国中药杂志，2009，34(24)：3239－3241．
[16] 许瑞波，高颖颖，万蓓蓓，等．北五味子叶多糖的提取及抑菌活性[J]．食品科学，2012，33(20)：33－37．
[17] 曹焯，张影．北五味子叶复合保健茶的研制[J]．黑龙江农业科学，2012，(10)：118－121．
[18] 陈丽杰，胡平平，薛伟利．五味子嫩枝叶茶饮料的研制[J]．安徽农业科学，2011，39(5)：2647－2648，2651．
[19] 赵景辉，王英平，张瑞，等．一种北五味子叶茶及其制备方法：中国，CN10940245B[P]．2012－07－11．
[20] 贾洪文，关亚会，才廷进．五味子果梗的生药学研究[J]．黑龙江中医药，2010(1)：57．
[21] 郝书文，宋桂娥．北五味子果梗的药用研究[J]．山东医药工业，2003，22(2)：8－9．
[22] 汪艳群．五味子多糖的分离，结构鉴定及免疫活性研究[D]．沈阳：沈阳农业大学，2012．
[23] 万志强，严铭铭，展月，等．五味子蛋白的提取纯化及含量测定[J]．中国实验方剂学杂志，2011，17(17)：119－122．
[24] 范荣军，刘派，任涛，等．五味子红色素的提取工艺[J]．吉林大学学报(理学版)，2008，46(4)：784－788．
[25] 刘玲玲，吕华冰，孙美琪．五味子色素提取及稳定性研究[J]．生物技术，2009，19(6)：78－81．
[26] 毛迪锐，高晓旭，陈建光，等．五味子果汁粉的研制[J]．食品与机械，2012，28(5)：213－215．
[27] 屈慧鸽．五味子酿酒工艺及产品质量研究[J]．食品科学，2005，26(1)：112－115．
[28] 李慧梅．一种五味子酒的制造方法：中国，CN1544601[P]．2006－04－26．
[29] 刘明前．一种五味子酒及其制备工艺：中国，CN1840631[P]．2006－10－04．
[30] 高晓旭，陈建光．一种五味子果啤酒的生产方法：中国，CN101798554A[P]．2010－08－11．
[31] 周帼萍，陈平，周容容，等．五味子果醋的研制[J]．中国酿造，2007，170(5)：78－80．
[32] 徐海波．北五味子藤茎生药学研究与开发利用[D]．长春：吉林农业大学，2005．
[33] 陈仙春．北五味子藤茎化学成分及药理作用[J]．浙江中西医结合杂志，2009，19(19)：640－641．
[34] 顾蔚，刘锦，孙茂，等．华中五味子藤茎中木脂素的提取方法：中国，CN102552408A[P]．2012－07－11．
[35] 徐海波．北五味子藤茎或藤茎皮提取物，其制备方法及其用途：中国，CN101057887[P]．2007－10－24．
[36] 刘娜，朴惠善．北五味子茎藤的抗肝癌细胞活性成分[J]．延边大学医学学报，2009，34(4)：280－282．
[37] 侯微，魏忠宝，姜艳玲．五味子根藤茎体外抗氧化活性评价[J]．吉林中医药，2010，30(12)：1086－1088．
[38] 李斌，李元甦，孟宪军，等．北五味子藤茎三萜抗氧化活性研究[J]．食品工业科技，2012，33(3)：121－128．
[39] 胡彦武，李婷婷．五味子藤茎中多糖的提取及含量测定[J]．安徽农业科学，2009，37(15)：6990－6991．
[40] 于俊林，李世慧，陈晶，等．北五味子根、茎、叶与果实木脂素成分比较研究[J]．人参研究，1998，1(10)：11－12．
[41] 黄河，陈家齐，于峰，等．五仁醇浸膏制备工艺：中国，CN102716187A[P]．2012－10－10．
[42] 仰榴青，陈荣华，吴向阳，等．五味子醇提残渣中粗多糖的免疫活性研究[J]．食品科学，2008，29(6)：392－394．

[43] Xv G, Jun M, Bin T. Hypoglycemic effects of a water-soluble polysaccharide isolated from *Schisandra chinensis* (Turcz.) Baill in alloxan-induced diabetic mice[J]. Journal of Biotechnology, 2008, 136: S725.

[44] 应国清,俞志明,单剑峰,等.北五味子有效组分的研究进展[J].河南中医,2005,25(6):84-87.

[45] 孙文娟,吕文伟,于晓风,等.北五味子粗多糖抗衰老作用的实验研究[J].中国老年学杂志,2001,21(6):454-455.

[46] 郭志欣,顾地周,朱俊义,等.五味子药渣中活性成分多糖的制备方法:中国,CN102492050A[P].2012-06-13.

[47] 陈荣华,吴向阳,仰榴青,等.五味子醇提残渣中粗多糖的体外抗氧化活性研究[J].时珍国医国药,2009,20(6):1512-1513.

[48] 万志强,严铭铭,展月,等.五味子蛋白的提取纯化及含量测定[J].中国实验方剂学杂志,2011,17(17):119-122.

[49] 杨艳辉,王喆之.南五味子脂溶性成分的GC-MS分析[J].现代生物医学进展,2007,7(3):367-369.

（唐志书　陈道峰　钱大玮　宿树兰　段金廒）

杜仲药用生物资源及其资源化利用研究

杜仲(*Eucommia ulmoides* Oliv.)为杜仲科(Eucommiaceae)杜仲属(*Eucommia*)植物。以其干燥树皮入药称杜仲(Eucommiae Cortex)。其味甘,性温,具有补肝肾、强筋骨、安胎之功效。以其干燥叶入药称杜仲叶(Eucommiae Folium),味微辛,性温,具有补肝肾、强筋骨之功效。

杜仲为单科单属植物,适应性极强,在我国自然分布于陕西省、甘肃省、河南省、湖北省、四川省、云南省、贵州省、湖南省及浙江省等地,生长于海拔300～500 m的低山,谷地或低坡的疏林里,对土壤的选择并不严格,在瘠薄的红土,或岩石峭壁均能生长。杜仲现多为栽培,分布约在北纬24.5°～41.5°、东经76°～126°,南北横跨17°左右,东西横跨50°;垂直分布范围在海拔50～2 500 m之间,北自吉林省,南至福建省、广东省、广西壮族自治区,东达浙江省、江苏省,西抵新疆维吾尔自治区。贵州省、四川省、湖南省、陕西省、河南省、湖北省等地目前为我国杜仲的中心产区[1]。

杜仲,落叶乔木,高达20 m。皮、枝及叶均含胶质。叶椭圆形或卵形,长7～15 cm,宽3.5～6.5 cm,边缘有锯齿;叶柄长1～2 cm。翅果卵状长椭圆形而扁,内有种子1粒。花期4～5月。果期9月。

一、资源利用现状

中药杜仲在医疗保健等方面应用广泛。临床常用于肝肾不足、腰膝酸痛、筋骨无力、头晕目眩、妊娠漏血、胎动不安等症。以杜仲配伍的经典名方有杜仲散、思仙散、杜仲丸、杜仲木香散等;现代成方制剂有杜仲冲剂、生精胶囊、强腰壮骨膏、杜仲壮骨胶囊、强力天麻杜仲丸等。现代研究表明,杜仲具有降血压、增强机体免疫功能,可促进人体皮肤、骨骼、肌肉中蛋白质胶原的合成和分解,具有促进代谢、防止衰老的功能。除杜仲树皮外,杜仲植物其他器官也多有应用,杜仲叶可用于肝肾不足、头晕目眩、腰膝酸痛、筋骨痿软等症。杜仲为治疗高血压的常用药物,现代成方制剂有杜仲平压片(胶囊)、杜仲双降袋泡剂、腰痛片(丸)、强力定眩片等。以杜仲果实为原料提取的高品质杜仲油,现已成功开发为高档食用油、医药用油、高档化妆用油及其微胶囊化功能性产品[2,3]。

除在医药和保健品领域应用外,杜仲还被广泛用于工业领域。杜仲的皮、叶均含有杜仲胶,可塑性强,是高级的工业原料[4]。杜仲叶提取杜仲胶后的胶渣或废渣,也可用以生产具耐酸碱、耐水火并具绝缘性等特点的新型装饰材料[5]。以杜仲资源植物为原料生产的主要产品及其资源价值,见表5-7。

表 5-7　以杜仲资源植物为原料生产的主要资源性产品及其资源价值

产　品　名　称	利用部位/物质	资　源　价　值
杜仲配方颗粒	树皮	医药、保健价值
杜仲口服液	树皮	保健食品(降血压、抗衰老)
杜仲糖	树皮	保健食品
杜仲饮料	树皮	保健食品
天然橡胶	树皮/杜仲胶	工业原料
杜仲口香糖	树皮/叶	保健食品
杜仲茶	树皮/叶	保健食品(降血压)
杜仲平压片(胶囊)	叶	医药、保健价值(降血压)
杜仲饲料添加剂	叶	畜禽用品
杜仲花提取物胶囊	花	保健食品(降血压)
杜仲籽油	果实	保健食品、工业原料
杜仲装饰材料	胶渣或废渣	化工用品
杜仲复合肥	胶渣或废渣	农业用品

二、资源性化学成分

1. 木脂素类资源性化学成分　杜仲植物中主要含有木脂素及其苷类、环烯醚萜类、杜仲胶类等化学成分。其中杜仲胶、木脂素及其苷类为目前杜仲资源开发利用较多的资源性化学物质[6]。

杜仲植物中含有的木脂素类资源性化学成分具有较强的降血压作用，同时可以抗高血压及心血管重塑。杜仲中已分离鉴定的木脂素化合物主要为双环氧木脂素类(bisepoxylignans)、松脂酚类(rosin phenolics)、丁香树脂醇类(syringaresinols)、橄榄树脂素类(olivils)、松柏醇类(coniferyl alcohols)、吉尼波西狄克酸甲酯(geniposidic acid methylester)等，其中松脂醇二葡萄苷(pinoresinoldiglucoside，PDG)为其主要降血压活性成分，在杜仲树皮内含量可达0.3%左右[7]。

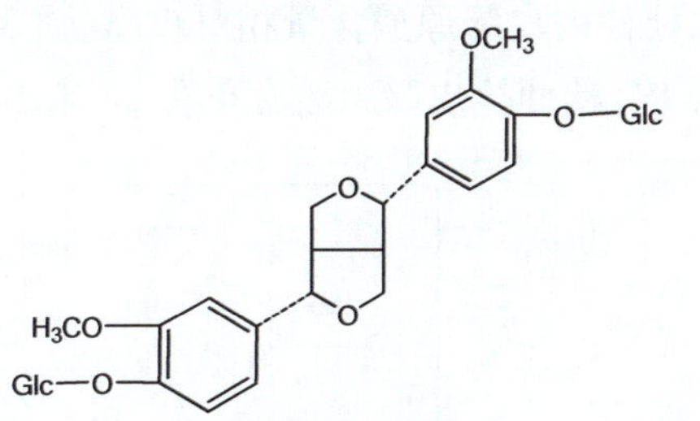

松脂醇二葡萄糖苷

2. 木脂素类化学成分的资源化利用　杜仲树皮去除外层栓皮后，切成3～5 cm的小段，用含水乙醇溶液加热回流提取2次，每次1～2 h，提取液减压浓缩；将浓缩液通过大孔吸附树脂柱进行有效成分富集，依次用水，15%～25%甲醇或乙醇，45%～55%甲醇或乙醇溶液洗脱；收集45%～55%甲醇或乙醇洗脱液，浓缩、干燥得提取物粉末，即为具有降血压作用的提取物。所得提取物经过加工制备成适合服用的药物制剂，可用于防治心脑血管疾病。

3. 其他类资源性化学成分

(1) 环烯醚萜类：已从杜仲中分离出一系列环烯醚萜类化学成分[8]，包括杜仲醇(eucommiol)、杜仲醇苷(eucommioside)、脱氧杜仲醇、京尼平苷、京尼平苷酸、桃叶珊瑚苷(aucubin)、哈帕苷、丁酸酯、筋骨草苷、雷扑妥苷、车叶草酸、去乙酰车叶草酸、地芰普内酯等。

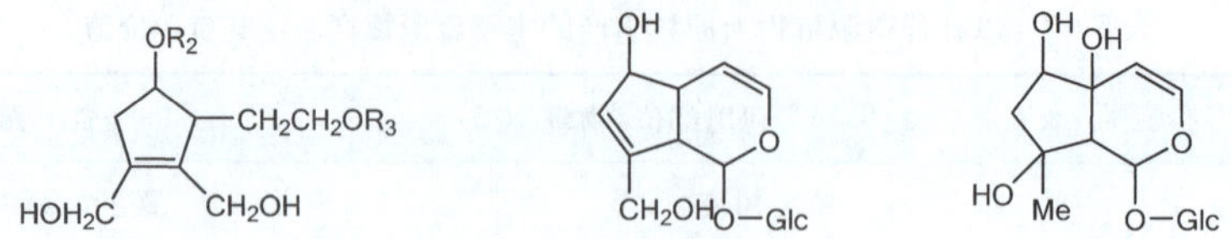

杜仲醇　$R_1=R_2=H$　　桃叶珊瑚苷　　哈帕苷

杜仲醇苷-Ⅰ　$R_1=glc, R_2=H$

杜仲醇苷-Ⅱ　$R_1=H, R_2=glc$

(2) 杜仲胶：杜仲胶习称古塔波胶(cutta-percha)或巴拉塔胶(balata)，广泛存在于杜仲皮、叶、果皮内，为天然高分子化合物，可塑性强，是高级的工业原料。杜仲胶与天然橡胶的化学组成一致，即$(C_5H_8)n$，只是分子链构型不同，两者互为异构体。杜仲胶链结构具有双键、柔性、反式结构，这种特征可在工业上充分利用[9]。

(3) 其他类：杜仲树皮及叶片中含有绿原酸、松柏酸、咖啡酸、香草酸、酒石酸、癸酸等小分子有机酸类，直链三萜醇、白桦脂醇、白桦脂酸、熊果酸等三萜类等资源性化学成分。此外，杜仲中尚含有氨基酸、脂肪酸、黄酮类及无机元素等化学成分。

三、资源性化学成分的积累动态与分析评价

杜仲植物因不同产地、不同采收期，以及不同组织器官其资源性化学成分分布量存在差异。因此，开展我国杜仲资源植物中资源性化学成分动态评价，将为杜仲资源植物的高效利用提供科学依据。

1. 药材形成过程资源性化学成分动态积累与分析评价

(1) 不同采收期的杜仲药材资源化学评价

1) 绿原酸类：对同一生长环境下8年生、13年生、22年生及30年生杜仲中绿原酸类资源性化学成分进行了分析评价。4组杜仲样品内皮绿原酸含量变化不明显，最高含量与最低含量相差2.4倍，22年生杜仲内皮绿原酸含量相对较高(图5-8)。4组杜仲样品栓皮绿原酸含量：最高含量约为最低含量的10倍，杜仲栓皮绿原酸含量在13年出现最高点[10,11]。

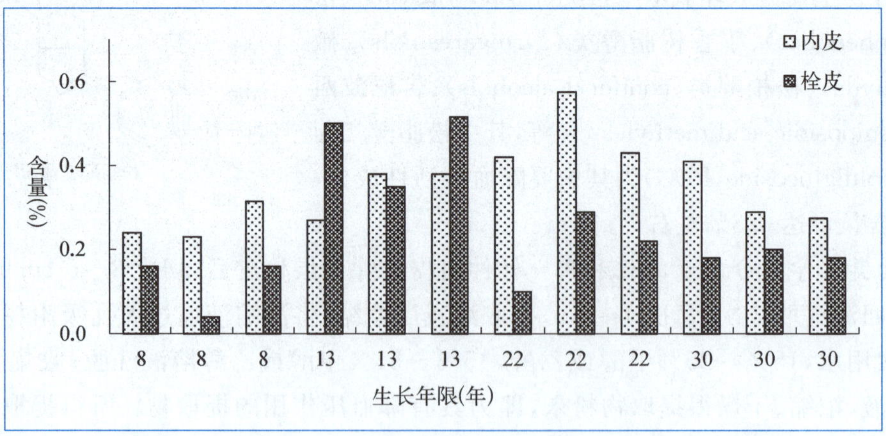

图5-8　不同生长年限杜仲内皮、栓皮中绿原酸化学成分积累动态

2) 松脂醇二葡萄糖苷：对同一生长环境下8年生、13年生、22年生及30年生杜仲中松脂醇二葡萄糖苷含量进行分析测定。各组杜仲样品栓皮松脂醇二葡萄糖苷含量明显低于内皮松脂醇二葡萄糖苷含量。4组杜仲样品内皮松脂醇二葡萄糖苷含量变化不明显，13年生、22年生杜仲内皮松脂醇二葡萄糖苷含量相对较高。4组杜仲样品栓皮松脂醇二葡萄糖苷含量：13年生杜仲松脂醇二葡萄糖苷含量出现最

低点。由此表明，以杜仲皮为原料制取松脂醇二葡萄糖苷类资源性化学成分，资源价值和利用效率较高的树龄处于 20～30 龄区间[12]，如图 5－9 所示。

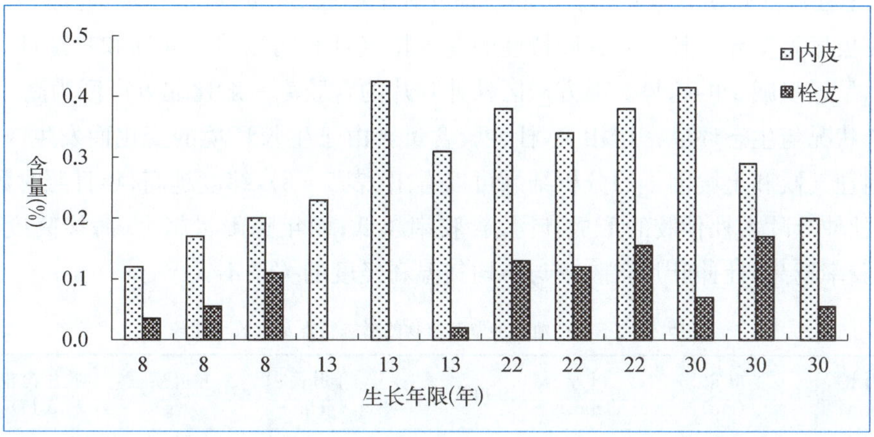

图 5－9　不同生长年限杜仲内皮、栓皮中松脂醇二葡萄糖苷的动态积累

3）桃叶珊瑚苷：对同一生长环境下 8 年生、13 年生、22 年生及 30 年生杜仲中桃叶珊瑚苷含量进行分析评价。4 组样品内皮中桃叶珊瑚苷的含量明显高于栓皮中的含量；4 组样品杜仲内皮中桃叶珊瑚苷的含量差别不大，8 年生、13 年生、22 年生、30 年生杜仲中平均含量分别为 0.432％、0.500％、0.497％、0.483％，其中以 13 年生杜仲内皮中含量相对较高。若从桃叶珊瑚苷总含量考虑，8 年生、13 年生、22 年生、30 年生杜仲树龄平均含量分别为 0.582％、0.605％、0.576％、0.753％，22 年之前的变化不显著，30 年含量最高，较之前提高了 25％左右[13]，如图 5－10 所示。

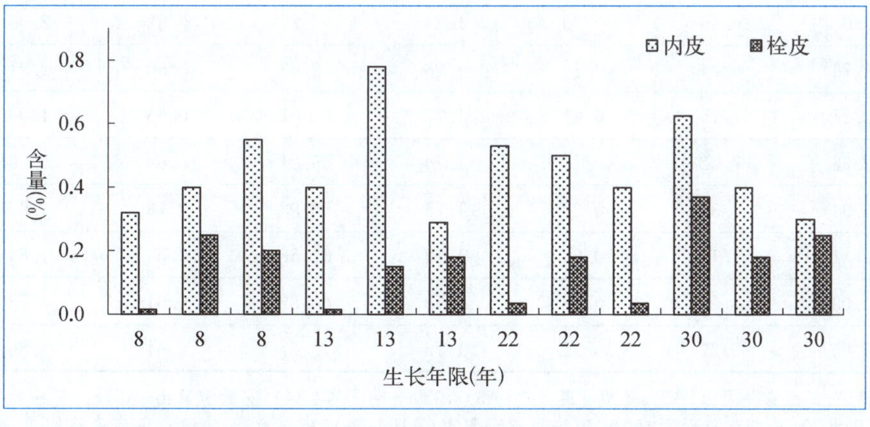

图 5－10　不同生长年限杜仲内皮、栓皮中桃叶珊瑚苷的动态积累

（2）杜仲不同组织部位中资源化学成分评价

1）绿原酸：分别测定同一棵杜仲植株栓皮、内皮、枝、叶中绿原酸的含量。结果表明杜仲皮、叶、枝中均含有绿原酸，提示这些部位均可以作为绿原酸提取物的制备原料，有利于植物资源的充分地利用[14]。

2）松脂醇二葡萄糖苷：分别测定同一杜仲植株栓皮、内皮、枝、叶中松脂醇二葡萄糖苷的含量。结果表明内皮中松脂醇二葡萄糖苷含量最高，且明显高于其他部位。杜仲各部位松脂醇二葡萄糖苷含量为：内皮＞栓皮＞枝皮＞叶。

3）桃叶珊瑚苷：分别测定同一杜仲植株栓皮、内皮、枝、叶中桃叶珊瑚苷的含量。结果显示，杜仲内皮中桃叶珊瑚苷的含量均明显高于其他部位，叶和枝中含有一定量的桃叶珊瑚苷，其含量分布为：内皮>叶>枝>栓皮。

(3) 不同产地杜仲的资源化学评价： 不同产地杜仲的叶长、叶宽、叶形指数、叶厚、叶面积、单叶质量和含胶率均存在极显著差异。杜仲叶含胶特性的变异特点具有明显的多样性和复杂性。叶片含胶率随着纬度的增加而呈逐步减少的趋势。南方产区杜仲叶片的含胶率一般比北方产区为高。

杜仲的生长状况与生态环境密切相关，杜仲胶含量会由于生长环境的变化而发生改变。从16个杜仲产地的主要地理气候和土壤因子的分析结果可以看出(表5-8)，纬度越高、年日照时数越长、土壤pH越高，越不利于杜仲叶片内杜仲胶的形成，叶片含胶率越低；而年降雨量越大、海拔高度越高、无霜期越长，杜仲叶片含胶率越高；杜仲叶片含胶率与年均气温和经度的关系不大[15]。

表5-8　不同产地杜仲资源植物的形态特点及含胶率比较

产　地	叶长(cm)	叶宽(cm)	叶厚(mm)	叶形指数	单叶面积(cm^2)	单叶质量(g)	叶片含胶率(%)	单叶含胶量(mg)
A1	11.35	6.84	0.17	1.66	55.83	0.52	2.67	13.88
A2	11.65	6.95	0.18	1.68	57.16	0.51	2.73	13.92
A3	11.76	6.73	0.18	1.75	56.76	0.55	2.36	12.98
A4	11.43	7.02	0.19	1.63	57.84	0.53	1.96	10.39
A5	12.20	7.38	0.19	1.65	64.71	0.61	2.22	13.54
A6	12.51	7.21	0.21	1.74	65.11	0.63	1.94	12.22
A7	10.78	6.63	0.19	1.63	51.53	0.49	2.21	10.83
A8	11.92	6.85	0.20	1.74	58.99	0.59	2.28	13.45
A9	12.07	6.56	0.20	1.84	57.22	0.52	2.05	10.66
A10	11.73	6.24	0.19	1.88	52.63	0.50	2.21	11.05
A11	12.27	7.15	0.21	1.72	63.01	0.65	1.93	12.55
A12	12.56	7.22	0.22	1.74	65.21	0.69	2.09	14.42
A13	12.94	7.39	0.23	1.75	68.92	0.73	1.97	14.38
A14	12.31	7.17	0.23	1.72	62.58	0.64	1.84	11.78
A15	12.03	6.95	0.22	1.73	60.32	0.61	1.53	9.33
A16	11.05	6.27	0.21	1.76	49.67	0.51	1.86	9.49

江西省九连山(A1)、江西省井冈山(A2)、贵州省遵义市(A3)、湖南省慈利市(A4)、安徽省黄山(A5)、江苏省南京市(A6)、四川省旺苍市(A7)、陕西省安康市(A8)、湖北省郧西市(A9)、陕西省略阳市(A10)、河南省灵宝市(A11)、河南省洛阳市(A12)、河南省商丘市(A13)、山东省青岛市(A14)、河北省安国市(A15)和北京市(A16)。

2. 药材产地加工过程资源性化学成分的分析评价

(1) 不同干燥加工方法对杜仲叶中环烯醚萜及有机酸类化学成分的影响： 新鲜杜仲叶采用烘干和微波杀青后阴干处理的杜仲叶药材京尼平苷酸和京尼平苷的含量较高，阴干和微波杀青后阴干处理的杜仲叶药材绿原酸的含量较高。在各种处理方式中，京尼平苷酸和京尼平苷的含量在经过热处理后，均较未经热处理之前有了一定的增加，加热处理可能加速了环烯醚萜类物质的形成，增加了该类物质在杜仲叶中的含量(表5-9)。由于绿原酸受热易破坏，在经过加热干燥处理后，其在杜仲叶的含量出现了一定程度的下降。微波加热干燥由于受热时间相对较短，绿原酸在杜仲叶中的含量下降幅度不显著。此外，低温避光贮存的杜仲叶药材各成分的含量下降速度较慢[16]。

表 5-9 不同干燥方法对杜仲叶中主要资源性化学成分含量的影响

干燥方式	含量（%）		
	京尼平苷酸	京尼平苷	绿原酸
阴干（阴凉处晾干）	2.512	2.149	0.065
自然晒干	2.583	1.971	0.069
60℃烘箱干燥	2.761	1.853	0.075
80℃烘箱干燥	2.788	1.792	0.079
100℃烘箱干燥	2.863	1.813	0.081
120℃烘箱干燥	2.760	1.852	0.084
600 W 微波杀青 5 min	2.942	2.082	0.082
800 W 微波杀青 5 min	2.873	2.120	0.086
1 000 W 微波杀青 5 min	2.840	1.870	0.071

（2）杀青处理对杜仲雄花中黄酮类化学成分的影响： 杜仲雄花中黄酮类化学成分主要有槲皮素、山柰酚、芦丁、紫云英苷、陆地锦苷等。杜仲雄花经过杀青后总黄酮含量明显降低，经过初炒和精炒后，总黄酮含量又逐渐升高，精炒后的总黄酮含量比鲜花可提高 25.88%[17]。

四、杜仲资源的开发利用与产业化

1. 杜仲胶的资源化利用 杜仲为我国特有的名贵经济树种，种植面积约 70 万 hm^2 以上，也是提取杜仲胶的工业原料和温带的硬橡胶资源。杜仲树的叶、皮、果实中均富含白色丝状杜仲胶（eucommia ulmoide gum，EUG，国际上也称 guttapercha 或 balata）。杜仲叶片含胶量为 1%～2%、树皮中含 5%～8%、果实含 12%～17%。杜仲果实每年产量巨大，可作为再生资源利用提取杜仲胶，可降低 EUG 生产成本。尚可利用提取生物活性产物后自然风干的杜仲叶残渣作为原料提取杜仲胶。

（1）杜仲胶的化学结构与理化性质： 杜仲胶是一种银白色丝棉状天然高分子化合物，国际上习称古塔胶（gutta-percha）。杜仲胶与三叶胶的化学组成相同$(C_5H_8)_n$，其中三叶胶为顺式—聚异戊二烯，是柔软的弹性体；而杜仲胶为反式-1,4-聚异戊二烯（TPI），是易结晶的硬质胶体，60℃以上成为可产生各种形变的橡胶，是一种优秀的记忆材料和医药生物功能材料。当交联度达到一定程度时，它又成为完全的橡胶弹性体，可以用来制作轮胎和各种橡胶制品。由于其熔点低、易于加工，又具有良好的绝缘性，因而可用作海底电缆等的原料[18]。杜仲胶三种交联阶段形状及应用情况见表 5-10。在杜仲胶硫化技术成功后，这种橡胶现广泛应用于汽车轮胎制造行业。

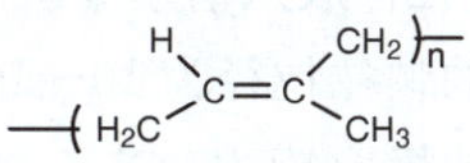
反式-聚异戊二烯

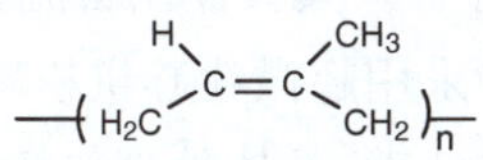
顺式-聚异戊二烯

表 5-10 杜仲胶三种交联阶段形状特征及其应用价值[22]

交联度	性状	应用价值
零交联度	结晶型线性高分子，热塑性硬质材料	假肢，医用夹板，密封薄膜
低交联度	结晶型网络高分子，热弹性硬质材料	热记忆性材料，医用材料，接管
临界交联度	非结晶性网络分子，橡胶性材料	橡胶类制品，汽车配件轮胎工业

（2）杜仲胶的提取分离方法： EUG 的提取工艺方法较为特殊，主要方法有离心分离法、溶剂法、碱液浸提法、酶水解法和综合法等。

1）溶剂法：杜仲叶或皮经过硫酸水溶液或氢氧化钠水溶液煮提后，再用索氏抽提器加有机溶剂回流抽提，以乙醇为沉淀剂缓慢加入到经浓缩后的提取液中析出杜仲粗胶。粗胶经丙酮在索氏抽提器中回流脱色去杂，便可得到纯白色的精胶[19]。

2）酶降解法：通过酶水解杜仲叶片中纤维素细胞壁，提高杜仲胶溶出的通透性，再用石油醚提取，从而获得天然的、结构完整的、高韧性的长丝杜仲胶[20,21]。将经过碱和酶处理后的杜仲叶片或皮部，加入适量石油醚，回流浸提，趁热过滤得到含胶石油醚溶液，并冷却后再于0℃以下冷冻30～50 min之后再过滤，得到析出的杜仲胶。杜仲叶残渣经纤维素复合酶酶解预处理后，杜仲胶提取率是未经酶解的1.49倍[22]。也有提取杜仲胶的新工艺方法：将杜仲叶或皮发酵或蒸煮破坏其细胞壁，以游离出杜仲胶丝，胶的含量达85%以上[23]。

3）碱液浸提法：采用碱浸法分解杜仲翅果壳中的非胶部分物质[24]，石油醚为提取剂提取杜仲胶，冻胶法析出杜仲胶的工艺条件进行研究，确定了从杜仲翅果壳中提取杜仲精胶的最佳工艺参数为10%碱液从杜仲翅果壳中提取杜仲胶得率为5.47%，杜仲胶纯度达87.52%。

4）综合提取法：对杜仲胶的不同提取方法比较研究，其提取效果见表5-11。优选出一种低消耗、简便、出胶率高、纯度高的杜仲胶提取新方法，即综合提取法。利用综合法提取杜仲胶的得率高达15.35%，胶纯度为83.58%[25]。综合法特征在于用无机试剂与有机溶剂相结合，物理与化学相结合将杜仲胶从原料中浸提出来，通过冷冻法使胶沉淀而分离，获得较高纯度的杜仲胶，经丙酮净化可制得纯白色的杜仲胶[25]。

表5-11　不同提取方法对杜仲胶提取效果的影响和比较

提取方法	发酵法	苯—甲醇法	甲苯法	碱浸法	综合法
提取物干重(g)	5.23	2.18	2.84	6.88	7.68
胶产率(%)	10.46	5.35	5.69	13.76	15.35
胶纯度(%)	23.04	82.45	83.42	62.68	83.58

目前，杜仲胶是以杜仲皮、叶、果壳、种子为原料，经脱水、提胶、过滤、浓缩、析胶、干燥等工序而成[26]。其具体制备流程如下：将杜仲放入清水中洗净，晾干，使杜仲含水量小于5%，备用；处理好的杜仲采用超微粉碎机粉碎，粉碎后的颗粒粒径为10～100 μm。杜仲颗粒送入超声提取罐，进行超声震动混合处理，具体处理包括先向超声波提取罐内放入石油醚溶液，后加入粉碎好的杜仲颗粒，杜仲颗粒与石油醚溶液加入的重量比是1∶6～1∶16；开启超声震动装置，功率为2.4～3.6 kW，震动时间为30～60 min，温度为50～75℃，使提取罐内的物体形成胶体混合液。将形成的胶体混合液送入渣液分离装置，使其温度保持在50℃，进行分级过滤，将去除杂质的胶体混合液送入分离罐；胶体混合液送入分离罐后，将分离罐的温度控制在10℃，持续时间2～16 h，使分离罐中的胶体完全沉淀；分离罐内的胶体沉淀后，放出并回收胶体表面上的液体，取出胶体，或将分离罐的温度降至10℃以下，使胶体结晶后取出，即得天然杜仲胶。

（3）杜仲胶的转化利用率提升

1）超声双向法制备杜仲胶：采用超声双向法制备杜仲胶，所采用的物料包括杜仲皮、杜仲叶或杜仲籽，制成后的杜仲胶分子质量40 000～350 000 Da。具体方法：先将所选物料洗净，晾干，使物料含水量小于3%，再将其粉碎至粒径为10～400 μm颗粒，将粉碎好的物料颗粒送入超声螺旋输送管，将提取罐内的混合液温度保持在50℃，过滤去除杂质，低温析出杜仲胶晶体，提取率达到95%以上，杜仲胶的含量达到99.9%[27]。

2）酶解提取杜仲胶：酶解法提取杜仲胶为绿色环保的生产方法，经过生物化学作用破坏胶粒细胞结构，提高了含胶细胞的通透性，促使杜仲胶游离出来，使下一步的有机溶解效果更好，具体制备步骤：① 选取天然杜仲皮、杜仲叶或杜仲果皮，洗净、晾干，使含水量小于5%，备用。② 采用酶解法进行预处理。主要包括配制酶溶液：按质量百分比分别取0.27%纤维素酶、0.01%果胶酶和0.02蛋白酶溶解到水中，配制成复合酶液；将上述清洗干净的杜仲皮、杜仲叶或杜仲果皮按料液比1∶1～1∶2加入配制好的复合酶液中，酶解2～3 d。将酶解后的杜仲皮、杜仲叶或杜仲果皮的混合液进行过滤，将过滤后的渣送入超声波混合罐，先向超声波混合罐内加入石油醚溶液后进行超声处理，形成胶体混合液。③ 将胶体混合液送入渣液分离装置，进行分级过滤，使其温度保持在50℃，进行过滤处理，将去除杂质的胶体混合液送入提取罐；将提取罐的温度控制在10℃，使得胶体混合液中的胶体完全沉淀，取出胶体或将提取罐的温度降温至10℃以下，即得天然杜仲胶[29]。

(4) 杜仲叶连续生产杜仲浸膏粉、杜仲胶、杜仲树脂：现代研究证实，杜仲叶与皮部化学成分组成相似，在医用保健方面有同样的功效，开发杜仲叶药用功效，不仅可解决资源保护问题，而且为大量弃之不用的落叶找到了资源化利用的有效途径。

杜仲叶富含环烯醚萜类、杜仲胶及有机酸类等资源性化学成分，有研究采用连续化生产实现同步制备杜仲浸膏粉、杜仲胶及杜仲树脂等产品，实现了杜仲资源的高效利用[29]。将杜仲干燥叶经过除杂后，进入粉碎机粉碎、过筛，得到网状物料及粉状物料；网状物料用石油醚连续浸出，浸出液经浓缩回收得到杜仲胶，经粉碎后，用丙酮溶剂连续浸出，得到固形物杜仲精胶，经过提炼、制粒后，得到杜仲胶；丙酮溶剂浸出液经浓缩后，挤压成型得到杜仲树脂；网状物料经石油醚处理后得到的固形物渣叶，用含水乙醇连续浸出，含水乙醇浸出液经浓缩后，进行干燥，粉碎得到杜仲浸膏粉。

(5) 杜仲胶的资源化利用：早在19世纪40年代已对杜仲胶进行研究，将杜仲胶制成硬橡胶。80年代后，随着反式—聚异戊二烯硫化橡胶制法的研究取得进展，使得杜仲胶的开发利用更加广泛。

1）热塑性材料：作为热塑性天然高分子材料杜仲胶具有低温可塑加工性，适用于医疗、保健、康复等多用途的人体医用功能材料，如假肢套、运动安全、康复用具、支具、骨折夹板等；以及以杜仲胶为基材制作牙科填充材料。

2）热弹性材料：作为形状记忆功能材料具有储能、吸能、换能等特性，可作为新型功能性材料[30]，如热弹性形状记忆接管、温控开关等[30,31]；利用杜仲胶形状记忆特性，制作可重复使用的矫形器材等。

3）橡胶弹性材料：作为橡胶弹性材料其具有寿命长、防湿滑、滚动阻力小等优点，是开发高性能、高级耐磨轮胎的优良材料。

2. 杜仲多糖的制备及其应用　从杜仲树皮及叶片中分离提取得到的总多糖经体外实验证实具有较强抗补体活性，对系统性红斑狼疮综合征有防治作用，可用于制备防治系统性红斑狼疮药物和防治自身免疫性疾病的药物。其具体制备步骤包括杜仲药材粉碎以95%乙醇冷浸提取3次，滤过，药渣继用热水提取3次，合并提取液，浓缩，离心，上清液以三氯醋酸去游离蛋白，离心后上清液浓缩后透析3 d，透析液浓缩至小体积后加乙醇至含醇量80%，沉淀用丙酮、乙醇洗涤后冷冻干燥即得总多糖提取物，收率达2%以上，多糖含量超过68%[32]，为资源化利用价值较高的生物大分子产物。

3. 杜仲产业化过程废弃物的资源化利用

(1) 杜仲果实的资源化利用：杜仲籽中含有多种药用活性成分，可用于提取杜仲胶、杜仲籽油、杜仲树脂、杜仲浸膏等功能性物质。提取的杜仲胶可以作为天然橡胶的替代第二胶源，具有重要资源价值。提取的杜仲籽油中含有60%左右的α-亚麻酸，是保健品和降血脂药物的重要原材料[33]。提取的杜仲树脂可作为橡胶工业的增塑剂。提取的杜仲浸膏可作为保健品、饲料的添加剂，也可作为提纯桃叶珊瑚苷制药原料的替代性原材料资源加以充分利用。

(2) 杜仲木的资源化利用: 杜仲木含有一定的保健功效成分。采用杜仲树生长过程产生的枝条,或是药材采收加工过程产生的木质部分,用来作为主要原料生产杜仲新型食用菌,包括杜仲香菇、杜仲木耳、杜仲猴头菌等品种。据测定,杜仲香菇等功能型食用菌中含有绿原酸等杜仲活性成分。杜仲木洁白光滑、美观耐用,是制作高档家具和木制工艺品的优质材料,同时也可制作杜仲保健筷等优质餐具,或制成活性炭等资源性健康产品[34]。

(3) 杜仲花的资源化利用: 杜仲雄花具有较高的营养价值及医疗保健作用,不仅可用作传粉受精,也可以杜仲雄花的雄蕊和花芽为主要原料研制生产出杜仲雄花茶。研究发现,杜仲花粉的蛋白质含量达 28.27%,并富含 K、Na、P、Ca、Zn 和 Fe 等多种矿物质。此外,杜仲花粉的总黄酮含量较高,具有预防心脑血管疾病,抗衰老、抗癌等作用。因此,可利用杜仲花粉营养成分高、保健功效好等资源优势,开发杜仲花粉产品。杜仲植物资源的系统利用与产业化途径,如图 5-11 所示。

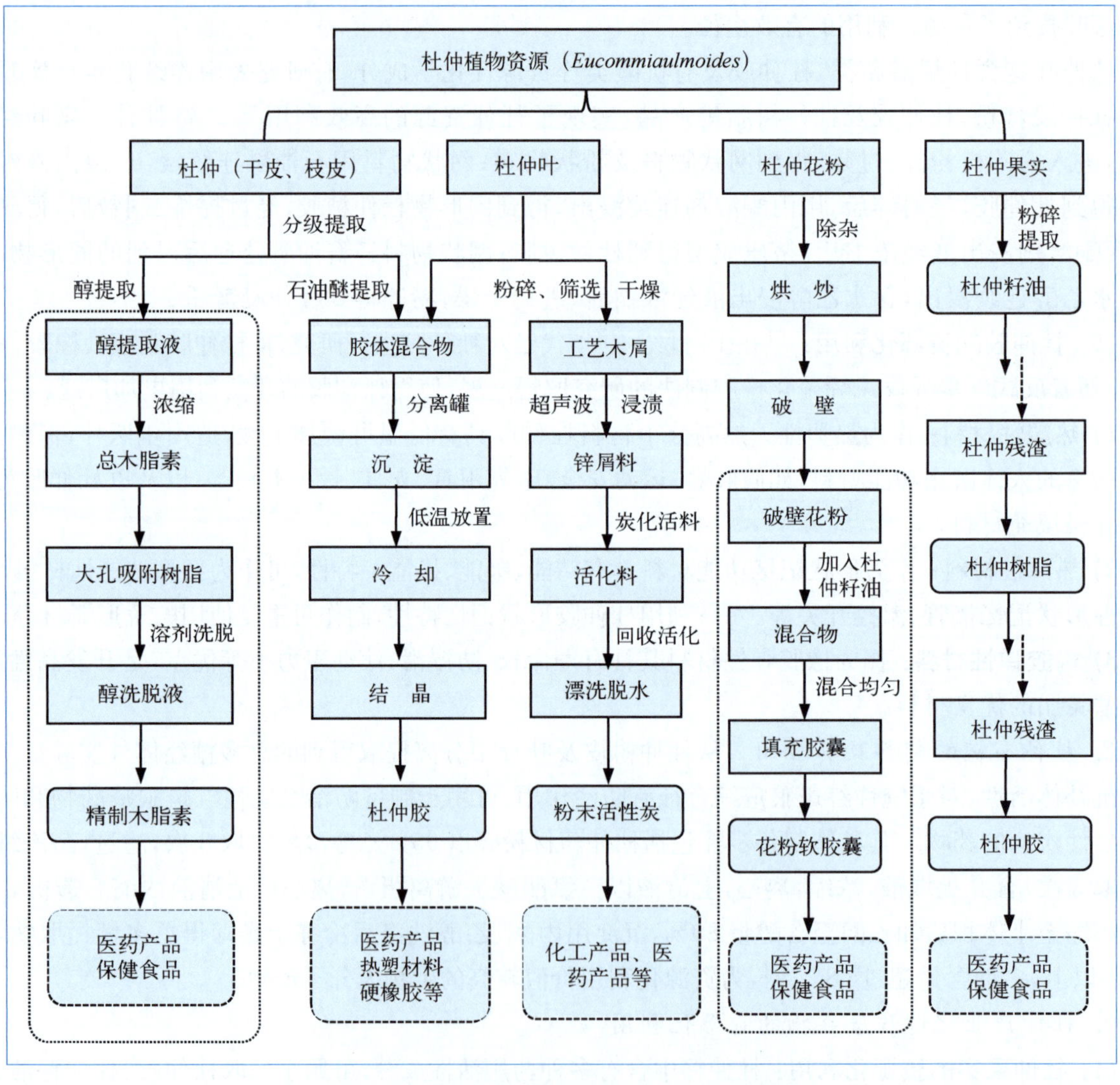

图 5-11　杜仲植物资源的系统利用与产业化途径

(4) 杜仲资源深加工产业化过程固体废弃物的资源化利用: 提胶后的杜仲叶、壳、皮渣,经配料等工序加工后可制成有机肥。杜仲叶提取杜仲胶后的胶渣或废渣,也可用以生产具耐酸碱、耐水火并具绝缘性等特点的新型装饰材料。由杜仲胶渣制作的装饰板具有弹性好、隔音强等特点，其他树种难以比拟。

提取杜仲籽油后的籽粕其蛋白质、氨基酸含量丰富，具有很高的营养价值，可制作杜仲蛋白质粉，也可用做饲料添加剂或生物肥料[36]。

资源产业化过程产生的下脚料和废渣仍可进行开发利用，实现循环经济发展，杜仲资源的经济效益和延伸产业链。杜仲药渣资源化利用途径，如图 5-12 所示。

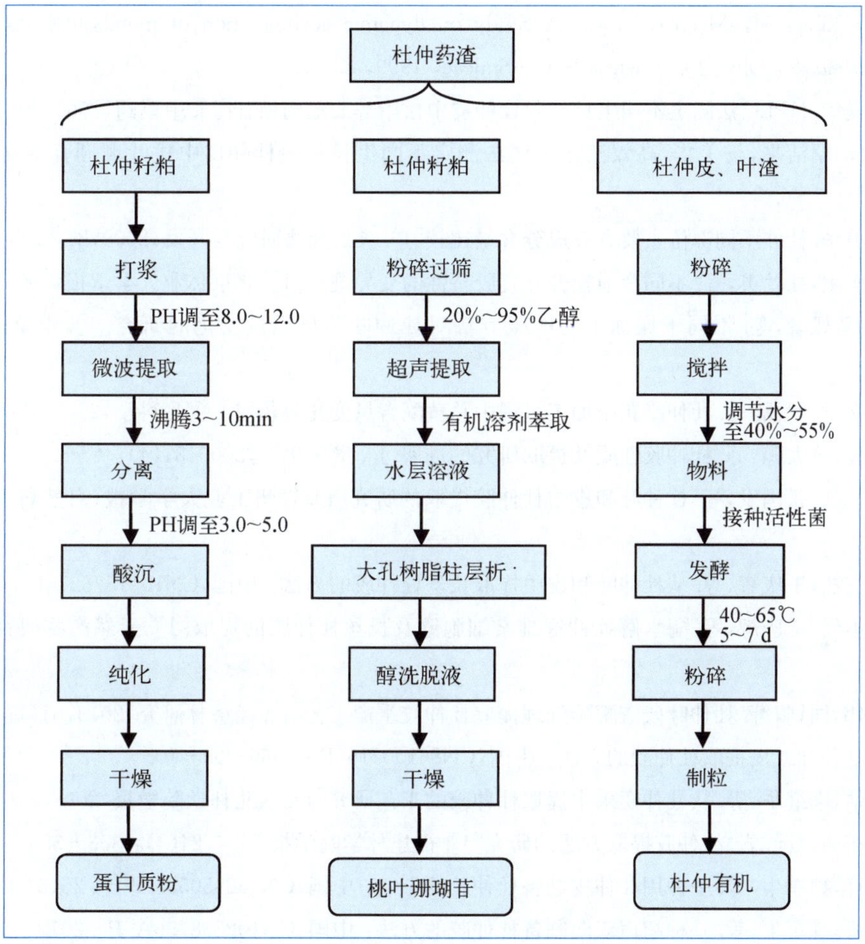

图 5-12　杜仲产业化过程产生的药渣资源化利用途径

参 考 文 献

[1] 李芳东，杜红岩. 杜仲[M]. 北京：中国中医药出版社，2001：232-256.

[2] 辛欣，范青生. 杜仲籽油可食用性研究[J]. 中国油脂，2007，32(4)：15-19.

[3] 赵文红，范青生. 杜仲籽油研究开发现状与利用展望[J]. 中国油脂，2006，31(3)：66-68.

[4] 杨凌，张碧，付卓锐，吴斌. 中国杜仲资源的综合利用[J]. 广州化工，2011，39(24)：9-10，26.

[5] 梁雪娟，张水寒，刘婵. 杜仲综合开发利用与产业化现状概述[C]. 中国商品学会中药商品专业委员会. 第三届中国中药商品学术年会暨首届中药葛根国际产业发展研讨会论文集，2012：7.

[6] 辛晓明，冯蕾，王浩，等. 杜仲的化学成分及药理活性研究进展[J]. 医学综述，2008，13(19)：1507-1509.

[7] Deyama T，Ikawa T，Kitagawa S，et al. The Constituents of *Eucommia ulmoides* OLIV. III.：Isolation and structure of a new lignan glycoside[J]. Chemical & Pharmaceutical Bulletin，1986，34(2)：523-527.

[8] 欧阳冬生，王俊杰，严谨，等. 杜仲木脂素及其提取物在抗心血管重塑上的应用：中国，CN101152234[P]. 2007-9-14.

[9] Nakamura T, Nakazawa Y, Onizuka S, et al. Studies on the constituents of *Eucommi aulmoides iridoids* from the leaves[J]. Natural medicines, 1997, 51(3): 275-277.

[10] 马娟，林永慧，刘彪，等. 我国杜仲胶的发展现状与展望[J]. 安徽农业科学，2012，40(6)：3396-3398.

[11] 王丽楠，杨美华. 高效液相色谱法测定不同生长年限杜仲皮中绿原酸的含量. 天然产物研究与开发，2009，21：113-116

[12] Kangjian Z, Xihan M, Mei M, et al. A Study on dynamic accumulation of metabolites during the growth of *Eucommia ulmoides* Oliv [J]. Scientia Silvae Sinicae, 1999, 2.

[13] 王丽楠，杨美华. HPLC法测定不同生长年限杜仲皮中松脂醇二葡萄糖苷[J]. 中草药，2009，40(4)：651-653.

[14] 李伟，王丽楠，覃洁平，杨美华. 高效液相色谱法测定不同生长年限杜仲皮中桃叶珊瑚苷的含量[J]. 中国药业，2009，18(21)：5-6.

[15] 王丽楠，杨美华. 杜仲不同部位主要有效成分含量比较[J]. 天然药物研究与开发，2009，21：108-110.

[16] 杜红岩，孙向阳，杜兰英，等. 不同产地杜仲叶含胶特性的变异规律[J]. 北京林业大学学报，2006，27(5)：103-106.

[17] 宣志红，寿辉，姚琥，等. 不同干燥加工与贮藏方法对杜仲叶药材质量变化的研究[J]. 中草药，2013，44(011)：1431-1434.

[18] 白喜婷，朱文学，罗磊，等. 杜仲雄花茶加工过程中总黄酮含量变化分析[J]. 食品科学，2009，12(30)：262-265.

[19] 宋磊，张学俊，董大鹏，等. 杜仲胶性质及提取研究的进展[J]. 贵州化工，2006，31(4)：4-8.

[20] 张学俊，周礼红，张国发，等. 杜仲叶和皮中杜仲胶提取的研究[J]. 贵州工业大学学报(自然科学版)，2001，30(6)：11-14.

[21] 张学俊，韩三法，王庆辉，等. 从杜仲叶和皮中提取长丝杜仲胶的方法：中国，CN101157827[P]. 2008-04-09.

[22] 张学俊，宫本红，王庆辉，等. 酶水解杜仲纤维素细胞壁及长丝杜仲胶的提取[J]. 天然产物研究与开发，2009，21：115-121.

[23] 任涛，李多伟，闫钊，等. 杜仲叶残渣酶预处理提取杜仲胶生产工艺[J]. 经济林研究，2013，31(1)：99-103.

[24] 陈增波. 由杜仲叶或皮提取杜仲胶的方法：中国，CN86100216[P]. 1986-09-10.

[25] 欧阳辉，余佶，李继华，等. 从杜仲翅果中提取杜仲胶的工艺研究[J]. 西北林学院学报，2009，24(4)：160-162.

[26] 陆志科，谢碧霞，杜红岩. 杜仲胶提取方法的研究[J]. 福建林学院学报 2004，24(4)：353-356.

[27] 夏琳，辛振祥，魏军生，等. 一种用杜仲皮制备杜仲胶的方法：中国，CN102850555A[P]. 2013-01-02.

[28] 夏琳，辛振祥，魏军生，等. 一种超声双向制备杜仲胶的方法：中国，CN102838756A[P]. 2012-12-26.

[29] 夏琳，辛振祥，魏军生，等. 一种酶解提取杜仲胶的方法：中国，CN102838757A[P]. 2012-12-26.

[30] 李保刚. 用杜仲叶连续生产杜仲浸膏粉、杜仲胶、杜仲树脂和有机肥的生产方法：中国，CN1442193[P]. 2003-09-07.

[31] 严瑞芳，卢绪奎，杨道安，等. 杜仲胶固定接管及制备方法：中国，CN1088508[P]. 1994-06-29.

[32] 李学锋，阎晗，郦华兴，等. 杜仲胶的提取与热记忆材料制备的研究[J]. 塑料科技，1999，2：18-22.

[33] 陈道峰，朱红薇，力弘，等. 杜仲总多糖在制备防治系统性红斑狼疮药物中的用途：中国，CN101095716[P]. 2008-1-2.

[34] 马柏林，王蓝，张康健，等. 杜仲油及以杜仲油为原料制取的α-亚麻酸产品：中国，CN1526803[P]. 2004-09-08.

[35] 苏印泉，李秀红，朱明强，等. 一种杜仲叶林萌生枝条剥皮后枝木制取药用炭的方法：中国，CN101913603A[P]. 2012-06-20.

[36] 赵德义，张康健，赵辉，等. 富含α-亚麻酸的杜仲花粉软胶囊制备方法：中国，CN101007055A[P]. 2007-01-11.

[37] 黄群，杨万根，麻成金，等. 一种杜仲籽蛋白的制备方法：中国，CN103719532A[P]. 2014-04-16.

（陶伟伟　赵润怀　杨美华）

白芷类药用生物资源及其资源化利用研究

白芷(Angelicae Dahuricae Radix)为伞形科植物白芷[*Angelica dahurica* (Fisch. ex Hoffm.) Benth. et Hook. f. ex]或杭白芷(*A. dahurica* (Fisch. ex Hoffm.) Benth. et Hook. f. ex var. formosana (Boiss) Shan et yuan)的干燥根,具有解表散寒、祛风止痛、宣通鼻窍、消肿排脓的功效,用于主治感冒头痛、鼻塞、鼻渊、牙痛、白带、疮疡肿痛等病症。此外,尚用于功能性头痛、白癜风、银屑病、慢性胃炎等症的治疗。白芷除供药用外,在化妆品、香味剂及食用香料等领域也作为重要原料被应用。

伞形科当归属植物约 80 种,大部分产于北温带和新西兰。我国有 26 种 5 变种 1 变型,分布于南北各地,主产东北、西北和西南地区。本属药用植物种类丰富,常用中药有当归、白芷、独活等。有些种类可做食用或饲料,也可作为提取芳香油的原料。

白芷和杭白芷的野生种质来源为 *Angelica dahurica* 的近缘种,包括原变种兴安白芷(*Angelica dahurica* var. *dahurica*)和变种台湾白芷(*Angelica dahurica* var. *formosana*)。兴安白芷主要分布在中国的东北(黑龙江省、吉林省、辽宁省等地)以及俄罗斯的远东地区、朝鲜半岛和日本,目前我国东北地区大量野生,无人工栽培;台湾白芷主要分布于中国台湾地区,现存的台湾白芷仅有蜡叶标本,种质实物佶留和保存[1]。

市场流通的白芷药材商品规格主要有杭白芷、川白芷、祁白芷、禹白芷、亳白芷等。禹白芷主产河南省禹州市及周边县市,长葛县的小红河、盛太河两岸是禹白芷的主产地之一,但生产面积不大,年产白芷 300～400 t,主要供北方各省使用,也曾出口东南亚等国家。祁白芷主要分布于河北省安国市,产量较小,安国药材市场大部分为川白芷,少部分为祁白芷,近年来随着市场的需求,祁白芷种植面积不断扩大。川白芷主要分布在四川省遂宁地区,四川省安岳、达县、渠县、南充等地也有一定量的白芷生产。其中遂宁县为主产区,有 600 多年的栽培历史,川白芷 GAP 基地已通过国家认证。杭白芷种植历史悠久,历史上主要栽培于笕桥市、余姚市、杭州市、临海市、余杭市等地,近年来杭白芷种植面积逐渐缩小,主产地已迁至磐安市、东阳市一带,曾有少量出口。亳白芷栽培历史有 20 余年,最早从河南省禹州市、河北省安国市引种,有的从浙江省引种。山东产白芷主要栽培于山东省菏泽市,多从亳州市引种。甘肃产白芷主要栽培于甘肃省华亭市,引种于四川省[1]。

一、资源利用现状

白芷为常用中药,始载于《神农本草经》,列为中品。具有散风除湿、通窍止痛、消肿排脓之功效。研究表明,白芷中香豆素类及挥发油类成分具有良好的抗炎、镇痛、抗菌作用。主要抗菌成分为香柑内酯、氧化前胡素、欧前胡素、花椒毒素。白芷还具有扩张血管、改善血液循环、保肝、解痉止痛、抗肿瘤、促进脂肪代谢等作用[7]。此外,白芷是美白产品的重要原料之一,具有润泽颜面、祛黑增白、防日晒等功能,近年来用于防治白癜风、酒渣鼻、痤疮、粉刺、脓包创、带状疱疹、腋臭、皮肤瘙痒、疥癣脚气等各种皮肤病。以白芷为主要原料开发了系列制剂产品,如药品、保健食品、化妆品等。

由白芷、川芎配伍而成的都梁丸广泛应用于风寒头痛、鼻渊头痛、偏头痛、神经性头痛、肋间神经痛等,为临床上常用的镇痛药[1]。九味羌活汤、柴葛解肌汤、筋骨活络丸等方剂中均含有白芷。白芷与马钱子等制成的筋骨活络丸是治疗风湿痛、关节炎的专利产品[2]。白芷中含有的线型香豆素类化学成分具有光敏活性,已生产的复方白芷酊具有活血化瘀、增加光敏的作用,可用于白癜风的治疗。除药用之外,市场上以白芷或白芷根提取物作为原料生产的化妆品及保健产品主要有祛斑霜、防晒剂、防晒油、洗发香波、沐浴液、牙膏、面膜等[3~10]。此外，白芷茎、叶、种子均可制成香精香料和食品添加剂等[11]。

白芷是一种重要的药食两用的植物资源。目前，国内有关白芷的开发利用研究主要集中于次生小分子代谢产物，而占其干重约74%的淀粉等物质通常作为废弃物丢弃，造成资源的浪费和环境污染。以白芷资源植物为主要原料生产的资源性产品见表5-12。

表5-12　以白芷资源植物为原料生产的主要产品及其资源价值

产品名称	利用部位/物质	资源价值
复方白芷酊	根	成方制剂
白芷油	茎叶、根	保健食品
白芷蜂蜜面膜	根	化妆品
纳米白芷沐浴液	根	化妆品
白芷当归护肤液	提取液	化妆品

二、资源性化学成分

1. 香豆素类资源性化学成分　白芷中富含香豆素类资源性化学成分，具有显著的抗炎、镇痛、解痉、抗凝血等多种生理活性。其中线型呋喃香豆素（Ⅰ）是白芷香豆素的主要类型，迄今已从白芷中分得60余个线型呋喃香豆素类化学成分。以欧前胡素（imperatorin）为代表的化合物是白芷最主要的药效成分，具有抗炎、镇痛、抗病原微生物、扩张血管、改善血液循环、解痉止痛及光敏活性。该类型化合物除欧前胡素外，还有异欧前胡素（isoimperatorin）、氧化前胡素（oxypeucedanin）、白当归素（byakangelicol）、佛手柑内酯（bergapten）等。此外，从白芷中还分离得到有苯骈四氢呋喃型香豆素（Ⅱ）、简单香豆素（Ⅲ）、双香豆素等。

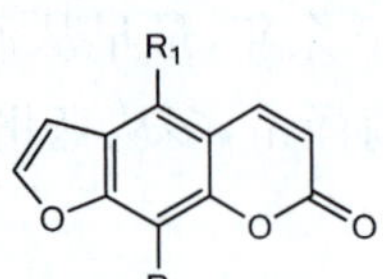

Ⅰ

欧前胡素（imperatorin）：R_1=H　R_2=-OCH$_2$CH=C(CH$_3$)$_2$

异欧前胡素(isoimperatorin)：R_1=-OCH$_2$CH=C(CH$_3$)$_2$　R_2=H

氧化前胡素(oxypeucedanin)：$R_1=\text{-OCH}_2\text{CH}\underset{O}{—}\text{C(CH}_3)_2$　R_2=H

白当归素(byakangelicol)：R_1=H　$R_2=\text{- OCH}_2\text{CH}\underset{O}{—}\text{C(CH}_3)_2$

佛手柑内酯(bergapten)：R_1=-OCH$_3$　R_2=H

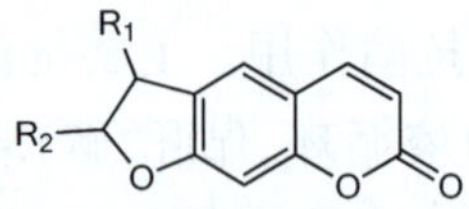

Ⅱ

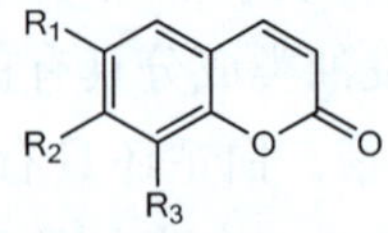

Ⅲ

2. 香豆素类化学成分的资源化利用

(1) 白芷香豆素类资源性化学物质的利用： 传统的溶剂提取法结合大孔吸附树脂分离以及制备液相技术虽然能够得到较高纯度的香豆素类资源性化学成分，但操作复杂，成本高，难以实现工业化生产。通过采用超临界提取、溶剂萃取和结晶等集成技术提取、分离、纯化香豆素类产物，使白芷香豆素的纯化成本大大降低，香豆素含量大于98%。

(2) 促进白芷资源性化学成分的转化率提升： 以欧前胡素和异欧前胡素的含量为指标，以乙醇浓度、乙醇用量、提取时间、提取次数为因素进行单因素试验。白芷的最佳提取工艺参数为以 8 倍量 80%乙醇提取 3 次，每次 1 h[13]。超临界流体萃取和液液萃取相结合，能提高提取选择性和分离效率，浓缩液中香豆素含量可以达到 41.68%，而药材中含量仅有 0.144%[14]。

采用星点设计—效应面法优化白芷超声提取工艺，以乙醇浓度、料液比和提取时间为考察因素，欧前胡素的提取率为考察指标，分别用多元线性模型和二次多项式模型描述考察指标和 3 个考察因素之间的数学关系，绘制效应面图，确定较优处方并进行验证试验。最终确定最佳提取工艺为 75%乙醇超声提取 70 min，固液比为 1∶12，二项式拟合的相关系数为 0.973 8，提取率预测值与理论值偏差为 3.26%[15]。

3. 其他类资源性化学物质

(1) 挥发油类：通过 GC－MS 联用技术从川白芷和杭白芷中分析鉴定了 122 个挥发性成分，其中川白芷 87 个，杭白芷 92 个，分别占挥发油总量的 96.79%和 96.14%，两者有 57 个共有化合物，川白芷中 30 个成分与杭白芷中 35 个成分为各自特有成分。挥发性成分类型主要涉及醇类、酯类、饱和烷烃类及不饱和烷烃类等，还有少量酮、醛及酯类成分，含量较高的成分为十二烷醇(1－dodecanol)、(*E*)9－十六碳烯醇[(*E*)9－hexadecenol)][4]。

(2) 多糖类：白芷多糖(angelica dahurica polysaccharide，ADP)是从白芷中提取的水溶性大分子物质。研究发现，白芷多糖对体外培养细胞的生长具有明显的促进作用。凝胶渗透色谱法测定结果表明，白芷多糖的峰值分子量为 88 538；采用气相色谱法测定白芷多糖中单糖的种类和构成比例，结果表明，白芷多糖由鼠李糖、阿拉伯糖、木糖、甘露糖、葡萄糖和半乳糖等 7 种单糖组成[5]。

(3) 微量元素：对川白芷进行 ICP－AES 等离子原子发射光谱和溶液干渣原子发射光谱分析，发现不仅含有有机体生命活动必需的 Na、K、Ca、Mg、P 等宏量元素，还含有 Fe、Cu、Mo、Zn、Co、Cr、Se、Si、V、Li、Ni、Sn 等微量元素[6]。

(4) 其他类：白芷中尚含有茵芋碱(skimmin)、谷甾醇(sitosterol)、胡萝卜苷(daucosterol)、腺嘌呤(adenine)、腺苷、硬脂酸、丁二酸(succinic acid)、棕榈酸(palmitic acid)、阿魏酸(ferulic acid)、葡萄糖[β－D－(＋)－glucose]、蔗糖(saccharose)[7]等化学成分。

三、白芷资源性化学成分积累动态与分析评价

1. 香豆素类资源性化学成分的分析评价

(1) 不同产地、不同品种白芷中香豆素类化学成分的分析评价：白芷中香豆素类成分与产地环境密切相关，产地生境及栽培技术可能是决定其质量的关键因素。收集7省市 15 个白芷主产区药材及种子，并将种子种植在四川省遂宁市白芷种质资源圃中，于次年正常采收期采挖、干燥，对其及与之相对应的对口药材进行欧前胡素含量测定及 HPLC 指纹图谱对比研究。结果发现，不同产地白芷中欧前胡素含量存在差异；不同产地样品栽种于同一环境后，欧前胡素含量整体有明显提高，化学表达也随产地及栽培方法的一致而趋同[8](图 5－13)。

对 13 批不同产地白芷中欧前胡素、异欧前胡素进行分析与评价，结果表明，白芷中欧前胡素的含量范围为 0.853～3.671 mg/g，平均含量为 1.465 mg/g；异欧前胡素为 0.393～1.128 mg/g，平均含量为 0.575 mg/g。以四川省遂宁市(未经硫熏)产白芷中欧前胡素、异欧前胡素含量最高，南京市溧江产白芷欧前胡素、异欧前胡素含量最低。未硫熏白芷中欧前胡素含量约是硫熏白芷中欧前胡素含量的 3.89 倍，异欧前胡素含量约为 2.28 倍[9]。

分别对引种到江苏省中国科学院植物研究所苗圃基地的不同播种方式(春播和秋播)川白芷、杭白

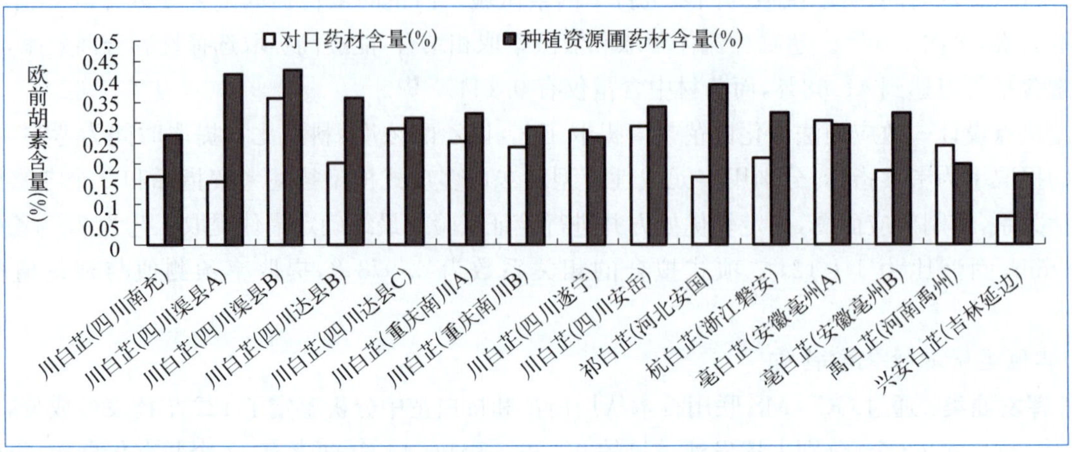

图 5-13　不同产地白芷中欧前胡素、异欧前胡素香豆素类化学成分含量比较

芷、祁白芷、禹白芷的生长量和 5 种香豆素成分的含量进行分析比较，发现春播白芷生长量：川白芷(春)＞杭白芷(春)＞祁白芷(春)＞禹白芷(春)；秋播白芷生长量：川白芷(秋)＞禹白芷(秋)＞杭白芷(秋)＞祁白芷(秋)；香豆素含量：川白芷(秋)＞川白芷(春)＞杭白芷(秋)＞杭白芷(春)＞祁白芷(秋)＞禹白芷(春)＞禹白芷(秋)＞祁白芷(春)。综合考虑，川白芷更适合引种到江苏地区栽培(图 5-14)[10]。

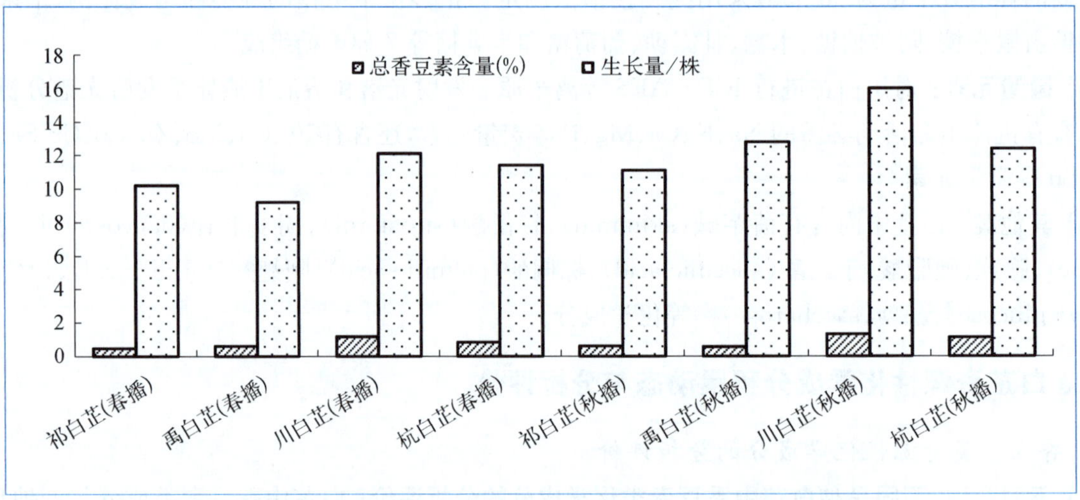

图 5-14　不同种质及其生态产地白芷生物产量及总香豆素含量比较

分析评价不同产地白芷药材中香豆素类及多糖类化学成分的组成与含量差异。收集浙江省、四川省、河北省、河南省、吉林省等不同产地栽培及野生白芷药材 21 批。采用 UHPLC-PAD 同时测定其中香豆素类成分含量(佛手苷内酯、氧化前胡素、欧前胡素、异欧前胡素)，紫外—可见分光光度法测定中性多糖和酸性多糖的含量。采用聚类分析(HCA)和主成分分析(PCA)的分析方法对其香豆素类和多糖类成分含量进行分析和评价。结果表明[11]，氧化前胡素、欧前胡素、异欧前胡素和总香豆素含量以吉林通化野生最高(图 5-15)；佛手苷内酯以浙江省磐安市最高；中性多糖、酸性多糖和总多糖含量以河北省安国市最高，浙江省磐安市和吉林省通化市野生白芷次之。聚类分析和主成分分析表明，野生白芷与栽培白芷可明显区别开来；栽培白芷中河北省安国市、浙江省磐安市与其他产地差异明显。不同产地白芷药材香豆素和多糖类成分含量差异较大，其中野生白芷中香豆素类化学成分较高，栽培白芷和杭白芷中香豆素和多糖类成分含量差异不显著。该研究结果为中医临床用药和白芷资源产业化提供了一定的科学依据。

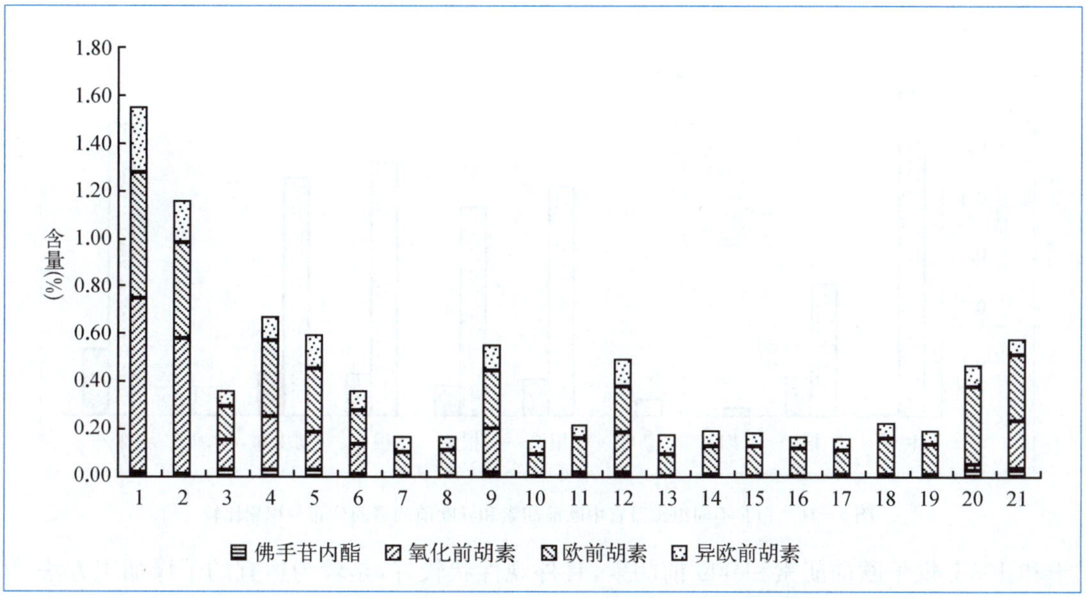

图 5-15　不同产地白芷药材中主要香豆素类化学成分的含量比较

1. 吉林省通化市佐安野生白芷 1　2. 吉林省通化市佐安野生白芷 2　3. 河北省安国市栽培品　4. 河北省安国市栽培品　5. 河南省禹州市栽培品　6. 河南省禹州市栽培品　7. 广州市清平县栽培品　8. 河北省安国市栽培品　9. 河南省禹州市栽培品　10. 广州市清平县栽培品　11. 四川省荷花池栽培品　12. 河南县禹州市栽培品　13. 四川省遂宁市栽培品　14. 重庆市南川区栽培品　15. 广州市清平县栽培品　16. 四川省樟树市栽培品　17. 四川省栽培品　18. 四川省遂宁市栽培品　19. 四川省荷花池栽培品　20. 浙江省磐安市栽培品　21. 浙江省磐安市栽培品

(2) 不同采收期白芷中香豆素类资源性化学成分的积累动态评价：以异欧前胡素为白芷药材的评价指标，10 月底时其积累量最高，与传统采收季节一致，说明传统 10 月底采收白芷具有合理性。白芷地上和地下部分干物质积累量呈“S”形曲线，地上部分干物质在 7 月底至 10 月初逐渐增加，10 月中旬达到高峰，随后降低；地下部分干物质前期增加较慢，8 月底至 9 月底为快速增长期，随后增加稍有减慢。白芷根中异欧前胡素以 7 月底至 8 月初含量最高，10 月底最低；异欧前胡素积累量在 10 月底收获时达到最大值，异欧前胡素的含量先升高后降低，说明在白芷生长发育前期异欧前胡素合成旺盛，由于前期白芷干物质积累速度慢，表现为异欧前胡素的量迅速升高，随后白芷干物质积累迅速增加，异欧前胡素积累速度相对较慢，表现为异欧前胡素的含量下降[16]。

(3) 白芷不同部位香豆素类资源性化学成分的分析评价：白芷种子欧前胡素含量较高，叶片中几乎不含欧前胡素和异欧前胡素，根木质部含量也极低，韧皮部是欧前胡素和异欧前胡素运输和储藏部位，根尾和侧根中欧前胡素和异欧前胡素含量较高，根尖部位可能是欧前胡素和异欧前胡素合成部位(图 5-16)[17]。

(4) 不同土壤类型、生长年限的白芷香豆素类成分的资源化学评价：二年生白芷欧前胡素积累量是一年生的 9 倍多，异欧前胡素积累量为一年生的 7.7 倍。沙土中生长的白芷欧前胡素和异欧前胡素含量均为最高，其次为黏土，壤土中最低；但壤土中的白芷欧前胡素和异欧前胡素积累量均为最高，其次为黏土，沙土中的均为最低[18]。

2. 药材产地加工过程资源性化学成分的分析评价

(1) 药材产地加工过程香豆素类成分的分析评价：以河北省安国市白芷为原料分别采用户外风干、室内阴干、35℃烘干、70℃烘干、105℃烘干、硫黄熏干等方法进行处理，结果显示：硫黄熏干白芷需时较短，外观洁白，性状较好，但欧前胡素和异欧前胡素含量较户外风干和室内阴干明显降低，35℃烘干较

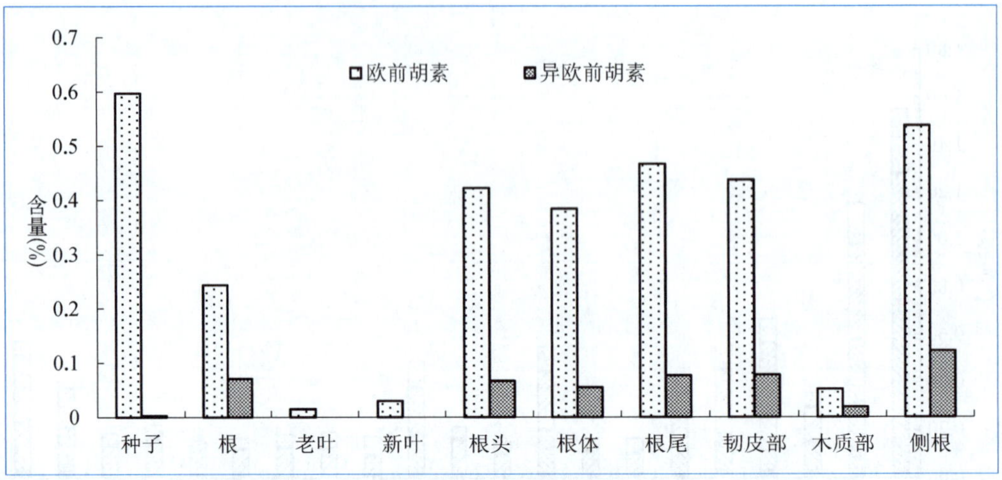

图 5-16　白芷不同组织器官中欧前胡素和异欧前胡素的分布与积累比较

70℃烘干和 105℃烘干欧前胡素和异欧前胡素，且外观性状较好，是较为适宜的干燥加工方法[19]。以传统硫熏为对照，研究日晒法、烘房烘干法、炕床烘干法、微波干燥法、吸附式低温干燥法干燥白芷，采用完整药材、横切片、纵切片、切丁处理。结果表明，相对于硫熏加工法，烘房烘干法、炕床烘干法和吸附式低温干燥法加工的白芷外观性状好，有效成分含量高，为适宜替代硫熏的加工方法[20]。自然晒干的样品二氧化硫残留量低于经硫熏过的样品，氧化前胡素和欧前胡素含量均高于经硫熏过的样品；随着硫黄用量和熏蒸时间的增加，二氧化硫残留量升高，氧化前胡素和欧前胡素含量下降，且两者随二氧化硫残留量增加而降低（图 5-17、图 5-18）[21]。

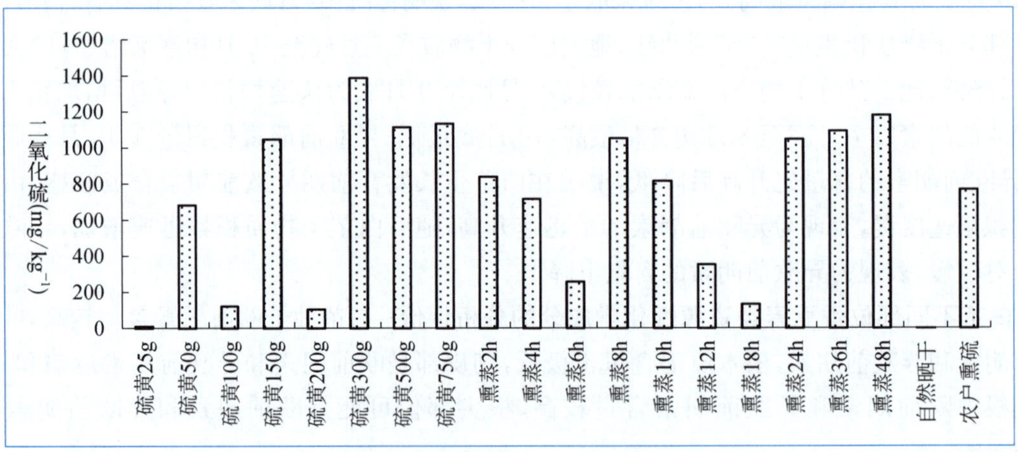

图 5-17　白芷不同硫熏程度药材中二氧化硫残留量分析

为了确定硫熏加工方法对白芷中呋喃香豆素类成分可能产生的破坏性影响，分别取不同量 $NaHSO_3$ 加入到 5 mL 白芷样品溶液中，再加入相同摩尔体积的盐酸，混合物水浴 80℃加热产生大量 SO_2，从而实验室模拟硫熏加工对香豆素类成分的影响。通过 HPLC 和 HPTLC 指纹图谱技术分析表明，在硫熏加工过程中香豆素类成分发生了严重降解，imporatorin、cnidilin、isoimporatorin 等随着 SO_2 含量升高呈线性降低，同时花椒毒酚、未知峰 9、未知峰 11 却随 SO_2 含量升高而升高，佛手苷内酯和花椒毒素随 SO_2 变化保持稳定，还有一些成分随 SO_2 含量升高先略微升高之后逐渐下降[22]。白芷药材加工过程硫熏可能发生的化学成分转化关系，如图 5-19 所示。

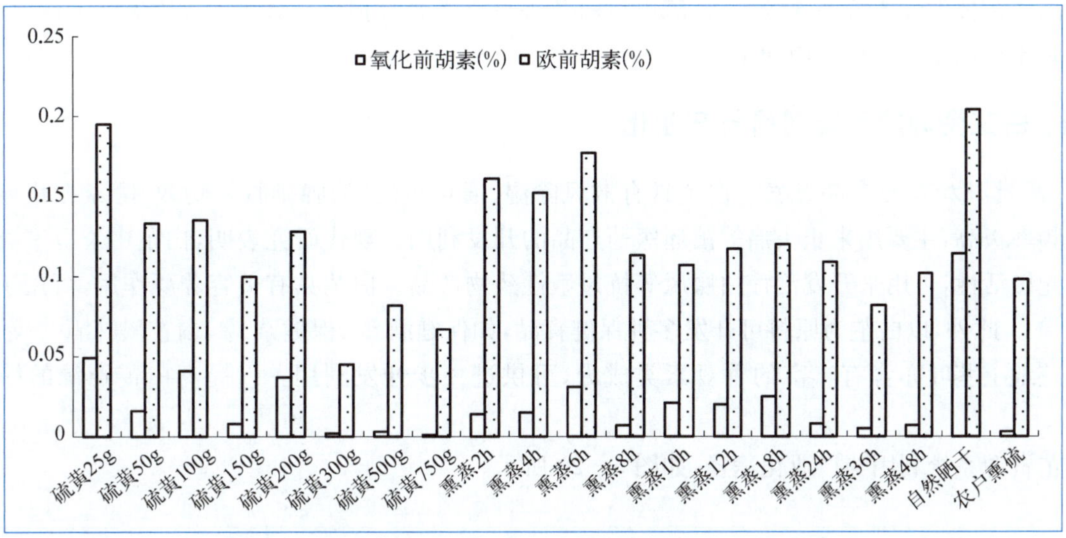

图 5-18 不同硫熏程度对白芷药材中氧化前胡素和欧前胡素含量的影响

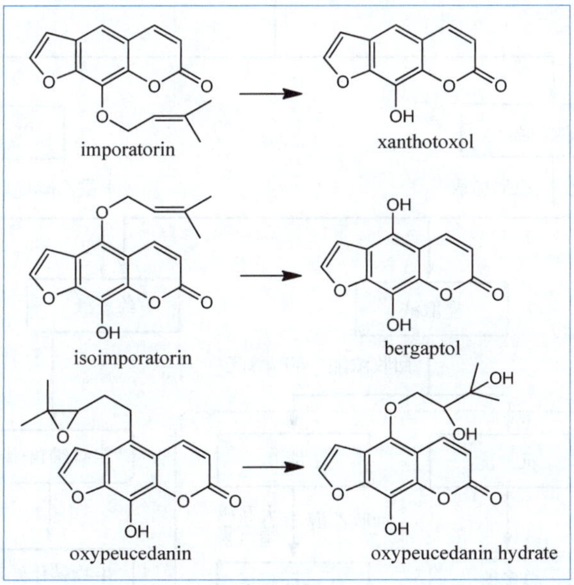

图 5-19 白芷药材硫熏加工过程香豆素类成分可能的化学转化

(2) 药材产地加工过程对挥发油类化学成分的影响：通过气相—质谱联用仪分析白芷挥发性成分，经过鉴定共分离出 37 种成分[23]。不同加工干燥方法的禹白芷中挥发性成分的差异较大，均以醇类和饱和烷烃或酯类为主，萜类成分检出较少。其中烘干、微波干燥、晒干、冷冻干燥的药材中均以醇类和饱和烷烃或酯类挥发性成分为主，烘干的禹白芷中十二醇占 20.84%、2-十八氧基乙醇 9.80%、十三醇 5.85%、二十一烷 13.45%；微波干燥的禹白芷中十二醇占 16.86%、2-十八氧基乙醇 12.11%、十三醇 6.14%、二十一烷 16.95%；晒干的禹白芷中十二醇占 15.01%、2-十八氧基乙醇 11.91%、十三醇 5.89%、二十一烷 17.11%；冷冻干燥的禹白芷挥发性成分中 1-甲基-4(1-甲基)乙基环己醇 9.09%、2-十八氧基乙醇 13.72%、十九烷 11.05%、二十一烷 29.53%，但未检出十二醇、十三醇。硫熏晒干的挥发性成分以酯类成分为主，其中嘧啶二羧酸二甲酯最高 56.50%，其次为烷烃类环十四烷 21.80%，未检出十二醇、十三醇。发汗后晒干的白芷以醇类为主要成分占 71.21%，十二醇为 45.56%、2-十八氧基乙醇 3.71%、十三醇 8.43%、二十一烷 6.26%。可见，硫熏干燥和发汗干燥与常用的烘干、微波干燥、晒干得到的禹白芷挥发性成分差异较大，且硫熏对白芷香豆素类成分损失也较大[24]，故硫熏干燥、发汗干燥均不适宜于禹白芷的产地干燥加工。

四、白芷资源的开发利用与产业化

1. 药材深加工与产品开发　白芷具有散风除湿、通窍止痛、消肿排脓之功效，医家在止痛药物中使用的频率极高，主要用来止头痛等镇痛医药产品的开发利用。现代研究表明，白芷中香豆素类化学成分具有光敏活性，可用来开发治疗白癜风等抗过敏性药物产品。白芷具有美容养颜作用，可用于开发美白产品[25]。此外，以白芷为原料可开发多种保健食品，如保健酒[26]、保健茶[27]、白芷黑啤酒[28]等。

白芷地上茎叶亦含有丰富的香豆素类成分，可供进一步开发利用。以提高白芷资源的综合利用效率[29]。

白芷资源系统利用与产业化途径，如图 5-20 所示。

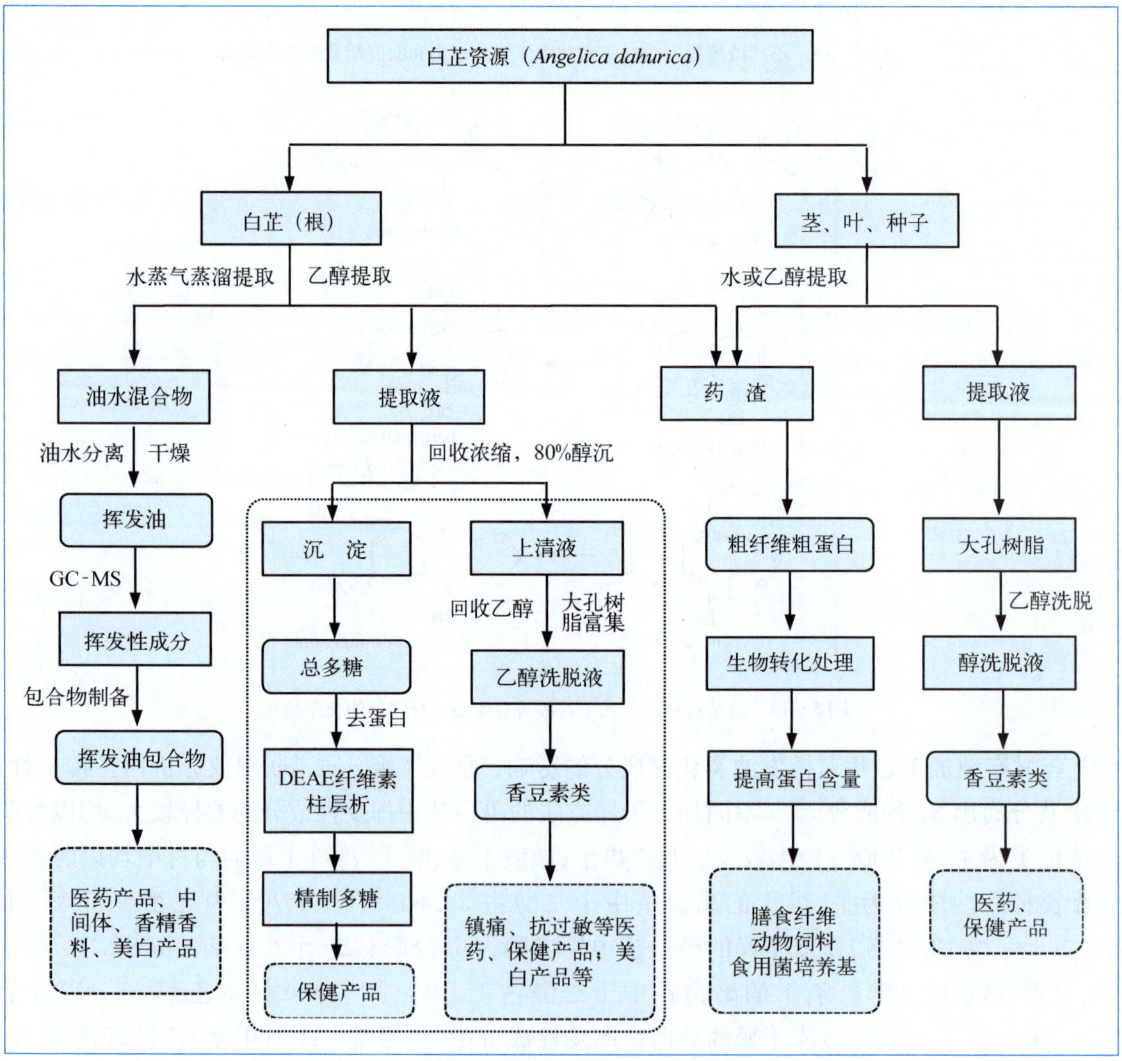

图 5-20　白芷植物资源的系统利用与产业化途径

2. 白芷药材生产过程废弃物的资源化利用

(1) 白芷秸秆的资源化利用： 白芷主要以根入药，地上部分多作为废弃物未被开发利用。白芷地上部分秸秆营养丰富，且含有大量的纤维素。研究表明，平菇在白芷秸秆中的发菌速度与稻草相当，仅次于玉米芯，白芷秸秆栽培平菇产量稍高于稻草，低于玉米芯。利用其废弃秸秆为原料作为栽培平菇的基质，既可变废为宝，又可增加药农经济收入[30]。

（2）白芷叶的资源化利用：白芷叶作为药用历史悠久，《本草经集注》记载白芷的根和叶均可作药用。《本草纲目》记载：叶作浴汤，去尸虫，治蜂毒隐疹疗风瘙，小儿身热。现代临床应用白芷叶治疗丹毒、隐疹、风疮、蜂蜇等症。对白芷不同部位的测定中发现白芷茎叶中也含有一定量的香豆素[31]类资源性化学成分。白芷茎叶有待于深入研究与系统的开发利用。

◇参◇考◇文◇献

［1］ 马逾英，郭丁丁，蒋桂华. 白芷种质资源的调查报告[J]. 华西药学杂志，2009，24(5)：457－460.

［2］ 中国科学院中国植物志编辑委员会. 中国植物志，第五十五卷第三分册[M]. 北京：科学出版社，1992.

［3］ 邹文莉，马逾英，郭丁丁. 白芷在中药复方制剂中的使用及质量控制[J]. 中成药，2007，29(9)：1350－1352.

［4］ 李玲，吕磊，张薇. 运用GC－MS结合PCA技术对川白芷与杭白芷挥发油成分的比较分析[J]. 药物分析杂志，2011，31(1)：112－118.

［5］ 康学军，曲见松，顾忠泽. 白芷多糖的分析[J]. 分析化学研究简报，2006，34(4)：533－535.

［6］ 魏久宁. 四川七种地道药材中微量元素的分析研究[J]. 华西医大学报，2001，32(4)：634－635.

［7］ 赵兴增，冯煦，董云发. 白芷的化学成分和药理作用研究进展[C]. 药用植物研究与中药现代化　第四届全国药用植物学与植物药学术研讨会论文集，2004：347－354.

［8］ 郭丁，马逾英，吕强，等. 不同产地白芷中欧前胡素含量及HPLC指纹图谱的对比研究[J]. 中药材，2010，33(1)：22－25.

［9］ 张慧，海广范，尹志奎，等. 高效液相色谱法测定不同产地白芷中欧前胡素和异欧前胡素含量[J]. 新乡医学院学报，2009，26(2)：138－140.

［10］ 赵友谊，孙浩，王鸣，等. HPLC法同时测定江苏引种白芷中5个香豆素的含量[J]. 中国野生植物资源，2013，32(1)：56－58，67.

［11］ 马逾英，王娜. 白芷挥发油的研究进展[C]. 中华中医药学会第九届中药鉴定学术会议论文集，2008：61－63.

［12］ 梅彦红. 超临界萃取-溶剂萃取-结晶集成技术分离白芷中香豆素[D]. 杭州：浙江大学，2012.

［13］ 索建兰，袁佳姝. 白芷的提取工艺[J]. 光谱实验室，2012，29(3)：1620－1623.

［14］ Wang LH，Mei YH，Wang F，et al.，A novel and efficient method combining SFE and liquid-liquid extraction for separation of coumarins from *Angelica dahurica*[J]. Separation and Purification Technology，2011. 77(3)：397－401.

［15］ 董自亮，肖丹，何健. 星点设计-效应面法优化白芷的超声波辅助提取工艺[J]. 中成药，2011，33(6)：972－975.

［16］ 张志梅，翟志席，郭玉海，等. 白芷干物质积累和异欧前胡素的动态研究[J]. 中草药，2005，36(6)：902－904.

［17］ 张志梅，翟志席，杨重军，等. 白芷体内欧前胡素和异欧前胡素含量研究[J]. 中国中药杂志，2005，30(17)：1377－1378.

［18］ 张志梅. 白芷质量性状形成及栽培调控研究[D]. 北京：中国农业大学，2005.

［19］ 张志梅，杨太新，翟志席. 干燥方法对白芷中香豆素类成分含量的影响[J]. 2005，30(21)：1703－1704.

［20］ 蒋桂华，兰群，马逾英. 白芷替代熏硫的产地加工方法研究[J]. 2012，23(12)：3065－3067.

［21］ 卢晓琳，马逾英，张福卓，等. 不同硫黄熏蒸程度白芷二氧化硫残留量与有效成分含量的相关性[J]. 中国实验方剂学杂志，2013，19(9)：139－142.

［22］ Wang XH，Xie PS，Chris WK L. et al. Study of the destructive effect to inherent quality of *Angelicae dahuricae* radix（Baizhi）by sulfur-fumigated process using chromatographic fingerprinting analysis［J］. Journal of Pharmaceutical and Biomedical Analysis，2009，49：1221－1225.

［23］ 张翠英，李振国，王青晓. 不同加工干燥方法对禹白芷挥发性成分的影响[J]. 中药材，2008，31(2)：196－199.

[24] 张玉方,余红梅.硫熏对白芷香豆素类成分含量的影响研究[J].中国中药杂志,1997,22(9):536-5381.
[25] 蒋桂华,张绿明,马逾英,等.白芷综合开发利用研究进展及展望[J].时珍国医国药,2009,19(11):2718-2720.
[26] 杨海军.一种生肌止痛白芷保健酒:中国,CN102839101A[P].2012-12-26.
[27] 杨海军.一种生肌止痛白芷保健茶:中国,CN102839101A[P].2012-12-26.
[28] 李公甫.一种白芷黑啤酒:中国,CN1472299A[P].2004-02-04.
[29] 王梦月,贾敏如,马逾英,等.白芷开发现状与前景[J].中国中医药信息杂志,2002,9(8):77.
[30] 梁玉勇.白芷秸秆生料栽培平菇初探[J].食用菌,2005(5):21-22.
[31] 钟世红,马逾英,马羚.川白芷地上部分的组织学研究[J].华西药学杂志,2006,21(3):249-251.

（刘　培　陈　京　钱大玮）

蛇床子类药用生物资源及其资源化利用研究

蛇床子为伞形科蛇床属一年生草本植物蛇床(*Cnidium monnieri* L.)的干燥成熟果实。其性温,味辛、苦,有小毒,归肾经,具有壮阳补肾、祛风燥湿、杀虫止痒之功效。临床上多以外用为主,用于治疗外科、妇科、皮肤诸疾,如阴痒带下、阴道滴虫、皮肤湿疹等病症。

蛇床属(*Cnidium*)植物约20种,分布于欧洲、亚洲和南非,我国有4种及1变种,除蛇床(*C. monnieri*)产东南和中南地区外,其余产于东北和西北地区。

蛇床为一年生草本植物,高30~80 cm。茎直立,有分枝,表面有纵沟纹,疏生细柔毛。叶互生,2~3回羽状细裂,最终裂片线状披针形,先端尖锐;基生叶有长柄,柄基部扩大成鞘状。复伞形花序顶生或腋生;总苞片8~10,线形;花白色,花柱基短圆锥形,花柱细长,反折。双悬果宽椭圆形,果棱具翅,多分布于海拔较低的河谷、田边、湿地、草地、丘陵及山区,喜生于开阔向阳、湿润、排水良好的沙质土壤中。伴生植物主要为农作物和常见杂草。我国大部分省区均有分布,主产于华东、华中地区;中南、西南、西北、华北、东北等地有分布。

蛇床为广布种,生态幅度大,由于生长环境的不同,往往使其化学成分在种内存在较大的变异,产于福建省、浙江省、江苏省等地,以蛇床子素和线型呋喃香豆素为主要成分分布;产于辽宁省、黑龙江省、内蒙古自治区等地,以角型呋喃香豆素为主要成分分布;产于山东省、山西省、陕西省、河北省等地,则为蛇床子素、线型和角型呋喃香豆素同时存在的混合过渡类群。

蛇床(*C. monnieri*)的2个化学变种(型):江苏蛇床(*C. monnieri* chvar. *xanthotoxinatum*)和辽宁蛇床(*C. monnieri* chvar. *edultinatum*)[1]。从原植物形态、果实组织结构、表面纹理的亚显微结构等两者极为相似,仅花粉形态、果实形态、大小有差异,但化学成分有明显差异:江苏变种主含简单香豆素蛇床子素(osthol)及线型呋喃香豆素:香柑内酯(bergapten)、花椒毒素(xanthotoxin)、异虎耳草素(isopimpinellin)、欧芹素乙(imperatorin)及花椒毒酚(xanthotoxol);辽宁变种主含角型呋喃香豆素:艾得尔廷(edultin),*O*-乙酰哥伦比亚苷元(*O*-acetylcolmbianetin)、*O*-乙酰异蛇床素(O-cniforin)、哥伦比亚内酯(columbianadin)、欧山芹素(oroselone)及2′-乙酰白芷素(2′-acetylangelicin)及微量香柑内酯,不同的化学变种,成分有差异。这种变异也是由于地理生态因素所致。

一、资源利用现状

蛇床子首载于《神农本草经》,列为上品,具有温肾壮阳、祛风燥湿及杀虫之功效,主治阳痿、宫冷、寒湿带下、湿痹腰痛,又可治外阴瘙痒、妇人阴痒等。现代研究表明,蛇床子主要含有蛇床子素等香豆素类以及挥发油类化学成分，具有抗菌、抗病毒、驱蛔虫、抗滴虫、局部麻醉、抗心律失常、抗诱变以及拟激素样等作用。其中蛇床子总香豆素具有抑制中枢神经系统、抗心律失常、祛痰、平喘、抗过敏、抗炎、防止糖皮质激素引起的骨质疏松等生物活性及临床应用。

蛇床子素是首先从伞形科植物欧前胡（*Peucedanum ostruthium*）中发现的香豆素类资源性化学成分。它主要存在于伞形科和芸香科植物类群中，尚存在于菊科和豆科少数种中。在伞形科植物蛇床果实中的含量高于1%。蛇床子素对心血管系统、中枢神经系统、免疫系统、抗肿瘤等方面有广泛的药理作用[2,3]。蛇床子素尚具有抗血栓[4]、抗氧化[5,6]、抗凝血[6]、镇静[7]、抗心律失常[8]等多种生物活性，为蛇床子素的资源化开发与应用提供支撑和依据。以蛇床子资源植物为原料生产的主要产品及其资源价值见表5-13。

表5-13　以蛇床子资源植物为原料生产的主要产品及其资源价值

产 品 名 称	利用部位/物质	资 源 价 值
蛇床子提取物	果实/蛇床子素98%	医药中间体
蛇床子提取物	果实/总香豆素	医药中间体
蛇床子洗液	果实	清洁保健产品
蛇床子油	果实	香料
蛇床子素	果实	植物杀菌、杀虫剂

二、资源性化学成分

1. 香豆素类资源性化学成分　蛇床子中富含线型呋喃香豆素与角型呋喃香豆素类化学成分，此外，尚含有挥发油类、脂肪酸类等资源性化学物质。

已从蛇床子果实中分离并鉴定出的香豆素为蛇床子素（osthol）、异虎耳草素（isopimpinelline）、哥伦比亚内酯（columbianadin）、拱当归素（archangelicin）、爱得尔庭、*O*-异戊酰哥伦比亚苷元（*O*-isovalerycolulumbianetin）等。近年来，从蛇床子的醇提取物中分离并鉴定出6种香豆素类天然产物，其中花椒毒素（xanthotoxin）、花椒毒酚（xanthotoxol）、欧芹属素乙（imperatorin）系首次从该资源类群发现。蛇床子中所含线型呋喃香豆素与角型呋喃香豆素，其生物活性具有差异性。从辽宁省新民市产蛇床子中分离并鉴定出8个化合物，其中欧山芹素（oroselone）为首次从该植物中分得，并发现蛇床子中含有一新的角型呋喃香豆素2′-乙酰白芷素（2′-acetylangelicin）[9]。

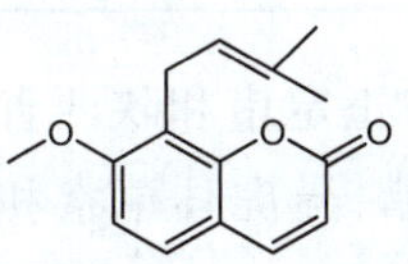

蛇床子素

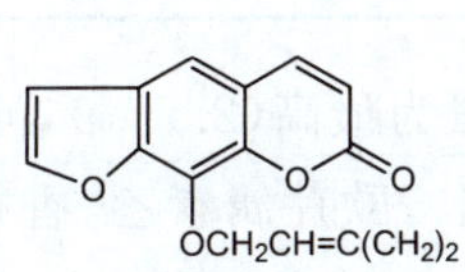

欧前胡素

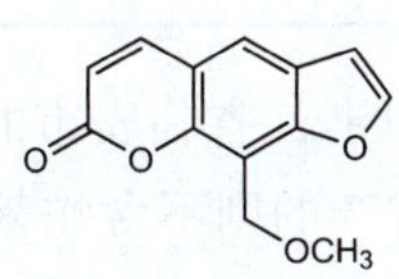

花椒毒素

2. 其他类资源性化学成分　蛇床子含挥发油1.3%。利用GC-MS技术从国产蛇床子挥发油中分离出27个化学成分，鉴定出其中20个成分主要为α-蒎烯、莰烯、环葑烯、β-蒎烯、月桂烯、柠檬烯、β-松油烯、α-松油烯、异龙脑、3,5-二甲基苯乙烯、乙酸龙脑酯、1,8-对位薄荷二烯-9-醇、氧化二戊烯、反丁香烯、反β-麝子油烯、α-檄烯。其中含量较高的成分有α-蒎烯、莰烯、柠檬烯、乙酸龙脑酯等[10]。

采用超临界CO_2流体萃取技术分离蛇床子化学成分，并采用GC-MS技术对提取物进行分析鉴定，从中检出34个化学成分，鉴定出33个化学成分，其中含量较高的主要有二甲基乙烯酮、十一烷、顺香芹醇、橙花叔醇、异橙花叔醇、反-β-金合欢烯、香芹醇丙酸酯、苯乙酸乙酯、邻苯二甲酸二异丁酯、亚油酸、油酸、硬脂酸、二十酸、二十酸乙酯等 17 种化学成分[11]。

三、蛇床子资源性化学成分的积累动态与分析评价

1. 不同采收季节蛇床子中香豆素类成分动态评价　采用 HPLC 法对 2 年生不同采收季节广东省引种蛇床子药材中蛇床子素的含量进行分析，结果显示[12]：不同采收季节蛇床子药材中蛇床子素含量差异较大，其中以 6 月中旬采收者含量较高，与蛇床子药材的传统采收季节相一致。

2. 不同产地蛇床子中香豆素类成分的分析评价　不同产地蛇床子中线型呋喃香豆素类化学成分花椒毒素、异虎耳草素、香柑内酯、欧前胡素和简单香豆素类化学成分蛇床子素的含量不同，浙江省、上海市、江苏省及山东省等地产的蛇床子中主要香豆素类化学成分的含量均较高，特别是蛇床子素的含量达到 2%以上；陕西省、河北省、辽宁省等地所产的蛇床子中香豆素类成分含量较低，黑龙江省产蛇床子中几乎不含香豆素类成分，仅含微量的欧前胡素[13]，见表 5-14。

表 5-14　不同产地蛇床果实中香豆素类资源性化学成分的分析评价

产　地	含量(mg/g)				
	花椒毒素	异虎耳草素	香苷内酯	欧芹属素乙	蛇床子素
浙江省临安市	0.302 0	1.913 2	1.679 0	7.344 3	24.670 7
上海市佘山	0.229 0	1.419 1	1.527 0	7.285 1	22.933 6
江苏省句容市	0.232 4	1.181 2	1.446 0	7.908 7	21.718 3
江苏省徐州市	1.806 4	2.872 3	1.137 0	8.223 3	20.925 6
江苏省大丰市	0.615 1	1.644 8	0.778 0	6.967 2	17.125 7
江苏省新沂市	0.690 8	2.288 6	1.056 0	8.768 5	20.021 7
山东省商河县 1	0.574 8	1.453 1	0.538 0	5.002 0	12.618 9
山东省商河县 2	0.794 6	2.057 2	0.860 0	8.396 6	21.971 0
陕西省大荔县	0.797 6	0.928 5	0.297 0	4.131 9	2.153 6
河北省正定县	0.970 3	0.741 0	0.536 0	7.314 5	0.905 2
辽宁省瓦房店市	0.496 4	1.496 4	0.468 0	4.699 4	11.136 3
黑龙江省肇东市	—	—	—	0.1415	—

蛇床子素含量以浙江省临安市的含量为最高(2.5%)，河北省正定市和陕西省大荔县的含量则不到其 1/10；黑龙江省产的则不含蛇床子素。欧芹属素乙、香柑内酯、异虎耳草素和花椒毒素等线型呋喃香豆素在不同产地样品中的含量和分布与蛇床子素相似，即浙江省临安市含量最高，河北省正定县和陕西省大荔县的含量较低，黑龙江省肇东市的则不含有这几种香豆素，即随着纬度的增加，蛇床子中蛇床子素和线性呋喃香豆素的含量逐渐减少。从南到北，随着纬度的增加蛇床果实中化学成分的种类增加。

中药蛇床子中富含呋喃香豆素，但因产地区域不同所含香豆素类成分的结构类型有所不同。经采用 HPLC 等分析表明，产于江苏省、山东省、安徽省等地在同一区域的蛇床子含有简单香豆素蛇床子素及 5 个线型呋喃香豆素类成分，而产于内蒙古自治区、辽宁省、河北省等地的蛇床子中不含蛇床子素，而含有以爱得尔庭为主的 6 个角型呋喃香豆素类成分。

四、资源利用率提升与产业化开发

1. 药材深加工与产品开发 目前对于蛇床子研究多集中于香豆素类化学成分的资源化利用，尤其是含量较高的蛇床子素研究较为深入。因其具有抗菌，抗病毒，抗肿瘤，抗艾滋病，使平滑肌松弛，抗凝血、肝毒性、激素样作用、光敏活性等作用而较广泛的用于医药、保健产品开发以及杀菌、杀虫剂的开发利用及产业化中。

(1) 蛇床子素晶体的制备与应用：蛇床子素又名欧芹酚甲醚，在蛇床果实中的含量尤为高，达到2%左右。该成分具有抑制血小板聚集、抑制血管平滑肌细胞增殖、抗骨质疏松、抗过敏、抗炎等多种生理活性。对其进行制备结晶获得蛇床子素晶体，可用于抗骨质疏松药物的开发研制。

其制备过程如下[14,15]：称取蛇床子药材，粉碎，采用95%乙醇渗漉提取，渗滤液回收乙醇，得蛇床子流浸膏；流浸膏加入0.5%～3%的氢氧化钠溶液，搅拌均匀，室温放置，收集沉淀物，即蛇床子总香豆素；将其加热溶于95%乙醇中，冷藏或室温放置，收集结晶，即得蛇床子素粗品；进一步将粗品溶解于热的有机溶剂，冷藏或室温放置，反复纯化析晶，即得高纯度的蛇床子素晶体。

(2) 超临界流体萃取—聚酰胺树脂分离制备香豆素类成分：蛇床子粉末先经超临界 CO_2 萃取，得到蛇床子萃取物，然后经聚酰胺树脂分离纯化，得粗品，最后经高速逆流色谱进一步纯化，得蛇床子素、欧前胡素、异茴芹内酯等香豆素类资源性化学成分，其纯度可达98%以上[16]。

(3) 膜分离和双水相萃取制备蛇床子总香豆素：蛇床子药材经粉碎过20～40目筛得到蛇床子粉，在室温下加入8～10倍量浓度为80%～95%的乙醇，浸泡，提取2～3次，合并提取液，浸泡时间8～12 h；提取液过滤加入超滤膜进行超滤，将超滤后的提取液按体积比1∶1加入浓度为80%乙醇溶液透析，收集透析液，再加入纳滤膜浓缩，得浓缩液；浓缩液采用双水相萃取，萃取溶剂为乙醇∶水∶磷酸氢二钾混合溶液，高速离心，萃取后的溶液形成两相，取上相减压浓缩，喷雾干燥，即可得到总香豆素[17,18]。蛇床子中香豆素类成分的分离纯化工艺，如图5-21所示。

2. 蛇床子药材生产过程废弃地上部分的资源化利用 蛇床除果实入药外，其地上茎叶部分尚未见相关报道。但据记载，种植蛇床的当地农民采用蛇床新鲜茎叶煎水外洗治疗丘疹性荨麻疹、湿疹等瘙痒性皮肤病确有一定疗效。据报道，新鲜蛇床子茎叶煎水外洗可治疗重度光感性皮炎。

3. 蛇床子素作为杀虫抑菌生物农药的利用 蛇床子素的化学结构由苯环和吡喃酮环组成，除具有香豆素的核心结构外，还有异戊烯结构，其化合物作为植保素，在植物抗病中起着重要作用[19]。蛇床子乙醇提取液对龙胆斑枯病病原菌有较强的抑制作用，14 d最低抑菌质量浓度<0.1 g/mL[20]，对龙胆叶枯病病原菌亦有较强的抗病作用，14 d最低抑菌浓度 MIC_{100}<0.1 g/mL[21]。对苹果叶枯病菌、辣椒疫霉病菌、番茄灰霉病菌等病原真菌具有显著的抑制作用，其 EC_{50} 值为21.15～61 362 μg/mL；对于小麦赤霉病，经100 μg/mL蛇床子素处理24 h后，菌丝大量断裂，蛋白质含量增加，菌体葡萄糖含量呈"V"型变化，几丁质水解酶活性和几丁质含量均高于对照组[22]；对瓜类白粉病菌亦有特效，1%蛇床子素水乳剂田间施药3次7 d后，防效可达98.51%[23]。蛇床子素对菜青虫、小菜蛾低龄幼虫等害虫具有触杀作用，蛇床子素作为植物源杀虫剂，其作用方式以触杀作用为主，胃毒反应为辅，药液通过体表吸收进入昆虫体内，作用于害虫的神经系统，导致害虫肌肉非功能性收缩，最终衰竭而死。目前，已有产品：1%蛇床子素水乳剂、1%蛇床子素、80 001 U/μL，Bt水悬乳剂、0.4%蛇床子素乳油，用于防治十字花科蔬菜菜青虫和茶树茶尺蠖等。可见，对蛇床子素及其化学结构改造的深入研究，开发出高效安全的新药或新农药具有广阔的前景。

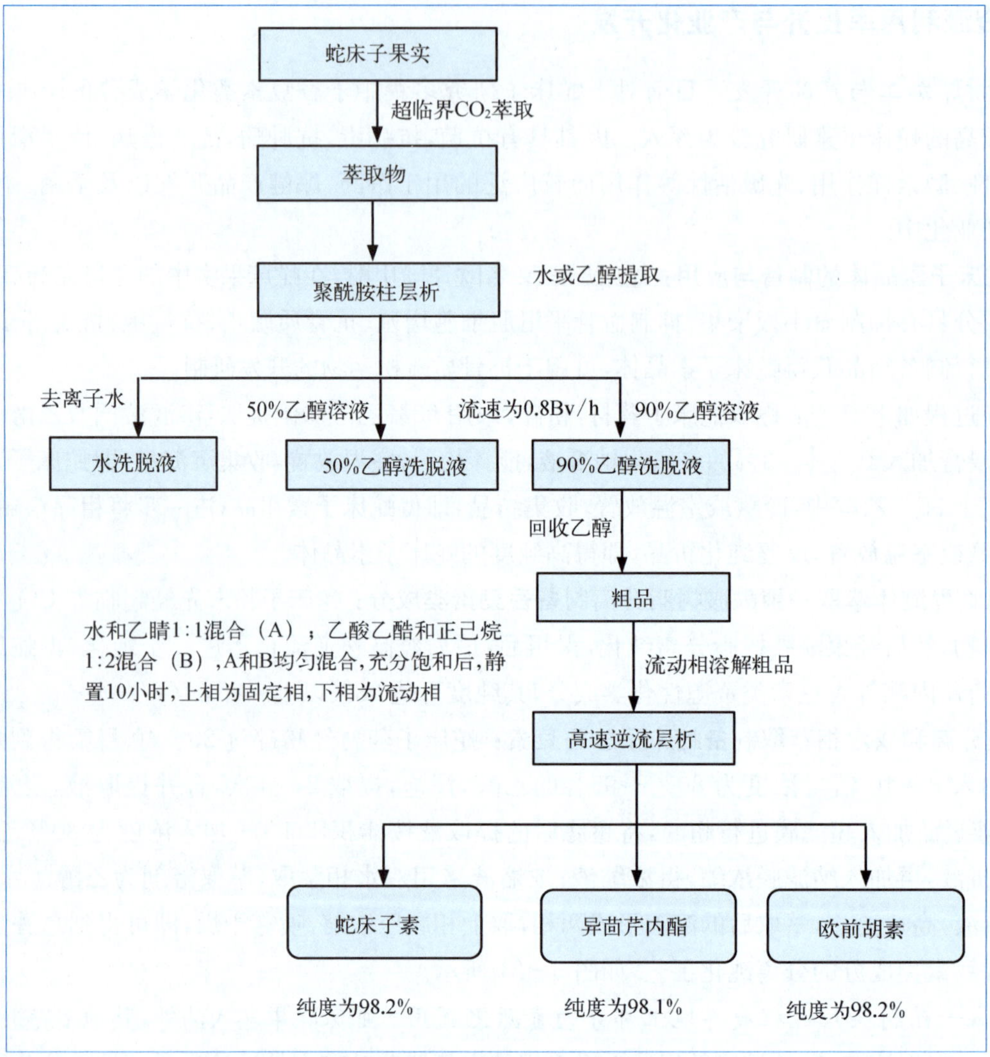

图 5-21　蛇床子中香豆素类化学成分的分离纯化工艺流程

参 考 文 献

[1] 周荣汉，段金廒. 植物化学分类学[M]. 北京：中国中医药出版社，2013.

[2] 张巧艳，郑汉辰，秦路平. 蛇床子素在植物界的分布及药理活性[J]. 国外医学植物药分册，2002，17(1)：16-18.

[3] Hoult JR, Paya M. Pharmacological and biochemical action of simple coumarin: nature products with therapeutic potential[J]. General Pharmacology, 1996, 27: 13-22.

[4] 袁娟丽，谢金鲜. 中药蛇床子药理研究进展[J]. 广西中医学院学报，2004，7(1)：73-76.

[5] 王书华，安芳，张丹参，等. 蛇床子素抗氧化作用的实验研究[J]. 中成药，2005，27(4)：488-489.

[6] 王书华，安芳，张丹参，等. 蛇床子素抗氧自由基作用研究[J]. 中成药，2004，26(12)：1062-1063.

[7] 连其深，胡晓，上官珠，等. 蛇床子素镇静作用的研究. 中药新药与临床约理，2000，11(4)：244-245.

[8] 周莉，上官珠，连其深，等. 蛇床子素抗心率失常作用研究[J]. 现代应用药学，1996，13(2)：11-13.

[9] 陈艳，张国刚，余仲平. 蛇床子的化学成分及药理作用的研究进展[J]. 沈阳药科大学学报，2006，23(4)：256-260.

[10] 董欣. 中药蛇床子的研究概况[J]. 吉林中医药，2006，26(3)：58-59.

[11] 姜涛，李慧梁. 中药蛇床子的研究进展[J]. 中草药，2001，32(2)：181-183.

[12] 汪小根，蔡岳文，邱蔚芬. 不同采收季节广东引种蛇床子中蛇床子素的含量测定[J]. 中国药房，2007，18(15)：1159－1160.
[13] 张巧艳. 中药蛇床子的植物资源、种内变异和抗骨质疏松研究[D]. 上海：第二军医大学，2001.
[14] 罗维早，覃瑶，阳勇. 一种从中药蛇床子中提取蛇床子素的方法：中国，CN101948459A[P]. 2011－01－01.
[15] 苏刘花. 从蛇床子中制备蛇床子素和异茴芹内酯的工艺方法：中国，CN102267968A[P]. 2011－12－07.
[16] 秦路平，张巧艳，陈远平，等. 蛇床子素晶体及制备方法和应用：中国，CN1876642[P]. 2006－12－13.
[17] 周军，孙江兵，张琼. 一种中药蛇床子中总香豆素的提取方法：中国，CN102908373A[P]. 2013－02－06.
[18] 杨广德，贺浪冲，张继业，等. 中药蛇床子有效成分欧前胡素和蛇床子素的提取方法：中国，CN1872860A[P]. 2006－12－06.
[19] Chappe UJ. The biochemistry and molecular biology of isoprenoid metabolism [J]. Plant physiology，1995，(107)：1－6.
[20] 孙海峰，王喜军，周磊，等. 中药提取物对龙胆斑枯病病原菌抗菌活性的筛选[J]. 东北林业大学学报，2005，33(2)：96－97.
[21] 石志琦，沈寿国. 蛇床子素对植物病原真菌抑制机制的初步研究[J]. 农药学学报，2004，6(4)；28－32.
[22] 王春梅，石志琦. 蛇床子索对黄瓜白粉病防治试验[J]. 江苏农业科学，2005，(4)：57－58.
[23] 王超，严清平. 蛇床子素防治板蓝根霜霉病、黄瓜瓜绢螟的应用效果[J]. 江苏农业科学，2003，(增刊)：144－146.

（宿树兰　郭　盛　丁安伟）

连翘药用生物资源及其资源化利用研究

连翘[*Forsythia suspensa* (Thunb.) Vahl.]为木犀科(Oleaceae)连翘属(*Forsythia*)植物。以其成熟干燥果实入药称“老翘”，秋季果实初熟尚带绿色时采收，除去杂质，蒸熟，晒干，习称“青翘”。其味苦，性微寒，具清热解毒、消肿散结、疏散风热之功效。除果实外，其余部位尚未被有效利用而废弃。

连翘属全球约有 11 种，1 种产欧洲东南，其余均产亚洲，尤以我国种类较多。我国分布 7 种，其中连翘(*F. suspensa*)和金钟花(狭叶连翘)(*F. viridissima*)大面积栽培，秦连翘(*F. giraldiana*)、丽江连翘(*F. likiangensis*)、东北连翘(*F. mandschurica*)、奇异连翘(*F. mira*)、卵叶连翘(*F. ovata*)均为野生[1]。

我国连翘资源丰富，为黄土高原特征性灌木，主要生长在黄土坡地、土石或石质山区[2]。连翘喜光，具有耐阴、耐寒、耐干旱瘠薄等特性，怕涝，不择土壤，抗病虫害能力强。野生于海拔 250～2 200 m 的半阴山坡或向阳山坡的疏灌木丛中，适应性强，在平均气温 12.1～17.3℃，绝对最高温 36～39.4℃，绝对最低温－4.8～－14.5℃的地区生长良好[3]。连翘药材主要来源于野生，主产于山西省、河南省、陕西省、河北省等地，其中以山西省、河南省、陕西省 3 地的产量较大，占全国总量的 80%以上。

一、资源利用现状

目前，连翘属药用植物资源利用以连翘的果实、种子作为药品或食品应用为主，作为药品应用时多以饮片配伍或作为制剂原料为主，少见深加工产品。连翘为常用清热解毒类中药，常用于痈疽、瘰疬、乳痈、丹毒、风热感冒、温病初起、温热入营、高热烦渴、神昏发斑、热淋涩痛等症。连翘也是连翘解毒汤、连翘汤、黄连口服液、双黄连粉针剂、清热解毒口服液、连草解热口服液、银翘解毒冲剂等中药制剂的主要药物组成[2]。连翘商品规格有青翘和老翘之分，青翘清热解毒力强，老翘长于透热达表而疏散风热。除青翘、老翘外，连翘叶、连翘花、连翘茎等在医药领域也有着广泛应用。连翘叶对高血压、痢疾、咽喉痛等疗效较好，将连翘叶制成茶作饮料饮用，具有较高的保健价值。连翘花含黄酮类物质芦丁[4]，也是一种资源丰富的天然黄色食用色素源[5]。

连翘是传统药用树种，也是重要经济树种，又是重要的油料作物、观赏植物和水土保持植物，另外也可作食品天然防腐剂或化妆品。连翘作为清热解毒药物的主要原料，在治疗热病的方剂中应用十分广泛，也是出口创汇的重要药材，远销印度、日本及东南亚国家和地区。连翘的利用以果实居多，连翘花和连翘叶尚未得到充分开发，连翘心大多废弃，造成资源浪费严重。以连翘资源植物为原料生产的主要产品及其资源价值见表 5-15。

表 5-15 以连翘资源植物为原料生产的主要产品及其资源价值

产品名称	利用部位/物质	资源价值
连翘提取物	成熟果实	医药中间体
连翘散	果实	保健食品
连翘提取物	果实	食品保鲜剂
连翘花黄色素	连翘花	食用色素
连翘茶	叶	保健食品
连翘粗蛋白	枝、叶	饲料
连翘水提液	花、未成熟果实	美容

二、资源性化学成分

1. 木脂素类资源性化学成分 连翘中所含资源性化学成分类型较为复杂，其中主要以木脂素类、苯乙醇及其苷类、C6-C2 天然醇等为主，此外尚含有黄酮类、五环三萜类等资源性化学成分[6]。

连翘木脂素类成分主要包括以下化学成分[7~9]：连翘苷(phillyrin)、连翘脂素(phillygenin)、松脂素(pinoresinol)、表松脂素(epipinoresinol)、(+)落叶松脂素(+)(lariciresinol)、(+)异落叶松脂素、异落叶松脂素-4-*O*-*β*-*D*-葡萄糖苷(isolariciresinol-4-*O*-*β*-*D*-glucoside)，异落叶松脂素-9′-*O*-*β*-*D*-葡萄糖苷、(−)橄榄脂素、forsythialan A、forsythialan B、cedrusin、(−)牛蒡子苷元、(−)牛蒡子苷、(−)罗汉松脂素、(−)罗汉松脂苷、(−)dimethylmatairesinol、(−)裂环异落叶松脂素、(+)异松脂素-4-*O*-*β*-*D*-葡萄糖苷、(+)松脂素-4-*O*-*β*-*D*-葡萄糖苷、(+)表松脂素-4-*O*-*β*-*D*-葡萄糖苷、(+)表松脂素-4′-*O*-*β*-*D*-葡萄糖苷、(+)松脂素单甲醚、(+)松脂素单甲醚-4-*O*-*β*-*D*-葡萄糖苷、表松脂素-4-*O*-*β*-*D*-葡萄糖苷、7-*epi*-8-hydroxypinoresinol、8-hydroxypinoresinol。

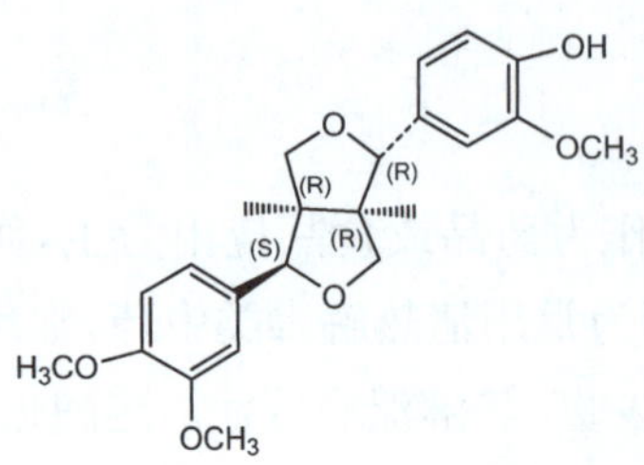
连翘脂素

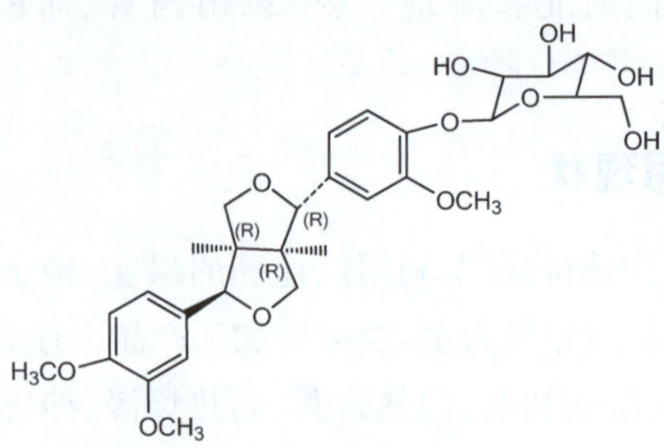
连翘苷

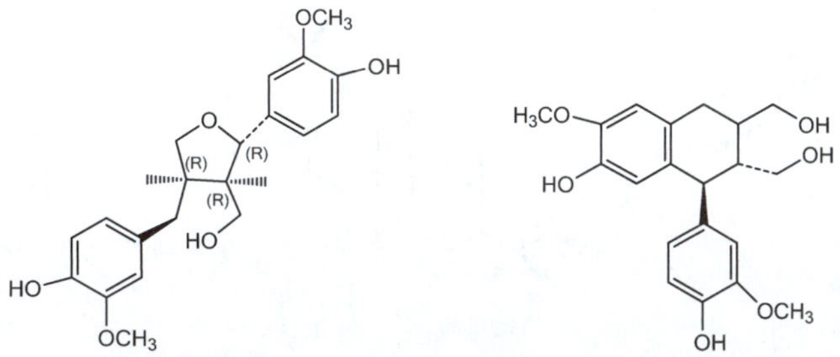

落叶松脂素　　　　异落叶松脂素

2. 连翘果实中资源性化学成分的制备及其资源化利用　连翘果实粉碎成粗粉，用乙醇浸泡0.5 h，回流提取2次，滤渣弃去，得提取液，提取液减压浓缩至无醇味，调整药液浓度为相当于含生药0.5 g/mL，得样品液；样品液上AB－8型大孔吸附树脂柱，先用8倍柱体积的水洗脱，得洗脱液Ⅰ弃去，再用8倍量柱体积的乙醇洗脱，得洗脱液且弃去；最后用10倍量柱体积的乙醇洗脱，得洗脱液回收乙醇，减压浓缩干燥，得连翘木脂素，含量＞58%[10]。制备的连翘木脂素具有降血糖作用，可作为研发治疗糖尿病新产品的原料。将连翘油、连翘酚和连翘木脂素类提取物混合[11]，可得降血压有效部位，可用于制备治疗高血压的药品或保健品。此外，尚有专利报道[12]，从连翘果实中获得五环三萜类化学成分安博立酸和四环三萜类达玛烷型化学成分达玛－24－烯－3β－乙酰氧基－20S－醇，具有显著的抗肿瘤活性。

3. 其他类资源性化学成分

(1) 苯乙醇苷类：连翘中含有大量的苯乙醇及其苷类化学成分[13]，常见的有连翘酚(forsythol)，连翘酯苷A、B、C、D、E、F、G、H、I、J以及caleolarioside，plantainoside，suspensaside A，B，acteoside，毛柳苷(salidroside)，β－hydroxyaeteoside等。

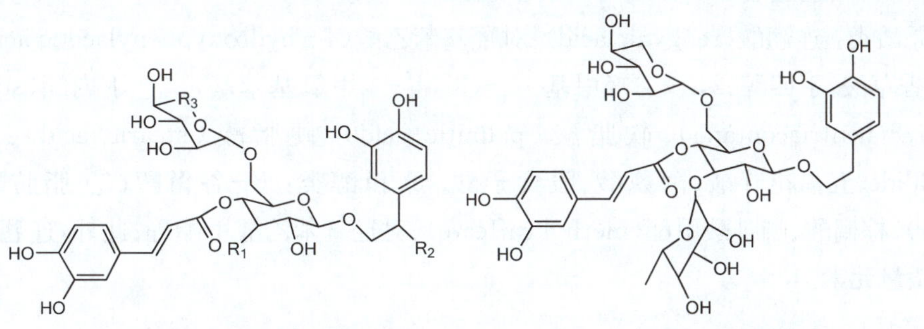

连翘酯苷A R_1=OH, R_2=H, R_3=CH_3　　　　连翘酯苷B

连翘酯苷C R_1=OH, R_2=OH, R_3=CH_3

(2) 萜类：连翘中含有的萜类化学成分主要为三萜类和环烯醚萜类物质[14~16]。其中，三萜类主要以羽扇豆烷型、齐墩果烷型、乌苏烷型等五环三萜类化学成分为主，常见代表性资源性化学成分主要有羽扇豆烷型的白桦脂酸(betulinic acid)、2α－羟基白桦脂酸(2α－hydroxybetulinic acid)；齐墩果烷型的齐墩果酸(oleanolic acid)；乌苏烷型的熊果酸(ursolic acid)、2α,23－羟基熊果酸(2α,23－hydroxyursolic acid)、β－香树脂醇乙酸酯(β－amyrinacetate)、异降香萜烯醇乙酸酯(isobaucerenylacetate)、20(s)-达玛-24－烯-3β,20－二醇-3－乙酸酯[20(s)-dammar-24-eme-3β,20-diol-3-acetate]、3β-acetyl-20,25-epoxydammarane-24α-ol、3β-acetyl-20,25-epoxydammarane-24β-ol。

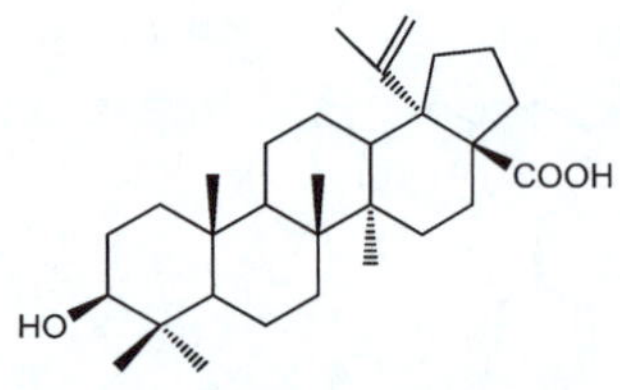

白桦脂酸

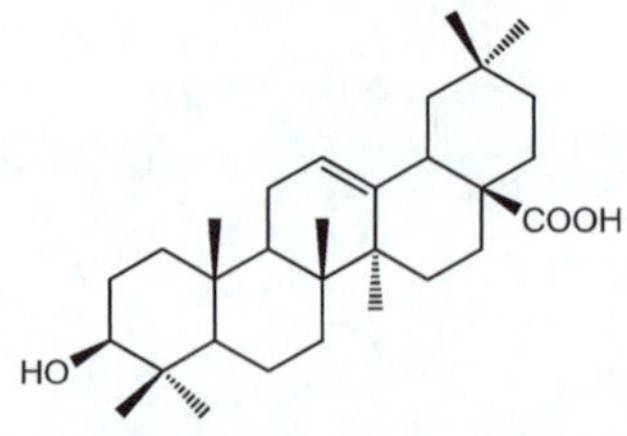

齐墩果酸

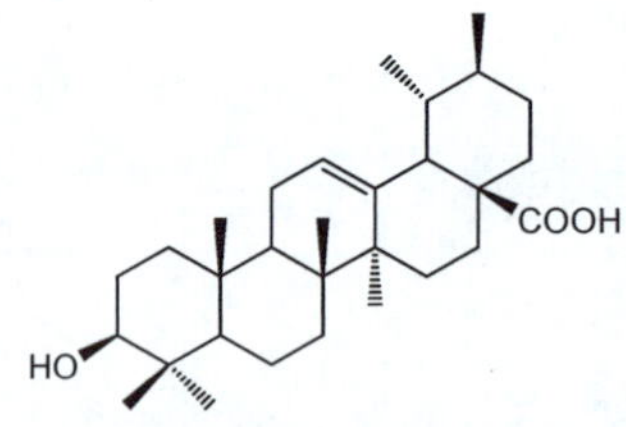

熊果酸

环烯醚萜类化合物主要包括 forsythide、forsythidmethylester、adoxosidic acid 等。

(3) 黄酮类： 从连翘中发现的黄酮类化学成分主要分布于种子、果实及叶片中。代表性资源化学成分有芦丁、紫云英苷、槲皮素、异槲皮素、汉黄芩素-7-*O*-*β*-*D*-葡糖苷(wogonin-7-7-*O*-*β*-*D*-glucoside)、木犀草素(glauteolin)、山柰酚、异鼠李素、异鼠李素-3-*O*-*α*-*L*-吡喃鼠李糖基-(1→2)-*β*-*D*-吡喃葡萄糖苷等[15]。

(4) 挥发油类： 从连翘挥发油中共检示出 90 种单萜和倍半萜类化学成分[17]。常见的有 *β*-蒎烯、香桧烯、*α*-蒎烯、水芹烯、对聚散花烯、芳樟醇、莰烯、月桂烯、*α*-松油烯、松香芹醇、龙脑、松油烯-4-醇、月桂烯醇、桃金娘醇、胡椒醇、*α*-小茴香二十四烷甲酯、二十六烷酸甲酯等。

(5) 其他类： ① C6-C2 天然醇：rengyo、rengyoxide、rengolone、cornoside、rengyosies A、rengyosies B、rengyosies C、salidroside、rengyolester、isorengyo、calceolarioside B(Ⅴ)，3,4-二羟基苯乙基-8-*O*-*β*-*D*-葡萄糖苷(Ⅵ)；② 生物碱类：suspensine A、(−)-7′-*O*-methylegenine、(−)-egenine、(−)-bicuculline；③ 醇、酮类：连翘醇(rengyol)、异连翘醇(isorengyol)、连翘环己醇酮(rengyolone)、cornosid、连翘醇氧化物(rengyoxide)、连翘醇氧化物 B(rengyoxide B)、forsythenside A、forsythenside B；④ 苷类：连翘环己醇苷 A(rengyoside A)、连翘环己醇苷 B(rengyoside B)、连翘环己醇苷 C(rengyoside C)、连翘酸-1′-*O*-*β*-*D*-葡萄糖苷(rengynic acid-1′-*O*-*β*-*D*-glucoside)、胡萝卜苷、橙皮苷；⑤ 酸类：连翘酸(rengynic acid)、对羟基苯乙酸(4-hydroxyphenylacetic acid)、咖啡酸、琥珀酸(丁二酸)、香草酸、丁四醇、2,3-二羟甲基-4-(3′,4′-二甲氧基苯基)-*γ*-丁内酯、suspenolic acid、正三十一烷(*n*-hentriacontane)、软脂酸(palmitic acid)、硬脂酸(stearic acid)、3-Ethy-7-hydroxyphthalide、五福花苷酸、阿魏酸、没食子酸；⑥ 甾醇类：*β*-谷甾醇；⑦ 脂肪酸类：连翘醇酯(rengyolester)、棕榈酸、咖啡酸甲酯(methyl caffeate)、对羟基苯乙酸甲酯等；此外，连翘中含 Cu、Fe、Zn、Mn 等 19 种微量元素。

三、资源性化学成分的积累动态与分析评价

1. 不同采收期连翘中资源性化学成分动态评价　连翘果实发育过程中其化学成分含量差异较大。随果实逐渐成熟，连翘苷和连翘酯苷 A 含量先呈递增趋势，当果实成熟开裂后，含量又呈现递减趋势。其中 6 月中旬至 7 月初，连翘苷和连翘酯苷 A 含量均随果实的逐渐成熟含量有 1 个明显的高峰期；从 9 月初至 10 月初连翘苷和连翘酯苷 A 含量也有 1 个明显的高峰期；进入 10 月，连翘逐渐成熟，果实逐渐开裂，连翘苷和连翘酯苷 A 的含量又开始下降。

连翘的百果干重变化规律为：短花柱类型在 6 月中旬到 7 月初有 1 个明显的快速增长期，8 月底有 1 个不太明显的高峰期；长花柱类型在 6 月中旬到 7 月初也有 1 个明显的快速增长期，然后继续缓慢增长，9 月中旬有 1 个明显的高峰期[18]。

2. 不同产地连翘中资源性化学成分的分析评价　以连翘苷、连翘酯苷 A 为评价指标性成分，对

分布于我国山西省、江西省、河南省、湖北省、河北省、陕西省 6 省共计 40 批连翘样品进行分析，结果显示，不同产地连翘各样品在连翘酯苷 A、连翘苷的含量上差异较大；山西省绛县的样品中连翘酯苷 A 的含量明显高于其他产地。河南省南阳市的样品中连翘苷的含量明显高于其他产地[19]，如图 5－22 所示。

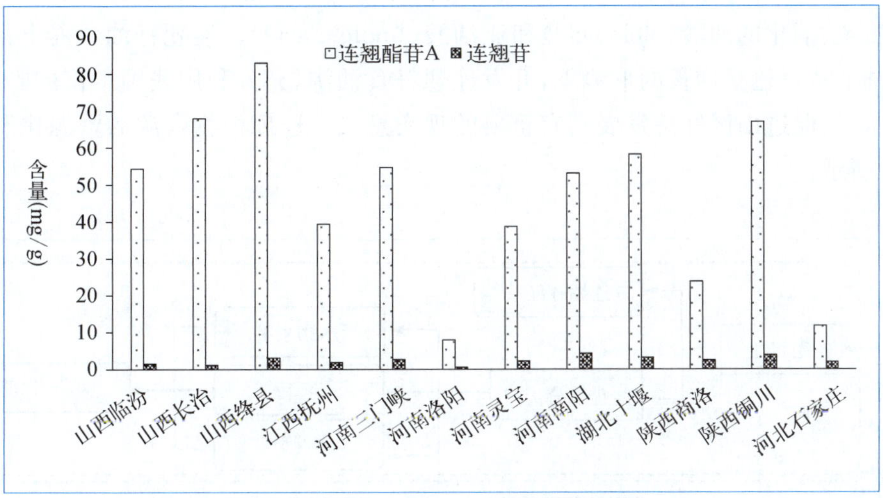

图 5－22　不同产地连翘药材中主要化学成分分析比较

3. 连翘不同部位的资源性化学成分分析评价　对连翘不同组织器官中连翘苷、连翘酯苷 A 等成分含量存在差异。研究表明[20]，连翘酯苷在连翘的树皮、叶、花、果实和种子中含量较高，在根、枝、果壳含量很低，连翘苷在连翘叶中的含量远高于其他部位。连翘酯苷 A 在种子中的含量高于果壳，果柄中含量为最低；连翘苷在果壳中的含量高于果柄，种子中含量最低。

4. 药材产地加工过程资源性成分的动态评价　连翘在干燥过程中，连翘酯苷 A 在 90℃烘制，其含量均明显高于 60℃、70℃、80℃烘制，但之后随干燥温度的升高，其含量明显降低；芦丁和槲皮素在烘制过程中，含量有所上升，其中 80℃时，其含量均高于 60℃、70℃、90℃烘制。

新鲜样品蒸制或煮制后，连翘酯苷 A 成分的含量显著增加，其中以煮制连翘中连翘酯苷 A 含量最高；新鲜样品蒸制或煮制后，芦丁、槲皮素的含量则有所下降(表 5－16)。

表 5－16　连翘干燥过程连翘苷和连翘酯苷 A 成分分析结果(mg/g)

加工方法	温度(℃)	连翘酯苷 A	芦丁	槲皮素
烘制	60	16.38±0.14	3.713±0.029	1.390±0.003
	70	11.32±0.05	3.748±0.028	1.436±0.008
	80	20.47±0.22	4.404±0.017	1.457±0.003
	90	30.06±0.30	0.439±0.002	0.144±0.001
蒸制	>100	43.11±0.27	1.952±0.021	0.633±0.007
煮制	>100	64.84±0.12	3.201±0.033	0.578±0.001

四、连翘资源的开发利用与产业化

1. 连翘资源性化学物质的系统利用　连翘为我国传统药用树种，也是重要经济树种和油料作物、观赏植物以及水土保持植物。目前，连翘资源的利用主要以果实入药作为制剂产品的原料和中医临床配伍饮片应用，连翘除其果实具有传统药用功效外，近年来研究发现连翘茎、叶提取物亦具有显著的抑菌作用，可用于治疗高血压、痢疾、咽喉痛等病症。连翘根可治疗湿热黄疸等病症。此外，尚可用作食品天然防腐剂或化妆品。

连翘种子可用来提取食用油脂，具有丰富的营养价值和食疗保健作用。连翘籽含油率达25%～33%，其油挥发性能好，是绝缘油漆工业和化妆品的良好原料[21]。精炼后是良好的食用油，连翘籽实油富含易被人体吸收、消化的油酸(oleic acid)和亚油酸(linoleic acid)。连翘籽油营养丰富，油味芳香，在当前我国植物油消费量迅猛增长的形势下，开发连翘籽食油源，充分利用我国丰富的野生油料资源，对提高人民生活水平、促进山区经济发展具有重要的现实意义。连翘植物资源的资源化利用与产业化途径，如图5-23所示。

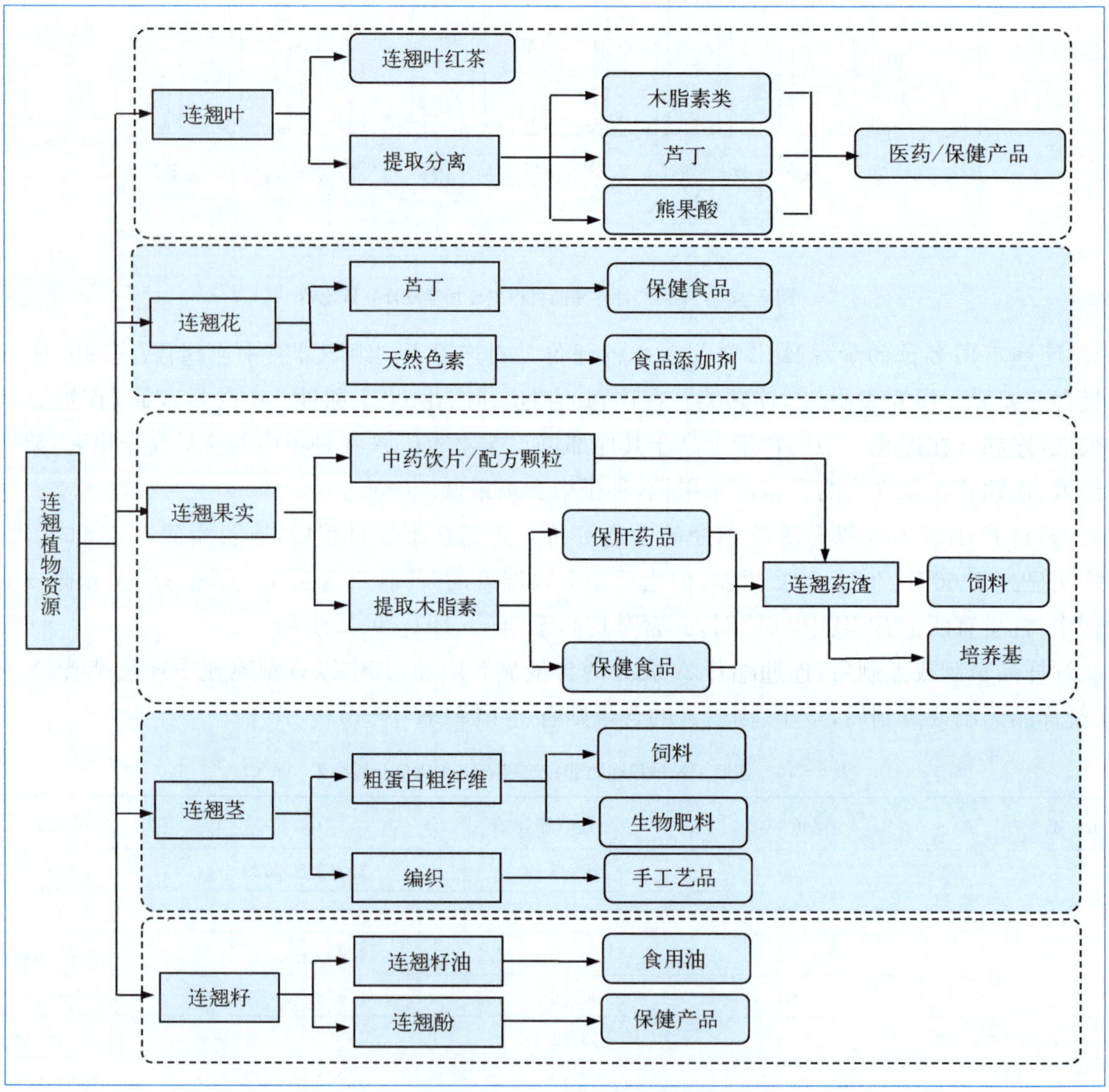

图5-23　连翘植物资源系统利用与产业化途径

2. 连翘产业化过程废弃物的资源化利用

(1) 连翘花的资源化利用：连翘花中芦丁含量较高，可作为提取芦丁的新原料，也可作为预防心血管疾病药品及保健食品开发的重要资源之一。采集连翘的花及未成熟果实，用水煮20 min，以此水洗浴，具有良好的杀菌、杀螨、养颜护肤作用，长期坚持使用，可消除面部黄褐斑、蝴蝶斑，并减少痤疮和皱纹。连翘与花期相近的榆叶梅、锦带、紫丁香等配植一处，红、黄、粉相互交织，鲜艳夺目，具有极高的观赏价值。连翘花富含黄色素物质，其色泽鲜艳，经提取分离后可制备天然色素[22,23]，用于食品工业。

(2) 连翘叶的资源化利用：连翘叶资源较连翘果实丰富，且富含连翘苷(phillyrin)、连翘酯苷(forsythoside)、芦丁等资源性化学成分可作为重要的新资源。有研究[24]通过乙醇浸提，大孔吸附树脂、反相硅胶柱色谱分离等提取分离工艺，从连翘叶中复合提取连翘苷、连翘酯苷 A 和芦丁(图 5-24)，由连翘酯苷加入适量药用辅料制备成连翘酯苷注射剂[25]，临床用于解热、抗炎、抑菌、抗病毒等方面疗效显著，实现了连翘叶资源的有效利用。也有报道[26]以连翘叶为原料，水浸提后直接经大孔吸附树脂分离，使总连翘酚含量可高达 80%，收率达 12%，简化了生产工艺。有专利报道[27]以连翘叶为原料经提取、脱色、结晶及重结晶处理可得到纯度 95%以上的熊果酸(ursolic acid)，用于医药工业。从连翘叶脂溶性部位提取制备(+)-松脂素、(-)松脂素和对羟基苯甲酸异丁酯，具有良好的抑制 α-葡萄糖苷酶活性[28]。连翘果实或叶中苯乙醇苷类和木脂素苷类资源性化学成分作为总有效部位[29]，对化脓性链球菌、流感嗜血杆菌、大肠埃希菌、表皮葡萄球菌、变形链球菌、肺炎球菌、变形杆菌、流行性感冒病毒、呼吸道合胞病

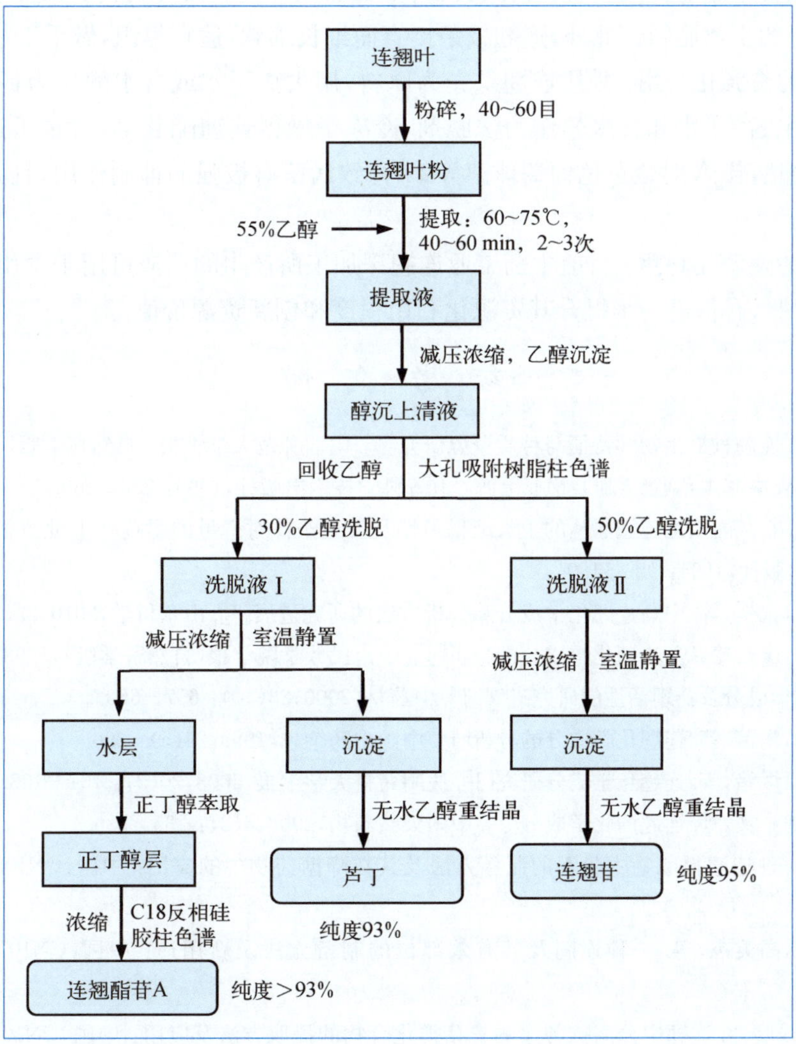

图 5-24　连翘叶中资源性化学成分分离富集生产工艺流程

毒等多种病毒、细菌具有抑制作用,可用于解热、抗炎、抑菌、抗病毒等方面。此外,尚可利用连翘叶制备天然防腐剂[30]。

我国民间早有将连翘叶泡茶饮用的习惯。据报道,连翘叶茶具有清除自由基和抗氧化作用[31],不仅能够预防和治疗心脑血管、高血脂等多种疾病,还是提取天然抗氧化剂的重要原料之一。将采摘的新鲜连翘叶经摊凉、做青、杀青、包揉、梯度升温烘干,可制得连翘叶青茶或绿茶[32,33];将采摘的新鲜连翘叶经摊凉、清洗、杀青、包揉、发酵,最后通风干燥,可制得连翘叶发酵茶[34],或经相似工艺可制得红茶型连翘叶保健茶[35];此外,连翘叶与枸杞配伍,还可用于制备具有清热、解毒、润肠通便、滋肾、润肺、明目作用的连翘枸杞茶[36]。

(3) 连翘种子的资源化利用: 连翘籽含油率高达25%~33%,精炼后是良好的食用油,富含易被人体吸收的油酸和亚油酸。因此,开发连翘籽油对于充分利用我国丰富的野生油料资源以及提高人民生活水平意义重大。连翘籽油是工业上很有前途的野生植物油源,可作为化妆品的良好原料供制造肥皂及化妆品[37];也可应用于绝缘油漆工业,制造绝缘漆,又可制作润滑油等。此外,从连翘籽中还可以提取得到连翘酚,用于医药保健领域[38]。

(4) 连翘茎枝的资源化利用: 连翘春季的嫩枝叶和秋季的老枝叶均含有丰富的粗蛋白、粗脂肪、粗纤维等营养成分,其含量超过优质牧草,可作为饲料植物加以开发。枝叶的营养成分含量超过或接近紫穗槐,也是一种良好的生物肥料。此外,连翘枝条挺直而细长绵软,适宜编织,做手工艺品。

(5) 连翘果壳的资源化利用: 采用连翘果壳为原料,用去离子水或含水醇作为提取溶剂,依次通过分离柱和精制柱,用去离子水和含水醇作为洗脱剂,冷冻干燥得连翘酯苷A,含量可达85%~99%[39],收率约1.5%。连翘酯苷A对金黄色葡萄球菌等11种致病菌有极强的抑制作用,且具有抑制磷酸二酯酶及抑制真菌作用。

(6) 连翘药渣的资源化利用: 目前中药工业连翘深加工所产生的药渣可用于食用菌的栽培,禽畜饲料,有机肥,燃料等[40],有待进一步提升其资源化利用程度和创新资源价值。

◇参◇考◇文◇献

[1] 渠晓霞,毕润成.连翘种群生物学特征与种质资源研究[J].山西师范大学学报:自然科学版,2004,18(3):76-80.

[2] 中华本草编委会.中华本草(第5册)[M].上海:上海科学技术出版社,1999:256-269.

[3] 赵雨明,刘学勤.石灰岩山地连翘灌丛的生长结果习性及立地条件对产量的影响[C].北方植物研究(第一集).天津:南开大学出版社,1994:186-189.

[4] 段文娟,耿岩玲,祝贺,等.中药连翘化学成分和分析方法的研究进展[J].山东科学,2010,23(2):33-37,66.

[5] 周成萍,何宝林,廖蔚珍,等.连翘化学成分的分析[J].中南民族学院学报(自然科学版),1998,17(2):22-23.

[6] 张海燕.连翘化学成分及药理活性的研究进展[J].中药材,2000,23(10):657-660.

[7] 陈玉俊,许美娟,陶蕾,等.连翘化学成分的分析[J].中国中药杂志,1999,24(5):296.

[8] 刘悦,宋少江,徐绥绪,等.连翘化学成分研究[J].沈阳药科大学学报,2003,20(2):101-103.

[9] 方颖,邹国安,刘焱文,等.连翘的化学成分[J].中国天然药物,2008,6(3):235-236.

[10] 苗明三,王灿.一种连翘提取物木脂素的制备方法及其在降糖药物中的应用:中国,CN103432207A[P].2013-12-11.

[11] 崔晓兰,王意忠,高英杰,等.一种连翘及其有效部位的制备方法及新用途:中国,CN101091747A[P].2007-12-26.

[12] 刘宝瑞,孙蜻,钱晓萍.连翘中分离抗肿瘤的三萜类化合物的提取方法及应用:中国,CN101230081A[P].2008-07-30.

[13] 栾兰,王钢力,林瑞超,等. 连翘水提物化学成分研究[J]. 沈阳药科大学学报,2010,2(33):101－103.
[14] 冯卫生,李珂珂,郑晓珂,等. 连翘化学成分研究[J]. 中国药学杂志,2009,44(7):490－492.
[15] 朱倩,朱山寅. 连翘的化学成分研究[J]. 海峡药学,2012,24(2):255－256.
[16] 王福男. 中药连翘的化学成分研究[D]. 北京:北京协和医学院研究生院,2009.
[17] 李乔. 连翘化学成分研究[J]. 辽宁中医药大学学报,2013,15(7):82－83.
[18] 陈随清,王三姓,董诚明,等. 连翘果实化学成分积累动态的研究[J]. 中国中药杂志,2007,32(11):1096－1097.
[19] 付云飞,李清,毕开顺. RP－HPLC法同时测定不同产地连翘中的7种成分[J]. 中草药,2013(44):1043－1046.
[20] 曲欢欢,翟西峰,李白雪,等. 连翘不同部位中连翘酯苷和连翘苷的含量分析[J]. 药物分析杂志,2008,28(3):382－385.
[21] 冯雪. 连翘籽化学成分的研究[D]. 沈阳:辽宁中医药大学硕士学位论文,2008.
[22] 盛锋,付蕾,等. 连翘花黄色素的提取及其对光稳定性研究.[J]. 食品与发酵工业,2002,(2):66－70.
[23] 王金婷,李秋凤. 微波辅助提取连翘花黄色素的提取及其抗氧化活性的研究[J]. 中国酿造,2010,(11):100－103.
[24] 杨建雄,李忠岐,刘伟霞. 从连翘叶中复合提取连翘苷、连翘酯苷A和芦丁的方法:中国,CN2013100522192[P]. 2013－2－18.
[25] 玄振玉,王勇,黄孝春,等. 连翘酯苷注射制剂及其制备方法:中国,CN101209255A[P]. 2008－07－02.
[26] 玄振玉,陆宏国,王勇,等. 一种用连翘叶制备连翘酚的方法:中国,CN101209286A[P]. 2008－07－02.
[27] 李晓,张培林,董建军,等. 一种以连翘叶为原料提取熊果酸的方法:中国,CN102229639A[P]. 2011－11－02.
[28] 康文艺,王金梅,张丽. 中药连翘降血糖有效部位及其提取方法和应用:中国,CN101618075A[P]. 2010－01－06.
[29] 禹玉洪,孙彦珂. 连翘(果实或叶)中苯乙醇苷类和木质素苷类组分的应用:中国,CN101152261A[P]. 2008－04－02.
[30] 秦臻. 利用连翘叶制备天然防腐剂的初步研究[D]. 太原:山西大学,2010.
[31] 秦宇,张文丽,林媛媛,等. 连翘化学成分与抗氧化活性研究[J]. 中国实验方剂学杂志,2013,19(10):149－152.
[32] 青岛农业大学. 一种连翘叶提取物提取方法及其应用:中国,CN201310569445[P]. 2013－11－15.
[33] 陈家胜,曹芬. 一种连翘绿茶的制备方法:中国,CN201310516964[P]. 2013－10－12.
[34] 刘静. 连翘叶茶抗氧化、抗衰老及保肝作用的实验研究[D]. 西安:陕西师范大学,2004.
[35] 朱淑云. 连翘叶提取物茶抗氧化活性的研究[D]. 西安:陕西师范大学硕士学位论文,2004.
[36] 杨建雄. 连翘叶茶保肝作用的实验研究[J]. 陕西师范大学学报(自然科学版),2005.
[37] 何灵美,戴继河,郝晓苗. 一种连翘叶面膜:中国,CN201310483650[P]. 2013－10－16.
[38] Kuang HX, Xia YG, Yang BY, et al. A new caffeoyl phenylethanoid glycoside from the unripe fruits of *Forsythia suspensa*[J]. Chinese Journal of Natural Medicine, 2009, 7 (4): 278－282.
[39] 张立伟,霍丽丽,王引珍. 一种连翘酯苷A制备方法:中国,CN101215302A[P]. 2010－07－09.
[40] 石连成,叶琛,李霄. 中药生产企业药渣处理方法和综合利用[J]. 中国医药指南,2012,10(14):385－386.

(白吉庆　王小平　唐志书　陈随清)

忍冬类药用生物资源及其资源化利用研究

忍冬科(Caprifoliaceae)忍冬属(*Lonicera*)植物作为药用的主要有忍冬(*L. japonica* Thumb.)、灰毡毛忍冬(*L. macranthoides* Hand. Mazz)、红腺忍冬(*L. hypoglauca* Miq.)、华南忍冬[*L. confusa* (Sweet.) DC.]、黄褐毛忍冬(*L. fulvotomentosa* Hsu et S. C. Cheng)等。《中华人民共和国药典》2010年版规定金银花(Lonicerae Japonicae Flos)为忍冬的干燥花蕾或带初开的花,其味甘,性寒,具清热解毒、疏散风热之功效;山银花(Lonicerae Flos)为灰毡毛忍冬、红腺忍冬、华南忍冬、黄褐毛忍冬的干燥花

蕾或带初开的花，其味甘，性寒，功效与金银花相似；忍冬的干燥茎枝为忍冬藤（Lonicerae Japonicae Caulis），其味甘，性寒，具有清热解毒、疏风通络功效[1]。

忍冬属植物全世界约有200种，产自北美洲、欧洲、亚洲和非洲北部的温带和亚热带地区。我国约有100种，其中供药用的除上述收载于《中华人民共和国药典》的忍冬、灰毡毛忍冬、黄褐毛忍冬、红腺忍冬、华南忍冬外，尚有细毡毛忍冬（*L. similis*）、水忍冬（*L. dasystyla*）、短柄忍冬（*L. pampaninii*）、淡红忍冬（*L. acuminata*）等种在不同地区作为药用[2]。

我国忍冬植物资源丰富，除新疆维吾尔自治区东部、青海省和西藏自治区大部分地区、内蒙古自治区西部和黑龙江省西南部外，广布于全国其余各省区，山坡、丘陵、岗地或平原均有分布。当前，金银花药材主要依靠栽培生产提供，主产于河南省（新密市等地）、山东省（平邑县、费县等地），商品分别称“密银花”“东银花”或“济银花”。此外，河北省巨鹿县、河南省封丘县、陕西省汉中市等地也有大规模引种栽培。

山银花资源广泛分布于全国各省区。红腺忍冬主要产于河南省、广西壮族自治区、山东省、云南省、安徽省、浙江省、江西省、福建省、湖南省、湖北省、广东省和四川省等地；华南忍冬主要产于广东省、广西省、湖南省、贵州省、海南省和福建省等地；灰毡毛忍冬主要产于湖南省、四川省、广东省、贵州省、广西壮族自治区、江西省、福建省和湖北省等地。华南忍冬在广东省的自然分布最广，且药材质量较佳。灰毡毛忍冬在湖南省和重庆市地区资源蕴藏丰富，为该地区山银花的主流品种[3]。

一、资源利用现状

金银花应用历史悠久，其性寒，味甘苦，具有清热解毒、消痈散肿、凉血止痢之功效。临床上金银花广泛用于瘟疫痈肿毒症、肠炎、菌痢、麻疹、腮腺炎、肠道传染病等。在保健食品方面，金银花茶具有降脂减肥、清热解毒、消除体内毒素的作用，“久用轻身，延年益寿”。金银花和水蒸制成保健饮料可以起到驱暑、解毒、怡神等功效。在化妆品方面可用于杀菌、消炎、收敛等方面。此外，金银花精油用于卷烟、食品等的香精香料添加剂。由于忍冬具有繁殖容易、根系发达、耐阴、耐盐碱、适应性强等诸多优点，且具有攀援生长的观赏特性，故忍冬在园林绿地布置、生态整治修复及水土涵养保持方面也具有重要作用。

忍冬藤味甘，性寒，具有清热解毒，疏风通络之功效。临床上忍冬藤用于温病发热、热毒血痢、痈肿疮疡、风湿热痹、关节红肿热痛等症。忍冬藤不仅可内服，而且是外用的良药，外敷外洗亦具有奇效，对于疖、疮、痈、肿，虫蛇咬伤，无名肿痛皆可用之[4]。

山银花在湖南省、重庆市、贵州省、广西壮族自治区等地区常作为地方习用药材，其功效与金银花相似，现多充金银花销售。

以忍冬资源植物为原料生产的主要产品及其资源价值见表5-17。

表5-17 以忍冬资源植物为原料生产的主要产品及其资源价值

产品名称	利用部位/物质	资源价值
金银花冲剂	花蕾或带初开的花	成方制剂
金银花注射剂	花蕾或带初开的花	成方制剂
金银花痱子水	花蕾或带初开的花	成方制剂
忍冬藤注射液	茎枝	成方制剂
银花酒	花蕾或带初开的花	保健食品
银花茶	花蕾或带初开的花	保健食品

续　表

产　品　名　称	利用部位/物质	资　源　价　值
忍冬可乐	花蕾或带初开的花	保健食品
金银花汽水	花蕾或带初开的花	保健食品
忍冬藤茶	茎枝、叶	保健食品
忍冬花牙膏	花蕾或带初开的花	日用品
金银花香水	花蕾或带初开的花	化妆品
金银花沐浴露	花蕾或带初开的花	洗浴用品

二、资源性化学成分

1. 苯丙酸类资源性化学成分　忍冬属植物(花蕾、茎叶)含有有机酸类、三萜皂苷类、黄酮类、环烯醚萜类以及挥发油类等化学成分。

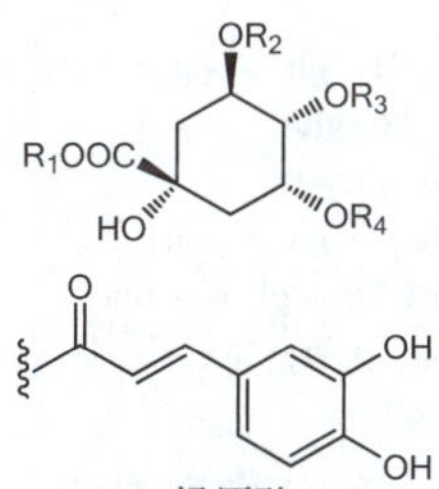

绿原酸
R_1=H
R_2=caffeoyl
R_3=R_4=H

3-*O*-caffeoyl quinic acid	R_1=H　R_2=caffeoyl　R_3= R_4=H
4-*O*-caffeoyl quinic acid	R_1=H　R_2=H　R_3=caffeoyl　R_4=H
5-*O*-caffeoyl quinic acid	R_1=H　R_2=H　R_3=H　R_4=caffeoyl
3,4-*O*-dicaffeoyl quinic acid	R_1=H　R_2= R_3= caffeoyl　R_4=H
3,5-*O*-dicaffeoyl quinic acid	R_1=H　R_2= R_4= caffeoyl　R_3=H
4,5-*O*-dicaffeoyl quinic acid	R_1=H　R_2=H　R_3= R_4=caffeoyl
methyl 3-*O*-caffeoylquinate	R_1=CH_3　R_2=caffeoyl　R_3= R_4=H
ethyl 3-*O*-caffeoylquinate	R_1= CH_2CH_3　R_2=caffeoyl　R_3= R_4=H

忍冬属植物(花蕾、茎叶)含有大量的苯丙素类化合物,主要为咖啡酰奎尼酸类化合物,包括单咖啡酰奎尼酸类,如绿原酸(chlorogenic acid,3 - *O* - caffeoyl-quinic acid)、隐绿原酸(4 - *O* - caffeoyl-quinic acid)、新绿原酸(5 - *O* - caffeoyl-quinic acid)、绿原酸甲酯(methyl 3 -*O* - caffeoylquinate)、绿原酸乙酯(ethyl 3 - *O* - caffeoylquinate)、绿原酸四乙酰酯(chlorogenin tetraacetate)、3 -咖啡酸奎尼酸甲酯(3 - caffeoylquinic acid methyl easter)等;双咖啡酰奎尼酸类,如 3,4 -双咖啡酰奎尼酸(3,4 - *O* - dicaffeoyl quinic acid)、(3,5 - *O* - dicaffeoyl quinic acid)、4,5 -双咖啡酰奎尼酸(4,5 - *O* - dicaffeoyl quinic acid)、3,5 -双咖啡酰奎尼酸(3,5 - *O* - dicaffeoyl quinic acid)、3,5 -双咖啡酰奎尼酸甲酯(3,5 - di - *O* -caffeoyllquinate acid methyl easter)、3,5 -双咖啡酰奎尼酸丁酯(3,5 - di - *O* - caffeoyllquinate acid butyl easter)等。此外,还含有咖啡酸(caffeic acid)、咖啡酸甲酯(caffeic acid methyl easter)、咖啡酸甲酯(caffeic acid methyl ester)、3 -(3,4 -二羟基苯基)丙酸[3 -(3,4 - dihydroxyphenyl) propionic]、4 -羟基桂皮酸(4 - hydroxy cinnamic acid)和 4 -羟基桂皮酸甲酯(4 - hydroxy cinnamic acid methyl ester)、原儿茶酸等[5,6]。该类化学成分多具有抗菌、消炎等作用,为金银花中医传统功效的物质基础。

2. 其他类资源性化学成分

(1) 三萜皂苷类: 忍冬中皂苷类成分含量极低,而山银花中皂苷类化学成分含量较高。忍冬属植物中所含三萜皂苷类成分包括以常春藤皂苷元为配基的三萜皂苷和以齐墩果酸为配基的三萜皂苷,且以前者为主,如忍冬苦苷 A~C(loniceroside A,loniceroside B,loniceroside C)、川续断皂苷乙(dipsacoside B)、灰毡毛忍冬皂苷乙(macranthoidin B)、cauloside A、cauloside D 等[7]。

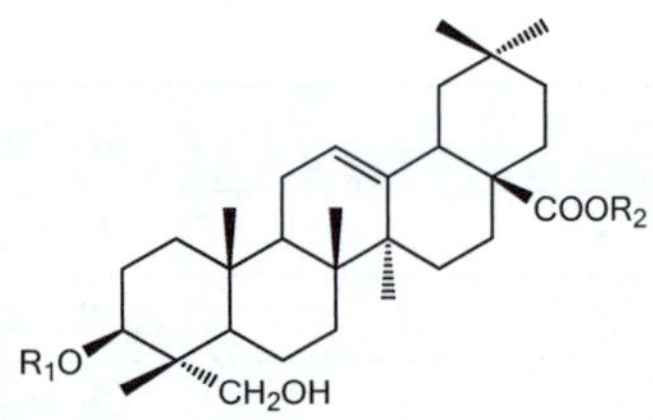

loniceroside A　R_1=ara　R_2= glc→($\xrightarrow{6}$ xyl) $\xrightarrow{2}$ rha
loniceroside B　R_1= ara $\xrightarrow{2}$ rha　R_2= glc→($\xrightarrow{6}$ xyl) $\xrightarrow{2}$ rha
loniceroside C　R_1=glc　R_2= glc→($\xrightarrow{6}$ xyl) $\xrightarrow{2}$ rha
dipsacoside B　R_1= ara $\xrightarrow{2}$ rha　R_2 = glc $\xrightarrow{6}$ glc
macranthoidin B　R_1= ara $\xrightarrow{2}$ rha $\xrightarrow{3}$ glc $\xrightarrow{4}$ glc　R_2 = glc $\xrightarrow{6}$ glc

(2) 黄酮类：从忍冬属药用植物花蕾中分离得到的黄酮类化合物主要有黄酮和黄酮醇两类。黄酮类有5-羟基-7,3′,4′,5′-四甲氧基黄酮、5-羟基-7,3′,4′-三甲氧基黄酮、伞花耳草素、5-羟基-7,4′-二甲氧基黄酮、5,3′-二甲氧基木犀草素、芹菜素、3′-甲氧基木犀草素、木犀草素、木犀草素-7-*O*-*α*-*D*-葡萄糖苷、木犀草素-7-*O*-*β*-*D*-半乳糖苷、木犀草素-5-*O*-*β*-*D*-葡萄糖苷、金圣草素-7-*O*-新橙皮苷和忍冬苷。黄酮醇有槲皮素、金丝桃苷、槲皮素-3-*O*-*β*-*D*-葡萄糖苷、槲皮素-7-*O*-*β*-*D*-葡萄糖苷、苜蓿素-7-*O*-*β*-*D*-葡萄糖苷、芦丁、苜蓿素-7-*O*-新橙皮苷[8]。

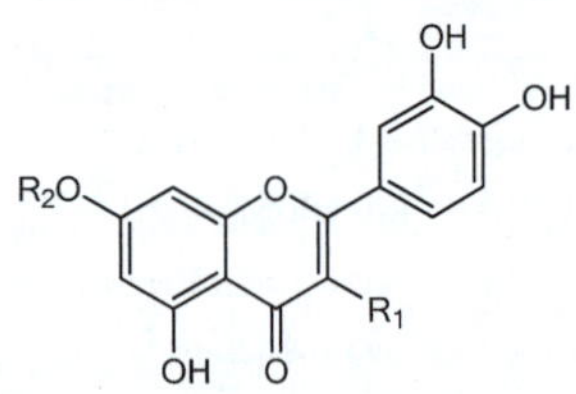

木犀草素　R_1= R_2=H　glc $\xrightarrow{2}$ glc　R_3=CH_3
木犀草苷　R_1=H　R_2=glc
槲皮素　R_1= OH　R_2=H
芦丁　R_1= glc $\xrightarrow{6}$ glc　R_2=H
忍冬苷　R_1= OH　R_2 = glc $\xrightarrow{6}$ rha
金丝桃苷　R_1= gal　R_2=H

(3) 环烯醚萜苷类：从忍冬属药用植物花蕾及茎叶中分离得到多种环烯醚萜苷类化学成分，其中闭环环烯醚萜苷类有马钱素(loganin)，7-表马钱素(7-epiloganin)，8-表马钱素(8-epiloganin)；裂环环烯醚萜苷类有裂环马钱素(secologanin)，裂环马钱素二甲缩醛(secologanin dimethyl acetal)，獐牙菜苷(sweroside)，裂环马钱苷-7-甲酯(secologanoside-7-methyl ester)，金吉苷(kingiside)，莫诺苷(morroniside)，去氢莫诺苷(dehydromorroniside)，断马钱子苷半缩醛内酯(vogeloside)，表断马钱子苷半缩醛内酯(*epi*-vogeloside)，裂环氧化马钱素(secoxyloganin)，裂环马钱酸(secologanic acid)，裂环马钱苷(secologanoside)，loniceracetalide A、loniceracetalide B，loniphenyruviridoside A、loniphenyruviridoside B、loniphenyruviridoside C、loniphenyruviridoside D[9]。

(4) 挥发油类：新鲜挥发油是金银花的有效成分。通过气相—质谱联用分析技术鉴定出芳樟醇(linalool)、双花醇、棕榈酸(palmitic acid)、二氢香苇醇(dihydrocarveol)、二十四碳酸甲酯(tetracosanoic acid methylester)、十八碳二烯酸乙酯(9,12-octadecadienoate)、棕榈酸乙酯(palmitic acid ethylester)、1,1′-联二环已烷(1,1-bicyclohexyl)等简单萜类化学成分。金银花干花和鲜花的化学成分差异较大，鲜花挥发油成分以芳樟醇为主，含量高达14%，其他成分多为低沸点的不饱和萜烯类成分；而干花挥发油成分以棕榈酸为主，一般占26%以上，芳樟醇含量仅在0.39%以下，由于芳樟醇的低沸点性质，在干燥加工过程中易逸出损失[10]。

三、金银花资源性化学成分积累动态与分析评价

1. 苯丙酸类资源性化学成分的动态分析评价

(1) 不同生长期金银花绿原酸类化学成分的资源化学评价：金银花基原植物花期生长过程可分为7个发育阶段：幼蕾期(花蕾长0.5～3.5 cm，似米粒，绿色)，三青期(花蕾长3.0～4.5 cm，唇部已膨大，微向内弯曲，绿色)，二白期(花蕾长4～5 cm，唇部明显膨大，向内弯曲，绿白色)，大白期(花蕾长5～6 cm，

唇部绿白色，含苞待放），银花期（花初开放时为白色，全开放时长 5～7 cm，花筒状，二唇形，上唇四裂直立，下唇舌状反转），金花期（花从银白色逐渐变金黄色），凋花期（花开始萎缩凋谢，颜色逐渐变为棕褐色）。采用紫外分光光度法分析金银花不同发育阶段绿原酸含量变化。结果表明，绿原酸含量从幼蕾期到大白期逐渐增加，之后开始降低。大白期的含量是幼蕾期的 7.13 倍、银花期的 1.48 倍。以“千蕾重”为考察指标，金银花在不同发育阶段干物质积累动态结果为银花期＞大白期＞金花期＞凋花期＞二白期＞三青期＞幼蕾期。综合绿原酸含量与干物质积累量变化动态，金银花采收的最佳时期应在大白期，但二白期与大白期间隔较短，生产上最佳收获期一般为二白期、大白期至银花期[11]，如图 5-25 所示。

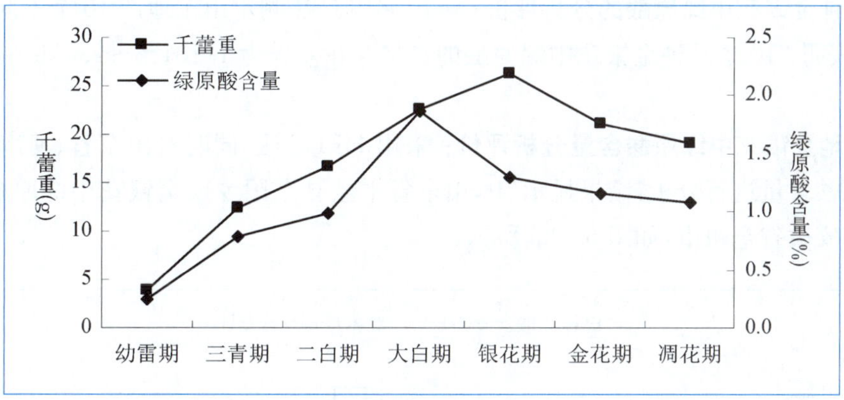

图 5-25　金银花不同发育期千蕾重和绿原酸含量比较分析

此外，在忍冬生长过程中，一年之内可能会陆续多次开花。通过对忍冬四茬花花蕾按采收时段分析产量（千蕾重）与质量，结果显示：第 1 茬花产量最高，千蕾重达 17.15 g，第 2 茬花绿原酸含量最高，但第 3、4 茬花仍有较高药用价值[12]，见表 5-18。

表 5-18　金银花四茬花产量与质量分析结果表

指　　标	第 1 茬花	第 2 茬花	第 3 茬花	第 4 茬花
单株产量(g)	495.62	245.29	73.03	56.66
占单株总产(%)	56.94	28.18	8.19	6.51
千蕾重(g)	17.15	12.40	13.60	13.85
绿原酸含量(%)	6.59	6.78	5.26	5.81

采用 HPLC-UV 分析方法，同时对忍冬藤中绿原酸和咖啡酸进行分析测定，并对忍冬藤的不同采收期样品进行了分析评价，结果表明：在 9～12 月的采收期内，10 月采收的样品含量较高，12 月采收的较低[13]（表 5-19）。

表 5-19　忍冬藤中绿原酸和咖啡酸类资源性化学成分的分析结果($n=3$)

样　　品	含　　量　　(%)	
	绿　原　酸	咖　啡　酸
9 月上旬样品	0.58	0.19
9 月下旬样品	0.55	0.18
10 月上旬样品	0.70	0.23
10 月下旬样品	0.64	0.20

续 表

样　品	含　量　(%)	
	绿 原 酸	咖 啡 酸
11月上旬样品	0.51	0.17
11月下旬样品	0.48	0.15
12月上旬样品	0.31	0.11
12月下旬样品	0.29	0.12

(2) 不同品种金银花中绿原酸的分析评价： 采用HPLC法测定山东地产10个不同品种金银花中绿原酸含量，结果表明：10个品种金银花中绿原酸的含量存在差异为1.101%～2.136%，其中以细毛针类型含量较高。

(3) 不同产地金银花中绿原酸含量分析评价： 采用HPLC法，同时对山东省、河南省等8个不同产地金银花中绿原酸含量进行分析，结果显示[14]，山东省平邑县东阳乡产金银花中绿原酸含量最高，其次是河南省密县和安徽省亳州市，如图5-26所示。

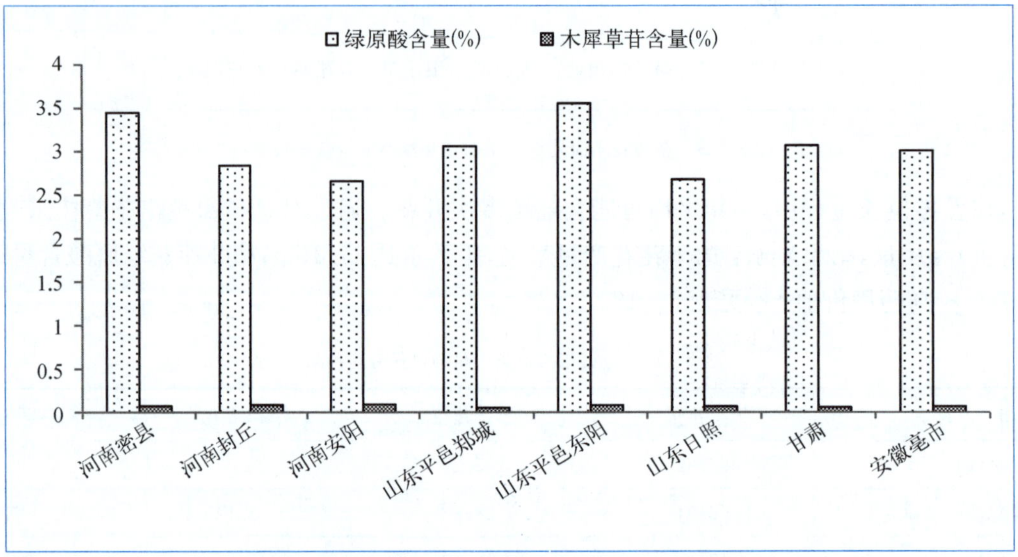

图5-26　不同产地金银花中绿原酸含量分析与评价

(4) 忍冬植物不同部位绿原酸含量分析评价： 采用HPLC法比较忍冬茎、叶、花中绿原酸含量，结果表明[15]：忍冬茎含绿原酸1.73%，叶含3.94%，花含6.51%。忍冬茎、叶均含绿原酸，且茎、叶较花更易获得，资源量也大，可作为提取绿原酸的原料。

(5) 药材产地加工过程金银花资源性成分的动态评价： 绿原酸的含量是金银花药典规定的质控指标之一，从不同干燥方式对金银花有效成分绿原酸含量的影响(表5-20)可以看出，蒸后烘干和微波干燥处理的金银花绿原酸含量都较高，其次是真空干燥，冷冻干燥和烘干样品中的绿原酸含量最低[16]。

表5-20　不同干燥方式金银花中资源性化学成分分析与评价

测　定　项　目	微波干燥	蒸后烘干	烘　干	晒　干	真空干燥	冷冻干燥
绿原酸(%)	2.890	3.220	1.442	1.801	2.179	1.678
总黄酮(g/100 g)	9.626	11.481	4.961	6.761	9.737	8.117

2. 其他类型资源性化学成分的动态评价

(1) 不同采收期资源性化学成分的分析评价

1) 黄酮类：采用比色法，比较了宁夏引种金银花不同花期（绿蕾、白蕾、银花、金花）总黄酮含量，结果表明：银花期总黄酮含量最高，达到 3.433%；而绿蕾期含量最低，为 2.539%[17]。

2) 挥发油类：金银花花蕾的干物质含量由高至低依次为银花期＞金花期＞大白期＞二白期＞三青期＞幼蕾期；采用水蒸气蒸馏法测定金银花挥发油含量，由高至低依次为银花期 ＞大白期＞金花期＞二白期＞三青期＞幼蕾期。综合干物质积累量与挥发油含量变化动态，花蕾采收的最佳时期应在每茬花的银花期[18]，如图 5－27 所示。

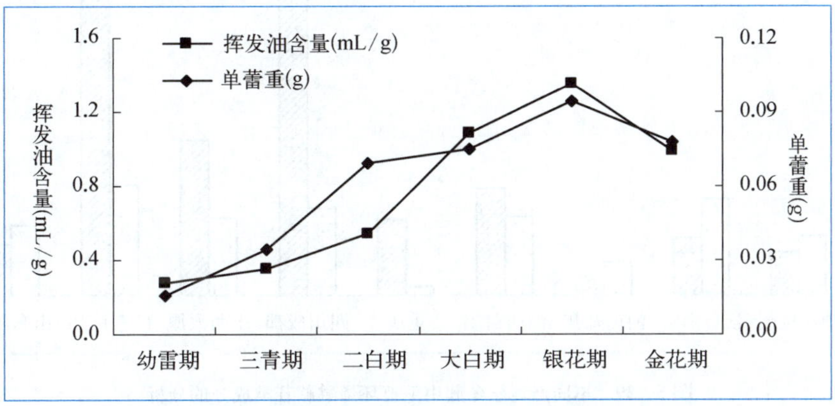

图 5－27　金银花不同发育期挥发油含量与单蕾重比较分析

3) 三萜皂苷类：采用 HPLC－ELSD 法测定不同种质和不同采收期的山银花中灰毡毛忍冬皂苷乙和川续断皂苷乙的总含量，结果表明：野生、栽培品山银花不同采收期的含量从高到低依次为三青期，大白、二白期和银花期、金花期[19]。

4) 环烯醚萜苷类：采用反相高效液相色谱法，研究不同采收期忍冬藤有效成分马钱苷的含量，结果表明：在秋末冬初时马钱苷含量最高，即植株落果后至完全枯萎前，即为 11 月中旬至 12 月上旬，含量达到最大[20]，如图 5－28 所示。

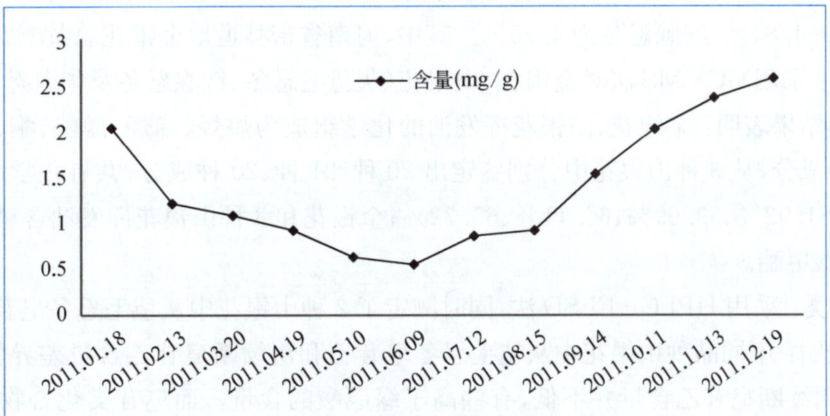

图 5－28　不同采收期忍冬藤中马钱苷含量动态分析

(2) 不同产地金银花资源性化学成分的分析评价

1) 黄酮类：采用 HPLC 法，分析了河南省、山东省等地金银花中木犀草苷的含量，结果显示：河南安阳产金银花中木犀草苷含量最高，其次是山东省平邑县东阳乡产金银花[21]。

2）环烯醚萜苷类：采用 HPLC 法分析测定了 10 批不同产地的忍冬藤 2 种环烯醚萜苷即当药苷和马钱苷的含量，结果表明：不同产地的忍冬藤中当药苷和马钱苷的含量差异较大，广州市和成都市所产含量较高，郑州市和重庆市所产含量较低[22]，如图 5－29 所示。

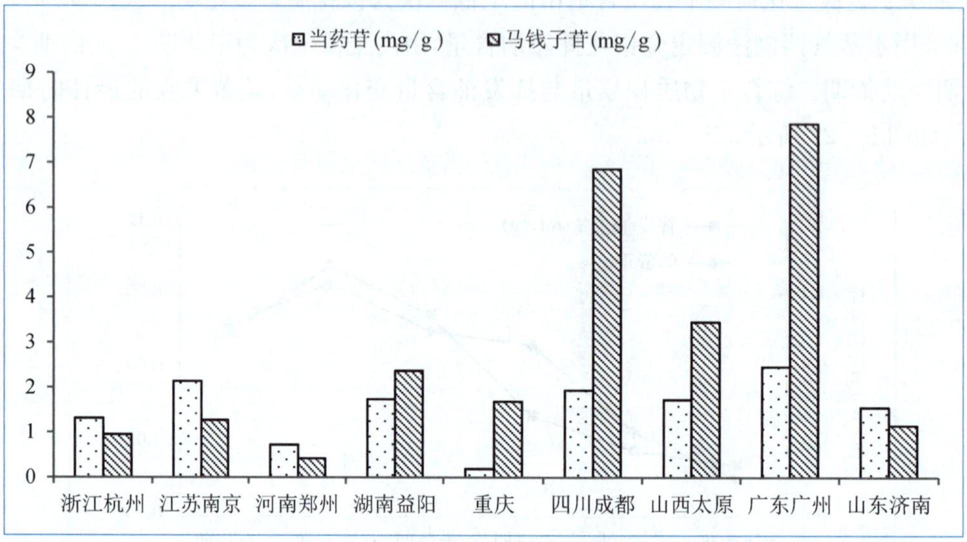

图 5－29　不同产地忍冬藤中主要环烯醚萜苷类成分的分析

3）挥发油类：通过 GC－MS 联用分析 4 个道地产区和 1 个非道地产区所产金银花新鲜花蕾挥发油的成分，发现河南省封丘县、新密市，山东省平邑县和日照市药材的主要化学成分基本一致，含量也大致相同，主要有棕榈酸、肉豆蔻酸，其含量分别为封丘县：40.94％、7.70％；新密市：43.80％、6.47％；平邑县：42.16％、7.54％；日照县：33.79％、4.94％。而南京市药材精油中肉豆蔻酸仅为 14.17％，其主要成分为金合欢醇乙酸酯和金合欢醇，分别为 20.94％、14.50％[23]。

（3）不同品种金银花资源性化学成分的分析评价

1）黄酮类：采用紫外分光光度法，对不同种类金银花中总黄酮含量进行分析评价，结果显示：南江种植的细毡毛忍冬为 5.02％～5.12％，灰毡毛忍冬为 3.03％～4.83％，淡红忍冬为 1.47％～2.82％，峨眉忍冬为 4.37％～4.81％，红腺忍冬为 4.25％。其中，河南省密县道地金银花总黄酮含量为 4.05％[24]。

2）挥发油类：采用 GC－MS 法对金银花、山银花（灰毡毛忍冬、红腺忍冬及华南忍冬花蕾）的挥发油成分进行了分析，结果表明：金银花、山银花挥发油的化学组成为烷烃、烯烃、醇醛、酮、酸、酯等；从金银花中鉴定出 15 种成分，从 3 种山银花中分别鉴定出 20 种、21 种、20 种成分；共有化学成分有 9 种，分别占各自挥发油的 81.92％、59.69％、65.11％、65.72％；金银花和 3 种山银花挥发油含量较高的化合物均为棕榈酸和棕榈酸甲酯。

3）三萜皂苷类：采用 HPLC－ELSD 法，同时测定了 2 种山银花中灰毡毛忍冬皂苷乙和川续断皂苷乙的含量，结果表明：不同品种山银花中灰毡毛忍冬皂苷乙和川续断皂苷乙含量差异较大。同时，灰毡毛忍冬皂苷乙和川续断皂苷乙含量并不低，有些高于绿原酸的含量。而皂苷类化合物也是忍冬科植物的活性物质之一，因此将其作为评价山银花质量的指标性成分是十分有必要的[25]，如图 5－30 所示。

（4）不同部位金银花资源性化学成分的分析评价

1）黄酮类：采用紫外分光光度法测定忍冬植株茎、叶、花蕾中的总黄酮含量，结果显示：忍冬植物花蕾中的总黄酮含量最高，达 3.50％，其次是忍冬茎，为 1.99％，叶中的总黄酮含量最低，仅为 1.60％[26]。

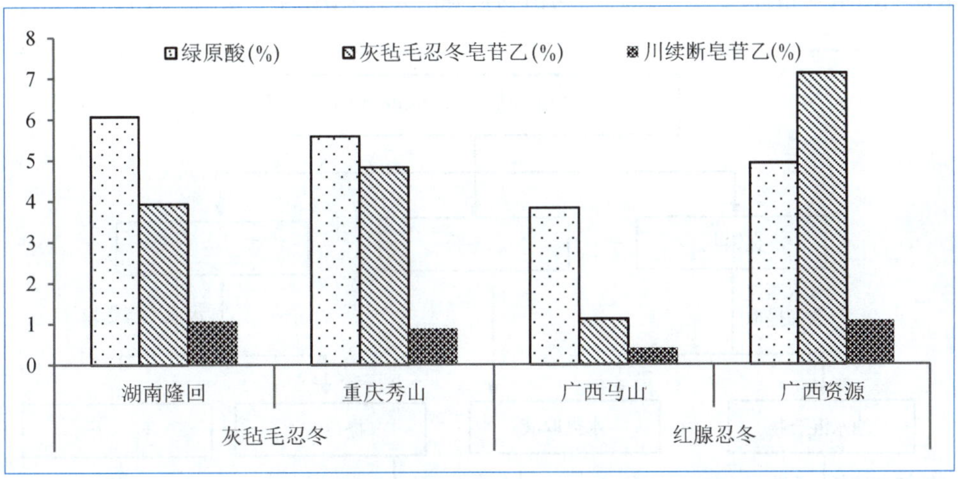

图 5-30　不同产地不同品种山银花资源性化学成分的分析评价

2) 挥发油类： 采用 GC-MS 联用方法，对忍冬不同药用部位挥发油成分进行分析比较，结果显示：金银花和忍冬藤挥发油成分具有高度相似性，含量较高的化合物均为棕榈酸(40.94%、42.41%)和亚油酸(16.02%、25.94%)，这为两者具有相同功效提供了一定依据[27]。

3) 环烯醚萜苷类： 采用 HPLC 法测定了忍冬不同部位马钱苷含量，结果显示：根的马钱苷含量比其他部位更高，达到 1%；各部位马钱苷含量依次为根>藤>叶>花。从资源综合利用考虑，根可作为忍冬药用资源开发的一个新部位[28]。

4) 三萜皂苷类： 采用 HPLC 法同时测定了灰毡毛忍冬不同部位灰毡毛忍冬皂苷乙和川续断皂苷乙的含量，结果显示：灰毡毛忍冬皂苷乙在各个部位均有发现，各部位含量：花蕾>花>花柄>叶>茎>根；川续断皂苷乙亦存在于花蕾、花、花柄、根中，各部位含量：花蕾>花>根>花柄。因此，除了花及花蕾外，还可对根、茎、叶等部位进一步开发，以便最大限度的利用灰毡毛忍冬资源[29]。

(5) 药材产地加工过程资源性成分的动态评价

1) 黄酮类： 通过不同干燥方法对金银花中总黄酮含量的影响研究发现，总黄酮含量以蒸后烘干最高，微波干燥和真空干燥次之，其余干燥方法更低。综合各干燥方法和技术对绿原酸和黄酮两类资源性化学成分的影响，以蒸后烘干和微波干燥的效果较佳[16]。

2) 挥发油类成分： 通过 SFE-CO_2 法萃取晒干、冷冻干燥和微波干燥等 3 种干燥方法所得金银花，脂溶性成分萃取率分别为 1.146%、1.644% 和 2.211%，微波干燥法的挥发油萃取率最高，晒干法的挥发油萃取率最低[16]。

四、忍冬及其近缘植物类群的资源化利用与产业化开发

1. 药材深加工与产品开发　忍冬属植物中含有的绿原酸是一种重要的生物活性物质，具有抗炎[30]、抗病毒[31]、抗菌[32]、抗氧化、增高白细胞、保肝、抗肿瘤、降血压、降血脂、清除自由基和兴奋中枢神经系统等作用。金银花中绿原酸的提取一般采用微波辅助提取[33]、有机溶剂提取法、水提醇沉法、酶法等。提取绿原酸之后，通过采取分离工艺，提高绿原酸的得率，通常的分离方法有乙酸乙酯法、聚酰胺柱层析法、大孔树脂吸附法、膜分离法、超滤法、高速逆流色谱法[34,35]等。现代科学对绿原酸生物活性的研究也已深入到食品、保健、医药和日用化工等多个领域；亦可作为天然膳食抗氧化剂和防腐剂，在某些食品中取代或部分取代目前常用的人工合成的抗氧化剂。在银黄制剂、双黄连制剂等药品的生产中，也已将绿

原酸作为质量控制的重要指标之一[36]。忍冬属植物资源的系统利用与产业化途径，如图 5-31 所示。

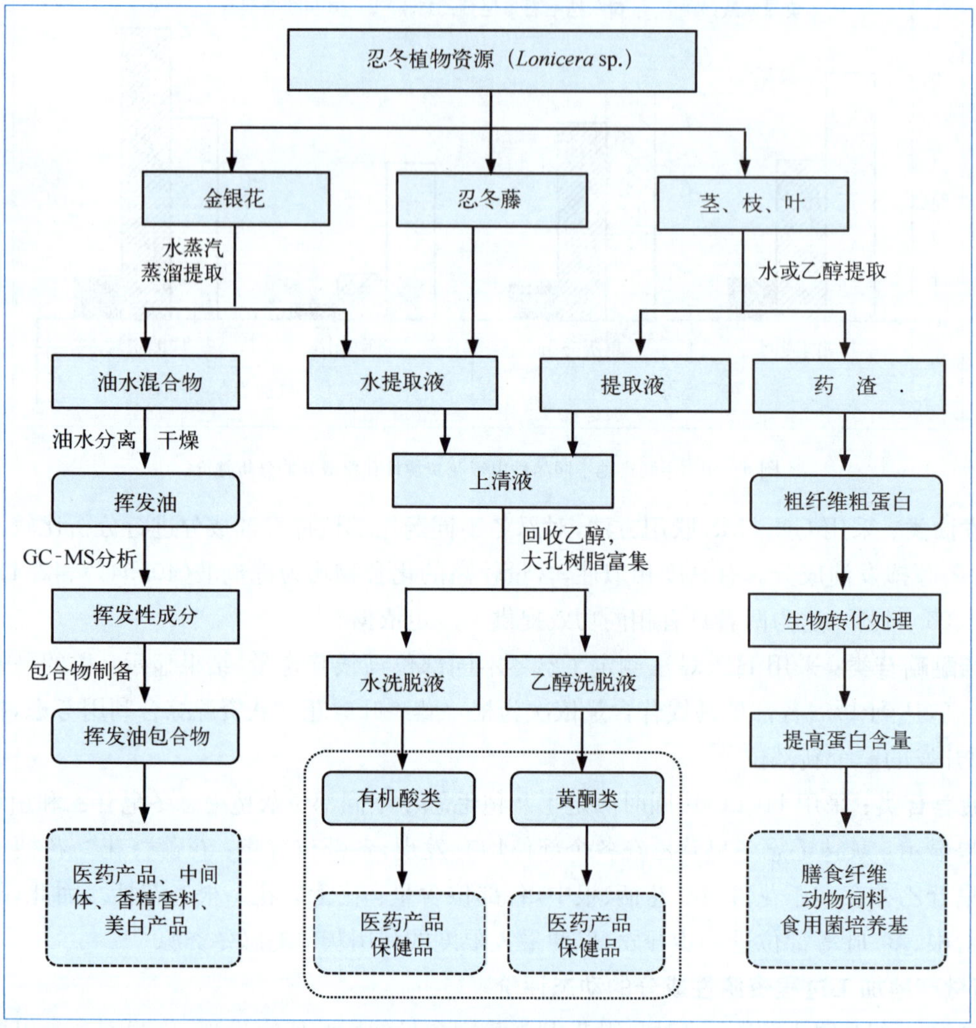

图 5-31　忍冬植物资源的系统利用与产业化途径

2. 金银花挥发油类资源性化学物质的利用　挥发油类成分是金银花的有效成分之一，不仅具有抗菌、解热、止咳、平喘等药理活性，尚具有降血压、延缓衰老等作用，且具有浓烈宜人的芳香气味。金银花挥发油中主要由芳樟醇、环氧芳樟醇等成分组成，包括了醇类、醛类、酯类、酮类、烷烃类、烯类等多种化合物。目前，以金银花挥发油为主要成分的制剂产品主要有金银花注射液、金银花露和清咽糖浆等。此外，金银花精油还是卷烟、食品、医药以及高级化妆品等行业的上等香精香料[37]。

3. 金银花生产过程废弃物的资源化利用

(1) 忍冬茎叶的资源化利用： 绿原酸类化合物是忍冬属药用植物的重要资源性化学成分。忍冬茎叶中也含有丰富的绿原酸，仅次于花蕾。忍冬藤叶的药源远比金银花丰富，采集容易，价格便宜，应该充分利用，因此可以参考金银花绿原酸提取的方法，利用茎叶为原料提取绿原酸[38]。

(2) 忍冬加工废弃物的资源化利用： 忍冬枝叶的牲畜适口性较好，有丰富的营养物质，利用忍冬枝叶及加工废弃物制造兽药，或直接作为饲料，对于预防、治疗畜禽疾病将发挥积极作用。由于金银花茎叶粗蛋白、粗纤维含量高及粗灰分较高，碳氮比较低，所以它也是一种适合于多种食用菌栽培的理想原料。平菇在金银花茎叶为主要原料的基质中能旺盛生长繁殖，产量高[39]。

◇参◇考◇文◇献

[1] 国家药典委员会. 中华人民共和国药典(一部)[S]. 2010.

[2] 吕患成,吕召. 药用忍冬属植物的地理分布及其开发建议[J]. 松辽学刊：自然科学版,1997(3)：20－24.

[3] 齐乐辉,杨连荣,尹蕊,等. 忍冬藤成分分析及在抗菌消炎等方面的研究进展[J]. 黑龙江科技信息,2010,3：207.

[4] 夏远,李弟灶,裴振昭,等. 金银花化学成分的研究进展[J]. 中国现代中药,2012,14(4)：26－26.

[5] Zhang JY, Zhang Q, Li N, et al. Diagnostic fragment-ion-based and extension strategy coupled to DFIs intensity analysis for identification of chlorogenic acids isomers in Flos Lonicerae Japonicae by HPLC－ESI－MS [J]. Talanta, 2013, 104: 1－9.

[6] Li W, Cheng Z, Wang Y, et al. Quality control of Lonicerae Japonicae Flos using near infrared spectroscopy and chemometrics [J]. Journal of Pharmace Utial and Biomedical Analysis, 2013, 72: 33－39.

[7] 陈雨,王奇志,冯煦. 忍冬属植物三萜皂苷类化学成分研究进展[J]. 中草药,2013,44(012)：1679－1686.

[8] 张百霞,周凤琴,郭庆梅. 金银花中黄酮类化合物的研究进展[J]. 中国实验方剂学杂志,2012,18(23)：349－352.

[9] 刘文娟,陈雨,马鑫,等. 灰毡毛忍冬化学成分研究进展[J]. 中国野生植物资源,2013,32(1)：6－10.

[10] 赵琰玲,尹莲. 金银花化学成分与有效成分提取研究进展[J]. 医药导报,2007,26(5)：521－523.

[11] Wang LM, Li MT, Yan YY, et al. Innce of owering stage of *Lonicera japonica* Thunb. on variation in volatiles and chlorogenic acid [J]. Journal of Scientific Food Agriculture, 2009, 89(6): 953－957.

[12] 张重义,李萍,许小方,等. 忍冬的生长特性与金银花药材质量的关系[J]. 中药材,2004,27(3)：157－159.

[13] 韩宁宁,郑芳. 不同采收期忍冬藤中马钱苷含量分析[J]. 儿科药学杂志,2013,19(003)：47－49.

[14] 周凤琴,冉蓉,李佳. 山东 10 个不同种质金银花中绿原酸含量及其品质评价[J]. 山东中医杂志,2007,26(7)：478－480.

[15] 张永清,徐凌川,王丽萍. 忍冬不同部位中绿原酸的含量测定[J]. 中国中药杂志,1996,21(4)：204－205.

[16] 彭菊艳,龚月桦,王俊儒,等. 不同干燥技术对金银花药用品质的影响[J]. 西北植物学报,2007,26(10)：2044－2050.

[17] 王晋. 金银花不同花期总黄酮含量的测定[J]. 现代农业科技,2010,1(21)：114－116.

[18] 王振中,毕宇安,尚强,等. 金银花与山银花挥发性成分 GC－MS 的研究[J]. 中草药,2008,39(5)：672－674.

[19] 谢谊,刘浩,杨瑛,等. 湖南产不同种质,采收期,加工方法的山银花质量对比研究[J]. 湖南中医药大学学报,2013,33(11)：36－39.

[20] 韩宁宁,郑芳. 不同采收期忍冬藤中马钱苷含量分析[J]. 儿科药学杂志,2013,19(003)：47－49.

[21] 辛华,丰杰,程若敏,等. HPLC 测定不同产地金银花中绿原酸和木犀草苷[J]. 中国实验方剂学杂志,2011,17(2)：60－63.

[22] 辛贵忠,钱正明,周建良,等. 忍冬藤质量标准研究[J]. 中国药学杂志,2009,44(1)：52－54.

[23] 邢俊波,李萍. 不同产地金银花挥发油 GC－MS 的比较分析[J]. 中草药,2002,33(9)：784－785.

[24] 苟占平. 川产金银花的品种品质研究[D]. 成都：成都中医药大学,2004.

[25] 卢凤来,蒋海英,陈月圆,等. HPLC－ELSD 法测定山银花中绿原酸、灰毡毛忍冬皂苷乙和川续断皂苷乙[J]. 中成药,2013,35(8)：1821－1823.

[26] 付庆霞. 忍冬不同器官化学成分分析比较[D]. 济南：山东中医药大学,2009.

[27] 李会军,张重义. 忍冬不同药用部位挥发油成分分析[J]. 中药材,2002,25(7)：476－477.

[28] 许丹,孙文基. 忍冬不同部位马钱苷含量比较[J]. 中药材,2007,29(11)：1138－1139.

[29] 滕昱伯,陈雨,赵友谊,等. HPLC 法同时测定灰毡毛忍冬不同部位 5 个活性成分的含量[J]. 中药材,2012,35(4)：586－588.

[30] Lee SJ, Son KH, Chang HW, et al. Antiinflammatory activity of *Lonicera japonica* [J]. Phytotherapy Research,

1998，12(6)：445－447.

[31] Ma SC，Du J，But PPH，et al. Antiviral Chinese medicinal herbs against respiratory syncytial virus [J]. J Ethnopharmacology，2002，79(2)：205－211.

[32] Rahman A，Kang SC. In vitro control of food-borne and food spoilage bacteria by essential oil and ethanol extracts of *Lonicera japonica* Thunb. [J]. Food Chemistry，2009，116(3)：670－675.

[33] Zhang B，Yang R，Liu CZ. Microwave-assisted extraction of chlorogenic acid from flower buds of Lonicera *japonica* Thunb. [J]. Separation Purification and Technology，2008，62(2)：480－483.

[34] Wang Z，Wang J，Sun Y，et al. Purification of caffeic acid，chlorogenic acid and luteolin from Caulis Lonicerae by high-speed counter-current chromatography [J]. Separation Purification and Technology，2008，63(3)：721－724.

[35] Wang T，Jiang X，Yang L，et al. pH-gradient counter-current chromatography isolation of natural antioxidant chlorogenic acid from *Lonicera japonica* Thumb. using an upright coil planet centrifuge with three multi-layer coils connected in series [J]. J Chromatography A，2008，1180(1)：53－58.

[36] 罗磊，郭晓园. 金银花中绿原酸的研究进展[J]. 农产品加工，2008(8)：60－62.

[37] 肖敏，谭红军，李晓华，等. 金银花茎叶挥发油提取工艺研究[J]. 重庆中草药研究，2013(2)：6－10.

[38] 张富捐，张翔宇. 金银花的应用、提取及化学成分研究进展[J]. 许昌学院学报，2003，22(2)：112－114.

[39] 何培新. 金银花茎叶原料栽培平菇技术研究[J]. 食用菌，2008，29(5)：26－27.

（李会军　张永清　王振中）

姜黄类药用生物资源及其资源化利用研究

姜黄(*Curcuma longa* L.)、蓬莪术(*C. phaeocaulis* Val.)、广西莪术(*C. kwangsiensis* S. G. Lee et C. F. Ling)和温郁金(*C. wenyujin* Y. H. Chen et C. Ling)均为姜科姜黄属(*Curcuma*)植物，其根茎入药分别称为姜黄(Curcumae Longae Rhizoma)、莪术(Curcumae Rhizoma)；其块根入药称为郁金(Curcumae Radix)。姜黄味辛、苦，性温，具有破血行气、通经止痛的功效；莪术味辛、苦，性温，具有破血祛瘀、行气止痛的功效。郁金味辛、苦，性寒，具有活血止痛、行气解郁、清心凉血、利胆退黄的功效。

姜科(Zingiberaceae)姜黄属(*Curcuma*)植物，全世界约有 50 余种，主产地为东南亚，澳大利亚北部亦有分布[1]。在我国约 10 余种，主要有温郁金、姜黄、蓬莪术、广西莪术等。主产于我国四川省、广东省、福建省、江西省、广西壮族自治区等地。传统以四川省犍为县、双流县，广东省佛山市所产姜黄视为地道药材。在印度、印尼、尼泊尔等东南亚国家及牙买加、秘鲁等南美国家和民众亦将姜黄作为天然药物或食品添加剂广泛应用。在印度的传统医学(Ayurveda)中，姜黄被认为具有健胃、滋补、净化血液的功能，用于治疗皮肤病、调节肝胆等。

姜黄为多年生草本，高 1～1.5 m。根茎发达，成丛，分枝呈椭圆形或圆柱状，橙黄色；根粗壮，末端膨大成块根。叶基生，5～7 片，2 列。花葶由叶鞘中抽出，总花梗较长，穗状花序圆柱状，上部无花的苞片粉红色或淡红紫色，长椭圆形；中下部有花的苞片嫩绿色或绿白色，卵形至近圆形，花萼筒绿白色，具 3 齿；花冠管漏斗形，淡黄色，喉部密生柔毛，裂片 3；能育雄蕊 1；子房下位，花柱细长，基部有 2 个棒状腺体。花期 8 月。

一、姜黄类资源利用现状

姜黄传统中医功效记载具有破血行气、通经止痛的功效。临床用于胸胁刺痛、胸痹心痛、痛经经闭、癥瘕、风湿肩臂疼痛、跌打肿痛等病症。以姜黄为主的代表性方剂和现代中药制剂有：姜黄散，主治牙疼；升降散，用于治疗高热、支气管炎；蠲痹汤，主治风湿相搏，身体烦疼，项臂痛重；如意金黄散，有消肿止痛的功效；化癥回生片，具有消癥化瘀的功效。

近年来，国内外学者对姜黄素进行了深入研究，并取得了一系列研究成果。尤其是对肿瘤、心脑血管疾病以及糖尿病并发脂代谢紊乱等疾病的干预、调控的分子机制研究，使姜黄素类化合物有望成为先导化合物或候选药物。以其为原料的姜黄类资源生产和利用前景广阔。姜黄素还是世界各国喜用的着色剂，广泛用于糕点、糖果、饮料、冰淇淋、有色酒等食品，是重要的食用天然色素资源。

姜黄属植物的根及根茎等组织器官是中国、日本、印度、巴基斯坦等亚洲国家传统食用香料、辛辣调味品[2]。在印度，从姜黄(*C. longa*)及其同属植物中提制淀粉作为食用的竹芋淀粉 arrowroot 的替代品。研究表明，姜黄干燥根茎含蛋白质 6.3%、碳水化合物 69.4%、粗脂肪 5.1%、矿物质 3.5%、纤维 2.6%。

姜黄素具有抗氧化、抗衰老、抑制肿瘤发生、改善机体内分泌代谢等生理活性，以及作为抗氧化剂而阻止脂质过氧化等，被广泛用于健康产品的添加剂和食物补充剂，既可提高食品的附加值，又可提升产品的竞争力。因此，姜黄类药用植物资源将具有广阔的开发和应用前景。

姜黄具有的多方面生理活性及其资源性化学物质，尚被应用于畜禽疾病的防治。姜黄提取物对肉仔鸡免疫器官发育具有促进作用；姜黄与其他药材饲料喂养，能快速催肥瘦牛；姜黄散用于治疗耕牛腕关节炎。金黄散用于由瘟病霉菌引起的高度传染性疾病(鸡瘟)的防治等。

姜黄提制的油树脂既含挥发性的芳香性成分，又含辛辣成分，是国际市场重要的食品和医药化工原料。姜黄素有很强的抗菌作用和明显的抗炎作用，用于洗涤用品兼具营养性和保健功能。姜黄素对碱敏感，当 pH 7.0～8.0 时，溶液呈黄色；pH 9.2 时，溶液变成红棕色。因此现代化工领域常利用姜黄素的理化性质作为酸碱指示剂。姜黄素能与硼形成红色配合物，可利用甲醇蒸馏姜黄素分光光度法测定碳钢、合金钢、高温合金和精密合金中硼的含量。

姜黄属植物为传统常用植物药，其药理活性主要表现在抗肿瘤、抗氧化和抗炎等方面。近年来，由于姜黄素具有阻止 β-淀粉样蛋白堆积，从而延缓阿尔茨海默病发病的作用，使其成为新药研发的焦点。国内外学者对姜黄属植物的活性多有研究，尤其在抗肿瘤方面，姜黄属药用植物中挥发油、姜黄素和多糖类成分均具有抗癌活性[3]。挥发油中活性成分能诱导细胞程序性死亡，直接杀伤癌细胞；姜黄素类成分对直接致癌因子、有害化学物质等突变原诱癌具有抗突变和抑制作用；多糖类成分则能激活巨噬细胞活性，调节系统稳态平衡，增强机体抗癌能力。因此，莪术、郁金类中药资源是发现和开发抗肿瘤产品的重要资源类群[4]。

1. *挥发油类资源性化学成分的开发利用*　姜黄属药用植物根茎部位大多富含挥发油类资源性物质，其中倍半萜类化合物最为重要，至今已从中分离并鉴定出 20 余种，其抗癌活性显著。如莪术油因其显著的抗癌活性得到国内研究者的关注，并研制出多个新药产品(莪术油注射液、莪术油栓剂、莪术油葡萄糖注射液等)。挥发油中莪术醇和榄香烯类成分为其主要活性成分，其细胞毒性明确，已被开发为抗癌制剂，广泛应用于临床，具有良好的治疗效果，如莪术油注射液[3]。此外，莪术油制剂在宫颈癌、肝癌及心血管疾病治疗方面均取得了令人满意的疗效[4]。榄香烯能直接杀伤癌细胞，能诱导 HL-60 细胞程序性死亡，现已开发成国家级抗癌新药[5]。

2. *姜黄素类资源性化学成分的开发利用*　姜黄素类化学成分是姜黄属植物中另一类重要资源性化学物质，也是近年研究的热点，其母核为二苯基庚烷，据取代基的不同分为酚性和非酚性姜黄素。迄今已从该属植物中分离鉴定出 20 余种姜黄素类化学成分，其中姜黄素、去甲氧基姜黄素和双去甲氧基姜黄素最具有开发利用的天然资源性化学物质。

对姜黄素的研究表明其可用于预防和治疗肿瘤，对多种肿瘤细胞的产生、增殖、转移均具有抑制作用，如结肠癌、胃癌、肝癌、乳腺癌、前列腺癌、皮肤癌和白血病等。其可能的作用机制有诱导肿瘤细胞凋亡、改变细胞受体连接和阻断细胞内信号反应等。姜黄素对结肠癌发生、发展的各个阶段均有抑制作用。表明姜黄素在抗肿瘤等方面颇具开发前景[6]。同时姜黄素对苯并芘、亚硝胺、亚硝基肼、TPA 等化学诱癌和癌基因突变致癌具有良好的防护作用。美国国立肿瘤所已把姜黄素列为第三代癌化学预防药，已于 2000 年列入美国药典，国外已有成药面市。除此之外，姜黄素作为色素、香料、染料、增强抗氧化酶活性而被用作食品添加剂。姜黄素除具有生理功能外，价格低廉，用量少。姜黄素的抗氧化消除自由基等特殊生理功能，能使食品质量保持不变甚至有所提高，进一步降低成本，提高市场竞争力，现普遍用于方便面饼和酱包中[2]。

3. 食用和保健产品的开发利用　姜黄干燥根茎含蛋白质 6.3%、糖类物质 69.4%、醚溶性脂肪 5.1%、矿物质 3.5%、纤维 2.6%；姜黄块茎中前三者组分含量更高。在印度，从姜黄及其同属植物中提制淀粉可作食用淀粉的替代品；提制的油树脂既含挥发性的芳香成分，又含挥发性的辛辣成分，是一种重要的食品和医药工业原料并出口。我国对姜黄属植物油树脂的研究与开发利用尚处于初始状态，该属资源植物在食用、保健和医药工业原料出口等方面，将会展现出更加广阔的开发利用及其产业化前景[4]。

以姜黄类资源植物为原料生产的主要产品及其资源价值见表 5-21。

表 5-21　以姜黄类资源植物为原料生产的主要产品及其资源价值

产品名称	利用部位/物质	资源价值
姜黄清脂丸	根茎	医药产品
姜黄清脂片	根茎	医药产品
姜黄清脂胶囊	根茎	医药产品
姜黄消痤搽剂	根茎	医药产品
四味姜黄汤散	根茎	医药产品
姜黄素	姜黄素类	中间体
莪术油	挥发油	中间体、医药产品
莪术油注射液	挥发油	医药产品
复方莪术油栓	挥发油	医药产品
复方莪术油软胶囊	挥发油	医药产品
郁金银屑片	块根	医药产品
姜黄胶囊	根茎	保健食品
姜黄银杏叶西洋参胶囊	根茎	保健食品
灵芝姜黄片	根茎	保健食品
姜黄葛根丹参胶囊	根茎	保健食品
灵芝余甘子姜黄五味子胶囊	根茎	保健食品
姜黄功能饮料	根茎	保健食品
欣泰胶囊	块根	保健食品
姜黄色素	姜黄素类	食用色素

二、资源性化学成分

姜黄属植物中主要含有姜黄素类、挥发油类、多糖类等资源性化学成分。此外，尚含有甾醇类、脂肪酸类、多肽类、生物碱类、树脂类等多种类型的化学成分[6]。

1. 姜黄素类　姜黄素类化学成分为二苯基庚烃或戊烃类化合物。根据苯环上有无羟基可分为酚性和非酚性两类。当以庚烷为母体，在1，7位有芳基取代，代表性化合物为姜黄素(curcumin)、去甲氧基姜黄素(demethoxycurcumin)，双去甲氧基姜黄素(bidemethoxycurcumin)等。该类次生代谢产物具有抗氧化损伤、调控癌基因和抑制癌基因表达、诱导肿瘤细胞分化及诱导肿瘤细胞凋亡等生物活性。姜黄素对肿瘤坏死因子(TNF)无诱生作用；双去甲氧基姜黄素的细胞毒和抑癌活性较强。姜黄素尚能选择性抑制急性髓性白血病细胞 HL-60 的增殖，因此，可用于肿瘤发生的早期干预治疗。

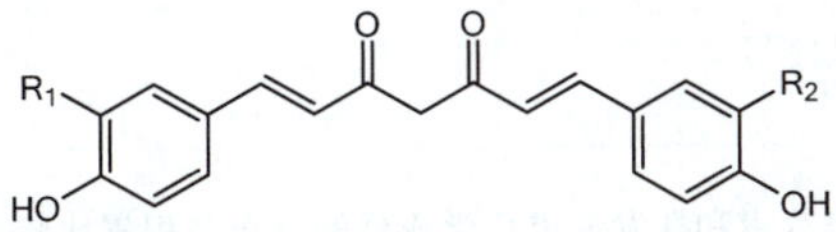

curcumin	$R_1=R_2=OMe$
demethoxycurcumin	$R_1=H$　$R_2=OMe$
bisdemethoxycurcumin	$R_1=R_2=H$

2. 其他类资源性化学成分

(1) 挥发油类：姜黄挥发油类成分主要为单萜类及倍半萜类化合物及其衍生物[7]。迄今已分离并鉴定出的倍半萜类化合物约120种，根据化学结构骨架可以分为吉马烷型、愈创木烷型、莒烷型、桉烷型、没药烷型、榄香烷型、苍耳烷型、杜松烷型、螺内酯型、蛇麻烷型、拉松烷型、倍半萜二聚体、其他类型。姜黄根茎挥发油中主要为α-姜黄酮，β-姜黄酮、姜烯(α,β-tumerone)、芳姜黄烯(artumerene)及芳姜酮等成分。姜黄挥发油类成分可保护细胞免受致突变剂的损伤并能促使已突变细胞的DNA修复，挥发油中莪术醇和榄香烯类成分具有明显的细胞毒性。

(2) 多糖类：姜黄根茎中分离得到的4种多糖成分为 ukonan A～D，主要由 *L*-阿拉伯糖、*D*-木糖、*D*-半乳糖、*D*-葡萄糖、*L*-鼠李糖和 *D*-半乳糖醛酸等以不同比例组成[8]。生物活性评价显示姜黄多糖类成分具有一定的抗肿瘤活性。

三、资源性化学成分的积累动态与分析评价

1. 姜黄素类资源性化学成分的分析评价

(1) 姜黄属植物总姜黄素、姜黄素和挥发油的分析评价：对重庆市、四川省、浙江省、广西壮族自治区等产地的姜黄属不同种类植物的总姜黄素、姜黄素和挥发油含量进行分析，结果表明不同种类植物中的含量差异悬殊，可达上百倍，挥发油含量差异可达6倍，同一种类的不同产地之间差异较小。总姜黄素最高为姜黄根茎，含量均在2%以上；其次为印尼莪术(*C. xanthorrhiza*)、川姜黄(*C. sichuanensis*)和川郁金(*C. chuanyujin*)，其含量为0.2%～0.5%；其余种类低于0.1%[9,10]。

(2) 姜黄不同部位的总姜黄素和姜黄素的分布规律[11]：基于姜黄植物不同组织器官中挥发油含量分析表明：以根茎和块根为高，分别为4%～8%和1%～3%；其余部位分别为1%～3%和0.1%～0.5%。姜黄中总姜黄素的含量：根茎均在2%以上，须根为0.488%，块根仅0.023%。姜黄属各种药用植物的根茎中姜黄素和挥发油含量均为最高，块根含量最低，如图5-32，图5-33所示。

(3) 姜黄干燥加工过程与不同贮存期化学成分的动态变化：姜黄在干燥过程中受到日光照射，所含姜黄素类成分可能引起降解反应。其降解途径如图5-34所示。其降解产物包括香草醛、香草酸、2-羟基-香荚兰乙酮、原儿茶醛、乙酰阿魏酮、反式阿魏酸、顺式阿魏酸等。

对不同贮存期姜黄中挥发油含量动态分析评价表明，根茎干燥后贮藏12个月其挥发油损失可高达27.5%。姜黄素遇光易分解，药材贮存期长，其姜黄素含量明显下降，如图5-34所示。

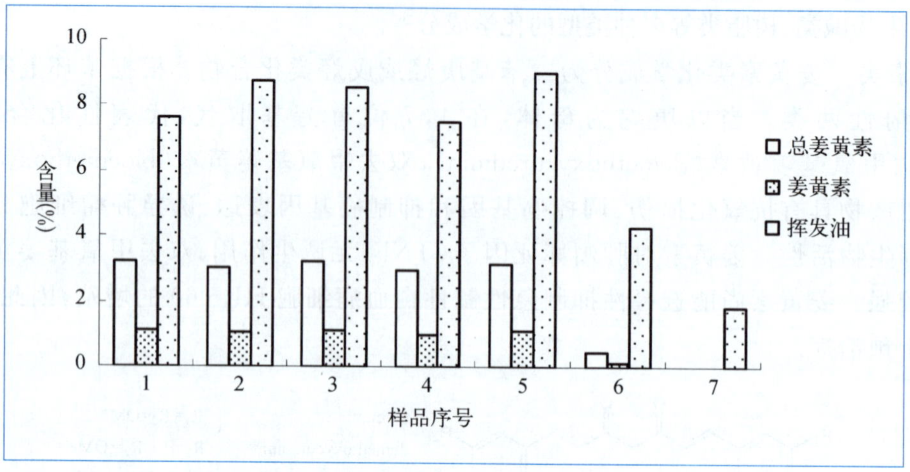

图5-32　姜黄不同部位的总姜黄素、姜黄素和挥发油类化学成分的分布与积累比较

1～5. 根茎　6. 须根　7. 块根

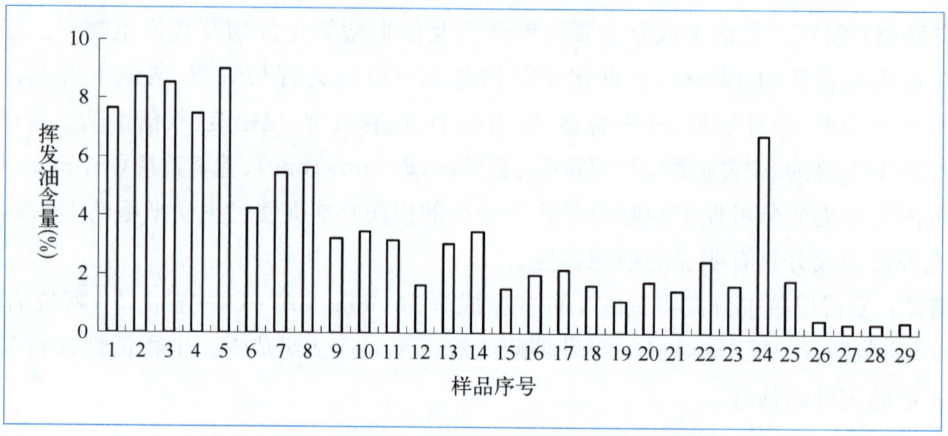

图5-33　姜黄类药用植物根部挥发油含量分析比较

1～5. 姜黄根茎　6. 姜黄须根　7. 川姜黄根茎　8. 川郁金根茎　9～12. 温郁金须根　13、14. 毛郁金根茎　15～18. 蓬莪术根茎　19. 蓬莪术须根　20. 顶花莪术根茎　21. 黄莪术根茎　22. 广西莪术根茎　23. 细莪术根茎　24. 印尼莪术根茎　25. 姜黄块根　26. 绿丝郁金块根　27. 温郁金块根　28. 桂郁金块根　29. 云南郁金块根

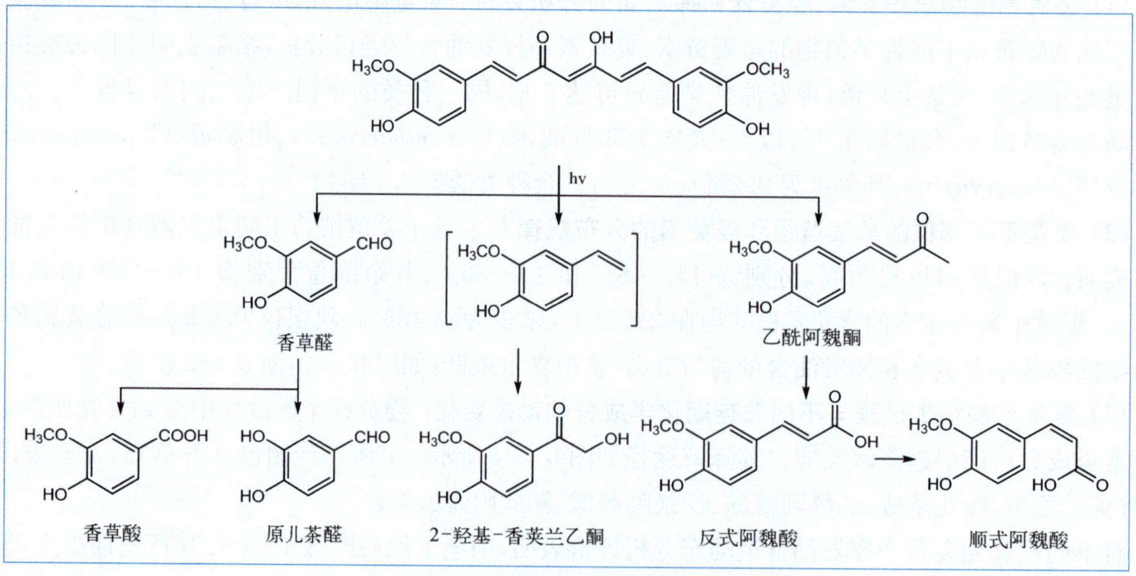

图5-34　在日光照射下姜黄药材中姜黄素的可能降解途径及其产物

2. 新鲜块茎中郁金、莪术、姜黄挥发油成分分析评价 比较泉州种植基地生产的温郁金新鲜块茎中郁金、莪术、姜黄挥发油化学成分及含量的差异，结果表明[12]：郁金、莪术、姜黄的挥发油出油率范围在0.3%～3.3%，姜黄挥发油得率远高于莪术与郁金。郁金、莪术、姜黄挥发油组分均存在差异，莪术挥发油成分以莪二酮、吉马酮为主，郁金、姜黄挥发油成分以桉树脑为主。

3. 不同产地姜黄的品质评价 分析广东省、广西壮族自治区、福建省、江西省、四川省、云南省等地的17批次不同产地姜黄药材中姜黄素类成分含量，结果表明[4]：不同产地姜黄药材中姜黄素类成分含量变化范围较大，但姜黄素、去甲氧基姜黄素、二去甲氧基姜黄素等各单一指标成分含量的分布比较均匀。

4. 优化提取方法，提升资源利用效率 采用微波法提取姜黄素，在70%乙醇溶液浸取、料液比1∶15、微波功率240 W、微波回流时间3 min的条件下，姜黄素提取率大幅度提升，为乙醇加热回流法的100倍，是酶解后碱水回流提取的83倍。有报道[13]，采用超临界CO_2萃取技术萃取姜黄素的最佳条件为萃取压力25 MPa，萃取温度55℃，采用无水乙醇作为夹带剂(与超临界CO_2流体同步泵入萃取器中)，用量为30%，静态萃取4 h，动态萃取5 h，CO_2流量3.5 L/min。

四、姜黄类资源开发利用与产业化

1. 姜黄类资源的开发利用途径 姜黄类资源的传统应用以其块根、根茎入药，作为临床配方用药或制备配方颗粒进行应用，亦作为中成药制剂原料。姜黄药用首载于《唐本草》，味辛、苦，性温，具有破血行气、通经止痛的功效，用于胸胁刺痛、胸痹心痛、痛经经闭、癥瘕、风湿肩臂疼痛、跌打肿痛[6]。郁金，味辛、苦，性寒，归肝、心、肺经，具有活血行气、清心解郁、利胆退黄、凉血止血的功效，多用于气滞血瘀之胸胁腹痛、经闭痛经、热病神昏、癫痫痰闭及肝胆湿热、血热出血等症。莪术，味辛、苦，性温，归肝、脾经，具有破血行气，消积止痛的功效。莪术多用于气滞血瘀之重证，如瘀血经闭、胁下痞块、心腹瘀痛等，也可用于食积腹痛之症。

该植物类群中资源性化学成分的利用以其挥发油类、姜黄素类较为系统和深入，已形成一定的资源优势和产业效益。有专利报道了姜黄类及挥发油类资源性化学成分的提取分离制备以及姜黄素衍生物的制备方法等[14～19]，为其广泛应用于不同领域奠定了基础。最近报道，美国FDA批准姜黄色素C3复合物的GRAS身份。姜黄色素不仅是一类天然色素，对人类健康的益处颇多，具有预防前列腺癌、阿尔茨海默病、心力衰竭等功效。此外，姜黄素及其衍生物在癌症、心脑血管疾病、抗菌以及糖尿病并发脂代谢紊乱疾病等方面也展现出良好预期[20～25]，有望开发新型的药物和健康产品。挥发油类以莪术挥发油作为抗肿瘤制剂已开发应用，用于治疗妇科肿瘤如宫颈癌等。

姜黄类植物资源的系统利用与产业化途径，如图5-35所示。

2. 姜黄色素的制备 提取姜黄色素的方法有多种[26]，主要包括：① 有机溶剂提取法；② 碱水提取法；③ 超临界CO_2流体萃取法等。

姜黄色素的精制方法主要有：① 专一性溶剂法：利用溶媒对姜黄色素的溶解能力的差别使色素与杂质分开。② 酸碱法：采用有机溶剂提取的姜黄色素粗产品中含有大量酯类物质，用酸碱法处理可使其水解，从而达到纯化目的。③ 酶水解法：采用水提取法获得的姜黄色素中含有淀粉，采用淀粉酶进行水解使淀粉与色素紧密结合的大分子降解成麦芽糖和葡萄糖等，其与色素吸附力较小。④ 色谱法：包括柱色谱法和薄层色谱法。⑤ 离子交换树脂法：将一定浓度的粗产品溶液进行离子交换处理，利用交换树脂所具有的选择性分离达到纯化的目的。⑥ 分子蒸馏法等。

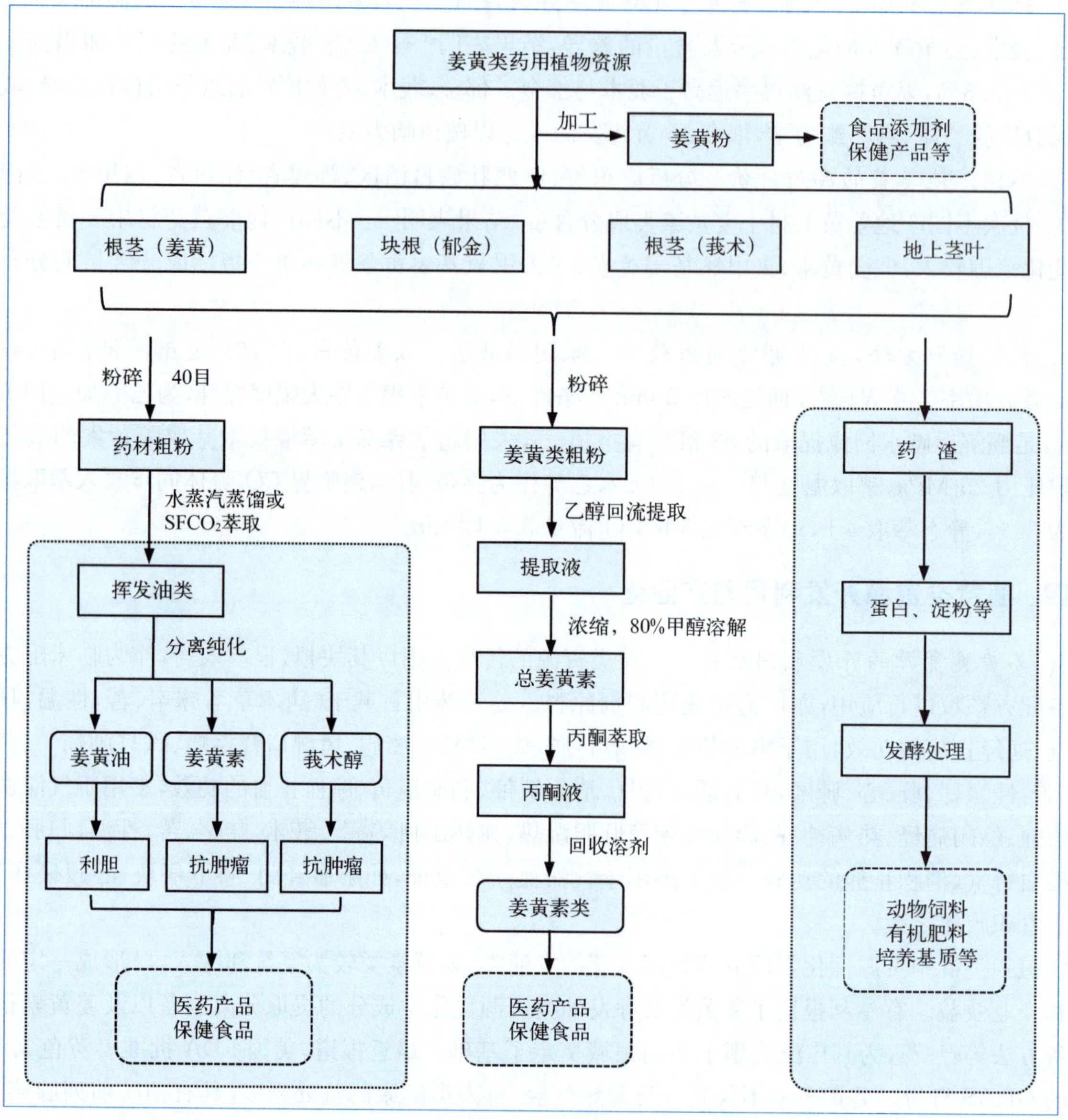

图 5-35 姜黄植物资源的系统利用与产业化途径

3. 姜黄类药材产业化过程废弃物的资源化利用

(1) 姜黄、莪术、郁金茎叶的资源化利用

1) 挥发油类：莪术根茎和叶片中的挥发油组成类同。莪术叶片部分挥发油中抗癌有效成分莪术二酮、吉马酮、β-榄香烯等含量较高，甚至超过根茎中的含量[7]。广西莪术茎叶总挥发油含量较高(0.6%)，其中樟脑、β-榄香烯、莪术呋喃烯、石竹烯、石竹烯氧化物、异龙脑等化学成分含量较高[11]。研究发现，在广西莪术叶中发现 9 种块根和根茎中未发现的成分，分别为异匙叶桉油烯醇(0.67%)、β-水芹烯(0.61%)、邻伞花酯烃(0.38%)、L-芳樟醇(3.48%)、香柠檬烯(0.34%)、D-橙花叔醇(0.28%)、石竹烯氧化物(0.73%)、(−)-萜品烯-4-醇(0.43%)、β-月桂烯(0.40%)[12]。

2) 微量元素：温郁金茎叶中富含多种矿物质元素，如 Ca、K、Mg、Fe、K、Mg、Mn、Zn 等。温郁金茎和叶中有些矿物质元素含量与根中相差不大，说明茎叶均具有很大潜在开发价值[27]。此外，姜黄属植物茎叶中还含有多糖类等可利用物质。

(2) 姜黄、莪术、郁金茎叶资源化利用： 姜黄属植物叶片中挥发性成分与根茎、块根的差异较大。如桉油精的含量占总挥发油总量的 34.68%，该成分不仅具有良好的抗菌作用，对皮肤瘙痒、神经痛及风湿痛有较强的作用。桉油喷雾剂临床以雾化喷喉形式用于治疗鼻炎、喉炎、扁桃体炎、腮腺炎、支气管炎和局部消肿取得明显疗效。从废弃的叶片中提取出的桉精油和 *L*-芳樟醇，对中枢神经系统有抑制作用，具有潜在的应用价值[12]。研究发现，温郁金茎叶石油醚提取部位具有抗肿瘤作用。据报道，广西莪术茎叶 10%～60%的醇沉多糖均具有较明显的体外纤溶活性，该部分醇沉多糖的得率较高，约为 40%，且通过用碘液检测发现其所有的活性多糖均不含淀粉。因此，在应用醇沉方法制备具有纤溶活性多糖的过程中，可消除淀粉对活性多糖分离的干扰，显示广西莪术茎叶多糖具有潜在的抗血栓药物及保健食品开发价值，其制备工艺具有可行性[28,29]。

(3) 以消耗姜黄属药材的产品制造过程废弃物资源化利用： 目前中药工业生产主要利用姜黄属资源中的挥发油类和姜黄素类成分，提取后的药渣废弃，造成资源浪费和环境污染。研究表明废弃药渣中多富含可利用的资源性物质[30]。

1) 莪术药渣作畜牧饲料添加剂： 在禽畜饲料中添加莪术粉渣，可使禽畜产生抗菌和抗病毒功能，预防禽流感高致病性疫病、猪伤寒病和仔猪黄白痢病[31]。

2) 姜黄药渣中淀粉的利用： 由于在乙醇循环法提取姜黄素的过程中采用了浓度较低的乙醇溶液，所以姜黄中的大部分可溶性糖(包括部分可溶性淀粉)均已损失。药渣中残留下的糖类主要为水不溶或难溶性淀粉。姜黄药渣中淀粉的制备工艺为：将提取姜黄油和姜黄素后的姜黄残渣进行匀浆处理，以一定规格的尼龙绢过滤处理，用盐酸将滤得的淀粉浆酸化至适当 pH，静置待淀粉沉淀后，除去上清液并重复洗涤多次，取沉淀烘干并粉碎，即得姜黄药渣水不溶淀粉[32]。

综上所述，姜科药用植物在收获传统药用部位根及根茎的过程中废弃的大量茎叶，以及以消耗姜黄类药材原料为代表的深加工产业化过程中产生的药渣、废水等均具有多途径、多层次的开发利用和产业化资源价值。如能进一步揭示其科学内涵和资源利用价值，将会有效延伸姜黄类资源经济产业链，提升该类药用生物资源的利用效率和经济效益，同时减少废弃物对生态环境的压力，实现循环经济绿色发展的目的。

参考文献

[1] 侯宽昭. 中国种子植物科属词典(第二版)[M]. 北京：科学出版社，1982.

[2] 欧珍贵，刘凡值，李家兴，等. 姜黄资源概况及其开发利用[J]. 贵州农业科学，2006，34(4)：126-127.

[3] 葛跃伟，高慧敏，王智民. 姜黄属药用植物研究进展[J]. 中国中药杂志，2007，32(23)：2461-2467.

[4] 肖小河，介苏中，武乔传，等. 姜黄属药用植物研究进展[J]. 中草药，1997，28(2)：114-119.

[5] 陈铁晖，严国鸿，陈华. 姜黄的化学成分及抗肿瘤作用研究进展[J]. 海峡预防医学杂志，2004，10(6)：23-25.

[6] 王琰，王慕邹. 姜黄属常用中药的研究进展[J]. 中国药学杂志，2001，36(2)：80-84.

[7] 黄鹏腾，吴芳，黄双路，等. 福建产温郁金新鲜块茎中郁金、莪术、姜黄挥发油化学成分比较[J]. 海峡药学，2009，21(4)：79-82.

[8] 夏文娟，肖小河，刘峰群，等. 国产姜黄属植物的化学成分分析[J]. 中国中药杂志，1999，24(7)：423-424，434.

[9] 蒋永和，袁继承，沈志滨. 姜黄属植物化学成分的研究进展[J]. 亚太传统医药，2009，5(2)：124-127.

[10] 赵欣，袁丹，孔令锋，等. 国产姜黄药材质量的比较研究[J]. 沈阳药科大学学报，2006，23(4)：224-228.

[11] 成晓静，刘华钢，廖月葵，等. 3 种莪术不同部位挥发油成分比较[J]. 中药材，2009，32(10)：1551-1553.

[12] 王晓华，朱华，王孝勋，等. 广西莪术叶与根茎、块根挥发油的比较研究[J]. 时珍国医国药，2012，23(7)：1650-1652.

[13] 宿树兰，吴启南，欧阳臻，等．超临界 CO_2 萃取测定姜黄中姜黄素的实验研究[J]．中国中药杂志，2004，29(9)：857－860．

[14] 潘天义，文雁君，李林正，等．一种从姜黄中提取分离姜黄素和姜黄油的方法：中国，CN102408320A[P]．2012－04－11．

[15] 金绍生，赵丽娟，方明，等．一种从姜黄中提取姜黄素的方法：中国，CN102617316A[P]．2012－08－01．

[16] 向怡卉，赵丽娟，董玲燕．一种高收率的水提姜黄素的方法：中国，CN103130629A[P]．2013－06－05．

[17] 顾民，李蜻菲，汪海麟．一种高浓度水溶性姜黄色素的制备方法：中国，CN103054006A[P]．2013－04－24．

[18] 怀其勇，马庆林．一种活性姜黄素衍生物及其制备方法：中国，CN103044443A[P]．2013－04－17．

[19] 赵瑞峰，胡静，李峰，等．一种类姜黄素及其制备方法和应用：中国，CN103601672A[P]．2014－02－26．

[20] 黄志纤，古练权，陈上英，等．一种姜黄素类似物及其制备方法和在制备抗阿尔茨海默病药物中的应用：中国，CN102225919A[P]．2011－10－26．

[21] 孙长颖，金铱煌，李颖，等．含有姜黄素的组合物及姜黄素作为制备调节血糖组合物的应用：中国，CN101879190A[P]．2010－11－10．

[22] 王光荣，沈玉龙，欧阳圣映．类姜黄素缩芳香胺希夫碱衍生物及其制备方法和在制备抗菌药物的应用：中国，CN103159644A[P]．2013－06－19．

[23] 拉姆什特·娜娜潘·加妮依帕岚普，安妮莎·克里斯南·奈尔，卡维莎·帕塔萨拉，等．蒂用于治疗过敏性眼/鼻疾病的姜黄色素及其代谢物：中国，CN102361552A[P]．2012－02－22．

[24] 孙纲春，周广舟，李志成，等．一种姜黄素衍生物的制备方法及抗肿瘤药物：中国，CN10333314OA[P]．2013－10－02．

[25] 葛海霞，钱坤，李敬芬．姜黄素类糖苷及其制备方法和在抗帕金森氏病中的应用：中国，CN103396462A[P]．2013－11－02．

[26] 刘树兴，胡小军．姜黄色素的研究进展[J]．陕西科技大学学报，2003，21(4)：37－39．

[27] 秦坤良，汤淙淙，黄可新．温郁金根茎叶微量元素含量的测定[J]．广东微量元素科学，2005，12(9)：30－32．

[28] 汤淙淙，秦坤良，黄可新．温郁金茎叶化学成分及抗肿瘤活性[J]．温州医学院学报，2007，37(2)：110－113．

[29] 曾金强，潘小姣，陈秋燕，等．广西莪术及其茎叶多糖的体外纤溶活性研究[J]．中国医药导报，2012，9(33)：22－24．

[30] 晏明全．姜黄素工业废水物化方法处理研究[D]．西安：长安大学，2003．

[31] 林岳安．莪术渣粉作为禽畜饲料添加剂的应用：中国，CN1644081[P]．2005－7－27．

[32] 王贤纯．姜黄的综合利用[J]．食品研究与开发，1992(3)：1－6，17．

（宿树兰　张俊清　肖小河）

当归药用资源及其资源化利用研究

当归(Angelicae Sinensis Radix)为伞形科植物当归[*Angelica sinensis* (Oliv.) Diels]的干燥根。其味甘，性温、平，具有补血活血，调经止痛，润肠通便的功效。常用于月经不调，经闭，痛经，症瘕结聚，崩漏，虚寒腹痛，痿痹，肌肤麻木，肠燥便难，赤痢后重，痈疽疮疡，跌扑损伤等症的治疗。

伞形科(Umbelliferae)当归属(*Angelica*)植物全世界约 80 种，在我国有 26 种 5 变种 1 变型，分布于南北各地，主产东北、西北和西南地区[1]。当归药用历史悠久，栽培生产历史可上溯至 1800 年前。目前，当归产地分布于甘肃省定西、陇南地区(岷归)；云南省曲靖、丽江、大理地区(云归)；四川省的阿坝、雅安地区(川归)；湖北省恩施等地(窑归)。其中，以甘肃产“岷归”产量大，品质优，世为地道，为当归商品药材主流，约占我国当归总产量的 80%以上[2,3]。

在我国西南地区将同属植物大叶当归(*A. magaphylla*)、金山当归(*A. valida*)、隆萼当归(*A.

oncosepala)和疏叶当归(*A. laxifoliata*)等作为地区民族、民间习用当归品种使用。东当归(*A. acutiloba*)为《日本药局方》法定当归品种,我国四川省、东北部分地区有一定规模引种。朝鲜当归(*A. gigas*)在韩国、朝鲜作为当归使用,我国吉林省延边朝鲜族自治州部分地区亦有代当归使用者[2]。

当归为两年生或三年生草本。主根肥大、肉质、有香气。茎直立,绿色或稍带紫色。叶互生,基部扩大呈鞘状抱茎,紫褐色。基生叶及茎下部叶为2~3回奇数羽状复叶,边缘有齿状缺刻或粗锯齿。复伞形花序,顶生,每1小伞形花序具小花12~36朵。花瓣5,雄蕊5,子房下位;双悬果,扁平,有膜翅,长椭圆形,熟时黄褐色。花期6~7月,果期7~8月。

一、资源利用现状

当归始载于《神农本草经》列为上品,具有补血活血、调经止痛、润肠通便的功效。在众多医药典籍中对当归的功用和特点均有记载。《日华子本草》谓其:"治一切风,一切血,补一切劳,破恶血,养新血及主癥癖。"《珍珠囊》对当归不同药用部位归头、归身、归尾商品规格功效特点记载曰:"头破血,身行血,尾止血"。因此,当归被广泛应用于临床各科,尤善于妇科血瘀证诸疾的治疗和调养,素有"十方九归"之称。以当归为主的代表性中医经典方剂有当归补血汤、四物汤等。

现代生物学和药理学研究证实,当归具有镇痛、抗氧化、抗辐射、抗炎、抗凝血、调节神经系统、抑制血小板聚集、抑制子宫收缩、改善造血功能、增加冠脉流量、抗心律失常、增强免疫功能、抗肿瘤、调节血脂、促进肠蠕动等作用[4]。多用于气血不足,原发或继发性痛经,妇女产后血虚血瘀,血栓性脉管炎,偏头痛,疲劳综合征,低剂量辐射损伤,肠燥便秘等病症。

依据当归具有的独特功效,采用现代制药技术研究开发出一系列资源性产品,有效带动当归资源的生产和利用。目前,以当归为主要组成药味开发生产的中药制剂有当归补血口服液、当归油胶丸、当归浓缩膏、四物颗粒、少腹逐瘀胶囊、血府逐瘀口服液等。

当归具有扩张外周血管、降低血管阻力、增加循环血流量等作用,其水溶液具有良好的抗皮肤衰老和美容作用,显著抑制酪氨酸酶的活性,从而抑制黑色素的形成,对黄褐斑、雀斑等色素性皮肤病效果良好。因此,以当归为主要原料开发生产的当归养生抗衰老和美容美白系列健康护理产品在国内外市场获得消费者的认可。

当归也是重要而广为应用的膳食滋补品,尤其深受广东省、福建省、中国台湾地区,以及东南亚国家民众所喜爱,在日常煲汤滋补和健康调养中占有不可或缺的地位[5]。因此,各种当归膳食饮片、当归与枸杞子、黄芪、党参、大枣等补益类中药配伍而成的当归养生系列产品应运而生。

当归富含挥发油具有独特的风味,作为兼具增香调味和保健功能已形成独具特色的健康产品、日用调味品、食用或功能香料应用。此外,当归地上部分茎叶中含有多类有效成分,如黄酮类、酚酸类等[6],且具有较强的抑菌活性[7]。因此,可拓展当归的资源利用途径,开发新的家畜抗菌药物。

以当归资源为原料生产的主要产品及其资源价值见表5-22。

表5-22 以当归资源为原料生产的主要产品及其资源价值

产品名称	利用部位/物质	资源价值
当归配方颗粒	根	医药、保健价值
当归丸	根	药品(用于月经不调,经来腹痛)
当归片	根	药品(补血活血,调经止痛)
当归颗粒	根	药品(补血活血,调经止痛)

续 表

产 品 名 称	利用部位/物质	资 源 价 值
浓缩当归丸	根	药品(补血活血，调经止痛)
当归益血膏	根	药品(滋补气血)
当归养血丸	根	药品(养血调经)
当归流浸膏	根	药品(养血调经)
当归浸膏片	根	药品(养血调经)
当归补血丸	根	药品(补养气血)
补血当归精	根	药品(滋补气血)
当归益血口服液	根	药品(补养气血)
当归丸(浓缩丸)	根	药品(补血活血，调经止痛)
当归调经颗粒	根	药品(补血助气，调经)
当归精油	根(挥发油)	化妆品

二、资源性化学成分

当归药用部位根中资源性化学成分中主要为挥发油类、有机酸类、核苷类、氨基酸类、糖类等化学成分。此外，尚含有神经酰胺类、多炔类、维生素类等。

1. 挥发油类[8,9] 当归植物根中富含挥发性物质，主要由萜类和内酯类成分组成，包括藁本内酯、正丁烯基酞内酯、α-蒎烯、月桂烯、双环榄香烯、别罗勒烯、β-金合欢烯、α-柏木烯法尼烯、匙叶桉油烯醇、小豆蔻烯、石竹萜烯、朱栾倍半萜等。当归叶的挥发油组成主要为α-蒎烯、佛手相烯等。该类成分具有抑菌、抑制子宫收缩等生理活性。

当归挥发油中的特征性化学组成为富含烷基苯酞类成分。其中以 *Z*-藁本内酯(*Z*-ligustilide)含量最高，已分离鉴定的烷基苯酞类化学成分有：*E*-藁本内酯(*E*-ligustilide)、*Z*-正丁烯基酞内酯、*E*-正丁烯基酞内酯、3-丁基酞内酯、butylphthalide、新蛇床内酯等。除单体苯酞类成分外，尚含有其二聚体：*Z*,*Z*′-3,3′,8,8′-diligustilide、riligustilide、新藁本内酯(angelicide)、*Z*,*Z*′-6,8′,7,3′-diligustilide、levistolide A、*Z*,*E*-ligustilide dimmer、*E*,*Z*′-6,6′,7,3′α-diligustilide 等，通常认为这些二聚体是由不同类型的苯酞单体通过环加成反应伴随进一步氧化或开裂而形成的系列衍生物。

2. 有机酸及其酯类 当归中有机酸及其酯类成分主要为阿魏酸及阿魏酸松柏醇酯(coniferylferulate)[10]，该类化学成分具有抑制血小板聚集、抗氧化、抗自由基、抗菌、抗肿瘤、抗突变等较为广泛的生理活性。此外，尚含有香草酸、咖啡酸、绿原酸、丁二酸、邻羧基苯正戊酮、烟酸、二十四烷酸、棕榈酸、邻苯二甲酸二丁酯等[11]。

3. 神经酰胺类 从当归根部80%乙醇提取物中分离鉴定出神经酰胺类(脑苷酯类)化学成分：angelicamide A、angelicamide B，该类成分具有保护神经细胞等重要的生物活性[12]。

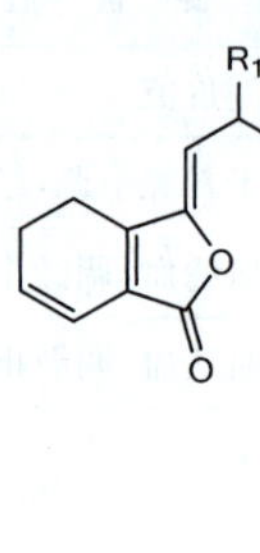

Z-藁本内酯: R_1=H
洋川芎内酯F: R_1=OH

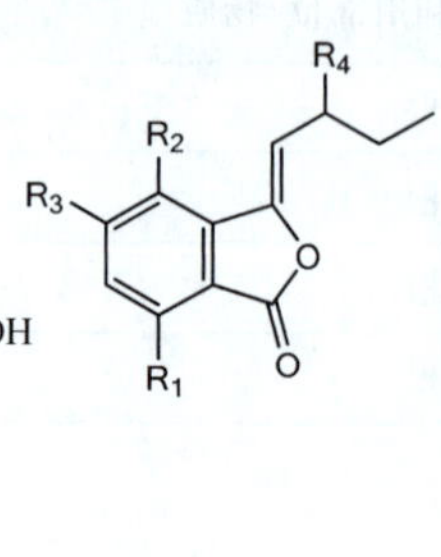

Z-butylidene phthalide: $R_1=R_2=R_3=R_4$=H
3-butylidene-7-hydroxyphthalide: R_1=OH, $R_2=R_3=R_4$=H
洋川芎内酯 B: R_2=OH, $R_1=R_3=R_4$=H
洋川芎内酯 C: R_3=OH, $R_1=R_2=R_4$=H
洋川芎内酯 E: R_4=OH, $R_1=R_2=R_3$=H

4. 糖类　当归多糖类资源性化学成分具有抗肿瘤、抗突变、增强机体免疫功能等作用[13~15]。当归中两种葡聚糖 APS-1cⅠ和 APS-1cⅡ。APS-1cⅠ仅由(1→4)α-*D*-葡萄糖聚合而成的直链葡聚糖；APS-1cⅡ由(1→4)α-*D*-葡萄糖和(1→6位)α-*D*-葡萄糖以摩尔比 4∶1 重复聚合而成的葡聚糖。其分子质量范围分别为 1.7×10^5 Da 和 3.9×10^4 Da。尚含有阿拉伯葡聚糖(APS-1d)，由葡萄糖和阿拉伯糖以 13.8∶1 摩尔比组成；由阿拉伯糖、半乳糖、葡萄糖、鼠李糖组成的杂多糖，其摩尔比为 1.38∶1.27∶1.00∶1.07，平均分子质量大于 2×10^6 Da。当归中的低聚糖主要为蔗糖。

5. 氨基酸类　从岷归药材中测得含有 19 种氨基酸，以 Arg 含量最高达 1.72%，Glu 次之 0.97%，尚含有 Lys、Val、Trp、Met 等 8 种人体必需氨基酸。

三、资源性化学成分积累动态与分析评价

当归栽培生产过程中，从播种到收获种子需要跨三年、越两冬，全生育期约 500 d，从栽培的角度上可分为三个生育期：育苗期(第一年)、成药期(第二年)和留种期(第三年)。当归的资源化学动态评价主要集中在当归成药期。

1. 不同产地传统采收期当归资源化学评价　对我国各主产区传统采收期的 25 批次当归药材样品中总挥发油、藁本内酯、正丁烯基酞内酯、阿魏酸、总多糖进行分析，运用主成分分析法对各产地样品进行综合评价。结果显示[16]：岷归、云归、川归、窑归中，以甘肃岷归质量为优；藁本内酯含量对当归质量的影响较为显著。另对不同产地当归药材中鸟苷、尿苷、腺苷和胞苷等核苷类成分进行分析评价，结果发现依含量高低顺序依次为岷归＞川归＞云归＞窑归，如图 5-36 所示。

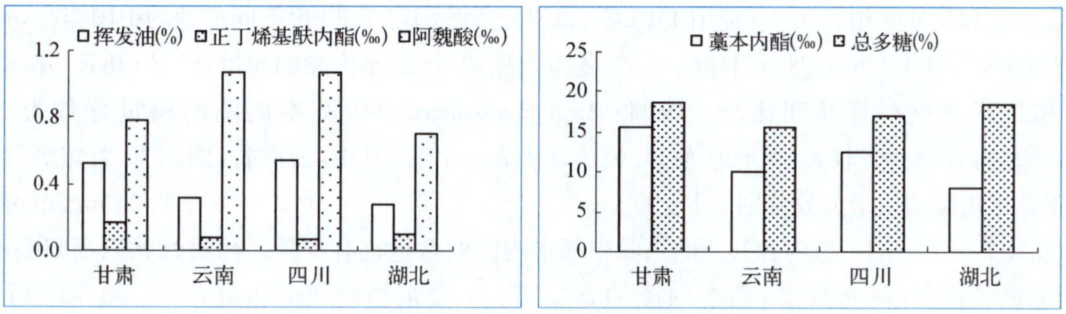

图 5-36　不同产地当归药材多指标成分比较分析

依据当归具有补血和血，调经止痛，润肠通便的多元功效，选择与其功效密切相关的藁本内酯、正丁烯基酞内酯、阿魏酸、总多糖等化学成分群为指标，构建当归药材适宜采收期多指标评价体系。通过对我国当归三个不同产地的八个代表性生产基地系统采样进行多指标分析，并结合药用部位生物产量进行综合评价，结果表明[17]：当归各产地的适宜采收期分别为甘肃省岷县(岷归)为 10 月中旬；云南省鹤庆县(云归)为 10 月上旬；四川省宝兴县(川归)为 10 月下旬。甘肃省、云南省的评价结果与传统采收期基本一致，而四川省的当归适宜采收期评价结果与传统采收期 10 月中旬相比则较晚，如图 5-37 所示。

2. 不同产地不同采收期当归挥发性成分 GC-MS 及多糖类成分分析与评价　采用 GC-MS 的分析方法，对当归样品中主要共有组分正丁烯基酞内酯、异丁烯基酞内酯、*Z*-藁本内酯、*E*-藁本内酯相对含量的变化进行分析[18]，探讨不同产地不同采收期当归中挥发性成分积累变化规律。结果显示 GC-MS 法分析鉴别当归挥发油中 32 个成分，其中正丁烯基酞内酯、异丁烯基酞内酯、*Z*-藁本内酯、*E*-藁本内酯 4 种主成分总量约占挥发油总量的 53%以上。相似度与聚类分析结果表明，不同产地当归在 10 月挥发性成分组成及相对含量具有良好的相似性；同一产地不同采收期当归药用部位挥发性成分的组成

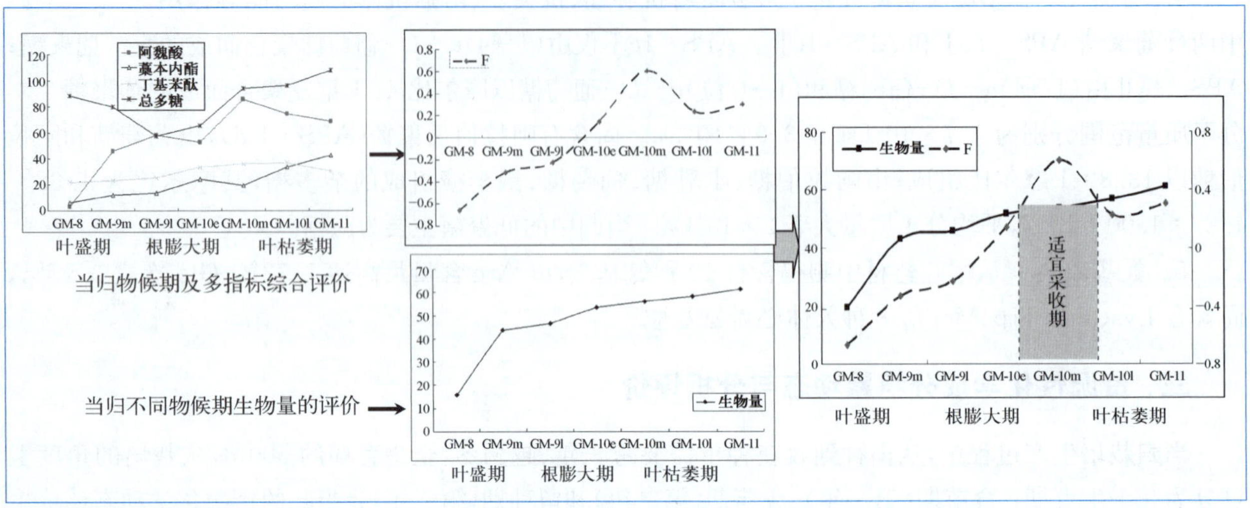

图 5-37　基于当归物候期及多指标综合评价确定适宜采收期[17]

及相对含量变幅较大。

不同采收期甘肃省、云南省、四川省当归的中性多糖含量分别为 9.34%～13.25%、8.15%～13.40%、8.24%～14.01%；酸性多糖含量分别为 5.24%～8.76%、5.07%～11.65%、6.83%～12.75%。可见当归中多糖含量因产地、采收期的不同而不同[19]。

3. 不同产地不同品种当归资源品质评价　有研究探讨了藁本内酯的含量与"当归类"药材的产地、性状、质量和品种的相关性[20]，应用 HPLC-DAD-MS 测定了 30 份不同产地的中国当归，6 份日本当归，4 份韩国当归和 4 份欧洲当归样品中 *Z*-藁本内酯和 *E*-藁本内酯的含量，以 *Z*-和 *E*-藁本内酯的含量之和为指标进行样品间比较。当归（*Angelica sinensis*）中藁本内酯的质量分数为 5.63～24.53 mg/g，样品间差异较大，平均值为 11.02 mg/g(n =30)。其中，云南省、四川省、甘肃省和陕西省产当归中藁本内酯的质量分数分别为 13.90 mg/g(n = 6)、12.51 mg/g(n = 6)、10.04 mg/g(n = 13)、5.631 mg/g(n =1)；同一省内各县产的当归中藁本内酯的含量也有差异。药材性状以当归小、侧根多而细、断面色黄白、气味浓郁者，藁本内酯的含量高。6 份东当归（*A. acutiloba*）和兆海当归（*A. acutiloba* var. *sugiyamae*）和 2 份欧当归（*Levisticum officinale*）中藁本内酯的质量分数分别为 1.00 mg/g(n=6)、2.78 mg/g(n=2)，为中国当归的 9.12%、25.23%。4 份韩国当归(*A. gigas*)和 2 份欧洲当归(*A. archangelica*)中未检测到藁本内酯。由此可见，不同产地中国当归的性状不同，藁本内酯的含量和药材质量也有差异；中国、日本、韩国和欧洲当归原植物的来源不同，藁本内酯等活性成分有显著差异，其功效也不同，因此不宜替代、混淆用药。

4. 不同产地当归药材及其土壤无机元素类成分关联分析　采用微波消解法—电感耦合等离子体发射法，测定了我国 4 个主产区 40 余份当归药材及其土壤中 14 种无机元素的含量。通过对不同产地当归药材及其土壤无机元素类成分的关联分析，结果表明[21]，当归药材与土壤中 Ca、Na、Ni 显著相关；当归可能对 Mg 元素具有富集作用；Zn、Cu、Mn、Mg 等元素可能是影响当归地道性最为显著的无机元素，从无机元素的角度支持岷归为道地药材。当归药材所含无机元素类成分可能与其地道性呈现一定的相关性。为认识当归的地道性成因及其药材功效物质基础提供参考。

5. 不同产地当归药材中核苷类化学成分的分析评价　对采自我国当归药材 4 个主产区的 14 个

样品中核苷类成分进行分析与评价，结果表明[22]，14 个当归样品均含有鸟苷、尿苷、腺苷和胞苷。不同产地当归样品中 4 个核苷类成分含量之和为 1.507～3.119 mg/g，含量高低排序为岷归＞川归＞云归＞窑归。当归药材所含核苷类成分可能与其地道性和补益功效有一定相关性。本研究为全面客观地认识当归药材功效物质基础、丰富和发展当归药材多指标评价体系研究提供科学依据。

6. 当归生态适宜性评价　应用《中药材产地适宜性分析地理信息系统》(TCMGIS) 对当归植物在全国的生态适宜区进行分析。以当归药材主产区 22 个生产点为分析基点，选取 1 月最低温、7 月最高气温及其年降水量、相对湿度、海拔、土壤类型等影响当归生长发育的关键生态因子，通过对主产地野外 GPS 采点调查确定当归的各生态因子的属性数值范围。研究结果表明[23]，当归适宜产地主要分布于我国的甘肃省南部、云南省西北部、四川省北部及西南部、陕西省南部，湖北省西部、贵州省西北部，河南省、宁夏回族自治区、山西省等地也有少量分布，还在西藏东南部发现有较大区域为当归种植的适宜区。

7. 当归药材加工过程中的化学成分转化　甘肃省定西地区的地道药材岷当归，产地加工流程为净制—堆闷软化—扎把—熏制—干燥—修剪—商品规格。加工后的药材色泽均匀、肥厚柔润、芳香气味浓厚。通过 GC－MS、HPLC 方法测定不同加工方法当归药材中挥发性成分藁本内酯、正丁基酞内酯的含量，均表明两者呈现负相关，相关系数为－0.863，表明加工过程中化学成分间可发生相互转化[24]，如图 5－38 所示。

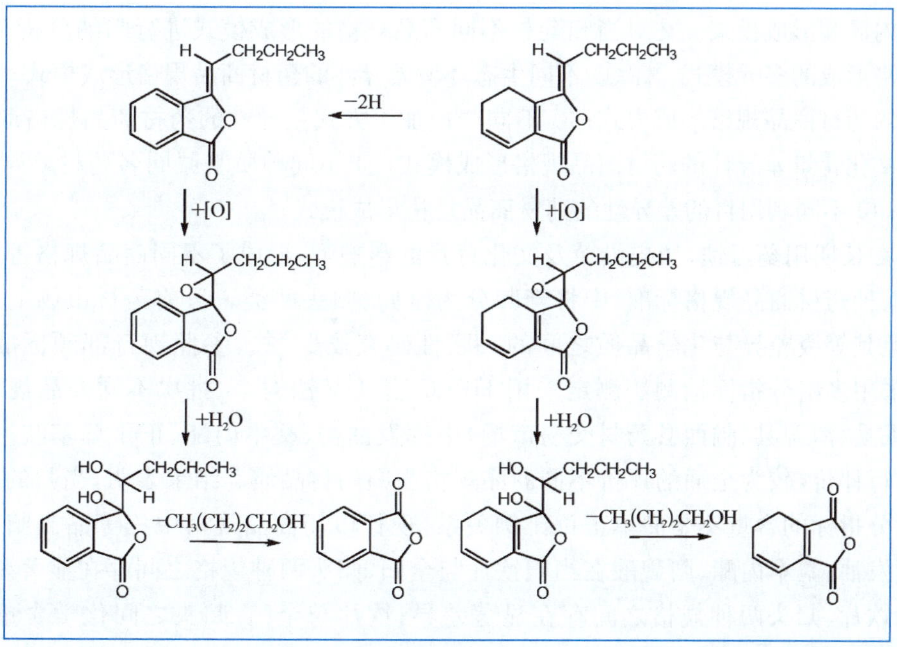

图 5－38　当归药材干燥加工过程中藁本内酯的转化方式与产物

研究结果尚表明[25]，通过熏制加工不仅有利于当归药材及时干燥，还使其挥发油组成及相对含量发生了有利功效的转化，苯酞类、有机酸类活性成分含量得以提高，说明了传统产地加工方法的科学性与合理性[26]。传统加工过程中尚有硫黄熏制方法，以利干燥及防虫杀虫的工艺环节。研究表明，活性物质挥发性及香豆素类成分经硫黄熏制后其含量大幅度降低，如图 5－39 所示。

不同加工方法对当归多糖的影响研究表明[27]，微波中火干燥法所得当归多糖含量最高(26.0%)，真空 0.09 Mpa，50℃干燥法所得当归多糖含量最低(2.25%)；微波干燥法制备的当归多糖(P＜0.01)在高

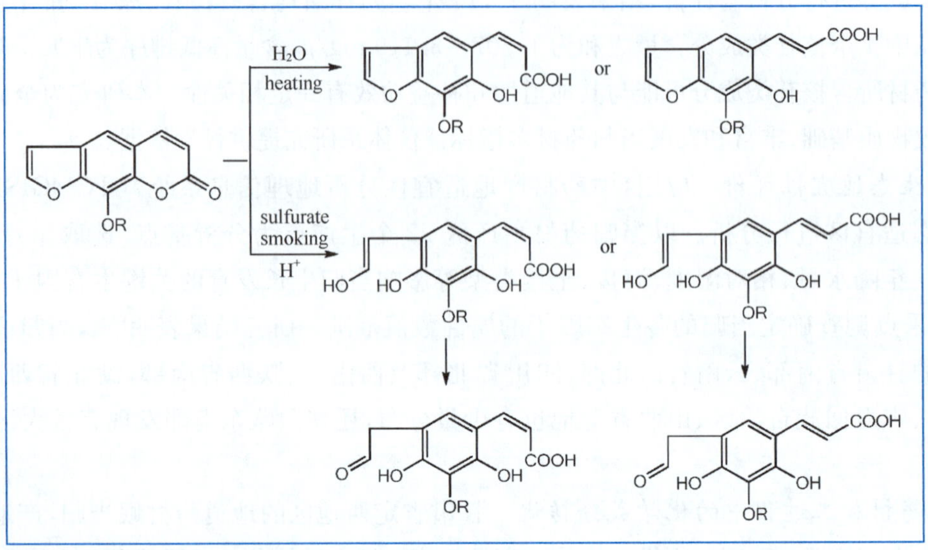

图 5-39 当归药材加工过程硫黄熏制对香豆素类成分产生的影响及其可能的转化

浓度组既能直接促进小鼠脾脏淋巴细胞增殖，又能增加伴刀豆球蛋白 A 诱导的 T 淋巴细胞增殖，而远红外干燥法制备的当归多糖在任何浓度及条件下均无明显活性。

8. 不同商品规格当归药材资源性化学成分评价　药材商品规格既是市场流通的表现形式，又蕴含各不相同的内涵和形成模式。在对当归药材不同商品规格的形成模式进行归纳分析基础上，提出了中药材商品规格形成的多元模式[28]：① 不同生态环境差异性的药材商品规格形成模式；② 不同入药部位功效差异性的药材商品规格形成模式；③ 不同产地加工方式差异性的药材商品规格形成模式；④ 不同用药习惯和文化背景差异性的药材商品规格形成模式；⑤ 不同种质基原同名药材差异性的药材商品规格形成模式；⑥ 不同利用目的差异性的药材商品规格形成模式。

当归药材在长期用药习惯、历史沿革及文化背景的影响下，形成了不同商品规格等级，在 1984 年部颁的《七十六种药材商品规格标准》中将当归分为全归、归头两类。目前药材市场上当归分不同商品等级流通，但其等级差异与化学品质之间的关联性研究较少[29]。参照现行部颁标准，基于当归多元传统功效，采用多组分指标检测法测定采用 HPLC 法、UV 法对 31 批次不同商品规格的当归药材(来自甘肃省岷县、渭源县、陇西县药材交易市场)中挥发油类、藁本内酯、正丁烯基呋内酯、阿魏酸及多糖类成分进行评价，较为全面的评价不同商品规格当归药材品质。结果表明，当归的商品等级与其资源性化学成分指标的含量不是简单正负比例关系，现行市场商品规格中三等品当归有效成分含量相对较高。挥发油、藁本内酯、阿魏酸在当归饮片与全归、归头两种规格之间存在显著差异；丁基苯酞在全归和当归饮片、归头两种规格之间存在显著差异；饮片与全归、归头之间化学含量差异较明显。不同商品规格当归饮片挥发油、苯酞和有机酸类、多糖类成分的分析结果发现饮片中成分含量与药材相比含量偏低，所分析的不同形态切制饮片不利于当归有效成分的保存，为当归商品等级的划分提供了科学依据。

四、当归资源系统利用与产业化

1. 当归资源性化学成分的开发利用

(1) 当归挥发油及藁本内酯的制备与资源化利用：当归富含挥发油类资源性化学物质，总油含量约为 0.4%，其中所含中性油占总油的 88%，主要有藁本内酯、正丁烯基苯酞、川芎内酯、当归酮等 19

种小分子化学成分。其中，藁本内酯是当归挥发油中的主要苯酞类资源性化学成分，具有神经保护、抗炎、抗增殖、扩张血管、解痉、止咳平喘、防治阿尔茨海默病[30]等多种药理作用。但其在自然条件下不稳定且易于降解，限制了其研究和应用。利用超临界 CO_2 萃取当归挥发油的方法：取过 40 目筛当归粗粉置于萃取釜中，在解析温度为 25～40℃解析压力为 6～8 MPa 的萃取条件下，通以流量为 15～25 L/h 的 CO_2，萃取 1.5～2.5 h，得到当归挥发油粗品。进一步分离获得当归中性油部分：将当归挥发油粗品用 1%NaOH 溶液萃取，得到当归中性油部分，继而从中分离纯化获得藁本内酯：将中性油无水硫酸钠干燥，上硅胶柱层析，用正己烷：丙酮的混合溶剂梯度洗脱，采用 GC-MS 检测，收集藁本内酯流出液，氮气流挥干溶剂，可获得高纯度的藁本内酯[31]。可用于制备软胶囊[32]、包合物、纳米囊、脂质体粒、脂肪乳剂[33]、透皮吸收贴[34]等。也可将当归挥发油制备为冻干粉针[35]，可用于治疗急性心肌缺血等心血管系统疾病。

尚有专利报道从当归中提取分离藁本内酯的方法[36]，将当归粉末用石油醚回流提取(30～40℃)，所得提取物经硅胶柱层析分离，以石油醚与乙酸乙酯的混合液进行洗脱，得到藁本内酯。其贮存方法可将藁本内酯置于密封的瓶内，抽出空气，充入氩气，再将其置于−5℃条件下避光保存。此外，以当归或川芎为原料，经粉碎、超临界萃取、溶剂萃取、硅胶柱分离、高效液相色谱制备、冷冻干燥等处理过程，可最终获得纯度分别为 99.3%和 99.5%的藁本内酯和丁烯基苯酞[37]。采用真空分馏和分子蒸馏法从当归油和川芎油中分离制备藁本内酯[38]，可使其纯度达到 93.2%～98.8%，且制备过程中不使用分离介质和有机溶剂，不会对环境造成污染。

(2) 当归中阿魏酸的制备与资源化利用： 以当归为原料，采用 NaOH 溶液进行提取获得含阿魏酸的提取物，经大孔型阴离子交换树脂进行吸附纯化分离，采用湿法装柱，用盐酸溶液进行洗脱，再经大孔吸附树脂吸附分离，湿法装柱，上柱饱和后先用低浓度的甲醇进行除杂，然后用较高浓度的甲醇溶液进行洗脱，最后经中压 C_{18} 键合硅胶(ODS)柱层析纯化，湿法上样，以甲醇—水—冰醋酸为洗脱剂进行等梯度洗脱，回收溶剂，干燥得纯度为 98%的阿魏酸，该制备工艺可适用于工业化生产[39]。

(3) 当归多糖的资源化利用与开发： 当归多糖是由分子量不同的高分子化合物组成的同系物。研究表明，当归多糖具有多种生物活性，包括调节机体免疫功能[40]、对抗皮质激素引起的抑制作用、防止外周白细胞的减少和辐射损伤中的照射后效应、增强机体造血功能、抗肿瘤以及保护肝损伤等作用。有专利报道[41]，当归醇沉物溶于蒸馏水，用 Sevag 法去蛋白直至紫外检测无蛋白质吸收峰(280 nm)，离心除去沉淀；保留水相，加入无水乙醇，沉淀多糖，弃去上清液，所得沉淀物以无水乙醇洗涤，经冷冻干燥后，凝胶分子排阻层析分离，收集相对分子质量范围在 10 000～110 000 Da 的分离产物，再经冷冻干燥后得到当归多糖。可用于由化学物质和热刺激引起的疼痛，并能抑制缩宫素诱发的痛经反应，可用于制备治疗痛经的镇痛药物。

另有以当归粗粉为原料，直接用水提取，提取液浓缩后用 95%乙醇沉淀得粗多糖，粗多糖经水溶解后加饱和 $Ca(OH)_2$ 除蛋白，再分别经过强酸型阳离子交换树脂(SACER)和强碱型阴离子交换树脂(SBAER)处理，浓缩后用透析袋透析，浓缩即可得到当归多糖[42]。所得到的中性当归多糖纯度可达 80%以上，对小鼠外周血白细胞(WBC)、淋巴细胞数有明显升高作用，为进一步研究开发当归多糖提供了依据。

从当归干燥根中提取、分离、纯化得到重均分子质量在 20 000～80 000 Da 的当归多糖[43]，主要由半乳醛酸聚糖、阿拉伯半乳聚糖蛋白、鼠李半乳醛酸聚糖和 α-葡聚糖组成的复合多糖，其纯度大于 80%。可用于治疗中性粒细胞减少症、贫血、血小板减少症、免疫力低下、病毒感染性疾病和作为抗癌辅助剂等。

此外，分子质量在 8 000～2 400 Da 的醇溶性当归小分子多糖尚具有抗脑缺血的作用，可用于制备抗脑缺血的制剂产品[44]。

2. 当归废弃物产生及其资源化利用

(1) 当归资源植物生长过程产生的废弃物及其资源化利用： 当归为两年生或三年生草本，目前，我国当归种植面积达 30 余万亩*，每年在收获其药用部位根及根茎的同时，产生的地上茎叶废弃物达 4.8 万 t。研究表明，当归地上部分中含有丰富的金丝桃苷、绿原酸、咖啡酸、阿魏酸、对二羟乙基苯酚和三甲基苯甲酸等黄酮及酚酸类成分，具有抗凝血，抑制大肠埃希菌、枯草杆菌、马铃薯腐烂线虫等活性[6,7]。可进一步开发成为防治牛乳房炎、鸡鸭等菌痢的畜禽兽药和用于植保的生物农药等产品[6,7]。

(2) 在药材初加工过程中产生的废弃物： 当归药用部位根在甘肃省岷县产地加工过程中，通常以豆秸等为燃料进行熏制，不仅有利于干燥，还使其挥发油组成及相对含量发生了有利于功效方向的转化，苯酞类、有机酸类活性成分含量明显提高，表明传统产地加工方法的科学性与合理性。在不同商品规格药材加工过程中，产生大量废弃的须根、支根等。研究表明，当归须根、支根中所含化学成分与主根中化学成分相类似，甚至高于主根，主要包括挥发油类、有机酸类等。挥发油中主要成分依然为藁本内酯类成分；有机酸主要为阿魏酸等，值得进一步开发利用[45]。

(3) 在制药等资源深加工产业化过程中产生的废弃物： 目前中药工业主要利用当归挥发油、有机酸类成分，其提取过程多采用水提醇沉或醇类溶剂提取为主，当归中大量的糖类、有机酸类等可利用物质残存于药渣中。此外，当归药渣中尚含有大量蛋白质类、氨基酸类、核苷类、微量元素等成分。在当归注射液制备过程中多采用水提醇沉的方法，而醇沉沉淀物被弃之，其中富含多糖类、蛋白质类等资源性化学物质。

当归药渣中尚含有多糖类、有机酸类等活性物质，且其多糖类成分具有增强机体免疫功能，因此，可综合开发利用当归渣获得当归多糖研制保健产品，实现废弃药渣的资源化利用。有研究对当归药渣中多糖的提取纯化工艺进行了优化，确定水提和醇沉的最佳工艺为按料液比 1∶8，在 100℃下提取 3 次，每次 2 h；最佳醇沉工艺为按浓缩比 1∶1，用 95%乙醇沉淀多糖，使醇浓度最终为 80%，低温放置 6 h 后，离心，得粗多糖沉淀物。多糖纯化过程中选取 Sevag 法脱蛋白共 3 次，0.1%活性炭脱色，采用分级沉淀法得到当归精制多糖Ⅰ(ASPⅠ)和当归精制多糖Ⅱ(ASPⅡ)；其中 ASPⅠ具有抑制血管通透性和增强机体免疫能力的作用[46]。有专利报道以当归药渣为原料，通过加工转变为高附加值的多糖产品。提取当归多糖的方法为：将当归药渣水煎提取 1～3 次，每次 1～3 h，滤过，合并滤液，浓缩，干燥，粉碎，得当归多糖提取物，多糖的含量达到 20%左右，具有保健功效，可用于开发含有当归多糖的系列保健品[47]。

此外，尚有利用当归注射液的废弃物提取获得当归多糖[48]。其制备方法如下：将制备当归注射液所得醇沉物，加水溶解，0～10℃静置后过滤，去沉淀，浓缩至 0.1～2.0 g/mL；加入 2～10 倍体积的无水乙醇，0～10℃静置后过滤，沉淀，加水溶解、离心、除去沉淀，上清液进一步浓缩后，加入 2～10 倍体积的无水乙醇，静置，弃上清液，沉淀以无水乙醇洗涤、干燥即得当归多糖。通过正交实验设计对当归药渣中残存的阿魏酸提取参数进行了优化，确定醇提最佳工艺为按料液比 1∶16，在 85℃下用 80%乙醇回流提取 3 次，每次 2.5 h。此条件得到的阿魏酸含量可达 0.042 47 mg/g[48]。

当归资源植物的开发利用及资源产业链的构建，如图 5-40 所示。

---

* 1 亩约等于 666.67 m^2

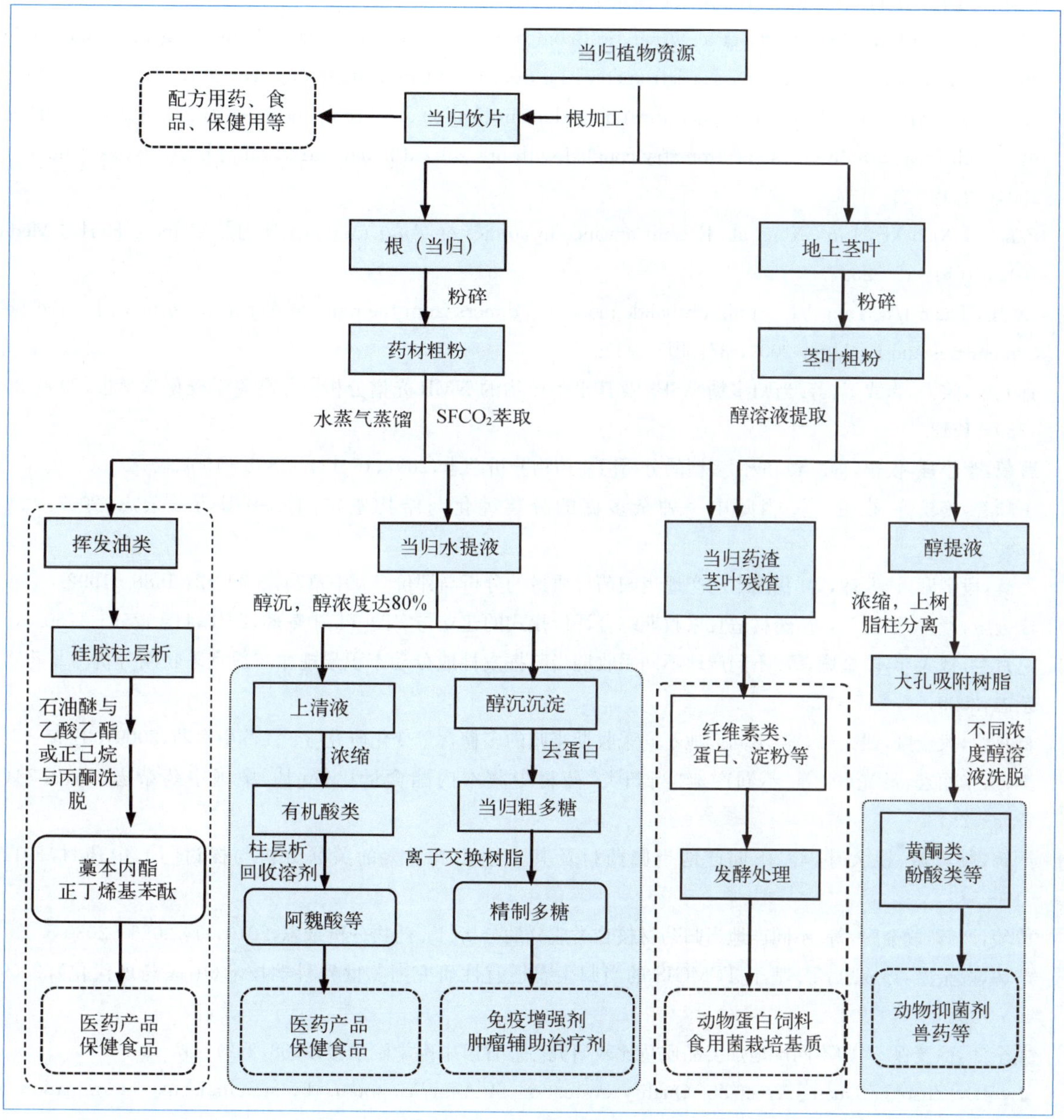

图 5-40　当归植物资源的系统利用与产业化途径

◇参◇考◇文◇献

［1］ 陈江弢，杨崇仁. 当归属植物的研究进展[J]. 天然产物研究与开发，2004，15(9)：359-365.

［2］ 严辉，段金廒，宋秉生，等. 我国当归药材资源生产现状与分析[J]. 中国现代中药，2009，11(4)：1-6.

［3］ 严辉，段金廒，王瑞琪，等. 岷县当归产量预报模型研究[J]. 中药材，2012，04：511-514.

［4］ 黄伟晖，宋纯清. 当归的化学和药理学研究进展[J]. 中国中药杂志，2001，26(3)：147-151.

［5］ 陈林. 当归或其提取物在制备护肤品中的新用途：中国，CN101234132[P]. 2008-8-6。

［6］ Zhou GS，Yang NY，Tang YP，et al. Chemical constituents from the aerial parts of *Angelica sinensis* and their bioactivities[J]. Chinese Journal of Natural Medicines，2012，10 (4)：295-298.

［7］ 杨念云，江曙，段金廒，等. 一种具有抗菌活性的当归地上部分有效部位及其制备方法和其应用：中国，CN102058640A[P]. 2011-05-18.

[8] 严辉. 中国当归资源化学研究[D]. 南京：南京中医药大学，2011.

[9] Wei SY, Xua CJ, Mok DKW, et al. Analytical comparison of different parts of Radix Angelicae sinensis by gas chromatography coupled with mass spectrometry [J]. Journal of Chromatography A, 2008, 1187(1/2): 232-238.

[10] Lao SC, Li SP, Kan KKW, et al. Identification and quantification of 13 components in *Angelica sinensis* (Danggui) by gas chromatography-mass spectrometry coupled with pressurized liquid extraction [J]. Analytical Chimic Acta, 2004(526): 131-137.

[11] Fang L, Xiao XF, Liu CX, et al. Recemt advance in studies on *Angilica sinensis* [J]. Chinese Herbal Medicine, 2012, 4(1): 12-25.

[12] Lv JL, Duan JA, Tang YP, et al. Phthalide mono-and dimers from the radix of *Angelica sinensis* [J]. Biochemical Systematics and Ecology, 2009, 37: 405-411.

[13] 孙元琳，陕方，崔武卫，等. 当归多糖 ASP3 及其水解产物的 NMR 光谱分析[J]. 高等学校化学学报，2009，30(9)：1739-1743.

[14] 曹蔚，李小强，侯颖，等. 当归酸性多糖的分析[J]. 药物分析杂志，2007，16(12)：1898-1902.

[15] 王顺春，施松善，崔健，等. 当归中一种杂多糖的分离纯化与结构鉴定[J]. 中国药学杂志，2007，42(16)：1255-1258.

[16] 严辉，段金廒，钱大玮，等. 我国不同产地当归药材质量的分析与评价[J]. 中草药，2009，12：1988-1992.

[17] 段金廒，严辉，宿树兰，等. 药材适宜采收期综合评价模式的建立与实践[J]. 中草药，2010，11：1755-1760.

[18] 葛月兰，钱大玮，段金廒，等. 不同产地不同采收期当归挥发性成分动态积累规律与适宜采收期分析[J]. 药物分析杂志，2009，04：517-523.

[19] 葛月兰，段金廒，钱大玮，等. 不同产地不同采收期当归的多糖含量变化研究[J]. 江苏中医药，2009，03：55-56.

[20] 李曦，张丽宏，吕光华，等. 不同产地"当归类"药材中藁本内酯含量比较[J]. 中国中药杂志，2013，38(17)：2838-2843.

[21] 严辉，段金廒，钱大玮，等. 不同产地当归药材及其土壤无机元素的关联分析与探讨[J]. 中药材，2011，04：512-516.

[22] 曹琰，严辉，段金廒，等. 不同产地当归药材核苷类成分的分析[J]. 药物分析杂志，2010，11：2026-2030.

[23] 严辉，段金廒，孙成忠，等. 基于 TCMGIS 的当归生态适宜性研究[J]. 世界科学技术(中医药现代化)，2009，03：416-422.

[24] 龙全江，徐茂保. 当归不同产地加工品质量比较研究[J]. 甘肃中医学院学报，2008，2(2)：37-39.

[25] Lv JL, Zhao J, Duan JA, et al. Quality evaluation of *Angelica sinesis* by simultaneous determination of ten compounds using LC-PDA [J]. Chromatographia, 2009, 70(3/4): 455-465.

[26] 段金廒，宿树兰，吕洁丽，等. 药材产地加工传统经验与现代科学认识[J]. 中国中药杂志，2009，24：3151-3157.

[27] 吕洁丽，陈红丽，段金廒，等. 不同加工方法对当归多糖的影响[J]. 中国中药杂志，2011，07：846-849.

[28] 段金廒，肖小河，宿树兰，等. 中药材商品规格形成模式的探讨——以当归为例[J]. 中国现代中药，2009，06：14-17.

[29] 欧阳晓玫，何英梅，朱俊儒，等. 不同商品规格的甘肃当归的综合质量评价[J]. 中医药学报，2005，33(4)：12-14.

[30] 杜俊蓉，汪程远，旷喜，等. 藁本内酯在制备防治老年痴呆病症组合物中的应用：中国，CN101904838A[P]. 2010-12-08.

[31] 陈启源，万玉华，沈小笛，等. 一种当归藁本内酯的提取方法：中国，CN101560200A[P]. 2009-10-21.

[32] 姜易恒. 一种当归挥发油软胶囊及其制备方法：中国，CN103830304A[P]. 2014-06-04.

[33] 汪程远. 一种藁本内酯脂肪乳剂及其制备方法：中国，CN101829056A[P]. 2010-09-01.

[34] 王公孝. 一种当归挥发油透皮吸收贴：中国，CN203342062U[P]. 2013-12-01.

[35] 宋德成，高永清，宁德科，等. 一种当归挥发油的冻干粉针及其制备方法：中国，CN102058639A[P]. 2011-05-18.

[36] 高坤，许鹏飞，王鹤翔. 从当归中提取分离藁本内酯的方法：中国，CN101088996A[P]. 2007-12-09.

[37] 马良伟. 一种藁本内酯及丁烯基苯酞的制备方法：中国，CN101838253A[P]. 2010-09-22.

[38] 汪程远. 一种藁本内酯的制备方法：中国，CN102295629A[P]. 2011-12-28.

[39] 向极钎，杨永康，程新华，等. 一种从当归中制备高纯度阿魏酸的方法：中国，CN102908371A[P]. 2013-02-06.

[40] Chen Y, Duan JA, Qian DW, et al. Assessment and comparison of immunoregulatory activity of four hydrosoluble fractions of *Angelica sinensis in vitro* on the peritoneal macrophages in ICR mice [J]. International Immunopharmacology, 2010, 10(4): 422-430.

[41] 彭仁琇，乐江，刘娟，等. 一种当归多糖及其制备方法和用途：中国，CN1631902A[P]. 2005-06-29.

[42] 尚京川，辜鹏程，封家福，等. 当归多糖的分离提取工艺及其应用：中国，CN103864947A[P]. 2014-06-18.

[43] 张玉杰，吴虹，安锦华. 当归复合多糖、制备工艺及用途：中国，CN101020719A[P]. 2007-08-22.

[44] 方世平，王智勇，孙曼春，等. 醇溶性当归小分子多糖及其制备方法和用途：中国，CN1896109A[P]. 2007-01-17.

[45] 滕菲. 当归饮片炮制规范化研究[D]. 济南：山东中医药大学，2009.

[46] 韩娜. 当归药渣有效成分的提取纯化及综合利用研究[D]. 兰州：甘肃农业大学，2011.

[47] 杨玉华，孙岩，郝泉，等. 利用当归药渣提取当归多糖的方法：中国，CN102964465A[P]. 2013-03-13.

[48] 彭仁琇，夏雪雁，李颖，等. 一种从制备当归注射液的废弃物中提取当归多糖的方法：中国，CN1434059[P]. 2003-08-06.

（严 辉 吕洁丽 于 光 晋 玲 段金廒）

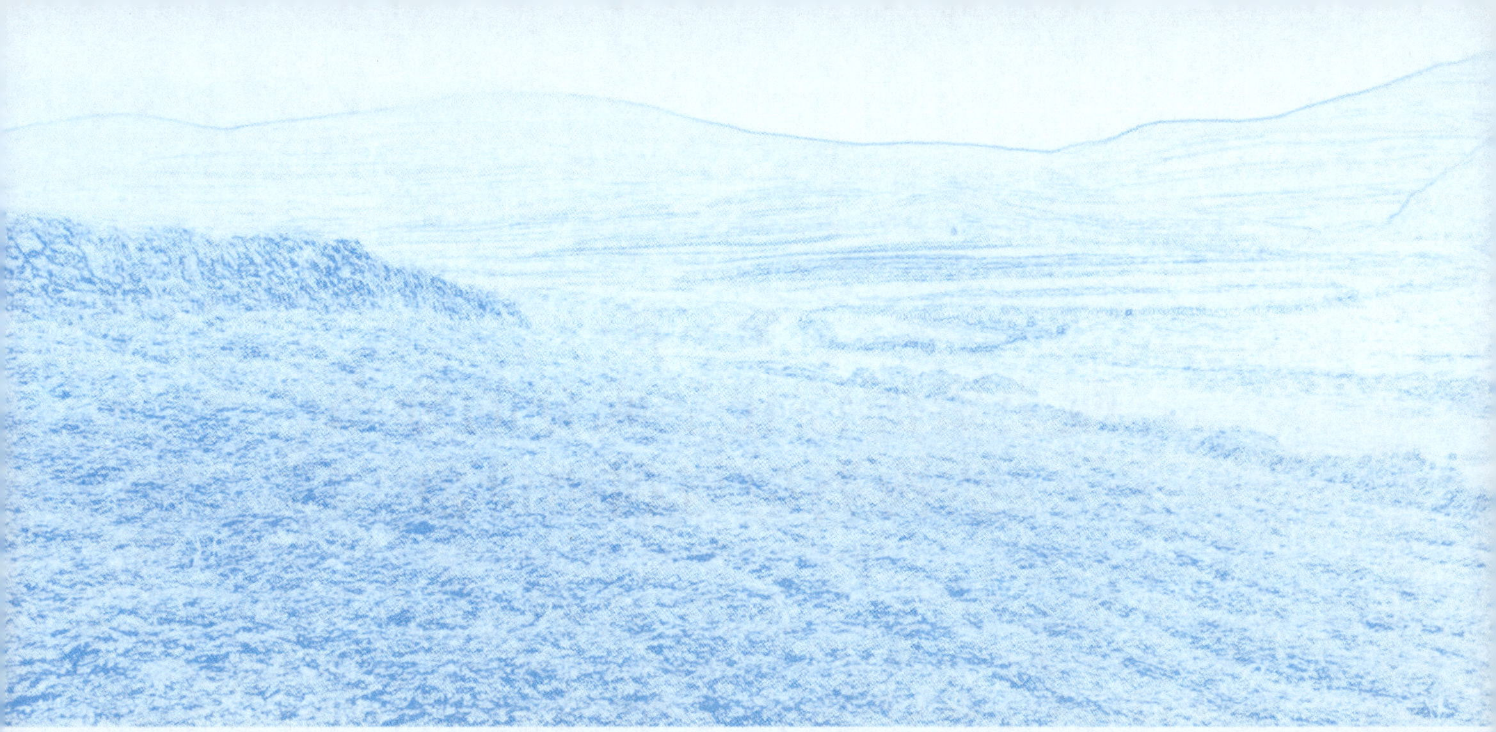

第六章
醌类资源化学

在自然资源系统中，天然醌类化学成分主要分布于50余科百余属高等植物类群中，菌、藻、地衣、苔藓类低等植物类群中偶有发现。

由于多元酚类化合物易被转化为醌类产物，故常见其相伴而存在于生物体内或是在提取制备及开发利用过程中氧化生成。

醌类化学成分依其母核结构特征分为苯醌类、萘醌类、菲醌类及蒽醌类四大类型。由于其分子结构中具有的共轭体系及多羟基特点，常呈现多彩的颜色，为人类的生产生活增添了绚丽的色彩。该类生物及化学资源不仅作为世界各民族食物、饰物、织物等的染料，又具有抗氧化、抑菌、抗病毒、抗肿瘤作用，以及心脑血管等疾病的防治等重要资源价值和广阔的资源产业化前景。

第一节 醌类资源性化学成分的分布、结构类型与利用价值

醌类化学成分较为广泛地分布于植物类群中，在高等植物中有 50 余科百余属含有该类化学成分。近年来，在低等植物类群如菌类、藻类、苔藓类、地衣类中亦有发现。来源于蓼科植物资源类群的常用中药有大黄(Rhei Radix et Rhizoma)、何首乌(Polygoni Multiflori Radix)、虎杖(Polygoni Cuspidati Rhizoma)等；唇形科鼠尾草属植物的丹参(Salviae Miltiorrhizae Radix)等；茜草科植物的茜草(Rubiae Radix et Rhizoma)等；豆科植物的决明子(Cassiae Semen)、番泻叶(Sennae Folium)等；柿树科(Ebenaceae)柿属(*Diospyros*)多种植物；百合科植物芦荟等；紫草科(Boraginaceae)植物紫草(*Lithospermum erythrorhizon*)、滇紫草(*Onosma paniculatum*)；胡桃科(Juglandaceae)植物胡桃(*J. regia*)等，均含有不同类型的醌类资源性化学成分。

醌类化学成分具有较为丰富的生物活性和临床应用价值，以及资源性产品开发潜力。例如，番泻苷类化合物具有较强的致泻作用；游离羟基蒽醌类化合物具有抗菌作用，尤其是对金黄色葡萄球菌具有较强的抑制作用；萘醌类色素具有抗菌、抗病毒及止血作用；丹参菲醌类具有扩张冠状动脉的作用，具有治疗冠状动脉性心脏病、心肌梗死等开发利用和资源产业化前景。

一、苯醌类资源性化学成分

苯醌类(benzoquinones)资源性化学成分可分为邻苯醌与对苯醌两类，但由于邻醌结构不稳定，自天然生物资源中获得的苯醌类资源性化学成分多为对苯醌及其衍生物。该类资源性化学成分具有抑菌、抗病毒以及用于治疗心血管疾病等利用价值。

(一) 苯醌类资源性化学成分的分布

中药及天然药物资源中苯醌类资源性化学成分的分布较为广泛[2,3](表 6-1)，大约存在于 27 个科的生物类群中，在低等植物棕色海藻中亦有发现苯醌类化学成分。

表 6-1 苯醌类资源性化学成分在植物类群中的分布概况

资源类群分布		代表性成分类型
紫金牛科(Myrsinaceae)	紫金牛属(*Ardisia*)、酸藤子属(*Embelia*)、杜茎山属(*Maesa*)、铁仔属(*Myrsine*)、桐花树属(*Aegiceras*)、密花树属(*Rapanea*)	信筒子醌(embeline)
	桐花树属、紫金牛属、铁仔属、密花树属	酸金牛醌
	紫金牛属、酸藤子属	朱砂根醌(ardisiaquinone)
牛栓藤科(Connaraceae)	牛栓藤属(*Connarus*)	酸金牛醌

续　表

资源类群分布		代表性成分类型
杜鹃花科(Ericaceae)	乌饭树属(*Vaccinium*)	苯醌衍生物
豆科(Leguminosae)	黄檀属(*Dalbergia*)、苜蓿属(*Medicago*)	苯醌衍生物
鹿蹄草科(Pyrdaceae)	喜冬草属(*Chimaphila*)、水晶兰属(*Monotropa*)、鹿蹄草属(*Pyrola*)	苯醌衍生物
酢浆草科(Oxalidaceae)	酢浆草属(*Oxalis*)	苯醌衍生物
苦木科(Simaroubaceae)	臭椿(*Ailanthus altissima*)果实	2,6-二甲氧基苯醌
莎草科(Cyperaceae)	莎草属(*Cyperus*)、飘拂草属(*Fimbristylis*)、海滨莎属(*Remirea*)	呋喃苯醌类
百合科(Liliaceae)	黄精属(*Polygonatum*)	苯醌衍生物
鸢尾科(Iridaceae)	马蔺子(*Iris pallasii*)种皮	马蔺子乙素、丙素(pallasone B、C)
	I. missourriensis 种皮	3-十八烷基-5-甲氧基苯醌、2-羟基-5-甲氧基-3-十八烷基苯醌

(二) 苯醌类资源性化学成分与利用价值

苯醌类化学成分多为黄色或橙色的结晶体，能随水蒸气蒸馏逸出，可采用水蒸气蒸馏法提取获得。苯醌类成分对皮肤和黏膜有一定的刺激性，大多具有抗炎和抑菌活性，如在苦木科、紫金牛科、杜鹃花科、鹿蹄草科、鸢尾科等植物类群中分布较为广泛的2,6-二甲氧基对苯醌等。具有苯醌类结构的泛醌类(ubiquinones)能参与生物体内氧化还原过程，是生物氧化反应的一类辅酶，称为辅酶Q类(coenzymes Q)，其中辅酶 Q_{10}($n=10$)已用于治疗心脏病、高血压及癌症等。

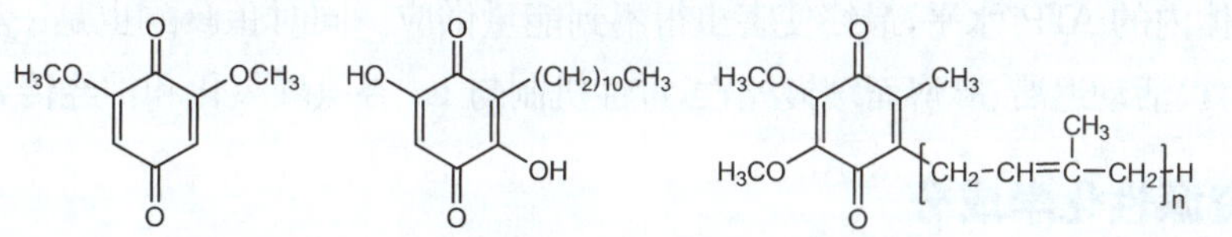

2,6-二甲氧基苯醌　　信筒子醌　　辅酶Q10 (n=10)

从鸢尾属(*Iris*)植物中分离得到的苯醌类化合物大多数被烷基化，均具有一定的抗肿瘤活性[4]。从大苞鸢尾(*Iris bungei*)的种子中分离得到的苯醌类化学成分 belamcandaquinone N 和 3-hydroxyirisquinone对小鼠前列腺癌细胞 RM-1 表现出显著的细胞毒活性，IC_{50} 值分别为 5.82 μmol/L、13.43 μmol/L[5]。其细胞毒性及其机制为可针对实体瘤乏氧的现象，在低氧条件下被某些细胞酶还原活化，产生可以攻击DNA分子的活性氧或烷化基团，导致DNA链交联或断裂，进而特异性杀伤癌细胞，目前该类抗肿瘤药物已经处于临床试验阶段[6]。

从该属植物 *I. suaveolens* 的根状茎中分离得到的苯醌类化学成分 3-hydroxyirisquinone 具有显著的抗乙酰胆碱酯酶活性，其对乙酰胆碱酯酶和丁酰胆碱酯酶的抑制率分别为(57.07±0.16)%和(69.69±0.91)%，加兰他敏作为阳性对照的抑制率分别为(76.06 ± 0.51)%和(86.26±0.66)%[7]。

该类资源性化学成分多以苷或苷元、双糖苷或三糖苷状态存在，对昆虫表现为拒食和抗生育作用，如鱼藤酮、毛鱼藤酮、类鱼藤酮、胡桃醌等苯醌类成分。从紫金牛科植物马氏密花树(*Rapanea maximowiczii*)树皮中分离得到的蜜花树醌(rapanone)具有驱肠虫作用。紫草科植物伞房花序状破布木(*Cordia corymbosa*)根中破布木醌B和破布木醌G(cordiaquinone B、cordiaquinone G)对埃及伊蚊虫具有杀灭作用；7-甲基胡桃醌具有杀软体动物作用。

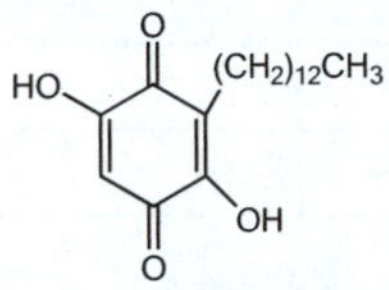
蜜花树醌

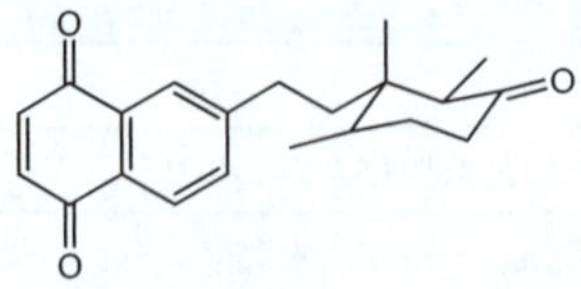
破布木醌 B

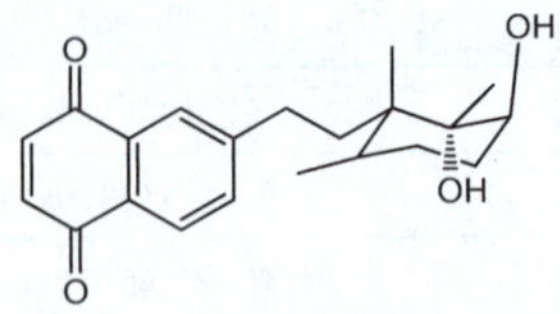
破布木醌 G

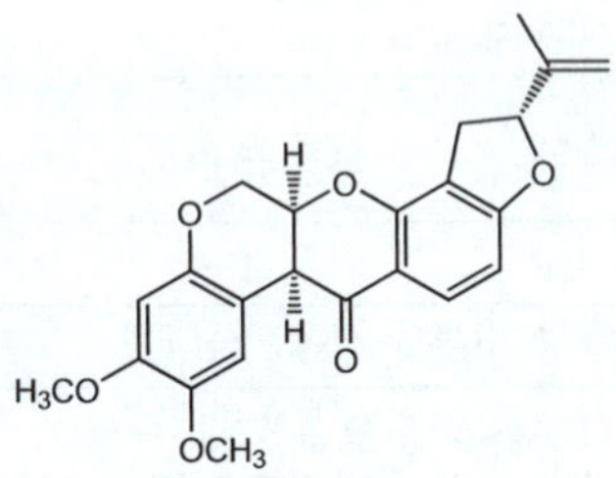
鱼藤酮

鱼藤酮（rotenone）是从鱼藤属、灰叶属、鸡血藤属、梭果属、紫穗槐、猪屎豆等植物中提取出来的一种有杀虫活性的资源性化学物质。目前已可以通过组织培养途径获得鱼藤酮及其类似物。在 19 世纪中期我国人民已开始用鱼藤根制作杀虫剂。鱼藤根可直接加工成粉剂，也可将某提取物加工成粉剂、水剂、乳油使用。该类化学物质具有触杀、胃毒、生长发育抑制和拒食作用等。

鱼藤酮残效期短，一般为 5～6 d，夏季仅 2～3 d，在阳光下易分解，对农作物无药害，基本无残留问题，对作物安全，使用后对农产品品质无不良影响，对环境无污染，是一种安全的生物杀虫剂。鱼藤酮杀虫谱广，主要用于蔬菜、果树、茶树、花卉等作物，防治各种蚜虫、螨、网蝽、瓜蝇、甘蓝夜蛾、蓟马、黄守瓜、斜纹夜蛾、黄条跳甲、二十八星瓢虫、蚜虫、菜青虫、桑毛虫、茶毛虫、茶尺蠖和柑橘红蜘蛛等。杀虫活性筛选表明，该化合物对 15 个目 137 个科的 800 多种害虫具有较高的生物活性。鱼藤酮对人、畜为中等毒性，对大鼠急性经口 LD_{50} 为 350 mg/kg，但对猪的毒性敏感。尤其是对鱼类等水生生物和家蚕毒性极高。

早期研究表明，鱼藤酮的作用机制主要是影响昆虫的呼吸作用，使害虫细胞的呼吸作用电子传递链受到抑制，从而降低生物体内的 ATP 水平，最终使害虫得不到能量供应。同时鱼藤酮也是一种代谢抑制剂和神经毒剂，可引起昆虫拒食、活动迟滞、麻痹而缓慢死亡，毒性机制与 L-谷氨酸氧化和神经传导阻断有关。

二、萘醌类资源性化学成分

萘醌类化学成分是一类较为局限分布于自然资源中的小分子化学成分，具有多种生物活性，大多显示出独特的抗肿瘤活性，如紫草素、胡桃醌、蓝雪醌、维生素 K_3、沙尔威辛（salvicine）等。随着该类资源性化学成分抗肿瘤作用及其机制的深入研究和逐步阐明，已合成了为数不少的萘醌衍生物。

（一）萘醌类资源性化学成分的分布

萘醌类化合物依结构母核可分为 1,4-萘醌、1,2-萘醌和 2,6-萘醌三类。天然界存在的萘醌主要为 1,4-萘醌及其衍生物或聚合体。1,2-萘醌较少见，迄今仅在卫矛科的南蛇藤属（*Celastrus*）、扁蒴藤属（*Pristimera*）、雷公藤属（*Tripterygium*）及 *Denhamia* 等属，紫葳科的黄钟木属（*Tabebuia*）、柿树科的柿属（*Diospyros*），苦苣苔科的好望角苣苔属（*Streptocarpus*），玄参科的 *Capraria* 属等植物类群中分布。2,6-萘醌亦较少发现和局限分布。目前，萘醌类化学成分约在 20 个科的植物类群中存在，分布较为丰富的科为紫草科、柿树科、白花丹科（Plumbaginaceae）、紫葳科（Bignoniaceae）等。在低等植物地衣类、藻类中亦有发现[2,3]。

药用资源植物中含萘醌类成分较为丰富的如新疆软紫草（*Arnebia euchroma*）根的石油醚提取部位中分离得出去氧紫草素（deoxyshikonin）等 8 个红色至黑色不同晶形的萘醌类化学成分。从密花滇紫草

(*Onosma confertum*)根中也获得了去氧紫草素、乙酰紫草素(acetylshikonin)等。柿树科柿属植物含有丰富的天然萘醌成分,如柿醌(diosquinone)、蓝雪醌(plumbegin)、胡桃醌(juglone)及其衍生物在柿属植物类群中普遍存在。近年发现的结构新颖的该类化学成分有从柿属植物木材或茎皮中分离得到的蓝雪醌或7-甲基胡桃醌与羟基香豆素骈合的复合分子,如cyclocanaliculatin,以及从红枝柿(*Diospyros ehretioides*)木质部中分离得到的橙色针晶为7-甲基胡桃醌与蓝雪醌聚合物ehretione[8]。萘醌类资源性化学成分在自然界高等植物类群中的主要分布见表6-2。

表6-2　萘醌类资源性化学成分在自然界高等植物类群中的分布

资源类群分布		主要组成成分
玄参科(Scrophulariaceae)	*Capraria* 属	biflorin
卫矛科(Celastraceae)	南蛇藤属(*Celastrus*)、扁蒴藤属(*Pristimera*)、雷公藤属(*Tripterygium*)	celastrol 及其衍生物
紫葳科(Bignoniaceae)	黄钟木属(*Tabebuia*)	1,2-萘醌
柿科(Ebenaceae)	柿属(*Diospyros*)	1,2-萘醌
苦苣苔科(Gesneriaceae)	好望角苣苔属(*Streptocarpus*)	1,2-萘醌
紫草科(Boraginaceae)	紫草属(*Lithospermum*)硬紫草(*L. erythrorhizon*)根;软紫草(*Arnebia euchroma*);滇紫草属(*Onosma*)	紫草素、紫草烷
夹竹桃科(Apocynaceae)	萝芙木属(*Rauwolfia*)	1,4-萘醌
凤仙花科(Balsaminaceae)	凤仙花属(*Impatiens*)	1,4-萘醌
大戟科(Euphorbiaceae)	麻疯树属(*Jatropha*)	1,4-萘醌
鸢尾科(Iridaceae)	红葱属(*Eleutherine*)	1,4-萘醌
胡桃科(Juglandaceae)	山核桃属(*Carya*)、胡桃属(*Juglans*)、化香树属(*Platycarya*)、枫杨属(*Ptercocarya*)	胡桃醌
百合科(Liliaceae)	山菅兰属(*Dianella*)、*Stypandra* 属	1,4-萘醌
千屈菜科(Lythraceae)	散沫花属(*Lawsonia*)	1,4-萘醌
白花丹科(Plumbaginaceae)	白花丹族(*Plumbagineae*)	蓝雪醌

(二)天然萘醌类资源性化学成分与利用价值

1. 化学结构类型　萘醌类(naphthoquinones)资源性化学成分依其结构又可分为1,4-萘醌(α-萘醌)、1,2-萘醌(β-萘醌)及2,6-萘醌(amphi-萘醌)3种类型。迄今,从天然生物资源中发现的大多为1,4-萘醌类衍生物,多为橙色或橙红色结晶,少数呈紫色。分子量小、具有挥发性的萘醌类化合物可通过水蒸气蒸馏方法获得。

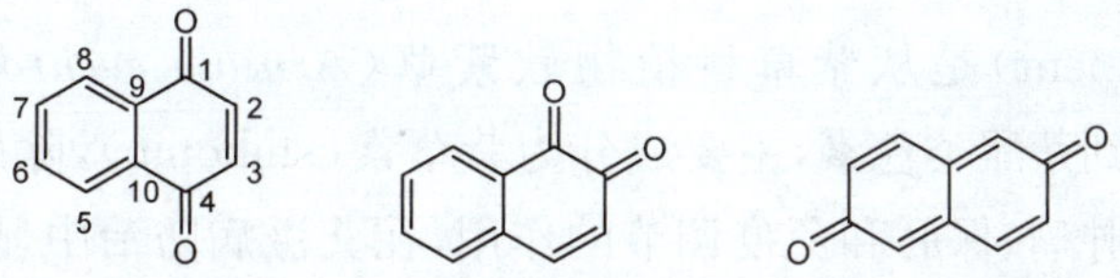

α-(1,4)萘醌　　β-(1,2)萘醌　　amphi-(2,6)萘醌

在自然界中从低等植物到高等植物类群中均可见到1,4-萘醌类成分的分布。源于药用植物类群中的代表性萘醌类化学成分有:具有抗菌作用的胡桃醌(juglone);具有镇咳祛痰及抗菌作用的蓝雪醌(plumbagin)等。中药紫草中含有的紫草素(shikonin)类化合物具有止血、抗菌消炎及抗肿瘤等功效[9]。柿树叶片中含有的柿醌(diosquinone)为1,2-萘醌类化合物。

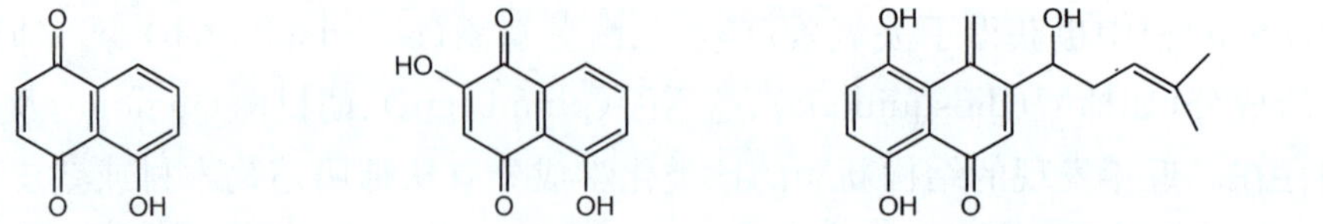

胡桃醌　　蓝雪醌　　紫草素

从胡桃科植物胡桃楸(*Juglans mandshurica*)的未成熟果皮(药材名：青龙衣)中分离得到的12个萘醌类衍生物,其中4-羟基萘-1-*O*-*β*-*D*-吡喃葡萄糖苷、1,4,8-三羟基萘-1-*O*-*β*-*D*-吡喃葡萄糖苷和1,4,8-三羟基萘-1-*O*-*β*-*D*-[6′-*O*-(3″,4″,5″-三羟基苯甲酰)]吡喃葡萄糖苷对SMMC-7721人肝癌细胞显示不同程度的抑制作用,仅部分化合物对MCF-7人乳腺癌细胞显示较强的细胞毒作用。

紫草中萘醌类化学成分紫草素可通过含半胱氨酸的天冬氨酸蛋白水解酶[cysteine aspartic acid specific protease (caspase)]激活机制诱导HeLa细胞和A375-S2细胞凋亡。萘醌类的紫草素类、维生素K类、胡桃醌、蓝雪醌、拉帕醌(lapachol)、红根草邻醌等均显示出独特的抗肿瘤活性,如沙尔威辛具有良好的体外抗肿瘤活性和显著的耐药性;*β*-拉帕醌在微摩尔浓度下即具有很强的抑制多种肿瘤细胞增殖作用,并诱导细胞凋亡。

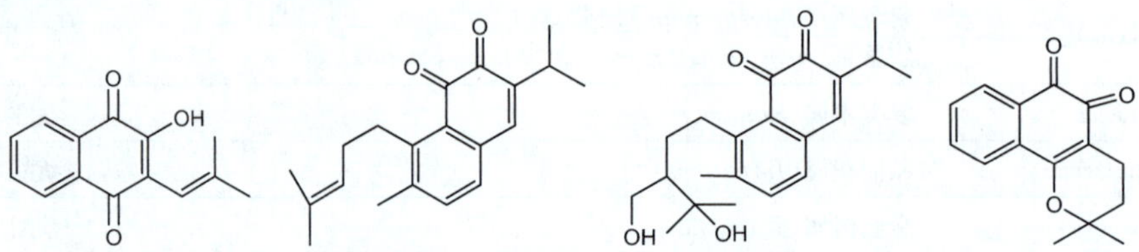

拉帕醌　　红根草邻醌　　沙尔威辛　　*β*-拉帕醌

大多数醌类化合物具有抗菌、抗炎、抗病毒作用,如紫草中萘醌类成分紫草素、阿卡宁及其衍生物具有止血、抗炎、抗病毒、抗菌等活性,临床上用于皮炎、银屑病、妇科炎症、肝炎等的治疗。

新疆紫草中羟基萘醌类化合物显著抑制PMA介导的环氧化酶-2(COX-2)和前列腺素E的mRNA生成及其蛋白表达。乙酰紫草素为紫草抗炎有效成分之一,腹腔注射对组胺引起的大鼠皮肤毛细血管通透性增加有抑制作用。紫草素的抗炎机制与抑制花生四烯酸酯氧酶代谢有关。皮下注射紫草素10 mg/kg,对小鼠巴豆油耳炎症和大鼠酵母性足趾肿胀有明显抑制作用,其机制与对5-脂氧酶活性的抑制作用密切相关。

来自自然界生物类群的醌类化学成分常见有红、橙、黄、紫等美丽的颜色,因此在天然染料和食用色素领域亦占有一定地位。例如,源自紫草科植物紫草根中的萘醌类物质为紫色素,蓼科大黄属植物块根中含有丰富的蒽醌类黄色素等。具有醌类结构的色素化学资源主要有:茜草色素、紫草色素、牛舌草色素、紫胶色素、胭脂虫色素等。

紫草红(gromwell pigment)是从紫草科植物软紫草(*Arnebia euchroma*)、紫草(*Lithospermum erythrorhizon*)根中提取得到萘醌类色素,主要成分为紫草素(shikonin),除用于食用红色素外,还是重要的药用活性物质,具有抗肿瘤、保肝和免疫调节的作用,在艾滋病防治中显示出了良好的生物效应和重要资源化价值[10]。

从高粱(*Sorghum bicolor*)根系分离出来的结构与苯醌类色素物质类似的高粱酮(sorgoleone),能抑制植物光合作用中还原部位Qa与Qb之间的电子传递,为菠菜类囊体膜光合O_2释放抑制剂,IC_{50}为0.1 μM。

重要的田间杂草生物防治药物分子独脚金醇(strigol)是来源于锦葵科棉属(*Gossypium*)植物棉花(*Gossypium* spp.)根部的醌类资源性化学物质。它能诱使作物寄生性杂草在其寄主不存在时萌发,从而因营养缺乏而死亡。若在玉米种植前使用，能使禾本科植物杂草发芽，达到在玉米种植前除草的目的。该化合物可用于防除大豆、花生、棉花田中的禾本科多种杂草，其活性与光学结构有关。

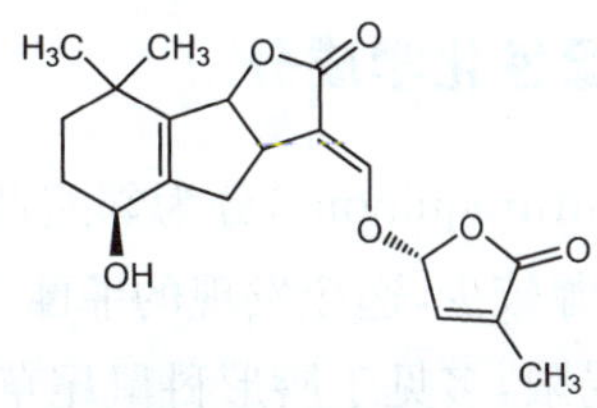

独脚金醇

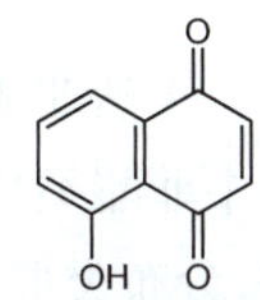

胡桃醌

胡桃醌（juglone，5－羟基萘醌）则是从胡桃属（*Juglans*）多种植物的果皮和叶片中分离出来的具有高除草活性的资源性化学成分，可通过自身氧化作用抑制各种杂草生长。

由于植物源性天然除草活性产物存在植物资源有限、尚不丰富且生产成本较高等问题。因此，从药用生物资源中发现天然特效的除草活性候选分子，或进行结构修饰与优化，寻求和开发具有全新作用靶标与作用机制的除草剂品种，是当前十分重要和活跃的研究领域。

2. **生物合成途径**　白花丹科的蓝雪醌(plumbagin)和柿树科的胡桃醌都是由醋酸衍生而来的，而鹿蹄草科的梅笠草灵是由甲基氢醌(toluhydro quinone)和甲戊二羟酸途径衍化而来。它们虽均为同一类化学成分，但生物合成途径不同。紫草素类化合物的母核是萘醌环上连接一分子的戊烯，其生物合成过程较为复杂，通常认为是通过苯丙氨酸途径—甲羟戊酸途径/去氧木酮糖还原(2－*C*－methyl－*D*－erythritol－4－phosphate，MEP)途径的复合途径合成，由焦磷酸香叶酯(geranylpyrophosphate，GPP)的一个香叶烯基转移到对—羟基苯甲酸(*p*－hydroxybenzoate acid，PHB)上，形成一分子香叶烯基—对羟基苯甲酸(*m*－geranyl*p*－hydroxybenzoic acid，GHB)，进一步羟化合成紫草素的前体苯二酚香叶醌(geranylhydrquinone，GHQ)[11～13]。紫草素是由4－羟基苯甲酸(4HB)及单萜前体 geranyl diphosphate 合成而来，后者是经由 Mevalonate 途径形成的(图 6－1)。

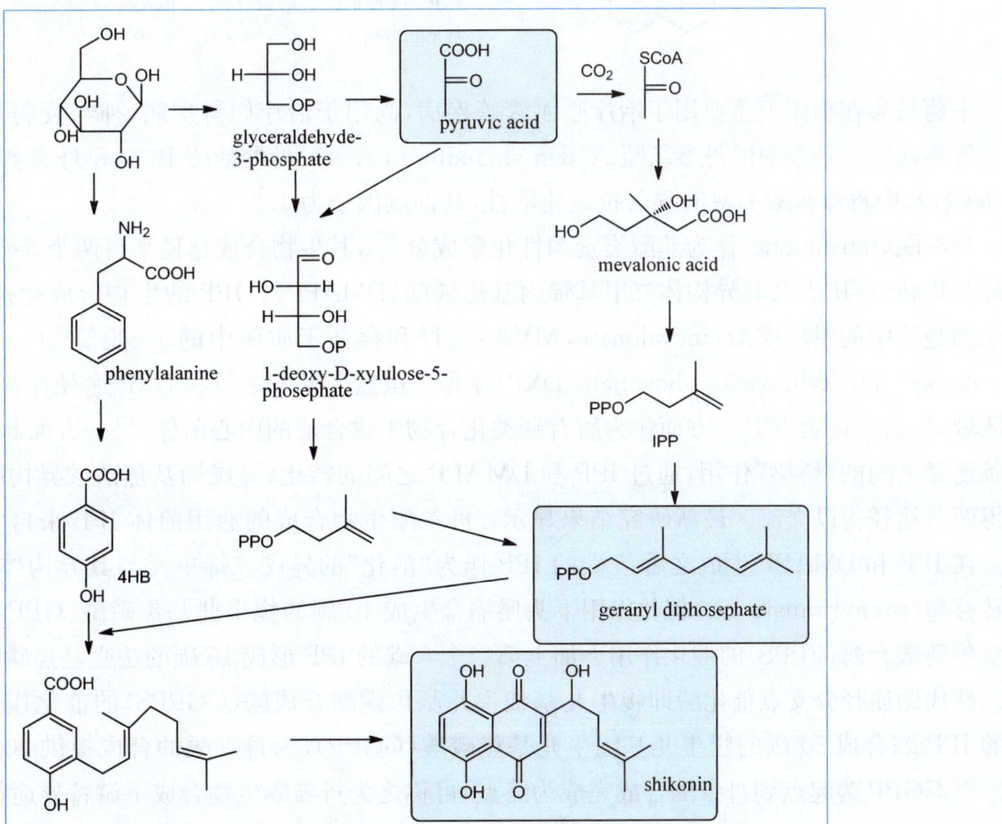

图 6－1　萘醌类资源性产物紫草素的生物合成途径[14]

三、菲醌类资源性化学成分

天然菲醌(phenanthraquinone)分为邻醌及对醌两种类型。大多呈现橙色、红色或黑紫色[15]。自然界中菲醌类化合物资源较少,迄今发现的菲醌类资源性化学成分数量不及百种,其中以对菲醌类相对较多,分布类群也较为局限,多见于唇形科鼠尾草属(*Salvia*)、香茶菜属(*Rabdosia*)、蓼科酸模属(*Rumex*)、兰科石斛属(*Dendrobium*)、杓兰属(*Cypripedium*),番荔枝科番荔枝属(*Annona*),使君子科(Combretaceae)等高等植物类群中,以及裸子植物的柏科(Cupressaceae)、蕨类植物的鳞始蕨科(Lindsaeaceae)等类群。

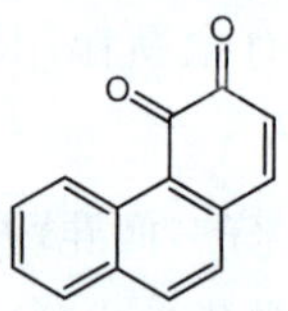

邻菲醌

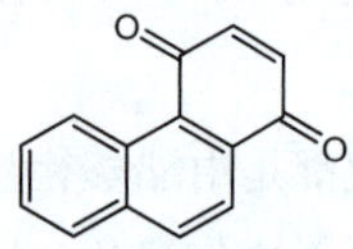

对菲醌

唇形科植物丹参(*Salvia miltiorrhiza*)的根中含有多种菲醌类衍生物,均属于邻菲醌类和对菲醌类化学成分。其中,丹参酮ⅡA、丹参酮ⅡB等二萜菲醌类化学成分是实现其活血化瘀临床功效的重要物质基础之一。迄今已知丹参属植物所含菲醌类成分就有30余种,其中约20种为邻菲醌型,其余为对菲醌。邻醌结构如去甲丹参醌(nortanshinone)、Δ'-丹参酮ⅡA(Δ'-dehydrotanshinone ⅡA)等,对醌结构成分如新隐丹参醌(neocryptotanshinone)、异丹参醌ⅡB(isotanshinone ⅡB)等。在落羽松(*Taxodium distichum*)植物中亦分离获得落羽松酮(faxodone)、落羽松二酮(raxodine)等菲醌类物质。

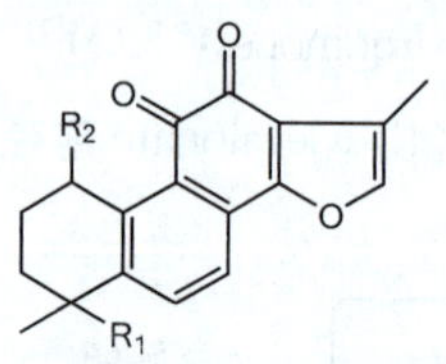

丹参醌ⅡA	$R_1=CH_3$	R_2=H
丹参醌ⅡB	$R_1=CH_2OH$	R_2=H
羟基丹参醌ⅡA	$R_1=CH_3$	R_2=OH
丹参酸甲酯	$R_1=COOCH_3$	R_2=H

中药丹参在临床上主要用于治疗心血管等疾病,尚用于治疗妇科疾病、神经衰弱症、肝脾肿大和关节炎等疾病[7]。丹参中的丹参新醌A(dan-shenxinkun A,4)、丹参新醌B(5)和丹参新醌C(6),也是1,4-菲醌,其中丹参新醌B具有显著抗氧化活性,其抑制因子为1.8[16]。

丹参酮(tanshinone)作为菲醌类资源性化学成分[17],其生物合成途径来自两个5碳的通用前体即异戊烯基焦磷酸(IPP)及其异构体二甲基烯丙基焦磷酸(DMAPP)。IPP的生物合成途径有两条:包括存在于细胞质中的甲羟戊酸(mevalonate,MVA)途径和存在于质体中的1-脱氧-*D*-木酮糖-5-磷酸(1-deoxy-D-xylulose5-phosphate,DXP)途径。虽然MVA途径和DXP途径存在于植物细胞的不同区域,但研究证明IPP一方面作为所有萜类化合物生物合成的中心前体,另一方面起着MVA和DXP两条途径之间的"桥梁"作用,通过IPP和DMAPP之间的转化(异戊烯基焦磷酸异构酶IPPI作用下),使得两条途径得以交流。最新研究结果显示:丹参酮生物合成的通用前体IPP来自DXP和MVA途径。在IPP和DMAPP生成之后,5碳的IPP作为"活化"的异戊二烯单元与其异构体DMAPP在烯丙基转移酶(prenyltransferase)催化作用下头尾缩合生成10碳的牻牛儿基焦磷酸(GPP);进而GPP在法呢基焦磷酸合酶(FPPS)的催化作用下加上第二个5碳的IPP形成15碳的法呢基焦磷酸(FPP);FPP再在二萜代谢途径分支点催化酶即牻牛儿基牻牛儿基焦磷酸合成酶(GGPPS)的催化作用下,与第三个5碳的IPP缩合成20碳的牻牛儿基牻牛儿基焦磷酸(GGPP),为丹参酮的合成提供20碳的二萜通用前体。以GGPP为起点到丹参酮合成完成为终点,可称之为丹参酮生物合成下游特异途径。

唇形科香茶菜属(*Rabdosia*)是一类重要的药用生物资源类群,该属多种植物民间用于治疗急性黄疸性肝炎和急性胆囊炎等症。近年从该属中发现了一系列菲醌类化合物,如从长叶香茶菜(*Rabdosia* stracheyi)中分得的对醌酯类成分长叶香茶菜甲素(16 - acetoxy - 7α - melhoxyroyleaone);从线纹香茶菜(*R. lophanthoides*)中分得的 16 - acetoxy - 12 - *O* - acetylhorminone 等。

从番荔枝属(*Annona*)植物山刺番荔枝(*Annona montana*)的树皮中分得 3 -甲氧基- 1,4 -菲醌(annoquinone - A,2)具有抗菌和细胞毒活性,在浓度小于 10 μg/mL 时能彻底抑制枯草芽孢杆菌(*Bacillus subtilis* ATCC6633)和藤黄微球菌(*Micrococcus luteus* ATCC9341)的生长;在小于 50 μg/mL 时能完全抑制金黄色葡萄球菌(*Staphylococcus aureus* ATCC6538 - *p*)的生长。同时在 KB 细胞组织培养实验中显示出较强的细胞毒活性,其 ED_{50} = 0. 16 μg/mL[9]。

从链霉菌(*Streptomyces*)的发酵液中分离得到一种 9,10 -菲醌- Sch68631,该化合物为新颖的丙肝肝炎病毒(HCV)蛋白酶抑制剂。体外实验结果显示它对 HCV NS3 丝氨酸蛋白酶的抑制活性达 2. 5 Lg/mL[10]。

从药用和保健经济价值较高的兰科石斛属(*Dendrobium*)植物石斛(*D. nobile*)和细茎石斛(*D. moniliforme*)中均分离得到了 denbinobin(3,7 -二甲氧基- 5 -羟基- 1,4 -菲醌),其对肺癌、子宫癌、乳腺癌、前骨髓细胞癌具有细胞毒活性[4,5]。

从阔叶乌蕨(*Sphenomeris bifora*)全草中分出的 3,6,7 -三甲氧基- 1,4 -菲醌(sphenone - A,3)在 KB 细胞组织培养实验表现出潜在的细胞毒活性,其 ED_{50} 为 217 mg/mL[15]。

四、蒽醌类资源性化学成分

蒽醌类化学成分(anthraquinones)在醌类化学成分中最为多见,多有酚羟基取代,包括蒽醌衍生物及其不同程度的还原产物:蒽醌、蒽酚、蒽酮及其二聚物。中药大黄总蒽醌中含有多种取代基的蒽醌,羟基分布两侧苯环上,且以苷的形式存在。其苷元有大黄酚、大黄素、大黄素甲醚、芦荟大黄素及大黄酸等。茜草科茜草属(*Rubia*)植物含有茜草素等,羟基分布在一侧苯环上。

(一) 蒽醌类资源性化学成分在自然资源中的分布

蒽醌类化学成分分布在 30 余个高等植物类群中,在低等植物地衣类和真菌中亦有发现。近年来的研究报道表明,含有蒽醌类化学成分的生物类群不断扩大,如从豆科黄芪属植物贺兰山黄芪(*Astragalus hoantchy*)根部分离获得大黄素等多种蒽醌类化学成分,使原本认为豆科植物仅决明属(*Cassia*)含蒽醌成分的认识得到拓展[2,3]。

迄今研究表明:蒽醌类资源性化学成分主要存在于蓼科、茜草科、鼠李科、豆科、百合科等植物类群中,来源于蓼科植物资源类群的常用中药有大黄、何首乌、虎杖等;唇形科鼠尾草属植物的丹参等;茜草科植物的茜草等;豆科植物的决明子、番泻叶等;百合科植物的芦荟等;紫草科植物的紫草、滇紫草等,均含有不同类型的蒽醌类化学成分。蒽醌类化学成分在一些低等植物,如地衣类和真菌类的代谢产物中也有存在。

新的蒽醌类化学成分仍在不断被发现,尤其是对药用植物的研究发现了一些具有生物活性的新化合物[18]。从常用中药巴戟天(*Morinda officinalis*)根的氯仿提取部位中分离得到的甲基异茜草素(rubiadin)、2 -羟基- 3 -羟甲基蒽醌等一系列蒽醌类结晶物质,对白血病细胞生长有抑制作用。同属植物百眼藤(*M. parvifolia*)根茎中分得结构中具有次甲二氧基的新蒽醌成分 morindaparvin,具有显著的细胞毒性及抗白血病作用。白花蛇舌草(*Hedyotis diffusa*)为茜草科植物,全草含洋地黄蒽醌、2 -羟基- 3-甲基蒽醌、2 -甲氧基- 3 -甲基蒽醌、2,3 -二甲氧基- 6 -甲基蒽醌等。蒽醌类资源性化学成分的主要分布科属及代表植物见表 6 - 3。

表 6-3 富含蒽醌类资源性化学成分的主要植物类群

	蓼科 (Polygonaceae)	豆科 (Leguminosae)	茜草科 (Rubiaceae)	百合科 (Liliaceae)	鼠李科 (Rhamnaceae)	藤黄科 (Guttiferae)
资源类群分布	大黄属（*Rheum*）、酸模属（*Rumex*）、蓼属（*Polygonum*）、荞麦属（*Fagopyrum*）、拳参属（*Bistorta*）、何首乌属（*Fallopia*）	决明属(*Cassia*)	茜草属 (*Rubia* spp.)	芦荟类(*Aloe*)	鼠李（*Rhamnus davurica*）	金丝桃属 (*Hypericum*)
主要组成成分	二蒽酮类 大黄素、大黄酸、芦荟大黄素、大黄素甲醚、番泻苷 A[19]	二蒽酮类 山扁豆双醌（cassiamine）及 siameanin、番泻苷(sennoside)	茜草红等	芦荟大黄素、异芦荟苷、大黄素	蒽醌类	金丝桃素 (hypericin)

（二）蒽醌类资源性化学成分与利用价值

1. 资源性化学成分的结构类型　蒽醌类化学成分按母核的结构分为单蒽醌及双蒽醌两大类。天然蒽醌类资源性化学成分包括蒽醌及其还原产物蒽酚或蒽酮的衍生物。该类化学成分主要存在于蓼科、茜草科、鼠李科、豆科、百合科等植物类群中，现已发现它们在真菌、地衣等低等植物，以及在海洋生物中的存在。代表性富含蒽醌类化学成分的中药有大黄[20~22]、何首乌、番泻叶、虎杖、茜草、决明子、芦荟等，它们大多具有泻下、抗菌、抗肿瘤和免疫调节作用。

(1) 单蒽醌类

1) 蒽醌及其苷类：天然蒽醌类资源性化学成分依据其羰基稠环的位置，分为 9,10-蒽醌，1,4-蒽醌和 1,2-蒽醌，其中以 9,10-蒽醌最为常见，由于整个分子形成共轭体系，性质比较稳定；1,4-蒽醌较为少见；而 1,2-蒽醌迄今尚未在自然界中发现。

蒽醌母核上常有羟基、羟甲基、甲基、甲氧基和羧基取代。它们以游离形式或与糖结合成苷的形式存在于植物体内。蒽醌苷大多为氧苷，但也见有碳苷类化学成分，如源自芦荟植物的芦荟苷(aloin)等。

根据羟基在蒽醌母核上的分布位置，可将羟基蒽醌衍生物分为两种类型。

A. 大黄素型：羟基分布在两侧的苯环上，多数化合物呈黄色。中药大黄、虎杖、何首乌等含有的主要蒽醌类成分多属于这一类型。

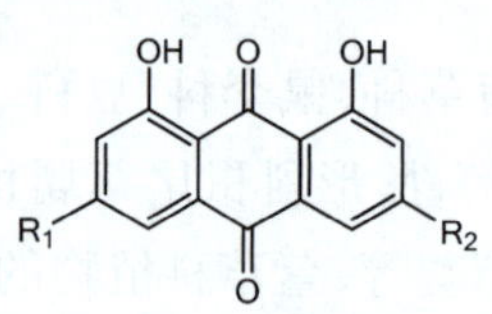

大黄酚（chrysophanol）	R_1= H	R_2= CH_3
大黄素（emodin）	R_1= OH	R_2= CH_3
大黄素甲醚（physcion）	R_1= OCH_3	R_2= CH_3
芦荟大黄素（aloe-emodin）	R_1=H	R_2=CH_2OH
大黄酸（rhein）	R_1=H	R_2=COOH

蒽醌类是许多具有泻下功效的中药如大黄、番泻叶等的有效成分。大黄是常用的泻下药，其致泻的主要成分为结合型蒽苷，其中以番泻苷 A 最强，大黄酸、芦荟大黄素、大黄素、大黄酚等均具有抗菌作用。研究表明，蒽醌类化合物泻下作用强度与化学结构有如下关系：① 双蒽醌苷类作用强于单蒽醌苷类。② 蒽醌苷的致泻作用强于苷元，苷元蒽酚作用强于相应的蒽醌。酚羟基酯化后，泻下作用消失。③ 含羧基的蒽醌苷致泻作用强于不含羧基蒽醌苷。

药材虎杖(Polygoni Cuspidati Rhizoma)中主要蒽醌类化合物是大黄素甲醚和大黄素，发现虎杖提取物可诱导 A549 细胞凋亡，随着作用时间延长和作用浓度的提高，凋亡率升高，表现为时间依赖性和剂量依赖性。茜草蒽醌能显著抑制肝癌 SMMC-7721 细胞的生长，并诱导肝癌细胞凋亡，其分子机制可

能与下调 *bcl* - 2 基因的表达有关。

大黄蒽醌类衍生物对常见的厌氧菌、HIV - RT 均具有显著的抑制作用，并对柯萨奇病毒 B3 具有诱杀作用；羟基蒽酚类成分对霉菌具有较强的杀灭作用，是治疗皮肤病的有效外用药物，如柯亚素治疗疥癣等症具有较好的效果[23]。从木通马兜铃分离得到的非醌类化合物竹红菌甲素可抑制 HIV 病毒的复制。虎杖总蒽醌对糖尿病肾病(DN)肾脏皮质糖基化终末产物(AGEs)、糖基化终末产物受体的影响研究表明，虎杖总蒽醌能够降低 DN 小鼠肾皮质 AGEs 水平，抑制肾 RAGE 的表达[24]。药用芦荟资源类群中含有的蒽醌类资源性化学成分对酒精性肝病具有恢复肝功能、降低甘油三酯、改善肝脏脂肪变性的作用，芦荟中的大黄素和大黄酸可使肝细胞糖原 RNA 含量明显上升，促进肝血循环，改善肝的供血供氧功能，减轻 FR 对肝的损伤，促进肝细胞的回复和再生并清除体内乙醇[25]。决明子(Cassiae Semen)中蒽醌苷类可有效调节高脂血症大鼠的总胆固醇、甘油三酯和低密度脂蛋白。

紫胶色素是从胶蚧属昆虫(*Kerria* spp.)在寄主植物所分泌的树脂状物质紫胶中提取获得。其分为两类：水溶性的为紫胶红色素(lac dye)；不溶于水的为紫胶黄色素。紫胶红色素，也称为紫胶色酸(laccaic acid)，已知的有紫胶色酸 A、紫胶色酸 B、紫胶色酸 C、紫胶色酸 D、紫胶色酸 E(laccaic acid A、laccaic acid B、laccaic acid C、laccaic acid D、laccaic acid E)5 种。紫胶黄色素，溶于碱性水溶液、乙醇、丙醇、丙酮等溶剂中，也可溶于乙醚等溶剂。已分离出红紫胶素、脱氧红紫胶素和异红紫胶素等资源性化学成分。

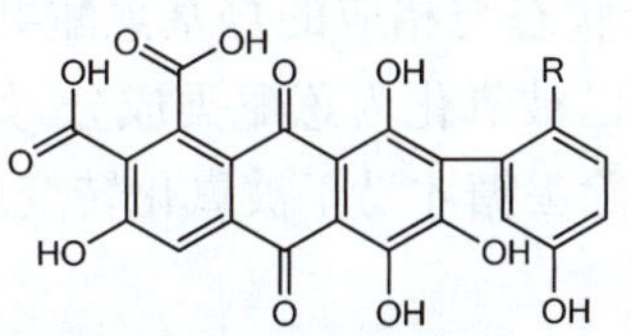

紫胶色酸 A　$R=CH_2CH_2NHCOCH_3$

紫胶色酸 B　$R=CH_2CH_2OH$

紫胶色酸 C　$R=CH_2CH(NH_2)COOH$

紫胶色酸 E　$R=CH_2CH_2NH_2$

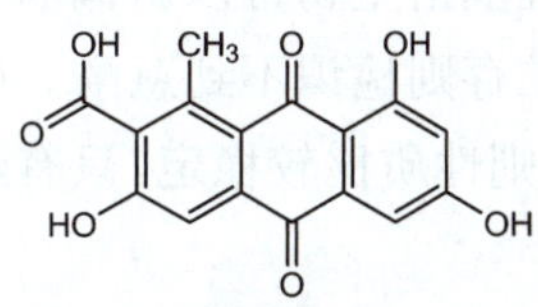

紫胶色酸 D

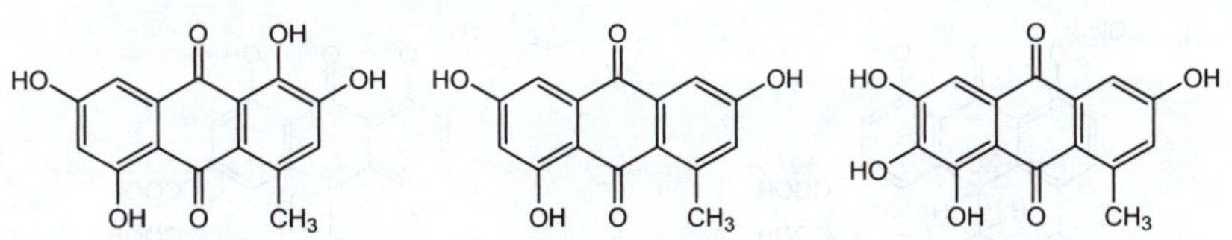

红紫胶素　　脱氧红紫胶素　　异红紫胶素

人们早在数千年以前就将胭脂虫(*Dactylopius coccus*)的干品作为红色素使用，其主要呈色物质即为以胭脂红酸为代表的大黄素型蒽醌类资源性化学成分。胭脂虫资源主要分布于秘鲁、墨西哥和中南美的沙漠地带，年产量约为 300 t，主要用途是生产胭脂虫色素(cochineal and carmine)。

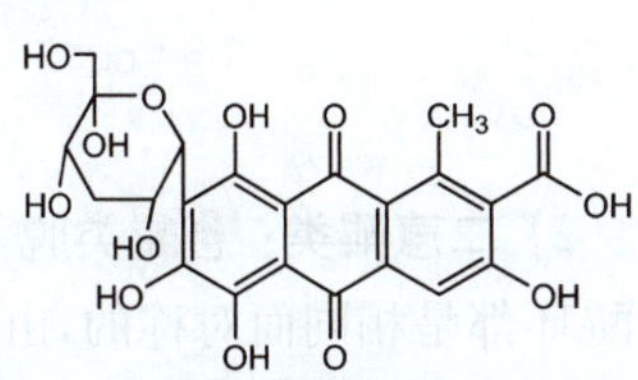

胭脂红酸

胭脂红酸以雌性介虫科的胭脂虫干燥虫体为原料，用水或乙醇提取得到的橙色至紫红色色素，水溶性好，在水溶液中的色相随 pH 而变化，在酸性介质中呈橙色，在碱性介质中呈紫色，pH 为 5.0～7.0 时呈红色。

胭脂红酸在酸性条件下，与 Al 和 Ca 色淀化析出的铝螯合物，在 pH 为 4.0～10.0，溶液呈红至蓝色，着色强度几乎是胭脂红酸的 2 倍。将非水溶性的胭脂虫红用稀碱调节至 pH 为 9.5～10.5，可得红色溶液，经喷雾干燥可得粉状水溶性胭脂虫红色素。

B. 茜草素型：羟基分布在同一侧的苯环上，该类化合物多为橙黄色至橙红色。中药茜草(Rubiae Cordifoliae Herba)中含有的茜草素类资源性化学成分即属此类型。

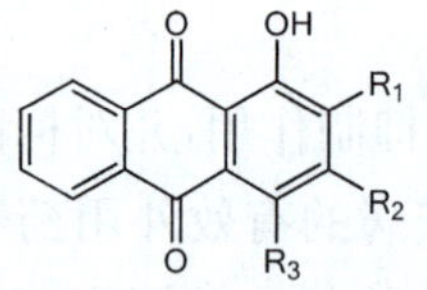

茜草素（alizarin）	R_1=OH	R_2=H	R_3=H
羟基茜草素（purpurin）	R_1=OH	R_2=H	R_3=OH
伪羟基茜草素（pseudopurpurin）	R_1=OH	R_2=COOH	R_3=OH

茜草红(madder color)是由茜草科植物西洋茜草(*Rubia tinctoria*)根中提取得到的色素，主要呈色物质为蒽醌类成分茜草酸(munjistin)和茜草宁(rubianin)等，中性时为橙黄色，碱性溶液中为红色至红紫色。

2）蒽酚或蒽酮衍生物：蒽醌在酸性环境中被还原，可生成蒽酚及其互变异构体蒽酮。蒽酚或蒽酮又可氧化成蒽醌(图 6－2)。

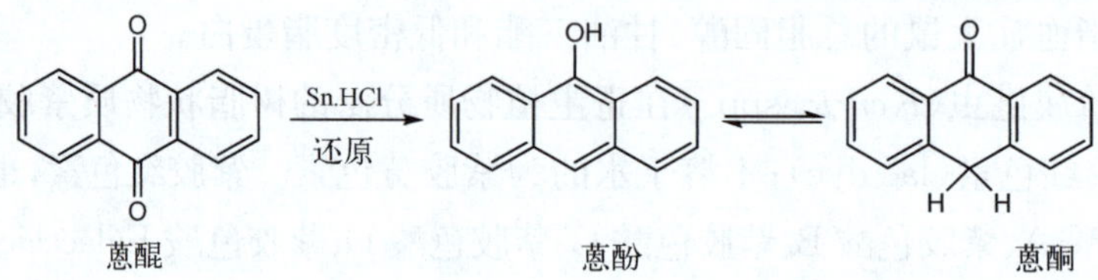

图 6－2　蒽酚、蒽酮、蒽醌类化学成分间存在的互变异构

蒽酚(或蒽酮)的羟基衍生物常以游离状态或结合状态与相应的羟基蒽醌共存于新鲜药用植物中。新鲜大黄经两年以上贮存则检识不到蒽酚。因为它们已被氧化为蒽醌类成分，如果蒽酚衍生物的 meso 位羟基与糖缩合成苷，则性质比较稳定，只有经过水解除去糖才易于被氧化转变成蒽醌衍生物。

（2）双蒽醌类

1）二蒽酮类：二蒽酮类成分可看成是 2 分子蒽酮脱去一分子氢，通过碳—碳键结合而成的二聚体化合物。其结合方式多为 $C_{10}-C'_{10}$，也有其他位置连接，如大黄及番泻叶中致泻的主要有效成分番泻苷 A 和番泻苷 B 等皆为此类型。

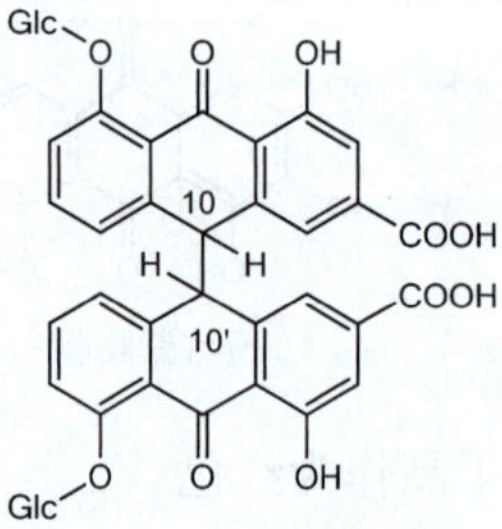

番泻苷 A

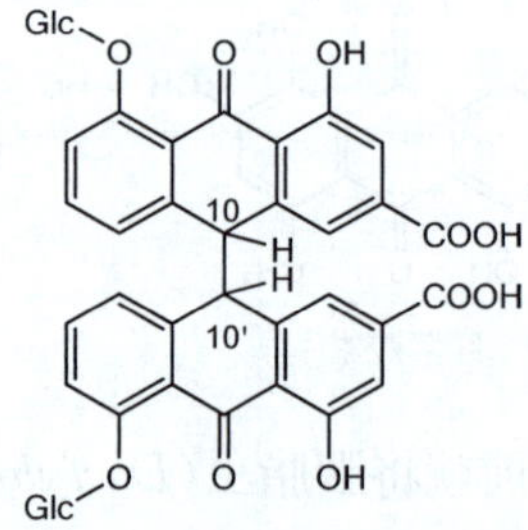

番泻苷 B

2）二蒽醌类：蒽醌类脱氢缩合或二蒽酮类氧化均可形成二蒽醌类。天然二蒽醌类化合物中的两个蒽醌环都是相同而对称的，由于空间位阻的相互排斥，两个蒽环呈反向排列，如存在于豆科决明属植物中的山扁豆双醌(cassiamine)和 siameanin 等即属此类。

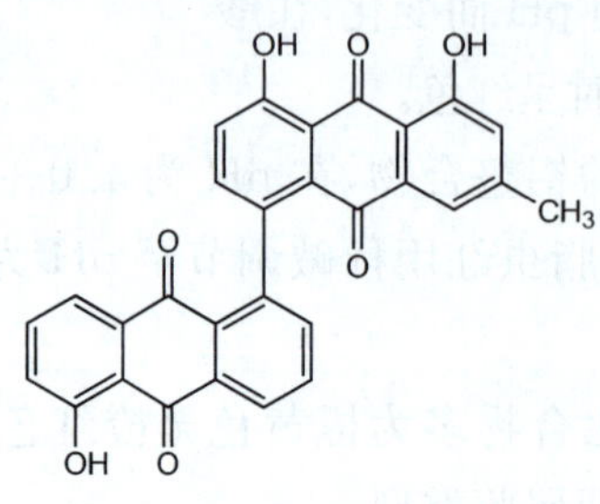

Siameanin

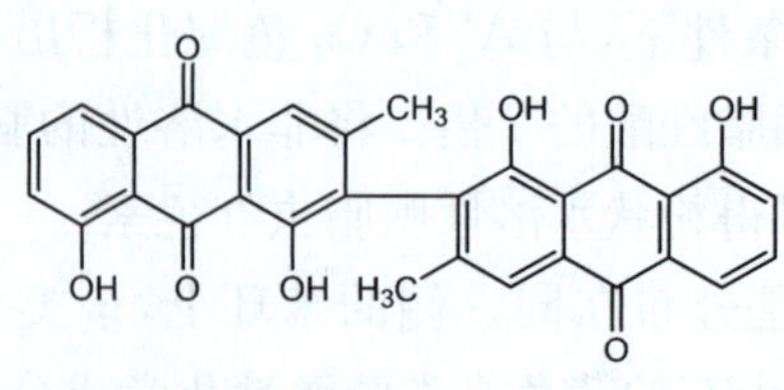

山扁豆双醌

藤黄科金丝桃属(*Hypericum*)多种资源植物中所含的二蒽酮类化学成分具有显著的抗抑郁作用。从贯叶金丝桃(*Hypericum perforatum*),即贯叶连翘中分离得到金丝桃素(hypericin)和伪金丝桃素(pseudohypericin)等具有抑制中枢神经及镇静作用,在欧洲、美国等用作中枢神经抑制剂、抗抑郁剂和食欲抑制剂,并作为治疗绝经后神经官能症的有效药物。

2. 蒽醌类资源性化学成分的生物合成途径

(1) 大黄素型蒽醌的生物合成途径: 该类蒽醌化学成分主要通过聚酮途径而合成。聚酮途径大致分为三个阶段:① 以乙酰 CoA 为起始单元,在查耳酮合成酶家族的作用下,连续与 8 个丙二酸单酰 CoA 发生缩合,缩合形成聚八酮化合物;② 聚八酮化合物经过还原、脱羧及氧化等步骤,形成大黄酚、芦荟大黄素与大黄酸等蒽醌类化合物;③ 聚八酮化合物经过水解、脱羧、脱水与甲基化等步骤,形成大黄素与大黄素甲醚等蒽醌类资源性化学成分,如图 6-3 所示。

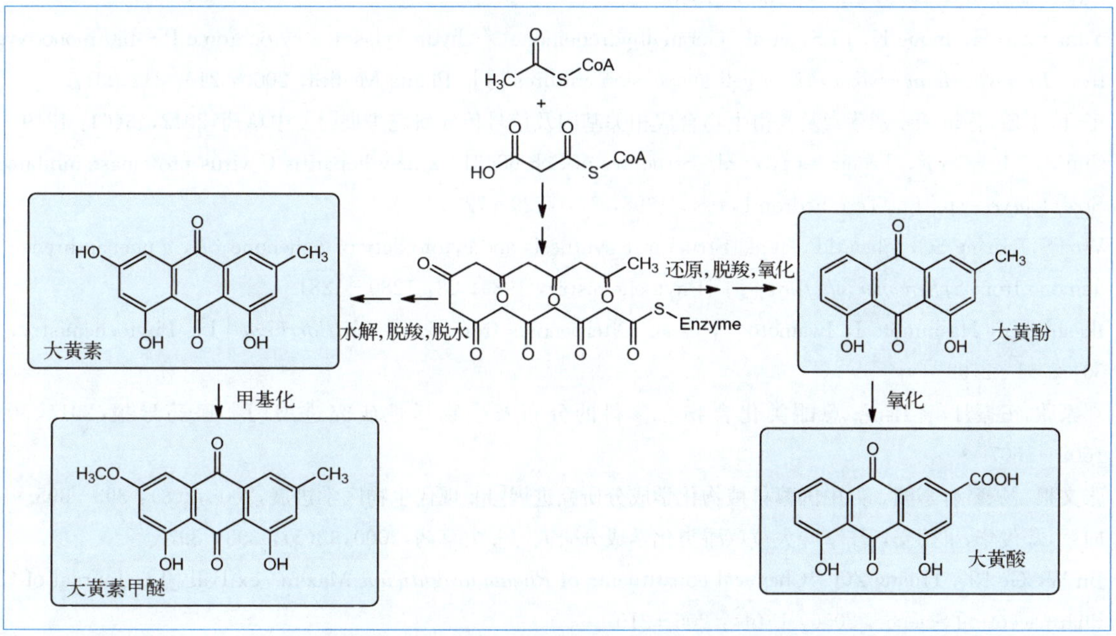

图 6-3　大黄素型蒽醌类资源性化学成分的生物合成途径[26]

(2) 茜草素型蒽醌的生物合成途径: 茜草素型蒽醌的合成主要通过莽草酸(分支酸)途径,经由莽草酸、异分支酸和 α-酮戊二酸,再经一系列代谢分别形成蒽醌的 A 环与 B 环、C 环来源于异戊烯二磷酸。一般认为异戊烯二磷酸的形成是通过甲羟戊酸(MVA)途径或甲基赤藓糖醇磷酸(MEP)途径。研究表明茜草素型蒽醌的 C 环可能主要来源于 MEP 途径[26]。

◇参◇考◇文◇献

[1] 段金廒,周荣汉. 中药资源学[M]. 北京:中国中医药出版社,2013.

[2] 周荣汉,段金廒. 植物化学分类学[M]. 上海:上海科学技术出版社,2005.

[3] 何兰,姜志宏. 天然产物资源化学[M]. 北京:科学出版社,2008.

[4] 杨阳,陈洁君,张大勇. 鸢尾属植物的化学成分及其生物活性[J]. 有机化学,2013,33,1244-1253.

[5] Lin BB, Wang GK, Wang BK, et al. A new belamcandaquinone from the seeds of *Iris bungei* Maxim [J]. Fitoterapia, 2011, 82(7), 1137-1139.

[6] 夏小俊,金中初,郭峻,等. 低氧下苯醌类药物对人肝癌细胞的毒性及其机制[J]. 中国药理学与毒理学杂志,2004,

18(1),47.

[7] Hacıbekiroğlu I, Kolak U. Antioxidant and anticholinesterase constituents from the petroleum ether and chloroform extracts of *Iris suaveolens*[J]. Phytotherapy Research, 2011, 25, 522.

[8] 魏蕾. 醌类化合物的分布和药理作用[J]. 现代中药研究与实践,2013,27(1): 34-36.

[9] Wu TS, Jong TT, Tien HJ, et al. Annoquinone-A, an antimicrobial and cytotoxic principle from *Annona montana* [J]. Phytochemistry, 1987, 26: 1623-1625.

[10] 魏其艳,罗应刚,张国林. 菲醌的生物活性[J]. 天然产物研究与开发,2005,17(5): 665-668.

[11] Yazaki K, Kunihisa M, Fujisaki T, et al. Geranyl diphosphate: 4-hydroxybenzoate geranyltransferase from *Lithospermum erythrorhizon*. Cloning and characterization of a key enzyme in shikonin biosynthesis [J]. Journal of Biology and Chemistry, 2002, 277(8): 6240-6246.

[12] Inouye H, Ueda S, Inoue K, et al. Biosynthesis of shikonin in callus cultures of *Lithospermum erythrorhizon* [J]. Phytochemistry, 1979, 18(8): 1301-1308.

[13] Yamamoto H, Inoue K, Li S, et al. Geranylhydroquinone 3″-hydroxylase, a cytochrome P-450 monooxygenase from *Lithospermum erythrorhizon* cell suspension cultures [J]. Planta Medica, 2000, 210: 312-317.

[14] 王升,李璇,蒋超,等. 紫草素及其衍生物合成相关基因及信号传导研究进展[J]. 中草药,2012,43(6): 1219-1225.

[15] ChuM, Mierzwa R, Truumees I, et al. Structure of Sch 68631: a new hepatitis C virus proteinase inhibitor from *Streptomyces* sp [J]. Tetrahedron Letter, 1996, 37: 7229-7232.

[16] WuTS, Huang SC, ChenMT, et al. Structure, synthesis and cytotoxicty of Sphenone-A, a phenanthrene-1, 4-quinone from *Sphenomeris bifora* [J]. Phytochemistry, 1989, 28: 1280-1281.

[17] Ikeshiro Y, Hashimoto I, Iwamoto Y, et al. Diterpenoids from *Salvia miltiorrhiza* [J]. Phytochemistry, 1991, 30: 2791-2792.

[18] 郑家欣,王振月,王维龙. 蒽醌类化合物在蓼科的分布及生物活性研究进展[J]. 医药导报,2011,30(12): 1605-1607.

[19] 张文根,杨赛钢,李波,等. 中国蓼科植物化学成分研究进展[J]. 现代生物医学进展,2008,2(8): 393-395.

[20] 向兰,郑俊华,果德安,等. 窄叶大黄蒽醌类化学成分研究[J]. 中草药,2000,32(5): 395-397.

[21] Jin W, Ge RL, Huang ZQ. Chemical constituents of *Rheum tanguticum* Maxim. ex Balf [J]. Journal of Chinese Pharmaceutical Science, 2006, 15(4): 206-210.

[22] 张永忠,宋龙,李冲,等. 单脉大黄化学成分研究[J]. 中草药,2005, 36(5): 660-662.

[23] 梁荣感,刘卫兵,李丽亚,等. 大黄蒽醌类化合物体外抗呼吸道合胞病毒作用的研究[J]. 广西医科大学学报,2007, 24(2): 280-281.

[24] 李凤新,孙振国,苏红,等. 虎杖蒽醌提取物抗柯萨奇 B3 型病毒作用及机制研究[J]. 中草药,2008,39(11): 1699-1701.

[25] 卢艳民,周梅村,郑华. 醌类色素的特性和研究进展[J]. 林产化学与工业,2007,27(增刊): 147-149.

[26] 陆豫. 蒽醌衍生物的合成及生物活性的研究[D]. 广州: 中山大学,2014.

（宿树兰　段金廒）

第二节
富含醌类物质的代表性药用生物资源类群及其资源化利用研究

醌类资源性化学成分主要包括苯醌、萘醌、菲醌、蒽醌及其衍生物。醌类化学成分多具有酚羟基或羟基，一些酚性化合物如多元酚、鞣质等易氧化成醌类，因而常见其相伴而生。该类化学成分在植物类群中分布较为广泛，是多种药用植物及其药材的功效物质基础。富含该类资源性化学成分的植物类群主要集中分布于紫草科、茜草科、蓼科、紫薇科、胡桃科、鼠李科、百合科等。

大黄类药用生物资源及其资源化利用研究

大黄属(*Rheum*)为蓼科(Polygonaceae)植物中最具药用资源价值的一个属。该属植物作为药用品种的主要有掌叶大黄(*R. palmatum* L.)、唐古特大黄(*R. tanguticum* Maxim. ex Balf.)或药用大黄(*R. officinale* Baill.)，其干燥根及根茎入药称为大黄(Rhei Radix et Rhizoma)，味苦、性寒，具有泻下攻积，清热泻火、凉血解毒、逐瘀通经、利湿退黄的功效。此外，常作为大黄生产或地区性药用的有大黄属波叶组(Sect. Rheum)的华北大黄、河套大黄、藏边大黄、天山大黄和波叶大黄，这些大黄商品被称为“山大黄”。但其地上茎叶、提取药渣等尚未被有效利用而废弃，资源利用效率和开发利用价值有待提高，资源经济产业链有待延伸。

全世界大黄属(*Rheum* L.)植物约60种，主要分布于亚洲温带及亚热带的高寒山区。我国有41种和4变种，供药用者20余种。掌叶大黄主要分布于青海省、甘肃省、四川省、西藏自治区、陕西省、湖北省、贵州省、云南省、宁夏回族自治区等地，现今多为栽培，为大黄商品药材的主流来源。唐古特大黄主要分布于青海省、西藏自治区、甘肃省、四川省、云南省等地，野生或栽培。药用大黄主要分布于四川省、贵州省、云南省、湖北省、河南省、陕西省和甘肃省等地，栽培或野生，产量较小。青海省东部、甘肃省南部、四川省西北部和西藏自治区东北部是我国大黄资源的分布中心，资源丰富，所产大黄药材质地坚实，香气浓郁，品质上乘。著名的“西宁大黄”，“铨水大黄”即产于此。此外，作为民间或民族药用或开发利用的大黄类植物资源尚有波叶大黄(*R. undulatum* var. *undulatum*)、华北大黄(*R. franzenbachii*)、藏边大黄(*R. australe*)、喜马拉雅山大黄(*R. webbianum*)、河套大黄(*R. hotaoense*)、天山大黄(*R. wittrockii*)、阿尔泰大黄(*R. altaicum*)、西藏大黄(*R. tibeticcum*)等种类。

我国为大黄属植物的分布中心，主要分布于第一、二阶梯的高原和山地，以大兴安岭、太行山脉、秦岭、大巴山脉和云贵高原一线以西为主要分布区，青藏高原东缘为分布中心，分布范围遍及东北、华中、西北、西南等多个省区。掌叶组大黄分布范围较为集中，主要分布在东经85～115°、北纬28～40°的区间[1]。大黄属植物在高原东缘的分布中心和高原以西的广大地区，均表现出明显的纬向分布过渡性；在我国北方，其径向过渡性较为明显。国产大黄属植物的垂直分布幅度达4 700 m，显示出该属植物极强的生态适应性。但具体到不同的大黄生物资源种类，其垂直分布分化明显，体现在有些种类茎生叶退化、基生叶叶表面多疣并被毛，以减少高温灼伤和水分蒸腾，因而可生长于海拔 700 m 的戈壁滩；有些种类植株矮化、叶基生且革质或苞片反折下垂以抵御冻害，因而可分布至海拔 5 400 m 的雪线附近[2]。

一、大黄资源利用现状

目前，大黄属药用植物资源利用仍以其根及根茎作为药用，其地上幼嫩茎叶作为蔬菜应用为主。其中作为药品应用时又多以饮片配伍或作为制剂原料为主，部分已开发为深加工高附加值产品。

大黄药用始载于《神农本草经》列为下品，在中医临床常用作泻下药，为治疗积滞便秘之要药，亦可用于血热吐衄、目赤咽肿、热毒疮疡、烧烫伤、瘀血诸症，以及湿热痢疾、黄疸、淋证等病症。大黄对消化系统的影响主要表现为泻下、利胆、保肝；对血液系统主要表现为止血、降血脂、活血、抗感染；亦具有利尿、改善肾功能的作用。此外，大黄尚具有抗病原体、抗炎、抗肿瘤、免疫调节等作用。

大黄含有多类型资源性化学成分，其中以蒽醌类、二蒽酮类、芪类、鞣质和多糖类研究最为深入。现代药理研究表明，大黄主要具有调节胃肠功能、抗病原微生物、抗肿瘤、保护心脑血管、抗炎、保肝、抗衰老及免疫调控等作用[3~5]。临床应用于便秘及各种急腹症，如急性胰腺炎、急性胆囊炎、肠梗阻，急性肾衰竭，急性感染性疾病及各种菌痢肠炎，各种出血性疾病，如痔疮出血，胃溃疡、高脂血症、病毒性肝炎、子宫内膜异位症、慢性前列腺炎等。

此外，在中国兽药典中，大黄是重要和常用的畜禽兽药，常用于抗病原体、抗炎，以及泻下、利胆等，对消化系统疾病具有良好的作用。

以大黄资源植物为原料生产的主要产品及其资源价值，见表 6-4。

表 6-4　以大黄资源植物为原料生产的主要产品及其资源价值

产品名称	利用物质/部位	资源价值
大黄配方颗粒	蒽醌类、多糖类、二苯乙烯苷类等	医药、保健产品
大黄提取物	蒽醌含量>10%(大黄素，大黄酸，大黄酚)	医药、保健产品
大黄提取物	大黄酚 98%	医药、保健产品
大黄酊	60%乙醇提取物	医药产品
大黄总蒽醌胶囊	蒽醌类	医药产品
大黄酸	蒽醌类	医药中间体产品
大黄素	蒽醌类	医药中间体产品
大黄酚	蒽醌类	医药中间体产品
土大黄苷	二苯乙烯苷类	医药中间体产品
大黄茶	大黄根茎/大黄提取物(芦荟大黄素)	保健食品

二、资源性化学成分

1. 大黄蒽醌类资源性化学成分　大黄属植物中所含有的化学成分类型较为复杂，其研究始于 19 世纪初叶，迄今，化学结构已经明确的已有 170 种以上，主要分为蒽醌衍生物类、色原酮类、芪类、苯丁酮类、鞣质类、萘衍生物类、黄酮类、挥发油类、糖类、植物甾醇类和有机酸类等，其中最主要的是蒽醌类成分。目前作为资源性化学物质研究及应用较多的主要为蒽醌类、鞣质类、糖类等。

大黄根及根茎中蒽醌类成分可分为游离型与结合型两类，含量为3%～5%，含量高者可达9.78%。少量的游离型蒽醌类化合物为主要有大黄酚(chrysophanol)、大黄素(emodin)、大黄素甲醚(physcion)、芦荟大黄素(aloe emodin)、大黄酸(rhein)、异大黄素、ω-羟基大黄素、虫胶酸D等；大部分的结合型蒽醌类化学成分包括蒽醌苷和双蒽酮苷：蒽醌苷中有大黄素—龙胆二糖苷(emodin-gentiobioside)、大黄酚-8-*O*-*β*-*D*-吡喃葡萄糖苷、大黄酚-8-*O*-*β*-*D*-(6′-*O*-没食子酰)-吡喃葡萄糖苷、大黄酚-8-*O*-*β*-*D*-(6′-*O*-丙二酸单酰基)吡喃葡萄糖苷、芦荟大黄素-8-*O*-*β*-*D*-吡喃葡萄糖苷、大黄素-8-*O*-*β*-*D*-吡喃葡萄糖苷、大黄素-3-羟甲基-*O*-*β*-*D*-吡喃葡萄糖苷、大黄素甲醚-1,8-*O*-*β*-*D*-吡喃葡萄糖苷、大黄酚甲醚等。双蒽酮苷中有番泻苷(sennoside)A、番泻苷B、番泻苷C、番泻苷D、番泻苷E、番泻苷F，大黄二蒽酮(rheidin)A、大黄二蒽酮B、大黄二蒽酮C，掌叶二蒽酮(palmidin)A、掌叶二蒽酮B、掌叶二蒽酮C等。番泻苷A、番泻苷B是大黄泻下作用的主要有效成分，大黄酸葡萄糖苷的泻下作用强度仅为番泻苷类的1/3。

新鲜的大黄根中还含有蒽酚类化学成分，以游离或结合状态存在，并与相应的羟基蒽醌类成分共存，由于蒽酚类化学成分可被缓慢地氧化为蒽醌衍生物，因此蒽酚类化合物一般含量较低，贮存三年以上的大黄药材则往往检测不到该成分的存在。蒽酚衍生物与糖结合成苷则较稳定。从新鲜的大黄中分离出游离的番泻苷苷元C及大黄二蒽酮B和大黄二蒽酮C(reidin B、reidin C)。

此外，大黄中还含有2-甲氧基-6-乙酰基-7-甲基胡桃醌、6-羟基酸模素-8-*O*-*β*-*D*-吡喃葡萄糖苷、10*R*-柯芦荟苷-*O*-*β*-*D*-吡喃葡萄糖苷等萘醌类物质，具有显著的抗菌活性。

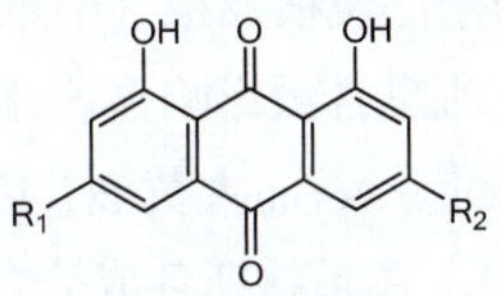

大黄酚	R_1=H	R_2=CH_3
大黄素	R_1=OH	R_2=CH_3
大黄素甲醚	R_1=OCH_3	R_2=CH_3
芦荟大黄素	R_1=H	R_2=CH_2OH
大黄酸	R_1=H	R_2=COOH

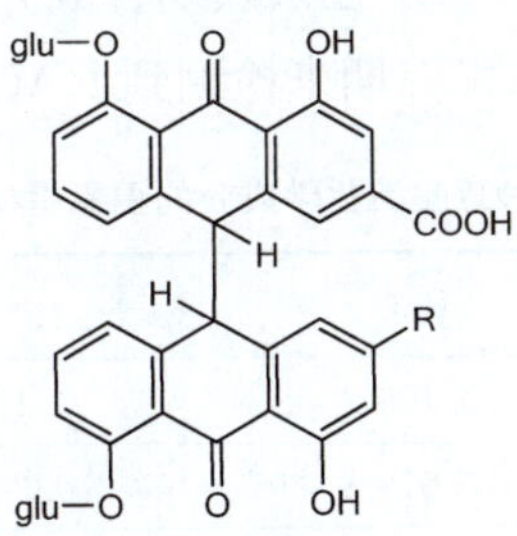

番泻苷A　R=COOH

番泻苷C　R=CH_2OH

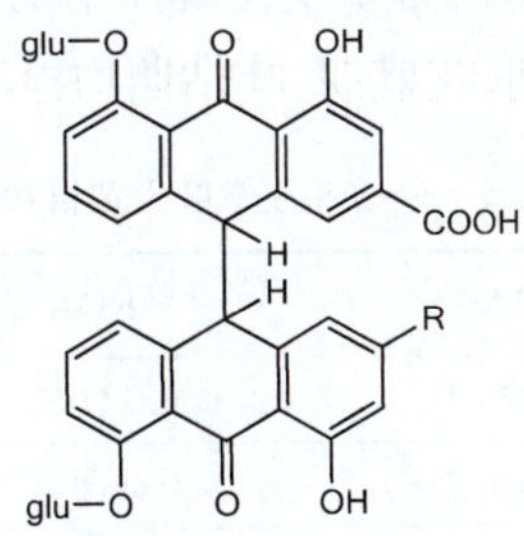

番泻苷B　R=COOH

番泻苷D　R=CH_2OH

2. 其他类资源性化学成分

(1) 苯丁酮和色原酮类： 大黄根及根茎中苯丁酮和色原酮类资源性化学成分主要包括：2,5-二甲基-7-甲氧基色原酮、2,5-二甲基-7-羟基色原酮、2-甲基-5-羟甲基-7-羧基色原酮、3-(3′,5′-二羟基-反式-肉桂酰基)-5-羟基-Δ5-α-吡喃酮、4-(4′-羟基苯基)-2-丁酮、4-(4′-羟基苯基)-2-丁酮-4′-*O*-*β*-*D*-(2″-*O*-桂皮酰基-6″-*O*-没食子酰基)-吡喃葡萄糖苷、4-(4′-羟基苯基)-2-丁酮-4′-*O*-*β*-*D*-(2″-*O*-没食子酰基-6″-*O*-(4‴-羟基)-桂皮酰基)-葡萄糖苷、4-(4′-羟基苯基)-2-丁酮-4′-*O*-*β*-*D*-(2″-*O*-没食子酰基-6″-*O*-*p*-香豆酰基)-葡萄糖苷、墨沙酮(maesopsin)、莲花掌苷(lindleyin)、异莲花掌苷(isolindleyin)、6-桂皮酰异莲花掌苷等[6]。

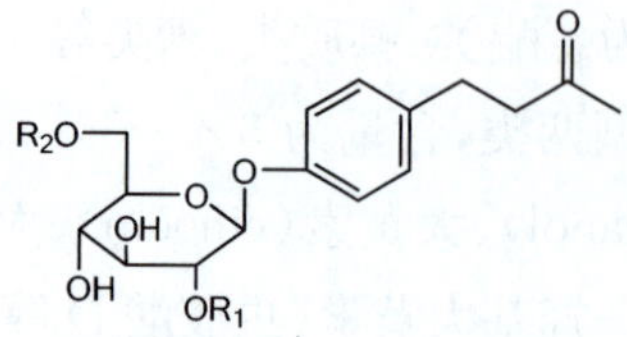

莲花掌苷 R_1= galloyl R_2= galloyl
异莲花掌苷 R_1=H R_2= galloyl

(2) 芪类：大黄中芪类天然产物主要包括：白藜芦醇(resveratrol)、*trans*-3,5,3′,4′-四羟基芪(piceatannol)、trans-3,5,3′,4′-四羟基芪-4′-*O*-*β*-*D*-吡喃葡萄糖苷、*trans*-3,5,3′,4′-四羟基芪-4′-*O*-*β*-*D*-(6″-*O*-没食子酰)-吡喃葡萄糖苷、反式-3,5,3′,4′-四羟基芪-4′-*O*-*β*-*D*-(6″-*O*-*p*-香豆酰)-吡喃葡萄糖苷、波叶素(rheumin)、白藜芦醇-4′-*O*-*β*-*D*-(6″-*O*-没食子酰)-葡萄糖苷、去氧土大黄苷元、土大黄苷元、去氧土大黄苷、土大黄苷。大黄降脂素即3,3′5′-三羟基-4-甲氧基芪-3′-*O*-*β*-*D*-葡萄糖苷、*trans*-3,5,4′-三羟基芪、*trans*-3,5,4′-三羟基芪-4′-*O*-*β*-*D*-吡喃葡萄糖苷、*trans*-3,5,4′-三羟基芪-4′-*O*-*β*-*D*-(2″-*O*-没食子酰)-吡喃葡萄糖苷、*trans*-3,5,4′-三羟基芪-4′-*O*-*β*-*D*-(6″-*O*-没食子酰)-吡喃葡萄糖苷。

(3) 鞣质类：大黄根及根茎富含鞣质，主要包括：没食子酸(gallic acid)、*d*-儿茶素(*d*-catechin,)、(—)表儿茶素-3-*O*-没食子酸酯、1,6-二没食子酰-*O*-*β*-*D*-吡喃葡萄糖、1-*O*-*β*-*D*-没食子酰吡喃葡萄糖等[7]。

三、资源性化学成分的积累动态与分析评价

1. 大黄蒽醌类资源性化学成分的积累动态分析

(1) 不同生长发育期大黄蒽醌类成分动态评价：大黄药用部位根及根茎中蒽醌苷类化合物的含量随大黄植株的生长年限、发育阶段而有显著差异[8]。生长年限对蒽醌总含量影响显著，随着年限延长，其含量呈递增趋势，其中双蒽醌苷番泻苷A(SA)的变化趋势与总蒽醌含量一致；而大黄酸苷A(RA)、大黄酸苷D(RD)、大黄酸-8-葡萄糖苷(R8G)的含量变化规律不明显(表6-5)。在果熟期各成分含量积累均较高，但未检测到大黄酸苷C(RC)；发芽期、花盛期、叶枯期均检测到RC；发芽期未检测到RA(表6-6)。

表6-5 1～5年生掌叶大黄根和根茎中五种蒽醌类化学成分的积累量(mg/g)

生长年限	RA	RD	R8G	SA	总含量
1	0.079 4	0.141 7	0.109 2	0.137 0	0.517 3
2	0.055 7	0.544 4	0.079 5	0.242 1	0.921 7
3	—	0.389 7	0.205 5	0.364 5	0.959 7
4	0.095 1	0.416 3	0.165 4	0.320 0	0.996 8
5	0.058 0	0.347 9	0.307 3	0.497 2	1.210 4

表6-6 三年生掌叶大黄不同发育期根及根茎中5种蒽醌类化学成分的积累量(mg/g)

样品	RA	RC	RD	R8G	SA	总含量
发芽期	—	0.035 5	0.074 2	0.419 5	0.183 0	0.710 2
花盛期	0.086 7	0.040 0	0.618 5	1.601 5	1.119 7	3.466 4
果熟期	0.103 0	—	0.321 3	1.782 0	2.577 9	4.784 2
叶枯期	0.087 1	0.041 2	0.628 7	2.110 2	1.356 8	4.224 3

(2) 不同产地、不同品种大黄蒽醌类成分的分析评价：对分布于青海省、甘肃省、四川省等6个产地

的大黄样品中游离蒽醌和结合蒽醌类化学成分进行分析评价。结果显示，不同产地大黄样品游离蒽醌和结合蒽醌含量差异较大，结合蒽醌含量由高到低依次为甘肃大黄 1.72%、九龙大黄 1.63%、广元大黄 1.47%、甘孜大黄 1.33%、青海大黄 1.06%、昌都大黄 0.82%。

应用 HPLC 法，对甘肃不同产区的大黄药材中 5 种游离型蒽醌类成分大黄酸、大黄素、大黄酚、大黄素甲醚、芦荟大黄素进行考察，结果显示：不同产地的大黄药材中各种游离蒽醌含量及总量差异均较大，天祝藏族自治区凉州区所产野生大黄中的 5 种游离蒽醌的含量均较高，其大黄酸、大黄素、大黄酚含量均在 1.2%以上，如图 6-4 所示。

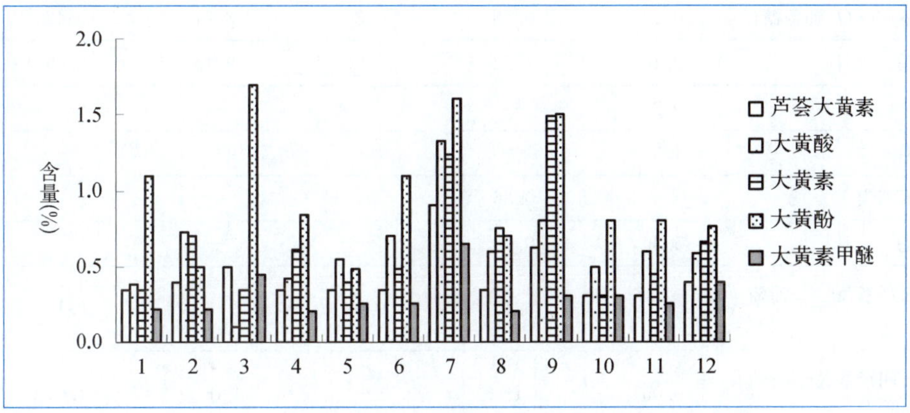

图 6-4　不同产地大黄中 5 种游离蒽醌类化学成分的含量比较分析

1. 礼县原大黄　2. 宕昌县原大黄　3. 庄浪原大黄　4. 陇西苏吉　5. 陇南雅黄　6. 甘南藏族自治区南大黄　7. 天祝藏族自治县掌叶大黄(野生)　8. 天祝藏族自治区大黄　9. 天祝水根大黄　10. 清水县原大黄　11. 文县雅黄　12. 岷县原大黄

不同品种大黄中蒽醌类成分组成及含量不同(表 6-7，表 6-8)，非正品大黄普遍含有大黄素、大黄素甲醚和大黄酚，不含番泻苷 A，大黄酸、芦荟大黄素的含量极低。山大黄类药材中上含有特征性成分土大黄苷(rhaponticin)[8]。

表 6-7　不同品种大黄药材中蒽醌类化学成分的含量分析(mg/g)

样品及来源	SA	SB	R8G	RA	RB	RC	RD	总含量
唐古特大黄(甘肃省甘南藏族自治区)	5.35	2.76	9.32	0.15	0.14	0.13	0.16	18.01
掌叶大黄(陕西省陇县)	1.85	1.13	3.42	0.07	0.07	0.06	0.10	6.70
药用大黄(四川省万源市)	1.15	0.59	0.93	—	—	—	tr	2.67
藏边大黄(西藏自治区加查)	—	—	1.54	tr	0.30	—	0.12	1.96
华北大黄(山西省五台)	tr	3.02	—	—	0.06	—	—	3.08
河套大黄(陕西省陇县)	tr	3.21	—	—	2.94	0.07	0.13	6.35

注：tr<0.05；—未检出。

表 6-8　不同品种大黄药材中脂溶性化学成分的含量分析(mg/g)

化学成分名称		唐古特大黄	掌叶大黄	药用大黄	藏边大黄	华北大黄	河套大黄
蒽酮及其单糖苷类总量	大黄素	tr	0.12	0.20	0.60	0.06	0.19
	芦荟大黄素	0.08	tr	0.18	tr	—	tr
	大黄酸	0.58	0.08	0.17	tr	—	—
	大黄酚	0.17	0.22	0.78	0.81	0.36	0.79

续 表

化学成分名称		唐古特大黄	掌叶大黄	药用大黄	藏边大黄	华北大黄	河套大黄
蒽酮及其单糖苷类总量	大黄素甲醚	tr	0.09	0.15	0.25	0.10	0.17
	大黄素-8-O-葡萄糖苷	0.24	1.16	0.10	2.12	0.13	tr
	芦荟大黄素-8-O-葡萄糖苷	0.46	0.42	0.31	tr	—	—
	芦荟大黄素-ω-葡萄糖苷	0.15	0.27	0.11	0.54	0.15	tr
	大黄酚-8-O-葡萄糖苷	0.52	1.08	0.64	2.62	0.87	0.19
	大黄素甲醚-8-O-葡萄糖苷	0.20	0.78	0.26	2.21	0.42	0.19
	总　计	2.40	4.22	2.90	9.15	2.09	1.43
苯丁酮苷类总量	莲花掌苷	0.93	—	—	—	—	—
	异莲花掌苷	4.37	—	—	—	—	—
	苯丁酮葡萄糖苷	—	0.36	—	—	—	—
	总　计	5.30	0.36	—	—	—	—
芪类总量	4,3′,5′-三羟基芪-4-葡萄糖苷	tr	0.15	0.08	—	0.11	—
	3,4,3′,5′-四羟基芪-3-葡萄糖苷	0.05	tr	—	tr	1.04	tr
	4,3′,5′-三羟基芪-4-(6″-没食子酰)-葡萄糖苷	0.14	0.20	—	0.08	tr	—
	土大黄苷	—	—	—	—	5.37	3.78
	脱氧土大黄苷	—	—	—	—	—	—
萘酚苷类总量	酸模素-8-O-葡萄糖苷	0.82	0.43	0.06	0.38	—	—
	决明黄素-8-O-葡萄糖苷	0.25	0.15	0.12	1.10	0.43	—
	鞣质及有关化合物总量	10.06	7.10	2.94	0.14	0.09	2.50
	1,6-二没食子酰-二桂皮酰-葡萄糖	0.08	0.30	0.07	—	0.09	2.32
	1-没食子酰-2-桂皮酰-葡萄糖	0.08	1.48	0.63	—	—	—
	2-桂皮酰葡萄糖	tr	0.42	0.13	—	—	0.18
	(+)-儿茶素	0.21	0.07	0.79	0.07	—	—
	(−)-儿茶素	6.33	2.78	0.98	0.07	—	—
	表儿茶素	0.70	0.28	—	—	—	—
	没食子酸	2.66	1.77	0.34	—	—	tr
	总　计	1.07	0.58	0.18	1.48	0.43	—
脂溶性化学成分总含量		19.02	12.61	6.10	10.85	11.79	9.34

注：tr<0.05；—未检出。

(3) 不同部位的资源性化学成分的分析评价：蒽醌苷类化合物含量随大黄植株的不同部位而有显著差异[8]。三年生掌叶大黄叶中未检测到蒽醌类成分；茎中仅检测到大黄酸及其苷；主根茎中番泻苷A含量显著高于其他部位；细根中大黄酸苷含量显著高于其他部位(表6-9)。

表 6-9　三年生掌叶大黄植株不同部位 5 种蒽醌类化学成分的分布与积累(mg/g)

样　品	RA	RC	RD	R8G	SA	总含量
主根	0.066 15	0.056 15	0.134 6	0.221 5	0.277 1	0.755 6
支根	0.073 7	0.056 7	0.143 3	0.224 9	0.210 6	0.709 2
细根	0.079 8	0.061 15	0.859 0	0.149 0	0.207 7	1.356 0
主根茎	0.076 1	0.000 0	0.478 3	0.335 9	0.482 5	1.372 8
支根茎	0.053 5	—	0.286 2	0.148 3	0.110 0	0.598 0
茎	—	—	0.170 4	—	—	0.170 4
叶	—	—	—	—	—	—

(4) 药材产地加工过程资源性化学成分的分析评价：大黄产地加工是切去大黄根茎顶端的生长点、修剪除去粗皮及侧支根以达净制的目的。并依据个体形状切成片或块状晾晒，至切面处收缩并现油状颗粒时，再行阴干、烘干或熏烤至干处理。阴干、烘干者无“槟榔茬”或特征不显著，熏烤至干者“槟榔茬”显著，色度较好。现代研究表明：大黄中主要含有游离型、结合型蒽醌类成分，以及鞣质类、二苯乙烯苷类等成分在干燥过程中伴随着一系列的化学成分转化，即鲜大黄中的蒽酚类化合物在干燥过程中可缓慢被氧化为蒽醌衍生物，结合型蒽醌可转化为游离型蒽醌，鞣质可发生氧化聚合等[9]，如图 6-5 所示。

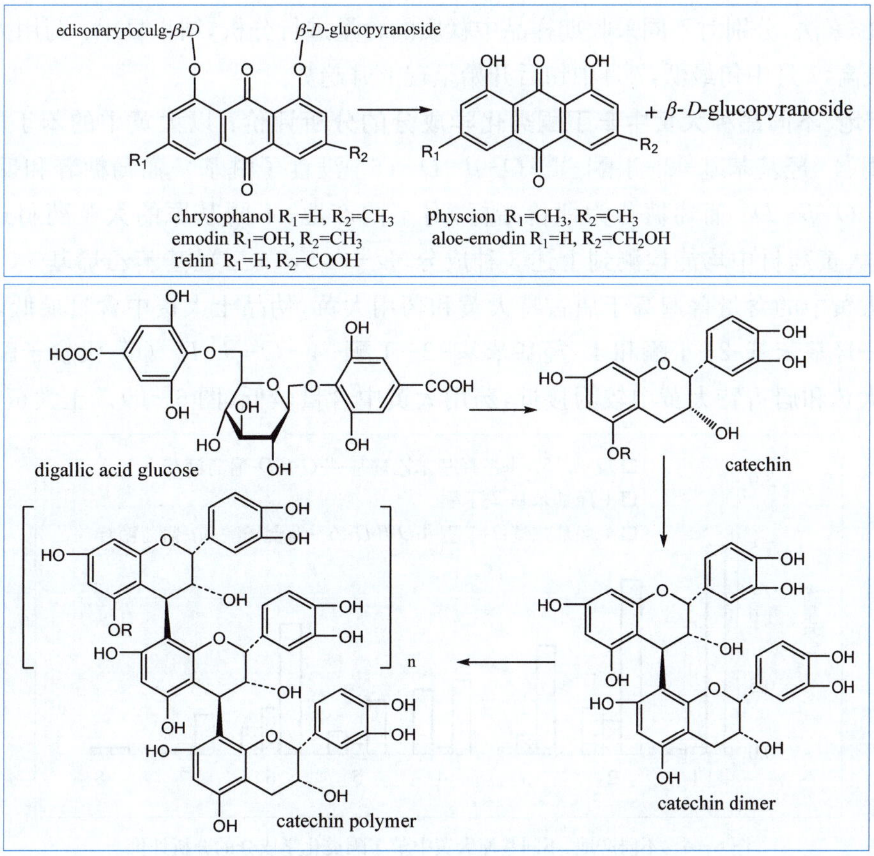

图 6-5　大黄药材产地加工过程中的化学成分转化[9]

采收后除去泥土，切去茎、芽及侧根，刮去粗皮，按商品规格要求及大黄根茎大小，横切成片或纵切成瓣，或加工成卵圆形或圆柱形，粗根可切成适当长度的节。鲜大黄根及根茎的含水量为 58%～60%，必须及时干燥。不同的干燥方法对大黄质量影响显著[8]，以晒干法样品中蒽醌类化学成分总含量较高(7.13 mg/g)，悬挂阴干法蒽醌含量最低(1.76 mg/g)，烘干法(4.74 mg/g)、熏干法(2.49 mg/g)介于前两者之间(表 6－10)。

表 6－10　不同干燥方法对大黄药材中 6 种结合蒽醌类化学成分含量的影响(mg/g)

成分 ＼ 干燥方法 ＼ 干燥时间	晒干法 7 d 左右	烘干法(60℃) 10 d	熏干法 2～3 月	悬挂阴干法 3～6 月
RA	0.11	0.21	0.12	0.10
RB	0.08	0.08	0.07	0.05
RC	0.00	0.00	0.00	0.00
RD	0.05	0.07	0.06	0.03
R8G	3.68	2.31	1.48	1.22
SA	3.21	2.07	0.76	0.36
总量(%)	7.13	4.74	2.49	1.76

2. 其他类资源性化学成分的分析评价

(1) 不同采收期的大黄叶片中鞣质类资源性化学成分动态评价：以四川省平武地区的大黄叶为研究对象，采用干酪素法，分别对不同采收期样品中鞣质的含量进行分析，结果显示：药用大黄叶片的鞣质含量 4 月中旬最高，7 月中旬最低，7 月中旬后开始呈现上升趋势。

(2) 不同产地、不同品种大黄中苯丁酮类化学成分的分析评价：以大黄中的苯丁酮类成分 4－羟基苯基－2－丁酮、4－羟基苯基－2－丁酮－4－O－β－D－(6″－没食子酰基)－葡萄糖苷和反－3，5，4－三羟基苯乙烯基－4′－O－β－D－葡萄糖苷为评价指标，对不同产地、不同基原的大黄药材进行分析评价。结果显示，正品大黄药材中均能检测到上述 3 种成分，反－3，5，4－三羟基苯乙烯基－4′－O－β－D－葡萄糖苷在掌叶大黄中的含量普遍高于唐古特大黄和药用大黄，伪品土大黄中含量最低，仅为掌叶大黄的 4%左右。4－羟基苯基－2－丁酮和 4－羟基苯基－2－丁酮－4－O－β－D－(6″－没食子酰基)－葡萄糖苷的含量在掌叶大黄和唐古特大黄中较为接近，药用大黄中含量较低(图 6－6)。土大黄中不含 4－羟基

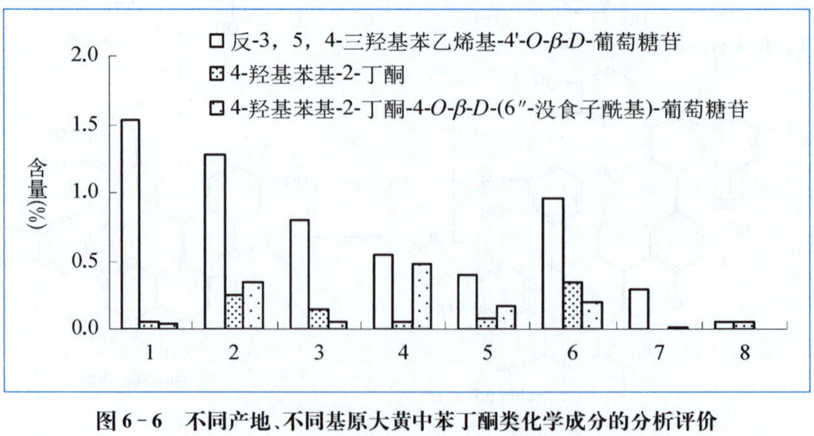

图 6－6　不同产地、不同基原大黄中苯丁酮类化学成分的分析评价

1. 青海省玉树掌叶大黄　2. 甘肃省玛曲掌叶大黄　3. 甘肃省掌叶大黄　4. 青海省唐古特大黄　5. 甘肃省唐古特大黄　6. 四川省唐古特大黄　7. 甘肃省药用大黄　8. 青海省大黄

苯基-2-丁酮-4-O-β-D-(6″-没食子酰基)-葡萄糖苷。该结果提示这3种资源性化学成分均可作为大黄药材的质量评价指标。

(3) 不同采收期大黄叶片中蒽醌类资源性化学成分动态评价： 采用HPLC法，分别对产于四川省平武地区不同采收期大黄叶中大黄素和大黄酚含量进行考察。结果显示：药用大黄叶的蒽醌含量在4月中旬到7月中旬呈上升趋势，7月中旬最高，而后开始呈现下降趋势，如图6-7，图6-8所示。

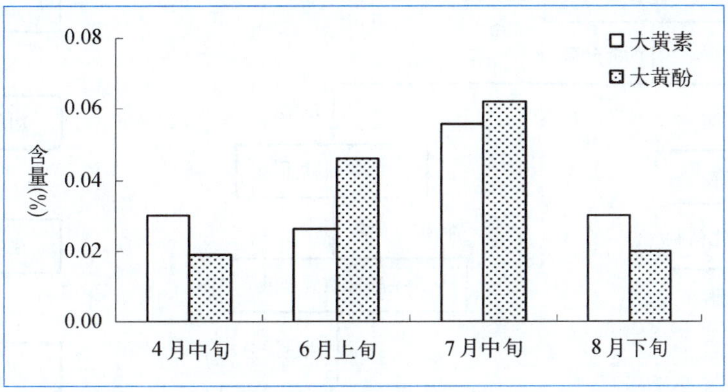

图6-7　不同采收期大黄叶柄中大黄素和大黄酚的动态积累

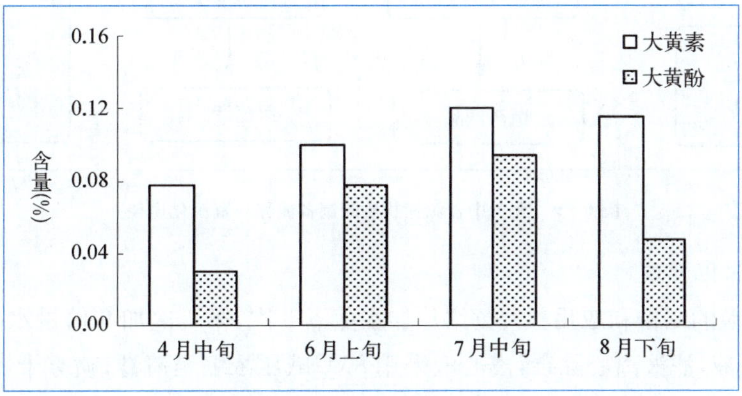

图6-8　不同采收期大黄叶片中大黄素和大黄酚的动态积累

四、大黄资源的系统利用与产业化开发

1. 大黄资源性物质的开发利用

(1) 大黄蒽醌类化学成分的提取效率提升： 通过优化采用70%乙醇溶液在微波输出功率中高火，料液比为1∶8，提取5 min，提取2次，大黄游离蒽醌提取率为1.31%，相对提取率达到88.52%[10]。微波浸提法提取大黄中的蒽醌类成分效率高、操作简便、省时。

(2) 大黄鞣质类化学成分的提取制备： 大黄中富含鞣质类物质，其中低分子量缩合型鞣质对肾功能有保护作用。由于鞣质中多元酚在碱性介质中易被氧化，酸性介质中易水解，故分离提纯的过程应在中性介质、室温下进行。大致可分为三个步骤：① 浸提：大黄粗粉加入适当水溶性溶剂冷浸、过滤，得到浸出液，鞣质被浸取。② 沉淀：选用适当沉淀剂，分离可水解型鞣质和缩合型鞣质，通常可采用的溶剂为$Pb(Ac)_2$-HAc溶液。③ 分离：缩合型鞣质的分离，由于有效的两类鞣质均为小分子量鞣质，即可用柱色谱法分离。每kg大黄，可获得鞣质6.5 g。大黄中鞣质类物质的制备流程，如图6-9所示。

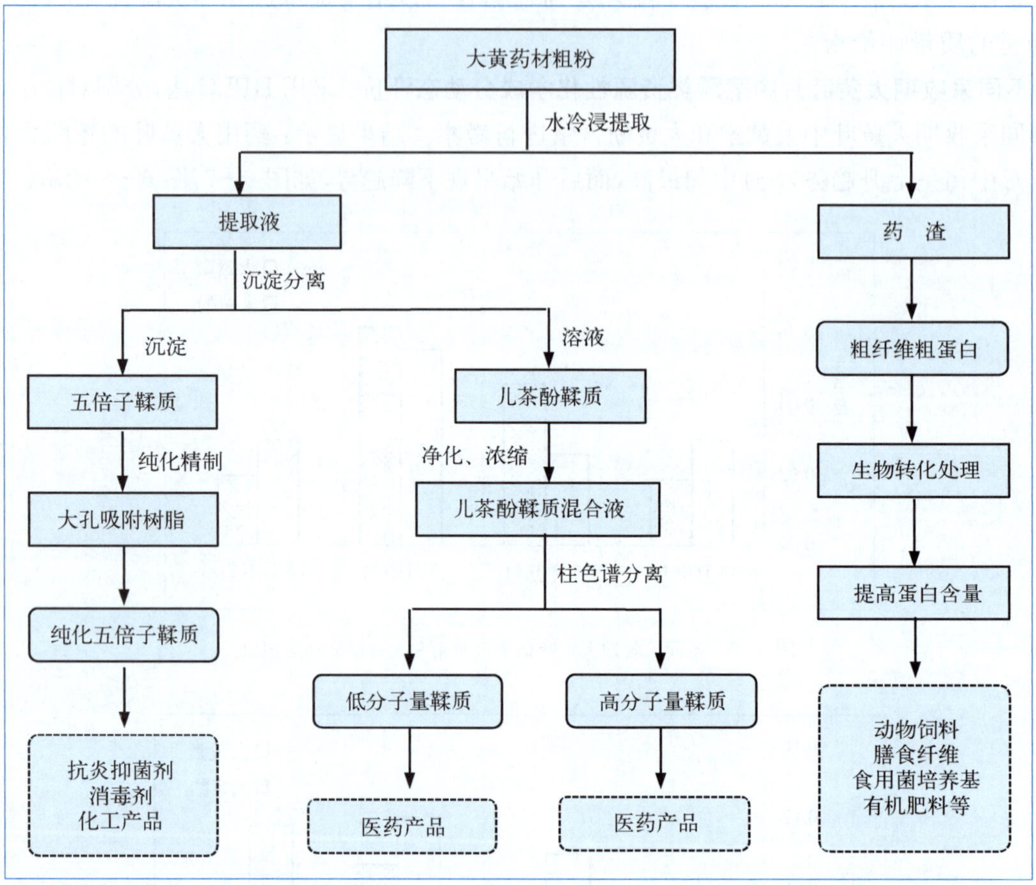

图 6-9 大黄中资源性物质的制备流程与资源化途径

2. 大黄资源产业化开发

(1) 大黄配方颗粒的制备和应用：大黄饮片加水煎煮 3 次，第 1 次加 9 倍量水，后两次加 8 倍量水，每次煎煮 1 h，合并煎液，滤液离心除杂，离心液采用 85℃减压浓缩至清膏，喷雾干燥，所得浸膏粉加适量糊精，混匀后干压制粒分装，即得[11]。

(2) 大黄多糖的制备与应用：采用动态循环提取和组合膜分离的集成化方法，对大黄多糖进行提取纯化[12]。该集成过程是将提取与分离衔接起来，一经提取后的提取液直接进行分离，且使这两个过程能够相互促进。首先大黄经动态提取，多糖及其他成分从大黄释放至提取液中，同时提取液经组合膜将多糖截留下来，透过小孔径膜的不含多糖的提取液继续回流提取罐进行提取。组合膜的多糖截留过程与提取同步，低浓度的溶液有利于膜分离的进行，经过膜分离的低浓度提取液也有利于提取的继续进行，集成化方法可使提取液保持在较低的浓度水平，可增加多糖在细胞内外的浓度差，以此提高外扩散的推动力，进一步强化提取过程；同时提取液可保持在较低的浓度水平，使组合膜分离过程的膜阻塞、浓度差极化减弱，可延长膜的清洗周期。因此，通过集成可达到提取和分离过程多重强化的目的，同时，将动态循环提取与组合膜分离集成，可将提取、浓缩、分离等多步传统工艺简化，减少了过滤、浓缩等设备，并缩短工艺时间，提高提取分离效率。

此外，值得关注的是国外有可食用大黄品种生产，除加工成罐头、果酱、果冻、沙司等产品外，还用来加工高级果蔬汁饮料和高级大黄果酒等。作为蔬菜野生资源仅在民间采集蒸食，现已少有加工利用。

3. 大黄药材生产与产业化深加工过程废弃物的资源化利用

(1) 大黄传统非药用部位的资源化利用: 在利用大黄根及根茎药材部分的同时,产生约占总资源量1/2的地上茎叶、叶柄生物资源。研究表明,大黄地上部分含有与根及根茎相类似的化学成分,如蒽醌及蒽醌苷类、鞣质类、有机酸类以及大量的氨基酸和微量元素等资源性化学成分[13]。其中蒽醌类成分主要有芦荟大黄素、大黄素、大黄酚及大黄素甲醚等[14]。掌叶大黄叶片、叶柄和花茎中尚含有大黄多糖,且随着植物生长周期的变化呈现一定的规律性,5~7月多糖含量呈上升趋势,9月以后多糖含量下降[15]。此外,其花茎及叶片中尚含有丰富的蛋白质及氨基酸类成分。其营养成分组成与蔬菜接近[16]。国外18世纪就有食用大黄叶柄的记载。我国华北地区的波叶大黄、华北大黄属于可食用大黄,叶柄粗壮,撕去外皮可生吃,或作蔬菜食用,或作食品加工的原料。

大黄叶柄具有显著的清除氧自由基的作用,可作为抗氧化剂进行开发利用[13]。掌叶大黄叶具有清热解毒、活血消肿,以及消炎、生肌、止血、收敛等作用,民间常用于治疗褥疮,食用后可使周围组织血流丰富,增加营养,使褥疮早日愈合,且无其他毒副反应。利用掌叶大黄叶资源,开发中药透皮吸收制剂可治疗褥疮等皮肤病,具有成本低、安全性高、患者无痛苦等优点,具有广阔的市场前景[17]。

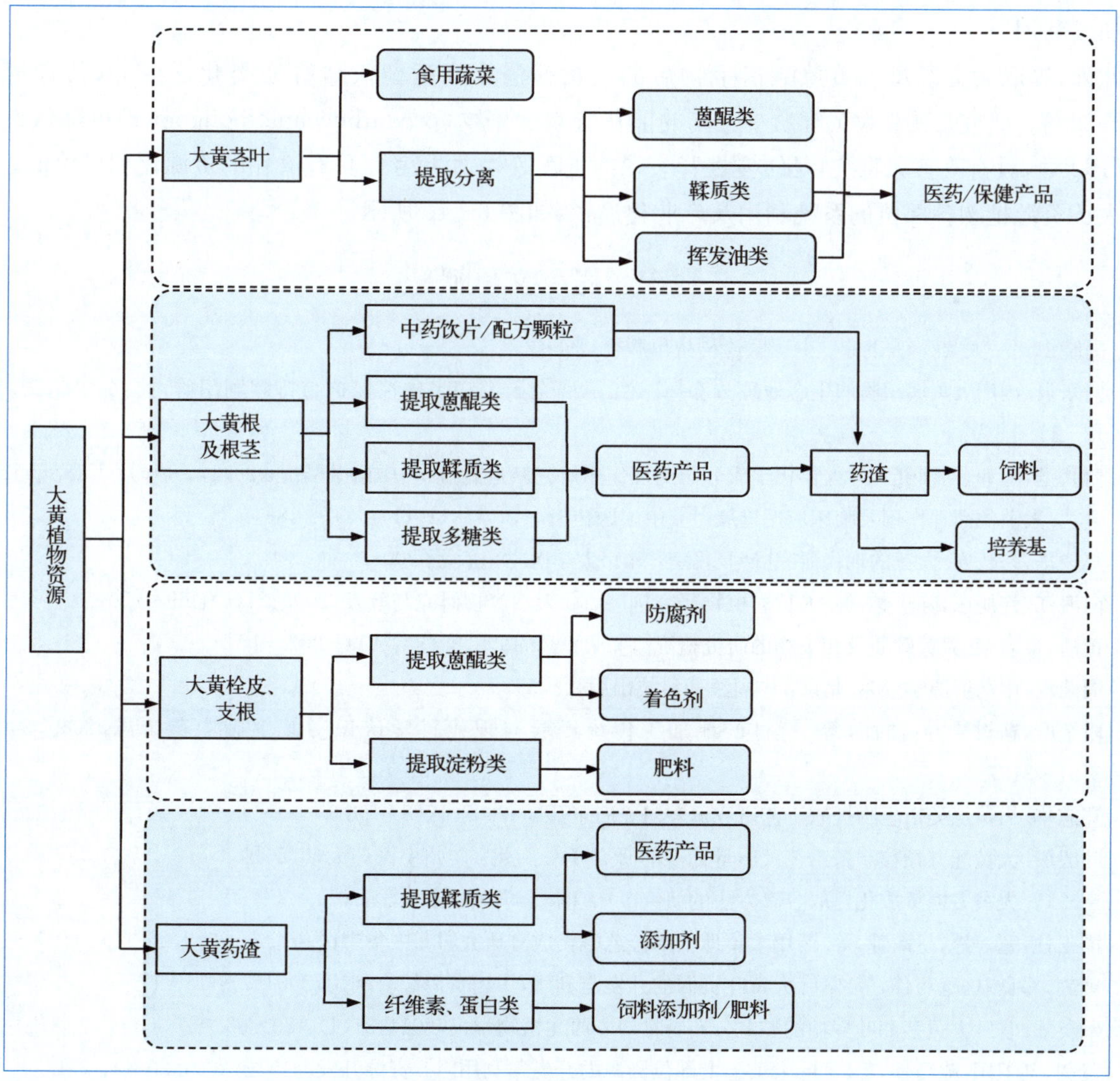

图6-10 大黄类资源植物的系统利用及产业化途径

(2) 大黄采收加工过程中废弃物的资源化利用

1) 大黄加工下脚料的产生：大黄初加工方式通常为从地下采挖后，选用切刀切去地上部茎叶，再将根茎和块根切离，刮掉粗皮，削去块根上的侧根、毛根，分别干制，根茎干制后为上等品，块根干制后为等外品(俗称水根)。在此过程中产生大量的栓皮、侧根及毛根等被废弃，研究表明：大黄栓皮、毛根、侧根中含有与根及根茎中相类似的化学成分，包括蒽醌类、鞣质类、二苯乙烯苷类以及多糖类等[18]，值得进一步开发利用。

2) 加工过程废弃大黄栓皮、支根的资源化利用：大黄加工时，剩下的细根、支根茎中蒽醌含量高于主根茎；撞皮时，剩下的栓皮和碎屑(约占根及根茎重量的15%)中蒽苷含量也较高(1.70 mg/g)，因此，可利用大黄产地加工过程中产生的废弃栓皮、支根等废弃物提取蒽醌(苷)类成分，用于药品及食品开发[19]。从大黄粗加工时废弃的下脚料(栓皮)中提取大黄蒽醌衍生物，也可用于防腐剂、着色剂等产品的开发。此外，大黄残渣富含淀粉类物质，也可作为肥料应用。

(3) 大黄深加工产业化过程废弃物的资源化利用：目前大黄主要利用溶剂法对蒽醌类化学物质进行提取，而大量鞣质类、纤维素类及植物蛋白类成分残存于药渣中被丢弃。

提取大黄素及大黄蒽醌衍生物后的大黄残渣，可考虑开发为饲料添加剂，也可作为生物燃料或有机肥料加以利用。

此外，提取大黄素及大黄蒽醌衍生物后的大黄残渣中尚残留大量鞣质类化学成分，其含量可达10%～30%。研究表明：大黄鞣质中分离的前花青素低聚物(proanthocyanidinoligomer)可降低血清尿素氮(BUN)，具有改善尿毒症，延缓慢性肾衰竭的进程等生物活性[20]具有潜在的资源化利用价值。

大黄资源植物各部位的系统利用及产业化途径，如图6-10所示。

◇参◇考◇文◇献

[1] 高晓山，等. 大黄[M]. 北京：中国医药科技出版社，1988.

[2] 谢宗强. 国产大黄属植物的生态地理分布[C]. 第三届全国生物多样性保护与持续利用研讨会会议论文，1998-12-11.

[3] 傅兴圣，陈菲，刘训红，等. 大黄化学成分与药理作用研究新进展[J]. 中国新药杂志，2011，20(16)：1534-1539.

[4] 金兰. 大黄的药理作用及临床应用进展[J]. 中国医药指南，2013，11(11)：487-488.

[5] 郑俊华，果德安. 大黄的现代研究[M]. 北京：北京大学医学出版社. 2008.

[6] 南海江，许旭东，陈士林，等. 大黄属植物研究进展[J]. 天然产物研究与开发，2009，21(4)：690-701.

[7] 黄浩，巢启荣. 大黄鞣质及相关物的研究概况[J]. 中草药，1998，29(3)：199-202.

[8] 周荣汉. 中药资源学[M]. 北京：中国医药科技出版社. 1993.

[9] 段金廒，宿树兰，吕洁丽，等. 药材产地加工传统经验与现代科学认识[J]. 中国中药杂志，2009，34(24)：3151-3157.

[10] 郑志华. 大黄蒽类衍生物提取工艺研究概述[J]. 广东药学，2002，12(3)：58.

[11] 叶殷殷. 大黄配方颗粒制备工艺及质量标准的研究[D]. 广州：广州中医药大学，2010.

[12] 卢玲巧. 大黄多糖集成化提取分离方法的研究[D]. 上海：华东理工大学，2011.

[13] 谭玉柱，童婷婷，赵高琼，等. 药用大黄地上部位蒽醌类成分研究[J]. 中华中医药杂志，2012，27(11)：2915-2917.

[14] 黄剑，邓良基，范巧佳，等. 掌叶大黄叶资源的开发与利用，中国资源综合利用，2004(7)：15-17.

[15] 章英才. 掌叶大黄茎和叶多糖的贮藏分布特征[J]. 西北植物学报，2011，31(1)：89-93.

[16] 黄剑，刘卫国，范巧佳，等. 掌叶大黄地上部位资源的开发与利用[J]. 资源开发与市场，2004. 20(4)：271.

[17] 熊辉岩，王振辉，杨淳斌，等. 大黄属植物资源及其地上生物资源的开发利用简述[J]. 青海科技，2003，10(5)：

29 - 31.

[18] 李积宏,刘一和. 食用大黄资源及其加工利用[J]. 中国野生植物资源,1994(3): 29 - 31.

[19] 黄剑,刘卫国,范巧佳,等. 掌叶大黄叶资源的开发与利用[J]. 资源开发与市场,2004,20(4): 271 - 272.

[20] 郑志华,祝晨蔯. 大黄超临界 CO_2 萃取后药渣提取工艺研究[J]. 中国药学杂志,2005,40(10): 736 - 738.

（宿树兰　蔡少青　郭　玫　刘　培　肖小河）

何首乌药用生物资源及其资源化利用研究

何首乌(Polygoni Multiflori Radix)为蓼科植物何首乌(*Polygonum multiflora* Thunb.)的干燥块根,味苦、甘、涩,性微温。归肝、心、肾经。具有解毒、消痈、截疟、润肠通便的功效;制何首乌味苦、甘、涩,性微温,具有补肝肾、益精血、乌须发、强筋骨、化浊降脂的功效。

宋·《开宝本草》首乌项下载“有赤、白二种,赤者雄、白者雌”。又说:“春夏秋采其根,雌雄并用”。李时珍在临床实践中也重视赤白合用的传统经验,提出了:“白者入气分,赤者入血分”的理论,并在以何首乌为主药的补益方中,均按赤、白各半配伍。明·李中梓也指出:“白者入气,赤者入血,赤白合用,气血交培。”与白首乌相比,赤首乌是目前常用中药品种之一,在临床配方、中成药生产中都得到了广泛应用。

据《图经本草》《本草纲目》《证类本草》《何首乌录》等的附图记载,赤者为蓼科植物何首乌,而白者为萝藦科植物耳叶牛皮消(*Cynanchum auriculatum*)及同属其他植物戟叶牛皮消(*C. bungei*)、隔山消(*C. wilfordii*)。何首乌为多年生缠绕草本。根细长,末端成肥大的块根,外表红褐色至暗褐色。茎基部略呈木质,中空。叶互生,具长柄,狭卵形或心形,先端渐尖,基部心形或箭形。托叶膜质,鞘状,抱茎。花小,多数,密集成大型圆锥花序,小花梗具节,基部具膜质苞片;花被绿白色,5 裂,裂片大小不等;雄蕊 8,比花被短;雌蕊 1,子房三角形,花柱短,柱头 3 裂,头状。瘦果椭圆形,有 3 棱,黑色光亮,外包宿存花被,花被有明显的 3 翅。何首乌生长于草坡、路边、山坡石隙及灌木丛中。

一、资源利用现状

何首乌作为常用中药材,主要用于配方调剂和中成药制剂中,如用于治疗高血压病、高脂血症、冠状动脉性心脏病的益多酯片,用于治疗斑秃、全秃与脂溢性脱发以及病后、产后脱发的养血生发胶囊,用于治疗体弱贫血、病后虚弱、腰膝酸痛、遗精梦泄、妇女血亏、神经衰弱等症的首乌补汁等资源性原料。

何首乌的地上带叶茎藤也可入药,称夜交藤,具有养心、安神、通络、祛风的功效,可用于失眠症、劳伤、多汗、血虚身痛、痈疽、瘰疬、风疮疥癣等症。何首乌的叶也可入药,具有解毒散结、杀虫止痒功效。

何首乌具有良好的保健功效,可以与蜂王浆、蜂蜜等制作首乌蜜保健食品,具有延缓衰老、降血脂、改善食欲与睡眠、防治头发早白等多种功能,是中老年人理想的保健食品。何首乌根中含有丰富的淀粉,可以制粉酿酒。

何首乌具有补血、生发、乌发的功效,可用于开发毛发护理健康产品,如毛发再生精、首乌发乳、营养洗发香波等。此外,何首乌全株切碎捣烂,加水浸泡后的滤液可用作杀虫剂,防治蚜虫、红蜘蛛、稻螟等害虫,有效率达 70%。

以何首乌资源植物为原料生产的主要产品及其资源价值见表 6 - 11。

表 6-11　以何首乌资源植物为原料生产的主要产品及其资源价值

产　品　名　称	利用物质/部位	资　源　价　值
何首乌配方颗粒	块根/蒽醌类、卵磷脂类等	医药、保健
何首乌提取物	块根/蒽醌含量>2%(大黄素、大黄酸、大黄酚)	医药、保健
何首乌提取物	块根/10%四羟基二苯乙烯苷	医药、保健
何首乌粉	块根/卵磷脂、大黄素、大黄酸等	保健食品
何首乌口服液	块根/提取物	保健食品

二、资源性化学成分

1. 醌类资源性化学成分　何首乌药材中醌类化学成分组成主要包括萘醌类和蒽醌类两类。萘醌类成分主要有 2-甲氧基-6-乙酰基-7-甲基胡桃醌;蒽醌类以羟基蒽醌类化合物为主,含量约 1.1%。多以苷的形式存在,主要有大黄素、芦荟大黄素、大黄素甲醚、大黄素-1,6-二甲醚、大黄素-8-甲醚、大黄酚、大黄酸、大黄酚蒽酮、questin、chrysophanol、大黄素-8-*O*-(6′-*O*-乙酰基)-*β*-*D*-吡喃葡萄糖苷、大黄素-8-*O*-*β*-*D*-葡萄糖苷等。其中结合型蒽醌衍生物可溶于水,而游离型则难溶于水[1]。该类成分具有显著的生物活性,对 Cdc25B 磷酸酶具有抑制活性,对人类克隆肿瘤细胞 SW620 的生长具有强烈的抑制作用,对 S180 荷瘤小鼠的肿瘤生长具有抑制作用,同时可以减轻化疗药物引起的外周白细胞减少的毒性以及提高免疫功能[2~4]。

2. 醌类化学成分的资源化利用　何首乌中蒽醌类成分以游离蒽醌和结合蒽醌形式存在,可采用溶剂法、超临界 CO_2 萃取法、高速逆流色谱法等进行蒽醌类成分的制备与分离。采用后者分离制备其游离蒽醌类物质的条件是以正己烷—乙酸乙酯—甲醇—水(9∶1∶5∶5)作为溶剂系统,萃取柱温度 27℃,此工艺条件下产品中游离蒽醌的含量可达 68.60%。

3. 其他类资源性化学成分

(1) 二苯乙烯苷类[5~8]:何首乌中含有 2,3,5,4′-tetrahydroxystibene-2-*O*-*β*-*D*-glucoside(含量约 1.2%)、resveratrol、pterostilbene 等二苯乙烯苷类资源性化学成分,对大脑缺血性再灌注引起的细胞损伤具有保护作用,对动脉粥样硬化饮食造成的血管内皮细胞功能障碍起到修复作用。研究表明,该类成分对艾滋病毒具有良好的抑制作用。近年来,从何首乌中分离得到新的二苯乙烯苷成分 2,3,5,4′-tetrahydroxystibene-2-*O*-*β*-*D*-glucopyranoside。

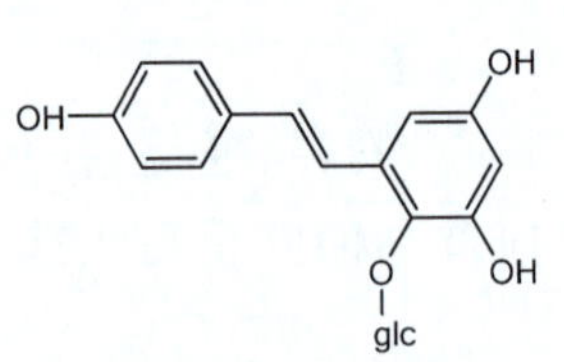

2,3,5,4′-tetrahydroxystibene-2-*O*-*β*-*D*-glucoside

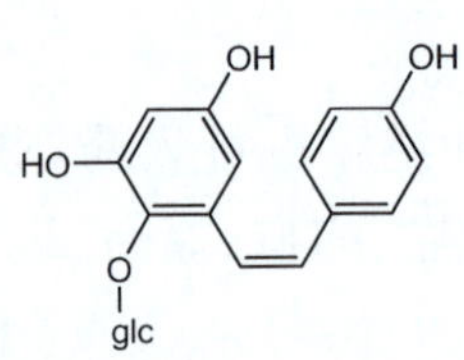

2,3,5,4′-tetrahydroxystibene-2-*O*-*β*-*D*-glucopyranoside

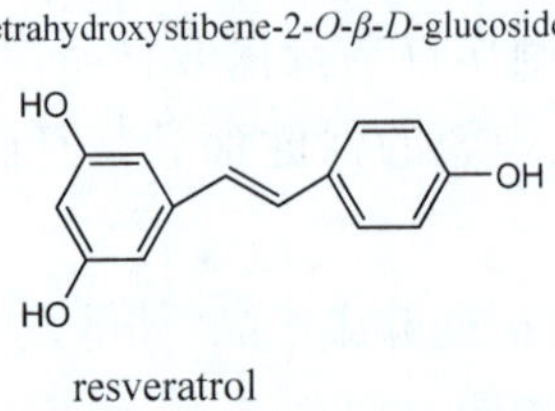

resveratrol

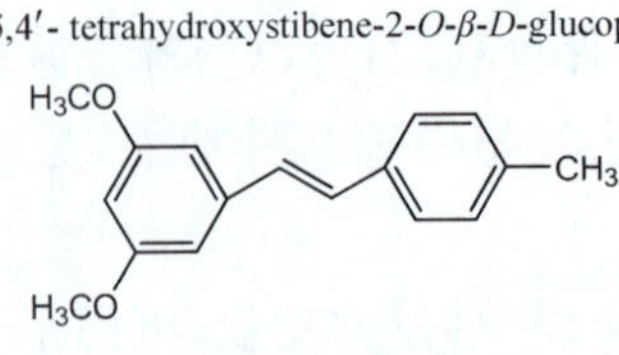

pterostilbene

(2) 芪类:何首乌药材中芪类化合物主要有白藜芦醇(resveratrol)、云杉新苷、2,3,5,4′-四羟基芪-2-*O*-*D*-葡萄糖苷(2,3,5,4′-tetrahydroxystilbene-2-*O*-*β*-*D*-glucopyranoside)、2,3,5,4′-四羟基

芪-2-O-葡萄糖苷-2‴-O-没食子酸酯(2,3,5,4′-tetrahydroxystilbene-2-O-β-D-glucopyranoside-2″-O-monogalloyl ester)、2,3,5,4′-四羟基芪-2-O-葡萄糖苷-3″-O-没食子酸酯等。

(3) 磷脂类：含卵磷脂3.7%，以及其他多种磷脂如乙醇胺磷脂、肌醇磷脂等[9]。此类产物是何首乌补益功效的资源性化学物质。

尚有报道，何首乌中尚含有没食子酸(gallic acid)、右旋儿茶精(catechin)、右旋表儿茶精(epicatechin)、3-O-没食子酰(—)-儿茶精[3-O-galloyl(—)-catechin]、3-O-没食子酰(—)-表儿茶精[3-O-galloyl(—)-epicatechin]、3-O-没食子酰原矢车菊素(3-O-galloyl-procyanidin)、3,3′-二-O-没食子酰原矢车菊素(3,3′-di-O-galloyl-procyanidin)和β-谷甾醇等。此外，何首乌植物块根中含有淀粉(45.2%)、粗脂肪(3.1%)和多种微量元素。

三、资源性化学成分的积累动态与分析评价

1. 药材形成过程何首乌中资源性成分的动态评价

(1) 不同生长年限二苯乙烯苷与蒽醌类成分的积累规律[10]：对1～4年生何首乌中二苯乙烯苷与蒽醌类成分分析评价结果表明，二苯乙烯苷以及大黄素、大黄素葡萄糖苷、大黄素甲醚、大黄素甲醚葡萄糖苷等蒽醌类成分的含量随着生长年限的增加累积量提高，第三年达到峰值(图6-11)。

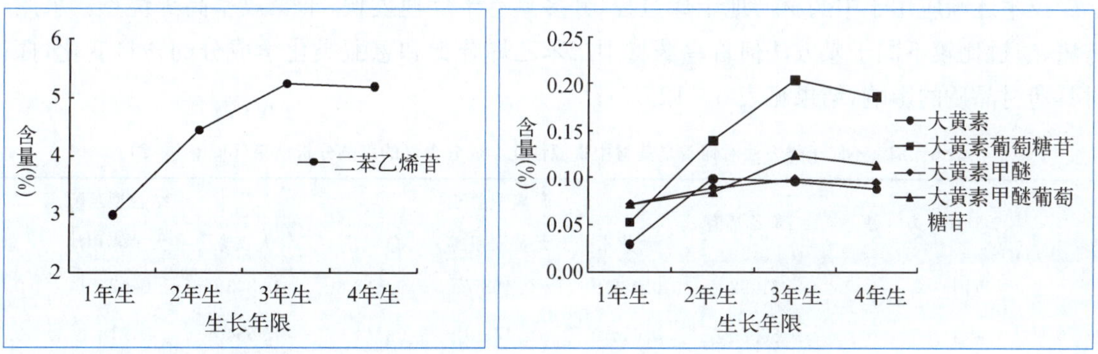

图6-11 不同生长年限何首乌中二苯乙烯苷与蒽醌类成分的积累动态

(2) 不同采收期何首乌中二苯乙烯苷与蒽醌类成分的积累规律[10,11]：对2年生不同采收期何首乌药材中二苯乙烯苷与蒽醌类成分的分析评价结果表明：二苯乙烯苷在6月后随着植株的生长发育呈现上升趋势，11月达到峰值，12月后略有下降；大黄素、大黄素葡萄糖苷、大黄素甲醚、大黄素甲醚葡萄糖苷等蒽醌类成分的含量随着采收期的变化而有波动，总体来看，呈现上升趋势，在11月达到峰值。如图6-12所示。

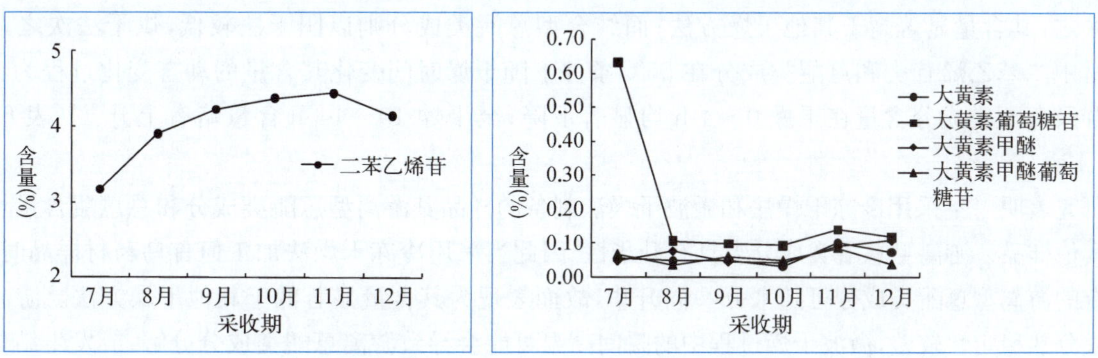

图6-12 不同采收期何首乌药材中二苯乙烯苷与蒽醌类成分的积累动态

以上研究结果表明，在何首乌实际生产中，宜在秋季采挖三年生块根，这为传统“秋、冬二季叶枯萎时采挖”的经验提供了科学依据。

(3) 不同产地何首乌中蒽醌类成分的分析与评价： 对云南10个产地的13份何首乌样品进行分析评价。结果显示：不同产地何首乌中的大黄素及大黄素甲醚含量差异较大，其中禄劝、元江、会泽、寻甸所产何首乌中大黄素及大黄素甲醚含量高，药材质量好；楚雄市和腾冲县的样品中不含大黄素及大黄素甲醚；大黄素及大黄素甲醚主要以结合型存在，结合大黄素约占总大黄素的90%，结合大黄素甲醚约占总大黄素甲醚的70%～80%。

(4) 不同产地何首乌中二苯乙烯苷类成分的分析与评价： 通过对广西壮族自治区不同产地采集的14个产地16份何首乌药材样品的分析评价，结果发现广西壮族自治区不同产地何首乌药材中二苯乙烯苷的含量相差较大，最高的达6.06%，最低的仅为0.04%，其中平乐县、恭城瑶族自治县、宾阳县、桂林市等地所产何首乌药材质量较好，二苯乙烯苷的含量远高于药典规定的1%的限量。

2. 药材干燥加工过程何首乌中资源性化学成分的分析评价　关于何首乌的产地干燥加工方法，《中华人民共和国药典》中规定何首乌“秋、冬二季叶枯萎时采挖，削去两端，洗净，个大的切成块，干燥”，未见具体干燥方法、干燥温度及设施要求。目前，何首乌产地干燥加工多采用烘干法。因何首乌块根粗大，其干燥过程存在耗时较长，且干燥程度不一等问题[12]。近年来，微波干燥、远红外干燥、冷冻干燥等现代干燥技术逐渐应用于中药材产地干燥过程，并多具有干燥速度快、干燥效率高等优点。采用HPLC分析方法，通过比较不同干燥方法何首乌药材中二苯乙烯苷类和蒽醌类化学成分的含量变化，探讨干燥方法对其药材品质的影响，结果见表6-12。

表6-12　不同干燥方法对何首乌药材中资源性化学成分含量的影响分析结果(mg/g, $n=3$)

样品编号	干燥方法	二苯乙烯苷	游离型蒽醌			结合型蒽醌		
			大黄素	大黄素甲醚	总量	大黄素	大黄素甲醚	总量
S1	阴干	31.92	0.4399	0.4087	0.8486	0.3430	0.1240	0.4670
S2	晒干	36.65	0.1750	0.1699	0.3449	0.5544	0.2184	0.7727
S3	烘干	30.10	0.4100	0.3232	0.7331	0.4407	0.1490	0.5897
S4	冷冻干燥	32.53	0.0402	0.1238	0.1640	0.6466	0.2440	0.8905
S5	微波干燥	29.66	0.1410	0.0664	0.2074	0.4915	0.3534	0.8449
S6	远红外干燥	34.23	0.1572	0.1431	0.3003	0.6679	0.3704	1.0383

不同干燥方法样品中二苯乙烯苷含量由高至低依次为：晒干>远红外干燥>冷冻干燥>阴干>烘干>微波干燥。不同干燥方法样品中，游离型蒽醌类成分大黄素和大黄素甲醚均以阴干法较高，烘干法次之，其含量显著高于其他干燥方法；而结合型蒽醌类成分则以阴干法较低，烘干法次之。何首乌药材中二苯乙烯苷类和蒽醌类成分在55℃条件下随干燥时间变化其含量的动态变化过程为：二苯乙烯苷及蒽醌类成分含量在干燥0～4 h均显著下降；至干燥10～14 h含量略有上升[13](表6-12，图6-13)。

研究表明[13]：采用冷冻干燥法和微波干燥法制备的样品其游离型蒽醌类成分和总蒽醌含量均显著低于其他样品。游离型蒽醌类成分多具有升华性，因此当采用冷冻干燥法加工何首乌药材样品时，样品中含有的游离型蒽醌类成分可随水分一同升华，故而表现为其含量显著低于其他干燥方法。游离型蒽醌类成分热稳定性较差，微波干燥过程中的瞬间高温可能会导致游离蒽醌类成分分解，或发生结构和状态的改变，从而致使其含量下降(图6-14)。

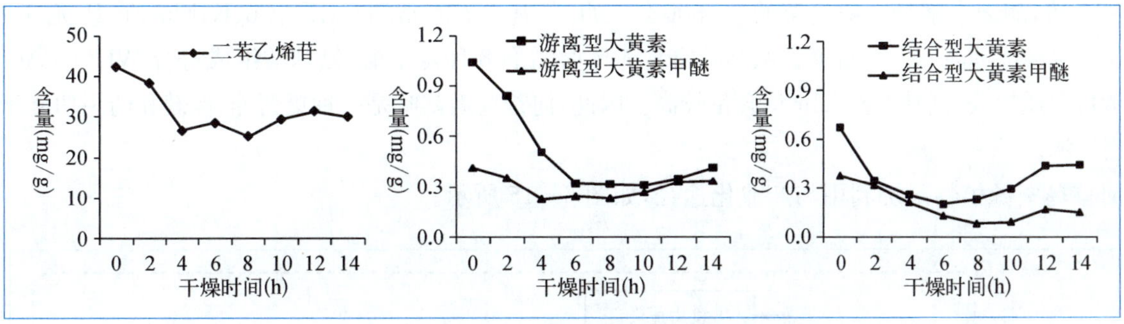

图 6-13　不同烘干时间对何首乌药材中主要化学成分含量的影响

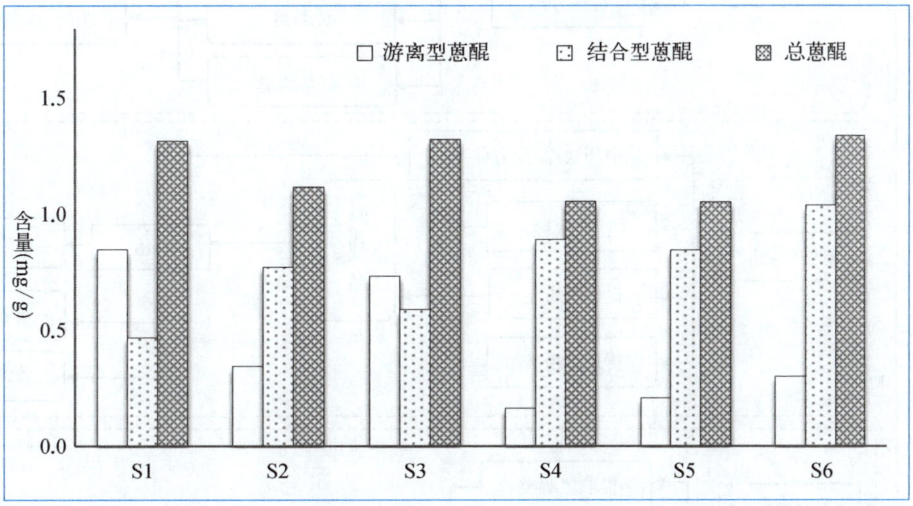

图 6-14　不同干燥方法对何首乌药材中不同类型蒽醌类成分含量的影响

S1—阴干法　S2—晒干法　S3—烘干法　S4—冷冻干燥法　S5—微波干燥法　S6—远红外干燥法

四、何首乌资源的系统利用与产业化开发

1. 何首乌多糖类成分的制备与资源化利用　采用酶辅助超声提取法，从何首乌中提取多糖，用苯酚—硫酸比色法测定多糖含量。结果表明，提取何首乌多糖的最佳工艺条件：提取时间为 15 min、浸取液倍数为 30 倍、pH 为 6.0、提取温度为 43℃、酶添加量为 2.5%、提取功率 150 W，多糖提取率为 25.26%，何首乌多糖对 HO·的还原率为 36.23%，具有一定的抗氧化作用。酶辅助超声提取方法是利用现代生物技术和物理技术的联用方法，具有提取率高、工艺简单、条件温和等特点，其应用前景广阔。

2. 何首乌二苯乙烯苷类成分的制备与资源化利用　从何首乌中提取二苯乙烯苷普遍采用醇提法、醇提—树脂法或水提醇沉—树脂法，所得浸膏或提取物产品纯度不高。引进当前国际上先进的生物酶工程技术、絮凝净化技术、大孔吸附树脂技术成功用于中药提取。何首乌水提取工艺目前已进入日处理块根 40 kg 中试阶段，工艺流程已基本成熟，可提取多种二苯乙烯苷类成分，二苯乙烯苷含量和提取率均提高，且大大降低了重金属的含量，而且减少了重金属的种类，产品的炽灼残渣低于药典标准，Pb、As、Hg 等低于限量标准(国家对有关重金属的限量标准为 Pb 0.05 ppm，As、Hg 0.05～0.10 ppm)，农药化肥等有机物残留未检出。

3. 何首乌地上茎叶的资源化利用　何首乌嫩茎叶富含黄酮类、维生素类、胡萝卜素等资源性化学物质。嫩茎叶中维生素 B_2、维生素 C 和胡萝卜素含量较高，其中维生素 B_2 和维生素 C 是一般蔬菜含量的2～40倍，胡萝卜素是一般蔬菜的2～300倍。此外，还含有丰富的Ca、Fe、Cu、K、Mn、Zn、P，尤其是Ca、Fe、Cu等含量远远高于一般蔬菜。嫩茎叶富含人体必需的8种氨基酸，氨基酸组成符合WHO/FAO提出的参考蛋白质模式，且其Lys、Thr均含量较高。因此，何首乌嫩茎叶是一种集营养、保健和药用功能于一体的宝贵资源。

何首乌资源植物系统利用与产业化途径，如图6-15所示。

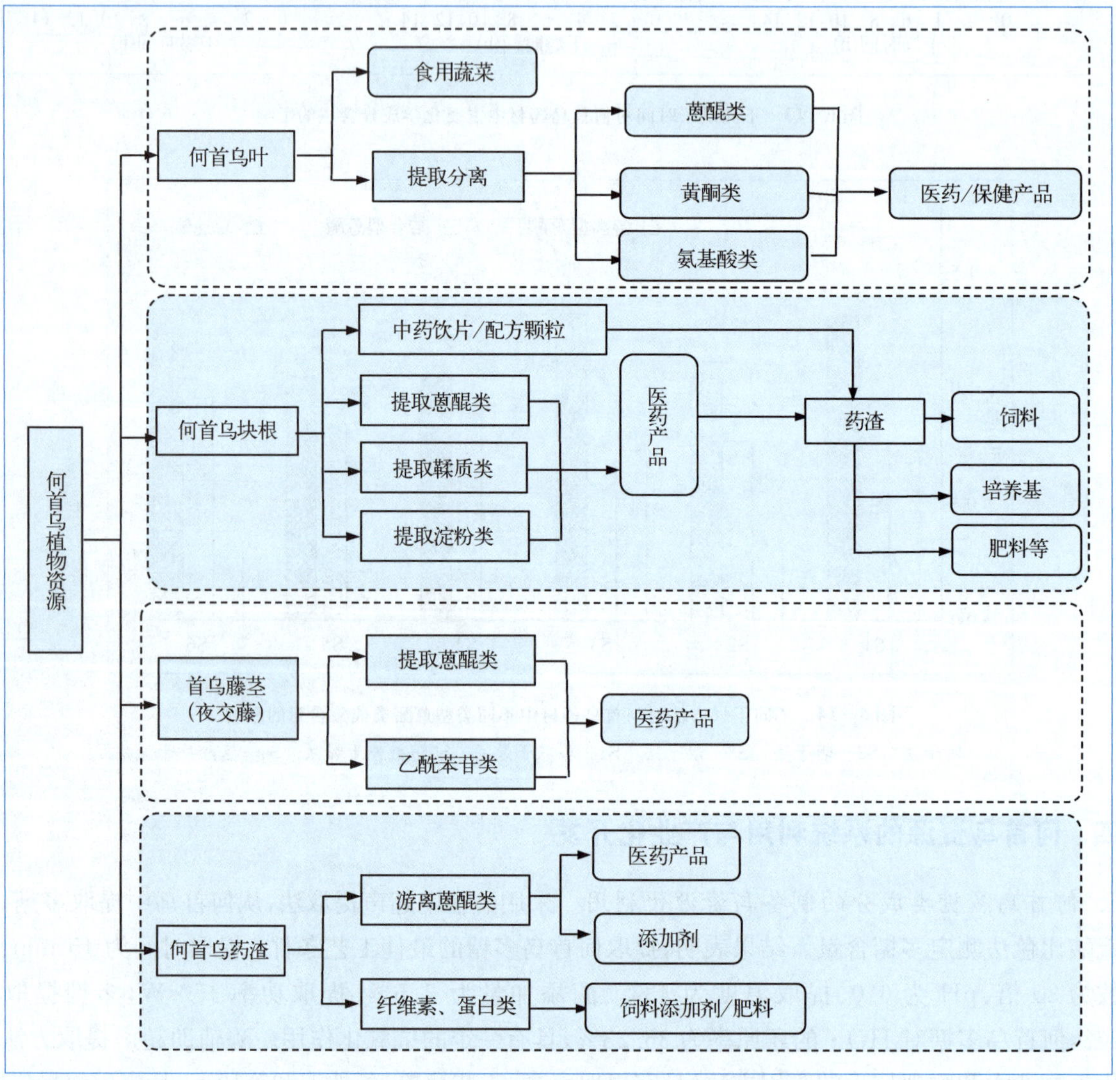

图6-15 何首乌资源植物系统利用与产业化途径

参考文献

［1］张志国，吕泰省，姚庆强. 何首乌蒽醌类化学成分研究［J］. 中草药，206，37(9)：1311-1313.

［2］邓文龙，等. 何首乌研究进展［J］. 中草药，1987，18(3)：42.

［3］Choi SG，Kim J，Sung ND，et al. Anthraquinones，Cdc25B phosphatase inhibitors，isolated from the roots of *Polygonum multiflorum* Thunb［J］. Nature Product Research，2007，21 (6)：487-493.

［4］孙桂波，邓响潮，郭宝江. 何首乌蒽醌苷类化合物抗肿瘤作用的研究［J］. 中国新药杂志，2008，17(10)：837-841.

［5］Wang T，Gu J，Wu PF，et al. Protection by tetrahydroxystibene glucoside against cerebral ischemia：involvement of JNK, SIRT1, and NF-κB pathways and inhibition of intracellular ROS/RNS generation [J]. Free Radic Biological Medicine, 2009, 47: 229-240.

[6] Zhang W, Xu XL, Wang YQ, et al. Effects of 2, 3, 5, 4′-Tetrahydroxystibene-2-*O*-*β*-*D*-Glucoside on Vascular Endothelial Dysfunction in Atherogenic-Diet Rats [J]. Planta Medica, 2009 (75): 1209-1214.

[7] Lv LS, Shao X, Wang LY, et al. Stilbene Glucoside from *Polygonum multiflorum* Thunb.: A novel natural inhibitor of advanced glycation and product formation by trapping of methylglyoxal [J]. Journal of Agriculture Food Chemistry. 2010 (58): 2239-2245.

[8] Lin HW, Sun MX, Wang YH, et al. Anti-HIV activties of the compounds isolated from *Polygonum cuspidatum* and *Polygonum multiflorum* [J]. Planta Medica, 2010 (76): 889-892.

[9] 莫昭展,梁海清.何首乌的现代研究进展[J].广西林业科学,2004,33(4):173-177.

[10] 蔡丽芬,钟国跃,张倩,等.HPLC测定不同生长年限及采收期何首乌中二苯乙烯苷和蒽醌类成分的含量[J].中国中药杂志,2010,35(10):1221-1225.

[11] 刘厚淳,陈万生,何首乌水溶性成分2,3,5,4′-四羟基二苯乙烯-2-*O*-*β*-*D*葡萄糖苷的体外抗氧化作用研究[J].药学实践杂志,2000,18(4):232-233.

[12] 陈虹.何首乌产地加工中存在的问题[J].中药材,1990,13(9):27-28.

[13] 郭盛,段金廒,吴达维,等.干燥方法对何首乌块根中多元功效物质转化的影响[J].中草药,2014,45(4):498-503.

（钱士辉　郭　盛　钟国跃　张　丽　丁安伟）

紫草类药用生物资源及其资源化利用研究

新疆紫草[(*Arnebia euchroma*)(Royle)Johnst]、内蒙紫草(*Arnebia guttata* Bunge.)为紫草科(Boraginaceae)多年生草本植物,其干燥根入药称为紫草(Arnebiae Radix)。其味苦、性寒,归肝经,具有凉血、活血、清热解毒之功效。

我国紫草资源颇为丰富,紫草科有100属2 000种植物,其中我国有49属208种。《中华人民共和国药典》中收录了软紫草属植物新疆紫草(软紫草)、紫草属植及内蒙紫草作为药用紫草的来源,在我国主要分布在东北、西北、华北、华中、西南等地。软紫草主产于新疆维吾尔自治区天山海拔2 100 m及3 300 m的山地向阳坡。紫草属的硬紫草,如紫草(*Lithospermum erythrorhizon*)在我国分布较广,并已在辽宁省进行人工种植。此外,尚有滇紫草(习称大紫草,*Onosma paniculatum*),藏紫草(又称长花滇紫草,*O. hookeri* var. *longiflorum*)、矩叶滇紫草(*O. oblongifolium*)、沧怒滇紫草(*O. uardii*)、密花滇紫草(*O. confertum*)、昆明滇紫草(*O. cingulatum*)、露蕊滇紫草(*O. exsertum*)等亦作为民间或民族药用或作为获得紫草色素类物质的资源[1]。

一、紫草资源利用现状

紫草药用始载于《神农本草经》,列为中品,其根部入药。临床上用来治疗血热毒盛、瘢疹紫黑、麻疹不透、烫伤、疱疹等。研究表明紫草具有抗病原微生物、抗炎及抗过敏、解热、抗肿瘤、保肝、止血、降血糖、镇静和影响免疫功能等作用。其资源性化学成分紫草宁和乙酰紫草宁制成软膏,于局部适当用药后对血管通透性亢进及浮肿等炎症具有明显抑制作用。临床上多用于治疗婴儿皮炎、妇女外阴部湿疹、阴道炎、溃疡性角膜炎等,对各种皮肤病(扁平疣、寻常疣、软疣、皮肤溃疡等)均具有一定的疗效,对传染性肝炎(急性黄疸肝炎、急性无黄疸肝炎、慢性肝炎)具有较好的疗效。紫草宁尚具有抗肿瘤、免疫调节等作用。紫草提取物尚具有避孕作用,可阻断垂体促性腺激素的分泌。

紫草中紫草红色素是世界上常用的五种天然植物红色素中性能较好的一种，已被联合国食品添加剂法典委员会列入食品、化妆品、药品添加剂范围。现已有的中成药复方制剂主要有小儿紫草丸、复方紫草油、紫草婴儿软膏、复方紫草气雾剂等。紫草宁及其衍生物已开发成为用于药物、天然色素、化妆品等具有重要资源经济价值的产品。

以紫草资源植物为原料生产的主要产品及其资源价值见表 6-13。

表 6-13　以紫草资源植物为原料生产的主要产品及其资源价值

产品名称	利用部位/物质	资源价值
紫草提取物	干燥根/紫草素	医药、保健(抗癌、抗炎、抗菌)、着色剂
紫草膏	干燥根/紫草素	医药、保健(外用)
紫草油	干燥根/精油	医药
紫草红	干燥根/色素	食品添加剂、着色剂
紫草体用精油	干燥根/紫草油	化妆品
紫草红色素	干燥根/紫草素	着色剂

二、资源性化学成分

1. 萘醌类资源性化学成分　从紫草中分离得到紫草萘醌类、酚酸类、生物碱类、苯酚及苯醌类、三萜酸及甾醇类、黄酮类以及多糖类等物质，其中紫草萘醌类化合物是具有资源价值和开发潜力的一类资源性化学成分。该类产物具有抗菌、抗炎、抗癌等多种生理活性，且可作为天然色素应用于医药、化妆品和印染工业中，具有广阔的开发应用前景。

紫草萘醌类化合物以紫草素(shikonin)及其衍生物为主，该类物质的母核均为 5,8-二羟基萘醌，具有异已烯边链，所不同的是旋光性、边链中羟基的位置和羟基酯化的酸。目前已从紫草中分得 28 个萘醌类化合物，主要有消旋乙酰紫草素(*dl* - acetylshikonin)、β,β-二甲基丙烯酰紫草素(isobuthylshikonin)、β-羟基异戊酰紫草素(β- hydaroxyisovalerylshikonin)、异戊酰紫草素(isovalerylshikonin)、异丁酰紫草素(isobutylshikonin)、α-甲基正丁酰紫草素(amethyl - *n* - butylshikonin)、异戊酸紫草素酯(isovalerylshikonin)、去氧紫草素(deoxyshikonin)、当归酸紫草素酯(alkanin shikonin)和脱水紫草素(anhydroal shikonin)等。紫草素及其衍生物的含量，新疆紫草为 3.1%，硬紫草为 1.05%。以 *L*-紫草素为对照品，采用比色法测定了新疆紫草、紫草、内蒙紫草中萘醌类总色素含量，结果表明新疆紫草为 1.17%～6.30%，紫草为 1.61%～2.88%，内蒙紫草为 0.87%～5.51%。

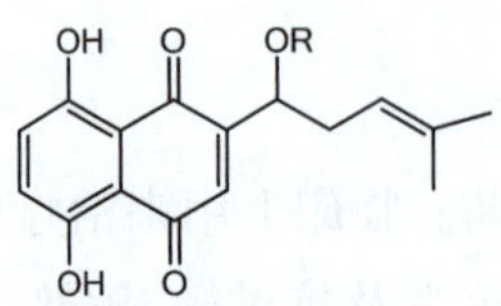

紫草素　R=H

naphthoquinone pigment R=saturated or unsaturated acyl

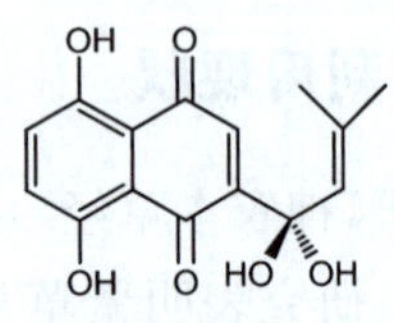

紫米草素

我国学者对国产 9 种新疆紫草中蒽醌类化学成分进行分析，结果表明新疆紫草总蒽醌含量为 2.13%～6.73%，紫草的总蒽醌为 0.39%～1.80%，内蒙紫草和滇紫草药材中的总蒽醌含量幅度为 0.31%～0.81%，从而证明新疆紫草质量为最佳[2,3]。

2. 萘醌类化学成分的资源化利用

(1) 超临界 CO_2 萃取紫草中萘醌类成分： 以新疆紫草为研究对象，在温度 32℃、萃取压力为 27 MPa 的条件下进行萃取，紫草素及其衍生物的萃取率可达 3.59%。紫草萘醌萃取物进一步经硅胶柱层析纯化可获得纯度较高的紫草萘醌类成分。还可采用凝胶色谱(Sephadex LH－20)进行分离纯化，亦可采用亚临界水萃取技术富集紫草中左旋/右旋紫草素。

利用超临界流体快速膨胀法(rapid expansion of supercritical solutions, RESS)对 β,β-二甲基丙烯酰紫草素进行超细化处理，得到了 β,β-二甲基丙烯酰紫草素超细微粒。即将提取得到的紫草色素 β,β-二甲基丙烯酰紫草素放入萃取釜中，当萃取釜达到预定温度、压力后，溶有紫草色素的 SC－CO_2 溶液在膨胀釜经喷嘴瞬间降压膨胀形成细小的雾滴，膨胀釜的温度低于 298 K，压力低于 3 MPa，在此条件下 CO_2 由超临界态变成气态，从而使细小的雾滴中溶质析出形成微细颗粒[4]。

(2) 促进紫草中紫草素提取效率的提升： 利用超声法和乙醇浸提法提取紫草素，超声提取 45 min 达到最大提取率，乙醇浸取法提取紫草素在 36 h 时提取率最高。比较紫草素的超声提取和常规浸取可知，超声提取比常规浸取提取率提高约 7%，节省提取时间 16 倍以上[5]。尚报道[6]采用亚临界 1,1,1,2－四氟乙烷(R134a)萃取与分子蒸馏技术结合提取紫草萘醌类色素浸膏及其系列产品的方法。所得紫草萘醌类色素的浸膏和精制后的紫草萘醌类衍生物系列产品可用于医药工业、食品工业、化妆品工业和印染着色剂等。

(3) 紫草中萘醌类成分分离制备： 有报道[7]，利用中低压制备色谱法高效分离紫草中抗癌活性成分的优化工艺，且萘醌类资源性化学成分的含量均在 95%以上。其工艺流程如图 6－16 所示。

3. 其他类资源性化学成分

(1) 萜类： 新疆紫草中尚含有酚性的苯型及苯醌型单萜类成分，主要包括软紫草萜酮(arnebinone)、软紫草萜醇(arnebinol)、软紫草呋喃萜酮(arnebifuranone)、紫草呋喃萜 B、紫草呋喃萜 C(shikonofuran B、shikonofuran C)、去甲基毛色二孢素(*des*－*O*－methyllasiodiplodin)等。

(2) 酚类及有机酸类： 从紫草中分离获得的酚酸类化学成分主要有迷迭香酸及其钾盐、钠盐，阿魏酸及其钠盐，咖啡酸及其四聚体的钾钠盐和 rabdosin 及其异构体。此外，尚从新疆紫草中分离得到洋翻白草酸(tormentic acid)、2α－羟基熊果酸(2α－hydroxyursolic acid)、熊果酸、3β－乙酰基齐墩果酸等。

(3) 多糖类： 紫草富含多糖类成分，含量约为 2%。主要有紫草多糖 A、B、C(lithosperman A、lithosperman B、lithosperman C)和脂类等。紫草多糖具有抗病毒活性，能够激活巨噬细胞的吞噬功能，增强 T 淋巴细胞的数量和活性，抑制 DFH 强度，促进 T 淋巴细胞的免疫应答，具有促进机体非特异性免疫和特异性的细胞免疫作用。

(4) 其他类： 紫草籽中含丰富的不饱和脂肪酸，具有较高的药用开发价值。

三、资源性化学成分的积累动态与分析评价

1. 不同采收期人工种植紫草中紫草素的动态评价　研究表明：人工种植新疆紫草在一个生长周期内紫草素含量在 1.67～4.55 g/100 g 之间；在紫草快速生长期的 6～7 月，温度 20℃，相对湿度 63% 时其有效成分紫草素的含量增长快速[8]。

2. 不同种类、不同产地紫草根中萘醌类色素的分析评价　采用薄层扫描的方法，对软紫草、内蒙紫草、硬紫草、滇紫草、细花滇紫草中萘醌类化学成分进行分析，结果表明[9]：5 种紫草的萘醌色素总含量在种间差异甚大，且种内不同产地来源也有较大幅度的变化，新疆紫草(软紫草)2.13%～6.73%，硬紫草 0.39%～1.80%，内蒙紫草、滇紫草、细花滇紫草 0.13%～0.81%。分析结果与目前对紫草的质量

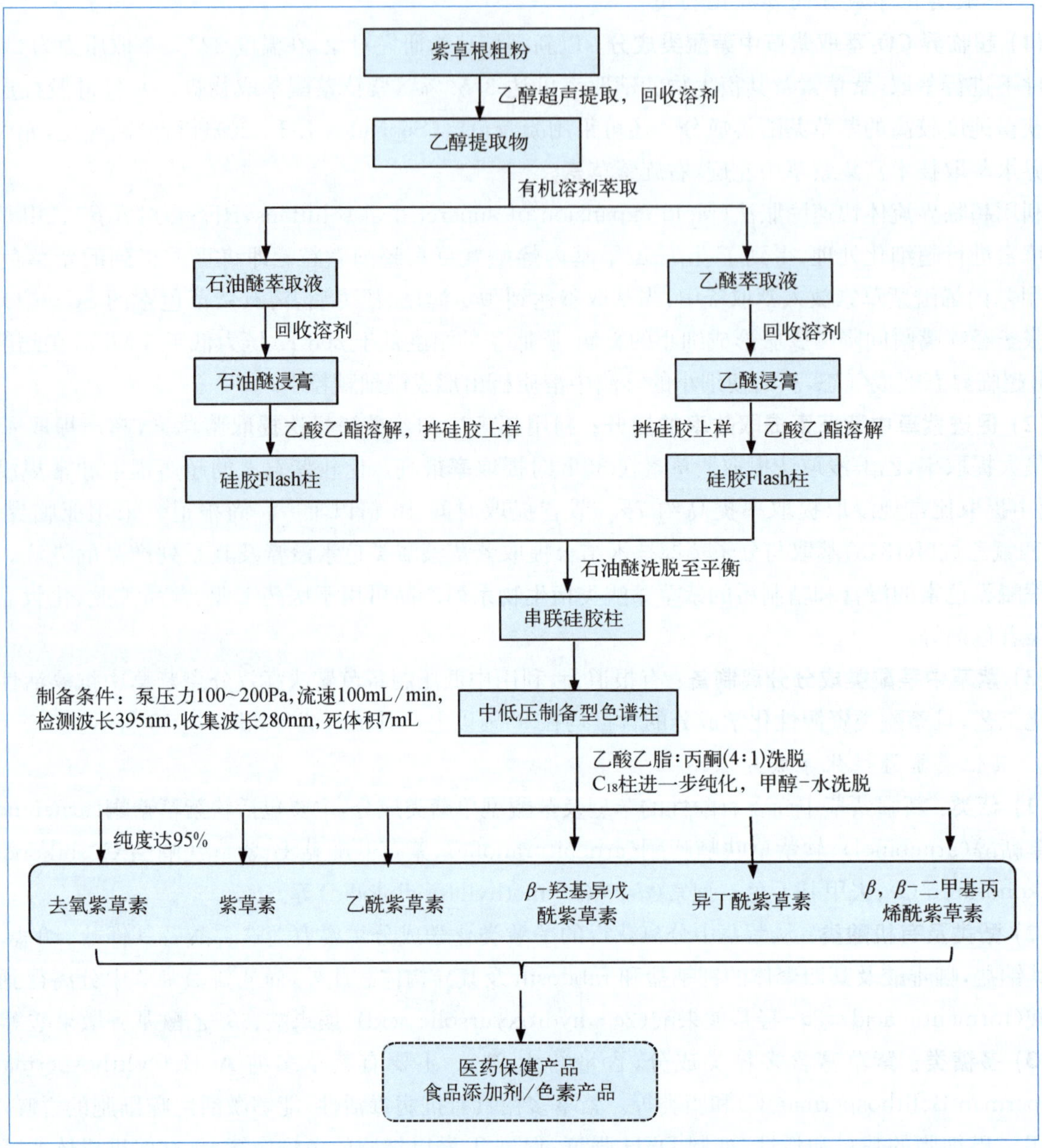

图 6-16　紫草中萘醌类资源性化学成分制备流程与产业化途径

鉴别标准一致，即软紫草质量最佳，硬紫草次之，其余作为习用或民族药用的紫草品种质量欠佳。

四、紫草资源的系统利用与产业化开发

1. 紫草传统非药用部位的资源化利用　目前，对于紫草资源的利用主要以其根入药或作为提取天然色素的原料，而其地上部分多未得到充分利用而造成资源浪费。研究表明：紫草地上茎、叶、花中含有丰富的黄酮类资源性化学成分，值得进行开发利用，以提升紫草资源的利用效率。研究结果表明黄酮类成分的含量从高到低依次为花、茎叶[10]，如图 6-17 所示。

2. 紫草种子中脂肪酸类及黄酮类资源性物质的利用　紫草类植物为多年生草本，在我国一些区域人工栽培生产，每至秋季则会收获大量果实种子。近年来发现紫草种子脂肪油具有重要的药用价值，种子中主要成分为脂肪酸和黄酮类成分。其中，组成其脂肪油的脂肪酸以亚油酸和亚麻酸为主[11]。紫

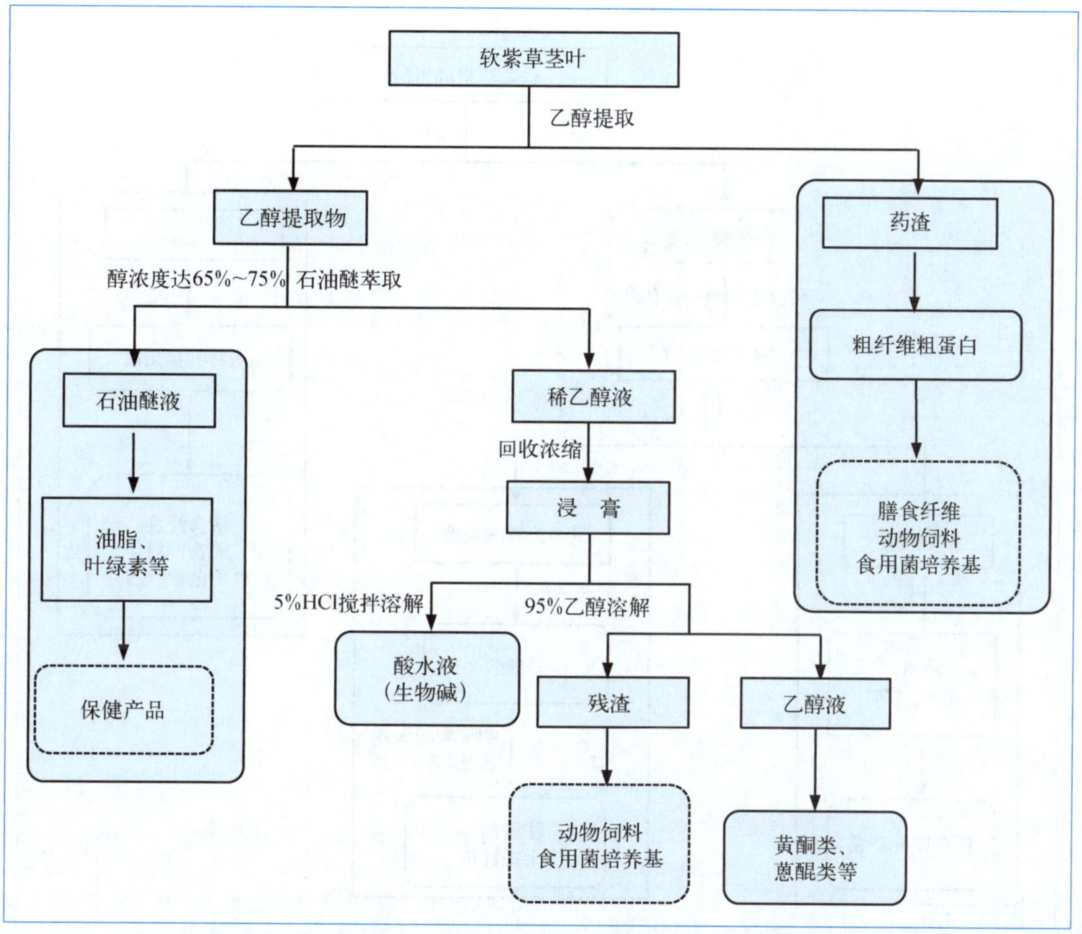

图 6-17　紫草地上非药用部位中资源性化学成分的制备与开发利用途径

草种子脂肪油可通过超临界萃取技术获得，超临界萃取后的药渣中尚含有丰富的黄酮类化合物。采用优选的 HZ816 型大孔吸附树脂对紫草籽黄酮类成分进行分离纯化，其工艺条件：上样浓度为 2 mg/mL 左右，上样流速为 3 mL/min，重复 2 次过柱，此时树脂的吸附量较大，为 2.33 mg/mL。用体积分数为 70%的乙醇进行洗脱，解析率达 96.1%，干燥产物中黄酮纯度为 86.3%，回收率为 72%。

3. 紫草多糖的提取制备　以水为介质进行了微波场协同提取紫草多糖的研究，得到微波场协同提取紫草多糖的最佳工艺参数：m(水)/m(紫草)为 15∶1，时间 8 min，微波功率 320 W 提取 2 次，合并滤液，浓缩，用无水乙醇沉淀，水洗滤饼干燥后即得粗产品，紫草多糖含量为 6.46%[12]。

4. 软紫草总酚酸的制备与应用　有专利报道[13]，从软紫草中提取含软紫草总酚酸有效部位(咖啡酸四聚体为指标成分)及其在制药中的资源产业化利用。研究发现，软紫草干燥根的含水丙酮提取物对急性感染 Hg 细胞有对抗 HIV 活性的作用，其有效成分即为咖啡酸四聚体(caffeicacidtetramers)的钠、钾盐，其作用机制主要为选择性抑制 DNA 拓扑异构酶Ⅱ。其制备流程如图 6-18 所示。

5. 紫草组织培养与资源化利用　我国紫草资源虽较为丰富，但随着对紫草资源的需求量增加，野生资源已不能满足市场的需要。因此，寻找合适的培养方法快速生产紫草宁及其衍生物以解决市场的需求成为发展趋势。组织培养是一种可行的方法，它对于紫草科植物的快速繁殖、种质保存及优良品系选育等均具有重要作用。

(1) 硬紫草的组织培养： 1974 年 Tabata 等首先成功诱导了硬紫草愈伤组织，并得到紫草宁及其衍

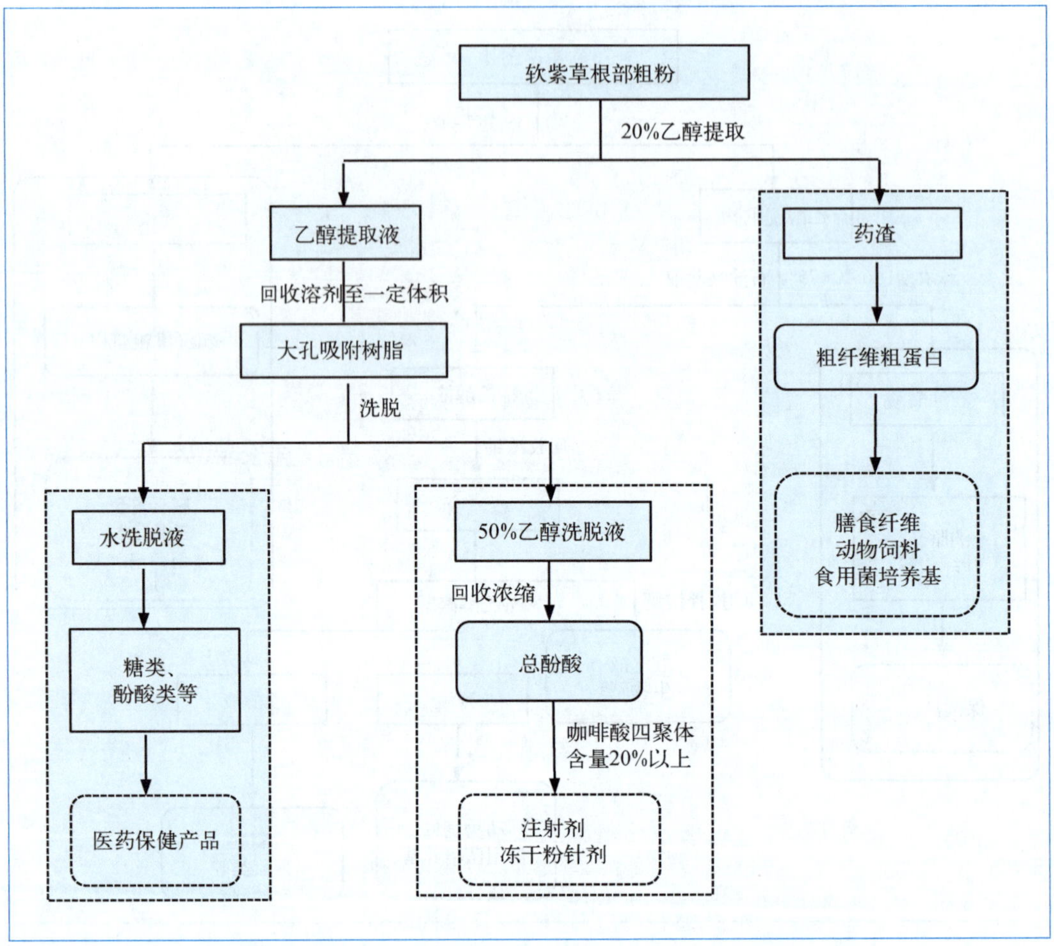

图 6-18　紫草中总酚酸类资源性化学物质的制备与产业化途径

生物，其产生受生长素及光控制。紫草细胞合成的色素主要存在于细胞内，同时有部分外泌到细胞外，约占总量的 30%，只有外泌的色素可以收集利用。在固定化或半连续培养中加入丙二醇也可增加紫草宁及其衍生物释放到培养基中，但紫草悬浮培养细胞中直接加入聚氨基甲酸乙酯泡沫能增加紫草宁及其衍生物得率，可达到 95%以上[14]。

紫草宁及其衍生物的形成与细胞生长呈负相关，细胞生长缓慢则有利于紫草宁及其衍生物的形成，20 d 后紫草宁及其衍生物含量达到最高水平。pH 最适范围为 5.0～7.0[15]。

（2）滇紫草组织培养： 研究发现[16]在滇紫草细胞悬浮培养中，曲霉属真菌（*Aspergillus* sp.）米曲霉（*A. oryzae*）诱导物可抑制细胞生长，但能促进紫草色素合成，将培养 6 d 的曲霉菌丝的粗提物以 12 μg/mL培养液的浓度加入到处于指数生长初期的滇紫草细胞悬浮培养物中，诱导物促进紫草色素合成的作用最大，含量为对照组的 2 倍，但紫草宁各衍生物的相对比例发生变化。

（3）新疆紫草的组织培养： 日本学者在 19 世纪 80 年代初，就开始利用细胞悬浮培养技术生产紫草素。国内学者自 90 年代以来，也对新疆紫草做了大量的研究和报道。研究报道了[17]新疆紫草的组织培养，从 4 个不同的外植体都形成了愈伤组织，并对其中的紫草宁衍生物进行了分析。从新疆紫草细胞中分离得到 5 个紫草宁衍生物，但不含紫草宁，且各成分在细胞培养中的含量与新疆紫草根中的含量有较大差别。

对紫草愈伤组织固体培养中发现，紫草愈伤组织分为细胞生长和合成紫草素两个不同阶段。紫草细胞首先进行基本的生命活动后，在此基础上积累代谢产物，其次当细胞分裂高峰期后，细胞合成紫草素的能力逐步增加，当细胞停止生长时，紫草素的合成能力达到峰值[18]。因此，愈伤组织的数量和质量就成为获得紫草素的前提和基础。

参考文献

[1] 李晓瑾，谭秀芳，马媛，等. 药用植物紫草的研究进展[J]. 新疆师范大学学报(自然科学版)，2005，24(4)：69－74.

[2] 傅善林，肖天民，肖培根. 几种国产药用紫草中萘醌色素的分析[J]. 药学学报，1984，19(12)：92.

[3] 林力行，韩加怡，林克丹，等. 高效液相色谱流通池法测定紫草中假紫草素的含量[J]. 药学学报，1995，30(2)：123－126.

[4] 洪海龙，索全伶，韩利民，等. 紫草色素的分离纯化及超细化研究[J]. 内蒙古工业大学学报，2009，28(3)：213－217.

[5] 徐淑梅，王锁春，黄宓兰. 紫草红色及其提取方法：中国，CN1253972A[P]. 2000－05－24.

[6] 刘玉梅，刘奎访. 一种提取紫草萘醌类色素的方法：中国，CN101942212A[P]. 2011－01－12.

[7] 袁晓，袁萍. 一种从紫草中分离出萘醌类有效成分的方法：中国，CN102228499A[P]. 2011－11－02.

[8] 熊元君，李勇，邓兵，等. 人工种植新疆紫草不同时期紫草素含量比较研究[J]. 中国林副特产，2005，(4)：10.

[9] 傅善林，尚天民，肖培根. 几种国产药用紫草中萘醌色素的分析[J]. 药学学报，1984，19(12)：921－925.

[10] 马厉芳，吴春霞，阿不都拉・阿巴斯. 黄花软紫草地上部分有效成分分析及黄酮的测定[J]. 食品科学，2007，28(5)：292－294.

[11] 戴震安，周永传，邓修. 紫草籽油的超临界 CO_2 萃取及其脂肪酸含量分析[J]. 中国油脂，2004，29(11)：59－60.

[12] 杨秀芳. 微波协同法提取紫草多糖工艺参数的研究[J]. 陕西科技大学学报，2006，24(3)：58－61.

[13] 沙先谊，李雅娟，方晓玲. 软紫草总酚酸及其在制药中的用途：中国，CN101658542A[P]. 2010－03－03.

[14] 袁丽红，欧阳平凯，钱士辉，等. 聚氨酯泡沫原位提取培养紫草细胞生产紫草色素[J]. 南京化工大学学报，1998，24(4)：380.

[15] 宁文，曹日强. 硬紫草细胞悬浮培养和紫草宁及其衍生物的形成[J]. 生物工程学报，1994，10(1)：76.

[16] 宁文，曹日强. 米曲霉中紫草色素诱导物对滇紫草细胞代谢的影响[J]. 植物生理学报，1996，22(1)：74.

[17] 李国凤，伍正容，叶和春，等. 离体培养的新疆紫草萘醌色素的诱导形成[J]. 植物学通报，1988，5(2)：84－86.

[18] 郗浩江. 新疆紫草愈伤组织诱导及芽增殖[D]. 乌鲁木齐：新疆农业大学，2013.

(李晓瑾　董婷霞　宿树兰)

丹参类药用生物资源及其资源化利用研究

中药丹参(Salviae Miltiorrhizae Radix et Rhizoma)为唇形科(Labiatae)鼠尾草属(*Salvia*)植物丹参(*Salvia miltiorrhiza* Bge.)的干燥根及根茎，又名赤参、紫丹参、红根等。其味苦，性微寒，具有活血祛瘀、通经止痛、清心除烦、凉血消痈的功效。鼠尾草属多种植物的根及根茎在不同地区亦作为丹参入药。除根及根茎药用外，其地上茎叶、花在丹参产区作为保健茶或药用原料加以初级利用，相关研究和开发逐渐引起科研工作者和产业的关注和重视，有待加强其综合利用与产业化。

鼠尾草属是唇形科的一个大属，其药用植物资源丰富，有记载的药用植物类群 30 余种，多作为活血化瘀中药丹参的类效资源。唇形科鼠尾草属植物资源丰富，全球约有 1 000 种，我国鼠尾草属植物有 84 种，47 变种或变型，药用种 30 余种，遍布于全国各地，尤以西南地区最为丰富。丹参主要分布于辽宁省、河北省、河南省、山东省、山西省、江苏省、安徽省、浙江省、江西省、广东省、广西壮族自治区、宁夏回族自治区、陕西省、甘肃省、四川省、湖南省、贵州省等地，生于山坡、草地、林下、溪旁等处。其中包括雪山鼠尾草(*S. evansiana*)、短冠鼠尾草(*S. brachyloma*)、毛地黄鼠尾草(*S. digitaloides*)、甘西鼠尾草(*S. przewalskii*)、褐毛甘西鼠尾草(*S. przewalskii* var *mandarinarum*)、苣叶鼠尾草(*S. sonchifolia*)、康定鼠尾草(*S. prattii*)、橙色鼠尾草(*S. aerea*)、栗色鼠尾草(*S. castanea*)、戟叶鼠尾草(*S. bulleyana*)、黄花鼠尾草(*S. flava*)、湄公鼠尾草(*S. mekongensis*)、长冠鼠尾草(*S. plectranthoides*)、三叶鼠尾草(*S. trijuga*)、河南鼠尾草(*S. honania*)、云南鼠尾草(*S. yunnanensis*)、丹参(*S. miltiorrhiza*)、南丹参(*S. bowleyana*)、白花丹参(*S. miltiorrhiza* var. *miltiorrhiza* f. *alba*)、紫花丹参(*Salvia evansiana*)等,野生或栽培[1]。

一、资源利用现状

丹参药用始载于《神农本草经》,列为上品,谓:"丹参味苦微寒,主心腹邪气、肠鸣幽幽如走水、寒热积聚、破癥除瘕、止烦满、益气。"临床多用于治疗月经不调、经闭痛经、癥瘕积聚、胸腹刺痛、热痹疼痛、疮疡肿痛、心烦不眠、肝脾大、心绞痛等。我国药用丹参资源丰富,包括野生丹参和栽培丹参。一般野生丹参有效成分含量高于栽培品,但栽培品生长条件稳定、种植规模大,为目前药材市场主要的商品来源。

现代研究表明,丹参中二萜菲醌类、酚酸类化学成分为其主要的资源性化学物质。具有强心、抗血栓形成、改善微循环、促进组织的修复与再生、抑制过度增生、保肝、抗菌、降血脂等多种生物活性,常用于心脑血管疾病的治疗。已生产上市并产生巨大社会经济效益的丹参系列产品有:单味丹参系列制剂、复方丹参系列制剂、丹参酮或酚酸类原料及其制剂,以及丹参类系列保健产品等。

在丹参提取菲醌类及丹酚酸类资源性产物的残渣和废液中,尚含有可循环利用的资源性化学成分。例如,在丹参药材及其制品水提醇沉过程中,沉淀物中含有丰富的水苏糖类物质。水苏糖为四聚糖类具有促进双歧杆菌增殖、改善脾胃功能、调节免疫力、降血糖、降血脂、瘦身美容等保健和治疗作用。可用于制备速溶粉末、颗粒剂、口服液等作为保健产品或添加剂。丹参花作为蜜源生产的丹参蜂蜜,具有浓郁的丹参花香气味和营养保健价值。

丹参地上茎叶生物量约占全株重量的67%,富含迷迭香酸类(rosmarinicacids)等酚酸类资源性化学成分,具有抗艾滋病毒、抗癌、抗菌、抗炎、抗氧化等作用,可用于升高白细胞及血小板开发治疗原发性或继发性血小板减少性紫癜疾病,以及因化学治疗或放射治疗引起的白细胞及血小板减少等症。尚可外用治疗扁平疣[2]。

以丹参为原料开发生产的系列产品及其资源价值见表6-14。

表6-14 以丹参为原料开发生产的系列产品及其资源价值

产品名称	利用部位/物质	资源价值
丹参配方颗粒	酚酸类、多糖类等	医药产品
丹参片	根及根茎	医药产品
丹参颗粒	根及根茎	医药产品
丹参胶囊	根及根茎	医药产品
丹参合剂	根及根茎	医药产品
丹参膏	根及根茎	医药产品
丹参滴丸	根及根茎	医药产品
丹参冲剂	根及根茎	医药产品

续 表

产 品 名 称	利用部位/物质	资 源 价 值
冠心丹参片	根及根茎	医药产品
丹参注射液	根及根茎/酚酸类	医药产品
丹参酮胶囊	丹参酮类	医药产品
丹参通络膏	根及根茎	医药产品
丹参软胶囊	根及根茎/丹参酮类	医药产品
丹参口服液	根及根茎/丹参酚酸类	医药产品
丹参滴注液	根及根茎/丹参酚酸类	医药产品
丹参保心茶	根及根茎	医药产品
冠心丹参片	根及根茎	医药产品
注射用丹参(冻干)	根及根茎/丹参酚酸类	医药产品
冠心丹参颗粒	根及根茎	医药产品
冠心丹参胶囊	根及根茎	医药产品
冠心丹参滴丸	根及根茎	医药产品
丹参多酚酸盐	丹参酚酸类	医药中间体
注射用丹参多酚酸盐	丹参酚酸类	医药产品
注射用丹参多酚酸	丹参酚酸类	医药产品
丹参酮ⅡA磺酸钠注射液	丹参酮ⅡA	医药产品
丹参酮ⅡA	丹参酮ⅡA	医药中间体
水苏糖	根及根茎/寡聚糖类	医药辅料及保健产品
丹参酒	醇溶物质	保健食品
丹参茶	根及根茎	保健食品
丹参叶茶	丹参叶	保健食品
丹参叶保健饮料	丹参叶	保健食品
白花丹参叶茶	白花丹参叶	保健食品
丹参保心茶	根及根茎	保健食品
丹参无暇祛斑霜	丹参提取物	化妆品
丹参一梳黑美发霜(黑色)	丹参提取物	化妆品
丹参一梳黑美发霜	丹参提取物	化妆品

二、资源性化学成分

1. 丹参菲醌类资源性化学成分 丹参中醌类化学成分可分为邻醌型丹参酮类二萜、对醌型罗列酮类二萜和其他类型的二萜[3,4]。邻醌型的丹参酮类二萜在丹参中含量较高，代表性资源性化学成分有丹参酮Ⅰ(tanshinone Ⅰ)、丹参酮ⅡA(tanshinone ⅡA)、丹参酮ⅡB(tanshinonez ⅡB)、丹参酮Ⅲ(tanshinonez Ⅲ)、隐丹参酮(cryptotanshinone)、丹参酸甲酯(methyltanshinone)、丹参新酮(miltirone)、二氢丹参酮Ⅰ、羟基丹参酮、次甲丹参醌、红根草邻醌(saprorthoquinone)、丹参二醇A(tanshindiol A)、紫丹参甲素～己素等。对醌型的

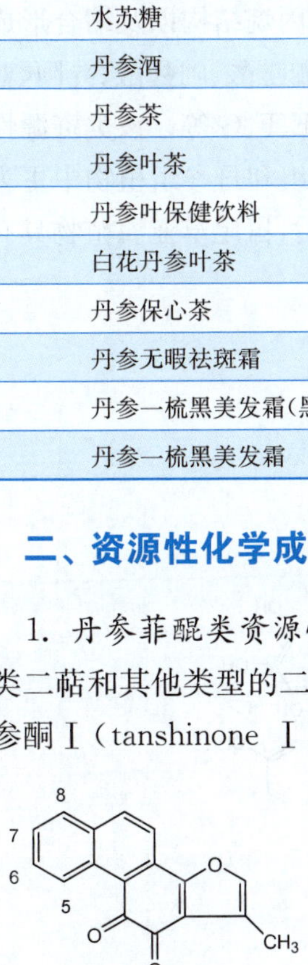

邻醌型丹参酮类

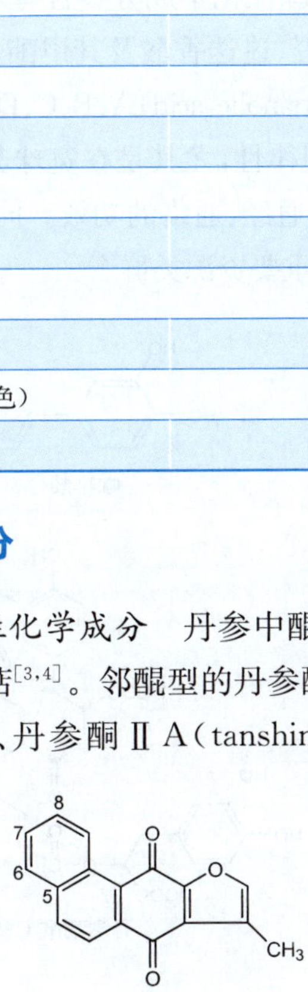

对醌型罗列酮类

罗列酮类二萜在丹参中含量较低，主要有异丹参酮Ⅰ(isotanshinone Ⅰ)、异丹参酮ⅡA、异丹参酮ⅡB、异隐丹参酮、7α-乙氧基罗列酮、异二氢丹参酮Ⅰ、丹参新醌甲～丁等。其他类型的二萜主要有丹参螺缩酮内酯(danshenspiroketallactone)、新隐丹参酮(neocryptotanshinone)、表丹参螺缩酮内酯、丹参隐螺内酯、表丹参隐螺内酯、阿罗卡二醇、丹参缩酮二酯、鼠尾草卡偌醇、鼠尾草酚酮、丹参酮二酚等。

2. 丹参菲醌类化学成分的资源化利用

(1) 丹参菲醌类化学成分的分离纯化制备：大孔吸附树脂法是富集化丹参酮的有效方法，制备过程工艺为：取丹参置于微波萃取罐中，按 20：1(mL/g)的液固比加入 70%乙醇，设定微波功率 450 W，提取温度 75℃，提取时间 6 min 进行提取，提取液离心过滤；残渣再加入 70%乙醇进行二次提取，提取液离心过滤，合并滤液，60℃减压浓缩，回收乙醇；所得沉淀用 70%乙醇溶解，即丹参酮提取液，4℃冷藏备用。丹参酮提取液采用大孔吸附树脂进行纯化，优选采用 HPD-100 树脂装柱上样，上样浓度 0.8064 mg/mL，流速 0.5 mL/min，上样体积 120 mL，80%乙醇洗脱，洗脱体积达到 10 BV，所得丹参酮纯度为 42%左右[5]。

(2) 超临界 CO_2 流体萃取技术分离纯化制备丹参酮类资源性化学成分：通过对丹参中丹参酮进行超临界萃取的工艺条件优化，并与传统提取进行比较，得到超临界 CO_2 萃取丹参酮的最佳工艺条件，为丹参资源性物质的综合利用提供了理论依据和技术支撑。研究结果表明：超临界萃取丹参酮ⅡA 的萃取率达 84.9%，丹参酮ⅡA 与隐丹参酮含量占萃取物的 53.56%，萃取物中总丹参酮含量达到新药申报规定的要求[6]。

3. 其他类资源性物质

(1) 丹参酚酸类资源性化学成分：丹参中酚酸类资源性化学成分多含有苯丙烷结构以及缩合形成的多酚芳酸[7]。主要化合物有丹参素(danshensu)、原儿茶醛、迷迭香酸及其甲酯、咖啡酸、阿魏酸、异阿魏酸、紫草酸、铁锈醇、鼠尾草酚、鼠尾草列醇，以及丹酚酸(salvianolie acid)A、B、C、D、E、F、G 等。该类资源性物质在唇形科鼠尾草植物资源中的分布丰富且具有一定规律性，尤其是在宽球苏组和丹参组植物中更为丰富。这两个类群中的药用植物在传统疗效方面具有活血通经、通络的功效。同时，鼠尾草亚属植物具有清热、凉血的传统疗效，是寻找抗菌、抗病毒、抗癌等药物的重要资源类群[8]。

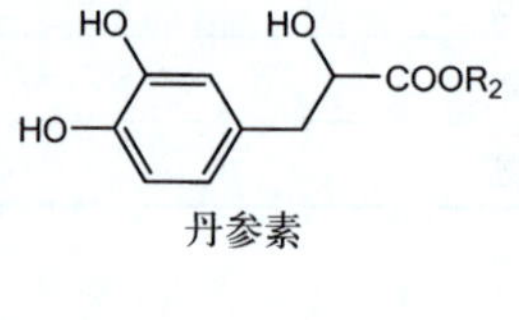

丹参素

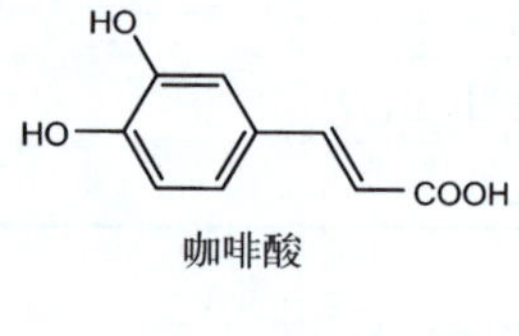

咖啡酸

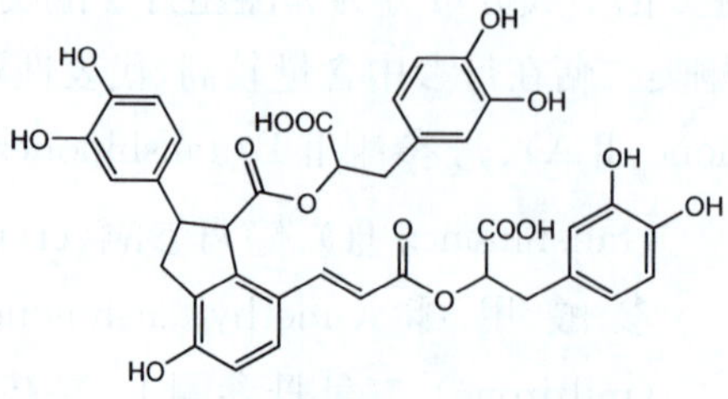

丹参酚酸 B

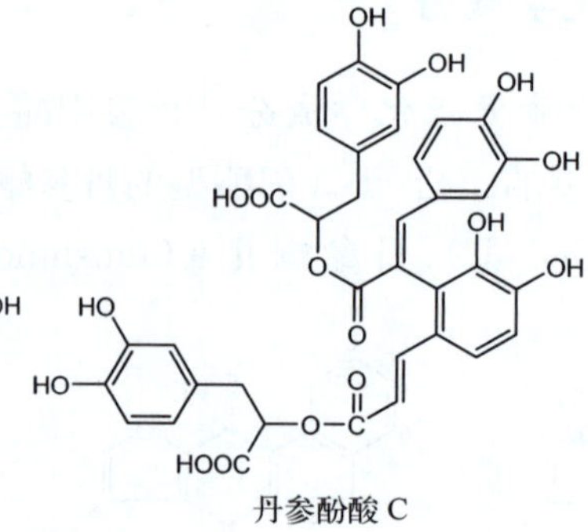

丹参酚酸 C

(2) 丹参酚酸类资源性化学成分在鼠尾草属植物类群中的分布：丹参酚酸类化学成分广泛分布在

我国产鼠尾草属植物中，但不同种类的酚酸在不同类群中分布有着明显差异。鼠尾草属药用植物的地上茎叶部分含有黄酮、酚酸类成分，而根部则富含酚酸类及二萜类成分。研究表明，鼠尾草属植物根部的酚酸类成分的含量明显高于地上部分(表 6-15)。

表 6-15 丹参酚酸类资源性化学成分在鼠尾草属植物类群中的分布

植物名	采集地点（省、市、自治区）	原料部位	含量 (mg/g)								
			A	B	C	D	E	F	G	H	I
孤隔鼠尾草亚属											
Subg. *Salvia*											
宽球苏组 Sect. *Eurysphace*											
戟叶鼠尾草 *S. bulleyana*	云南	地上部分	2	—	—	—	+3	+	—	—	—
		根部	+	—	+	—	+	7.564	—	3.49	—
钟萼鼠尾草 *S. campanulata*	云南	地上部分	+	—	+	—	+	6.27	—	—	—
		根部	+	—	+	—	0.70	17.55	—	11.44	—
栗色鼠尾草 *Salvia castanea*	四川	地上部分	+	+	+	—	—	8.67	—	+	—
		根部	+	+	+	—	0.18	11.31	—	+	—
毛地黄鼠尾草 *S digitaloides*	云南	地上部分	+	—	+	—	+	+	—	—	—
		根部	+	—	+	—	+	+	—	+	—
雪山鼠尾草 *S. evansiana*	云南	地上部分	+	—	+	—	+	2.43	—	+	—
		根部	0.24	—	+	—	—	25.32	+	15.15	—
黄花鼠尾草 *Salvia flava*	四川	根部	+	—	—	—	+	14.53	0.39	9.77	—
鄂西鼠尾草 *S. maximowicziana*	甘肃	地上部分	+	—	—	—	+	—	+	—	—
		根部	+	—	+	—	0.29	26.31	—	1.66	—
少花鼠尾草 *S. pauciflora*	云南	地上部分	+	+	+	—	—	1.08	—	—	—
		根部	+	—	—	—	0.35	10.99	—	+	—
康定鼠尾草 *S. prattii*	四川	地上部分	+	+	+	—	+	3.45	—	—	—
		根部	+	—	+	—	0.31	5.12	+	2.46	—
甘西鼠尾草 *S. przewalskii*	四川	地上部分	+	—	+	—	0.40	3.02	—	—	—
		根部	+	—	+	—	+	2.49	—	—	—
	甘肃	地上部分	+	—	+	—	+	4.18	—	+	—
		根部	+	—	+	—	0.48	3.53	+	1.44	—
	云南	地上部分	+	—	+	—	+	1.75	—	—	—
		根部	+	—	—	—	+	6.42	—	+	—
粘毛鼠尾草 *S. roborowskii*	云南	地上部分	+	—	—	—	+	6.20	—	—	—
		根部	+	—	+	—	+	7.80	—	—	—
荫生鼠尾草 *S. umbratica*	河北	地上部分	—	—	—	—	+	+	—	—	—
		根部	—	—	—	—	—	+	—	—	—
真球苏组											
Sect. *Eusphace*											
药鼠尾草 *S. officinalis*	北京	地上部分	+	—	—	—	+	5.50	—	—	—
		根部	—	—	—	—	—	3.35	—	—	—
荔枝草亚属											

续 表

植物名	采集地点（省、市、自治区）	原料部位	含量 (mg/g)								
			A	B	C	D	E	F	G	H	I
Subg. *Sclarea*											
丹参组											
Sect. *Drymosphace* Benth											
南丹参 *S. bowleyana*	浙江	地上部分	+	—	—	—	+	2.24	0.35	5.06	—
		根部	+	—	—	—	+	8.59	3.95	82.52	—
血盆草 *S. cavaleriei* var. *simplicifolia*	湖南	全草	+	—	—	—	+	14.49	1.94	54.07	—
大别山鼠尾草 *S. dabieshanensis*	安徽	地上部分	+	—	—	—	—	3.10	1.11	9.88	—
		根部	+	—	—	—	+	5.38	4.54	55.36	—
美丽鼠尾草 *S. meiliensis*	安徽	地上部分	+	—	—	—	+	3.86	—	+	—
		根部	+	—	—	—	+	2.81	2.20	33.37	—
丹参 *S. miltiorrhiza*	浙江	地上部分	+	—	—	—	—	0.98	+	4.27	—
		根部	0.33	—	—	—	+	4.57	3.60	45.38	—
	河北	地上部分	+	—	—	—	—	5.59	—	18.56	—
		根部	0.29	—	+	—	0.21	4.42	+	55.77	+
白花丹参 *S. miltiorrhiza* var *miltiorrhiza* f. *alba*	山东	地上部分	0.26	—	—	—	+	7016	+	26.42	—
		根部	0.48	—	—	—	—	3.12	1.71	50.69	+
鄂皖丹参 *S. paramiltiorrhiza*	安徽	地上部分	+	—	—	—	+	5.22	0.27	5.51	—
		根部	+	—	—	—	+	6.00	2.12	52.39	—
长冠鼠尾草 *S. plectranthoides*	甘肃	地上部分	+	—	—	—	—	0.47	+	—	—
		根部	+	—	+	—	+	0.59	—	18.80	—
红根草 *S. prionitis*	广西	地上部分	+	—	+	—	+	+	+	1.09	—
		根部	+			—	—	1.62	0.52	5.17	—
浙皖丹参 *S. siniaca*	安徽	地上部分	+		+	—	+	0.60	+	1.07	—
		根部	+		+	—	+	3.55	2.42	55.94	—
三叶鼠尾草 *S. trijuga*	云南	地上部分	+	+	+	—	+	2.11	—	+	—
		根部	+	—	—	—	+	1.40	+	7.79	—
野丹参 *S. vasta*	湖北	地上部分	+	—	—	—	—	3.71	—	+	—
		根部	+	—	—	—	—	7.56	2.82	63.26	—
云南鼠尾草 *S. yunnanensis*	云南	地上部分	0.45	—	—	—	+	11.89	+	+	—
		根部	+	—	—	—	—	2.64	2.61	58.00	—
荔枝草组											
Sect. *Notiosphace*											
S. plebeia	云南	全草	0.87	—	—	—	0.42	4.58	—	+	—
	北京	全草	+	—	—	—	+	6.36	—	+	—
多球苏组											
Sect. *Plethiosphace*											
新疆鼠尾草 *S. deserta*	新疆	地上部分	+	—	+	—	+	7.42	—	—	—
		根部	+	—	—	—	—	4.77	—	—	—

续　表

植物名	采集地点（省、市、自治区）	原料部位	含量 (mg/g)								
			A	B	C	D	E	F	G	H	I
美洲鼠尾草亚属											
Subg. *Jungia* (Moench) Briq											
一串蓝 *S. farinacea*	北京	地上部分	+	−	−	−	+	2.86	−	−	−
		根部	+	−	−	−	−	7.15	−	−	−
一串红 *S. splendens*	云南	全草	+	−	−	−	−	+	−	−	−
鼠尾草亚属											
Subg. *Allagospadonopsis*											
白马鼠尾草 *S. baimaensis*	安徽	全草	+	−	−	−	+	6.27	−	5.59	−
黄山鼠尾草 *S. chienii*	安徽	全草	+	−	+	−	+	+	−	−	−
华鼠尾草 *S. chinensis*	南京	全草	+	+	−	−	+	0.54	−	−	−
	浙江	地上部分	+	−	−	−	+	1.33	+	3.63	−
		根部	+	−	−	−	−	2.78	1.11	25.95	−
	广西	地上部分	+	−	+	−	+	3.23	+	3.25	−
		根部	+	−	−	−	−	1.95	0.92	9.50	−
鼠尾草 *S. japonica*	湖南	全草	+	−	−	−	+	14.81	+	−	−
关公须 *S. kiangsiensis*	湖南	全草	+	−	−	−	+	17.73	+	11.01	−
地梗鼠尾草 *S. scapiformis*	湖南	全草	+	−	+	−	−	9.55	−	−	−

注：A、B、C、D、E、F、G、H、I 依次为丹参素、原儿茶酸、原儿茶醛、绿原酸、咖啡酸、迷迭香酸、紫草酸、丹酚酸 B、丹酚酸 A。

原儿茶酸与原儿茶醛在本属植物中含量甚微或缺失；丹参素与咖啡酸以痕量存在。迷迭香酸是一种具有化学分类学价值的特征性化学成分，它的分布为唇形科亚科一级水平上提供了分类学部分依据。根部迷迭香酸含量较高的植物有：鄂西鼠尾草 26.31 mg/g，雪山鼠尾草 25.32 mg/g，钟尊鼠尾草 17.55 mg/g，血盆草 14.49 mg/g 等。迷迭香酸具有显著的抗氧化、抗菌、抗病毒等生物活性，为该类新资源的寻找和开发利用提供了重要依据。

紫草酸和丹酚酸 B 广泛分布在中国鼠尾草属各个类群中，除引种的美洲鼠尾草亚属植物中未检测到该类成分外，其他三个亚属均含有。根部丹酚酸 B 含量较高的植物有：南丹参 82.52 mg/g、血盆草 54.07 mg/g、大别山鼠尾草 55.36 mg/g、美丽鼠尾草 33.37 mg/g、丹参（河北省）55.77 mg/g、丹参（浙江省）45.38 mg/g、鄂皖丹参 52.39 mg/g、浙皖丹参 55.94 mg/g、野丹参 63.26 g/mg、云南鼠尾草 58.00 mg/g。提示丹参组植物类群可作为寻找和发现制药、保健、轻化工等多用途酚酸类化学物质的生物资源库。

绿原酸类化学成分也较为广泛分布于唇形科植物中，但在我国产鼠尾草属植物中常常缺失。丹酚酸 A 在鼠尾草属是较稀有的酚酸类产物，仅在河北省产丹参和白花丹参中发现其存在。

三、资源性化学成分的积累动态与分析评价

1. 丹参菲醌类化学成分的动态分析评价　在丹参资源生产、加工与利用过程中，各类型资源性化学成分处于不断动态消长和变化状态。对丹参资源植物不同生长期、不同组织器官、不同资源品种以及不同产地丹参中资源性化学成分的动态变化进行分析与评价，以保障丹参资源品质、资源科学合理地利用、新资源的发现与开发、提升资源利用效率以及发现资源潜在利用价值，将促使丹参资源的高效利用，

延伸其资源经济产业链，为其产业化发展提供科学依据和重要支撑。

(1) 不同采收期丹参非醌类资源性化学成分动态积累与分析评价：对不同生长期丹参中 4 种丹参非醌类成分(丹参酮Ⅰ、丹参酮ⅡA、隐丹参酮、二氢丹参酮)进行分析评价，结果显示：丹参酮Ⅰ在 4 月展叶后呈现上升趋势，12 月积累量最高；丹参酮ⅡA 含量在整个生长季节中变化不大；隐丹参酮含量在 4 月展叶后至 6 月呈下降趋势，6 月以后逐渐上升；二氢丹参酮 8 月前积累量平稳，8 月后开始上升，12 月积累量达到最大[9]，如图 6-19 所示。

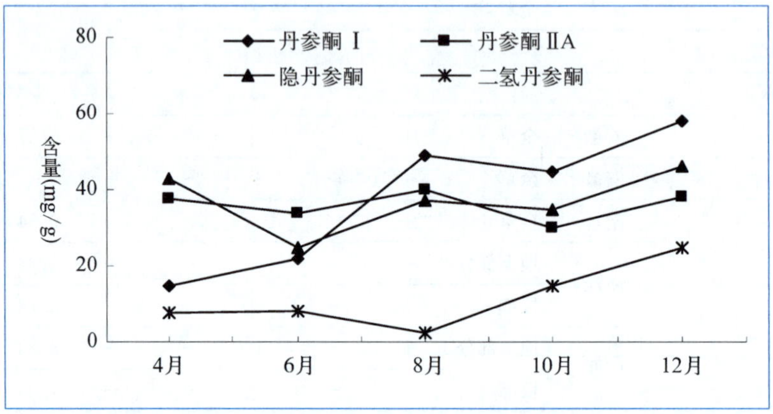

图 6-19 不同采收期丹参药材中丹参酮类化学成分的积累动态

(2) 不同产地丹参非醌类资源性化学成分的分析评价：采用 HPLC 法对全国 7 个不同气候带主产地的丹参脂溶性成分丹参酮ⅡA、丹参酮Ⅰ、隐丹参酮、二氢丹参酮进行分析评价，结果显示[10]：不同产地丹参药材之间丹参酮类成分含量差异显著，不同产地野生及栽培丹参药材中丹参酮类成分含量差异较大。豫西地区栽培丹参中各丹参酮类成分含量高于其他地区，野生丹参普遍高于栽培丹参，如图 6-20 所示。

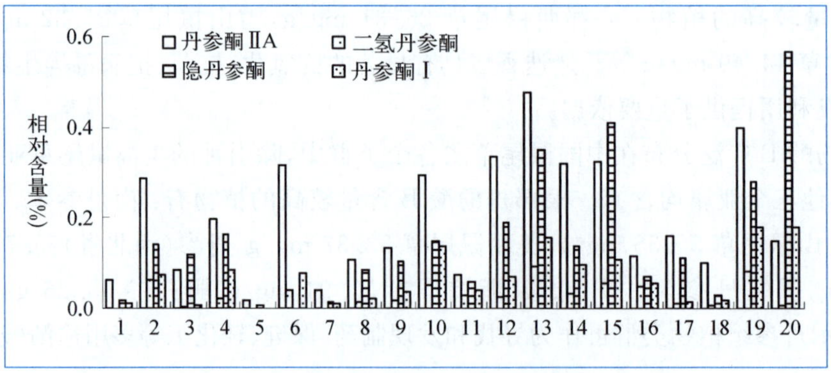

图 6-20 不同产地丹参药材中丹参酮类资源性化学成分的分析比较

1. 河北省安国市 2. 河北省北治乡 3. 陕西省太行山 4. 山东省沂水县 5. 甘肃省正定县 6. 山东省临沂市 7. 陕西省彬县 8. 河南省渑池县 9. 河南省渑池县野生 10. 河南省新安县 11. 河南省洛阳市 12. 河南省宜阳县 13. 河南省宜阳县野生 14. 河南省禹州市 15. 河南省禹州市野生 16. 河南省卢氏县 17. 陕西县商洛市 18. 安徽省亳州市 19. 河南省方城县 20. 四川省中江县

(3) 丹参药用部位不同组织中丹参非醌类资源性化学成分的分析评价：对丹参根中木质部和皮层，以及丹参药用部位所包含的芦头、上端根、下端根、须根中丹参酮ⅡA 的含量变化进行了分析评价，结果显示[11]：丹参酮ⅡA 在丹参药材芦头中的含量均较低，在须根中含量均较高，丹参酮ⅡA 在丹参根的纵向分布规律大体呈上端含量高、下端含量低的趋势。河南省南阳市野生品丹参酮的变化趋势与其他样品不同，表现出从上端到下端逐渐升高的趋势，其下端根中丹参酮ⅡA的含量比须根中的含量还高。木质部和皮层比较结果显示：丹参酮ⅡA主要分布在皮层中，木质部中含量甚微，如图6-21所示。

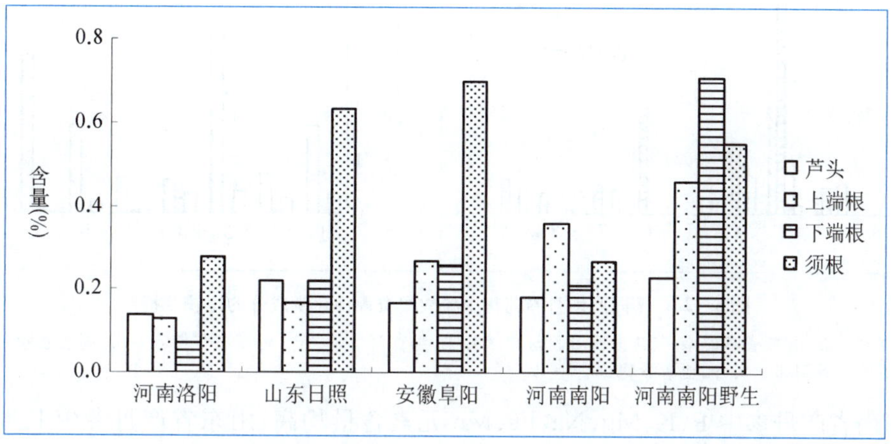

图6-21　不同产地丹参根部不同组织部位中丹参酮ⅡA的分布与积累

2. 其他类资源性化学成分的分析评价

(1) 不同采收期丹参药材中酚酸类资源性化学成分的分析评价：采用HPLC法，分析6～10月丹参中5种水溶性酚酸类成分的积累规律。结果显示：咖啡酸、丹酚酸C、丹酚酸B、迷迭香酸均呈现逐渐上升达到最大后又逐渐下降的趋势，其中咖啡酸、丹酚酸C在8月达到最大值分别为0.22%、0.10%；而丹酚酸B、迷迭香酸在9月达到最大值分别为10.81%、0.38%；丹酚酸A从6～10月呈现逐渐增加的趋势，在10月其含量为0.07%；5种水溶性酚酸类成分总量在9月达到了积累的最大值[12]，如图6-22所示。

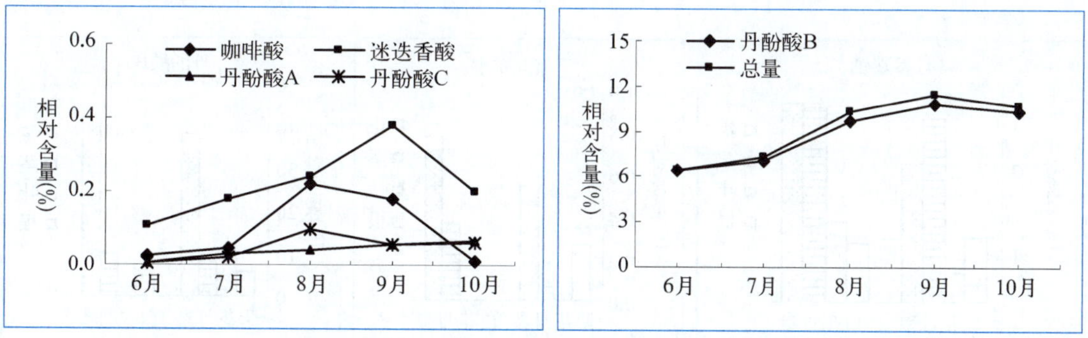

图6-22　不同物候期丹参酚酸类化学成分的积累动态

(2) 不同产地丹参药材中酚酸类资源性化学成分的分析评价：采用HPLC法，对不同产地丹参中原儿茶醛、咖啡酸、迷迭香酸甲酯、丹酚酸A、迷迭香酸、丹酚酸C、丹酚酸B 7种水溶性酚酸类成分进行分析评价，结果显示[10]：山西省临汾市、四川省成都市产丹参中7种酚酸类成分总量相对较高，原儿茶醛、迷迭香酸、丹酚酸B的含量最高区分别在陕西省、四川省、江西省；迷迭香酸甲酯和丹酚酸C含量较低；丹酚酸A在各产区样品中含量差异较大，山西省临汾市地区含量最高；咖啡酸在各产区均有分布，在四川省、陕西省两地含量最高，如图6-23所示。

(3) 不同产地丹参无机元素类化学成分的分析评价：丹参在栽培和野生条件下药材中的Na和Fe含量高，Cu和Be的含量较低，主产区(四川省、河南省、山东省)的药材中Cu、Zn含量均比非主产区(河北省)高。丹参药材中无机元素含量因生长方式(栽培或野生)不同也有显著差异。就栽培药材而言，四川省中江产的丹参药材，其K、Ca含量较丰富，P、Na、Fe元素含量低；山西省产丹参的P、K、Mg、Na、Fe

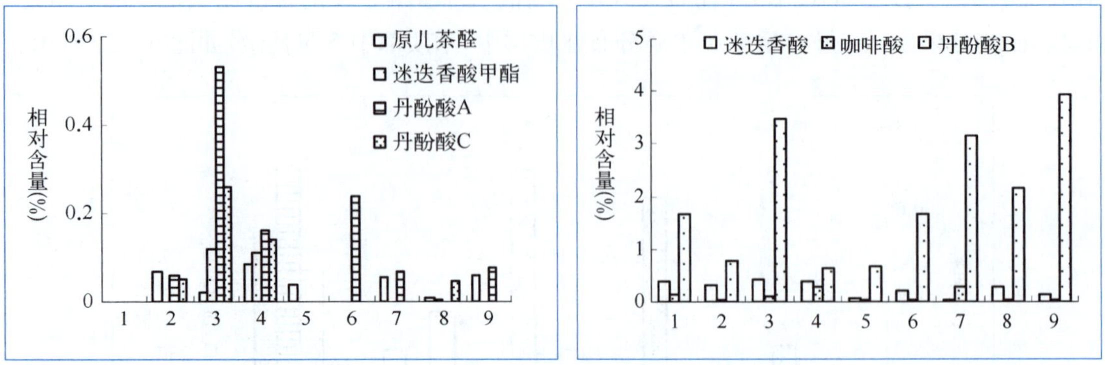

图 6-23　不同产地丹参药材中酚酸类资源性化学成分的比较分析

1. 河北省安国市　2. 山东省济南市　3. 山西省临汾市　4. 陕西省商洛市　5. 河南省信阳市　6. 湖北省随县　7. 四川省成都市　8. 湖北省黄冈市　9. 江西省景德镇

元素含量高；河南省产丹参中 P、K、Mg、Na、Fe、Mn 元素含量均高；山东省产丹参中 P、Mg、Na、Fe、Mn 含量亦较高；而河北省产丹参含量较高的元素有 P、Mg、Na、Fe、Mn。与栽培丹参相比，河南省和山东省的野生丹参的 N、P、K、Mg、Na、Fe 元素含量低于栽培者，Zn、Cu、Be 元素变化不大，而 Ca 元素的含量则比栽培者高[13]。

(4) 紫花与白花丹参不同部位中酚酸类资源性化学成分的分析评价：采用 HPLC 法比较紫花丹参、白花丹参不同部位中丹参素钠、原儿茶醛和丹酚酸 B 的分布规律。结果显示[14]：丹参素钠、原儿茶醛和丹酚酸 B 在紫花丹参和白花丹参的根中普遍较高，在白花丹参中丹参素钠、原儿茶醛和丹酚酸 B 的含量都呈现根＞叶＞花＞茎的趋势，其中原儿茶醛在白花丹参的茎与花中未被检测到。白花丹参根、茎、叶、花中丹参素钠、原儿茶醛和丹酚酸 B 含量高于紫花丹参中相应的部位，如图 6-24 所示。

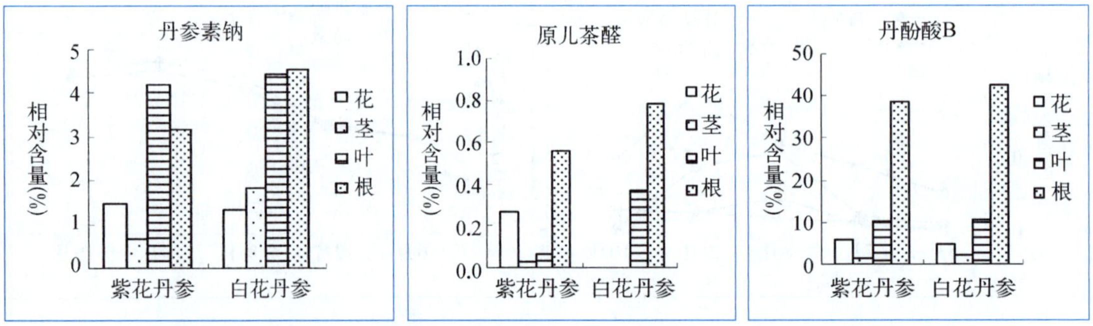

图 6-24　紫花丹参、白花丹参的不同部位中 3 种酚酸类资源性化学成分的比较分析

(5) 丹参不同部位中多糖类化学成分的分析评价：多糖含量在丹参不同部位中差异较大，分布呈现不均匀性，尤以根中含量最为丰富，茎、叶、花和种子 4 个部位的多糖与根相比含量较低，其中丹参花中多糖的含量稍高，达到 4.59%，种子中含量最低，仅为 0.75%[15]。

(6) 丹参不同部位中挥发性成分的分析评价：丹参不同部位的挥发油类成分组成差异较大。茎、叶、花中的挥发油成分主要集中在 130～165℃的低沸点区域，而根中的挥发油主要集中在 200℃以后的高沸点区域。丹参根挥发油中主要成分为铁锈醇(44.39%)和 7-异丙基-1,1,4*a*-三甲基-1,2,3,4,4*a*,9,10,10*a*-八氢菲内酯(23.41%)；丹参茎、叶与花挥发油中主要化学成分基本相同，含量较高的 3 种为大根香叶烯 D(茎 15.47%、叶 36.68%、花 23.42%)、石竹烯(茎 15.37%、叶 15.32%、22.77%)、*α*-石竹烯(茎 5.97%、叶 6.06%、花 10.37%)。其中石竹烯与大根香叶烯 D 在丹参各部位的相对含量均较高[15]。

3. 药材产地加工过程资源性化学成分的转化　传统加工过程中“发汗”至丹参根部从外至内渐变为紫红色是其性状优良的评判标准之一。研究表明：经“发汗”加工后其所含酚酸类和菲醌类化学成分含量呈现不同程度的增加。“发汗”过程有利于丹参根中酪氨酸、苯丙氨酸等氨基酸类成分在保持活性的相关酶作用下转化形成丹酚酸类成分而使其含量积累增加。丹参颜色变化与其中所含菲醌类化学成分的组成及其含量密切相关。代表化合物丹参酮ⅡA 的含量增加，可能与所含共轭系统较小和颜色较浅的隐丹参酮等成分在相关活性酶(如脱氢酶)等条件作用下转化为共轭系统较大和颜色较深的丹参酮ⅡA 有关[16]。

丹酚酸类成分具热不稳定性，不同干燥方式对该类成分影响较大；晒干样品中丹酚酸 B 质量分数为 4.41%，50℃烘干样品中丹酚酸 B 的质量分数为 3.12%，100℃烘干样品中未检出丹酚酸 B。反映出该类成分消长变化规律是随着温度的升高，以丹酚酸 B 为代表的缩合酚酸含量不断下降，以丹参素、原儿茶醛为代表的小分子含量不断上升，并有新的小分子生成，这些酚酸之间存在相互转化此消彼长的关系。其内在机制是丹酚酸 B 的酯水解和苯并呋喃开环是丹酚酸 B 降解的主要途径[16](图 6－25)。

四、丹参资源的系统利用与产业化开发

1. 丹参药材中资源性物质的系统利用　丹参中富含以丹酚酸 B 为代表的水溶性成分和以丹参酮ⅡA 为代表的脂溶性成分，两类成分研究均较为深入并研发系列产品，广泛用于心脑血管疾病的治疗。此外，丹参中尚含有多糖类、糖蛋白复合物、氨基酸类、核苷类等资源性物质，尚有待开发利用。丹参中资源性物质及其利用途径，如图 6－26 所示。

2. 丹参酚酸的资源化利用效率提升研究

(1) 丹参酚酸类资源性化学成分的分离纯化制备： 丹参药材粉碎成粗粉，加 0.1 mL/L 盐酸溶液至液面浸泡过夜后，以 14 倍量 pH 2.0 的酸水渗漉；合并渗滤液按 25 mg 丹参酚酸 B/1 mL 树脂的上样量上 AB－8 型大孔树脂柱，先水洗 5 个柱体积，再用 20%乙醇洗 6 个柱体积，最后用 40%的乙醇洗脱 4 个柱体积，合并 40%乙醇洗脱液，70℃减压脱醇浓缩至适当体积，冷冻干燥，即得纯化的丹参酚酸 B，纯度达 80%以上，总酚酸(含丹酚酸 B 等)含量达 90%以上[17]。

(2) 复合酶法提高丹参素等水溶性化学成分的收率： 采用复合纤维素酶对丹参细胞壁进行降解后，水提取方法提取丹参中丹参素。结果显示：采用复合酶法所得的丹参素提取率比传统溶剂水提法高 3.55%，且提取时间比传统工艺缩短 1 h，温度从 100℃降至 50℃，降低了能耗，避免了多糖类物质的糊化，也减小了丹参素在提取过程中被氧化的可能。

(3) 采用 USMM 技术提取丹参中多种类型资源性化学成分： USMM 技术是指超临界流体萃取—超声波提取—大孔树脂分离技术—膜分离多元技术联合应用。采用 USMM 联用技术提取丹参中多种类型资源性成分，其中超临界 CO_2 萃取丹参药材中丹参酮类脂溶性活性成分，超声水提取丹参 SFE 渣中丹酚酸类水溶性活性成分，大孔树脂、膜分离纯化丹酚酸类成分。结果表明，丹参 SFE－CO_2－超声提取物中，丹参酚酸类成分提取率提高；大孔吸附树脂纯化丹参超声水提物，提高了丹酚酸 B、总丹酚酸的纯度。USMM 联用技术较单独使用可提高丹参活性成分的提取率和产品纯度。

3. 丹参药材生产及深加工产业化过程废弃物的产生与资源化利用

(1) 丹参药材传统非药用部位的资源化利用

1) 丹参茎叶： 丹参为多年生草本，高 30～100 cm，分蘖能力强，植株多分枝呈簇状斜升成直立，生物产量等于地下根部。丹参地上茎叶中初生和次生代谢产物丰富，其中蛋白质含量为 17.90%，粗脂肪 4.48%，总糖 30.30%。还含有丰富的次生代谢物质，总酚酸含量约为根部的 1 倍，总黄酮含量是根部的

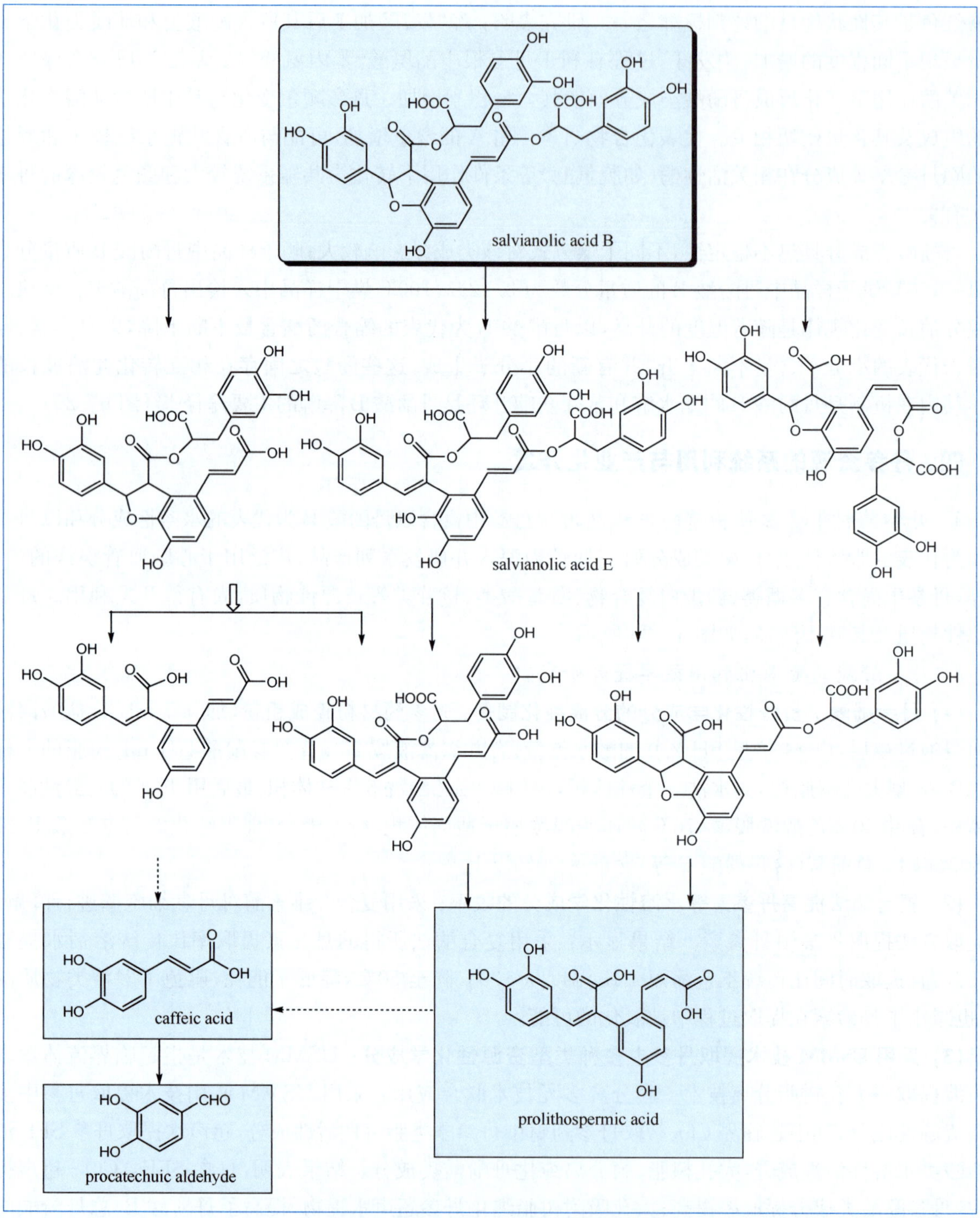

图 6-25 丹参药材加工过程中丹酚酸 B 的可能降解转化途径[16]

4 倍余。酚酸类和黄酮类化合物多具有抗氧化活性，在治疗心血管疾病、慢性肝炎、改善记忆功能障碍等方面具有重要作用。丹参叶含有的酚酸类成分主要有丹酚酸 A、丹酚酸 B、丹参素、迷迭香酸、咖啡酸、原儿茶醛、阿魏酸等，其中迷迭香酸含量最高，可达 8.80%[18]。丹参叶中 K、Zn、Cu、Fe 的含量也明显高于丹参根，并且还含有 Mg、Mn、Co、Cr、Ni 等多种微量元素，可降血压，纠正人体胆固醇的异常代谢，对防治冠状动脉性心脏病具有积极作用[19]。据此，采用资源化系统利用策略，使丹参非药用部位所含丰富的

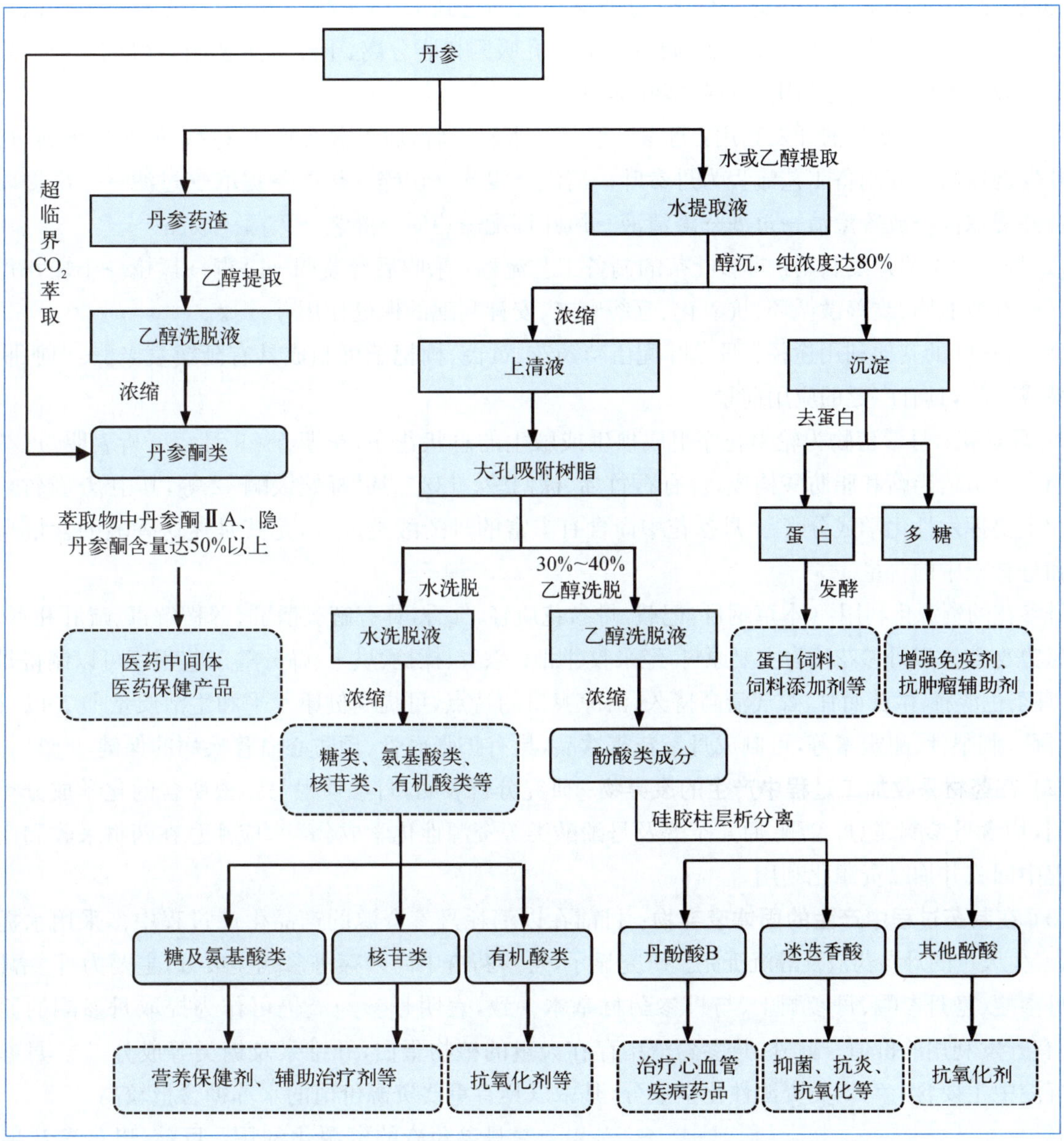

图 6-26　丹参药材中资源性物质及其系统开发利用途径

初生及次生代谢产物的资源价值得到充分释放，将可有效提升丹参资源产业的效率与经济效益。

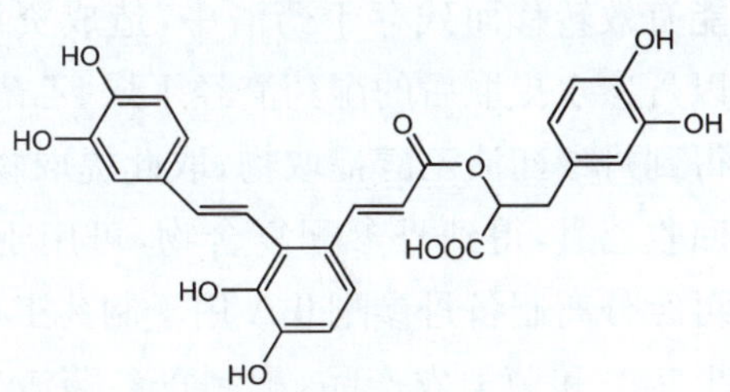

丹酚酸 A

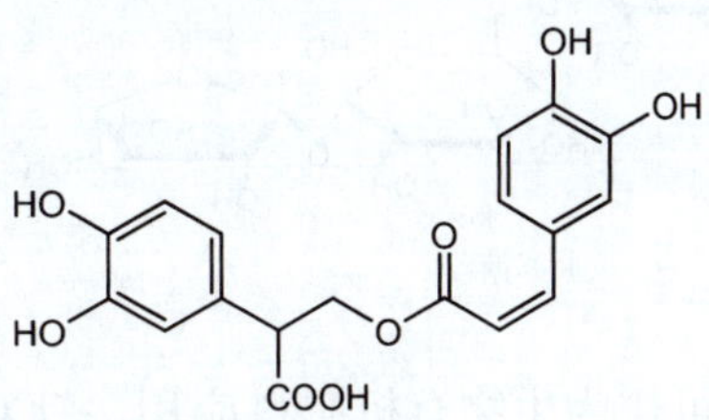

迷迭香酸

A. 丹参茎叶中丹酚酸 B、丹参素的开发利用：丹参茎叶富含酚酸类成分，其中丹参素含量约为丹参根含量的 2 倍，因此丹参茎叶可作为提取丹参酚酸类资源性化学成分的优良原料。有研究采用响应面法优化了超声波辅助提取丹参茎叶总酚酸的工艺参数，确定为乙醇浓度 63%、浸提时间 43 min、温度

50℃、液料比 33∶1(mL/g),在此条件下,总酚酸提取率达到 7.78%[20]。此外,有专利报道了以丹参茎叶为原料,经水提取、冷藏及离心过滤、调节 pH、大孔吸附树脂分离、干燥等工艺制备得到资源性化学成分丹参素及丹酚酸 B,充分利用了丹参茎叶资源[21]。

B. 丹参叶保健饮料的开发利用:丹参叶经超纯水浸提后,加入木糖醇、柠檬酸、蜂蜜等辅料,可制成丹参叶保健饮料。其制备工艺流程为丹参叶→清洗→浸泡→切碎→热烫→提取→过滤→二次提取→过滤→合并提取液→放置澄清→过滤→澄清液→风味调配→均质→灌装→灭菌→成品[22]。

C. 丹参叶茶的开发利用:丹参叶茶的制备工艺流程:采收后经萎凋→杀青→揉捻→干燥→丹参叶茶。具有调节血脂、改善微循环、抗氧化、延缓衰老、安神利眠的保健作用[23~26]。

D. 丹参叶的其他利用途径:丹参叶配伍芍药花、黄芪、枸杞子可制成具有延缓衰老、美白肌肤的保健食品或药品,具有广泛的应用前景[27]。

2) 丹参花:丹参植物为轮伞花序组成顶生或腋生的总状花序,花期 5~9 月。分析表明,丹参花的挥发油主要由倍半萜和脂肪酸构成,含有石竹烯、棕榈酸、杜松二烯、降姥鲛酮-2 等,其中 β-石竹烯是丹参花的主要挥发性化学成分[28]。丹参花中尚含有丰富的丹酚酸类成分,尤其是迷迭香酸的含量高于丹参叶和丹参根中的含量。

丹参花的资源化利用:《本草纲目》记载,丹参花质轻,气香,具有解表散邪、辟秽解毒、疏肝和胃、下气化痰等功效[29]。以丹参花蕾为主要原料,经采收、阴晾、杀青、揉捻、烘干、筛分等工艺程序可以制得丹参花茶,具有茶色淡雅、微苦而甘、香气清高持久、清凉爽口的特点,可提高健康水平和生活质量[30]。以丹参花配以薄荷、刺梨汁、甜蜜素等,可制成丹参花露饮品,具有扩张血管、预防心血管疾病的保健功效[31]。

(2) 在药材采收加工过程中产生的废弃物:研究分析表明,丹参须根与主根所含的化学成分类型基本相同,均含丹参酮、隐丹参酮、原儿茶醛及丹酚酸类等资源性化学成分[32],应注意在药材采收和产地加工过程中回收并加以资源化利用。

(3) 在制药过程中产生的固体废弃物:目前在以消耗丹参资源的产品生产过程中多采用水提醇沉工艺,产生大量的丹参药渣及醇沉沉淀。研究显示,丹参药渣中尚残存丹参酮类成分,主要为丹参酮ⅡA、次甲丹参醌、隐丹参酮、丹参酮Ⅰ,与丹参药材基本一致,表明丹参药渣仍可作为提取丹参酮的原料资源,具有开发利用的价值。此外,丹参药渣中存在大量的植物蛋白、纤维素及糖类等成分[33]。丹参水提醇沉沉淀中主要含有寡糖类资源性化学成分,其中以具有重要资源价值的水苏糖含量较高。

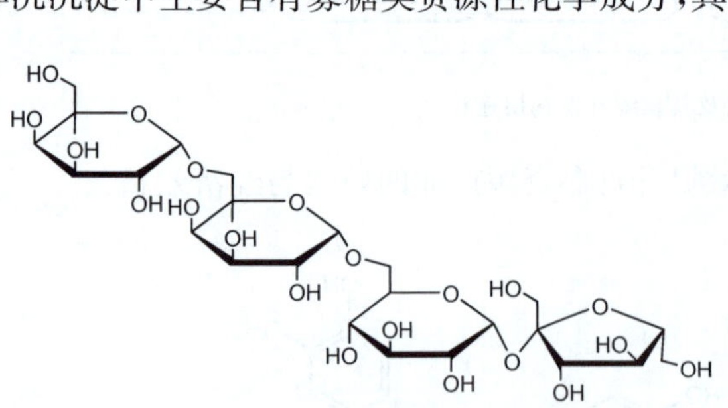

水苏糖

丹参药渣的资源化利用:目前,以丹参注射液为代表的丹参药材提取多采用水提醇沉工艺,因此,药材中以丹参酮ⅡA 为代表的丹参醌类脂溶性有效成分未能有效转移而残存于药渣中,造成资源浪费。有研究以丹参水提取后的湿药渣经干燥、乙醇提取、浓缩干燥得到丹参药渣乙醇提取物,取此提取物加入乙醚提取,回收乙醚,得到丹参酮复合物,可用于制药原料,也可再经分离制备丹参酮ⅡA 用于制药工业[34,35]。

丹参药渣尚可作为生物有机肥料应用。针对果实类和菌类农产品,配制丹参药渣生物有机肥料和培养基料,按照适应期使用丹参药渣生物有机肥料,亲和期注入高浓度丹参浸膏营养溶液,可提高相应产品的品质[36]。经该方法种植和培养的农产品既具有原有农产品的风味,尚具有丹参之保健功能。

丹参药渣(或组合三七药渣)经过碱处理、微生物发酵、膨化处理或烘干处理等,可制备成动物饲料[37],具有营养价值高、适口性好、消化率较高等特点,按一定比例添加到经济动物(猪[38]、奶牛[39]、肉牛[40])饲料中，具有促进生长、提高产品品质的作用。

在中药制药工业中，丹参多采用水提醇沉工艺，尚会产生大量醇沉物。研究显示，丹参醇沉物中富含功能性成分水苏糖。水苏糖为天然存在的四糖，由果糖—葡萄糖—半乳糖—半乳糖组成，为一种可以显著促进双歧杆菌增殖的功能性低聚糖，能迅速改善人体消化道内环境，调节微生态菌群平衡，促进形成有益菌在消化道内的优势地位，抑制产气产酸梭状芽孢杆菌等腐败菌的产生，抑制内源致癌物的产生和吸收，并且分解衍生出多重免疫功能因子。目前，水苏糖已广泛用于保健及婴幼儿食品开发。据此，有报道以丹参水提醇沉物为原料分离纯化水苏糖。取丹参水提醇沉物，加2～5倍量水溶解，调节pH 2.0～3.0，离心或滤过使药液澄清，通过除杂脱色，药液减压浓缩至65℃时相对密度为1.20～1.30，喷雾干燥即得水苏糖含量约50%～75%的固体粉末，可用于保健食品开发，实现了丹参水提醇沉沉淀废弃物的资源化利用[41]。此外，也有专利报道以丹参药渣为原料经相似工艺制备水苏糖资源性物质[42]。

◇参◇考◇文◇献

[1] 肖小河，方清茂，夏文娟，等. 药用鼠尾草属数值分类与丹参药材道地性[J]. 植物资源与环境，1997，6(2)：17.

[2] 仲惟燕. 丹参地上部分化学成分及抗氧化活性研究[D]. 济南：山东中医药大学，2009.

[3] 徐丽君，黄光英. 丹参的化学成分及其药理作用研究概述[J]. 中西医结合研究，2009，1(1)：45 - 48.

[4] Lin HC, Chang WL. Diterpenoids from *Salvia miltiorrhiza*[J]. Phytoehemistry，2000，53(8)：951 - 953.

[5] 刘延上. 丹参中丹参酮的提取工艺研究[D]. 成都：西南交通大学，2010.

[6] 曲桂武. 丹参总酚酸的制备工艺及质量标准研究[D]. 青岛：中国海洋大学，2004.

[7] 李朝霞，王地. 丹参水溶性成分的研究进展[J]. 北京中医药，2004，23(3)：176.

[8] 李灵辉，陈建民，彭勇，等. 中国鼠尾草属盼酸类活性成介的介布规律研究[J]. 世界科学技术——中医药现代化，2008，10(5)：46 - 52.

[9] 李正国，于立佐. 不同采收期山东产丹参脂溶性成分含量变化的研究[J]. 齐鲁药事，2007，26(7)：401 - 402.

[10] 代云桃，秦雪梅，郭小青，等. 不同产地不同品种丹参药材内在质量评价[J]. 山西医科大学学报，2006，37(7)：716 - 719.

[11] 杭亮，王俊儒，杨东风，等. 紫花丹参和白花丹参不同部位有效成分的分布特征[J]. 西北农林科技大学学报(自然科学版)，2008，36(12)：217 - 222.

[12] 曾令杰，梁晖，陈悦，等. 丹参酮ⅡA与丹酚酸B在丹参药材中的分布研究[J]. 现代中药研究与实践，2006，20(2)：7 - 9.

[13] 王万慧，王忠东，曹玉华，等. 不同气候对丹参基础组合成分影响的研究[J]. 西北药学杂志，2008，23(5)：284 - 286.

[14] 王新胜，吴艳芳，赵瑞娜. 丹参地上部分活性成分TLC分析[J]. 海峡药学，2007，19(12)：46 - 47.

[15] 冀海伟，赵莹，王健美. 气质联用法分析丹参不同部位挥发性成分[J]. 药物分析杂志，2010，30(2)：240 - 243.

[16] 段金廒，宿树兰，吕洁丽，等. 药材产地加工传统经验与现代科学认识[J]. 中国中药杂志，2009，34(24)：3151 - 3157.

[17] 姜喜成. 微波辅助提取中药有效成分及丹参酮的分离纯化[D]. 北京：北京化工大学，2009.

[18] 薛治浦. 丹参叶抗氧化活性及相关酚酸类成分的研究[D]. 郑州：河南科技大学，2011.

[19] Arslan D, Musa OM. Evaluation of drying methods with respect to drying kinetics, mineral content and color characteristics of rosemary leaves[J]. Energy Conversion and Management, 2008, 49(5)：1258 - 1264.

[20] 薛治浦，李欣，朱文学. 响应面法优化丹参叶总酚酸超声波辅助提取工艺[J]. 食品科学，2011，32(12)：34 - 38.

[21] 沈志刚. 一种从丹参茎叶中制备丹酚酸B和丹参素的方法：中国，CN101348474A[P]. 2009 - 01 - 21.

[22] 彭向前. 丹参叶保健饮料的研制[J]. 试验报告与理论研究，2010，13(11)：23 - 25.

[23] 贾士军. 丹参叶茶加工工艺及其抗氧化性能研究[D]. 泰安：山东农业大学，2012.

[24] 温如风.丹参叶茶及其制备方法：中国,CN1476766A[P].2004-04-25.
[25] 王子刚.丹参叶茶及其制备方法：中国,CN1663413A[P].2005-09-07.
[26] 刘冠兴.丹参叶茶及其制备方法：中国,CN101485374A[P].2009-07-22.
[27] 钟茂团,黎勇.一种美白皮肤抗衰老的组合物、其制备复方及应用：中国,CN102366478A[P].2012-03-07.
[28] 梁倩,王军儒,梁宗锁.丹参花挥发油GC指纹图谱的建立[J].西北林学院学报,2008,23(4)：152-155.
[29] 李光,孙龙川.试析花类药性能特点[J].江西中医药,2000,31(3)：48-49.
[30] 刘振华.丹参花茶：中国,CN101653183A[P].2010-02-24.
[31] 姚广发,刘莉,王海洋,等.具有保健功效的丹参花露饮品的制备方法：中国,CN102987401A[P].2013-03-27.
[32] 李正国,石俊英,张中湖.丹参茎、叶中丹酚酸B的HPLC法比较分析[J].药学实践杂志,2007,25(5)：307.
[33] 石岭,鱼红闪,金凤燮.丹参药渣中丹参酮的提取研究[J].安徽农业科学,2010,38(9)：4539-4541.
[34] 石岭,鱼红闪,金凤燮.丹参药渣中丹参酮的提取研究[J].安徽农业科学,2010,38(9)：4539-4541.
[35] 石岭,洪皓,张雁,等.丹参药渣中丹参酮ⅡA的分离纯化[J].大连工业大学学报,2010,29(2)：106-108.
[36] 潘凌烊.一种生产丹参农产品的种植方法：中国,CN102960156A[P].2013-03-13.
[37] 徐波,刘岩,王俊全,等.一种中药提取剩余物饲料及其制备方法：中国,CN102204623A[P].2011-10-05.
[38] 王俊全,刘岩,徐波,等.一种育肥生猪的中药饲料：中国,CN102204638A[P].2011-10-05.
[39] 刘岩,刘顺航,徐波,等.一种喂养奶牛的中药饲料：中国,CN102204625A[P].2011-10-05.
[40] 徐波,刘岩,刘顺航,等.一种喂养肉牛的中药饲料及制法：中国,CN102204639A[P].2011-10-05.
[41] 郑云枫,程建明,丁宁,等.一种从丹参水提醇沉物中制备水苏糖的方法：中国,CN102229627A[P].2011-11-02.
[42] 周铜水,周国军,李焱.丹参水苏糖及其制备方法和用途：中国,CN102558249A[P].2012-07-11.

（宿树兰　张永清　郭　盛　肖小河　段金廒）

贯叶连翘类药用生物资源及其资源化利用研究

贯叶连翘（*Hypericum perforatum* L.）是藤黄科金丝桃属多年生草本植物，也称贯叶金丝桃。全草或带根全草入药，其味苦、辛，性平，具有清热解毒、收敛止血、利湿的功效。主治创伤出血、痈疖肿毒和烧烫伤等症，欧洲民间用于治疗创伤。现代药理研究表明，贯叶连翘具有抗抑郁、抗病毒、抗菌和镇痛等作用。常用于抗炎，治疗黄疸、尿路感染等疾病的治疗。

金丝桃属（*Hypericum*）植物全世界约400种，我国有8组、55种8个亚种，并分别从英国和美国各引种1种。欧洲、北非和西亚也有分布，现发现也分布于整个美国和加拿大的部分地区。全国各地均有分布，尤以华东、华西、川北及新疆维吾尔自治区、贵州省等地分布较为集中。我国贯叶金丝桃资源比较丰富的省份有贵州省、四川省、陕西省、河北省、山东省、江西省、江苏省等地，在湖北省恩施土家族苗族自治州内也有大量贯叶连翘生于山坡、路旁、田埂杂草中。

一、资源利用现状

贯叶连翘药用历史悠久，最早被《本草纲目拾遗》收载。谓其味辛、涩苦、性平，具有疏肝解郁、清热利湿、消肿止痛的功效。主要用于情志不畅、气滞郁闷、关节肿痛、小便不利等病症。现代研究表明，金丝桃素是贯叶连翘提取物中具有抗病毒、抗抑郁等作用。国内外已完成了金丝桃素抗艾滋病的Ⅱ期临床试验，治疗恶性神经胶质瘤的临床研究也在进行之中。在德国用于治疗抑郁症的贯叶连翘制剂已经上市[1]。连翘素抑制肿瘤细胞生长的作用机制是通过激活半胱氨酸天冬氨酸蛋白酶诱导肿瘤细胞凋亡。金丝桃素及其盐类衍生物作用后激活PK-γ活性和α-分泌酶活性，证明其具有抗阿尔茨海默病作用，作用机制与激活蛋白激酶 C－γ 及 α－分泌酶，抑制产生 β 淀粉样蛋白有关。

贯叶连翘提取物在欧美国家因其疗效显著、副反应小、使用安全，已成为治疗抑郁症的首选药，并已被德国、美国等国药典收录。贯叶连翘在德国用于治疗抑郁症已有几百年历史，其可能的抗抑郁作用为抑制中枢的 5－HT、DA 和 NE 等神经递质的再摄取，使突出间隙的单胺递质浓度升高以及对单胺氧化酶的抑制而产生抗抑郁效果。有报道，散剂口服贯叶金丝桃，能明显改善患者的心理精神症状，用于治疗肠易激综合征。

贯叶连翘是一种内源性的光敏剂，具有显著抑制病毒的作用。研究发现，该药物对乙肝病毒、流感病毒、疱疹病毒及艾滋病毒等均有抑制作用。药理活性研究表明，特别对抗抑郁、抗病毒和抗肿瘤方面显示出良好的生物活性，但针对其镇痛、抗炎、免疫调节和增强记忆等作用的研究尚有待深入。

此外，贯叶连翘已被美国草药药典（America Herbal Phamacopia，AHP）收录，作为食品添加剂应用。

以贯叶连翘类资源植物为原料生产的主要产品及其资源价值见表 6－16。

表 6－16 以贯叶连翘类资源植物为原料生产的主要产品及其资源价值

产品名称	利用部位/物质	资源价值
贯叶连翘提取物	全草	原料药
圣约翰草软胶囊	蒽酮类	保健食品
圣约翰草油	花苞	保健品/药品
圣约翰草提取物	金丝桃素	药品

二、资源性化学成分

贯叶连翘含有多种类型资源性化学成分，主要有苯骈二蒽酮类、间苯三酚类、黄酮类、单宁类等。其中苯骈二蒽酮类被认为是贯叶连翘中抗忧郁症的主要活性成分[2]。

1. 苯骈二蒽酮类资源性化学成分　苯骈二蒽酮类主要包括金丝桃素（hypericin）和伪金丝桃素（pseudohypericin）以及前体物质如原金丝桃素（protohypericin）、原伪金丝桃素（protopseudohyperiein）。其中金丝桃素和伪金丝桃素是金丝桃属植物的特征性成分，主要存在于花和芽中，在贯叶连翘中的含量一般为万分之几，伪金丝桃素的含量是金丝桃素的 2～4 倍[3]。金丝桃素具有抗肿瘤和抗病毒作用，伪金丝桃素也具有抗反转录病毒的作用。贯叶连翘中金丝桃素的含量很低，美国药典中规定贯叶连翘药材中金丝桃素的含量不得低于 0.03%，国际市场规定贯叶连翘提取物中金丝桃素的含量不低于 0.3%[4]。该类资源性化学成分以花中含量最高，茎叶次之。原金丝桃素、原伪金丝桃素主要存在于鲜植物中，在日光照射下转化为金丝桃素和伪金丝桃素，环伪金丝桃素则是伪金丝桃素的氧化产物。

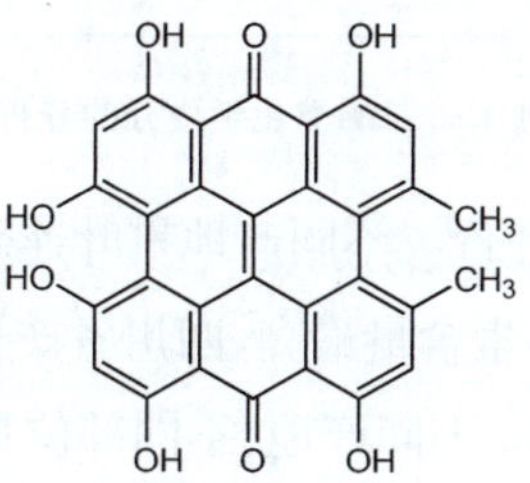

金丝桃素

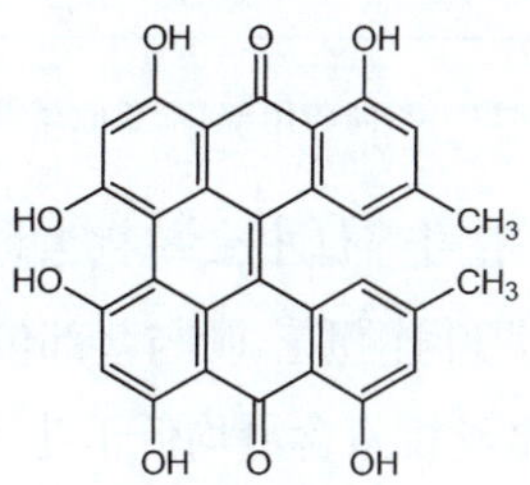

伪金丝桃素

2. 其他类资源性化学成分

(1) 间苯三酚类：间苯三酚类物质广泛存在于藤黄科植物中。在贯叶连翘中间苯三酚类主要有贯叶金丝桃素(hyperforin)和加贯叶金丝桃素(adhyperforin)，存在于花和果实当中。目前认为贯叶金丝桃素能抑制 5-羟色胺、多巴胺、去甲肾上腺素等单胺类神经递质和 γ-氨基丁酸、L-谷氨酸等氨基酸类神经递质的重吸收等。

(2) 黄酮类：黄酮类化学成分在贯叶连翘中的含量较高，全草达到了 9.25%，花中含量约为 11.71%，茎叶中约为 7.4%，具有较好的资源化开发前景。贯叶连翘主要的黄酮类物质主要有槲皮素(quercetin)、芦丁(rutin)、金丝桃苷(hyperoside)、槲皮苷(quereitrin)等，具有抗炎、抗病毒、收敛止血、止泻等功效[5]。

(3) 单宁类：单宁类主要包括聚原花色素(procuanidin)和其前体儿茶素(catechin)及表儿茶素(epicatechin)。

三、资源性化学成分的积累动态与分析评价

1. 不同药用部位、采收期贯叶连翘苯骈二酮类成分的分析评价　收集陕西省汉中地区 7 月、9 月采收的贯叶金丝桃药材分别进行分析。结果表明[6]：7 月采收的贯叶连翘不论花、茎叶、全草各部位的苯骈二蒽酮和金丝桃素含量均明显高于 9 月所采收的相应部位。而 7 月和 9 月采收的药材中各部位苯骈二蒽酮和金丝桃素含量由高到低均为花、全草、茎叶。贯叶连翘的花期为 6～7 月，果期为 8～10 月，金丝桃素含量在开花期之后迅速下降，8 月为花后期，已部分结果。通过分析并结合贯叶金丝桃的花期可确定其适宜采收期为 6～7 月。由于贯叶连翘主要资源性化学成分对热与光不稳定，最佳加工处理方案是采集后及时阴干或低温干燥。适宜的加工方法为阴干或低于 60℃干燥，不宜曝晒或高强度受热，如图 6-27，图 6-28 所示。

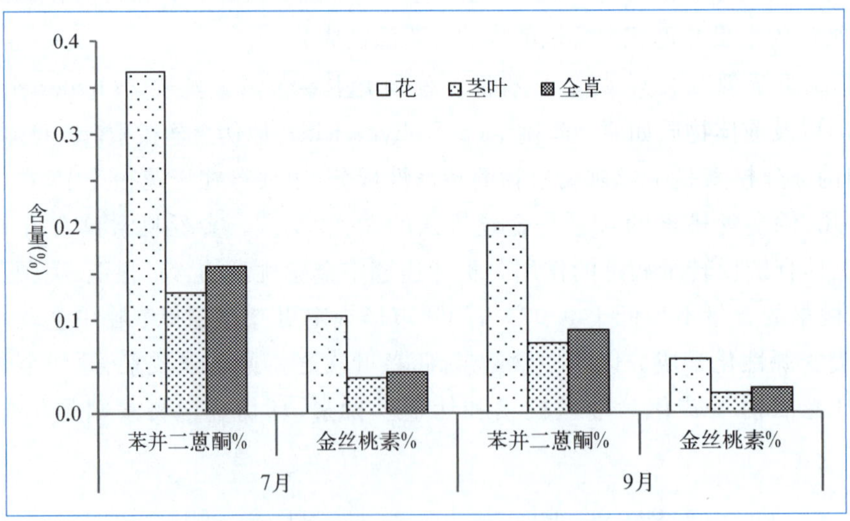

图 6-27　不同药用部位、采收季节贯叶连翘苯骈二酮类化学成分的分析评价

2. 不同产地贯叶连翘不同部位中金丝桃素的分析评价　不同产地贯叶连翘的不同部位中金丝桃素的含量差异较大[7]：甘肃省产贯叶连翘花、叶与茎部位金丝桃素含量最高，四川省产含量次之，云南省产最低；而同一产地贯叶连翘中，茎中金丝桃素含量均低于花、叶部位。不同产地、不同部位贯叶连翘中金丝桃素的含量为 0.005～0.562 mg/g。建议采用贯叶连翘植物花、叶及嫩茎枝入药。

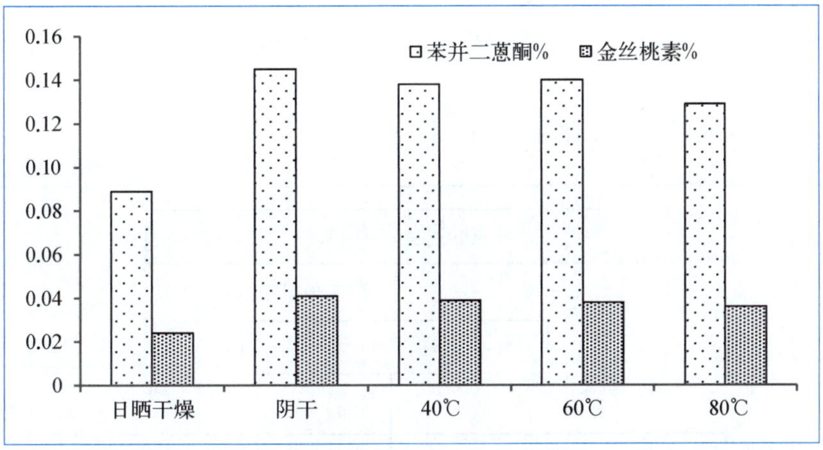

图 6-28 不同干燥方法对贯叶连翘苯并二酮类化学成分的影响分析

四、贯叶连翘资源的系统利用与产业化开发

1. 贯叶连翘中资源性物质的制备与利用 以贯叶连翘果实为原料，采用多种溶剂的提取、萃取和溶剂再次反复萃取，进一步采用反胶束萃取剂及吸附树脂的再生和反复纯化，制备金丝桃素和金丝桃苷资源性化学成分，所得纯化提取物中金丝桃素含量在 20%以上，金丝桃苷含量在 80%以上[8]。可用于清热解毒、收敛止血、利尿及抗抑郁等。

贯叶连翘药材粉末，采用 80%乙醇或 70%丙酮回流提取(加入 2%～3%复合稳定剂)，通氮气保护，采用石油醚或正己烷萃取，乙醇水相或丙酮水相减压浓缩，水溶液采用 10%盐酸调节 pH 为 3.0，室温静置 72 h，离心，将沉淀进行冷冻干燥，得红褐色提取物，其中金丝桃素含量为 2%～4%，总黄酮含量(以芦丁计算)50%以上[9]。

有专利报道[10]，以碱液为溶剂提取贯叶连翘中的金丝桃素，得到提取液 A；将提取液 A 的 pH 调节至酸性，得到溶液 B；然后离心得上清液 C；经过模拟移动床色谱进行分离纯化，得到富含金丝桃素的洗脱液 D；将洗脱液 D 浓缩，再经喷雾干燥得到含金丝桃素 5%～6%的终产物。金丝桃素总收率为 85%以上。采用连续动态提取、搅拌沉杂过滤和利用高通量连续柱层析装置纯化贯叶连翘金丝桃素，金丝桃素含量达 3%以上[11]。

此外，尚有报道[12]采用纤维素酶提取贯叶连翘地上部分中的金丝桃素，明显提高了金丝桃素的提取率。贯叶连翘提取物(含总金丝桃素 0.3%)采用聚酰胺树脂进行预处理，高速逆流色谱(HSCCC)进一步分离，得到 95%纯度的金丝桃素[13]。采用超声波辅助乙醇提取的方法，得到最佳提取工艺条件为料液比 1∶25，乙醇浓度 70%，超声时间 60 min，超声温度为 50℃，提取 2 次。所得提取物中总黄酮得率为 7.02%，金丝桃素得率为 0.178%[14]。

2. 大孔吸附树脂纯化贯叶连翘中总黄酮类资源性物质 贯叶连翘提取物的水溶液部分徐徐注入已处理好的 D101 大孔树脂柱中，先用水洗脱，弃去水洗脱液，再用 20%乙醇洗脱，弃去 20%乙醇洗脱液，继用 40%乙醇洗脱，回收乙醇即得纯度可达到 90%以上的贯叶连翘总黄酮[15]，可用于保肝和治疗心血管的药物及功能性健康产品的开发利用和产业化[16]。若将总黄酮进一步经色谱、SephadexLH-20 柱层析分离，合并金丝桃苷洗脱液，结晶，得到金丝桃苷纯品[17]。金丝桃苷可作为神经氨酸酶抑制剂，用于预防和治疗流感等疾病。

3. 贯叶连翘酚酸素的制备与利用 以贯叶连翘地上部分为原料，采用 75%乙醇回流提取，乙醚脱脂，乙酸乙酯萃取，萃取液上 D101 大孔吸附树脂，用 40%和 80%乙醇洗脱，残留液与 40%洗脱液合并浓缩，上聚酰胺树脂后经乙酸乙酯萃取并干燥制得贯叶金丝桃酚酸素[18]。可用于治疗抑郁症，甲型、乙型病毒性肝炎等。

贯叶连翘资源的系统利用与产业化途径，如图 6-29 所示。

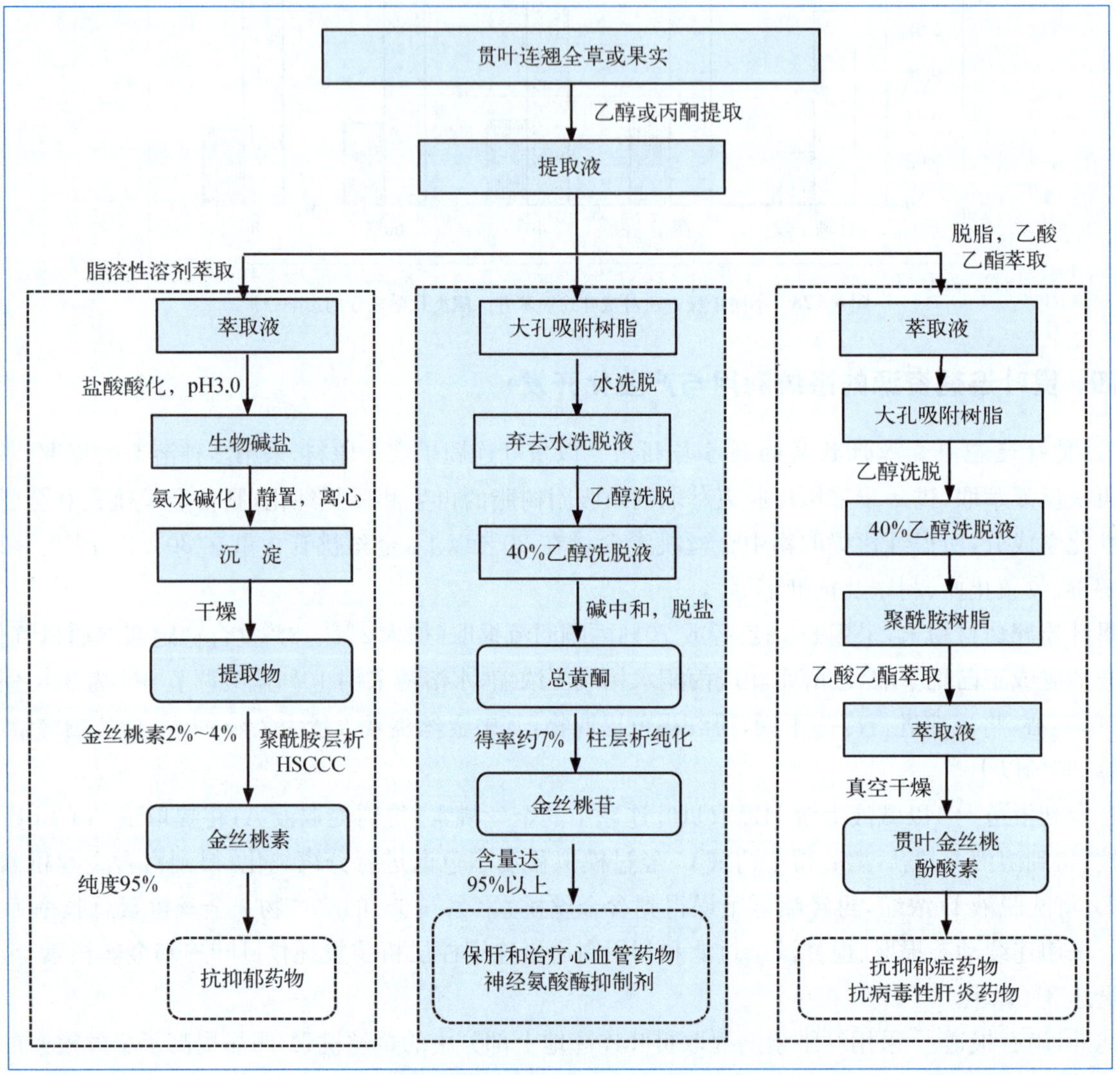

图 6-29　贯叶连翘资源系统利用与产业化途径

◇参◇考◇文◇献

[1] Butterweek V, Wall A, Lieflaender-Wulf U, et al. Effects of the total extract and fractions of *Hypericum* perforatum in animal assays for antidepressant activity [J]. Pharamcopsychiatry, 1997, 30: 117.

[2] 徐皓. 贯叶金丝桃的化学成分及药理作用研究[J]. 安徽农业科学，2007，35(14)：4219-4221.

[3] Effrey MG, Britt S, Daniel AM, St. John's, wort (*Hypericum perforatum* L.): a review of the current Pharmacological, toxicological, and clinical literature [J]. Psychopharmaeology, 2001, 153: 402-414.

[4] Nahrstedt A, Butterweek V. Biologically active and other chemical constituenis of the herb of *Hypericum perforatum* L. [J]. Pharmacopsychiat, 1997, 30: 129-134.

[5] 裴谨. 分光光度法测定金丝桃属药用植物总金丝桃素和总黄酮的含量[J]. 成都中医药大学学报，2002，25(4)：

43 - 45.
[6]　宋崎，宋英，王冰，等. 不同药用部位及采收方法对贯叶金丝桃中抗抑郁活性成分的影响[J]. 中成药，2009，31(4)：588 - 590.
[7]　吴畏，孟德胜，傅若秋，等. HPLC 法测定不同产地贯叶连翘不同部位中金丝桃素的含量[J]. 中国药房，2010，21(11)：1020 - 1022.
[8]　周小华，李瑞华，高晶. 贯叶连翘中金丝桃苷和金丝桃素的制备方法：中国，CN1880328A[P]. 2006 - 12 - 20.
[9]　杨彼得，黄世亮，王发松，等. 一种含金丝桃素类和黄酮类化合物提取物的制备工艺：中国，CA1392128A[P]. 2003 -01 - 22.
[10]　赵永强，白易，单晶雨，等. 一种从贯叶连翘中提取金丝桃素的方法：中国，CN103450000A[P]. 2013 - 12 - 18.
[11]　张奕，朱存亭. 高通量恒温连续柱层析提纯贯叶连翘金丝桃素的工艺：中国，CN101624337A[P]. 2010 - 01 - 13.
[12]　李晓坤，于雷，郝鹏飞，等. 金丝桃素的酶提取工艺优选[J]. 中国实验方剂学杂志，2012，18(8)：46 - 49.
[13]　陈峰阳，李晓誉，叶益萍，等. 高速逆流色谱快速分离制备贯叶连翘中的金丝桃素[J]. 中华中医药学刊，2009，27(12)：2587 - 2589.
[14]　宋宏新，邢红香，李楠. 超声提取贯叶连翘中总黄酮和金丝桃素的工艺研究[J]. 陕西科技大学学报，2014，32(1)：119 - 123.
[15]　赵明波，姜勇，张洪全，等. 大孔吸附树脂纯化贯叶金丝桃总黄酮的在线检测研究[J]. 中国中药杂志，2008，33(7)：769 - 772.
[16]　王先荣，周亚球，柯仲成. 贯叶金丝桃总黄酮提取物、其制备及应用：中国，CN1803787A[P]. 2006 - 07 - 19.
[17]　杨小玲，谢宁，叶劲英，等. 金丝桃苷的提取方法及其制备药物的用途：中国，CN101891785A[P]. 2010 - 11 - 24.
[18]　罗明生. 贯叶金丝桃酚酸素及其注射剂的制备方法：中国，CN1993520A[P]. 2006 - 12 - 27.

（宿树兰　朱　悦　陶伟伟）

第七章 黄酮类资源化学

依据植物系统演化规律，植物体产生黄酮类次生代谢产物的能力与其组织木质化的性质和程度密切相关，故该类化学成分主要分布在维管植物类群中，低等植物少见分布。

黄酮类化学成分的存在对植物的生长发育、开花结实，以及保护防御起着重要的调节作用，常在花蕾、叶芽、种子等组织器官中高含量表征。因此，也是人类发现较早，研究和开发利用较为深入系统的一类天然产物。

天然黄酮类化学成分的结构类型多样且复杂，多以糖苷的形式存在。由于其苷元及糖的种类、数量、连接的位置和方式不同，可将其分为黄酮类、二氢黄酮类、异黄酮类、查耳酮类、橙酮类、黄烷醇类、双黄酮类及𠮿酮类等母核类型。研究表明，该类物质常具有抗氧化、抗辐射、抗菌、抗病毒、抗肿瘤、保护心脑血管、雌激素样、调节代谢平衡等广泛的生物活性，用于健康养护和治病疗疾的药品、健康产品等，具有广阔的开发利用价值，并已形成巨大的黄酮类资源经济产品集群。

第一节
黄酮类资源性化学成分的分布、结构类型与利用价值

黄酮类化学成分具有 $C_6-C_3-C_6$ 的基本母核，且根据其A环和B环中间三碳链的氧化程度、三碳链是否构成环状结构、3位是否有羟基取代以及B环(苯基)连接的位置(2或3位)等特点，可将主要的天然黄酮类化学成分分为黄酮类、黄酮醇类、查耳酮类、橙酮类、异黄酮类、花青素类以及各类二氢衍生物。此外，尚存在由两分子黄酮、两分子二氢黄酮，或一分子黄酮及一分子二氢黄酮按C—C或C—O—C键方式联接而成的双黄酮类化学成分(biflavonoids)。在各类型结构中，A、B环上常见的取代基有羟基、甲基、甲氧基及异戊烯基等[1]。

天然黄酮类化学成分多以苷类形式存在，由于苷元不同，以及糖的种类、数量、连接位置和连接方式的不同，使天然界中形成了数目众多、结构各异的黄酮苷类化学成分。组成黄酮苷糖的种类主要有单糖类的 *D*-葡萄糖、*D*-半乳糖、*D*-木糖、*L*-鼠李糖、*L*-阿拉伯糖及 *D*-葡萄糖醛酸等；双糖类的槐糖(glcβ1→2glc)、龙胆二糖(glcβ1→6glc)、芸香糖(rhaα1→6glc)、新橙皮糖(rhaα1→2glc)(neohesperidose)、刺槐二糖(rhaα1→6gal)(robinobiose)等；三糖类的龙胆三糖(glcβ1→6glcβ1→2fru)(gentianose)、槐三糖(glcβ1→2glcβ1→2glc)(sophorotriose)等；酰化糖类的2-乙酰基葡萄糖(2-acetylglucose)、咖啡酰基葡萄糖(caffeoylglucose)等。

糖的连接位置与苷元结构类型有关，如黄酮、二氢黄酮和异黄酮苷类，多在7-OH上形成单糖链苷；黄酮醇和二氢黄酮醇苷类中多在3-,7-,3′-,4′-OH上形成单糖链苷或在3,7-,3,4′-及7,4′-二OH上形成双糖链苷。在花色苷类中，多在3-OH上连接一个糖或形成3,5-二葡萄糖苷。除常见的上述O-苷外，在中药及天然产物中还存在有C-苷，在C-苷中糖多连接在6位或8位或6,8位都连接糖，如牡荆素(vitexin)、葛根素(puerarin)等。

依据植物系统学演化规律，植物体产生黄酮类化学成分的能力与植物体木质化的性质密切相关。因此，黄酮类化学成分主要分布在维管植物类群中，而在其他较低等的植物类群中分布较少。黄酮类化学成分集中分布在被子植物中，在该类植物中黄酮类化学成分的结构类型较为全面、结构最为复杂、含量亦较高。其中富含黄酮类资源性化学成分的主要类群有豆科、蔷薇科(Rosaceae)、芸香科、伞形科、杜鹃花科(Ericaceae)、报春花科(Primulaceae)、苦苣苔科(Gesneriaceae)、唇形科、忍冬科、玄参科、马鞭草科(Verbenaceae)、菊科、蓼科、鼠李科、冬青科(Aquifoliaceae)、桃金娘科(Myrtaceae)、桑科、大戟科、鸢尾科、兰科、莎草科、姜科等[2]。从低等至高等各植物类群中黄酮类化学成分的分布及其特征见表7-1。

表7-1 黄酮类资源性化学成分在自然界植物类群中的分布及其特征[2]

植物类群	黄酮类化学成分存在概况
藻菌植物(Phycomycetes)	藻菌类植物几乎不含黄酮类化学成分，仅个别种发现存在异黄酮类；亮白曲霉(*Aspergillus candidus*)发酵液中发现氯黄酮(chloroflavonin)。

续　表

植物类群	黄酮类化学成分存在概况
苔藓植物(Bryophyta)	双黄酮类广泛分布,黄酮醇类和花青素类少见;常以C-葡萄糖苷存在,尚含酰化黄酮类。最近发现双橙酮类化学成分,藓类植物中存在少量三黄酮类化学成分。
蕨类植物(Pteridophyta)	普遍存在黄酮类化学成分,结构类型已趋多样化和复杂化,如3-去羟基花色苷、黄酮、黄酮醇、双黄酮、无色花色苷、噢哢、呫酮、黄烷醇、查耳酮和双氢黄酮、双氢黄酮醇等。问荆中发现6-氯芹菜素。
裸子植物(Gymnospermae)	双黄酮类为裸子植物的特征性化学成分,较广泛存在。与被子植物相比,较少存在O-苷、O-甲基化或O-异戊烯化的黄酮和黄酮醇类化学成分。
被子植物(Angiospermae)	普遍分布有黄酮类化学成分,结构类型呈多样性和复杂性,双黄酮类较罕见且零星分布。被子植物的木本类型多含有黄酮醇、花色苷及其苷元。草本植物类型则多含有相应的黄酮、3-去羟基花色苷及苷元。由木本向草本演化时,黄酮或黄酮醇有由前者的8-位羟基化向后者的6-位羟基化改变的明显趋向。

此外,研究显示被子植物的木本类型在向草本类型演化中,叶片部位的黄酮类化学成分的代谢与衍化表现出以下趋向:原花色素消失,代之以3-去羟基花色苷及苷元;B环三羟基化消失,黄酮代替黄酮醇(C-3有羟基),以及黄酮或黄酮醇由8位羟基化转向6位羟基化等。如山柰酚-8-羟基衍生物(草棉黄素)和槲皮素-8-羟基衍生物(棉黄素)有规律地发现于木兰科、蔷薇亚科和五桠果科,而相应的6-羟基槲皮素、6-羟基木犀草素和6-甲氧基芹菜素则比较广泛地分布在菊科紫菀族(Astereae)中[3]。

一、黄酮类资源性化学成分

黄酮类是指具有2-苯基取代的苯并γ-吡喃酮基本结构的化学成分,根据3位有无羟基可进一步分为黄酮类(flavones)和黄酮醇类(flavonols)。

1. 黄酮类　天然黄酮类A环的5,7位几乎同时带有羟基,而B环常在4′位有羟基或甲氧基,3′位有时也有羟基或甲氧基存在。已发现的黄酮苷元有30种以上,常见的黄酮及其苷类有芹菜素(apigenin)、木犀草素(luteolin)、黄芩苷(baicalin)等。

黄酮类化学成分在被子植物中广泛存在,迄今在约50科170余属植物类群中发现黄酮类化学成分的分布,尤以芹菜素和木犀草素最为广泛,在进化程度较高的草本植物中更为常见(唇形科、玄参科、苦苣苔科、爵床科、菊科等)。以芹菜素和木犀草素为苷元的各种黄酮苷类化学成分广泛分布在被子植物中,特别是一些草本植物的科属中。此外,也有一些黄酮类成分的分布是局限的,具有特征性意义,如六甲氧基黄酮主要分布于芸香科九里香属(*Murraya*),甲基黄酮主要存在于桉属(*Eucalyptus*),呋喃黄酮类化学成分主要存在于豆科部分种属植物中,黄酮碳苷类化学成分以豆科、马鞭草科、龙胆科较为常见。黄酮类化学成分在裸子植物中亦有分布,在苔藓植物、蕨类植物中零星分布。

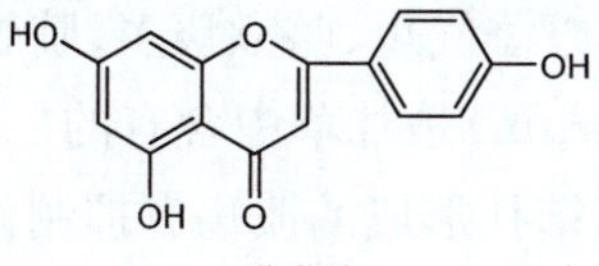
芹菜素

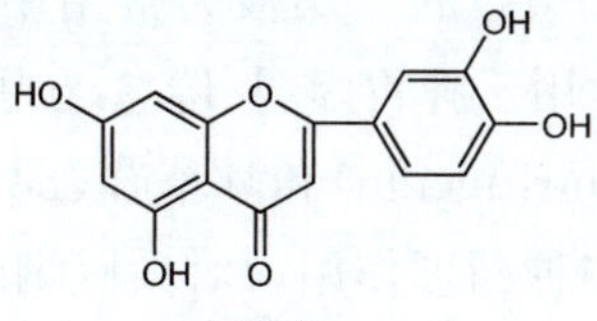
木犀草素

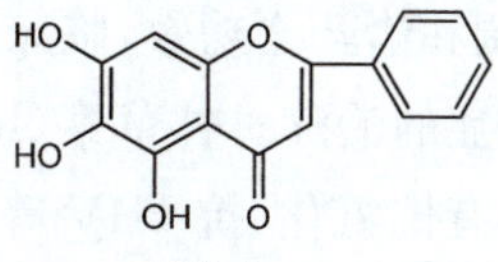
黄芩素

黄芩(*Scutellaria baicalensis*)的干燥根为常用清热解类中药,具清热燥湿、泻火解毒、止血、安胎之功效。常用于湿温、暑温胸闷呕恶,湿热痞满,泻痢,黄疸,肺热咳嗽,高热烦渴,血热吐衄,痈肿疮毒,胎动不安等症。其含有的黄芩素(baicalein)、黄芩苷、汉黄芩素(wogonin)等黄酮类化学成分为其发挥清热解毒作用的主要功效成分之一，其中黄芩素的含量可达3.5%以上。以黄芩素为原料开发的黄芩素片可用于治疗上呼吸道感染和菌痢，以黄芩苷为原料制成的制剂具有清热泻火、消炎、退黄疸、降低谷丙转氨酶的作用，可用于治疗迁延性肝炎[4]。

2. 黄酮醇类　黄酮醇类的结构特点是在黄酮基本母核的3位上连有羟基或其他含氧基团。已发现的黄酮醇苷元达60种以上，分布广泛，迄今在88科230余属植物中发现，主要分布于双子叶植物，尤以木本植物的花、叶中较为常见，最常见的为山柰酚、槲皮素和杨梅素(myricetin)及其形成的黄酮醇苷。8-羟基黄酮醇类化学成分局限分布于菊科、锦葵科、大戟科植物中，呋喃黄酮醇存在于豆科植物中，7-甲氧基黄酮醇仅存在于芸香科九里香属(*Murraya*)；B环无取代黄酮醇类化学成分，如高良姜素(galangin)集中分布于姜科山姜属(*Alpinia*)植物中；一些多甲基化的黄酮醇类(如蜜茱萸素meliternatin、蜜茱萸亭ternatin)仅存在于芸香科的蜜茱萸属(*Melicope*)；5-甲氧基化黄酮醇类大多分布在杜鹃花科以及胡桃科、樟科、豆科、使君子科，玄参科等植物类群中。

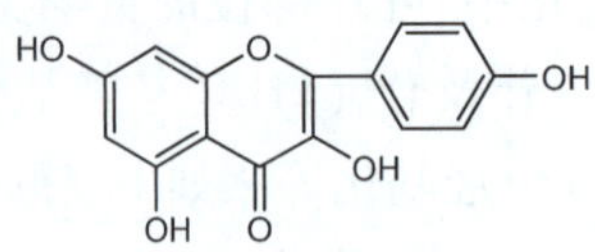

山柰酚

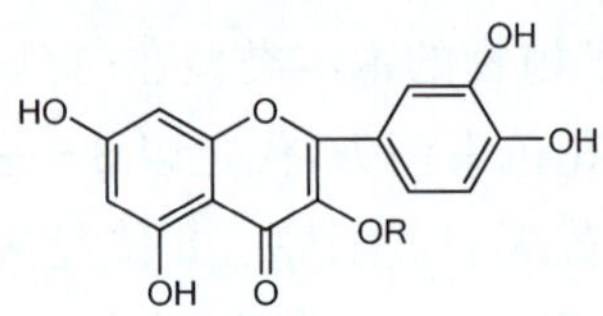

槲皮素　R=H

芦　丁　R=芸香糖基

豆科槐属植物槐(*Sophora japonica*)的花及花蕾为常用中药槐花，具有凉血止血、清肝泻火的功效，常用于便血、痔血、血痢、崩漏、吐血、衄血、肝热目赤、头痛眩晕等症。槐花中富含黄酮醇类资源性化学成分芦丁，其在开放的花中含量可达6%以上，在未开放的花蕾中含量可达15%以上。芦丁具维生素P样作用，有降低毛细血管通透性和脆性的作用，保持及恢复毛细血管的正常弹性。常用于防治高血压脑出血、糖尿病视网膜出血和出血性紫癜等，也用作食品抗氧剂和天然色素。芦丁衍生物羟乙芦丁(troxerutin)，即为常用血管性疾病治疗药物曲克芦丁，适用于脑血栓形成和脑栓塞所致的偏瘫、失语以及心肌梗死前综合征、动脉硬化、中心性视网膜炎、血栓性静脉炎、静脉曲张、血管通透性升高引起的水肿等症的治疗[5]。

二、二氢黄酮类资源性化学成分

二氢黄酮类结构可视为是黄酮基本母核的2、3位双键被氢化而成，根据3位有无羟基又可进一步分为二氢黄酮类(flavanones)和二氢黄酮醇类(flavanonols)化学成分。

1. 二氢黄酮类　较普遍地分布于被子植物的蔷薇科、芸香科、豆科、杜鹃花科、菊科、姜科等植物类群，其中甲基取代的二氢黄酮次生产物主要存在于杜鹃属(*Rhododendron*)、松属(*Pinus*)及蕨类植物的贯众属(*Cyrtomium*)、荚果蕨属(*Matteuccia*)等植物类群中。

豆科植物甘草(*Glycyrrhiza uralensis*)的干燥根为常用中药甘草，具补脾益气、清热解毒、祛痰止咳、缓急止痛、调和诸药之功效，临床常用于脾胃虚弱、倦怠乏力、心悸气短、咳嗽痰多、脘腹、四肢挛急疼痛、痈肿疮毒等症的治疗。甘草素(liquiritigenin)和甘草苷(liquiritin)是甘草中含有的二氢黄酮类资源性化学成分，具有抗氧化、抗HIV等多种药理作用。对大鼠幽门结扎形成的溃疡有抑制作用，对大鼠腹水肝癌及小鼠艾氏腹水癌细胞能产生形态学上的变化[6]。此外，甘草苷尚具有温和抑制酪氨酸酶的作用，为目前已被证实的植物美白剂之一，可用于美白化妆品的开发[7]。

芸香科柑橘属类(*Citrus* spp.)植物的幼果及果皮中，含有较丰富的二氢黄酮类化学成分，如柚苷(naringin)、橙皮苷(hesperidin)、新橙皮苷等。其中橙皮苷含量可达4.5%以上，具有维持渗透压，增强毛细血管韧性，缩短出血时间，降低胆固醇等作用，在临床上用于心血管系统疾病的辅助治疗，可开发多种防止动脉硬化和心肌梗死的药物；在食品工业中可用作天然抗氧化剂；也可用于化妆品行业。此外，橙皮素(hesperitin)和橙皮苷也为非糖甜味剂的重要前体物质，其本身无甜味，但在碱性条件下或酶解开环，进一步氢化催化生成二氢查耳酮，再在适当位置上引入一定的糖使之转化成二氢查耳酮糖苷，则可显甜味(图7-1)。例如，由柚苷结构经修饰可获得的柚苷二氢查耳酮；橙皮苷结构修饰得到的橙皮素二氢查耳酮-4-β-D-葡萄糖苷(HDG)甜度高出蔗糖390倍，由新橙皮苷结构修饰获得的新橙皮苷二氢查耳酮(neohesperidin-dihydrochalcone)甜度则高出蔗糖2 000倍。构效关系研究表明，C-7位新橙皮糖基是二氢查耳酮甜味呈现的必需基团，如失去或换成芸香糖则无甜味；C-4′位引入烷氧基如乙氧基或丙氧基可分别增加甜度约10或20倍[8]。

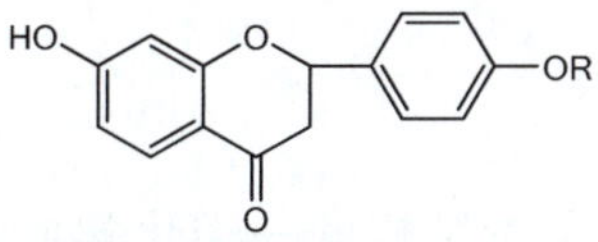

甘草素 R=H
甘草苷 R=glc

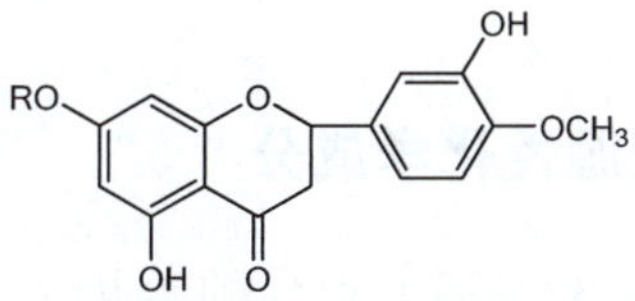

橙皮素 R=H
橙皮苷 R=芸香糖基

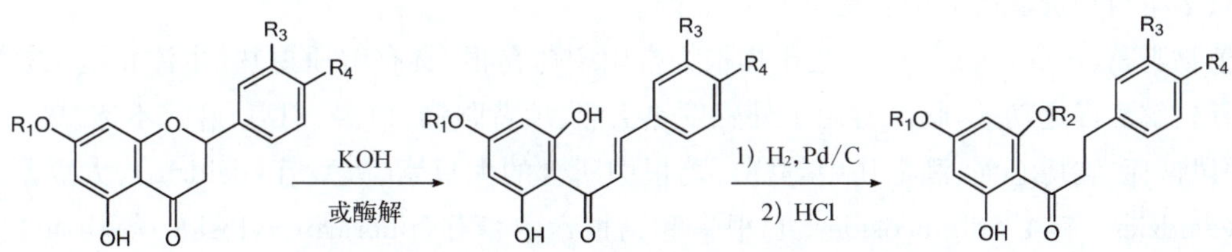

图7-1 二氢查耳酮甜味剂的转化与制备流程

柑橘是中国江南地区栽培极为普遍的果树，这些年来种植面积不断扩大，产量急剧上升。利用其生产过程中产生的大量落果废弃资源，及占成熟果实质量的20%左右的果皮废弃资源可提取橙皮苷及制备甜味剂。其工艺为取落果及果皮在稀碱溶液(pH 11)中浸泡6～24 h，浸液过滤去除杂质，用盐酸中和(pH 4～5)，并控制温度60～70℃，经30～40 min，析出橙皮苷的沉淀。沉淀经脱水，在80℃烘干至含水量低于3%，粉碎、过筛后得橙皮苷成品。橙皮苷在稀酸和本身酶的作用下水解，生成具苦味的橙皮素，再经氢化作用生成橙皮素二氢查耳酮葡萄糖苷。该方法不仅可为柑橘类落果及果皮的综合利用开拓新的途径，而且可丰富甜味剂植物资源[9]。

2. 二氢黄酮醇类 二氢黄酮醇是黄酮醇的还原产物，常与相应的黄酮醇类化学成分共存于同一植物体中。如满山红(*Rhododendron dahuricum*)叶中的二氢槲皮素(dihydroquercetin)和槲皮素共存；桑枝中的二氢桑色素(dihydromorin)和桑色素(morin)共存。二氢黄酮醇类化学成分在双子叶植物中较普遍存在，豆科植物中分布相对较多，在裸子植物、单子叶植物姜科的少数植物中也有分布。黄柏(*Phellodendron chinense*)叶中具有抗癌活性的黄柏素-7-O-葡萄糖苷(phellamurin)亦属二氢黄酮醇类天然产物。

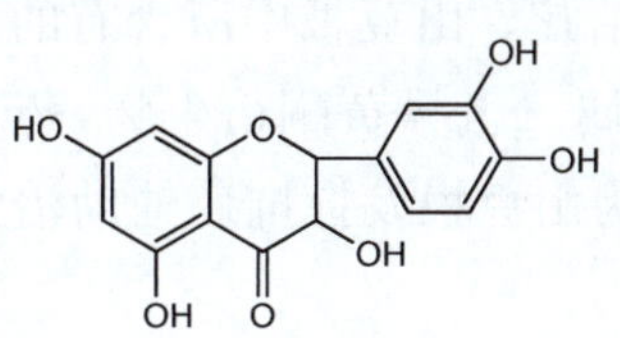

二氢槲皮素

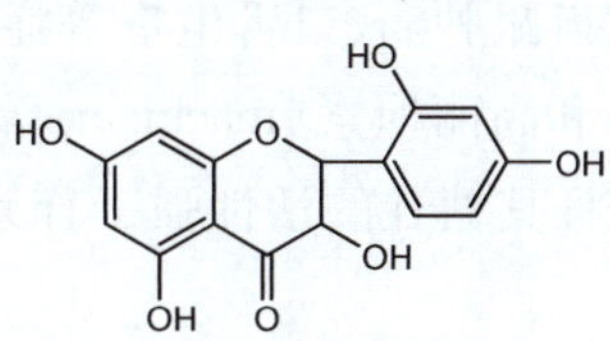

二氢桑色素

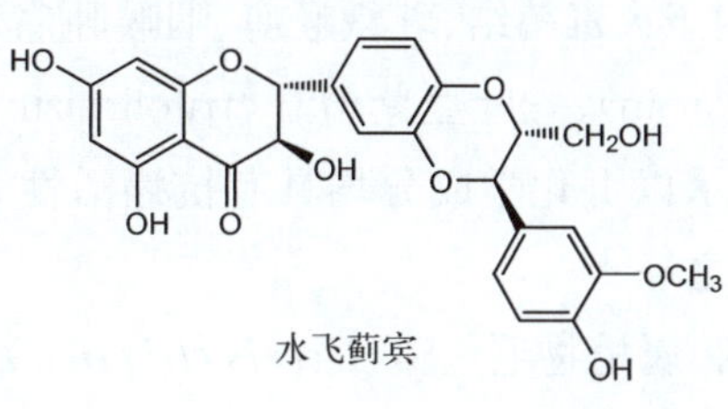

水飞蓟宾

水飞蓟素(silymarin)是从菊科植物水飞蓟(*Silybum marianum*)中分得的二氢黄酮醇木脂体混合物,其中主要包括水飞蓟宾(silybin)、水飞蓟宁(silydianin)和水飞蓟亭(silychristin),具有保肝作用,为目前临床常用的保肝药物。近年来有研究发现水飞蓟宾与卵磷脂的复合物有抗人子宫癌作用,目前已进入研究阶段,有可能成为临床用于治疗恶性转移子宫癌药物。

从胡桃科植物黄杞(*Engelhardtia roxburghiana*)及 *E. chrysolepis* 叶中分得的二氢黄酮醇类资源性化学成分 neoastilbin、从巴拉圭所产的菊科植物 *Tessaria dodoneifolia* 嫩根中分得的(2*R*,3*R*)二氢槲皮素-3-乙酯(dihydroquercetin-3-acetate)具甜味,后者甜度为蔗糖的 50 倍,以其母体 4′-甲醚化所得的衍生物(2*R*,3*R*)5,7,3′-三羟基-4′-甲氧基二氢黄酮醇-3-乙酯(5,7,3′-trihydroxy-4′-methoxydihydroflavonol-3-acetate)的甜度为蔗糖的 400 倍,该类化学成分可作为非糖甜味剂加以开发利用。

三、异黄酮类资源性化学成分

异黄酮类是指具有 3-位苯基取代的苯并 γ-吡喃酮基本结构的一类化学成分,根据 2,3 位有无双键,可进一步分为异黄酮类(isoflavones)和二氢异黄酮类(dihydroisoflavones)。

1. 异黄酮类　异黄酮类资源性化学成分在被子植物中分布较广,尤以豆科蝶形花亚科、鸢尾科、蔷薇科、苋科、桑科植物资源类群中多见[10]。

豆科植物野葛(*Pueraria lobata*)之干燥根为常用中药葛根,具有解肌退热、生津止渴、透疹、升阳止泻、通经活络、解酒毒之功效,临床常用于外感发热头痛、项背强痛、口渴、消渴、麻疹不透、热痢、泄泻、眩晕头痛、中风偏瘫、胸痹心痛、酒毒伤中等症。葛根中所含的大豆素、大豆苷(daidzin)、大豆素-7,4′-二葡萄糖苷(daidzien-7,4′-diglucoside)、葛根素和葛根素木糖苷(puerarin-xyloside)等均属于异黄酮类资源性化学成分,为其发挥治疗心血管疾病的主要功效成分之一[11]。

此外,在植物类群中含量丰富的异黄酮类资源性化学成分多具有拟雌激素样作用,如染料木素、大豆素等。大豆异黄酮对去卵巢猪垂体黄体生成素(LH)分泌具有类雌激素效应,可缓解更年期因雌激素分泌减少而引起的更年期障碍和骨质疏松症。葛根异黄酮可恢复去势大鼠的雌激素水平,对由于雌激素水平下降所致的鼻黏膜萎缩有较好的治疗作用。

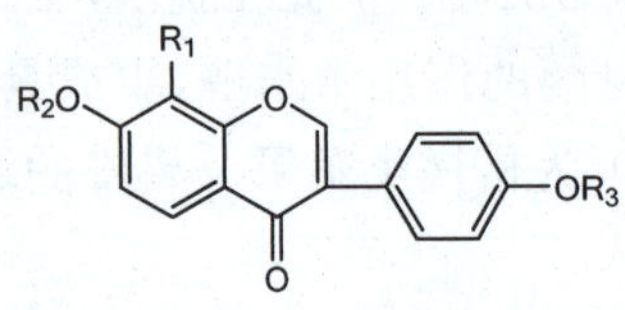

大豆素	$R_1=R_2=R_3=H$	
大豆苷	$R_1=R_3=H$	$R_2=glc$
葛根素	$R_2=R_3=H$	$R_1=glc$
大豆素-7,4′-二葡萄糖苷	$R_1=H$	$R_2=R_3=glc$
葛根素木糖苷	$R_1=glc$　$R_2=xyl$	$R_3=H$

2. 二氢异黄酮类　二氢异黄酮类是异黄酮类成分的还原产物。该类型化学成分仅限分布于豆科植物,少量分布于蔷薇科中的樱桃属。与二氢异黄酮有近似结构的异黄烷(isoflavan)也多分布于豆科中,如黄芪属(*Astragalus*)、百脉根属(*Lotus*)、胡芦巴属(*Trigonella*)、豇豆属(*Vigna*)等。

豆科植物越南槐(*Sophora tonkinensis*)的干燥根为常用中药山豆根,具有清热解毒、消肿利咽之功效,常用于火毒蕴结、乳蛾喉痹、咽喉肿痛、齿龈肿痛、口舌生疮等症的治疗。山豆根中所含有的紫檀素(pterocarpin)、三叶豆紫檀苷(trifolirhizin)和高丽槐素(mackiain)等均属二氢异黄酮衍生物,药理活性研究显示以上化学成分均具有抗癌活性,且其糖苷的活性强于苷元,为山豆根发挥抗癌辅助治疗的功效物质之一[12]。

鱼藤属植物毛鱼藤(*Derris elliptica*)的干燥根具有杀虫止痒的作用,在民间常用于皮肤瘙痒、脓疮疹、疥癣、湿疹等症的治疗。研究显示：毛鱼藤中含有的二氢异黄酮衍生物鱼藤酮(rotenone)，具有较强的杀虫和毒鱼作用，但对人畜无害，为其杀虫止痒作用发挥的主要功效成分[13]。鱼藤酮对昆虫尤其是菜粉蝶幼虫、小菜蛾和蚜虫具有强烈的触杀和胃毒两种作用。早期的研究表明鱼藤酮的作用机制主要是影响昆虫的呼吸作用，主要是与 NADH 脱氢酶与辅酶 Q 之间的某一成分发生作用。近年来研究显示，鱼藤酮可使害虫细胞的电子传递链受到抑制，从而降低生物体内的 ATP 水平最终使害虫得不到能量供应，然后行动迟滞、麻痹而缓慢死亡，现已广泛应用于生物农药领域[14]。

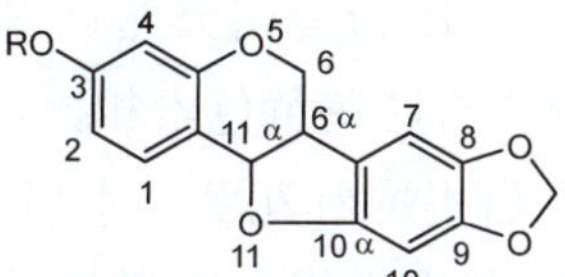

紫檀素 R=CH_3
三叶豆紫檀苷 R=glc
高丽槐素 R=H

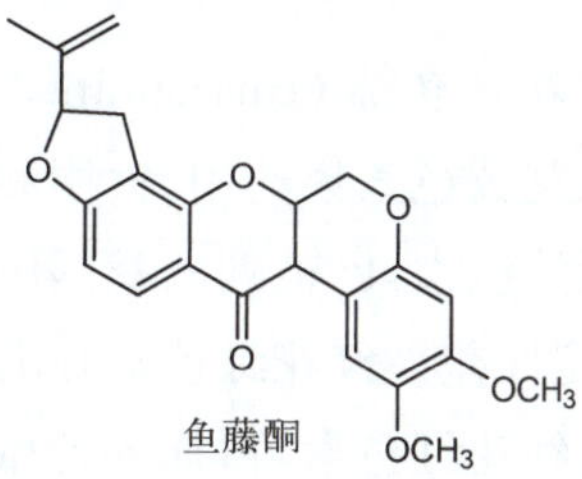

鱼藤酮

四、查耳酮类资源性化学成分

查耳酮类的结构特点是二氢黄酮 C 环的 1、2 位键断裂生成的开环衍生物，即三碳链不构成环。它的母核碳原子的编号也与其他黄酮类化学成分不同。查耳酮从化学结构上可视为是由苯甲醛与苯乙酮类缩合而成的一类化学成分，其 2′-羟基衍生物为二氢黄酮的异构体，两者可以相互转化。在酸的作用下查耳酮可转变为无色的二氢黄酮，碱化后又转为深黄色的 2′-羟基查耳酮(图 7－2)。根据 α,β 位是否形成双键可进一步分为查耳酮和二氢查耳酮。

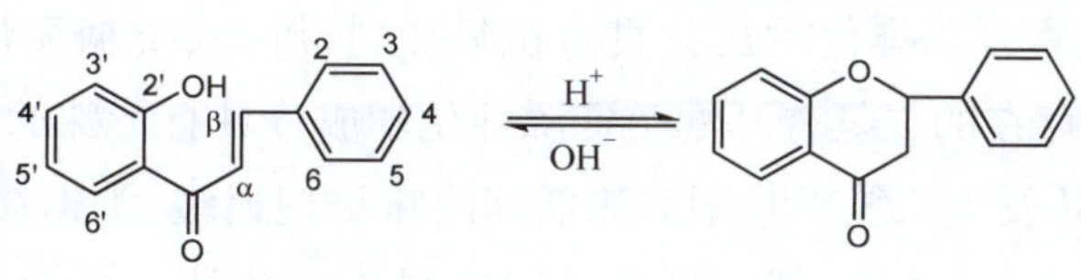

图 7－2　2′-羟基查耳酮与二氢黄酮的相互转化

1. 查耳酮类　查耳酮类化学成分的分布较为局限。在蕨类植物、苔藓植物和部分种子植物中见有分布。在单子叶植物类群及较为原始的被子植物(如芍药属)中偶见存在。在爵床科、菊科、豆科、苦苣苔科植物类群中有较多分布。

菊科植物红花(*Carthamus tinctorius*)的干燥花为常用中药红花，具活血通经、散瘀止痛之功效，常用于治疗经闭、难产、死胎恶露不行、瘀血作痛、跌打损伤、瘟出不快、妇女血气瘀滞腹痛等症。其花序中主要含查耳酮类资源性化学成分：如红花苷(carthamin)、红花黄色素等，以及二氢黄酮类化学成分新红花苷(neocarthamin)和醌式红花苷(carthamone)，为红花发挥活血散瘀的主要功效成分。以红花中含有的查耳酮类资源性化学成分制备的红花黄色素及其注射液已用于临床，具有活血化瘀、通脉止痛之功，临床主要用于心血瘀阻引起的稳定性劳累性心绞痛[15]。

红花作为天然色素资源应用历史悠久，早在宋朝就有“其花暴干，以染真红，又作胭脂”的记载。当红花在开花初期时，由于花中主要含无色的新红花苷及微量的红花苷，故花冠呈淡黄色；开花中期由于花中主要含的是红花苷，故花冠为深黄色；开花后期则氧化变成红色的醌式红花苷，故花冠呈红色(图 7－3)。

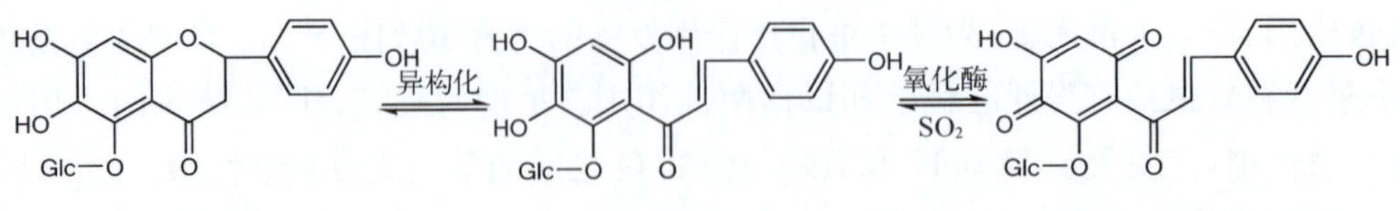

图 7-3 红花中查耳酮类化学成分的相互转化

红花中含有红花黄色素(carthamine)及红花红色素(carthamone),其含量分别为 15%～25%和 0.5%～1.4%。红花黄色素集药用、食用和轻化工原料于一体,已作为食用天然色素广泛使用,是我国批准使用的食用天然色素,已被列入我国国标 GB276021996 中。与红花黄色素相比,红花红色素在红花中含量较低,且稳定性差。红花红色素在弱碱性条件下易溶于水;提取红花黄色素后的药渣可采用低浓度碳酸钾溶液提取红花红色素,再加入乙酸调节提取液至中性,利用纤维素或者棉条吸附红花红色素,通过碳酸钾水溶液解吸附后,高速离心,冷冻干燥,得到红花红色素。

此外,存在于紫檀(*Pterocarpus santalinus*)中的紫檀烷查耳酮类资源性物质紫檀红也为常用红色素。

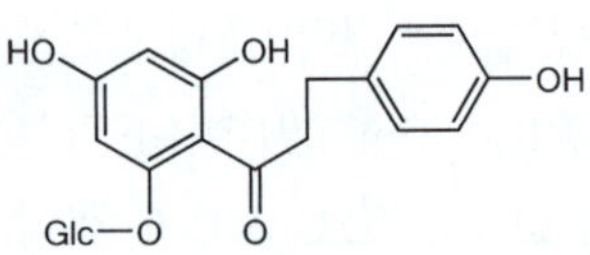

梨根苷

2. 二氢查耳酮类　二氢查耳酮类化学成分为查耳酮 α,β 位双键氢化而成。该类产物在植物界分布极少,已发现的有蔷薇科梨属植物根皮和苹果种仁中含有的梨根苷(phloridzin);豆科槐属植物苦参(*Sophora flavescens*)根中分得的次苦参素(kuraridin)、次苦参醇素(kuraridinol)等属于此类化学成分。

自然界存在的部分二氢查耳酮类化学成分具有抗氧化、抗肿瘤、抗糖尿病、抗菌以及雌激素样作用等生物活性[16]。此外,天然存在的二氢查耳酮类资源性化学成分具有特殊的甜味,为重要的非糖甜味剂原料,可用于非糖甜味剂的开发。二氢查耳酮甜味剂其甜味呈现迟缓、消退缓慢、后味持续时间长,具有甜度高、能量值低、稳定性好、口感清爽,能降低人体对饮料或医药品中可能带有的苦味的敏感程度,可应用于食品、饮料、糖果和医药产品中[17]。该类甜味剂已被我国卫生部(现为国家卫生和计划生育委员会)于 1997 年正式批准为食品添加剂,是国际社会 FDA 公认的安全性高、低热值的天然甜味资源产物。

从壳斗科植物多穗柯(*Lithocarpus polystachyus*)(甜茶)和木姜叶柯(*Lithocarpus litseifolius*)(云南甜茶)的嫩叶中分离得到的多穗柯甜素(总苷)为应用较多的非糖甜味剂,其化学组成为三叶苷(trilobatin)、根皮苷(phlorizin)和 3-羟基根皮苷(3-hydroxy phlorizin)等二氢查耳酮苷类混合物。干嫩叶中多穗柯甜素(总苷)含量为 5%～12%,其中三叶苷占总苷的 95%[17]。多穗柯总苷甜度是蔗糖的 150～200 倍。三叶苷精制品甜度是蔗糖的 300 倍,且口感好、无苦味、无毒性,适宜作为非糖甜味剂使用。多穗柯甜素(总苷)微溶于水,易溶于热水、乙醇、乙酸乙酯、丙酮和稀碱水溶液,不溶于乙醚、石油醚及无机酸。总苷的提取工艺流程为多穗柯嫩叶→蒸气灭酶→切碎→50%乙醇浸提→石油醚处理滤液→分离→蒸馏→粗品→精制→多穗柯总苷精制品。

三叶苷也存在于蔷薇科植物苹果(*Malus pumila*)、甜苹果(*M. pumila* var. *dulcissima*)、三叶苹果(*Malus trilobata*)和葡萄科植物复叶葡萄(*Vitis piasezkii*)、糖葡萄(*V. saccharifera*)的叶中。

蔷薇科植物苹果的叶及茎皮、根皮及果实中也含有比较丰富的根皮苷,其精制品甜度是蔗糖的 400 倍。国内已见专利报道利用苹果皮、根、枝叶及榨汁废料中提取根皮苷的工艺:① 将原料加入 70%乙醇加热回流提取,加入抗氧化剂后回收乙醇;② 加入聚合氧化铝,用氢氧化钙调后除杂;③ 乙酸乙酯萃取后，回收乙酸乙酯；④ 40％甲醇复溶，析晶、干燥，即得根皮苷[18]。

柚苷二氢查耳酮(narigin-dihydrochalcone)也为重要的二氢查耳酮类非糖甜味剂，最初从百合科植物甜叶菝葜(*Smilax glycyphylla*)根茎中分得，甜度是蔗糖的 300 倍，但含量较低。

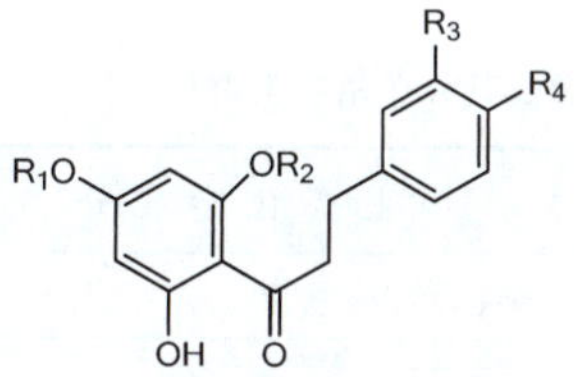

	R_1	R_2	R_3	R_4
三叶苷	glc	H	H	OH
根皮苷	H	glc	H	OH
3-羟基根皮苷	H	glc	OH	OH
柚苷二氢查耳酮	*β*-glc-2-*α*-rha	H	H	OH

五、橙酮类资源性化学成分

橙酮类(aurone)又称噢哢类，其结构特点是 C 环为含氧五元环，为苯并呋喃酮衍生物，其基本结构为(*Z*)-苯亚甲基-3-(2*H*)-苯并呋喃酮。它的定位母核碳原子的编号也与其他黄酮类不同。此类化学成分较少见，属稀有黄酮类化学成分，多分布于比较进化的双子叶植物如玄参科、菊科、苦苣苔科以及单子叶植物莎草科中。菊科植物黄秋英(*Cosmos sulphureus*)的花序中含有的硫黄菊素(sulphuretin)、硫黄菊苷(sulphurein)属于此类化学成分。此外，在海洋生物中也偶见橙酮类化学成分的分布。

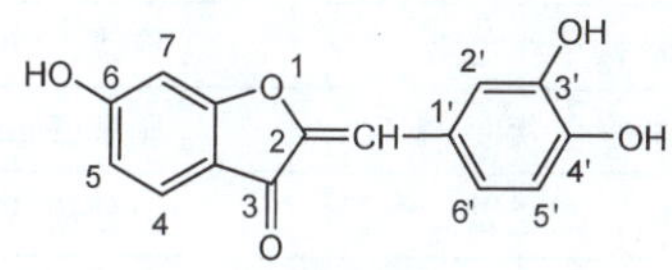

硫黄菊素

橙酮类化学成分具有广泛的生物活性和药理作用，如抗肿瘤和细胞毒性、抗炎和抑菌、乙酰胆碱酯酶抑制剂、白介素-5 抑制剂、抑制 NO 和 PGE2 产生、SIRT1 抑制剂、ABCG2 抑制剂、17*β*-HSD1 抑制剂、抗氧化和对昆虫的拒食活性等[19]。

六、花色素类资源性化学成分

花色素类(anthocyanins)化学成分的结构特点是基本母核的 C 环无羰基，1 位氧原子以𬭩盐形式存在。花色素类资源性化学成分在中药资源中多以苷的形式存在，迄今报道的花青素苷元有 22 种，其中最常见的有 6 种，即矢车菊色素(cyanidin)、天竺葵色素(pelargonidin)、飞燕草色素(delphindin)、芍药色素(peonidin)、牵牛色素(petunidin)、锦葵色素(malvidin)。其中以花青素、飞燕草素、缔纹天竺素及其苷为常见。花色苷一般用 20％盐酸煮沸 3 min 即可水解生成苷元和糖类。

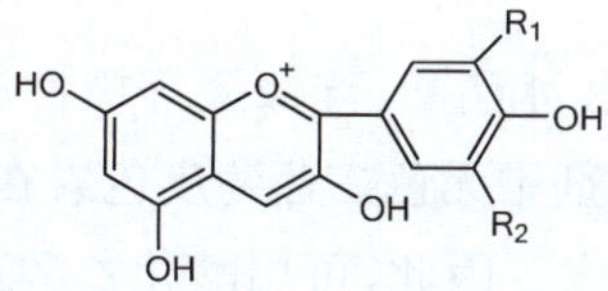

矢车菊苷元　R_1=OH　R_2=H
飞燕草苷元　R_1=R_2=OH
天竺葵苷元　R_1=R_2=H

花色素类资源性化学成分是广泛存在于植物体内的一类水溶性色素，是形成植物果实和花朵鲜艳色彩的重要组成成分。花色素类天然产物在自然界中分布也较广泛，许多植物的果实、花、叶、茎及根中均可能存在，但其含量与组成因植物的种类、器官、地域或生长期不同而不同。尤以冬青科、石蒜科、菊科植物中分布较为集中。大量研究表明：植物果实中花色素类物质的含量相对较高，尤其是葡萄籽、蓝莓果实中的花色素类资源性化学成分的品质上乘，为该类健康产品重要的资源性原料。

花色素类产物最初是从制造葡萄酒的皮、籽渣中提取的葡萄红色素。近年来，从蓝莓、紫薯、越橘、桑椹、苹果、黑加仑、黑莓等植物中提取花青素的报道日益增多。其中，接骨木浆果中花色素(主要化学成分为矢车菊色素）的含量为 200～1 000 mg/100 g 鲜重；紫薯中的花色素含量高达 872.9 mg/100 g 鲜重；不同品种越橘的花青素含量在 147.759～725.413 mg/100 g 鲜重之间。

目前，以花色素类资源性化学成分为主要化学组成的天然色素已广泛用于食品、药品、化妆品等产品中，相关产品及资源植物分布见表 7－2。

表 7－2　重要的花色素类天然色素资源及其分布植物类群

名　称	植 物 来 源	主 要 化 学 成 分	色　调
桑椹红	桑(*Morus alba*)的果实	桑色素、花色苷	红色
苋菜红	苋菜(*Amaranthus* spp.)的全草及根	苋菜苷	红色
五味子红色素	五味子(*Schisandra chinensis*)的果实	矢车菊素、锦葵素	红色
黑穗醋栗红色素	黑茶藨子(*Ribes nigrum*)的果实	矢车菊素、飞燕草素	红色
山楂红色素	野山楂(*Crataegus cuneata*)果实	芷草素、波斯菊素	红色
草莓红色素	草莓(strawberry)	天竺葵素、矢车菊素	红色
悬钩子红色素	悬钩子(*Rubus corchorifolius*)果实	矢车菊素、飞燕草素	红色
稠李色素	稠李(*Prunus avium*)果实	天竺葵素、矢车菊素	红色
山葡萄色素	山葡萄(*Vitis amurensis*)果实	花青素苷	红色
山定子色素	山定子(*Malus baccata*)果实	花青素	红色
刺五加浆果色素	刺五加(*Eleutherococcus senticosus*)果实	矢车菊素、芍药素	红色
越橘红色素	越橘(*Vaccinium vitis-idaea*)果实	花青素、芍药素	红色
笃斯越橘红色素	笃斯越橘(*Vaccinium uliginosum*)果实	花青素、芍药素、矢车菊素	红色
紫苏红色素	紫苏(*Perilla frutescens*)种子和叶	矢车菊素、花色素	红色
龙葵红色素	龙葵(*Solanum nigrum*)果实	矢车菊素	红色
枸杞色素	枸杞(*Lycium chinense*)果实	类胡萝卜素	红色
蓝靛果红色素	蓝靛果(*Lonicera caerulea* var. *enulis*)果实	花靛－3－葡萄糖甙、花靛－3,5－双糖苷、花靛－3－芸香苷	紫红色
接骨木红色素	接骨木(*Sambucus williamsii*)果皮	矢车菊素、芍药素	红色

山葡萄(*Vitis amurensis*)为葡萄科植物，其果实中富含花色素类色素，主要由翠雀定、花青定与葡萄糖形成的苷组成。从葡萄中提取的花青素苷的产量大，每年用于提取花色素的葡萄大约有 1 万 t。目前，制酒或制药企业尽力在利用葡萄酒等相关产业产生的皮籽下脚料作为花色素的原料。一般酿酒用葡萄的花色苷含量为 500～1000 mg/kg。

葡萄皮紫（红）色素可溶于乙醇、甲醇、甘油、水和冰醋酸、柠檬酸等极性溶剂，在这些溶剂中呈现不同的紫（红）色，而在苯、甲苯、石油醚、四氯化碳等溶剂中无色。葡萄皮色素在 pH 3.0 时呈红色，pH 4.0 呈紫色，碱性时呈蓝色，其稳定性随 pH 的降低而增大。因此，可用酸化乙醇或水从葡萄皮中提取色素，酸度的增加有利于色素的提取，但酸度太高，会降低色素提取率，一般 pH 3.0～4.0 时不仅有较高的色素提取率，还可得到色泽纯正、鲜艳的葡萄皮天然色素。

葡萄皮色素常制成浸膏状或粉状产品，常用于高级酸性食品的着色剂，可作为水果饮料、碳酸饮料、酒精饮料、蛋糕、果酱的着色剂等。其特点是着色力强，效果好。饮料、葡萄酒、果酱、液体产品用量为 0.1%～0.3%，粉末食品添加量 0.05%～0.2%，冰淇淋中添加量 0.002%～0.2%。

水龙骨科植物修蕨(*Selliguea feei*)的根茎含有的花色素类资源性化学成分修蕨素 A(selligueain A)具甜味，其浓度在 0.05%～0.06%(质量分数)时，甜度相当于 2%(质量浓度)蔗糖水溶液。

七、黄烷醇类资源性化学成分

黄烷醇类化学成分可根据其C环的3,4位存在羟基的情况分为黄烷-3-醇和黄烷-3,4-二醇。此类化学成分在植物体内可用作鞣质的前体，常以分子聚合的形式而生成鞣质，如缩合鞣质和黄色素，在双子叶植物中多见。

1. 黄烷-3-醇类　又称为儿茶素类，在蕨类植物和种子植物中多有分布，主要存在于含鞣质的木本植物中。儿茶素为中药儿茶(*Acacia catechu*)的主要活性成分，有4个光学异构体，但在植物体中主要异构体有2个，即(+)-儿茶素和(−)-表儿茶素(epicatechin)。

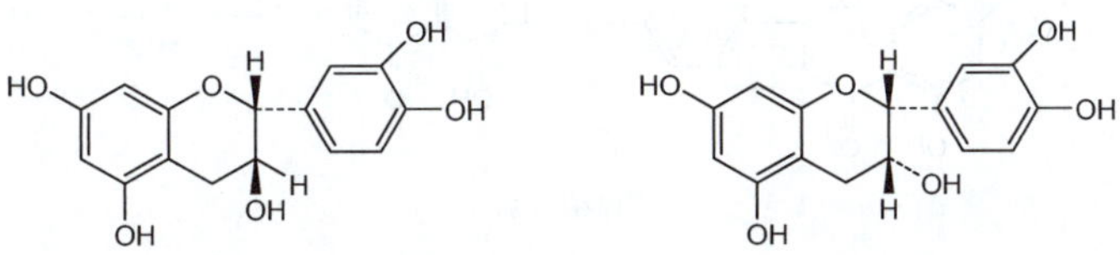

(+) 儿茶素　　(−) 表儿茶素

2. 黄烷-3,4-二醇类　又称为无色花色素类，常见的有无色矢车菊素(leucocyanidin)、无色飞燕草素(leucodelphinidin)和无色天竺葵素(leucopelargonidin)等。这类化学成分在植物界分布也很广，尤以含鞣质的木本植物和蕨类植物中多见。

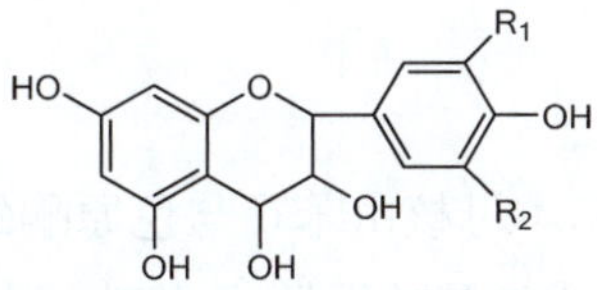

无色矢车菊素　R_1=OH　R_2=H
无色飞燕草素　R_1=R_2=OH
无色天竺葵素　R_1=R_2=H

八、双黄酮类资源性化学成分

双黄酮类(biflavonoids)化学成分是由二分子黄酮衍生物聚合而成的二聚物。其主要分布于裸子植物中，苔藓植物、蕨类植物及被子植物中也有少量分布。在裸子植物南洋杉科(Araucariaceae)的贝壳杉属(*Agathis*)和南洋杉属(*Araucaria*)；柏科(Cupressaceae)的翠柏属(*Calocedrus*)、扁柏属(*Chamaecyparis*)、柏木属(*Cupressus*)、刺柏属(*Juniperus*)、侧柏属(*Platycladus*)、崖柏属(*Thuja*)、罗汉柏属(*Thujopsis*)；苏铁科(Cycadaceae)苏铁属(*Cycas*)及银杏科(Ginkgoaceae)中分布较多。被子植物中已在14个科的植物类群中发现，较为集中分布的植物类群主要有藤黄科(Guttiferae)的红厚壳属(*Calophyllum*)和藤黄属(*Garcinia*)、忍冬科(Caprifoliaceae)荚蒾属(*Viburnum*)，多以穗花杉双黄酮(amcntoflavone)及其衍生物存在。小檗科(Berberidaceae)淫羊藿属(*Epimedium*)植物类群中也有该类成分的稀少分布。

常见的天然双黄酮化学成分是由两分子的芹菜素或其甲醚衍生物构成，根据其结合方式可分为三类：3′,8″-双芹菜素型，常见资源性化学成分有从银杏叶中分得的银杏素(ginkgetin)、异银杏素(isoginkgetin)和白果素(bilobetin)等；8′,8″-双芹菜素型，如裸子植物中分得柏黄酮(cupresuflavone)等；双苯醚型，是由二分子芹菜素通过$C_{4'}-O-C_{6''}$醚键连接而成，如扁柏黄酮(hinokiflavone)等。该类在古老植物类群中分布集中的黄酮类聚合物的资源价值及其开发利用潜力有待挖掘。双黄酮类资源性化学成分具有多重药理活性，如解痉、扩张外周血管、抗PGE、抑制肝癌细胞增殖等。

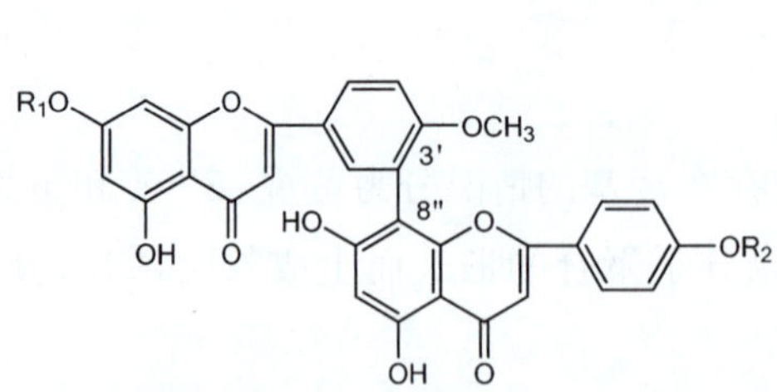

银杏素 R_1=CH_3 R_2=H
异银杏素 R_1=H R_2=CH_3
白果素 R_1=H R_2=H

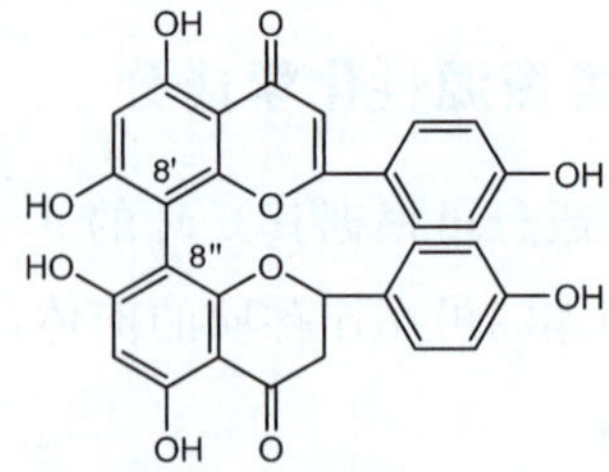

柏黄酮

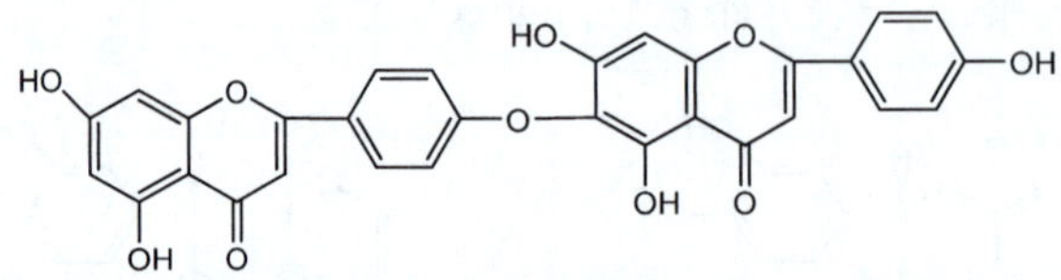

扁柏黄酮

银杏科植物银杏(*Ginkgo biloba*)的干燥叶入药称为银杏叶(Ginkgo Folium),具有活血化瘀、通络止痛、敛肺平喘之功效。临床上常用于治疗冠状动脉性心脏病稳定型心绞痛、脑梗死、记忆力下降、阿尔茨海默病、糖尿病并发症等疾病。银杏叶中分离出的银杏素(ginkgetin)、异银杏素(isoginkgetin)和白果素(bilobetin)等双黄酮类资源性化学成分具有解痉、降血压和扩张冠状血管作用,为银杏叶发挥心脑血管保护作用的有效成分之一。

九、𠮿酮类资源性化学成分

𠮿酮类(xanthone)又称双苯吡酮或苯骈色原酮,其基本母核由苯环与色原酮的 2,3 位骈合而成。根据其母核取代及成环情况,可将其进一步分为简单𠮿酮类、异戊烯基𠮿酮类、笼状𠮿酮类、双𠮿酮类及𠮿酮苷类。植物资源中的𠮿酮类化学成分主要由苯甲酮转化而来,多分布于被子植物的龙胆科(Gentianaceae)、桑科、豆科、远志科、藤黄科、漆树科等;其苷类分布于龙胆科、鸢尾科和百合科。真菌、地衣、蕨类植物中亦有发现。

近年来对𠮿酮化学成分的研究较多,并从中发现了许多活性先导化学成分。天然存在的𠮿酮类化学成分数目虽然有限,但由于氧化程度的不同和取代位置的变化而产生了许多不同的结构。现代药理研究表明:𠮿酮类化学成分具有多种生物活性,尤其是具有异戊烯基及其衍生物的𠮿酮类化学成分的活性更好,这也是近年来其研究较多的主要原因。研究显示:𠮿酮类化学成分的生物活性主要表现为抗抑郁、抗白血病、抗肿瘤、利胆、利尿、抗菌、抗真菌、抗炎、抗血小板、抗病毒、强心、降血糖、抗结核等[20]。

存在于杧果(*Mangifera indica*)叶、知母(*Anemarrhena asphodeloides*)叶和蕨类植物石韦(*Pyrrosia lingua*)中的异杧果素(isomengiferin)即为常见的𠮿酮类资源性化学成分,具有止咳祛痰作用。

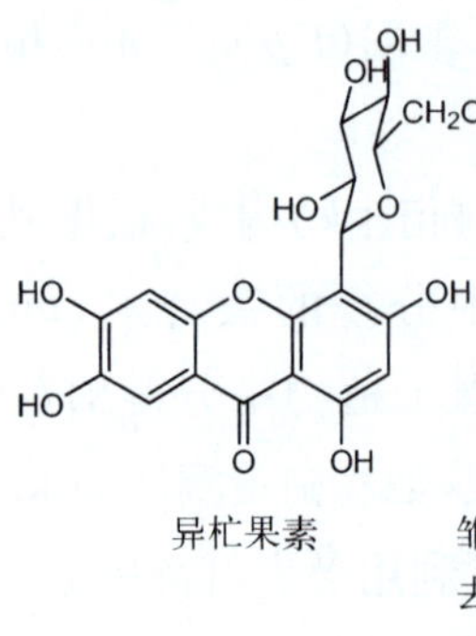

异杧果素

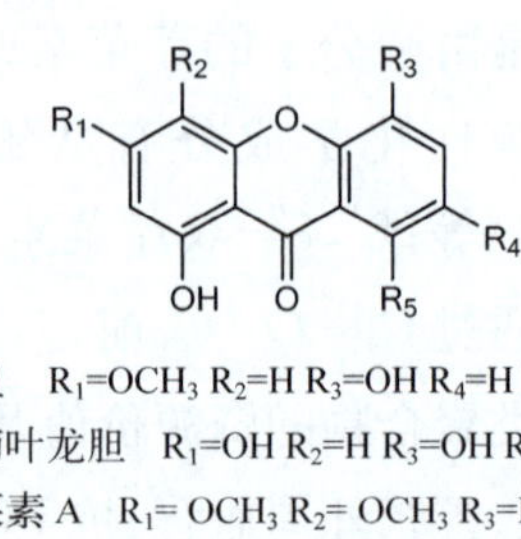

雏菊叶龙胆 R_1=OCH_3 R_2=H R_3=OH R_4=H R_5=OH
去甲基雏菊叶龙胆 R_1=OH R_2=H R_3=OH R_4=H R_5=OH
川东獐牙菜素 A R_1= OCH_3 R_2= OCH_3 R_3=H R_4= OCH_3 R_5=OH

龙胆科獐牙菜属(*Swertia*)植物中富含叫酮类资源性化学成分,多以苷的形式存在,包括氧苷和碳苷两种,是獐牙菜属植物中含有的主要活性成分之一。川东獐牙菜(*Swertia davidi*)为我国一种珍稀药材,以全草入药,性寒,味极苦,具清热解毒、利胆健胃等功效。叫酮类资源性化学成分为其发挥临床治疗作用的主要功效成分之一。主要含有去甲基雏菊叶龙胆酮(demethylbellidifolin)、雏菊叶龙胆酮(bellidifolin)、1,8-二羟基-3,7-二甲氧基叫酮(gentiacaulein)、1,7-二羟基-3,8-二甲氧基叫酮(methylswertianin)、川东獐牙菜素A(daviditin A)等。现代药理研究表明:川东獐牙菜中含有的叫酮类资源性化学成分具有抗结核、促进肝功能好转、改善肝脏酶系统等作用。此外,川东獐牙菜中的部分叫酮资源性化学成分具有强效抗氧化作用,能抑制脂质过氧化反应,具有抗动脉粥样硬化作用[21]。

◇参◇考◇文◇献

[1] 张培成.黄酮化学[M].北京:化学工业出版社,2009.

[2] 张鞍灵,高锦明,王姝清.黄酮类化合物的分布及开发利用[J].西北林学院学报,2000,15(1):69-74.

[3] 周荣汉,段金廒.植物化学分类学[M].上海:上海科学技术出版社,2005.

[4] 惠永正.中药天然产物大全(vol. 1)[M].上海:上海科学技术出版社,2011.

[5] 李玉山.芦丁的提取纯化及其衍生物的制备工艺研究[J].中国药房,2014,25(27):2587-2590.

[6] 张波,官月平,田庆来,等.乌拉尔甘草中黄酮类化学成分的研究进展[J].中成药,2006,28(9):1362-1365.

[7] 王建国,周忠,刘海峰,等.甘草的活性成分及其在化妆品中的应用[J].日用化学工业,2004,34(4):249-251.

[8] 温辉梁,欧阳振宇,胡晓波,等.新橙皮苷二氢查尔酮的研究进展[J].中国调味品,2008,(10):70-73.

[9] 段金廒.中药废弃物的资源化利用[M].北京:化学工业出版社,2013.

[10] 黄芸,秦民坚.异黄酮类化合物在植物界的分布及药理作用[J].中国野生植物资源,2001,20(1):5-7.

[11] 曹钟灵,李建北,张东明.葛属植物中异黄酮类化合物的研究进展[J].中药材,2005,28(1):67-71.

[12] 郑丽娜,孙虎,谢元璋,等.山豆根化学成分与功效,毒性相互关系的研究进展[J].食品与药品,2011,13(5):205-208.

[13] 杨巡纭,马瑞婧,王利勤,等.鱼藤属植物的化学成分及药理作用研究进展[J].天然产物研究与开发,2013,25(1):117-128.

[14] Betarbet R, Canet-Aviles R M, Sherer T B, et al. Intersecting pathways to neurodegeneration in Parkinson's disease: Effects of the pesticide rotenone on DJ-1, α-synuclein, and the ubiquitin-proteasome system[J]. Neurobiology of disease, 2006, 22(2): 404-420.

[15] 徐如英,童树洪.红花的化学成分及药理作用研究进展[J].中国药业,2010,19(20):86-87.

[16] 胡迎庆,刘岱琳,周运筹.天然二氢查耳酮类化合物的生物活性[J].国外医药:植物药分册,2002,17(6):241-244.

[17] 何兰,姜志宏.天然产物资源化学[M].北京:科学出版社,2008.

[18] 赵斐文.苹果枝叶中根皮苷的提取[J].科技创新导报,2009,(29):92,94.

[19] 黄新炜,王征,陈巧利,等.橙酮衍生物的合成及初步抗肿瘤活性研究[J].有机化学,2013,33:2565-2571.

[20] 王丽莉,刘黄刚,张铁军.叫酮类化合物的研究进展[J].中草药,2010,41(7):1196-1206.

[21] 傅芫,张川,张卫东,等.呫吨酮类化合物的药理活性研究进展[J].药学实践杂志,2005,23(l):6-12.

(唐于平　郭　盛　钱士辉)

第二节
富含黄酮类物质的代表性药用生物资源类群及其资源化利用研究

中药资源生物类群中常富含对人类健康具有保护和调节作用的黄酮类资源性化学成分。围绕药用生物资源类群中的黄酮类资源性物质的开发利用已进行了长期的探索和有益的实践，如中药槐米中黄酮苷类化学成分芦丁及其衍生物、葛根中异黄酮类、红花中查耳酮类等化学成分均分别形成了资源性系列产品。本节选取富含黄酮类资源性化学成分的代表性中药资源类群，并依据中药资源化学的研究范畴，着重围绕其资源性产品的合理生产加工和高效利用进行阐述，为中药资源的系统利用价值和循环经济发展提供引导和借鉴。

卷柏类药用生物资源及其资源化利用研究

卷柏科卷柏属（*Selaginella*）植物全球约700种，主要分布于热带及亚热带地区。多生长于林中潮湿环境中，有些种类能耐干旱，生长于岩壁缝隙或周期性干燥土壤中。中国有60～70种，可供药用者有20余种[1]，其中卷柏（*Selaginella tamariscina*）和垫状卷柏（*S. Pulvinata*）的干燥全草入药称为卷柏（Selaginellae Herba），其味辛，性平，具有活血通经的功效。此外，深绿卷柏（*S. doederleinii*）、翠云草（*S. uncinata*）、江南卷柏（*S. moellendorffii*）、中华卷柏（*S. sinensis*）、兖州卷柏（*S. involvens*）等也常作药用[2]。

卷柏和垫状卷柏，均为多年生草本。卷柏蜷缩似拳状，长3～10 cm；枝丛生，扁而有分枝，绿色或棕黄色，向内卷曲，枝上密生鳞片状小叶，叶先端具长芒；中叶（腹叶）两行，卵状矩圆形，斜向上排列，叶缘膜质，有不整齐的细锯齿；背叶（侧叶）背面的膜质边缘常呈棕黑色；基部残留棕色至棕黑色须根，散生或聚生成短干状；质脆，易折断；气微，味淡。垫状卷柏须根多散生；中叶两行，卵状披针形，直向上排列；叶片左右两侧不等，内缘较平直，外缘常因内折而加厚，呈全缘状。

卷柏广泛分布于我国东北、华北、华东、中南及陕西省、四川省等地，资源较为丰富。垫状卷柏主要分布于南方各省及河南省和河北省等地。

一、资源利用现状

卷柏植物全草作为传统中药材，药用历史悠久，生用活血，炙用止血。生品多用于经闭、痛经、癥瘕痞块、跌扑损伤等症的治疗；炭制品多用于吐血、崩漏、便血、脱肛等症的治疗。民间尚用于治疗癌症，调节血压、血糖，以及治疗呼吸道感染等。以卷柏为主要原料形成的现代制剂主要有：千柏鼻炎片、痛可定注射液、消痔灵片等。

深绿卷柏地上全草入药习称“石上柏”，味甘、微苦、涩，性凉。常用于治疗咽喉肿痛、肺热咳嗽、乳腺炎、湿热黄疸、风湿痹痛、外伤出血等症的治疗。药理研究表明，深绿卷柏有较好的抗肿瘤作用，能增强机体代谢和网状内皮系统功能，具有“扶正祛邪”的双重作用。临床常用于治疗绒毛膜上皮癌、肺癌、鼻咽癌、宫颈癌及多种感染性炎症。现代成方制剂主要有癌平片、鼻炎灵片等。

江南卷柏，味辛、微甘，性平。常用于急性黄疸型肝炎、全身浮肿、癌症、肺结核、腹泻、淋病、小儿惊风、吐血、便血、崩漏、痔疮出血；外用治烧烫伤、外伤出血。本品提取物制成的紫癜清片及江南卷柏片治疗原发性或继发性血小板减少性紫癜及单纯性、全身性紫癜等均有良效[3]。《广西中药材标准》将其也作为“石上柏”药材来源之一收载，用于癌症及多种炎症治疗。

翠云草的全草民间用于治疗黄疸型肝炎、肠炎、痢疾、水肿、感冒及急、慢性肾炎等症。临床尚用于治疗慢性支气管炎[4]。常用成方制剂有翠莲解毒片、银菊感冒片等。

此外，中华卷柏、薄叶卷柏、布朗卷柏、黑顶卷柏等卷柏类植物资源在其产地作为民族用药或民间习用药材(表 7-3)[4]。

表 7-3　以卷柏属资源植物为原料生产的主要产品及其资源价值

产品名称	利用部位/物质	资源价值
卷柏总黄酮提取物	全草	医药中间体
江南卷柏干浸膏	全草	医药中间体
江南卷柏片	全草	医药产品(肌衄、紫癜)
紫癜清片	全草	医药产品(肌衄、紫癜)

二、资源性化学成分

1. 黄酮类资源性化学成分　卷柏属资源植物类群中所含化学成分类型较为丰富，其中含有作为较原始类群特征性的双黄酮类化学成分多具抗肿瘤、抗病毒、抗炎、抗菌、抑制血小板聚集等多重生物活性，为卷柏药材发挥多种药效作用的主要物质基础之一，其含量最高可达 1%以上。迄今，已从卷柏属植物中分离鉴定了约 75 个黄酮类化学成分，大多为双黄酮类。从结构和生源关系来看，它们均是以芹菜素及其衍生物为基本母核，通过 C-C 和 C-*O*-C 连接而成的。根据这些黄酮母核连接方式的不同，可进一步分成四类：① 3′, 8″-双芹菜素型，即 amentoflavone 型(Ⅰ)；② 3′, 6″-双芹菜素型，即 robustaflavone 型(Ⅱ)；③ 4′-*O*-6″-双苯醚型，即 hinokiflavone 型(Ⅲ)；④ 3-*O*-4‴-双苯醚型，即 delicaflavone 型(Ⅳ)。另外，其他连接方式的双黄酮也被分离得到：3′,3‴-双芹菜素型，3′,4‴-双芹菜素型，2′,8″-双芹菜素型(2′,8″-biapigenin)，3′-*O*-4‴-双苯醚型，3,3‴-双芹菜素型，4′-*O*-4‴-双苯醚型，4′-*O*-8″-双苯醚型[5~7]。其中含量较高、较为常见的主要有穗花杉双黄酮(amentoflavone)、扁柏双黄酮(hinokiflavone)、异柳杉双黄酮(isocryptomerin)、穗花杉双黄酮-7-甲醚(sequoiaflavone)等。

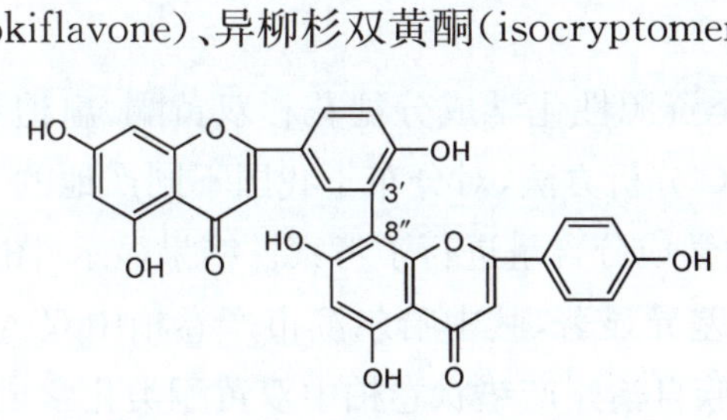

穗花杉双黄酮 (3′-8″型)

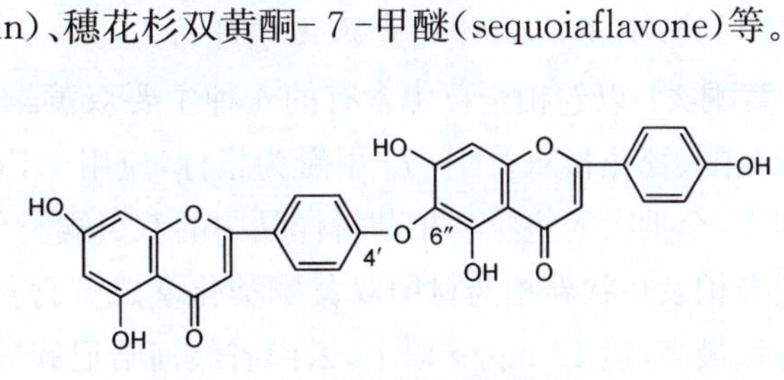

扁柏双黄酮 (4′-*O*-6″)

此外，卷柏属植物中尚含有少量的单黄酮类化学成分，多为芹菜素及其衍生物。近年来，一些结构新颖的黄酮及其苷类化学成分也陆续从卷柏属植物中分离得到，如具有苯甲酸取代基的黄酮类[8]，自然界罕见的 5 位羧甲基取代的黄酮类[9]及黄酮碳苷类化学成分等。

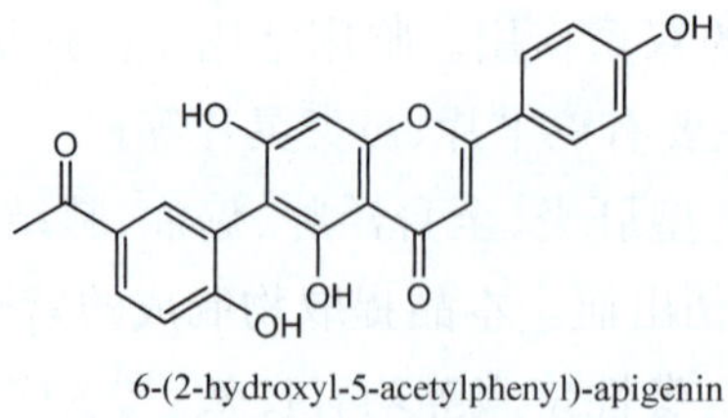

6-(2-hydroxyl-5-acetylphenyl)-apigenin

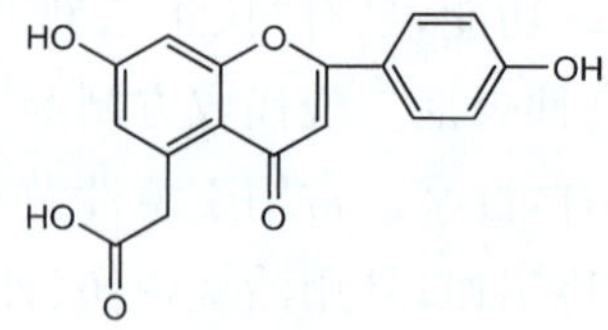

selaginellic acetic acid

2. 其他类资源性化学成分 卷柏属植物中除含有黄酮类化学成分外，尚含有炔多酚类、苯丙素类、生物碱类等资源性化学成分。

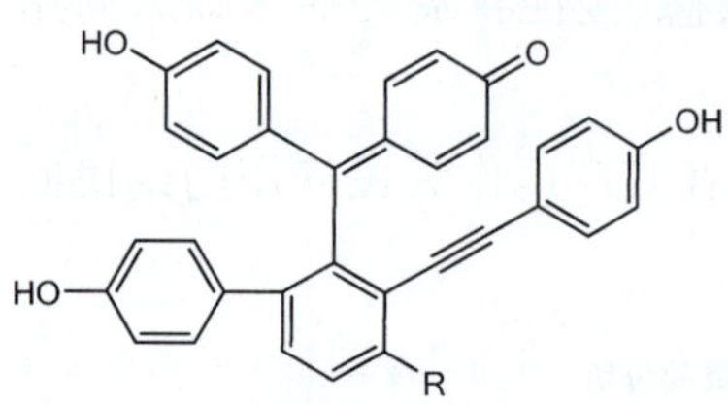

selaginellins

(1) 炔多酚类： selaginellins 为从卷柏属植物中分离得到的一类骨架新颖、具有良好抑菌活性的化学成分[10~12]，也是卷柏属植物重要的特征性化学成分。

(2) 苯丙素类： 苯丙素类是卷柏属植物中的又一大类资源性化学成分。已报道的有(—)鹅掌楸树脂醇 A［(—)- lirioresinol A］、(—) 鹅掌楸树脂醇 B、(+)-荛花酚［(+)- wikstromol］、去甲络石(nortracheloside)，(+)-罗汉松脂素［(+)- matairesinol］、3 -羟基- 1 -(3 -甲氧基- 4 -羟基苯)- 1 -丙酮、3 -羟基- 1 -(3，5 -二甲氧基- 4 -羟基苯)- 1 -丙酮、松脂醇二葡萄糖苷、卷柏酯 A、卷柏苷 B、卷柏苷 C[13~15]、(2*R*，3*S*)-二氢- 2 - 3′，5′-二甲氧基-4′-羟苯基- 7 -甲氧基- 5 -乙酰基苯骈呋喃、sinensiol A[16]、moellenoside A[17]、香荚兰酸、(7*S*，8*R*)- 4，9，9′-三羟基- 3，3′-二甲氧基- 7，8 -二氢苯并呋喃- 1′-丙基新木脂素、丁香脂素、(—)-松脂素、松脂素、松脂酚- 4 - *O* - *β* - *D* -葡萄糖苷、丁香脂素- 4，4′- *O* -二- *β* - *D* -葡萄糖苷等。

(3) 生物碱类： 卷柏属中报道的生物碱类化学成分较少，包括从深绿卷柏中分得的 3 个新大麦芽碱(hordenine)及其苷[18]和从江南卷柏中分离得到的 8 个新的 pyrrolidinoindoline 类生物碱[19]。

除上述类型外，卷柏属植物中尚含有有机酸类、甾体类、蒽醌类、糖类、氨基酸类以及无机盐类等多种化学成分。值得注意的是，从卷柏中尚发现了主要存在于陆生真菌、地衣及海洋微生物中的过氧化麦角甾醇 5α，8β -环二氧麦角甾- 6，22 -二烯- 3β -醇。

三、资源性化学成分动态积累与分析评价

1. 不同采收期的资源化学评价 以福建产兖州卷柏为评价对象，采用 HPLC 法测定其 4～12 月中穗花杉双黄酮的含量，发现 5 月含量最高，9 月后含量有所降低，12 月含量最低，表明 4～7 月的物候条件有利于穗花杉双黄酮的积累[20]。

2. 不同产地、不同品种的资源化学评价

(1) 黄酮类： 以卷柏全草中含有的 4 种主要双黄酮类资源性化学成分穗花杉双黄酮、扁柏双黄酮、异柳杉双黄酮、穗花杉双黄酮- 7 -甲醚为指标，应用 HPLC 分析方法，对分布于我国不同产地的 10 个批次卷柏和 12 个批次的垫状卷柏药材样品中的双黄酮类化学成分含量进行了考察。结果显示(图 7 - 4)：不同产地卷柏及垫状卷柏药材中双黄酮类化学成分含量差异显著，其中哈尔滨市产卷柏中双黄酮类化学成分含量最高，达 12 mg/g 以上，云南省红河哈尼族彝族自治州产垫状卷柏中双黄酮类化学成分含量最低，仅为 1.8042 mg/g。卷柏中双黄酮类化学成分的平均含量显著高于垫状卷柏。4 种双黄酮在卷柏和垫状卷柏中的含量分布呈现一定的规律性，分布量由高至低依次为穗花杉双黄酮、扁柏双黄酮、异柳杉双黄酮、穗花杉双黄酮- 7 -甲醚[21]。

采用 HPLC 法测定了 12 种卷柏属药材中穗花杉双黄酮、扁柏双黄酮、银杏双黄酮的含量，研究显示

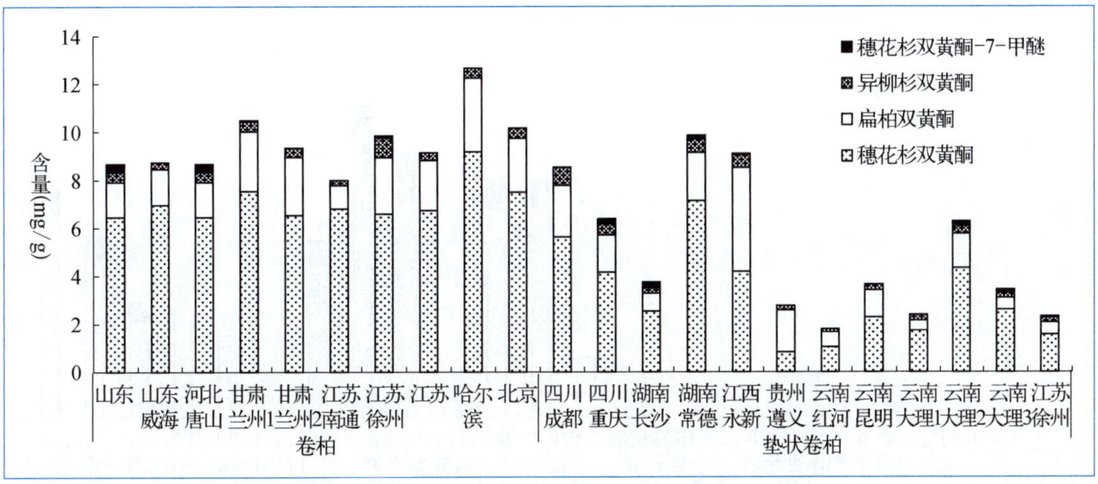

图 7-4　不同产地卷柏药材中双黄酮类资源性化学成分比较分析

(图 7-5),穗花杉双黄酮为卷柏类药材中含量最高的化学成分,3 种成分在不同种药用卷柏之间及同种不同产地卷柏之间的含量差异较大,三种双黄酮类化学成分以中华卷柏、蔓生卷柏和江南卷柏含量较高,说明成分分布与含量存在明显的种间差异,同种不同产地的卷柏色谱图较相似,说明同种卷柏化学组成差异小[22]。

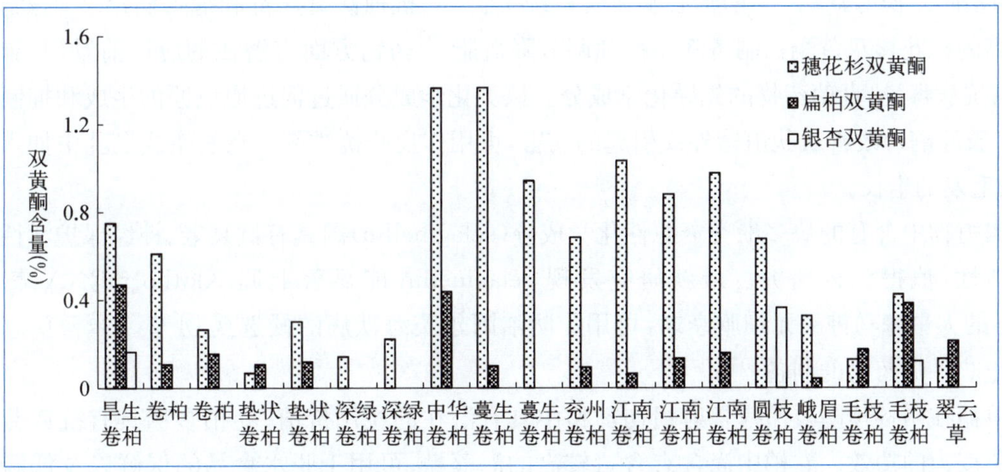

图 7-5　不同品种卷柏药材中双黄酮类资源性化学成分的比较分析

(2) 核苷类: 对采自河南省西峡县伏牛山、北京市及新疆维吾尔自治区天山的卷柏药材,应用 HPLC 法比较其中腺苷的含量。结果显示卷柏中腺苷含量较为丰富(3.17～8.46 mg/g),不同产地卷柏中腺苷的含量差异较大,同一产地、不同质量的卷柏中腺苷的含量也有较大差别,以个大叶茂色绿者腺苷含量较高[23]。

(3) 炔多酚类: 对分布于全国不同产地的共计 10 个卷柏药材样品和 12 个垫状卷柏药材样品,以 HPLC 分析方法,考察其中的 selaginellin 和 selaginellin B 的含量。结果显示(图 7-6):垫状卷柏中炔多酚类资源性化学成分的平均含量显著高于卷柏,且以贵州省遵义市和湖南省常德市所产垫状卷柏含量较高[21]。

四、资源利用效率提升研究

由江南卷柏干浸膏制成的江南卷柏片用于原发性血小板减少性紫癜及其他各种出血性疾病,具有

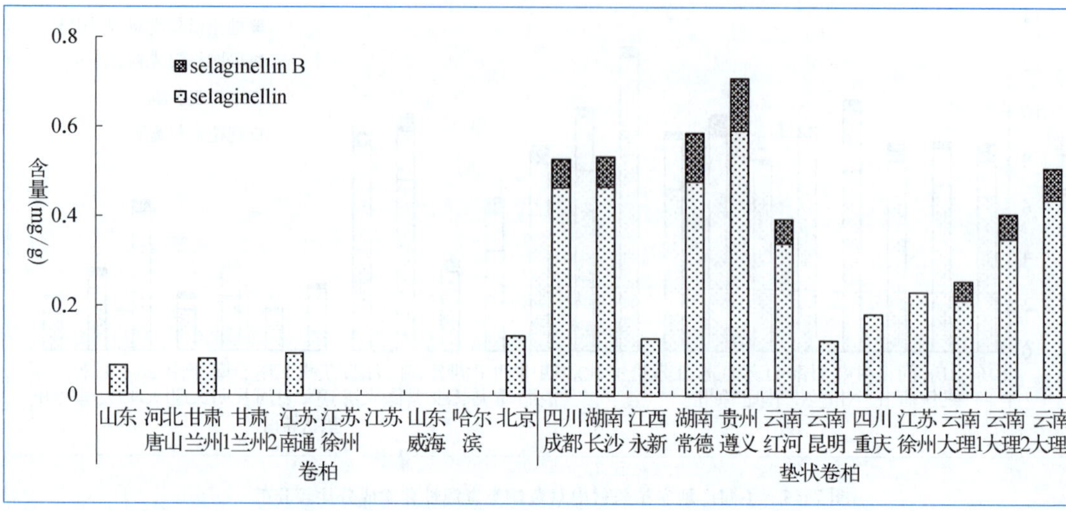

图7-6 不同产地卷柏药材中 selaginellins 的比较分析

升高血小板数和促进血小板聚集功能，抑制血小板相关抗体产生，临床应用疗效确切，长期服用未见明显毒副反应，使患者免除了应用激素类药物带来的不良反应。

卷柏中含量丰富的双黄酮类资源性化学成分具有广泛的药理作用，有望开发成为治疗子宫内膜异位症[24]、防治阿尔茨海默病[25]、防治心脑血管系统疾病[26]、抗柯萨奇病毒和疱疹病毒[27]的药物制剂，其中含量较高的穗花杉双黄酮在制备降血糖和调节降血脂[28]药物方面有潜在的应用前景，并有望开发成为抗癌[29]、抗病毒、抗真菌药物的先导化学成分。该类化学成分通过促进原胶原的生成和抑制基质金属蛋白酶-1(胶原酶)，改善肌肤由紫外线引起的伤害，可用作皮肤抗皱剂。在发蜡或发乳中加入卷柏双黄酮，可刺激毛发的生长。

卷柏属植物中含有的炔多酚类资源性化学成分(selaginellin)因具有抗衰老、神经保护活性及良好的抗微生物活性，值得深入研究。最新研究发现 selaginellin 能显著上调 Klotho mRNA 表达和抑制 $A\beta_{1\sim42}$诱导的大鼠海马神经元细胞衰老，可用作防治阿尔茨海默病的候选药物[30]。翠云草总酚酸提取物可用于止咳平喘药物的制备[31]。

卷柏单糖在制备预防及治疗辐射损伤药物中具有潜在的应用价值；卷柏多糖具有抗疲劳、抗衰老、提高人体免疫力的功效。卷柏中尚含有含量较高的海藻糖，可用于脱水食品的保鲜以及低温脱水保存动物和人体器官等。

此外，卷柏提取物具有抗氧化、抑制酪氨酸酶及黑色素形成的活性，因而产生良好的美白效果。

◇参◇考◇文◇献

[1] 喻剑，陈科力. 卷柏属药用植物研究进展[J]. 中国药师，2011，14(3)：356-359.

[2] 何薇，曾祖平，王永红. 药用卷柏的研究概况[J]. 中草药，2000，31(12)：954-956.

[3] 吴英琦. 江南卷拍片治疗血小板减少性紫癜疗效观察[J]. 中华血液学杂志，1993，14(3)：153.

[4] 国家中医药管理局中华本草编委会. 中华本草[M]. 上海：科学技术出版社，1999. Vol 4：42-55.

[5] 曹园. 卷柏类药材活性成分和质量评价研究[D]. 南京：中国药科大学，2010.

[6] Swamy RC.，Kunert O，Schühly W，et al. Structurally Unique Biflavonoids from Selaginella chrysocaulos and Selaginella bryopteris[J]. Chemistry & Biodiversity.，2006，3：405-413.

[7] WOO ER，Pokharel YR，Yang JW，et al. Inhibition of Nuclear Factor-k B Activation by 2′，8′-Biapigenin[J].

Biological & Pharmaceutical Bulletin., 2006, 29(5): 976 - 980.

[8] Liu JF, Xu KP, Jiang DJ, et al. A new flavonoid from Selaginella tamariscina[J]. Chinese Chemical Letter., 2009, 20: 595 - 597.

[9] Cao Y, Tan NH, Chen JJ, Zeng GZ, et al. Bioactive flavones and biflavones from Selaginella moellendorffii Hieron [J]. Fitoterapia, 2010, 81: 253 - 258.

[10] Cao Y, Chen JJ, Tan NH, et al. Antimicrobial Selaginellin Derivatives from Selaginella pulvinata[J]. Bioorganic & Medicinal Chemistry letters., 2010, 20: 2456 - 2460.

[11] Cao Y, Chen JJ, Tan NH, et al. Structure determination of selaginellins G and H from Selaginella pulvinata by NMR spectroscopy[J]. Magnetic Resonance in Chemistry., 2010, 48(8): 656 - 659.

[12] Liu X, Luo HB, Huang YY, et al. Selaginpulvilins A-D, new phosphodiesterase - 4 inhibitors with an unprecedented skeleton from Selaginella pulvinata[J]. Organic Letters., 2014, 16: 282 - 285.

[13] 毕跃峰,郑晓珂,冯卫生,等. 卷柏中化学成分的分离与结构鉴定[J]. 药学学报,2004,39(1): 41 - 45.

[14] 郑晓珂,史社坡,毕跃峰,等. 卷柏中一个新木脂素苷的分离与鉴定[J]. 药学学报,2004,39(9): 719 - 721.

[15] 郑晓珂,毕跃峰,冯卫生,等. 卷柏化学成分研究[J]. 药学学报,2004,39(4): 266 - 268.

[16] Zheng XK, Li KK, Wang YZ, Feng WS. A new dihydrobenzofuran lignanoside from Selaginella moellendorffii Hieron. [J]. Chinese Chemical Letters., 2008, 19: 79 - 81.

[17] Wang YZ, Chen H, Zheng XK, Feng WS. A new sesquilignan from Selaginella sinensis (Desv.) Spring[J]. Chinese Chemical Letters., 2007, 18: 1224 - 1226.

[18] Lin R. C, Elisabeth S, Francois T, et al. New Alkaloid Glycosides from Selaginella doederleinii[J]. Journal of Natural Products., 1987,50(3): 422 - 426.

[19] Wang YH, Long CL, Yang FM, et al. Pyrrolidinoindoline Alkaloids from Selaginella moellendorfii[J]. Journal of Natural Products., 2009,72(6): 1151 - 1154.

[20] 龙红萍,徐康平,李炜,等. 不同生长季节兖州卷柏中穗花杉双黄酮的含量变化[J]. 湖南师范大学学报(医学版), 2011,8(1): 76 - 78.

[21] 曹园,吴永平,周晓雯,等. HPLC 同时测定卷柏药材中炔多酚和双黄酮的含量[J]. 中国中药杂志,2012,37(9): 1254 - 1258.

[22] 刘海青,林瑞超,冯芳,等. HPLC 法测定卷柏类药材中双黄酮成分的含量[J]. 药物分析杂志,2002,22(5): 392 - 395.

[23] 郑晓珂,冯卫生,毕跃峰,等. RP - HPLC 法测定卷柏中腺苷的含量[J]. 上海中医药大学学报,2003,17(2): 42 - 44.

[24] 王作鹏,胡立宏. 一种治疗子宫内膜异位症的中药制剂及制备方法: 中国,CN1695643A[P]. 2005 - 11 - 16.

[25] 赵全成,张莲珠,南敏伦,等. 预防和治疗老年痴呆症的药物: 中国,CN1297823A[P]. 2008 - 11 - 05.

[26] Lee HS, Kang DG, Oh HC, et al. Pharmaceutical composition comprising amentoflavone derivatives isolated from Selaginella tamariscina for treating or preventing cardiovascular system disease: KR 2005072176 A[P]. 2005 - 07 - 11.

[27] 陈科力,殷丹. 江南卷柏抗柯萨奇病毒和疱疹病毒提取物及提取工艺和制剂: 中国,CN101361765A[P]. 2009 - 02 - 11.

[28] 赵全成,张莲珠,王莲萍,等. 卷柏降血糖和调血脂成分的制备方法及其新用途: 中国,CN101484696A[P]. 2009 - 07 - 22.

[29] 张国刚,田宏. 天然产物穗花杉双黄酮治疗癌症的新用途: 中国,CN101732306A[P]. 2010 - 06 - 16.

[30] 谭桂山,姜德建,李福双,等. 垫状卷柏提取物在制备阿尔茨海默病药物中的用途: 中国,CN101711779A[P]. 2010 - 05 - 26.

[31] 张树祥，熊国裕. 一种翠云草提取物及其制备方法和用途：中国，CN101502535A[P]. 2009-08-22.

（曹　园　冯卫生　段金廒）

银杏药用生物资源及其资源化利用研究

银杏（*Ginkgo biloba* L.）为银杏科（Ginkgoaceae）银杏属（*Ginkgo*）孑遗植物。以其干燥叶入药称为银杏叶（Ginkgo Folium），味甘、苦、涩，性平，具有活血化瘀、通络止痛、敛肺平喘之功效。以其干燥成熟种子入药，称为白果（Ginkgo Semen），味甘、苦、涩，性平，具有敛肺定喘、止带缩尿之功效。

在我国浙江省的西天目山、四川省和湖北省交界处的神农架地区、河南省与安徽省邻接的大别山地区尚有少量呈野生或半野生状态的银杏资源，现世界各地多见栽培。我国是世界银杏栽培分布的中心，约占世界总量的70%。银杏根据种子和核的特征曾划为3个变种：梅核银杏（*G. biloba* var. *typical*）、佛手银杏（*G. biloba* var. *huana*）、马铃银杏（*G. biloba* var. *apiculata*），主要分布在中国的温带和亚热带气候区[1]。

银杏为落叶乔木，幼树树皮近平滑，浅灰色，大树树皮灰褐色，不规则纵裂。枝分长枝和短枝；叶片具细长的叶柄，扇形，在宽阔的叶缘具缺刻或2裂，长3～12 cm，宽5～15 cm。雌雄异株，稀同株，球花单生于短枝的叶腋；雄花成下垂的葇荑花序，雄蕊多数；雌花有长梗，梗端常分两叉，叉端生1具有盘状珠托的胚珠，常有1个胚珠发育成种子。种子核果状，椭圆形、长圆状倒卵形、卵圆形或近球形，长2.5～3.5 cm，直径1.5～2.0 cm；假种皮肉质，被白粉，成熟时淡黄色或橙黄色；种皮骨质，白色，常具2纵棱；内种皮膜质，淡红褐色。

我国幅员辽阔，从分布在全国各地的古银杏树看，银杏不完全受纬度、地势、地形等自然条件的影响，其生命力极强。在我国的温带、暖温带及亚热带地区，东自福建省、我国台湾地区，西自四川省，北至辽宁省、河北省，南自广东省、广西壮族自治区，都有栽培生产。目前中国银杏栽培资源主要分布在江苏省、浙江省、山东省、广西壮族自治区等地多个县市，在安徽省、贵州省、云南省等地也有较为丰富的资源蕴藏量和种群分布[1]。

一、资源利用现状

银杏为古老的裸子植物类群，有植物的"活化石"之誉。银杏资源植物被作为药用历史悠久，种子为其药用部位，称白果。现代研究又发现银杏叶具有益气活血之功效，成为药用价值更为显著的新药材，并被增列为国家法定药材，用于制药原料或作为中医配方调剂，产生了巨大的资源经济价值。

银杏叶临床主要用于治疗冠状动脉性心脏病稳定型心绞痛、脑梗死、记忆力下降、阿尔茨海默病、糖尿病并发症等疾病。现代单味制剂有银杏叶片、银杏叶颗粒、银杏叶滴丸、银杏叶口服液、银杏叶提取物注射液等，成方制剂有复方银杏叶颗粒等。近年来，众多学者对其叶、种仁做了大量研究。结果表明：银杏叶提取物具有扩张血管、改善脑循环、抑制血小板活化因子等作用，同时除了广为熟知的可治疗心血管疾病以外，在抑制肿瘤细胞增殖方面以及制成外用药物抗菌、抗炎方面有较好的作用。

白果具有抑制真菌、抗过敏、通畅血管、改善大脑功能、延缓老年人大脑衰老、增强记忆能力、治疗阿尔茨海默病和脑供血不足等多种生物活性，以白果配伍的经典名方有定喘汤、易黄汤、鸭掌散等。

专利统计分析发现，银杏在医药领域利用主要集中在以下方面：治疗心脑血管疾病，抗衰老，益智，治疗湿疹、荨麻疹、皮炎，治疗臭汗症、治疗性病、妇科病和肛周疾病等。除药用价值外，银杏在化妆品、食品以及农业领域等也有广泛应用。银杏叶提取物有促进毛发生长的效果，可添加在洗发液、发乳、美发液等护发生发化妆品中，添加量为0.1%～1%。银杏叶提取物含有的黄酮类化学成分，具有超氧歧化酶(SOD)活性，能消除体内自由基，降低过氧化脂质的形成速度。添加到护肤化妆品乳液、霜膏、水液、面膜、洗面奶中，能使皮肤滋润，富有光泽，减少黑色素的形成，添加量为0.01%～5%。银杏叶中的双黄酮类化学成分具有拮抗磷酸二酯酶的活性，能减少局部沉着的脂肪，故可用以配制成减肥化妆品。由银杏叶及种仁制成的饮料、糖果、酒类等，具有降血脂、降胆固醇，预防心脑血管病，增强细胞免疫力，抗衰老等功能。此外，银杏外种皮还可制成生物农药，具有抑杀多种农业害虫和病菌的功效，尚有报道可用于杀死钉螺和寄生虫的作用。银杏外种皮及叶片中含有的酚酸类化学成分系水杨酸类的衍生物，具有调节植物代谢、促进作物种子发芽和幼苗生长等资源开发利用价值(表7-4)。

表7-4　以银杏资源植物为原料生产的主要产品及其资源价值

产品名称	利用部位/物质	资源价值
银杏叶提取物	银杏叶/萜内酯类、黄酮类	医药用原料、中间体
银杏酮酯	银杏叶/萜内酯类、黄酮类	医药用原料、中间体
银杏酮酯滴丸/注射液	银杏叶/萜内酯类、黄酮类	医药、保健(瘀血型胸痹及血瘀型轻度脑动脉硬化引起的眩晕)
银杏叶片	银杏叶	医药、保健(稳定性心绞痛、脑梗死)
银杏叶颗粒	银杏叶	医药、保健(稳定性心绞痛、冠状动脉性心脏病、脑梗死)
银杏叶胶囊	银杏叶	医药、保健(血瘀证引起的胸痹、中风)
银杏叶滴丸	银杏叶	医药、保健(稳定型心绞痛、脑梗死)
银杏叶软胶囊	银杏叶	医药、保健(稳定型心绞痛、脑梗死)
银杏叶口服液	银杏叶	医药、保健(血瘀引起的胸痹、中风，症见胸闷心悸、舌强话蹇、半身不遂等)
银杏叶分散片	银杏叶	医药、保健(血瘀引起的胸痹、中风，症见胸闷心悸、舌强话蹇、半身不遂等)
银杏叶提取物注射液	银杏叶/银杏黄酮苷	医药、保健(痴呆、糖尿病性视网膜病变、黄斑变性、青光眼、动脉硬化闭塞症、血管外科、眼科、神经内科)
银杏达莫注射液	银杏叶	医药、保健(冠状动脉性心脏病、血栓栓塞性疾病)
银杏叶健身茶	银杏叶	保健食品(延缓衰老)
银杏软胶囊	银杏叶	保健食品(延缓衰老)
银杏叶酒	银杏叶	保健食品(调节血脂)
银杏叶冲剂	银杏叶	保健食品(调节血脂)
银杏健忆胶囊	银杏叶	保健食品(改善记忆)
白果定喘口服液	银杏种仁	医药、保健(修复破损和发炎的气管黏膜)
白果天仙痤疮药液	银杏种仁	医药、保健(消疮)
银杏露	银杏种仁	医药、保健(镇咳、化痰定喘)
银杏饮料	银杏种仁	保健食品(润肤、抗衰老、延年益寿)
白果山力酒	银杏种仁	保健食品(补气血、益精髓)
银杏酒	银杏外种皮	保健食品(改善心血管系统疾病)
复合杀螺剂	银杏叶、种仁、外种皮	农药(杀螺)
银杏皮炎水	银杏外种皮	医药、保健(治疗湿疹、荨麻疹、皮炎)
植物杀钉螺剂	银杏外种皮	农药(杀钉螺)
寄生虫防治剂	银杏外种皮	农药(寄生虫防治)
植物杀菌剂	银杏外种皮	农药(杀菌)

二、资源性化学成分

1. 银杏叶资源性化学成分　银杏叶中主要含有的资源性化学成分类型有黄酮类、萜内酯类、聚戊烯醇类、酚酸类等[2,3]。其中，黄酮类及银杏萜内酯类为目前研究及开发利用较为深入系统的资源性物质。

(1) 黄酮类： 银杏叶中黄酮类化学成分含量较高，为2.5%～5.9%，主要由双黄酮类、黄酮醇苷元及其苷类等组成，为银杏发挥心脑血管保护作用的主要活性组分之一。其中，双黄酮类化学成分为银杏科特征性化学成分，主要有穗花杉双黄酮(amentoflavone)、去甲银杏双黄酮(bilobetin)、银杏双黄酮(ginkgetin)、异银杏双黄酮(isoginkgetin)、金松双黄酮(sciadopitysin)和5′-甲氧基去甲银杏双黄酮(5′- methylbilobetin)。银杏黄酮醇苷其苷元主要为槲皮素、山柰酚、异鼠李素，尚有芫花素、洋芹素、木犀草素、杨梅黄酮(myricentin)等。银杏叶中具有心脑血管活性的银杏黄酮醇苷主要有槲皮素3-*O*-α-*L*-(6‴-*p*-香豆酰葡萄糖基-*β*-*D*-1,2-*O*-鼠李糖苷)、山柰酚3-*O*-α-*L*-(6‴-*p*-香豆酰葡萄糖基-*β*-*D*-1,2-鼠李糖苷)、异鼠李素3-*O*-α-*L*-(6‴-*p*-香豆酰葡萄糖基-*β*-*D*-1,2-鼠李糖苷)等[1,4～10]。

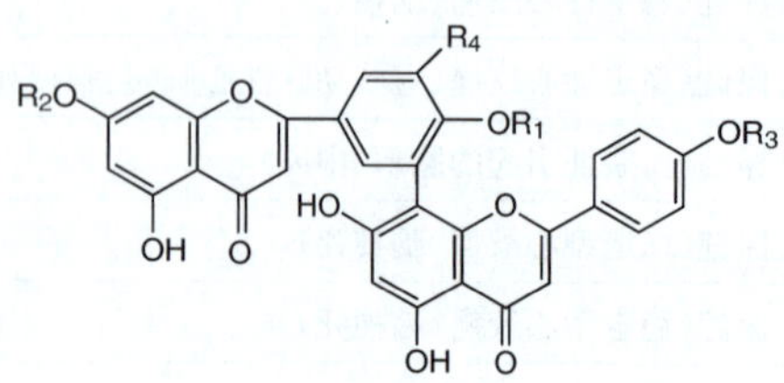

银杏双黄酮母核

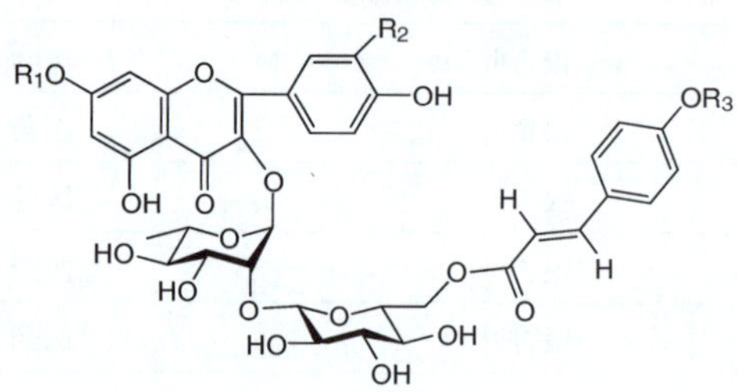

银杏香豆酰黄酮醇苷类

(2) 萜内酯类： 萜内酯类化学成分是银杏叶中另一类重要的生物活性物质，具有特异性PAF拮抗作用，在叶中其含量可达1%。银杏萜内酯(ginkgolides)包括二萜内酯和倍半萜内酯。二萜内酯又称银杏内酯，包括银杏内酯A、银杏内酯B、银杏内酯C、银杏内酯J、银杏内酯K。银杏内酯为双环二萜，其最大特征都是一个笼状分子，连有1个叔丁基，有6个五元环，包括1个螺[4,4]壬烷、1个四氢呋喃环和3个γ-内酯环，五个环均顺式稠合而形成一个半球形的腔，这种结构在天然产物中实属罕见。银杏叶中还含有一个倍半萜内酯为白果内酯(bilobalide)[1,3]。

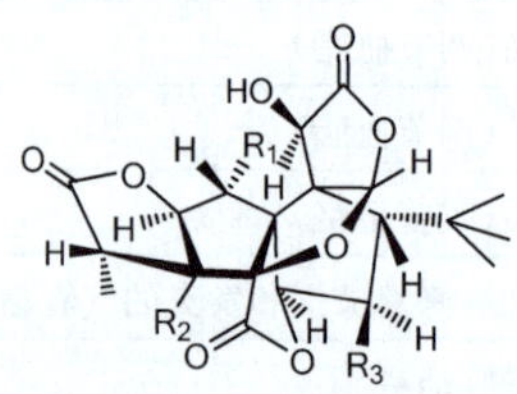

银杏内酯A：R_1=H　R_2=H　R_3=OH
银杏内酯B：R_1=OH　R_2=H　R_3=OH
银杏内酯C：R_1=OH　R_2=OH　R_3=OH
银杏内酯J：R_1=H　R_2=OH　R_3=OH
银杏内酯K：R_1=OH　R_2=H　R_3=H

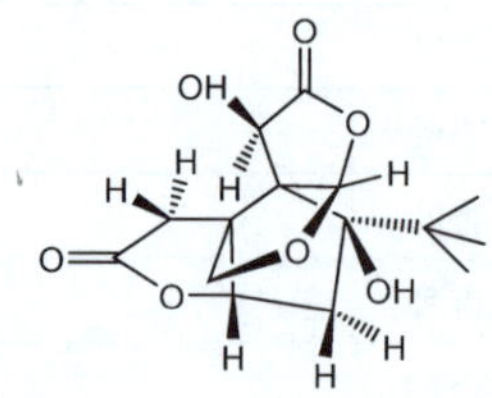

白果内酯

(3) 聚戊烯醇类： 银杏叶所含聚戊烯醇类化学成分主要是以乙酸酯的形式存在，极少量是以游离醇形式存在。银杏叶中的聚戊烯醇主要为桦木聚戊烯醇型，具有促进造血干细胞增殖的作用，可用于再障性贫血的治疗等[2]。

(4) 酚酸类： 银杏叶中的烷基酚和烷基酚酸类化学成分属漆树酸类化学成分。该类化学成分包括白果酸(ginkgolic acid)、氢化白果酸(hydroginkgolic acid)、氢化白果亚酸(ginkgolinic acid)、白果酚(ginkgol)和银杏酚(bilobal)等。该类成分对皮肤具有一定的刺激性,可用于治疗痤疮,亦可开发生物农药等[1]。

2. 银杏种子(白果)中的资源性化学成分　银杏为裸子植物,其种子组织结构具有三层构造:外种皮为肉质,中种皮为骨质,内种皮为膜质。除去外种皮的干燥种子称白果入药。

银杏外种皮含有黄酮类、内酯类、酚酸类及多糖类化学成分,其中酚酸类化学成分被认为具有潜在致敏和致突变作用,该类成分包括白果酸、氢化白果酸、氢化白果亚酸、银杏二酚等。酚酸类化学成分在银杏提取物或制剂产品中作为限量成分(一般要求小于 5 ppm)进行控制。近年来研究表明,银杏酚酸类化学成分具有抑菌、抗肿瘤、杀虫、提高机体免疫功能等多种活性[11]。

银杏种仁中含有银杏内酯类、银杏双黄酮类、银杏酚酸类、脂肪酸类、氨基酸类、蛋白质类、多糖类等,其中脂肪酸类化学成分包括亚油酸、油酸、柠檬酸、硬脂酸、亚麻酸(linolenic acid)等;氨基酸类化学成分包括 Lys、Phe、Leu、Ile、Val、His、Tyr 等。尚含有 Na、Mg、P、Ca、Fe、Zn、Mn、Cu、Ni 等矿物质元素[11,12]。

3. 银杏树干心材资源性化学成分组成　银杏心材含木脂素类化学成分 *d*-芝麻素(*d*-sesamin)约 0.52%,另含挥发性物质约 5%,其中主要为银杏木酮(bilobanone)[1]。

4. 银杏根皮资源性化学成分组成[13]　近年来,因园林绿化及行道树移植需求,每年产生大量银杏根部资源因缺乏利用途径而废弃在原产地。对其进行资源化学研究,发现其根皮中含有较为丰富的白果内酯、银杏内酯 A、B、C 等萜内酯类,芫花素、芹菜素等黄酮类资源性物质。

5. 银杏花粉资源性化学成分组成　银杏花粉中含有 16 种核苷类成分,以尿苷含量最高;含有 24 种游离氨基酸,以天冬氨酸、甲硫氨酸、苏氨酸、赖氨酸含量较为丰富,尚含有少量牛磺酸。元素分析表明,银杏花粉中 K、Ca、Fe、Mg 等有益元素含量较高[14]。

三、资源性化学成分动态积累与分析评价

1. 银杏叶资源性化学成分动态分析与评价

(1) 不同生长季节银杏叶的资源化学评价

1) 黄酮类: 采用 HPLC 法,对不同生长季节银杏叶中以槲皮素、山柰素及异鼠李素为苷元的总黄酮含量进行评价,结果显示:4~5 月幼嫩叶片中的总黄酮含量最高,随后逐月下降,11 月总黄酮含量降至最低[15]。

对银杏叶中黄酮醇苷类、酰基黄酮苷类及双黄酮类化学成分在营养生长期内积累规律进行分析,结果显示(图 7-7,图 7-8):黄酮醇苷类化学成分在叶芽中即具有较高的含量,且随叶芽生长发育其含量迅速增加,在 4 月即达到全年含量的最高点,此后随着叶片的逐渐生长,黄酮醇苷含量逐日下降,10 月是全年含量最低点,11 月又开始缓慢上升;酰基黄酮苷类化学成分的含量在叶芽中就达到全年含量的最高

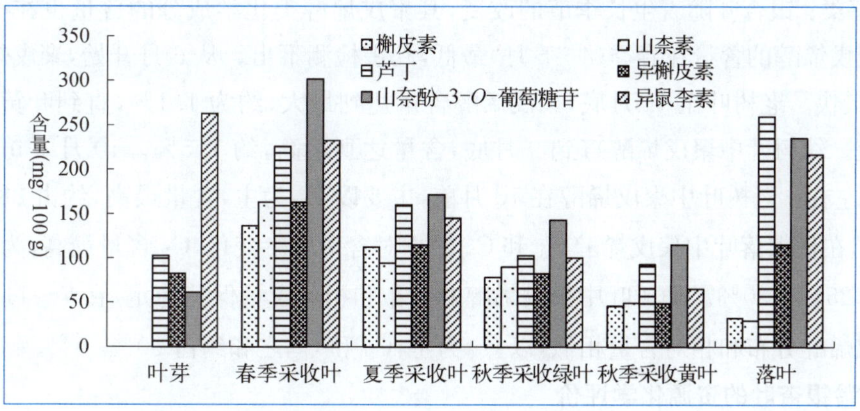

图 7-7　不同季节银杏叶黄酮醇及其苷类资源性化学成分积累动态

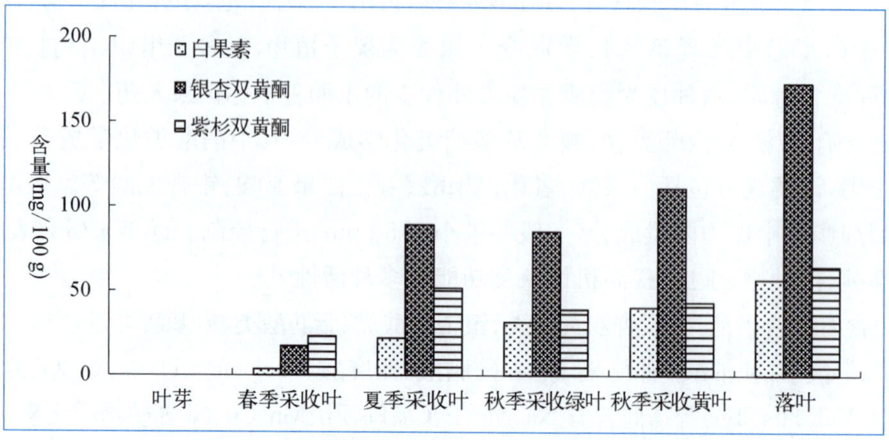

图 7-8 不同季节银杏叶双黄酮类资源性化学成分积累动态

点，然后随着叶片的生长，其含量呈下降趋势；双黄酮类化学成分在叶芽中未检测到，之后在整个营养生长期内呈现出缓慢的递增趋势[16]。

2）萜内酯类：采用 HPLC 法，对不同生长季节银杏叶中萜内酯类资源性化学成分白果内酯、银杏内酯 A、银杏内酯 B、银杏内酯 C 的积累规律进行研究，结果显示(图 7-9)：萜内酯类资源性化学成分在初春开始富集，随着叶片的逐渐生长其内酯含量呈上升趋势，其中白果内酯从 5～10 月含量上升 8 倍；各指标成分及总萜内酯含量在 10 月以后均急剧下降，总萜内酯含量以 9 月最高[17,18]。

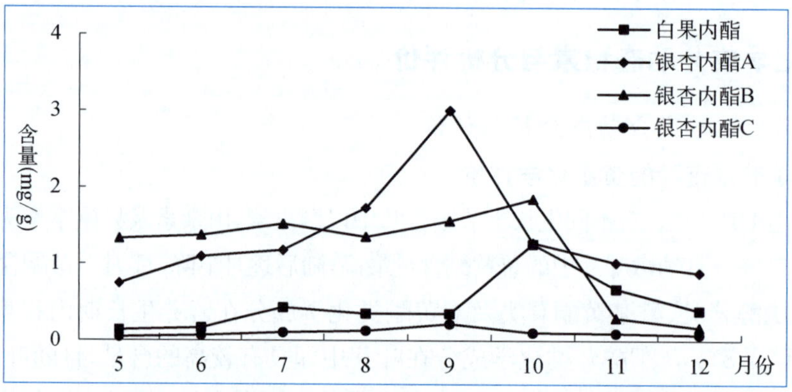

图 7-9 不同生长季节银杏叶中萜内酯类化学成分的积累动态

3）聚戊烯醇类：银杏叶随着生长季节的改变，其聚戊烯醇类化学成分的含量也在不断变化。老树叶和幼树叶中聚戊烯醇的含量在春季(4～5 月)最低，几乎检测不出。从 6 月开始，聚戊烯醇的富集增幅加大，秋季增幅最快。老树叶至 11 月底，聚戊烯醇含量达到最大，约为 1.1%，直到叶黄落叶，聚戊烯醇的含量基本不变。幼树叶中聚戊烯醇直到 9 月底，含量达到最高，约 1.5%。10 月下旬开始下降，落叶时下降至 0.7%左右。老树叶中聚戊烯醇在 10 月前，主要以 C_{85} 为主，含量最高，约占 38%，其次为 C_{90}，占 31%左右。但在秋末落叶中聚戊烯醇 C_{85} 和 C_{90} 的相对含量发生变化，C_{90} 含量最高，为 33%～35%，而 C_{85} 含量次之，为 25%～30%。幼树叶中聚戊烯醇的分布和相对含量保持稳定，在 7～11 月，与老树叶在秋末落叶时聚戊烯醇分布和相对含量相似，以 C_{90} 为主，C_{90} 和 C_{85} 之和约占 60%[19,20]。

(2) 不同树龄银杏叶的资源化学评价

1）黄酮类：银杏叶黄酮类化学成分含量随树龄增长总体呈递减趋势。数年生幼株比 10 年以上大树叶片中的黄酮类化学成分含量高出近 1 倍；10 年以下(含 10 年)银杏植株叶片黄酮含量与树龄线性关系良好，20 年以上成年植株叶片黄酮含量较低且变化不大。采自江苏省邳州市不同树龄(2 年生、3 年生、4 年生、5 年生、6 年生)的银杏叶，其总黄酮含量随树龄的增长，呈明显的下降趋势(图 7－10)[21]。

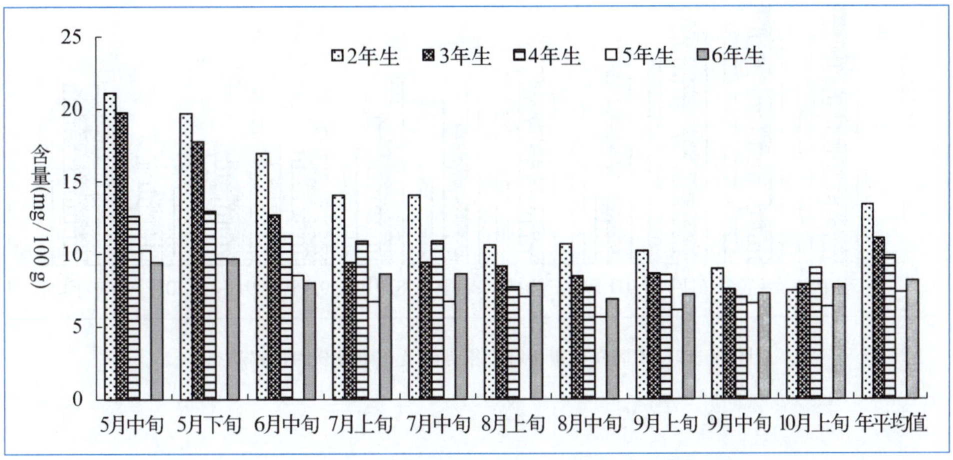

图 7－10　不同树龄银杏叶中黄酮类资源性化学成分积累动态

2) 萜内酯类：经分析评价不同树龄银杏叶中总内酯类资源性化学成分的积累量及其消化规律各异。幼龄银杏树的叶片中的萜类内酯含量明显高于老龄树，呈现出随树龄的增长，银杏总萜内酯含量呈逐渐下降的趋势(图 7－11)[18,21]。

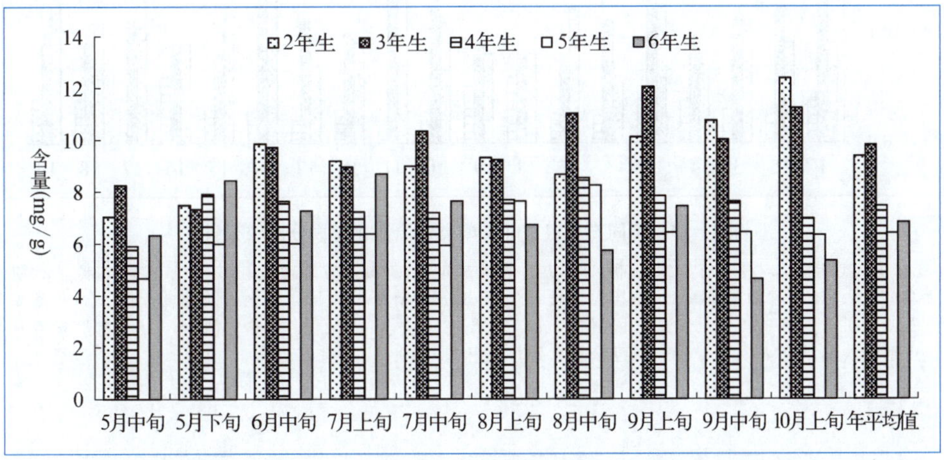

图 7－11　不同树龄银杏叶萜内酯类资源性化学成分积累动态

3) 银杏酸类：采用 HPLC 分析方法，对不同生长期银杏叶中总银杏酸的变化规律进行评价研究，结果显示(图 7－12)：银杏叶中总银杏酸含量随季节的变化呈现出先上升后逐渐下降的趋势，5 月底 6 月初含量最高，后随时间推移逐渐下降，9 月中旬到 10 月初含量较低；银杏叶中总银杏酸含量随着树龄的增长而降低[22]。

(3) 不同产地银杏叶的资源化学评价

1) 黄酮类：采用 HPLC 法测定我国 19 个产地银杏叶中 3 种主要黄酮醇苷元(槲皮素、山柰酚、异鼠李素)的含量，并以此换算出总黄酮含量。结果显示(图 7－13)：不同产地银杏叶中总黄酮类含量差异较大，其中银杏产量较大的江苏省邳州市、广西壮族自治区兴安县、贵州省正安县、湖北省安陆市等地的银杏叶总黄酮含量较高[23]。

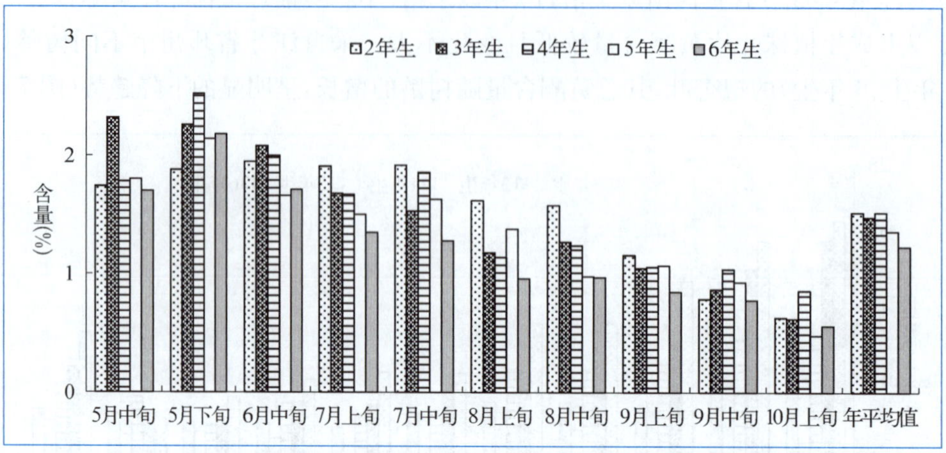

图 7-12 不同树龄银杏叶中银杏酸类化学成分的积累动态

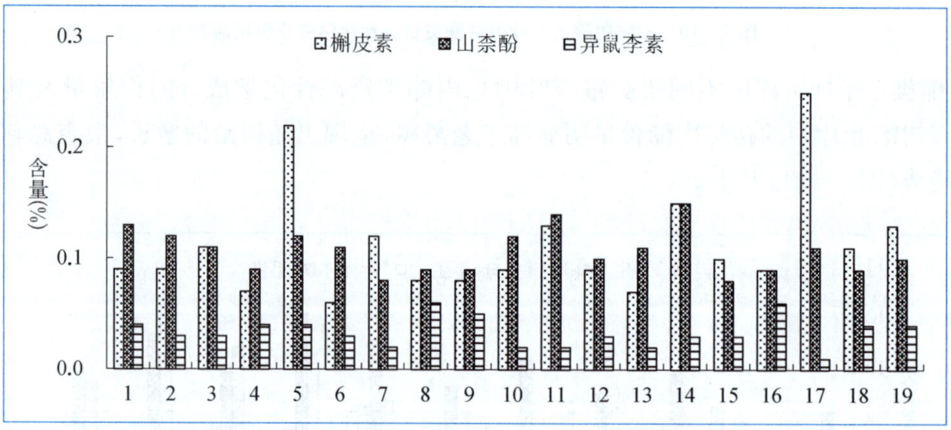

图 7-13 不同产地银杏叶黄酮类资源性化学成分比较分析

1. 辽宁省大连市 2. 河北省石家庄市 3. 山西省太原市 4. 山东省济南市 5. 江苏省邳州市 6. 陕西省西安市 7. 江苏省如皋市 8. 江苏省泰兴市 9. 江苏省南京市 10. 湖北省随州市 11. 湖北省安陆市 12. 四川省成都市 13. 浙江省杭州市 14. 贵州省正安县 15. 福建省宁德市 16. 贵州省惠水县 17. 广西壮族自治区兴安县 18. 广西壮族自治区桂林市 19. 广东省南雄市

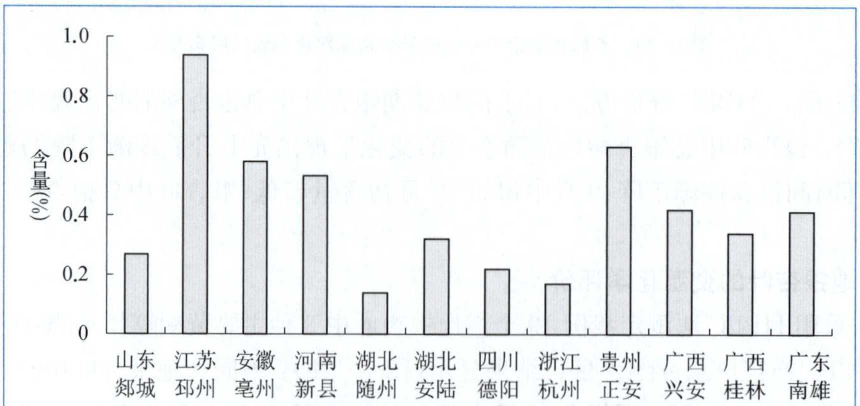

图 7-14 不同产地银杏叶萜内酯类资源性化学成分比较分析

2）萜内酯类：不同产地银杏叶中萜内酯类资源性化学成分含量差异较大。其中银杏叶产量较大的江苏省邳州市、贵州省正安县、安徽省亳州市等地的银杏叶萜内酯含量较高(图 7－14)[17,21]。

（4）不同部位银杏的资源化学评价：银杏植物的不同部位均含有黄酮类化学成分。分析表明，银杏黄酮含量由高到低依次为芽＞叶＞根＞枝＞树皮＞树干，但不同的器官、组织及不同来源的材料表现出较大的变异性。实生苗顶芽黄酮含量＞侧芽，而嫁接苗则反之。长枝上定型叶黄酮含量高于短枝上叶的含量，一年生茎枝上、中、下三段部位上的叶片中黄酮含量呈下降趋势；叶片中黄酮含量大于其叶柄；吸收根中的黄酮含量＞根皮部＞根木质部；一年生长茎枝皮部黄酮含量大于木质部[24,25]。

2. 白果资源性化学成分动态分析与评价

（1）不同树龄白果的资源化学评价

1）核苷类：通过对山东省郯城市银杏种植基地不同树龄的银杏种子中核苷及碱基类资源性化学成分的分析结果显示核苷类成分总含量在百年老龄树所产种子中的含量达到，而在 50 年生树龄者低，为 642.8 μg/g。银杏种子(白果)中核苷类化学成分主要为腺苷、鸟苷、尿苷、2′-脱氧胞苷－5′-单磷酸、胞苷－5′-单磷酸。在不同样品中碱基的含量明显高于核苷树[26]。

2）氨基酸类：对山东省郯城县银杏种植基地不同树龄白果氨基酸类资源性化学成分进行测定，样品主要包括 11 个树龄(8、10、15、20、25、30、40、50、100、300、600 年)的白果。24 个游离氨基酸的含量变化范围为 4 330.4～8 813.7 μg/g，其中氨基酸含量最高的是谷氨酸，其次是 γ－氨基丁酸、脯氨酸、蛋白氨基酸、谷氨酰胺。值得注意的是，碱性氨基酸(精氨酸)和酸性氨基酸(谷氨酸)都是主要成分，非蛋白质氨基酸中γ－氨基丁酸含量是其他三种的 4 倍。同时发现白果中氨基酸的含量与树龄有较大的相关性，从 8 年到 40 年银杏树产白果中游离氨基酸的含量呈平稳的增加趋势直到 40 年达到总氨基酸含量的最高点，超过 40 年后总氨基酸的含量逐渐降低[27]。

3）多糖类：不同树龄的白果中总多糖的含量具有明显的变化规律，40 年生银杏种子总多糖的积累量达到最大值，即 8～40 年生白果中总多糖的量随着年龄的增加而逐渐增加，超过 40 年后总多糖的含量随着年龄的增加而逐渐降低。在不同树龄的种子中性多糖的含量相对平稳，而酸性多糖的量却呈现出 40 年积累至最大值，所映出银杏总多糖的变化趋势[11]。

（2）不同产地白果的资源化学评价

1）核苷类：对不同产地的银杏种子中核苷类资源性化学成分的含量进行了测定，结果显示：鸟苷和尿苷是其主要化学成分，它们的含量变化范围分别为 388.7～522.7 μg/g 和 86.4～415.3 μg/g。20 种核苷及碱基类成分在不同栽培生产区域银杏种子中的含量差异较大，如鸟苷在许多产区是主要组成成分，最高时可达 658.3 μg/g，而最低时只有 1.8 μg/g。同时发现次黄嘌呤、黄嘌呤和 5 种脱氧核糖核苷类化学成分明显低于其他成分。此外 2′-脱氧胞苷－5′-单磷酸、胞苷－5′-单磷酸、3′,5′-环磷酸腺苷也是普遍含有的化学成分。不同产地银杏种子中核苷类资源性化学成分总含量的变化范围为 772.8～1 799.6 μg/g[26]。

2）氨基酸类：通过对不同产地白果中氨基酸类资源性化学成分的含量分析，结果显示：所有样品中都富含有氨基酸，尤其是 8 种必需氨基酸。游离氨基酸的含量具有明显的区域差异性，总氨基酸和必需氨基酸在江苏省和山东省的样品含量较高。γ－氨基丁酸和谷氨酸在不同产地样品中是主要成分，尤其是非蛋白质氨基酸类的 γ－氨基丁酸含量较高。除了 8 个必需氨基酸和 4 个非蛋白质氨基酸以外，其他 12 个非必需氨基酸在不同产地白果中含量差异不明显。从营养功能角度评价，白果确为一种营养全面，且具一定保健功效的药食同源的资源性产品[27]。

（3）不同部位白果的资源化学评价

1）核苷类：采用 HILIC－UPLC－TQ/MS 方法，测定了江苏省泰兴市、山东省郯城县和广西壮族自治区灵川县银杏种子的5个不同部位(外种皮、中种皮、内种皮、胚乳和胚芽)的核苷类资源性化学成分,结果显示(图7-15):20种核苷及碱基类资源性化学成分的总量变化范围为64.1～3 249.4 μg/g,5个部位中核苷类化学成分总含量由高到低的顺序为胚芽>胚乳>外种皮>内种皮>中种皮。同时发现所有部位核糖核苷类含量明显高于脱氧核糖核苷类。在核苷类化学成分含量较高的胚乳和胚芽部位鸟苷、尿苷及其相应的碱基含量明显高于其他的核苷及碱基[26]。

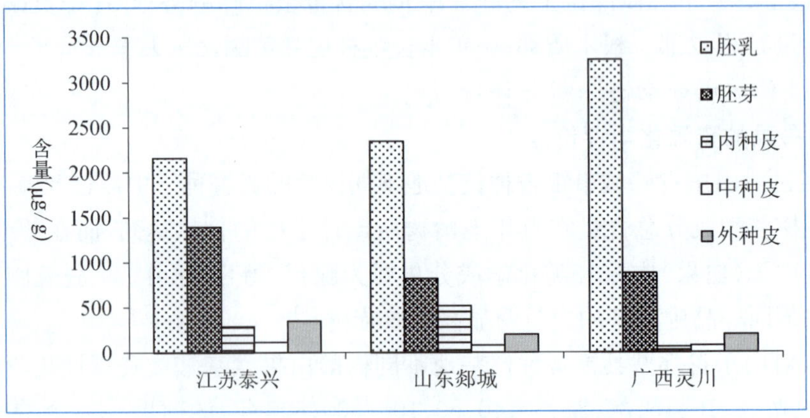

图7-15 银杏种子不同部位中核苷类资源性化学成分的分布与积累比较

2）氨基酸类:通过HILIC-UPLC-TQ/MS方法,分析了江苏省泰兴市、山东省郯城县和广西壮族自治区灵川县银杏种子的5个不同部位(外种皮、中种皮、内种皮、胚乳和胚芽)的氨基酸类化学成分。结果显示,游离氨基酸总含量的变化范围为341.2～13 136.4 μg/g,5个部位中氨基酸类化学成分含量差异主要表现在胚芽、胚乳、外种皮中氨基酸的含量较高而在中种皮和内种皮中氨基酸的含量较低。氨基酸的含量积累由高到低的顺序为胚芽>外种皮>胚乳>内种皮>中种皮。同时发现胚芽中游离氨基酸含量较高的是γ-氨基丁酸、Pro、Gln、Glu;外种皮、内种皮、中种皮中含量较高的是Gln、Glu;胚乳中含量较高的是Glu、γ-氨基丁酸。此外银杏外种皮和其他4个部位有很大的差别,如在银杏外种皮中必需氨基酸和非蛋白质氨基酸(γ-氨基丁酸、羟脯氨酸、鸟氨酸、瓜氨酸)总量分别为2 380.49 μg/g和11 729.95 μg/g且分别约占该部位中总氨基酸含量的7.7%和38.2%,而这两种氨基酸在其他部位中所占的比例分别为20.0%～26.6%和10.7%～26.9%[27]。

3）多糖类:通过对银杏种子不同组织部位中多糖类资源性化学成分的分析表明,中性多糖与酸性多糖的比为2.3∶1～1.32∶1,可见中性多糖为银杏种子中总多糖的主要组成部分。其中,中性多糖含量由高到低的顺序为外种皮>胚乳>胚芽>内种皮>中种皮;酸性多糖含量由高到低的顺序为外种皮>胚乳>胚芽>内种皮>中种皮;总多糖的含量由高到低的顺序为外种皮>胚乳>胚芽>内种皮>中种皮。与其他4个组织部位相比银杏外种皮中总多糖的含量较高,是开发用于药用或健康产品重要的资源性多糖化学物质[11]。

4）萜内酯类、黄酮类与银杏酸类:研究显示:银杏种子不同组织部位普遍含有银杏萜内酯和银杏酸类资源性化学成分,但其含量极少远不及银杏叶。在银杏外、中、内种皮中银杏内酯含量由高到低的顺序为银杏内酯C>银杏内酯A>银杏内酯B,胚乳和胚芽中银杏内酯含量由高到低的顺序为银杏内酯C>银杏内酯B>银杏内酯A。同时发现,胚芽中含有丰富的银杏萜内酯和白果酸,银杏外种皮中银杏酸类化学成分较高,而在胚乳、中种皮、内种皮中含有的该类化学成分种类和含量甚低[11]。

3. 药材产地加工过程资源性化学成分的分析评价

1）黄酮及黄酮苷类:采用UPLC-TQ/MS方法评价了银杏叶的不同干燥方法(自然晒干、阴干、

35℃、45℃、60℃、80℃)对其黄酮及其苷类化学成分的组成及其含量的影响。结果显示：银杏叶中含有的黄酮苷类化学成分在干燥过程中可转化为苷元，且其适宜条件为晒干或 45～60℃烘干。具体表现为黄酮苷元类化学成分木犀草素、槲皮素、芹菜素和异鼠李素均在晒干条件下有较明显的上升趋势。与鲜品相比，制干后含量分别增加 95.0%、162.5%、109.0%、13.5%，且在 45℃和 60℃烘干条件下也有利于四者成分的积累，山柰酚在鲜品中及阴干和 80℃烘干条件下均未检测到，在其他条件下随着水分的减少含量从无到有并逐渐上升。而黄酮苷类化学成分，如槲皮素 3-*O*-[6-*O*-(*α*-*L*-鼠李糖)-*β*-*D*-葡萄糖苷]、槲皮素 3-*O*-*β*-*D*-葡萄糖苷、槲皮素-3-*O*-[4-*O*-(*β*-*D*-葡萄糖)-*α*-*L*-鼠李糖苷]、槲皮素 3-*O*-*α*-*L*-鼠李糖苷，其含量均呈先上升后下降的变化趋势(图 7-16)。此外，这些成苷的苷元在低温烘干或阴干条件下均有下降趋势，可见银杏叶中不仅有分解糖苷的酶，也存在转化苷元的酶[28]。

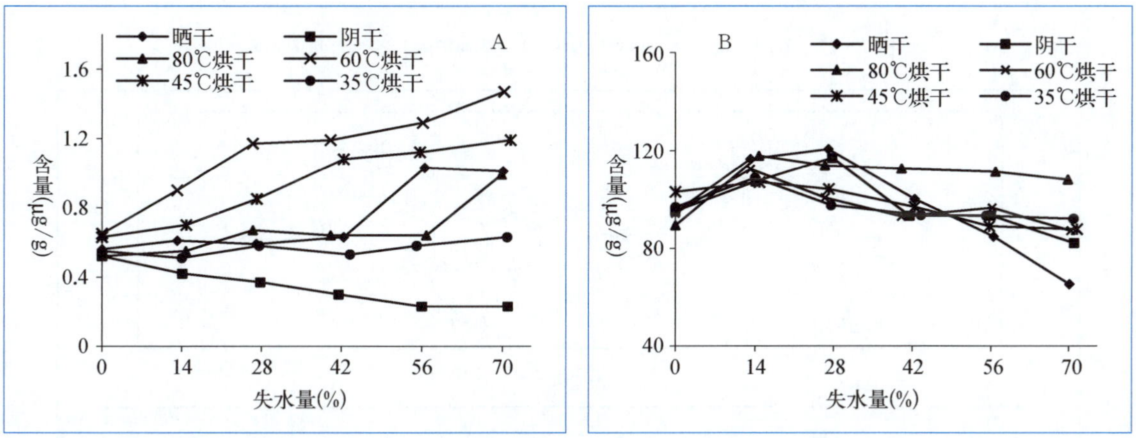

图 7-16　不同干燥方法对银杏叶中槲皮素(A)及其苷槲皮素-3-*O*-*α*-*L*-(葡萄糖基-*β*-*D*-1,2-鼠李糖苷)(B)含量的影响

2) 双黄酮类： 银杏叶在干制过程中，去甲银杏双黄酮和穗花杉双黄酮的含量呈先升高后降低的趋势，而制干后含量与鲜品差异不大，其他条件下干燥过程中含量均稳定或略有下降，可见较高温度干燥对这两种双黄酮含量影响起主导作用。银杏双黄酮、异银杏双黄酮的变化趋势相似，总体上呈先升高后降低的趋势，其中异银杏双黄酮在阴干、35℃、80℃干燥条件下，少量失水后含量升高近一倍，之后随着水分的不断减少含量逐渐降低，在 60℃和 45℃干燥条件下含量升高趋势较缓慢，但制干后含量却高于其他干燥方式，而对银杏双黄酮来说，80℃烘干和晒干能提高其含量。金松双黄酮在银杏叶中含量十分丰富，可达 5.6～6.0 mg/g，其性质较稳定，在各干燥条件下含量保持基本稳定[28]。

3) 儿茶素类： 银杏叶在干制过程中，(−)表没食子酸儿茶素、(+)儿茶素、(−)表儿茶素三种资源性化学成分在各干燥条件下含量与鲜品比较，制干后均有不同程度的降低(图 7-17)，其中 80℃烘干损失最少，晒干条件下损失最多且趋势最明显，损失高达 60%～90%，三者制干后含量均为 80℃>60℃>45℃>35℃，阴干>晒干。其可能的变化机制，如图 7-18 所示。

4) 银杏内酯类： 采用 UPLC-TQ/MS 方法，对银杏叶在自然晒干、阴干、35℃、45℃、60℃、80℃烘干过程中银杏叶中内酯类资源性化学成分的消化变化进行了分析评价，银杏内酯 A、银杏内酯 B、银杏内酯 C 及白果内酯变化趋势一致，呈先升高后降低的变化趋势，其中 80℃烘干和晒干升高趋势明显高于其他干燥条件，且这四个内酯制干后含量均为 80℃>晒干>阴干>60℃>45℃>35℃[28]。

5) 银杏酚酸类： 白果新酸在干燥前后含量变化较小，而银杏酸变化明显，除 35℃、45℃时呈平稳下降趋势外，均呈先升高后降低的趋势，其中 80℃烘干条件下变化最为明显[28]。

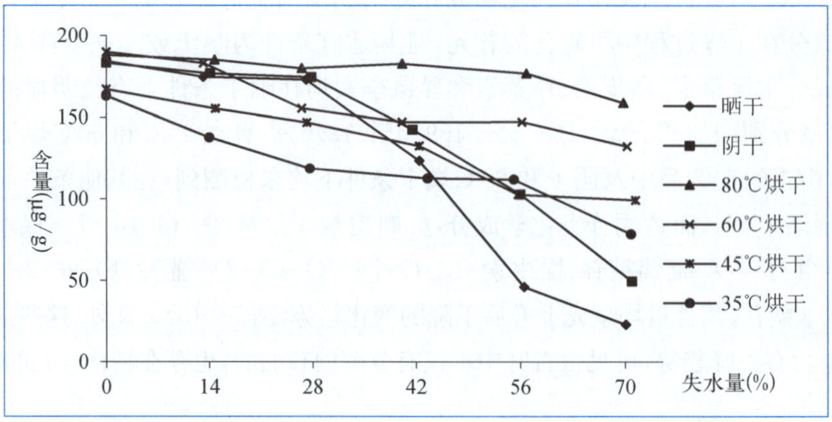

图 7-17　不同干燥方法对银杏叶中(-)表没食子酸儿茶素含量的影响

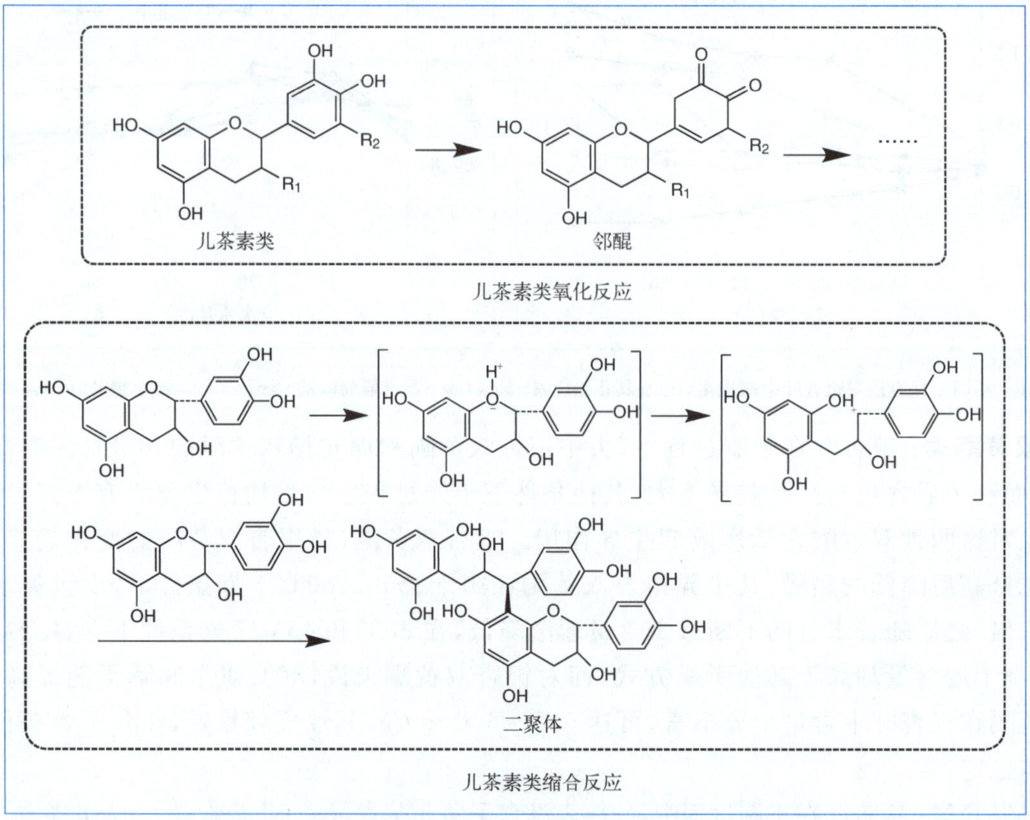

图 7-18　银杏叶干燥过程中儿茶素类化学成分可能发生的转化反应

四、资源利用效率提升研究

1. *药材深加工与产品开发*　银杏进行深加工以及产品开发的主要活性部位为银杏黄酮类、银杏内酯类以及银杏酸类三大部分。银杏黄酮类化学成分对动物微循环系统、改善脑功能具有良好的作用，银杏内酯是特异性的 PAF 拮抗剂[29]。以银杏叶提取物或黄酮类及内酯类资源性化学成分为原料开发的制剂对治疗冠状动脉性心脏病、心绞痛和高脂血症有明显的效果，可明显改善冠状动脉性心脏病患者的头晕、胸闷、心悸、气短、乏力等症状；改善心脏血流，保护缺血心肌，降低胆固醇，三酰甘油，升高高密度脂蛋白，改善血液流变学等。银杏酸是银杏中除黄酮和内酯外又一具有重要生理活性的组分，主要存在于银杏的叶(占干重的1%～2%)、果和外种皮(占干重的3%～5%)中,尤以银杏果外种皮中含量最高[30]。现代毒理学研究表明:银杏酸具有致敏性、胚胎毒性、免疫毒性和细胞毒性等生物毒性,被认为是银杏叶提取物中最主要的毒副反应成分,但同时也被作为植物杀菌剂、杀螺剂、杀虫剂等在农药领域具有宽广的开发利用前景。

同步制备银杏黄酮、银杏内酯、白果内酯等资源性物质,用于医药产品及保健食品开发,实现了银杏资源的高效利用,其具体工艺如下[29]。

(1) 提取银杏资源性化学成分

A. 以优级银杏叶为起始原料时,银杏叶用含水乙醇或甲醇或丙酮多次提取,取提取液浓缩回收溶剂,浓缩液加水稀释,在20℃以下冷却沉降,得生药比约为0.25 g/mL的上清液。

B. 以低等级银杏叶提取物为起始原料时,同上法得醇提物,取银杏叶提取物,用2～4倍体积、百分比浓度为50%～75%乙醇溶解,溶解后加热水溶解稀释成0.50～0.70 g/mL,回收乙醇,冷却沉降,得上清液。

(2) 提取银杏黄酮部位中间体Ⅰ: 上清液先过聚酰胺柱或ADS～F8等对黄酮类资源性物质选择性较强的极性树脂;收集吸附残液,备用;过柱后用4～5倍体积的纯化水预洗,收集纯化水预洗液,备用;再用2～5倍体积百分比浓度为50%～75%乙醇水溶液解吸附,收集流出液,将收集的流出液减压回收乙醇后,真空干燥得到银杏黄酮部位中间体Ⅰ。

(3) 提取银杏内酯A、银杏内酯B和银杏内酯C部位中间体Ⅱ: 吸附残液与纯化水预洗液分别过苯乙烯型非极性大孔吸附树脂柱,如HPD100、D101、三菱HP20、XAD～4、YWD13C等;用3～5倍体积水洗后,分步用2～5倍体积、百分比浓度为10%～35%的乙醇洗脱,收集洗脱液a;用百分比浓度为35%～75%乙醇洗脱,得洗脱液b;洗脱液b浓缩至上清液体积的1/15～1/30,冷藏放置,过滤,得结晶,母液备用;结晶干燥得中间体Ⅱ:含有银杏内酯A、银杏内酯B和银杏内酯C等。

(4) 提取白果内酯部位中间体Ⅲ: 上述母液与洗脱液a合并,减压浓缩,干燥,得中间体白果内酯部位Ⅲ。

此外,尚有专利报道采用阴离子交换剂分离纯化银杏酸用于植物杀菌剂、杀螺剂、杀虫剂等农药的深加工的报道[28]。用含有银杏酸的料液,在非酸性条件下,用阴离子交换剂离子交换银杏酸至饱和,先用水洗除去未与交换剂发生离子交换的残留料液,再用亲水性有机溶剂水溶液洗去与交换剂亲和力较银杏酸弱的杂质,最后用含有一定浓度阴离子的亲水性有机溶剂水溶液洗脱银杏酸,洗脱液调pH后,经减压回收溶剂、真空浓缩、干燥成银杏酸成品。

2. 资源性化学成分转化率提升研究

(1) 银杏黄酮苷元转化率提升研究: 取银杏叶通过发酵进行生物转化,得到发酵液;然后通过吸附树脂吸附后洗涤至洗涤液无色,再用解吸剂解吸,收集合并含有黄酮的解吸液,浓缩后析出粗品,最后重结晶得到高纯度的黄酮苷元产品。此方法采用微生物菌株或生物酶作用原料中黄酮糖苷的生物转化技术,可提高银杏中黄酮苷元含量达到85%以上,为原料中黄酮苷元含量的5～20倍[31]。

(2) 银杏黄酮转化率提升研究: 将揉捻处理后的银杏叶放置于在密闭容器中于25～45℃生物发酵4～40 h。通过利用银杏叶自身所含有的活性微生物酶,在缺氧条件密闭的情况下对银杏叶进行生物发酵,使得发酵加工处理后的银杏叶黄酮含量增加为初始银杏叶的3倍以上,而毒性成分酚酸含量却降低至1/10以下[32]。

(3) 银杏内酯B转化率提升研究: 对粗毛韧革菌或银耳菌种进行扩大培养,从试管斜面、液体摇瓶、种子培养和菌体分离,利用菌体作为催化剂,将银杏内酯混合物转化合成银杏内酯B,转化液经过离心、乙酸乙酯萃取、无水乙醇结晶使银杏内酯B从发酵液分离出来。利用该方法所得到的银杏内酯B的纯度≥99%，银杏内酯转化率>90%[33,34]。

3. 产业化过程产生的传统非药用部位资源化利用研究

（1）银杏嫩叶的资源化利用研究：银杏嫩叶和芽经清洗、脱水、炒制杀青后可制成银杏叶茶，具有预防脑血栓与中风、调节血脂、减低血黏稠度、调节血压等保健功效。

（2）银杏落叶的资源化利用研究：银杏落叶中含有一定量的萜内酯与黄酮类资源性化学成分，只是其含量偏低，如果在提取精制工艺方面进行改进，采用复合 AB－8 大孔吸附聚酰胺树脂进行富集，可获得符合制药及银杏中间体的质量要求，使废弃落叶蕴含的资源价值得到释放。

研究还发现，银杏落叶中除了含有黄酮与内酯类资源性化学成分外，还含有丰富的莽草酸，据报道莽草酸是合成抗禽流感药物的重要原料，还具有抗菌、抗肿瘤等生物活性，目前主要从木兰科八角属植物类群中获取。我国银杏落叶资源丰富，有望作为制备莽草酸的新资源。

（3）银杏叶聚戊烯醇类化学成分的资源化利用研究：研究表明：无论绿叶还是黄叶，聚戊烯醇含量均较高，可高达 1.0%～1.5%，有的甚至达 1.96%。聚戊烯醇及其磷酸酯作为 N-糖蛋白生物合成的载体，对细胞具有修补和双向调节作用，其还具有抑制肿瘤、抗病毒、降血糖、护肝和造血等功能。因此，可利用银杏落叶制备聚戊烯醇而用于医药产品开发。银杏生产过程废弃部位的资源化利用途径，如图 7－19 所示。

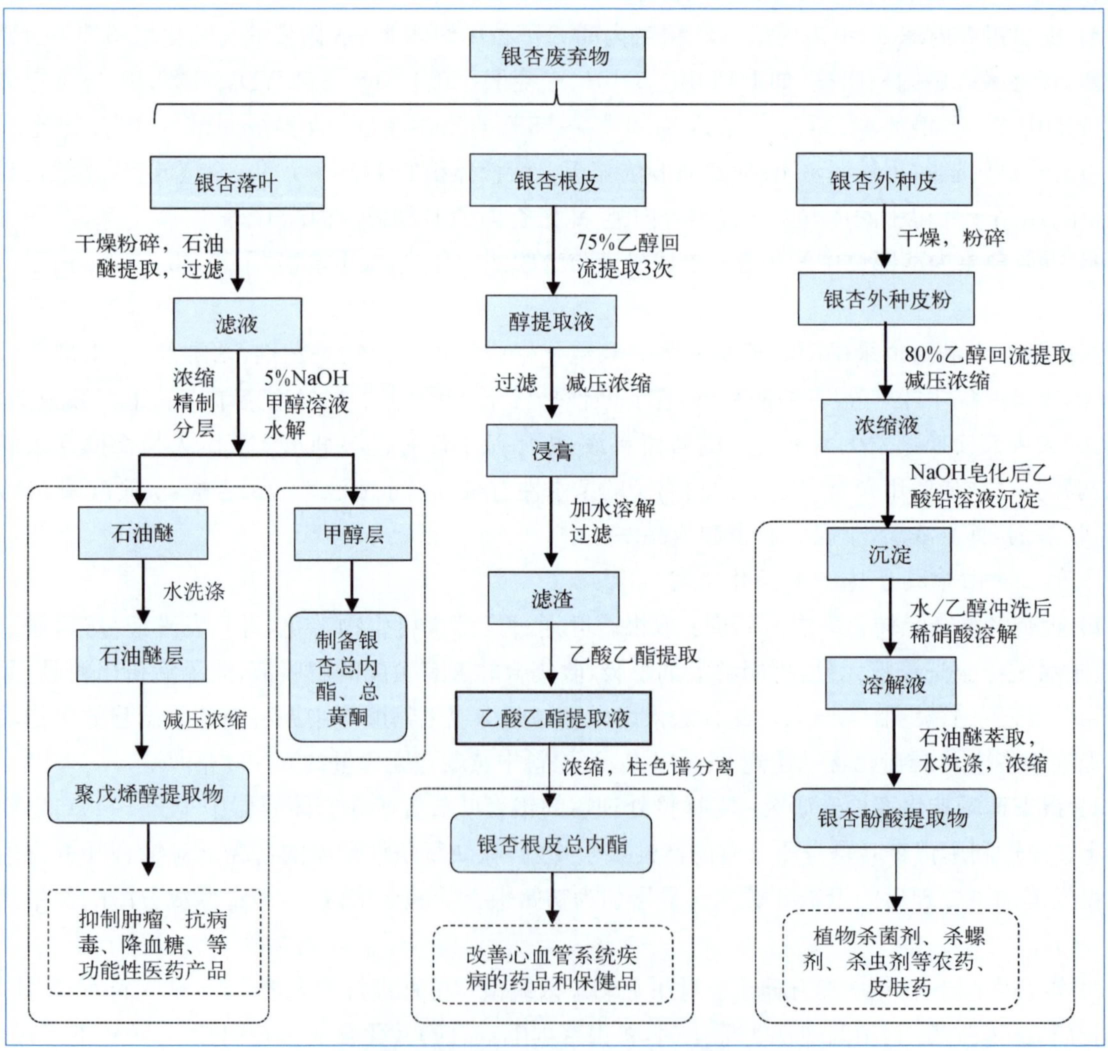

图 7－19 银杏植物资源生产加工过程废弃部位的利用途径及其制备工艺

(4) 银杏根皮的资源化利用研究： 据统计，仅江苏省邳州市地区，每年园林绿化、树木移栽，会产生约 20 t 的银杏根皮，这些根皮多被丢弃在土中任其腐烂分解，无形中造成了资源浪费。由于银杏根皮中含有丰富的银杏内酯类资源性化学成分，银杏内酯是 PAF 受体的特异拮抗剂，具有广泛的药理作用。因此，银杏根皮总内酯的研制可以使银杏根皮这一资源得到有效利用。银杏根皮总内酯提取物制备工艺如图 7-19。

(5) 银杏外种皮的资源化利用研究： 银杏外种皮中含有近 20 种银杏酚酸类化学成分，且含量较高，多项研究报道该类化学成分具有较好的抑菌、杀虫之效用，同时用银杏酚酸资源性化学成分制得的生物农药具有高效、广谱、无毒、无残留的优良特性。因此，探索银杏外种皮中银杏酚酸类资源性化学成分的提取工艺以及对农作物病原菌的抑制效用，为银杏外种皮资源的进一步研究及其在农业生产上的应用奠定了基础。

(6) 银杏木材的资源化利用研究： 银杏木材素有“银香木”之称，具有纹理直、结构中而匀、质地细而软、锯刨容易、光洁度高、耐腐性强、干缩性小、不易变形、不反翘、不开裂等优良特性，是木材工业优质原料，可用作建筑材料，也可作为高档家具、工艺雕刻、文化用品、运动器材、医疗器材、牌匾、模具等的原材料。此外，银杏木有良好共鸣性、导音性和富弹性，也是制作乐器的理想材料。

◇参◇考◇文◇献

[1] 姚鑫. 不同来源银杏叶资源化学研究[D]. 南京：南京中医药大学，2013.

[2] 唐于平，楼凤昌，徐笑萍. 银杏叶中聚戊烯醇类化合物的研究进展[J]. 天然产物研究与开发，1999，11(6)：102-109.

[3] 楼凤昌，凌娅，唐于平，等. 银杏萜内酯的分离、纯化和结构鉴定[J]. 中国天然药物，2004，2(1)：11-15.

[4] Ude C，Paulke A，Schubert-Zsilavecz M，Wurglics M. Chemistry，pharmacokinetics and metabolism of ginkgo extract[J]. Pharmazie in Unserer Zeit，2009，38(5)：418-423.

[5] Van Beek TA，Montoro P. Chemical analysis and quality control of Ginkgo biloba leaves，extracts，and phytopharmaceuticals[J]. Journal of Chromatography A，2009，1216(11)：2002-2032.

[6] Chan PC，Xia Q，Fu PP. Ginkgo biloba leave extract：biological，medicinal，and toxicological effects[J]. Journal of Environmental Science and Health Part C-Environmental Carcinogenesis & Ecotoxicology Reviews，2007，25(3)：211-244.

[7] 唐于平，楼凤昌，王景华，等. 银杏叶中黄酮类成分的研究[J]. 中国药学杂志，2001，36(4)：231-233.

[8] 唐于平，王颖，楼凤昌，等. 银杏叶中的黄酮醇苷类成分[J]. 药学学报，2000，35(5)：363-366.

[9] Tang YP，Lou FC，Wang JH，et al. Coumaroyl flavonol glycosides from the leaves of Ginkgo biloba[J]. Phytochemistry，2001，58(8)：1251-1258.

[10] Tang YP，Zheng WP，Lou FC，et al. Flavone glycosides from the leaves of Ginkgo biloba[J]. Journal of Chinese Pharmaceutical Sciences，2000，9(3)：119-121.

[11] 周桂生. 银杏种子资源化学研究[D]. 南京：南京中医药大学，2013.

[12] 周桂生，姚鑫，唐于平，等. 白果化学成分研究[J]. 中国药学杂志，2012，47(17)：1363-1366.

[13] 赵金龙，刘培，段金廒，等. 银杏根皮化学成分研究(I)[J]. 中草药，2013，44(13)：1245-1248.

[14] 任浩，宿树兰，管汉亮，等. 银杏花粉中核苷、氨基酸及无机元素的成分分析[J]. 中草药，2014，45(19)：4-8.

[15] 仲英，唐文照，丁杏苞，等. 不同树龄的银杏叶在不同生长季节中银杏总黄酮和总内酯的含量变化[J]. 中草药，1999，3(12)：909-910.

[16] Lobstein A，Rietsch-Jako L，Haag-Berrurier M.，et al. Seasonal variations of the flavonoid content from Ginkgo biloba leaves[J]. Planta Medica，1991，57(5)：430-433.

[17] 戚向阳，陈维军，谢笔钧. 银杏叶中萜内酯含量的动态变化的研究[J]. 中成药，2003，25(6)：445-448.

[18] 王先荣，周正华，杜安全，等. 不同生长季节及生长年限银杏叶总萜内酯含量的相关性研究[J]. 中国药科大学学报，2000，31(2)：88－90.
[19] 王成章，沈兆邦，谭卫红，等. 银杏叶聚戊烯醇含量分析研究[J]. 林产化工通讯，2001，35(5)：12－15.
[20] 王成章. 银杏叶聚戊烯醇(GP)的分离和衍生物合成机制及生物活性研究[D]. 北京：中国林业科学研究院，2007.
[21] 钱大玮，鞠建明，朱玲英，等. 不同树龄银杏叶在不同季节中总黄酮和总内酯的含量变化[J]. 中草药，2002，33(11)：1025－1027.
[22] 鞠建明，黄一平，钱士辉，等. 不同树龄银杏叶在不同季节中总银杏酸的动态变化规律[J]. 中国中药杂志，2009，34(7)：817－819.
[23] 郁清，沈兆邦，陈祥，等. 银杏叶中黄酮苷含量变化规律研究[J]. 林产化工通讯，1998，2：3－6.
[24] 邢世岩，有祥亮，李可贵，等. 银杏营养器官黄酮含量及变化规律的研究[J]. 林业科技通讯，1998，1：10－12.
[25] 鞠建明，钱士辉，孔铭，等. 银杏杂交种苗木叶片有效成分的分析与评价[J]. 林业科技开发，2008，22(3)：48－50.
[26] Zhou GS, Pang HQ, Tang YP, et al. Hydrophilic interaction ultra-performance liquid chromatography coupled with triple-quadrupole tandem mass spectrometry (HILIC-UPLC-TQ-MS/MS) in multiple-reaction monitoring (MRM) for the determination of nucleobases and nucleosides in ginkgo seeds[J]. Food Chemistry, 2014, 150(1): 260－266.
[27] Zhou GS, Pang HQ, Tang YP, et al. Hydrophilic interaction ultra-performance liquid chromatography coupled with triple-quadrupole tandem mass spectrometry for highly rapid and sensitive analysis of underivatized amino acids in functional foods[J]. Amino Acids, 2013, 44(5): 1293－1305.
[28] 管汉亮，钱大玮，段金廒，等. 银杏叶干燥方法的优化及其机制探讨[J]. 中国中药杂志，2013，38(13)，2140－2146.
[29] 胡林水，杨浩，梁虎. 制备含多种指定有效成分含量的银杏叶提取物方法：中国，CN102526025A[P]. 2012－07－04.
[30] 陈剑锋. 采用阴离子交换剂分离纯化银杏酸的方法：中国，CN101525289A[P]. 2009－09－09.
[31] 孙君社，殷丽君，颜廷和. 银杏黄酮甙元的生产方法：中国，CN1580271[P]. 2005－02－16.
[32] 陈易彬，张益，陈佳希. 一种富黄酮低毒银杏叶的制备方法：中国，CN101628018[P]. 2010－01－20.
[33] 张志才. 利用粗毛韧革菌菌体作为催化剂制备银杏内酯B的方法：中国，CN103451251A[P]. 2013－12－18.
[34] 张志才. 利用银耳菌体作为催化剂制备银杏内酯B的方法：中国，CN103468760A[P]. 2013－12－25.

（唐于平　钱大玮　秦　勇　段金廒）

山楂类药用生物资源及其资源化利用研究

山楂(*Crataegus pinnatifida* Bge.)及其变种山里红(*Crataegus pinnatifida* var. *major* N. E. Br.)为蔷薇科山楂属植物，以其干燥成熟果实称山楂(Crataegi Fructus)入药，其味酸、甘，性微温，具有消食健胃、行气散瘀、化浊降脂之功效；以其干燥叶称山楂叶(Crataegi Folium)入药，其味酸，性平。具有活血化瘀、理气通脉、化浊降脂的功效。

山楂属植物约有1 000种，分布于北温带，其中以北美洲种类最多。我国有山楂属植物资源17种。目前，除以山楂和山里红的成熟果实作为正品山楂药用外，山楂属的其他种在其产地多作为地方习用品种使用。

山楂为落叶乔木，高6 m，树皮粗糙，暗灰色或灰褐色。其药用部位叶片为宽卵形或三角状卵形，稀菱状卵形。果实近球形或梨形，直径1～1.5 cm，深红色，有浅色斑点；小核3～5，外面稍具棱，内面两侧平滑。山里红果形较大，直径可达2.5 cm，深亮红色；叶片大，分裂较浅。山楂及山里红花期均为5～6月，果期9～10月。

我国山楂资源丰富。山楂生于海拔100～1500 m的溪边、山谷、林缘或灌木丛，分布于东北地区、内蒙古自治区、河北省、陕西省、山西省、山东省、江苏省、浙江省、河南省等地，平原村庄附近亦有栽培。山里红在华北地区及山东省、江苏省、安徽省、河南省等地均有栽培，在河北山区为重要果树。市售商品"北山楂"包括山楂和山里红，主产于河南省、山东省、河北省等地，以山东省临朐市、沂水市产量高，品质上乘；河南省林县产者质亦优[1]。

一、资源利用现状

山楂及其变种山里红是我国特有的药果兼用树种。目前，对于山楂资源的利用以其成熟干、鲜果实入药或作为干鲜果品为主。

山楂的成熟果实为常用中药山楂，常用于肉食积滞、胃脘胀满、泻痢腹痛、瘀血经闭、产后瘀阻、心腹刺痛、胸痹心痛、疝气疼痛、高脂血症等的治疗。以山楂为主要原料制成的制剂有山楂糖浆，用于降血压、降血脂；脉安蜜浆，用于降低血清胆固醇，防治动脉粥样硬化；山楂精降脂片、复方降脂片，用于高脂血症；大山楂丸，用于食欲缺乏、消化不良等。山楂糕为山楂成熟果实经过加工后的糕点成品，具有消食、导滞、化积的功效。

除山楂果实外，山楂树其他器官也多在医药领域应用。山楂叶为常用心血管系统用药，可用于高血压、冠状动脉性心脏病、心绞痛等症的治疗，也常用于降血脂药物及保健食品的开发。以山楂叶为原料提取制备的黄酮类化学成分及其制剂益心酮片具有活血化瘀、宣通血脉的功效，常用于瘀血阻络所致的胸痹，症见胸闷憋气、心前区刺痛、心悸健忘、眩晕耳鸣；冠状动脉性心脏病心绞痛、高脂血症、脑动脉供血不足见上述证候者的治疗。山楂核可用于治疗软组织疼痛、动脉粥样硬化、高血脂等症；以山里红核干馏产生的精馏油制备而成的山楂核精及其制剂具有解毒祛湿、杀虫止痒之功效，常用于湿疹、阴痒、皮肤瘙痒、霉菌性阴道炎及滴虫性阴道炎等症。山楂花可用于治疗高血压；山楂木可治疗痢疾、头风、身痒；山楂根可治疗消化不良、细菌性痢疾、关节痛、水肿等症[2]（表 7－5）。

表 7－5　以山楂为原料生产的主要产品及其资源价值

产　品　名　称	利用部位/物质	资　源　价　值
山楂配方颗粒	成熟果实	医药产品（临床配方）
山楂丸	成熟果实	医药产品（消积化滞）
山楂精降脂片	成熟果实	医药产品（降血脂）
果维康片	成熟果实	保健食品（调节血脂）
山曲片	成熟果实	保健食品（调节血脂）
佑康胶囊	成熟果实	保健食品（增强免疫力）
山楂酸酮片	成熟果实	保健食品（消积化滞）
山里红山楂酒	成熟果实	保健食品（调节血脂）
山楂消食清养宝	成熟果实	保健食品（消积化滞）
山楂味香精	成熟果实	香精香料
山楂叶提取物	叶片（黄酮类）	医药中间体
益心酮片	叶片（黄酮类）	医药产品（活血化瘀，宣通血脉）
山楂黄酮浸膏	叶片	保健食品（调节血脂）
山楂总黄酮缓释片	叶片	保健食品（调节血脂）
山楂叶总黄酮滴丸	叶片	保健食品（调节血脂）
山楂叶总黄酮软胶囊	叶片	保健食品（调节血脂）

续 表

产 品 名 称	利用部位/物质	资 源 价 值
山楂叶茶	叶片	保健食品(调节血脂)
山楂核精	果核	医药中间体(解毒祛湿,杀虫止痒)
舒康凝胶	果核	医药产品(解毒祛湿,杀虫止痒)
山楂核精妇用抑菌凝胶	果核	消毒产品(抗菌消炎)
山楂核活性炭	果核	活性炭吸附剂

二、资源性化学成分

目前,从山楂(果肉、核及叶)中发现并分离得到的化学成分150余种,其中已作为资源性化学成分开发利用的主要有黄酮类、有机酸类和三萜类,且尤以黄酮类资源性化学成分研究及开发利用较为深入,为山楂属植物发挥调血脂、降血压及保护心脑血管作用的主要物质基础,其叶中含量可达7%以上,果实中含量约为3%。山楂属植物中含有的黄酮类化学成分按其结构类型可进一步分为黄酮及其醇类、黄烷及其聚合物类[3,4]。

1. 黄酮类资源性化学成分　黄酮及其苷类化学成分是山楂及山楂叶发挥调血脂、降血压作用的主要资源性化学成分。山楂属植物中含有的黄酮类化学成分多以芹菜素和木犀草素为苷元,也有少数报道含有4′-黄芹素(scutellarein)衍生物;糖和苷元大多以碳—碳键直接相连成碳苷类化学成分。以芹菜素为苷元的黄酮苷类化学成分主要有牡荆素、异牡荆素及其衍生苷类,以及芹菜素己酮呋喃糖苷类化学成分山楂苷(ketohexosefuranoside)A、B、C、D、I;以木犀草素为苷元的黄酮苷类化学成分主要有红蓼素(orientin)、异红蓼素(isoorientin)及其苷类衍生物。

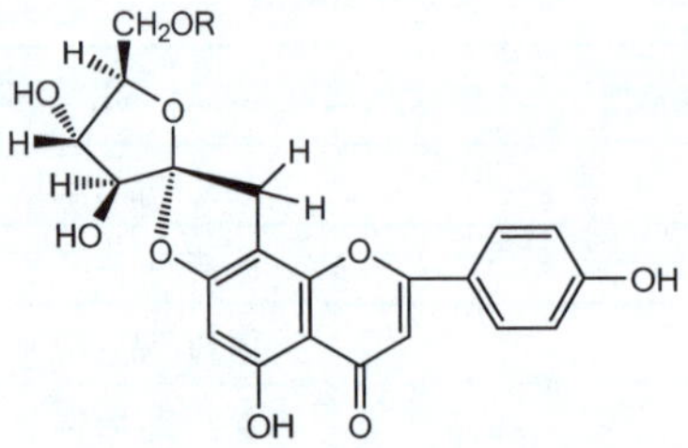

山楂苷 A　R=H

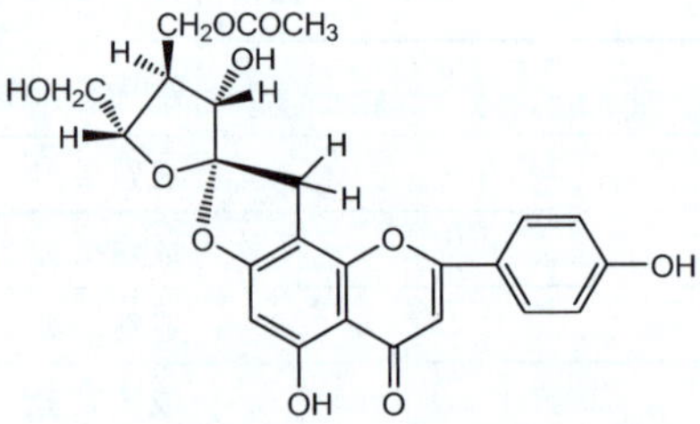

山楂苷 B　R=Acetyl

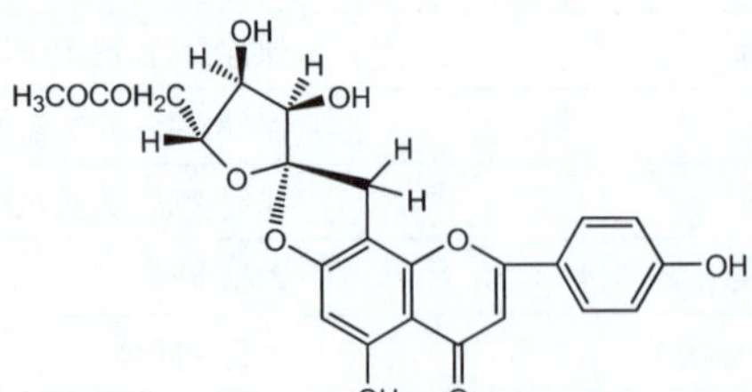

山楂苷 C

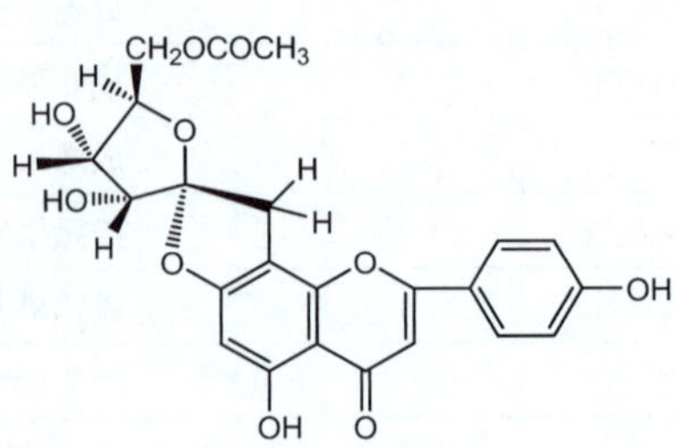

山楂苷 D

山楂属植物中尚含有一定量的黄酮醇及其苷类化学成分,以槲皮素及其苷类化学成分含量较高,还含有山柰酚及其苷类、草质素(herbacetin)衍生物及苷类,以及散亭(santin)、5-羟基酸橙素(5-hydroxyauranetin)等。糖和苷元大多以碳-氧键相连成氧苷类化学成分。

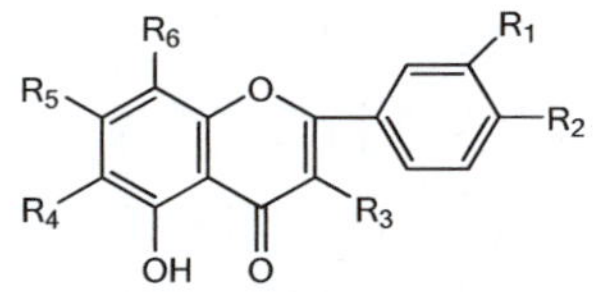

山柰酚 R_1=H, R_2=OH, R_3=OH, R_4=H, R_5=OH, R_6=H
槲皮素 R_1=OH, R_2=OH, R_3=OH, R_4=H, R_5=OH, R_6=H
草质素 R_1=H, R_2=OH, R_3=OH, R_4=H, R_5=OH, R_6=OH
散 亭 R_1=H, R_2=OCH_3, R_3=OCH_3, R_4=OCH_3, R_5=OH, R_6=H
5-羟基酸橙素 R_1=H, R_2=OCH_3, R_3=OCH_3, R_4=OCH_3, R_5=OCH_3, R_6=OCH_3

此外，华盛顿山楂(*C. phaenopyrum*)叶中含有柚皮素 5,7-双-葡萄糖苷和北美圣草素 5,3′-双-葡萄糖苷，*C. sinaica* 中含有花旗松素、花旗松 3-*O*-*β*-阿拉伯吡喃糖苷和花旗松 3-*O*-*β*-吡喃木糖苷等二氢氧黄酮(醇)类化学成分。

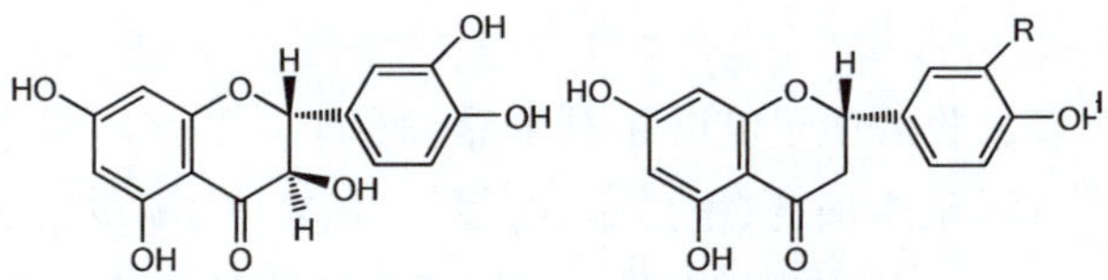

花旗松素

柚皮素 R=H
北美圣草素 R=OH

2. 黄烷及其聚合物类资源性化学成分　山楂属植物中富含黄烷及其聚合物类化学成分，该类化学成分具有持久的降血压和强心作用，与山楂发挥心脑血管保护作用密切相关。山楂中黄烷及聚合物的基本单元为儿茶素、表儿茶素和白矢车菊素(leucocyanidin)，聚合物则是以这三者相互聚合的一系列化学成分，有二聚体如前花靛 A_2(proanthocyanidin A_2)，前花青素 B_2、B_4、B_5(procyanidin B_2、B_4、B_5)，二聚白矢车菊素(dimeric leucocyanidin)等，三聚体如前花青素 C_1(procyanidin C_1)等，四聚体如前花青素 D_1(procyanidin D_1)等，五聚体如前花青素 E_1(procyanidin E_1)等。

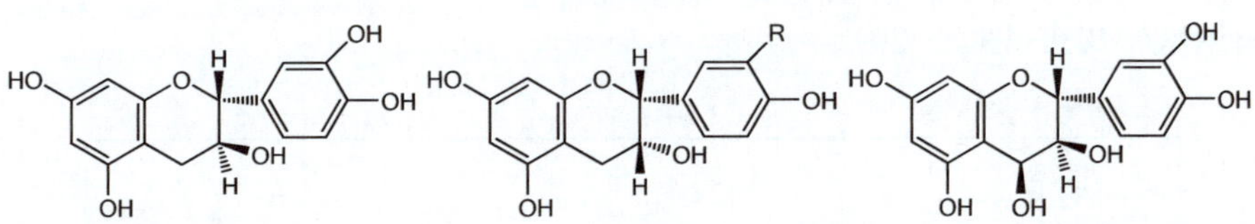

儿茶素　　表儿茶素　　白矢车菊素

3. 其他类资源性化学成分

(1) 有机酸类：酚酸类和多类型有机酸类化学成分是构成山楂果实风味的物质基础，也是山楂发挥健胃消食作用的主要效应成分，其有机酸含量以果实含量较高，可达 5%以上，主要有苹果酸、枸橼酸、奎尼酸、丙酮酸、酒石酸、苯甲酸、没食子酸、原儿茶酸、绿原酸、*β*-香豆酸、咖啡酸、阿魏酸、茴香酸、香草酸、丁香酸、龙胆酸等。

(2) 三萜类：山楂属植物果实中含有的三萜类化学成分多具有抑制肿瘤细胞增殖、抗炎等生物活性。主要包括乌苏烷型、环阿屯烷型、齐墩果烷型、羊毛脂烷型和羽扇豆烷型五种类型。乌苏烷型有熊果酸、科罗索酸(corosolic acid)、2,25-环氧-2*α*,3*β*,19*α*-三羟基乌苏酸等；环阿屯烷型有环阿屯醇(cycloartenol)等；齐墩果烷型有 *β*-香树脂(*β*-armyrin)、乌发醇(uraol)、齐墩果酸、山楂酸(crataegolic acid)等；羊毛脂烷型有牛油树醇(butyrosperrmol)、24-亚甲基-24-二氢羊毛脂甾醇等；羽扇豆烷型有白桦脂醇(betulin)等。

(3) 有机胺类： 从山楂叶分离得到的有机胺类包括邻甲氧基苯乙胺、酪胺、异丁胺、苯乙胺、乙胺、二甲胺、三甲胺、异戊胺、胆胺、胆碱、乙酰胆碱，以及亚精胺等聚胺类。

此外，山楂果实中尚含有谷氨酸、亮氨酸、赖氨酸、丙氨酸、缬氨酸、苏氨酸、丝氨酸、异亮氨酸、苯丙氨酸、精氨酸、脯氨酸、组氨酸、络氨酸、蛋氨酸等多种人体所必需的氨基酸类化学成分[5~7]，以及多种矿物质元素，其中 K、Ca、P、Mg 含量较高，常与有机酸、氨基酸、肽类等有机化学成分络合，产生协同作用。

三、资源性化学成分动态积累与分析评价

1. 不同生长期山楂叶中资源性化学成分的动态积累变化

(1) 黄酮类： 以 HPLC 法测定不同生长期山楂叶中槲皮素和金丝桃苷的动态变化规律，结果显示：春季(开花时)山楂叶中槲皮素和金丝桃苷的含量高于秋季，而秋季摘果后的黄叶中黄酮类化学成分含量又高于摘果后绿叶中的含量。

以 HPLC 法测定不同时期采收的山里红叶中牡荆素、牡荆素 2″-*O*-鼠李糖苷、牡荆素 4″-*O*-葡萄糖苷、牡荆素 4‴-*O*-乙酰-2″-*O*-鼠李糖苷、槲皮素、金丝桃苷、芦丁、槲皮素 3-*O*-鼠李糖(1-4)芸香糖苷的含量变化规律，结果表明：嫩叶尤其是开花期(5 月)采收的山楂叶中黄酮类资源性化学成分的含量最高(2.25%)，然后渐次降低到相对稳定的水平(约 1.2%)。

(2) 三萜类： 研究显示，山里红叶中熊果酸含量从 5～10 月变化较小，多在 5.5%～6.5%。

2. 不同产地果实中资源性化学成分的分析评价

(1) 黄酮类： 研究显示，不同产地山楂果实中总黄酮含量差异显著。云南省昆明市产山楂果实中总黄酮含量明显高于其他产地，河南省、河北省、山东省、安徽省、山西省所产山楂果实总黄酮含量为 3.53%～4.12%，含量较为接近。广西壮族自治区及辽宁省所产山楂果实总黄酮含量最低，分别为 3.33% 和 3.21%[8]。

(2) 三萜类： 不同产地山楂果实中羽扇豆醇分布存在一定差异，含量较高的为辽宁省锦州市，较低的为宁夏回族自治区银川市(图 7-20)。

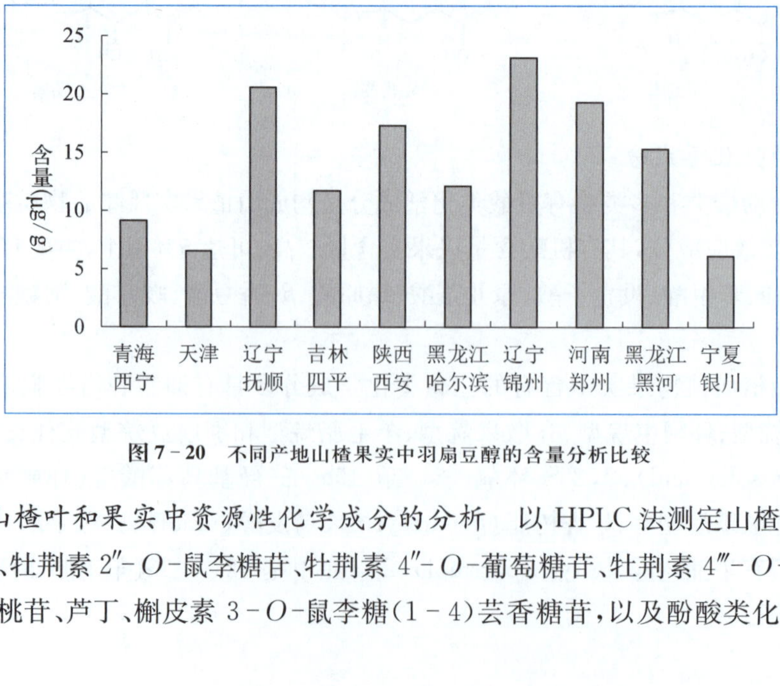

图 7-20 不同产地山楂果实中羽扇豆醇的含量分析比较

3. 不同品种山楂叶和果实中资源性化学成分的分析　以 HPLC 法测定山楂属不同品种中黄酮类化学成分牡荆素、牡荆素 2″-*O*-鼠李糖苷、牡荆素 4″-*O*-葡萄糖苷、牡荆素 4‴-*O*-乙酰-2″-*O*-鼠李糖苷、槲皮素、金丝桃苷、芦丁、槲皮素 3-*O*-鼠李糖(1-4)芸香糖苷，以及酚酸类化学成分绿原酸的分

布规律，结果表明(图 7－21)：野山楂叶中 9 种化学成分总量最高，云南山楂叶次之，山楂叶、山里红叶和单子山楂叶三者含量无显著差异；且不同品种中主要成分组成不同，野山楂叶中主要成分为绿原酸，云南山楂叶中主要成分为牡荆素 4‴－*O*－乙酰－2″－*O*－鼠李糖苷，山楂叶、山里红叶和单子山楂叶中主要成分为牡荆素 2″－*O*－鼠李糖苷、牡荆素 4″－*O*－葡萄糖苷等。

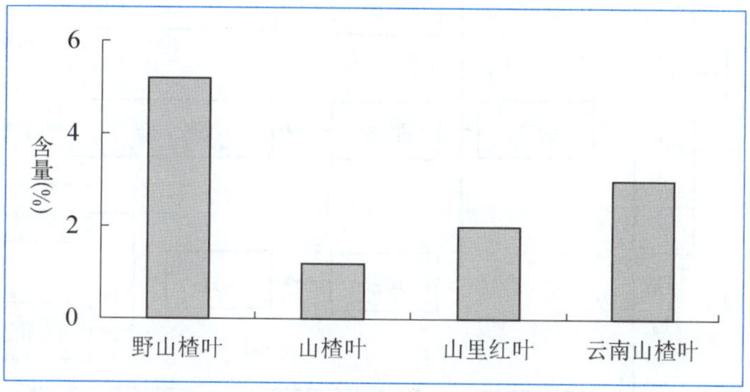

图 7－21 不同品种山楂叶中黄酮及多元酚类资源性化学成分比较分析

对山楂果实和山里红果实中黄酮类资源性化学成分含量进行比较发现，山里红果实中黄酮类资源性化学成分含量高于山楂果实。

以 HPLC 法测定了不同品种山楂叶中熊果酸的含量。结果表明：不同种山楂叶中熊果酸的含量存在较大差异，其中以云南山楂叶中含量最高(1.90％～1.95％)，其次为野山楂叶(1.00％～1.45％)，山里红叶(0.45％～0.65％)、山楂叶及单子山楂叶含量较低。

4. *不同组织部位中黄酮类资源性化学成分的分布及积累分析* 以 HPLC 法测定了山楂果肉、核、叶中的黄酮类化学成分含量，结果表明：山楂果肉、核、叶中均含有不同数量的黄酮类化学成分，含量为叶最高、果肉次之，核最低。

5. *药材产地加工过程资源性化学成分维生素 C 的分析评价* 维生素 C 是山楂果实的主要营养成分之一，但在加工过程中极不稳定。干燥对山楂还原型维生素 C 与氧化型维生素 C 含量均有一定的影响，其中真空干燥和微波干燥有利于山楂还原型维生素 C 的保持，热风干燥不利于山楂还原型维生素 C 的保持，却能保持较高的氧化型维生素 C 含量。真空干燥既能降低干燥温度和缩短干燥时间，又能隔绝氧气，从而有效减少还原型维生素 C 损失。微波干燥对还原型维生素 C 的保护效果可能与物料内部加热、升温迅速、干燥时间短有关[9]。

四、资源利用效率提升研究

1. *药材深加工与产品开发*

(1) 山楂果实的资源利用效率提升研究：山楂在我国栽培历史悠久，具有很高的开发利用价值，但加工方面一直停留在食品粗加工的范畴内，产品加工粗糙，档次低，销售不畅，造成了山楂资源的严重浪费。近年来，通过山楂资源系统利用与产业化深加工，从山楂果实中制取天然山楂红色素、食用山楂果胶等高值食品添加剂，从山楂核中可以提取用作肉制品添加剂的食用烟熏香味料，提取香料后的核渣可转化为食品工业广泛使用的活性炭，实现了山楂资源的综合高效利用[10](图 7－22)。

此外，山楂中富含有机酸类资源性化学成分，酸性较强，可将豆浆溶液的 pH 降至蛋白质等电点，使豆浆溶液凝固制成豆腐。据此，有专利报道以山楂为主要原料制备富含山楂有机酸类资源性化学成分的新型豆腐凝固剂，达到在制备豆腐的过程中赋予其保健功效[11]。

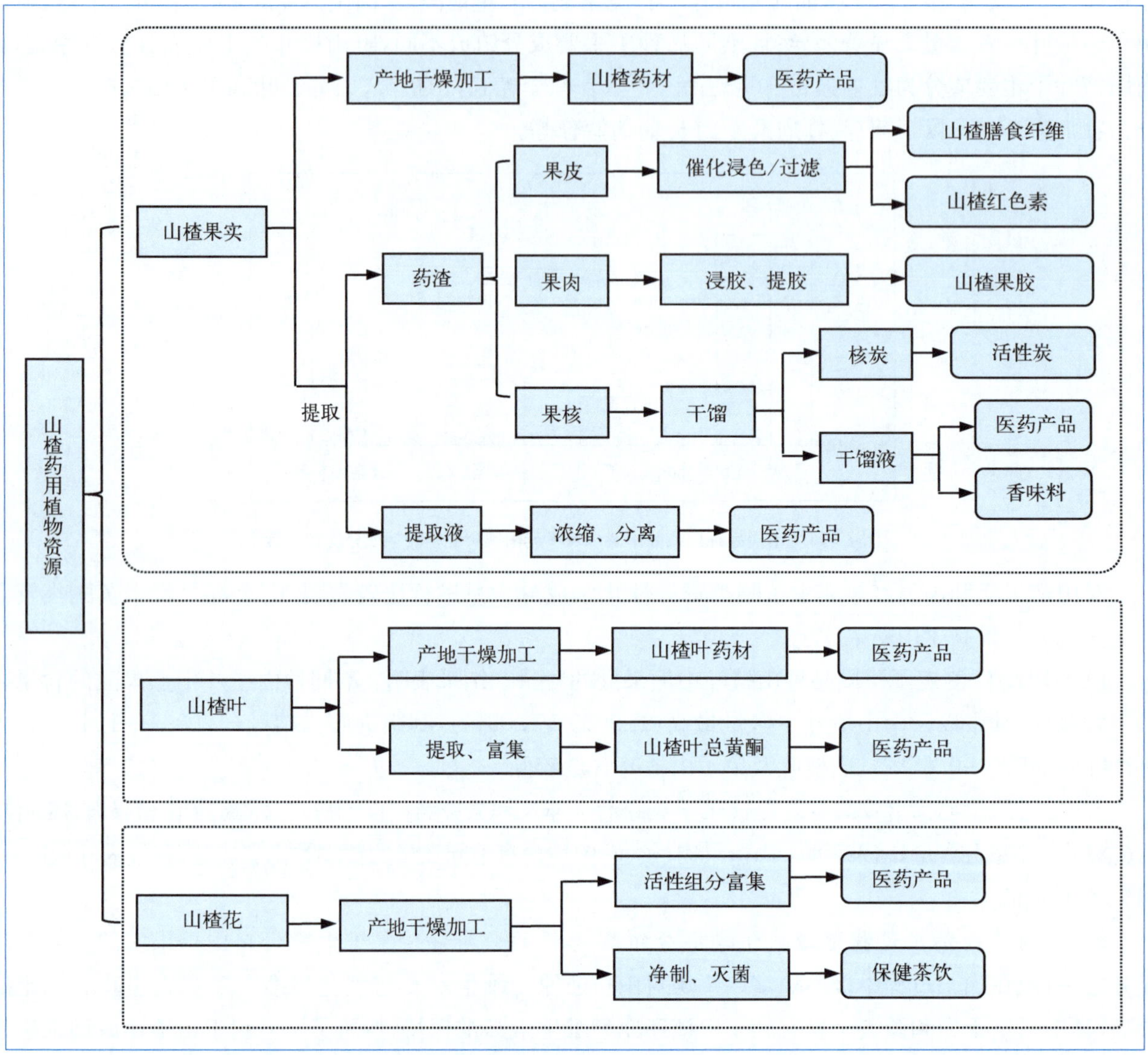

图 7-22 山楂药用植物资源系统利用与产业化开发

(2) 山楂叶的资源利用效率提升研究： 山楂叶富含黄酮类资源性化学成分，具有抗氧化、降血脂、保护心脑血管的作用，开发价值较大。以山楂叶总黄酮为主要原料可制成对冠状动脉性心脏病、心绞痛以及脑中风有显著疗效的山楂叶总黄酮注射剂[12]以及用于治疗心血管疾病的山楂叶注射剂[13]。山楂叶总黄酮提取物可以与桑叶总黄酮提取物、黄秋英叶总黄酮提取物等混合制成复方山楂叶总黄酮滴丸，具有增强人体免疫力、抗动脉硬化、延缓衰老等作用[14]；将山楂叶总黄酮和决明子提取物混合制成山楂叶总黄酮泡腾片，属于天然、无毒副反应的降脂保心保健产品[15]。据报道，以山楂叶为主要原料，经乙醇提取，大孔吸附树脂柱色谱分离，聚酰胺色谱富集精制，制备山楂叶总黄酮，收率可达6%～10%。其提取制备方法如图 7-23 所示[16]。

此外，山楂叶可作为天然香辛料，其抗氧化作用较强，不仅可广泛应用于油脂、肉制品、水产品等食品中，还是生产天然保健食品的理想添加剂。

2. 产业化过程产生的废弃物资源化利用研究

(1) 山楂花的资源化利用研究： 山楂花中含有丰富的对心血管系统有良好作用的氨基酸类化学成

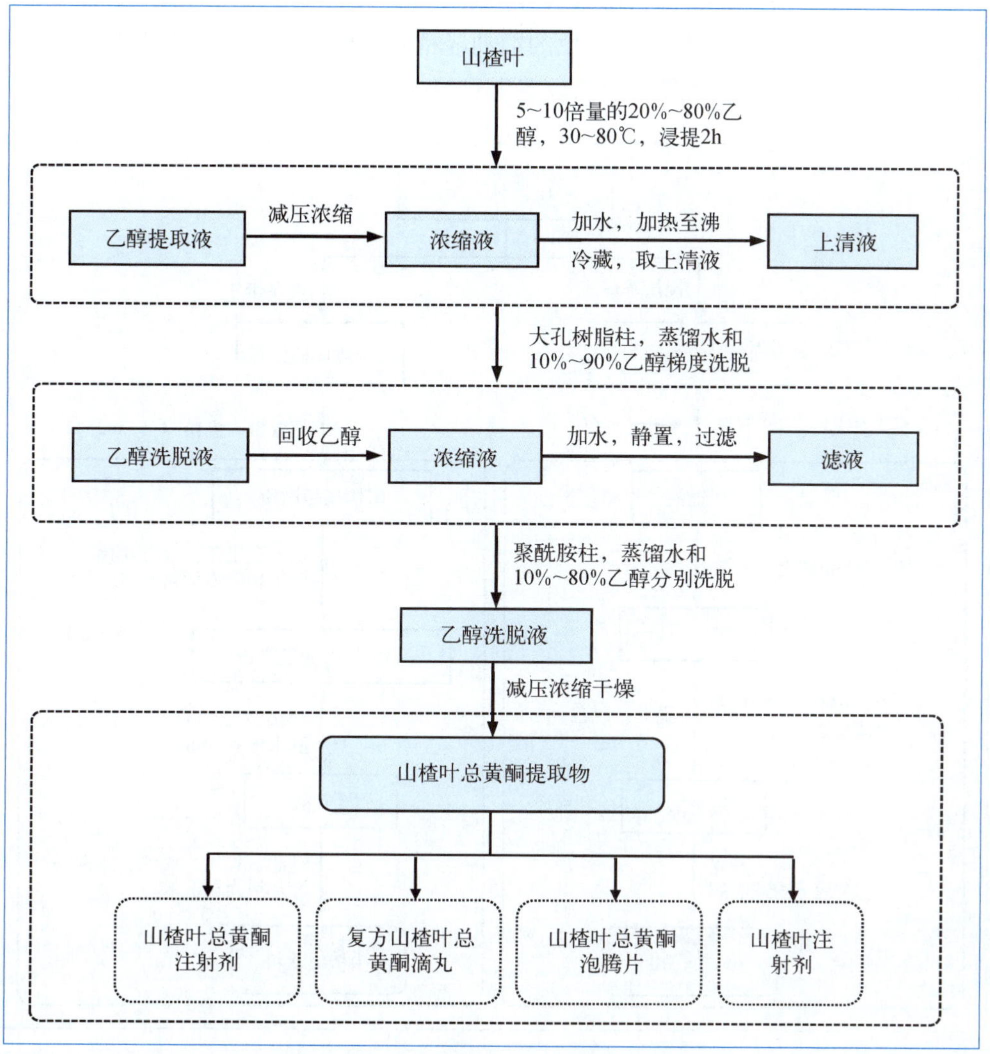

图 7-23　山楂叶总黄酮的制备流程及产业化开发[16]

分，是治疗心血管疾病的潜在药物资源，在每年花开初期结合疏花将其收集起来，可用于心血管系统疾病的防治药物或保健产品的开发及资源产业化。

(2) 山楂核的资源化利用研究： 山楂果实在深加工产业化过程中产生大量的果核，其生物量占山楂果实总重的近1/3。研究显示：山楂果核所含的资源性化学成分与果肉相似，其所含的苦杏仁苷和金丝桃苷、脂肪酸类等资源性化学成分含量高于果肉。山楂核具有多种利用价值，山楂核中含有的木脂素类化学成分具有显著的抗肿瘤活性，可开发成新的抗肿瘤药物[17]；山楂核的提取物对禽流感 H_7N_2、H_9N_2、H_6N_2、H_5N_1 和 H_5N_2 病毒以及新城疫(F4)病毒具有抑制作用，可将山楂核及其提取物作为新的人、畜病毒的预防和治疗药物[18]；山楂核提取物具有抑菌效果，能够杀菌和净化空气，可利用其制备治疗呼吸道感染的药物和空气消毒剂[19]；山楂核可与橄榄核、茶叶及苦杏仁等混合制成禽、畜用纯天然复方山楂核口服液体制剂产品，可有效防治禽畜多种细菌性疾病[20]；山楂核提取的油水液分离后的水性溶液可作为护齿液，具有牙齿美白作用，对牙周炎、牙龈炎有效[21]；山楂核通过低温烘干，超微粉碎、杀菌可制成山楂核抹茶或山楂核饮料[22]。

以山楂核为原料经干馏、脱色等工艺制备"山楂核馏油"，出油率可达10%以上(其制备流程见图7-24)。山楂核馏油治疗湿疹、疖肿、神经性皮炎等常见多发皮肤病的总有效率达98.7%，治愈率达

47.6%；山楂核干馏油还有消炎、止痛、软化血管、降低胆固醇和三酰甘油等作用，还可用于治疗胃病和真菌感染性疾病[23,24]。以山里红果核干馏产生的馏油经精制而成的山楂核精为重要的皮肤用药及消毒产品原料。此外，山楂核尚可生产高级灭菌杀蚊卫生香等产品。

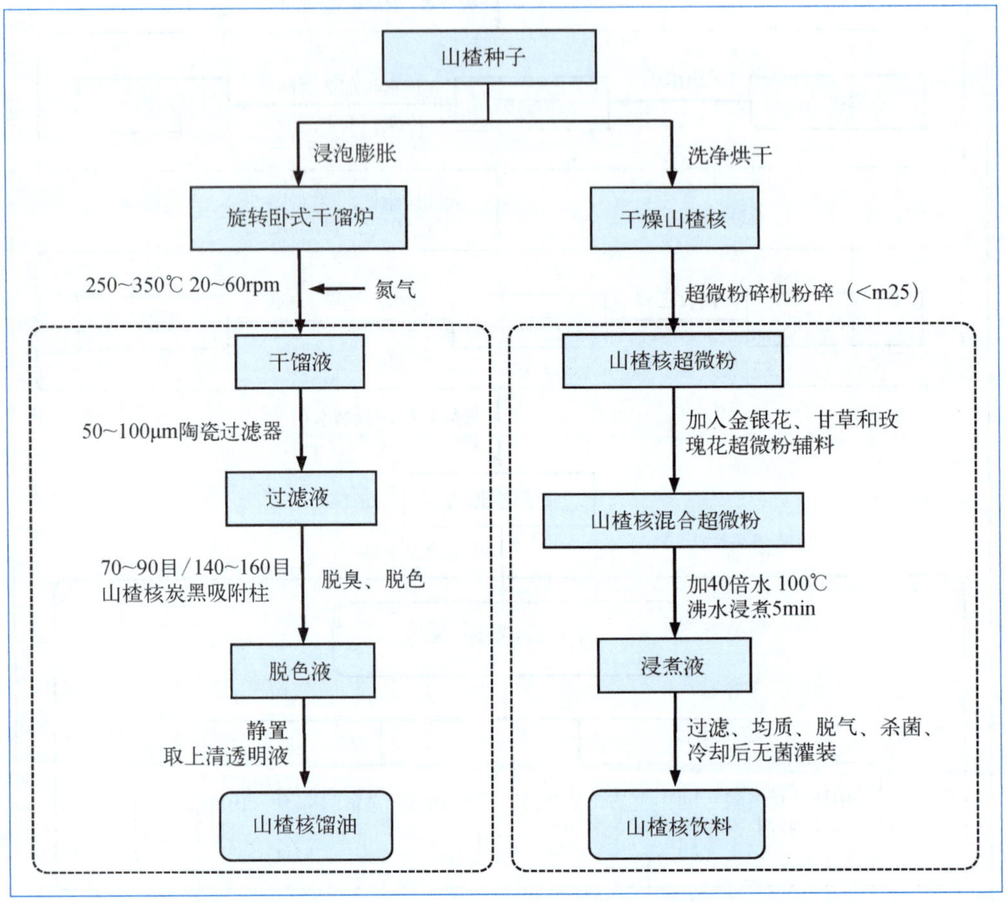

图 7-24 山楂核的资源化利用与产业化开发[22,25]

(3) 山楂根的资源化利用研究：山楂根与金银花、柴胡、桂枝、桑叶等中药材按一定比例混合，加水煎煮 20～30 min 后服用可有效地治疗感冒，疗效显著，且无毒副反应[26]。

(4) 山楂药渣的资源化利用研究：在以山楂为主要原料的中药提取及食品榨汁生产过程中，会产生大量的山楂药渣及果渣资源。研究显示：山楂药渣及果渣中含有大量的水不溶性蛋白质和糖类以及未提取完全的黄酮类、有机酸类、果胶等资源性物质。山楂药渣烘干粉碎后可作为饲料添加剂，对肉猪、肉鸡和幼兔等按日粮的 3%左右添加到饲料中，便能达到提高日增重及饲料报酬的目的，而对机体各组织器官的生长发育无不良影响。山楂药渣接种酵母、霉菌等可以发酵生产蛋白饲料。

附注：同属植物野山楂、湖北山楂、华中山楂、辽宁山楂、甘肃山楂、毛山楂、云南山楂等的果实在不同生产区域习称野山楂作为民族或民间用药，功同山楂。

◇参◇考◇文◇献

[1] 国家中医药管理局《中华本草》编委会. 中华本草(第 13 卷)[M]. 上海：上海科学技术出版社，1999：126-135.

[2] 段金廒. 中药废弃物的资源化利用[M]. 北京：化学工业出版社，2013：343.

[3] 段金廒，陈士林. 中药资源化学[M]. 北京：中国中医药出版社，2013：335.

[4] 刘荣华,邵峰,刘雅琼,等.山楂化学成分研究进展[J].中药材,2008,31(7):1100-1102.
[5] 吴士杰,李秋津,肖学凤,等.山楂化学成分及药理作用的研究[J].药物评价研究,2010,33(4):316-319.
[6] 赵中杰,江佩芬,刘建国,等.山楂和山楂叶中25种元素的含量[J].天然产物研究与开发,2002,4(2):57.
[7] 刘霞,赵淑春,马秀杰.山楂果实中蛋白质氨基酸及无机元素的分析测定[J].中国野生植物资源,1992(17):37-39.
[8] 马燕斌,曾建勋,张俊鹏,等.紫外—可见分光光度法测定不同产地山楂果实中总黄酮含量[J].中国药物经济学,2013,6:23-26.
[9] 高愿军,高晗,郝莉花,等.山楂加工中还原型VC和氧化型VC含量变化研究[J].中国农业科学,2006,39(1):206-209.
[10] 迟玉森,庄桂东,赵光莉,等.山楂制取系列高值食品添加剂的研究[J].山东师大学报(自然科学版),1995,10(1):59-62.
[11] 王璐,李健,刘宁,等.用山楂中酸性成分制备新型天然豆腐凝固剂[J].化学工程师,2012,(09):65-68.
[12] 梁玉英.山楂叶总黄酮针剂及其制备方法:中国,CN1634110A[P].2005-07-06.
[13] 李振江.一种用于治疗心血管疾病的山楂叶注射剂:中国,CN1520832A[P].2004-08-18.
[14] 李玉贤,程方荣,褚意新.复方山楂叶总黄酮滴丸及其制备方法:中国,CN102579644A[P].2012-07-18.
[15] 孙永茂.山楂叶总黄酮泡腾片及其生产方法:中国,CN101496843A[P].2009-08-05.
[16] 李振江.一种山楂叶总黄酮的提取制备方法:中国,CN101463025[P].2009-06-24.
[17] 宋少江,黄肖霄,彭缨,等.山楂核中总木脂素的制备方法及新用途:中国,CN102988525A[P].2013-03-27.
[18] 王楠,郑祥福,王哲,等.山楂核提取物对病毒的作用及抗病毒药物的应用:中国,CN1985907A[P].2007-06-27.
[19] 李剑一.山楂核提取物及其在制备呼吸道感染的药物和空气消毒剂中的用途:中国,CN1969982A[P].2006-12-08.
[20] 郑清林.禽、畜用纯天然复方山楂核口服液及其加工方法:中国,CN1569176A[P].2005-01-26.
[21] 韩林,李同心.用山楂核提取的水性溶液作为护齿液:中国,CN1539402A[P].2004-10-27.
[22] 刘秀凤,常学东,蔡金星,等.一种山楂核抹茶、山楂核饮料的加工工艺:中国,CN102187926 A[P].2011-09-21.
[23] 铁毅,刘民俐.山楂核提取物在制备治疗抗真菌疾病药物上的用途:中国,CN1502357A[P].2004-06-09.
[24] 铁毅,刘民俐.山楂核提取物在制备治疗胃病药物上的用途:中国,CN1502358A[P].2004-06-09.
[25] 石易.一种山楂核馏油的提取纯化方法与装置:中国,CN100999693A[P].2007-07-18.
[26] 崔文琴.一种山楂根治疗感冒的中药组合物及其制备方法:中国,CN102727845A[P].2012-10-17.

（郭建明　郭　盛　李念光）

葛根类药用生物资源及其资源化利用研究

野葛(*Pueraria lobata* Willd. Ohw.)、甘葛藤(*P. thomsonii* Benth.)均为豆科葛属多年生落叶藤本植物,两者均以干燥根入药,分别称葛根(Puerariae Lobatae Radix,习称野葛)和粉葛(Puerariae Thomsonii Radix),其性味、功效相似,均具解肌退热、生津止渴、透疹、升阳止泻、通经活络、解酒毒之功效。

葛属植物全球约35种,我国产9种及1变种,包括野葛(*P. lobata*)、甘葛藤(*P. thomsonii*)、食用葛(*P. edulis*)、苦葛(*P. peduncularis*)、三裂叶野葛(*P. phaseoloides*)、黄毛萼葛(*P. calycina*)、密花葛(*P. alopercuroides*)、须弥葛(*P. wallichii*)、小花野葛(*P. stricta*),以及野葛的变种葛麻姆(*P. lobata* var. *montana*),主要分布于西南部、中南部至东南部,长江以北少见。除野葛和甘葛藤供药用外,同属植物食用葛、三裂叶野葛等在少数地区亦作葛根使用[1]。

野葛资源丰富，多为野生，在我国除新疆维吾尔自治区、青海省及西藏自治区外，全国各地均有分布，但以长江流域和黄河流域各省、自治区和北京市、天津市自然分布较多，生于山地疏或密林中。东南亚至澳大利亚亦有分布。甘葛藤资源主要分布于我国长江以南及珠江流域各省、自治区，生于山野灌丛或疏林中；广东省、广西壮族自治区和浙江省有人工栽培。

野葛为粗壮藤本，长可达 8 m，全体被黄色长硬毛，茎基部木质。其药用部位根为粗厚的块状。羽状复叶具 3 小叶，顶生小叶宽卵形或斜卵形，长 7～15(～19)cm，宽 5～12(～18)cm，先端长渐尖，侧生小叶斜卵形，总状花序长 15～30 cm。荚果长椭圆形，长 5～9 cm，宽 8～11 mm，扁平，被褐色长硬毛。甘葛藤与野葛主要区别在于顶生小叶菱状卵形或宽卵形，侧生的斜卵形，长和宽 10～13 cm，先端急尖或具长小尖头，基部平截或急尖，全缘或具 2～3 裂片。花期均为 9～10 月，果期 11～12 月。

一、资源利用现状

葛根在临床常用于外感发热头痛，项背强痛，口渴，消渴，麻疹不透，热痢，泄泻，眩晕头痛，中风偏瘫，胸痹心痛，酒毒伤中等症。以葛根配伍的经典名方有葛根黄芩黄连汤、葛根白虎汤、升麻葛根汤、加味升麻葛根汤等；现代成方制剂有脑得生丸、心血宁片、心安宁片、复方葛丹片、葛根芩连丸、根痛平浓缩丸等。现代药理研究表明：葛根具有降血压、降血脂、减缓心率、降低心肌耗氧量、扩张心肌血管、抑制动脉硬化、改善微循环、抗氧自由基及解酒、抗肿瘤、神经组织保护、雌激素样作用等生物活性，为目前防治心脑血管疾病药物及保健食品的主要原料之一。此外，据《本草纲目》记载，野葛及甘葛藤之花、叶、藤茎、种子均可入药。其中，以其花入药称为葛花，具有解酒除烦、生津止渴之效，可用于伤酒烦热口渴、头痛头晕、脘腹胀满、呕逆吐酸、不思饮食、吐血、肠风下血等症的治疗；以其叶入药称葛叶，具有止血作用，主要用于外伤出血；以其藤茎入药称葛蔓，具有清热解毒、消肿之功，可用于喉痹、疮痈疖肿的治疗；以其成熟种子入药称葛谷，具有健脾止泻、解酒之功，可用于泄泻、痢疾、饮酒过度的治疗；以其块根经水磨而澄取的淀粉称葛粉，具有解热除烦、生津止渴之功，主要用于烦热、口渴、醉酒、喉痹、疮疖等症的治疗。

除药用价值外，葛根在食品、饮料等工业中也有广泛应用。鲜葛根含淀粉约 20%，可制备高级优质淀粉——葛粉。葛根中含有葛根素、大豆黄酮及异黄酮类资源性化学成分和人体必需的氨基酸，以及 Se、Zn、Mn、Ge 等微量元素，可制成饮料，具有解酒、护肝、抗疲劳等功效，长期饮用还可起到降血压、降血脂、降血糖、抗肿瘤、抗衰老、抗辐射等作用[2]。加入葛根制成的营养免疫食品，有较高的食用和医药保健价值[3,4]。此外，葛根尚具有美体、丰胸、修身、养颜、调整内分泌等功效，能净化血液、淡化黑色素，有效美白[5]等作用，可制成保健食品或祛斑产品[6]（表 7-6）。

表 7-6　以葛根资源植物为原料生产的主要产品及其资源价值

产品名称	利用部位/物质	资源价值
葛根素注射液	干燥根/葛根素	医药、保健(治疗心脑血管疾病)
葛根素滴眼液	干燥根/葛根素	医药、保健(治疗青光眼)
葛根素	干燥根/葛根素	医药中间体
葛根总黄酮	干燥根/总黄酮	医药中间体
葛根配方颗粒	干燥根	医药、保健
葛根异黄酮胶囊	干燥根/总异黄酮	保健食品(增加骨密度)
葛根胶囊	干燥根	保健食品(保肝作用)
葛根保健醋	干燥根	保健食品(醒酒、保肝)

续　表

产　品　名　称	利用部位/物质	资　源　价　值
葛花茶	干燥花	保健食品(醒酒、保肝)
葛粉	干燥根/淀粉类	保健食品(降血糖、降血脂)
葛麻	干燥藤茎/纤维素	纺织原料
葛根祛斑霜	干燥根/总异黄酮	功能性化妆品(祛斑)

二、资源性化学成分

葛属植物资源所含化学成分类型丰富，主要包括异黄酮类、芳香酸类、三萜类、生物碱类、甾体类、糖类以及氨基酸类等多种类型化学成分，其中尤以异黄酮类资源性化学成分含量较高，且为目前研究及应用较多的资源性物质。

1. 黄酮类资源性化学成分　葛属植物中含有丰富的异黄酮类资源性化学成分，其总量在根中最高可达10%以上，并从本属多种植物类群中分离得到。该类化学成分类型主要包括异黄酮苷元、异黄酮苷和香豆烷。其中，含量较高的成分是葛根素(puerarin)，是葛根中的主要活性成分，具有降血压、减缓心率、降低心肌耗氧量、扩张心肌血管、抑制动脉硬化、改善微循环、抗氧自由基及解酒、抗肿瘤、神经组织保护、调节β受体功能、类雌激素等多方面生物活性，为葛根发挥心脑血管保护作用的主要功效组分之一。其他的异黄酮类化学成分有大豆苷元(daidzein)、大豆苷(daidzin)、3′-甲氧基葛根素(3′-methoxy puerarin)、异甘草素(isoliquiritigenin)、3′-羟基葛根素(3′-hydroxy puerarin)、葛根素木糖苷(puerarin xyloside)、芒柄花素(fermononetin)、芒柄花苷(ononin)、染料木素(genistein)、染料木苷(genistin)、鹰嘴豆芽素A(biochanin A)、葛根素芹菜糖苷(mirificin)、拟雌内酯(coumestrol)、葛香豆雌酚(puerarol)、补骨脂次素二甲醚(psoralidin dimethylether)、葛香豆雌酚二甲醚(puerarol dimethylether)、Mirificin4′-*O*-glucoside、葛花异黄酮(kakkatin)、葛花苷(kakkalide)等[7]，大多具有重要的生物活性和资源价值。

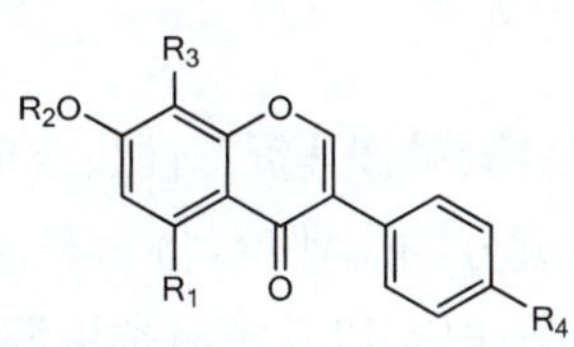

葛根素　R_1=H, R_2=H, R_3=glc, R_4=OH
染料木素　R_1=OH, R_2=H, R_3=H, R_4=OH
大豆苷元　R_1=H, R_2=H, R_3=H, R_4=OH
染料木苷　R_1=OH, R_2=glc, R_3=H, R_4=OH
大豆苷　R_1=H, R_2=glc, R_3=H, R_4=OH

2. 其他类资源性化学成分

(1) 多糖类：葛根中富含多糖类资源性化学成分，可分为可溶性多糖、淀粉及纤维素，其中鲜葛根中淀粉及粗纤维含量分别可达20%。

(2) 酚类：葛属植物中还含有酚类化学成分，为查耳酮的衍生物。包括葛根苷A(pueroside A)、葛根苷B、葛根苷C。另外还有kuzubutenolide A[8]。

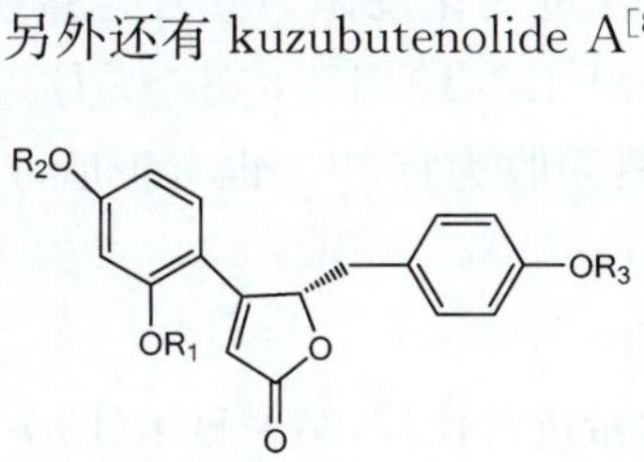

葛根苷A　R_1=rha(1-6)glc，R_2=H，R_3=H
葛根苷B　R_1= glc，R_2=Me，R_3= glc
kuzubutenolide A　R_1= glc，R_2=H，R_3=H

(3) 三萜类： 葛属植物中还发现存在大量的三萜类资源性化学成分，从结构上看，这些化学成分大多数是由齐墩果烷型三萜及其与低聚糖连接而成的皂苷。主要有大豆皂苷(soyasaponin)A3、葛根皂苷(kudzusaponin)SA1～SA4、葛根皂苷 SB1、葛根皂苷 A1～A5 和葛根皂苷 C_1。另外还有大豆皂醇(soyasapogenol)A、大豆皂醇 B，葛根苷元(A、B、C)[9]。

此外，葛属植物除含有上述类型资源性化学成分外，尚含有生物碱类、香豆素类、甾体类以及氨基酸类等多种类型化学成分。

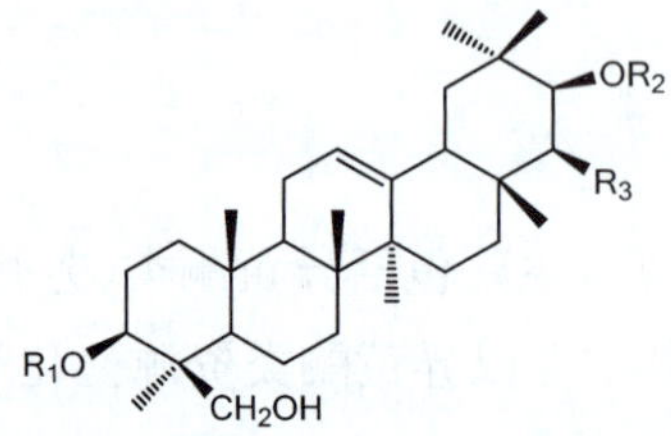

葛根皂苷 SA$_1$　R_1=*β*-*D*-gal-(1-2)-*β*-*D*-glc，R_2=H，R_3=OH

葛根皂苷 SA$_2$　R_1=*β*-*D*-gal-(1-2)-*β*-*D*-glc，R_2=H, R_3=*O*-*α*-*L*-rha

葛根皂苷 SA$_3$　R_1=*α*-*L*-rha-(1-2)-*β*-*D*-gal-(1-2)-*β*-*D*-glc

R_2=H，R_3= *O*-*α*-*L*-rha

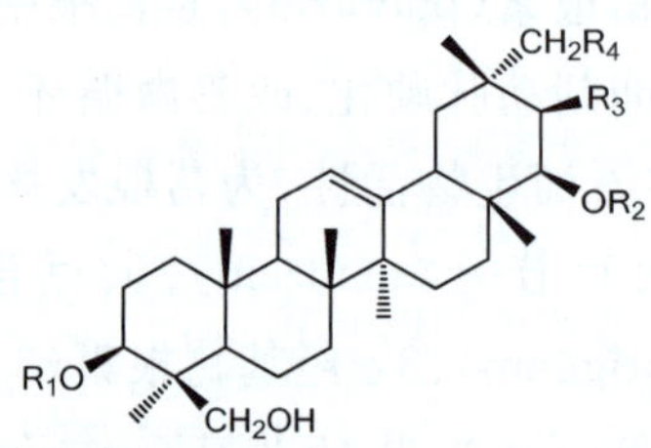

葛根皂苷 A$_1$　$R_1=S_5$，R_2=xyl，R_3=OH，R_4=OH　　S_1=*α*-*L*-rha-(1-2)-*β*-*D*-gal-(1-2)-*β*-*D*-glcA

葛根皂苷 A$_2$　$R_1=S_2$，R_2=H, R_3=OH，R_4=OH　　S_2=*β*-*D*-gal-(1-2)-*β*-*D*-glcA

葛根皂苷 A$_3$　$R_1=S_1$，R_2=H, R_3=OH，R_4=OH　　S_3=*α*-*L*-rha-(1-2)-*β*-*D*-glc-(1-2)-*β*-*D*-glcA

葛根皂苷 A$_4$　$R_1=S_3$，R_2=H, R_3=OH，R_4=OH　　S_2=*β*-*D*-glc-(1-2)-*β*-*D*-glcA

葛根皂苷 A$_5$　$R_1=S_4$，R_2=H, R_3=OH，R_4=OH　　S_1=*α*-*L*-rha-(1-2)-*β*-*D*-ara-(1-2)-*β*-*D*-glcA

三、资源性化学成分动态积累与分析评价

葛属植物不同品种、不同产地、不同采收期，以及不同组织器官其资源性化学成分的分布及其积累量存在差异。因此，开展我国葛属主要资源植物中资源性化学成分动态评价，将为葛属资源植物的高效利用提供支撑。目前，有关葛属主要资源植物资源性化学成分动态评价，以其黄酮类资源性成分研究较多。

1. 药材形成过程资源性化学成分动态评价

(1) 不同采收期的资源化学评价： 对产于山东省沂源地区 1～5 年以上野生野葛根中葛根素和异黄酮进行含量测定发现，其葛根素含量变化规律为(图 7－25)：5 年＞5 年以上＞4 年＞3 年＞2 年＞1 年，异黄酮含量变化规律为 5 年＞5 年以上、4 年＞3 年＞2 年＞1 年。对五年生不同采收月份的野葛根中葛根素和异黄酮进行含量测定发现(图 7－26)，其葛根素含量变化规律为 6 月＞11 月＞10 月＞9 月＞8 月＞7 月＞5 月＞4 月；异黄酮含量变化规律为：6 月＞11 月＞10 月＞8 月＞9 月＞7 月＞5 月＞4 月。另外，结合葛根生物产量综合评价，本地区以 5 年生 11 月采收为宜[10]。也有报道，产于息烽县的野葛，其 1 月份葛根素和总黄酮含量最高[11]。

(2) 不同品种的资源化学评价

1) 黄酮类： 对不同品种葛根中总异黄酮和葛根素含量进行比较，结果显示(图 7－27)：不同品种的

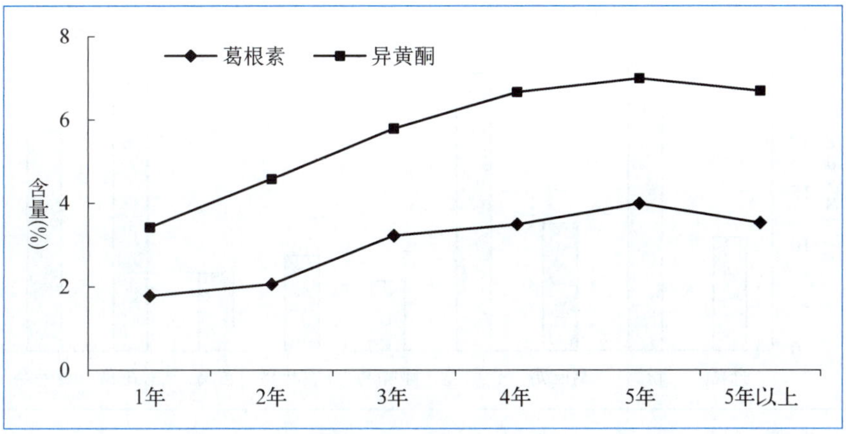

图 7-25　不同生长年限野葛根部葛根素和异黄酮类化学成分的积累分析

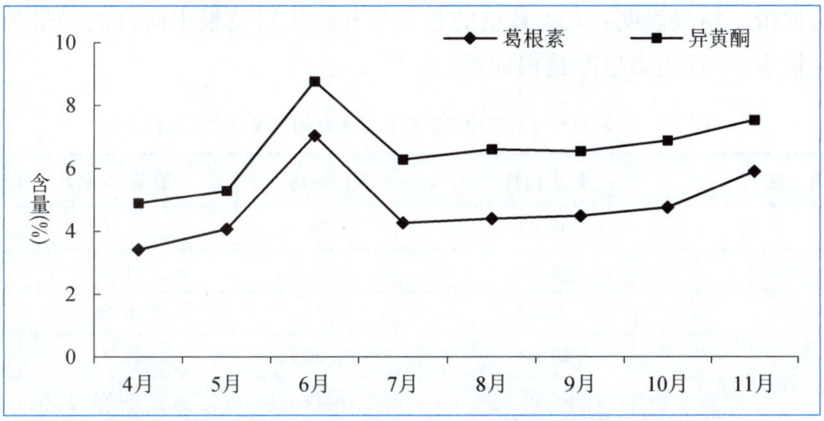

图 7-26　不同生长月份野葛根中葛根素和异黄酮含量的积累动态

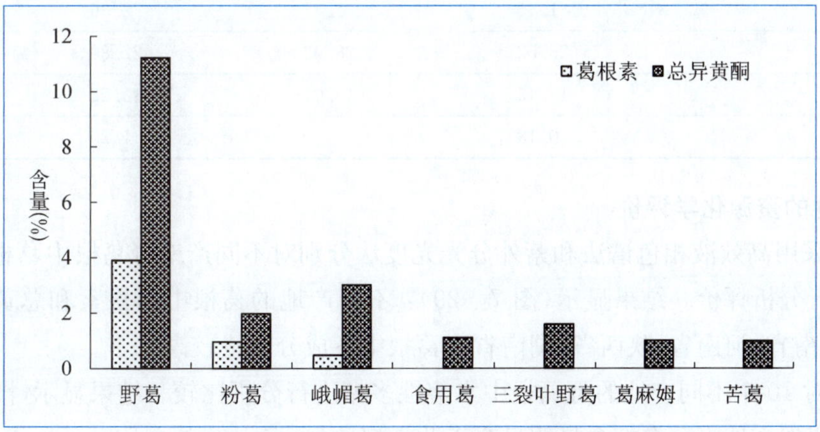

图 7-27　不同品种葛根中葛根素含量的分析比较

葛根中总异黄酮和葛根素的含量不同。其中，以野葛根中葛根素的含量最高，其次为粉葛，而其他品种葛根素含量均明显较低。总异黄酮含量以野葛中最高，峨眉葛次之，其他品种含量稍低[1]。

2）可溶性多糖类：不同品种的葛根中多糖含量的比较，结果显示(图 7-28)，各品种均含有丰富的多糖类资源性化学成分，其中，粉葛、食用葛、密花葛、黄毛萼葛中多糖含量均较高，其他品种含量稍低[12]。

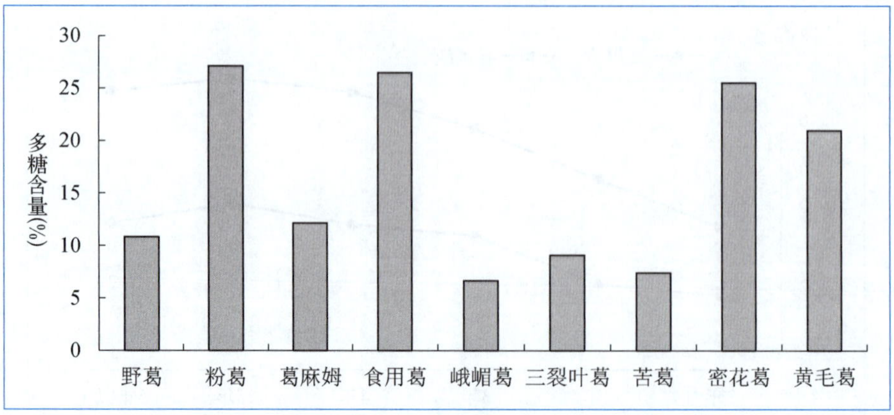

图 7-28 不同品种葛根中多糖类资源性物质的含量分析比较

3）淀粉等营养性化学成分：通过对人工栽培粉葛根、野生粉葛根、三裂叶野葛根、峨眉葛根中各种化学成分进行分析评价。结果表明：人工栽培的粉葛根和野生粉葛根中所含淀粉最为丰富，野葛粗纤维含量较高而淀粉含量少，不宜用来生产葛根淀粉（表 7-7）。

表 7-7 不同品种鲜葛根中营养性化学成分的组成与含量比较分析

检测项目	野生粉葛	栽培粉葛	野葛(柴葛)	苦葛
水分(g/100 g)	68.89	64.34	79.19	70.26
蛋白质(g/100 g)	4.58	3.40	1.53	3.48
脂肪(g/100 g)	0.23	0.41	0.08	0.18
淀粉(g/100 g)	16.59	17.96	4.24	10.35
粗纤维(g/100 g)	16.59	17.96	4.24	10.35
维生素 C(mg/100 g)	0.07	1.01	3.52	1.01
维生素 B_1(mg/100 g)	0.03	0.02	0.04	0.01
Fe(mg/100 g)	1.40	1.42	2.36	1.35
Ca(mg/100 g)	26.52	28.03	22.80	25.66
P(mg/100 g)	15.15	16.01	13.22	14.64
Si(μg/100 g)	0.18	—	1.25	—

(3) 不同产地的资源化学评价

1）黄酮类：采用高效液相色谱法和紫外分光光度法分别对不同产地野葛根中葛根素和总黄酮类资源性化学物质进行分析评价。结果显示（图 7-29）：不同产地的葛根中葛根素和总黄酮含量均存在一定差异，其中以云南省、河南省、陕西省、湖南省产葛根中各成分含量较高[13]。

2）多糖类：对 10 个不同产地的野葛根中水溶性多糖进行分析比较。结果显示（图 7-30）：南方江西省、安徽省、贵州省产地野葛多糖含量明显高于北方河北省、辽宁省产地[12]。

(4) 不同部位的资源化学评价：野葛不同部位中以根部总黄酮及葛根素含量最高，而秋季以后采集的野葛藤也富含黄酮类资源性化学成分，野葛叶中的总黄酮及葛根素含量均较低（图 7-31）[14]。

不同品种葛根在同地栽培，相同部位淀粉、可溶性糖、蛋白质及氨基酸含量无明显差异。不同部位比较，根中淀粉和可溶性糖含量显著高于茎和叶，不同部位蛋白质含量差别较小，且含量均较低，茎中氨基酸含量高于叶和根[15]。

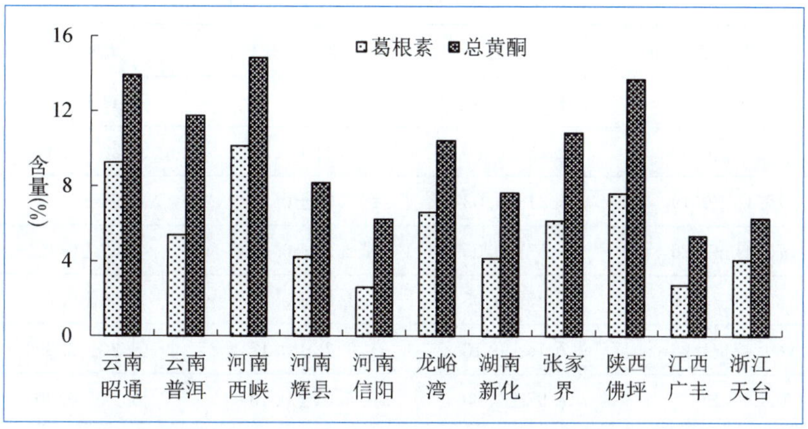

图 7-29　不同产地野葛中葛根素和总黄酮类资源性化学成分的分析比较

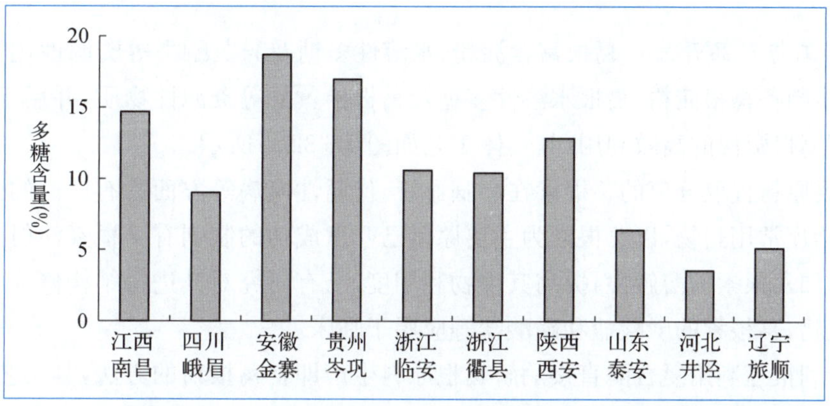

图 7-30　不同产地野葛中多糖类资源性物质的含量比较

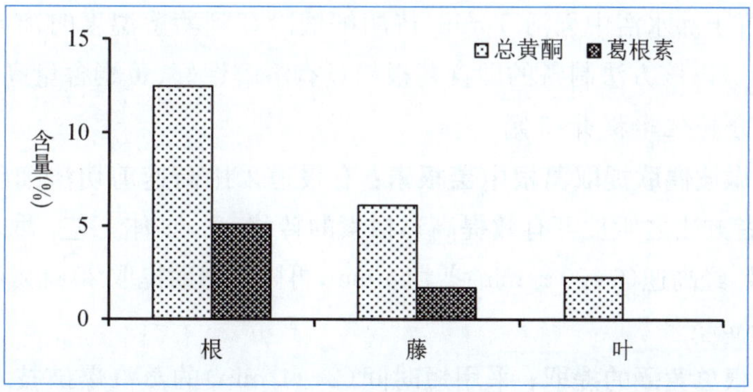

图 7-31　野葛不同部位中总黄酮和葛根素的分布与积累量比较

2. 药材产地加工过程资源性化学成分的分析评价　采用分光光度法和高效液相色谱法分析评价热风干燥、真空干燥、冷冻干燥法干制粉葛中总黄酮、葛根素、大豆苷、大豆素、染料木苷、染料木素含量，研究干燥方法对葛根黄酮含量变化的影响规律，结果显示：冷冻干燥葛根总黄酮含量最高，热风干燥葛根总黄酮含量最低，冷冻干燥、真空干燥和低温热风干燥葛根总黄酮含量无显著差异；热风干燥中，随着干燥温度升高，葛根总黄酮、葛根素、染料木苷、大豆素含量降低，染料木素损失殆尽，大豆苷含量增加；冷冻干燥、真空干燥对葛根素、大豆苷、染料木素含量影响差异显著，对大豆素、染料木苷含量影响差异不显著[16]（表 7-8）。

表 7-8 不同干燥方法对葛根中黄酮类资源性化学成分的影响(mg/100 g)

干燥方法	葛根素	大豆苷	染料木苷	大豆素	染料木素
65℃热风	78.50±0.95	5.03±0.01	3.30±0.08	5.41±0.15	nd
75℃热风	75.80±0.99	5.13±0.05	3.21±0.35	4.38±0.41	nd
85℃热风	75.15±0.19	5.31±0.03	2.32±0.13	3.94±0.33	nd
95℃热风	73.41±1.26	5.57±0.05	2.26±0.02	3.87±0.13	nd
105℃热风	62.74±0.19	5.27±0.05	1.89±0.05	3.56±0.25	nd
85℃真空	89.47±1.25	7.16±0.13	4.72±0.12	5.20±0.39	5.18±0.30
-40℃冻干	104.93±0.03	7.97±0.09	5.01±0.13	6.64±0.30	7.08±0.29

四、资源利用效率提升研究

1. *药材深加工与产品开发* 葛根富含淀粉、水溶性多糖及异黄酮类等资源性化学成分，有研究采用酶解法实现同步制备葛根淀粉、葛根水溶性多糖及葛根异黄酮等资源性物质，并用于医药产品及保健食品开发，实现了葛根资源的高效利用，其具体工艺如图 7-32[17] 所示。

以葛根为主要原料提取分离的葛根素在心脑血管、代谢性疾病等方面具有广泛的药理活性，是目前心血管系统疾病治疗常用药物，以葛根素为主要原料已开发成功的制剂有葛根素注射液、葛根素滴眼液等。此外，为了增加葛根素的溶解性，提高其生物利用度，已有研究对其进行结构修饰，合成了葛根素的乙酰化物、烷基化物，葛根素的磷酸盐和磺酸盐等应用于临床。

此外，尚有专利报道利用复合酶直接酶解葛根原料生产即食葛根粉的方法，其工艺为取葛根粉碎过 110～120 目筛，葛根粗粉用纤维素酶和茁霉多糖酶同时处理，其中茁霉多糖酶用量 17～19 U/g 葛粉，纤维素酶用量 1.18×10^4～1.22×10^4 U/g 葛粉，底物浓度为 14%～16%，酶解时间 2.8～3.0 h，酶解温度 54～56℃，酶解后将其置于沸水浴中灭活 5 min，待酶解液冷却到酶解温度时离心收集上清液、浓缩、冷冻干燥得到即食葛根粉。以该方法制备的即食葛根粉具有溶解性好、黄酮含量高等优点[18]。

2. *资源性化学成分转化率提升研究*

(1) 组织破碎法与微波偶联提取葛根中葛根素：有报道采用高速剪切法细胞破碎与微波偶联提取鲜葛根中葛根素，集两者方法之所长可有效提高葛根素的转移率。具体工艺：取新鲜葛根，切碎，加入体积分数为 40%乙醇溶液，经高速(6 000 r/min)剪切 6 min，再微波辅助提取 20 s(微波功率 467.27 W)，可使葛根素提取量达 2.05 mg/g[19]。

(2) 汽爆处理后葛根总黄酮的提取：采用短时间(2～4 min)的蒸汽爆破技术对葛根进行预处理后进行葛根总黄酮的提取。蒸汽爆破的热机械化学作用可使葛根组织的细胞壁破裂，有利于葛根资源性物质黄酮类化学成分的溶出，提高得率，具体工艺为：葛根在蒸汽压力 0.5～1.0 MPa 的条件下蒸汽爆破处理 2～4 min，加水，在 pH 6.0～8.0 条件下浸提，浸提液过滤，浓缩后，乙醇沉淀，取上清液浓缩备用；水提后的药渣加适宜浓度的乙醇加热回流提取，提取液与醇沉上清浓缩液合并，回收乙醇后得葛根总黄酮提取物[20]。

3. *葛地上部位的资源化利用研究*

(1) 葛藤、葛叶的资源化利用研究：葛藤、叶含有丰富的蛋白质类物质，含量可达干物质的 16.5%～22.5%。葛藤纤维韧性好且细长，经蒸煮、发酵、漂洗制成洁白的纤维资源葛麻，可用于织布和制作精美

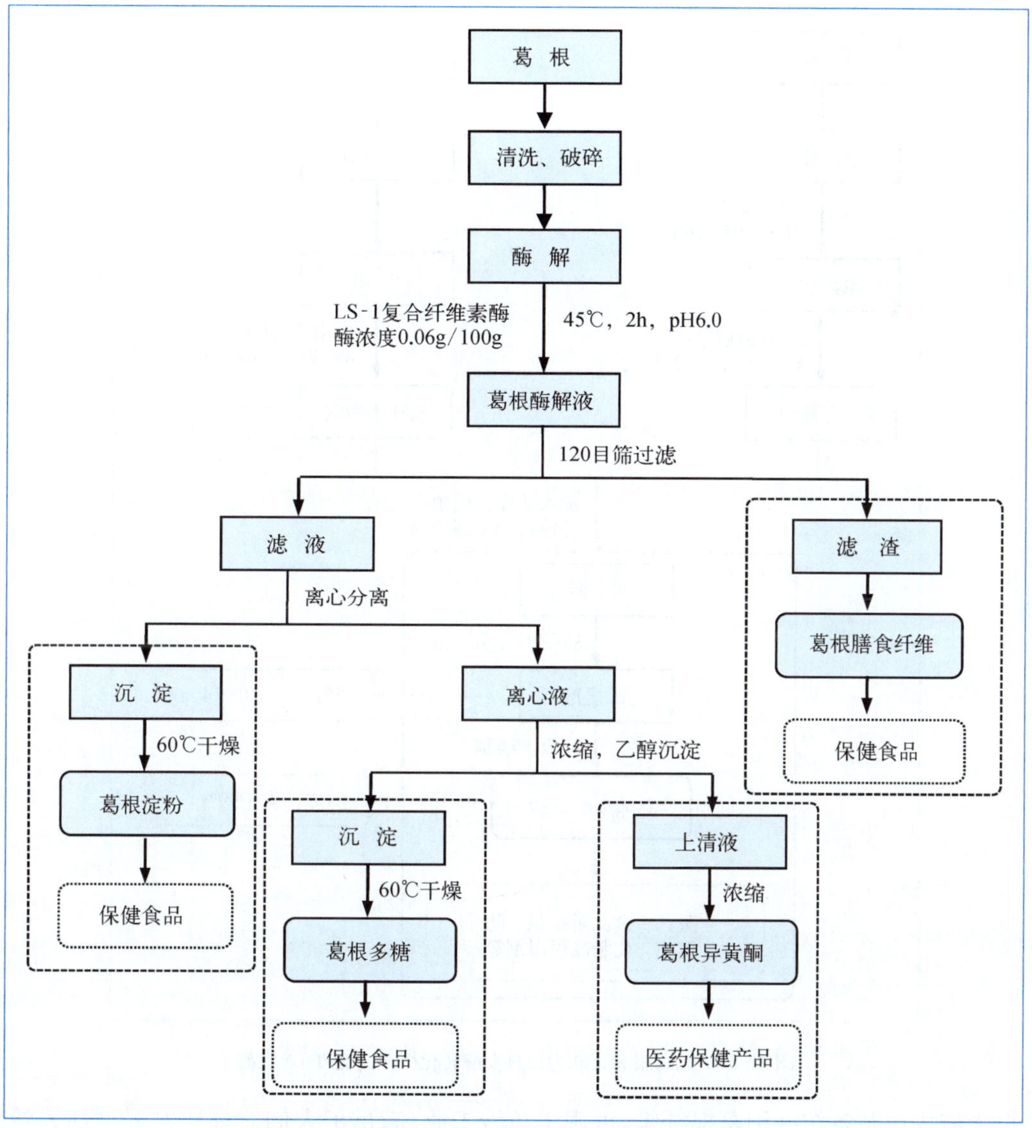

图 7-32　葛根药材资源的系统利用与产业化开发

的工艺品如葛绳、地毯等。利用富含淀粉的葛藤为碳源，以富含蛋白质的葛叶为主要氮源，在较高温度下发酵，可生产高纯度 *L*-乳酸(图 7-33)[21]。将葛蔓或葛叶经杀青、定色、灭菌等操作可制成葛蔓葛叶茶[22]；将葛叶经清洗、粉碎、提取、脱色、浓缩、醇沉、真空干燥等工艺可制备野葛叶蛋白用于保健食品开发，提高了葛属类植物的资源利用效率[23]。

此外，葛藤、叶中还含有异黄酮类等多种活性物质，且以葛藤中葛根素含量较高，可作为制备葛根素的新资源，用于医药产品或保健食品开发。

(2) 葛花的资源化利用研究：目前，对葛花资源的利用多以制备葛花茶等保健饮品为主，已有多种利用葛花生产的葛花茶、葛花露等保健品上市。如有报道，利用葛花配以葛根、乌梅等或葛根、杨梅汁、甘草和菊花等，并添加果糖、酸味剂等制成醒酒饮料[24,25]。此外，以葛根、葛花和枳椇子混合提取物、红景天提取物和柠檬酸为原料制成的葛根口服液，具有解酒护肝、抗疲劳的功效。

4. *深加工产业化过程葛根药渣的资源化利用研究*　提取淀粉后的葛根药渣除少数用于造纸和用作饲料外，大多被废弃。葛根药渣富含纤维，有专利报道采用微波—化学脱胶相结合，经多次酸洗、碱煮

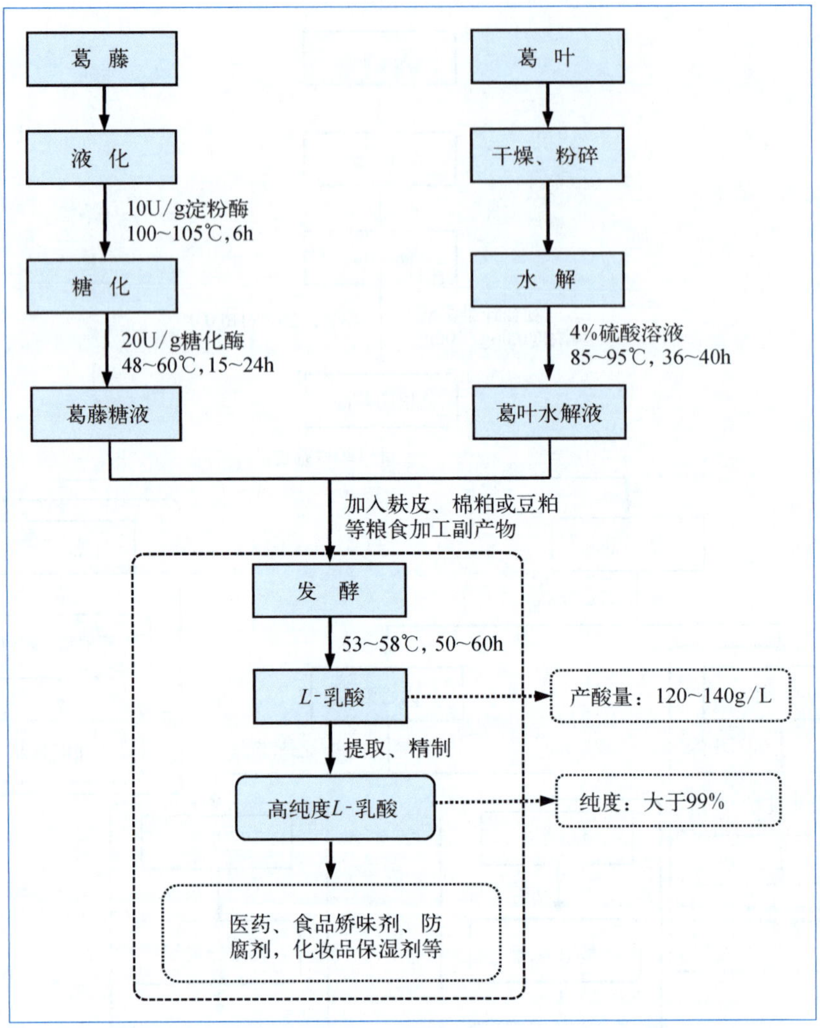

图 7-33　以葛根和葛叶为原料发酵转化生产高纯度 L-乳酸

工艺由葛根废渣成功制备纺纱用葛根纤维，可用于纺纱工业，满足了人们对环境友好型纯天然纤维的需要[26]；葛根药渣含有 70%以上的总膳食纤维，是较好的天然膳食纤维源。为更好地利用葛根渣中的膳食纤维，国内外科研工作者对其制备方法进行了多项研究报道，如利用药用真菌对葛根药渣进行降解和转化，从而有效改善葛根药渣的口感、形态，其中活性膳食纤维的含量可以达到 73.4%以上，同时有效保留了其中的黄酮类资源性化学成分，可直接使用或作为食品添加剂使用（图 7-34）[27]；采用淀粉酶、糖化酶和蛋白酶，利用酶法制备葛渣膳食纤维，结果显示该方法简便易行、成本较低、污染少，可较好地保护葛根药渣中膳食纤维的组织结构和生理功能[28]。

葛根药渣中含有较多的异黄酮类化学成分，可经富集、纯化后用于医药产品及保健食品的开发。目前常用的葛根药渣异黄酮类资源性化学成分制备工艺多采用醇提、聚酰胺柱色谱法获得[29]；此外，有报道采用黑曲霉菌株固态发酵，以及利用纤维素酶和木聚糖酶对葛根渣进行预处理后，总异黄酮得率较常规醇提法明显提高，提高了葛渣的资源利用效率（图 7-34）[30,31]。

葛根药渣富含多糖、蛋白质等营养物质，可经适当处理，用于食用菌的深层发酵及固体栽培[32]。此外，以葛根渣为主要原料，采用微生物发酵的方式也可制得表面富含多羟基、多羧基功能基极性化的葛根渣吸附材料[33]。

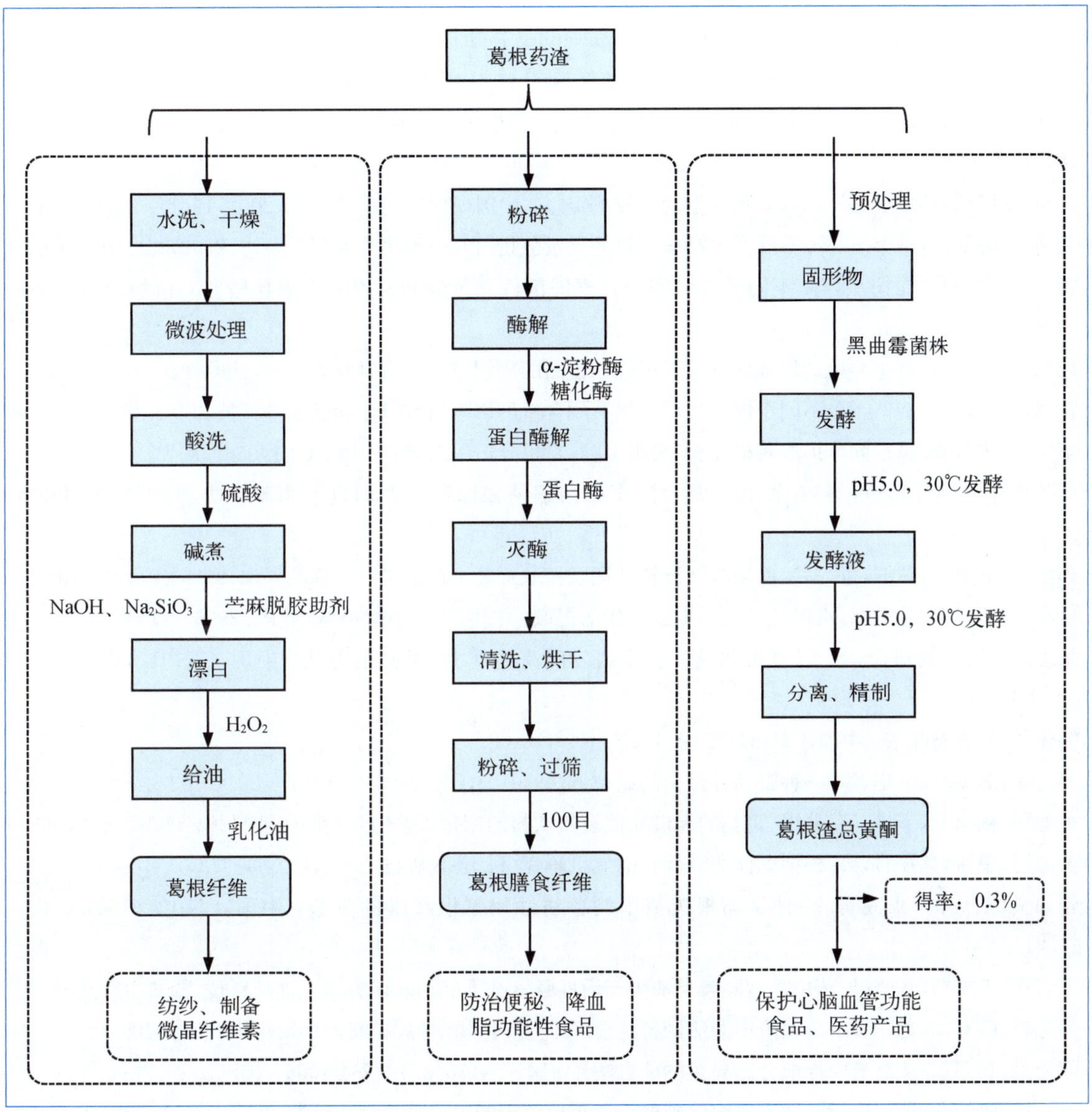

图 7-34　葛根药渣循环利用与产业化开发

◇参◇考◇文◇献

[1] 陶娟，许慕农，路秋生，等. 中国葛属植物资源和利用情况[J]. 中国野生植物资源，2007，26(3)：38-41.

[2] 郭耀伟. 一种葛根口服液：中国，CN101647877A[P]. 2010-2-17.

[3] 王丽杰，马迁雯. 葛根营养免疫食品：中国，CN101606702A[P]. 2009-12-23.

[4] 焦豪妍. 葛根的研究概况[J]. 海峡药学，2010，22(8)：47-50.

[5] 刘功. 葛根皮肤增白霜：中国，CN101732195A[P]. 2010-06-16.

[6] 邱晓斌. 一种葛根异黄酮祛斑霜：中国，CN101732177A[P]. 2010-06-16.

[7] Rong H，Stevens J F，Deinzer ML，et al. Identification of isoflavones in the roots of Pueraria lobata[J]. Planta Medica，1998，64(7)：620-627.

[8] Hirakura K，Morita M，Nakajima K，et al. Phenolic glucosides from the root of Pueraria lobata[J]. Phytochemistry，1997，46(5)：921-928.

[9] Aroa T, Idzu T, Kinjo J, et al. Oleanane-type triterpene glycosides from Puerariae radix Ⅲ. Three new saponins from Pueraria thomsonii[J]. Chemical & Pharmaceutical Bulletin, 1996,44(10): 1970-1972.
[10] 王德立,张兴翠,孙滢.野葛主要成分积累动态变化研究[J].中国药学杂志,2008,43(13): 974-977.
[11] 魏德生,张恩让,高爱琴.不同采收期和不同加工方法对葛根素含量的影响[J].现代中药研究与实践,2008,22(3): 10-13.
[12] 曾明,张汉明,郑水庆,等.葛根多糖含量的比较测定[J].中国现代应用药学杂志,2002,19(1): 25-26.
[13] 裴莉昕,陈随清,季宝玉,等.不同产地葛根药材的质量分析[J].中国实验方剂学杂志,2009,15(10): 24-26.
[14] 刘逢芹,李宏建,周扬星,等.不同采集时间野葛不同部位总黄酮和葛根素含量比较[J].植物资源与环境学报,2006,15(2): 79-80.
[15] 杜先锋,宛晓春.野生葛根的组成成分及葛根降糖食品的研制[J].食品研究与开发,2002,23(2): 40-42.
[16] 常飞,段旭昌,王倩倩,等.不同干燥方法对葛根黄酮含量的影响研究[J].食品工业科技,2014,35(9): 80-84.
[17] 李全宏,宋桃森.葛根同步提取葛根淀粉、葛根多糖、葛根异黄酮工艺: 中国, CN1493695A[P]. 2003-08-22.
[18] 傅冬和,李恒彪,李适,等.一种利用复合酶直接酶解葛根原料生产即食葛根粉的方法: CN103416694A[P]. 2013-12-04.
[19] 孙术国,麻成金,黄群,等.高速剪切与微波辅助耦联提取鲜葛中葛根素[J].食品科学,2009,30(22): 50-53.
[20] 付小果,汪卫东,陈洪章.汽爆处理后葛根总黄酮的提取: 中国, CN101190255A[P]. 2006-11-22.
[21] 张志涛,孙扬,刘建江,等.以葛根和葛叶为原料发酵高纯度 L-乳酸的方法: 中国,CN101235395A[P]. 2008-08-06.
[22] 郁建华.葛蔓葛叶茶: 中国,CN1857094A[P]. 2006-11-08.
[23] 何美军,廖朝林,王华,等.一种野葛叶蛋白的制备方法: 中国,CN101984839A[P]. 2011-03-16.
[24] 牟德华,杨会龙,李艳,等.葛根、葛花的保健功能及其饮料的制作工艺[J].食品工业科技,2000,21(3): 55-56.
[25] 黄国清,单斌,肖仔君,等.杨梅固体醒酒饮料的效果研究[J].酿酒科技,2013,(5): 4-7.
[26] 张如全,王成国,张尚勇.一种从葛根废渣中制备纺纱用葛根纤维的方法: 中国,CN101781801A[P]. 2010-7-21.
[27] 王岩岩,王宏勋,张晓昱.药用真菌降解葛渣生产活性膳食纤维的初步研究[J].食品科技,2005(3): 93-95.
[28] 钟海雁,韩军,苏勇,等.从葛根渣中酶法制备膳食纤维[J].作物学报,2005,31(12): 1606-1610.
[29] 苏为科,李坚军.从葛渣中提取分离异黄酮的方法: 中国,CN1769279A[P]. 2006-05-10.
[30] 王星敏,殷钟意,郑旭煦,等.微生物酶解破壁提制葛根黄酮的工艺[J].食品科学,2011,32(2): 28-31.
[31] 黄彤,李丽华,刘蕾,等.纤维素酶预处理对葛渣异黄酮提取的影响[J].四川农业大学学报,2013,31(1): 42-48.
[32] 卢成英,钟以举.葛渣栽培食用菌研究初报[J].中国野生植物资源,2001,20(1): 53-54.
[33] 雷春生,雷思雨,王情思.葛根渣吸附材料及其制备方法: 中国,CN102631895A[P]. 2012-08-15.

（郭　盛　李锋涛　李友宾）

柑橘类药用生物资源及其资源化利用研究

芸香科柑橘属(*Citrus*)多种植物及其栽培变种可供药用,如橘(*C. reticulata* Blanco)、酸橙(*C. aurantium* L.)、枸橼(*C. medica* L.)、化州柚(*C. grandis* Tomentosa)、佛手(*C. medica* var. *sarcodactylis*)等。来源于本属的常用中药主要有陈皮(Citri Reticulatae Pericarpium)、青皮(Citri Reticulatae Pericarpium Viride)、橘红(Citri Exocarpium Rubrum)、枳壳(Aurantii Fructus)、枳实(Aurantii Fructus Immaturus)、香橼(Citri Fructus)等。

柑橘属全世界约20种,原产亚洲东南部及南部。热带及亚热带地区常有栽培。我国分布本属资源种类及引进栽培品种约 15 种，其中多数为栽培种。主产于秦岭南坡以南，包括甘肃省南端沿白龙江河谷、陕西省南部沿汉水河谷、河南省沿伏牛山至大别山南坡、安徽省南部沿长江局部地区，向东至江苏省太湖地区等地，约北纬 33°以南至海南暖湿带至亚热带区域。北缘地带以宽皮橘类如朱红橘、皱皮柑、黄皮橘以及自 70 年代以后逐步推广的温州蜜柑等为主[1]。我国柑橘属栽培品种以宽皮柑橘为主，约占 55%、甜橙占 30%、柚占 10%、其他占 5%[2]。本属植物目前资源化程度较高的品种主要为橘(*C. reticulata*)，通称柑橘，以鲜果食用为主。

柑橘为世界上产销量最大的水果之一，产区分布较为广泛。主要分布在南北纬 35°之间，在 140 多个国家和地区均有栽培。作为大规模出口或用于加工的柑橘主要产区多分布于南北纬 20°～25°的亚热带地区，其中产量较大的国家主要有巴西、中国、美国以及地中海沿岸地区。据统计，近年来全球柑橘产量约 1 亿 t，种植面积约 670 万 hm^2，有近 70%的柑橘产于北半球[3]。中国是世界柑橘的主要起源地，已有 4 000 余年的栽种历史，且品种品系之多，可称为世界之冠；亲系来源繁杂，有来自自然杂交的，有属于自身变异(芽变、突变等)，也有多倍体。中国是世界柑橘生产大国，主产于秦岭南坡以南、伏牛山南坡诸水系及大别山区南部，向东南至中国台湾地区，南至海南岛，西南至西藏自治区东南部海拔较低地区的湖南省、福建省、四川省、浙江省、湖北省、江西省、广西壮族自治区、广东省、重庆市等省市区[1]。

一、资源利用现状

柑橘属多种植物可供药用，多以果实入药，且同种植物果实不同成熟期及不同组织器官入药呈现出不同的药用功效。橘及其栽培变种的干燥幼果或未成熟果皮为常用中药青皮，具有疏肝破气、消积化滞之功效，主要用于胸胁胀痛、疝气疼痛、乳癖、乳痈、食积气滞、脘腹胀痛等症的治疗。干燥成熟果皮为常用理气中药陈皮，具有理气健脾、燥湿化痰之功效，主要用于脘腹胀满、食少吐泻、咳嗽痰多等症。干燥外层果皮入药称橘红，具理气宽中、燥湿化痰之效。果皮内层经络入药称橘络，具通络、理气、化痰之效。干燥成熟种子入药称橘核，具理气、散结、止痛之效。酸橙及其栽培变种或甜橙(*C. sinensis*)的干燥幼果为常用行气中药枳实，具有破气消积、化痰散痞之功效；其干燥未成熟果实为常用理气中药枳壳，具理气宽中、行滞消胀之效。此外，本属植物枸橼或香圆(*C. wilsonii*)的干燥成熟果实，化州柚或柚(*C. grandis*)的未成熟或近成熟的干燥外层果皮，佛手的干燥果实均为常用理气中药，分别称为香橼、化橘红、佛手。本属植物除其果实可入药外，其叶、花、根也多有药用，如酸橙栽培变种代代花的干燥花蕾入药称代代花，橘及其栽培变种的叶入药称橘叶，其根入药称橘根等[4]。

以柑橘类药材为原料制备的现代中药制剂众多，常用于理气、消积、化滞等成方制剂中。柑橘属植物中存在的橙皮苷等二氢黄酮类资源性物质除作为医药中间体用于现代制剂开发外，也常作为制备非糖甜味剂的重要原料。柑橘属植物中含有的黄色素常作为重要的天然色素应用于食品、化妆品等领域。果皮中含有的挥发油为重要的香精香料，广泛用于饮料工业等(表 7-9)。

表 7-9　以柑橘类药用植物资源为原料生产的主要产品及其资源价值

产 品 名 称	利用部位/物质	资 源 价 值
橙皮油	甜橙成熟果皮	医药、保健
橙皮酊	甜橙成熟果皮	医药、保健(芳香健胃)
橙皮糖浆	甜橙成熟果皮	医药、保健
橙皮苷	甜橙成熟果皮/黄酮类	医药中间体

续 表

产 品 名 称	利用部位/物质	资 源 价 值
甲基橙皮苷	甜橙成熟果皮/黄酮类	医药中间体
柑橘类黄酮胶囊	柑橘成熟果皮/黄酮类	保健食品(降血脂)
橘皮精油	橘成熟果皮/挥发油类	香精香料
橙皮苷甜味剂	甜橙成熟果皮/黄酮类	甜味矫味剂
柑橘黄色素	柑橘果皮/色素类	天然色素

我国柑橘资源除少量作药用外，多以鲜食或深加工为主，其中加工的产品主要有柑橘汁、糖水橘瓣罐头、柑橘果冻和果酱、柑橘果酒、柑橘蜜饯、柑橘果醋等，且以柑橘汁生产规模较大。据统计，柑橘加工产生大量的柑橘皮渣资源，占鲜重的40%～50%[5]。

二、资源性化学成分

柑橘属植物所含化学成分类型丰富，主要包括黄酮类、柠檬苦素型三萜类、生物碱类、挥发油类、糖类等多种类型的资源性化学成分，尤以黄酮类、挥发油类含量较高，资源化研究与产业化开发较为深入和系统。

1. 黄酮类资源性化学成分　柑橘属植物果实、叶片富含黄酮类资源性化学成分，该类化学成分对心、脑血管系统具有保护作用，且具有抗肿瘤、抗炎、抗病毒、抗氧化等生物活性。主要类型有二氢黄酮类、黄酮醇类、原花色素类等。其中以橙皮苷(hesperidin)、新橙皮苷(neohesperidin)、柚皮苷(naringin)、柚皮芸香苷(narirutin)等二氢黄酮苷类为其主要组成成分。黄酮类化学成分则主要以多甲氧基黄酮苷元形式存在，如川陈皮素(nobiletin)、甜橙素(sinensetin)、异甜橙素(isosinensetin)等[6,7]。其中以橙皮苷为代表的二氢黄酮苷类资源性化学成分也可用于制备非糖甜味剂。

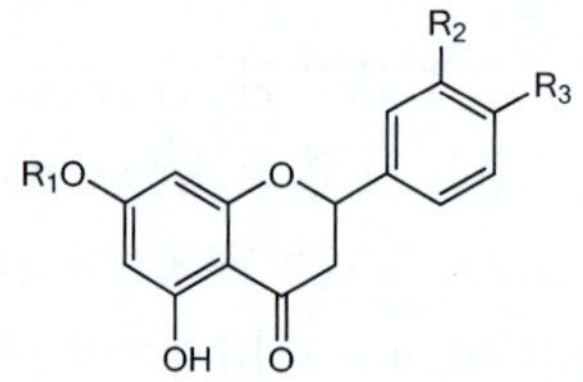

橙皮苷　R_1=glc(6-1)rha, R_2=OH, R_3=OCH_3
新橙皮苷　R_1=glc(2-1)rha, R_2=OH, R_3=OCH_3
柚皮苷　R_1=glc(2-1)rha, R_2=H, R_3=OH
柚皮芸香苷　R_1=glc(6-1)rha, R_2=H, R_3=OH

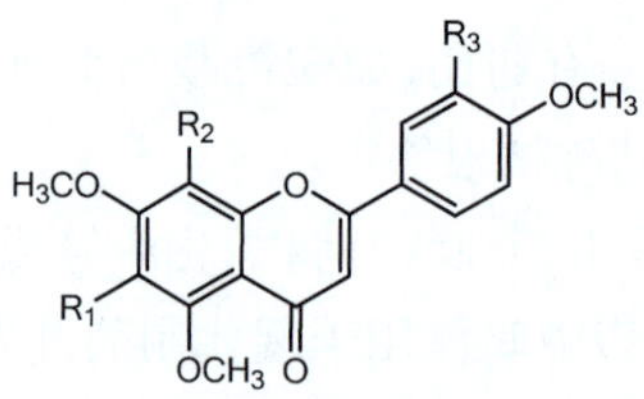

川陈皮素　R_1=OCH_3, R_2=OCH_3, R_3=OCH_3
红橘素　R_1=OCH_3, R_2=OCH_3, R_3= H
异甜橙素　R_1=H, R_2=OCH_3, R_3=OCH_3
甜橙素　R_1=OCH_3, R_2=H, R_3=OCH_3

2. 挥发油类资源性化学成分　柑橘属植物成熟果皮富含挥发油类资源性化学成分，陈皮挥发油含量为1.5%～2.0%，广陈皮挥发油含量为1.2%～3.2%。其化学组成主要由单萜稀、倍半萜稀、含氧化学成分三类成分组成。单萜稀是挥发油的主要组成成分，以 *D*-柠檬烯(*D*- limenen)为主要成分，其在挥发油中所占比例最高可达80%以上。其他还有 *γ*-松油烯(*γ*- terpinene)、*β*-月桂烯(*β*-myrcene)、*a*-藻蒎(*a*- pinene)等；倍半萜稀所占比例较小，代表性化学成分有吉玛稀 D(germacrene D)、*a*-金合欢稀(*a*- famesene)、*γ*-榄香烯(*γ*- elemene)等；含氧化学成分总含量在不同来源的陈皮、青皮(橘皮)中变化较大，主要成分有芳樟醇(linalool)、*a*-萜品醇(*a*- terpineol)、百里香醇(thymol)、*a*-甜澄醛(*a*- sinensal)等。

3. 生物碱类资源性化学成分　柑橘属植物果皮中的生物碱类资源性化学成分有辛弗林(synepherine)、*N*-甲基酪胺(*N*-methyltyramine)、乙酰去甲辛弗林等,为其强心升压的主要功效物质,也可用以治疗哮喘。陈皮、青皮药材中辛弗林含量有明显差异,青皮中辛弗林含量明显高于陈皮。

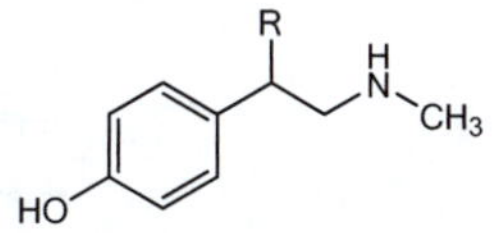

辛弗林　R=OH

N-甲基酪胺　R=H

4. 柠檬苦素类资源性化学成分　柑橘植物果皮及叶片中含有柠檬苦素(limonin)、诺米林(nomilin)、黄柏酮(obacunone)等柠檬苦素类(limonoids)资源性化学成分。研究表明:陈皮中柠檬苦素类资源性化学成分对蚊子成虫的羽毛脱落具有抑制作用,可作为防蚊虫药物开发利用及资源产业化[8]。

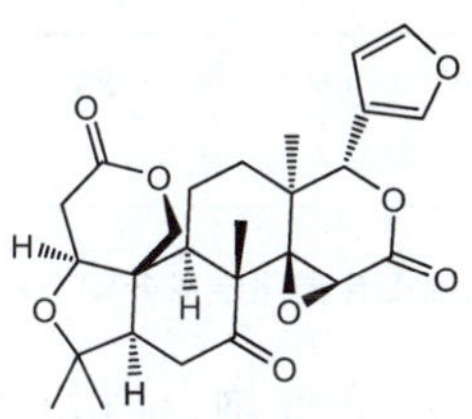

柠檬苦素

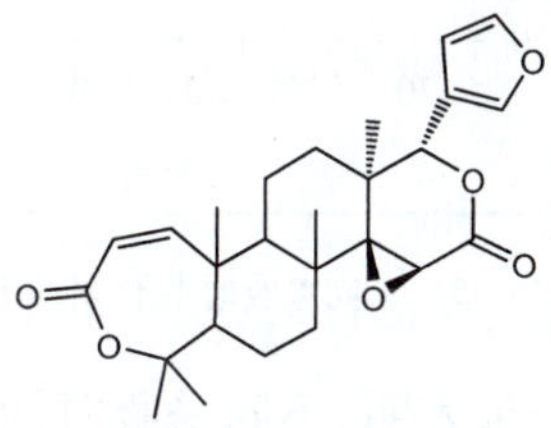

黄柏酮

5. 香豆素类资源性化学成分　柑橘属植物果皮中含有异欧前胡素(isoimperatorin)、佛手内酯(bergapten)、葡萄内酯(auraptene)、异前胡素(isopeucin)、花椒毒酚(xanthotoxol)、伞形花内酯(umbelliferone)、环氧橙皮油素(epoxy-auraptene)、橙皮油素(auraptene)、蛇床子素(osthole)等香豆素类资源性化学成分。

6. 类胡萝卜素类　柑橘属植物果皮中的类胡萝卜素类化学成分多达20余种,其中含量较高有β-柠乌素(citraurin)、红橘素(tangerine)、隐黄素(cryptoxanthin)、堇菜黄素、六氢番茄素、ζ-胡萝卜素和隐黄素的环氧化物等天然色素类资源性化学成分。

三、资源性化学成分动态分析与评价

1. 药材形成过程资源性化学成分积累动态评价

(1) 不同成熟期柑橘类药材中资源性化学成分积累动态评价

1) 黄酮类: 在产区,广陈皮的采收期为每年的10～12月,随着采收期的不同,商品药材分别称为"柑青皮""微红皮""大红皮"。研究结果表明:随着采收期的推迟,陈皮药材中主要黄酮类化学成分——橙皮苷、川陈皮素、橘皮素的含量逐渐下降[9]。

有研究比较了重庆市璧山县健龙镇,四川省蒲江县鹤山镇、眉山市、夹江县马村四地45批柑橘果皮中橙皮苷、芸香柚皮苷、川陈皮素、橘皮素、总黄酮在不同生长期采收的含量变化情况,结果表明:橘皮中总黄酮的含量从7月幼果期的16.55%递减至12月成熟期的10.37%;芸香柚皮苷从幼果期的0.85%降至成熟期的0.17%;橙皮苷从幼果期的10.58%降至成熟期的5.25%;而川陈皮素和橘皮素的含量呈现先增加后降低的变化趋势,即川陈皮素及橘皮素的含量变化为从7月幼果期开始缓慢增加至10月(转色期)之后开始缓慢降低[10]。

此外,有研究比较了化州柚果皮和叶中总黄酮及柚皮苷的含量,观测化橘红基原植物化州柚在生长过程中黄酮类等资源性化学成分含量的动态变化规律,结果发现:随着果龄的增加,化州柚果皮和叶中柚皮苷及总黄酮含量均呈显著性下降趋势(图 7 - 35)。成果初期果皮中野漆树苷含量随果龄的增加而显著升高,62 d 后显著下降,叶中野漆树苷含量则无显著性变化。故从经济价值和有效成分含量两方面综合考虑,果龄 34 d 时采收化州柚幼果,果龄 55 d 时采收化州柚未成熟果较为合适[11]。

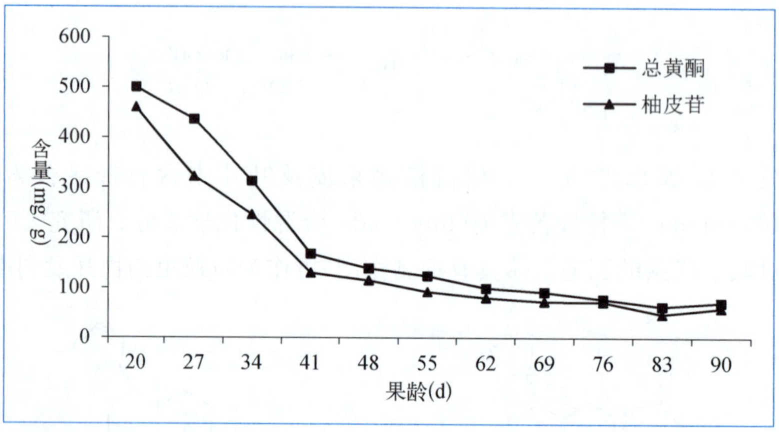

图 7 - 35　不同采收时间化州柚果皮中总黄酮及柚皮苷类化学成分动态积累

2) 挥发油类: 研究结果表明,不同采收时间的陈皮、青皮(大红袍、椪柑)挥发油类资源性化学成分在性质、含量上均有一定的差异。并且源于不同变种的陈皮、青皮在挥发油大类成分上均呈现一致的变化规律,即随着采收时间的延长,单萜烯类化学成分的含量呈现先升高,再降低的趋势;含氧化合物含量呈现先降低,再升高的趋势。以挥发油成分含量为变量进行聚类分析,结果将不同采收期橘皮分为三类:早期采收的橘皮、中期采收的橘皮、晚期采收的橘皮,这与按采收期不同将橘皮分为个青皮、青皮、陈皮三类一致[10]。

3) 生物碱类: 橘皮中所含的辛弗林具有收缩血管、升高血压、扩张气管和支气管等作用,有研究比较了橘果皮不同生长期样品中辛弗林从幼果期到成熟期的含量变化。结果显示:辛弗林的含量均呈现递减的变化趋势,从 0.95%降至 0.39%。7 月幼果期采摘的橘皮中辛弗林的含量较在 12 月成熟期之后采摘的橘果皮高。7~9 月为橘果实的果实膨大期,幼果期、果实膨大期的橘皮辛弗林的含量显著高于成熟期的橘皮,显示青皮药材中辛弗林的含量高于陈皮[10]。

(2) 不同产地、不同品种柑橘类药材中资源性化学成分的分析评价: 研究显示,不同品种柑橘皮中总黄酮含量差异显著,总黄酮含量最高和最低的品种分别是南丰橘和福建蜜柑,其总黄酮含量分别为 9.68 mg/g、5.28 mg/g,两者相差近 1 倍;所含的黄酮类化学成分组成也有差异,其中,福建蜜柑中柚皮苷的含量较高,江西柳橙、江西脐橙、南方蜜橘和江西蜜柑中橙皮苷的含量较高[12]。

对不同产地、不同品种柑橘果皮中多甲氧基黄酮类资源性化学成分川陈皮素含量进行比较。结果显示:不同产地柑橘果皮中川陈皮素含量变化较大,含量最低为苏州市早红和浙江省黄岩早橘,含量为 0.003%;江西省南丰蜜橘含量最高,含量可达 0.627%,相差近 210 倍。湖北省恩施土陈皮、四川省资中红橘、浙江省九龙湖芦柑、福建省漳浦八卦芦柑、福建省永春芦柑、江西省丰城九月黄、浙江省云台山本地早、湖南省石门梅柑中川陈皮素含量均较高,分别为 0.523%、0.490%、0.471%、0.386%、0.369%、0.264%、0.134%、0.126%。从分类角度来看,柑类川陈皮素含量普遍较高[13]。

此外,有研究比较了柑橘生理落果两个高峰期(第一次在 5 月上中旬花谢后 1~2 周;第二次在 6 月上旬)落果中橙皮苷的含量。结果显示:同一品种的柑橘两次落果中橙皮苷含量存在差异,第二次落果含量均大于第一次落果(琯溪蜜柚、酸橙除外),琯溪蜜柚第一次落果中橙皮苷含量达到(199.28±

0.47)mg/g，第二次落果中含量减少到(119.85±0.33)mg/g，酸橙第二次落果中橙皮苷含量相对第一次略有减少；不同品种两次落果橙皮苷含量也不同，第一次落果含量由高到低依次为琯溪蜜柚＞酸橙＞胡柚＞国庆1号＞尾张＞朋娜＞纽荷尔，第二次落果含量多少依次为琯溪蜜柚＞酸橙＞国庆1号＞朋娜＞胡柚＞尾张＞纽荷尔，两次落果中橙皮苷的含量均以琯溪蜜柚最高，胡柚、宽皮柑橘类的两个品种(国庆1号和尾张)与甜橙的两个品种(朋娜和纽荷尔)之间含量变化不大，两次落果含量范围分别为(26.47±0.16)mg/g～(30.59±0.17)mg/g，(38.57±0.18)mg/g～(43.36±0.19)mg/g[14]。

分析比较，产于广东省化州市的毛橘红及产于全国其他地区的光橘红的总黄酮含量，以及两者柚皮苷，野漆树苷含量及指纹图谱。结果表明，毛橘红总黄酮含量、柚皮苷含量均高于光橘红，前者野漆树苷含量约为后者的10倍(图7-36)[15]。也有研究表明，产地土壤表土层Ca丰度对柚皮苷含量有显著影响[16]。

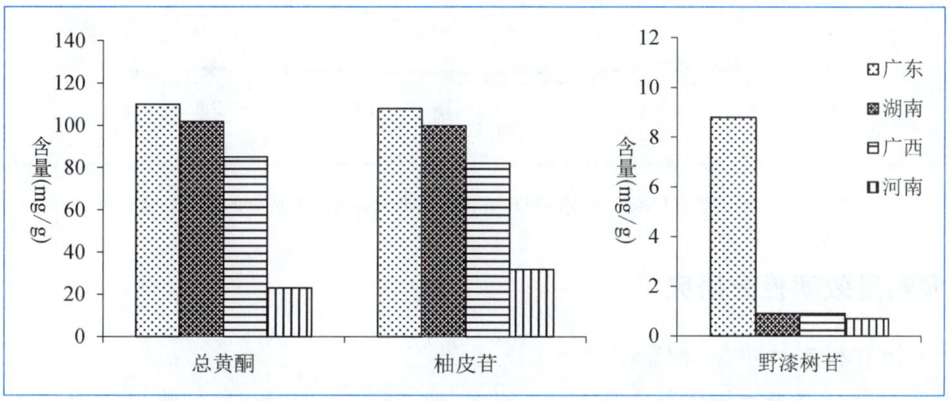

图7-36　不同产地橘红中黄酮类资源性化学成分分析比较

2. 柑橘药材产地加工及贮存过程中资源性化学成分动态评价

(1) 不同加工方式对化橘红药材中黄酮类资源性化学成分的影响：采用HPLC法测定经烘干干燥、静电干燥、自然干燥、真空干燥处理的化橘红柚皮苷含量，发现以静电干燥所得化橘红柚皮苷含量明显高于烘干干燥、自然干燥和真空干燥(图7-37)。故得出静电干燥是化橘红产地干燥加工的较好方法[17]。

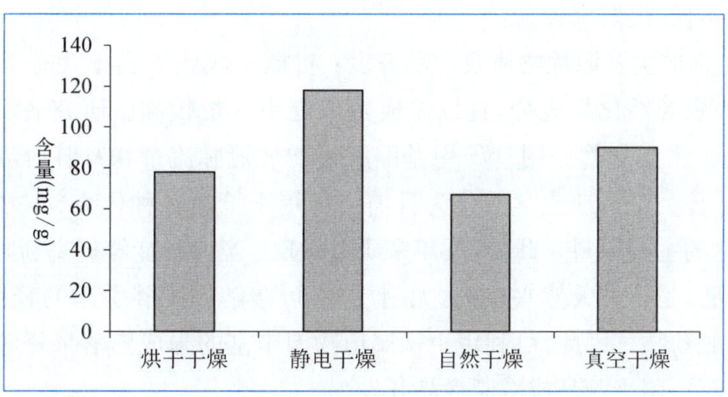

图7-37　不同干燥方式对化橘红果实中柚皮苷含量的影响

采用超微粉碎机对化橘红进行超微粉碎，并与普通粉碎方法所得化橘红粉末进行了有效成分溶出率的比较研究，发现超微粉中柚皮苷的相对累积溶出率高于普通粉碎所得粉末[18]。

(2) 不同贮存年限广陈皮药材中黄酮类资源性化学成分动态变化：采用HPLC法，对不同贮存年限的广陈皮药材中5种主要黄酮类资源性化学成分-橙皮苷(hes),川陈皮素(nob)、3,5,6,7,8,3′,4′-七甲氧基黄酮(hep)、橘皮素(tan)、5-羟基-6,7,8,3′,4′-五甲氧基黄酮(pen)的含量进行了测定。结果表明:广陈皮药材中这5种主要黄酮类资源性化学成分的含量随着贮存年限的延长而呈下降趋势(图7-38),据此表明:陈皮药材并非保存得越久而质量越好[19]。

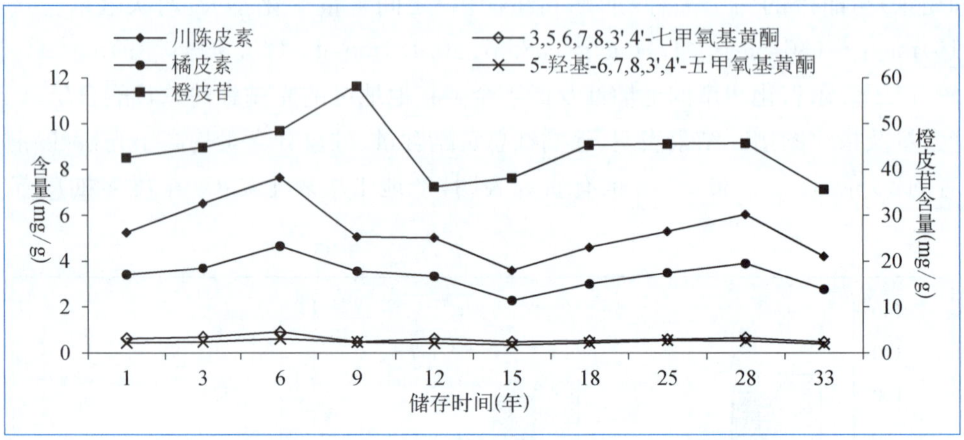

图7-38 不同贮存年限广陈皮药材中五种黄酮类资源性化学成分的动态变化分析

四、资源利用效率提升研究

1. 资源性物质利用效率提升研究

(1) 制备橙皮苷类资源性物质及产品开发: 橙皮苷广泛存在于柑橘属植物果实中,且以柑橘果皮和柑橘采前落果中含量较高。橙皮苷及其类似物具有维生素P样作用,具有维持渗透压、增强毛细血管韧性、缩短出血时间、降低胆固醇等作用,在临床上用于心血管系统疾病的辅助治疗,可用于制备多种防治动脉硬化和心肌梗死的药物,是成药"脉通"的主要原料之一。在食品工业中,橙皮苷可用作天然抗氧化剂,也可用于化妆品工业。此外,橙皮苷等二氢黄酮类资源性化学成分在稀酸和本身酶的作用下水解,可生成具苦味的橙皮素,再经氢化作用生成具有甜味的橙皮素二氢查耳酮葡萄糖苷,已作为非糖甜味剂广泛用于食品工业。橙皮苷的提取方法主有溶剂萃取法、碱提酸沉法、碳粉吸附法、离子交换法,其中碱提酸沉法操作简单、成本低,提取率较高。

(2) 制备苯乙胺生物碱类资源性物质及产品开发: 柑橘未成熟果实中含有丰富的辛弗林、*N*-甲基酪胺等苯乙胺生物碱类资源性化学成分,且以未成熟果皮中含量较高。研究显示:辛弗林具有收缩血管、升高血压和较强的扩张支气管作用;*N*-甲基酪胺可增加冠脉流量和肾脏血流量、降低心肌耗氧量,并有明显的利尿作用。该类资源性化学成分为目前临床用于抢救各种休克、心力衰竭以及治疗胃及十二指肠溃疡等病症药物的主要原料。此外,近年来研究发现:辛弗林能够提高新陈代谢、增加热量消耗、提高能量水平、氧化脂肪,是一种天然兴奋剂,无副反应,可缓解因肥胖引起的轻度和中度抑郁症状,改善心情,有望开发为减肥药物。因此,可利用柑橘属植物园丰富的未成熟落果资源提取辛弗林等苯乙胺生物碱类资源性化学成分,用于药品或减肥食品开发。

关于辛弗林等苯乙胺生物碱类资源性化学成分的提取方法,主要有有机溶剂及酸性溶剂提取法。此外,也有报道以超临界CO_2萃取法提取柑橘落果中辛弗林的方法,其最佳工艺条件为:粉碎度50～60目、萃取温度50℃、萃取压力30 MPa、流体流量12 L/h、夹带剂(乙醇)含量12%、萃取时间5 h。所得萃取物中辛弗林含量可达44.7%[20]。

(3) 制备柠檬苦素类资源性物质及产品开发：柠檬苦素类资源性物质在柑橘属植物果实，特别是在果皮、种子中含量丰富。在幼果中，柠檬苦素多以苷元等形式存在，随着果实不断成熟，苷元逐步转化为苷。研究显示：柠檬苦素类资源性化学成分具有抗癌、镇痛、抗炎、抑菌等广泛的生物学活性[21]，也可作为杀虫剂、昆虫拒食剂、昆虫生长调节剂等。因此，可利用丰富的柑橘属植物落果资源提取柠檬苦素类资源性物质，用于制药工业。有机溶剂提取法为国内外柠檬苦素类资源性化学成分提取使用最广泛的方法，常用的有机溶剂有甲醇、乙醇、丙酮等。

也有报道，以一定浓度的乙醇溶液加热回流提取柑橘果实，再依次分离其中的柠檬苦素、辛弗林、橙皮苷三种资源性化学成分，实现了复合提取三种活性成分的工艺方法[22]，其工艺流程如图 7－39 所示。

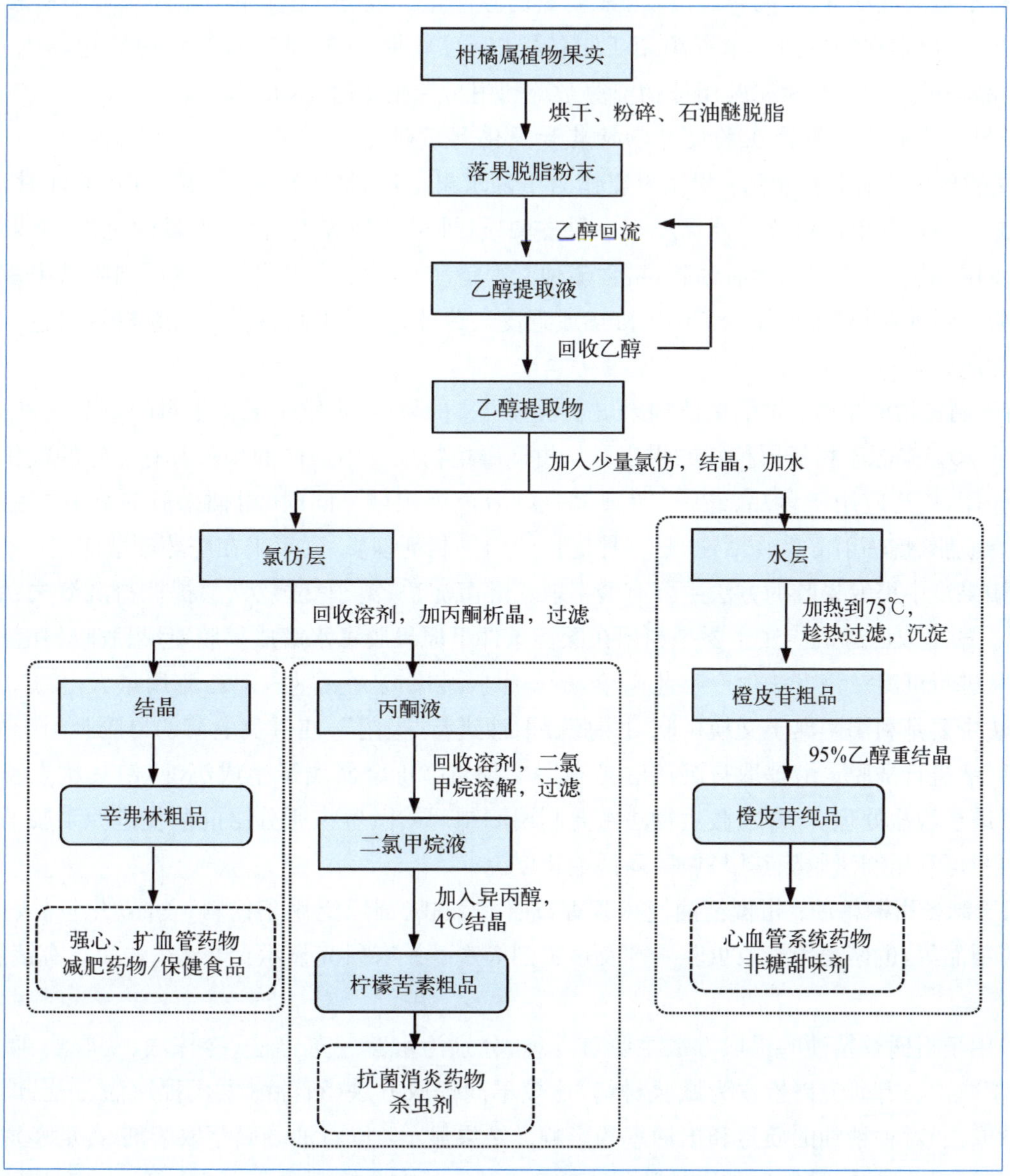

图 7－39　以柑橘果实为原料的柠檬苦素、辛弗林、橙皮苷复合提取工艺流程[4]

2. 药材生产过程产生的废弃物及其资源化利用研究

(1) 柑橘落花的资源化利用及产品开发：柑橘属植物落花中富含具有淡雅花香及果香气味的挥发油类资源性化学成分，作为天然香料现已广泛应用于日用化工、食用香料和医药产品等领域。在香精生产中，柑橘花精油作为头香剂可应用于花香型、古龙型、东方型的香水、花露水、香皂、化妆品的香精中。此外，柑橘花精油具有镇定、抗沮丧、消除神经紧张、增进细胞活力、美白嫩肤、淡化色斑等功效，作为功效性成分广泛应用于芳香疗法保健业[23]。我国柑橘花精油的提取工艺主要为蒸馏法和溶剂萃取法。有研究以超临界 CO_2 萃取技术结合分子蒸馏纯化制取柑橘花精油，经冷冻干燥、粉碎、过筛、超临界萃取、分子蒸馏等步骤制备柑橘花精油，从而应用于香精香料工业，避免了加热致热敏性成分破坏及有机溶剂残留，保证了柑橘花精油的品质。

（2）柑橘落果的资源化利用：柑橘属植物在生长过程中产生的生理落果为中药枳实及枳壳的重要来源，但其资源消耗量较小，大量柑橘属植物落果资源因缺少利用途径而废弃。研究显示：柑橘属植物落果中含有丰富的橙皮苷、辛弗林、柠檬苦素类等资源性化学成分，在食品和制药工业中有较高的应用价值。因此，可以丰富的柑橘落果资源用于制备橙皮苷、辛弗林、柠檬苦素等资源性化学成分，用于药品、保健食品等的生产。柑橘属药用植物资源系统利用与产业化途径如图 7-40 所示。

3. 深加工产业化过程产生的废弃物及其资源化利用研究

（1）柑橘果皮的资源化利用：柑橘果实作为生鲜水果食用、加工罐头、果酱，以及榨汁时，产生大量的皮渣资源。柑橘的果皮可分为外果皮和中果皮两层，外果皮即表皮，含有大量的色素；中果皮包括黄皮层和白皮层两层，黄皮层内含有油胞，富含多种芳香精油等资源性物质。白皮层细胞壁中富含果胶类资源性物质。目前，柑橘果皮除少量用于陈皮或青皮入药外，多用于制备果胶、柑橘精油、色素及橙皮苷等资源性物质。

1）用于制备柑橘果胶：柑橘属植物果皮中含有丰富的果胶，占整个果皮干重的 20%～30%，世界上商品果胶的 70%来源于柑橘属植物的果皮。从柑橘属植物果皮中提取的果胶具有良好的乳化、增稠、稳定和胶凝作用，广泛应用于食品、纺织、印染、烟草、冶金等领域。同时，柑橘果胶尚具有抗菌、止血、消肿、解毒、降血脂、抗辐射等生物活性，是一种优良的药物制剂基质，近年来在医药领域应用广泛。

从柑橘果皮中提取果胶的方法主要有酸提取乙醇沉淀法、离子交换法、酸提取盐沉淀法、酶法、微生物法等[24]。酸提取乙醇沉淀法主要是利用在酸性条件下原果胶可水解成果胶，且果胶较易溶出的特性，用乙醇对其进行沉淀。该方法生产工艺简单，所得果胶纯度高、色泽好，但乙醇用量大，生产成本较高。离子交换法主要是利用阴离子交换树脂对果胶提取液进行“吸附”，使带负电荷的果胶吸附于树脂上，然后通过洗脱液进行洗脱。酸提取盐沉淀法是利用果胶与高价金属离子生成沉淀，使其从果胶提取液中分离，然后进行脱盐处理。酶法、微生物法主要利用酶制剂或微生物所分泌的酶促进原果胶的分解和果胶的溶出，并可利用酶法脱除其甲氧基，降低酯化度。

2）用于制备柑橘精油：柑橘精油气味芳香，现作为调味剂广泛用于饮料、食品、化妆品、烟酒制品、肥皂、医药制品等，也广泛用于蚊虫驱避剂及杀虫剂等产品。有研究显示：柑橘精油尚具有镇静、消除疲劳等作用[25]。

目前，用于柑橘香精油的提取方法主要有 5 种，分别为水蒸气蒸馏法、冷榨法、浸取法、吸取法和超临界流体萃取法。有研究以橙皮为试验材料，比较不同提取方法（石油醚索氏提取法、正己烷浸提萃取法、冷磨萃取法）对香精油的质量和出油率的影响。结果显示：以石油醚做萃取溶剂，冷磨萃取法优于索氏提取法和浸提萃取法，精制后的香精油得率为 1.92%，其中含柠檬烯 86.36%[26]。也有研究以粉碎—绝氧陈化—紫外线激活的方法，让柑橘皮中的自体酶发酵催化，将柑橘香精油中的 *d*-柠檬烯转化成含氧萜烯类，降低了香精油中碳氢萜类含量，相对提高了含氧萜烯类含量，从而显著提高了柑橘香精油的产量和香气品质[25]。

3）用于制备柑橘色素：从柑橘皮中提取得到的色素，其主要组成成分为类胡萝卜素类资源性物质，

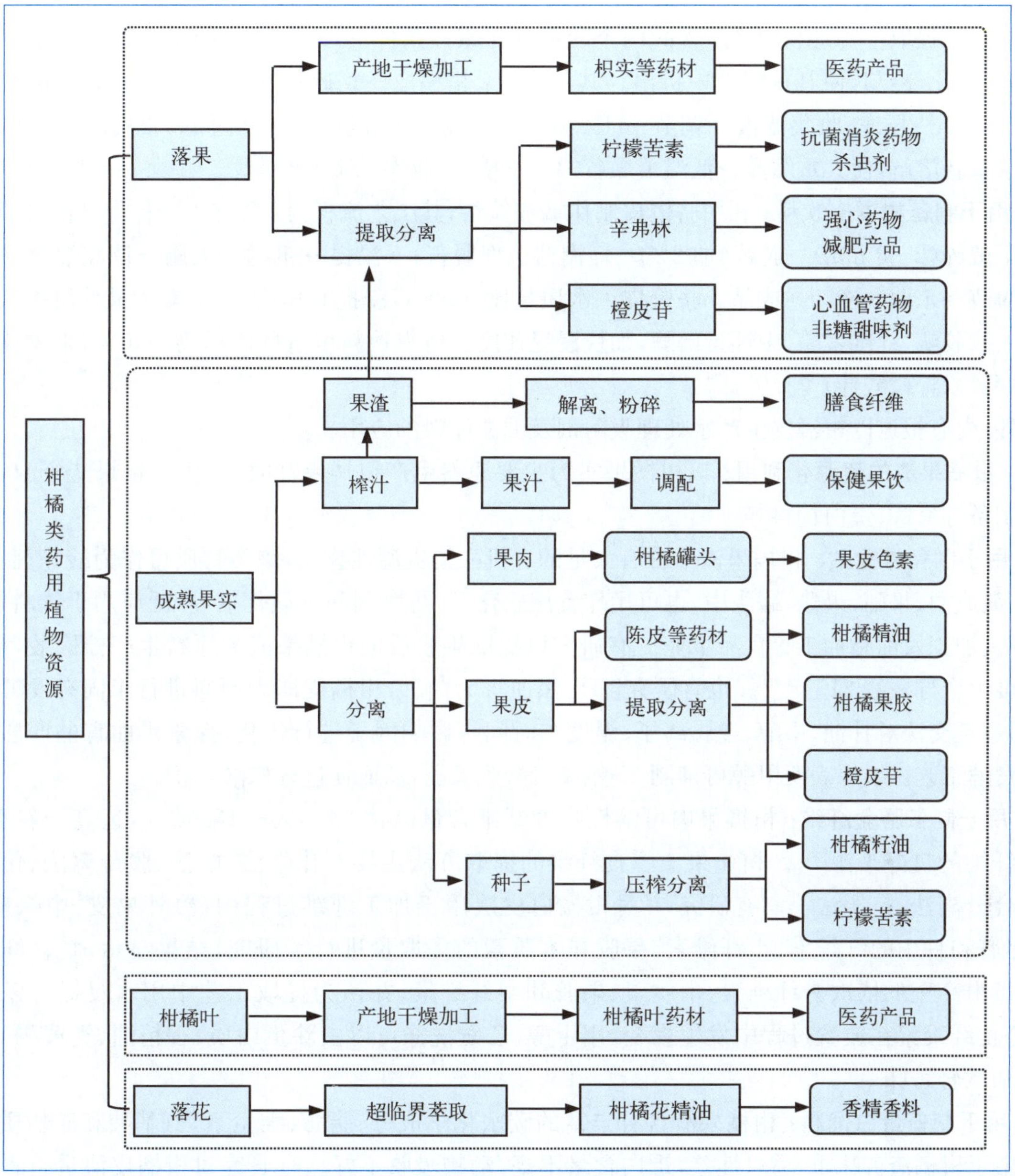

图 7-40　柑橘属药用植物资源循环利用与产业化途径

该类色素不仅可代替人工合成色素用于食品着色，而且具有良好保健功能，可提高食品的营养价值。同时，柑橘色素中含有维生素 E，可防止癌细胞的生长，尤其能够治疗皮肤癌，延迟细胞衰老和增强人体免疫力。

有研究将粒径 40 目的干橘皮用溶剂浸泡、抽滤、蒸馏得红色馏液，真空浓缩得棕红色浸膏，再用等体积的石油醚萃取上层液经洗涤、干燥、蒸馏、真空浓缩可得脂溶性色素，下层液加 3 倍体积无水乙醇，混匀，静置 2 h，离心分离后除去杂质，减压蒸馏回收乙醇，浓缩得膏状水溶性色素[27]。此外，也有研究以 d -柠檬烯作为溶剂提取柑橘皮中的类胡萝卜素。

4）用于提取橙皮苷：柑橘果皮中含有丰富的橙皮苷类资源性物质，其含量可达柑橘果皮干重的 4% 以上。橙皮苷为心血管药物脉通的主要成分，对心血管疾病有显著疗效。橙皮苷经甲基化后，可配制成多种防止动脉粥样硬化和心肌梗死的药物。将橙皮苷加氢还原可制成二氢查耳酮，为一种天然甜味剂，甜度可达蔗糖的300倍以上。

橙皮苷的提取主要是利用其所含的两个酚羟基在碱性条件下，与溶液中的钠离子反应生成钠盐而溶出，然后酸化、冷却，使其从溶液中析出。其工艺为：柑橘皮→切碎→在pH 12.0～13.0的稀碱溶液中浸泡6～8 h→压滤、收集滤液→调节pH 4.0～5.0，搅拌后静置10 h→过滤、收集沉淀→粗品→用80℃热水重新溶解，使其重结晶→低温干燥(70℃)→成品，收率0.726%[28]。

5）用于制备柑橘皮饮料： 利用脐橙皮制作橘皮饮料，其工艺流程为：脐橙皮→称量→清洗消毒→预煮→淋干破碎(2～3 mm)→脱苦(加2%β-环糊精包埋脱苦)→浸提→粗滤→灭酶→调配混合→精滤→脱气→灌装→杀菌→冷却→成品。脐橙皮：水质量比＝1：4，浸提6 h，温度50℃为最佳浸提工艺。浸提时加入果胶酶、纤维素酶、中性蛋白酶，加快浸提速度。所得饮料可溶性固形物＞10%，果皮汁含量＞10%，总酸(以柠檬酸计)＜1.0%[29]。

此外，尚有报道以柑橘皮生产水处理吸附剂及油漆涂料的应用。

(2) 柑橘果渣的资源化利用： 以柑橘果实为主要原料生产柑橘果汁时，产生大量果渣资源，目前主要用于制备柠檬酸、蛋白饲料等。

1）用于制备柠檬酸： 柑橘果渣中含有大量的有机酸类资源性物质，该类物质可作为酸味剂，用于清凉饮料、混成酒、果脯、果酱、罐头中，也可用作食用软化剂、防腐剂和抗氧化剂，广泛应用于饮料制造业、糕点、罐头加工及油脂加工等食品工业。有研究以提取果胶后的柑橘果渣为原料生产柠檬酸，每kg柑橘果渣可生产柠檬酸215 g[30]。也有研究以[31]黑曲霉为菌种，柑橘皮渣为原料进行半固态发酵生产柠檬酸，通过正交法对甘油、甲醇、金属离子、温度和时间等影响因子进行优化，探索黑曲霉的产酸特性和柠檬酸发酵工艺。结果表明甲醇可抑制2-酮戊二酸脱氧酶，从而促进柠檬酸累积。

2）用于制备膳食纤维： 柑橘果肉可溶性膳食纤维含量高达5.39%～18.22%，远高于谷类纤维，是膳食纤维的良好来源[32]。柑橘果渣膳食纤维的提取方法主要有化学法、酶法、膜分离法、化学试剂和酶结合分离法、挤压法等。有研究[33]对柑橘白皮层用于加工纤维过程中，橙外果皮、中果皮、果汁囊胞、碎屑和籽中的纤维素、半纤维素、果胶和木质素的提取量进行了研究，结果显示，膳食纤维的组成依含量由高至低依次为纤维素、木质素、果胶和半纤维素，并认为提取工艺中用水浸提可以去除还原糖，防止纤维素在放置过程中发生褐变，用甲醇、乙醚洗涤可以去除蛋白质、香精油、类黄酮等，以防止褐变和减轻苦味。

3）用于制备蛋白饲料： 柑橘果渣含有丰富的碳水化学成分、脂肪、维生素、氨基酸和矿物质营养成分。但由于柑橘渣苦味重，适口性差，蛋白含量不高，动物吸收不好。有研究对柑橘皮渣进行青贮处理后进行质量评定，显示柑橘皮渣为一种营养丰富，易于青贮的饲料原料，所得青贮产品是草食动物的优质饲料[34]。也有研究采用菌种黑曲霉11号和产朊假丝酵母1号，接种量为1%，接种温度40℃，进行发酵，利用发酵后的柑橘皮渣对奶牛进行连续35 d的喂养，结果表明：饲喂发酵柑橘果渣的奶牛其产奶量明显增加[35]。此外，柑橘果渣也可经发酵生产乙醇及有机肥。

(3) 柑橘种子的资源化利用研究

1）用于制备柑橘籽油： 柑橘种子富含油脂类资源性化学成分，可用于制备柑橘籽油。柑橘籽油含有丰富的亚油酸和油酸，且其油脂含量高于大豆，接近于油菜籽，各种脂肪酸组成与中国营养学会在《中国居民膳食营养素参考摄入量》中推荐的比例接近。急性毒理学试验结果显示，柑橘籽油属于安全无毒级别。因此，柑橘籽油是一种营养均衡的优质植物油资源，可以作为食用油脂进行开发[36]。

2）用于提取柠檬苦素类资源性化学成分： 柑橘种子中含有丰富的柠檬苦素类资源性物质。有学者对柑橘籽中柠檬苦素的提取工艺进行了研究，结果表明，采用石油醚(60～90℃)为提取溶剂，在32℃，

pH 6.5 的条件下脱脂 8 h 后，以丙酮为溶剂在 80℃条件下索氏提取 8 h，得到柠檬苦素提取液；以二氯甲烷：异丙醇(1：4)为最优结晶溶剂，重复结晶得到柠檬苦素单体物质[37]，可用于抗菌消炎医药产品及驱虫剂的开发利用和资源产业化。

◇参◇考◇文◇献

[1] 徐朗然. 中国植物志(第 43 卷 2 分册)[M]. 北京：科学出版社，1997：175.

[2] 田世英. 我国柑橘产业基本情况及发展思路[J]. 中国农业信息，2004，(2)：7.

[3] 单杨. 柑橘加工概论[M]. 北京：中国农业出版社，2004.

[4] 段金廒. 中药废弃物的资源化利用[M]. 北京：化学工业出版社，2013.

[5] 单杨. 中国柑橘工业的现状、发展趋势与对策[J]. 中国食品学报，2008，8(1)：1-8.

[6] Wang X, Li F, Zhang H, et al. Preparative isolation and purification of polymethoxylated flavones from Tangerine peel using high-speed counter-current chromatography[J]. Journal of Chromatography A, 2005, 1090(1-2): 188-192.

[7] 钱士辉，陈廉. 陈皮中黄酮类成分的研究[J]. 中药材，1998，21(6)：301-302.

[8] Jayaprakasha GK, Singh RP, Pereira J, et al. Limonoids from Citrus reticulata and their moult inhibiting activity in mosquito culex quinquefasciatus larvae[J]. Phytochemistry, 1997, 44(5): 843-846.

[9] 王洋，乐巍，吴德康，等. 不同采收期广陈皮药材三种黄酮类成分的含量测定[J]. 现代中药研究与实践，2009，23(5)：66-68.

[10] 韦正. 橘果皮不同生长期主要活性成分动态变化规律研究[D]. 成都：成都中医药大学，2013.

[11] 林励，黄兰珍，欧剑锋，等. 化橘红原植物化州柚生长过程中黄酮类成分的变化规律研究[J]. 广州中医药大学学报，2006，23(3)：256-261.

[12] 万利秀，肖更生，徐玉娟，等. 不同品种柑橘皮中黄酮化合物含量及抗氧化性分析[J]. 食品与发酵工业，2011，37(4)：73-77.

[13] 钱士辉，杨念云，植飞，等. 不同产地品种陈皮药材的质量初步分析[C]. 全国第 5 届天然药物资源学术研讨会论文集，2002.

[14] 毛华荣，傅虹飞，王鲁峰，等. 不同柑橘品种生理落果中橙皮苷和辛弗林含量测定[J]. 食品科学，2009，30(14)：223-229.

[15] 林励，陈志霞，表旭江，等. 两种化橘红的质量鉴别[J]. 广州中医药大学学报，2004，21(4)：308-312.

[16] 林励，欧剑锋，廖观荣，等. 化橘红道地性的初步研究[J]. 广州中医药大学学报，2010，27(2)：163-170.

[17] 黄兰珍，梁照恒，林励，等. 不同炮制方法对化橘红中柚皮苷含量的影响[J]. 中药新药与临床药理，2005，16(1)：59-61.

[18] 刘莉，刘强，吴苗，等. 化橘红不同粒径粉末的粉体特性及体外溶出实验研究[J]. 广东药学院学报，2010，26(1)：20-22.

[19] 郑国栋，蒋林，杨雪，等. 不同贮藏年限广陈皮黄酮类成分的变化规律研究[J]. 中成药，2010，32(6)：977-980.

[20] 周鸣谦，王仁才. 超临界 CO_2 萃取柑橘落果中的辛弗林[J]. 中国食品学报，2013，13(3)：78-83.

[21] 赵雪梅，费洪荣，王桂玲，等. 柑橘属中柠檬苦素类化合物研究进展[J]. 中国药房，2007，18(36)：2860-2862.

[22] 毛华荣. 柑橘生理落果有效成分复合提取工艺研究[D]. 武汉：华中农业大学，2009.

[23] 巫建国，李廷荣，万佳. 超临界 CO_2 萃取橙花精油及 GC/MS 分析[J]. 化工技术与开发，2012，41(7)：11-15.

[24] 乔海鸥，丁晓雯，张庆祝. 柑橘皮的综合利用[J]. 浙江农业科学，2003，20(2)：31-35.

[25] 李于善，贺艳，邓静，等. 柑橘香精油的提取及提高其香气品质的研究[J]. 食品与发酵工业，2004，30(11)：51-54.

[26] 郑旭煦，殷钟意，洪燕，等. 从橙皮中提取香精油的工艺条件研究[J]. 天然产物研究与开发，2003，15(6)：528-535.

[27] 张鸿发，励建荣，徐星，等. 从柑橘皮中连续提取色素、果胶的工艺研究[J]. 食品科学，2000，21(11)：37-40.

[28] 谭世语,马蓓蓓,张贤飞.从鲜柑橘皮中提取橙皮甙的一种方法[J].重庆大学学报,1991,14(6):119-120.
[29] 杨佩荣.脐橙皮饮料的研制[J].食品工业科技,2003,24(2):61-62.
[30] 黄筱雄,张玉蓉.橘皮的综合利用[J].中国林副特产,2004,(1):4.
[31] 黄健,张迎君,武峥,等.柑橘皮渣发酵生产柠檬酸工艺参数优化研究[J].西南师范大学学报(自然科学版),2007,32(3):106-110.
[32] 祝渊,陈力耕,胡西琴.柑橘果实膳食纤维的研究[J].果树学报,2003,20(4):256-260.
[33] Braddock R J, Cadwauader K R. Citrus by-products manufacture for food use[J]. Food Technology, 1992, 46(2): 105-110.
[34] 张石蕊,周红丽.鲜柑橘皮渣青贮方式及青贮皮渣饲料的质量评定[J].动物科学与动物医学,2003,20(11):35-36.
[35] 吴厚玖,焦必林,王华,等.柑橘皮渣发酵饲料中间试验研究[J].中国饲料,1997,17(3):37-39.
[36] 张余,贾小丽,李敏,等.柑橘类种子的研究与利用[J].食品研究与开发,2009,30(6):157-160.
[37] 罗水忠,潘利华,何建军,等.柑橘籽中柠檬苦素的提取与抑菌性研究[J].农产品加工学刊,2006,(10):105-107.

(钱士辉 郭盛 林励 彭蕴茹 钱大玮)

黄蜀葵药用生物资源及其资源化利用研究

黄蜀葵[*Abelmoschus manihot* (L.) Medicus]为锦葵科秋葵属植物,以其干燥花冠入药称黄蜀葵花(Abelmoschi Corolla),味甘,性寒,具有清利湿热、消肿解毒之功效。目前主要用于制备肾炎等疾病治疗药物的资源性原料。

锦葵科秋葵属植物约有15种,分布于东半球热带和亚热带地区。我国有6种和1变种,产于东南至西南各省区。本属植物除黄蜀葵外,其他多种植物也可药用,如木里秋葵(*A. muliensis*)的根入药,称"野棉花",有通经之效;箭叶秋葵(*A. sagittifolius*)的根入药,内服治胃痛、神经衰弱,外用作祛瘀消肿、跌打扭伤和接骨药,在越南北部尚作止痢和滋补剂。此外,本属植物的花大而艳丽,为重要的园林观赏植物。

黄蜀葵原产我国南方地区,常生于山谷草丛、田边或沟旁灌丛间。目前在江苏省、河北省、山东省、河南省、陕西省、湖北省、湖南省、四川省、贵州省、云南省、广西壮族自治区、广东省和福建省等地做为药用原料或多用途作物发展人工种植。黄蜀葵喜温暖湿润、雨量充沛、阳光充足,排水良好而疏松肥沃的土壤,对生境要求不严,适应性较强。黄蜀葵鲜花每亩* 产量约2 000 kg。

一、资源利用现状

黄蜀葵以花冠入药,内服可用于治疗湿热壅遏、淋浊水肿等症;外用可用于治疗痈疽肿毒、水火烫伤等症。黄蜀葵花也是治疗慢性肾炎药物黄葵胶囊的主要组成药物,用于治疗症见浮肿、腰痛、蛋白尿、血尿、舌苔黄腻之慢性肾炎温热证。除花冠外,黄蜀葵其他部位也可入药,其种子入药,具有补脾健胃、生肌之功效,常用于治疗消化不良、不思饮食等症;其叶入药,具有清热解毒、接骨生肌之功效,常用于治疗热毒疮痈、尿路感染、烫火伤、外伤出血等症;其茎入药具有清热消肿、滑肠润燥之功效[1]。

黄蜀葵的根、茎、叶中含有多糖类物质,在食品工业中常用作增稠剂和稳定剂,也可用于制备植物胶。其茎皮纤维可替代麻和制造人造棉[2](表7-10)。

---

* 1亩约等于666.7 m^2

表 7-10　以黄蜀葵资源植物为原料生产的主要产品及其资源价值

产　品　名　称	利用部位/物质	资　源　价　值
黄葵胶囊	干燥花/总黄酮	医药产品
黄蜀葵无机纳米防晒乳液	干燥花	功能性化妆品(防晒、增白)
黄蜀葵去痘美容液	干燥花	功能性化妆品(去痘)
黄蜀葵纤维	干燥茎	纺织原料、纤维材料
黄蜀葵植物胶	干燥根、茎	医药、食品、日化、纺织、涂料、造纸
黄蜀葵胶质	干燥根、茎、叶	医药中间体

二、资源性化学成分

1. 黄酮类资源性化学成分　黄蜀葵花富含黄酮类资源性化学成分,其含量约为 6%。具有抗菌消炎、心脑血管保护作用,可通过提高大鼠红细胞免疫黏附能力,促进免疫复合物的转运与清除,抑制系膜细胞的增殖,减轻由循环免疫复合物介导的肾组织免疫损伤,改善肾功能,达到治疗湿热型慢性肾小球肾炎的作用,为黄蜀葵治疗肾炎等临床功效的主要物质基础[3]。黄蜀葵花中含有的黄酮类化学成分主要以槲皮素、杨梅素、棉皮素为苷元形成的苷类,可分为以槲皮素为母核的黄酮类化学成分槲皮素、金丝桃苷(hyperoside)、异槲皮苷(quercitrin)、芦丁、槲皮素-3′-*O*-*β*-*D*-葡萄糖苷、槲皮素-3-*O*-*β*-*D*-6′-乙酰葡萄糖苷、槲皮素-3-*O*-*β*-洋槐糖苷、槲皮素-7-*O*-*β*-*D*-葡萄糖苷等;以杨梅素为母核的黄酮类化学成分杨梅素(myricetin)、杨梅素-3-*O*-*β*-*D*-半乳糖苷、大麻苷(cannabiscitrin)、杨梅素-3-*O*-*β*-*D*-葡萄糖苷、杨梅素-3-*O*-刺槐糖苷、杨梅素-3-*O*-芸香糖苷;以棉皮素为母核的黄酮类化学成分棉皮素(gossypetin)、棉皮素-8-*O*-*β*-*D*-葡萄糖醛酸苷(hibifolin)、棉皮素-3′-*O*-*β*-*D*-葡萄糖苷等[4~7]。

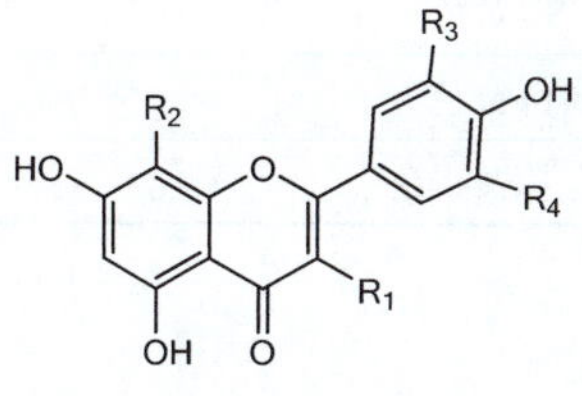

金丝桃苷	R_1=O-Gal, R_2=H, R_3=OH, R_4=H
异槲皮苷	R_1=O-Glc, R_2=H, R_3=OH, R_4=H
棉皮素-8-*O*-*β*-*D*-葡萄糖醛酸苷	R_1=OH, R_2=O-GlcA, R_3=OH, R_4=H
槲皮素-3′-*O*-*β*-*D*-葡糖苷	R_1=OH, R_2=H, R_3=O-Glc, R_4=H

2. 其他类资源性化学成分

(1) 酚酸类: 黄蜀葵花中含咖啡酸、没食子酸、3-*O*-咖啡酸奎尼酸、3,4-二-*O*-咖啡酸奎尼酸、3,5-二-*O*-咖啡酸奎尼酸、4,5-二-*O*-咖啡酸奎尼酸、2,4-二羟基苯甲酸等酚酸类资源性化学成分。

(2) 脂肪酸类: 黄蜀葵种子中含有脂肪油,含量约为 30%,其主要化学组成为亚油酸(82.18%)、油酸(9.20%)、棕榈酸(4.76%)、硬脂酸(2.68%)、亚麻酸(0.33%)等,是良好的保健用药资源性原料。

此外,黄蜀葵种子油中含氨基酸 18 种,其中天冬氨酸占 15.46%、酪氨酸 3.64%、苏氨酸 5.72%、苯丙氨酸 4.40%、丝氨酸 7.80%、赖氨酸 7.91%、谷氨酸 18.04%、组氨酸 4.10%、丙氨酸 6.83%、蛋白氨基酸 18.04%、胱氨酸 2.04%、色氨酸 2.03%、缬氨酸 7.37%、脯氨酸 5.08%、蛋氨酸 0.78%、甘氨酸 7.82%、异亮氨酸 5.77%,必需氨基酸含量较高,达 30.59%,非必需氨基酸中谷氨酸含量最高[8]。黄蜀葵根中含黏液质大约 16%,是由阿拉伯聚糖(12.30%)、半乳聚糖(13.19%)、鼠李聚糖(8.08%)、淀粉(16.3%)、蛋白质(6.38%)、草酸钙(17.61%)等组成[9]。

三、资源性化学成分动态积累与分析评价

1. 不同采收期的资源化学评价　黄蜀葵花在花期内其总黄酮含量变化不显著，在花蕾期、开放期和凋谢期含量差异显著，以开放期的花中黄酮类资源性化学成分含量最高，凋谢期最低，约为开放期花中的1/5。花开放后，上午和下午、中午和下午无明显差异[10]（表7－11）。

表7－11　不同开放程度的黄蜀葵花中总黄酮类资源性化学成分的积累量比较

开放程度	药材性状	总黄酮含量(%)
未开放的花蕾	鲜黄色	3.74±0.62
开放的花	鲜黄色	5.98±0.30
开放的花	鲜黄色	5.81±0.51
开放的花	鲜黄色	6.06±0.47
已凋谢的花	灰黄色至灰绿色	1.12±0.35

2. 不同干燥方法对黄蜀葵花中资源性化学成分的影响　分别比较自然干燥与烘干干燥对黄蜀葵花中总黄酮含量的影响（表7－12）。结果显示：烘干方法干燥的黄蜀葵花中总黄酮含量均高于自然干燥，且烘干温度(60～80℃)对总黄酮含量无显著影响，但烘干温度太高易致药材变色，影响外观。自然干燥时，温度过低热效率差，干燥时间长易变色，总黄酮含量降解变低。黄蜀葵花采摘后应立即干燥，否则极易变质，降低总黄酮的含量[10]。

表7－12　不同干燥方法对黄蜀葵花黄酮类资源性化学成分含量的影响

干燥方法	干燥温度(℃)	干燥时间(h)	药材性状	总黄酮含量(%)
自然干燥	35～45	6～8	灰黄色至鲜黄色	3.68±0.33
自然干燥	20～30	12～16	灰绿色至灰黄色	1.60±0.44
烘箱干燥	60	5～6	鲜黄色	5.80±0.57
烘箱干燥	80	3～3.5	鲜黄色	6.01±0.53
烘箱干燥	100	1.5～2	棕黄褐色	5.95±0.52

四、资源利用效率提升研究

1. 药材深加工与产品开发　黄蜀葵花富含黄酮类资源性化学成分，具有抗菌消炎、抗脂质过氧化、心脑血管保护等生物活性，可用于相关药物的研发。以黄蜀葵花中含有的黄酮类资源性物质为主要原料研发的黄葵胶囊具有清利湿热、解毒消肿的功效[11]，为目前治疗慢性肾炎之湿热证的临床常用有效药物。

2. 资源性化学成分转化效率提升研究　采用正交试验法，以高效液相色谱(HPLC)法测定黄蜀葵花提取液酸化后的槲皮素含量为评价指标，优选黄蜀葵花总黄酮提取工艺。实验结果表明：以12倍量85%乙醇，回流提取2次，每次2.5 h，由此得到的总黄酮含量最高[12]。

3. 资源产业化过程产生的废弃物资源化利用研究

(1) 黄蜀葵茎叶的资源化利用

1) 黄蜀葵韧皮的资源化利用：植物纤维既环保又能满足能源平衡的要求，因此开发和利用新型天然植物纤维成为近年来纺织业发展的趋势。黄蜀葵的成熟茎属于草质茎，中空，初生结构包括表皮、表层、维管柱和髓腔等。对黄蜀葵茎次生结构的研究结果表明，该植物次生韧皮部的外围有大量的韧皮纤

维束分布，每个纤维束由 12～50 个数目不等的韧皮纤维组成，相邻纤维束之间仅由 1～2 层薄壁细胞隔离，这些发达的纤维束意味着黄蜀葵茎可以作为麻类的替代材料，从而为黄蜀葵在纺织方面的应用提供理论基础[13]。将脱胶后得到的黄蜀葵纤维经漂洗、中和、水洗、染色、皂洗、再水洗、烘干，可得到色泽鲜艳纯净的染色黄蜀葵纤维，提高黄蜀葵纤维的使用价值[14]。

2）黄蜀葵植物胶的资源化利用：黄蜀葵茎叶富含植物胶类物质，可经干燥、切割粉碎、磨粉等工艺处理制取黄蜀葵胶质原粉，该胶质原粉可进一步经沉淀法提取黄蜀葵植物胶，其工艺为：将制得的胶质原粉加水溶解，或将未经干燥的黄蜀葵根、茎，分别打浆，加沉淀剂沉降，离心分离沉降物，干燥，磨粉制得植物胶。该植物胶可用于食品、制药、日化、纺织、涂料、造纸、石油、选矿等工业领域[15]。此外，从黄蜀葵茎中提取的黄蜀葵胶质，可用作中药凝胶剂基质，在扩大中药凝胶剂基质的制取途径，降低成本，减少废弃物处理污染的同时可获得对阴道炎、宫颈炎等妇科疾病具有较好辅助治疗效果的中药凝胶剂基质[16]。

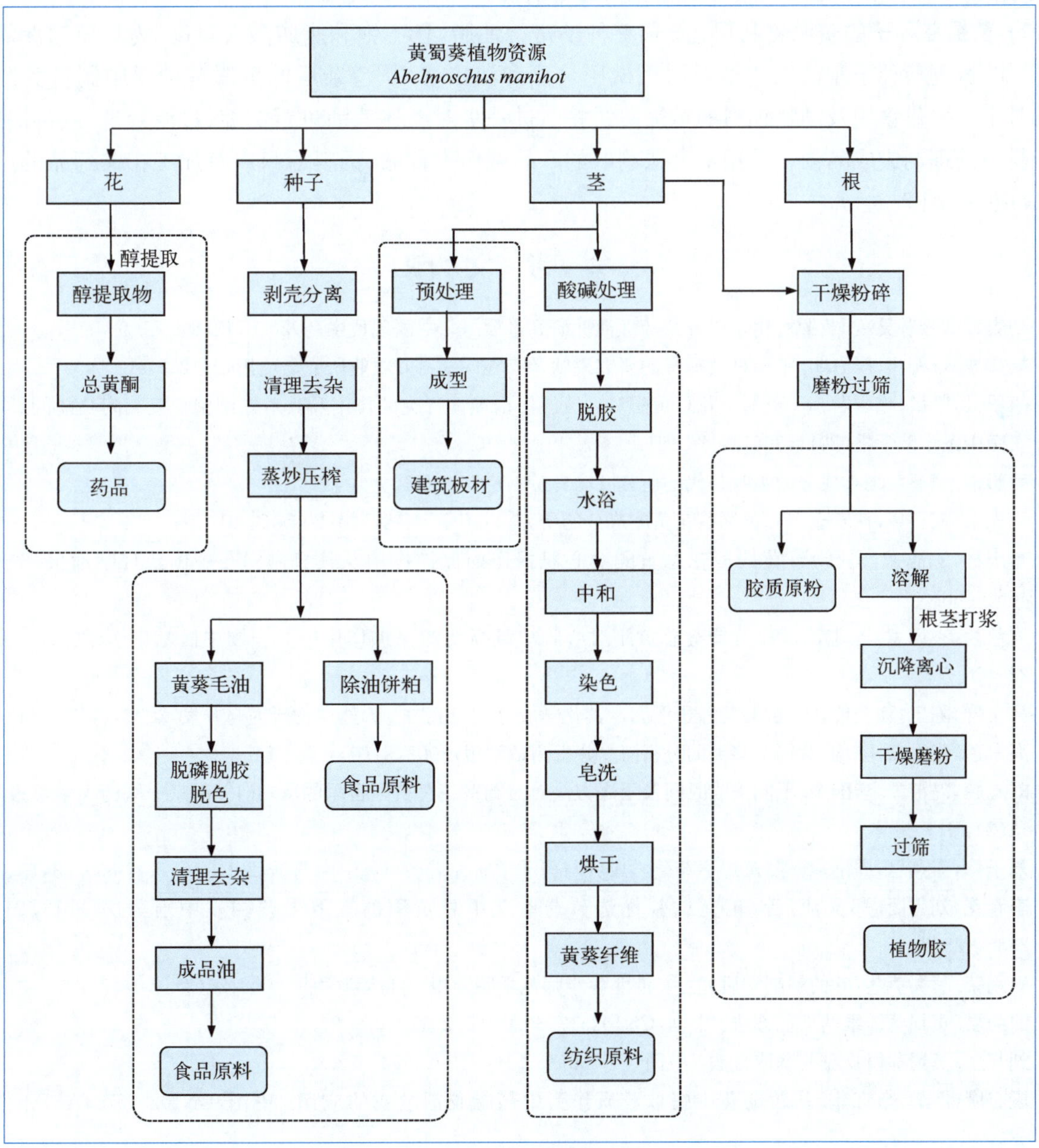

图 7-41　黄蜀葵植物资源系统利用与产业化开发

3）黄蜀葵板材的制备与利用：有专利报道以黄蜀葵秸秆为主要原料，经粉碎、电辅加热高速混合、除湿、造粒、挤出、加工成型等步骤制备塑木材料，所制备的塑木材料具有强度高、握钉力强，并且木质纤维含量高、抗冲击强度高等特点[17]。也有专利报道以黄蜀葵秸秆为主要原料，经根、茎纤维的解离、板坯成型、无胶轻质纤维板胶合等步骤制备黄蜀葵纤维板，实现黄蜀葵茎秆的资源化利用的同时，满足人们对绿色环保高档板材的需求，变废为宝[18]。

此外，黄蜀葵茎叶也可用于多种特色食品制作。如取黄蜀葵茎叶收割洗净，经 65～95℃水浸后，或直接磨浆，或快速烘干脱水，粉碎过筛，按 5%～95%的比例作为绿色食品的着色剂，掺兑入食品粉中，可制成绿色糕点、面食等。黄蜀葵鲜花、鲜叶、嫩茎采摘后经水洗、表面消毒后，按常规生产工艺加工包装，可制成保鲜鲜品蔬菜、速冻蔬菜，或脱水蔬菜。黄蜀葵鲜果、鲜叶、鲜茎采摘洗净后，经 65～90℃水浸，或直接磨浆，按果茶的常规生产工艺可加工成绿色果茶，也可按冷饮生产工艺可加工成绿色冰棍、雪糕等；也可用真空喷雾干燥工艺加工成可随意冲调的果茶粉、冰淇淋粉、果冻粉等[19]。

（2）黄蜀葵种子的资源化利用：黄蜀葵种子富含油脂，且不饱和脂肪酸含量高，为重要的保健食用油。目前，黄蜀葵种子制油工艺多采用机械压榨法和浸出法，从清杂后的黄蜀葵种子中制备黄蜀葵毛油，同时生产可供食用及动物饲料的黄蜀葵饼粕。进一步对上述毛油进行沉淀、过滤处理，或再加脱磷、脱胶、脱色处理制成成品油。采用本方法制取的产品可作为食品、饲料原料以及加工相关药品的原料等进行应用[20]（图 7－41）。

◇参◇考◇文◇献

[1] 刘爽，江蔚新，吴斌. 黄蜀葵化学成分及药理活性研究进展[J]. 中国现代中药，2010，12(8)：5－9.

[2] 梁文波，覃柳燕，严方明. 中药材黄蜀葵的研究现状及存在问题[J]. 农业研究与应用，2012，5：12.

[3] 胡翠云，戴敏，陈君君，等. 黄蜀葵花总黄酮对大鼠湿热型慢性肾炎的作用及其对红细胞免疫黏附功能的影响[J]. 安徽中医学院学报，2011，30(1)：57－61.

[4] 薛彩福. 黄葵黄酮类成分的吸收与代谢研究[D]. 南京：南京中医药大学，2011.

[5] 王先荣，周正华，杜安全，等. 黄蜀葵花黄酮成分的研究[J]. 中国天然药物，2004，2：91.

[6] 李庆林，陈志武，马传庚. 黄蜀葵花总黄酮对心肌损伤的保护作用及其机制[J]. 中国药理学通报，2001，17：466－468.

[7] 周兰兰，岑德意，陈志武，等. 黄蜀葵总黄酮对心脑缺氧损伤的保护作用[J]. 中国中医基础医学杂志，2000，6：22－24.

[8] 林文群，陈忠，陈金玲，等. 黄蜀葵种子形态及其化学成分的研究[J]. 天然产物研究与开发，2002，14(3)：41－44.

[9] 高素莲，张秀真，陈均. 黄蜀葵多糖的分析[J]. 分析测试学报，2002，21(6)：72－74.

[10] 刘志辉，冯淑琴，李国荣. 不同采收时间及干燥方法对黄蜀葵花总黄酮含量的影响[J]. 南京中医药大学学报，1999，15(3)：157－158.

[11] 刘子修，李燕思，周艳萍，等. 黄蜀葵花化学成分与药动学研究进展[J]. 中南药学，2012，10(11)：839－841.

[12] 李春花，刘雪丽，郑文丽，等. 正交试验优选黄蜀葵花中总黄酮的提取工艺[J]. 中国药房，2013，24(27)：2535－2537.

[13] 史刚荣. 黄蜀葵茎，叶的解剖学研究[J]. 淮北煤炭师范学院学报：自然科学版，2003，24(3)：9－13.

[14] 曲丽君. 黄蜀葵纤维的染色方法：中国，CN102517930A[P]. 2012－06－27.

[15] 刘黎生. 黄蜀葵植物胶的制取方法：中国，CN1060485[P]. 1992－04－22.

[16] 段金廒，严辉，李宜华. 从黄蜀葵中提取胶质作为中药凝胶剂基质的应用：中国，CN102526754A[P]. 2012－07－04.

[17] 陈佩东，段金廒，严辉. 一种用黄蜀葵秸秆制备塑木材料的方法：中国，CN201310494845.6[P]. 2013－10－21.

[18] 严辉,段金廒,陈佩东,等.一种蒸爆解纤自胶结黄蜀葵纤维板的制备方法:中国,CN201310479642.X[P]. 2013-10-15.

[19] 郭劲.用黄蜀葵生产绿色面/粉制食品、包装菜蔬、绿色饮料及其种植方法:中国,CN1095894[P]. 1994-12-07.

[20] 王绍璋.黄蜀葵油脂的制取与加工方法:中国,CN1051057[P]. 1991-05-01.

(郭建明 钱大玮 郭 盛 严 辉 张 瑜)

沙棘类药用生物资源及其资源化利用研究

沙棘属(*Hippophae*)为胡颓子科(Elaeagnaceae)植物中一类具有食用、药用以及生态效应等多种用途及综合开发价值的植物类群。本属植物具有极强的生态适应性并富含多种营养成分和生物活性物质,广泛应用于医药、食品、饮料、化妆品、环境保护等领域,集经济、生态和社会效益于一体。沙棘(*Hippophae rhamnoides* L.)果实系蒙古族、藏族习用药材,收载于历版《中华人民共和国药典》,为药食两用资源,其味酸、涩,性温,具有健脾消食、止咳祛痰、活血散瘀之功效。

沙棘属植物全世界有 7 种 11 亚种,主要分布于亚欧大陆的温带、寒温带地区及亚热带高山区,东经 2°～115°,北纬 27°～68.5°范围内。我国不仅是沙棘属植物资源最丰富的地区,也是该属植物的类群分化中心、原始类群中心和起源中心,原产我国的有 7 种 7 亚种[1],包括沙棘(*H. rhamnoides*)、柳叶沙棘(*H. salicifolia*)、理塘沙棘(*H. litangensis*)、棱果沙棘(*H. goniocarpa*)、江孜沙棘(*H. gyantsensis*)、肋果沙棘(*H. neurocarpa*)、西藏沙棘(*H. thibetana*)。我国沙棘属植物资源蕴藏量丰富,以野生资源为主,各地尚有大量的人工栽培品种。陕西、山西、甘肃等 20 个省、直辖市、自治区均有分布,其中西北、华北和东北地区面积最大。据报道[2],我国沙棘属植物总面积达 270 万 hm^2,占到世界沙棘资源储量的 95%以上,其中天然林占 70%以上,人工林占近 30%。各地根据地域条件引种、驯化培育的新品种,如大果沙棘、大橙黄果沙棘、小黄果沙棘等。

沙棘通常被认为是沙棘属的模式种。该种我国产 5 个亚种,分别为中国沙棘、云南沙棘、卧龙沙棘、中亚沙棘、蒙古沙棘[3]。中国沙棘亚种是我国沙棘属植物中蕴藏量最为丰富的品种,据统计[4],种群资源总面积为 78.09 万 hm^2,占全国沙棘属植物资源总面积的 85%。在沙棘主产区山西省、陕西省、内蒙古自治区仅产中国沙棘,甘肃省、青海省所产中国沙棘分别占其沙棘属植物资源总面积的 88.8% 和 56.3%。

中国沙棘(亚种)为灌木、小乔木或乔木,高 1～8 m,甚至可达 12 m。棘刺较多,粗壮,顶生或侧生。单叶对生或近对生,狭披针形或矩圆状披针形。果实类球形或扁球形,有的数个粘连,单个直径 4～8 mm;表面黄色、橙黄色、橙红色或深橙红色。果肉油润,质柔软,具特殊香气,味酸、涩。种子阔椭圆形至卵形,长约 4 mm,宽约 2 mm,黑色或紫黑色;种皮较硬,种仁乳黄色,有油性。花期 4～5 月,果熟期 9～10 月。

中国沙棘主产于四川省西部、青海省、甘肃省、陕西省、山西省、宁夏回族自治区、内蒙古自治区、河北省、北京市(西部山区有零星分布)及辽宁省、吉林省等地(其中辽宁省、吉林省等地多为引种栽培);生长于海拔 400～3 200(3 700)m 的河滩或山坡,多生砾石地、沙壤土或黄土上,黄土高原地区最为集中。云南沙棘(亚种)主产于西藏自治区拉萨以东、云南省西北部和四川省宝兴、康定以南地区,以云贵高原地区最为集中,生于海拔 2 200～3 700 m 的山谷沟底,干涸河谷沙地、石砾地或山脚林中。卧龙沙棘(亚种)主产于四川省汶县和茂县,生于海拔 1 920～1 940 m 的山坡或河岸的林中。中亚沙棘(亚种)产我国新疆维吾尔自治区,生于海拔 800～3 000 m 的河谷台阶地、开旷山坡,常见于河漫滩,有的作绿篱。蒙古沙棘(亚种)产新疆维吾尔自治区(伊犁、策勒、尼勒克等地),生于海拔 1 800～2 100 m 的河漫滩地。

一、资源利用现状

沙棘具有食用、药用以及生态效应等多种用途及综合开发价值,其果实、叶富含多种生物活性物质与营养成分,广泛用于医药、食品、饮料、化妆品等工业生产。沙棘也是优良的水土保持、防风固沙树种和"三料"(燃料、饲料、肥料)树种,在生态环境建设及农村经济发展中具有重要的作用。

我国是沙棘药用历史最早的国家,为藏、蒙常用药材,1977 年载入《中华人民共和国药典》,常用于脾虚食少、食积腹痛、咳嗽痰多、胸痹心痛、瘀血经闭、跌扑瘀肿等症的治疗。目前,在医药领域沙棘资源消耗除以干果直接入药外,主要作为榨取沙棘汁、提取沙棘油及总黄酮等有效部位的重要原料,进一步深加工成现代药物制剂,主要包括治疗缺血性心脏病和高脂血症的醋柳(沙棘)黄酮片,治疗胃和十二指肠溃疡、宫颈糜烂、子宫颈内膜炎以及烧伤、烫伤、冻伤和刀伤的复方沙棘油栓、沙棘浸膏,治疗咳嗽痰多、消化不良、食积腹痛、跌扑瘀肿、瘀血经闭的沙棘片、沙棘油软胶囊,以及治疗慢性支气管炎的药物等(表 7-13)。

表 7-13　以沙棘资源植物为主要原料在医药领域的主要产品及利用价值

产品名称	利用部位/物质	资源价值
沙棘汁	成熟果实	医药中间体
沙棘油	成熟果实	医药中间体
沙棘提取物	成熟果实/黄酮类、多糖类	医药中间体
醋柳黄酮	成熟果实/黄酮类	医药中间体
沙棘配方颗粒	成熟果实/叶	中医临床配方
沙棘片(分散片)	成熟果实	成方制剂
沙棘糖浆	成熟果实	成方制剂
沙棘丸、沙棘油软胶囊	成熟果实	成方制剂
沙棘颗粒(冲剂)	成熟果实	成方制剂
沙棘干乳剂	成熟果实	成方制剂
双磺沙棘桉青软膏	成熟果实	成方制剂
心达康片(胶囊)	成熟果实/黄酮类	成方制剂
沙棘籽油软胶囊	成熟种子	成方制剂

沙棘果实为药食同源之品,富含维生素等多种营养物质,常用于保健食品、饮料以及果酒产品的加工。目前,以沙棘果实为主要资源生产上市的保健食品达 130 余种,其保健功能主要涉及调节免疫、降血脂、保肝、润肠通便、延缓衰老、抗疲劳及抗辐射等。利用沙棘果生产出的液体保健饮料主要有糖浆汁、浊汁型果汁、清汁型果汁、啤酒、香槟、沙棘醋等;固体饮料有沙棘晶、速溶沙棘全粉等。以沙棘果实为原料制成的饮料多具有明显的抗疲劳、恢复体力、提神醒脑的功能。此外,利用沙棘嫩叶可以制茶,常见的产品主要有沙棘绿茶、沙棘红茶、茉莉沙棘茶、珠兰沙棘茶及玉兰沙棘茶等,多具有抗癌、消炎、降血脂、抗衰老等功效。

此外,以沙棘植物资源为主要原料在化妆品领域也有广泛应用。应用沙棘提取物制成的系列化妆品具有良好的营养皮肤、护发健美等功效,属于较理想的天然营养、疗效型产品。以沙棘果粉为原料,复合中药提取物精制而成的沙棘斑婷含片对改善妇女黄褐斑效果显著。利用沙棘果油富含多种维生素及其他营养成分的特点,可制成具有护肤美容作用的保湿营养霜等(表 7-14)。

表 7－14　以沙棘资源植物为主要原料在食品及化妆品领域的主要产品及利用价值

产品名称	利用部位/物质	资源价值
沙棘黄酮软胶囊	成熟果实/黄酮类	保健食品(调节血脂)
沙棘木糖口服液	成熟果实	保健食品(润肠通便)
沙棘果油软胶囊	成熟果实	保健食品(调节免疫、保肝)
沙棘油丸	成熟果实	保健食品(调节免疫、血脂)
沙棘籽油	成熟种子	保健食品(调节血脂)
沙棘防晒霜	成熟果实	功能化妆品(防紫外线)
沙棘保湿霜	成熟果实	功能化妆品(保持皮肤水分)
沙棘美白霜	成熟果实	功能化妆品(美白作用)

二、资源性化学成分

1. 黄酮类资源性化学成分　沙棘属植物的根、茎、叶、花和果实中均富含黄酮类资源性化学成分，该类化学成分具有改善心肌细胞功能、抗心肌缺血、抗心律失常、抗血栓形成、降血糖，提高免疫、抗氧化、抗癌、抗过敏、抑菌等多重生物活性，是沙棘发挥活血散瘀功效，治疗胸痹心痛、瘀血经闭、跌扑瘀肿病症的主要物质基础之一。据报道，沙棘果实总黄酮含量可达 1.5%以上，其叶片总黄酮含量最高可达 2%以上。

本属植物中的黄酮类化学成分主要有异鼠李素、槲皮素、杨梅素和山柰素 4 种苷元及其苷类资源性化学成分，构成苷类的糖主要有葡萄糖、鼠李糖、阿拉伯糖和半乳糖，以及芸香糖和槐糖，且多以 3-*O*-糖苷为主，可分为单糖苷、双糖苷和三糖苷。单糖苷类主要有异鼠李素-7-*O*-鼠李糖苷、异鼠李素-3-*O*-葡萄糖苷、槲皮素-3-*O*-葡萄糖苷、山柰素-3-*O*-葡萄糖苷等；双糖苷主要有异鼠李素-3-*O*-芸香糖苷、槲皮素-3-*O*-芸香糖苷、异鼠李素-3,7-二葡萄糖苷、槲皮素-3-葡糖基-7-鼠李糖苷等；三糖苷主要有山柰酚-3-*O*-二葡萄糖基-7-鼠李糖苷、山柰酚-3-*O*-葡糖基-鼠李糖基-7-鼠李糖苷等。此外，沙棘中还含有酰化糖苷类，如槲皮素-3-香豆酰-二葡糖基-7-鼠李糖苷、异鼠李素-3-香豆酰-二葡糖基-7-鼠李糖苷、异鼠李素-3-羟基阿魏酰-二葡糖基-7-鼠李糖苷、山柰酚-二甲基-3-咖啡酰-二葡糖基-7-鼠李糖苷、山柰酚-3-羟基香兰酰-二葡糖基-7-鼠李糖苷等[5,6]。

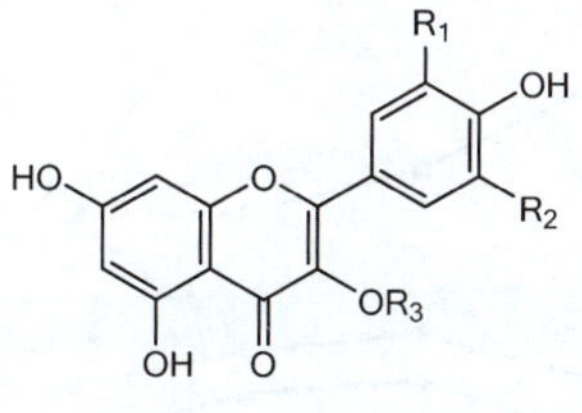

槲皮素　R_1=OH　R_2=H　R_3=H
山柰酚　R_1=H　R_2=H　R_3=H
异鼠李素　R_1=OCH_3　R_2=H　R_3=H
杨梅素　R_1=OH　R_2=OH　R_3=H
芦丁　R_1=OH　R_2=H　R_3=α-*L*-rha(1→6)-β-*D*-glc

2. 其他类资源性化学成分

(1) 维生素类：沙棘属植物果实、叶、油中均富含维生素类资源性物质。研究报道，沙棘果实中含有包括维生素 A、C、B_1、B、B_{12}、E、F、K_1、P 等，其中维生素 C、A 和 E 含量丰富。沙棘果中维生素 C 含量可达 1.7%，是迄今发现的维生素 C 含量较高的天然水果资源。沙棘属植物中维生素 E 含量在果树中居首位，主要存在于沙棘的果油和籽油中，其中活性最高的 α 型维生素 E 占总含量的 51%～65%[7]。此外，沙棘果油中尚富含维生素 A、维生素 K，其含量分别可达 0.4%和 0.2%。

(2) 油脂类：沙棘属植物的果肉、种子、果皮、茎皮和叶片中均含有油脂类物质，以果实及种子中油脂含量较高,分别称为果肉油和种子油。种子含油量范围为 7.80%～17.85%,果肉油平均含量为 2.46%～18.45%。在我国分布较多的中国沙棘果实的含油率一般为 6.80%～9.10%,种子含油率一般为 7.6%～10.4%。其中脂肪酸类化学成分组成主要为 C14～C18 类脂肪酸,包括棕榈酸 28.5%～44.6%、棕榈油酸 10.4%～22.2%、亚油酸 20.9%～37.09%等。

(3) 三萜类:沙棘叶片和果实中均含有熊果酸、齐墩果酸、羽扇豆醇、乌索醛、钝叶醛等三萜类资源性化学成分。果实中熊果酸含量可达 1.34%～1.60%,为抗肿瘤、保肝药物和健康产品的开发提供了新资源[7]。

(4) 蛋白质和氨基酸类:沙棘属植物的果肉、果汁、种子、叶片中均富含蛋白质类物质,含量分别为 2.89%、0.9%～1.2%、24.38%、16.37%～17.13%。其中种子中尚含有大量的以游离氨基酸为主的非蛋白氮,占总氮含量的 44%。另据报道,沙棘果油中还含有 13 种单羟基和 4 种双羟基氨基酸,以及 7 种单、双和三环氧氨基酸。其中 15,16-环氧-9,12-二烯十八氨基酸是主要的环氧氨基酸。沙棘植物中的蛋白质和氨基酸类天然产物,具有营养神经,调节中枢神经系统兴奋与抑制过程的平衡,提高睡眠质量等作用。

沙棘果实中含有总量为 3.86%～4.52%的苹果酸、柠檬酸、酒石酸、草酸和琥珀酸等为主要组成的天然有机酸类,总含量为 8.50%～10.50%的以葡萄糖和果糖为主的单糖类,以及 2.89%的蛋白质等资源性物质。沙棘植物中还含有大量的超氧化物歧化酶,其中叶片为 1 078.57 U/g,果实为 2 746 U/g。沙棘油中还含有磷脂 0.2%～0.5%,其中卵磷脂 26.7%、脑磷脂 27.8%[7]。

三、资源性化学成分动态积累与分析评价

1. 药材形成过程资源化学成分积累动态评价

(1) 不同采收期沙棘果实品质动态变化:通过对不同生长时期沙棘百粒果重、出汁率、可溶性固形物、果油含量、维生素 C、果酸等指标的考察,结果显示(图 7-42):若以沙棘果实为原料生产天然沙棘果汁、沙棘果油、沙棘药物应在 10 月下旬采收。天然维生素 C、果酸均在 9 月初最高,若以生产两者补充剂为目的,结合产量与贮存方便,宜在 9 月中旬至 10 月中旬采收。沙棘果实品质受多种因素的影响,生长环境、气候、阳光、降水等环境因素对沙棘果实品质的影响也较大。

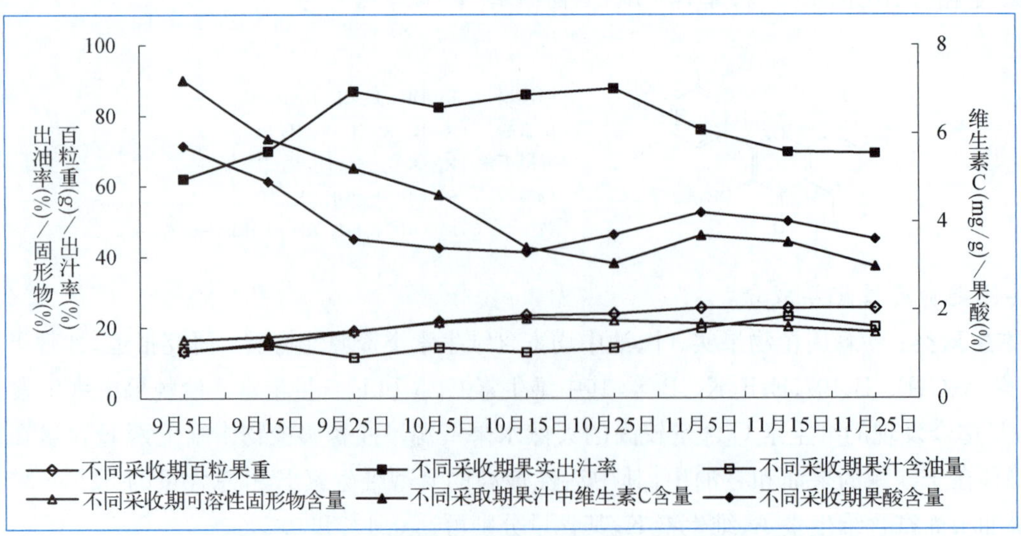

图 7-42　不同采收期沙棘果实资源性物质积累动态变化

(2) 不同生长期沙棘资源性化学成分的动态评价

1) 黄酮类：研究显示，沙棘嫩叶和幼果的黄酮类资源性化学成分含量远低于老叶和成熟的果实，黄酮类化学成分的积累和生长发育趋于一致。成熟后果实的黄酮含量高且稳定；叶片中总黄酮含量以10月份最高。

2) 脂肪酸类：对阿亚甘卡、楚仪、太阳、中国沙棘、阿亚甘卡×中国沙棘、楚仪×中国沙棘和太阳×中国沙棘7个沙棘品种，从返青到落叶的4个时期叶片主要脂肪酸类化学成分含量及其动态变化规律进行研究。结果表明：4个时期叶片的饱和脂肪酸中，棕榈酸含量最高，最高可达总脂肪酸的34.68%，肉豆蔻酸次之，月桂酸的含量最低。在不饱和脂肪酸中，亚麻酸的含量最高，可达62.69%；亚油酸的含量次之，油酸含量略低于亚油酸。亚油酸含量在生长季节内呈递降趋势；亚麻酸含量在7月达到累积峰值，随后急剧降低[8]。

(3) 不同产地、不同类群沙棘资源性化学成分的分析评价

1) 黄酮类：沙棘属植物中黄酮类资源性化学成分的含量较高，且不同地区和不同类群中黄酮类化学成分的组分与含量存在差异。对我国境内广泛分布的中国沙棘而言，生态条件相对较好，如日光充足、气温高，有助于其黄酮类资源性物质的积累与生物合成。果实中黄酮类化学成分含量，以西藏沙棘最高，达1.10%，肋果沙棘最低，仅为0.34%；叶片中黄酮类化学成分含量以肋果沙棘为高，达到1.14%。

沙棘各组织器官除总黄酮含量存在差异外，其黄酮类化学成分的组成及其相对比例也具有一定的差异性。沙棘果实和沙棘叶均含有槲皮素、山柰素、异鼠李素和杨梅素，但各自的比例不同。以中国沙棘为例，其果实中以上4种黄酮类化学成分中以异鼠李素含量最高，达4种成分总量的70%以上，而叶片中以杨梅素含量最高，异鼠李素含量占4种黄酮类化学成分总量的30%以下。

2) 维生素类：研究显示，沙棘属各类群植物果实中维生素E和维生素C含量，与种群、部位、生长纬度与海拔等之间具有相关性。从部位看，维生素C主要存在于果肉之中，叶片和种子中含量较少；从进化角度看，分布于低海拔区的原始类群中国沙棘和柳叶沙棘，果实中维生素C含量高，如分布于西藏错那的柳叶沙棘中的维生素C含量可以高达17.095 mg/g，而进化水平高的类群中维生素C的含量则明显较少；从分布看，海拔和纬度的高低对维生素C含量的影响最大，即随着海拔的升高，维生素C含量明显增加，而随着纬度的升高，含量则明显减少。对于维生素E而言，其主要存在于沙棘的果油和籽油之中，但由于类群和部位的不同含量分布差异较大，一些类群果油中的维生素E含量较高，另一些类群的籽油中含量较高；另外，维生素E的含量也随着提取方法的不同和生态环境的变化而有所不同；沙棘属国产类群果油和籽油中维生素E总含量的变化，虽然在进化水平最高的西藏沙棘中有所偏高，但随着类群进化水平的提高其减少的趋势非常明显；果油与籽油相比，果油中的维生素E含量似乎有随着类群进化水平的升高而减少趋向；而在籽油中则与此相反，即随类群进化水平的升高而增加；一个值得注意的特点是：果油和籽油中的维生素E含量似乎存在一个较明显的负相关现象，即一植物类群的果油中维生素E含量高者，而籽油中的含量则较低，反之亦然。我国12个不同产地沙棘籽油维生素E含量变幅为1.167 6～2.118 8 mg/g，均值为1.52 mg/g；3个不同产地沙棘果肉油中维生素E含量变幅为0.546 8～1.452 5 mg/g[9,10]。维生素E、C与种群演化、地理分布之间的关系如图7-43、图7-44所示。

沙棘属植物中类胡萝卜素类资源性化学成分含量随类群、果实颜色、器官部位以及采收期和植株性别的不同而存在差异[9]，并表现出一定的规律性：沙棘属植物的类胡萝卜素主要存在于果肉之中，通常为深色果(如红果、橘红果)较浅色果(如黄果、橘黄果)含量高，其种子中类胡萝卜素类化学成分的含量仅为果肉中含量的5%～20%；在果肉中又以果渣油中的含量为最高，其次为果汁油；在不同类群之间，

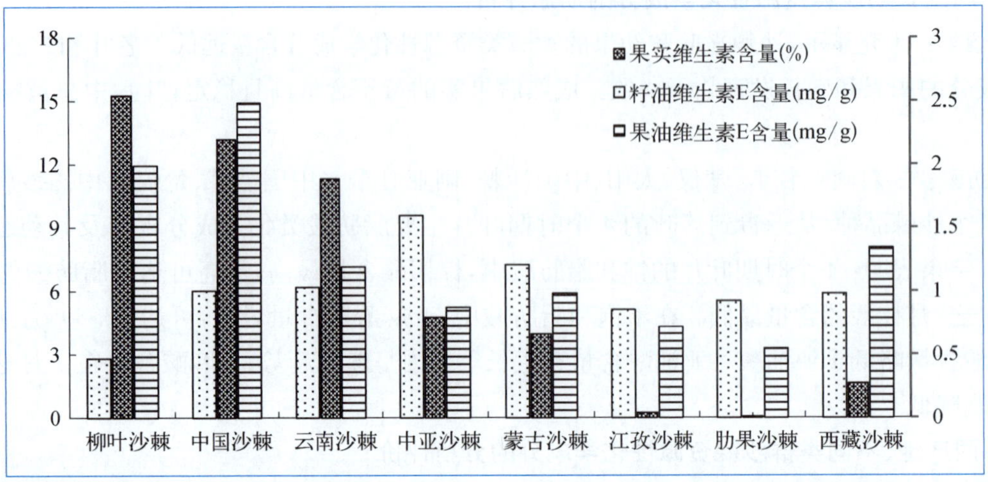

图 7-43　沙棘属植物不同品种果实中维生素 E、维生素 C 含量与种群间的关联分析

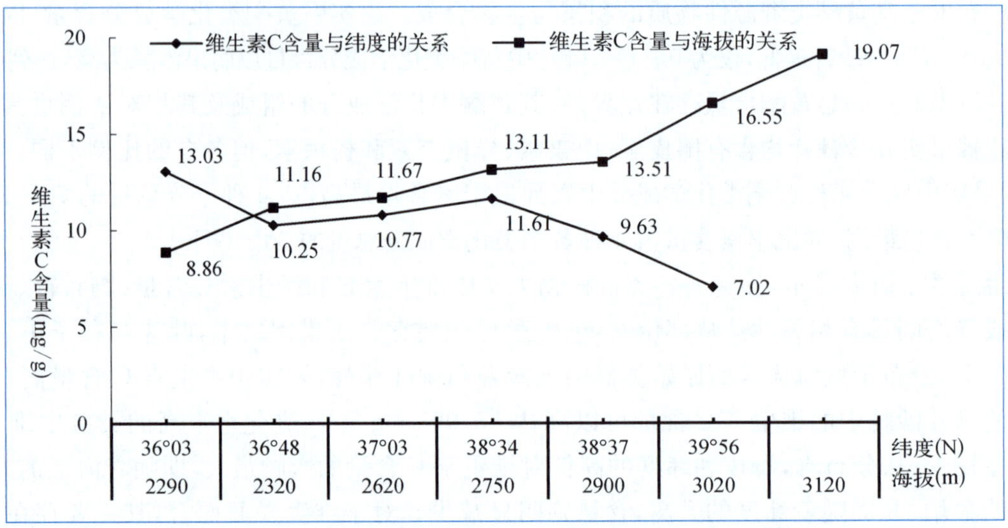

图 7-44　沙棘果实中维生素 C 含量与地理分布之间的关联分析

类胡萝卜素特别是β-胡萝卜素的含量，除西藏沙棘外通常随着其类群进化水平的提高而减少；雌性植株具有富集类胡萝卜素类化学成分的特性；此外，β-胡萝卜素的含量受地理因素的影响而易于波动，其波动幅度为类胡萝卜素总含量的 15%～55%。分析表明，阿尔泰沙棘果β-胡萝卜素含量占类胡萝卜素总含量的 17%～23%，而多瑙河下游某些类型中含量达 48%～55%，个别类型的含量更高(图 7-45)。

3）油脂类：沙棘油脂含量与油的性质随分布种群、部位不同而有所差异，果肉中含油量多高于种子；各种和亚种的种子平均含油量变化在 7.80%～17.85%。含量最高的是西藏沙棘达 17.85%，其次是肋果沙棘含量为 13.94%，含量最低的江孜沙棘含量为 7.8%，其他种类大多在 9.5%～12.36%。各种和亚种的果肉油平均含量在 2.46%～18.45%，含量最高的是肋果沙棘，达 18.45%，含量最低的是云南沙棘为 2.40%～5.40%[11]。在我国分布较多的中国沙棘果实的含油率一般为 6.80%～9.10%，种子含油率一般为 7.6%～10.4%，果渣的含油率明显较高，平均约为 11%。沙棘叶的含油率较低，一般为 2.7%～5.4%[3]。

此外，沙棘属植物含油率还与海拔、经纬度等生态环境有一定的关系。生长在中低海拔、相对温暖、

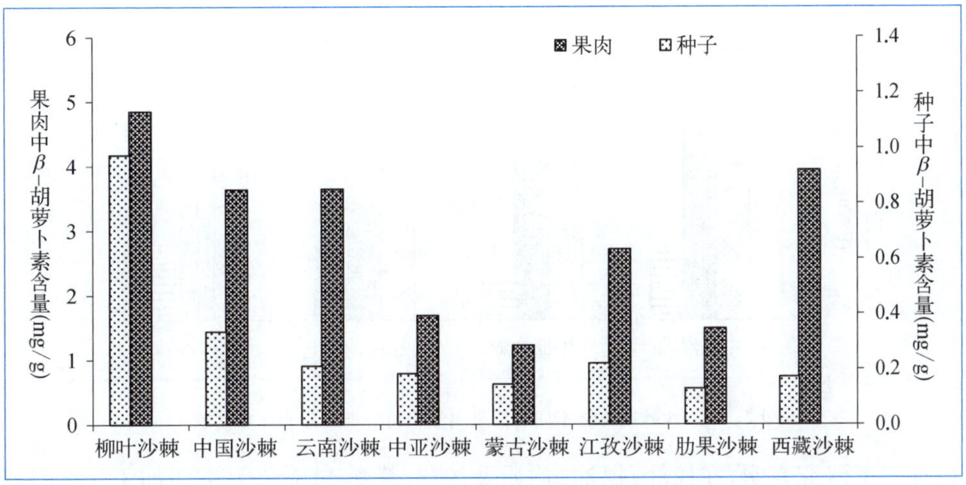

图 7-45　沙棘属植物不同种群果实及种子中 β-胡萝卜素的分布与积累

生态条件较好地区的中国沙棘比其他生态环境中的含油率可高近 40%。

沙棘属植物油脂的化学组成主要为油酸、亚油酸、棕榈酸、十六碳烯酸、硬脂酸和亚麻酸等脂肪酸类化学成分。研究显示(图 7-46)：沙棘果油中饱和脂肪酸较籽油高，两者的饱和脂肪酸含量相差约 2.5 倍，分别为 32.54%(果油)和 13.10%(籽油)；沙棘果油和沙棘籽油的不饱和脂肪酸含量均较高，分别为 66.92%和 86.52%，但多不饱和脂肪酸总量差异较大：沙棘果油以单不饱和脂肪酸为主，含量高达 53.71%，约为籽油中单不饱和脂肪酸含量的 2 倍；沙棘籽油以多不饱和脂肪酸为主要成分，含量可达 60.47%。

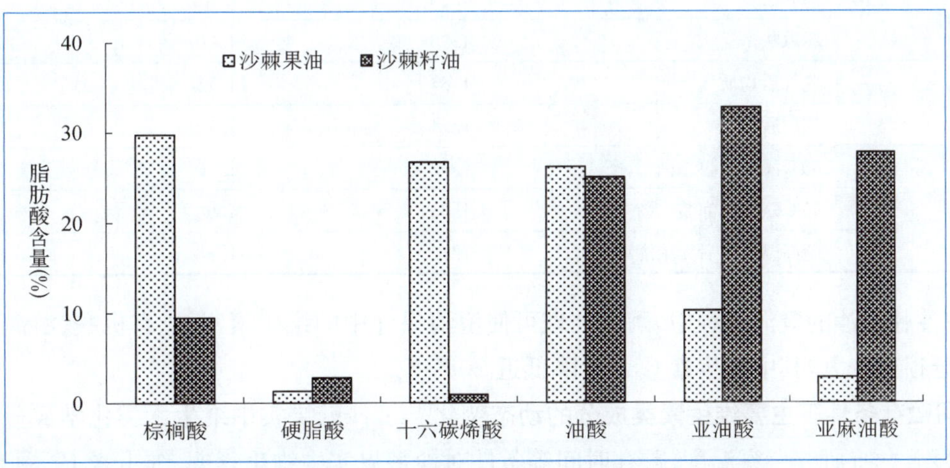

图 7-46　沙棘果油和籽油中主要脂肪酸类成分的分布特征

4) 甾体类：对沙棘属植物的 4 个主要品种中甾类资源性化学成分的动态分布研究显示：总甾醇和主要甾醇类组分含量(除西藏沙棘外)随着类群的进化水平提高逐渐减少(图 7-47)；其各类组分的含量，在各类群中基本一致，由高至低依次为谷甾醇>5-燕麦甾醇>菜油甾醇>7-燕麦甾醇>7-豆甾烯醇>胆固醇；种子油中的甾醇总含量和其组分含量，均较果油中的含量为高。

2. 产品加工过程中资源化学动态评价

(1) 在沙棘果汁加工过程的资源化学动态评价：沙棘果汁、饮料及其发酵酒的制备过程，受加工条件的影响，其维生素、有机酸、还原糖等资源性化学成分含量均会发生变化。对沙棘果汁及果汁饮料加

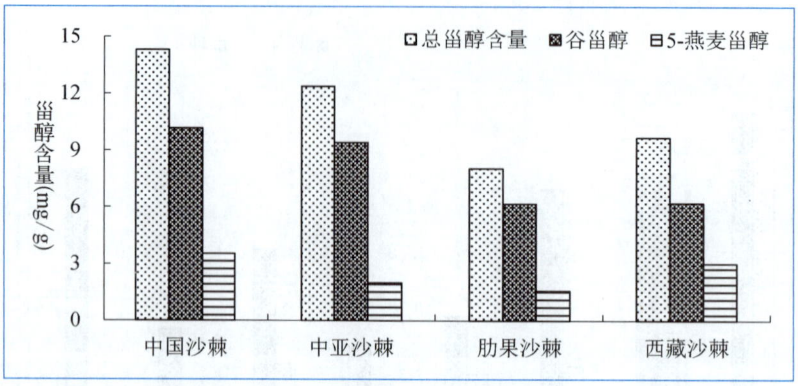

图 7-47 沙棘属植物不同类群果实油中甾醇类组分的分布比较

工中维生素C保存率研究表明，在榨汁、提油、均质及脱气、灌装与杀菌等主要加工工艺环节中，采用冷冻榨汁、离心提油、先脱气后均质、超高温杀菌后无菌灌装可使维生素C保存率达90%以上，各主要工艺环节中，对维生素C含量影响较大的为榨汁工艺，维生素C损失率超过10%(表7-15)[12]。

表 7-15 沙棘果汁及果汁饮料加工中不同工艺方法对维生素C含量的影响

工艺单元	工艺方法	维生素C含量(mg/g)		保存率(%)
		加工前	加工后	
榨汁	常温榨汁	5.20	4.82	92.69
	加压榨汁	5.20	4.66	89.62
	冷冻榨汁	5.44	5.22	95.96
提油	离心法	4.96	4.85	97.78
	萃取法	4.96	4.70	94.76
均质脱气	脱气后均质	1.84	1.75	95.11
	均质后脱气	1.74	1.70	97.70
杀菌灌装	80℃灌装后再杀菌	1.72	1.60	93.02
	95℃杀菌后灌装	4.85	4.68	96.49
	超高温杀菌后无菌灌装	1.72	1.68	97.67

此外，在沙棘果汁的澄清过程中，酶法处理可使澄清果汁中的维生素C、总有机酸、游离氨基酸等资源性化学成分损失较大，其中维生素C含量降低近20%[13]。

(2) 不同贮存条件下主要维生素类成分的动态变化[14]：沙棘果实中维生素类化学成分在贮存过程中含量变化显著。有研究考察温度、贮存时间等条件对沙棘果实中维生素C、维生素B_1、维生素B_2含量的动态规律(图7-48)。结果表明：沙棘果在相同温度条件下贮存，随着贮存时间的延长，维生素B_1、维生素B_2及维生素C含量逐渐降低，且以维生素B_1含量降低最为显著。随着温度的升高，沙棘果中维生素B_1、维生素B_2及维生素C的含量整体呈现下降趋势。

四、资源利用效率提升研究

1. 沙棘叶的资源化利用研究　研究表明[3]：沙棘叶片含总黄酮0.31%～1.24%、蛋白质11.47%～22.92%、脂肪3.68%～6.10%、纤维14.28%～19.27%、无氮浸出液48.26%～61.30%，既是食品、医药行业的重要原料，又是优良的饲料或饲料添加剂。

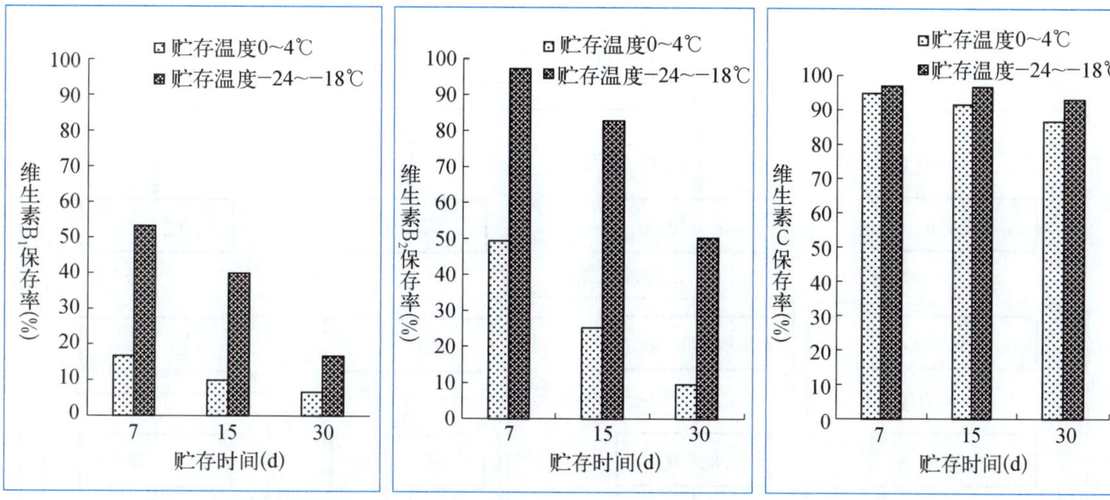

图 7-48 不同贮存条件下沙棘果实中维生素类资源性化学成分变化动态评价

(1) 制备沙棘总黄酮:在沙棘植物各组织器官中,其叶片中黄酮类资源性化学成分总量显著高于果实,且其生物量大,是一种极具价值的药用资源。沙棘叶经脱脂、热水浸提、酸沉淀或大孔吸附树脂处理,可制得沙棘总黄酮,具有抗心肌缺血、改善心肌细胞功能、抗心律失常、改善心肌肥大、抗血栓形成、降血糖、抗氧化、抗肿瘤等多重生物活性,可用于制备用于治疗心血管系统、抗肿瘤等药物开发,同时也可开发为功能性食品或动物饲料添加剂等[15]。

(2) 制备沙棘水溶性多糖:沙棘叶经浓度为 95%乙醇回流脱脂、热水浸提、乙醇沉淀、干燥等步骤,可获得沙棘叶水溶性粗多糖,具有清除自由基和抗氧化活性,可抗衰老保健保健食品及药品的开发。

(3) 制备沙棘茶饮料:沙棘叶除了用作制备黄酮类和多糖类产品的原料外,还可制成茶饮料、营养保健品等。沙棘叶经晾晒、萎凋,在 200℃下烘焙(杀青、揉捻),再配以适量菊花、绿茶、枸杞子等材料制成沙棘叶茶,具有润肠通便、调节血脂等保健功能[16];沙棘叶也可以水提取制备水提取物,经干燥、调制和成型等工艺制成沙棘叶速溶茶[17],既可直接饮用,又可与水果汁、糖等辅料调配饮用,从而满足不同消费者的需求。此外,将沙棘叶、决明子、枸杞子、大枣,洗净后按一定比例加水煎煮、过滤后,加入天然调味剂,可制成沙棘叶保健饮料,长期饮用,可达到增强免疫力、抗辐射、降低胆固醇的作用[18]。

(4) 沙棘叶饲料的加工与利用:沙棘叶所含营养物质丰富,粗蛋白、粗脂肪、粗纤维含量较高,具有动物所需的多种微量元素及氨基酸,特别是现代畜禽生长的第一、二限制性氨基酸赖氨酸、蛋氨酸等含量均显著高于常规粮食饲料。因此,沙棘叶是加工优质饲料和饲料添加剂的上等原料。沙棘叶可以不同制备工艺制成青贮饲料、混合饲料、饲料添加剂等形式,具有显著预防和治疗动物肠胃疾病的效果,可改善动物生长性能,提高机体免疫功能及抗氧化能力,改善畜禽产品品质[19]。沙棘叶也可经乳酸菌发酵而制成多汁耐贮、可供全年饲用的饲料,利用乳酸菌的新陈代谢所产生的乳酸作为青贮饲料的保存剂使其品质得以保持和改善,同时具有酸香味,形成适口性好的饲料。此外,通过青贮发酵尚可使其蛋白质含量提高 25%;对各种畜禽生长发育及生产性能起到促进作用(图 7-49)。

2. 沙棘枝干的资源化利用研究　沙棘枝干含有酚类、醛类、酮类、醇类和有机酸类等资源性化学成分,木质素含量达 43.89%,茎皮中含有 5-羟色胺等特殊生物活性的生物碱类化学成分,具有抑制血小板聚集、降低血液黏度、抗凝血等作用,可作为药品开发的原料。

在沙棘植物资源中枝干生物产量大,热值高,1.3 t 沙棘薪柴相当于 1.0 t 原煤[20],发热性能好,常作为燃料使用。近年来,常采用热解技术将沙棘枝干制备成沙棘碳、沙棘醋液、沙棘煤气三种热解产物用

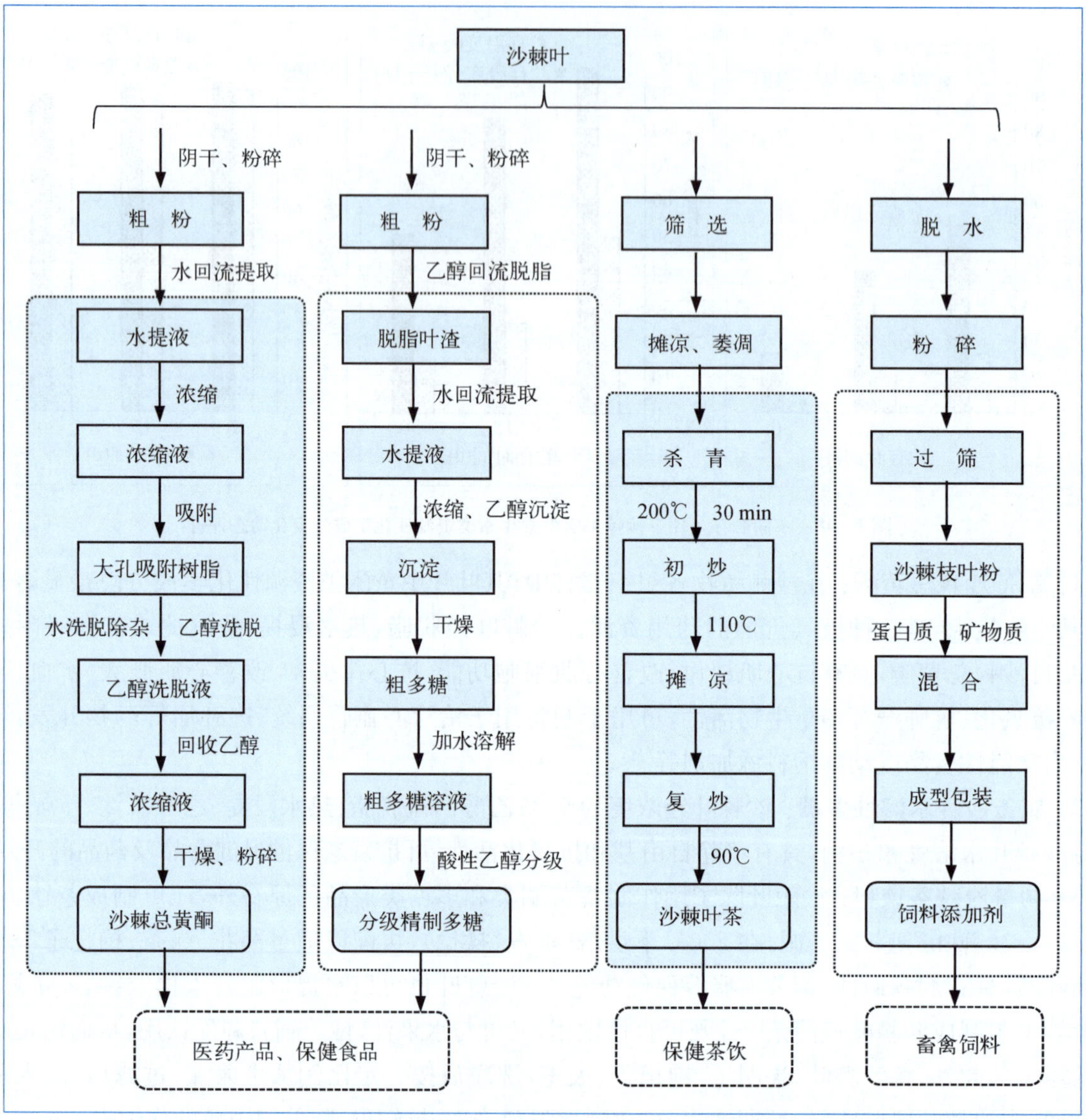

图 7-49　沙棘叶资源系统利用与产业化开发

于相关产品开发[21,22]。其中沙棘碳热值高达 31 000～34 000 J/g，是高效的燃料资源和火药用碳；沙棘碳的比表面积达到 100～300 m^2/g，可用于土壤改良剂、饲料添加剂、消毒杀菌除臭剂及防腐保鲜剂等。沙棘醋液中含有天然小分子有机物质[23]：有机酸 20.52%、酚类 25.51%、醛类 7.97%、酮类 14.46%、醇类 3.43%和酯类 3.64%，易渗透到皮肤组织中，起到营养作用，醇类物质还可清洁皮肤，并有杀菌消毒的作用；所含的醋酸可软化皮肤表面角质层，并有收敛作用；所含的酚类物质有抗氧化作用。因此，沙棘醋液为功能性化妆品开发的理想原料。沙棘煤气的燃烧值高，可用作高效燃料资源。

3. 沙棘果渣(果皮、果肉)、籽渣及沙棘汁的资源化利用研究　沙棘果渣、籽渣是工业生产沙棘果油和沙棘籽油过程中产生的副产物或废料，除含有多种维生素、黄酮类、多糖类资源性化学成分和微量元素外，还含有大量蛋白质、氨基酸、沙棘黄色素等资源性物质。因此，沙棘果渣及籽渣除了可用来提取黄酮类资源性化学成分作为功能性食品、药品的原料以外，尚可用于生产饲料添加剂、食品添加剂及沙棘色素等。

(1) 制备沙棘总黄酮：沙棘果渣、籽渣及其汁经石油醚脱脂后，采用乙醇提取水沉淀—大孔吸附树脂分离联用技术，制成沙棘总黄酮，可用于食品、保健食品、化妆品、医药、生物化工等领域[24]。

(2) 制备水溶性多糖：沙棘果渣、籽渣、果皮均含有多糖类可利用物质，经热水浸提、除蛋白、大孔吸附树脂分离或醇沉等纯化分离技术，可获得具有降血糖、降血脂多种药理活性的水溶性多糖[25]，可进一步开发为保健产品及药品等。

(3) 制备饲料：沙棘果渣(果皮、果肉)含有丰富的脂肪、维生素、蛋白质及其他多种活性物质，以此为原料，采用酿酒酵母和产朊假丝酵母发酵可生产蛋白饲料[26]。此外，用碱性蛋白酶(4 000 U/g 蛋白)水解沙棘籽渣可加工成饲料级活性肽，具有促进家禽生长发育的作用，可显著提高其免疫功能，增强抗病能力。

◇参◇考◇文◇献

[1] 陈雏. 青藏高原沙棘属植物资源与品质评价[D]. 成都：四川大学，2007：14-20，130.

[2] 李永海，忻耀年. 沙棘产品的研究与开发[J]. 国际沙棘研究与开发，2008，6(3)：4-9.

[3] 黄铨，于倬德. 沙棘研究[M]. 北京：科学出版社，2006：17-25，208-236，538-563，602-605，612，667.

[4] 何士敏，袁小娟，汪建华. 中国沙棘属植物资源及其开发利用现状[J]. 现代农业科学，2008，15(11)：87-92.

[5] 廉永善，万里. 沙棘属植物生物活性物质种类及其主要生理药理功能[J]. 沙棘，2007，20(3)：1-12.

[6] 廉永善. 沙棘属植物天然产物及其主要药理作用[J]. 沙棘，2005，18(3)：5-16.

[7] 李晓花，孔令学，刘洪章. 沙棘有效成分研究进展[J]. 吉林农业大学学报，2007，29(2)：162-167.

[8] 卢慧星，高阳，王金祥，等. 7个沙棘品种不同生长期叶片脂肪酸含量分析[J]. 林业科技，2009，34(4)：14-17.

[9] 廉永善，陈学林. 沙棘属植物天然产物化学组分的时空分布[J]. 西北师范大学学报(自然科学版)，2000，36(1)：113-128.

[10] 郑清，阮成江. 不同产地沙棘含油量及生化成分研究概况[J]. 陕西林业科技，2002，(1)：73-77.

[11] 吕荣森. 沙棘属(Hippophae L.)植物的系统化学成分分析初报[J]. 沙棘，2004，2(1)：1-3.

[12] 都凤华，田兰英，王晶，等. 沙棘汁中维生素C稳定性的研究[J]. 食品工业科技，2006，(01)：81-83.

[13] 刘雪凌，权永荣，陈旭华. 沙棘产品的开发及应用前景[J]. 安徽农业科学，2012，46(16)：8960-8961，8987.

[14] 王长文，马洪波，杨晶晶. 不同贮存条件对沙棘果中维生素 B_1、B_2 及维生素C含量的影响[J]. 吉林医药学院学报，2013，34(1)：22-23.

[15] 欧来良，王为超. 沙棘叶提取制剂及其制备方法：中国，CN102058631B[P]. 2012-10-03.

[16] 温中平，张红梅，茹志萍，等. 百通沙棘茶调节血脂作用实验研究[J]. 国际沙棘研究与开发，2004，2(3)：24-26.

[17] 张小民，田沁阳，张吉科，等. 沙棘叶速溶茶及制作方法：中国，CN1240298C[P]. 2006-02-08.

[18] 王积庆. 沙棘叶饮料及其制作方法：中国，CN101756331A[P]. 2010-06-30.

[19] 秦莉，程文杰，潘永斌，等. 沙棘枝叶饲料的研究进展[J]. 家畜生态学报，2013，34(1)：82-85.

[20] 胡建忠. 沙棘作为农村能源植物开发的可行性分析[J]. 国际沙棘研究与开发，2004，2(4)：36-43.

[21] 伊松林，高建民，王天龙. 利用沙棘枝干制备碳和木醋液的方法及制备的碳和木醋液：中国，CN101613612B[P]. 2012-11-28.

[22] 何正斌，伊松林，姚雪莉，等. 热解条件对沙棘枝干热解产物的影响[J]. 华北电力大学学报，2010，37(3)：84-87.

[23] 姚雪莉，高建民，于雪斐，等. 热解条件对沙棘醋液得率及其组分的影响[J]. 北京林业大学学报，2009，31(增1)：51-54.

[24] 瞿伟菁，邢国良，王尚义，等. 沙棘籽渣中同时分级提取沙棘黄酮和沙棘多糖的方法：中国，CN1289518C[P]. 2006-12-13.

[25] 张雯，黄晓青，王捷思，等. 沙棘籽渣多糖对正常及糖尿病模型动物血糖的影响[J]. 天然产物研究与开发，2009，(24)：1196-1200.

[26] 张强,徐升运,任平,等.沙棘果渣发酵生产蛋白饲料的研究[J].安徽农业科学,2012,40(28):13997-13998.

(唐志书　郭　盛　段金廒)

黄芩类药用生物资源及其资源化利用研究

黄芩属(*Scutellaria*)为唇形科(Labiatae)多年生草本植物。其中黄芩(*Scutellaria baicalensis* Georgi)的干燥根称黄芩(Scutellariae Radix)入药,是黄芩属中重要的大宗常用中药材,中国历版药典均有收载,其味苦,性寒,具清热燥湿、泻火解毒、止血、安胎之功效。

黄芩属植物,全球约有360种,我国黄芩属植物约有98种,43变种,其中可供药用的有30种及17变种。除正品黄芩(*S. baicalensis*)外,滇黄芩(*S. amoena*)、粘毛黄芩(*S. viscidula*)、甘肃黄芩(*S. rehderiana*)、连翘叶黄芩(*S. hypericifolia*)、丽江黄芩(*S. likiangensis*)、韧黄芩(*S. tenax*)等在其产地也常作为黄芩药材使用。黄芩属药用植物分布地区广泛,从南到北均有分布[1]。其中药典收载的正品黄芩资源丰富,在我国广布于东经110°~130°、北纬34°~57°范围内,北起大兴安岭山脉,南到河南省中南部,西至鄂尔多斯高原,东北、华北北部和内蒙古高原草原东部,主要分布于河北省、内蒙古自治区、山西省、山东省、甘肃省等地。其中野生资源以河北省承德和内蒙古自治区赤峰地区为主[2]。黄芩喜温暖气候,耐严寒、耐干旱,喜阳光。以向阳山坡、丘陵、平地,以及肥沃疏松、土层深厚、呈中性或微碱性(pH 7.0~8.5)的沙壤土或腐殖质壤土最为适宜其生长。

目前,人工栽培资源已成为黄芩药材的主要来源。黄芩栽培生产区主要分布于山西省、山东省、河北省、陕西省、甘肃省等地,主产地为山西绛县南凡镇、运城市夏县瑶峰镇、新绛县万安镇、万荣县等地;山东省沂蒙山区、莒县库山乡、莱芜市茶叶口镇、富官庄乡等地;河北省主产于承德县、宽城县、隆化、围场、滦平、平泉等地;陕西省商洛市、渭南市临渭区桥南镇、商州市商州区孝义镇、洛南县景村镇、丹凤县棣花镇、商洛市夜村镇、凤县商镇等地;甘肃省主产于陇西县、渭源县、漳县,次产于岷县、宕昌县、河西等地。“热河黄芩”为黄芩道地药材,主产于河北省承德地区,以药材色黄、质坚、生长年限长、分枝少、药效佳为特点[3,4]。

黄芩为多年生草本植物,高30~80 cm。其药用部位主根粗壮,略呈圆锥形,外皮棕褐色或深黄色。茎丛生。总状花序顶生;花冠蓝紫色,长2.0~2.5 cm,表面被短柔毛。小坚果4枚,类圆形,黑褐色,包围于宿萼中。花期6~9月,果期8~10月。

一、资源利用现状

黄芩的干燥根为常用清热解表中药,常用于湿温、暑温胸闷呕恶,湿热痞满,泻痢,黄疸,肺热咳嗽,高热烦渴,血热吐衄,痈肿疮毒,胎动不安等症。黄芩在中医临床应用广泛,如与黄连配伍的有泻心汤、黄连解毒汤等;国内70%的中成药均含有黄芩,如具有清热解毒、消肿止痛功效的芩连胶囊,用于治疗属于湿热邪毒内蕴证急、慢性病毒性肝炎所致黄疸及转氨酶升高的茵栀黄颗粒,用于治疗过敏性鼻炎的辛芩颗粒,用于治疗外感风热所致的感冒,症见发热、咳嗽、咽痛的双黄连口服液或粉针剂等,均以黄芩为主要组成药物。此外,黄芩中含有的黄酮类化学成分黄芩苷具有降转氨酶作用,已成功开发为黄芩苷注射液用于病毒性肝炎的治疗。除黄芩根外,黄芩植物其他器官也多在医药领域应用,其地上部分的嫩茎和叶可作为保健茶饮用,具有清热燥湿、泻火解毒、消炎、促消化等作用,民间称为黄芩茶或黄金茶,在我国河北西部和北部(太行山区、燕山山区)及北京西部门头沟、房山等地较为流行,已有近千年的饮用历史[5](表7-16)。

表 7-16　黄芩为原料生产的主要产品及其利用价值

产品名称	利用部位/物质	利用价值
黄芩配方颗粒	根	医药保健
黄芩苷	根/黄酮类	医药中间体、原料
黄芩提取物	根/黄酮类	医药中间体、原料
黄芩胶囊	根	成方制剂
黄芩片	根	成方制剂
黄芩苷胶囊	根/黄酮类	医药保健(抗病毒)
黄芩苷片	根/黄酮类	医药保健(抗病毒)
黄芩茎叶总黄酮	茎叶/黄酮类	医药中间体、原料
黄芩茎叶解毒胶囊	茎叶	成方制剂
黄芩茶	茎、叶	保健茶

二、资源性化学成分

黄芩属植物所含化学成分类型较为复杂，其中种类丰富，资源价值较高的为黄酮类化学成分，是黄芩药材的主要功效物质[6]。

1. 黄酮类资源性化学成分　黄芩属药用植物含有的黄酮类化学成分，多存在于其根部和茎叶中。黄芩药材中黄酮类化学成分可分为黄酮及其醇类、二氢黄酮及其醇类、黄烷酮类、查耳酮类等类型。代表性资源性化学成分主要有黄芩苷(baicalin)、黄芩素(baicalein)、汉黄芩素(wogonin)、汉黄芩苷(wogonoside)、野黄芩苷(scutellarin)、白杨黄素、千层纸素 A(oroxylin A)，以及二氢黄酮类资源性化学成分二氢黄芩苷、红花素(carthamidin)、异红花素及滇黄芩中的滇黄芩苷(amoenin)B、滇黄芩苷 C 等。其中，黄芩中黄芩苷含量可达 9%以上，具有抗菌、消炎、降转氨酶等功效，为目前开发与利用为深入系统的资源性化学成分[7~9]。

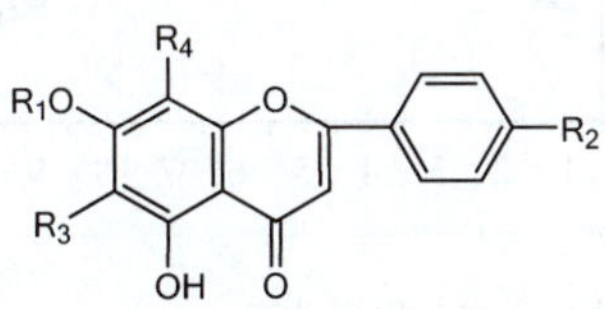

黄芩苷	R_1=glcA, R_2=H, R_3=OH, R_4=H
野黄芩苷	R_1=glcA, R_2=OH, R_3=OH, R_4=H
汉黄芩苷	R_1=glcA, R_2=H, R_3=H, R_4=OCH3
黄芩素	R_1=H, R_2=H, R_3=OH, R_4=H
汉黄芩素	R_1=H, R_2=H, R_3=H, R_4= OCH3
白杨黄素	R_1=H, R_2=H, R_3=H, R_4=H

2. 其他类资源性化学成分

(1) 挥发油类：黄芩植物全株均含有挥发油类化学成分，其中根中挥发油的化学组成主要为萜烯类及小分子有机酸及其酯类[10]，相对含量较高的主要有 β-广藿香烯(14.54%)、异戊二烯(10.52%)、愈创木烯(8.48%)、乙酰苯(3.82%)、薄荷酮及异薄荷酮(2.32%)、苯二酸及其酯类衍生物(26.1%)。黄芩地上部分的挥发油化学组成主要包括石竹烯(18.90%)、香叶烯 D(19.44%)、γ-榄香烯(6.23%)、烯丙醇(5.53%)、苯乙酮(4.62%)、α-葎草烯(3.99%)等[11]。

(2) 二萜类：黄芩植物中尚存在新克罗烷(clerodance)型二萜类化学成分，如黄芩地上部分中含有的 scutebaicalin。该类成分多具有昆虫拒食活性、抗真菌作用和抗肿瘤作用[12]。

(3) 苯乙醇苷类：黄芩根尚含有苯乙醇苷类资源性化学成分，主要有 2-(3-羟基-4-甲氧基苯基)-乙基-1-*O*-α-*L*-鼠李糖-(1→3)-β-*D*(4-阿魏酰)-葡萄糖苷、salidroside、darendoside A、darendside B 等。

此外，黄芩植物中尚含有咖啡酸、绿原酸、迷迭香酸、阿魏酸等酚酸类[13]以及木脂素糖苷类、芪类、多糖类、褪黑激素等具有一定资源价值的化学物质[14,15]。

三、资源性化学成分动态积累与分析评价

1. 药材形成过程资源性化学成分积累动态评价

(1) 不同采收期黄芩药材的资源化学评价：研究显示：河北承德地区二年生黄芩 1～11 月整个观察期，黄芩苷含量变化趋势总体上与总黄酮含量的变化趋势一致；在整个观察期内，黄芩苷和总黄酮均出现了 2 次高峰期，在进入枯萎期的过程中两者的含量均趋向于最小；在黄芩的返青期以及花蕾期/初花期，黄芩苷和总黄酮含量出现两次升高的波动，在果实逐渐成熟的过程中，黄芩苷及总黄酮含量开始下降，直至枯萎期降至最小值。黄芩素和汉黄芩素的含量变化趋势相似，总体上呈现 S 形的变化趋势。从返青期到果实成熟期总体上是先增加后下降，但期间又出现了大小两次高峰期，在枯萎期又有增加趋势(图 7－50)。

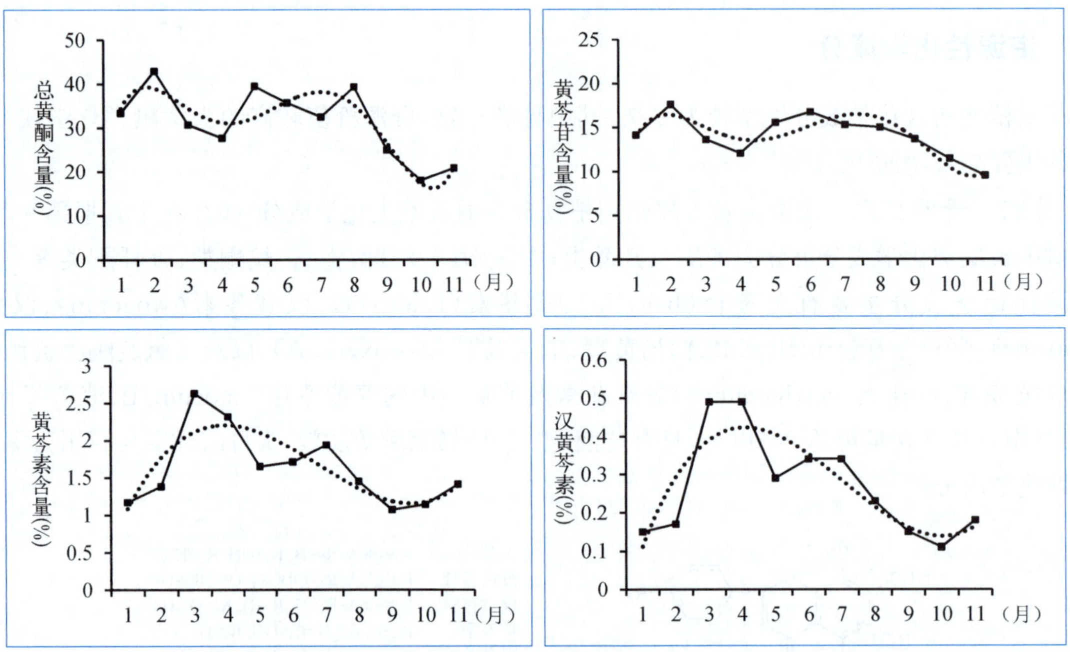

图 7－50　二年生黄芩根部黄酮类资源性化学成分积累动态

采收时间对黄芩花总黄酮含量的影响：黄芩一般在 7 月初为花蕾期，然后花陆续开放，到 7 月下旬开始进入盛花期。花中的总黄酮含量由始花期到盛花期，再到果期的过程中，出现先下降，后上升，再下降，而后又小幅上升的变化趋势。从整个花期来看，总黄酮含量在 7 月底 8 月初出现 1 个波峰，7 月 20 号和 8 月 10 号左右是两个波谷期[16]。与直接采摘的成熟黄芩花相比，自然脱落的黄芩花中总黄酮、黄芩苷、白杨素 7－*O*－*β*－*D*－葡萄糖醛酸苷、芹菜素和黄芩素含量均较低，且自然脱落的黄芩紫花中总黄酮含量和其他多种黄酮类化学成分含量均比白花高(图 7－51)。其中总黄酮含量高出 11.71%，野黄酮苷高出 4.47%，白杨素 7－*O*－*β*－*D*－葡萄糖醛酸苷 3.22%，黄芩苷高出 10.69%，芹菜素高 56.86%，黄芩素高 50%。据此提示：自然脱落的黄芩花的治疗或保健功能较低，开发黄芩茶保健所用材料宜直接采集完全开放的黄芩花。

(2) 不同产地黄芩药材的资源化学评价：2013 年 9～11 月分别采集来自黄芩主要栽培产区的药材

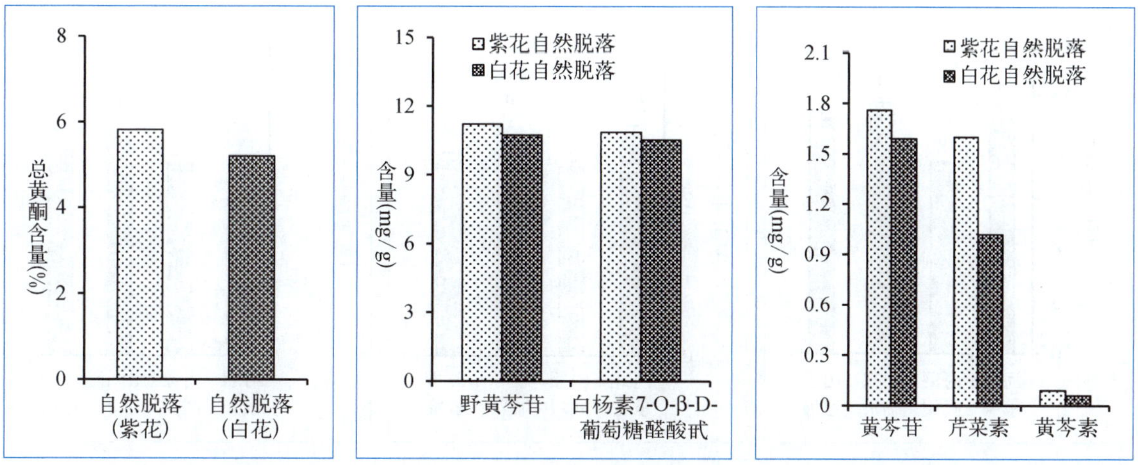

图 7-51　自然脱落的黄芩白花和紫花中黄酮类资源性化学成分比较分析

样品，其中河北省承德市 5 份样品(分别来自承德市、滦平县和围场满族蒙古族自治县)，内蒙古自治区武川县 6 份样品，山东省临沂市 10 份样品(分别来自沂水县和莒县)，山西省运城市 12 份样品(分别来自芮城县、夏县、闻喜县和新降)，比较其黄酮类化学成分含量差异。结果显示：山东省临沂市所产黄芩其黄芩苷含量最高，平均含量达到了 14.59%，略高于山西省运城市(13.70%)和河北省承德市(13.61%)，且三者均显著高于内蒙古自治区武川县(11.10%)。对比不同产地汉黄芩苷含量发现：山东省临沂市和河北省承德市所产汉黄芩苷含量较高，分别达到了 2.95%和 2.83%，均显著高于山西省运城市(2.51%)和内蒙古自治区武川县(2.44%)(图 7-52)。不同产地黄芩素含量均值由高到低分别是河北省承德市(1.57%)、山东省临沂市(1.41%)、山西省运城市(1.28%)和内蒙古自治区武川县(1.21%)。四种黄酮类资源性化学成分总量为山东省临沂市、河北省承德市所产黄芩含量较高，分别为 19.11%和 18.32%。内蒙古自治区武川县产者含量最低，为 15.01%。

2. 药材产地加工过程资源性化学成分的动态评价

(1) 撞皮干燥技术对黄芩药材资源性化学成分的影响： 河北省承德市地区黄芩道地药材加工过程中，采用机器撞皮，且总结出了一套科学的撞皮工艺，一般需要撞皮 3～4 次，可以增加药材外观商品等级，同时提高药材质量。具体加工过程：将黄芩药材放在晒场上晾晒，至二三成干(外表栓皮卷起)撞第一遍，将大部分老皮撞掉，成黑黄色，继续晾晒，至五六成干撞第二遍，撞净老皮后芩身变成红黄色；撞完第二遍后须放在席子上或干净的水泥地面上(避免黏土)再晒至七八成干撞第三遍，撞至黄色，继续晒至九成以上干品。撞皮后黄芩药材外观性状得到明显提高，且黄芩苷含量也高于未撞皮者。

(2) 黄芩药材切片前处理方法对黄酮类化学成分的影响： 结合传统加工经验，将干燥黄芩进行冷浸、水煮和蒸制三种方式加工、切片，80℃鼓风干燥，筛去碎屑，考察黄芩药材中黄芩苷含量的动态变化。

水煮：黄芩药材水煮后干燥，其黄芩苷含量基本不下降。水煮 15 min、30 min 和 60 min 无显著变化，水煮 45 min 后较 15 min、30 min 和 60 min 其含量分别增加了 7.87%、6.17%和 8.54%。由此可见，水煮时间 45 min 后切片干燥，对保存黄芩苷较为有利。

蒸制：黄芩药材蒸制后干燥，其黄芩苷含量有所下降。和蒸制 15 min 相比，蒸制 30 min、45 min 和 60 min 分别下降了 6.38%、5.00%和 3.77%，但下降的程度无差异。由此可见，蒸制的初期，即15 min～30 min 黄芩苷含量变化较大，之后蒸制时间不影响黄芩苷含量。从而认为，蒸制时间以超过 30 min 为

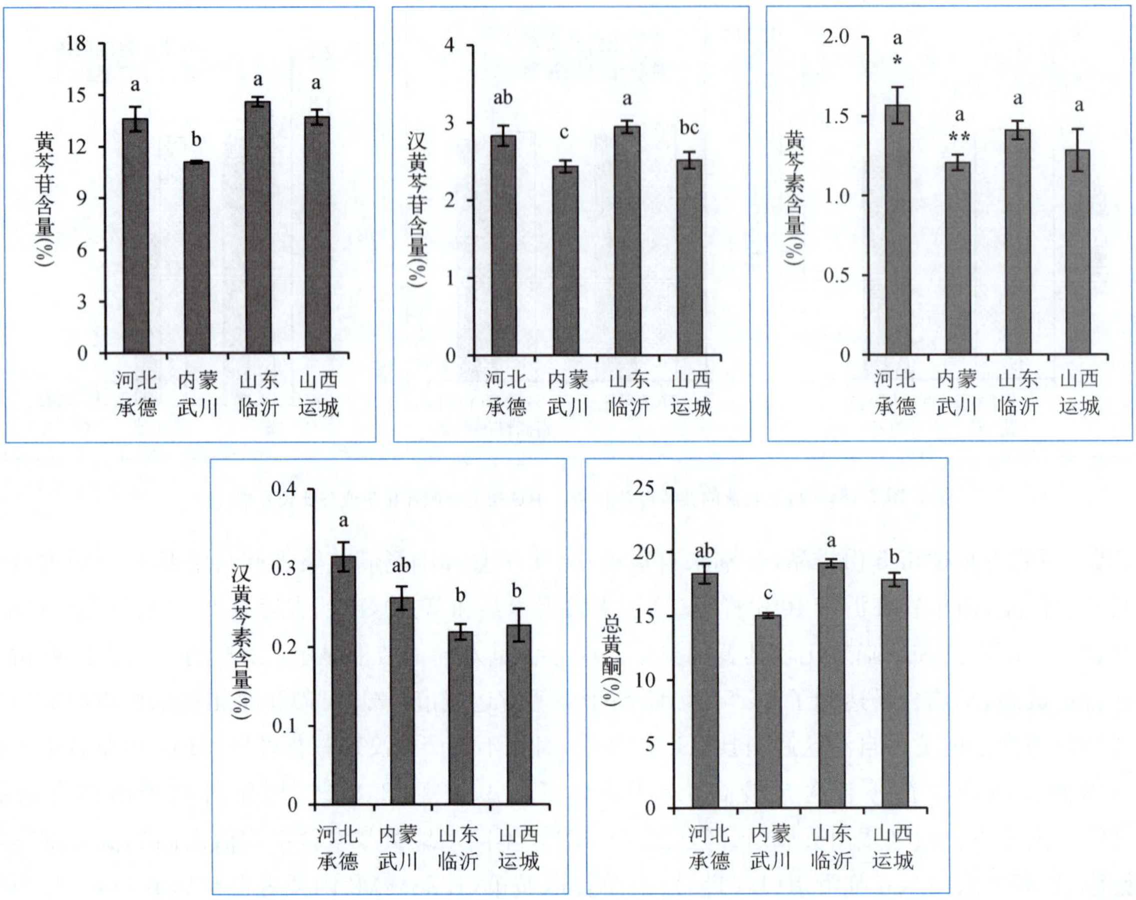

图 7-52　不同产地黄芩药材主要黄酮类资源性化学成分的含量比较

宜，同时考虑药材软化程度要利于切片，因此以蒸制 45 min 为宜。

冷浸：黄芩药材冷浸后干燥，其黄芩苷含量将随着浸泡时间增加而持续下降，与浸泡 15 min 相比，浸泡 30 min、45 min 和 60 min 分别下降了 4.92%、6.19%和 10.28%%。冷浸 30 min 和 45 min 无明显差异，但冷浸 60 min 后黄芩苷含量显著下降。同时，浸泡时间在 15 min 时，黄芩药材软化效果均不佳，切片时均容易破碎，片形不完整。可见，黄芩药材进行冷浸后切片干燥不利于保证黄芩药材质量，其黄芩苷含量显著下降。

比较水煮和蒸制加工对药材品质的影响表明，水煮更利于保留黄芩苷。如加工时间均为 45 min，水煮加工较蒸制加工黄芩苷含量多出 14.25%(图 7-53)。由此认为，较短时间的水煮，如 45 min，黄芩苷损失较少，但后期随着在水中浸泡时间的延长，其黄芩苷将有更多的损失。因此，药材软化到一定程度后，应该尽快将药材取出，进行切制和干燥加工。

(3) 不同干燥方法对黄芩叶黄酮类资源性化学成分的影响：通过比较自然晾晒、室内通风阴干、烘箱鼓风干燥、真空干燥和微波干燥等 5 种干燥方法对黄芩叶中黄酮类资源性化学成分的影响。结果显示(表 7-17)：微波干燥总黄酮含量最高，自然阴干最低，其他 3 种干燥方式无显著差异；野黄芩苷及黄芩苷含量均以微波干燥最高，真空干燥最低；芹菜素以真空干燥最高，微波和晒干最低；黄芩素仅在真空干燥中检测到；汉黄芩素含量以烘干和晒干较低。综合分析结果，优选顺序为微波干燥法＞真空干燥法≥烘干法≥晒干法＞阴干法。5 种干燥方法对总黄酮含量影响并不显著，而对黄酮类化学成分的影响较大，这与其化学成分的相互转化有关。此外，微波连续加热 2 min 即可使黄芩叶达到干燥状态，但连续

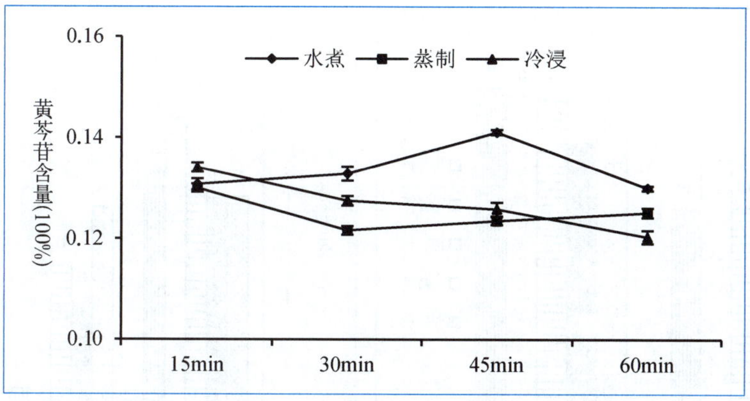

图 7-53　不同加工方法对黄芩药材中黄芩苷含量的影响

微波会使样品内部温度过高，总黄酮含量呈下降趋势，野黄芩苷含量也随着微波时间延长含量显著下降，但芹菜素和汉黄芩素含量却有升高的趋势(表 7-18)。

表 7-17　不同干燥方法黄芩叶中黄酮类化学成分的动态变化(n=3,mg/g)

干燥方法	干燥时间	野黄芩苷	黄芩苷	芹菜素	黄芩素	汉黄芩素	总黄酮
烘干	3 h	30.696	0.417	0.122	—	0.052	201.10
阴干	3 d	31.235	0.454	0.102	—	0.104	193.31
微波	4 min,每微波 1 min 取出散热	36.206	0.483	0.042	—	0.117	230.03
真空	6 h	27.705	0.313	0.418	0.069	0.105	203.58
晒干	1.5 d	31.502	0.485	0.026	—	0.082	200.02

注：—表示未检测到。

表 7-18　不同微波时间对黄芩叶中黄酮类资源性化学成分转移率的影响(n=3,mg/g)

连续微波时间(min)	野黄芩苷	黄芩苷	芹菜素	汉黄芩素	总黄酮
2	27.674	0.225	0.077	0.115	17.795
3	23.693	0.293	0.074	0.111	17.312
4	15.374	0.118	0.093	0.120	12.211
5	17.414	0.318	0.101	0.121	14.093

注：—表示未检测到。

(4) 不同干燥方法对黄芩花中黄酮类化学成分的影响：不同干燥方法对黄芩花中黄酮类化学成分含量影响不一致。总体表现为野黄芩苷和黄芩苷以微波干燥法含量较高，真空干燥及阴干法含量较低；黄酮苷元类化学成分芹菜素和黄芩素均为阴干法含量最高，微波干燥法最低(图 7-54)。据此可推测，在干燥过程中存在黄酮苷向苷元转化的过程，微波干燥法干燥温度高、干燥时间快可达到更好地保留苷类化学成分的作用，而阴干法由于干燥温度相对较低，且干燥耗时长，宜于苷类化学成分转化为苷元。

四、资源利用效率提升研究

1. 药材深加工与产品开发　现代研究表明，黄芩中含有的黄酮类资源性化学成分黄芩苷具有抗

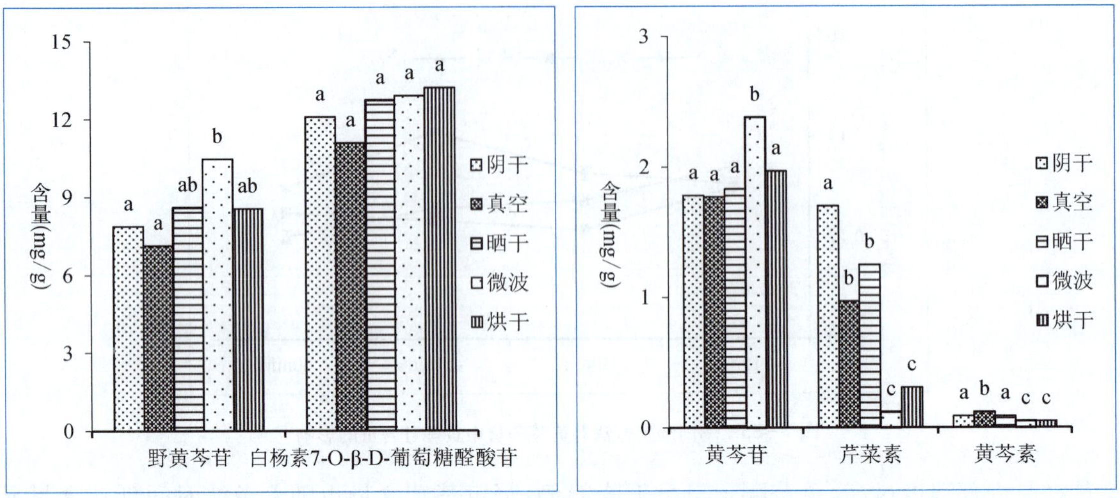

图 7-54　不同干燥方法对黄芩花中黄酮类资源性化学成分含量的影响

微生物、抗变态反应、降血压、镇静、利胆、保肝和解痉等作用，目前已开发为片剂、注射剂等制剂用于急、慢性肝炎、迁延性肝炎的辅助治疗。

除在医药领域应用外，黄芩尚可以开发为化妆品、保健品，以及畜禽的饲料添加剂。黄芩中含有的黄酮类化学成分具有防紫外线、祛斑、抑制色素沉积、消炎抑菌、抗过敏等功效，已用于制备功能性化妆品[17]，如防晒化妆品[18]，抗过敏、祛斑除皱化妆品[19]，治疗痤疮、增白美容的中药美容液[20]，洗涤护肤制品等。在保健品开发方面，已开发的产品有保肝消炎专利配方[21]、抗菌消炎保健枕、咽炎保健品等。此外，黄芩药材在畜禽业领域也有利用[22]，如用黄芩苷和连翘联合治疗奶牛乳房炎[23]，用含黄芩化学成分的中草药添加剂提高奶牛分泌乳量；用添加黄芩的复方制剂提高鸡蛋产量和质量，减少鸡的相关疾病的发病率和促进鸡的生长发育[24]；作为猪饲料添加剂增加猪的食欲[25]等。

2. 资源产业化过程产生的废弃物资源化利用研究

(1) 黄芩茎、叶、花的资源化利用： 黄芩茎叶经采集、拣选、清洗、高温蒸汽(120～150℃)杀青(30～120 s)、揉捻机内揉捻 3～5 min、90～110℃烘干、炒制 45～90 min、100℃提香 10 min 等多道工序可加工成黄芩茶[26]。其口味清香，汤色橙黄，内含丰富的黄芩素、黄芩苷等多种有效成分。黄芩茶常饮可清热燥湿、泻火解毒、消火抑菌、降血压、促消化，是理想的绿色饮品。此外，黄芩茎叶添加蜂蜜、麦芽等可制作复方黄芩茶，其制作工艺为先将黄芩叶去除杂质、洗净，切制；将蜂蜜加水稀释，煮沸后加黄芩叶搅拌均匀，入蒸箱蒸沸 20 min 出箱，再放入烘干箱烘干，与炒成微黄的麦芽混合搅拌均匀制得复方黄芩茶。该茶饮具有良好的营养价值和防治疾病、保健功能。其风味纯正，且具有清热燥湿、润肺止渴、健脾消食及润肠通便等功效，对于高血压、高血脂、高血糖及肝炎、胆囊炎等疾病有防治作用[27]。

黄芩茎、叶、花通过适时标准化采集、净洗、晾晒、粉碎、浸提、精制、灭菌，按一定比例加入等饮用水可制成黄芩饮用水(黄芩饮料)[28]。

黄芩茎叶的主要化学成分为黄酮类资源性化学成分，含量约 5%，其中野黄芩苷含量约占黄酮总量的16%。黄芩茎叶总黄酮具有镇痛、抗炎或/和解热、抗痴呆、抗病毒、抗菌、抗血管平滑肌增殖、抗氧化、抗肿瘤以及预防和治疗病毒或/和细菌感染等作用，同时还具有降血压、降血糖、降血脂、扩张心脑血管、增加心脑血管流量、抗心律失常及抗凝血和保护心肌缺血/再灌注损伤等广泛的防治心脑血管疾病作用。从黄芩茎叶提取的总黄酮和野黄芩苷，可用于制备具有多种功效作用的药物及保健食品。黄芩茎叶总黄酮提取工艺为取洁净干燥黄芩茎叶，粉碎成 10～60 目的粗粉，经水蒸气蒸 30～60 min 或粗粉浸入沸水中煎煮5～20 min杀酶处理，加水提取 2～3 次，每次加入黄芩茎叶重量的 5～15 倍的水，在 50～100℃下提取0.5～10 h，合并上述几次提取液，60～100℃减压或常压浓缩至 20℃相对密度为 1.02～1.22，离心分离，得上清液备用；上清液中加入盐酸至 pH 1.0～4.0，离心分离，上清液用大孔吸附树脂吸附后，用纯化水洗至中性，再用浓度为 30%～90%的乙醇或浓度为 3%～5%的氢氧化钠碱液解吸附，收集解析液，回收乙醇并浓缩，最后减压或常压干燥至干，即得黄芩茎叶总黄酮。所得总黄酮含量不小于 56%～75%，野黄芩苷含量为 6%～18%[29]，将总黄酮用甲醇进行多次重结晶，得纯度不小于 90%野黄芩苷(图 7－55)[30]。黄芩总黄酮提取物和野黄芩苷均可以根据常用成型工艺方法进行制剂，开发具有抗菌、消炎、降血压、调血脂等的药物制剂或功能性资源产品。

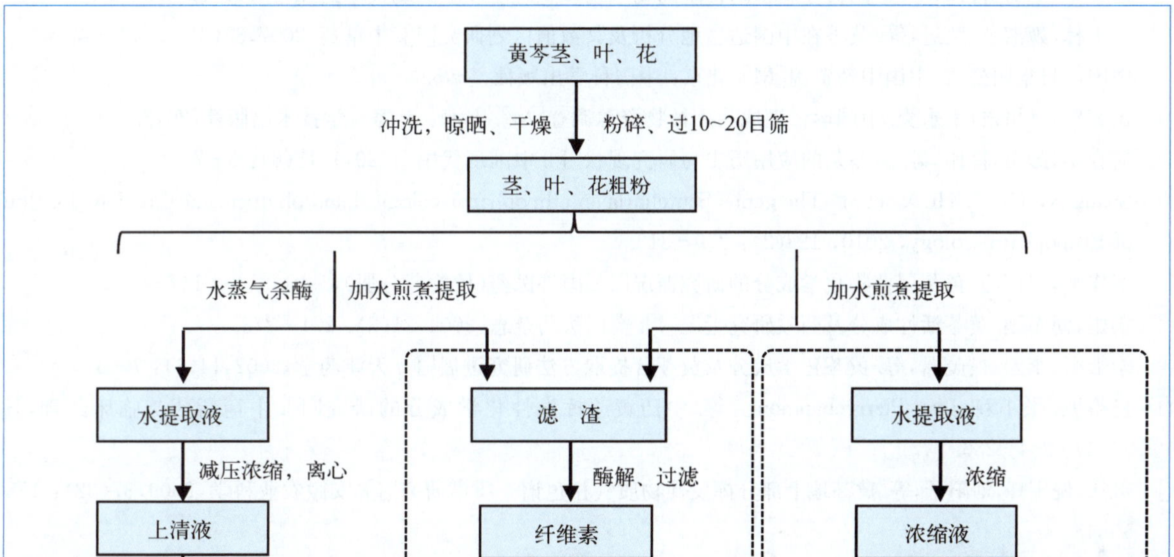

图 7－55　黄芩茎叶、花资源系统利用与产业化开发

(2) 深加工产业化过程产生药渣的资源化利用：目前中药工业主要利用黄芩中的黄酮类资源性化学成分，其提取过程多以极性较大溶剂(如水或醇类溶剂)为主，但在提取过程中仍有大量黄酮类资源性

化学成分残留在药渣中。研究发现，小柴胡颗粒中黄芩药材提取后药渣中黄芩苷含量是黄芩药材中黄芩苷总含量的70.3%[31]。采用超声波萃取技术对黄芩植物药废渣中的黄芩苷进行再次提取，黄芩苷提取率达6.0%以上[32]。此外，黄芩药渣中还含有纤维素、半纤维素、木质素、粗蛋白类资源性化学成分等。其中，有研究报道以黄芩药渣中存在的大量粗蛋白质类资源性化学成分用于制备高蛋白菌体饲料等[33]。通过以上系统的资源化学研究，资源产业链构建黄芩资源产业循环经济系统，实现黄芩资源的高效利用和绿色发展。

参考文献

[1] 何春年，彭勇，肖伟，等. 中国黄芩属植物传统药物学初步整理[J]. 中国现代中药，2012，14(1)：16－20.

[2] 陈士林，魏淑秋，兰进，等. 黄芩在中国适生地分析及其数值区划研究[J]. 中草药，2007，38(2)：254－257.

[3] 中国药材集团公司. 中国中药资源[M]. 北京：中国科学出版社，1995.

[4] 黄璐琦，肖培根，王永炎. 中国珍稀濒危药用植物资源调查[M]. 上海：上海科学技术出版社，2012.

[5] 何春年，彭勇，肖伟，等. 黄芩茶的应用历史与研究现状[J]. 中国现代中药，2011，13(6)：3－7.

[6] Shang X，He X，He X，et al. The genus Scutellaria an ethnopharmacological and phytochemical review[J]. Journal of Ethnopharmacology，2010，128(2)：279－313.

[7] 李作平，卫恒巧. 黄芩属植物化学成分的研究概况[J]. 国外医药(植物药分册)，1994，9(4)：147－156.

[8] 杨娟，傅军鹏. 黄芩活性成分及药效研究近况[J]. 实用医药杂志，2004，21(3)：271－273.

[9] 李彤彤，李宏，侯茂君，等. 黄芩化学成分及黄芩苷提取方法研究进展[J]. 天津药学，2002，14(3)：7－8.

[10] 杨得坡，张小莉，Jean Pierrechaumont，等. 中药黄芩挥发性化学成分的研究[J]. 中药新药与临床药理，1999，10(4)：234－236.

[11] 巩江，倪士峰，刘阳子，等. 黄芩地上部分挥发性物质气相色谱—质谱研究[J]. 安徽农业科学，2009，37(32)：15844－15845.

[12] 魏顺发，屈爱桃，任凤霞，等. 黄芩属植物中二萜类成分研究进展[J]. 国际药学研究杂志，2011，38(2)：123－129.

[13] Chirikova NK，Olennikov DN. Composition of the aerial part of Scutellaria baicalensis[J]. Chemistry of Natural Compounds，2008，44(3)：361－362.

[14] 杨娟，傅军鹏. 黄芩活性成分及药效研究近况[J]. 实用医药杂志，2004，21(3)：271－273.

[15] 刘伟华，张贵友，戴尧仁. HPLC法测定黄芩叶、花、种子中褪黑激素的含量[J]. 植物学通报，2003，20(1)：75－79.

[16] 肖苏萍，何春年，曾燕，等. 干燥方法与采收期对黄芩花中黄酮类化学成分的影响[J]. 中国现代中药，2013，15(11)：975－980.

[17] 周泽琳，杨铁眉，顾宇翔，等. 黄芩甙在化妆品中的应用研究与展望[J]. 日用化学品科学，2010，33(6)：20－23.

[18] 孙凤娇，廖克俭，丛玉凤，等. 黄芩苷防晒霜制备工艺的研究[J]. 日用化学工业，2009，39(4)：257－259.

[19] 龚盛昭，揭育科，袁水明. 黄芩苷在功能性化妆品中的应用研究[J]. 日用化学工业，2003，33(3)：200－203.

[20] 欧阳五庆，吴旭锦. 一种黄芩甙纳米乳化妆品及其制备方法：中国，CN1931121[P]. 2007－03－21.

[21] 王荣华，杜建民. 一种用于乙肝康复的外用保健品及其制备方法：中国，CN101085232[P]. 2007－12－12.

[22] 孙先枝，程建波，卜登攀，等. 黄芩苷的生物学功能和黄芩及其提取物在畜禽生产中的应用研究进展[J]. 动物营养学报，2013，25(7)：1459－1464.

[23] Wang G，Li R，Zhang X. Pharmacokinetics of two ingredients of the compound Chinese herbal medicine transdermal preparation in cows[J]. Agricultural Sciences in China，2009，8(9)：1138－1142.

[24] 梁英，韩鲁佳，佘锐萍，等. 黄芩提取物对人工诱发鸡大肠埃希菌病和鸡白痢防治效果研究[J]. 中兽医医药杂志，2007，26(2)：20－23.

[25] 李国忠，刁新平. 日粮中添加发酵黄芩对断奶仔猪生长性能的影响[J]. 中国饲料，2012(12)：27－28.

[26] 杜成珍. 黄芩茶及其制作方法：中国：CN101953418A[P]. 2011－01－26.

[27] 刘三堂. 黄芩茶及其生产方法：中国，CN101444301[P]. 2009-06-03.
[28] 薛亚强. 黄芩茎叶花有效成分制作黄芩饮用水的方法：中国，CN1775113[P]. 2006-05-24.
[29] 赵铁华，康少文，佟继铭，等. 从黄芩茎叶提取总黄酮的方法：中国，CN1683358[P]. 2005-10-19.
[30] 商亚珍，康少文，陈四平，等. 黄芩茎叶总黄酮及其野黄芩甙作为制备抗痴呆病药的应用：中国，CN1383818[P]. 2002-12-11.
[31] 冷桂华. 黄芩及其提取药渣黄芩苷含量的比较[J]. 安徽农业科学，2007，35(10)：2928-2935.
[32] 杨威. 超声波提取黄芩药渣中的黄芩苷[J]. 化学与粘合，2008，30(6)：35-37.
[33] 杨威，梁金钟. 植物药渣为原料微生物发酵生产高蛋白菌体饲料的方法：中国，CN1887105[P]. 2007-01-03.

(赵润怀　张永清　陈士林)

红花药用生物资源及其资源化利用研究

红花属(*Carthamus*)植物全球约20种，主要分布于中亚、西南亚及地中海地区。我国有两种：红花(*Carthamus tinctorius*)、毛红花(*C. lanatus*)，其中作为药用资源的主要为红花。以其干燥花称红花(Carthami Flos)入药。味辛，性温，具活血通经、散瘀止痛之功效。以其成熟瘦果称为白平子(Carthami Fructus)入药，具有活血、解毒之功效。

红花喜温暖干燥气候，耐寒、耐旱、耐盐碱、耐瘠薄，原产中亚地区，为红花属中唯一的栽培种，分布较广。全世界红花年种植面积约110万 hm^2，籽粒产量约89万t，其主要生产国为印度，年种植面积约76万 hm^2，籽粒产量约46万t，占世界总面积和产量的一半以上，其次为墨西哥，约10万 hm^2 和11万t。红花在我国已有2 100多年的栽培和用药历史，产区主要集中在新疆维吾尔自治区，约占全国产量的80%，其次为四川省、云南省、河南省、河北省、山东省等地[1]。红花在长期的栽培过程中形成了丰富多彩的品种资源，Knowles于20世纪70年代对印度、美国等49个国家的红花资源进行了考察，收集到红花种质资源1 500多份。我国的红花品种类型独特，现收集到的红花资源有700余份。同时，有关单位从国外引进红花资源，特别是适合油用的品种，使红花品种资源收集总数达到2 800份。据不完全统计，在全世界15个国家的22个基因库保存有红花资源20 418份。其中保存量多的国家依次为印度(9 918份)、美国(4 374份)、中国(2 800份)、墨西哥(1 504份)、加拿大(490份)[2]。

红花为一年生草本。头状花序多数，在茎枝顶端排成伞房花序，为苞叶所围绕。其药用部位小花红色、橘红色，全部为两性，花冠长2.8 cm，细管部长2 cm，花冠裂片几达檐部基部。瘦果倒卵形，长5.5 mm，宽5 mm，无冠毛。红花植物高(20)50～100(150) cm，茎直立，中下部茎叶披针形、披状披针形或长椭圆形，长7～15 cm，宽2.5～6 cm。全部叶质地坚硬，革质。花果期5～8月。毛红花与红花的主要区别为全部植株，即茎、叶与总苞片被柔毛及腺点，花丝上部有柔毛，小花黄色，瘦果有冠毛。

一、资源利用现状

红花是一种药、油和工业用资源价值极高的经济作物，具有巨大的开发潜力。红花之干燥的管状花为常用活血祛瘀中药，在中医临床配伍中，常用于治疗经闭、难产、死胎恶露不行、瘀血作痛、跌打损伤、痘出不快、妇女血气瘀滞腹痛等症。以红花配伍的经典名方有红花散、桃红四物汤、当归红花饮等。现代成方制剂有红花跌打丸、红花七厘散、红花如意丸等。以红花为主要原料制备的红花注射液、丹红注射液，具有活血化瘀功效，临床主要用于治疗闭塞性脑血管疾病、冠状动脉性心脏病、脉管炎；以红花为主要原料提取制备的红花黄色素及其注射液具有活血化瘀、通脉止痛之功，临床主要用于心血瘀阻引起的稳定性劳累性心绞痛。随着药理研究和临床应用的深入，以红花为主要原料的保健产品开发研制也日益受到重视，红花茶、降胆固醇红花保健油、降胆固醇红花护心制剂、红花饮料、红花营养液、红花氨基酸口服液等许多新产品已先后问世。红花干燥成熟果实称白平子入药，具有活血解毒之功，可用于治疗痘出不快、妇女血气瘀滞腹痛等症。此外，红花果实除作为中药用于临床外，也为重要的油脂原料，是世界公认的具有食用、保健、美容作用的功能性食用油原料，并广泛用于保健食品、化妆品的开发(表 7-19)。

表 7-19　以红花资源植物为原料生产的主要产品及其资源价值

产品名称	利用部位/物质	资源价值
红花注射液	干燥花	医药、保健(活血化瘀)
注射用红花黄色素	干燥花/黄酮类	医药价值(活血、化瘀、通脉)
红花黄色素氯化钠注射液	干燥花/黄酮类	医药价值(活血、化瘀、通脉)
红花黄色素	干燥花/黄酮类	医药中间体(活血、化瘀、通脉)
红花油软胶囊	干燥花	保健食品(调节血脂)
红花籽油	干燥果实/脂肪酸类	食品原料、功能化妆品原料
红花籽油软胶囊	干燥果实/脂肪酸类	保健食品(调节血脂、增强免疫)
红花叶茶	嫩叶	保健食品(耐缺氧)

二、资源性化学成分

红花植物所含化学成分类型丰富，已分离得到的化学成分 200 余种，其中以存在于花中的具有醌式查耳酮结构的黄酮类化学成分为目前研究开发较为深入系统的资源性物质[3]。

1. 黄酮类资源性化学成分　红花植物中含有的黄酮类化学成分包括黄酮类、黄酮醇类、二氢黄酮类以及查耳酮类等。具有醌式查耳酮结构的红花色素类资源性化学成分多具有扩张血管、改善心肌供血、抑制血小板聚集、抑制血栓形成、抗氧化等多种药理作用，在红花药材中含量可达 20%以上，该类化学成分一般以单分子存在，常呈黄色，也称为红花黄色素，常见的资源性化学成分有红花黄色素(safflor yellow)A、羟基红花黄色素 A、红花醌苷(saffloquinoside)A～E 等；少量以双分子聚合物形式存在，两分子醌式查耳酮的 C-2 和 C-2′位之间由一个次甲基相连，随着共轭链的延长渐成红色，故也称为红花红色素。常见的资源性化学成分有红花苷、precarthamin、anhydrosafflor yellow B、红花黄色素 B 等。一般来说，红花中的醌式查耳酮结构 C4 多为手性碳，为 S 构型，且一般该碳连有一葡萄糖碳苷；偶见 A 环的 C-2 连有葡萄糖碳苷。B 环一般只有一个对位羟基取代。此外，A 环的 C-3 位和 C-5 位的羰基容易发生烯醇互变，由羰基变为羟基取代。

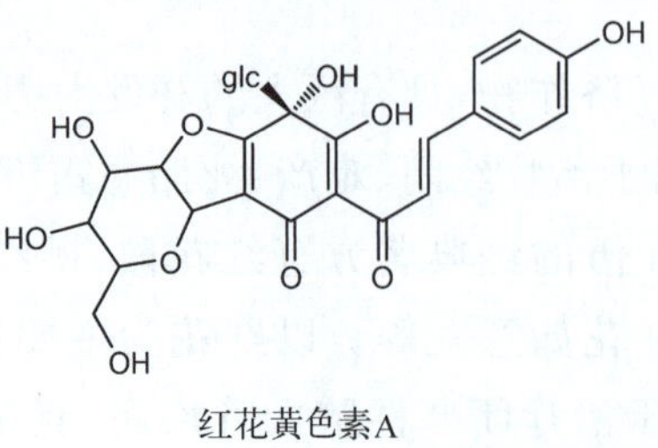
红花黄色素A

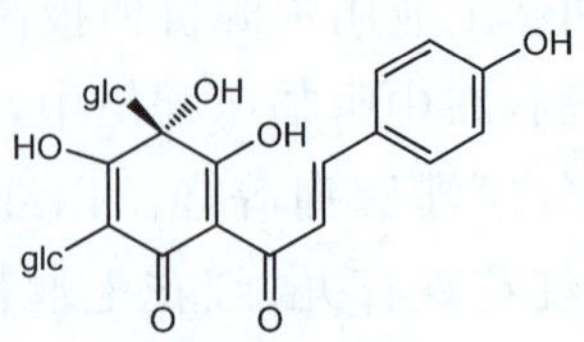
羟基红花黄色素A

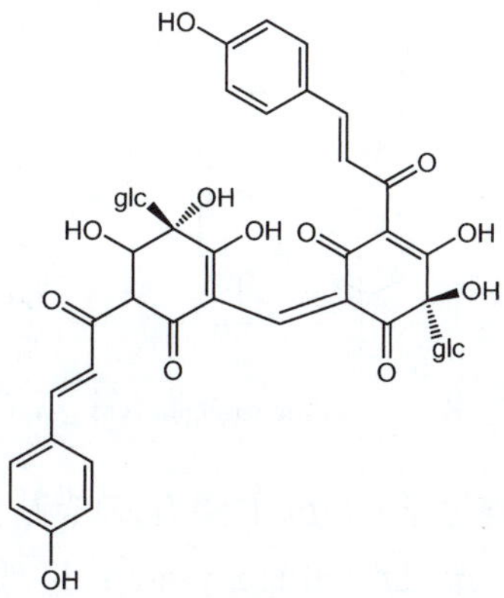

红花苷

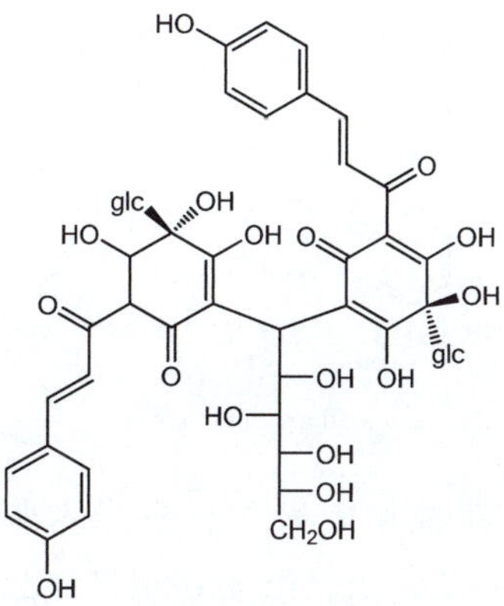

红花黄色素 B

红花中含有的黄酮醇类化学成分主要为山柰酚和槲皮素的衍生物，通常糖取代位于 C－3、C－6、C－7，单糖取代以葡萄糖、鼠李糖、葡萄糖醛酸为主；双糖取代以槐糖和芸香糖较常见。

2. 其他类资源性化学成分　除黄酮类外，红花植物中尚含有生物碱类、聚炔类、亚精胺类、木脂素类、倍半萜类、有机酸类、甾醇类、烷基二醇类和多糖类等化学成分。其中成熟瘦果中含有的不饱和脂肪酸类化学成分为目前研究及应用于较多的资源性物质[3]。

(1) 生物碱类：红花植物中含有的生物碱类化学成分主要以吲哚类生物碱 5－羟色胺衍生物为主。该类化学成分分子结构中包含吲哚环和对羟基桂皮酰胺基团。此类成分一般以单分子结构存在，如 *N*－阿魏酰－5－羟色胺、*N*－(*p*－香豆酰)－5－羟色胺、*N*－阿魏酰色胺、*N*－(*p*－香豆酰)色胺等，少量以双聚体形式存在，一般极性较小，多存在于红花油以及红花籽粕中，是天然抗氧化物质。

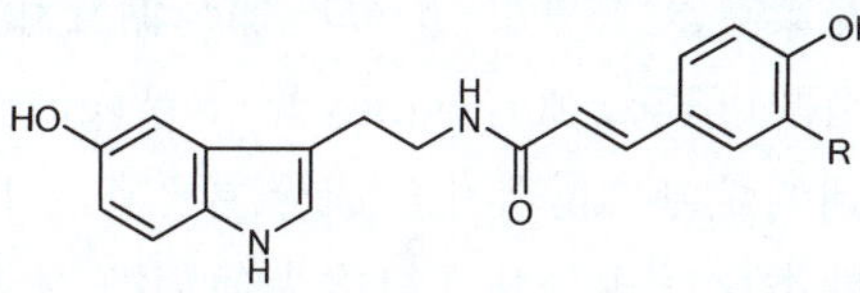

N-阿魏酰-5-羟色胺　R=OCH_3

N-(*p*-香豆酰)-5-羟色胺　R=H

(2) 聚炔类：红花植物中含有的聚炔类化学成分以十三碳和十碳化学成分为主。十三碳聚炔含 2～4 个炔基，少有羟基取代，常见的化学成分，如 1,11－十三碳二烯－3,5,7,9－四炔、1,3,11－十三碳三烯－5,7,9－三炔、反－3－十三烯－5,7,9,11－四炔－1,2－双醇、反,反－3,11－十三碳二烯－5,7,9－三炔－1,2－双醇等；十碳聚炔一般在 4,6 位含有 2 个炔基，1 位羟基与葡萄糖成苷，常见的化学成分，如 2*Z*－十烯－4,6－二炔－1－*O*－*β*－*D*－葡萄糖苷、carthamoside A_1、carthamoside A_2、8*Z*－十烯－4,6－二炔－1－*O*－*β*－*D*－葡萄糖苷、8*E*－十烯－4,6－二炔－1－*O*－*β*－*D*－葡萄糖苷。此外，随着对红花植物中聚炔研究的深入，从中还得到了十四碳的聚炔类资源性化学成分。聚炔类资源性化学成分苷元多是油状物形态且较不稳定，置于空气中易发生聚变，形成糖苷之后一般以粉末状态存在，稳定性增加[4]。

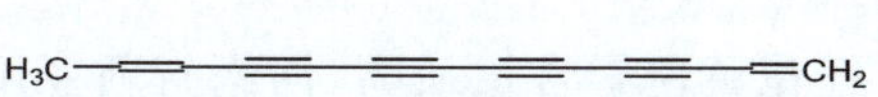

1,11-十三碳二烯-3,5,7,9-四炔

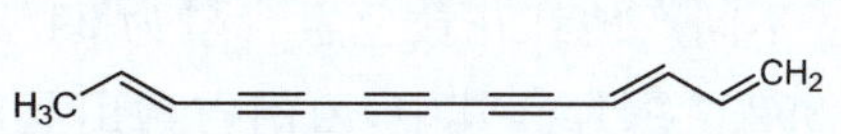

1,3,11-十三碳三烯-5,7,9-三炔

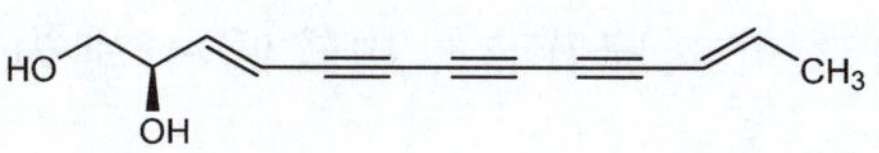

反-3-十三烯-5,7,9,11-四炔-1,2-双醇

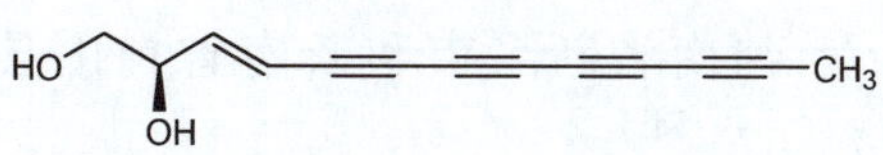

反,反-3,11-十三碳二烯-5,7,9-三炔-1,2-双醇

(3) 亚精胺类：红花中植物中尚存在含有三个香豆酰基的亚精胺衍生物。该类成分主要有：saffiospermidine A、saffiospermidine B、N^1,N^5,N^{10}－(Z)－tri－*p*－coumaroylspennidine 和 N^1,N^5,N^{10}－(*E*)－tri－*p*－coumaroylspennidine、N^1,N^5－(*Z*)－N^{10}－(*E*)－tri－*p*－coumaroylspermidine。

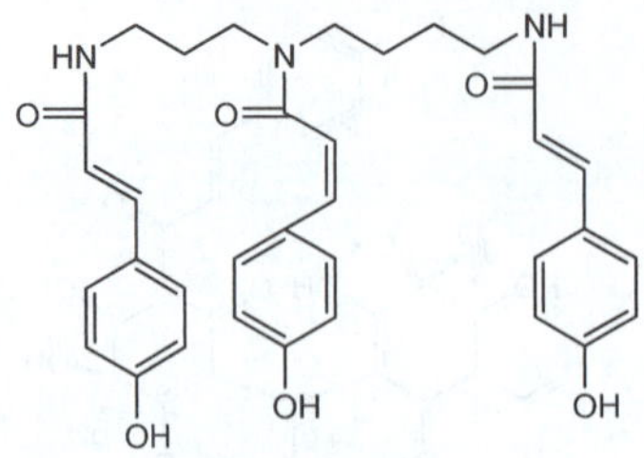

safflospermidine A

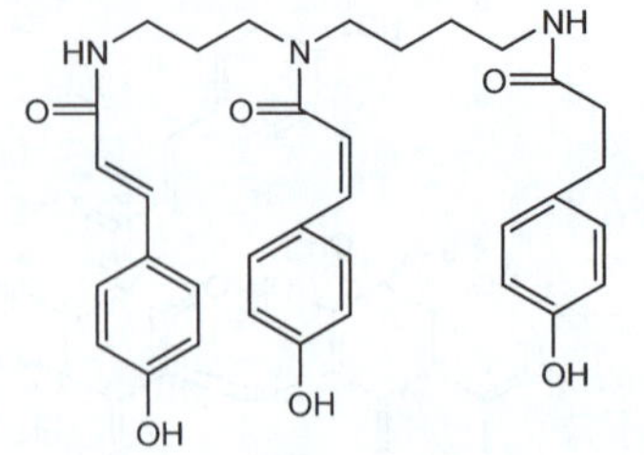

safflospermidine B

(4) 木脂素类：红花植物中尚含有少量木脂素类化学成分，主要有二苄基丁内酯(tracheloside)、matairesinol - 4′- *O* - *β* - *D* - apiofuranosyl(1→2)- *O* - *β* - *D* - glucopyranoside、骈双四氢呋喃丁香脂素和 lirioresno A。

(5) 脂肪酸类：红花瘦果含有丰富的脂肪酸类资源性化学成分，主要包括油酸、亚油酸、*α* -亚麻酸等不饱和脂肪酸类成分，其中亚油酸含量高达 75%～83%，为重要的油料资源。也有研究发现红花果实中含有月桂酸、肉豆蔻酸、棕榈酸、硬脂酸、花生酸等资源性物质。

从红花植物中还分离得到倍半萜类、有机酸类、甾醇类、烷基二醇类等化学成分。倍半萜类有二氢红花菜豆酸- 3 - *O* - *β* - *D* -葡萄糖苷和 roseoside。甾醇类主要有豆甾醇、菜油甾醇、谷甾醇、胡萝卜苷、孕甾醇、(15*α*, 20*R*)- dihydroxypregn - 4 - en - 3 - one 6′- *O* - acetyl - 20 - *β* - cellobioside 等。从红花中得到的烷基二醇类化学成分主要有二十到三十六烷烃的 6,8、7,9 和 8,10 二醇的化学组成。红花中的多糖类化学成分基本组成为葡萄糖、木糖、阿拉伯糖和半乳糖，该类成分具有调节免疫功能的作用，也是红花中具有可深度开发利用的资源性化学物质。

三、资源性化学成分动态积累与分析评价

1. 药材形成过程资源性化学成分动态评价

(1) 不同采收期红花资源化学评价：以河南省新乡市延津县红花规范化种植实验田栽植红花为研究对象，在 1 d 内不同时间采摘红花比较其红花黄色素含量，结果显示：每天早晨 6～8 点所采红花药材红花黄色素含量较高，之后其含量迅速下降，并维持在相对较低水平，且以 2～3 d 采摘 1 次最为适宜，据此认为红花药材以夏季花由黄变红时，清晨乘露采收，间隔 2～3 d 为宜[5]。也有报道，比较了开花后不同时间采集药材中活性成分含量，结果显示：红花药材中红花黄色素、腺苷含量在开花后 1～3 d 呈上升趋势，之后下降(图 7 - 56)，据此认为红花药材以开花后 3 d 采摘较为适宜[6]。

(2) 不同产地红花的资源化学评价：以同年采自新疆维吾尔自治区昌吉市吉木萨尔县、河南省新乡市、四川省简阳市、云南省巍山县四产地盛花期的红花药材，比较其红花黄色素、多糖及腺苷的含量。结果显示：不同产地红花黄色素含量为 24.90%～40.34%，多糖含量为 5.62%～10.22%，腺苷含量为 38.7～392.7 μg/g。其中，云南省巍山县产红花黄色素含量最高，河南省新乡市产红花多糖含量最高，新疆维吾尔自治区吉木萨尔县产红花腺苷含量最高，其次为四川省简阳市产红花，其腺苷含量达 225.7 μg/g，河南省新乡市和云南省巍山县产红花其腺苷含量均较低，分别为 43.3 μg/g 和 38.7 μg/g(图 7 - 57)[7]。

以来自新疆维吾尔自治区塔城市、伊犁哈萨克自治州、昌吉市、和田地区、喀什地区 5 地区共 32 个产地的红花药材为研究对象，比较其羟基红花黄色素 A 及山柰素含量。结果显示：不同产地红花样品中羟基红花黄色素 A 的含量具有较大差异，昌吉地区红花样品的羟基红花黄色素 A 量最高，和田地区红花样品的羟基红花黄色素 A 量最低，其中和田地区策勒县红花样品的羟基红花黄色素 A 量仅为 0.931%，低于国家药

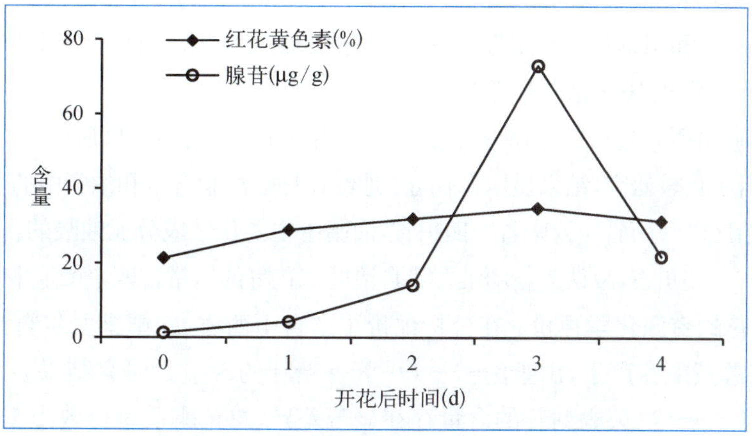

图 7-56　红花不同花期主要资源性化学成分消长变化趋势

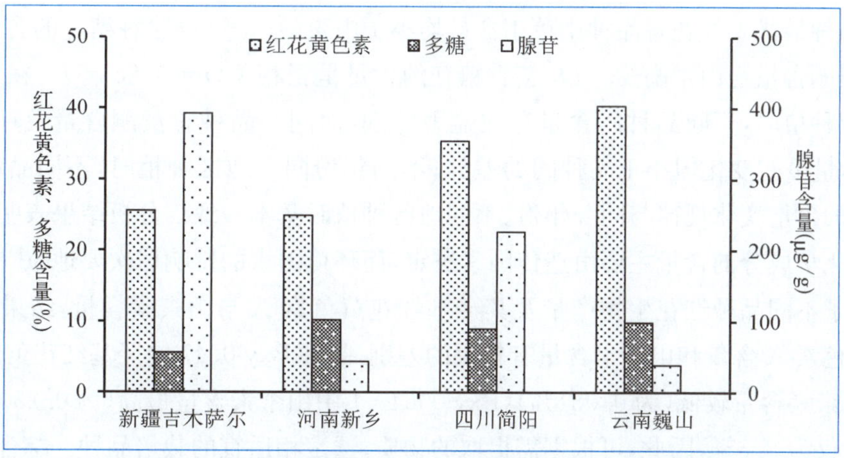

图 7-57　不同产区红花药材中红花黄色素、多糖及腺苷的含量比较

典标准，北疆地区红花样品的羟基红花黄色素 A 量高于南疆地区红花样品；山柰素的测定结果显示，昌吉地区红花样品山柰素的量最高，和田地区红花样品的山柰素量最低，北疆产地红花样品中山柰素量高于南疆产地样品(图 7-58)。由以上结果表明，新疆昌吉地区可作为红花种植的适宜主产区域[8]。

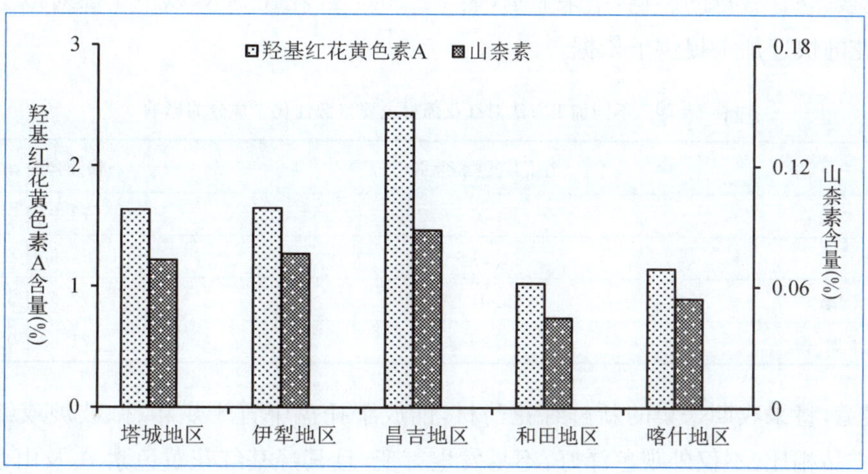

图 7-58　新疆不同产区红花药材羟基红花黄色素 A 及山柰素的比较分析

新疆维吾尔自治区塔城市、伊犁哈萨克自治州、昌吉市、和田地区、喀什地区 5 个不同产地红花氨基酸类成分分析结果表明：和田地区产红花氨基酸总含量最低，伊犁哈萨克自治州产红花氨基酸总含量最高，其他 3 个产地的红花中氨基酸总含量差异不显著[9]。

此外，有研究对新疆维吾尔自治区、河南省、云南省、四川省 4 个红花主产区所产红花籽油中各脂肪酸的组成和相对百分含量进行了比较研究，结果显示：不同产地红花籽的油脂含量和油脂中的化学组成存在差异，出油率为新疆维吾尔自治区＞河南省＞云南省＞四川省，油脂中主要化学成分亚油酸的含量亦为新疆维吾尔自治区＞河南省＞云南省＞四川省，故认为新疆维吾尔自治区红花籽的质量在四个产地中最优[10]。

(3) 不同品种红花的资源化学评价：在分析评价了产自山西省、新疆维吾尔自治区两个生态地区的不同红花品种中红花总黄酮和芦丁、山柰酚-3-*O*-芸香糖苷的含量。研究结果表明：不同红花品种间总黄酮及芦丁、山柰酚-3-*O*-芸香糖苷的含量存在显著差异，总黄酮质量分数为 1.62%～7.90%，其中合肥红花、亳州红花、鱼台红花品种最优；芦丁质量分数为 0.018%～0.140%，其中亳县红花、延津大红袍、束鹿红花品种最优；山柰酚-3-*O*-芸香糖苷的质量分数为 0.085%～0.895%，其中合肥红花、亳州红花、鱼台红花品种最优。红花各品种中芦丁含量均小于山柰酚-3-*O*-芸香糖苷的含量。相关分析结果表明，红花总黄酮含量与山柰酚-3-*O*-芸香糖苷的含量呈正相关($r=0.8535$)。在新疆维吾尔自治区、山西省同一年种植时，不同品种间含量存在显著差别，而同一品种总黄酮含量及芦丁、山柰酚-3-*O*-芸香糖苷的含量虽有变化但小于品种间的差异；不同年份同一地区种植时，不同品种间的含量差异规律及同一品种的含量变化规律与同一年份、不同地区种植时基本一致。分析结果表明：不同红花品种中黄酮类资源性化学成分的含量主要由遗传因素决定，而环境因素的影响居次要地位[11]。

有研究比较了不同品种红花生物产量及其羟基红花黄色素 A 与山柰素含量，结果显示：各红花品种中羟基红花黄色素 A 含量和山柰素含量有较大的差别，品种 Bxy 0047 中羟基红花黄色素 A 含量最高(为 4.3%)，但山柰素含量较低(为 0.081%)，Bxy 0064-1 中山柰素含量最高(为 0.250%)，但其羟基红花黄色素 A 含量仅为 2.3%，因此，可根据需提取的物质，选定相适宜的栽培品种。综合考虑资源性化学成分的含量、花产量、种子产量及利用采收等各方面因素，优先推广 Bxy 0073-1、Bxy 0083-1、Bxy 0077-1、Bxy 0146-1、Bxy 0147-1、Bxy 0080-1、Bxy 0079-1 等品种[12]。

2. *药材产地加工过程资源性化学成分的分析评价*　红花的产地干燥方法，传统方法以阴干为主，但遇到雨季，易造成发霉变质，严重影响药材质量。有研究比较阴干、晒干、45℃烘干、60℃烘干对红花药材中红花黄色素、腺苷含量的影响，结果显示(表 7-20)：红花在 60℃以下干燥对以上两成分含量无显著影响，为红花的快速加工提供了依据[6]。

表 7-20　不同加工方法对红花药材主要资源性化学成分的影响

加 工 方 法	红花黄色素含量(%)	腺苷含量(μg/g)
阴干	34.76±0.25	72.97±5.36
晒干	34.91±0.28	71.90±4.43
45℃干燥	35.04±0.15	72.54±5.61
60℃干燥	34.99±0.21	71.63±9.42

也有专利报道，将采收期采集的新鲜红花药材，铺放于托盘中置于烘箱、微波炉或红外干燥箱中干燥，与现有阴干样品相比，不仅外观色泽好，不易发生霉变，且其羟基红花黄色素 A 及山柰素的含量可提高约 20%[13]。

四、资源利用效率提升研究

1. 药材深加工与产品开发　红花为中医临床常用的活血化瘀类中药，具有活血通经、祛瘀止痛的功效。以红花为主要原料研究开发的系列制剂，在治疗冠状动脉性心脏病、高血压及脑出血等疾病方面取得了良好的疗效。现代研究证实，红花的有效成分主要集中在水溶性的黄色素部分，其中以羟基红花黄色素 A 的含量最高。此外，红花中尚含有脂溶性的红花红色素类资源性化学成分，具有对纤维的染色效果优良，易上染、色调艳丽且不易褪色等特点，为优良天然色素，广泛应用于纺织、食品及化妆品行业。红花红色素传统提取方法多为先用水洗除去水溶性黄色素，再用稀碱提取红色素，最后用酸中和碱性红色素提取液，即得红色素产物。有专利报道，同时制备红花黄色素和红色素的工艺，用于医药工业或作为天然色素应用于食品及纺织行业，有效提高了红花资源的利用效率，其具体工艺如下[14]。

(1) 原料预处理： 取红花，清除杂质，置于微波装置中于 30～50℃条件下进行干燥灭菌处理 5～10 min、封存备用。

(2) 红花黄色素的提取： 取步骤(1)得到的红花原料放入反应器中，加入 6～15 倍量的水，浸提后液固分离，并用 1～5 倍量的水洗涤固体物 2～4 次，合并全部提取液即得红花黄色素提取液。

(3) 红色素的提取： 将步骤(2)得到的固体不溶物置于反应器中，加入 6～15 倍量 pH 8.0～12.0 的硼酸盐或磷酸盐碱性缓冲溶液，搅拌 6～12 h 后进行固液分离，并用 1～5 倍量的碱性缓冲溶液洗涤固体物2～4 次，合并全部液体即得红色素提取液。

(4) 浓缩干燥： 将步骤(2)得到的红花黄色素提取液和步骤(3)得到的红色素提取液分别用聚酰胺反渗透膜浓缩，冷冻干燥，即得到红花黄色素和红色素产品。

以红花为原料生产的红花黄色素作为食品着色剂，其物理性质为黄色或棕黄色粉末，易吸潮，吸潮时呈褐色，并结成块状。其易溶于水、甲醇，微溶于乙醇，不溶于乙醚和石油醚。耐光性好，在 pH 5.0～7.0 内色调稳定。吸潮后产品不影响使用效果。红花黄色素的质量指标(GB5176—1985)，见表 7-21。

表 7-21　以红花为原料制备的红花黄色素质量指标(GB5176—1985)

项　　目	指　　标	项　　目	指　　标
干燥失重/%　　≤	10	Pb(Pb)/%　　≤	0.000 5
烧灼残渣/%　　≤	14	As(As)/%　　≤	0.000 1
吸光度 $E_{1\,cm}^{0.01\%}$(400 nm)　≥	0.4	Hg(Hg)/%　　≤	0.000 03

2. 资源性化学成分转化率提升研究

(1) 红花红色素转化研究： 对红花红色素研究发现，该色素不仅是一种天然、安全食用色素，且具有较高营养价值、药用价值和经济价值，在食品、化妆品、染料、医药等行业具有巨大市场潜力，发展前景非常广阔。但其在红花中含量较低(0.4%～0.6%)，在一定程度上限制其应用。因此，为提高红色素含量和最终得率，除在提取过程中采取保证水质和优化提取工艺参数方法外，目前国内外已采用酶法氧化手段以提高红花红色素产率[15]。在产地，红花收获后均堆集在阴凉处，使之充分转红，以提高红花资源利用价值。

研究表明，红花在开花后期或采收干燥过程中逐渐变成红色或深红色，这是由于红花中存在的红色素前体物质——前红花素(precarthamin)，可被存在于红花黄色花瓣及花粉中的酶转化成红花红色素，该酶在 pH 5.0 时活力很低，且易被 Mn^{2+}、Fe^{2+}、Cu^{2+} 抑制[16]。

此外，有专利[17]报道以红花中含量较高的黄色素类资源性化学成分红花黄色素 B 经酶转化生成红色素(图 7-59)，可大大提高红花红色素的产率，降低生产成本。其主要工艺为取 1 g(18 600 U)葡萄糖氧化酶，1 g 二氢乙酸和 300 mg(30 000 单位)过氧化酶溶于 2 L 0.5 mol/L 乙酸缓冲液内，加入 100 g 干红花，在搅拌下反应 3 h，反应条件为 25℃，pH 6.8。反应混合物的颜色由黄变红，加入纤维素粉，用柠檬酸将反应混合物的 pH 调整至 5.0～6.0，使纤维素粉完全吸收反应混合物内的红花红色素，过滤，用水冲洗除去水溶杂质，回收纤维素粉，从纤维素粉中用 70%甲醇洗脱解吸得到红花红色素约 180 mg。

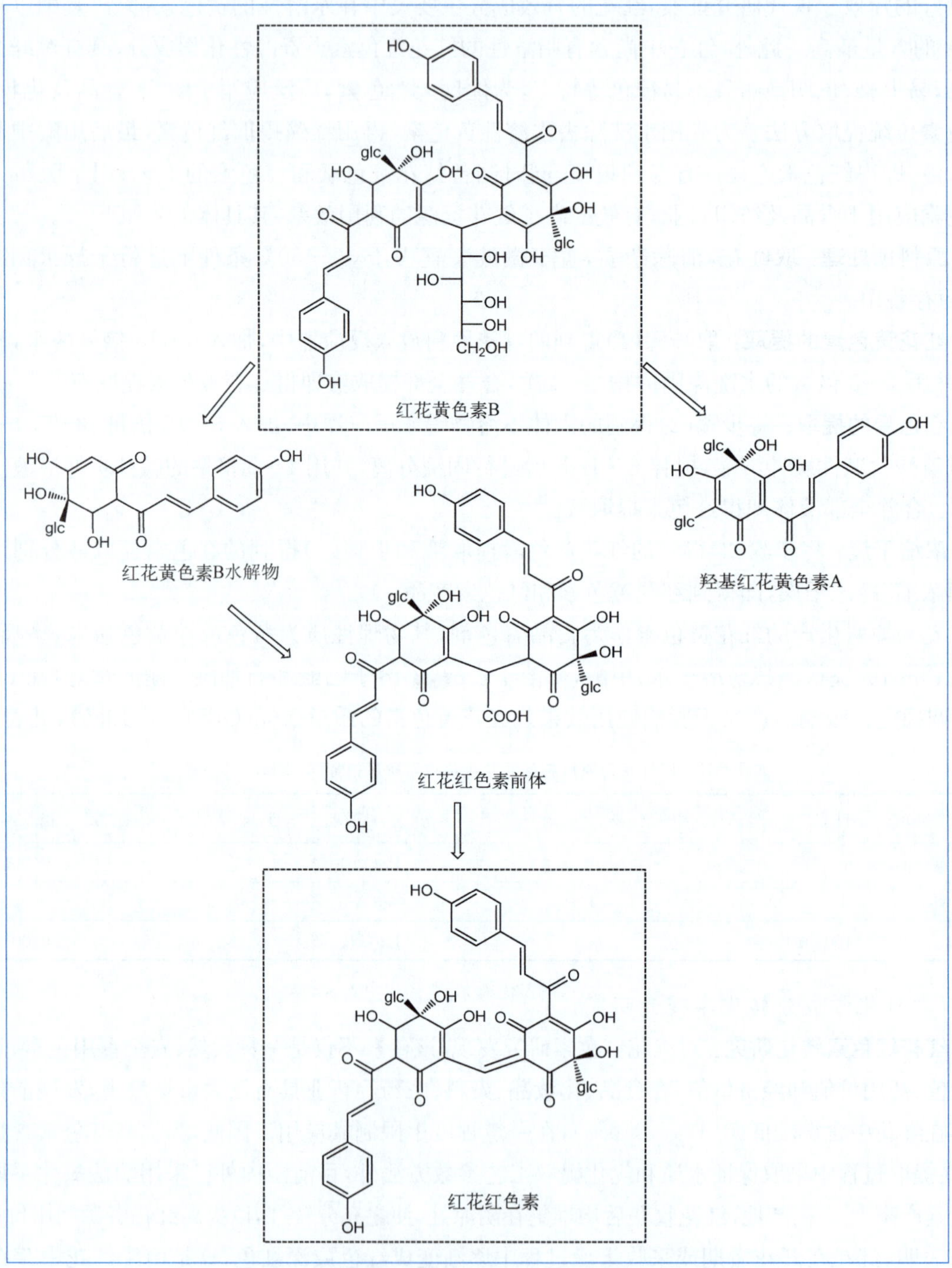

图 7-59 红花黄色素 B 转化为红花红色素的可能路径

(2) 微生物发酵转化增效研究： 有研究报道[18]以产纤溶酶地衣芽孢杆菌(C2-13)与红花药材共发酵，可使红花药材中的主要黄色素类化学成分红花黄色素 A(SYA)转化为抗血栓作用更强的 SYA-X，其转化生产条件如下：取扩大培养的菌悬液用移液管按照 5%的比例加入到扩大培养基中，发酵罐通气培养 48 h。发酵培养基：红花 3%，葡萄糖 2%，豆饼粉 0.8%，牛肉膏 0.5%，以及少量无机盐等，pH 7.0；发酵罐装液量：100 L发酵罐装 70 L；转速 300 rpm。发酵液在 4℃下以 10 000 rpm 离心 30 min，以除去米粉以及菌体等固体杂质。上清液以截流分子量 5 000 的超滤膜超滤，除去发酵液中蛋白质、多糖等大分子物质，滤过液减压回收溶剂即得(图 7-60)。

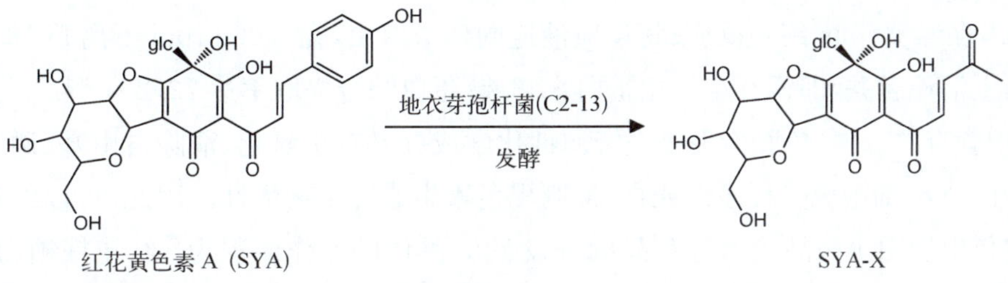

图 7-60 红花黄色素经微生物发酵转化的产物

3. 红花瘦果及种子的资源化利用 红花瘦果也可入药，称白平子，具有活血解毒之功。中医临床常用于治疗痘出不快、妇女血气瘀滞、腹痛等症。红花种子含油量达 34%～55%，主要含有油酸、亚油酸、α-亚麻酸等不饱和脂肪酸类资源性化学成分，其中亚油酸含量高达 75%～83%[19]。油中尚含有丰富的维生素E(146 mg/100 mL)、谷维素、磷脂类资源性化学成分，可用以榨油制备红花籽油应用于食品及医疗保健领域[20]。

红花油在许多国家和地区已被用作食用油和保健用油，具有降低胆固醇、稳定血压、增强体质、促进微循环的作用，可预防或减少心血管病的发病率，对高血压、高血脂、心绞痛、冠状动脉性心脏病、动脉硬化患者有明显疗效，对脂肪肝、肝硬化、肝功能障碍者有辅助治疗作用，是世界公认的具有食用、保健、美容作用的功能性食用油，并广泛用于保健食品、化妆品的开发。红花油也是高级的干性油，具有优良的保色性，现已被大量用于制造油漆、蜡纸、印刷油墨及润滑油[21]。此外，红花籽油也是制造醇酸树脂的原料，在医药工业中尚可用作抗氧化剂和维生素 A 和维生素 D 的稳定剂。以高含量亚油酸的红花籽油为原料，经醇解法还可生产出高含量的油酸乙酯，后者是防止肌体代谢紊乱所致的皮肤病变、生殖功能障碍和器官病变的活性产物，具有重要的资源化价值[22]。

4. 产业化过程产生的废弃物资源化利用研究

(1) 红花茎叶的资源化利用研究：红花嫩叶可制备对冠状动脉性心脏病、脑血栓、便秘、慢性口腔炎等具有保健作用的功能性茶叶，其制备工艺为摘取红花生长 25～35 d 的嫩叶，经脱水、封闭发酵、炒制、烘制而成，实现了红花叶的资源化利用[23]。

红花的幼苗可供食用。印度、缅甸、孟加拉等国民众有将红花幼苗当作蔬菜食用的习惯。用红花种子发芽，在真叶长出前，可取食其伸长的胚茎。红花的干叶碾碎后，可用来作为牛奶凝固剂。

红花秸秆也可作饲料用。在红花开花前收割晒干的新鲜秸秆，干后可消化的总营养成分达 59.8%。有研究显示，红花青饲料作为奶牛饲料时，牛奶的产量比食用其他标准的定量饲料略低，但牛奶中的脂肪含量则升高[24]。

(2) 红花籽粕的资源化利用研究：榨油后的红花籽粕中尚含有丰富的植物蛋白、纤维素及 *N*-阿魏酰 5-羟色胺和 *N*-(*p*-香豆酰)-5-羟色胺等 5-羟色胺衍生物类资源性物质[25]。

榨油后的红花带壳籽粕蛋白质含量可达 19%，去壳籽粕蛋白含量可达 38%，可作为一种良好的新兴蛋白资源应用于食品、医药、饲料等方面。但是红花籽粕中的蛋白质多与粗纤维成分混杂一起，限制了其作为膳食补充剂的使用，而种子中由于天然蛋白酶抑制剂的存在，也影响其消化吸收。据此，有研究以双酶法(纤维素酶和植物蛋白水解酶)降解榨油后的红花籽粕，获得蛋白质的水解液用于医药用品及保健食品领域，以实现其高值化利用。酶解工艺过程为：取红花籽粕粉碎过 40 目筛后置于酶反应器中，加入磷酸盐缓冲液至底物浓度为 1%，调节恒温水浴至适宜温度，加入配制的酶制剂，其中纤维素酶用量 100 U/g 底物，蛋白酶用量 20 U/g 底物，在温度 40℃、pH 7.4、60 rpm 转速搅拌条件下反应 1 h 后，升温至 90℃，保温 10 min 终止反应；将反应液连同残渣取出，在 2 000 rpm 下离心 10 min，沉淀加水洗涤，洗涤液与上清液合并，即得红花籽粕蛋白水解液，蛋白综合提取率达 72.2%[26]。

红花籽粕中含有的 5-羟色胺衍生物类资源性化学成分具有抗氧化、清除自由基、调节免疫、抑制肿瘤、保护人体中的 NK 细胞免受程序性死亡、抑制黑色素生成等生物活性。因此，可以红花籽粕为原料，提取 5-羟色胺衍生物用于药品或保健食品的开发[27]。具体的操作流程为：红花籽粕(原料)→过筛→红花籽粕粉末→回流提取→减压抽滤→滤液→蒸干→80%甲醇溶解→正己烷萃取→分液(80%甲醇相)→蒸干→甲醇溶解→5-羟色胺衍生物。

红花种壳所含纤维素等干物质较为丰富，可与含水量高、干物质偏低的青饲料混合作青贮饲料用，也可以制造糠醛或甲种纤维素、碾磨剂、绝缘材料和填充材料等。

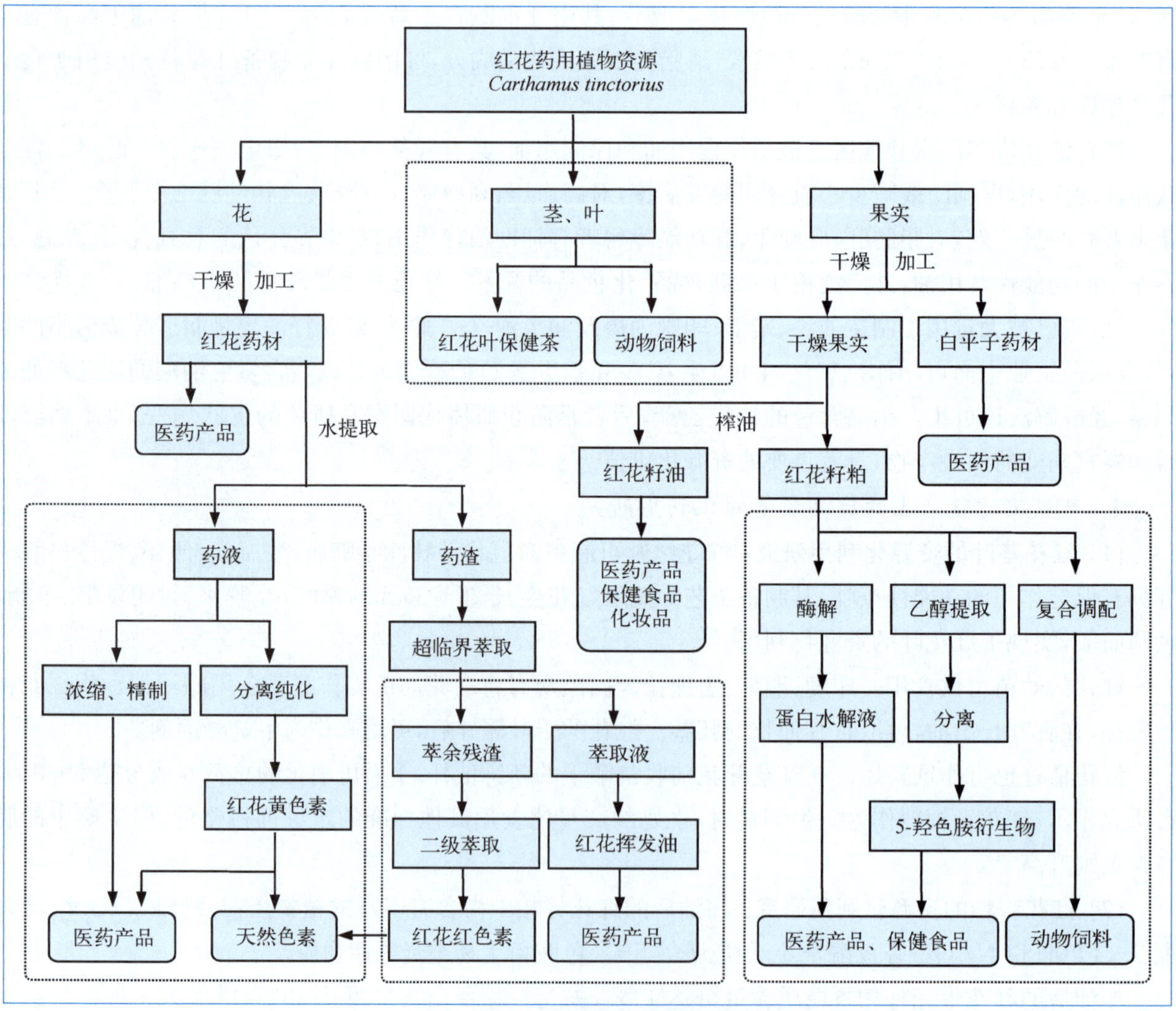

图 7-61 红花药用植物资源系统利用与产业化途径[29]

(3) 红花药渣的资源化利用研究：目前中药工业在生产红花注射液、口服液，以及利用红花制备红花黄色素时，主要采用水提醇沉工艺，产生大量红花药渣，药渣中尚含有一定量的挥发油、红花红色素等非水溶性物质[28]。其中，红花挥发油是某些复方中药的有效成分，具有抑菌作用。红花红色素对超氧自由基有较好的清除作用，对β-胡萝卜素-亚油酸氧化体系有较强的抑制作用，是天然的抗氧化剂和天然色素，在食品、化妆品中有广泛应用。

鉴于此，有研究利用超临界CO_2优良的溶解性能对生产红花注射液产生的红花药渣进行分级提取，生产红花挥发油及红花红色素，实现了红花资源的高效利用[28]。工艺条件为：取红花药渣粉碎，装入萃取器内，注入CO_2升温至超临界状态，进行一级萃取，萃取温度35℃、压力9 MPa、CO_2流量3.74 kg/h，总萃取时间为10 h，收集萃取液，加入15～20倍量的无水乙醇，在超声或搅拌条件下使其完全溶解，在−5～−3℃恒温1 h后低温过滤，除去固形蜡质组分，滤液经旋转蒸发除去乙醇后即得红花挥发油净油，得率可达2.74%。经一级萃取的红花药渣升高压力至30 MPa进行二级萃取，萃取时间为7 h，收集萃取物得红花红色素，相对收率可达69.88%。

此外，也有专利采用酶磁暴烈、碱酸反应等工艺从红花药渣中制备红花红色素。

红花药用植物资源系统利用与产业化途径如图7-61所示。

◇参◇考◇文◇献

[1] 王兆木. 世界红花种质资源评价与利用[M]. 北京：中国科学技术出版社，1993：1-4.

[2] 赵钢，王安虎. 红花的资源及药用价值[J]. 中国野生植物资源，2004，23(3)：24-25.

[3] 扈晓佳，殷莎，袁婷婷，等. 红花的化学成分及其药理活性研究进展[J]. 药学实践杂志，2013，31(3)：161-168.

[4] 刘玉明，杨竣山，刘庆华. 红花化学成分研究[J]. 中药材，2005，4(28)：288-289.

[5] 赵小磊，龚立雄，王林，等. 河南产区红花药材最佳采收期的研究[J]. 中医学报，2010，25(4)：704-705.

[6] 郭美丽，张芝玉，张汉明，等. 采收期和加工方法对红花质量的影响[J]. 第二军医大学学报，1999，20(8)：535-537.

[7] 郭美丽，付立波，张芝玉，等. UV，HPLC测定红花中黄色素、多糖和腺苷的含量[J]. 中国药学杂志，1999，34(8)：550-552.

[8] 刘雅新，刘珊珊，谭勇，等. 新疆不同产地红花质量评价[J]. 中成药，2014，36(1)：141-144.

[9] 王磊，谭勇，王恒，等. 新疆不同产地红花中氨基酸含量的测定[J]. 食品科技，2011，36(8)：277-278.

[10] 海丽娜，陈业高，廖心荣. 不同产地红花籽油中的脂肪酸的比较[J]. 云南师范大学学报，2004，24(1)：53-54.

[11] 张戈，郭美丽，李颖，等. 不同品种红花黄酮类成分的HPLC含量测定及其遗传稳定性研究[J]. 中草药，2004，35(12)：1411-1414.

[12] 肖琼，朱军，李晓瑾，等. RP-HPLC法测定不同品种红花中羟基红花黄色素A和山柰素的含量[J]. 种子，2010，29(11)：70-72.

[13] 路金才，段陈平，贾凌云，等. 制备高含量羟基红花黄色素A及山柰素的红花药材加工方法：中国，CN103148694[P]. 2013-03-07.

[14] 管国锋，阮伸，杨操. 一种从红花中提取红花黄色素和红色素的方法：中国，CN102031014A[P]. 2010-11-19.

[15] Cho M H，Paik Y S，Hahn T R. Enzymatic conversion of precarthamin to carthamin by a purified enzyme from the yellow petals of safflower[J]. Journal of Agricultural and Food Chemistry，2000，8(9)：3917-3921.

[16] Cho M H，Hahn T R. Purification and characterization of precarthamin decarboxylase from the yellow petals of Carthamus tinctorius L[J]. Archieves of Biochemistry and Biophysics，2000，382(2)：238-244.

[17] 小野寺准一，佐藤慎吾，柏木敏夫，等. 红花素的生产方法：中国，CN1149067A[P]. 1996-09-11.

[18] 陈智. 微生物发酵转化红花增效及其物质基础探索[D]. 成都：四川大学，2006.

[19] 赵文斌，王航宇，刘金荣，等. 红花籽油混合脂肪酸制备及多不饱和脂肪酸富集[J]. 粮食与油脂，2002，(3)：4-5.

[20] 陶海荣,高修库,肖吾开提,等.红花籽油中不皂化物成分的分析[J].中国油料作物学报,2000,22(4):40-42.
[21] 潘涛江.红花籽的开发利用[J].中国油脂,2001,26(2):57-58.
[22] 刘润哲,毕艳兰,杨国龙,等.红花籽油醇解法制备脂肪酸乙酯[J].中国油脂,2009,34(1):50-53.
[23] 岳金焕,陶冠军,金青哲,等.红花籽粕中两种主要5-羟色胺衍生物分离纯化及NMR结构鉴定[J].食品科学,2008,29(4):117-120.
[24] 夏明,应铁进,朱妍,等.双酶法降解红花籽粕制备水解蛋白的工艺研究[J].粮油加工,2009,(7):74-76.
[25] 李文聪,杨仁明,强伟,等.响应面法优化红花籽粕5-羟色胺衍生物提取工艺[J].天然产物研究与开发,2012,24:122-126.
[26] 许东元.红花茶及其制备方法:中国,CN1213516A[P].1999-04-14.
[27] 李光胜.谈红花的综合利用[J].山东医药工业,1992,11(4):40-42.
[28] 韩小金,张荣,毕继诚.超临界 CO_2 萃取红花药渣中挥发油和红色素[J].过程工程学报,2009,9(4):690-691.
[29] 段金廒.中药废弃物的资源化利用[M].北京:化学工业出版社,2013.

(郭　盛　李晓瑾　郭兰萍　段金廒)

菊类药用生物资源及其资源化利用研究

菊科(Compositae)菊属(*Chrysanthemum*)植物共有30余种,主要分布在东亚。我国产17种。分布于全国各地,野生或栽培。我国菊属植物生态环境多样,既有分布广、蕴藏量大的种类,如野菊(*C. indicum*)和甘菊(*C. lavandulifolium*),几乎遍布全国;又有跳跃性分布的植物,如利用价值较大的毛华菊(*C. vestitum*)仅分布于安徽省大别山、河南省伏牛山和湖北省神农架,紫花野菊(*C. zawadskii*)从北方越过数省跳到安徽省南部的黄山和浙江省西北部的西天目山高海拔处生长;也有分布较高海拔的种类,如蒙菊(*C. mongolicum*)、甘菊等[1]。本属植物菊(*C. morifolium*)的干燥头状花序为常用中药材。其味甘、苦,性微寒,具有散风清热、平肝明目、清热解毒之功效。除菊药用外,野菊之干燥头状花序入药称野菊花(Chrysanthemi Indici Flos),具有清热解毒、泻火平肝等功效,常用于疔疮痈肿、目赤肿痛、头痛眩晕等症。

目前,我国菊花药材商品来源主要为栽培,按产地和加工方法不同,可分为"亳菊""滁菊""贡菊""杭菊"。亳菊产于安徽省亳县、涡阳县及河南省商丘市;滁菊产于安徽省滁县;贡菊产于安徽省歙县、浙江省德清县;杭菊分为茶菊、黄菊,茶菊产于浙江省嘉兴市、桐乡市、吴兴区,黄菊产于浙江省海宁市。菊花喜温暖湿润气候,喜阳,忌遮阴;耐寒,稍耐旱,怕水涝,喜肥;最适生长温度20℃左右,在0~10℃以下能生长,花期能耐−4℃,根可耐−16~−17℃的低温。对土壤要求不严,以地势高燥,背风向阳,疏松肥沃,含丰富的腐殖质,排水良好,pH 6.0~8.0的砂质壤土或壤土栽培为宜[2]。

菊为多年生草本,高60~150 cm。茎直立,分枝或不分枝,被柔毛。叶互生,卵形至披针形,长5~15 cm。其药用部位头状花序直径2.5~20 cm,大小不一,单个或数个集生于茎枝顶端;总苞片多层,条形,边缘膜质,外面被柔毛;外围舌状花白色、红色、紫色或黄色;中央管状花,黄色,基部具膜质鳞片。瘦果不发育,无冠毛。花期9~11月。

一、资源利用现状

菊花(Chrysanthemi Flos)是一味常用解表药,具有轻清凉散,善解上焦头目风热之功效特点,常与桑叶、薄荷等配伍,共奏疏风解表之功。以菊花配伍的经典名方有桑菊饮、菊花散、夜光丸、菊花甘草汤、菊睛丸等。现代成方制剂有芎菊上清丸、杞菊地黄丸、桑菊感冒合剂、银菊清咽颗粒、山菊降压片、清热银花糖浆等。现代药理研究表明:菊花具有抗高血压、保护冠状动脉、抑菌、抗肿瘤、免疫调节作用等。菊花茎、叶与菊花花序含有相似的化学成分，亦可用于提取挥发油、总黄酮、多糖等活性物质，用作医药中间体(表7－22)。

表7－22　以菊花资源植物为原料生产的主要产品及其资源价值

产　品　名　称	利用部位/物质	资　源　价　值
菊花配方颗粒	干燥花序	医药保健
菊花总黄酮	干燥花序、茎叶	医药中间体
菊花多糖	干燥花序/多糖类	保健食品(抗氧化)
菊花茶	干燥花序	保健食品(清热解毒)
菊花啤酒	干燥花序	保健食品(清肝明目)
菊花醋	干燥花序	保健食品(降血脂、降血压)
菊花晶	干燥花序	保健食品(缓解视疲劳)
菊花戒烟露	干燥花序	保健食品(戒烟)
菊花精油	干燥花序、茎叶	原料药、香精香料
菊花防晒乳	干燥花序	功能性化妆品(防晒)
菊花色素	花瓣/色素类	食用色素
菊花香皂	干燥花序	日用产品
菊花牙膏	干燥花序	日用产品

菊花也是常用药食同源品种，在食品、饮料等领域中也有广泛应用，具有祛风、祛邪、乌发、悦色诸功效。以菊花为原料加工制成的保健品和食品日益丰富，主要有菊花饮料、菊花蜜、菊花酒等。菊花在日常生活中也是用处颇多，可制成菊花药枕、菊花香皂、菊花牙膏等生活用品，又因其含有丰富的黄酮类资源性化学成分，具有抗氧化作用，可添加于美容产品中使用。

二、资源性化学成分

菊属植物资源所含的化学成分类型较为丰富，其中黄酮类化学成分为目前菊植物资源开发利用较为深入系统的资源性化学物质。

1. 黄酮类资源性化学成分　菊属植物资源中含有的黄酮类化学成分多具有抗癌、抗肿瘤、抗氧化、抑菌、抗病毒等药理作用，临床常用于心血管疾病的治疗。其中，菊花中总黄酮含量可达2%以上，菊叶中总黄酮含量可达5%以上。菊属植物中含有的黄酮类化学成分结构类型多为黄酮、黄酮醇及其苷类，已分离鉴定40余种，主要有槲皮素、木犀草素、芹菜素、金合欢素、木犀草素－7－*O*－*β*－*D*－葡萄糖苷、芹菜素7－*O*－*β*－*D*－葡萄糖苷、金合欢素－7－*O*－*β*－*D*－葡萄糖苷、金合欢－7－*O*－(6－鼠李糖基)－*β*－*D*－吡喃葡萄糖苷等[3,4]。

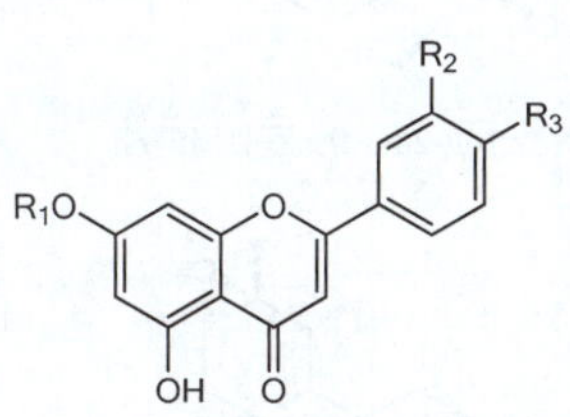

芹菜素	R_1=H	R_2=H	R_3=OH
木犀草素	R_1=H	R_2=OH	R_3=OH
金合欢素	R_1=H	R_2=H	R_3=OCH3
芹菜素 7-*O*-*β*-*D*-葡萄糖苷	R_1= glc	R_2=H	R_3=OH
木犀草素-7-*O*-*β*-*D*-葡萄糖苷	R_1=glc	R_2=OH	R_3=OH
金合欢素-7-*O*-*β*-*D*-葡萄糖苷	R_1=glc	R_2=H	R_3=OCH_3

2. 其他类资源性化学成分　菊属植物中除黄酮类资源性化学成分外，尚含有咖啡酰奎宁酸类、挥发油类、三萜类、多糖类、甾醇类、氨基酸类和微量元素化学成分，其中咖啡酰奎宁酸类和挥发油类为目前开发利用较为系统的资源性化学成分。

(1) 咖啡酰奎宁酸类: 菊花中含有的咖啡酰奎宁酸类化学成分多具有抗肿瘤、抗病毒、抑菌抗炎、抗氧化等药理作用,其中主要有效成分绿原酸最高含量可达 0.4%以上。从菊花中检测及分离到的咖啡酰奎宁酸类化学成分有近 20 种,主要有 1-*O*-咖啡酰奎宁酸、3-*O*-咖啡酰奎宁酸(绿原酸)、4-*O*-咖啡酰奎宁酸(隐绿原酸)、5-*O*-咖啡酰奎宁酸(新绿原酸)、1,3-*O*-二咖啡酰奎宁酸(莱蓟素)、1,4-*O*-二咖啡酰奎宁酸、1,5-*O*-二咖啡酰奎宁酸、3,5-*O*-二咖啡酰奎宁酸(异绿原酸 A)、3,4-*O*-二咖啡酰奎宁酸(异绿原酸 B)、4,5-*O*-二咖啡酰奎宁酸(异绿原酸 C)等[5]。

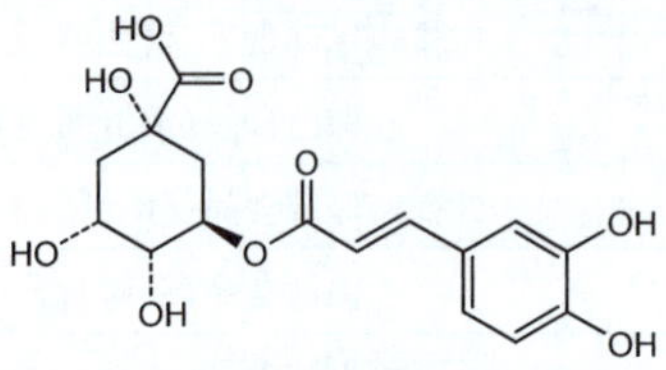

绿原酸

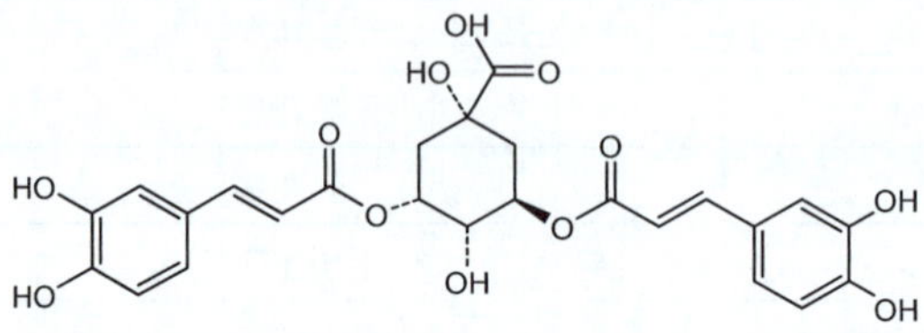

异绿原酸 A

(2) 挥发油类: 菊花含挥发油总量可达 1%以上,多具有镇痉、平喘、祛痰、利胆、抗菌等活性,在菊花药效的发挥中起着重要作用。此外,菊花挥发油味清香,为重要的香精香料原料。菊花中挥发油化学组成以单萜、倍半萜及其含氧衍生物为主,主要包括菊油环酮(chrysanthenon)、菊醇(chrysanthenol)、樟脑烯、l*R*-樟脑、龙脑(borneol)、单龙脑肽酸酯(monobornyl phthalate)、乙酸龙脑酯(bornylacetate)、桉叶油(eucalyptus oil)、醋酸马鞭草醇酯等[6]。

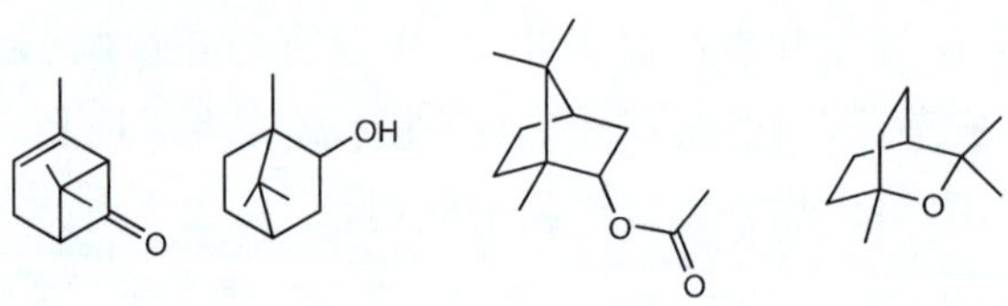

菊油环酮　　龙脑　　乙酸龙脑酯　　桉叶油

(3) 三萜类: 菊花及茎叶中尚存在三萜类资源性化学成分,具有抗氧化、抗衰老、清除自由基等作用,其结构类型主要包括乌苏烷型、羽扇豆烷型、齐墩果烷型及蒲公英烷型等。代表性化学成分有蒲公英甾醇(taraxasterol)、假蒲公英甾醇、棕榈酸 16*β*,22*α*-二羟基假蒲公英甾醇酯、棕榈酸 16*β*,28-二羟基羽扇醇酯、棕榈酸 16*β*-羟基假蒲公英甾醇酯、款冬二醇、阿里二醇和款冬二醇 *α*-环氧化物等[7,8]。

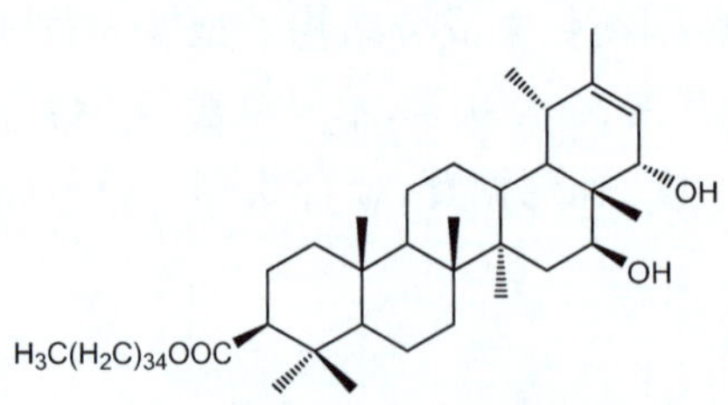

棕榈酸 16*β*,22*α*-二羟基假蒲公英甾醇酯

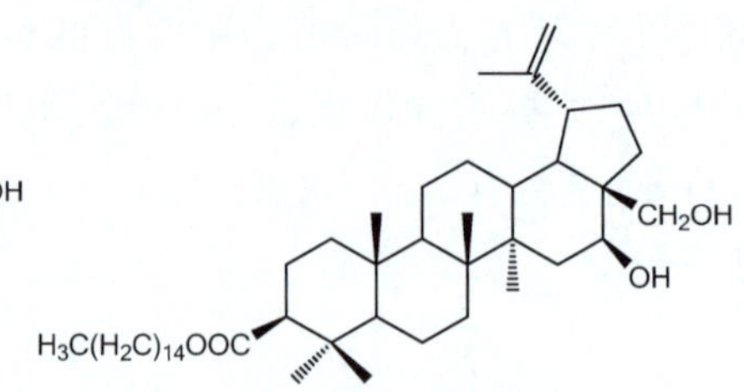

棕榈酸 16*β*-28-二羟基羽扇醇酯

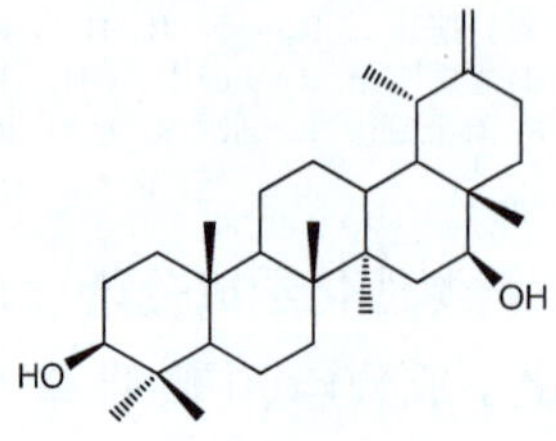

阿里二醇

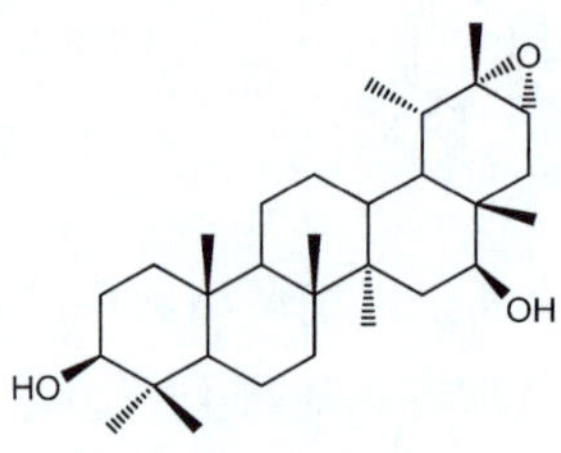

款冬二醇 *α*-环氧化物

三、资源性化学成分动态积累与分析评价

1. 药材形成过程资源性化学成分动态评价

(1) 不同采收期的资源化学评价

1) 黄酮类： 菊花中黄酮类资源性化学成分的含量随着采收期的推迟而呈现下降趋势(图 7－62)。与 10 月 30 日采收的菊花相比，11 月 13 日采收的菊花中待测成分木犀草素－7－*O*－*β*－葡萄糖苷、芹菜素－7－*O*－*β*－葡萄糖苷、香叶木素－7－*O*－*β*－葡萄糖苷、金合欢素－7－*O*－*β*－葡萄糖苷和芹菜素的含量分别减少了 45%、49%、57%、71%和 100%[9]。

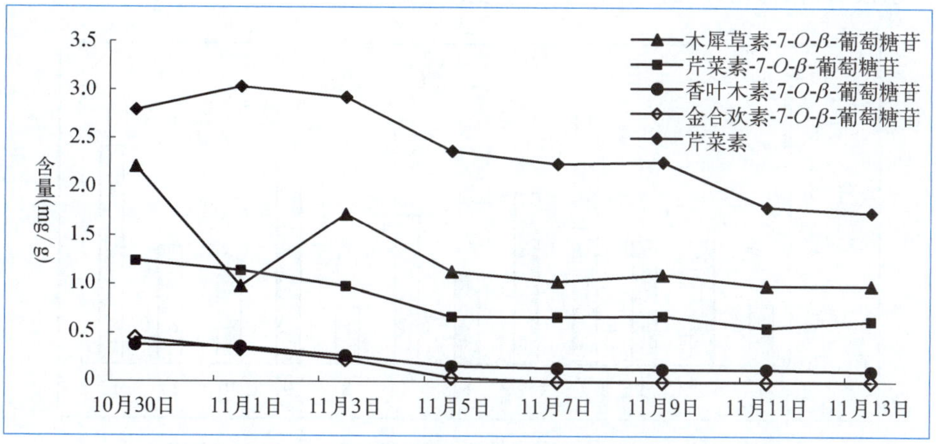

图 7－62　不同采收期菊花中黄酮类化学成分动态组成与积累变化

对不同生长期菊非药用部位(根、茎、叶)中黄酮类化学成分分析评价表明：菊根、茎、叶中木犀草苷、香叶木素 7－*O*－*β*－*D*－葡萄糖苷及总黄酮含量均随生长期延长而增加，于 11 月 5 日至 11 月 15 日间达到峰值[10]。

2) 咖啡酰奎宁酸类： 研究显示，菊花在花期随着采收时间的延迟，其咖啡酰奎宁酸类资源性化学成分含量呈现下降趋势(图 7－63)，与 10 月 30 日采收的菊花相比，11 月 13 日采收的菊花中绿原酸、异绿原酸 A、异绿原酸 C、1,5－*O*－二咖啡酰奎宁酸含量分别减少了 42%、55%、59%和 38%[9]。

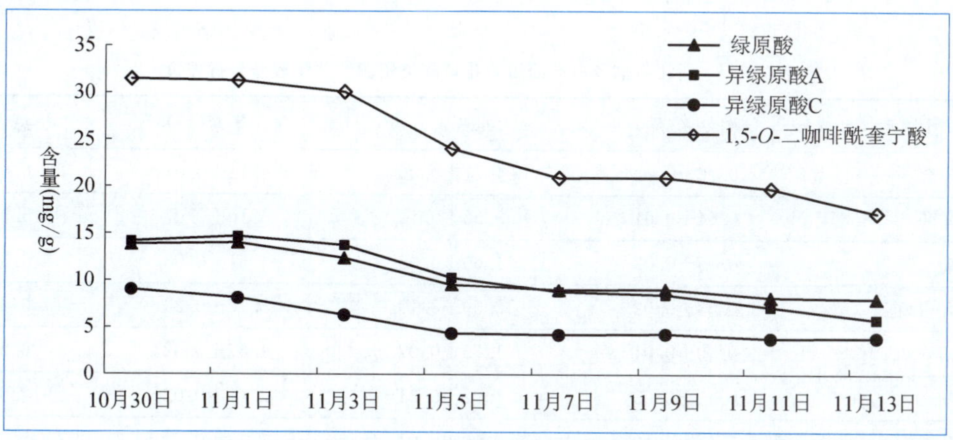

图 7－63　不同采收期菊花中二咖啡酰奎宁酸类资源性化学成分积累动态

对不同生长期菊非药用部位(根、茎、叶)中咖啡酰奎宁酸类资源性化学成分分析评价表明，菊根、茎、叶中绿原酸、隐绿原酸、1,5－*O*－二咖啡酰奎宁酸、异绿原酸 A、异绿原酸 B 5 种咖啡酰奎宁酸类化学

成分总量随生长期延长而升高，于 11 月 5 日达到峰值而后再降低[10]。

此外，采摘时间对菊花总挥发油的含量也有一定影响，采摘期愈早挥发油含量愈高；经过加工后的干花放置时间对挥发油含量影响较小[6]。

（2）不同产地、不同品种的资源化学评价

1）黄酮类：同一生境条件下栽培的 12 个不同种源的 3 种药用菊花，其总黄酮含量差异如图 7－64。含量最高的为江苏省盱眙县的野菊（*C. indicum*），为 7.48%，最低的是江苏省射阳县的杭白菊，为 1.964%[11]。安徽省黄山贡菊 5 个不同栽培品种菊花中，不同产地的含量有较大差异，总黄酮含量最高的为产于山斗村的黄山贡菊（6.9%）。以上研究结果表明，药用菊花中黄酮类资源性化学成分的含量与药材产地、种源关系密切，在菊花开发利用中应加以重视。

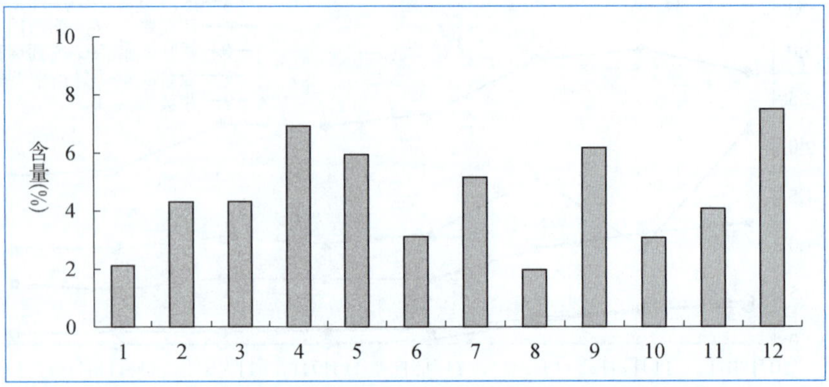

图 7－64　不同产地菊花药材中黄酮类资源性化学成分的含量比较

1. 黄山贡菊（三溪村）　2. 黄山贡菊（仕川村）　3. 黄山贡菊（下坦村 1）　4. 黄山贡菊（山斗村）　5. 黄山贡菊（下坦村 2）　6. 亳菊　7. 滁菊　8. 杭白菊　9. 杭黄菊　10. 菊花脑　11. 野菊（东阳市）　12. 野菊（盱眙县）

对浙江省嘉兴市、桐乡市种质圃 19 个不同栽培类型药用菊花和南京市江宁区种质圃 11 个不同栽培类型药用菊花的黄酮类资源性化学成分进行了比较分析[12]，结果显示（表 7－23，表 7－24）：浙江省嘉兴市、桐乡市和南京市江宁区两地菊花不同栽培品种均为特种亳菊总黄酮含量最高，分别达 9.81%和 7.59%。以上研究结果表明，特种亳菊为菊花药材黄酮类资源性化学成分的优势栽培种。

表 7－23　浙江省桐乡市产药用菊花黄酮类资源性化学成分分析评价

栽培类型	槲皮素(‰)	木犀草素(‰)	芹菜素(‰)	总黄酮(%)
早小洋菊	0.76±0.02	4.71±0.06	4.13±0.07	6.60±0.11
晚小洋菊	0.64±0.01	3.96±0.10	5.10±0.07	5.72±0.06
大洋菊	0.95±0.02	4.60±0.08	4.51±0.08	6.32±0.09
异种大白菊	0.63±0.02	2.69±0.10	8.76±0.23	6.68±0.18
晚贡菊	0.40±0.01	1.75±0.07	1.57±0.02	6.54±0.21
黄药菊	0.11±0.00	1.92±0.01	2.81±0.02	2.61±0.09
小亳菊	3.67±0.10	0.90±0.01	1.47±0.01	7.76±0.12
大亳菊	2.47±0.07	4.49±0.04	8.90±0.19	5.28±0.19
特种亳菊	4.17±0.11	2.17±0.04	17.02±0.30	9.81±0.09
射阳小白菊	1.01±0.02	4.34±0.06	3.16±0.06	5.31±0.09

续　表

栽　培　类　型	槲皮素(‰)	木犀草素(‰)	芹菜素(‰)	总黄酮(%)
射阳红心菊	0.27±0.00	6.84±0.14	8.58±0.14	3.21±0.15
射阳大白菊	2.46±0.03	6.55±0.07	6.68±0.13	4.21±0.16
射阳长瓣菊	0.76±0.02	4.49±0.04	4.54±0.07	7.17±0.26
射阳大黄菊	0.32±0.01	5.07±0.15	2.56±0.05	6.43±0.14
金菊 1 号	0.62±0.01	3.68±0.06	4.23±0.08	8.03±0.10
金菊 2 号	0.73±0.00	5.47±0.17	5.43±0.15	6.74±0.13
金菊 3 号	0.95±0.01	6.07±0.13	6.98±0.17	5.31±0.22
金菊 4 号	0.93±0.01	5.04±0.14	6.74±0.11	4.32±0.12
香溢	0.55±0.02	4.65±0.03	7.97±0.06	4.66±0.11

表 7-24　江苏省江宁区产药用菊花黄酮类资源性化学成分分析评价

栽　培　类　型	槲皮素(‰)	木犀草素(‰)	芹菜素(‰)	总黄酮(%)
早小洋菊	0.65±0.02	3.43±0.11	4.60±0.15	7.08±0.12
晚小洋菊	0.68±0.03	1.95±0.01	1.62±0.01	7.02±0.25
异种大白菊	2.78±0.02	4.05±0.06	9.81±0.18	4.05±0.18
小汤黄	0.56±0.01	2.89±0.04	3.75±0.11	4.59±0.16
滁菊	2.18±0.10	2.44±0.10	4.45±0.10	7.38±0.20
小亳菊	0.89±0.01	4.13±0.07	4.77±0.07	6.93±0.08
特种亳菊	0.63±0.02	3.81±0.05	4.24±0.06	7.59±0.21
济菊	1.52±0.02	1.37±0.06	11.20±0.16	6.67±0.24
射阳小白菊	0.74±0.01	4.27±0.10	7.53±0.09	2.25±0.08
射阳红心菊	2.08±0.05	3.74±0.10	9.34±0.08	3.47±0.12
射阳大黄菊	0.38±0.01	3.24±0.06	3.32±0.09	5.20±0.19

2）咖啡酰奎宁酸类： 不同品种和产地的药用菊花，其绿原酸含量差异较大，从高至低依次为：贡菊(0.719%)、怀菊(大黄菊)(0.655%)、中华贡菊(0.590%)、怀菊(小白菊)(0.554%)、杭菊(微波干燥大洋菊)(0.511%)、杭菊(小洋菊)(0.457%)、济菊(0.434%)、滁菊(0.397%)、杭菊(大洋菊)(0.309%)、杭菊(异种大洋菊)(0.306%)、杭菊(小黄菊)(0.243%)、怀菊(大白菊)(0.224%)、亳菊(0.161%)。其中产自安徽省黄山的贡菊绿原酸含量最高，产自安徽省亳州市的亳菊绿原酸含量最低(图 7-65)[13]。

3）挥发油类： 对同一生境下栽培的 12 个不同种源的药用菊花的挥发油含量进行分析，结果显示(图 7-66)：挥发油含量最高的是浙江省东阳市的野菊，为 2.66%，最低的是安徽省亳州市的亳菊，仅为 0.29%，野菊的挥发油平均含量较高[11]。在菊花的四大名品(贡菊、亳菊、滁菊和杭菊)中，挥发油含量较高的是黄山贡菊(仕川村)(2.15%)，最低的是亳菊(0.29%)；在黄山贡菊 5 个不同种源中，挥发油含量较高的是仕川村(2.15%)和下坦村 2(2.14%)，挥发油的颜色均为黄色，最低的是山斗村(0.41%)。

(3) 不同部位的资源化学评价

1）黄酮类： 对红心菊、长瓣菊、大白菊、小白菊的花序、茎和叶中黄酮类资源性化学成分的测定结果如图 7-67。3 种黄酮在所有的菊花、茎、叶中都含有，木犀草素在花中的含量明显高于茎与叶，含量顺序

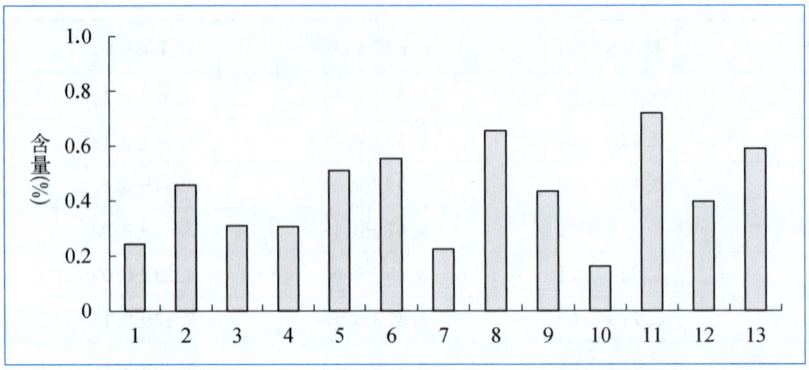

图 7-65　不同产地、栽培品种菊花药材中绿原酸的含量比较

1. 杭菊(小黄菊,浙江省桐乡市)　2. 杭菊(小洋菊,浙江省桐乡市)　3. 杭菊(大洋菊,浙江省桐乡市)　4. 杭菊(异种大洋菊,浙江省桐乡市)　5. 杭菊(微波干燥大洋菊,浙江省桐乡市)　6. 怀菊(小白菊,河南省武陟县)　7. 怀菊(大白菊,河南省武陟县)　8. 怀菊(大黄菊,河南省武陟县)　9. 济菊(山东省嘉祥县)　10. 亳菊(安徽省亳州市)　11. 贡菊(安徽省黄山)　12. 滁菊(安徽省滁州市)　13. 中华贡菊(山东省汶上县)

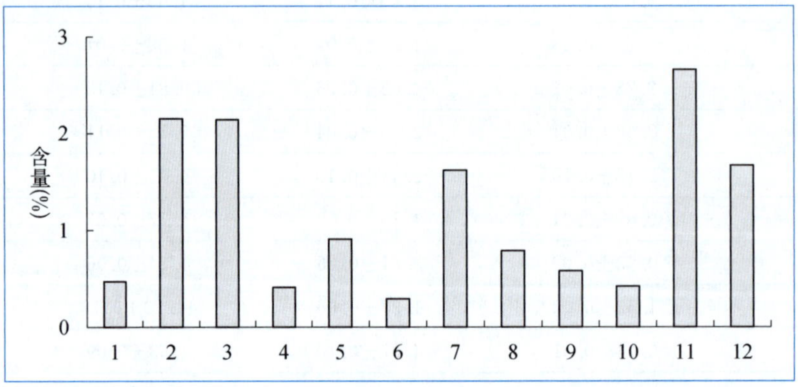

图 7-66　不同产地菊花药材中挥发油类物质的含量比较

1. 黄山贡菊(三溪村)　2. 黄山贡菊(仕川村)　3. 黄山贡菊(下坦村 1)　4. 黄山贡菊(山斗村)　5. 黄山贡菊(下坦村 2)　6. 亳菊　7. 滁菊　8. 杭白菊　9. 杭黄菊　10. 菊花脑　11. 野菊(东阳市)　12. 野菊(盱眙县)

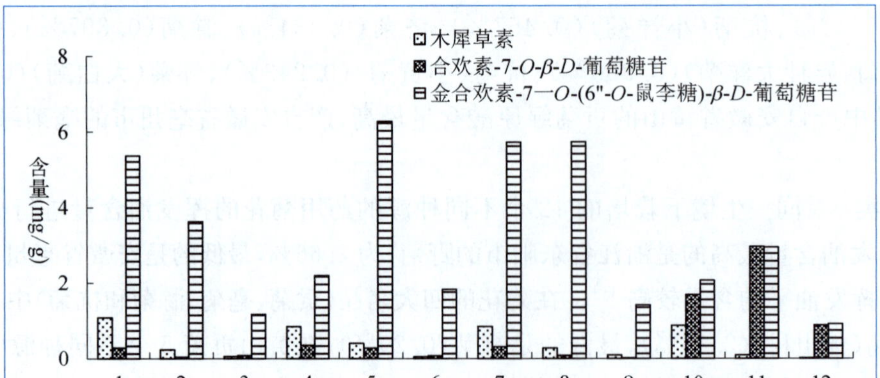

图 7-67　菊花不同品种、不同部位中 3 种黄酮化学成分的含量比较

1. 大白菊花　2. 大白菊叶　3. 大白菊茎　4. 小白菊花　5. 小白菊叶　6. 小白菊茎　7. 长瓣菊花　8. 长瓣菊叶　9. 长瓣菊茎　10. 红心菊花　11. 红心菊叶　12. 红心菊茎

为花>叶>茎；金合欢素-7-O-β-葡萄糖苷含量除红心菊叶大于花外，其他3种栽培类型菊均是花大于叶与茎，茎的含量最低，红心菊的花、茎、叶含量远高于其他菊。金合欢素-7-O-(6″-O-鼠李糖)-β-D-葡萄糖苷含量在小白菊叶中远大于其花及茎中的含量，4种栽培类型的含量相差较大[14]。此外，总黄酮含量测定结果显示：菊叶中总黄酮含量范围在5.58%～15.67%，高于菊花，菊茎中总黄酮含量范围在0.61%～3.77%[15]。

黄酮类化学成分是菊花发挥药效作用的主要活性成分之一，采过花后的菊茎叶仍含有大量的黄酮类化学成分，且茎叶资源量较大，具有潜在开发价值。

2）咖啡酰奎宁酸类： 对不同品种菊花、叶、茎中各个采收期绿原酸的含量进行比较研究，结果显示：菊叶中绿原酸含量均高于菊花，为2.88～15.93 mg/g；菊茎中绿原酸的含量最低，为0.16～2.75 mg/g。也有研究分别比较了菊非药用部位(根、茎、叶)中绿原酸、隐绿原酸、1,5-O-二咖啡酰奎宁酸、异绿原酸A、异绿原酸B 5种咖啡酰奎宁酸类资源性化学成分的分布规律，结果显示：以上5种化学成分总量由高至低依次为叶>根>茎，叶中量可达2.44%～4.94%，根为1.89%～2.64%，茎为1.20%～1.48%[10]。

2. 药材产地加工过程资源性化学成分的分析评价

1）黄酮类： 不同的加工方法(晒干、烘干、蒸汽漂烫后晒干和蒸汽漂烫后烘干)对菊花中黄酮类化学成分的影响研究结果显示(图7-68)：菊花药材不经漂汤直接干燥随着干燥温度升高，其黄酮类性化学成分含量渐次降低；经蒸汽漂汤后再行干燥，其黄酮类资源性化学成分含量显著高于直接干燥者。以上结果提示，在菊花药材干燥过程中存在黄酮苷类化学成分降解酶，在干燥加工过程中应采用低温干燥或经杀青后再行干燥的方法为宜[16]。

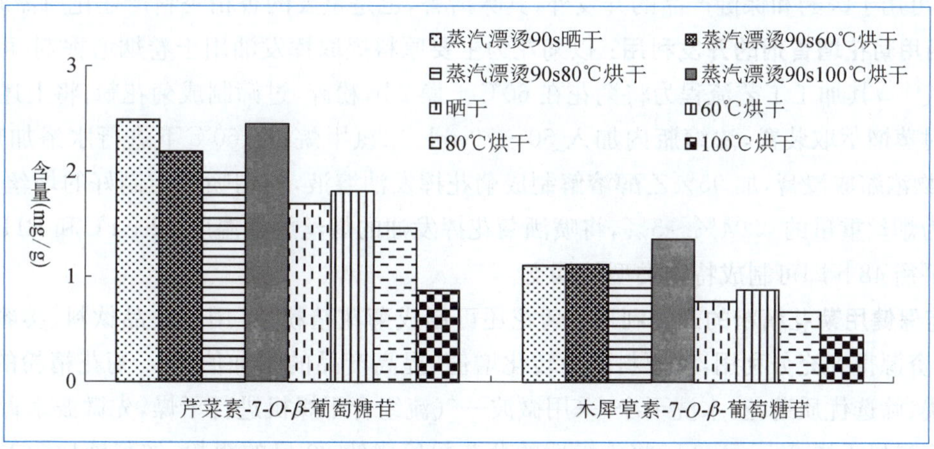

图7-68　不同加工方法对菊花药材中黄酮类资源性化学成分含量的影响

此外，有研究比较蒸制干燥法、硫黄熏蒸及低温烘干后，菊花有效成分含量的变化。结果显示，水蒸气蒸制干燥法中，蒸制时间对菊花中的各化学成分含量均影响显著。蒸制圆汽后2 min取出干燥的样品中槲皮素、木犀草素损失最小，含量最高，圆汽后5 min、10 min取出干燥样品的绿原酸、槲皮素、木犀草素含量降低，圆汽后即刻取出干燥样品各化学成分含量最低。菊花中槲皮素、木犀草素和总黄酮含量，以蒸制干燥法所得样品含量最高，其次为低温烘干法，硫熏干燥最低[16]。

2）咖啡酰奎宁酸类： 不同的加工方法(晒干、烘干、蒸汽漂烫后晒干和蒸汽漂烫后烘干)对菊花中咖啡酰奎宁酸类化学成分的影响，研究结果显示(图7-69)：蒸汽漂烫后100℃烘干是上述8种加工方法中最佳者，蒸汽漂烫后80℃和100℃烘干的菊花中绿原酸和二咖啡酰奎宁酸类化学成分的含量无显著性差异，而与之相比蒸汽漂烫后60℃烘干，其中绿原酸和1,5-O-二咖啡酰奎宁酸的含量分别下降了

21.9%和14.1%；漂烫后晒干，则分别下降了28.5%和22.9%。此外，蒸汽漂烫后晒干异绿原酸A的含量也显著下降。未经蒸汽漂烫的菊花中咖啡酰奎宁酸类化学成分的含量随着烘干温度的升高(60～100℃)而减少。传统方法的自然晒干也导致大量活性成分的含量减少。在干燥过程中发现，异绿原酸C与其他成分不同，直接晒干或60℃直接烘干的菊花中异绿原酸C含量较高[16]。

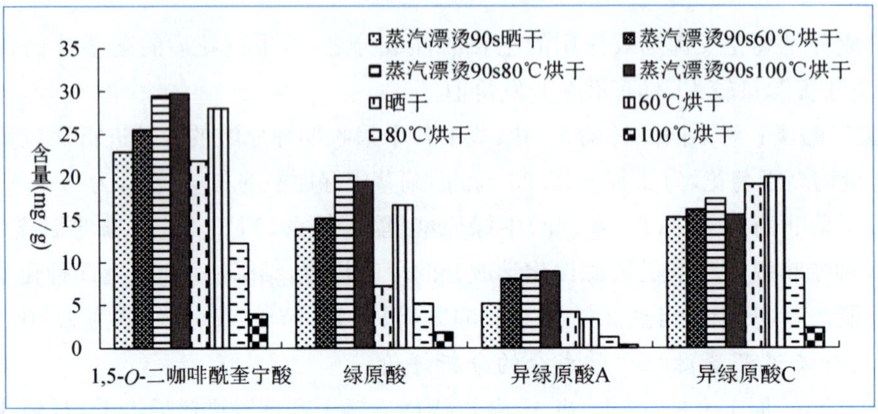

图7-69 不同加工方法对菊花中咖啡酰奎宁酸类资源性化学成分含量的影响

四、资源利用效率提升研究

1. 药材深加工与产品开发　菊花含有丰富的挥发油类资源性物质，除具有抗菌消炎、抗病毒等多种生物活性，可用于医药和保健产品的开发外，其味清香，也是重要的香精香料产业化所需原料。

(1) 卷烟用菊花增香剂的开发利用：以菊花为主要原料提取挥发油用于卷烟增香剂，可明显改善和修饰卷烟香气[17]，其加工工艺流程为将菊花在60℃干燥2 h，粉碎，过筛制成菊花粉；将上述菊花粉25～50 g放入同时蒸馏萃取装置，浓缩瓶内加入50～70 mL二氯甲烷，在60℃下进行水浴加热，同时蒸馏36 h；将提取物浓缩成浸膏，加95%乙醇溶解制成菊花挥发油溶液，均匀喷洒在制好的烟丝上，其中菊花挥发油重量为烟丝重量的0.04%～5%，将喷洒菊花挥发油的烟丝放在温度22±1℃和RH60±2%的恒温恒湿箱中平衡48 h即可制成特殊类型的烟支。

(2) 医药保健用菊花精粉的开发利用：菊花还可制成菊花精粉，可用于食品饮料、美容保健等产品中，可使菊花资源得到充分利用，使原料就地转化增值，提高产品的附加值[18]。菊花精粉的具体加工工艺流程为采集、筛选优质菊花，水洗干净，采用微波—气流组合干燥机进行干燥，先微波杀青30 s，再送入穿流式箱式干燥机干燥3.5～4.0 h；将干燥后的菊花粉碎成约20目的粗粉，按料液比为1 g∶30 mL的比例加入水，充分混合后，置入提取机组；先微波处理8 min，再超声波处理20 min，随后以动态逆流方法提取10 min；提取液过滤；滤液先过陶瓷膜进行微滤，去除提取液中大量亚微粒、微粒及絮状沉淀，再过超滤膜，去除提取液中淀粉、树胶、果胶、黏液质、蛋白质等可溶性大分子杂质后，采用反渗透膜进行浓缩处理，浓缩至含固量在15%～30%；无菌喷雾干燥，干燥后成品含水率应控制在10%以内。

(3) 菊花色素的开发利用：菊花花瓣层厚，色彩鲜艳，适宜于提取制备天然色素。与合成色素相比，天然的菊花色素无毒副反应，还具有药理保健功效，其着色能力强且自然，可耐受一般的食品饮料加工条件，性质稳定。菊花色素还对亚硝酸盐具有较好的清除作用，可广泛应用于食品、医药保健品、化妆品等产品中。有研究在菊花色素传统制备工艺过程的浸提步骤前增加冻融—超声联合细胞破碎法破碎细胞步骤，可使菊花瓣的细胞壁充分破裂，色素直接溶出，达到缩短浸提时间、提高色素提取率的目的[19]。具体工艺过程：称取菊花，清洗干净放入容器中，加去离子水，冷冻至冻结后，再水浴加热并不断搅拌使其融解，反复冻结融解 2～3 次，取出冻结花瓣后加入石英砂，进行充分研磨后，放入超声提取设备，加入有机溶剂，超声提取，所得溶液即为菊花保健色素浸提液。将浸提液减压浓缩，再用吸附树脂吸附精制，得精制菊花保健色素。

2. 资源性化学成分转化效率提升研究

(1) 酶法提取菊花多糖：有报道采用酶解法提取菊花多糖，其最佳工艺条件为：果胶酶用量 2%，酶解时间 1.5 h，酶解温度 50℃，提取时间 2.5 h，提取温度 100℃，醇沉浓度 80%。在该条件下滁菊多糖的得率可达 10.73%[20]。

(2) 湿式超微粉碎提取菊花总黄酮：有报道采用湿式超微粉碎法提取菊花总黄酮，其最佳工艺条件为胶体磨磨隙 20 μm、乙醇浓度 75%、提取温度 70℃、提取时间 20 min，总黄酮得率可达 3.45%。湿式超微粉碎使粉碎与提取同步完成，可极大地提高提取效率[21]。

(3) 亚临界流体低温工艺萃取菊花净油：利用亚临界流体低温工艺萃取的菊花净油[22]，其工艺流程为：将菊花原料置放于萃取罐内，至萃取罐内真空度大于 0.07 MPa 后，加入主溶剂亚临界二甲醚流体进行回流萃取，萃取条件为温度－10～30℃、压力 0.1～0.9 MPa、时间 1～5 h；将萃取液引入分离罐，使二甲醚溶剂减压气化，与菊花粗提物分离并接收菊花粗提物，再加入菊花提取物重量 5～20 倍的 95%乙醇搅拌溶解均匀，于－5～－20℃冷冻 5～15 h，抽滤浓缩，即得菊花净油产品。

3. 产业化过程产生的废弃物资源化利用研究

(1) 菊茎叶的资源化利用研究：《本草纲目》卷十五《菊》云："……其苗可蔬、叶可啜、花可饵、根实可药、囊之可枕、酿之可饮……"由此可见，菊花全身是宝，但一直以来，在采摘菊花的同时，大量的茎、叶被丢弃。祖国医药学记载，菊花叶具有"治疔疮、痈疽、头风、目眩"的功效，菊花茎有清热解毒、降血压功效。此外，日常生活中，菊花茎叶煎煮取汁可用于清洗皮肤，对皮肤感染和因肝经风热引起的头屑过多最有效；亦可晒干后做成药枕，长期枕之有利于身体健康。菊叶与桑叶、枇杷叶合用，切细，搅拌均匀，卷制包装，可制成新型保健香烟[23]。将菊叶与荷叶、桑叶、银杏叶合用可制成四叶降脂汤[24]。此外，菊叶尚可经提取，加入柠檬酸钾、蔗糖、蜂蜜、柠檬酸、海藻酸钠等制成清凉保健饮料[25]。

现代研究表明：菊花茎叶含有与菊花相似的黄酮类及挥发油类资源性物质，且其叶中黄酮类资源性物质含量高于花。据此，有研究报道以菊花茎叶为原料，加水性溶剂提取、过滤或离心取液，干燥得到菊花茎叶初提物，经吸附树脂色谱，乙醇水溶液洗脱，洗脱液干燥后得到具有显著抗氧化活性的菊花茎叶总黄酮提取物，作为天然抗氧化剂应用于食品、药品和化妆品中[26]（图 7－70）。

菊花茎叶中含有的三萜烯醇类化学成分具有抗肿瘤和抗炎的生理活性。茎叶中含有的挥发油类物质，对金黄色葡萄球菌、白色葡萄球菌、变形链球菌、乙型链球菌、肺炎菌均有一定的抑制作用。研究发现，菊花茎叶挥发油中含有 β-榄香烯，若能在系统利用过程中富集该资源价值很高的资源性化学成分，可用于抗肿瘤新药 β-榄香烯的新原料资源。

此外，菊花鲜嫩茎叶亦可制备清凉饮料，其制备工艺为取菊花茎叶粉碎，过 20～80 目筛，按料液比 1∶30(m∶v)加入纯水，于常温下浸泡 0.5 h，90℃下搅拌提取 0.75 h，加入蔗糖、蜂蜜、蛋白糖、薄荷后调配，50 nm 的陶瓷膜微滤，微滤液灌装后 100℃沸水高温灭菌即得。本饮料颜色淡黄、清透明亮、有菊花香味，具有消暑、消炎等功效[27]。

(2) 菊根的资源化利用研究：菊花根富含多糖类、黄酮类、挥发油类资源性物质，可萃取其中有效成分用于制药工业[28]。鲜菊花根经分拣、去除茎干部和杂质后，清洗并消毒杀菌，榨汁后提取汁液，滤去残渣制得鲜菊根汁，与鲜红景天汁等混合可制成具有养颜功能的保健饮品[29]。菊根中的黄酮类资源性化学成分具有降脂功效，可与其他具有降脂功效的中药配合经煮制，取上清液浓缩成稠膏，与丹参等药细

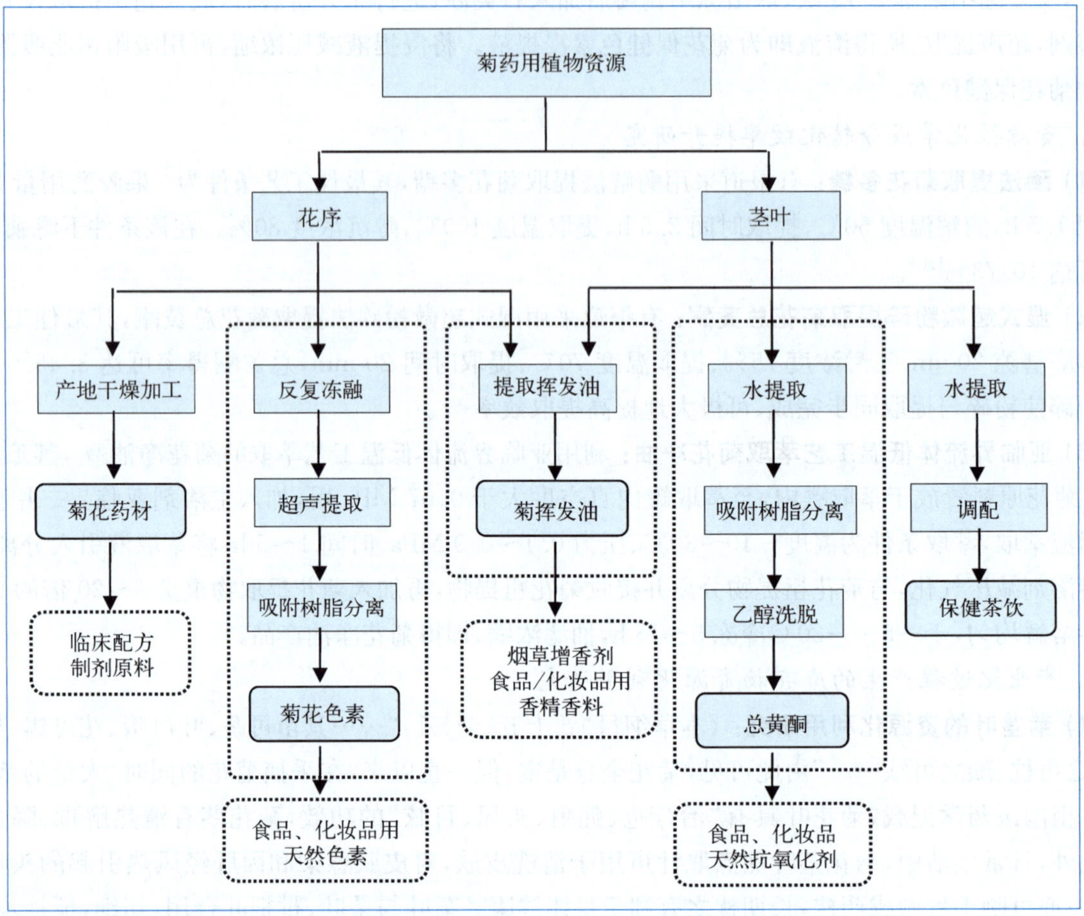

图 7-70　菊植物资源系统利用与产业化开发

粉混合装入胶囊，制成具有治疗高脂血症作用的药物[30]。

(3) 菊花药渣的资源化利用研究： 菊花药渣中含有多糖类资源性化学成分，具有免疫调节、抗氧化、保护 DNA 等多种生物活性[31]，可开发为动物饲料，也可经发酵后制成生物肥料。

◇参◇考◇文◇献

[1] 段金廒，陈士林. 中药资源化学[M]. 北京：中国中医药出版社，2013：405.

[2] 段金廒. 中药废弃物的资源化利用[M]. 北京：化学工业出版社，2013：454.

[3] 张健，钱大玮，李友宾，等. 菊花的化学成分研究[J]. 天然产物研究与开发，2006，18：71-73，91.

[4] Jia LY，Sun QS，Huang SW. Isolation and identification of flavonoids from Chtysanthemum morifolium Ramat[J]. Chin J Med Chem.，2003，13：159.

[5] Lin LZ，Harnly JM. Identification of the phenolic components of chrysanthemum flower (Chrysanthemum morifolium Ramat)[J]. Food Chemistry，2010，120(1)：319-326.

[6] 张菲菲. 菊花挥发油研究进展[J]. 食品研究与开发，2009，30(3)：162-165.

[7] Ukiya M，Akihisa T，Yasukawa K，et al. Constituents of compositae Plants. 2，triterpene diols，triols，and their 3-O-fatty acid esters from edible chrysanthemum flower extract and their anti-inflammatory effects[J]. Journal of Agricultural and Food Chemistry，2001，49(7)：3187-3197.

[8] Ukiya M，Akihisa T，Tokuda H，et al. Constituents of compositae Plants Ⅲ. anti-tumor promoting effects and cytotoxic activity against human cancer cell lines of triterpene diols and triols from edible chrysanthemum flowers

[J]. Cancer Letters, 2002,177(1): 7 - 12.
[9] 覃珊. 产后加工、采收期和花序不同部位对菊花质量影响的研究[D]. 济南: 山东大学,2006.
[10] 朱琳,郭建明,杨念云,等. 菊非药用部位化学成分的分布及其动态积累研究[J]. 中草药,2014,45(3): 425 - 431.
[11] 李冬玲. 不同来源药用菊花挥发油和总黄酮含量的比较分析[J]. 安徽农业科学,2010,38(7): 3444 - 3446.
[12] 郭巧生,汪涛,程俐陶,等. 不同栽培类型药用菊花黄酮类成分比较分析[J]. 中国中药杂志,2008,33(7): 756 - 759.
[13] 顾瑶华,秦民坚. 不同药用菊花品种绿原酸含量的 RP - HPLC 分析[J]. 植物资源与环境学报,2005,14(2): 56 - 57.
[14] 朱玲英,段金廒,沈红,等. 菊花、茎、叶中黄酮类化合物的测定[J]. 中成药,2007,29(5): 1 - 3.
[15] 钱大玮,朱玲英,彭蕴茹,等. 菊花、茎、叶中总黄酮及绿原酸含量动态分析评价[J]. 现代中药研究与实践,2005,19(6): 14 - 16.
[16] 马晓莉,赵清,郝丽静,等. 蒸制干燥方法对菊花中有效成分含量影响的研究[J]. 中华中医药学会中药炮制分会2009 年学术研讨会论文集,2009.
[17] 闫克玉,于静. 菊花挥发油提取方法及利用该菊花挥发油对香烟加香方法: 中国, CN101161801[P]. 2008 - 04 - 16.
[18] 易克传,岳鹏翔,汪维云,等. 菊花精粉提取工艺及设备选型[J]. 包装与食品机械,2006,05: 42 - 44,49.
[19] 柳滢春. 一种菊花保健色素的制备方法: 中国, CN102618068A[P]. 2012 - 08 - 01.
[20] 刘汉珍,宋飞,俞浩,等. 酶法提取滁菊多糖的工艺优化[J]. 中药材,2010,10: 1632 - 1636.
[21] 纵伟,张欢欢. 湿式超微粉碎提取怀菊花总黄酮的研究[J]. 食品科学,2009,16: 169 - 171.
[22] 刘煜宇,包秀萍,吴长伟,等. 利用亚临界流体低温工艺萃取的菊花净油: 中国, CN102978006A[P]. 2013 - 03 - 20.
[23] 王鹏. 一种新型保健香烟: 中国,CN101028138A[P]. 2007 - 09 - 05.
[24] 卫强,李前荣,戴一,等. 四叶降脂汤中总黄酮对小鼠的降脂作用[J]. 中国医院药学杂志,2012,32(2): 156 - 158.
[25] 肖玫,刘彪,赵仁铮. 菊花叶的矿物元素及其饮料配方的研究[J]. 农业工程学报,2002,18(6): 151 - 153.
[26] 孙艳辉,龚建国. 菊花茎叶提取物及其制备方法和用途: 中国, CN101991090A[P]. 2011 - 03 - 30.
[27] 杜先锋,王瑶,郭丽. 一种用菊花秸秆制备清凉饮料的方法: 中国, CN102771850A[P]. 2012 - 11 - 14.
[28] 林小华. 菊花根茎叶有效成分的萃取方法: 中国,CN1421214A[P]. 2003 - 06 - 04.
[29] 陈满全,颜琪,蒲军武. 具有养颜功能的红景天菊花根饮品: 中国,CN101828740A[P]. 2010 - 09 - 15.
[30] 吴清玲. 一种治疗高脂血症的药物及其制备方法: 中国,CN101559181A[P]. 2009 - 10 - 21.
[31] 李文超,顾有方,陈会良. 菊花多糖的研究进展[J]. 中国野生植物资源,2012,31(2): 1 - 3.

(钱大玮 杨念云 钱士辉 郭建明 段金廒)

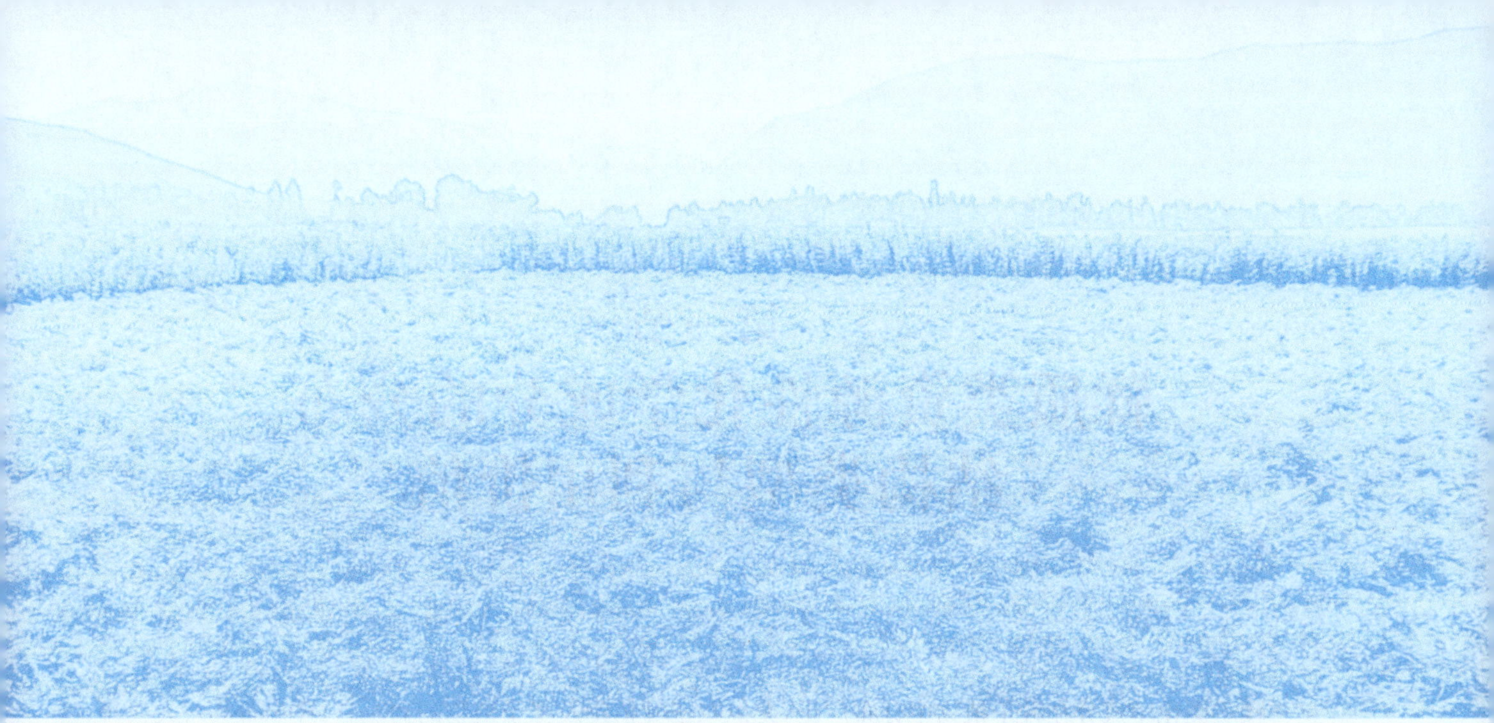

第八章
鞣质类资源化学

鞣质(丹宁)是一类多元酚类资源性化学产物,较为广泛地存在于高等植物界,尤以双子叶植物和裸子植物类群中分布相对集中。已发现含鞣质的植物类群超过87科600余种,其中富含类群有双子叶植物的蔷薇科、蓼科、壳斗科、豆科、葡萄科、茜草科、胡桃科、漆树科、大戟科,以及松科、柏科等裸子植物。

据统计,约70%的中药材中含有鞣质类物质,是其收敛、止泻、止血、抗菌、抗炎、驱虫等临床功效的物质基础。现代研究表明,鞣质在抗氧化、抗衰老、抗肿瘤、心血管保护、调节代谢等方面展现出独特的开发利用价值和产业化前景。

根据鞣质的化学结构特征,将其分为可水解鞣质、缩合鞣质、复合鞣质三大类。三者在双子叶植物的皮部、木部、根部、叶片、果实等组织器官中均见分布,但以可水解鞣质为主;裸子植物、蕨类植物、单子叶植物中多以原花色苷元组成的缩合鞣质为主。某些由病菌或昆虫侵害而产生的虫瘿,如五倍子中鞣质含量高达70%以上,成为享誉世界的重要鞣质资源——中国棓鞣质(chinese gallo tannin)。由于鞣质多元酚结构所赋予的独特理化性质和资源利用价值,从而受到国内外学者的广泛关注和深入系统的研究,鞣质类资源性化学成分已在医药、化工、食品、农林、环境等领域形成特色资源经济产业链。

第一节
鞣质类资源性化学成分的分布、结构类型与利用价值

鞣质类化学成分在种子植物中分布广泛，尤以双子叶植物及裸子植物的蔷薇科(Rosaceae)、大戟科、蓼科(Polygonaceae)、茜草科(Rubiaceae)、杨柳科(Salicaceae)、壳斗科(Fagaceae)、豆科、桃金娘科(Myrtaceae)等植物类群中最为多见[1]。富含鞣质的中药大多具有收敛、止泻、止血、抗菌抗炎、驱虫等传统中医临床功效。近些年来鞣质具有的多种生物活性逐渐被发现，抗氧化、抗辐射、抗衰老、抗肿瘤、抗病毒，以及保护心脑血管、调节机体代谢等。因此，鞣质的科学研究和开发利用已成为本领域和相关行业关注的热点。本章针对鞣质类资源性化学成分的分布类群、资源概况以及该类资源性化学物质的开发利用进行论述和分析，以期为其资源价值发现、资源产业化开发等提供借鉴。

鞣质一般为水溶性结构复杂的多酚类化学成分，分子质量在300～3 000 Da。根据鞣质的化学结构特征，可将鞣质分为可水解鞣质(hydrolysable tannins)、缩合鞣质(condensed tannins)和复合鞣质(complex tannins)三大类。植物鞣质除少数为结晶状外，大多为浅褐色至红褐色的无定形粉末，并多具有吸湿性。鞣质极性较强，溶于水、甲醇、乙醇、丙酮，可溶于乙酸乙酯、丙酮和乙醇的混合液，难溶或不溶于乙醚、苯、氯仿、石油醚等极性小的有机溶剂。少量水存在能够增加鞣质在有机溶剂中的溶解度。

一、鞣质类资源性化学成分的资源分布概况[1]

鞣质广泛存在于高等植物类群，分布有鞣质类化学成分的植物超过87科600余种。低等及苔藓植物中鞣质类成分较稀缺。麻黄科、蔷薇科、蓼科、大戟科、芍药科、杜鹃花科、葡萄科、唇形科、山茱萸科、胡桃科、壳斗科、山茶科、桃金娘科，以及松科、柏科、蕨类等药用生物资源类群中分布广、含量高，资源利用价值大。常见富含各类鞣质的中药资源品种有：五倍子(Galla Chinensis)、大黄、艾叶(Artemisiae Argyi Folium)、仙鹤草、芍药(Paeoniae Alba Radix)、白蔹(Ampelopsis Radix)、地榆、地锦草(Humifuse Euphorbia Herb)、血竭(Polyamide Resin)、何首乌、牡丹皮(Moutan Cortex)、金樱子(Rosae Fructus)、老鹳草(Herba Geranii)、余甘子(Rosae Laevigatae Fructus)、委陵菜(Potentillae Chinensis Herba)、贯众(Cyrtomii Fortunei Rhizoma)、茶叶、诃子(Chebulae Fructus)等。鞣质存在于植物的皮、木、叶、根、果实等部位，树皮中尤为常见，某些虫瘿(Galls)中含量特别丰富，如五倍子所含鞣质的量可高达70%以上；余甘子含量30%～35%等。在正常生活的细胞中，鞣质仅存在于液泡中，不与原生质接触，大多呈游离状态存在，部分与生物碱等其他物质结合而存在。

蕨类植物如鳞毛蕨属(*Dryopteris*)、卤蕨属(*Acrostichum*)植物中鞣质含量较高，鳞毛蕨属植物的根茎中鞣质含量可达10%。富含鞣质类资源性化学成分的蕨类药材有绵马贯众、紫萁贯众、狗脊、银杏等。

裸子植物中的松科、柏科、麻黄科植物中的鞣质含量较为丰富。代表性的中药有麻黄、土荆皮、松叶等。

蕨类、裸子植物和单子叶植物多以原花色苷元组成的缩合鞣质为主，不含逆没食子酸；双子叶植物则同时含有可水解鞣质、缩合鞣质、复合鞣质类型。双子叶植物中所含的可水解鞣质结构类型可作为判断植物类群之间进化水平与亲缘关系的证据之一。

鞣质的形成与积累受遗传基因调控，因此不同植物类群中，鞣质类化学物质的存在与否、含量高低、化学类型，以及不同发育生长阶段或不同组织部位其含量存在明显差别。英国栎(*Quercus robur*)的嫩叶主要含逆没食子酸鞣质，而皮及幼枝则兼含逆没食子鞣质与原花色苷元缩合鞣质等。鞣质的形成和积累受环境条件的影响明显，特别是海拔高度、光、热、水等物候因素。厚叶岩白菜(*Bergenia crassifolia*)生长在海拔 400 m 处，根茎含鞣质 15%，生长在海拔 2 300～2 400 m 处含量达 22.5%，中海拔地区的鞣质含量则介于其间。红树植物向阳的树皮比背阴树皮部位中鞣质的分布与积累量高。因此要获取含量高的鞣质原料，除了寻找和发现含量高的植物种类，尚要进行系统的分析评价以确定适宜采收期与采收部位等。

鞣质在植物体内的生理作用尚不十分清楚。从它在常绿植物表层组织中含量较高这一点分析，可能与增强其抗霜冻和防御病虫害侵袭有关。鞣质在未成熟的果实中较多，强烈的涩味起到拒食作用。当果实渐成熟时含量减少或消失，有的转变成美丽的色素，有的在果实中与碳水化合物结合成胶状物，减少涩味，并改善果实的味道和品质。

蕨类及裸子植物中多以缩合型鞣质为主，可水解鞣质则少见；在双子叶植物中则以可水解鞣质为主。按照系统学排序为原花色苷元—缩合鞣质—逆没食子酸鞣质—没食子酸鞣质，而鞣质与蛋白质结合产生沉淀能力的强弱顺序与此一致。

二、鞣质类资源性化学成分的结构类型与开发利用价值

(一) 可水解鞣质类资源性化学成分

可水解鞣质具有酯键或苷键结构，容易在酸、碱或酶的作用下，水解失去鞣质的特性，水解产物为小分子酚酸类化学成分和多元醇或糖。根据水解的主要产物(酚酸及其多元醇)不同，可将鞣质进一步分为没食子鞣质(gallotannins)、逆没食子鞣质(ellagitannins)及其低聚体(oligomers)、*C*-苷鞣质(*C*-glycosidic tannins)和咖啡鞣质(caffeetannins)等。

1. 没食子鞣质　水解后能生成没食子酸和糖或多元醇。该类鞣质的糖或多元醇部分的羟基全部或部分被酚酸或缩酚酸(depside)所酯化，结构中具有酯键或酯苷键。其中糖及多元醇部分最常见的为葡萄糖、*D*-金缕梅糖(*D*-hamamelose)、原栎醇(protoquercitol)、奎宁酸(quinic acid)等。

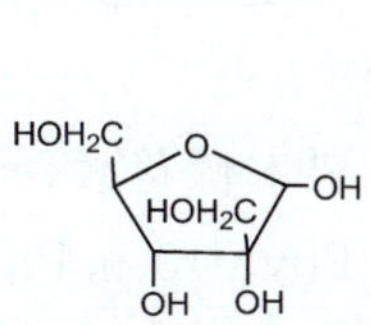

D-金缕梅糖

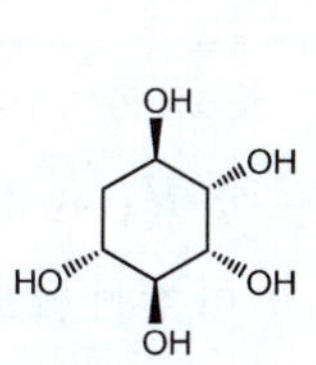

原栎醇

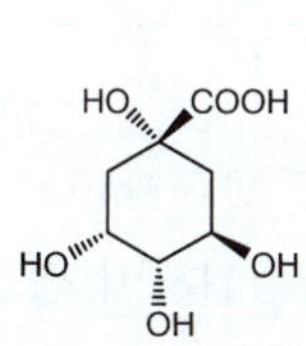

奎宁酸

五倍子鞣质，在国际市场上习称为中国棓鞣质(Chinese gallotannin)，是没食子鞣质类的代表。研究表明，五倍子鞣质是混合物，其化学组成是由 5～12-*O*-没食子酰葡萄糖组成的，最多的组分是 7～9-*O*-没食子酰葡萄糖。化学结构均以 1,2,3,4,6-五-没食子酰葡萄糖为核心，在 C-2、C-3、C-4 位上与更多的没食子酰基以缩酚酸的形式相连接形成。平均分子量为 1 434，每个葡萄糖基平均有 8.3 个没食子酰基。

五倍子鞣质制成软膏外用具有收敛止血作用。五倍子鞣质与蛋白质结合制成鞣酸蛋白(tannalbin),内服可用于治疗腹泻、慢性胃肠炎及溃疡性结肠炎等。五倍子鞣质经酸或酶水解可得到没食子酸,是制药工业上合成磺胺增效剂 TMP 的重要原料。五倍子酸是一种具有抗肿瘤、抗菌、抗氧化和抗炎等多种生物活性的资源性化学成分,尤其是以抗肿瘤活性受到广泛关注。

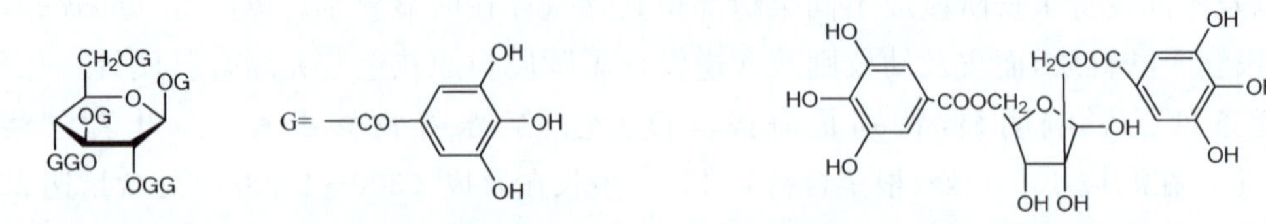

GG=二倍没食子酰基　GGG=三倍没食子酰基　金缕梅鞣质

从枫香树(*Liquidambar formosana*)植物茎枝和美洲金缕梅(*Hamamelis virginiana*)树皮中分得一种具有抑制肺癌细胞生长的多酚类化学成分金缕梅鞣质(5,6 - di - *O* - galloylhamelose),它是由 2 个没食子酰基和金缕梅糖组成的没食子鞣质。该类资源性化学成分在中药地榆中也有存在。

在漆树科黄连木属(*Pistacia*)植物清香木(*Pistacia weinmannifolia*)叶的浸出物中分离得到 2 个没食子鞣质 pistafolins A(3 - *O* - trigalloylquinic acid)和 pistafolins B(3 - *O* - digalloylquinic acid),并发现 gallic acid 和 gallocatechin 对 K562 细胞有显著的抑制作用[2]。

没食子酸及鞣质的生物合成途径经苯丙氨酸的代谢,在植物体中由 C6 - C3→C6 - C1 化合物的降解途径形成,如图 8 - 1 所示。

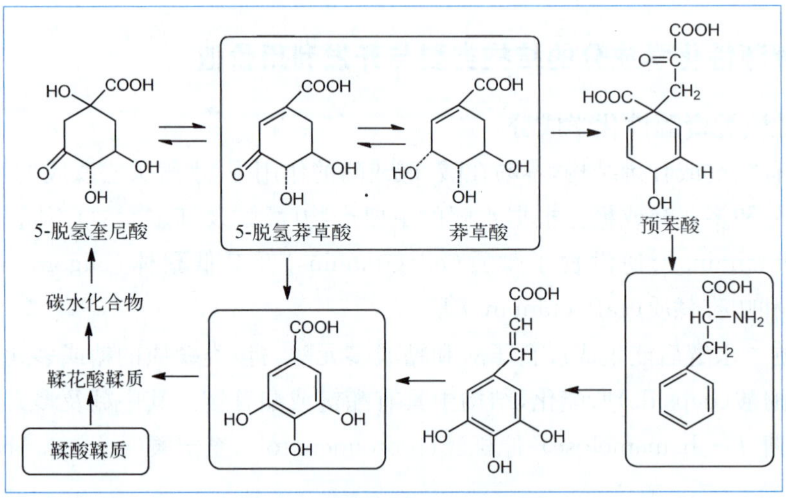

图 8 - 1　没食子酸的生物合成途径

部分可水解鞣质,如鞣酸(tannic acid)、云实素(corilagin)、栗木鞣花素(castalagin)、柯子酸等具有降低血压的作用。从中药余甘子中得到的 2 个可溶性鞣质成分 Phy - 13 和 Phy - 16,能够抗动脉粥样硬化[3],改善血液流变性,降低血脂浓度,并有抑制血小板聚集的作用。

2. 逆没食子鞣质　也称为鞣花鞣质(ellagitannin),六羟基联苯二酸或与其有生源关系的酚羧酸与多元醇(多数是葡萄糖)形成的酯,水解后可产生逆没食子酸(鞣花酸)(ellagic acid),与六羟基联苯二甲酰基(hexahydroxydiphenoyl, HHDP)有生源关系的酚羧酸的酰基有脱氢六羟基联苯二甲酰基(dehydrohexahydroxydiphenoyl, DHHDP)、脱氢双没食子酰基(dehydrodigalloyl, DHDG)、诃子酸酰基(chebuloyl, Che)、云实酰基、地榆酰基(sanguisorboyl, Sang)、榄梧酰基、梧鞣花酰基等。这些酰基在植物体内均来源于没食子酰基,是毗邻的 2 个、3 个或 4 个没食子酰基之间发生脱氢、偶合、重排、裂环、氧化环合等变化形成的。因此,所有植物体内的逆没食子酸鞣质均为没食子酸的代谢产物(图 8-2)。

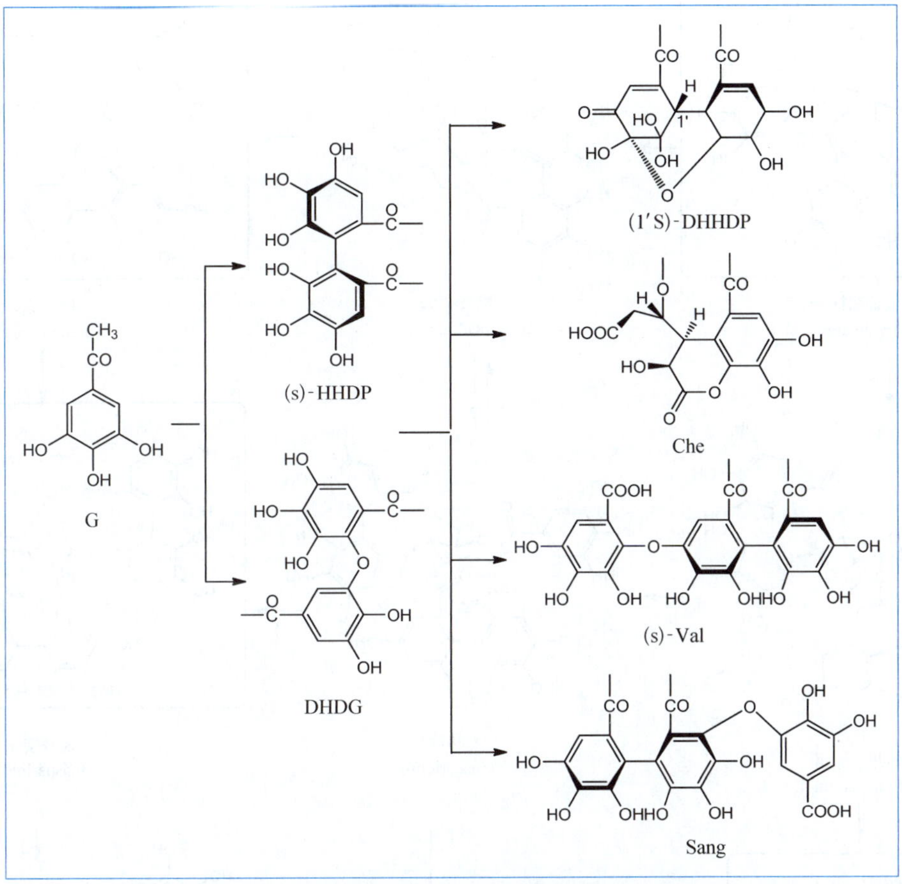

图 8-2　没食子酸及其逆没食子酸鞣质的衍化关系[1]

逆没食子酸不溶于水,亦非在生活的植物体中原生存在,而是在加工利用过程中由逆没食子酸鞣质水解产生。从生源角度来看,逆没食子酸鞣质分子中的六羟基联苯二甲酰基(hexahydroxydiphenoyl)一直认为是由 2 个没食子酰基通过 C-C 联结而成。对金缕梅科植物枫香(*Liquidambar formosana*)植物体中可水解鞣质化学结构与生长物候期变化间的关系研究表明,同种植物中一些鞣质的一个六羟基联苯二甲酰基取代了植物生长早期所含鞣质分子中吡喃型葡萄糖链上同一位置的两个没食子酰基。枫香素(liquidambin)的部分水合醛基是 C-葡萄糖苷逆没食子酸鞣质生成的中间体。由此进一步揭示了逆没食子酸鞣质的生物合成途径。几种逆没食子酸鞣质的生物合成途径如图 8-3 所示。

逆没食子鞣质是植物中分布较为广泛、种类最多的一类可水解鞣质,如木麻黄亭(casuarictin)、栎鞣花素(pedunculagin)等是最初分得的具 HHDP 基的逆没食子鞣质。该类鞣质因 HHDP 基及没食子酰基的数目、结合位置等不同,可组合成各种各样的结构。尚从牻牛儿苗科药用植物老鹳草(*Geranium wilfordii*)地上茎叶中分得吡喃葡萄糖型鞣花鞣质 geraniinic acid B;从壳斗科植物胭脂虫栎(*Quercus coccifera*)的叶片中分得寡聚鞣花鞣酸(concerferin D)等。

以牻牛儿苗科药用植物天竺葵(*Pelargonium reniforme*)的地上部位分离得到 5 个新的逆没食子鞣质 pelargoniins A～D 和 isocorilagin,扩充了具有 1C4 葡萄糖母核的天然逆没食子鞣质的范围,另外还分到 2 个具有 4C1 葡萄糖母核的逆没食子鞣质 strictinin 和 isosrictinin。这是在牻牛儿苗科植物中首次

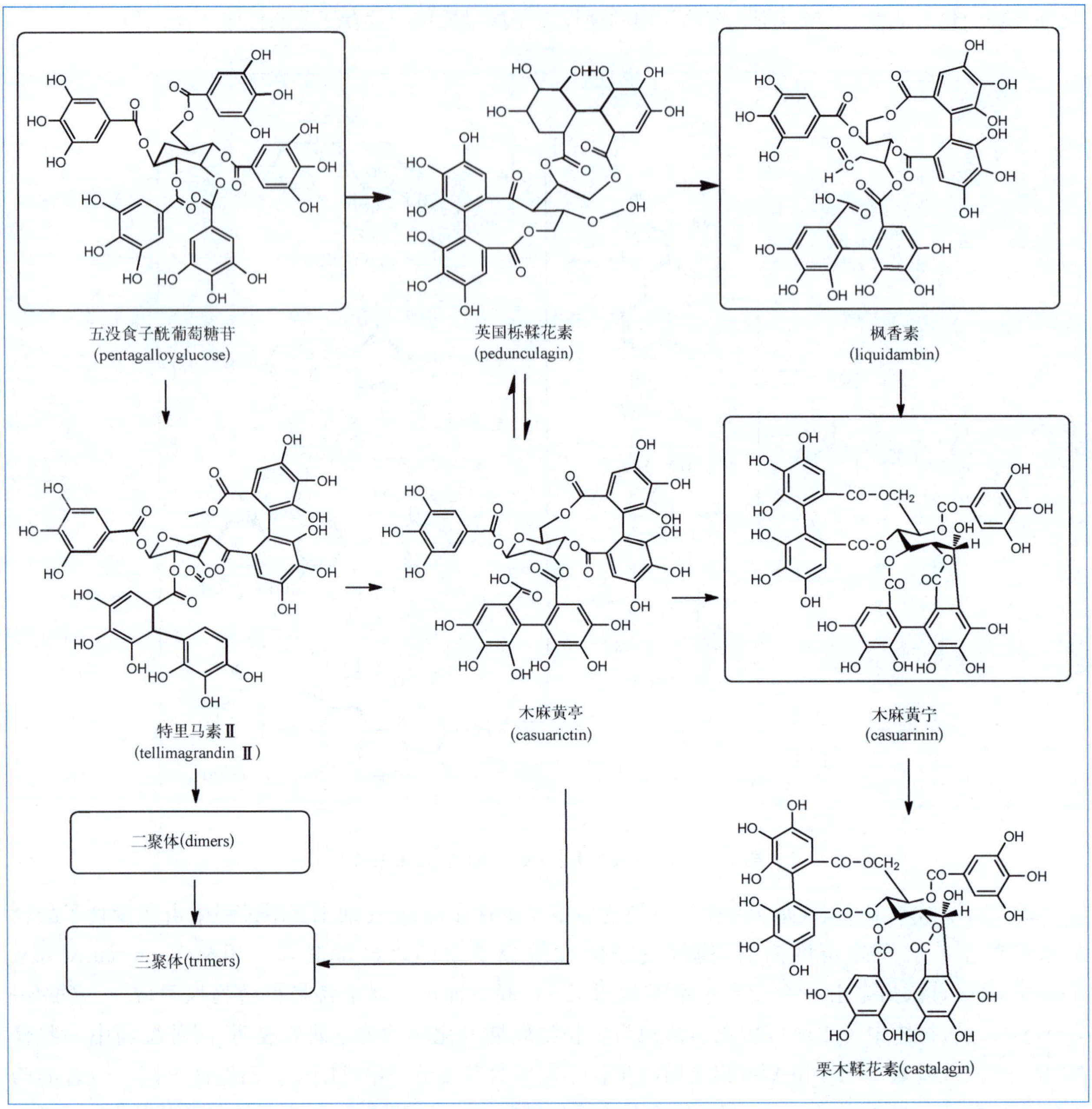

图 8-3　几种逆没食子酸鞣质的生物合成途径[1]

同时发现了具有 4C1 和 1C4 葡萄糖母核的逆没食子鞣质[4]。

在芍药(*Paeonia lactiflora*)的果实中发现了 4 个新的逆没食子鞣质二聚体 paeonianins A~D 和 1 个逆没食子鞣质单倍体 paeonianin E[5]。在叶下珠(*Phyllanthus urinaria*)全草的 70%丙酮提取物中得到新的逆没食子鞣质叶下珠素 G(phyllanthusiin G),即 1-*O*-galloy-12-phyllanthoy-13,6-(*R*)-HHDP-*B*-*D*-glucose[6]。

其他类型的逆没食子鞣质包括具有 DHDG 基的仙鹤草因(agrimoniin),具有 DHHDP 基的老鹳草素(geraninn),具有 Val 基的月见草素 B(oenothein B),具有 Sang 基的地榆素 H-2(sanguiin H-2),具有 Che 基的诃子次酸(chebulinic acid)等。

壳斗科(Fagaceae)药用植物板栗(*Castanea mollissima*)的栗蓬、栗花、栗叶中富含鞣花酸鞣质类资源性化学成分，为没食子酸的二聚衍生物。其中每 g 栗花干粉中含游离鞣花酸 2.267 mg，远高于栗叶和栗苞中的含量。板栗鞣花酸鞣质具有较强的抗氧化性，极强的还原力，特别适用于羟基自由基、超氧自由基、DPPH 自由基等的清除以及亚硝酸盐的还原等[7]。此外，板栗鞣花酸尚具有对大肠埃希菌、枯草芽孢杆菌、米曲霉、黑曲霉等致病微生物具有较强的抑菌活性[8]。

3. C-苷鞣质　木麻黄宁(casuarinin)是从麻黄科植物中分得的C-苷鞣质，糖开环后端基与 HHDP 基形成 C-C 键。尚分得更多的 C-苷鞣质，如旌节花素(stachyurin)等。

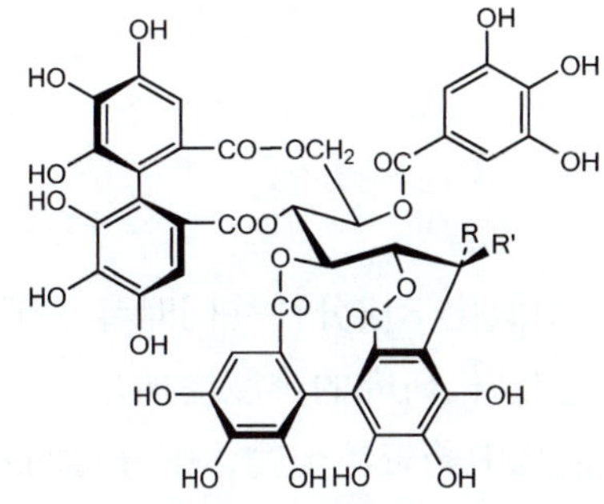

木麻黄宁　R=OH, R′=H　　旌节花素　R=H, R′=OH

4. 咖啡鞣质　咖啡豆所含的多元酚类成分主要是绿原酸(chlorogenic acid)，但不具有鞣质活性。其他少量的含有 3,4-、3,5-或 4,5-二咖啡酰奎宁酸的化学成分则具鞣质活性，该类物质称为咖啡鞣质。此外，双咖啡酰奎宁酸(dicaffeoylquinic acid)类鞣质在菊科药用植物资源中较为多见。

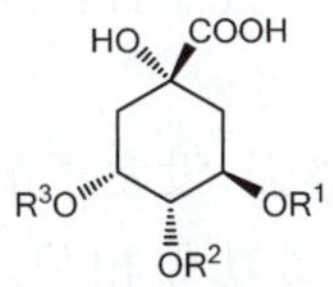

	R^1	R^2	R^3
绿原酸	caffeoyl	H	H
3,4-二-*O*-咖啡酰基奎尼酸	caffeoyl	caffeoyl	H
3,5-二-*O*-咖啡酰基奎尼酸	caffeoyl	H	caffeoyl
4,5-二-*O*-咖啡酰基奎尼酸	H	caffeoyl	caffeoyl

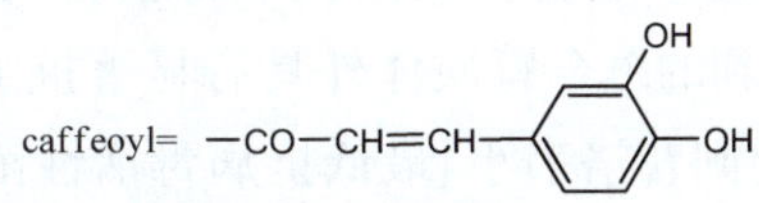

从唇形科鼠尾草属植物丹参的茎叶和根部获得的丹参酚酸 B(salvianolic acid B)是由 4 个咖啡酸缩合形成的多酚类化学成分，可以将其归类于咖啡鞣质。丹参酚酸 E(salvianolic acid E)及迷迭香酸等亦属于该类资源性化学成分。

(二) 缩合鞣质类资源性化学成分

1. 缩合鞣质类化学成分的结构类型　缩合鞣质是以黄烷-3-醇等为单元构成的缩合产物，又称黄烷类鞣质(flavonoid tannin)。该类产物是一类用酸、碱、酶处理或久置均不能水解的多元酚类化学物质，可缩合为不溶于水的高分子产物“鞣红”(亦称鞣酐，tannin reds，phlobaphenies)，又称为鞣红鞣质类(phlobatannins)。此类鞣质基本结构是(+)儿茶素(catechin)、(−)表儿茶素(epicatechin)等黄烷-3-醇(flavan-3-ol)或黄烷-3，4-二醇类(flavan-3，4-diol)通过 4,8-或 4,6 位以 C-C 缩合而成。

缩合鞣质在植物界的分布比可水解鞣质广泛，天然鞣质类化学成分的结构大多属于此类。主要存在于植物的果实、种子及树皮中，如柿子、槟榔(Arecae Semen)、钩藤(Uncariae Cum Uncis Ramulus)、山茶、麻黄(Ephedrae Herba)、翻白草(Potentillae Discoloris Herba)、茶叶、大黄(Rhei Radix et Rhizoma)、肉桂(Cinnamomi Cortex)等均含有丰富的缩合鞣质类资源性化学成分。

缩合鞣质与空气接触，特别是在酶的影响下很容易氧化、脱水缩合为暗棕色或红棕色的鞣红沉淀。因其缩合度大，结构内不同单元间 4,8-及 4,6-位结合可能同时存在，且 C-3-OH 部分常与没食子酰

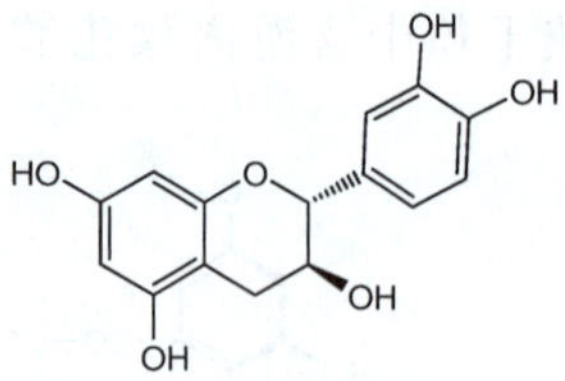

(+) 儿茶素

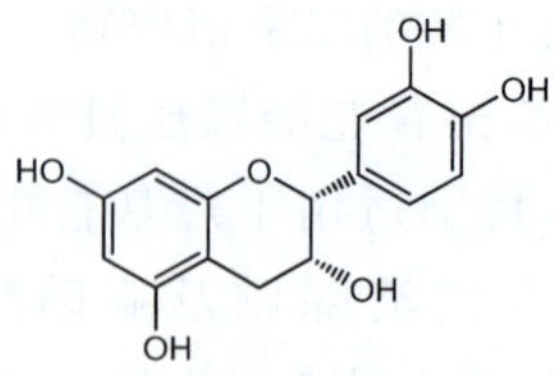

(-) 表儿茶素

基结合，相似化学成分往往同时存在于同一种植物中，多数情况下形成复杂的混合体，使缩合鞣质的分离、纯化和结构研究的难度增加。

目前从中药资源生物体中分得的缩合鞣质主要有二聚体、三聚体及四聚体[原花青定(procyanidin) B-1、B-5、A-2、C-1及表儿茶素没食子酯的四聚体]，也有五聚体及六聚体等。

从药用资源植物老鹳草全草中分得A型原花青素(geranins)C和原花青素D，即epiafzelechin-(4β→8，2β→O→7)-gallocatechin和epiafzelechin-(4β→8，2β→O→7)-afzelechin-(4β→8，2β→O→7)-afzelechin，两者具有一定程度的抗原虫活性[9]，也是治疗肠易激综合症的活性物质组分之一。乌药(*Lindera aggregate*)茎的60%丙酮冷浸提取物中分离缩合鞣质类化学成分，采用MIA法进行抗HIV-1整合酶活性筛选，获得的3个寡聚缩合鞣质类化合物二聚体(procyanidin)B1、三聚体(cinnamtanin)B1和四聚体(cirmarntannin)B2，活性评价发现寡聚缩合鞣质是乌药茎抗HIV-1整合酶的主要活性成分[10]。仙鹤草中的鞣质具有良好的抗肿瘤作用，其作用机制可能是所含缩合鞣质类物质增强抗氧化系统功能和诱导肿瘤细胞凋亡而起作用[11]。

研究表明：鞣花鞣质抗病毒活性最为显著，且二聚体活性比单体强；没食子酰基化和聚合度提高都会增加缩合鞣质的抑制能力。提示该类鞣质的抗病毒活性与其收敛功效相关。从黄花蒿(*Atermisia annua*)全草的水提物中分离得到的缩合鞣质体外具有显著抗HSV2活性，与阳性对照药物阿昔洛韦相比，青蒿缩合鞣质的细胞毒性比阿昔洛韦小，最低抗病毒活性浓度相当[12]。病毒结构简单(蛋白质外壳内含核酸)，对鞣质尤为敏感。贯众是抗病毒性感冒的常用中药，以及中药萹蓄治疗疱疹都与其鞣质的抗病毒活性有关。低分子量的水解鞣质，尤其是二聚鞣花鞣质(如马桑因、仙鹤草素)可作为口服剂，用于抗艾滋病病毒。

鞣质具有凝固微生物体内的原生质，并能对微生物体内的多种酶产生作用。因此，鞣质对多种细菌和真菌都有明显的抑制作用，不同种类的微生物抑制机制有所不同，但均不影响动物体细胞的生长，如对霍乱菌、金黄色葡萄球菌、大肠埃希菌等常见致病菌，某些鞣质能起到较强的抑制作用。鞣质可作为治疗胃炎和溃疡的药物成分，可抑制幽门螺旋菌的生长。睡莲(*Nymphaea alba*)的根因其所含水解鞣质的抑菌活性，可用于治疗喉炎、眼部感染、白带等症。抑菌活性证实，从老鹳草提取出的鞣质类物质对金黄色葡萄球菌和青霉菌具有明显的抑菌效果，对大肠埃希菌也有一定抑菌效果[13]。石榴皮的鞣质类化学成分对金黄色葡萄球菌、福氏痢疾杆菌、沙门氏菌、大肠埃希菌、绿脓杆菌和白色念珠菌均有不同程度的抑制作用，且呈现广谱抗菌特性，并具有抗耐药菌作用[14]。提示从富含鞣质类化学成分的中药资源中发现天然植物源抗生素是值得系统深入开发的资源宝库。

蓼科植物虎杖(*Polygonum cuspidatum*)的根及根茎富含鞣质、蒽醌等化学成分。具有活血止痛、清热利湿、解毒抑菌等功效，在临床上主要用于治疗多种感染性疾病、烧伤、微循环功能障碍、肿瘤等。研究表明，所含缩合鞣质类物质虎杖鞣质(polygonum cuspidatum Tannin，PCT)具有显著的α-葡萄糖苷酶抑制活性[15]，经纯化后具有降低四氧嘧啶所致糖尿病小鼠的血糖水平[15]；对CCl_4导致的肝脂质过氧化损伤有明显抑制作用[16]。

从山茱萸科植物山茱萸(*Cornus officinalis*)的果肉部分分离得到一系列鞣质类成分[17],包括特里马里Ⅰ、特里马里Ⅱ、异诃子素、水杨梅素、水杨梅素、2,3-二氧-没食子酰-β-D-葡萄糖、1,2,3-三氧没食子酰-β-D-葡萄糖、1,2,3,6-四氧没食子酰-β-D-葡萄糖、木鞣质F、木鞣质G、木鞣质H、木鞣质C、木鞣质I、木鞣质J、木鞣质K、喜树鞣质F和喜树鞣质G等。研究发现,山茱萸鞣质对佐剂性关节炎大鼠的免疫功能具有改善和纠正作用[18]。此外,山茱萸鞣质尚具有抗肿瘤,抗氧化,抗病毒,抗过敏、瘢疹以及收敛止血、止泻、抗菌、保护黏膜、降血糖等多种作用[19]。

2. 缩合鞣质类化学成分的类型及其资源分布

(1) 缩合鞣质二聚体: 缩合鞣质二聚体是由两分子黄烷醇单元缩合而成的化学成分,主要分布在酸模属(*Rumex*)、葡萄属(*Vitis*)、岩蔷薇属(*Cistus*)、金合欢属(*Acacia*)等植物中。近些年来,从药用植物中分离得到百余个二聚体化合物,如从槲蕨(*Drynaria fortunei*)根茎中分离得到 epiafzelechin-(4β→8)-4β-carboxymethyl-epicatechin methyl ester、epiafzelechin-(4β→8)-4α-carboxymethyl-epiafzelechin ethyl ester、epiafzelechin-(4β→8)-4β-carboxymethyl-epiafzelechin methyl ester 3个二聚体化合物[20]。从冬虫夏草(*Cordyceps sinensis*)中分离得到5个二聚体缩合鞣质,即 epigallocatechingallate-(4β→6)-epigallocatechingallate、epicatechingallate-(4β→6)-epigallocatechingallate、epigallocatechingallate-(4β→6)-epicatechingallate、epiafzelechin-(4β→6)-epigallocatechingallate、epicatechingallate-(4β→6)-epicatechingallate[21]。从酸模(*Rumex acetosa*)根中分离得到 epicatechin-3-*O*-gallate-(4β→6)-epicatechin-3-*O*-gallate、epiafzelechin-(4β→8)-epicatechin、epiafzelechin-(4β→8)-epicatechin-3-*O*-gallate、epiafzelechin-(4β→6)-epicatechin-3-*O*-gallate、epiafzelechin-3-*O*-gallate-(4β→8)-epicatechin-3-*O*-gallate、epicatechin-(4β→6)-epicatechin-3-*O*-gallate、epicatechin-(2β→7,4β→8)-epicatechin-(4β→8)-phloroglucinol、epicatechin-3-*O*-gallate-(4β→8)-epicatechin-3-*O*-gallate-phloroglucinol 等化合物[22,23]。从银杏(*Ginkgo biloba*)叶中获得 epigallocatechin-(4β→8)-epigallocatechin-(4β→2)-phloroglucinol、epigallocatechin-(4β→6)-epigallocatechin-(4β→2)-phloroglucinol、epigallocatechin-(4β→8)-catechin 等化合物[24]。从啤酒花(*Humulus lupulus*)的雌花中获得 gallocatechin-(4α→8)-catechin、gallocatechin-(4α→6)-catechin、catechin-(4α→8)-gallocatechin、catechin-(4α→6)-gallocatechin、afzelechin-(4α→8)-catechin 等资源性化学成分[25]。从荔枝(*Litchi chinensis*)核中分离得到 proanthocyanidin A1(epicatechin-(4β→8, 2β→*O*→7)-catechin)、proanthocyanidin A2(epicatechin-(4β→8, 2β→*O*→7)-epicatechin)、proanthocyanidin A6(epicatechin-(4β→6, 2β→*O*→7)-epicatechin)、epicatechin-(7,8-bc)-4β-(4-hydroxyphenyl)-dihydro-2(3H)-pyranone 等化合物[26]。此外,从乌药(*Lindera aggregate*)茎中尚获得 procyanidin A6[epicatechin-(4β→8, 2β→*O*→7)-catechin]等鞣质类化学成分[27]。

(2) 缩合鞣质三聚体: 缩合鞣质三聚体主要分布于蛇麻(*Humulus lupulus*)、荔枝(*Litchi chinensis*)、酸模(*Rumex acetosa*)、落花生(*Arachis hypogaea*)等植物中,近些年来,已从中分离获得47个缩合鞣质三聚体,其中新化学成分有18个,如从槲蕨(*Drynaria fortunei*)根茎中分离得到的 epiafzelechin-(4β→8)-epiafzelechin-(4β→8)-4β-carboxymethyl-epiafzelechin methyl ester、epiafzelechin-(4β→8, 2β→*O*→7)-epiafzelechin-(4β→8)-epiafzelechin 等三聚体化学成分[20]。从银杏叶中获得 epigallocatechin-(4β→8)-epigallocatechin-(4β→8)-catechin 化学成分[28]。从荔枝核中分离获得 litchitannin A1[epicatechin-(2β→*O*→7, 4β→6)-epicatechin-(2β→*O*→7, 4β→8)-catechin]、litchitannin A2[epicatechin-(2β→*O*→7, 4β→6)-epicatechin-(2β→*O*→7, 4β→6)-epicatechin]、aesculitannin A[epicatechin-(4β→8)-epicatechin-(2β→*O*→7, 4β→8)-epicatechin]、epicatechin-

(2β→O→7，4β→8)-epiafzelechin-(4α→8)-epicatechin 等三聚体缩合鞣质类化学成分[26]。从蓼科酸模属植物酸模(*Rumex acetosa*)根及根茎中分离获得 epiafzelechin-(4β→8)-epicatechin-(4β→8)-epicatechin、epicatechin-(2β→O→7，4β→8)-epiafzelechin-(4α→8)-epicatechin、epicatechin-3-O-gallate-(2β→O→7，4β→8)-epicatechin-(4β→8)-epicatechin、epicatechin-3-O-gallate-(4β→8)-epicatechin-3-O-gallate-(4β→8)-epicatechin-3-O-gallate 等化学成分[22]。此外，尚从欧洲龙牙草(*Agrimonia eupatoria*)全草中获得 procyanidin C2[Catechin-(4α→8)-catechin-(4α→8)-catechin]化学成分[29]。从乌药茎中获得 Lindetannin trimer[epicatechin-(2β→O→7，4β→8)-catechin-(4β→8)-catechin] 化学成分[10]。

(3) 缩合鞣质四聚体：目前分离鉴定的缩合鞣质四聚体并不多，主要在苹果(*Malus pumila*)、毛杜仲藤(*Parabarium huaitingii*)、肉桂(*Cinnamomum cassia*)、落花生等植物中发现。从肉桂皮中得到 parameritannin A1 {epicatechin-(4β→8，2β→O→7)-[epicatechin-(4β→6)]-epicatechin-(4β→8)-epicatechin}、cassiatannin A {epicatechin-(4β→8，2β→O→7)-[epicatechin-(4β→6)]-epicatechin-(4β→8)-catechin}2 个四聚体缩合鞣质化学成分[30]。

(4) 缩合鞣质高聚体：除以上的二聚体、三聚体和四聚体外，缩合鞣质中还有五聚体、六聚体等高聚体化学成分[31]。从润楠属植物菲律宾楠(*Machilus philippinensis*)中分离到了 2 个新化学成分，分别鉴定为缩合鞣质五聚体(machiphilitannins A)和六聚体(machiphilitannins B)[32]。在大血藤中分离鉴定了一个新的缩合鞣质五聚体，还从中药资源中发现了聚合度在 10 以上甚至为几十的缩合鞣质[33]。从金合欢属植物马占相思(*Acacia mangium*)中检测到了由 11 个单体组成的缩合鞣质高聚物，此外该植物中还含有大量缩合鞣质七聚体[34]。在杜鹃花科越橘属植物蔓越橘(*Vaccinium macrocarpon*)中分离到了聚合度为 3～10 的原花色素类缩合鞣质以及聚合度更高的资源性化学成分[35]。

(三) 复合鞣质类资源性化学成分

复合鞣质(complex tannine)是由构成缩合鞣质的单元黄烷-3-醇与可水解鞣质部分通过 C-C 键连接而成的一类化学成分，兼有可水解鞣质和缩合鞣质的结构特征和性质。该类鞣质首先是从壳斗科植物中分离得到，现已发现它们同时存在于含有可水解鞣质和缩合鞣质的植物中。

来自使君子科植物榄仁树(*Terminalia catappa*)及其近缘植物中的 anogeissinin 等，以及从山茶(*Camellia japonica*)及番石榴属(*Psidium*)植物中分离获得含有黄烷醇的逆没食子鞣质，如山茶素 B(cameliatannin B)、山茶素 D(camelliatannin D)及番石榴素 A、番石榴素 C(guavin A、guavin C)等均为复合鞣质类化学成分。它们分子结构是由逆没食子鞣质部分与原花色素部分结合组成的，具有可水解鞣质与缩合鞣质的特征。

此外，鞣质与蛋白质以疏水键和氢键等复合是其重要的化学性质，在食品中称为涩性，在日化品中称为收敛性。因此，鞣质可用于化妆品，对皮肤具有较好的附着力，可使粗大的毛孔收缩，使松弛的皮肤收敛，呈现出细腻的外观。此外，鞣质对紫外光吸收能力强，被称为“紫外线过滤器”。鞣质的美白作用与其抗氧化清除自由基、吸收紫外光、酶抑制能力有关。在化妆品中添加鞣质具有美白、防皱的效果[36]。

鞣质是石油开采、轻工和医药的重要原料。麻黄鞣质、落叶松鞣质均可用于栲胶制革，其中落叶松栲胶在工业中用来鞣制底革，渗透慢，沉淀物较多，颜色红棕，用作轻革的复鞣填充剂也出现不足，因此对其进行改性，如醛类及胺类化学成分缩合树脂改性、阳离子活性栲胶等。橡椀栲胶在国外被认为是一种优良鞣质，这种鞣质收敛性好，渗透速度较快，制成革为绿的黄棕色，质地丰满坚实，产率高。橡椀在我国蕴藏量丰富，其栲胶鞣革性能良好[38]。鞣质尚可用于废水处理去除有毒金属离子，对水起到净化作

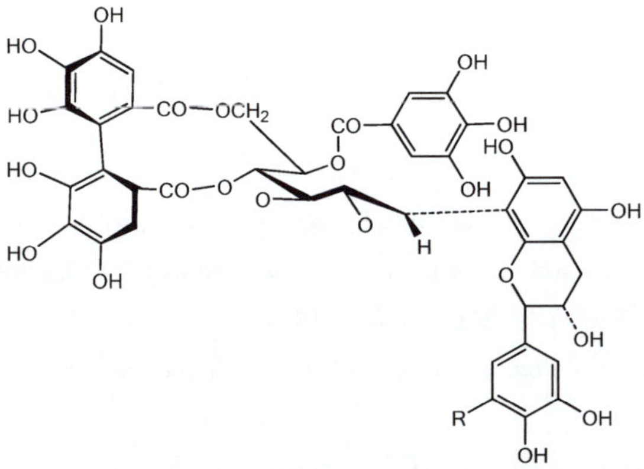

番石榴素A：R=H　　番石榴素D：R=OH

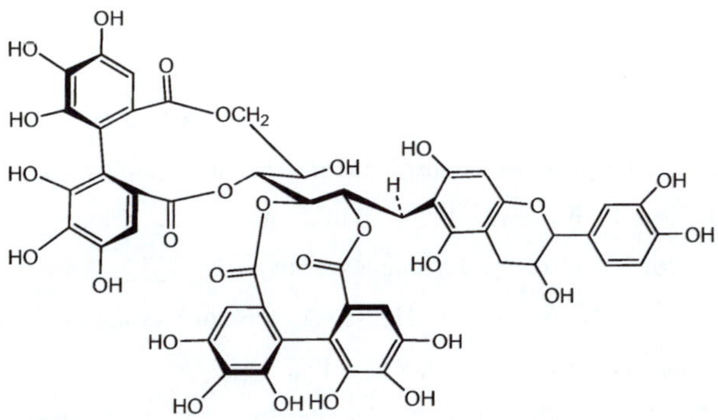

山茶素B

用。经化学改性后的鞣质可作为高分子水处理剂有广阔的资源化利用前景。

◇参◇考◇文◇献

[1] 周荣汉，段金廒. 植物化学分类学[M]. 上海科学技术出版社，2005.

[2] Hou AJ, Peng LY, Liu YZ, et al. Gallotannins and related polyphenols from *Pistacia weinmannifolia*[J]. Planta Medica, 2000, 66(7): 624 - 626.

[3] 涡爱秀，黄兴国，唐湘云. 余甘子中水溶性鞣质的抗动脉粥样硬化作用机制研究[J]. 实用预防医学，2007，14(2)：352 - 354.

[4] Latt KP, Kolodziejh. Pelargoniins, new ellagitannins from *Pelargonium reniforme*[J]. Phytochemistry, 2000, 54(7): 701 - 708.

[5] Tanaka T, Fukumorim, Ochit, et al. Paeonianins A-E, new dimeric andmonomeric ellagitannins from the fruits of *Paeonia lactiflora*[J]. Journal of Natural Products, 2003,66(6): 759 - 763.

[6] 张兰珍，郭亚健，涂光忠，等. 叶下珠新鞣花鞣质的分离与鉴定[J]. 药学学报，2004，39(2)：119 - 122.

[7] 王文君. 板栗鞣花酸鞣质在制备抗氧化剂中的应用：中国，CN103610212A[P]. 2014 - 03 - 05.

[8] 秦岭，姜奕晨，曹庆芹，等. 板栗鞣花酸鞣质在制备抑菌剂中的应用：中国，CN103601733A[P]. 2014 - 02 - 26.

[9] Calzada F, Cedillo-Riverar, B R, et al. Geranins C and D, additional new antiprotozoal A-type proanthocyanidins from *Geranium niveum*[J]. Planta Medica, 2001,67(7): 677 - 680.

[10] 张朝凤，孙启时，王峥涛，等. 乌药茎中鞣质类成分及其抗 HIV - 1 整合酶活性研究[J]. 中国药学杂志，2003，38(12)：911 - 914.

[11] 武晓丹. 仙鹤草红外光谱分析及其鞣质抗肿瘤作用研究[D]. 哈尔滨：东北林业大学，2010.

[12] 张军峰，谭健，蒲蔷，等. 青蒿鞣质抗病毒活性研究[J]. 天然产物研究与开发，2004，16(4)：307 - 311.

[13] 王放银，赵民忠，段林东，等. 老鹳草鞣质的提取及其抑菌效果研究[J]. 邵阳学院学报(自然科学版)，2004，3(1)：103 - 105.

[14] 杨林，周本宏. 石榴皮中鞣质和黄酮类化合物抑菌作用的实验研究[J]. 时珍国医国药，2007，18(10)：2335 - 2336.

[15] 沈忠明，殷建伟，袁海波. 虎杖鞣质的降血糖作用研究[J]. 天然产物研究与开发，2004，16(3)：220 - 221.

[16] 曾伟成，蔡钦榕，杨辉，等. 虎杖鞣质抗脂质过氧化作用研究[J]. 中药药理与临床，2002，18(6)：18 - 19.

[17] 励建荣，夏道宗. 山茱萸有效成分和药理作用的研究进展及其在食品工业中的应用[J]. 食品科学，2003，24(3)：161 - 163.

[18] 吕晓东，杨胜，齐春会，等. 山茱萸鞣质活性部位对佐剂性关节炎大鼠免疫功能的影响[J]. 中草药，2004，35(9)：1023 - 1024.

[19] 康杰芳，安莉，李慧敏，等. 一种响应面法优化山茱萸果核中鞣质的提取工艺：中国，CN103360435A[P]. 2013 -

10－23.

[20] Liang YH, Ye M, Yang WZ, et al. Flavan－3－ols from the rhizomes of *Drynaria fortunei*[J]. Phytochemistry, 2011, 72: 1876－1882.

[21] Kumara NS, Maduwantha WMA, Wijekoona B, et al. Separation of proanthocyanidins isolated from tea leaves using high-speed counter-current chromatography[J]. Journal of Chromatography A, 2009, 1216: 4295－4302.

[22] Gescher K, Hensel A, Hafezi W, et al. Oligomeric proanthocyanidins from *Rumex acetosa* L. inhibit the attachment of herpes simplex virus type－1[J]. Antiviral Research, 2011, 89: 9－18.

[23] Bicker J, Petereit F, Hensel A. Proanthocyanidins and a phloroglucinol derivative from *Rumex acetosa* L. [J]. Fitoterapia, 2009, 80: 483－495.

[24] Qa'dan F, Nahrstedt A, Schmidt M, et al. Polyphenols from *Ginkgo biloba*[J]. Scientia Pharmaceutia, 2010, 78: 897－907.

[25] Li HJ, Deinzer ML. Structural identification and distribution of proanthocyanidins in 13 different hops[J]. Journal of Agriculture Food Chemistry, 2006, 54(11): 4048－4056.

[26] Xu XY, Xie HH, Wang YF, et al. A-Type proanthocyanidins from Lychee seeds and their antioxidant and antiviral activities[J]. Journal of Agriculture Food Chemistry, 2010, 58(22): 11667－11672.

[27] 张朝凤. 乌药与鼎湖钓樟的化学成分及抗 HIV－1 整合酶活性研究[D]. 沈阳：沈阳药科大学，2002.

[28] Qa'dan F, Mansoor K, AL-Adham I, et al. Proanthocyanidins from Ginkgo biloba leaf extract and their radical scavenging activity[J]. Pharmaceutical Biology, 2011, 49(5): 471－476.

[29] C Helena, González-Paramás A, Amaral M T, et al. Polyphenolic profile characterization of *Agrimonia eupatoria* L. by HPLC with different detection devices[J]. Biomedical Chromatography, 2006, 20: 88－94.

[30] Killday KB, Davey MH, Glinski JA, et al. Bioactive a-type proanthocyanidins from *Cinnamomum cassia* [J]. Journal of Natural Products, 2011, 74(9): 1833－1841.

[31] 王坤凤，袁永兵，吴玲芳，等. 缩合鞣质的研究进展[J]. 中草药，2013，44(12)：1687－1699.

[32] Lin HC, Lee SS. Proanthocyanidins from the leaves of *Machilus philippinensis*[J]. Journal of Natural Products, 2010, 73: 1375－1380.

[33] 毛水春. 中药大血藤 Sargentodoxa cuneata 抗癌活性成分的分离与鉴定[D]. 青岛：中国海洋大学，2003.

[34] Hoong YB, Pizzi A, Tahir PM, et al. Characterization of *Acacia mangium* polyflavonoid tannins by MALDI-TOF mass spectrometry and CP-MAS 13C NMR[J]. Europe Polymer Journal, 2010, 46: 1268－1247.

[35] Koo H, Duarte S, Murata RM, et al. Influence of cranberry proanthocyanidins on formation of biofilms by streptococcus mutans on saliva-coated apatitic surface and on dental caries development *in vivo* [J]. Caries Research, 2010, 44: 116－126.

[36] 金哲雄. 中药鞣质类成分资源、药用前景与综合利用[C]. 第二届全国中药商品学术大会论文集，2010.

[37] 张文德. 橡椀鞣质的化学性质及鞣革性能[J]. 林业科学，1980，(2)：115－123.

（吴启南　宿树兰　段金廒）

第二节
富含鞣质类物质的代表性药用生物资源类群及其资源化利用研究

鞣质是一类水溶性多酚类资源性化学成分，较为广泛地存在于植物类群中。约 70%以上中药资源中含有该类化学成分，如地榆、大黄、诃子、肉桂、芒果、老鹳草及仙鹤草等均富含鞣质。鞣质的多元酚类结构赋予它一系列独特的化学性质，从而受到国内外学者广泛的关注。医药、林业、农业、食品、化工、环境等学科领域从不同角度开展了鞣质的基础应用研究和资源产业化开发，尤其在医药领域的研究备受瞩目。

目前鞣质的抗艾滋病（AIDS）研究令人关注，低分子量的水解鞣质，尤其二聚鞣花鞣质可作为口服药物制剂用于有效抑制 AIDS。仙鹤草素在浓度 0.01～0.1 g/L 时就可起到显著的抑制 AIDS 病毒 HIV 生长的效果。鞣质能清除生物体内过剩的自由基，维护细胞膜的流动和蛋白质的构象，防止辐射诱发的 DNA 断裂，从而在抑制脂质过氧化、心血管疾病、抗癌、抗突变、抗衰老、抗白内障等方面有独特功效。一些水解鞣质，如鞣酸、云实素、栗木鞣花素、诃子酸均具有降血压的作用。因此，鞣质的资源价值不断被发现，其资源化利用途径越来越扩展。

五倍子药用生物资源及其资源化利用研究

五倍子（China Sumac），别名百虫仓、木附子等，为瘿棉蚜科（Pemphigidae）五节根蚜亚科（Fordinae）某些蚜虫寄生在漆树科（Anacadiaceae）盐肤木属（*Rhus*）盐肤木（*Rhus chinensis* Mill.）、青麸杨（*Rhus potaninii* Maxim.）、红麸杨（*Rhus punjabensis* Stew var. *sinica*（Diels）Rehd. et Wils.）等或其他树种不同部位形成的虫瘿。秋季采摘，置沸水中略煮或蒸至表面呈灰色，杀死蚜虫，取出，干燥。按外形不同，分为“肚倍”和“角倍”。其味酸，涩，性寒，归肺、大肠、肾经，具有敛肺、止汗、涩肠、固精、止血、解毒的功效。

五倍子药用始见于唐《本草拾遗》。明 · 李时珍《本草纲目》中释名曰：“五倍子，宋 · 《开宝本草》收入草部，《嘉祐本草》移入木部。虽知生于肤木之上，而不知其乃虫所造也”，并将其移入《本草纲目》的虫部。

漆树科盐肤木属植物为落叶小乔木或灌木，单数羽状复叶，互生。小枝棕褐色，被锈色柔毛，具圆形小皮孔。奇数羽状复叶有小叶（2～）3～6 对，卵形或椭圆状卵形或长圆形。圆锥花序宽大，多分枝，雄花序长，雌花序较短。雄花花瓣倒卵状长圆形，开花时外卷；雌花花瓣椭圆状卵形，子房卵形。核果球形，成熟时红色。花期 8～9 月，果期 10 月。

盐肤木属植物全世界约有 250 种，我国有 6 种、3 个变种，在境内分布广泛，资源丰富，主要产地集中分布于秦岭、大巴山、武当山、巫山、武陵山、峨眉山、大娄山、大凉山等山区和丘陵地带[1]。据《中国植物志》记载：国产本属植物多有异名，盐肤木除了正名 *Rhus chinensis* 外，还有异名 *Rhus semialata*、*R. javanica*、*R. osbeckii*；滨盐肤木有异名 *R. roxburghii*、*R. javanica*、*R. semialata*；青麸杨异名有 *R. henryi*、*R. sinica*。盐肤木除在国内有大量分布外，还广泛分布于东亚地区，包括印度、中南半岛、马来西亚、印度尼西亚、日本和朝鲜等地。该植物为雌雄异株，具有有性和无性两种繁殖方式，但以有性繁殖为主，无性繁殖属随机行为，对种群分布影响较小[2]，见表 8-1。

表 8-1　五倍子资源植物盐肤木属植物类群在中国的分布[2]

编号	种	拉 丁 名	地 区 分 布
1	盐肤木	*Rhus chinensis*	除东北、内蒙古自治区、青海省和新疆维吾尔自治区外，其余省区均有分布
2	滨盐肤木	*R. chinensis* var. *roxburghii*	云南省、四川省、贵州省、广西壮族自治区、广东省、我国台湾地区、江西省
3	川麸杨	*R. wilsonii*	云南省东北部、四川省西南部
4	滇麸杨	*R. teniana*	云南省西北部
5	白背麸杨	*R. hypoleuca*	广东省、湖南省、福建省、我国台湾地区
6	青麸杨	*R. potaninii*	云南省、四川省、甘肃省、陕西省、山西省、河南省
7	红麸杨	*R. punjabensis* var. *sinica*	云南省、四川省、贵州省、湖南省、湖北省、陕西省、西藏自治区
8	毛叶麸杨	*R. punjabensis* var. *pilosa*	云南省西北部、四川省西南部、西藏自治区东南部
9	泰山盐肤木	*R. taisanensis*	山东省济南市泰山地区

五倍子因倍蚜虫种类、寄主及寄生部位的不同，其形态各异，主要有以下 10 种。

A. 角倍：致瘿蚜为角倍蚜(*Schlechtendalia chinensis*)。五倍子的形状自爪状分叉至卵状不等，倍子表面均具有若干尖角状突起，因而称为角倍。寄主树有盐肤木和滨盐肤木两种，寄生在盐肤木的倍子着生于复叶总轴的翅叶背面，寄生于滨盐肤木的倍子着生于复叶小叶的下侧背面。倍子最大时达 117 mm×65 mm。成熟时 500 g 鲜倍为 45～50 个，干倍为 80～100 个。角倍成熟期为 9 月下旬。由于盐肤木在我国分布广，产角倍的数量大，因而角倍是我国用于中医临床配伍调剂和制剂生产的主要品种。角倍类五倍子主产于贵州省、四川省、湖南省、云南省、广西壮族自治区。肚倍类五倍子主产于湖北省、陕西省。

B. 倍蛋：致瘿蚜为倍蛋蚜(*S. peitan*)。寄主树与角倍相同，倍子着生于小叶的侧脉上，圆球形或倒卵形，外表光滑无突起，最大可达 62 mm×40 mm。500 g 成熟干倍约为 130 个，比角倍早成熟 15 d 左右。

C. 圆角倍：致瘿蚜为圆角倍蚜(*Nurudea sinica*)。寄主树为盐肤木，倍子着生于复叶总轴翅叶背面。外形与角倍十分相似，较角倍小，角突较少且较钝，基部有一明显的柄状。此倍子成熟期较角倍早。在贵州省、四川省部分山区发现少量。

D. 倍花：致瘿蚜为倍花蚜(*N. shiraii*)。寄主树为盐肤木，倍子着生于复叶总轴的基部。外形如花，从基部起呈树枝状分枝，通常分三枝，最末端的分叉逐渐膨大如袋状或乳头状突起。成熟的倍子淡黄绿色，受光面呈不均匀的红色，最大可达 200 mm×50 mm。500 g 干倍为 8.3 个。倍花大多分布于低海拔产区，成熟期比角倍早。

E. 红倍花：致瘿蚜为红倍花蚜(*N. rosea*)。寄主树为盐肤木，倍子着生于复叶总轴小叶的基部。形状似倍花，但较小，为二分叉状，第二分枝扁且膨大，角突尖细。成熟倍子呈玫瑰红色。倍子大小一般为 82.5 mm×74.7 mm，500 g 成熟干倍为 45 个左右，成熟期早于角倍。

F. 枣铁倍：致瘿蚜为枣铁倍蚜(*Kaburagia ensigallis*)。寄主树为红麸杨和青麸杨，倍子着生于复叶小叶基部侧脉或主脉上。倍子端部略尖，基部或中部膨大，整个倍子外形如长枣。成熟倍子为青绿或淡黄绿色。倍子最大达 110 mm×50 mm，500 g 商品干倍为 72～80 个。成熟爆裂期提早到 6 月下旬至 7 月上旬。枣铁倍为红麸杨上的生产优势种。

G. 蛋铁倍：致瘿蚜为蛋铁倍蚜(*K. ovogallis*)。寄主树为红麸杨，倍子着生于小叶侧脉上，球形，表面光滑，向阳面紫红色。成熟鲜倍最大达 80 mm×36 mm，500 g 商品干倍为 152 个，成熟期较枣铁倍早。

H. 红小铁枣：致瘿蚜为红小铁枣蚜(*Meitannaphis elongallis*)。寄主树为红麸杨。倍子着生于小叶中脉上。倍子小型，外形枣状。成熟时由基部向上逐渐变红色。成熟倍子大小约为 12.8 mm×9.8 mm，500 g 商品干倍为 851 个，产量一般较低。

I. 黄毛小铁枣：致瘿蚜为黄毛小铁枣蚜(*M. flavogallia*)。寄主树为红麸杨，倍子着生于小叶中脉上。倍子外形似红小铁枣，小型，外表被一层黄色茸毛。成熟倍子大小约为 11.5 mm×10 mm，500 g 鲜倍约 430 个。该倍属稀有品种。

J. 铁倍花：致瘿蚜为铁倍花蚜(*Floraphis meitanaphis*)。寄主树为红麸杨，倍子着生于复叶总轴上。倍子大型，如菊花状，从基部作放射状一次性分枝，每分枝极似蟹爪。成熟的鲜倍大小约为 150 mm×100 mm，500 g 商品干倍为 24 个。成熟倍子鲜红色。成熟期较枣铁倍迟 1～2 个月。

一、资源利用现状

五倍子为传统中药之一，具有敛肺降火、涩肠止泻、固精缩尿、止汗止血、解毒敛疮等多种功效。主治肺虚久咳、肺热痰嗽、久泻久痢、盗汗、消渴、便血痔血、外伤出血、痈肿疮毒、皮肤湿烂等症。在医药、化工、食品等方面有着广泛的用途[3]。五倍子含有单宁、没食子酸、五倍子油等资源性化学成分，其中单宁含量可高达 80%。我国是五倍子的主要生产国家，在世界总产量中占 95%左右。我国五倍子不仅产量大，而且品质优，主产区集中在贵州省、陕西省、四川省、云南省等地。

五倍子鞣质具有抗菌、抗炎、清除自由基等多种生物活性，其中五倍子粉、五倍子水浸液等对金黄色葡萄球菌、链球菌、肺炎球菌以及伤寒、副伤寒、痢疾、炭疽、白喉、绿脓杆菌等均有明显的抑菌或杀菌作用；尚具有抑制脂质过氧化活性，在防治心血管病、抗突变、抗癌、抗白内障等方面发挥独特作用。

五倍子还可抑制变形链球菌的产酸、黏附，并可阻止龋病的发生，抑制菌斑生物膜的形成。五倍子提取物浓度为 6.25 mg/g 可抑制胶原酶的活性，抑制率为 25.35%；当五倍子提取物浓度为 50 mg/L 时抑制率为 61.07%；当浓度为 100 mg/L 时抑制率为 74.22%。其抗胶原分解作用机制可能是当五倍子提取液与胶原酶接触后，对胶原酶蛋白产生凝固作用，使酶的活性降低，分解胶原量减少；另一方面使胶原蛋白凝固变性，胶原螺旋结构更趋于稳定，增强了胶原蛋白的抗降解性。五倍子煎剂对接种于鸡胚的流行性感冒——甲型 PR_3 株病毒具有抑制作用，该作用可能与五倍子中的鞣质类化学成分有关。近年来五倍子鞣质被发现有很强的抑制 HIV - RT 活性，具有开发成抗艾滋病药物的潜力。

五倍子中的鞣质以及没食子酸等成分具有沉淀蛋白质的作用。皮肤、黏膜、溃疡与之接触后，组织蛋白质即被凝固，形成一层被膜。五倍子鞣质还可以与若干金属、生物碱或苷类形成不溶性化学成分，因此可以作为消毒剂使用。此外，五倍子鞣质的收敛作用及减少胃肠蠕动活性可产生止泻的功效。五倍子还可用来治疗烧烫伤、久咳、脱肛等多种病症，在临床上均有较好的疗效。

五倍子来源于天然产物，作为口腔局部用药，具有不易产生耐药性、毒副反应小等优点。在口腔医学中具有较好的应用，能有效提高早期釉质龋的表面显微硬度，具有潜在的防龋功效[4]。在牙膏及漱口液防龋方面具有很好的应用前景。漱口水中加入五倍子提取液，既收敛，又降火，能预防龋齿、生津降火、收敛生肌止血作用，同时对口腔溃疡、牙龈炎有一定的治疗作用，对口腔致病菌有明显的抑菌和杀菌作用。此外，五倍子多糖具有降血糖、抗菌、抗炎等作用。

五倍子在医疗保健方面具有多元用途，如用五倍子水煎液洗头，可以治疗头部溢脂性皮炎；五倍子漱口液对急慢性口腔炎、牙龈炎、眼本质过敏症、急慢性咽炎、扁桃体炎等具有良好的效果；用食醋将五倍子粉调成干糨糊状，填满肚脐，睡前敷贴，可以治疗小儿遗尿、男子遗精、妇女子宫脱垂等症；此外五倍子粉对湿疹、过敏症等均有较好疗效。

五倍子在畜牧业领域可用于防治夏季草鱼池塘里容易发生的烂腮病和赤皮病，以保证池塘鱼苗的正常生长。

五倍子尚作为化工原料和出口产品在国内、国际市场享有盛誉。

以五倍子资源植物为原料生产的主要产品及其资源价值，见表 8－2。

表 8－2　以五倍子资源植物为原料生产的鞣质产品及其资源价值

产品名称	利用部位/物质	资源价值
五倍子配方颗粒	鞣质	医药、保健(抗炎、抗菌)
五倍子提取物	鞣质	医药、保健(抑制龋齿)
五倍子蜂蜜	鞣质	保健食品(涩肠止泻)
五倍子养发一梳黑染发膏	鞣质	化妆品
大黄五倍子洗剂	鞣质	医药、保健(抗炎、抗菌)(外用)
单宁酸	单宁酸(80%以上)	用于稀有金属冶炼、防腐、蓝黑墨水配制等
单宁酸	单宁酸	用于药物制剂、鞣酸蛋白生产等
单宁酸	单宁酸	分析钽、铀等稀有元素的化学试剂，彩色荧光屏的光敏抗蚀剂等
没食子酸和焦性没食子酸	没食子酸	化工原料

二、资源性化学成分

1. 鞣质类资源性化学成分　五倍子中含有多种类型的化学成分，主要包括鞣质类、多糖类、三萜类等。

五倍子中含有的主要资源性化学成分为五倍子鞣质，其含量可达 60%～70%[2,3]。我国药典中收载的五倍子鞣质，称为鞣酸(tannic acid)，又称单宁酸。因五倍子盛产于我国，国际上也有将五倍子鞣质称为中国鞣质(Chinese gallotannin)，它是棓酰葡萄糖的混合物，即葡萄糖上的羟基与没食子酸所形成的酯类化合物的混合物，属可水解类鞣质。其中五没食子酰葡萄糖约占 4%，六没食子酰葡萄糖约占 12%，七没食子酰葡萄糖约占 19%，八没食子酰葡萄糖约占 25%，九没食子酰葡萄糖约占 20%，十至十二没食子酰葡萄糖约占 21%。由于没食子酰基结合的位置不同，上述化学成分存在较多的异构体，如六没食子酰基葡萄糖的异构体有 3 种，七没食子酰基葡萄糖的异构体有 5 种。

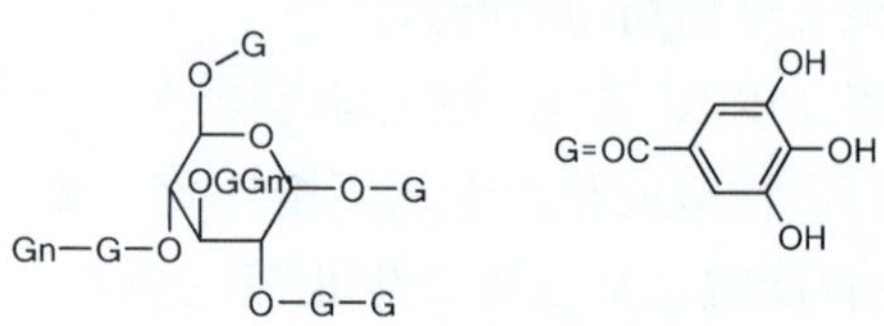

五倍子鞣质

没食子酸是重要的药物中间体，广泛应用于制药工业，也是五倍子中主要有效成分之一，含量占

2%～4%。由于含量少，工业上从五倍子获取的没食子酸主要通过五倍子鞣质水解获得。

2. 鞣质类化学成分的资源化利用

(1) 五倍子鞣质的提取制备：目前，以五倍子为原料提取没食子酸的方法包括化学法和生物法，化学法主要有酸水解法和碱水解法，生物法有发酵法和酶法。

1) 酸水解法：单宁水溶液在加热条件下，以硫酸作催化剂进行酸催化反应。一个鞣质分子与 n 个水分子参加反应，在酸性条件下，加热水解得到一个葡萄糖($C_6H_{12}O_6$)分子和 n 个没食子酸($C_7H_6O_5$)分子。

工艺流程：五倍子用热水浸提→滤除残渣→五倍子单宁溶液浓缩至质量分数为 20%左右→加无机酸直接水解为没食子酸和葡萄糖反应混合物→分离→脱色→精制结晶→干燥→没食子酸。

2) 碱水解法：鞣质水溶液在碱性条件下水解，然后用酸中和酸化即生成没食子酸。

工艺流程：五倍子浸提、澄清分离并浓缩→加入氢氧化钠溶液在无氧条件下加热水解→加盐酸酸化→冷却水解液→结晶→离心过滤→粗没食子酸→分离→脱色→没食子酸。

3) 发酵法：利用微生物在含鞣质水溶液中进行发酵，以鞣质中的葡萄糖作碳源，供微生物生长繁殖。微生物经诱导产生生物酶催化鞣质水解。

工艺流程：五倍子破碎筛分→用水浸出得到鞣质溶液→加入黑霉菌种子（在五倍子上分离培养）→发酵 8～9 d→滤出没食子酸沉淀物→水洗涤→粗没食子酸→清水溶解→重结晶→没食子酸。

4) 酶法：酶法的关键是筛选、制取高效的生物酶。鞣质酶为乙酰基水解酶，属于孢外诱导的酰基水解酶，能高效、专一、定向裂解鞣质分子中的酯键、缩酚键和糖苷键，使之生成没食子酸。在适当条件下，多种霉菌与诱导物鞣质作用，均能生成鞣质酶。一般采用的菌株为黑曲霉。

工艺流程：酶种培养→发酵制酶→(加原料)水解制酸→过滤→浓缩→粗结晶→分离→脱色→重结晶→干燥→粉碎→没食子酸。

(2) 超声、微波辅助提取单宁酸：研究表明，料液比 1∶12，超声强度高，提取时间为 20 min，丙酮浓度 60%的提取条件，五倍子中单宁酸的提取率平均为 93.91%，且超声辅助提取法的效果显著优于水提取法[5]。此外，尚有报道采用微波辅助提取法提取五倍子中单宁酸，该方法显著优于传统的水提取方法，其提取率是水提法的 1.5 倍[6]。

(3) 物理吸附法提取纯化五倍子单宁酸：研究表明[7]，以 95%乙醇浸提五倍子所得浸提液，60℃下以 30 mL/min 的速率流经颗粒白土与活性炭柱吸附处理后，制备样品单宁纯度≥98%。色值 0.6(罗维邦总色号)，主要金属离子均≤0.5 μg/g。高纯度单宁中相对分子质量(Mr)集中分布在 636～1 852，平均 Mr 为 1 207，其他卫生指标符合 JECFA·FAO/WTO - 35e 标准。

(4) 大孔吸附树脂分离纯化五倍子鞣质[8]：以五倍子鞣质粗提物为原料，通过静态吸附与解吸附实验优化了 NKA - 2、NKA - 9、HPD100、AB - 8、D101、D301、聚酰胺等吸附树脂对五倍子鞣质的吸附与解吸性能，其最优树脂为 NKA - 2。以鞣质得率为考察指标时，最优工艺参数为上样质量浓度 5 mg/mL、洗脱剂乙醇体积分数 80%、洗脱流速 1 BV/h、洗脱体积 4 BV，其鞣质得率可达 85.37%，纯度可达 62.99%。以鞣质纯度为考察指标时，最优参数为上样质量浓度 6 mg/mL、上样流速 2 BV/h、上样体积 5 BV、洗脱剂乙醇体积分数 80%、洗脱流速 3 BV/h、洗脱体积 4 BV，其鞣质纯度可达 76.97%，得率达 67.78%。

(5) 发酵分离耦合技术制备没食子酸：以五倍子鞣质为原料[9]，通过液态发酵耦合膜分离技术制备没食子酸，包括酶种培养、发酵制酶、发酵制酸、菌体分离、膜分离、重结晶等步骤。底物转化率提高至

93%，没食子酸收率提高了30%。没食子酸具有抗氧化、抗病毒、抗肿瘤、抗菌等作用，可用于开发医药保健产品。

3. 其他类资源性化学成分

(1) 五倍子油：利用气相色谱—质谱联用的分析方法，鉴定了五倍子油的化学成分为癸酸、月桂酸、肉豆蔻酸、棕榈酸、硬脂酸、油酸、亚油酸、亚麻酸等8种。五倍子油与其他种子油相比，含有大量的月桂酸和肉豆蔻酸。五倍子油对糖尿病有一定的疗效[10~12]。

(2) 矿物质微量元素：五倍子中还含有多种金属矿物质微量元素，包括Cu、Zn、Fe、Mg、Na、Ca等元素[10]。

(3) 其他类：五倍子中尚含有大量的树脂、脂肪、淀粉、蜡质、蛋白质等化学成分[11]。此外，尚分离获得2-羟基6-十五烷基苯甲酸、白果酚、棕榈酸-1,3-二甘油酯、正二十五烷、4-羟基-3-甲氧基-苯甲酸等资源性化学成分[12]。

(4) 盐肤木属植物中的资源性化学成分

1) 鞣质类：从盐肤木叶柄愈伤组织的细胞培养物中得到单宁酸，其中七聚没食子酰基葡萄糖为组织培养得到的单宁酸混合物的主要成分，而原植物中则以八聚没食子酰基葡萄糖为主[13]。

2) 三萜类：五倍子中含有的三萜类化学成分母核有达玛烷型、木栓烷型、羽扇豆烷型等3种类型，分别从盐肤木茎皮[14]，盐肤木叶[15]，泰山盐肤木根皮[4]，滨盐肤木茎[4]中分离得到。

3) 黄酮类：盐肤木属植物中的黄酮类化学成分主要有黄酮和双黄酮两类化学成分，分别从盐肤木根茎、叶、心材中分离得到[16]。

4) 酚酸类：该属植物酚酸类化学成分有水杨酸类及其他多酚类，分别从盐肤木、滨盐肤木、泰山盐肤木中分离得到[4]。

5) 其他类：从盐肤木心材、根、茎等部位分离得到二苯酮类、香豆素类、生物碱类化学成分。此外，尚含有甾体类及苹果酸、酒石酸、枸橼酸等有机酸类化学成分。

三、资源性化学成分的积累动态与分析评价

五倍子的产地不同，鞣质和没食子酸的含量存在较大差异。通过分析五倍子主要产地湖北省、陕西省、山西省、重庆市和四川省等地样品的结果表明[17]，山西省产五倍子中鞣质和没食子酸含量相对较高，鞣质含量为79.91%，没食子酸含量5.38%(图8-4)。

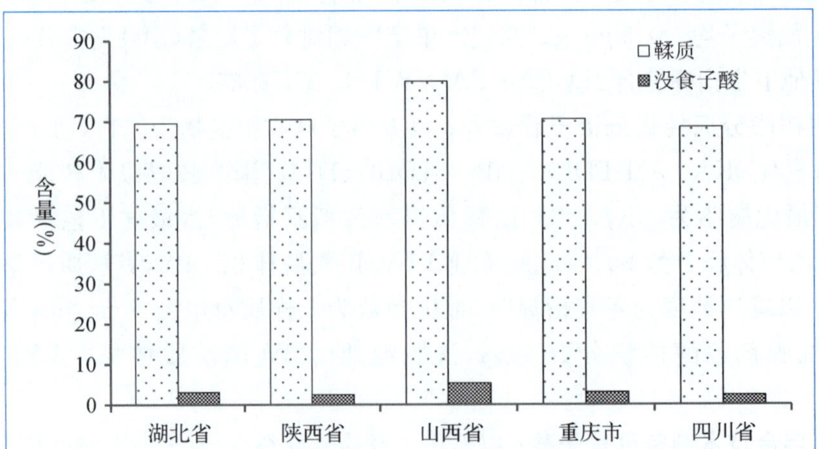

图8-4 不同产地五倍子中鞣质和没食子酸类资源性化学成分的分析比较

四、五倍子资源的系统利用与产业化开发

1. *五倍子油的制备与资源化利用*　采用超临界 CO_2 萃取分离五倍子油，其工艺流程为：将五倍子预先筛选、干燥、破碎至一定粒度，通过超临界 CO_2 萃取分离装置，在萃取温度 32～80℃、压力 10～45 MPa、减压分离生产五倍子油，其收率达 3.9%。也可利用五倍子碎渣作为原料进行利用，获得的五倍子油可用于开发治疗糖尿病的医药保健产品[18]。尚有专利报道[19]，从五倍子倍花中提取油脂的方法，将倍花与有机溶剂在室温至 95℃，热回流法或渗漉法连续浸提 1～5 次，滤液蒸发回收溶剂所得。也可将原料用超临界 CO_2 萃取分离，萃取温度为室温至 90℃、压力 5～50 MPa，减压分离生产棓花油。所得五倍子棓花油脂组合物主要由不饱和脂肪酸、饱和脂肪酸和游离脂肪酸类化学成分组成，其中不饱和脂肪酸 18%～25%，饱和脂肪酸 65%～74%。可用于开发生产治疗糖尿病的药物。

2. *五倍子多糖的制备与资源化利用*　以五倍子角倍、肚倍、倍花为原料，经过加热回流浸提、精滤液冷冻，冷冻沉淀液用乙醇醇沉，得乙醇流浸膏，干燥，得五倍子粗多糖；冷冻沉淀液上大孔树脂吸附分离，有机溶剂梯度洗脱，洗脱液分段收集，或膜分离或聚酰胺层析，洗脱液浓缩干燥，得到纯化五倍子多糖组合物。在提取五倍子单宁酸成分的同时，对五倍子多糖进行开发利用，提高了五倍子资源利用效率，五倍子多糖得率可达 8.7%[20]。

五倍子中鞣质类、多糖类资源性物质的系统利用与产业化途径，如图 8－5 所示。

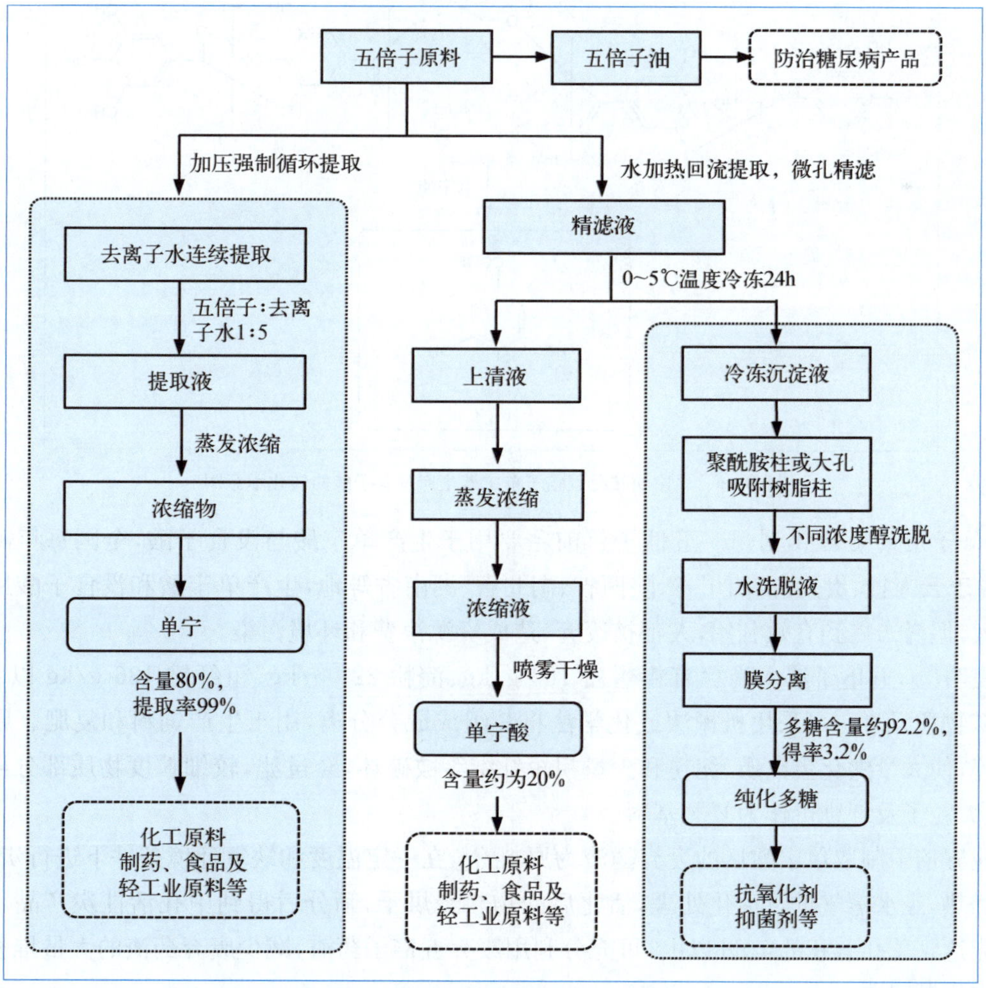

图 8－5　五倍子中资源性化学物质的系统利用与产业化途径

3. 酶法转化五倍子单宁酸生产没食子酸[21] 没食子酸的传统生产工艺是化学水解工艺，即将五倍子用热水浸提，滤除残渣，得五倍子单宁酸溶液；经浓缩至浓度为20%左右的单宁溶液加入无机酸或碱进行直接水解，水解产物为没食子酸和葡萄糖，反应混合物再经分离、脱色、精制结晶、干燥，得到没食子酸。该工艺的主要缺点是单宁水解不完全，没食子酸收率较低，产品质量不稳定，设备腐蚀严重，对低品位的五倍子原料如倍花等不能充分利用，导致生产成本高、环境污染严重等问题。

酶法转化五倍子单宁酸生产没食子酸新工艺具有生物催化剂的制备和生物转化反应2个明显阶段的特点。与传统化学水解法相比：酶法最显著的特点是底物水解完全；水解副产物葡萄糖可作为能源与碳源被生物催化剂代谢，不仅提高资源的有效利用率，而且发酵废液易于处理，对环境友好；水解工艺在常压条件下的生理盐水相中进行生产操作，反应条件温和，能耗低。生物反应器紧凑，产物组分单一，易于后加工处理及产品的深加工。单宁酶转化五倍子单宁酸生产没食子酸的反应过程，如图8-6所示。

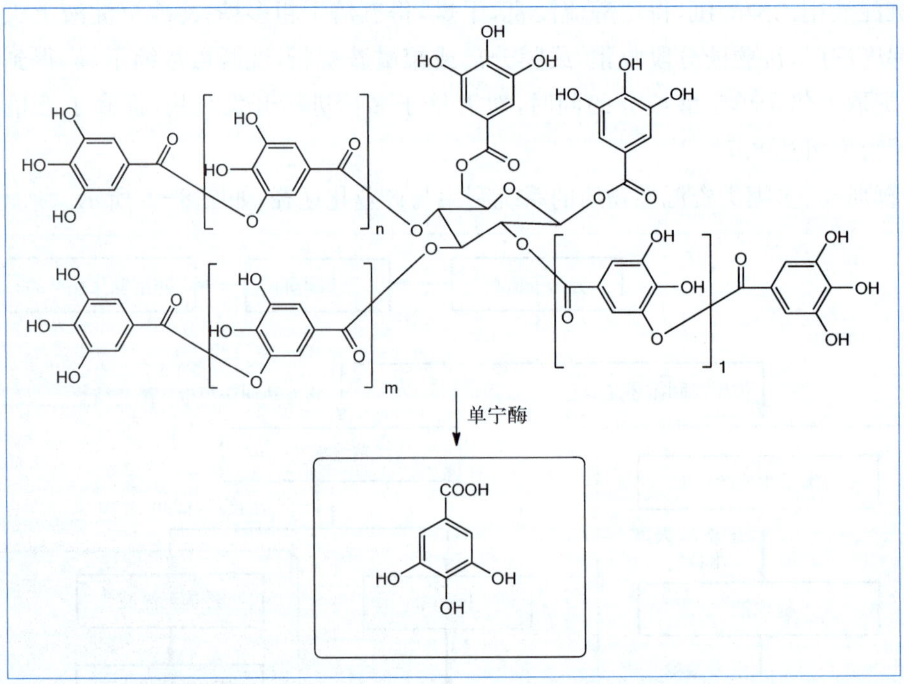

图8-6 单宁酶转化五倍子单宁酸生产没食子酸的转化示意图

4. 五倍子渣的资源化利用 五倍子目前主要用于生产单宁酸与没食子酸，全国每年需求量数万t，主要集中于云南省、贵州省、四川省、陕西省、湖北省、湖南省等地，生产单宁酸和没食子酸后的五倍子渣产量较大，但尚未得到有效利用，大都被废弃，造成资源浪费和环境污染。

分析表明[22]，五倍子渣中尚含有粗蛋白160 g/kg、淀粉227 g/kg、粗纤维136 g/kg以及Fe、Mn、Cu、Zn等矿物质元素。可采用机械法或化学法将其组成成分分离，用于生产饲料和复肥。原料五倍子渣先经粉碎，使大量熟化蛋白质、淀粉和少量粗短纤维等被破坏，经过滤，较细粒度物质部分可作为饲料基料，较粗大粒子及纤维可作为复肥基料。

以工业五倍子制取单宁酸后的废弃药渣为原料[23]，在一定温度和缺氧环境条件下进行炭化，获得的炭化物料加热，经水蒸气进行活化处理，活化后的物料经烘干，筛分后得到中孔活性炭产品。药用炭的中孔容积能达到总孔容积的70%以上，可充分利用废弃五倍子药渣，减少废弃药渣的大量堆积及燃烧带来的环境和资源问题。

5. *五倍子生料固体发酵生产单宁酶*[24] 采用五倍子生料经固体发酵生产单宁酶，以重量比为5∶95～35∶65的五倍子粉和麸皮的混合物为培养基，加入混合物重量的0.6～2.1倍无机盐溶液混合均匀，生料直接接种黑曲霉孢子悬液，于28～35℃静置培养24～168 h后，用柠檬酸缓冲液提取得到单宁酶粗酶液。单宁酶的活力可高达为38.3 U/g干重，是一般固体发酵酶活的2.74倍。

6. *五倍子制药废水的处理与利用* 五倍子深加工行业制药废水为高含盐量、高色度、高有机物废水，主要是没食子酸生产工段的废水(高浓度废水)，出水COD_{cr}浓度一般均在20 000 mg/L以上，各工段的混合水及生活污水，出水COD_{cr}浓度一般也均在5 000 mg/L以上。没食子酸粗母液废水含有大量的无机盐，且以NaCl为主，浓度过高会对微生物产生毒性，从而严重影响生化系统。没食子酸粗母液废水的含盐量在10%以上，普通生物难以适应这样的高盐环境，需要对母液废水进行脱盐预处理，降低含盐量，以提高废水的可生化性和可排放性，以降低生态环境负担。

◇参◇考◇文◇献

[1] 中国科学院中国植物志编辑委员会. 中国植物志[M]. 北京：科学出版社，1999.

[2] 赵军，崔承彬，蔡兵，等. 国产盐肤木属植物的研究进展[J]. 中草药，2006，22(1)：48－50.

[3] 帅益武，尤玉如，袁海娜. 五倍子中鞣质的提取、分离纯化研究[J]. 食品科技，2007，(6)：125－128.

[4] 马天波，刘思贞，刘传玲，等. 泰山盐肤木化学成分的研究[J]. 中草药，1996，27(8)：451－455.

[5] 姜宁，刘晓鹏，杨松，等. 超声辅助提取五倍子中单宁酸的研究[J]. 安徽农业科学，2007，35(27)：8678－8679.

[6] 姜宁，刘晓鹏，易先辉，等. 微波辅助提取五倍子中单宁酸的研究[J]. 中国实用医药，2007，2(25)：81－83.

[7] 徐浩，张宗和，仲崇茂，等. 物理吸附法提纯五倍子单宁的研究[J]. 林产化学与工业，2008，28(6)：79－82.

[8] 高燕，李勤，盛达成，等. 大孔吸附树脂分离纯化五倍子鞣质[J]. 食品科学，2012，33(20)：74－79.

[9] 袁其朋，陈琦，姚旭，等. 一种以五倍子单宁为原料利用发酵分离耦合技术制备没食子酸的方法：中国，CN103589758A[P]. 2014－02－19.

[10] 易盛国，雷绍荣. 五倍子油化学成分的研究[J]. 化学研究与应用，1998，10(2)：192－193.

[11] 林启寿. 中草药化学成分[M]. 北京：科学出版社，1977：168.

[12] 李春远，丁唯嘉，渠桂荣. 五倍子化学成分研究[J]. 中草药，2008，39(8)：1129－1131.

[13] Taniguchi S，Yazaki K，Yabu-Uchi R. Galloylglucoses and riccionidin A in *Rhus javanica* adventitious root cultures[J]. Phytochemistry，2000，53(3)：357－361.

[14] Lee IS，Oh SR，Ahn KS. Semialactone，isofouquierone，peroxideand fouquierone，three new dammarane triterpenes from *Rhus javanica*[J]. Chemical Pharmeceutical Bulletin，2001，49(8)：1024－1028.

[15] Parveen N，Singh MP，Khan NU. Semialaticacid，atriterpene from *Rhus semialata*[J]. Phytochemistry，1991，30(7)：2415－2418.

[16] Chung SC，Hwang BY，Oh GJ. Chemical components from the stem bark of *Rhus javanica* L[J]. Saengyak Hakhoechi，1999，30(3)：259－263.

[17] 李秀萍，李春远，渠桂荣，等. 五倍子的研究概况[J]. 中医药学报，2002，(3)：72－74.

[18] 赵德明，冯登明. 五倍子油超临界CO_2萃取分离方法：中国，CN1304987A[P]. 2001－07－25.

[19] 王文茂，汤先赤，汤赫，等. 一种五倍子倍花油组合物及其制备方法：中国，CN102002434A[P]. 2011－04－06.

[20] 王文茂，汤先赤，汤赫，等. 一种五倍子多糖组合物及其制备方法：中国，CN102002114A[P]. 2011－04－06.

[21] 杨顺楷，杨亚力. 酶法转化五倍子单宁酸生产没食子酸[J]. 精细与专用化学品，2005，13(5)：12－14.

[22] 黄中杰. 制单宁酸的五倍子渣生产饲料复肥的方法：中国，CN1210681A[P]. 1999－03－17.

[23] 夏洪应，郑照强，彭金辉，等. 一种利用五倍子药渣制备中孔活性炭的方法：中国，CN102757046A[P]. 2012－10－31.

[24] 邱树毅，王广莉，保玉心，等. 一种用五倍子生料固体发酵生产单宁酶的方法：中国，CN101260392A[P]. 2008-09-10.

（杨念云　宿树兰　江　曙）

老鹳草药用生物资源及其资源化利用研究

中药老鹳草为牻牛儿苗科植物牻牛儿苗（*Erodium stephanianum* Willd）及老鹳草（*Geranium wilfordii* Maxim.）或野老鹳草（*G. carolinianum* L.）的干燥地上部分。前者习称"长嘴老鹳草"后者习称"短嘴老鹳草"。其味辛、苦，性平，归肝，肾，脾经。具有祛风湿、通经络、止泻痢的功效，可用于风湿痹痛，麻木拘挛，筋骨酸痛，泄泻痢疾等病症。

作为老鹳草入药的基原植物包括牻牛儿苗科的两属植物类群的牻牛儿苗和多种老鹳草。经本草考证及《中华本草》记载，我国目前作老鹳草用的药材品种繁多，资源丰富[1]。除《中华人民共和国药典》规定的牻牛儿苗和老鹳草外，还有常用的野老鹳草、粗根老鹳草（*G. dahuricum*）、鼠掌老鹳草（*G. sibiricum*）、中华老鹳草（*G. sineses*）、尼泊尔老鹳草（*G. nepalense*）、毛蕊老鹳草（*G. eriostemon*）、绒背老鹳草（*G. vlassavianum*）、青岛老鹳草（*G. tsingtaueense*）和产于日本的童氏老鹳草（*G. thunbergii*）。在国外还有血红老鹳草（*G. sanguineum*）和大根老鹳草（*G. macrorrhizum*）以及汉荭老鹳草（*G. robertiahum*）。此外，黑龙江省产毛蕊老鹳草和绒背老鹳草也作为老鹳草入药。老鹳草类资源在我国的分布见表 8-3[2]。

表 8-3　老鹳草类生物资源类群在中国的主要分布

植物名称		拉丁学名	主要分布区域
牻牛儿苗属	牻牛儿苗	*Erodium stephanianum*	东北地区，华北地区，西北地区，西藏自治区
	尖喙牻牛儿苗	*E. oxyrrhynchun*	新疆维吾尔自治区
	西藏牻牛儿苗	*E. tibetanum*	西藏自治区
	芹叶牻牛儿苗	*E. cicutarium*	内蒙古自治区，西北地区，山东省，江苏省
老鹳草属	老鹳草	*Geranium wilfordii*	东北地区，华东地区，华中地区，四川省
	鼠掌老鹳草	*G. sibiricum*	东北地区，华北地区，西北地区，西南地区
	野老鹳草	*G. carolinianum*	西南地区，河南省，江苏省，浙江省
	粗根老鹳草	*G. dahuricum*	东北地区，华北地区
	尼泊尔老鹳草	*G. nepalense*	华东地区，中南地区，西南地区，西北地区
	毛蕊老鹳草	*G. eriostemon*	东北地区，华北地区，西北地区，湖北省，四川省
	兴安老鹳草	*G. maximowiczii*	东北地区，内蒙古自治区，山西省，河北省，山东省
	灰背老鹳草	*G. wlassowianum*	辽宁省，山东省
	中华老鹳草	*G. sinense*	四川省，云南省
	二色老鹳草	*G. ocellatum*	贵州省，云南省，四川省
	纤细老鹳草	*G. robertianum*	西南省，华中地区，华东地区，我国台湾地区
	圆叶老鹳草	*G. rotundifolium*	新疆维吾尔自治区
	叉枝老鹳草	*G. divaricatum*	新疆维吾尔自治区
	美花老鹳草	*G. calanthum*	云南省，四川省

续 表

植物名称		拉丁学名	主要分布区域
老鹳草属	反瓣老鹳草	*G. refractum*	西藏自治区
	陕西老鹳草	*G. shensianum*	山西省,甘肃省,四川省
	滇老鹳草	*G. kariense*	云南省,四川省
	五叶老鹳草	*G. delavayi*	云南省,四川省
	松林老鹳草	*G. pinetorum*	云南省,四川省
	黑药老鹳草	*G. melanandrum*	云南省,四川省
	紫萼老鹳草	*G. refractoides*	云南省,四川省,西藏自治区
	齿托老鹳草	*G. limprichtii*	云南省
	刚毛老鹳草	*G. hispidissimum*	云南省,四川省
	吉隆老鹳草	*G. lamberti*	西藏自治区
	白花老鹳草	*G. albiflorum*	新疆维吾尔自治区
	丘陵老鹳草	*G. collinum*	新疆维吾尔自治区
	草地老鹳草	*G. pratense*	华北地区,东北地区,西北地区
	直柄老鹳草	*G. strictipes*	云南省,四川省
	宽片老鹳草	*G. platylobum*	云南省,四川省,西藏自治区
	宝兴老鹳草	*G. moupinense*	四川省
	多花老鹳草	*G. polyanthes*	西藏自治区
	散花老鹳草	*G. umibelliforme*	云南省,四川省
	球根老鹳草	*G. transversale*	新疆维吾尔自治区
	花蕊老鹳草	*G. himalayese*	西藏自治区
	川西老鹳草	*G. orientali-tibeti cm*	四川省,西藏自治区,云南省,甘肃省
	蓝花老鹳草	*G. pseudosibiricum*	新疆维吾尔自治区
	东北老鹳草	*G. erianthum*	吉林省
	甘青老鹳草	*G. pylzowianum*	甘肃省,青海省,西南地区
	突节老鹳草	*G. krameri*	东北地区
	线裂老鹳草	*G. soboliferum*	东北地区
	萝卜根老鹳草	*G. napuligerum*	云南省,四川省,甘肃省,陕西省
	宽肾叶老鹳草	*G. platyrenifolium*	四川省
	红叶老鹳草	*G. rubifolium*	西藏自治区
	反毛老鹳草	*G. strigellum*	湖北省
	直立老鹳草	*G. rectum*	新疆维吾尔自治区
	圆齿老鹳草	*G. franchetii*	云南省,四川省,贵州省,湖北省
	朝鲜老鹳草	*G. koreanum*	朝鲜,俄罗斯,中国辽宁省
	云南老鹳草	*G. yunnanense*	云南省,四川省
	湖北老鹳草	*G. rosthornii*	山东省,河南省,安徽省,湖北省,陕西省,甘肃省
	金佛山老鹳草	*G. bockii*	山东省,河南省,四川省,甘肃省,陕西省,安徽省
	腺毛老鹳草	*G. christensenianum*	云南省
	黄花老鹳草	*G. suzukii*	我国台湾地区
	单花老鹳草	*G. hayatanum*	我国台湾地区
	大花老鹳草	*G. himalayense*	西藏自治区
	长白老鹳草	*G. dahuricum* var. *paishanense*	吉林省

一、资源利用现状

查阅历代本草，清代以前均未有该品种的记载，由此推断老鹳草作为药用的历史应是在民国以后。老鹳草在不同生产区域多以贯筋、老贯筋、贯金、公藤等名谓之，而历代本草均未见记载。仅在明代王磐的《野菜谱》中曾记载老贯筋嫩苗可食[3]。

老鹳草总鞣质具有明显的抗炎、抑制免疫和镇痛作用[4~10]。临床上治疗风湿性关节炎，见肢体关节肿痛麻木、筋骨酸痛等症，水煎剂、药酒，或煎膏服用均有良效，亦可与当归、川芎、桑枝、伸筋草、鸡血藤等配伍组方，效果更佳。牻牛儿苗黄酮提取物对金黄色葡萄球菌、卡他球菌、流感嗜血杆菌等均有明显的抗菌活性。老鹳草中的老鹳草素具有显著的抗氧化作用，是一种天然抗氧化剂。老鹳草鞣质及其分解产物对最终致癌物苯并芘-7,8-二醇-9,10环氧化物的诱变过程具有强抑制作用，在长期细胞毒性试验中老鹳草可抑杀人早幼粒白血病细胞株(HL60)。

老鹳草的水提物具有止泻作用，其作用机制是通过干预肠平滑肌上的 cholinergic 神经元和受体而减少肠的收缩性，可抑制由 Ach 和组胺诱导的大肠和小肠收缩。临床上使用鹳螯合剂(即老鹤草和螯虫组成的复方)治疗慢性肝炎早期纤维化，可明显降低血清透明质酸、Ⅳ型胶原及层粘连蛋白的水平，并在改善临床症状和改善肝功能方面有明显的效果。牦牛儿素具有抗肝毒性、对 CCl_4 引起的肝损伤有保护作用，可能与其通过抑制药物代谢酶而抑制自由基的产生有关，也与其通过肝胆固醇、保持肝细胞内 SOD 水平以抑制脂质过氧化等途径增强肝细胞膜强度有关。

以老鹳草资源植物为原料生产的主要产品及其资源价值见表 8-4。

表 8-4　以老鹳草资源植物为原料生产的主要产品及其资源价值

产品名称	利用部位/物质	资源价值
老鹳草软膏	全草	医药产品(皮肤用药)
老鹳草膏	全草	医药产品(舒筋活络、祛风除湿、活血止痛)
老鹳草粉	全草(挥发油等)	制药原料、医药保健产品
老鹳草颗粒	全草(鞣质)	医药、保健产品
老鹳草配方颗粒	全草	医药产品

二、资源性化学成分

1. 鞣质类资源性化学成分　老鹳草中含有丰富的鞣质类成分。1976 年日本学者首次从老鹳草中分得老鹳草素，老鹳草素可分解为没食子酸、六羟联苯二甲酸、鞣花酸、柯里拉京、和云实酸、云实素，如图 8-7 所示。

我国学者从鼠掌老鹳草中分得短叶苏木酚、短叶苏木酚酸乙酯、柯里拉京及没食子酸、原儿茶酸、鞣花酸等。利用反相 HPLC 技术从粗根老鹳草中分得没食子酸甲酯-3-*O*-*β*-*D*-吡喃葡萄糖苷和没食子酸甲酯-3-*O*-*β*-*D*-(6-*O*-没食子酰基)-吡喃葡萄糖苷两种新化合物。有学者从青岛老鹳草中分得鞣花酸和短叶苏木酚。从童氏老鹳草中分得了短叶苏木酚及其三甲基醚衍生物、柯里拉京、geraniinic acid A，以及没食子酸和鞣花酸，并应用反相 HPLC 分出了老鹳草素、诃子酸、诃黎勒鞣花酸、mailotusinic acid 和 mallotinlc acid。此外，还利用葡聚糖凝胶色谱法分出 3 种新的脱氢鞣花丹宁，分别为脱氢老鹳草、furosinin 和 fumsin。我国学者对老鹳草和鼠掌老鹳草的鞣质和乙醇浸取物分别进

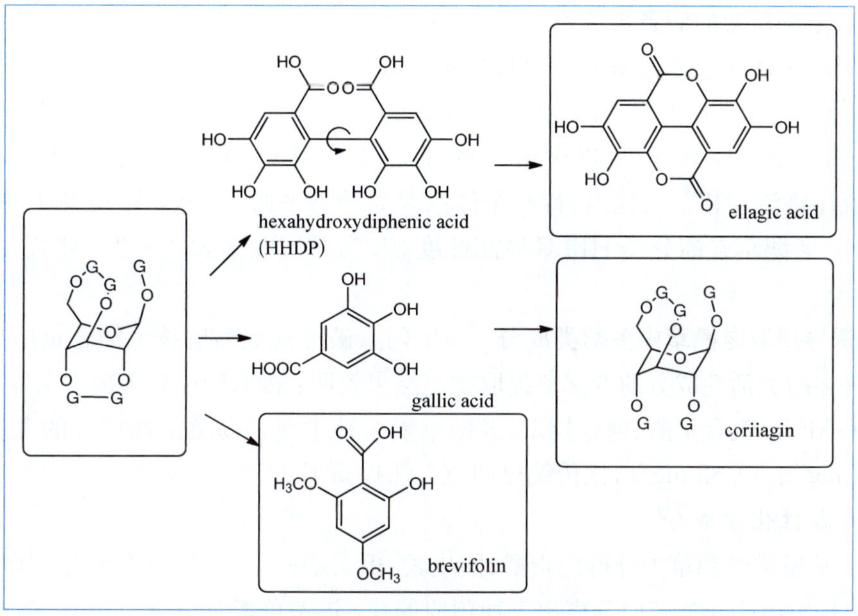

图 8-7　老鹳草素水解转化过程及其产物

行了含量测定，结果鞣质含量和乙醇浸取物含量分别为老鹳草(3.865%、10.38%)、鼠掌老鹳草(2.924%、8.382%)[11]。国外学者从 *G. sanguineum* 地上部分分离得到了鞣质类化合物，并鉴定其结构为1,3-二-氧-二酰-2-*O*-酰-4,6(六元联苯)-*β*-*D*-葡萄糖[12]，同时从其根中分得3个新的花色素类化合物。

2. 鞣质类化学成分的资源化利用

(1) 超声循环法提取老鹳草中的鞣质类化学成分： 老鹳草中鞣质类化学成分超声循环提取的优选工艺为40%乙醇12倍量，室温下提取1 h，功率为500 W，与传统的温浸提取法相比，超声循环法提取率高，提取时间短，溶剂用量少。老鹳草提取液进一步加入0.04 g/mL明胶溶液搅拌至产生沉淀，离心，所得沉淀加入50%丙酮溶液，加热搅拌使沉淀物溶解，放冷，离心弃沉淀，丙酮溶液减压浓缩，胶状固体物用水溶解，滤液浓缩、干燥，即得纯化的鞣质类成分(鞣质最高转移率可达85%)。通过优化得到HPD100大孔吸附树脂吸附量优于其他型号树脂，动态吸附实验结果表明：径高比为1∶5湿法装柱，上样溶液(每1 mL相当于30 g生药)上样，用水与15%乙醇预洗，继用70%乙醇1.5 Bv/h，洗脱，鞣质平均转移率可达94.85%，烘箱干燥，可得含有高纯度鞣质的棕色粉末[13]。其工艺流程如图8-8所示。

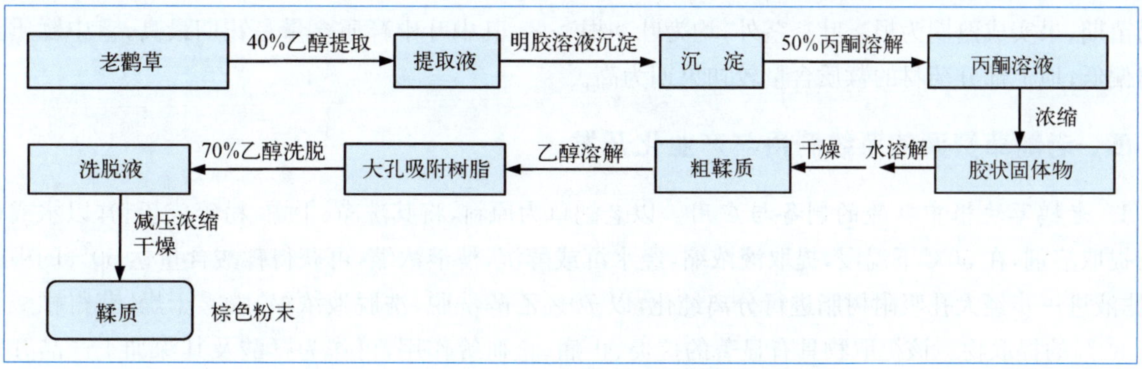

图 8-8　老鹳草中鞣质类资源性化学成分的制备纯化流程

(2) 老鹳草中老鹳草素的制备与应用： 采用70%丙酮+5%乙酸的混合溶剂提取老鹳草，得到老鹳草提取液，采用高速逆流色谱法对老鹳草提取物进行分离，将正己烷—乙酸乙酯—甲醇—乙酸—水体系分为上相和下相分开，上相作为固定相，下相作为流动相。采用半制备高速逆流色谱仪并配有泵、10～30 mL进样阀，柱容量为300 mL；将固定相充满层析柱；调整主机转速850 rpm，以1.0 mL/min的流速将流动相泵入柱内；待整个体系建立动态平衡后，由进样阀进样，根据紫外图谱检测接收目标成分。老鹳草素馏分经HPLC检测纯度91%，其回收率82%；进一步提纯可得到99%以上的纯品老鹳草素[14]。

(3) 高效酶诱导提取老鹳草中多酚类成分： 采用匀浆破碎高效酶解技术结合负压空化辅助提取技术，获得富含3种多酚类活性成分的老鹳草提取物。结果表明：提取物中总多酚类活性成分的含量最高可达156.14 mgGAE/g，没食子酸、柯里拉京、老鹳草素3种主要多酚类活性成分的含量最高分别可达9.58 mg/g、6.87 mg/g、19.82 mg/g，比传统热回流方法提高了30%～67%[15]。

3. 其他类资源性化学成分

(1) 黄酮类： 从鼠掌老鹳草中分得山柰酚、槲皮素、山柰酚-7-*α*-*L*鼠李糖苷、山柰酚-3,7-*α*-*L*鼠李糖苷。从*G. sylvatecum*的花中分离出5种葡萄糖苷：锦葵色素-3-*O*-(6-*O*-乙酰基-*β*-*D*-吡喃葡萄糖苷-5-*O*-*β*-*D*-吡喃葡萄糖苷；锦葵色素3-二葡萄糖苷；花青素-3,5-二葡萄糖苷；花青素-3-葡萄糖苷)翠雀素3葡萄糖苷。从粗根老鹳草中分得槲皮素-3-*O*-*β*-*D*-吡喃半乳糖苷；杨梅素-3-*O*-*β*-*D*-吡喃半乳糖苷，杨梅素-*β*-*O*-*α*-*L*-吡喃鼠李糖苷，日本学者从童氏老鹳草分得槲皮素、山柰黄素、山柰酚-7-鼠李糖苷。此外，对老鹳草属的多种植物进行黄酮类成分研究，认为槲皮素是最常见的苷元，还有少量山柰酚、杨梅素和木犀草素[10]。

(2) 有机酸类： 老鹳草有机酸类成分常与其鞣质类化学成分共存，老鹳草素水解产物没食子酸和鞣花酸几乎存在于每一种老鹳草属植物中。

(3) 挥发油类： 老鹳草油中主要含玫瑰醇、香茅醇、香叶醇、和里那醇。牻牛儿苗及野老鹤草的全草中分离出牻牛儿醇[16]。采用超临界CO_2流体萃取老鹳草植物原料，分析其主成分为异薄荷酮、香茅醇甲酸酯和香茅醇等。

(4) 其他类： 从大根老鹳草的石油醚提取部位分得两种倍半萜酮(isogermacrone和germazone)和两种新的立体异构的三环倍半萜酮。

三、资源性化学成分的积累动态与分析评价

采用紫外分光光度法对黑龙江省鼠掌老鹳草中总鞣质在植物体中不同部位不同时期的含量变化规律进行研究。结果表明[17]，鼠掌老鹳草中鞣质含量随着生长期不同呈规律性变化。各部位总鞣质含量除幼苗期、果实成熟期为根>叶>茎外，均为叶>根>茎，其中叶中鞣质含量是花期最高，茎中鞣质含量普遍偏低；地上部分药材的鞣质含量较初果期为高。

四、老鹳草资源的系统利用与产业化开发

1. 老鹳草块根中鞣酸的制备与应用　以老鹳草为原料，将其洗净、干燥、粉碎成粗粉，以水或稀乙醇为提取溶剂，在50℃下温浸，提取液浓缩，经水沉或醇沉，滤液浓缩，可获得鞣酸含量达50%的中间产物；滤液进一步经大孔吸附树脂进行分离纯化，以70%乙醇洗脱，洗脱液浓缩、喷雾干燥，获得鞣酸含量高于80%的提取物。该提取物具有显著的抗炎、止痛、止血等作用，可作为鞣酸及其深加工产品开发的原料或中间体[18]。

2. 老鹳草总黄酮类成分的制备与应用　采用50%乙醇提取老鹳草中的总黄酮类化学成分,乙醇提取液回收乙醇,浓缩液上D101大孔树脂柱,用水和70%乙醇洗脱,乙醇洗脱液浓缩至干燥得总黄酮有效部位,其产率达1%以上,总黄酮含量超过50%,其主要组成成分为槲皮素-3-*O*-*β*-*D*-吡喃半乳糖苷。总黄酮提取物可用于治疗乙型病毒性肝炎、流行性感冒病毒、疱疹病毒和艾滋病毒等[19]。

参考文献

[1] 何静,尹海波,康廷国. 药材老鹳草的研究进展[M]. 中药鉴定理论与实践·第二卷,30-34.

[2] 徐放. 老鹳草(*Geranium wilfordii* Maxim.)有效成分的提取及其药效的研究[D]. 哈尔滨. 东北林业大学,2011.

[3] 周海燕. 老鹳草的研究概况[J]. 国外医药—植物药分册,1996,11(4): 164.

[4] 冯平安. 老鹳草抗炎作用的研究[J]. 安徽中医临床杂志,2003,15(6): 51.

[5] 胡迎庆,刘岱琳,周运筹,等. 老鹳草的抗炎、镇痛活性研究[J]. 西北药学杂志,2003,18(3): 113-115.

[6] 相应征. 老鹳草鞣质类化合物的抗炎、免疫和镇痛作用[J]. 西北国防医学杂志,1998,19(3): 271.

[7] 刘岱琳. 老鹳草粗提物抑制大鼠巨噬细胞中一氧化氮发生的实验研究[J]. 武警医学,2003,14(1): 18.

[8] 阎巧娟. 老鹳草鞣质的提取工艺及其免疫作用的试验研究[J]. 中国农业大学学报,2002,7(6): 16-19.

[9] 周维书,等. 四种老鹳草鞣质的含量及抗菌作用比较[J]. 药学通报,1985,20(4): 243.

[10] 雷志勇. 老鹳草的化学成分及药理研究进展[J]. 中药材,2002,25(10): 759.

[11] 赵玉佳,刘娟,陆叶. 黑龙江省四种老鹳草乙醇浸出物和鞣质含量测定[J]. 黑龙江医药科学,2000,23(6): 12.

[12] Mavlyanov SM, Islambekov SY Kamaevu FG et al. Tannins of *Geranium sanguineum*[J]. Chemistry of Natural Compounds, 1997, 33(2): 179-184.

[13] 郑玲玲. 老鹤草中鞣质类成分提取、纯化及其胃内漂浮片的制备[D]. 吉林: 延边大学,2010.

[14] 范开,陈庆闯,顾铭,等. 高速逆流色谱从老鹤草中分离老鹤草素的方法: 中国, CN102146103A[P]. 2011-08-10.

[15] 付玉杰. 一种高效酶诱导提取老鹤草中多酚类活性成分的方法: 中国, CN101849978A[P]. 2010-10-06.

[16] Hamphrey AM. 老鹤草油中玫瑰醇的含量测定[J]. 国外医学——植物药分册. 1991,6(3): 138-139.

[17] 王丽敏,刘娟,路雅真,等. 鼠掌老鹳草中总鞣质的积累动态分析[J]. 黑龙江医药科学,2006,29(2): 28.

[18] 谢道刚,何廷炳. 老鹳草块根鞣酸的提取方法及其提取物的用途: 中国, CN1398869A[P]. 2003-02-26.

[19] 周佩,李继扬,黄海,等. 老鹳草提取物及其在制备抗病毒药物中的用途: 中国, CN1434052A[P]. 2003-08-06.

(宿树兰　郭　盛　丁安伟)

仙鹤草药用生物资源及其资源化利用研究

仙鹤草(Agrimoniae Herba)为蔷薇科龙牙草属植物龙芽草(*Agrimonia pilosa* Ledeb)的干燥地上部分。药材性平,味苦涩,具有收敛止血、截疟、止痢、解毒之功效。主要用于咯血、吐血、崩漏下血、疟疾、血痢、脱力劳伤、痈肿疮毒等病症。以其冬芽入药称为鹤草芽,具有驱虫、解毒消肿的功效;其根入药称为龙牙草根,具有解毒、驱虫的功效。

龙芽草属植物全世界10余种,东北有3种,即龙芽草、大托叶龙芽草(*A. coreana*)、圆叶龙芽草(*A. obtusifolla*)及一个变种腺枝龙芽草(*A. pilosa* var. *viscidula*),其中龙芽草(*A. pilosa*)分布最广。仙鹤草分布较为广泛,且资源丰富,主产于浙江省、江苏省、湖北省,此外安徽省、福建省、广东省、河北省、山东省、辽宁省、黑龙江省等地亦产[1]。鹤草芽主产于辽宁省及我国东北地区,朝鲜半岛、日本及俄罗斯也有分布。

一、资源利用现状

仙鹤草药用始载于《滇南草本》，清代《本草纲目拾遗》曾记载："仙鹤草清宿食，散中满，下气，疗吐血各病及风下血，崩痢。"其性平、味苦、涩，具有收敛止血、解毒杀虫、益气强心的功效；根及冬芽驱绦虫。其主治胃溃疡出血、吐血、咯血、衄血、便血、子宫出血、痔出血，以及胃肠炎、痢疾、肠道滴虫、劳伤无力、闪挫腰痛等症。外用鲜草捣敷或煎浓汁及熬膏涂患部治痈、疔、疮、阴道滴虫等。研究表明：仙鹤草汁液对金黄色葡萄球菌、大肠埃希菌、福氏痢疾杆菌、伤寒杆菌均有抑制作用。

现代研究表明，仙鹤草中含有丰富的鹤草酚、黄酮类、有机酸类、内酯类和香豆素类等多种资源性化学成分，其中黄酮类化学成分对冠状动脉性心脏病、心绞痛、高血脂、心血管疾病具有显著的疗效。鹤草酚对猪肉绦虫、囊尾蚴、幼虫、莫氏绦虫和短膜壳绦虫有确切的杀灭作用[2]。仙鹤草素作为止血药剂已有几十年应用历史。此外，仙鹤草还具有较强的抗肿瘤活性，对体外培养的肿瘤细胞及实验动物移植性肿瘤均有抑制或杀伤作用，还可提高荷瘤机体免疫功能[3,4]。中医临床常以其与扶正祛邪类中药配伍用于肿瘤疾病的治疗。

仙鹤草在农作物的病虫害防治方面也多有应用，作为农药，可防治蚜虫、小麦锈病等。也常用作兽药，具有收敛、止血、驱虫等作用。仙鹤草可作饲料用，适口性中等，青草期马、羊少量采食，牛乐食之。仙鹤草嫩茎叶具有较高的营养价值，可为人体提供丰富的钙质、胡萝卜素和维生素 C，提高机体的免疫力。此外，仙鹤草叶形美观、花序艳丽，可供观赏或庭院栽植。

以仙鹤草资源植物为原料生产的主要产品及其资源价值见表 8-5。

表 8-5　以仙鹤草资源植物为原料生产的主要产品及其资源价值

产品名称	利用部位/物质	资源价值
仙鹤草提取物	全草	医药、保健产品中间体或原料
复方仙鹤草肠炎片	全草	医药产品(清热燥湿、健脾止泻)
复方仙鹤草肠炎胶囊	全草	医药产品(清热燥湿、健脾止泻)
鹤草酚	全草/鹤草酚	医药中间体或原料
仙鹤草茶	全草	保健食品
鹤草芽提取物	冬芽	驱虫药品

二、资源性化学成分

1. 鞣质类资源性化学成分　仙鹤草主要含有鞣质类、间苯三酚衍生物、异香豆素类、黄酮类、三萜及三萜皂苷类、有机酸类等资源性化学成分。

从仙鹤草的丙酮/水提取物中分离得到 6 个缩合鞣花酸鞣质[5]，即仙鹤草酚酸 A(agrimonieacid A)、仙鹤草酚酸 B(agrimonicacid B)、potentillin、easuarinin、pedunculagin、仙鹤草鞣酸(agrimonnin)。根含鞣质约 9%，茎约含鞣质 6.5%，叶约含鞣质 16%。

2. 鞣质类化学成分的资源化利用

(1) 仙鹤草中鞣质的制备与应用：将仙鹤草干粉用工业甲醇冷浸 2 次(分别为 48 h、24 h)，抽滤。合并 2 次滤液，减压浓缩回收甲醇，残渣用热水(60～70℃)溶解，滤去不溶物，加苯振荡，以除去可溶于苯的物质，水层再加入乙醚，进一步除去能溶于醚的杂质，将水溶液减压蒸干即得鞣质粗品[6]。

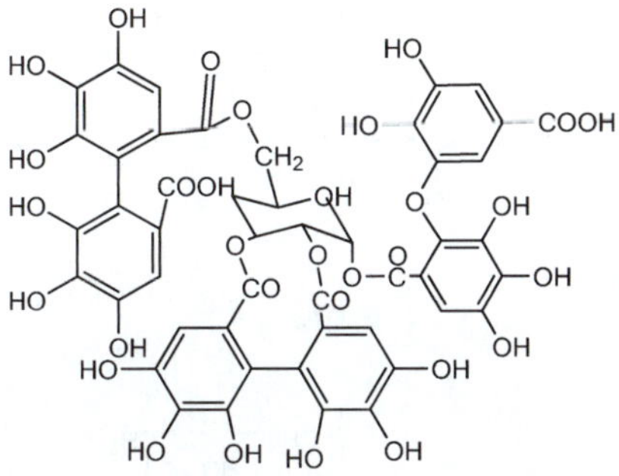

仙鹤草酚酸A

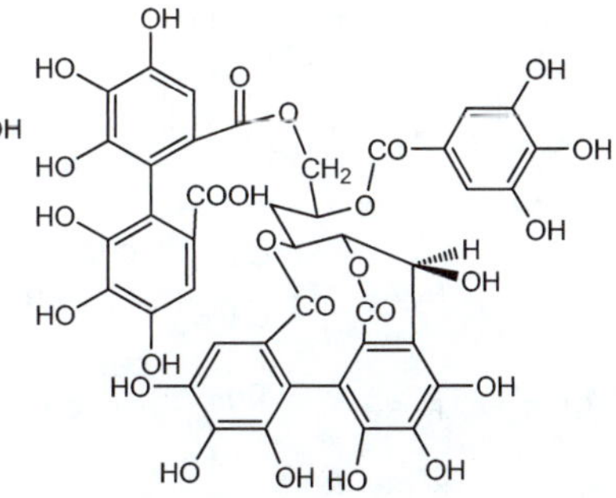

easuarinin

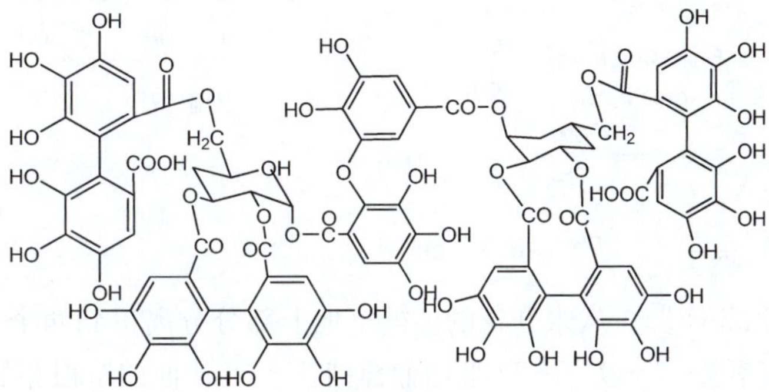

仙鹤草鞣酸

(2) 仙鹤草中鹤草酚的制备与应用： 仙鹤草药材粗粉，采用6倍量90%乙醇溶液回流提取3次，提取液加适量活性炭脱色、过滤、减压至醇浓度40%，加入AB-8大孔吸附树脂柱，水洗至无糖色，收集70%乙醇洗脱液减压浓缩，等体积氯仿萃取，萃取液回收试剂，得粗提物，依次用石油醚、99%乙醇回流溶解结晶，干燥得到淡黄结晶即为鹤草酚，其含量可达90%以上[7]。

3. 其他类资源性化学成分

(1) 间苯三酚衍生物类： 20世纪70年代，从仙鹤草中分离得到具有一定生理活性的脂溶性酚类化学成分，分别为仙鹤草酚(agrimol) A、B、C、D、E[8]。通过抗金黄色葡萄球菌活性追踪，从仙鹤草乙醚提取物中分离得到仙鹤草酚G(agrimolo G)和仙鹤草酚F(agrimol F)[9]。从仙鹤草冬芽石油醚提取物中分离出均苯三酚衍生物鹤草酚(agrimophol)[10]。此外，尚从仙鹤草冬芽中分离到agrimols的同一系列化合物(*R*)-(−)-agrimol B，并合成了(*S*)-(−)-agrimol B，且为首次从植物中分离得到伪绵马素(pseudoaspidin)[11]。

(2) 异香豆素类： 从仙鹤草新鲜根茎的甲醇提取液中经乙醚萃取得到的萃取液依次通过KOH溶液和CO_2饱和液处理，析出的晶体通过重结晶得到仙鹤草内酯(agrimonohde)[12]。从仙鹤草冬芽丙酮提取物中也分离得到agrimonolide及其糖苷仙鹤草内酯-6-*O*-*β*-*D*-吡喃葡萄糖苷(agrimonolide-6-*O*-*β*-*D*-glucopyranoside)[13,14]。

(3) 黄酮类： 利用聚酰胺柱色谱等分离手段及薄层纸色谱双向展开检识，从植物欧洲龙芽草(*A. eupatoria*)地上部分分离得到3个黄酮类化合物：quercetrin、金丝桃苷(hyperoside)、芦丁[15]。干燥的欧洲龙芽草地上部分依次用石油醚、氯仿、氯仿-甲醇、甲醇提取，后两者的提取物分别经过Sephdex LH-20、硅胶柱以及Lobar RP-8分离得到山柰酚、山柰酚-3-*O*-*α*-*L*鼠李糖苷、山柰酚-3-*O*-*β*-*D*-吡喃葡萄糖苷、山柰酚-3-*O*-*β*-*D*-芸香糖苷[16]。利用Sep-Pak C_{18}柱色谱和PHPLC从欧洲龙芽草种子中分离得到quercetrin和quercetin-3-*O*-*β*-*D*-glucopyranoside[17]。从大花龙芽草(*A. asiatica*)干燥地上部分分离得到hyperoside、rutin、quercetrin[18]。从仙鹤草的新鲜根茎的甲醇提取液中

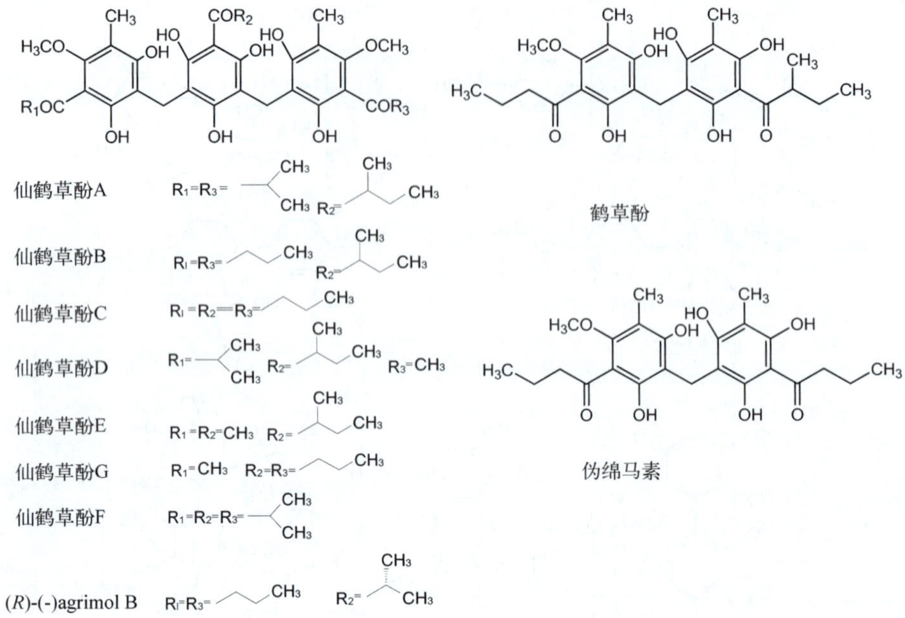

分离得到花旗松素(l-taxifolin)[19]。从未开花的仙鹤草地上部分分离得到两个黄酮苷木犀草素-7-*O*-*β*-*D*-吡喃葡萄糖苷和芹菜素-7-*O*-*β*-*D* 吡喃葡萄糖苷[20]。从仙鹤草根芽的丙酮提取物中分离得到(2*S*,3*S*)-(—)-taxifolin-3-*O*-*β*-*D*-glucopyranoside[21]。此外,从仙鹤草地上部分分离出一对旋光异构体(2*S*,3*S*)-(—)-taxifolin-3-*O*-*β*-*D*-glucopyranoside 和(2*R*,3*R*)-(—)-taxifolin-3-*O*-*β*-*D*-glucopyranoside[22]。尚从欧洲龙芽草中还分离得到木犀草素-7-*O*-*β*-*D*-槐糖苷(Luteolin-7-*O*-*β*-*D*-sophorosid)、木犀草素-7-*O*-(6″-乙酰葡萄糖苷)[luteolin-7-*O*-(6″-acetylglueoside)],刺槐素-7-*O*-*β*-*D*-吡喃葡萄糖苷(Acacetin-7-*O*-*β*-*D*-glucopyranoside)以及木犀草素-7-*O*-*β*-*D*-吡喃葡萄糖苷和芹菜素-7-*O*-*β*-*D*-吡喃葡萄糖苷[23]。从仙鹤草中分离得到具有抑菌活性的黄酮苷类化合物芹菜素 7-*O*-*β*-*D*-吡喃葡萄糖醛酸甲酯(apigenin-7-*O*-*β*-*D*-methylglucuronate)和芹菜素-7-O-*β*-*D*-吡喃葡萄糖醛酸丁酯(apigenin-7-*O*-*β*-*D*-butyzglucuronate)[24]。此外,尚从黄龙尾(*Agrimonia nepalensis*)的叶子中分离得到槲皮素-3-*O*-*α*-L-吡喃鼠李糖苷[25]。从仙鹤草中分离得到山柰酚-3-*O*-(6-p-香豆酰基)-*β*-*D*-吡喃葡萄糖苷、槲皮素-3-*O*-*α*-*L*-吡喃鼠李糖苷、山柰酚、山柰酚-3-*O*-*α*-*L*-鼠李糖苷、山柰酚-3-*O*-*β*-*D*-吡喃葡萄糖苷、木犀草素[26]。

(4) 儿茶素类衍生物: 从仙鹤草根的丙酮提取物中分离得到3个儿茶素类衍生物,分别为 pilosanol A、pilosanol B 和 pilosanole[27]。通过保肝活性追踪,从仙鹤草中分离得到活性产物(+)-catechin 以及仙鹤草内酯及其苷等[28]。

(5) 有机酸类: 从仙鹤草根甲醇提取液中分离得到没食子酸和香草酸。从2种龙芽草属植物欧洲龙芽草和 *A. procera* 植物中分离得到咖啡酸、绿原酸、鞣花酸[29]。亦分别从仙鹤草地上部分和根芽中分离得到 ellagic acid、cafeic acid、gallic acid 和鞣花酸-4-*O*-*β*-*D* 吡喃木糖苷[29];从*A. nepalensis*的叶子中分离得到 ellagieaeid-3-methylether-7-*α*-*D*-rhamnopyranoside 和 Ellagic acid-3,4,4-trimethylether[25]。

(6) 三萜及三萜皂苷类: 从欧洲龙芽草干燥叶中提取分离得到熊果酸型三萜类资源性化学成分[29]。从仙鹤草全草及根中分离得到 1*β*,2*α*,3*β*,19*α*-terahydroxyurs-12-en-28-oic acid、1*β*,2*β*,3*β*,19*α*-tetrahydroxyurs-12-en-28-oic acid 和野蔷薇苷[29]。从仙鹤草的地上部分分离得到四个乌苏烷型三萜类化学成分，分别为委陵菜酸（tormentic acid）、熊果酸、坡模酸（pomolie acid）和科罗索酸（eorosolie acid）[29]。尚从欧洲龙芽草的叶子中分离得到蔷薇酸和乌苏酸[25]。

（7）其他类：仙鹤草干燥全草中含有挥发油类成分，主要由醇和单萜类化学成分组成。此外，尚含有脂肪族类、甾体类及维生素 K 等。

三、仙鹤草资源的系统利用与产业化开发

1. *仙鹤草总黄酮的制备与应用* 于提取罐中加入仙鹤草全草，水煮沸提取 2 h，再加入水在相同条件下提取 1.5 h，过滤合并两次提取液，将提取液减压浓缩并干燥得浸膏；将浸膏分散在 0.5 L 水中，用 0.5 L 正丁醇萃取，重复 3 次，合并萃取液减压回收正丁醇，真空干燥得仙鹤草总黄酮提取物 A。将仙鹤草总黄酮提取物 A 分散在水中，以每 h 2 倍柱体积的速度上 AB－8 大孔吸附树脂柱，待树脂将黄酮充分吸附后，先后用 4 倍柱体积的蒸馏水和 2 倍柱体积的 20%的乙醇水溶液洗脱以洗去大部分杂质，最后用 80%的乙醇水溶液洗脱，浓缩，并将浓缩液进行冷冻干燥，得仙鹤草总黄酮提取物 B。仙鹤草总黄酮提取物 A 和 B 的黄酮含量分别为 60.5%和 85.1%[30]。

仙鹤草总黄酮提取物具有抗氧化、抗心肌缺血及降血脂作用，可用作食品保鲜剂、保健品添加剂等，可用于治疗和/或预防某些心血管疾病，如冠状动脉性心脏病、心绞痛、冠状动脉粥样硬化、心肌缺血等病症；高胆固醇血脂症，包括原发或并发于其他病症的高胆固醇血脂症；脑血管病，如脑缺血和/或缺氧症；以及其他相关病症。

2. *仙鹤草中仙鹤草素的提取分离* 采用高速逆流色谱分离法从仙鹤草全草浸提液中经过 2 次纯化分离得到 98%的仙鹤草素。生物活性评价及临床应用证实仙鹤草素具有止血、强心、强壮、止痢及消炎作用。

仙鹤草素的制备分两步进行：① 将体积比为 451∶53 的正丁醇—水混溶于分液漏斗中，摇匀后静置分层，取其上层溶液（上相）为固定相，下层溶液（下相）为流动相，用 1∶1 的上相和下相混合液溶解粗提取物进行分离，收集含仙鹤草素的组分，蒸干。② 将体积比为 1∶1∶4∶7∶5 的二氯甲烷—异丙醇—氯仿—甲醇—水混溶于分液漏斗中，摇匀后静止分层，取其上层溶液（上相）为固定相，下层溶液（下相）为流动相。用 1∶1 的上相和下相混合液溶解(1)所得样品进行分离，收集含仙鹤草素的组分峰，冷冻干燥，得白色仙鹤草素固体，其纯度达到 98.0%以上[31]。

◇参◇考◇文◇献

[1] 金在久. 仙鹤草的化学成分及临床研究进展[J]. 华西药学杂志，2006，21(5)：468－471.

[2] 赵莹，赵春芳，刘金平，等. 仙鹤草化学成分及其生物活性的研究[J]. 特产研究，2007，(2)：57－61.

[3] 董庆武. 仙鹤草的化学成分与应用[J]. 人参研究，2009，(4)：43.

[4] 洪阁，戴永红，刘培勋，等. 仙鹤草化学成分和药理作用研究进展[J]. 药学服务与研究，2008，8(5)：362－366.

[5] Okuda T，Yoshida T，Kuwahara M. Tannins of rosaceous medicinal plants. 1. Struetures of Potentillin，agrlmonieaeids A and B，and agrimoniin，a dimeric ellagitannin[J]. Chemical & Pharmaceutical Bulletin，1984，32(6)：2165－2173.

[6] 赵立芳，张新利. 仙鹤草中鞣质提取研究[J]. 宝鸡文理学院学报（自然科学版），2000，20(3)：196－198.

[7] 苏刘花. 一种从仙鹤草中提取鹤草酚的方法，中国，CN102311330A[P]. 2012－01－11.

[8] 陈仲良，朱大元，王洪城，等. 仙鹤草有效成分的研究-Ⅱ. 仙鹤草酚 A、B、D 和 E 的结构[J]. 化学学报，1978，36(1)：35－41.

[9] Yamaki M，Kashihara M，Ishiguro K，et al. Antimierobial Principles of Xianhecao (*Agrimonia pilosa*)[J]. Planta

Medica，1989，55(2)：169－170.
［10］ 沈阳药学院，辽宁省药物研究所，中国医科院药物研究所. 鹤草酚的结构研究[J]. 化学学报，1977，35(1，2)：87－96.
［11］ 裴月湖，李锐，朱廷儒. 仙鹤草根芽中化学成分的研究[J]. 药学学报，1989，24(6)：431－437.
［12］ Yamato M. Chemical structure of agrimonolide, a new constituent of *Agrimonia pilosa* I[J]. Yakugaku Zasshi，1958，78：1086－1089.
［13］ 裴月湖，李锐，朱廷儒. 仙鹤草根芽中新鞣花酸苷的结构研究[J]. 药学学报，1990，25(10)：798－800.
［14］ 裴月湖，李锐，朱廷儒. 仙鹤草根中新异香豆精甙的结构研究[J]. 药学学报，1989，24(11)：837－840.
［15］ Ivanov V，Nikolov N. Flavonoids from the Rosaceae family. 1. Isolation of flavonoid mixtures from the aboveground Part of Agrimonia eupatoria and from the flowers of *Prunus spinosa*. Famatsiya (Sofia Bulgaria)[J]. 1969，19(4)：36－41.
［16］ Bilia AR，Palme E，Marsili A，et al. A flavonol glycoside from *Agrimonia eupatoria*[J]. Phytochemistry，1993，32(4)：1078－1079.
［17］ Tomlinson CTM，Nahar L，Copland A et al. Flavonol glycosides from the seeds of *Agrimonia eupatoria*[J]. Biochemical Systematics and Ecology，2003，31(4)：439－441.
［18］ Ryakllovskaya TV，Ushbaeva GG，Kukenov MK. Biologically active phenols from *Agrimonia asiatica*. Izvestiya Akademii Nauk Kazakhskoi SSR[J]. Seriya Biologicheskaya，1989，(2)：88－90.
［19］ Yamato M. Constituents of the rhizome of *Agrimonia pilosa*. Ⅲ[J]. Kumamoto Pharmaceutical Bulletin，1962，(5)：54－55.
［20］ Kimura Y，Takido M，Yamanouchi S. Standardization of crude drugs. Xl. Constituents of *Agrimonia pilosa* var. *japonica*[J]. Yakugaku Zasshi，1968，88(10)：1355－1357.
［21］ 裴月湖，李锐，朱廷儒，等. 仙鹤草根芽中新二氢黄酮醇甙的结构研究[J]. 药学学报，1990，25(4)：267－270.
［22］ 李霞，叶敏，佘修祥，等. 仙鹤草化学成分的研究[J]. 北京医科大学学报，1995，27(1)：60－61.
［23］ Shabana MH，et al. Phenolic constituents of agrimony (*Agrimonia eupatoria* L.) herb[J]. Herba Polonica，2003，49(1/2)：24－28.
［24］ 赵莹，李平亚. 仙鹤草化学成分及其生物活性的研究[J]. 2007，(2)：57－61.
［25］ Van LN，Thuc NC，Thanh HD，et al. Chemical composition of *Agrimonia nepalensis* D. Don (Rosaceae)[J]. Tap Chi Duoc Hoc，2007，47(1)：10－14，21.
［26］ 潘娅，刘红霞 庄玉磊，等. 仙鹤草中黄酮类化学成分研究[J]. 中国中药杂志，2008，33(24)：2925－2928.
［27］ Kasai S，Watanabe S，Kawabata J，et al. Antimicrobial catechin derivatives of *Agrimonia pilosa*. Phytochemistry，1992，31(3)：787－789.
［28］ Park E-J，et al. An isocoumarin with hepatoprotective activity in Hep G2 and primary hepatocytes from *Agrimonia pilosa*[J]. Archives of Pharmacal Research，2004，27(9)：944－946.
［29］ 刘红霞. 仙鹤草降血糖活性部位化学成分的研究[D]. 沈阳：沈阳药科大学，2009.
［30］ 祝连彩，王伯初，谭君仙，等. 鹤草总黄酮提取物及其制备方法和应用：中国，CN101229252A[P]. 2008－07－30.
［31］ 姚德坤，姚德利，闫峰，等. 一种富集纯化仙鹤草中仙鹤草素的方法：中国，CN101775028A[P]. 2010－07－14.

（路金才　宿树兰）

石榴皮药用生物资源及其资源化利用研究

石榴（*Punica granatum* L.）植物为石榴科（Punicaceae）石榴属（*Punica* L.）乔木。原产地伊朗至巴尔干半岛周边地区，引进我国后在各个省市都有种植。石榴的果皮入药称为石榴皮（Pomegranate

Rind)，秋季石榴果实成熟，顶端开裂时采摘，除去种子及隔瓤，切瓣晒干，或微火烘干。具有涩肠、止血、驱虫之功效，主治久泻、久痢、便血、脱肛、滑精、崩漏、带下、虫积腹痛、疥癣。石榴的叶入药，称为石榴叶(Pomegranate Leaf)，其味酸、涩，性温，具有收敛止泻、解毒杀虫、主泄泻、痘风疮、癞疮、跌打损伤之功效。石榴根皮、茎皮入药，称为石榴根皮，其味苦涩，性温，有毒，具有杀虫、涩肠、止带之功效，主治蛔虫、绦虫，久泻、久痢，赤白带下。

石榴科植物仅石榴 1 属 2 种，产地中海至亚洲西部地区。我国引入栽培的仅石榴 1 种。石榴(*Punica granatum*)为落叶灌木或乔木，高 2～5 m。叶对生或簇生；叶片倒卵形至长椭圆形，长 2.5～6 cm，宽 1～1.8 cm，全缘，上面有光泽，无毛，具短柄。花一至数朵，生小枝顶端或腋生，花梗长 2～3 mm；花的直径约 3 cm；萼筒钟状，肉质而厚，红色，裂片 6，三角状卵形；花瓣 6 片，红色，与萼片互生；雄蕊多数，着生于萼管中部，花药球形，花丝细短；雌蕊 1 枚，子房下位或半下位，上部 6 室，下部 3 室。浆果近球形，果皮肥厚革质，熟时黄色，或带红色，内具薄膈膜，顶端有宿存花萼。种子多数，倒卵形，带棱角。花期5～6 月，果期 7～8 月。生于山坡向阳处或栽培于庭园及行道绿化地带。

经过长期的引种驯化和品种培育我国石榴品种资源丰富，优良品种有陕西省的净皮甜和三白甜，四川省的青皮软籽和红皮，山东省的大青皮甜、大马牙和泰山大红，安徽省的玉石籽和玛瑙籽，云南省的火炮花、红皮和汤碗，河南省的大白甜、大红袍和大红甜，山西省的江石榴和新疆维吾尔自治区的叶城大籽等。目前，我国石榴种植主要集中在陕西省临潼区、山东省枣庄市、安徽省怀远县、江苏省苏州市、四川省会理县、云南省蒙自市、新疆维吾尔自治区叶城县等地。

一、资源利用现状

石榴性温、涩，味甘、酸、无毒，具有润燥、生津化食、收敛、健脾益胃、驱除肠道寄生虫、降血压、止泻等临床功效。现代研究发现，石榴种子中含有丰富的维生素和植物雌激素，对人体生理发育及健康有益，尤其是所含的植物雌激素对女性更年期综合征和骨质疏松症等疾病有一定调节作用。

石榴皮味苦、涩，具有涩肠止泻、止血、驱虫等功效，主要治疗细菌性痢疾以及多种感染性疾病。石榴叶可以增强胆汁分泌，增强小肠运动，改善消化功能，具有耐缺氧，迅速解除疲劳的效果，对泛酸、吐酸、慢性胃炎、胃溃疡等有一定的缓解和治疗的作用。石榴种仁中含有 6 种主要脂肪酸：石榴酸、亚麻酸、亚油酸、油酸、棕榈酸、硬脂酸等，具有抗癌、抗氧化、降血糖、抗痢疾性腹泻等作用。石榴酸在石榴油中的含量约为 86%，具有延缓人体衰老，抑制由于化学物质所引起的致癌和预防动脉粥样硬化作用。因此，石榴种子具有较高的营养价值和重要的医疗价值。石榴根中含有丰富的鞣质、树脂、异石榴皮碱、伪石榴皮碱等资源性化学成分，具有驱虫、抗菌、抗炎、抗病毒等作用，临床上用于治疗肠道寄生虫、各种敏感菌和病毒感染性疾病。

以石榴资源植物为原料生产的主要产品及其资源价值见表 8-6。

表 8-6　以石榴资源植物为原料生产的主要产品及其资源价值

产 品 名 称	利用部位/物质	资 源 价 值
五味石榴丸	石榴	医药产品
石榴日轮丸	石榴	医药产品
石榴健胃丸	石榴	医药产品
石榴健胃散	石榴	医药产品
石榴健胃片	石榴	医药产品

续 表

产品名称	利用部位/物质	资源价值
石榴健胃胶囊	石榴	医药产品
石榴补血糖浆	石榴	医药产品
石榴皮提取物	石榴皮/鞣花酸 40%	医药、保健(抗癌、提高免疫)
石榴保健茶	石榴汁	医药、保健(预防糖尿病、心血管疾病等)
石榴果酒	石榴	食品
石榴饮料	石榴籽	食品
石榴叶茶	石榴叶	食品
石榴花蜜	石榴花	食品
红石榴晚霜	石榴	化妆品

二、资源性化学成分

1. 鞣质类资源性化学成分　石榴皮中资源性化学成分主要包括鞣质类、多糖类、黄酮类等[1]。其中鞣质类成分约为10%，主要有没食子酸、石榴皮亭 A(granatin A)、石榴皮亭 B(granatin B)、鞣云实精(corilagin)、鞣花酸(ellagic acid)、安石榴林(punicalin)、2,3-*O*-连二没食子酰石榴皮鞣质(安石榴苷 punicalagin)、木麻黄宁(casuarinin)等。研究表明，新鲜石榴皮含鞣花单宁10.4%～21.3%。

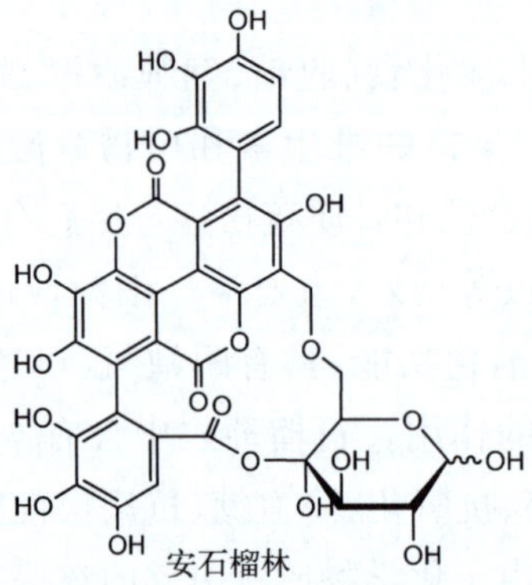
安石榴林

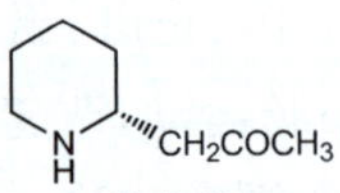
石榴皮碱

从树皮所含鞣质中分离出石榴皮鞣质、2,3-六羟基联苯二甲酰基-*D*-葡萄糖(2,3-HHDP-*D*-glucose)，石榴皮葡萄糖酸(punigluconin)、木麻黄鞣质(casuariin)、木麻黄鞣宁(casuarinin)。石榴叶含鞣花酸(ellagic acid)、短叶苏木酚(brevifolin)、没食子酸(gallic acid)等。

2. 鞣质类化学成分的资源化利用

(1) 从石榴皮中提取鞣花酸： 石榴皮(粉碎)→溶剂浸提→过滤→纯化→浓缩→干燥→产物，得到鞣花酸粗品。其优化最佳工艺为 1 mol/L 的盐酸水溶液作溶剂、8 倍量、回流提取 60 min、提取 2 次，溶剂类型对鞣花酸提取率影响最大；采用大孔吸附树脂对石榴多酚进行分离纯化，通过梯度洗脱得到 88% 的鞣花酸。尚有专利报道[2]，以石榴皮为原料，经溶剂萃取、蒸发浓缩、酸化水解及结晶等过程可制备高纯度的鞣花酸。鞣花酸具有显著的脂质过氧化、清除自由基、抑制多环芳烃、黄曲霉毒素和芳香胺等引起的癌变等作用，可进行医药保健产品的开发利用。

(2) 石榴皮中鞣花酸的酶法制备： 以石榴皮为原料酶法制备鞣花酸的方法[3]，通过可降解鞣花单宁的单宁酶与鞣花单宁进行酶促反应，得到鞣花酸粗产品，经溶剂结晶纯化获得纯鞣花酸。其纯度在85%左右，重金属含量及微生物指标均符合国家卫生标准其中 Pb≤1.5 mg/kg，As≤1.0 mg/kg，Hg≤0.3 mg/kg。菌落总数≤1 000 cfu/g，大肠埃希菌≤40 MPN/100 g，霉菌≤25 cfu/g，酵母菌≤25 cfu/g，不含致病菌。

(3) 石榴皮中安石榴苷和鞣花酸的制备及应用： 以石榴皮为原料，先以25%～35%乙醇提取，提取液浓缩后以大孔树脂进行吸附，解吸附后浓缩洗脱液即得安石榴苷提取物；再将提取安石榴苷的石榴皮以70%～90%乙醇渗漉提取，提取液浓缩除醇后加入 NaOH 进行水解，水解后加入 HCl，产生沉淀，分离，所得沉淀即为鞣花酸提取物。安石榴苷纯度可达98%，鞣花酸的纯度可达80%。可用于抗氧化、抗炎、抗癌等[4]。

3. 其他类资源性化学成分

(1) 黄酮类： 果皮还含有异槲皮苷、矢车菊素-3-*O*-葡萄糖苷(cyaniding-3-*O*-glucose)、矢车菊素-3,5-二葡萄糖(cyaniding-3,5-diglucose)、天竺葵素-3-葡萄糖苷(pelargonidin-3-glucose)、天竺葵素-3,5-二葡萄糖(pelargonidin-3,5-diglucose)。石榴叶含木犀草素 4′-*O*-*β*-葡萄糖苷(luteolin 4′-*O*-*β*-glucopy ranoside)等[5]。

(2) 生物碱类： 石榴果皮、根皮、树皮均含生物碱，已分离出石榴皮碱(pelletierine)，异石榴皮碱(isopelletierine)，伪石榴皮碱(pseudopelletierine)，*N*-甲基异石榴皮碱(*N*-methylisopelletierine)等。

(3) 有机酸类： 石榴皮中含有苹果酸、果胶和草酸钙4.0%；石榴叶中含有熊果酸(ursoic acid)，白桦脂酸(betulic acid)等。

(4) 其他类： 石榴皮中尚含有0.8%蜡质，4.4%树脂，1.8%甘露醇，2.7%糖，3.2%树胶以及反油酸、*β*-谷甾醇等资源性物质。

三、资源性化学成分的积累动态与分析评价

1. 不同采收期石榴皮和石榴叶中黄酮类化学成分的积累动态分析评价　对石榴皮、石榴叶中总黄酮类化学成分积累动态进行分析评估，结果表明：石榴皮的总黄酮含量随时间变化而呈逐步下降趋势，在6月底石榴皮黄酮类物质积累达到峰值，为12.47 mg/g，到9月底10月初果实成熟时，石榴皮总黄酮含量基本稳定，为6.48 mg/g。石榴叶总黄酮积累量变幅较小，在9月下旬达到相对高峰期，为3.04 mg/g[5]。

2. 不同产地石榴皮中黄酮类和多酚类物质的分析与活性评价　分析测定结果表明，石榴皮中多酚类化学成分含量较高的品种有粉皮甜、单瓣红果石榴、四川会理石榴，含量在72～55 mg/g FW(鲜重，FW)；含量居中的品种有邢台紫皮、DRF-1、D3、重瓣黄花石榴、重瓣粉花甜，含量在55～40 mg/g FW；含量较低的品种有白花月季石榴、大果酸石榴、大果墨石榴，含量在39～30 mg/g FW。

黄酮类化学成分含量的高低与多酚类不同，DRF-1、D3、四川省会理石榴、粉皮甜、重瓣黄花石榴含量均在10～7.5 mg/g FW 范围内；在7.5～6 mg/g FW 中等含量范围的有邢台紫皮、单瓣红果石榴；大果酸石榴；在6.0～4.0 mg/g FW 含量较低的范围，有重瓣粉花甜、白花月季石榴、大果墨石榴2个品种。抗氧化活性评价表明，其强弱变化与多酚高低含量呈正相关，在高抗氧化性400～300 μmol/L FW 范围内，品种的粉皮甜、单瓣红果石榴；抗氧化性较低的300～200 μmol/L FW 范围内的品种有邢台紫皮、D3、四川省会理石榴；抗氧化性较低的200～100 μmol/L FW 范围内的品种有 DRF-1、重瓣黄花石榴、大果酸石榴、白花月季石榴、大果墨石榴、重瓣粉花甜[6]。

四、石榴资源的系统利用与产业化开发

石榴全株均有较高的食用和药用价值，石榴叶、皮、花、根均可入药。石榴皮能涩肠、止血、驱虫；石榴花能止血；叶可治疗眼疾；石榴子行气化瘀、健脾温胃、助消化、增强食欲等功效。石榴资源植物的系统利用与产业化途径如图8-9所示。

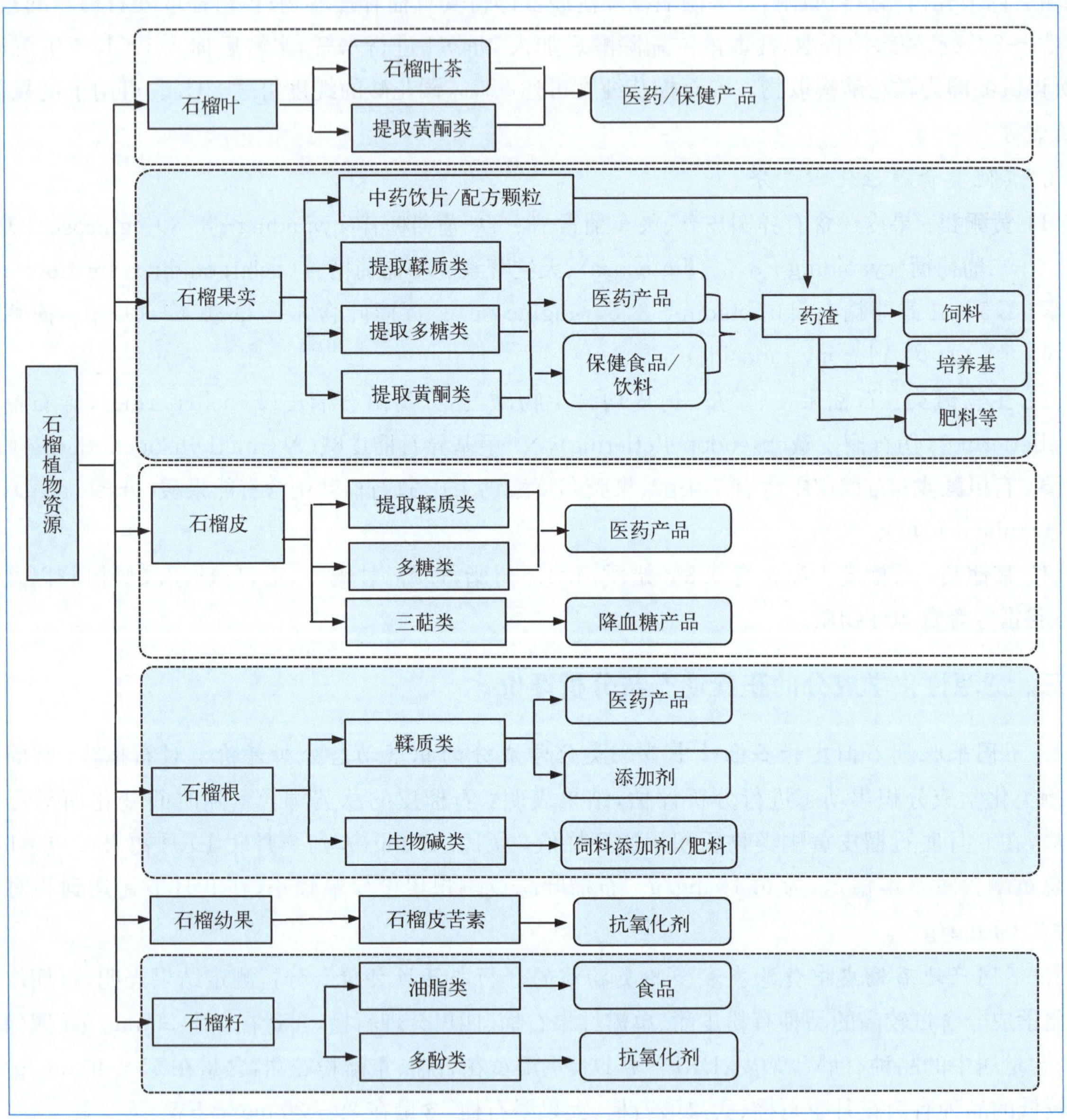

图8-9 石榴植物资源的系统利用与产业化途径

1. *石榴皮中总三萜的提取制备与应用* 石榴皮采用无水乙醇超声提取，提取液浓缩成浸膏，采用80%～90%乙醇溶液滤去不溶物，乙醇溶液经活性炭脱色，乙醇洗脱液酸沉碱洗，滤液浓缩为浸膏，再用70%～95%乙醇溶解，调pH至中性后用大孔吸附树脂纯化，70%～95%乙醇溶液洗脱，减压回收溶剂，得总三萜酸。其纯度为70%～86%，可用于糖尿病的辅助治疗[7]。

2. *石榴皮多糖的提取制备与应用* 石榴皮多糖具有免疫调节活性，能够增强机体巨噬细胞、淋巴细胞等免疫系统的功能及激活或促进抗体的生成和干扰素的产生。此外，石榴皮抗癌、降血糖、改善心

血管系统作用等功效与石榴中所含的多糖类成分有关。因此，石榴皮多糖的开发及利用对人体的功能保健具有重要资源价值。

专利报道[8]，以聚乙二醇为溶剂，超声微波辅助提取石榴皮多糖的方法，多糖的提取率高。其提取步骤：① 预处理：将粉碎的石榴皮用80％乙醇水溶液回流提取，提取液回收溶剂，得石榴皮粉；② 提取：将石榴皮粉与10％～50％聚乙二醇水溶液按料液比为19：10～19：30 mL混合均匀，50～100℃超声微波辅助提取5～10 min，微波功率为250～550 W，超声功率为80～400 W，离心分离；③ 纯化：将上清液用sevage法脱蛋白，再经醇沉、干燥，得到石榴皮多糖。

3. *石榴皮渣中鞣花酸的制备与应用* 石榴皮粉碎后，加入1：15的水超声提取，功率为300 W，超声处理3次，得到鞣花单宁的水溶液，含量为10.19 g/L，用NaOH溶液调节pH 5.0，依次向其中加入木聚糖酶158.96 U(降解每g鞣花单宁的酶用量为15.6 U)、戊聚糖酶5.1 U(降解每g鞣花单宁的酶用量为0.5 U)和单宁酶20.4 U(降解每g鞣花单宁的酶用量为2 U)，50℃酶解反应2 h，酶解液用NaOH溶液调节pH 10.0，于5 000 r/min离心20 min，得上清液即为鞣花酸粗产品，鞣花酸提取率为7.89％[9]。

4. *石榴废弃幼果或果壳中提取石榴皮苦素B* 将石榴幼果或果壳清洗，晾干粉碎，加入50％乙醇回流提取，提取时间2 h，提取液过滤、浓缩，冷却后离心过滤，滤液经陶瓷膜分离，滤液通过截留量为1 500的有机膜，收集流出液；经有机树脂柱吸附纯化，35％乙醇洗脱，收集洗脱液，最后经制备色谱进行制备，获得纯度达98％的石榴皮苦素B[10]。

5. *石榴皮中黄酮类资源性化学成分的提取制备* 石榴皮清洗沥干后在温度为－20℃预冻，置于干燥室中，压力100 Pa，加热板温度60℃，真空冷冻干燥4 h，将冻干后石榴皮粉碎至粒度为60目，采用复合酶酶解，具体条件为pH 4.5，温度45℃，时间1 h；其中复合酶用量为纤维素酶为100 U/g，果胶酶100 U/g，酶解反应结束后迅速将酶解液煮沸2 min，灭酶。继将上述酶解液转入萃取釜进行超临界CO_2萃取，具体条件为超声功率为50 W，微波功率284 W，料液比1：11.6，黄酮类产物的提取率为13.5％[11]。

6. *石榴果实的营养价值及其开发利用* 石榴果实中含有多种人体所需的营养成分，其中含糖类物质17％、维生素C每100 g可食部分含11 mg以上，比苹果高1～2倍，脂肪、蛋白质含量各约0.6％，可溶性果酸0.46％～0.68％，蛋白质0.226％～0.317％，磷8.9～10 mg /100 g，钾216～249.1 mg/100 g，钙1.06～2.98 mg/100 g，镁6.5～6.76 mg/100 g，单宁59.8～73.4 mg/100 g[12]。通过适宜技术集成，开发形成系列产品，主要有浓缩石榴汁[13]、石榴果汁饮料[14]、石榴发酵酸乳[15]、石榴保健醋[16]、石榴酒[17]等。

浓缩石榴汁是用新鲜优质石榴经去皮、榨汁、酶解、浓缩而成。用于饮料的基础配料，作勾兑和调味剂[18]。石榴浓缩汁还可作果酒酿制原料、化妆品及各种药品的添加剂，可在混合果汁、蔬菜汁以及啤酒中勾兑。亦有将石榴榨汁、澄清处理后，加入双歧因子(异麦芽低聚糖)、蜂蜜等经调配后，加工成富有保健功效且食用方便的特色果汁饮料，是一种具有开发潜力的新型保健饮料。石榴发酵酸乳是以石榴汁和新鲜牛乳为主要原料，经过发酵制成的新型酸乳产品。

采用保健醋制作工艺，将营养丰富的石榴制成果醋，不仅具有防止胆固醇氧化的作用，且可降低密度脂蛋白的滞留和沉积减少到最低水平，有益于人体健康和延寿。

石榴酒是将石榴果粒榨汁后进行发酵，发酵后将发酵液分离成原酒，原酒经准确计量后装入酒桶中后发酵，所得石榴酒。

石榴果实系列产品的制备工艺流程与产业化途径如图8－10所示。

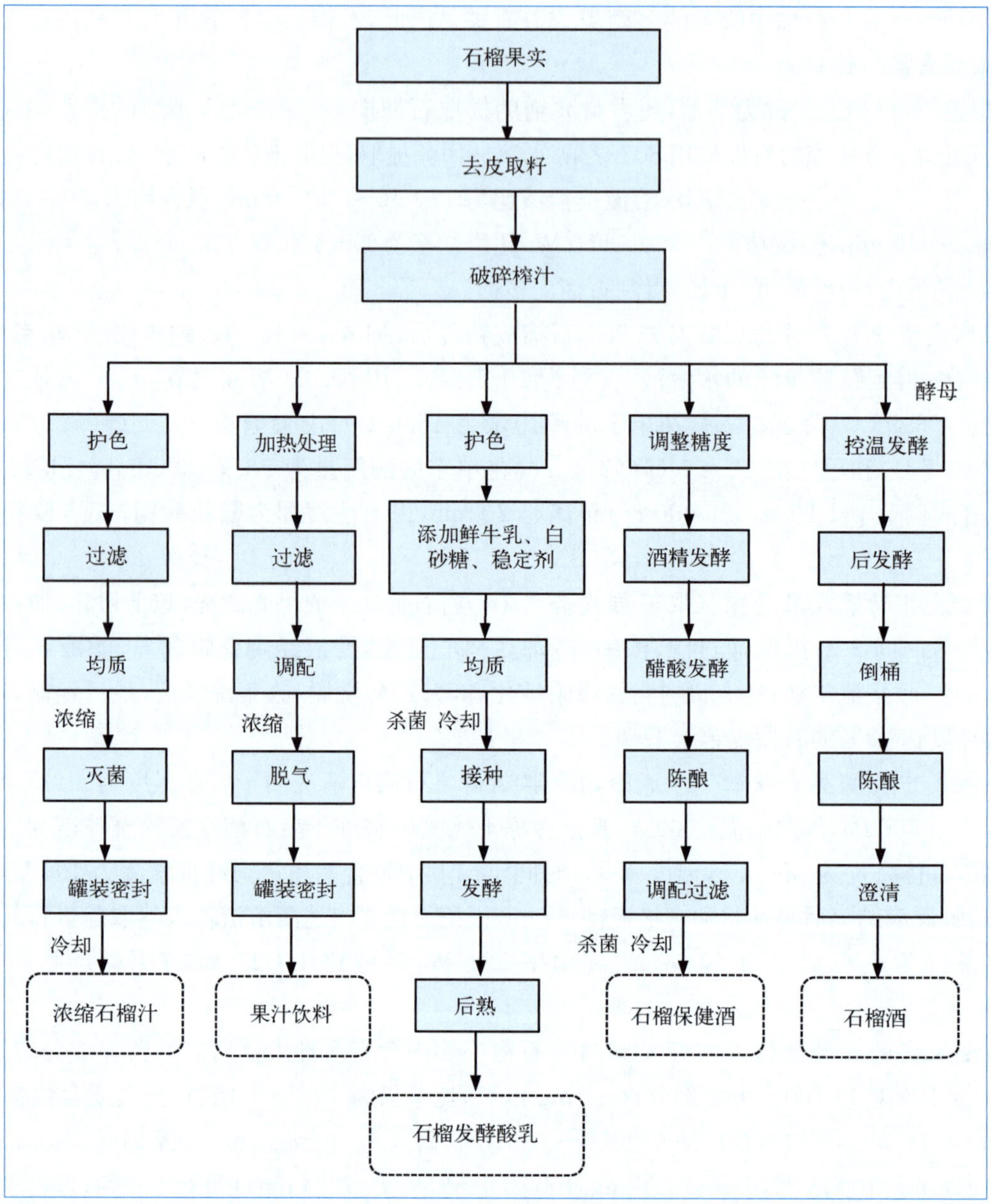

图 8-10　石榴果实系列产品的制备工艺与产业化途径

◇参◇考◇文◇献

[1] 陈巍. 石榴的化学成分与药理活性[J]. 饮料工业，2008，11(3)：4-6.

[2] 袁其朋，陆晶晶，吕苗苗. 一种石榴皮制备鞣花酸的方法：中国，CN1803801A[P]. 2006-07-19.

[3] 袁其朋，程艳，张倩. 一种以石榴皮为原料酶法制备鞣花酸的方法：中国，CN101481714A[P]. 2009-07-15.

[4] 阳明福，郑小强，房杰，等. 一种同时从石榴皮提取安石榴苷和鞣花酸的方法：中国，CN101747388A[P]. 2010-06-02.

[5] 程江华，任琪，丁之恩. 石榴皮和石榴叶总黄酮含量及变化研究[J]. 食品工业科技，2010，4：68-70.

[6] 胡淳淳. 石榴不同品种、器官多酚、黄酮、矿质元素含量比较及抗氧化性评价[J]. 河北农业大学，2010，6：31-32.

[7] 李国梁，尤进茂，吴宏亮. 一种石榴皮中降糖活性总三萜酸的提取方法：中国，CN103720729A[P]. 2014-04-16.

[8] 张志琪，周鑫玉，刘瑞林. 聚乙二醇——超声微波辅助提取石榴皮多糖的方法：中国，CN103360505A[P]. 2013-

10－23.

[9] 张燕，姜斌，胡小松，等. 一种用生物酶提取石榴皮渣中鞣花酸的方法：中国，CN101701234A[P]. 2010－05－05.

[10] 孙日和. 一种从石榴废弃幼果或果壳中提取石榴皮苦素 B 的工艺：中国，CN102295676A[P]. 2011－12－29.

[11] 毛健，姬中伟，李进伟，等. 一种石榴皮中黄酮类化合物的提取方法：中国，CN102210472A[P]. 2011－10－12.

[12] 马齐，秦涛，王丽娥，等. 石榴的营养成分及应用研究现状[J]. 食品工业科技，2007，28(2)：237－239.

[13] 花旭斌，邓建平，柳刚. 浓缩石榴汁的加工工艺探讨[J]. 西昌农业高等专科学校学报，2002，16(4)：38－40.

[14] 崔晓美，杨瑞金，赵伟，等. 高压脉冲电场对石榴汁杀菌的研究[J]. 农业工程学报，2007，23(3)：252－256.

[15] 马龙，张斌. 石榴发酵酸乳研制[J]. 保鲜与加工，2005，5(6)：22－23.

[16] 袁丽，高瑞昌，田永全. 石榴营养保健功能及开发利用[J]. 农业工程技术，2007，(10)：38－40.

[17] 濮智颖，翟文俊，杨春霞，等. 全发酵石榴酒的营养价值和保健作用[J]. 食品科技，2007，32(8)：278－281.

[18] 王勇，陈合，谢建国，等. 石榴浓缩清汁产业化技术研究[J]. 食品研究与开发，2005，26(6)：94－97.

（唐志书　宿树兰　杨念云）

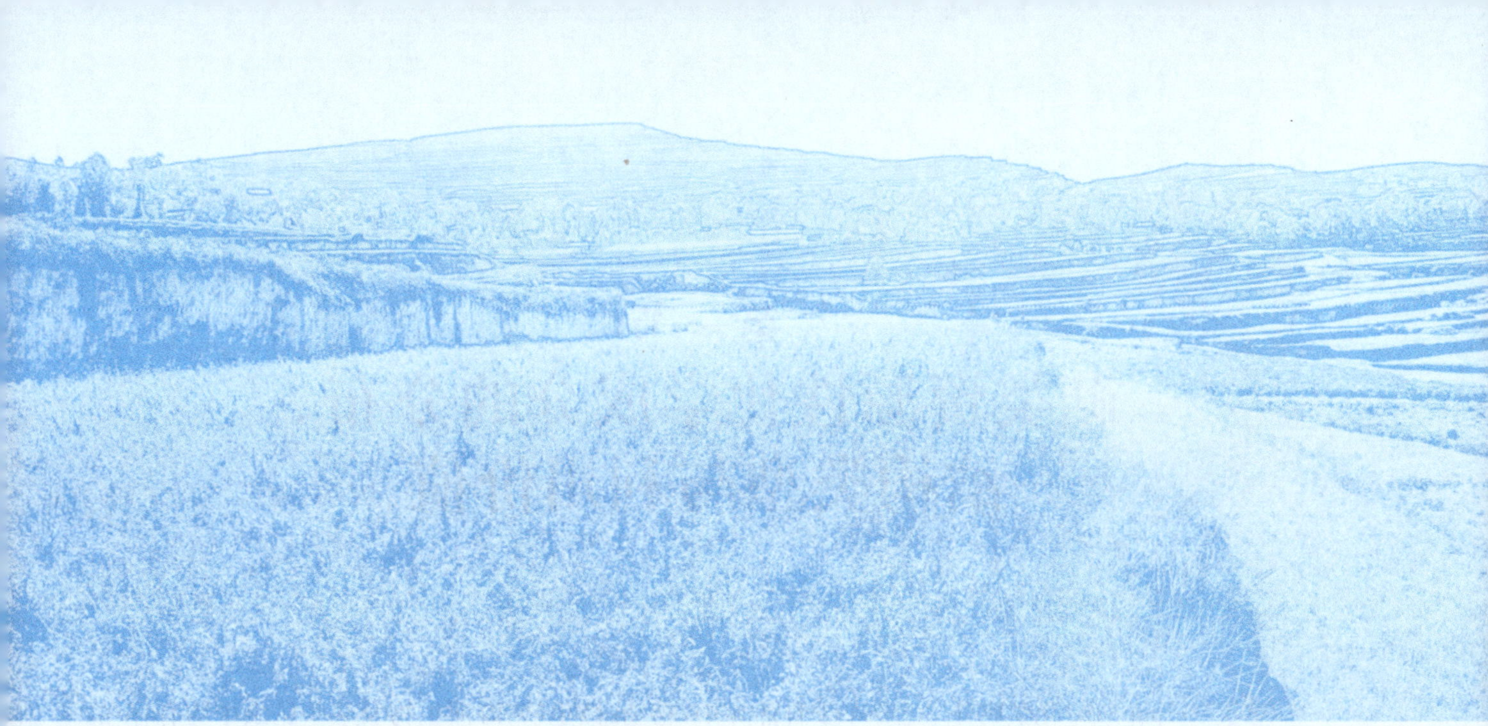

第九章
萜类资源化学

萜类次生代谢产物广泛存在于自然界的植物类、海洋生物类、昆虫及部分动物类，以及微生物类等生物类群中，是迄今已发现天然产物中结构类型最为丰富、种类数量最为庞大、生物活性和资源利用研究深入系统、中药资源产业特色优势显著的一类资源性化学成分。

基于生源的异戊二烯法则，萜类是由乙酸与辅酶A结合形成甲戊二羟酸，进而生成焦磷酸异戊烯酯，并与其异构体聚合而成焦磷酸香叶酯，由此不断衍化或聚合生成各种类型的萜类大家族。萜类为人类的生产与生活提供了巨大的物质资源，创造产生了丰富多彩的医药、香精香料、健康护理等资源性经济产业集群。

第一节
萜类资源性化学成分的分布、结构类型与利用价值

萜类(terpenoids)化学成分广泛分布于自然界中,植物、微生物、海洋生物及某些昆虫中均有存在,尤其在裸子植物及被子植物中萜类化学成分分布更为普遍,种类及数量更多[1],是迄今已发现的天然产物中结构类型最为丰富、种类数量最为庞大的一类资源性化学物质。

基于生源的异戊二烯法则,萜类是由乙酸与辅酶 A 相结合生成戊二羟酸,并形成焦磷酸异戊磷酯,进而与其异构体分子聚合形成焦磷香叶酯,并由此衍化或聚合生成单萜、倍半萜、二萜、三萜,以至多萜类等各种类型的萜类成分群。

藻类、菌类、藓类、苔类等进化程度较低的植物类群多只含单萜及倍半萜类,蕨类植物中存在少量的二萜类化学成分,种子植物中存在的萜类化学成分类型、数量最为丰富。在被子植物的 30 多个目、数百个科属中均发现有萜类化学成分存在。值得注意的是,睡莲目等水生植物未见有单萜及倍半萜类化学成分的报道;富含生物碱的植物也不含或少含萜类化学成分。不同类型萜类化学成分在植物类群中的分布表现出一定的特征性[2]。不同类型的萜类产物具有不同的生物活性和资源开发利用价值,这为人类的生产、生活提供了巨大的物质资源,形成了丰富多彩的萜类资源化学经济产业集群。

一、单萜类资源性化学成分

单萜类(monoterpenoids)是指含有 2 个异戊二烯单位的萜类化学成分,其基本碳架由 10 个碳原子组成,常温下多为油状液体,多具挥发性,多是挥发油的组成成分。单萜类多具有较强的香气和生物活性,是医药、食品及化妆品工业的重要原料。

(一) 单萜类资源性化学成分在自然界中的分布

单萜类资源性化学成分常存在于高等植物的腺体、油室及树脂道等分泌组织内。在伞形科、芸香科、菊科、唇形科、毛茛科、蔷薇科、樟科、松科、柏科等植物类群中分布较为广泛。部分单萜类化学成分也是昆虫或微生物的代谢产物,在一些海洋生物中也存在单萜类化学成分。藻类植物中萜类成分类型较少,仅见从红藻类的海头红属(*Plocamium*)、凹顶藻属(*Laurencia*)分得的卤代单萜。其中,凹顶藻属分离出的卤代萜已有 200 余种,是目前发现的卤代萜最为丰富的天然资源(表 9-1)。

表 9-1　单萜类资源性化学成分在种子植物类群中的分布[2]

科　名	属　名
松科(Pinaceae)	冷杉属(*Abies*)、云杉属(*Picea*)、松属(*Pinus*)
柏科(Cupressaceae)	柏木属(*Cupressus*)、刺柏属(*Juniperus*)

续　表

科　名	属　名
杉科(Taxodiaceae)	柳杉属(*Cryotomeria*)、巨杉属(*Sequoiadendron*)、北美红杉属(*Sequoia*)、台湾杉属(*Taiwania*)
木兰科(Magnoliaceae)	木兰属(*Magnolia*)
毛茛科(Ranunculaceae)	芍药属(*Paeonia*)
蔷薇科(Rosaceae)	蔷薇属(*Rosa*)
猕猴桃科(Actinidiaceae)	猕猴桃属(*Actinidia*)
漆树科(Anacardiaceae)	盐肤木属(*Rhus*)
樟科(Lauraceae)	樟属(*Cinnamomum*)、山胡椒属(*Lindera*)、木姜子属(*Litsea*)
马兜铃科(Aristolochiaceae)	马兜铃属(*Aristolochia*)、细辛属(*Asarum*)
藜科(Chenopodiaceae)	藜属(*Chenopodium*)
桑科(Moraceae)	大麻属(*Cannabis*)、葎草属(*Humulus*)
豆科(Leguminosae)	金合欢属(*Acacia*)
牻牛儿苗科(Geraniaceae)	天竺葵属(*Pelargonium*)
胡椒科(Piperaceae)	胡椒属(*Piper*)
海桐花科(Pittosporaceae)	海桐花属(*Pittosporum*)
檀香科(Santalaceae)	檀香属(*Santalum*)
伞形科(Umbelliferae)	莳萝属(*Anethum*)、当归属(*Angelica*)、柴胡属(*Bupleurum*)、葛缕子属(*Carum*)、毒芹属(*Cicuta*)、芫荽属(*Coriandrum*)、孜然芹属(*Cuminum*)、胡萝卜属(*Daucus*)、阿魏属(*Ferula*)、茴香属(*Foeniculum*)、独活属(*Heracleum*)、水芹属(*Oenanthe*)
桃金娘科(Myrtaceae)	岗松属(*Baeckea*)、桉属(*Eucalyptus*)、白千层属(*Melaleuea*)、香桃木属(*Myrtus*)
败酱科(Valerianaceae)	缬草属(*Valeriana*)
芸香科(Rutaceae)	木橘属(*Aegle*)、柑橘属(*Citrus*)、吴茱萸属(*Evodia*)、三叶藤橘属(*Luvunga*)、黄檗属(*Phellodendron*)、芸香属(*Ruta*)、茵芋属(*Skimmia*)、花椒属(*Zanthoxylum*)
马鞭草科(Verbenaceae)	豆腐柴属(*Premna*)、牡荆属(*Vitex*)
木犀科(Oleaceae)	素馨属(*Jasminum*)
唇形科(Labiatae)	藿香属(*Agastache*)、排草香属(*Anisochilus*)、香薷属(*Elsholtzia*)、山香属(*Hyptis*)、神香草属(*Hyssopus*)、薰衣草属(*Lavandula*)、蜜蜂花属(*Melissa*)、薄荷属(*Mentha*)、姜味草属(*Micromeria*)、石荠苎属(*Mosla*)、荆芥属(*Nepeta*)、罗勒属(*Ocimum*)、牛至属(*Origanum*)、紫苏属(*Perilla*)、夏枯草属(*Prunella*)、迷迭香属(*Rosmarinus*)、鼠尾草属(*Salvia*)、百里香属(*Thymus*)
菊科(Compositae)	蓍属(*Achillea*)、蒿属(*Artemisia*)、艾纳香属(*Blumea*)、茼蒿属(*Chrysanthtrnum*)、金鸡菊属(*Coreopsis*)、秋英属(*Cosmos*)、杯菊属(*Cyathocline*)、大丽花属(*Dahlia*)、泽兰属(*Eupatorium*)、向日葵属(*Helianthus*)、母菊属(*Matricaria*)、银胶菊属(*Parthenium*)、蚤草属(*Pulicaria*)、一枝黄花属(*Solidago*)、万寿菊属(*Tagetes*)、菊蒿属(*Tanacetum*)
鸢尾科(Iridaceae)	番红花属(*Crocus*)
天南星科(Araceae)	菖蒲属(*Acorus*)
禾本科(Gramineae)	香茅属(*Cymbopogon*)、玉蜀黍属(*Zea*)
姜科(Zingiberaceae)	姜黄属(*Curcuma*)、山柰属(*Kaempferia*)、姜属(*Zingiber*)

(二)单萜类资源性化学成分的结构类型及其利用价值

单萜类化学成分按是否成环以及成环数目,可分为无环(开链)、单环、双环、三环,以及环烯醚萜等结构种类,大多为六元环,也有三元、四元、五元及七元的碳环。

1. 无环单萜类(acyclic monoterpenoids) 无环单萜类的骨架主要有桂花烷型、薰衣草烷型、蒿烷型等。根据分子结构中氧化程度不同分为萜烯、萜醇、萜醛等，常见的代表性资源化学成分有香叶醇、香橙醇、蒿酮、柠檬醛等。

香叶醇(geraniol)习称牻牛儿醇，玫瑰油、香叶天竺葵油及香茅叶的挥发油中均含有该成分，是玫瑰系香料必含的成分，亦是香料工业不可缺少的原料。玫瑰花中含有香叶醇葡萄糖苷(geranyl-*β*-*D*-glucoside)，此苷可缓慢水解，使花的芳香保持久长。香橙醇(nerol)是香叶醇(反式)的几何异构体，在香橙油及香柠檬果皮挥发油中存在，也是香料工业不可缺少的原料。芸香科植物千里香(*Murraya paniculata*)之干燥叶为常用行气止痛中药九里香，具行气止痛、活血散瘀之功效，其挥发油主要化学组成为香叶醇、香茅醇(citanellol)等单萜类资源性化学成分。

菊科植物黄花蒿(*Artemisia annua*)的干燥地上部分为常用中药青蒿，具清虚热、除骨蒸、解暑热、截疟等功效。现代研究显示：青蒿富含挥发油，其主要化学组成成分蒿酮(artemisia ketone)可占挥发油总量的45%。蒿酮虽由2个异戊二烯单位组成，但不是头-尾或尾-尾相连缩合而成，而是一种不规则的单萜。

柠檬醛(citral)又称枸橼醛，有顺反异构体，反式为α-柠檬醛，又称香叶醛(geranial)，顺式柠檬醛又称橙花醛(neral)。它们通常混合共存，但以反式柠檬醛为主，具有柠檬香气，为重要的香料，其在香茅油中含量可达70%～85%。中药荜澄茄(山鸡椒 *Litsea cubeba*)含有多达10%的挥发油，其中主要含香叶醛和橙花醛，被认为是该药材抗真菌和治疗冠状动脉性心脏病的主要活性成分[3]。

唇形科植物紫苏(*Perilla frutescens*)为重要的药用植物资源，其叶、茎、成熟果实均可药用。紫苏全草富含挥发油，其主要化学组成成分为紫苏酮(perillaketone)，其含量最高可占挥发油总量的78%。现代研究显示：紫苏酮为3-位取代的呋喃化合物，其结构与腐烂甘薯的有毒成分甘薯苦醇为同类化学成分。实验证明，紫苏酮具有神经毒及中枢抑制作用，可引起食草动物的肺水肿、肺充血等疾患的发生，在50～100 mg/kg浓度下，紫苏酮尚能完全抑制莴苣和大马唐的生长，可用于农用杀虫剂的生产。此外，紫苏酮能促进消化液分泌和增强胃肠蠕动，具有重要的医药开发价值。

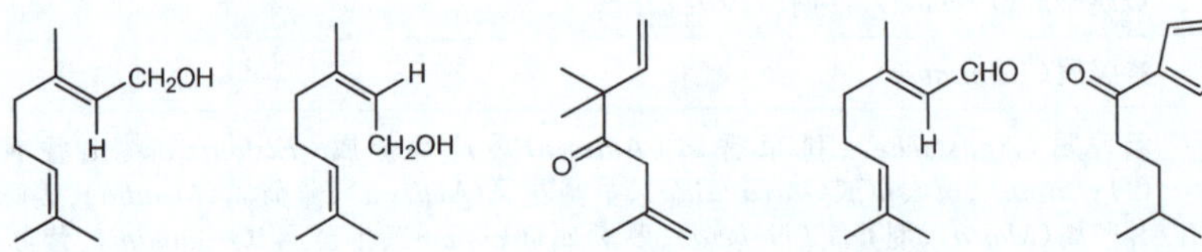

香叶醇　香橙醇　蒿酮　柠檬醛　紫苏酮

2. 单环单萜类(monocyclic monoterpenoids) 单环单萜是由链状单萜环合衍生而成，主要有薄荷烷型和环香叶烷型。许多中药材中富含有单环单萜类资源性化学成分，最为常见的有柠檬烯(limonene)、桉油精(cineole，eucalyptol)、薄荷醇(menthol)等。

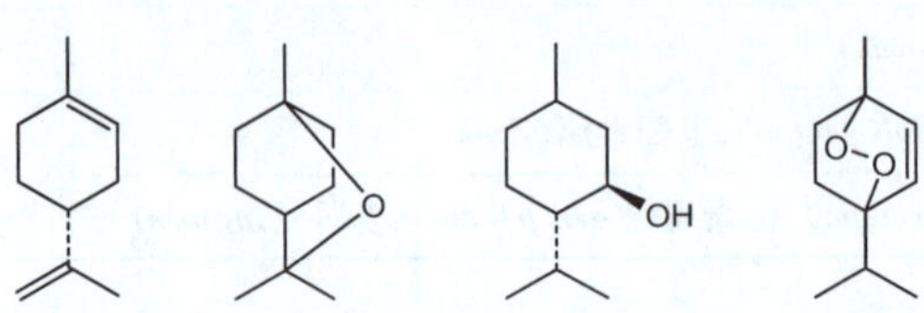

柠檬烯　桉油精　薄荷醇　Ascaridol

芸香科柑橘属(*Citrus*)多种植物可供药用。该属植物果皮挥发油中富含单环单萜类资源性化学成分柠檬烯，具有柠檬样香味，为柑橘属植物的主要香味成分，在挥发油中其含量可达80%。动物实验显示柠檬烯有显著的镇咳、祛痰、抗哮喘作用，与该类中药具有的行气、健胃、化痰等药效具有一定的关联性。柠檬烯在其他传统中药的挥发油成分中也普遍存在，但含量差异较大，含量较多的如在茴香(*Foeniculum vulgare*)果实的挥发油中含量达 13.1%，在花椒(*Zanthoxylum bungeanum*)果皮的挥发油中含量可达 20%以上。柠檬烯可用作配制人造橙花、甜花、柠檬、香柠檬油的原料，也可作为一种新鲜的头香香料用于化妆、皂用及日用化学品香精，在古龙型、花香中的茉莉型、薰衣草型以及松木、醛香、木香、果香或清香型香料中应用均较适宜。在食用香精中柠檬烯也作为修饰剂用于白柠檬、果香及辛香等配方。此外，以柠檬烯为主要原料制备的复方柠檬烯制剂在临床上具有利胆、溶石、促进消化液分泌和排除肠内积气等作用。

桉油精在传统中药中也较普遍存在，是桉(*Eucalyptus robusta*)叶挥发油中的主成分(约占 70%)，在桉油低沸点馏分(白油)中可达 30%。本品遇盐酸、氢溴酸、磷酸及甲苯酚等可形成结晶性加成物，加碱处理又分解出桉油精。桉油精在其他中药中也广泛存在，在中药干姜(原植物姜 *Zingiber officinale*)的挥发油中含量可达 23.68%；在豆蔻(*Amomum cardamomum*)果实的挥发油中含量高达 60%～70%，是豆蔻香味的主要组分。桉油精有似樟脑的香气，具抗菌、抗炎活性，并有一定的平喘作用，常用作药草型香精，配制精油及牙膏、牙粉、口腔清凉剂、药皂等香精；也较多用于医药产品，具有解热、消炎、抗菌、防腐、平喘及镇痛作用。本品与樟脑组成的复方制剂临床上用于治疗头痛。还常用作香料和防腐剂。

中药薄荷为唇形科植物薄荷(*Mentha haplocalyx*)的干燥地上部分，属发散风热药，功能清凉、发汗、退热、祛风、止痒，用于感冒发热等病症。现代研究显示：中药薄荷中含有的单环单萜类化学成分薄荷醇具有一定的镇痛、止痒和局麻作用，亦有防腐、杀菌和清凉作用，为薄荷功效发挥的主要效应成分之一。此外，薄荷植物中尚存在一定量的薄荷酮(menthone)，有镇痛作用，但含量较少。草本植物荆芥(*Schizonepeta tenuifolia*)以茎、叶和花穗入药，具发汗、退热、祛风等功效，其挥发油中薄荷酮[(－)-menthone]和胡薄荷酮[(＋)- pulegone]的含量可高达 70%以上。值得注意的是，藜科植物土荆芥(*Chenopodium ambrosioides*)的全草有杀肠虫作用，则含有含过氧环的单萜类化学成分山道年(ascaridol)等。

此外，中药中常见的代表性单环单萜类资源化学成分尚有胡椒酮、紫罗兰酮、斑蝥素等。胡椒酮(piperitone)习称辣薄荷酮、洋薄荷酮，存在于芸香草(含量可达 35%以上)等多种中药的挥发油中，有松弛平滑肌作用，是治疗支气管哮喘的有效成分。紫罗兰酮(ionone)存在于千屈菜科指甲花(*Lawsonia inermis*)挥发油中，工业上由柠檬醛与丙酮缩合制备。紫罗兰酮是混合物，α-紫罗兰酮(环中双键处于 4,5 位)可作香料，β-紫罗兰酮(环中双键处于 5,6 位)可用作合成维生素 A 的原料。二氢 α-紫罗兰酮存在于龙涎香中，香气较佳。斑蝥素(cantharidin)存在于斑蝥、芫菁干燥虫体中，约含 2%，可作为皮肤发赤、发泡或生毛剂，制备成 *N*-羟斑蝥胺(*N*- hydroxy-cantharidimide)，可用于肝癌的治疗。

近年来研究还发现，来源于柑橘、樱桃、薄荷中的单萜类资源性化学成分紫苏醇(sclareol)具有显著的抗肿瘤活性，对已形成的实验动物乳腺癌、胰腺癌、前列腺癌、肝癌等也具有逆转作用。存在于紫苏挥发油中的紫苏醛(perillaldhyde)经肟化可制得具甜味的紫苏亭(perillarine)，其中反式(紫苏甜素)的甜度为蔗糖的 2 000 倍，顺式则显苦味，现已广泛用于烟草工业。

香芹酚(thymol)、麝香草酚(carvacrol)为存在于百里香属(*Thymus*)植物挥发油中的单萜酚类资源性化学成分，对多种病原真菌具有良好的抑制作用，现已开发为植物杀菌剂用于防治苹果、桃、梨、柑橘、花生、棉花的曲霉病及果实、薯块的木霉病。此外，存在于厚朴(*Magnolia officinalis*)植物中的厚朴酚(magnolol)也具有较强的抗菌活性。从厚朴树的自然落叶中提取以厚朴酚为主要成分的总酚资源性化学成分，对供试 10 种真菌均有很强的抑制作用，水提取物在 2 000 mg/kg，盆栽条件下能杀死土壤中的棉立枯病菌，田间对小麦白粉病、蚕豆赤斑病高峰期喷提取物一次可明显控制病情发展。

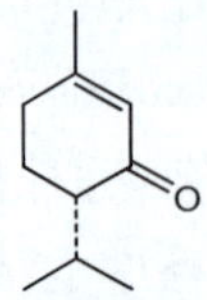
胡椒酮

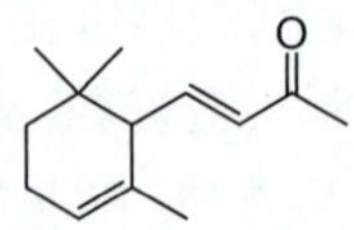
α-紫罗兰酮

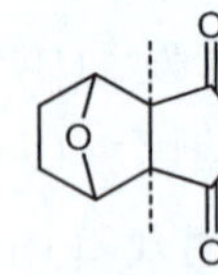
斑蝥素

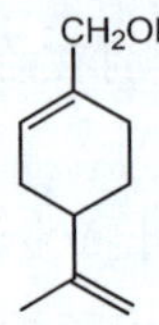
紫苏醇

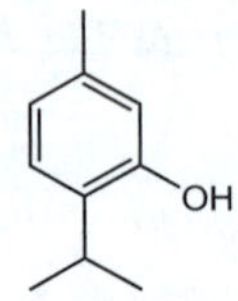
麝香草酚

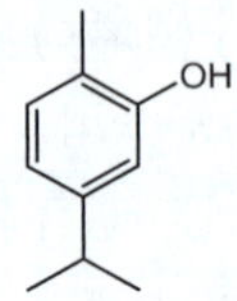
香芹酚

3. 双环单萜类(bicyclic monoterpenoid)　双环单萜的基本结构类型有15种上，较为常见的有6种，其中较为稳定的结构类型为蒎烷型和莰烷型，常见的代表性资源化学成分有蒎烷型的芍药苷，莰烷型的龙脑、樟脑等。

芍药苷(paeoniflorin)是芍药(*Paeonia lactiflora*)根中含有的蒎烷单萜苷。在芍药中尚含有白芍药苷(albiflorin)、氧化芍药苷(oxypaeoniflorin)、苯甲酰芍药苷(benzylpaeoniflorin)等结构类似的单萜苷类资源性化学成分，多具有镇静、镇痛、抗炎、抑制血小板聚集、扩张冠状动脉、增强免疫功能等活性，为芍药类药用资源植物功效发挥的主要物质基础之一。

龙脑(borneol)，又称冰片、樟醇，是樟脑的还原产物，其右旋体存在于龙脑香树(*Dryobalanops camphora*)的树干空洞内的渗出物。左旋龙脑在海南省产的艾纳香(*Blumea balsamifera*)全草中含有。合成品是消旋龙脑。龙脑具有发汗、兴奋、镇静、防腐等作用，同时也具有显著的抗氧化功能，为苏冰滴丸中主要有效组分之一，可用于冠状动脉性心脏病和心绞痛的治疗。龙脑也可用于香料及清凉剂。

樟脑(camphor)的右旋体在樟脑油中约占50%，左旋樟脑在菊蒿(*Tanacetum vulgare*)油中存在，合成品多为消旋体，其消旋体在菊(*Chrysanthemum morifolium*)中亦有存在。樟脑有局部刺激作用和防腐作用，可用于神经痛、炎症及跌打损伤等症的治疗。

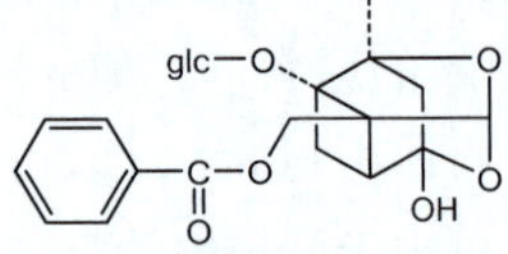
芍药苷

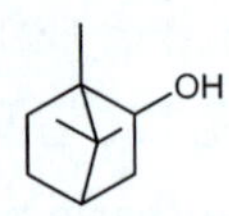
龙脑

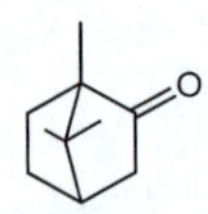
樟脑

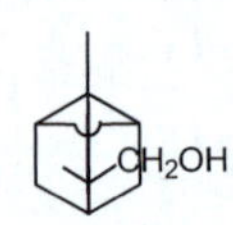
三环白檀醇

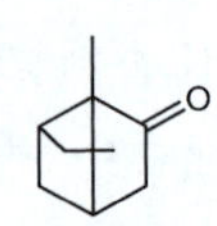
香芹樟脑

4. 三环单萜类(tricyclic monoterpenoid)　天然产物中常见的三环单萜主要有三环白檀醇(teresantalol)和香芹樟脑(carvone camphor)等，其中白檀醇主要存在于檀香(*Santalum album*)木部挥发油中，白檀香油曾用为尿道抑菌剂。香芹樟脑是藏茴香酮(carvone)经日光长期照射的转化产物。

二、环烯醚萜类资源性化学成分

环烯醚萜类(iridoids)为特殊的一类单萜，臭蚁二醛(iridoidial)的缩醛衍生物，多以苷的形式存在。环烯醚萜苷类多为白色结晶或无定形粉末，多具苦味。该类化学成分容易溶于水和甲醇，可溶于乙醇、丙酮、正丁醇，难溶于氯仿、苯、石油醚等亲脂性有机溶剂。

(一) 环烯醚萜类资源性化学成分在自然界中的分布

环烯醚萜类化学成分分布在高等植物50余个科中，其中大多分布于有花植物较为进化的类群中，如玄参科、茜草科、唇形科、龙胆科、马鞭草科、木犀科等双子叶植物。不同类型的环烯醚萜类化学成分分布也有所不同，取代环烯萜苷类普遍分布。简单环烯醚萜类多分布于猕猴桃科、唇形科；裂环环烯醚萜(苷)类多分布于龙胆科龙胆属(*Gentiana*)和獐牙菜属(*Swertia*)、忍冬科、茜草科、木犀科、杜仲科(表9-2)。

表9-2 环烯醚萜类资源性化学成分在种子植物类群中的分布[2]

科名	属名
夹竹桃科(Apocynaceae)	鸡骨常山属(*Alstonia*)、鸡蛋花属(*Plumeria*)、黄花夹竹桃属(*Thevetia*)
紫葳科(Bignoniaceae)	梓属(*Catalpa*)、粉花凌霄属(*Pandorea*)
马钱科(Loganiaceae)	醉鱼草属(*Buddleja*)
忍冬科(Caprifoliaceae)	忍冬属(*Lonicera*)、接骨木属(*Sambucus*)
山茱萸科(Cornaceae)	桃叶珊瑚属(*Aucuba*)、山茱萸属(*Cornus*)、单室茱萸属(*Mastixia*)
杜鹃花科(Ericaceae)	越橘属(*Vaccinium*)
杜仲科(Eucommiaceae)	杜仲属(*Eucommia*)
龙胆科(Gentianaceae)	龙胆属(*Gentiana*)、睡菜属(*Menyanthes*)、獐牙菜属(*Swertia*)
金缕梅科(Hamamelidaceae)	枫香树属(*Liquidambar*)
唇形科(Labiatae)	筋骨草属(*Ajuga*)、鼬瓣花属(*Galeopsis*)、兔唇花属(*Lagochilus*)、野芝麻属(*Lamium*)、蜜蜂花属(*Melissa*)、香科科属(*Teucrium*)
马钱科(Loganiaceae)	马钱属(*Strychnos*)
木犀科(Oleaceae)	连翘属(*Forsythia*)、素馨属(*Jasminum*)、木犀榄属(*Olea*)、木犀属(*Osmanthus*)、丁香属(*Syringa*)
列当科(Orobanchaceae)	草苁蓉属(*Boschniakia*)、齿鳞草属(*Lathraea*)
车前科(Plantaginaceae)	车前属(*Plantago*)
鹿蹄草科(Pyrolaceae)	喜冬草属(*Chimaphila*)、水晶兰属(*Monotropa*)、鹿蹄草属(*Pyrola*)
茜草科(Rubiaceae)	丰花草属(*Borreria*)、拉拉藤属(*Galium*)、栀子属(*Gardenia*)、龙船花属(*Ixora*)、鸡矢藤属(*Paederia*)、茜草属(*Rubia*)
玄参科(Scrophulariaceae)	柳穿鱼属(*Linaria*)、山罗花属(*Melampyrum*)、疗齿草属(*Odontites*)、泡桐属(*Paulownia*)、胡黄连属(*Picrorhiza*)、鼻花属(*Rhinanthus*)、玄参属(*Scrophularia*)、毛蕊花属(*Verbascum*)、婆婆纳属(*Veronica*)
败酱科(Valerianaceae)	败酱属(*Patrinia*)、缬草属(*Valeriana*)
马鞭草科(Verbenaceae)	马鞭草属(*Verbena*)、牡荆属(*Vitex*)

(二) 环烯醚萜类化学成分的结构类型及其利用价值

环烯醚萜类多具有半缩醛及环戊烷的结构特点，其半缩醛 C_1-OH 性质不稳定，故环烯醚萜类资源性化学成分主要以 C_1-OH 与糖成苷的形式存在于植物体内，而根据其环戊烷环是否裂环，可将环烯醚萜类资源性化学成分分为环烯醚萜苷及裂环环烯醚萜苷两大类。

1. 环烯醚萜苷类　其苷元结构特点为 C_1 多连羟基，并多成苷，且多为 β-D-葡萄糖苷，常有双键存在，一般为 $\Delta^{3(4)}$，也有 $\Delta^{6(7)}$、$\Delta^{7(8)}$ 或 $\Delta^{5(6)}$，C_5、C_6、C_7 有时连羟基，C_8 多连甲基、羟甲基或羟基，C_6 或 C_7 可形成环酮结构，C_7 和 C_8 之间有时具环氧醚结构，C_1、C_5、C_8、C_9 多为手性碳原子。

根据 C_4 位取代基的有无，此类资源性化学成分进一步又分为 C-4 位有取代基环烯醚萜苷类和4-去甲基环烯醚萜苷类。

茜草科植物栀子(*Gardenia jasminoides*)的干燥成熟果实为常用中药栀子,内服泻火除烦、清热利湿、凉血解毒;外用消肿止痛。现代研究显示:栀子中含有的环烯醚萜类资源性化学成分栀子苷(jasminoidin, geniposide)及京尼平-1-*O*-龙胆双糖苷(genipin-1-*O*-gentiobioside),与中药栀子的清热泻火功效及治疗肾炎水肿有一定的相关性。栀子苷具有一定的泻下作用,其苷元京尼平(genipin)具有显著的促进胆汁分泌及保肝活性,可用于肝炎疾病的治疗。此外,常见4-位具取代基的资源性化学成分尚有马鞭草苷、鸡屎藤苷、臭蚁内酯等。马鞭草苷(verbenalin)存在于马鞭草(*Verbena officinalis*)中,具有与麦角相似的收缩子宫作用,也是副交感神经作用器官的兴奋剂,并有镇咳作用。鸡屎藤苷(paederoside)是鸡屎藤(*Paederia scandens*)中存在的主要活性成分,其C_4位羧基与C_6位羟基形成γ-内酯,鸡屎藤组织损伤时产生鸡屎臭味,系此化学成分酶解生成甲硫醇所致。臭蚁内酯(iridomyrmecin)为从臭蚁防卫分泌物中分离出的环烯醚萜类化学成分,为自动物体内发现的第一个抗生素,可抑制根霉、青霉、麦菊霉等多种真菌生长,并具有杀灭多种昆虫的作用。

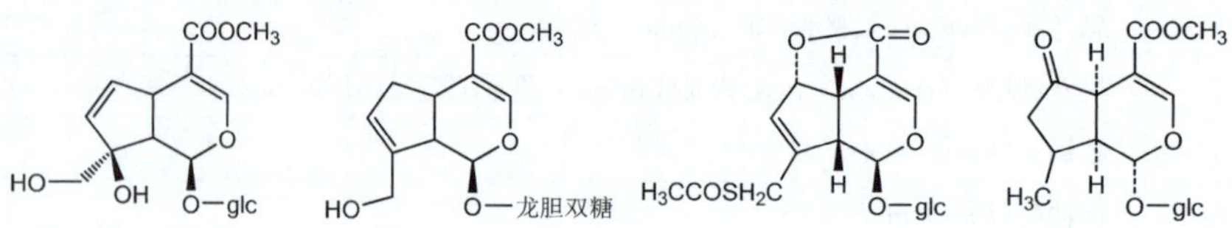

栀子苷　京尼平-1-*O*-龙胆双糖苷　鸡屎藤苷　马鞭草苷

玄参科植物富含环烯醚萜苷类资源性化学成分,其中玄参(*Scrophularia ningpoensis*)之干燥根入药,具有清热凉血、滋阴降火、解毒散结之功效,主要用于热入营血、温毒发斑、热病伤阴、舌绛烦渴、津伤便秘、骨蒸劳嗽、目赤、咽痛、白喉、瘰疬、痈肿疮毒等症的治疗。其中含有的玄参苷(又名哈巴苷,harpagoside)为4-去甲基环烯醚萜苷类资源性化学成分,具有作用于凝血氧烷B和白三烯生物合成等活性,并具有一定的镇痛作用,为玄参功效发挥的主要活性成分之一。

此外,存在于车前草(*Plantago asiatica*)、杜仲(*Eucommia ulmoides*)叶中的4-去甲基环烯醚萜类资源性化学成分桃叶珊瑚苷(aucubin),具有清湿热、利小便、镇痛、降血压、保肝护肝、抗肿瘤等作用,为中药车前草、杜仲、地黄等的有效成分之一,又是某些成药的质量控制指标。存在于地黄(*Rehmannia glutinosa*)等玄参科植物中的梓醇(catalpol)亦为常见的4-去甲基环烯醚萜类资源性化学成分,具有抗癌、神经保护、抗炎、利尿、降血糖及抗肝炎病毒等作用,为中药地黄的主要功效成分之一。

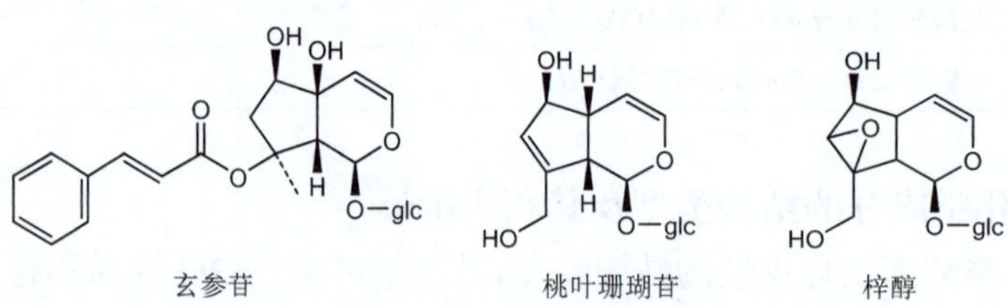

玄参苷　桃叶珊瑚苷　梓醇

2. 裂环环烯醚萜苷类　该类资源性化学成分苷元的结构特点为C_7-C_8处断键成裂环状态,C_7断裂后有时还可与C_{11}形成六元内酯结构。裂环环烯醚萜苷在龙胆科、山茱萸科、忍冬科、木犀科等植物中分布较广,在龙胆科的龙胆属(*Gentiana*)及獐牙菜属(*Swertia*)分布更为普遍。

龙胆苦苷(gentiopicroside)在龙胆科多属植物中存在,是中药龙胆(*Gentiana scabra*)、当药(瘤毛獐牙菜,*S. pseudochinensis*)及獐牙菜(青叶胆)(*S. mileensis*)的主要有效成分和苦味成分。该类成分味极苦,在氨的作用下可转化成龙胆碱(gentianine),有学者认为龙胆和当药中的龙胆碱是在提取过程中因加入氨等原因由龙胆苦苷转化而成,但也有不同观点认为龙胆苦苷与龙胆碱在龙胆及当药中原本就

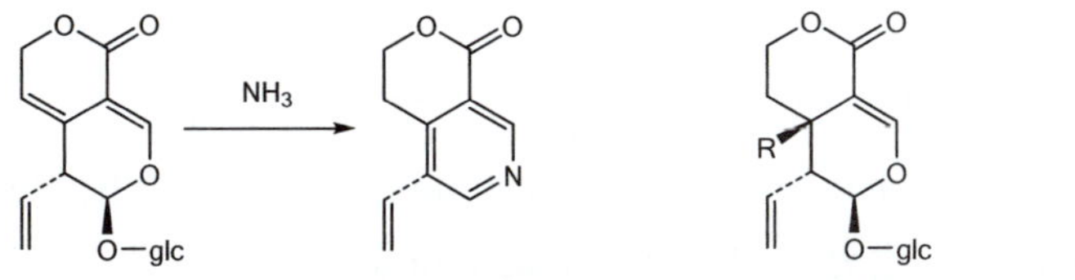

共存。獐牙菜苷(又名当药苷 sweraside)及獐牙菜苦苷(又名当药苦苷 swertiamarin)也是治疗肝炎中药獐牙菜(青叶胆)中的主要活性成分及苦味成分。

三、倍半萜类资源性化学成分

倍半萜类(sesquiterpenoids)是指含有 3 个异二烯单位,碳原子数为 15 的萜类化学成分。倍半萜的骨架类型及资源性化学成分数量是萜类化学成分中最多的一类,多与单萜类共存于植物挥发油中,是挥发油高沸程(250～280℃)的主要组分。倍半萜的含氧衍生物多有较强的香气和生物活性,是食品、化妆品及医药工业的重要原料。

(一) 倍半萜类资源性化学成分在自然界中的分布

倍半萜类化学成分种类数量最多,在种子植物中分布最为广泛,在木兰目、芸香目、山茱萸目及菊目中分布较为集中,但在毛茛目植物中尚未见到倍半萜类资源性化学成分。该类化学成分常与单萜类化合共存于挥发油或与二萜共存于植物乳汁、树脂中。

倍半萜类化学成分在低等植物类群中的分布有其局限性。菌类中含有的萜类化学成分多属倍半萜类,主要分布于韧革菌属(*Stereum*)、多孔菌科革盖菌属(*Coriolus*)、拟层孔菌属(*Formitopsis*)、层孔菌属(*Formes*)、伏革菌科胶韧革属(*Gloeostereum*)、*Pleurotellus*、白蘑科杯伞属(*Clitocybe*)、假密环菌属(*Armillariella*)、金钱菌属(*Collybia*)、小皮伞属(*Marasmius*)、口蘑属(*Tricholoma*)、香蘑属(*Lepista*)、小菇属(*Mycena*),红菇科卷担子菌属(*Helicobasidium*)、乳菇属(*Lactarius*)、红菇属(*Russula*),侧耳科侧耳属(*Pleurotus*)、月夜菌属(*Lampteromyces*),鸟巢菌科黑蛋巢属(*Cyathus*)、*Mycocalia* 属;苔类植物则具有丰富的倍半萜类资源性化学成分,其分布与蕨类、种子植物的相似,只是在光学活性、立体结构上有所不同。在多数情况下,苔类倍半萜类资源性化学成分是蕨类、种子植物中相应资源性化学成分的对映体。

(二) 倍半萜类资源性化学成分的结构类型及其利用价值

倍半萜类可分为无环(开链)、单环、双环、三环及四环等结构类型,其碳环可有五、六、七甚至十二元的大环。倍半萜类的结构类型、部分基本碳架及主要代表资源性化学成分介绍如下:

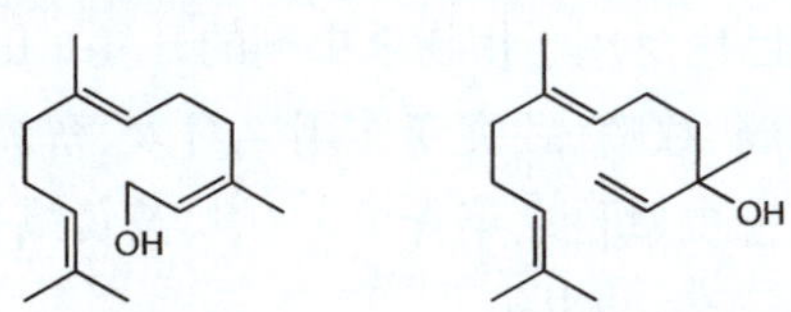

1. 无环倍半萜类(acyclic sesquiterpenoids)　无环倍半萜类常见的代表性资源化学成分有金合欢烯(farnesene)、金合欢醇(farnesol)和橙花叔醇(nerolidol)等,常用作高级香料。

金合欢烯,又称麝子油烯,主要存在于枇杷(*Eriobotrya japonica*)和姜(*Zingiber officinale*)等植物挥发油中。金合欢醇,又称麝子油醇,存在于玫瑰(*Rosa rugosa*)、金合欢(*Acacia farnesiana*)的花及香茅(*Cymbopogon citratus*)地上部分挥发油中,是重要的香料原料。橙花叔醇,又称苦橙油醇,为金合欢醇的异构体,具有苹果香味,是降香(*Dalbergia odorifera*)挥发油和酸橙(*Citrus aurantium*)油的主要成分之一。

2. 单环倍半萜类(monocyclic sesquiterpenoids)　单环倍半萜主要可分为没药烷型(bisabolane)、吉马烷型(germacrane)、榄烷型(elemane)、蛇麻烷型(humulane)等。常见的资源性化学成分如从中药青蒿(黄花蒿)(*Artemisia annua*)中分离到的具有确切的抗恶性疟疾活性,并已广泛应用于临床的青蒿素(qinghaosu,arteannuin,artemisinin),为中药青蒿截疟功效发挥的主要活性组分,可作用于疟原虫红细胞内期,适用于间日疟及恶性疟,特别是抢救脑型疟有良效,现已开发为多种制剂产品,成为治疗疟疾的有效药物。

此外,存在于啤酒花挥发油中的葎草烯(*α*-丁香烯,humulene,*α*-caryophyllene),存在于牻牛儿苗科植物巨根老鹳草(*Geranium macrorrhizum*)、杜鹃花科植物兴安杜鹃(*Rhododendron dauricum*)叶的挥发油中,具有平喘、镇咳之功效的吉马酮(germacrone,又称杜鹃酮)等均为常见的单环倍半萜类资源性化学成分。

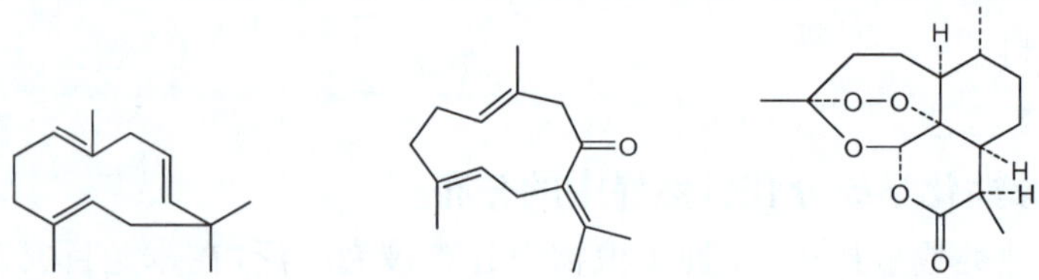

葎草烯　　吉马酮　　青蒿素

3. 双环倍半萜类(bicyclic sesquiterpenoids)　双环倍半萜主要可分为萘烷型、薁型等。其中,萘烷型双环倍半萜类为常见的资源性化学成分,如存在于桉油、厚朴、苍术中的桉叶醇(eudesmol),存在于苍术挥发油中具有抗菌活性的苍术酮(atractylone)等。此外,从白檀油中分离得到的抗菌活性成分*β*-白檀醇(*β*-santalol),从马桑(*Coriaria nepalensis*)中分离得到的可用于治疗精神分裂症的马桑毒素(coriamyrtin)等,以及存在于棉籽中的具有杀精子及抗菌、杀虫活性的棉酚(gossypol)也可视为双环倍半萜类。

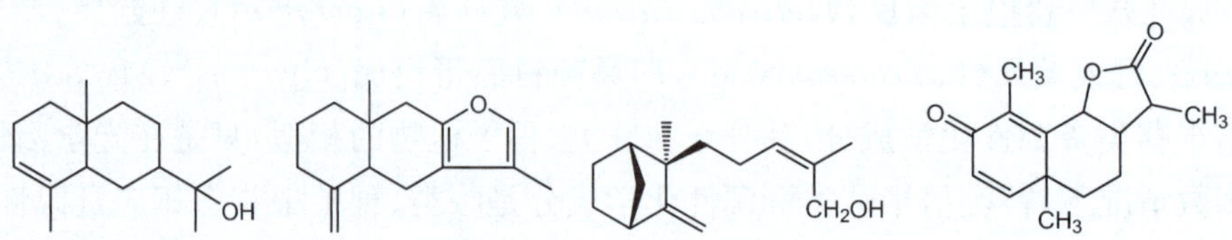

α-桉叶醇　　苍术酮　　*β*-白檀醇　　山道年

山道年(santonin)为存在于菊科蒿属(*Artemisia*)部分植物中的倍半萜内酯类资源性化学成分,为白色扁平斜方柱晶体或白色粉末,无臭,有极微苦味;在日光下易变为黄色;不溶于水,略溶于乙醇,易溶于氯乙醇及三氯甲烷;性质稳定,但遇酸、碱分解。其具有触杀及胃毒作用,兼有杀卵作用,属广谱杀虫剂,现已广泛用于植物杀虫剂的开发。山道年为低毒杀虫剂,小鼠急性经口 LD_{50} 为 15 700～22 700 mg/kg,无致癌、致畸、致突变作用。对人、畜极低毒,无污染,对环境安全,适于绿色食品生产使用,可用于防治蔬菜害虫(蚜虫、菜青虫、韭蛆、茶黄螨),以及防治果树害虫,如苹果黄蚜、尺蠖、桃小食心虫、梨粉蚜、梨木虱、天牛幼虫等。

苦皮藤素(celangulin)为从卫矛科南蛇藤属植物苦皮藤(*Celastrus anulatus*)的根中分离得到的二氢沉香呋喃倍半萜酯类资源性化学成分,为重要的具有胃毒作用的植物源杀虫剂。纯品为白色无定形粉末,无挥发性,对光、热较稳定,易溶于乙醇、丙酮、乙醚、三氯甲烷等有机溶剂。苦皮藤素对高等动物安全,对鸟类、水生动物、蜜蜂及害虫主要天敌安全,对部分鳞翅目、直翅目及鞘翅目害虫有杀灭作用。苦皮藤的根皮粉、叶粉及茎皮用于防治害虫,在我国农业领域应用已有较长的历史。其中苦皮藤素Ⅰ对害虫具有拒食作用，苦皮藤素Ⅱ和苦皮藤素Ⅲ对昆虫具有直接毒杀作用，苦皮藤素Ⅳ对黏虫具有强烈的麻醉作用。

薁类(azulenoids)化学成分是由五元环与七元环骈合而成的芳烃衍生物。这类资源性化学成分可看成是由环戊二烯负离子和环庚三烯正离子骈合而成，因此薁是一种非苯型的芳烃类资源性化学成分，具有一定的芳香性。在挥发油分级蒸馏时，高沸点馏分中有时可看见蓝色或绿色的馏分，这显示可能有薁类化学成分存在。

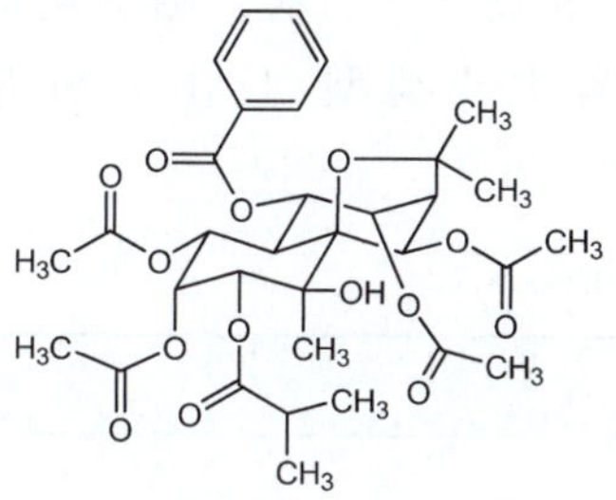
苦皮藤素(celangulin) I

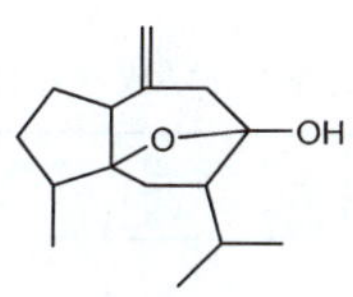
莪术醇

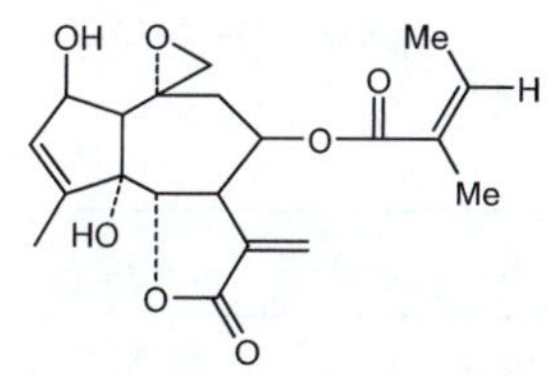
泽兰苦内酯

薁类化学成分在中药中有少量存在，多数是由存在于挥发油的氢化薁类脱氢而成，如愈创木醇(guaiol)是存在于愈创木(*Guaiacum officinale*)木材挥发油中的氢化薁类衍生物，当愈创木醇类化学成分在蒸馏、酸处理时可氧化脱氢而成薁类化学物质。

薁类化学成分多具有抑菌、抗肿瘤、杀虫等活性。莪术醇(curcumol)存在于姜科植物根茎的挥发油中，具有抗肿瘤活性，可用于早期子宫癌治疗。泽兰苦内酯(euparotin)是圆叶泽兰(*Eupatorium rotundifolium*)中抗癌活性成分之一。

4. 三环倍半萜类(tricyclic sesquiterpenoids)　三环倍半萜类化学成分在中药资源中分布相对较少，常见的代表性资源化学成分主要有存在于对枝软骨藻(*Chondric oppsiticlada*)中，具有抗金黄色葡萄球菌和抗白色念珠菌活性的环桉醇(cycloeudesmol)，存在于白檀木的挥发油中，具有较强的抗菌作用，曾用为尿道消毒药的 α-白檀醇等。

此外，具有雪松烷型(cedraue)结构母核的(+)-α-雪松醇[(+)-α-cedrol]有抗菌等生物活性，在多种传统药物中都能检测到它的存在，如人参、九节菖蒲、茵陈蒿、玄参、五色梅叶、水半夏、青蒿、木棉花、咳嗽草、艾叶、胡椒、厚朴、红车轴草、桂枝、大麻叶佩兰、大黄、臭冷杉、侧柏叶、柏子仁、鹿耳翎等，但其含量相对较低。

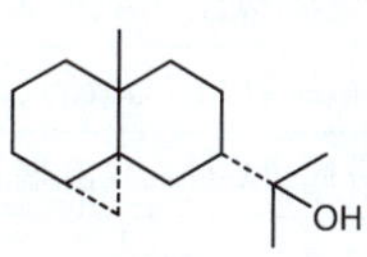
环桉醇

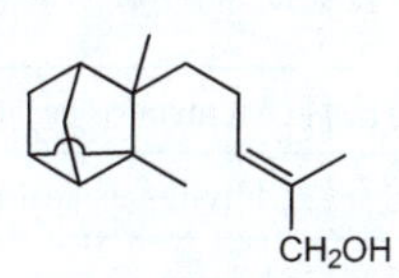
α-白檀醇

四、二萜类资源性化学成分

二萜类(diterpenoids)是指由 4 个异戊二烯单位组成，分子中含有 20 个碳原子的萜类化学成分，多为固体结晶或粉末，绝大多数不能随水蒸气蒸馏。许多二萜含氧衍生物具有良好的生物活性，如穿心莲内酯、芫花酯、雷公藤内酯、银杏内酯、紫杉醇等[4]。

(一) 二萜类资源性化学成分在自然界中的分布

二萜类在自然界分布广泛，尤其在种子植物中分布最为常见。该类化学成分在植物体中是由焦磷酸香叶基香叶酯(geranylgeranyl pyrophospate)转化缩合形成。植物醇属二萜类化学成分，为叶绿素的组成部分。植物的乳汁及树脂多以二萜类化学成分为主要组成。二萜类资源性化学成分在植物类群中的分布具有一定的规律性，分布丰富的科属有五加科、马兜铃科、菊科、橄榄科、杜鹃花科、大戟科、豆科、唇形科和茜草科等类群。唇形科的黄芩属（*Scutellaria*）、香科科属（*Teucrium*）、筋骨草属（*Ajuga*）和马鞭草科（Verbenaceae）是富含克罗烷型二萜的类群；鼠尾草属（*Salvia*）是富含三环二萜的类群，其中含有多种二萜醌类资源性化学成分；香茶菜属（*Rabdosia*）是富含贝壳杉烷型二萜的类群，从中已分离出500余种二萜类化学成分。紫杉烷类三环二萜只存在于红豆杉科红豆杉属（*Taxus*），巴豆二萜醇（phorbol）类四环二萜类只存在于大戟科，银杏萜内酯是银杏科的特征化学成分。近年来，在菌类生物的代谢物及海洋生物中发现了一系列结构新颖的二萜类资源性化学成分。蕨类植物中也含有二萜类化学成分，以贝壳杉型（ent-kaurane type）和伊鲁达烷型（illudalane type）为主要类型，且主要分布于蕨科（Pteridiaceae）植物类群中（表9－3）。

表9－3　二萜类资源性化学成分在种子植物类群中的分布[2]

科　名	属　名
银杏科（Ginkgoaceae）	银杏属（*Ginkgo*）
松科（Pinaceae）	冷杉属（*Abies*）、落叶松属（*Larix*）
杉科（Taxodiaceae）	柳杉属（*Cryotomeria*）、水杉属（*Metasequoia*）、落羽杉属（*Taxodium*）
红豆杉科（Taxaceae）	红豆杉属（*Taxus*）
樟科（Lauraceae）	樟属（*Cinnamomum*）、鳄梨属（*Persea*）
五加科（Araliaceae）	楤木属（*Aralia*）、五加属（*Acanthopanax*）、梁王茶属（*Nothopanax*）
马兜铃科（Aristolochiaceae）	马兜铃属（*Aristolochia*）
橄榄科（Burseraceae）	乳香属（*Boswellia*）、没药属（*Commiphora*）
爵床科（Acanthaceae）	穿心莲属（*Andrographis*）、枪刀药属（*Hypoestes*）、火焰花属（*Phlogacanthus*）
楝科（Meliaceae）	米仔兰属（*Aglaia*）、洋椿属（*Cedrela*）、浆果楝属（*Cipadessa*）、桪木属（*Dysoxylum*）
豆科（Leguminosae）	金合欢属（*Acacia*）、云实属（*Caesalpinia*）、格木属（*Erythrophleum*）、含羞草属（*Mimosa*）
卫矛科（Celastraceae）	南蛇藤属（*Celastrus*）、雷公藤属（*Tripterygium*）
古柯科（Erythroxylaceae）	古柯属（*Erythroxylum*）
大戟科（Euphorbiaceae）	铁苋菜属（*Acalypha*）、沙戟属（*Chrozophora*）、巴豆属（*Croton*）、黄桐属（*Endospermum*）、大戟属（*Euphorbia*）、麻疯树属（*Jatropha*）、血桐属（*Macaranga*）、蓖麻属（*Ricinus*）
防己科（Menispermaceae）	天仙藤属（*Fibraurea*）、大叶藤属（*Tinomiscium*）
瑞香科（Thymelaeaceae）	瑞香属（*Daphne*）、欧瑞香属（*Thymelaea*）
亚麻科（Linaceae）	亚麻属（*Linum*）
茜草科（Rubiaceae）	咖啡属（*Coffea*）、栀子属（*Gardenia*）、郎德木属（*Rondeletia*）
杜鹃花科（Ericaceae）	木藜芦属（*Leucothoe*）、杜鹃属（*Rhododendron*）、马醉木属（*Pieris*）
马鞭草科（Verbenaceae）	紫珠属（*Callicarpa*）、莸属（*Caryopteris*）、大青属（*Clerodendrum*）、牡荆属（*Vitex*）
木犀科（Oleaceae）	夜花属（*Nyctanthes*）
唇形科（Labiatae）	筋骨草属（*Ajuga*）、鞘蕊花属（*Coleus*）、山香属（*Hyptis*）、益母草属（*Leonurus*）、欧夏至草属（*Marrubium*）、荆芥属（*Nepeta*）、迷迭香属（*Rosmarinus*）、鼠尾草属（*Salvia*）、黄芩属（*Scutellaria*）、香科科属（*Teucrium*）
菊科（Compositae）	蓍属（*Achillea*）、蒿属（*Artemisia*）、苍术属（*Atractylodes*）、白酒草属（*Conyza*）、鼠麴草属（*Gnaphalium*）、白菊木属（*Gochnatia*）、向日葵属（*Helianthus*）、蜡菊属（*Helichrysum*）、假泽兰属（*Mikania*）、豨莶属（*Siegesbeckia*）、一枝黄花属（*Solidago*）
鸢尾科（Iridaceae）	番红花属（*Crocus*）
禾本科（Gramineae）	香茅属（*Cymbopogon*）

(二) 二萜类资源性化学成分的结构类型及其利用价值

二萜类可分为无环(开链)、单环、双环、三环、四环、五环等结构类型,天然无环及单环二萜较为少见,双环及三环二萜数量较多。

1. 无环二萜类(acyclic diterpenoids)　天然存在的无环二萜类资源性化学成分种类相对较少,常见的有植物醇(phytol)和牻牛儿基牻牛儿醇(geranylgeranol)等。植物醇是广泛存在于叶绿素的组成成分,也是维生素 E 和维生素 K_1 的合成原料。此外,植物醇尚可用于美妆产品中,具有化妆耐久性好,并可减少对皮肤的刺激,也可作为食品乳化剂、抗氧化剂、营养添加剂等应用。

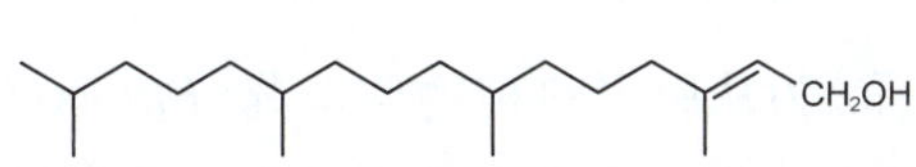

植物醇

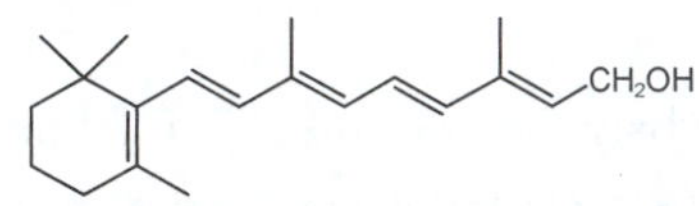

维生素A

2. 单环二萜类(monocyclic diterpenoids)　单环二萜类资源性化学成分种类在自然界较为少见。维生素 A 为常见的天然存在的单环二萜类资源性化学成分,主要存在于动物肝脏中,特别是鱼肝中,常以酯的形式存在。此外,樟油中存在的高沸点馏分 α-樟二萜烯(α-carnphorene)也为单环二萜类资源性化学成分。

3. 双环二萜类(bicyclic diterpenoids)　中药中存在的双环二萜类资源性化学成分种类相对较多,按其母核骨架可进一步分成半日花烷型(labdane)、克罗烷型(clerodane)、西松烷型(casbane)、续随子烷型(lathyrane)、假白榄烷型(jatrophane)等,其中较为常见的主要为半日花烷型和克罗烷型。

爵床科植物穿心莲(*Andrographis paniculata*)的干燥地上部分为常用清热解毒中药,常用于感冒发热、咽喉肿痛、口舌生疮、顿咳劳嗽、泄泻痢疾、热淋涩痛、痈肿疮疡、蛇虫咬伤等症。穿心莲中含有多个半日花烷型双环二萜内酯类资源性化学成分,主要有穿心莲内酯(andrographolide)、脱水穿心莲内酯及其异构体、14-差向穿心莲内酯(14-epiandrographolide)、新穿心莲内酯(neoandrographolide)等,穿心莲全草中穿心莲内酯的含量在1%左右,叶中则可高达2%～5%。穿心莲内酯系穿心莲中的抗炎活性成分,临床已用于治疗急性菌痢、胃肠炎、咽喉炎、感冒发热等症的治疗。此外,以穿心莲内酯和脱水穿心莲内酯为先导化合物制备的水溶性衍生物已开发为医药制剂,如脱水穿心莲内酯的二琥珀酸半酯(穿琥宁),具有增强免疫功能、抗病毒等生物活性,临床常用于病毒性肺炎,病毒性上呼吸道感染等症的治疗。

防己内酯(columbin)系克罗烷型二萜,是非洲防己(*Jatrorrhiza palmata*)根及中药金果榄(*Tinospora capillipes*)块根中的强苦味成分,有免疫抑制作用。

土荆(槿)酸(pseudolaric acid)甲、乙、丙、丙2是由金钱松(*Pseudolaric kaempfer*)树皮中分离出的抗真菌成分。其中土荆酸乙为主要成分,并有抗生育活性,可减少早孕大鼠子宫内膜及肌层血管血流量,是造成胚胎死亡的重要原因。

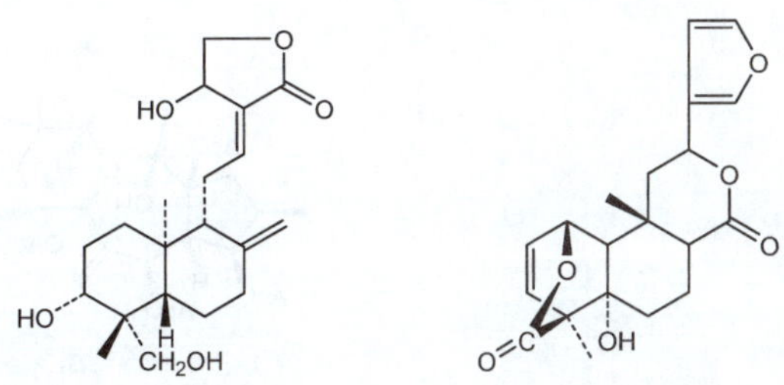

穿心莲内酯　　防己内酯

银杏内酯(ginkgolides)是银杏(*Ginkgo biloba*)叶及根皮中含有的具有保护心脑血管作用的有效成分,主要有银杏内酯(ginkgolide)A、B、C、M、J。银杏内酯的最大特征是在结构上存在着2个戊烷环,3个内酯环,并在侧链上连有一个叔丁基,这在天然产物中非常罕见。银杏内酯对血小板活化因子(PAF)受体有强大的特异性抑制作用,该类化学成分现已经提纯制成具有活血通络功效,临床用于脑梗死(中风病中经络痰瘀阻络证),症见半身不遂、口舌歪斜、言语謇涩、肢体麻木等治疗的有效药物。

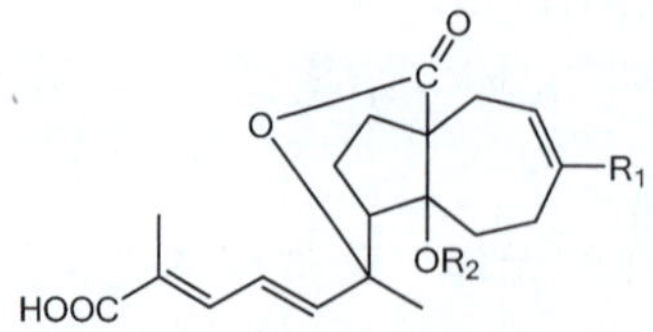

	R_1	R_2
土荆酸甲	CH_3	$COCH_3$
土荆酸乙	$COOCH_3$	$COCH_3$
土荆酸丙	$COOCH_3$	H

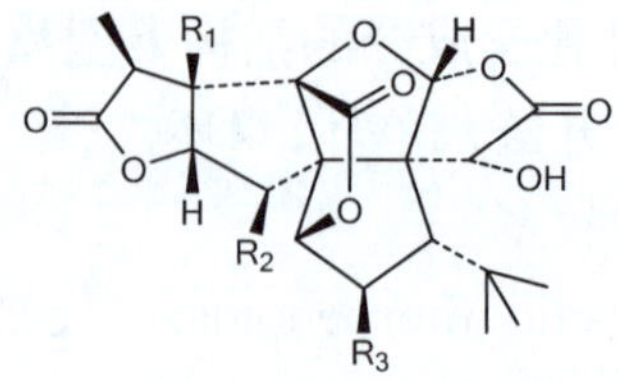

	R_1	R_2	R_3
银杏内酯 A	OH	H	H
银杏内酯 B	OH	OH	H
银杏内酯 C	OH	OH	OH
银杏内酯 M	H	OH	OH
银杏内酯 J	OH	H	OH

白元参苷(baiyunoside)和糙苏苷Ⅰ(umbroside Ⅰ)为从唇形科植物假秦艽(*Phlomis betonicoides*)根中分离得到的具有甜味的双环二萜类资源性化学成分。白元参苷在假秦艽根中的含量为 0.11%，其甜度是蔗糖的 500 倍。两种苷的甜味均可持续 1 h 以上，为重要的非糖甜味物质。

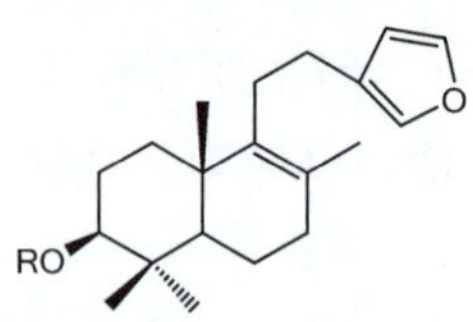

白元参苷 R=β-glc-2-β-xyl

糙苏苷Ⅰ R=β-glc-2-α-rha

中药千金子为大戟科植物续随子(*Euphorbia lathyris*)的干燥成熟种子，内服具有泻下逐水、破血消癥之功；外用可疗癣蚀疣。内服常用于二便不通、水肿、痰饮、积滞胀满、血瘀经闭等症；外用治疗顽癣，赘疣。千金子中含有多种续随子烷型二萜类资源性化学成分，如续随子(千金子)二萜醇(lathyrol)和 6,17-环氧续随子二萜醇-3-苯乙酸酯-5,15-二乙酸酯等。其中，环氧续随子二萜醇有致泻作用。该类资源性化学成分既是千金子发挥泻下逐水作用的活性成分，也是其致炎的主要毒性成分。

中药甘遂为大戟科植物甘遂(*Euphorbia kansui*)的根，具有泄水逐饮、消肿散结之功，临床常用于水肿胀满、胸腹积水、痰饮积聚、气逆咳喘、二便不利、风痰癫痫、痈肿疮毒等症的治疗。现代研究显示：甘遂中含有一定量的假白榄烷型二萜类资源性化学成分，如甘遂萜酯(kansuinine)A、B，它们均有泻下、镇痛作用，但也具有致炎毒性。泽漆(*Euphorbia helioscopia*)的鲜叶和根中也存在多种假白榄烷型(jatrophane)二萜类资源性化学成分，如 euphomin、euphoscopin A 及其系列衍生物，均具有一定的抗癌活性[5]。

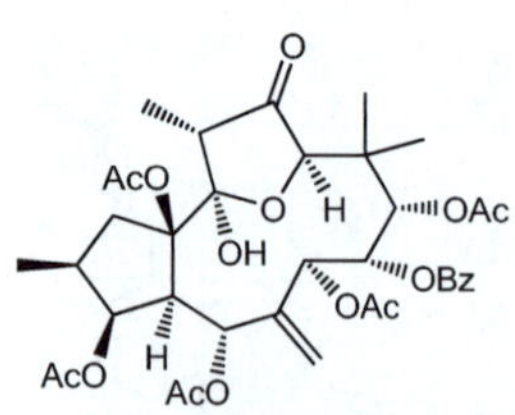

甘遂萜酯 A

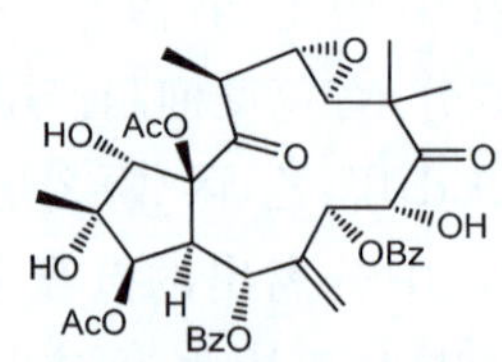

甘遂萜酯 B

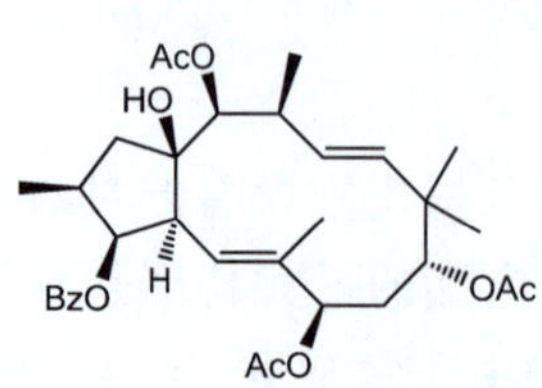

euphomin

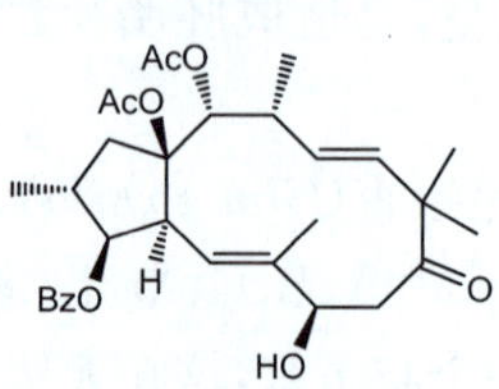

euphoscopin A

4. 三环二萜类(tricyclic diterpenoid) 药用生物资源中存在的三环二萜类资源性化学成分结构类

型多样，主要包括海松烷型（pimarana）、松香烷型（abietane）、多汉松烷型（podocarpane）、紫杉烷型（taxane）、瑞香烷型（daphane）等。其中松香烷型三环二萜类资源性化学成分在中药中较为常见，如存在于中药丹参中的丹参酮类二萜（详见第六章）、存在于雷公藤（Tripterygii Radix）中的雷公藤类二萜、存在于中药狼毒（Euphorbiae Ebracteolatae Radix）及其他大戟属植物中的部分二萜类资源性化学成分均为松香烷型二萜类。

松香为油松（*Pinus tabulaeformis*）、马尾松（*P. massoniana*）等松树树脂除去挥发性的松节油后的固体部分，中医临床常用于治疗疮疖等症。松香中主要化学组分为左松脂酸（levopimaric acid）、松脂酸（pimaric acid）和松香酸（abietic acid）等松香烷型三环二萜类资源性化学成分，以左松脂酸为主，其在空气中放置可转化为松脂酸，如用热的矿酸处理可得松香酸，实际上松脂经水蒸气蒸馏分出松节油后，在剩余的松香中已全部转变为松香酸，为天然来源量最大的一种松香烷型二萜。

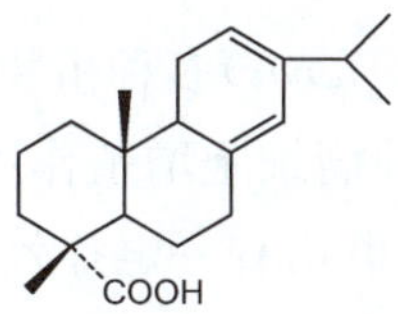
左松脂酸

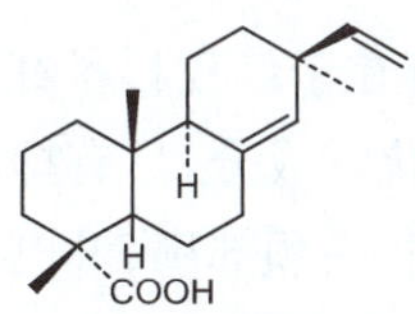
松脂酸

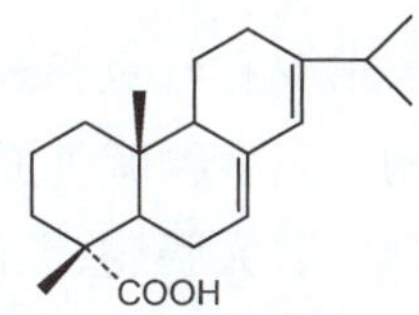
松香酸

中药雷公藤为卫矛科植物雷公藤（*Tripterygium wilfordii*）的木质部，具有祛风除湿、通络止痛、消肿止痛、解毒杀虫之功效，临床上用其治疗麻风反应、类风湿性关节炎等，有抗肿瘤、抗炎等作用。其中含有多种松香烷型的二萜类资源性化学成分，其A环上的一个甲基重排后形成内酯类化学成分，在B、C环上带有2～3个环氧基团。常见的资源性化学成分主要有雷公藤内酯醇（雷公藤甲素，triptolide）、雷公藤内酯二醇（雷公藤乙素，triptodiolide）、雷公藤内酯（triptolidenol）、雷公藤内酯酮（triptonide）、雷公藤内酯三醇（triptotriolide）、16-羟基雷公藤内酯醇（16-hydroxytriptolide）等，其中含量最高的为雷公藤甲素。雷公藤类二萜类资源性化学成分具有多方面的生物活性，如抗炎、免疫抑制以及雄性抗生育等，曾试用于治疗类风湿关节炎、红斑狼疮，以及试用作避孕药物等方面。雷公藤甲素有较强的癌细胞毒性，对乳腺癌和胃癌细胞系集落形成有抑制作用，但对正常细胞的毒性也很高。16-羟基雷公藤内酯醇具有较强的抗炎、免疫抑制和雄性抗生育作用。该类资源性化学成分为雷公藤临床用于治疗类风湿性关节炎、系统性红斑狼疮和肾炎等症的主要功效物质基础[3]。

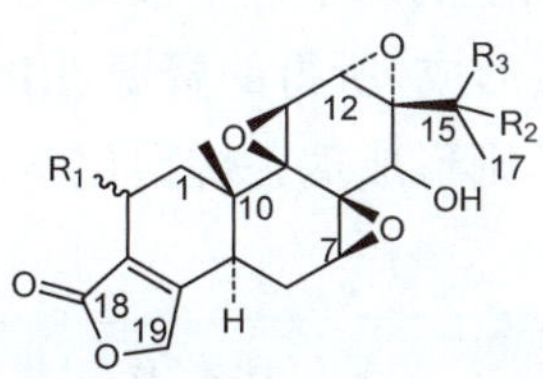

雷公藤甲素	R_1=H	R_2=H	R_3=CH_3
雷公藤乙素	R_1=OH	R_2=H	R_3=CH_3
雷公藤内酯	R_1=H	R_2=OH	R_3=CH_3
16-羟基雷公藤内酯醇	R_1=H	R_2=H	R_3=CH_2OH

中药狼毒为大戟科植物月腺大戟（*Euphorbia ebracteolata*）或狼毒大戟（*Euphorbia fischeriana*）的干燥根，它们中均含有多种松香烷型的二萜，其结构特征是在C环上都有五元环内酯存在，如月腺大戟中的ebracteolatanolide A、B及jolkinolide B，狼毒大戟中的jolkinolide A、B及17-hydroxyjolkinolide B、17-acetoxyjolkinolide A、langduin B。此外，大戟属植物泽漆（*Euphorbia helioscopia*），也含有此类型的二萜类资源性化学成分，如helioscopinolide A、B、C。狼毒中分得的二萜内酯对一些癌细胞有较高的抑制作用。曾有报道称17-hydroxyjolkinolide B可与JAK系列激酶通过形成C—S键直接作用，从而阻断STATD信号传导，是较有希望的抗癌候选药物[6]。

瑞香科植物芫花（*Daphne genkwa*）的干燥花蕾为常用泄水逐饮中药，内服常用于水肿胀满、胸腹积水、痰饮积聚、气逆咳喘、二便不利等症，外用可杀虫疗疮。芫花中含有瑞香烷型骨架的原酸酯类资源性化学成分，代表性资源性化学成分芫花酯甲（yuanhuacin）及芫花酯乙（yuanhuadin）等，具有中期妊娠引产作用，现已被应用于临床。该类二萜酯均具有刺激皮肤发赤、发泡作用及毒鱼活性，为芫花中含有的主要毒性成分[7]。此外，同科植物欧瑞香（*Daphne mezerum*）中含有的瑞香毒素（daphnetoxin）也为该类化学成分。

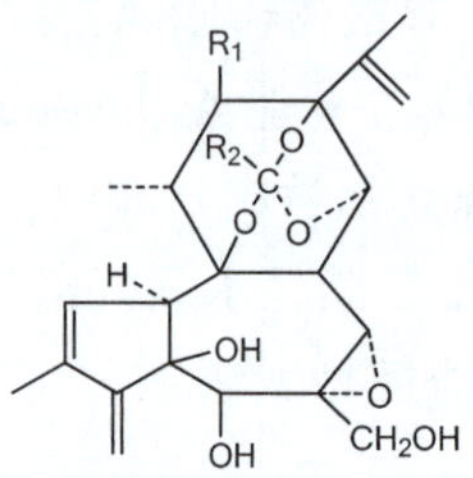

	R_1	R_2
瑞香毒素	—H	—C_6H_5
芫花酯甲	—$OCOC_6H_5$	—$(CH{=}CH)_2$—$(CH_2)_4$—CH_3
芫花酯乙	—$OCOCH_3$	—$(CH{=}CH)_2$—$(CH_2)_4$—CH_3

紫杉醇（paclitaxel）又称红豆杉醇，是存在于红豆杉科红豆杉属（*Taxus*）多种植物中的具有抗癌作用的具有紫杉烷骨架的二萜生物碱类资源性化学成分，具有抑制多种肿瘤细胞增殖作用，现已形成适用于卵巢癌和乳腺癌，对肺癌、大肠癌、黑色素瘤、头颈部癌、淋巴瘤、脑瘤也均有一定疗效的资源性产品。目前已从红豆杉属植物中分离出 200 余种紫杉烷类二萜衍生物。

5. 四环二萜类（tetracyclic diterpenoid） 天然存在的四环二萜类化学成分主要有贝壳杉烷（kaurane）、大戟烷（phorbane）、木黎芦毒烷（grayanotoxane）等类型，具有医药用途的代表性资源化学成分主要有从冬凌草中分离得到的具有抗癌活性的冬凌草素（oridonin），从香茶菜（*Rabdesia amethystoides*）叶中得到的具有抗肿瘤及抑制金黄色葡萄球菌活性的香茶菜甲素（amethystoidin A）等。

中药冬凌草为唇形科植物碎米桠（*Rabdosia rubescenss*）的干燥地上部分，具清热解毒、活血止痛之功，可用于咽喉肿痛、癥瘕痞块、蛇虫咬伤等的治疗，现临床主要用于治疗食管癌。冬凌草中含有多种对映贝壳杉烷型（ent-kaurane）四环二萜类资源性化学成分，主要组分为冬凌草甲素（rubescensin A, oridonin）和冬凌草乙素（rubescensin B, ponicidin），药理和临床研究显示其对食管癌细胞有明显的抑制作用，对早期食管癌疗效明显，目前认为是冬凌草治疗食管癌的主要功效成分之一。从毛萼香茶菜（*Rabdosia eriocalyx*）中发现的 maoecrystal V 为失碳的对映贝壳杉烷型二萜，对妇科癌症的癌细胞有选择性毒性。

此外，存在于大戟科和瑞香科植物中的大戟二萜醇型化学成分为辅致癌剂。其母体化合物佛波醇（phorbol）本身无辅致癌活性。其分子中有 5 个羟基，C_{12} 和 C_{13} 上的两个羟基被酯化生成二元酯时，若其中一个酯键由长链脂肪酸形成，而另一个酯键是由短链脂肪酸形成，所得的资源性化学成分即有辅致癌活性。当大戟二萜醇碳架上的 C_{14} 和 C_{15} 之间的键断裂开环后，则形成瑞香烷型化学成分，该类化学成分虽也具毒性，但无辅致癌活性报道[5]。

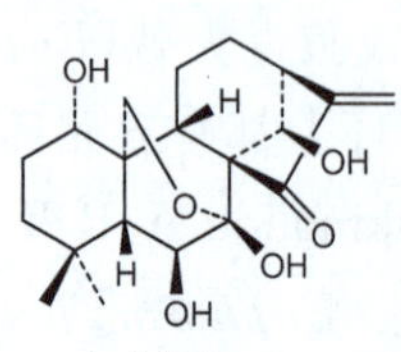

冬凌草素

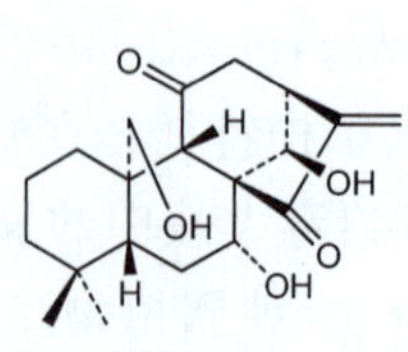

香茶菜甲素

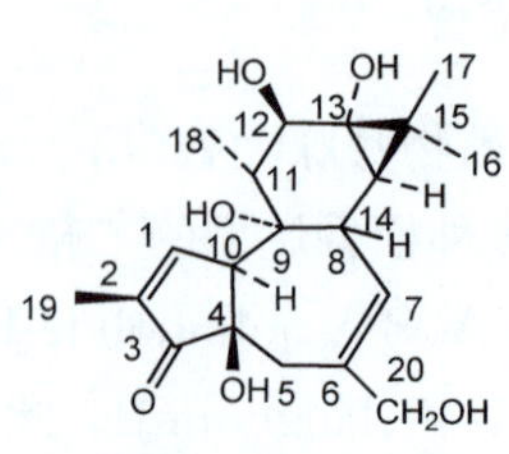

大戟醇（巴豆醇）

甜叶菊苷类资源性化学成分是从菊科植物甜叶菊（*Stevia rebaudiana*）叶中提取的具有甜味的四环二萜类物质，其甜度是蔗糖的 200～300 倍。目前已从甜叶菊总苷中分离得到甜菊苷（stevioside）、斯替维伯苷（steciolbioside）、甜叶菊苷 A～甜叶菊苷 E（rebaudioside A～rebaudioside E）、甜苷 A（dulcoside

A)及甜菊醇(steviol)等 9 种二萜类化学成分,其中甜菊苷占总苷的 60%～70%,甜度是蔗糖的 300 倍,甜味感觉出现迟缓,浓度过高时略带苦味,后味长,熔点 198～202℃,微溶于水和乙醇,易溶于热水;甜叶菊苷 A 占总苷的 20%～30%,甜度为蔗糖的 450 倍,甜味感觉出现较快,无苦味,甜质与蔗糖近似。其他组分的含量均较少。甜叶菊干燥叶片中总苷含量为 5%～14%,变化较大[8]。

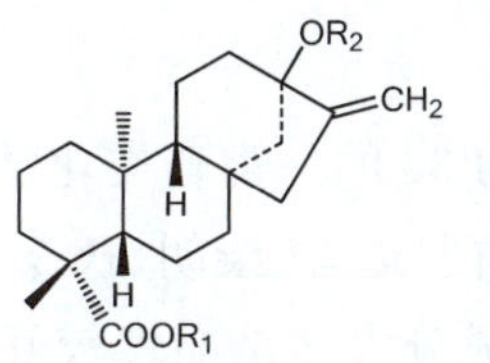

	R_1	R_2	相对甜度(蔗糖为1)
甜菊苷	β-glc	β-glc-2-β-glc	150~300
斯替维伯苷	H	β-glc-2-β-glc	100~125
甜叶菊苷 A	β-glc	β-glc-2-β-glc │3 β-glc	250~400
甜苷 A	β-glc	β-glc-α-rha	50~120
悬钩子苷	β-glc	β-glc	100~300

甜叶菊总苷无毒副反应,食用安全,可作为高血压病、糖尿病、肥胖症、心脏病、龋齿等特殊人群替代蔗糖的非糖甜味剂。该品尚具非发酵性、不易变质等特点,国内外已广泛应用于食品、饮料、医药、日用化工、酿酒、化妆品等行业。

此外,从蔷薇科悬钩子属掌叶覆盆子(*Rubus chingii*)、掌叶悬钩子(*R. pentagonus*)等植物中分离得到的悬钩子苷(rubusoside),其含量可达 5%左右,口感优于甜叶菊苷,甜味纯正接近蔗糖,精制品甜度相当蔗糖的 300 倍,安全性较高,是一类具有开发潜力的非糖甜味剂资源性化学物质。

五、二倍半萜类资源性化学成分

二倍半萜类(sesterterpenoids)是指含有 5 个异戊二烯单位,碳原子数为 25 的一类萜类化学成分。自然界存在的二倍半萜类资源性化学成分数量较少,迄今来自天然的二倍半萜有 6 种类型约 30 种化学成分,多分布在羊齿植物、植物病原菌、海洋生物海绵、地衣及昆虫分泌物中。

蛇孢子假壳素 A(ophiobolin A)是从寄生于水稻植物病原菌芝麻枯(*Ophiobulus miyabeanus*)中分离出的第一个二倍半萜类化学成分,具有 C_5-C_8-C_5 并环的基本骨架,具有抑制白藓菌、毛滴虫菌等生长发育的作用。

呋喃海绵素-3(furanospongin-3)是从海绵中得到的含呋喃环的链状二倍半萜;网肺衣酸(retigeranic acid)是从网肺衣(*Lobaria retigera*)及其近缘种中得到的具有五环骨架的二倍半萜;在昆虫分泌物中分离到多种大环二倍半萜类成分。

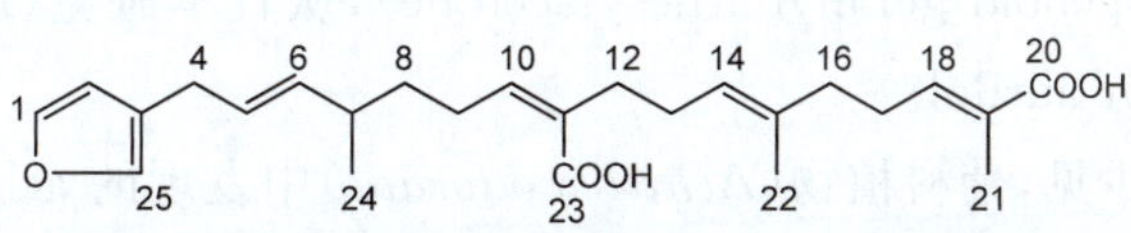

呋喃海绵素-3

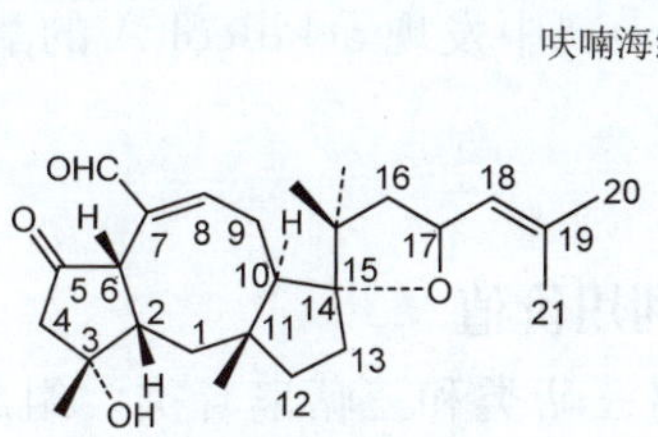

蛇孢假壳素 A

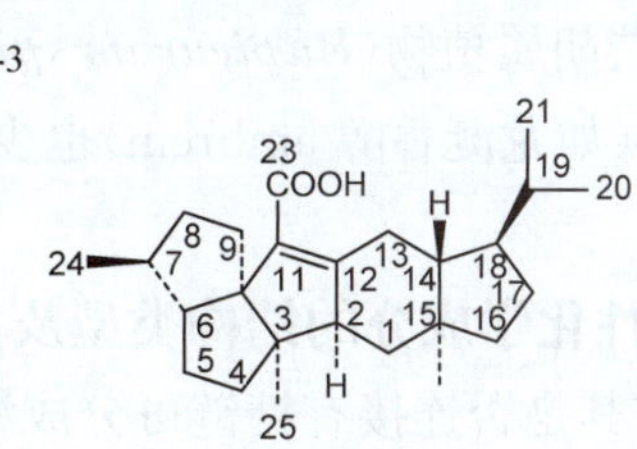

网肺衣酸

华北粉背蕨(*Aleuritopteris khunii*)是中国蕨科粉背蕨属植物。全株具有润肺止咳、清热凉血的功效。从其叶的正己烷提取液中分离得到粉背蕨二醇(cheilanthenediol)和粉背蕨三醇(cheilanthenetriol),属于三环二倍半萜类化学成分。

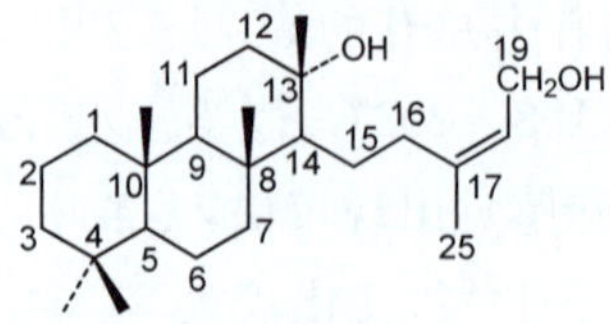

粉背蕨二醇

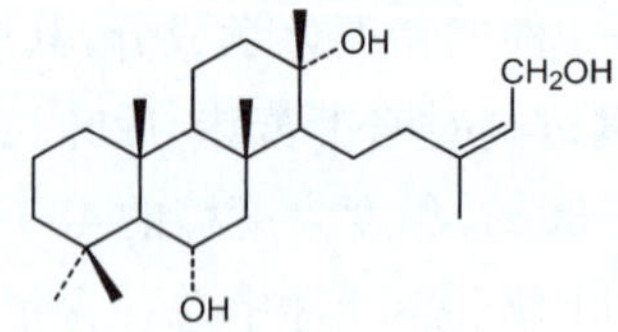

粉背蕨三醇

六、三萜类资源性化学成分

三萜类(triterpenes)是指含有6个异戊二烯单位,碳原子数为30的一类萜类化学成分,是一类重要的中药资源化学成分,一些常用中药如人参、黄芪、甘草、三七、桔梗、远志、柴胡、茯苓、川楝皮、甘遂和泽泻等都含有三萜类资源性化学成分。游离的三萜类资源性化学成分大多结晶性较好,几乎不溶或难溶于水,可溶于常见的有机溶剂;三萜苷类资源性化学成分大多为无色或白色无定形粉末,仅少数为晶体,多数可溶于水,常具有吸湿性,其水溶液振摇后能产生大量持久性肥皂样泡沫,故被称为三萜皂苷(triterpenoid saponins)。三萜皂苷多具有羧基,因此又常被称为酸性皂苷。三萜皂苷类化学成分在含水丁醇或戊醇中溶解度较好,在实验研究中常将正丁醇作为提取分离三萜皂苷的溶剂。三萜皂苷类化学成分水解成次级苷后,在水中的溶解度降低,而易溶于低级醇、丙酮、乙酸乙酯中。三萜皂苷类化学成分有助溶性,可促进其他物质在水中的溶解。

三萜类资源性化学成分多具有溶血、抗癌、抗炎、抗菌、抗病毒、降低胆固醇、杀软体动物、抗生育等广泛的生理活性。

(一) 三萜类资源性化学成分在自然界中的分布

三萜类化学成分在自然界中分布广泛,菌类、蕨类、单子叶和双子叶植物、动物及海洋生物中均有分布,尤以双子叶植物中分布最多,是构成植物皂苷、树脂等的重要物质。其中,游离三萜类化学成分主要分布于菊科、豆科、大戟科、楝科、卫矛科、茜草科、橄榄科、唇形科等植物类群;三萜苷类资源性物质在豆科、五加科、桔梗科、远志科、葫芦科、毛茛科、石竹科、伞形科、鼠李科、报春花科等植物类群较为常见。自然界中存在的三萜类化学成分其结构类型以四环三萜和五环三萜为主。

蕨类植物中槲蕨科(Drynariaceae)植物类群大多富含何帕烷型、羊齿烷型五环三萜及环菠萝蜜烷型四环三萜。链状三萜多见于海洋生物中,如从深海海绵(*Sarcotragus spinulosus*)中分离得到的降三萜类牻牛儿基金合欢酮(nortriterpenoid geranylfarnesylacetone),从日本海兔(*Dolabella auricularia*)中发现氧化鲨烯类资源性化学成分 aurilol。

单环三萜类在自然界中极少见,菊科植物(*Achillea odorata*)中发现的 achilleol A 是第一个天然单环三萜类成分,后又从柴胡属植物(*Bupleurum spinosum*)中发现 achilleol A 的酯。二环三萜(如榔色酸 lansic acid)及三环三萜(如龙涎香醇 ambrein)也少见。

(二) 三萜类资源性化学成分的结构类型及其利用价值

三萜类化学成分按其是否连接有糖链可分成游离三萜类和三萜皂苷类。组成三萜皂苷的糖常见的有 *D*-葡萄糖、*D*-半乳糖、*D*-木糖、*L*-阿拉伯糖、*L*-鼠李糖、*D*-葡萄糖醛酸和 *D*-半乳糖醛酸,另外也可见 *D*-夫糖、*D*-鸡纳糖、*D*-芹糖、乙酰氨基糖等,这些糖多以低聚糖的形式与苷元成苷,且多数为吡喃型糖苷。

根据三萜类化学成分在生物体内的存在形式、结构和性质,可分为三萜皂苷及其苷元和其他三萜类

(包括树脂、苦味素、三萜生物碱及三萜醇等)两大类。但一般则根据三萜类资源性化学成分碳环的有无和多少进行分类。目前已发现的三萜类资源性化学成分,多数为四环三萜和五环三萜,少数为链状、单环、双环和三环三萜。近几十年来还发现了许多由氧化、环裂解、甲基转位、重排及降解等而产生的结构复杂、高度氧化的三萜类资源性化学成分。

1. 链状三萜类　多为鲨烯类化学成分,主要存在于鲨鱼肝油及其他鱼类的肝油中的非皂化部分,也存在于某些植物油(茶籽油、橄榄油等)的非皂化部分。在连翘、牛蒡子、玄参、冬凌草、浮萍、牡荆叶等药用生物资源中也发现有该类化学物质的分布。该类代表性资源化学成分角鲨烯(squalene)具有软化血管、抗氧化作用,其氧化物 2,3-环氧角鲨烯(squalene-2,3-epoxide)是角鲨烯转变为三环、四环和五环三萜的重要生源中间体。在动物体内,它是由角鲨烯在肝脏通过环氧酶的作用而生成的。2,3-环氧基角鲨烯在环化酶(从鼠肝中提得)或弱酸性介质中易被环化。

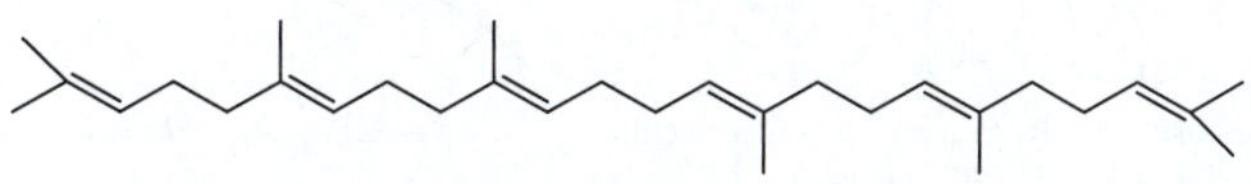

鲨烯

2. 单环三萜类　从菊科蓍属植物 *Achillea odorta* 中分离得到的蓍醇 A(achilleol A)是一个具有新单环骨架的三萜类资源性化学成分,这是 2,3-环氧鲨烯在生物合成时环化反应停留在第一步的首例报道,环上取代基除甲基和亚甲基外,还连有 1～3 个侧链。中药射干为鸢尾科植物射干(*Belamcanda chinensis*)的干燥根茎,具有清热解毒、消痰、利咽之功效,常用于热毒痰火郁结、咽喉肿痛、痰涎壅盛、咳嗽气喘等症的治疗。射干中含有天然界存在较少的鸢尾醛型(lridals)三萜类化学成分,其中 isoiridogermanal、iridotectoral A 为天然界较为少见的单环三萜类,对咽喉炎具有一定的治疗作用。

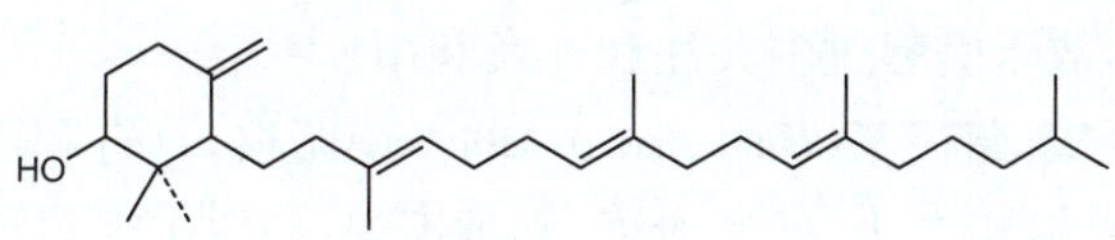

蓍醇 A

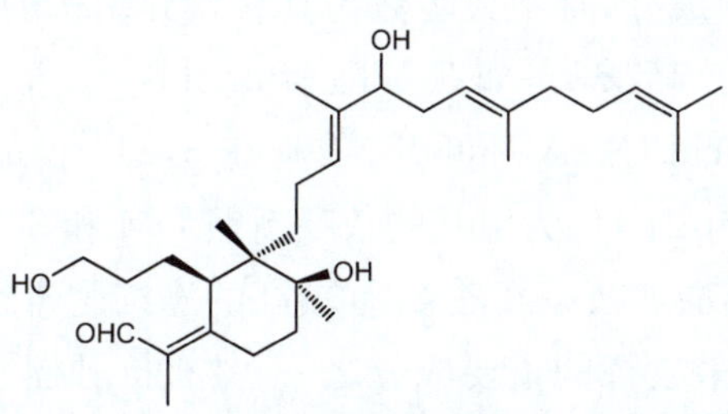

isoiridogermanal

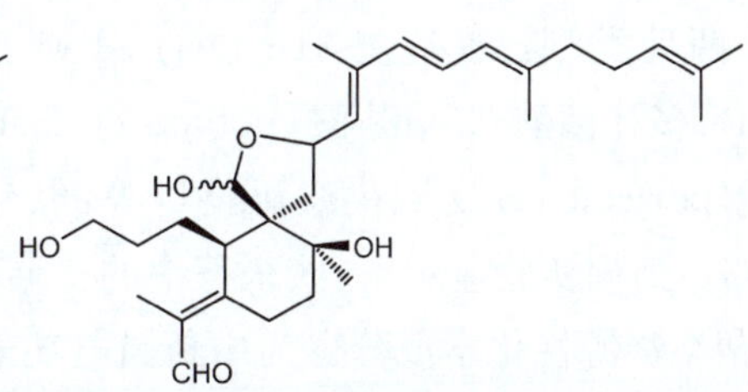

iridotectoral A

3. 双环三萜类　从海洋生物(*Asteropus* sp.)中分离得到的 pouoside A～E 是一类具有双环骨架的三萜半乳糖苷类资源性化学成分,分子中含有多个乙酰基。其中 pouoside A 具有细胞毒作用。

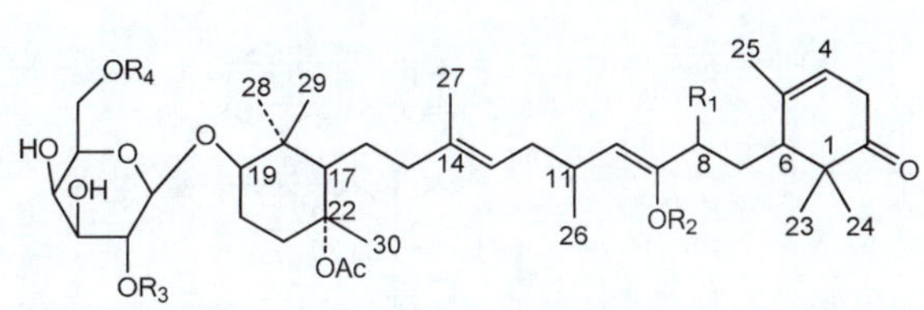

	R_1	R_2	R_3	R_4
pouoside A	OAc	Ac	H	H
pouoside B	OAc	H	H	H
pouoside C	H	Ac	H	H
pouoside D	OAc	Ac	Ac	H
pouoside E	OAc	Ac	H	Ac

4. 三环三萜类　从楝科植物(*Lansium domesticum*)的果皮中分离得到的 lansioside A、lansioside B 和 lansioside C,是具有新三环骨架的三萜苷类资源性化学成分。lansioside A 是从植物中

得到的一种非常罕见的乙酰氨基葡萄糖苷，其在极低的浓度下就能有效地抑制白三烯 D_4 诱导的豚鼠回肠收缩。

龙涎香是巨头鲸（*Physeter macrocephalus*）和抹香鲸（*P. catodon*）内脏的分泌物，属贵重香料和传统药物，具有行气活血、散结止痛、利水通淋之功效。龙涎香的主要化学组成成分（含量约 25%）为龙涎香醇（ambrein），属龙涎香烷型（ambrane）三萜类化学成分，对中枢神经系统有兴奋作用。龙涎香醇自身并无香味，但在空气中可转化为有特异香味的资源性物质。

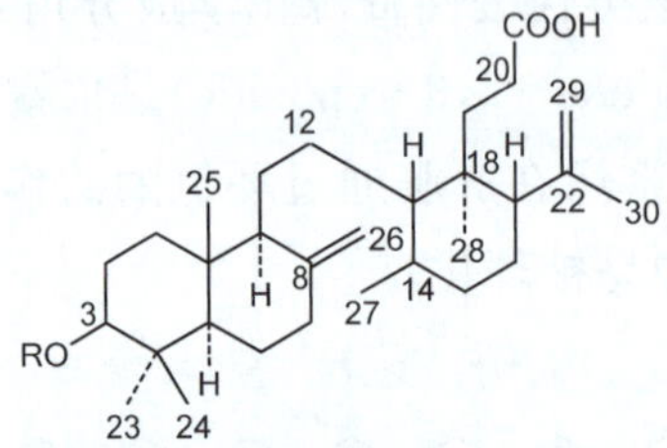

lansioside A　R=*N*-acetyl-*β*-*D*-glucosamine
lansioside B　R=*β*-*D*-glucose
lansioside C　R=*β*-*D*-xylose

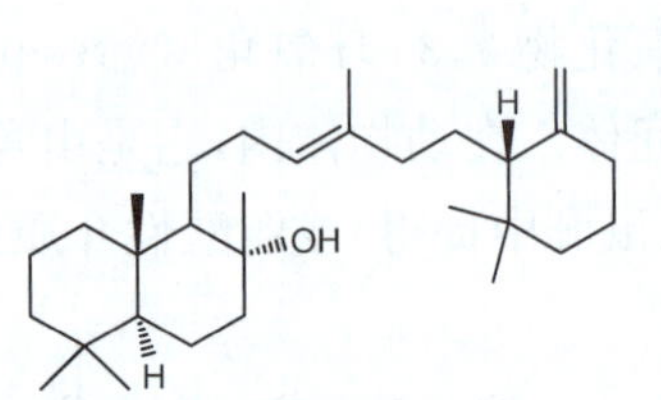

龙涎香醇

5. 四环三萜类　四环三萜类化学成分在中药资源中分布广泛，在多数高等植物和低等菌藻类植物以及某些动物中均有分布。该类成分大多具有环戊烷骈多氢菲的基本母核；母核的 17 位上有一个由 8 个碳原子组成的侧链；在母核上一般有 5 个甲基，即 4 位有偕二甲基、10 位和 14 位各有一个甲基、另一个甲基常连接在 13 位或 8 位上。存在于天然界中的四环三萜或其皂苷苷元主要有以下类型。

(1) 羊毛脂甾烷(lanostane)型：羊毛脂甾烷型中最典型的资源性化学成分是羊毛甾醇（lanosterol），为其他众多三萜类化学成分生源合成的前体，局限分布于一些生物资源类群中，通常由于其含量较低，尚未发现有突出的生物活性，故未引起过多关注和开发利用。

常用中药茯苓为多孔菌科真菌茯苓（*Poria cocos*）的干燥菌核，具有利水渗湿、健脾、宁心等功效，临床常用于水肿尿少、痰饮眩悸、脾虚食少、便溏泄泻、心神不安、惊悸失眠等症的治疗。研究显示：茯苓中除含有多糖类物质外，尚含有多种三萜类资源性化学成分，且绝大多数为具有特异结构的羊毛甾烷型三萜，大致上可分两种类型：羧基在 21-位的 31 碳三萜酸类，如茯苓酸（tumolosic acid）、乙酰茯苓酸（pachymic acid）、多孔菌酸 C（猪苓酸，polyporenic acid C）；A 环断开、羧基在 3，21-位的 31 碳三萜酸类，如茯苓新酸（poricoic acid）A、茯苓新酸 D 等，也有 21-位为甲基的茯苓新酸 DM 和 30 碳的茯苓新酸 B 和茯苓新酸 G。药理实验显示，一些茯苓中的三萜酸如茯苓新酸 G 有较高的癌细胞毒性[9]。此外，羊毛脂甾烷型三萜类资源性化学成分也为中药灵芝功效发挥的重要成分之一，具有抗肿瘤、抗氧化、保肝、抗过敏、降血压、降胆固醇和抗血小板聚集等多种生物活性和资源化价值[10]。

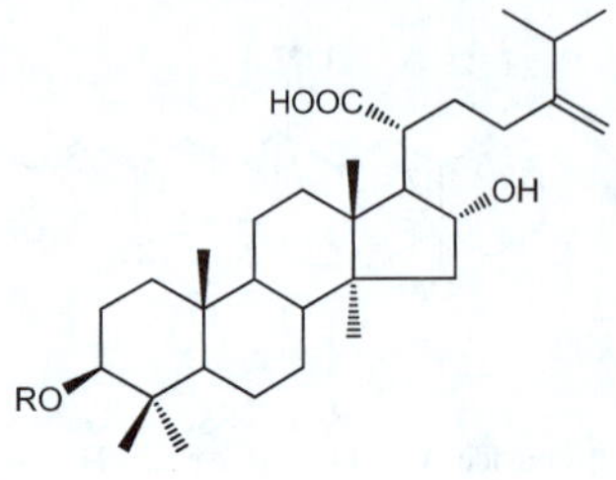

茯苓酸　R=$COCH_3$　　块苓酸　R=H

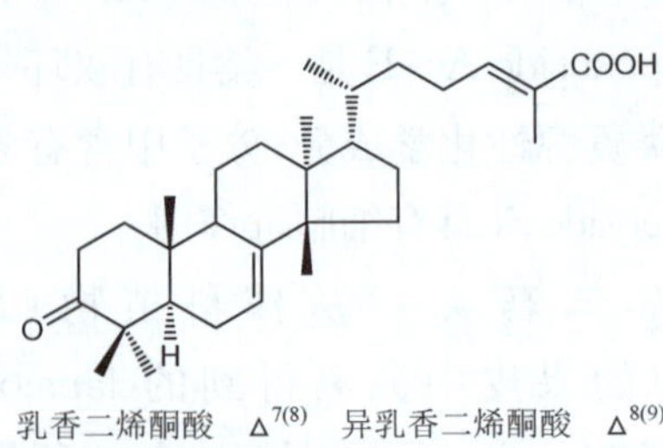

乳香二烯酮酸　$\Delta^{7(8)}$　异乳香二烯酮酸　$\Delta^{8(9)}$

(2) 大戟烷(euphane)型：大戟科大戟属（*Euphorbia*）多种植物可供药用，其中甘遂（*E. kansui*）、狼毒(月腺大戟 *E. ebracteolata*)以及千金子(续随子 *E. lathyris*)乳液中均存在大戟烷型化学成分大戟醇(euphol),具有一定的黏膜刺激作用。乳香中含有的乳香二烯酮酸(masticadienonic acid)和异乳香二烯酮酸(isomasticadienonic acid)也属于大戟烷衍生物。苦楝皮中含有的苦楝酮(kulinone)、苦楝内酯(kulactone)等均属大戟烷型三萜类资源性化学成分。

(3) 达玛烷(dammarane)型: 达玛烷型四环三萜为中药材中较为常见的三萜皂苷的苷元类型,如人参和三七中含有的皂苷类资源性化学成分,其苷元原人参二醇[20(*S*)- protopanaxadiol]和原人参三醇[20(*S*)- protopanaxatriol]均为达玛烷型四环三萜。

枣属植物酸枣(*Ziziphus jujuba* var. *spinosa*)之干燥成熟种子为常用安神中药酸枣仁,具有养心补肝、宁心安神、敛汗、生津等功效,临床常用于虚烦不眠、惊悸多梦、体虚多汗、津伤口渴等症的治疗。研究显示:酸枣仁中存在以 jujubobenin 为主要苷元的达玛烷型三萜皂苷类资源性化学成分,具有镇静、安定作用,为其发挥安神作用的主要功效成分之一。此外,从鼠李科枣属(*Ziziphus*)多种植物叶片中分离得到的达玛烷型皂苷类资源性化学成分,可通过阻遏甜味受体、截断甜味信号传递等方式,从而降低或消除甜味物质的甜味,为重要的天然甜味抑制物质,最早在伊朗作为甜味抑制剂应用。其提取物可提高人体对蔗糖溶液味感的阈值[11]。其代表性成分 ziziphin,能抑制由 *D*-葡萄糖、*D*-果糖、甜菊苷、甘氨酸、糖精钠、阿斯巴甜和柚苷二氢查耳酮带来的甜味[12,13],在和甜味物质一起品尝的时候,具有明显的甜味抑制作用,持续时间 5～10 min。因此,枣属植物在果实生产过程中产生的大量叶片是甜味抑制产品开发利用的重要资源。

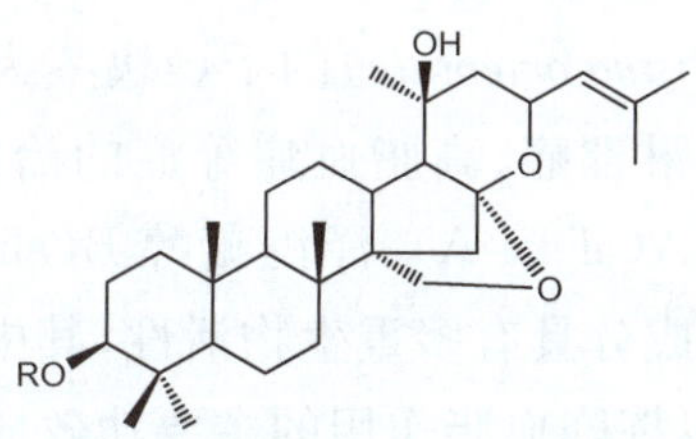

	R
jujubogenin	H
jujuboside A	glc $\overset{6}{—}$ glc $\overset{3}{—}$ ara— (glc: 2-xyl; ara: 2-rha)
jujuboside B	xyl $\overset{2}{—}$ glc $\overset{3}{—}$ ara— (ara: 2-rha)

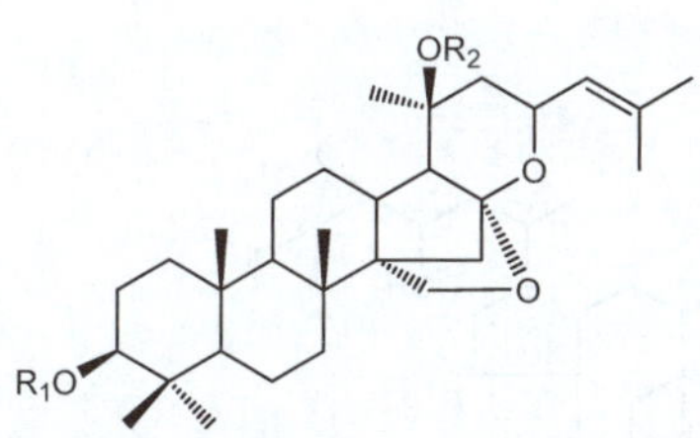

ziziphin　R_1 = α-rha-(1→2)-α-ara　R_2 = (2,3-diacetyl)-α- rha

zizyphus saponin I　R_1 = (6-deoxy)-α-tal-(1→2)[β-xyl-(1→2)-β-glc-(1→3)]-α-ara　R_2 = H

此外,在同科枳椇属(*Hovenia*)植物北枳椇(*Hovenia dulcis*)的叶和根皮中存在类似结构的甜味抑制类成分,但其甜味抑制作用及持续时间均小于枣树叶中存在的皂苷类化学成分[8]。

(4) 葫芦素烷(cucurbitane)型: 许多来源于葫芦科植物的中药,如甜瓜蒂、丝瓜子、苦瓜、喷瓜等均含有此类资源性化学成分,总称为葫芦素类(cucurbitacins)。葫芦素类除有抑制肿瘤的作用外,还有抗菌、消炎、催吐、致泻等广泛的生物活性,如由雪胆属植物小蛇莲(*Hemsleya amabilis*)根中分出雪胆甲素和雪胆乙素(cucurbitacin Ⅰa、cucurbitacin Ⅱb),临床上用于急性痢疾、肺结核、慢性气管炎的治疗。

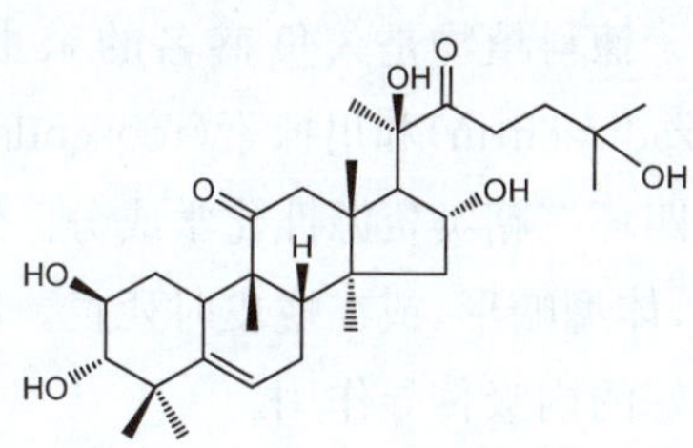

雪胆甲素 R=Ac　雪胆乙素 A=H

罗汉果苷类(mogrosides)是葫芦科植物罗汉果(*Siraitia grosvenorii*)和翅子罗汉果(*S. siamensis*)鲜果含有的具甜味作用的三萜类资源性化学成分,易溶于水,对热稳定性好,加热到 197～

201℃时才分解。其主要成分包括罗汉果苷Ⅳ、罗汉果苷Ⅴ、罗汉果苷Ⅵ(mogroside Ⅳ～Ⅵ)、赛门苷Ⅰ(siamenoside Ⅰ)和赛门苷Ⅱ(siamenosideⅡ)。前4种苷的苷元均为葫芦烷型罗汉果醇(mogrol);赛门苷Ⅱ的苷元为异株泻根甜味苷元(bryodulcoside)。与罗汉果醇的区别是11位的羟基被氧化成酮基,故又称11-氧化-罗汉果苷Ⅴ(11-oxomogrosideⅤ)。总苷甜度是蔗糖的260倍,罗汉果苷Ⅴ是总苷中的主要甜味成分,含量为1%左右。罗汉果总苷中各成分的分子式、相对分子质量、水溶性和甜度见表9-4。

表9-4 罗汉果总苷中各三萜类化学成分的理化信息与资源价值

名　称	分子组成	相对分子质量	水中浓度(%)	甜　度
罗汉果苷Ⅳ	$C_{54}H_{92}O_{24} \cdot 2H_2O$	1 161.33	0.012	392
罗汉果苷Ⅴ	$C_{60}H_{102}O_{29} \cdot 2H_2O$	1 323.47	0.012	425
罗汉果苷Ⅵ	$C_{66}H_{112}O_{34}$	1 448.70	0.01	563
赛门苷Ⅰ	$C_{54}H_{92}O_{24} \cdot 7/2H_2O$	1 187.82	0.1	125
赛门苷Ⅱ	$C_{60}H_{100}O_{29} \cdot 1/2H_2O$	1 293.63	0.05	84

注：甜度以5%的蔗糖溶液为1计。

罗汉果苷作为甜味剂安全、无异味、热稳定性好,是低热能、非营养、非发酵型甜味剂,适用于肥胖症、高血压病、糖尿病、心脏病等患者应用,已被广泛应用于医药、食品、日化、饮料、老年保健品等系列产品的开发和工业化生产。

(5) 原萜烷(protostane)型:泽泻科植物泽泻(*Alisma orientale*)的干燥块茎为常用利水渗湿中药,常用于小便不利、水肿胀满、泄泻尿少、痰饮眩晕、热淋涩痛、高脂血症等症的治疗。泽泻中含有多种原萜烷型四环三萜类资源性化学成分,如泽泻萜醇A(alisol A)、泽泻萜醇B(alisol B)、泽泻萜醇A-24-乙酸酯、11-脱氧泽泻醇B乙酸酯等。该类化学成分具有多重生物活性,其中泽泻萜醇A-24-乙酸酯具有较强的降低血清总胆固醇的作用,为泽泻发挥降血脂作用的主要功效成分之一,可用于治疗高脂血症。

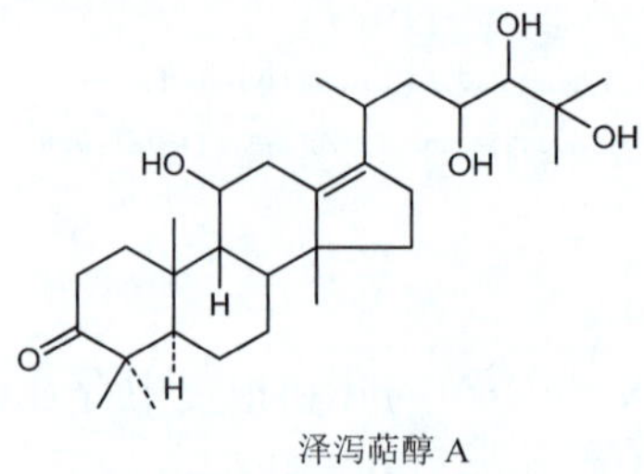

泽泻萜醇A

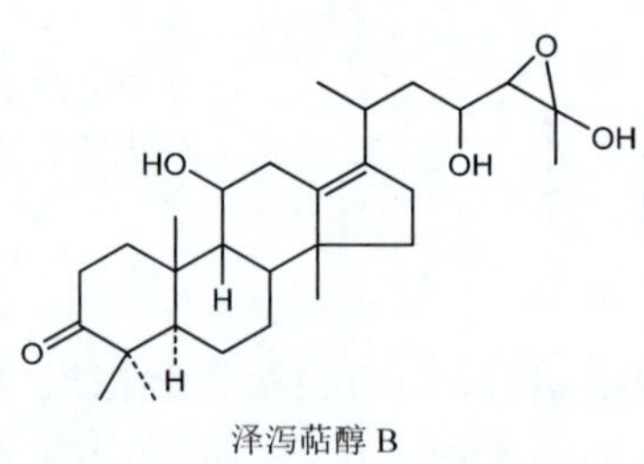

泽泻萜醇B

(6) 楝烷(meliacane)型:楝科楝属植物果实及树皮中含多种三萜类成分,具苦味,总称为楝苦素类化学成分,其由26个碳构成,属于楝烷型。

楝科植物是久负盛名的杀虫资源植物之一,其发挥杀虫作用的主要资源性化学成分为印楝素(azadirachtin)和川楝素(toosendanin)。印楝素主要存在于印楝(*Azadirachta indica*)种核及叶片部位,属四环三萜类资源性化学成分。鳞翅目害虫对其敏感,昆虫经印楝素处理后出现幼虫蜕皮延长及不完全,体型畸形,或在蜕皮时死亡。印楝素的毒力相对较低,作用较缓慢且持效期较短(5～7 d),但它具有很好的内吸传导作用。

印楝素对昆虫具有胃毒、神经毒、拒食和抑制生长发育等活性,对人、畜、鸟类和蜜蜂安全,不影响捕

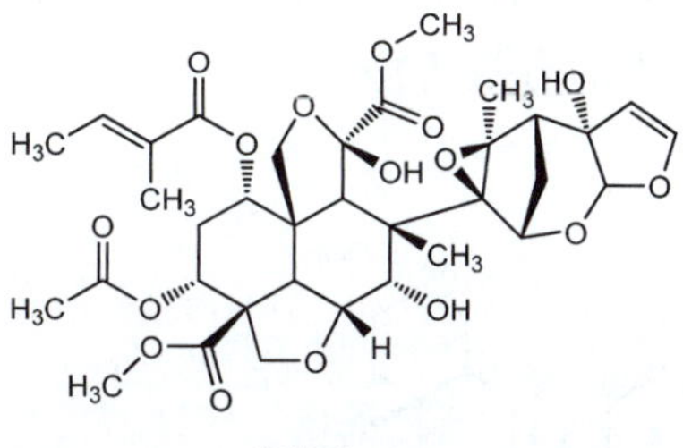

印楝素

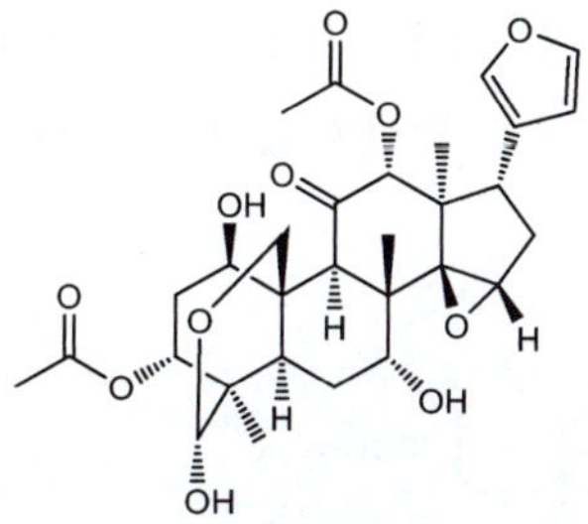

川楝素

食性及寄生性天敌，在环境中易降解。印楝素制剂施于土壤，可被棉花、水稻、玉米、小麦、蚕豆等作物根系吸收、输送到茎叶，从而使整株植物具有抗虫性。它可用于棉花、水稻、玉米、小麦、蚕豆、花卉等作物，防治舞毒蛾、日本金龟甲、烟芽夜蛾、谷实夜蛾、斜纹夜蛾、小菜蛾、潜叶蝇、草地夜蛾、沙漠蝗、非洲飞蝗、玉米螟、稻褐飞虱等害虫，也可用于防治储粮害虫。

川楝素是一种具有拒食和胃毒作用的植物杀虫剂，存在于楝科植物川楝(*Melia toosendan*)的种核和叶片中。川楝素对多种害虫有较高的毒杀活性，可用于防治各种鳞翅目幼虫。川楝素可与其他农药混用，如与氰戊菊酯、灭幼脲等混用效果更好。常用剂型有 0.5%川楝素乳油。此外，川楝素尚具有杀血吸虫作用。

(7) 环菠萝蜜烷(cycloartane)型： 中药黄芪具有补气固表、利尿排毒之功效。从膜荚黄芪(*Astragalus membranaceus*)中分离鉴定的皂苷类化学成分，绝大多数为环菠萝蜜烷型三萜皂苷，其苷元多为环黄芪醇(cycloastragenol)。环黄芪醇在黄芪中以与糖结合成单糖链、双糖链或三糖链皂苷的形式而存在。黄芪苷Ⅰ(astragaloside Ⅰ)具有降血压、抗炎、镇静和调节代谢作用，是植物体中原存的皂苷元的 3 位和 6 位羟基分别各与一分子糖相连而成的双糖链皂苷，其中 3 位上的木糖分子上还有乙酰基取代。黄芪苷Ⅴ(astragaloside Ⅴ)亦是双糖链皂苷，其皂苷元的 3 位和 25 位羟基分别与糖相连。黄芪苷Ⅶ(astragaloside Ⅶ)则是自然界发现的第一个三糖链三萜苷。当这些皂苷在酸性条件下进行水解时，除获得共同皂苷元环黄芪醇外，同时亦获得黄芪醇(astragenol)。

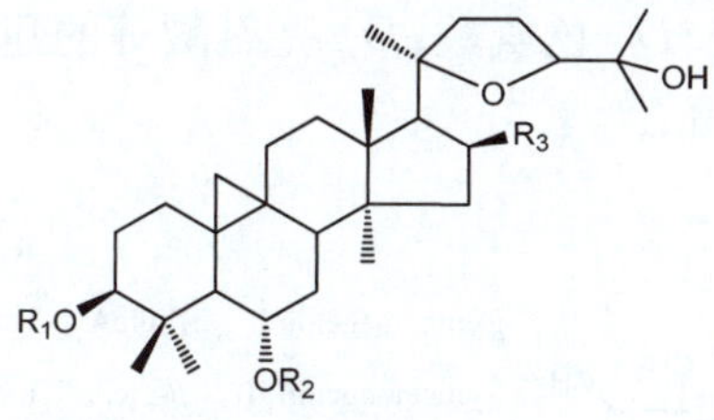

	R_1	R_2	R_3
环黄芪醇	H	H	OH
黄芪苷Ⅰ	xyl (2,3-diAc)	glc	H
黄芪苷 IV	xyl	glc	OH

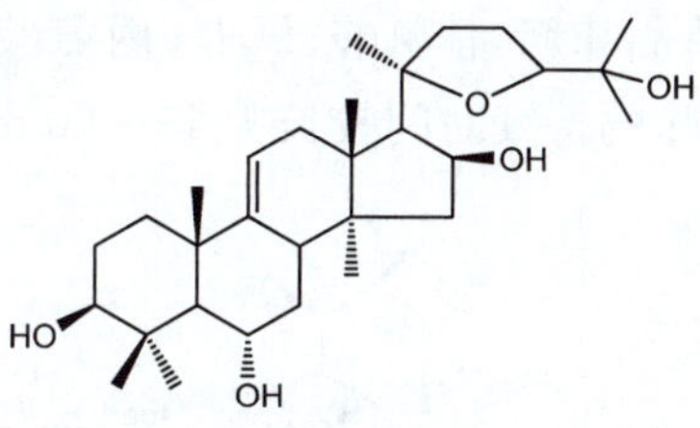

黄芪醇

6. *五环三萜类* 五环三萜类化学成分在中药资源中较为常见，主要的结构类型有齐墩果烷型、乌苏烷型、羽扇豆烷型和木栓烷型等。

(1) 齐墩果烷(oleanane)型： 又称 β-香树脂烷(β-amyrane)型。该类三萜母核的资源性化学成分在植物界分布极为广泛，主要分布在豆科、五加科、桔梗科、远志科、桑寄生科、木通科等的一些植物类群中。该类化学成分大多与糖结合成苷的形式存在，如人参、三七、紫菀、柴胡、木通、牛膝、楤木等。以游离形式存在的中药有青叶胆、女贞子、白花蛇舌草、柿蒂、连翘等。代表性化学成分齐墩果酸(oleanolic acid)具有降转氨酶作用,对 CCl_4 引起的大鼠急性肝损伤有明显的保护作用,能促进肝细胞再生,防止肝硬化,已用作治疗急性黄疸型肝炎和迁延型慢性肝炎的有效药物。

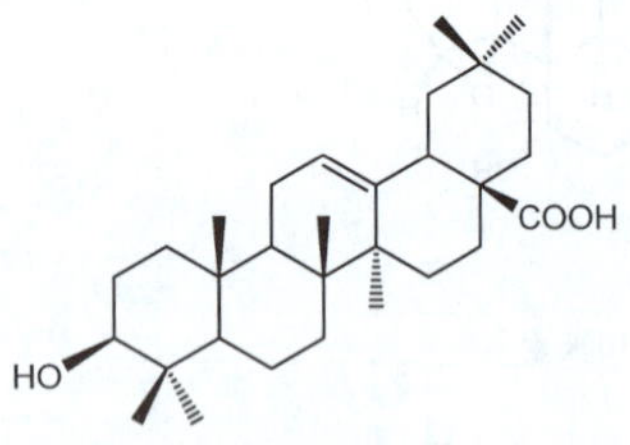

齐墩果酸

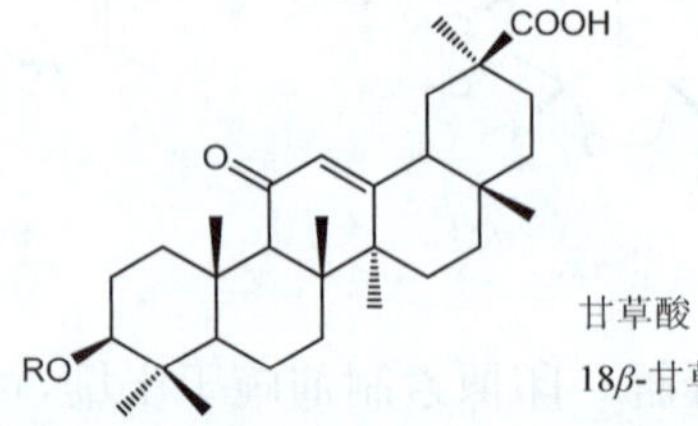

甘草酸　R=β-glucuro-2-β-glucuro

18β-甘草次酸　R=H

甘草酸(glycyrrhizic acid)是豆科植物甘草(*Glycyrrhiza uralensis*)、胀果甘草(*G. inflata*)、光果甘草(*G. glabra*)及同属多种植物的根及根茎中提取的一种五环三萜皂苷类资源性化学成分,是由2分子葡萄糖醛酸与甘草次酸(glycyrrhetinic acid)结合而成。甘草酸具有抗炎、抗肿瘤、保肝降酶、抗胃溃疡及糖皮质激素样作用等多种生物活性,为目前医药工业的重要原料,并形成多种资源性产品。

甘草酸钾、钙盐为甘草甜素,是甘草中的甜味成分,其甜度约为蔗糖的200倍。与蔗糖等甜味剂不同的是其甜味产生的味感慢,但保留时间长,适合作各种浸渍物调味料,以及糕点、水果罐头、酱油及各种酱类制品中等的甜味剂、调味剂、增香剂和风味增强剂等。甘草酸用于日化工业中,不仅可作为天然乳化剂,而且还能起到消炎、止痒、杀菌、保湿、软化皮肤、防止产生皮屑、生发护发等作用,适用于儿童护肤品、化妆品、功效型牙膏和洗涤产品等。法国、日本等国家已有数十种含有甘草酸的化妆品面市。甘草酸也是烟草工业中重要的辅料,多作为矫味剂和保湿剂。

森林匙羹藤酸(gymnemic acid)[14,15]是从生长于印度中西部以及非洲和澳大利亚萝藦科匙羹藤属的大型热带藤本植物匙羹藤(*Gymnema sylvestre*)叶中分离得到的天然甜味抑制剂。森林匙羹藤酸为以齐墩果烷型五环三萜为苷元的酰化葡萄糖皂苷类成分混合物,为黄褐色粉末,有一定的特殊气味和苦味,中性时易溶于水,但在pH4时会产生沉淀。研究表明:森林匙羹藤酸不仅可以抑制蔗糖的甜味,还可以抑制糖精钠、人造甜味剂、甘氨酸、*D*,*L*-丙氨酸、*D*-色氨酸、*D*-亮氨酸等的甜味,但是对三氯甲烷没有效果。其抑制甜味的持续时间较长为15～60 min。

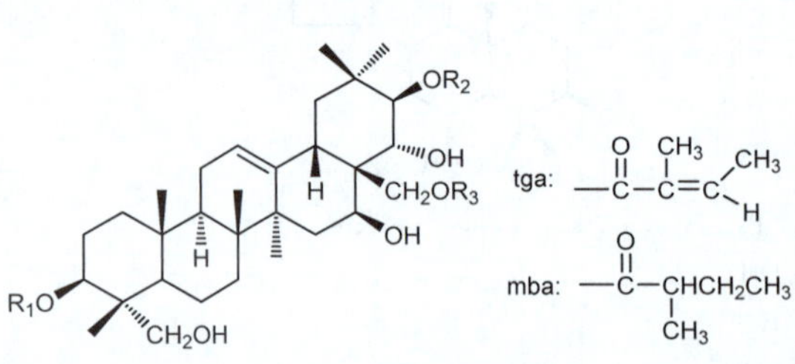

	R_1	R_2	R_3
gymnemagenin I	β-glcA	tga	Ac
gymnemagenin II	β-glcA	mba	Ac
gymnemagenin III	β-glcA	mba	H
gymnemagenin IV	β-glcA	tga	H
gymnemagenin X	β-glcA	H	H

(2) 乌苏烷(ursane)型:又称 α-香树脂烷(α-amyrane)型或熊果烷型。代表性资源性化学成分乌苏酸(ursolic acid)又称熊果酸,在体外对革兰氏阳性菌、革兰氏阴性菌及酵母菌有抑制活性,并具有抗病毒、抗肿瘤、安定等作用。它以游离或与糖结合成苷的形式存在于为数众多的中药中,如地榆、山茱萸、车前草、石榴叶和果实等,为夏枯草等植物的抗癌活性成分。

地榆(*Sanguisorba officeinalis*)的根和根茎,具凉血止血、解毒敛疮的作用,除含有大量鞣质外,还含有多种皂苷类化学成分,其中地榆皂苷(sanguisoubin) B和地榆皂苷 E是以乌苏酸为皂苷元的皂苷。

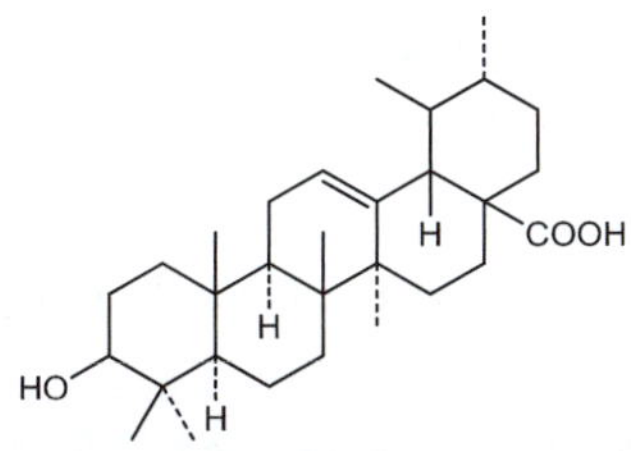

乌苏酸(熊果酸)

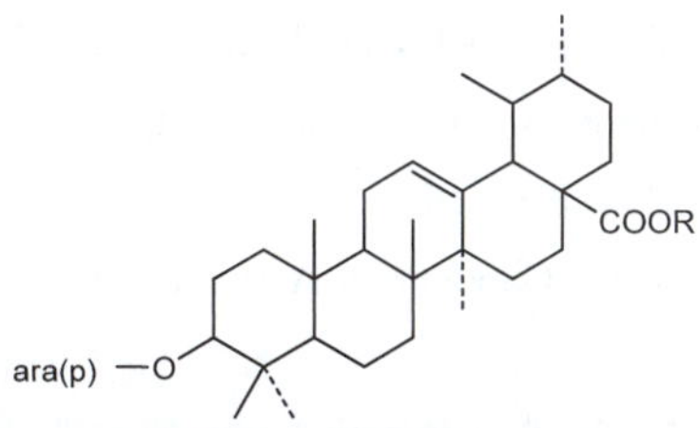

地榆皂苷 B　R=H
地榆皂苷 E　R=3-Ac-glc

(3) 羽扇豆烷(lupane)型：羽扇豆烷型三萜类化学成分在传统药物中多有存在，其中较为常见的资源性化学成分为白桦脂酸(betulinic acid)，广泛存在于酸枣仁、大枣、狼毒、连翘、白芍、决明子、刺五加、杜仲、土荆皮等中药中，此外在悬铃木属多种植物脱落树皮、桦树皮、柿蒂、石榴树皮及叶中也有大量存在，常见的白桦脂酸衍生物2-羟基白桦脂酸(alphitolic acid)、白桦脂醇(betulin)、羽扇豆醇(lupeol)等为中药资源中重要的活性物质。

白桦脂酸和白桦脂醇在若干癌细胞抑制活性筛选中显示出较强的细胞毒活性，尤其是白桦脂酸具有抗 HIV 作用，对癌细胞也有选择性的细胞毒作用，可选择性抑制黑色素瘤等肿瘤细胞增殖作用，对正常细胞几无影响，已成为抗肿瘤药物研发的热点，现处于临床试验中，有望用于黑色素瘤的治疗中。但白桦脂酸及白桦脂醇水溶性欠佳，影响其作为药物的吸收利用度。故有研究人员尝试基于白桦脂酸和白桦脂醇的衍生物合成，并对相关抗癌、抗炎活性进行深入研究和资源化利用。

中药资源中天然存在的羽扇豆烷型糖苷类化学成分较为少见。中药白头翁为毛茛科植物白头翁(*Pulsatilla chinensis*)的干燥根，其中约含 9%的皂苷类化学成分，其苷元为羽扇豆烷型，主要为 23-羟基白桦脂酸(anemosapogenin)，糖多连接于羧基和(或)3-羟基位置。

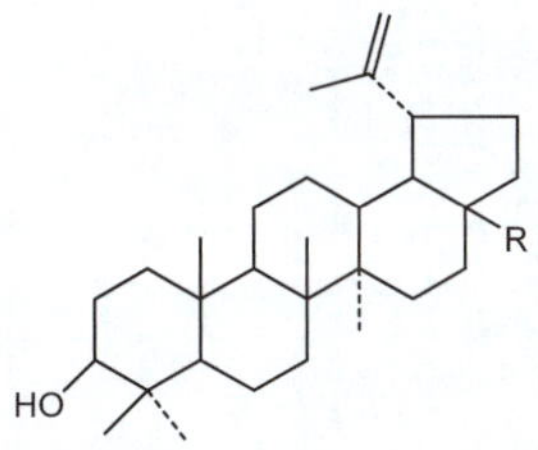

羽扇豆醇　$R=CH_3$　白桦脂醇　$R=CH_2OH$　白桦脂酸　R=COOH　R_2=H

◇参◇考◇文◇献

[1] 杨峻山. 萜类化合物[M]. 北京：化学工业出版社，2005.

[2] 周荣汉，段金廒. 植物化学分类学[M]. 上海：上海科学技术出版社，2005.

[3] 惠永正. 中药天然产物资源大全[M]. 上海：上海科学技术出版社，2011.

[4] 孙汉董. 二萜化学[M]. 北京：化学工业出版社，2011.

[5] 宿树兰，段金廒，丁安伟. 大戟二萜醇酯类成分及其毒效关系研究进展[J]. 世界科学技术—中医药现代化，2007，9(4)：67-73.

[6] Wang Y, Ma X, Yan S, et al. 17-hydroxy-jolkinolide B inhibits signal transducers and activators of transcription 3 signaling by covalently cross-linking janus kinases and induces apoptosis of human cancer cells[J]. Cancer Research, 2009, 69(18): 7302-7310.

[7] 陈艳琰，段金廒，唐于平，等. 芫花化学成分研究[J]. 中草药，2013，44(4)：397-402.

[8] 段金廒. 中药废弃物的资源化利用[M]. 北京：化学工业出版社，2013.

[9] Ukiya M, Akihisa T, Tokuda H, et al. Inhibition of tumor-promoting effects by poricoic acids G and H and other lanostane-type triterpenes and cytotoxic activity of poricoic acids A and G from *Poria cocos*[J]. Journal of Natural Products, 2002,65(4): 462 - 465.

[10] Russell R, Paterson M. Ganoderma-A therapeutic fungal biofactory[J]. Phytochemistry, 2006,67(18): 1985 - 2001.

[11] 郭盛,段金廒,钱大玮,等.枣属植物化学成分研究进展[J].国际药学研究杂志,2013,40(6): 702 - 710.

[12] Yoshikawa K, Shimono N, Arihara S. Antisweet substances, jujubasaponins-I-III from *Zizyphus-jujuba* — revised structure of ziziphin[J]. Tetrahedron Letters, 1991,32(48): 7059 - 7062.

[13] Kurihara Y, Ookubo K, Tasaki H, et al. Studies on the taste modifiers. 1. Purification and structure determination of sweetness inhibiting substance in leaves of *Ziziphus-jujuba*[J]. Tetrahedron, 1988,44(1): 61 - 66.

[14] Suttisri R, Lee IS. Kinghorn AD. Plant-derived triterpenoid sweetness inhibitors[J]. Journal of Ethnopharmacology, 1995,47: 9 - 26.

[15] Yoshikawa K, Arihara S, Matsuura K. A new type of antisweet principles occurring in *Gymnema sylvestre* [J]. Tetrahedron Letters,1991,32(6): 789 - 792.

（陈纪军　郭　盛　段金廒）

第二节
富含萜类物质的代表性药用生物资源类群及其资源化利用研究

中药资源中富含萜类化学成分的类群较多，且多数萜类物质具有显著的生物活性。基于药用生物资源中萜类物质的资源化利用已取得了许多成功实践，如从中药青蒿资源中的倍半萜类化学成分中开发出的青蒿素，从银杏叶二萜内酯类资源性化学成分中开发利用的银杏内酯，以及人参中三萜皂苷人参皂苷类的开发利用等，并分别形成了系列资源性产品群。本节选取富含萜类化学成分的代表性中药资源类群，就其资源性化学成分的产生、转化利用、产业化开发等方面进行示范性介绍，以期为中药资源产业的循环经济发展提供借鉴。

红豆杉类药用生物资源及其资源化利用研究

红豆杉属(*Taxus*)植物多为常绿乔木或灌木，为红豆杉科的重要经济树种。本属多种植物均含有抗肿瘤活性成分紫杉醇，可作为制备抗肿瘤药物的重要资源植物。其中，东北红豆杉(*Taxus cuspidata*)的枝和叶尚可入药，称为紫杉(Taxi Cuspidatae Ramulus)供中医临床配伍应用，其味淡，性平，具利尿消肿之功效[1]。

红豆杉属植物全世界有 11 种，分布于北半球的温带至热带地区。我国红豆杉属有 4 种 1 变种 1 引入种，分别为云南红豆杉(*T. yunnanensis*)、西藏红豆杉(*T. wallichiana*)、东北红豆杉(*T. cuspidata*)、中国红豆杉(*T. chinensis*)、南方红豆杉(*T. chinensis* var. *mairei*)(变种)和曼地亚红豆杉(*T. media*)(引入种)。曼地亚红豆杉是我国 20 世纪 90 年代中期从加拿大引种而来，是一种天然杂交品种，其母本为东北红豆杉，父本为欧洲红豆杉(*T. baccata*)。

红豆杉属植物多为常绿乔木，高可达 30 m，胸径达 1 m，西藏红豆杉也可见大灌木。红豆杉树皮是提取紫杉醇的主要药用部位，多呈灰褐色、灰紫色或淡紫褐色，裂成鳞状薄片脱落；大枝开展，一年生枝绿色，秋后(或干后)呈金黄绿色或黄绿色，二年生枝淡褐色、褐色或黄褐色，三四年生枝深褐色。云南红豆杉叶片质地薄而柔，雄花球淡褐黄色，种子生于肉质杯状的假种皮中，卵圆形，通常上部渐窄，两侧微有钝脊，种脐椭圆形，成熟时假种皮红色。

云南红豆杉集中分布于云南省西北部 16 个县及西藏自治区东南部和四川省西南部的 7 个县，在滇东、滇东南、滇西南也有间断分布，常分布在海拔 2 000～3 500 m 针阔混交林中，沟边阔叶林内。不丹、缅甸北部也有分布。云南红豆杉资源蕴藏量较大，仅滇西北 16 个县约有 1.35×10^6 株，小枝叶鲜生物量约有 $4\,050\times10^4$ kg。近几年来，由于过度砍伐和剥皮使该地区的红豆杉资源大幅减少。

西藏红豆杉是中国分布区较小，也是资源蕴藏量较小的种类，主要分布在云南省西北部，西藏自治区南部和东南部，生长在海拔 2 500～3 400 m 的云南铁杉、乔松、高山栎类林中，阿富汗至喜马拉雅山区东段也有分布。

东北红豆杉分布于黑龙江省东南部、吉林省东部和辽宁省东部，多生于红松、鱼磷云杉、白桦、紫椴和山杨等为主的针阔混交林内，海拔600～1 200 m的山地林中。山东省、江苏省、江西省等地有栽培。日本、朝鲜、俄罗斯也有分布。东北红豆杉生长较为缓慢，资源储量和开发利用强度较小。

中国红豆杉的现有资源破坏较小，蕴藏量较大，且为我国特有树种，产于甘肃省南部、陕西省南部、四川省、云南省东北部及东南部、贵州省西部及东南部、湖北省西部、湖南省东北部、广西壮族自治区北部和安徽省南部（黄山），常生于海拔1 000～1 200 m以上的高山林地。

南方红豆杉产于安徽省南部、浙江省、福建省、江西省、广东省北部、广西壮族自治区北部及东北部、湖南省、湖北省西部、河南省西部、陕西省南部、甘肃省南部、四川省、贵州省及云南省东北部及我国台湾地区，常生于海拔1 000～1 200 m的生态区域。由于长期以来的过度砍伐和利用，资源锐减，特别是20世纪90年代初以来，在资源集中的南岭山地，大量采割树皮，使分布区的红豆杉资源遭到严重破坏。1992年国家已将其列为一级珍稀保护树种。

曼地亚红豆杉为灌木或小乔木，嫩枝条橄榄绿色，叶片两列。曼地亚红豆杉在我国已引种栽培成功，并在陕西、浙江、江苏等省有一定规模的种植生产基地，主要用于提取紫杉烷类二萜成分的原料，或采收带叶枝条经切制加工用作配方调剂的饮片、保健茶原料，以及作为观赏用景观树种资源，正在向多途径资源化利用的方向发展[2]。

一、资源利用现状

近年来，将东北红豆杉的枝叶（称紫杉）入药，临床用于肾炎浮肿、小便不利、糖尿病等症的治疗。研究表明，对多种人肿瘤细胞均有明显的细胞毒作用，对卵巢癌、乳腺癌、肺癌、胰腺癌、胃癌、结肠癌、黑色素瘤、白血病、膀胱癌、中枢神经瘤等均具有不同程度的治疗效果[3]。以红豆杉为原料开发出具有保健功能的健康饮品可有效防止细胞癌变[4～6]。有研究以红豆杉精油及红豆杉萃取物为原料，制成具有皮肤美白、延缓衰老的护理及药妆产品[7]。

红豆杉不仅是珍稀的药用资源植物，也是园林、庭院绿化的高档树种，其枝叶紧凑而不密集，舒展而不松散，红茎、红枝、绿叶、红豆使其具有观茎、观枝、观叶、观果的多重独特观赏价值，现已开发为重要的盆景观赏植物等（表9-5）。

表9-5　以红豆杉资源植物为原料生产的主要产品及其资源价值

产品名称	利用部位/物质	资源价值
紫杉醇注射液	干燥树皮、枝叶/紫杉醇	医药（治疗卵巢癌、乳腺癌等）
复方红豆杉胶囊	干燥树皮、枝叶/紫杉醇	医药（抗肿瘤和调节机体免疫力）
紫杉醇	干燥树皮、枝叶/紫杉醇	医药中间体
红豆杉药妆品	干燥树皮、枝叶/精油、萃取物	功能性化妆品（保护皮肤及女性生殖系统等）

二、资源性化学成分

红豆杉属植物所含化学成分类型丰富，主要包括紫杉烷类、黄酮类、木脂素类、甾体类、生物碱类、糖类以及无机元素等多种类型化学成分，其中以紫杉烷类为代表的二萜类化学成分为研究及应用较多的资源性物质[8]。

1. *以紫杉烷类为代表的二萜类资源性化学成分*　紫杉烷类化学成分是存在于红豆杉属植物中的一种具有特殊骨架的二萜类成分，可促进微管蛋白聚合抑制解聚，保持微管蛋白稳定，抑制细胞有丝分裂，同时具有显著的放射增敏作用，主要用于卵巢癌和乳腺癌，对肺癌、大肠癌、黑色素瘤、头颈部癌、淋巴瘤、脑瘤也有一定疗效。代表性化学成分有：紫杉醇(paclitaxel)、10-去乙酰基紫杉醇(10-deacetylpaclitaxel，简称10-DAP)、三尖杉宁碱(cephalomanine)、10-去乙酰基三尖杉宁碱(10-deacetylcephalomanine，简称10-DAC)、巴卡亭Ⅲ(baccatin Ⅲ)、10-去乙酰基巴卡亭Ⅲ(10-deacetylbaccatin Ⅲ，简称10-DAB Ⅲ)、7-差向紫杉醇(7-epi-paclitaxel)、10-去乙酰基-7-差向紫杉醇(简称10-DAET)等[9]。其中，紫杉醇含量在其树皮中可达0.5 mg/g。

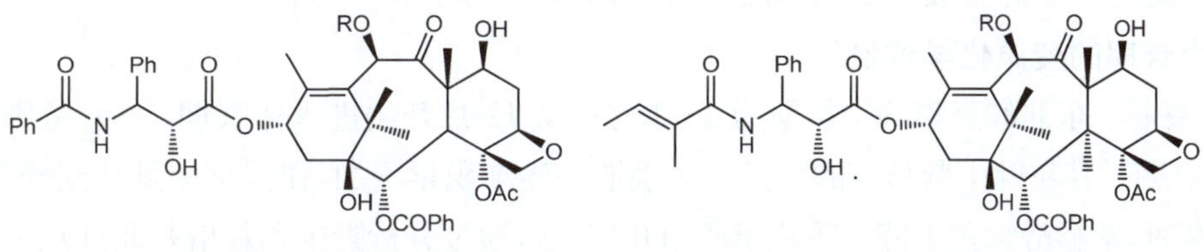

紫杉醇	R=Ac	三尖杉宁碱	R=Ac
10-DAP	R=H	10-DAC	R=H

2. 其他类资源性化学成分

(1) 黄酮类：从红豆杉属植物中发现的黄酮类化学成分主要存在于枝叶中，主要包括金松双黄酮(sciadopitysin)、银杏双黄酮(ginkgetin)、红杉黄酮(sequoiaflavone)、苏铁双黄酮(sotetsuflavone)、榧双黄酮(kayaflavone)、穗花杉双黄酮(amentoflavone)等双黄酮类，以及槲皮素、山柰素-4′-甲醚等黄酮醇类化学成分[10]。

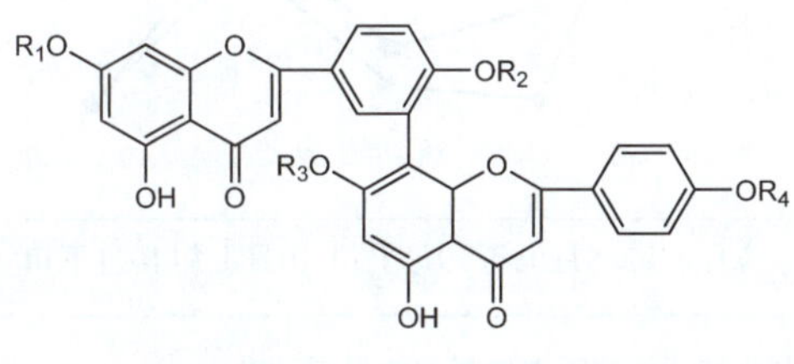

化合物	取代基
金松双黄酮	$R_1=R_2=R_4=CH_3$　$R_3=H$
银杏双黄酮	$R_1=R_2=CH_3$　$R_3=R_4=H$
红杉黄酮	$R_1=CH_3$　$R_2=R_3=R_4=H$
苏铁双黄酮	$R_1=R_2=R_4=H$　$R_3=CH_3$
榧双黄酮	$R_1=R_3=R_4=CH_3$　$R_2=H$

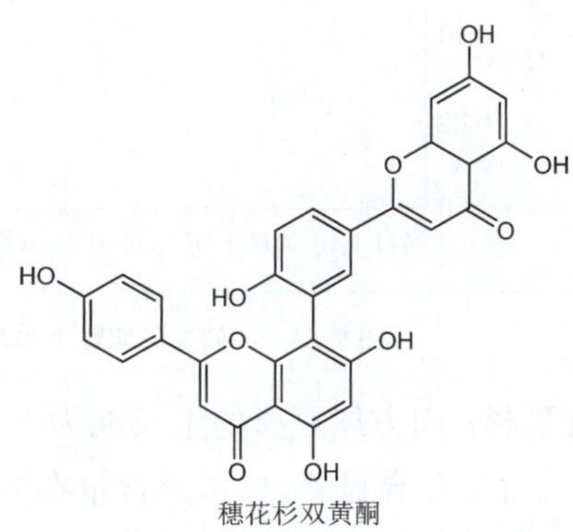

穗花杉双黄酮

(2) 木脂素类：红豆杉属植物中的木脂素类化学成分主要有异紫杉脂素(isotaxiresinol)、异落叶松脂素(isolariciresinol)、α-铁杉脂素(conidendrin)、allohydroxymatairesinol、(+)-taxiresinol、(+)-lariciresinol、(−)-decoisolariciresinol、落叶松脂素((+)-pinoresionl)、落叶松脂醇(larch resin alcohol)、4′,7′-二羟基-3,3′,4-三甲氧基-9-氧代-8-8′,9,9′-环氧木脂素、4′,7-二羟基-3,3′,4-三甲氧基-9-*O*-8-8′,9,9′-环氧木脂素-(7羟基罗汉松脂素)、4,4′,9,9′-四羟基-3,3′-二甲氧基-8-8′-木脂素、(7*S*,8*S*,8′*S*)-9-乙酰氧基-3′-甲氧基-4,4′-二羟基-8-8′,7,9′-环氧木脂素、(7*S*,8*S*,8′*S*)-3,3′-甲氧基-4,4′,7′,9-四羟基-8-8′,7,9′-环氧木脂素、(7*S*,8*S*,8′*R*)-3,3′-甲氧基-4,4′,9-四羟基-4′-酮基-8-8′,7,9′-环氧木脂素、3,3′-二甲氧基-4,4′,9-三羟基-7,9′-环氧木脂素-7′-酮、3-*O*-demethyl dihydro dehydrodiconiferyl alcohol、6-乙酰美丽红豆杉葡萄糖苷A、6-乙酰美丽红豆杉葡萄糖苷B、6-乙酰美丽红豆杉葡萄糖苷C等[11~13]。

此外，红豆杉属植物中尚含有蜕皮甾酮(ecdysterone)、taxisteronoe、松甾酮A(ponasterone A)、罗汉松甾酮(makisterone)、油菜甾醇(campesterol)、β-sitostenone等甾体类[14]以及生物碱类、多糖类等化学成分。研究尚发现南方红豆杉嫩枝、叶片、树皮中含有K、Ca、Mg、Cu、Zn、Mn、Fe、Na、Cr 9种无机元素，其中 Zn、Mn 有益元素的含量较高[15]。

三、资源性化学成分动态积累与分析评价

红豆杉属植物不同采收期、不同品种、不同产地、不同生长类型、不同生长环境，以及不同组织器官其资源性化学成分的分布与积累存在差异。因此，开展我国红豆杉属资源性化学成分动态分析与评价，将为红豆杉属资源植物的合理利用提供支撑。

1. 药材形成过程资源性化学成分动态积累与分析评价

(1) 不同生长期的资源化学评价

1) 东北红豆杉： 东北红豆杉的生长期为 4～10 月，从 11 月开始进入休眠期，5～6 月则进入花期，9～10 月为种子成熟期。其枝叶中紫杉醇的含量在休眠期中逐渐积累增加，在翌年 4 月达到峰值，但在进入花期和种子成熟期时，紫杉醇含量下降。采用 RP－HPLC 法，通过分析野生和栽培东北红豆杉枝叶中紫杉醇的含量，紫杉醇含量积累较高的是在 4 月，其次为 7 月(图 9－1)[16,17]。

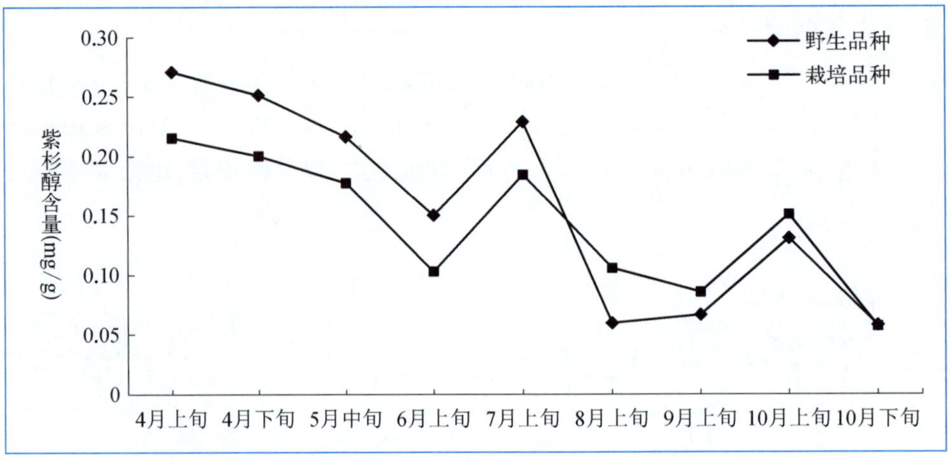

图 9－1　不同生长期野生和栽培东北红豆杉枝叶中紫杉醇的积累动态

2) 南方红豆杉： 南方红豆杉的生长期为 3～12 月。在平地、缓坡和陡坡立地条件下单种群落和复合群落中紫杉醇含量差异显著，紫杉醇含量在 5 月、8 月和 11 月均出现峰值，其中 5 月含量最高。不同立地条件南方红豆杉 5 月和 11 月的紫杉醇含量由高至低依次为陡坡复合群落＞缓坡复合群落＞平地复合群落＞平地单种群落(图 9－2)[18]。

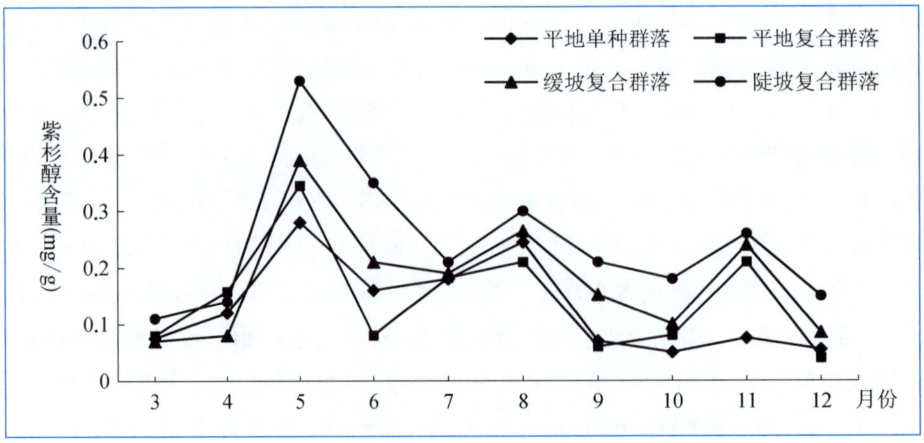

图 9－2　不同生长期单种群落和复合群落南方红豆杉枝叶中紫杉醇的积累动态

3）曼地亚红豆杉： 采收季节显著影响曼地亚红豆杉枝叶中的紫杉醇和 10－DAB Ⅲ含量。采用 HPLC 的方法检测发现 3 年生和 5 年生的曼地亚红豆杉枝叶中紫杉醇和 10－DAB Ⅲ的含量积累峰值为 5 月期间[19]。

4）云南红豆杉： 不同生长期云南红豆杉幼苗的紫杉醇含量差异较大，采用 HPLC 法对云南红豆杉的根部、茎、叶中的紫杉醇含量进行测定，发现 3 月采收幼苗各部位中的紫杉醇含量均明显高于 11 月采收样品，尤其是根部和叶片的紫杉醇含量之间存在显著差异[20]。

（2）不同树龄红豆杉的资源化学评价

1）云南红豆杉： 分别取 2、3、4、5 年生云南红豆杉枝叶，采用 HPLC 法测得其紫杉醇含量分别为 0.027 5%、0.035 8%、0.046 9%、0.063 1%。以上结果表明：随着生长年限的增加，云南红豆杉枝叶中紫杉醇的含量呈递增趋势[21]。

2）东北红豆杉： 不同树龄的东北红豆杉树皮中的紫杉醇含量不同，变异趋势是随着树龄的增大其树皮中的紫杉醇含量升高。在 8 年树龄树皮中检测到微量紫杉醇（6.8 μg/g）；在 8～23 年间的紫杉醇含量以平均每年 0.7 μg/g 的速度增加；34 年生以后，平均每年紫杉醇含量约增加 1.3 μg/g，至 56 年生的东北红豆杉树皮内紫杉醇含量可高达 46.5 μg/g[22]。

3）南方红豆杉： 对人工栽培的不同树龄南方红豆杉幼树及其不同器官和组织的紫杉醇含量检测结果表明：2 年生幼树的紫杉醇含量明显高于 3～4 年生幼树，这是由于 2 年生幼树枝条和根部所占的比例较高，而枝条和根部的紫杉醇含量又显著地高于叶片和树干木质部等器官的缘故。2 年生幼树单株鲜生物量达 509 g，若采用 30 cm×30 cm 的栽植密度，每 hm^2 定植 61 050 株，可产鲜生物量 31 000 kg[23,24]。

4）曼地亚红豆杉： 分析表明，3 年树龄紫杉醇含量平均值为 0.28 mg/g；5 年树龄紫杉醇含量平均值为 0.46 mg/g；3 年树龄 10－DAB Ⅲ含量平均值为 0.13 mg/g；5 年树龄 10－DAB Ⅲ含量平均值为 0.18 mg/g。上述结果表明五年生的曼地亚红豆杉中紫杉醇和 10－DAB Ⅲ的含量均大于 3 年生的曼地亚红豆杉[19]。

（3）不同产地红豆杉的资源化学评价

1）云南红豆杉： 采自云南省维西傈僳族自治县、永德县、潞西市、云龙县、南华县、腾冲县、禄丰县繁育基地（云南红豆杉栽培居群）的云南红豆杉小枝叶中紫杉醇含量具有显著差异。禄丰县栽培居群紫杉醇含量最高，平均为 0.022 5%；其次是潞西市居群，为 0.018 5%；维西傈僳族自治县居群紫杉醇含量居中；而永德县和腾冲县居群紫杉醇含量比较低，分别为 0.008 7%和 0.004 9%。居群之间紫杉醇平均含量差异较大，平均最高含量是平均最低含量的 5.2 倍，而单株紫杉醇的含量从 0.000 3%～0.063 6%不等，居群内和居群间个体差异达到极显著水平[25]。

2）东北红豆杉： 分别对采自吉林省敦化林业局、汪清林业局、大兴沟林业局、安图林业局、和龙林业局、三岔子林业局、辽宁省本溪县林业局、黑龙江省穆棱林业局和吉林省吉林市区相同季节、胸径和树高东北红豆杉天然群体树皮中的紫杉醇含量进行测定。结果表明：不同群体之间紫杉醇含量存在极显著差异，紫杉醇含量群体间变异幅度为 2.7 倍，8 个群体紫杉醇含量由高到低的顺序依次是大兴沟镇＞安图县＞敦化市＞汪清县＞本溪市＞三岔子镇＞穆棱市＞和龙市，其中大兴沟镇群体的紫杉醇含量最高，达 40.97 μg/g，而紫杉醇含量最低的和龙，其海拔、有效积温和无霜期均高于大兴沟，树皮中所含紫杉醇含量为 15.44 μg/g[26]。

3）南方红豆杉： 不同产地的南方红豆杉鲜枝叶紫杉醇产量差异较大，其中贵州省梵净山的南方红豆杉单株鲜枝叶紫杉醇含量最高，达 35.19 mg/g，产量最低的为福建省宁化县的南方红豆杉 14.33 mg/g[27]。

4）曼地亚红豆杉： 从国内 8 个不同产地采集曼地亚红豆杉枝条，利用高效液相色谱法测定了紫杉醇和 10－DAB Ⅲ的含量。结果表明：不同产地曼地亚红豆杉中紫杉醇和 10－DAB Ⅲ含量差异明显，其中紫杉醇含量最高的是浙江省磐安县尚湖镇，为 0.330 4 mg/g，最小的是北京市昌平区小汤山，为 0.030 6 mg/g，两者相差 10.79 倍。10－DAB Ⅲ含量差异更大，最高的是浙江省余杭区仁和镇，为 0.758 9 mg/g，最低的是河南省洛阳市洛龙点，仅 0.029 3 mg/g，两者相差达 25.94 倍，说明曼地亚红豆杉的紫杉醇、10－DAB Ⅲ含量在不同产地水平有巨大变化。从图 9－3 可以发现，偏南方产地的样品紫杉醇含量较高，从紫杉醇生产的角度考虑，采用偏南方栽培地的原料经济性更佳，而 10－DAB Ⅲ含量地理变化规律性不明显(图 9－3)[28]。

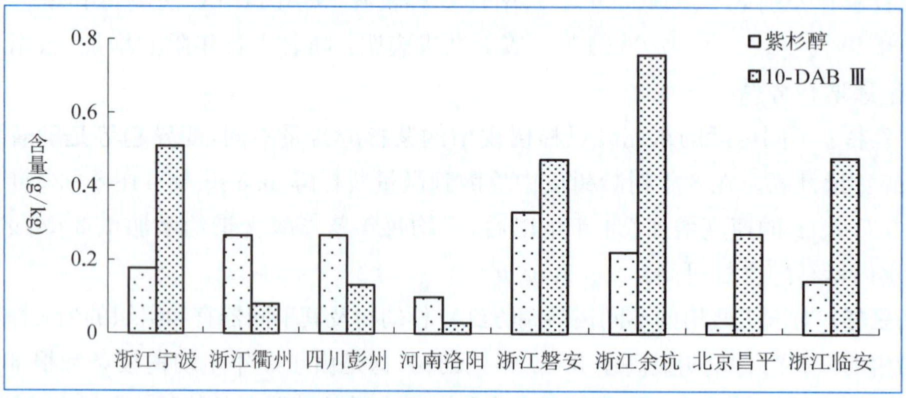

图 9－3　不同产地的曼地亚红豆杉紫杉醇和 10－DABⅢ含量比较分析

(4) 不同品种和不同部位的资源化学评价：不同品种红豆杉属植物不同部位中紫杉醇含量差异显著。各种红豆杉植物中，以树皮的紫杉醇平均含量最高，其次为根，而枝和叶中的含量相对较低[29]。除东北红豆杉枝中紫杉醇含量略低于叶外，其余树种枝中紫杉醇含量均高于叶。而不同树种红豆杉中紫杉醇的含量分布有一定差异，其中以云南红豆杉各部位紫杉醇平均含量均最高；其次为曼地亚红豆杉；南方红豆杉和东北红豆杉各部位紫杉醇平均含量基本一致；而西藏红豆杉和中国红豆杉各部位紫杉醇平均含量相对较低(图 9－4)。由此可见作为紫杉醇的原料资源，云南红豆杉的开发利用价值最高，曼地亚红豆杉作为我国 20 世纪末引种的杂交品，其紫杉醇含量相对较高，且在我国有大量种植，具有较高的开发利用价值。

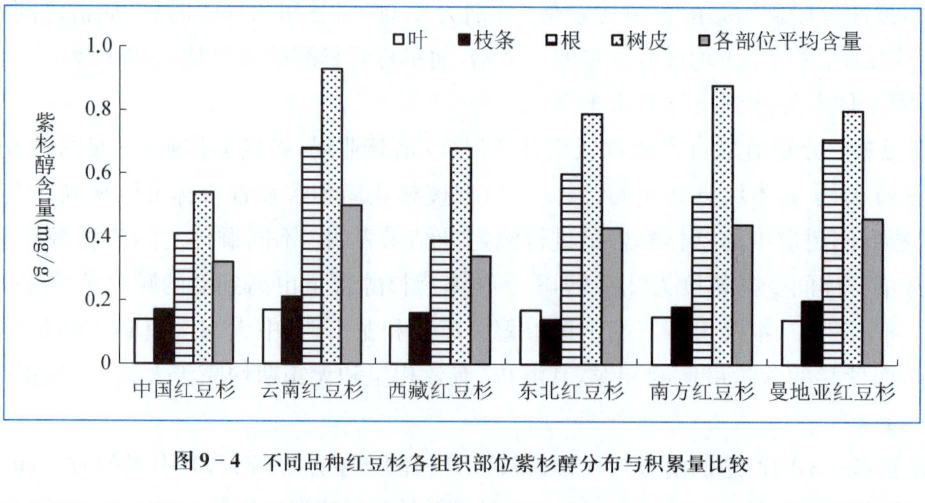

图 9－4　不同品种红豆杉各组织部位紫杉醇分布与积累量比较

1) 云南红豆杉：分别取云南红豆杉植物茎皮、根、心材、树枝、针叶，采用 HPLC 测定其不同部位中紫杉烷类资源性化学成分(紫杉醇、10－DAP、三尖杉宁碱、10－DAC、巴卡亭Ⅲ、10－DAB Ⅲ)分布规律。

结果表明：云南红豆杉茎皮和根中紫杉醇含量较为丰富，而在心材、树枝、针叶中含量较少。枝中 10－DAB Ⅲ(紫杉醇前体)的含量大约为 0.1%，与欧洲红豆杉枝中的含量相近。资源性化学成分 10－DAP 在根中的含量则达到了 0.68%，其在茎皮、心材、树枝中的含量也相对较高，含量分布较少的针叶中也达到了 0.023%，提示针叶中的 10－DAP 有望成为紫杉醇半合成的原料(图 9－5)[30]。

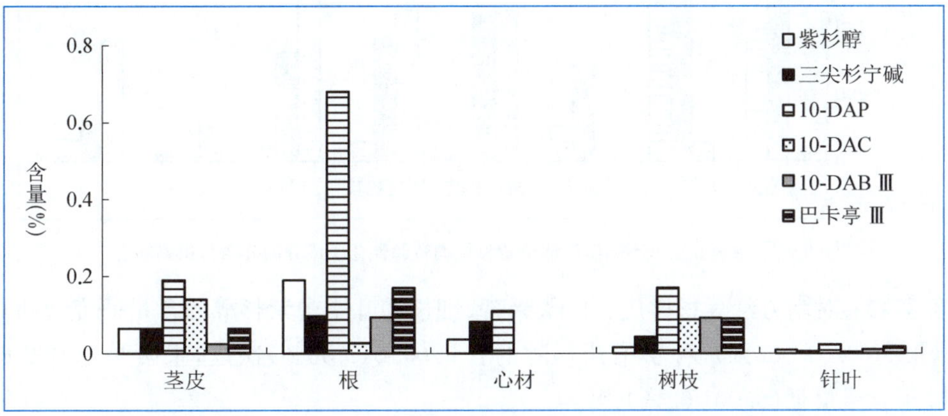

图 9－5　云南红豆杉不同组织部位中紫杉醇及其相关资源性化学成分的分布与积累(n=3)

2）西藏红豆杉：西藏红豆杉不同部位紫杉醇的含量差异显著，其树干皮、树枝皮、叶及种球中的紫杉醇含量分别为 0.039 9 mg/g、0.025 5 mg/g、0.010 5 mg/g、0.014 8 mg/g，由此可见西藏红豆杉中紫杉醇在树皮中分布和积累量高，其次是种球和叶。

3）东北红豆杉和曼地亚红豆杉：对东北红豆杉、曼地亚红豆杉 *T. media* var. *hicksii*(曼地亚Ⅰ)和 *T. media* var. *hatfieldii*(曼地亚Ⅱ)的针叶、树枝中紫杉醇和三尖杉宁碱的分布量进行研究。结果显示：针叶中紫杉醇和三尖杉宁碱的含量均高于树枝中的含量(图 9－6)[31]。

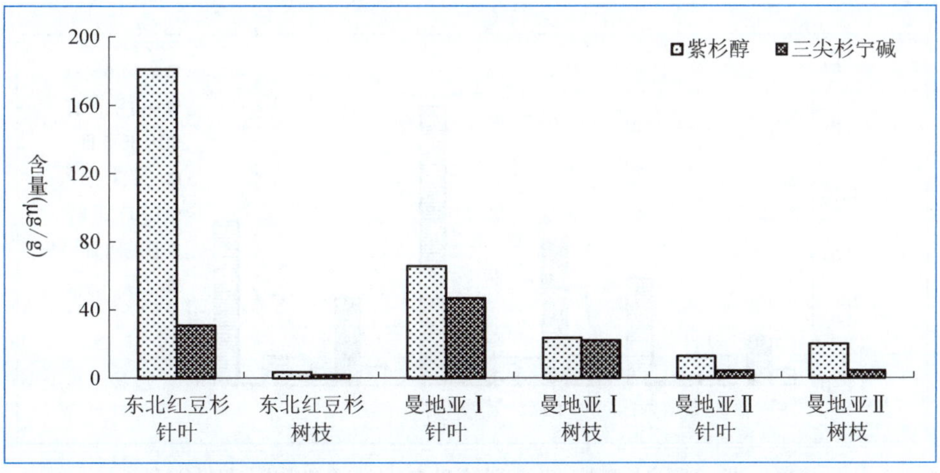

图 9－6　红豆杉属植物不同组织部位中紫杉醇和三尖杉宁碱的分布与积累比较

4）中国红豆杉：对中国红豆杉中的紫杉烷类资源性化学成分紫杉醇及两种重要前体化学成分巴卡亭Ⅲ和 10－DAB Ⅲ的分布进行研究。结果表明：紫杉醇在同株树中的分布量依主干皮、根皮、侧枝树皮、种子、须根、嫩枝、叶的次序递减，并发现侧枝茎中紫杉醇在横截面方向呈梯度分布，且紫杉醇含量最高部位是在次生木质层。10－DAB Ⅲ和巴卡亭Ⅲ在叶中含量最高，在须根中含量最低，叶中 10－DAB Ⅲ的含量达 0.02%～0.03%，高于巴卡亭Ⅲ的含量(图 9－7)[32]。

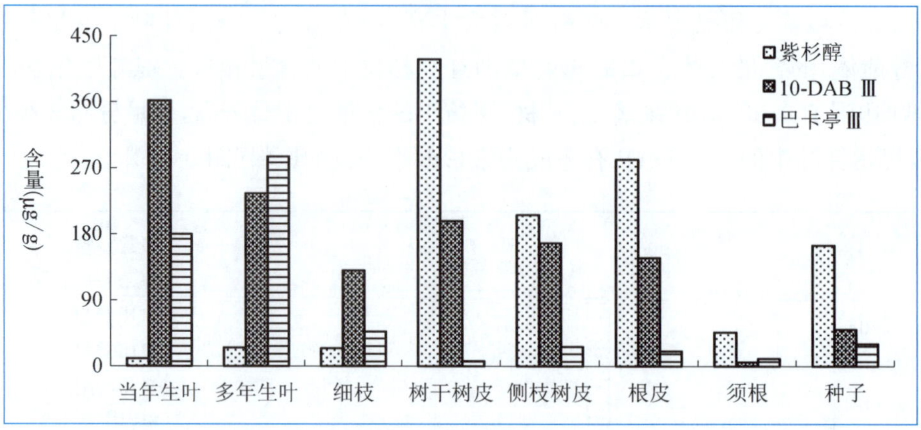

图9-7　中国红豆杉不同组织部位紫杉烷类资源性化学成分的分布与积累动态

5）南方红豆杉：对南方红豆杉树皮、种子、果蒂、细枝和叶子中紫杉醇的含量研究分析可得，树皮中的紫杉醇含量最高（0.014 83%），种子中紫杉醇的含量（0.012 56%）次之，果蒂是 0.002 65%，枝条是 0.001 93%，叶子含量最低（0.001 02%）[33]。

（5）不同生长类型的资源化学评价：研究发现，人工栽培云南红豆杉其枝叶中紫杉醇含量比天然林木具有一定的优势。从云南红豆杉天然林在云南省分布区的 29 个县中选择 98 株林木作样株，又从该树种主要种植地的云南红豆杉人工林和天然林无性系扦插苗中随机选出其林木 51 株，苗木 54 株，共计 203 株。以其小枝叶为样品，检测紫杉醇、10－DAB Ⅲ等 6 种紫杉烷类资源性化学成分的含量。以此估计的云南红豆杉林木枝叶中的紫杉烷类化学成分平均含量为 0.051 40%，其平均值的排序为人工林（0.087 0%）＞扦插苗（0.0511%）＞天然林（0.033 0%）；三种类型云南红豆杉林木枝叶所含 6 种紫杉烷类的平均值排序为 10－DAB Ⅲ（0.026 3%）＞10－DAET（0.007 0%）＞紫杉醇（0.006 2%）＞巴卡亭Ⅲ（0.005 4%）＞三尖杉宁碱（0.005 0%）＞7－差向紫杉醇（0.001 6%），如图 9－8[34]所示。

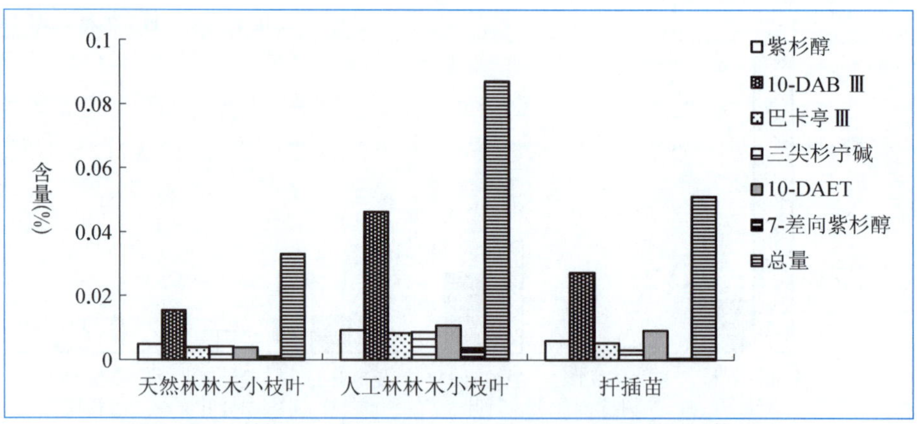

图9-8　不同生长类型云南红豆杉枝叶中紫杉烷类化学成分积累分析

（6）不同生长环境的资源化学评价：紫杉醇在植物生长过程中的生物合成及积累与光照强度和光质、海拔高度、土壤中营养元素和施肥种类等密切相关。

1）光照强度：通过对 5 年生幼株在不同遮光处理后针叶中紫杉醇和其前体（10－DAB Ⅲ）含量进行测定。结果表明：光照是影响红豆杉幼苗和幼株生长的一个重要环境因子，5 年生南方红豆杉幼株全光照处理下的植株针叶中紫杉醇和 10－DAB Ⅲ含量高于遮阴条件下的植株。南方红豆杉幼株针叶紫杉醇和 10－DAB Ⅲ的最佳积累光照条件与其最适宜的生长发育光照环境并不完全平行。在实际生产中，对于计划采收的生长5年以上的南方红豆杉，应在采收前几个月撤掉遮阳网，利用提高光照来提高目标化学成分的产量，同时也可以降低叶绿素的含量[35]。

2）光质：有研究表明，不同光质处理对云南红豆杉幼苗根中紫杉醇合成和积累有显著影响。黄光处理的幼苗，其根部紫杉醇含量最高，其次是蓝光和红光，含量最低的是自然光处理[20]。

3）海拔：对福建省明溪县不同海拔栽植地（明溪南山、明溪林地、明溪枫溪、明溪新场下）的南方红豆杉2年生幼树鲜枝叶进行取样分析。结果表明：随着栽植地海拔的增高，2年生南方红豆杉幼树鲜枝叶紫杉醇含量也有所提高。如在海拔高度780 m栽植地的明溪县新场下，鲜枝叶紫杉醇含量最高，达91 mg/kg，较海拔高度330 m栽植地的南山（74 mg/kg）提高了23%[24]。

4）营养元素：不同N处理的云南红豆杉幼苗的紫杉醇产量呈现随着N供给的增加而先减少后增加，然后再减少的趋势。但是在低浓度的N供给时，其变化并不显著。有研究显示，当N供给达到8 mmol/L时，紫杉醇产量开始显著增加，随后随着N供给浓度的增加而减少。不同P处理的云南红豆杉幼苗的紫杉醇产量会随着P的供给浓度增加而降低。K处理对云南红豆杉幼苗紫杉醇含量无显著影响[20]。

5）施肥种类：施肥是南方红豆杉短周期药用林高效经营的重要技术措施。研究显示：施肥虽显著促进了南方红豆杉幼林的生长和生物收获量的提高，但都不同程度地降低了鲜枝叶的紫杉醇含量，尤其是施用复合肥和稻草灰等无机肥时鲜枝叶紫杉醇含量的降低幅度较大，而施用有机肥对紫杉醇含量影响较小[24]。

2. *药材产地加工过程资源性化学成分的分析评价*　采用高效液相色谱法分析了热风干燥、微波干燥、自然晒干法制得东北红豆杉枝叶中紫杉醇的含量，以评价不同的干燥方法对含量变化的影响。结果表明：采用热风干燥东北红豆杉枝叶中的紫杉醇含量高于自然风干品，烘干温度为90℃、100℃干燥的枝叶紫杉醇含量最高，80℃和60℃的次之。微波干燥的东北红豆杉枝叶中紫杉醇含量显著高于自然风干品，且以高火档干制品含量最高，与90℃、100℃热风烘干品相近，中火档次之，解冻档最低。综合干燥效率及干制品中紫杉醇含量，在3种干燥方式中，微波干燥法为最佳[36]。

四、资源利用效率提升研究

1. *资源性化学成分利用效率提升研究*　红豆杉资源中紫杉醇类资源性化学成分含量相对较低，且资源较为紧缺。因此，有研究利用现代复合提取以及组织培养等方法增加紫杉醇的生物合成和转化利用效率。

（1）生物酶解法提取紫杉醇：有研究以南方红豆杉枝叶为原料，以类酵母菌的D426为酶解微生物，在32～36℃条件下进行酶解，再经瞬间冷冻、高速分离、喷雾干燥，得到高含量紫杉醇。本发明通过选定特定微生物菌株对红豆杉枝叶进行酶解，解决了分子破壁和憎水性的技术难题，一级提取率高达96%，无有机溶剂残留、无环境污染[37]。

（2）组织培养法制备紫杉醇：以南方红豆杉芽为外植体，去除少部分外鳞后接入添加有2,4－D 0.5～2.0 mg/L或NAA 0.5～3.0 mg/L的改良MS培养基，23～25℃黑暗培养35～40 d后，选取疏松、浅绿色或白色的愈伤组织；转入添加有2,4－D 0.5～2.0 mg/L、NAA 0.5～3.0 mg/L和KT 0.2～1.0 mg/L或其中的任意两种的改良B_5培养基，23～25℃黑暗培养35～40 d。本方法培养所得愈伤组织的紫杉醇含量可达到0.013%，比以南方红豆杉茎段和叶片为外植体诱导形成的愈伤组织中紫杉醇的含量提高了62.5%[38]。

（3）负压空化水提取紫杉烷类资源性化学成分：以红豆杉枝叶为原料，干燥粉碎后进行负压空化水提，过滤后滤液经过 AB－8 树脂动态吸附对 10－去乙酰基巴卡亭Ⅲ和 7－木糖基－10－去乙酰基紫杉醇进行富集，后经过中压硅胶柱层析进一步纯化，得到纯度为 60%以上的 10－去乙酰基巴卡亭Ⅲ和 67%以上的 7－木糖基－10－去乙酰基紫杉醇[39]。

2. 药材加工过程非药用部位的资源化利用

(1) 红豆杉侧根的资源化利用研究： 大量研究表明，除红豆杉树皮以外，其根部也是紫杉醇类资源性化学成分主要的富集部位，红豆杉根中紫杉醇含量为干重的 0.05%～0.1%，远高于红豆杉枝叶，同时还富含合成紫杉醇的前体物质巴卡亭Ⅲ和 10－去乙酰巴卡亭Ⅲ。但是红豆杉苗的人工栽培也普遍存在着生根率低、根增殖速度慢等问题，为了实现利用红豆杉侧根的可控定量剪切及反复增殖来获得大量侧根用于紫杉醇的工业化生产。有研究提供一种利用红豆杉侧根增殖生产紫杉醇的方法，该方法为紫杉醇药物来源提供了新的途径，同时还解决了目前红豆杉人工栽培存在的生根率低、根剪切后存活率低、根增殖速度慢等缺点[40]。

(2) 果实及花的资源化利用研究： 研究表明红豆杉的果、花中均含有紫杉醇及对糖尿病、高血压病、慢性肾炎有治疗作用的多糖类化学成分。有专利报道采用乙醇浸提法，从红豆杉的果实和花提取紫杉醇，残渣进一步以水提取可制备红豆杉多糖，实现了红豆杉果实及花的资源化利用（图 9－9）[41]。

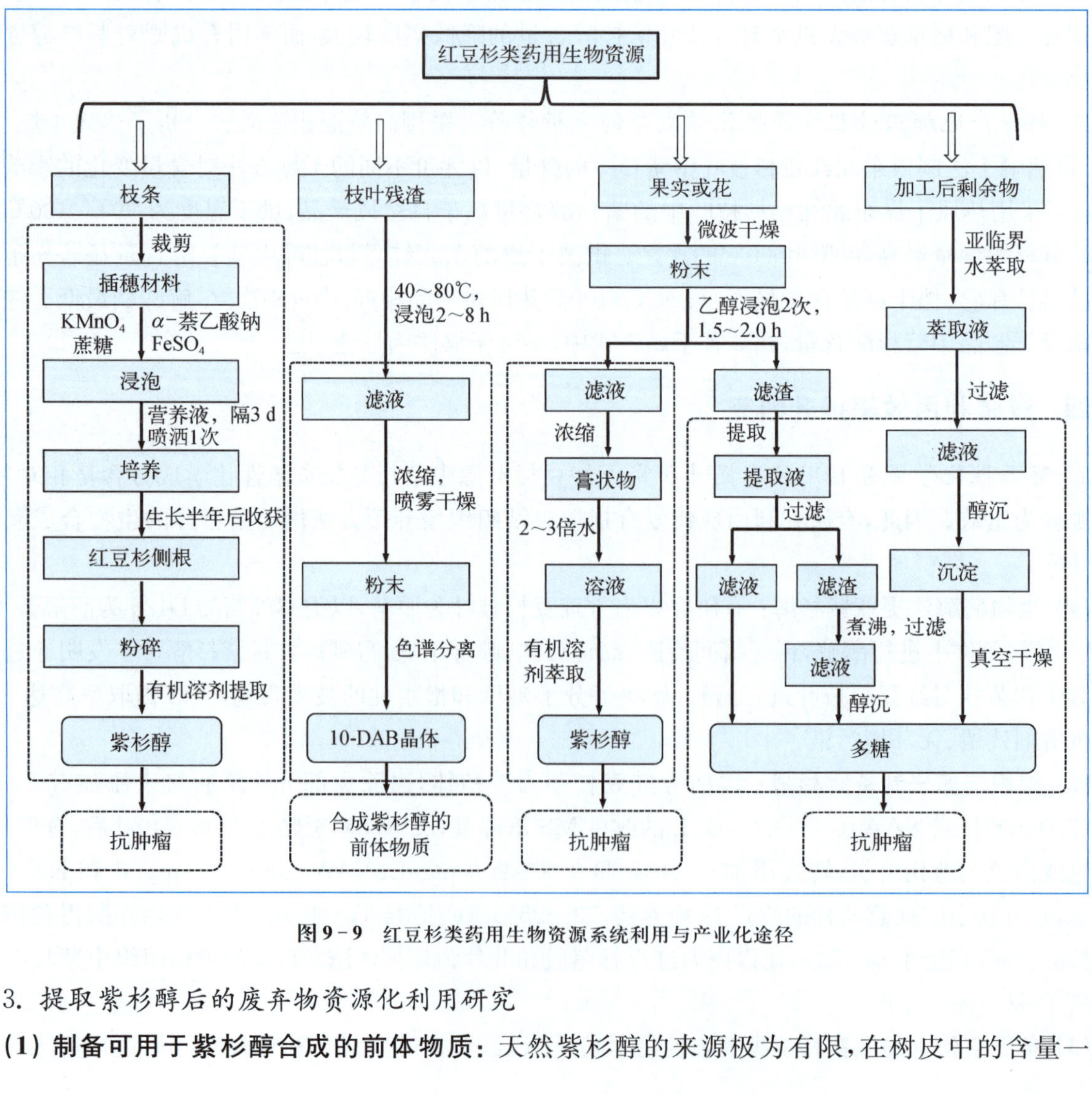

图 9－9 红豆杉类药用生物资源系统利用与产业化途径

3. 提取紫杉醇后的废弃物资源化利用研究

(1) 制备可用于紫杉醇合成的前体物质： 天然紫杉醇的来源极为有限，在树皮中的含量一般在

0.01%～0.03%，并且红豆杉树种生长非常缓慢，限制紫杉醇药物的开发利用。研究显示，在提取紫杉醇的红豆杉枝叶残渣中含有可用于合成紫杉醇的前体化学成分10-去乙酰基巴卡汀Ⅲ。据此，有专利报道，以提取紫杉醇后的红豆杉枝叶残渣，经干燥脱除有机溶剂，加2～5倍量水，在40～80℃下浸泡2～8 h，滤液浓缩后得到10-去乙酰基巴卡汀Ⅲ的粗提物，经喷雾干燥后以乙酸乙酯溶解，高压正相制备色谱分离，以乙酸乙酯和环己烷(1∶1)为洗脱剂洗脱，得到纯度为99.5%以上的10-去乙酰基巴卡汀Ⅲ。该方法能使废弃资源再利用，提取所得的10-去乙酰基巴卡汀Ⅲ可进一步合成紫杉醇后用于抗肿瘤药物开发[42]。

(2) 制备红豆杉多糖： 有研究提供了一种利用亚临界萃取方法对红豆杉加工剩余物中的多糖进行高效萃取。其工艺过程为：将红豆杉加工剩余物作为原料加入到亚临界水萃取罐中，加入萃取溶剂后，将萃取罐加热并使其温度保持在100～200℃，压力为0.1～3.0 MPa，并在该状态下萃取0.2～2.0 h，停止加热，将萃取罐冷却至室温，过滤，滤液浓缩后，加入无水乙醇，析出沉淀，静置后，过滤，收集沉淀，真空干燥即得到红豆杉多糖。该工艺可高效利用红豆杉加工废弃物，提高林产资源的加工附加值，具有易操作、成本低等特点[43]。

参考文献

[1] 国家中医药管理局《中华本草》编委会. 中华本草[M]. 上海：上海科学技术出版社，1999：502-503.

[2] 张新叶. 我国红豆杉资源的保护与可持续利用[J]. 湖北林业科技，2002，(120)：24-26.

[3] 阮煜，霍锋，张纯，等. 红豆杉属植物的化学成分及药理作用研究进展[J]. 陕西林业科技，2006，(2)：1-5.

[4] 刘国禾，邹跃翔. 红豆杉抗癌保健组合物：中国，CN1346659[P]. 2002-5-1.

[5] 张铁军，任涛. 红豆杉优喉茶：中国，CN1282601[P]. 2001-2-7.

[6] 张铁军，任涛. 红豆杉甘露茶：中国，CN1282599[P]. 2001-2-7.

[7] 杨骅力. 红豆杉精油及红豆杉萃取物为原料的保健型化妆品：中国，CN101991516A[P]. 2011-3-30.

[8] 周荣汉，段金廒. 植物化学分类学[M]. 上海：上海科学技术出版社，2005：373-376.

[9] 李存芳，刘勇，董玫，等. 南方红豆杉化学成分的研究进展[J]. 中草药，2007，38(8)：1121-1132.

[10] 官智，苏镜娱，曾陇梅，等. 红豆杉(Taxus chinensis(Pilger)Rehd.)中的非紫杉烷类化合物[J]. 热带亚热带植物学报，2000，8(2)：182-184.

[11] Fumio K，Yoshinari K，Tatsuro O. Phenolic constituents of Taxus cuspidata Ⅳ：lignans from the roots[J]. Journal of Wood Science，2000，46：167-171.

[12] Cui YL，Mu Q，Hu CQ. Studies on the phenylpropanoids from Caragana rosea[J]. Natural Product Research and Development，2003，15(2)：277-283.

[13] 陈雪英，梁敬钰. 云南红豆杉心木的化学成分研究[J]. 中草药，2007，38(7)：979-982.

[14] Perry VR，Elizabeth AM，Suzy MC，et al. Fluctuation of phytoecdysteroids in developing shoots of Tasxus cuspidata[J]. Phytochemistry，1990，29：425-427.

[15] 黄浩，金文兴. 南方红豆杉无机元素的测定分析[J]. 微量元素与健康研究，2000，17(3)：39-40.

[16] 李风伟，凌明松. 不同采收期东北红豆杉枝叶中紫杉醇含量分析[J]. 安徽农业科学，2008，36(36)：15948-15949，1599.

[17] 常醉，郭娜，刘彤，等. 天然东北红豆杉中紫杉醇和三尖杉宁碱含量的分布及变化规律[J]. 中国中药杂志，2011，36(3)：294-298.

[18] 杨逢建，庞海河，祖元刚，等. 人工复合群落对南方红豆杉生物量及紫杉醇质量分数的影响[J]. 东北林业大学学报，2010，38(9)：54-57.

[19] 史小娟，徐志明，付顺华，等. 采收季节与年龄对曼地亚红豆杉主要活性成分的影响[J]. 中国中药杂志，2010，

35(19)：2538－2540.
[20] 臧传富.环境因子对云南红豆杉幼苗生长和紫杉醇含量的影响[D].北京：中国林业科学研究院，2010：49－51.
[21] 唐哲，刘莉，张玮.不同部位及生长年限云南红豆杉中紫杉醇含量的测定[J].中国中医药信息杂志，2008，15(5)：44－45.
[22] 程广有，高峰，葛春华，等.中国境内东北红豆杉天然群体紫杉醇含量变异规律[J].北京林业大学学报，2005，27(4)：7－11.
[23] 周志春，余能健，金国庆.南方红豆杉和三尖杉药用种质选择及高效栽培[M].北京：中国林业出版社，2009.
[24] 周志春，余能健.栽培措施对南方红豆杉紫杉醇含量的影响[J].林业科学研究，2010，23(1)：120－124.
[25] 于晓芹，刘锡葵，顾志建.不同地理种源云南红豆杉的遗传多样性与紫杉醇含量相关性分析[J].云南植物研究，2009，31(6)：493－498.
[26] 程广有，高峰，葛春华，等.中国境内东北红豆杉天然群体紫杉醇含量变异规律[J].北京林业大学学报，2005，27(4)：7－11.
[27] 张蕊，周志春，余能健，等.不同种源南方红豆杉幼林生长和紫杉醇含量的研究[J].林业科学研究，2011，24(1)：56－62.
[28] 付顺华，吏小娟，苗国丽，等.曼地亚红豆杉中紫杉醇等与产地因子的相关性[J].浙江农林大学学报，2011，28(2)：227－233.
[29] 张洁，徐小平，刘静，等.我国不同种类红豆杉不同部位紫杉醇的含量分布研究[J].药物分析杂志，2008，28(1)：16－19.
[30] Liu GM，Fang WS，Qian JF，et al. Distribution of paclitaxel and its congeners in Taxus mairei[J]. Fitoterapia，2001，72(7)：743－746.
[31] Glowniak K，Zgórka G，Jzefczyk A，et al. Sample preparation for taxol and cephalomannine determination in various organs of Taxus sp.[J]. Journal of Pharmaceutical and Biomedical Analysis，1996，14：1215－1220.
[32] 赵春芳，余龙江，刘智，等.中国红豆杉中主要紫杉烷类物质的分布研究[J].林产化学与工业，2005，25(1)：89－93.
[33] 牙启康.南方红豆杉各部位中紫杉醇的含量测定和其果蒂氯仿萃取部分的成分研究[D].南宁：广西师范大学，2003：23－25.
[34] 王达明，周云，张裕农，等.不同生长类型云南红豆杉林木枝叶的紫杉烷含量测定[J].西部林业科学，2007，36(3)：7－10.
[35] 王昌伟，仝川，李文建，等.遮光对南方红豆杉生长及紫杉醇含量的影响[J].生态学杂志，2008，27(8)：1269－1273.
[36] 薛艳华，祖元刚，史权，等.几种影响提取东北红豆杉鲜枝叶中紫杉醇含量的干燥方法比较[J].植物生理学通讯，2005，41(5)：108－109.
[37] 刘浩元，李晓滨，詹周荣.南方红豆杉中紫杉醇生物酶解法提取工艺：中国，CN101245360[P].2008－8－20.
[38] 苏应娟，王艇，吴惠勤，等.提高南方红豆杉紫杉醇产率的方法：中国，CN1388245[P].2003－1－1.
[39] 付玉杰，祖元刚，孙蕊，等.一种从红豆杉枝叶中提取纯化两种紫杉烷类化合物的方法：中国，CN101235022[P].2008－8－6.
[40] 余龙江，付春华，李丽琴，等.一种利用红豆杉侧根增殖生产紫杉醇的方法：中国，CN101185397[P].2008－5－28.
[41] 汪成富.从红豆杉果实及花中提取紫杉醇和多糖的方法：中国，CN1718575[P].2006－1－11.
[42] 陈建民，李明，李华.一种从红豆杉叶枝残渣中制备10－去乙酰基巴卡丁Ⅲ的方法：中国，CN1398859[P].2003－2－26.
[43] 李双明，于三三，李文秀.一种萃取红豆杉加工剩余物中多糖的方法：中国，CN102702375A[P].2012－10－3.

（唐于平　郭　盛　熊耀康）

芍药类药用生物资源及其资源化利用研究

毛茛科芍药属(*Paeonia*)多种植物可供药用。白芍(Paeoniae Radix Alba)为毛茛科植物芍药(*Paeonia lactiflora* Pall.)的根经水煮后除去外皮或去皮后再煮，晒干所得的加工品，其味苦、酸，性微寒，具养血调经、敛阴止汗、柔肝止痛、平抑肝阳之功效；赤芍(Paeoniae Radix Rubra)为毛茛科植物芍药(*P. lactiflora* Pall.)或川赤芍(*P. veitchii* Lynch)的干燥根，其味苦，性微寒，具有清热凉血、散瘀止痛之功效[1]。

芍药属植物分为三个组：芍药组(Sect. *Paeonia*)、牡丹组(Sect. *Moutan*)和北美芍药组(Sect. *Onaepia*)。药用芍药多来源于芍药组。芍药组在全球大约有24种，分布范围广，从亚洲温带的最东部(日本)至欧洲最西部的葡萄牙和非洲西北部(摩洛哥)，北缘可达北纬66.5°，进入了北极圈。我国有8种5变种，包括草芍药(*P. obovata*)及其变种毛叶草芍药(*P. obovata* var. *willmottiae*)、美丽芍药(*P. mairei*)、芍药(*P. lactiflora*)及其变种毛果芍药(*P. lactiflora* var. *trichocarpa*)、多花芍药(*P. emodi*)、白花芍药(*P. sterniana*)、川赤芍(*P. veitchii*)及其变种毛赤芍(*P. veitchii* var. *woodwrdii*)和光果赤芍(*P. veitchii* var. *leiocarpa*)及单花赤芍(*P. veitchii* var. *uniflora*)、新疆芍药(*P. sinjiangensis*)、窄叶芍药(*P. anomala*)及其变种块根芍药(*P. anomala* var. *intermedia*)。芍药主要分布于长江流域以北各省区和西南、西北等地。

芍药、川赤芍为多年生草本。其药用部位根通常为圆柱形。茎直立，上部略分枝，叶互生，茎下部叶为二回三出复叶，长7.5～30 cm，披针形或椭圆形，宽0.5～4 cm，先端渐尖或锐尖。花大，直径5～10 cm，叶生于花茎分枝的顶端，每花茎可有2～5朵生茎顶端和其下的叶腋；萼片3～4；花瓣6～10片或更多，白色、粉红色或红色至紫红色，倒卵形，长2～5 cm；雄蕊多数，花药黄色；心皮2～5。花期5～7月，果期6～9月。

商品白芍、赤芍的主要分界为家种与野生和是否经过去皮、水煮等加工过程为准则。一般将家种芍药的肥大平直根，经过刮皮、煮后修整并晒干的药材称白芍。随着历史发展，全国逐渐形成了安徽省亳州市、浙江省杭州市、四川省中江县三个白芍道地产区；野生的芍药属多种植物，其根多较家种品瘦小而多筋，统称为赤芍[2]。赤芍的来源尚有草芍药、新疆芍药、多花芍药、白花芍药、美丽芍药和块根芍药等，这些种主要在产地自产自销，质量参差不齐。内蒙古自治区多伦县出产赤芍为道地药材，称“多伦赤芍”[3]。近年来，随着赤芍临床使用量的不断加大，野生赤芍资源日渐减少。目前，我国国内所用赤芍多为芍药或川赤芍根经直接晒干而得。

安徽省亳州市栽培的芍药，其原植物为毛果芍药，当地药农根据根的形态特征，将其分为蒲棒、线条子、鸡爪三个品种：蒲棒根分枝略呈纺锤形；线条子根分枝呈长圆柱形；鸡爪子主根不明显，多分枝，分枝呈圆锥形，此品种药材外观性状较差，现少栽培。

一、资源利用现状

芍药兼有观赏和药用两大功能。目前，芍药属药用植物资源利用以其根作为药品应用为主。芍药在中医临床、方药配伍中应用广泛。其中白芍用于治胸腹胁肋疼痛、泻痢腹痛、自汗盗汗、阴虚发热、月经不调、崩漏、带下。赤芍用于温毒发斑、吐血衄血、目赤肿痛、肝郁胁痛、经闭痛经、癥瘕腹痛、跌扑损伤、痈肿疮疡。

中医方剂中以芍药为主要药物的数以万计，如“桂枝汤”用芍药和肌表之荣卫；“黄芩汤”用芍药和腹中之荣气；“炙甘草汤”用芍药补血脉之阴液。芍药以其养血敛阴、补而不腻、柔肝缓中、止痛收汗等功用，在中医临床上得到广泛应用，尤其在妇产科临床上，芍药是不可或缺的重要药物。

现代药理研究表明，白芍具有镇痛、解痉、护肝、抗炎和抗心肌缺血作用，临床主要用于治疗肌肉型痉挛、疼痛、类风湿等症，对心血管系统具有扩张冠状动脉、降血压的作用。赤芍具有增加冠状动脉血流量、抗血栓形成和抗动脉粥样硬化、抗菌抗炎、抗脑缺血作用，临床上赤芍单用或配伍用于冠状动脉性心脏病及急性脑血栓形成均有良好治疗效果。

芍药苷为芍药主要的有效成分之一，具有多样的药理活性。现代实验研究表明，芍药苷在免疫系统调节、心血管和中枢系统保护方面有较好的药理作用。芍药苷能够影响细胞免疫、体液免疫和炎症等自身免疫系统的疾病，如类风湿性关节炎和全身性红斑狼疮等症；可显著降低总胆固醇、低密度脂蛋白和甘油三酯水平，能够明显地抗心肌缺血而保护心脏；有证据表明，芍药苷也可缓解多种伤害和过敏症产生的痛觉感受，对阿尔茨海默病和认知功能障碍具有潜在的治疗学上的价值。以芍药苷为主要组成成分的药品有白芍总苷胶囊等(表 9－6)。

表 9－6　以芍药资源植物为原料生产的主要产品及其资源价值

产 品 名 称	利用部位/物质	资 源 价 值
白芍配方颗粒	根	医药用途
白芍总苷胶囊	根/单萜苷类	医药用途
白芍减肥丸	根	保健食品
白芍栀子饮料	根	保健食品
白芍通便茶	根	保健食品
芍药种子油	种子	保健食品
芍药叶养颜酒	叶	保健食品
芍药秸秆活性炭	地上部分/秸秆	活性炭吸附剂

二、资源性化学成分

芍药类药用植物所含化学成分类型主要包括单萜苷类、黄酮类、鞣质类、芪类、三萜和甾体类、酚酸类、挥发油和微量元素等，其中单萜苷类化学成分含量较高，为其主要资源性化学成分[4]。

1. 单萜苷类资源性化学成分　单萜苷类化学成分分布于芍药属植物的各个部位，尤以根部含量较高。目前发现的单萜苷类化学成分主要为芍药苷及其类似物，无论在含量上或数目上均为该属植物主要的单萜苷类，其结构特征为笼状的 α－蒎烯单萜苷，就目前所知仅分布于芍药属植物，尚未在其他类群植物中发现，因此是芍药属特征性化学成分，主要包括芍药苷(paeoniflorin)，苯甲酰芍药苷(benzoylpaeoniflorin)，氧化芍药苷(oxypaeoniflorin)，芍药内酯苷(albiflorin)，芍药苷元酮(paeoniflorigenone)，芍药新苷

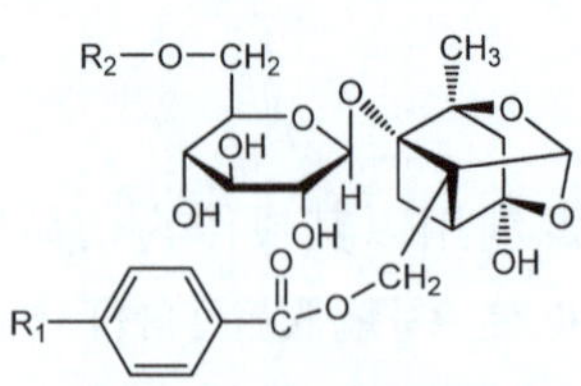

芍药苷　R_1=H, R_2=H
苯甲酰芍药苷　R_1=H, R_2=Bz
氧化芍药苷　R_1=OH, R_2=H

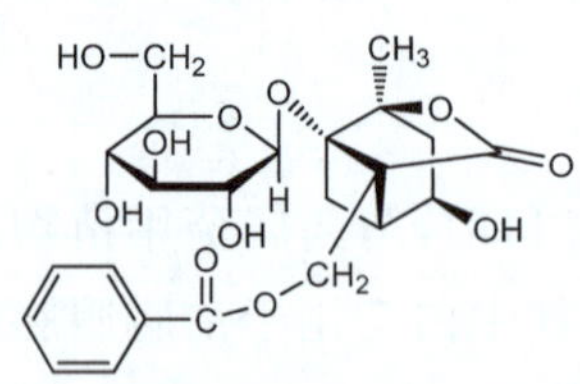

芍药内酯苷

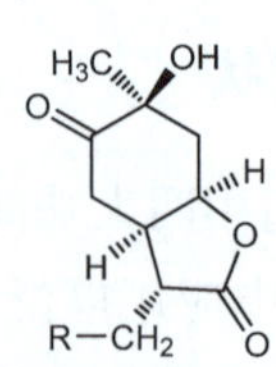

芍药内酯 A　R=H
芍药内酯 B　R=benzoyloxy

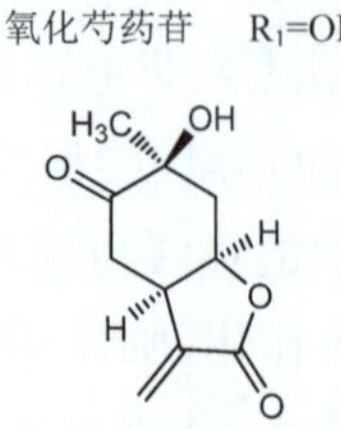

芍药内酯 C

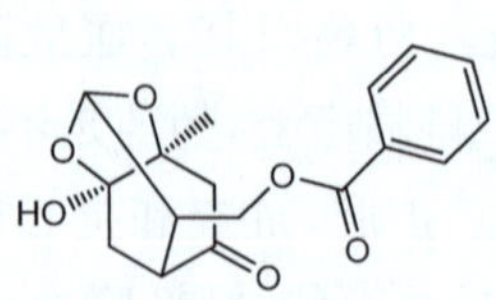

芍药苷元

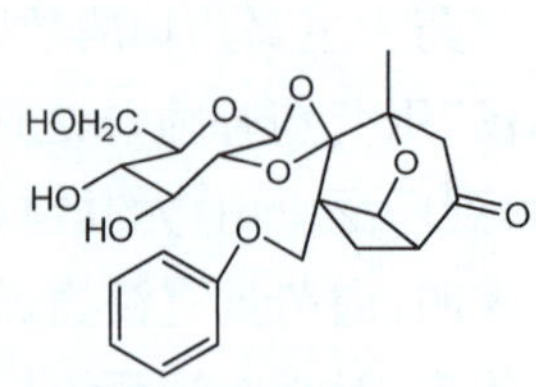

芍药新苷

(lactiflorin)，芍药内酯(paeonilactone)A、芍药内酯B、芍药内酯C等约70个单萜苷类资源性化学成分。白芍总单萜苷(total glycosides of paeony，TGP)中芍药苷占总苷量的90%以上，是白芍的主要有效成分[5]，文献报道较多，研究也较为深入。

2. 其他类资源性化学成分

(1) 黄酮类：芍药属植物含有较多的黄酮类资源性化学成分，主要分离自花部位，共有40余个，按结构类型又可分成黄酮醇、花色素、查耳酮、黄酮、二氢黄酮和黄烷-3-醇等。主要包括pelargonidin 3-glucoside、cyanidin3-glucoside、cyanidin 3,5-diglucoside、peonidin 3-glucoside、peonidin 3,5-di-*O*-*β*-*D*-glucopyranoside、kaempferol 3,7-*β*-*D*-diglucoside、catechin、luteolin等。

(2) 鞣质类：芍药属植物含有较多的鞣质类资源性化学成分，主要分离自果实部位(部分来自根部)。该类成分按结构类型又可分成没食子鞣质、鞣花鞣质和缩合鞣质等。主要包括1,2,3,4,6-penta-*O*-galloyl-*β*-*D*-glucose，1,2,3,6-tetra-*O*-galloyl-*β*-*D*-glucose，paeonianin A、paeonianin B、paeonianin C、paeonianin D等资源性化学成分[6]。

(3) 微量元素类：芍药属植物中含有28种以上的微量元素，其中以Fe、Ca、Mg、Zn、Mn的含量最高[7]，还含有微量有害元素As、Cd、Pb、Hg及限量元素[8]。

此外，芍药属植物尚含有三萜和甾体类、丹皮酚类[9]、芪类、酚酸类、香豆素类、糖类、氨基酸类以及挥发油等多种化学成分，有待于在资源产业化过程统筹设计、富集利用，减少资源浪费，提升资源利用效率。

三、资源性化学成分积累动态与分析评价

1. 药材形成过程资源性化学成分动态分析评价

(1) 不同种(变种)芍药中芍药苷类资源性化学成分的分析与评价：不同种(变种)芍药中的主要成分羟基芍药苷、芍药内酯苷、芍药苷、苯甲酰芍药苷和苯甲酸含量差异较大，主要受采收时间及生长环境的影响(图9-10)。《中华人民共和国药典(一部)》2010年版把芍药苷的含量高低作为赤芍质量的评价标准，认为芍药苷的含量以HPLC法测定应不低于1.8%。

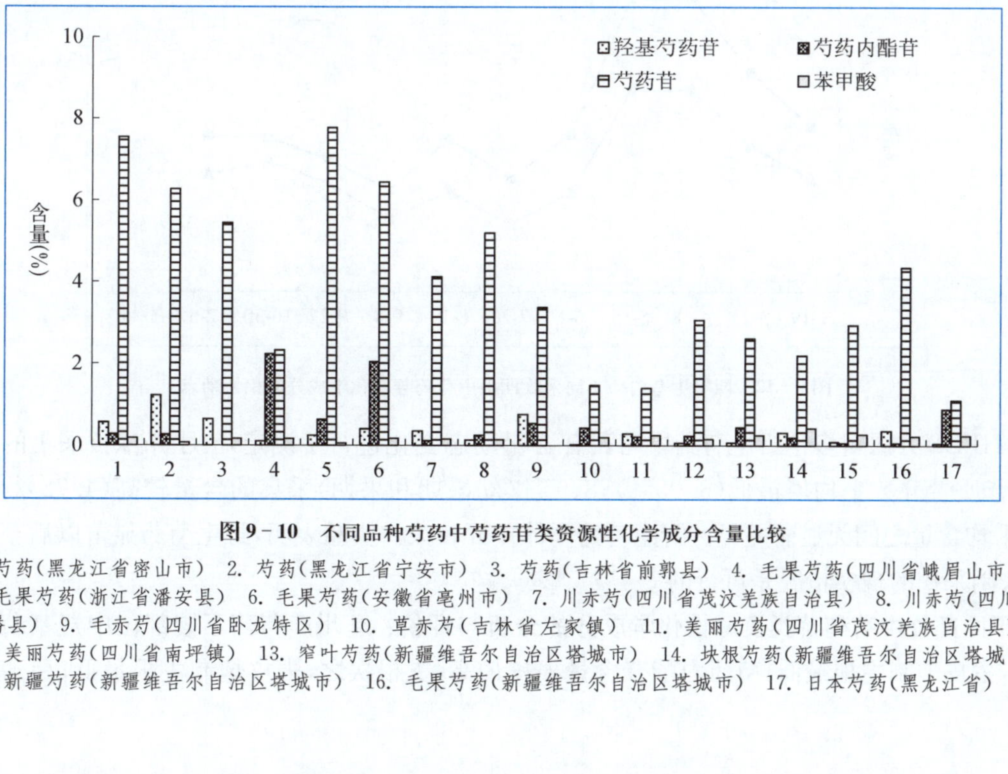

图9-10　不同品种芍药中芍药苷类资源性化学成分含量比较

1. 芍药(黑龙江省密山市)　2. 芍药(黑龙江省宁安市)　3. 芍药(吉林省前郭县)　4. 毛果芍药(四川省峨眉山市)　5. 毛果芍药(浙江省潘安县)　6. 毛果芍药(安徽省亳州市)　7. 川赤芍(四川省茂汶羌族自治县)　8. 川赤芍(四川省松潘县)　9. 毛赤芍(四川省卧龙特区)　10. 草赤芍(吉林省左家镇)　11. 美丽芍药(四川省茂汶羌族自治县)　12. 美丽芍药(四川省南坪镇)　13. 窄叶芍药(新疆维吾尔自治区塔城市)　14. 块根芍药(新疆维吾尔自治区塔城市)　15. 新疆芍药(新疆维吾尔自治区塔城市)　16. 毛果芍药(新疆维吾尔自治区塔城市)　17. 日本芍药(黑龙江省)

(2) 不同产地芍药中芍药苷的分析与评价：采用HPLC方法对不同产地的野生和栽培芍药中芍药苷含量进行了测定，发现野生芍药(赤芍)中芍药苷含量均大于3.5%，高于栽培芍药中芍药苷的含量(图9-11)[10]。

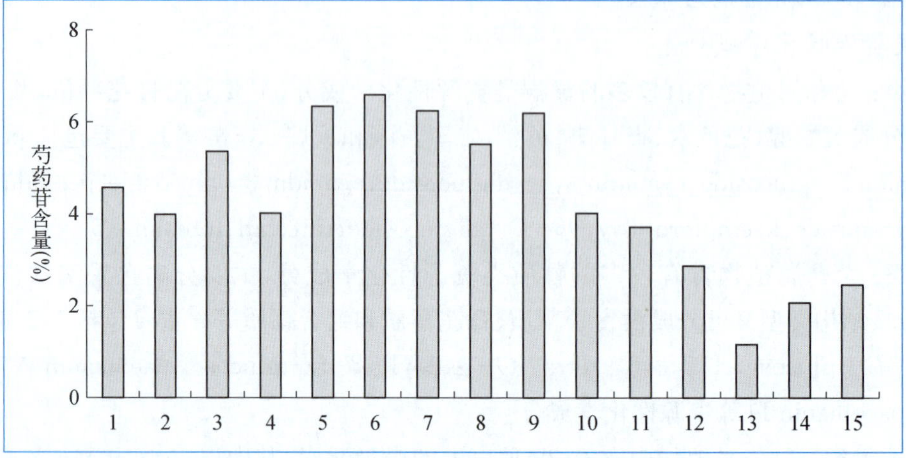

图9-11　不同产地野生和栽培芍药中芍药苷的含量比较

1. 黑龙江省黑河市(野生)　2. 黑龙江省克山县(野生)　3. 黑龙江省桦南县(野生)　4. 辽宁省西丰县(野生)　5. 内蒙古自治区多伦(野生)　6. 内蒙古自治区克什克腾旗(野生)　7. 河北省围场满族蒙古族自治区(野生)　8. 陕西省黄龙县(野生)　9. 陕西省旬邑县(野生)　10. 湖北省恩施州(野生)　11. 俄罗斯贝加尔(野生)　12. 陕西省紫阳县(栽培)　13. 安徽省亳州市(栽培)　14. 浙江省东阳市(栽培)　15. 甘肃省漳县(野生)

(3) 不同采收期芍药中芍药苷的分析与评价：亳白芍中芍药苷与白芍总苷含量均在4月和5月最高，正值亳白芍开花时期；6～8月亳白芍中芍药苷与白芍总苷含量较低，9～10月亳白芍中芍药苷与白芍总苷含量趋于稳定，9～10月亳白芍地上部分逐渐枯萎，四年生亳白芍中芍药苷与白芍总苷含量趋于稳定(图9-12)，出干率较高，波动较小，芍药苷与白芍总苷亩产总量较高[11]。

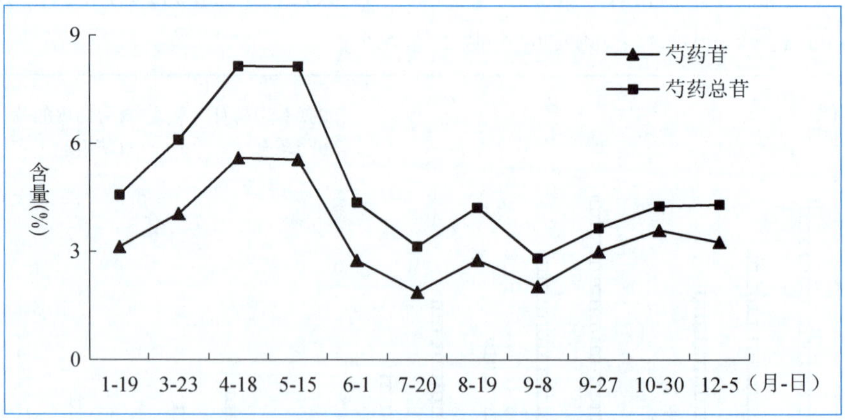

图9-12　四年生亳白芍不同采收期根中芍药苷类化学成分的积累动态

采用HPLC方法对多伦野生芍药中芍药苷含量动态变化进行了测定，5月(苗期)采集的多伦野生芍药芍药苷质量分数平均值最低(3.05%)，8、9月(幼果期和果期)采集的含量较高(4.72%，4.58%)；6～10月平均含量之间无显著差异。野生芍药个体差异较大。实验表明，野生芍药显蕾以后至枯萎前均可采挖，农闲采挖的现实情况是可行的[12]。

(4) 不同部位中芍药苷类资源性化学成分的分析与评价：亳州产芍药不同部位中羟基芍药苷含量主根最高，去皮炮制主根最低；芍药内酯苷含量根皮最高，支根次之，去皮炮制主根最低；芍药苷含量支根最高,主根最低;苯甲酸含量支根最高,去皮炮制主根最低(图 9-13)。

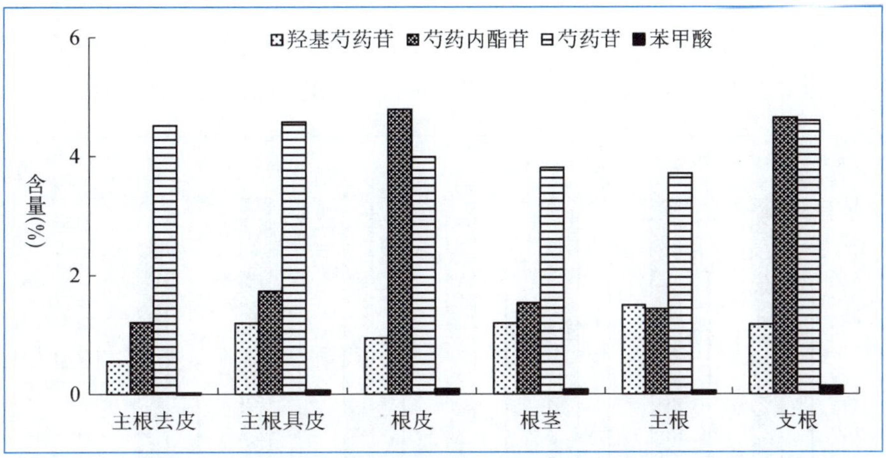

图 9-13　亳州产芍药不同部位芍药苷类化学成分的分布与积累

赤、白芍不同部位芍药苷含量由高至低依次为：赤芍主根>白芍主根>叶>茎>花;苯甲酸含量：赤芍主根>花>叶>茎>白芍主根。赤芍、白芍主根和芍药地上各部位间芍药苷和苯甲酸的含量差异较大,而芍药地上各部位间芍药苷和苯甲酸的含量差异不显著(图 9-14)[13]。

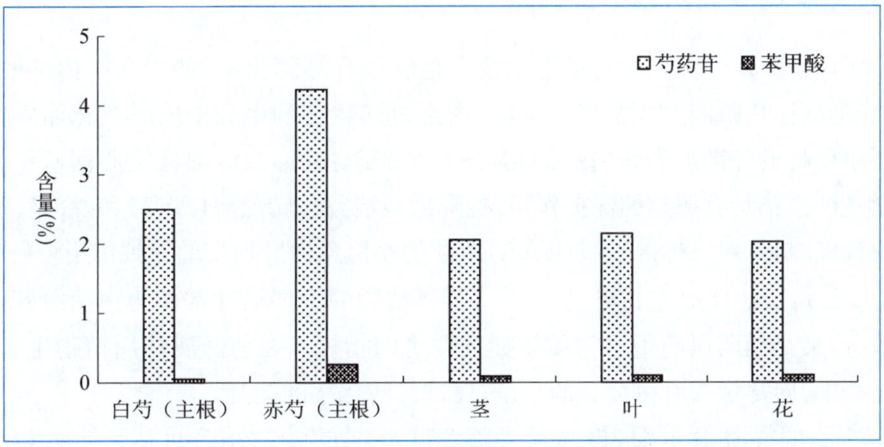

图 9-14　赤芍、白芍及白芍不同部位中芍药苷和苯甲酸的含量比较

2. *药材产地加工过程资源性化学成分分析与评价*　药用芍药是否去皮、煮制和煮制时间已成为其加工过程中质量控制的一个关键问题。目前,芍药在临床应用中有去皮与不去皮 2 种方法存在,持不去皮观点的学者主要认为以往文献中没有去栓皮而有副反应或影响疗效的记录,并且去皮费时费工,导致一些资源性化学成分流失,因此认为加工时不去皮为宜。持去皮观点者则认为：白芍所除去的栓皮中虽含有芍药苷,但薄层色谱显示皮中还含有白芍苷,不具有其他有效成分,且存在有害成分苯甲酸,认为不可省去除去外皮步骤,考虑人们习惯不去皮者作赤芍用,去皮者作白芍用[14]。

文献记载蒸煮是影响白芍质量的关键步骤,而对蒸煮的研究有两种不同的结论。部分学者认为,经蒸煮处理的白芍,其芍药苷含量明显高于未经蒸煮者,说明蒸制和水煮过程中白芍中的化学成分存在着一定的转化。有文献报道[15],加热可使异麦芽芍药苷等成分转化为芍药苷等。而另有学者认为,去皮后煮制的白芍,其芍药苷含量低。研究认为白芍产地加工煮制有一定道理,不宜省去。之所以出现两种结果,可能是煮制的程度与温度不同所致,因此应使白芍产地加工过程规范化、标准化。

芍药根部经去皮、水煮等加工后，苷类资源性化学成分略有降低(图 9-15)，而其中有害成分苯甲酸则明显降低。在亳白芍的加工环节中，去皮、煮制、干燥等环节会使白芍质量呈下降趋势，但不是影响质量的首要因素。硫黄熏制是影响白芍质量的首要原因，市售白芍药材与饮片在加工环节，都不同程度地用硫黄反复熏蒸，从而导致其含量大幅度降低，严重影响了白芍药材及饮片的品质。

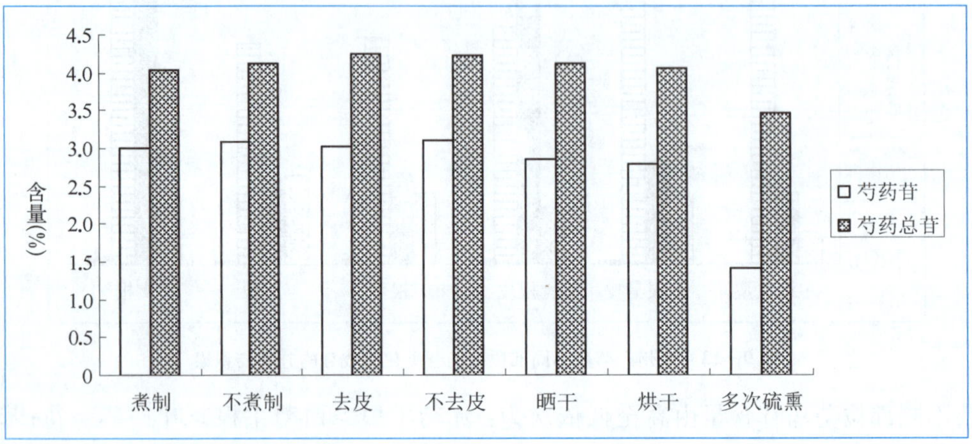

图 9-15 不同加工方法对亳州产芍药中芍药苷和芍药总苷含量的影响

四、资源性化学成分利用效率提升研究

1. *药材深加工与产品开发* 中药材膨化技术是利用食品膨化机，使中药材内部的水分子呈过热状态，当达到一定的高压后瞬间变成常压，中药材内部过热状态的水分子同时汽化而发生爆炸，巨大的膨化压力改变了中药材的外部形态和内部结构，使其膨胀疏松，形成海绵样空心网状结构。研究表明，膨化白芍对化学性肝损伤均有明显的保护作用，能降低血清谷草转氨酶(AST)和谷丙转氨酶(ALT)，使肝细胞变性坏死程度减轻，对三烯丙基胺(TAA)所致的小鼠急性肝损伤的保护作用较白芍强[16]。

2. *资源性化学成分转化效率提升研究* 芍药属植物的主要活性部位为白芍总苷，其中芍药苷是其主要资源性成分，又是芍药属药用植物质量标准评价的指标。在芍药属药用植物生长、采收、产地加工及提取纯化过程中，应尽量提升白芍苷的含量，促进其转化率的提升。

白芍采用 15%乙醇浸渍 48 h 后，再 60℃回流 30 min，芍药苷提取率可达到 90%以上，达到提取要求；采用正交试验方法优化芍药中芍药苷的最佳提取工艺为鲜品、15%乙醇、提取时间 30 min 和溶剂量 35 mL；不同加工品中芍药苷含量的高低次序为鲜品＞烘干品＞煮后晒干品，其中鲜品中的含量约为煮后晒干品的 2 倍[17]。

3. *芍药产业化加工过程废弃物资源化利用研究*

(1) 加工芍药药材后其他根系组织的资源化利用： 芍药根 50%～60%、番泻叶 15%～25%、玉竹 10%～20%、茶叶 5%～15%配合使用得到的芍药根通便茶，既能作为茶饮料用，又具补益通便之功[18]。

以芍药等 6 种中药的药用部分为主要原料，用水蒸气蒸馏法、人工化学合成制取芍药醇和乙醇渗滤法提取含芍药醇的复合醇提物，经直接添加法和超临界萃取置换法，按比例将芍药醇与烟丝均匀混合，上机卷制包装得到芍药醇保健香烟，可使吸烟者和被动吸烟者均能产生有益于心血管和防癌的功效[19]。在食品制作过程中，加入芍药，可使之营养丰富、均衡，口感独特[20,21]。赤芍和白芍还可以制作柔肝饮料[22]。

芍药根的提取物可以提取作为化妆品原料，具有抗炎、抗衰老、美白、抗过敏、改善血液、保持皮肤健康等功效。由于芍药苷在显著抑制并改善内在性皮肤老化、显著抑制并改善由紫外线引起的 DNA 损伤和皮肤起皱以及改善原有皱纹方面有效，所以包含芍药苷的化妆品组合物和药物组合物可以成为非常有用的皮肤老化护理品[23]。

芍药属植物，特别是毛果芍药的植物提取物或根可用于制备畜用促生长剂[24]。

（2）芍药叶的资源化利用：芍药叶可经蒸煮、摊晾、前期发酵、后期发酵、蒸馏、陈酿等步骤酿制芍药叶养颜酒，该保健酒不仅含有天然植物药性，且具有养颜保健作用[25]。

芍药叶富含鞣质，可提制栲胶，也可用作土农药，可用于杀灭大豆蚜虫和防治小麦秆锈病等。

（3）芍药花的资源化利用：芍药花大艳丽，品种丰富，是著名的观赏花卉，其观赏资源价值很高，被誉为"花相"，其繁育的品种已有近千种，是全国各大公园或花坛上的主要花卉，在日本、美国和欧洲也是普遍的观赏花卉。更有完全以芍药构成专类花园称芍药园，成为旅游资源。芍药又是重要的切花，且以重瓣品种应用较多，可插瓶，也可作花篮。

近年来，芍药花的资源价值也在不断挖掘和研究中，应用于健康产业的多以花茶形式出现，常与绿茶或养阴、养颜类中药配伍，具有养阴清热，养颜美容，调理女子情志等功效。芍药花与粳米，加水熬粥，至稠时再加芍药花，稍煮片刻，即可饮服，用于经期腹痛。白芍药花与杏仁、白芷、白僵蚕、冬瓜子共研极细末，加水调成糊状，敷脸，有洁白祛斑作用[26]。

（4）芍药种子的资源化利用：芍药属植物成熟的种子经提取、精制得到的种子油与食品、化妆品和药物上可接受的载体或其他适宜的赋形剂相结合，按照常规方法可制成食用油、食用调和油、化妆品、洗涤用品，以及预防和治疗口腔溃疡用药品等[27]。芍药的种子还可榨油供制肥皂和掺和油漆作涂料用。

此外，白芍秸秆尚可制备生物炭，其比表面积较大，吸附量较高。芍药植物资源系统利用与产业化开发路径如图 9－16 所示。

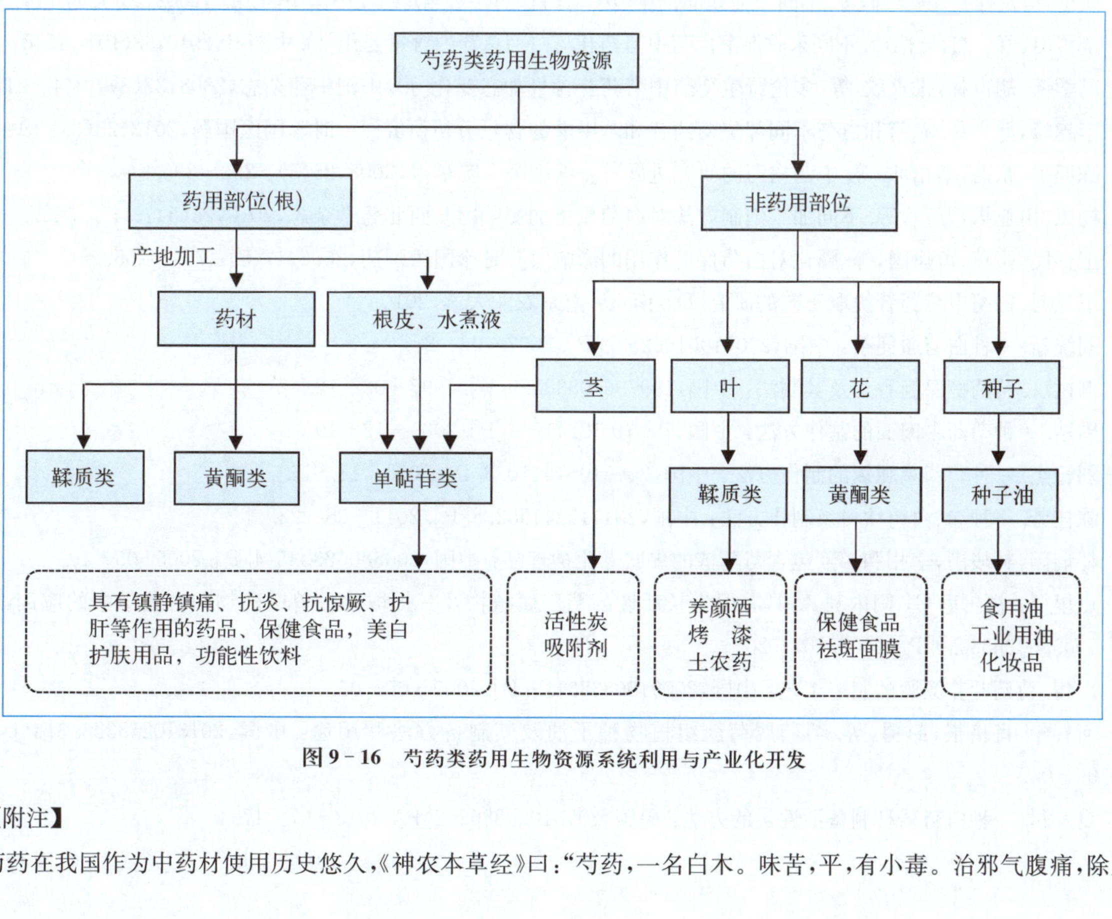

图 9－16　芍药类药用生物资源系统利用与产业化开发

【附注】

芍药在我国作为中药材使用历史悠久，《神农本草经》曰："芍药，一名白木。味苦，平，有小毒。治邪气腹痛，除血痹，破坚积，寒热，疝瘕，止痛，利小便，益气。生川谷及丘陵。"然并未有赤白芍药之说，陶弘景《本草经集注》始言："今出白山、蒋山、茅山最好，白而长尺许。余处亦有而多赤，赤者小利。"乃是根据根之赤白来区分二药之不同，然而并未引起当时医家之重视。自宋以下，赤白芍之分用始较明晰。宋·苏颂在其《本草图经》一书中引《安其生服练法》云："芍药有金芍药，色白多脂肉，木芍药，色紫瘦多脉。"以根的颜色划分赤芍与白芍。元朝至清代以花的颜色为划分依据，近代则以是否栽培以及加工方法等为依据。

◇参◇考◇文◇献

[1] 高小荣，田庚元. 白芍化学成分研究进展[J]. 中国新药杂志，2006，15(6)：416－418.

[2] 谢宗万. 中药材品种论述(上册)[M]. 上海：上海科学技术出版社，1990.

[3] 查良平，王德群，彭华胜，等. 中国药用芍药栽培品种[J]. 安徽中医学院学报，2011，30(5)：70－73.

[4] He CN, Peng Y, Zhang YC, et al. Phytochemical and biological studies of Paeoniaceae[J]. Chemistry & Biodiversity, 2010，7(4)：805－838.

[5] 郑琳颖，潘竞锵，吕俊华. 白芍总苷对脂肪肝大鼠增强胰岛素敏感性及抗脂肪肝作用[J]. 中国中药杂志，2008，33(20)：2385－2390.

[6] Tanaka T, Fukumori M, Ochi T, et al. Paeonianins A-E, new dimeric and monomeric ellagitannins from the fruits of *Paeonia lactiflora*[J]. Journal of Natural Products, 2003, 66(6)：759－763.

[7] 万日义，刘锡钧. 芍药属植物及其制剂中有效成分鉴定和含量测定研究概述[J]. 海峡药学，2000，12(3)：10－14.

[8] 周钢，刘君康，马晓康，等. 新疆赤芍中的部分微量元素的测定[J]. 新疆中医药，2008，26(4)：62－63.

[9] Guo BL, Hong DY, Xiao PG. Further research on chemotaxonomy of paeonol and analogs in Paeonia (Ranunculaceae)[J]. Journal of Systematics and Evolution, 2008, 46(5)：724－729.

[10] 胡世林，付桂兰，冯学锋，等. 不同产地和部位赤芍中芍药苷的含量测定[J]. 中国中药杂志，2002，25(12)：714－716.

[11] 金传山，蔡一杰，吴德玲. 不同采收期亳白芍中芍药苷与白芍总苷的含量变化[J]. 中药材，2010，33(10)：1548－1550.

[12] 冯学锋，胡世林，张永欣，等. 多伦野生芍药中芍药苷含量动态变化[J]. 中国中药杂志，2008，33(3)：244－247.

[13] 李越峰，严兴科. 赤芍和白芍不同部位芍药苷和苯甲酸的含量分析研究[J]. 时珍国医国药，2012，23(3)：519－520.

[14] 陈四平，张浩，李相坤，等. 中药白芍的研究进展[J]. 承德医学院学报，2008，25(3)：293－296.

[15] 杨杰，田亚男，万颖，等. 不同加工炮制方法对白芍质量的影响[J]. 西北药学杂志，2010，25(5)：341－342.

[16] 王盛民，张英，孟建国，等. 膨化对白芍保肝作用的影响[J]. 时珍国医国药，2006，17(5)：704－705.

[17] 丁元元. 白芍中芍药苷提取工艺的研究[D]. 南京：南京农业大学，2010.

[18] 刘统新. 一种白芍通便茶：中国，200710016625. 7[P]. 2007－06－28.

[19] 荆树汉. 芍药醇保健香烟及其制法：中国，199796108385. 9[P]. 1997－02－12.

[20] 周靖. 一种芍药牛肉面的制作方法：中国，200510122415. 7[P]. 2005－12－19.

[21] 刘长杰. 一种芍药鸡腿饭的制作方法：中国，200510016110. 8[P]. 2005－11－16.

[22] 陈桂芳. 一种赤、白芍饮料及制作方法：中国，201110241552. 8[P]. 2011－08－22.

[23] 朴炯国，林埈满，李相和，等. 包含芍药甙的皮肤老化护理品：中国，200580023335. 4[P]. 2005－05－10.

[24] 焦里 A，福尔尼 G，阿内利 A. 具有促生长活性的芍药属植物及其提取物在兽医药物和畜牧学中的应用：中国，200580026580. 0[P]. 2005－07－20.

[25] 卢涛. 芍药叶养颜酒的制造工艺：中国，200910083831. 9[P]. 2009－05－05.

[26] 何春年，肖培根，彭勇，等. 芍药属芍药组植物种子油及其制备方法和用途：中国，201310218323. 3[P]. 2013－06－04.

[27] 夏友付. 一种白芍秸秆制备活性炭的方法：中国，201310298862. 2[P]. 2013－07－17.

（刘　培　方成武　吴德玲）

甘草类药用生物资源及其资源化利用研究

甘草(*Glycyrrhiza uralensis* Fisch.)、胀果甘草(*G. inflata* Bat.)、光果甘草(*G. glabra* L.)均为豆科甘草属植物。三者均以其干燥根及根茎入药称甘草(Glycyrrhizae Radix et Rhizoma),其味甘,性平,具补脾益气、清热解毒、祛痰止咳、缓急止痛、调和诸药之功效。

甘草属植物约24种,分布于全球各大洲,以欧亚大陆为多,又以亚洲中部分布最为集中。我国有11种,包括甘草、胀果甘草、光果甘草、无腺毛甘草(*G. eglandulosa*)、黄甘草(*G. eurycarpa*)、粗毛甘草(*G. aspera*)、圆果甘草(*G. squamulosa*)、大叶甘草(*G. macraphylla*)、刺果甘草(*G. pallidiflora*)、石河子甘草(*G. shihezis*)、云南甘草(*G. yunnanensis*)等,主要分布于黄河流域以北各省区,个别种见于云南省西北部。作为药用资源的甘草、胀果甘草、光果甘草主要分布在西北干旱区域的温带荒漠区域和温带草原区域。

甘草、胀果甘草、光果甘草为多年生草本。通常被腺毛或鳞片状腺体。根和茎粗壮,常木质化。奇数羽状复叶;托叶棕褐色,干膜质,宿存;总状花序腋生,花钟状,花冠蓝紫色或白色;雄蕊为9与1的两体,花丝长短互生,花药大小不等,药室于顶端联合。荚果革质,具刺或瘤突起,稀光滑不开裂或稍2瓣裂。种子肾形或近球形,无种阜[1]。

一、资源利用现状

甘草在中药方剂中应用广泛,有"十方九草"之誉。临床常用于脾胃虚弱、倦怠乏力、心悸气短、咳嗽痰多、脘腹、四肢挛急疼痛、痈肿疮毒等症。以甘草配伍的经典名方有麻杏石甘汤、麻黄杏仁薏苡甘草汤、炙甘草汤、麻黄附子甘草汤等;现代成方制剂有炙甘草合剂、玄麦甘桔胶囊、麻杏甘石合剂、甘桔止咳糖浆、小儿麻甘冲剂、养阴清肺糖浆等。现代药理研究表明:甘草具有肾上腺皮质激素样作用、抗消化性溃疡、抗炎抗变态反应、抗病毒、抗肿瘤、镇咳祛痰等作用,临床上广泛用于治疗胃溃疡和十二指肠溃疡、咽喉肿痛、支气管炎、咳嗽、过敏等疾病以及用于保肝、降血脂、抗癌、增强细胞免疫等药物中。

甘草除了广泛应用于中医临床外,还大量用来提取甘草浸膏,以及生产甘草甜素锌、甘草甜素单铵盐、甘草甜味剂等。此外,甘草非药用组织器官也多在医药领域中应用。研究表明:甘草地上部分含有丰富的甘草甜素、黄酮、多糖以及色素等资源性化学成分,可广泛应用于食品业、医药业、化妆品工业等[2~5](表9-7)。

表9-7　以甘草资源植物为原料生产的主要产品及其利用途径

产品名称	利用部位/物质	资源价值
甘草浸膏/甘草流浸膏	根及根茎	医药保健
甘草配方颗粒	根及根茎	医药保健(临床配方)
甘草片	根及根茎	医药保健(止咳)
甘草甜素片	根、根茎及地上部分/皂苷类	医药保健(保肝作用)
甘草甜素	根、根茎及地上部分/皂苷类	医药中间体
甘草多糖	根、根茎及地上部分/多糖类	医药中间体
甘和茶	根及根茎	保健食品

续表

产品名称	利用部位/物质	资源价值
甘草利咽糖	根及根茎	保健食品(利咽)
甘草抗氧化剂	根及根茎/黄酮类	食品添加剂
甘草甜味剂	根及根茎/皂苷类	矫味剂
甘草香精	根及根茎	食用、烟草用香精
甘草黄酮	根、根茎及地上部分/黄酮类	化妆品(美白)

二、资源性化学成分

甘草属植物所含化学成分类型丰富，主要包括三萜类、黄酮类、生物碱类、木脂素类、香豆素类、糖类以及氨基酸类等多种类型化学成分，其中尤以三萜皂苷类为目前甘草资源开发利用较多的资源性化学成分[6~8]。

1. 三萜类资源性化学成分　甘草植物中的三萜及其皂苷类化学成分多分布于根及根茎中，其总皂苷含量为2.8%～11.9%。目前发现的三萜及其皂苷类化学成分多以齐墩果烷型资源性化学成分为主。其中，含量较高的资源性化学成分为甘草酸(glycyrrhizic acid)，其钾盐、钙盐为甘草甜素，是甘草中的甜味成分，水解后产生两分子葡萄糖醛酸(glucuronic acid)和一分子 18β-甘草次酸(18β-glycyrrhetic acid)。其他的三萜皂苷及其苷元有乌拉尔甘草皂苷(uralsaponin)A、乌拉尔甘草皂苷B、乌拉尔甘草皂苷C、乌拉尔甘草皂苷D、乌拉尔甘草皂苷E、乌拉尔甘草皂苷F，甘草皂苷(licoricesaponin)A_3、甘草皂苷B_2、甘草皂苷C_2、甘草皂苷D_3、甘草皂苷E_2、甘草皂苷F_3、甘草皂苷G_2、甘草皂苷H_2、甘草皂苷J_2、甘草皂苷K_2，18α-羟基甘草次酸(18α-hydroxyglycyrrhetic acid)，24-羟基甘草次酸(24-hydroxyglycyrrhetic acid)，24-羟基-11-去氧甘草次酸(24-hydroxy-11-deoxy-glycyrrhetic acid)，11-去氧甘草次酸(11-deoxyglycyrrhetic acid)，甘草萜醇(glycyrrhetol)，甘草内酯(glabrolide)，去氧甘草内酯(deoxyglabrolide)，21α-羟基异光果甘草内酯(21α-hydroxyisoglabrolide)，甘草环氧酸(liquoric acid)等。研究表明：甘草酸类资源性化学成分在抗病毒、抗炎、降血脂以及免疫调节等方面具有较好的药理活性。甘草甜素还具有防癌抗癌、抗射线伤害及治疗某些皮肤病等作用。

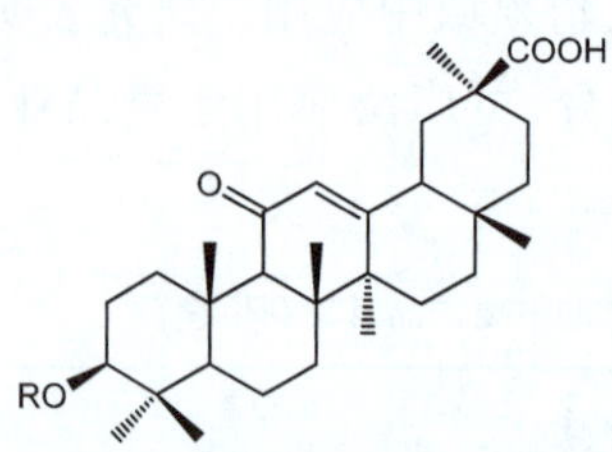

甘草酸 R=β-D-glucuro (1→2)-β-D-glucuro

18β-甘草次酸 R=H

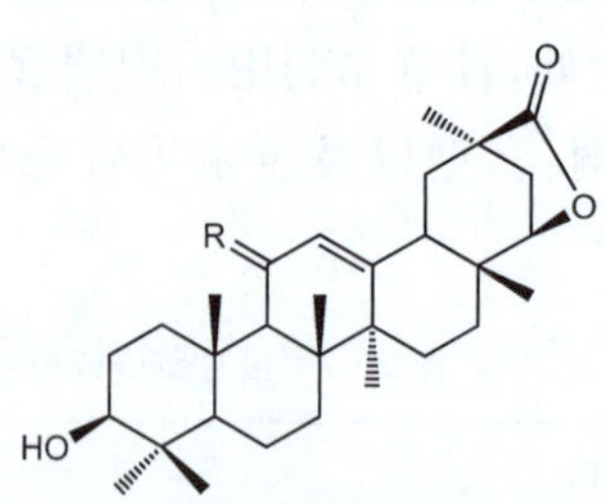

甘草内酯 R=O

去氧甘草内酯 R=H_2

2. 其他类资源性化学成分　甘草植物中除含有三萜皂苷类资源性化学成分外，尚富含黄酮类化学成分，其含量可达1.2%～4.2%，全草均有分布。甘草中含有的黄酮类化学成分具有多种药理活性，包括抗心血管疾病作用、抗肿瘤作用、抗病原微生物作用以及对多种药物性溃疡均有明显抑制作用。该类化学成分主要包括黄酮及其醇类、二氢黄酮及其醇类、异黄酮及二氢异黄酮类、查耳酮类、异黄烷类、异黄烯类等。代表性化学成分主要包括甘草苷(liquiritin)、异甘草苷

(isoliquiritin)、甘草素(liquiritigenin)、异甘草素(isoliquiritigenin)、甘草黄酮(licoflavone)、异甘草黄酮醇(isolicoflavone)、甘草查尔酮乙(licoehaleone B)、甘草利酮(licorieone)、芒柄花苷(ononin)、甘草醇(glycyrol)、芒柄花素(formononetin)、甘草西定(licoricidin)、异芒柄花苷(isoononin)、异鼠李糖-3-O-芸香糖苷(narcissin)、山柰酚-3-O-β-D-葡萄糖苷(astragalin)、槲皮素-3-芸香糖苷(rutin)等。

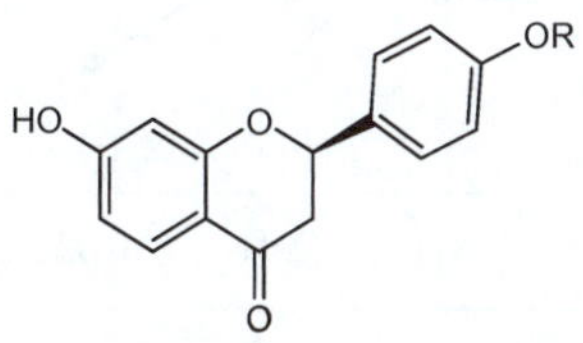

甘草素 R=H
甘草苷 R=Glc

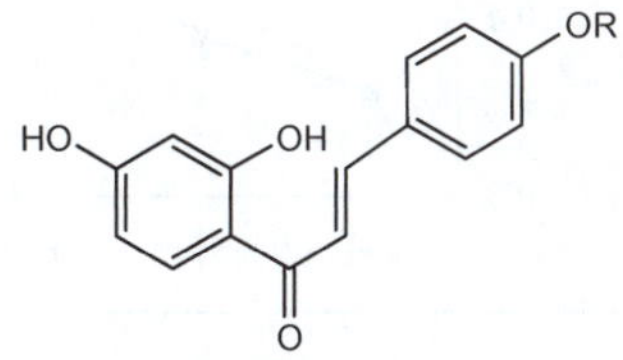

异甘草素 R=H
异甘草苷 R=Glc

此外,甘草属植物中尚含有生物碱类、木脂素类、香豆素类、糖类以及氨基酸类等多种化学成分。

三、资源性化学成分动态积累与分析评价

1. 不同生长期的资源化学评价

(1) 三萜类: 对1~4年生乌拉尔甘草根中三萜类资源性化学成分甘草甜素含量测定发现,其含量随甘草生长年限增加而呈现递增的趋势。对产于内蒙古自治区的人工栽培乌拉尔甘草4年生根不同生长期甘草甜素含量进行了测定。结果表明:甘草中甘草甜素含量的变化规律为秋季含量最高可达6%,冬、春两季明显减少。

(2) 黄酮类: 对不同月份甘草地上部位中甘草苷含量测定发现,荚果中甘草苷含量在结果初期含量较高,之后显著下降。叶和茎中甘草苷含量在相应月份变化趋势相同,花期之前显著增加,盛花期达全年最高,分别为0.30%和0.16%,之后持续下降(图9-17)。

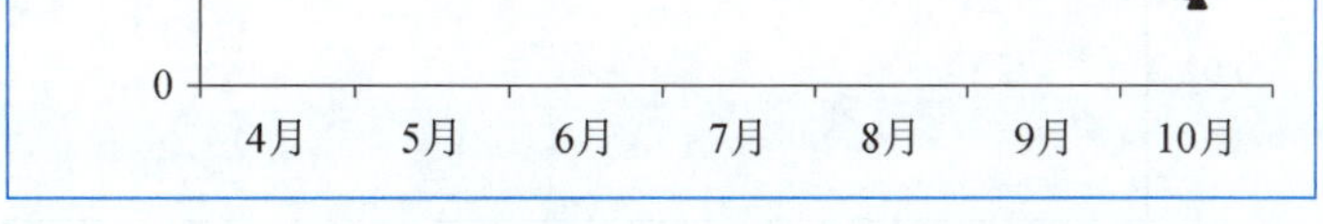

图9-17 不同生长期甘草地上部位中甘草苷动态积累分析

甘草主根和横生根茎中甘草苷的含量随生长期的不同而呈现出协同的动态变化规律,如图9-18所示,甘草苷含量变化在整个生长期呈典型的单峰状,春季含量逐渐增加,至花前期(6月)达到全年的最高峰,含量分别为0.55%和0.47%。盛花期(7月)含量急剧下降,之后略有回升,枯萎期含量又降低。

甘草茎叶中异甘草素含量变化趋势呈双峰状,在盛花期和果熟期含量较高,其中盛花期含量为全年最高,随后含量迅速降低,果熟期含量有所回升,之后急剧下降。荚果中异甘草素含量在果熟期波动不大,而枯萎期含量显著下降(图9-19)。

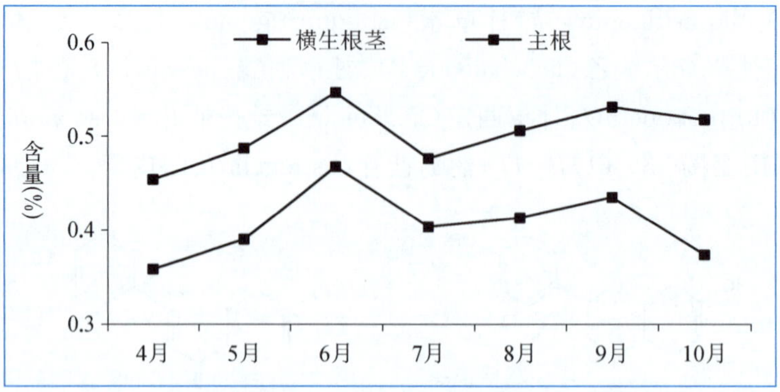

图 9-18 不同生长期甘草地下部位中甘草苷动态积累分析

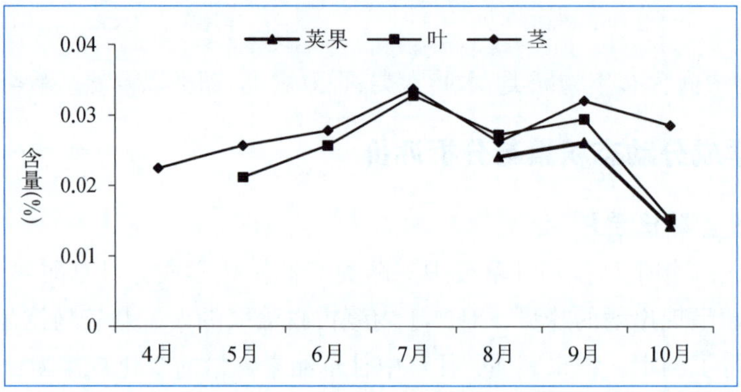

图 9-19 不同生长期甘草地上部位中异甘草素动态积累分析

甘草主根及横生根茎中异甘草素含量在整个调查期呈现出协同的动态变化规律(图 9-20),全年含量变化呈典型的双峰状,春季含量逐渐增加,至花前期(6 月)达到第一个高峰,盛花期(7 月)含量下降,之后明显回升,至荚果成熟期(9 月)达到全年最高峰,含量分别为 0.06%和 0.05%,枯萎期含量急剧下降。

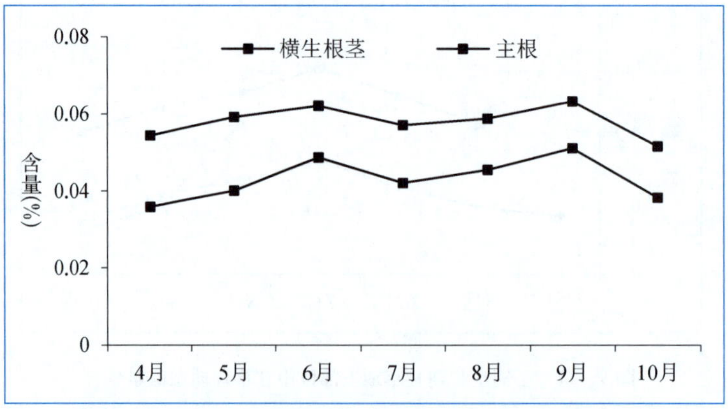

图 9-20 不同生长期甘草地下部位中异甘草素动态积累分析

(3) 糖类:比较不同生长期甘草中总多糖的含量发现,不同生长期栽培甘草多糖的含量,随生长年限延长积累量逐渐降低,1 年生>2 年生>3 年生。1、2 年生甘草多糖积累量无显著差异,3 年生甘草多糖的积累量降低幅度较大。

2. 不同产地、不同品种的资源化学评价

(1) 三萜类:对不同产地、不同品种共计 82 批次甘草中三萜皂苷类资源性化学成分含量进行测定。结果显示(图 9-21)，所测定样品均富含皂苷类化学成分，其中甘草甜素含量最高，可达 19.07～70.42 mg/g。在所分析测定的 10 种三萜皂苷类成分中，甘草酸所占的比例分别为 76.8%(胀果甘草)、83.29%(光果甘草)、51.10%～56.15%(乌拉尔甘草)，化学成分 uralsaponin D、22β-acetoxyl-glycyrrhizin、licorice-saponin G2、甘草酸四种成分占到甘草总皂苷的 80%以上。此外，结果表明甘草的品种是决定甘草中皂苷类化学成分种类和含量的主要因素，如资源性化学成分 1～10 作为乌拉尔甘草的共有成分，其含量和所占比例在所采集的 60 批样品中具有高度的相似性。而资源性化学成分 5 仅存在乌拉尔甘草中，其余两种甘草均未检测出。资源性化学成分 2～4、7～8 在胀果甘草和乌拉尔甘草中可检测到，而光果甘草中均不含有这些皂苷。因此，差异的皂苷成分可作为不同品种甘草化学分类的标记物，通过皂苷类化学成分的分析测定可区分 3 种不同的药用甘草品种[9]。

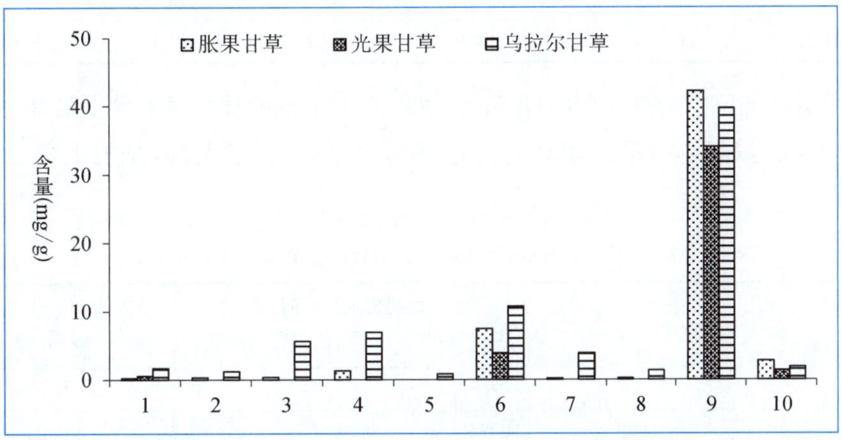

图 9-21　不同品种甘草中皂苷类资源性化学成分比较分析

1. uralsaponin C　2. uralsaponin F　3. uralsaponin D　4. 22β-acetoxyl-glycyrrhizin　5. 24-hydroxy-licorice-saponin E2　6. licorice-saponin G2　7. licorice-saponin E2　8. 22β-acetoxyl-glycyrrhaldehyde　9. glycyrrhizin　10. licorice-saponin J2

(2) 黄酮类： 比较相同栽培条件下 6 年生乌拉尔甘草、胀果甘草、光果甘草、刺果甘草根中总黄酮的含量差异，结果显示乌拉尔甘草中总黄酮含量最高，其次为光果甘草、胀果甘草、刺果甘草。栽培刺果甘草中总黄酮的含量甚微，仅为 0.05%。

3. 不同部位的资源化学评价

(1) 三萜类： 采用高效液相色谱对黑龙江省西部栽培乌拉尔甘草不同部位的三萜皂苷类资源性化学成分甘草甜素含量进行测定，结果表明(表 9-8)：甘草地下部分甘草酸含量较高，甘草酸含量为不定根>主根>横根茎，地上部分甘草酸含量甚微。

表 9-8　3 年生栽培甘草不同生长期不同部位中甘草酸的积累动态分析比较(%)

部　位	月　份					
	5	6	7	8	9	10
主根	0.706 1	0.523 8	0.909 1	1.106 2	1.100 6	1.726 3
不定根	0.795 3	—	0.557 0	0.808 6	0.942 9	1.923 6
根茎	0.248 8	0.435 2	0.597 1	0.654 6	1.114 5	0.901 9
地上茎	0.011 3	0.008 9	0.010 0	—	—	0.014 0
叶柄	0.011 3	—	0.007 6	—	0.040 1	0.040 1
叶片	0.033 6	0.033 6	0.033 1	0.051 0	0.269 6	0.074 1

(2) 黄酮类: 甘草苷在甘草各部位均有分布，地下部位含量明显高于地上部位。主根中含量全年最高，横生根茎中含量次之。叶作为地上部分甘草苷含量最高的器官，其含量约为主根含量的50%。荚果和茎中甘草苷含量较低，仅为主根的20%左右(表9-9)。

表9-9 甘草不同生长期不同部位中甘草苷的积累动态

不同部位	取样时间(含量%)						
	4月	5月	6月	7月	8月	9月	10月
荚果	—	—	—	—	0.218 1	0.097 7	0.064 3
叶	—	0.216 1	0.257 4	0.297 5	0.260 7	0.243 0	0.204 2
茎	0.085 1	0.096 2	0.125 3	0.163 1	0.134 9	0.116 1	0.074 1
横生根茎	0.358 5	0.390 3	0.467 6	0.403 5	0.413 1	0.435 1	0.373 8
主根	0.454 1	0.487 3	0.546 3	0.476 3	0.505 9	0.530 9	0.517 5

异甘草素在甘草各部位中均有分布，但含量均较低，其中主根中异甘草素含量最高也仅为0.06%。荚果、茎、叶中异甘草素含量基本持平。相对而言，茎中异甘草素含量偏高，是地上部分含量最高的部位(表9-10)。

表9-10 甘草不同生长期不同部位中甘草素的积累动态

不同部位	取样时间(含量%)						
	4月	5月	6月	7月	8月	9月	10月
荚果	—	—	—	—	0.024 1	0.026 1	0.014 2
叶	—	0.021 2	0.025 7	0.032 8	0.027 2	0.029 4	0.015 2
茎	0.022 5	0.025 7	0.027 8	0.033 7	0.026 2	0.032 0	0.028 5
横生根茎	0.035 9	0.040 1	0.048 7	0.042 1	0.045 5	0.051 1	0.038 3
主根	0.054 4	0.059 2	0.062 1	0.057 1	0.058 8	0.063 3	0.051 6

(3) 氨基酸类: 甘草不同部位的氨基酸类资源性化学成分分析测定表明：甘草根、茎、叶中含有18种氨基酸(Asn、Thr、Ser、Glu、Gly、Ala、Cys、Val、Met、Ile、Leu、Tyr、Phe、Lys、His、Arg、Pro、Trp)，其中人体必需氨基酸8种；总氨基酸的含量以叶>根>茎，其中以Arg、Glu的含量较高。

四、资源利用效率提升研究

1. 药材深加工与产品开发 甘草中所含有的甘草酸类资源性化学成分具有抗炎、抗病毒、抗肿瘤、抗病原微生物等多重生物活性，甘草甜素还是一种高甜度低热值的保健型甜味剂，其甜度约为蔗糖的50倍，可添加于饮料、糖果等食品中。甘草中黄酮类资源性化学成分具有多种生物活性，可用作抗氧化剂、皮肤调理剂和保湿剂，其能深入皮肤内部并保持高活性，有效抑制黑色素生成过程中多种酶的活性，同时甘草还具有防止皮肤粗糙和抗炎作用。采用甘草配制的美白润肤乳，能较好地抑制黑色素的形成，达到良好的美白效果。甘草多糖具有免疫调节作用，能抑制变态反应，并具有较强的抗肿瘤作用和抗病毒作用，可制成具有免疫调节功能的药物。

甘草不仅用于医药行业，而且在食品、烟草行业也有广泛的应用。甘草提取物可添加到啤酒、饮料、糖果等食品中，以增加上述食品的营养水平。在香烟中添加甘草或其提取物，不仅可降低或缓解烟草对人体的毒害，还可使香烟的口感更好。此外，含甘草化学成分的牙膏、口腔洗漱液以及口腔含片等具有无毒无刺激、杀菌洁齿、香甜多泡等特点，是理想的口腔清洁剂[10~12]。

2. 资源性化学成分转化效率提升研究

(1) 超声强化和微波辅助提取甘草中甘草酸：采用超声强化提取和微波辅助提取 2 种新方法对甘草中的甘草酸提取工艺进行研究，以甘草酸得率为考察指标，通过正交试验设计，确定超声强化提取和微波辅助提取各自的最佳提取条件。结果表明，超声强化提取的最佳工艺条件：温度为 30℃，超声电功率密度为 80 W/cm^2，超声作用时间为 90 min，酸化 pH 1.0，优化后平均得率为 12.20%；微波辅助提取的最佳工艺条件：加入混合提取剂(1/2 体积 10%乙醇和＋1/2 体积 0.5%氨水)，微波功率550 W加热 3 次，加热时间为 20 s，优化后平均得率为 10.77%。相比之下，超声强化提取率略高于微波辅助提取，并且粗品纯度高，提取时间长；微波辅助提取作用时间短，但粗品纯度不高。总体上考虑，超声强化提取率更加理想[13]。

(2) 复合酶法提取甘草渣中黄酮类物质的研究：为了进一步提高甘草药渣中总黄酮的提取率、降低生产成本，可利用纤维素酶和果胶酶的破壁技术提取甘草渣中游离黄酮类资源性化学成分。通过对酶的种类、酶的添加量、酶的配比、作用温度、pH、时间等单因素对甘草废渣中甘草黄酮提取条件进行了优化，确定了复合酶处理条件，即纤维素酶添加量为 50 U/mL，果胶酶 100 U/mL，反应 pH 6.0，温度 55℃，作用 120 min，最终得率达到 2.25%。较直接醇提，用该法使甘草渣中黄酮得率提高了 25%以上[14]。

3. 产业化过程产生的废弃物资源化利用

(1) 甘草茎叶的资源化利用：甘草为多年生草本植物，药用多采其 3～4 年生根及根茎，因此在其生长过程中，每年均产生大量的甘草茎叶和种子资源。研究显示：甘草茎叶中含粗蛋白质 20%～25%，总糖 15%～20%，粗脂肪 2.85%～4.95%，Ca 1.22～1.40 mg/g，Fe 0.45～1.22 mg/g，还含有 K、Na、Mg 等矿物质元素，以及皂苷类、黄酮类、多糖类等可利用化学成分[3,5]。此外，甘草茎叶尚含有叶绿素、纤维素等可利用物质。目前，甘草茎叶除少量作动物饲草应用外，多未被有效利用而废弃。

1) 用于提取甘草酸类资源性物质及其产业化开发：甘草茎叶中以甘草酸为代表的皂苷类资源性化学成分含量较高，其中甘草酸含量最高，平均可达到 2%以上，可作为提取制备甘草酸的主要工业原料之一。以甘草茎叶为原料，提取制备的甘草酸尚可进一步水解制备甘草次酸。甘草次酸具有抗炎、抗病毒、抗肿瘤、治疗心血管疾病、免疫调节、抗氧化、肾上腺皮质激素样作用等多种生物活性。可用于治疗肝炎、胃炎、肝癌、肺癌、卵巢癌、胃癌、白血病及艾滋病等多种疾病[15]。甘草次酸制备成乳糖酸化甘草次酸壳聚糖材料，并制成纳米粒子后，具有很强的肝靶向性，能显著减少在其他脏器的分布，可以作为一种对肝癌具有靶向治疗作用的载体材料[16]。此外，甘草次酸及其衍生物可应用于食品、化妆品、日用化学品领域，如用于天然防腐剂、天然增色剂和天然增稠剂，含甘草次酸的防晒霜可用来治疗晒斑引起的炎症，含有甘草次酸的牙膏可抑制口腔疾病等[17]。

2) 用于提取多糖类资源性物质及其产业化开发：经提取皂苷类和黄酮类资源性化学成分后的甘草茎叶滤渣，经过水提醇沉可制备甘草总多糖。甘草多糖具有显著的免疫调节活性，可激活巨噬细胞、TB 淋巴细胞，增强体液免疫和细胞免疫，通过改进全身免疫功能可达到抑制肿瘤和艾滋病的作用。以甘草多糖为主要原料制备而成的甘草多糖颗粒剂或粉针剂[18,19]，具有显著的免疫调节作用，广泛用于兽用药品的开发。甘草多糖与金属阳离子化学成分合成金属配合物[20]，不仅保留了甘草多糖和金属离子各自的优点，且具有突出的叠加增强作用，可广泛用于各类食品、药品、保健品的开发，可明显提高产品的医疗保健水平，缩小产品体积，减少毒副反应，具有广阔的应用前景。

此外，甘草粗多糖少量加入卷烟中，可降低卷烟的烟草凝集物对人支气管上皮细胞的毒性，同时具有一定的增香作用[21]。

3) 用于提取黄酮类资源性物质及其产业化开发：甘草茎叶富含黄酮类资源性化学成分，且以叶片中含量最高。甘草茎叶中含有的黄酮类资源性化学成分具有多种生物活性，可用作抗氧化剂、皮肤调理剂和保湿剂[21]。

4）用于提取色素类资源性物质及其产业化开发：以甘草叶为主要原料制备的叶绿素铜钠盐带有独特的清香味，可制成甘草绿色饮品；制备的叶绿素锌钠盐气味香甜，可以开发成益智饮品；叶绿素产品还可以作为保健食品的着色剂、天然化妆品的填料等。此外，所含的叶黄素可开发为护眼口香糖、超视力宝饮料等产品，对老年盲眼、视力衰退有较好的预防与治疗作用；还可以作为饲料添加剂用于家禽肉蛋的着色，或在食品工业中作为着色剂、营养保健剂[22]。

5）用于提取营养类资源性物质：甘草茎叶中富含蛋白、纤维以及脂肪等营养性物质，其粗蛋白含量与紫花苜蓿和旱生豆科牧草柠条锦鸡儿相近，而粗脂肪含量均比紫花苜蓿、红豆草和柠条锦鸡儿高，且适口性好，是优质饲料。

此外，甘草地上部分富含纤维素有望作为造纸原料而被利用[21]。甘草种子富含蛋白质及脂肪，中东及欧洲一些地区将其烘焙后，作为咖啡代用品；民间采用甘草的种子与皂刺相配，制成煎汤剂具有催乳功效，用于奶汁缺少等症[21]。

甘草地上部分资源利用模式与产业化途径如图 9－22 所示。

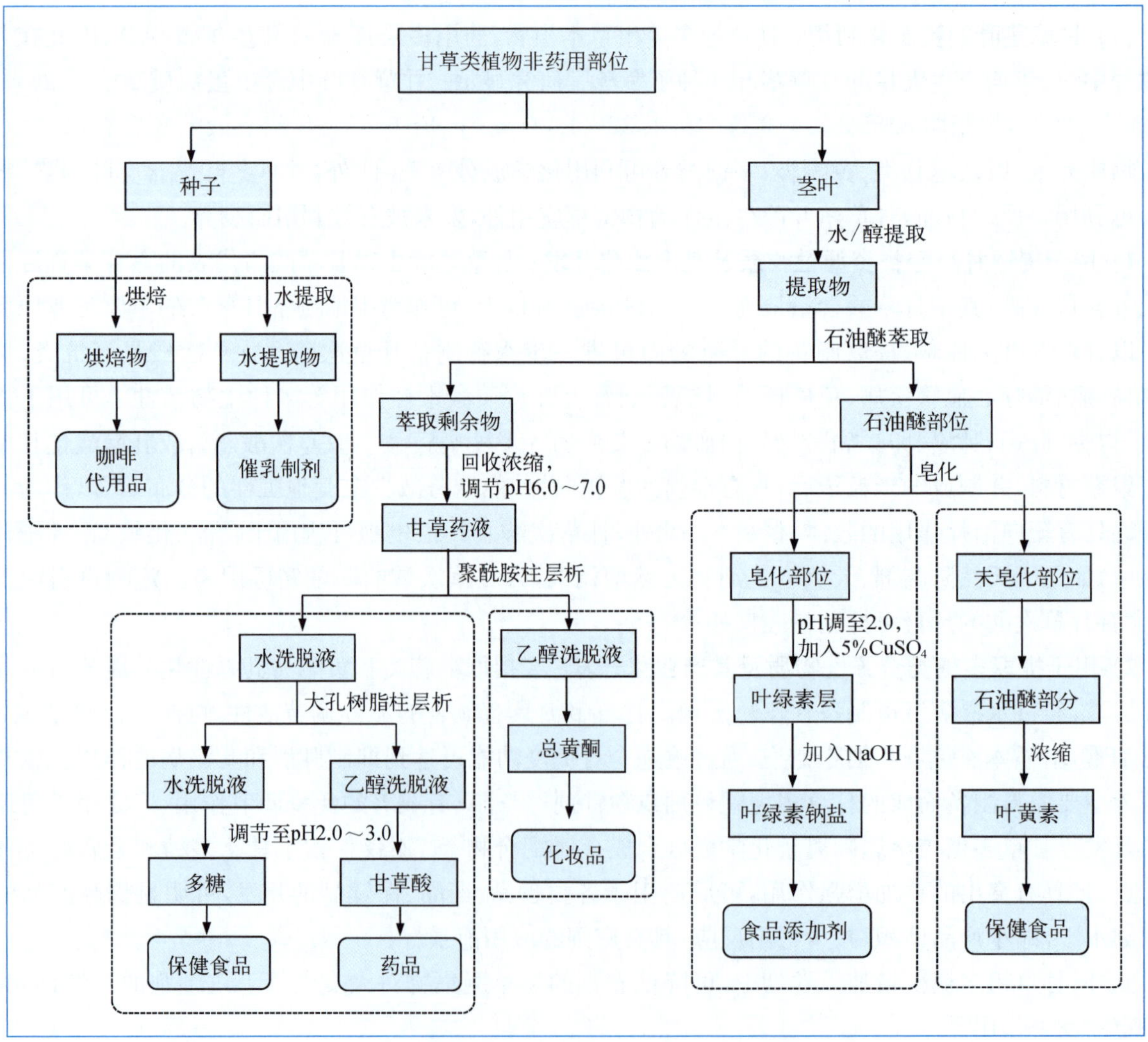

图 9－22　甘草类植物非药用部位资源化利用与产业化途径

(2) 甘草药渣的资源化利用：目前以甘草为原料的深加工产业主要为提取其中的甘草酸，生产过程中产生大量甘草药渣多被废弃。研究显示，提取甘草酸后的甘草残渣中尚含有大量的可利用物质[23]。

1) 用于提取黄酮类资源性物质：研究显示，提取甘草甜素后的药渣中含有丰富的黄酮类化学成分，尤以极性较小或中等极性的黄酮类资源性化学成分残存量较大，主要包括黄酮醇、异黄酮、查尔酮及二氢黄酮等化学成分，该类资源性化学成分，可用于制备化妆品或保健饮品[23]。如光甘草定是甘草中的主要脂溶性黄酮类资源性化学成分之一，约占甘草总黄酮类资源性化学成分的11%。光甘草定具有较强的抗氧化和雌激素活性，可激活人体SOD基因，作为化妆品应用，可起到抗皮肤衰老的作用，且安全无毒，可长期应用。研究表明，从甘草渣中可制备含量较高的光甘草定，具体工艺过程如下[24]。

A. 将甘草渣用8～10倍重量95～110℃的热水提取3～5次，每次提取3～5 h，将提取液浓缩成相对密度1.5～1.8的糖浆状。

B. 将所得糖浆提取液，按重量比加2～5倍95%以上甲醇得甲醇溶液，并将所得甲醇溶液通过活性炭吸附。

C. 对吸附之后的活性炭用浓度75%～95%、温度60℃以上的热甲醇收集甲醇洗脱液；对使用过的活性炭用100～120℃的水或者用5%～10%的苯酚水溶液洗涤备用。

D. 将甲醇洗涤液调节至浓度1～3 g/mL后通过大孔树脂AB-8，用浓度85%～95%的乙醇洗脱，收集乙醇洗脱液，乙醇洗脱之前最好用水进行洗脱。

E. 对乙醇洗脱液进行浓缩，以3～5倍重量取有机溶剂重结晶，干燥，即得光甘草定。

2) 用于制备角鲨烯：甘草药渣中含有角鲨烯类资源性化学成分。研究显示，角鲨烯具有增强免疫力、抗癌、防癌及保湿养颜等作用，现广泛应用于化妆品、医药产品、保健品、食品等行业[25]。

3) 用于制备木质素和纤维素：甘草药渣中富含木质素和纤维素等可利用物质，以我国每年耗6×10^4 t甘草计算，可利用木质素达1.2×10^4～1.2×10^4 t，纤维素达1.8×10^4～2.0×10^4 t，可代替木材生产附加值较高的木质素和纤维素类产品。在甘草废渣中，纤维素与木质素和半纤维素一起构成分子体系，木质素和半纤维素形成牢固结合层，包裹着纤维素。因此，选用有机试剂并利用超声波辅助技术可有效分离甘草废渣中的木质素和纤维素（图9-23）[26,27]。木质素可用于开发合成树脂胶黏剂、橡胶补强剂、油田化学品、建材助剂、水处理剂等。纤维素可代替棉纤维、木材纤维及禾本科植物纤维等用于合成硝化纤维素、羧甲基纤维素等[28]。

此外，有专利报道了利用甘草药渣中的纤维素类物质制备羧甲基纤维素的方法：将所得的甘草渣纤维素原料放入三口瓶中，加入蒸馏水和乙醇，搅拌均匀后加入NaOH溶液，在20～30℃下碱化90 min。加入醚化剂一氯乙酸的乙醇溶液，在20～30℃下搅拌30 min后，升温至70℃，在此温度下醚化30 min。加入氢氧化钠溶液，在70℃下反应90 min。冷却后，用1 mol/L盐酸中和至pH 7.5～8.0，过滤并用75%乙醇洗涤3～4次，在100℃下干燥4 h，即得羧甲基纤维素。

4) 用于制备烟草添加剂：甘草渣燃烧时产生的有害化学成分（焦油、CO等）远低于烟叶，并带有甘草的特殊香气，可用于制备烟草薄片。利用甘草渣制备的烟草薄片，不仅可有效降低烟草薄片的生产成本，且在降焦减害方面具有明显效果[29]。

5) 用于制备动物饲料：甘草渣经发酵后可制得甘草渣粗饲料，用于畜牧业不仅解决了甘草渣的处理问题，变废为宝，同时还解决了能量饲料资源缺乏的问题，促进了资源的高效利用[30]。

(3) 甘草酸生产过程产生的废弃液资源化利用：甘草酸生产过程中产生的酸沉废液中含有大量的

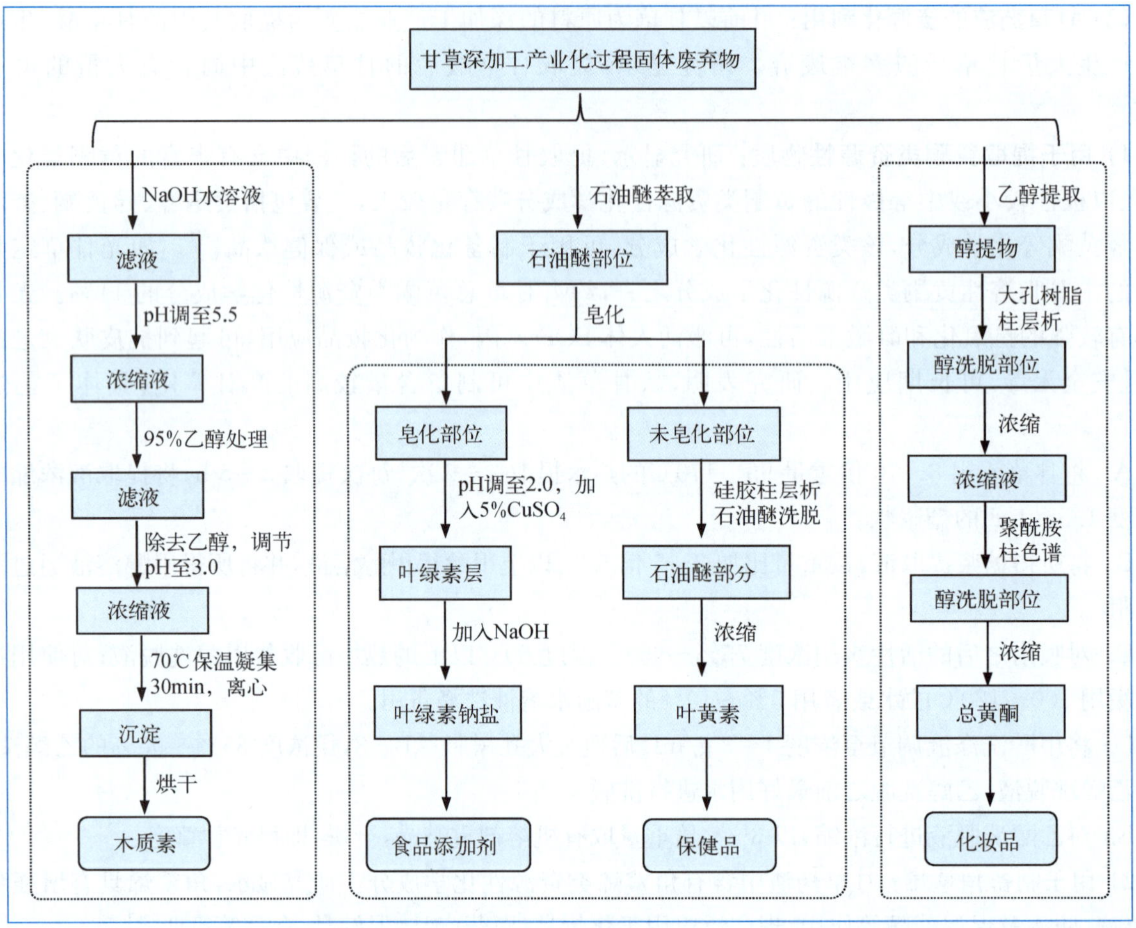

图 9-23 甘草深加工产业化过程固体废弃物资源的回收利用与产业化途径

甘草多糖、甘草黄酮等可利用物质。有研究对从甘草酸沉废液中回收有效成分，制备得到甘草风味物质并用作卷烟添加剂，实现了酸沉废液的再利用，符合循环经济发展的要求，也有助于节约甘草资源。其制备流程：① 中和：将甘草酸生产废液 pH 调整为 7.0～8.0；② 一级膜除杂：将中和后的物料体系采用孔径为 30～100 nm 的无机陶瓷膜分离设备处理，收集滤液；③ 电渗析脱盐：一级膜处理后滤液通过电渗析装置脱盐，使其电导率由 13 000～13 500 μs/cm 降至 2 500～3 000 μs/cm；④ 二级膜精制浓缩：将脱盐后的物料体系通过纳滤膜分离装置精制浓缩，采用的膜元件是分离孔径为 1～2 nm 的纳滤膜；⑤ 喷雾干燥：将精制浓缩物经喷雾干燥得到卷烟添加剂[31]。

此外，甘草酸生产过程中产生的废液也可用于制备甘草浸膏[32]。在提取甘草酸过程中排放的废液中尚含有多种营养性物质，可用于养殖小球藻。其操作过程：将提取甘草酸的酸性废水进行自然发酵，发酵后的甘草酸水用洁净清水稀释 10 倍并调至 pH 5.0～7.0，然后加入 0.5%骨粉水混匀后经自然升温使培养液温度达 20～40℃时，加入经过二级培养的种藻进行接种培养[33]。

◇参◇考◇文◇献

[1] 谷会岩. 中国甘草资源生态学研究[D]. 哈尔滨：东北林业大学，2001.

[2] 邱春，张永强，鲁歧，等. 从甘草地上部分中提取甘草甜素和合成甘草甜素锌[J]. 吉林农业大学学报，1994，16(S1)：132-133.

[3] 张继，吴建，曾家豫，等. 光果甘草茎叶营养成分的分析研究[J]. 中国医学生物技术应用，2002(2)：51-53.

[4] 苑可武. 一种提取甘草地上部分总黄酮的方法：中国，CN1544448A[P]. 2004-11-10.
[5] 张继，刘阿萍，曾家豫，等. 胀果甘草茎叶营养成分的分析研究[J]. 草业学报，2003，12(2)：93-96.
[6] Kitagawa I，Hori K，Taniyama T，et al. Saponin and sapogenol. 47. on the constituents of the roots of glycyrrhiza-uralensis fischer from northeastern China. 1. licorice-saponins a3，b2，and c2[J]. Chemical & Pharmaceutical Bulletin，1993，41(1)：43-49.
[7] Zhang QY，Ye M. Chemical analysis of the Chinese herbal medicine Gan-Cao (licorice)[J]. Journal of Chromatography A，2008，1216(13)：1954-1969.
[8] 邢国秀，李楠，王童，等. 甘草中黄酮类化学成分的研究进展[J]. 中国中药杂志，2003，28(7)：593-597.
[9] Tao WW，Duan JA，Zhao RH，et al. Comparison of three officinal Chinese pharmacopoeia species of Glycyrrhiza based on separation and quantification of triterpene saponins and chemometrics analysis[J]. Food Chemistry，2013，141(3)：1681-1689.
[10] 武世荣. 甘草啤酒：中国，CN1331279[P]. 2002-1-16.
[11] 陈荣南. 甘草香烟：中国，CN101966008A[P]. 2011-2-9.
[12] 施瑶. 含甘草黄酮提取物的口腔药物或口腔卫生产品：中国，CN101147724[P]. 2008-3-26.
[13] 李善家，王玉丽，杨明俊，等. 甘草中提取甘草甜素的新工艺研究[J]. 甘肃科学学报，2010，22(2)：53-57.
[14] 张志东，茆军，唐琦勇，等. 一种利用复合酶法从甘草废渣提取黄酮类物质的方法：中国，CN101082055A[P]. 2007-12-5.
[15] 程明荣，何秉，洪洋，等. 一种乳糖酸化甘草次酸壳聚糖材料及其制备方法和应用：中国，CN102863556A[P]. 2013-1-9.
[16] 周小菊，王炯，胡先明. 甘草次酸固体脂质纳米粒及其制备方法：中国，CN102512369A[P]. 2012-6-27.
[17] 谢世荣，赵洁，刘琳，等. 甘草次酸的研究与展望[J]. 大连大学学报，2005，26(4)：85-88.
[18] 高文远，郭松波，满淑丽，等. 一种甘草多糖颗粒剂及其制备方法：中国，CN102511716A[P]. 2012-6-27.
[19] 宋飞. 甘草多糖粉针剂：中国，CN1387855[P]. 2003-1-1.
[20] 赵玉英. 甘草多糖金属配合物及其制取方法：中国，CN101328222[P]. 2008-12-24.
[21] 王微. 乌拉尔甘草地上部分有效成分研究[D]. 哈尔滨：东北林业大学，2005.
[22] 雍晓静，刘钢. 宁夏乌拉尔甘草地上资源的开发利用[J]. 资源开发与市场，2004，20(5)：381-382.
[23] 刘芬，李宁，倪慧，等. 甘草药渣的研究进展[J]. 中国现代中药，2011，13(2)：6-9.
[24] 陈振鸿. 从甘草渣中生产光甘草定的方法：中国，CN101519408A[P]. 2009-9-2.
[25] 高贵桃，杨敏丽，梁新华. 甘草综合利用中角鲨烯的提取工艺研究[J]. 辽宁中医杂志，2011，38(10)：2047-2049.
[26] 张黎明，季佳佳，赵希，等. 利用超声波技术分离甘草废渣中木质素和纤维素的方法：中国，CN101372815A[P]. 2009-2-25.
[27] 赵俭波，陈新萍，姜建辉. 甘草渣中碱木质素的提取工艺研究[J]. 塔里木大学学报，2011，23(3)：42-45.
[28] 吉媛媛. 利用甘草渣制备硝化纤维素[J]. 太原工业大学学报，1996，27(3)：70-72.
[29] 陈超，田英姿. 甘草渣在造纸法烟草薄片纸基中的应用研究[J]. 现代食品科技，2011，27(9)：1130-1133.
[30] 郭明，李莲瑞，龚明福，等. 微贮甘草渣粗饲料技术：中国，CN1322483A[P]. 2001-11-21.
[31] 王娟，万端极，蔡冰，等. 从甘草甜素生产废液中提取卷烟添加剂用甘草风味物的方法：中国，CN101921656A[P]. 2009-06-11.
[32] 孙永军，孙振华. 由甘草甜素生产废弃物制备甘草浸膏的方法：中国，CN1565593A[P]. 2003-07-07.
[33] 田裕钊. 利用提取甘草甜素废液养殖小球藻工艺与装置：中国，93108855.0[P]. 1993-07-26.

（陶伟伟　郭　盛　段金廒　郭宝林　赵润怀）

黄芪类药用生物资源及其资源化利用研究

豆科黄芪属(*Astragalus*)多种植物可供药用,其中以蒙古黄芪[*A. membranaceus* var. *mongholicus* (Bge.) Hsiao]和膜荚黄芪[*A. membranaceus*(Fisch.) Bge.]干燥根入药称黄芪(Astragali Radix),其味甘,性微温,具补气生阳、固表止汗、利水消肿、生津养血、行滞通痹、托毒排脓、敛疮生肌之功效。

黄芪属植物共有11亚属,2 000余种,分布于北半球、南美洲及非洲,稀见于北美洲及大洋洲。中国有8亚属,278种,2亚种,35变种及2变型,南北各省区均产。其中簇毛黄芪亚属(Subgen. *Pogonophace*)主产于中国。中国黄芪属药用植物众多,达数十种(表9-12),主要分布于黄芪亚属(Subgen. *Phaca*)、华黄芪亚属(Subgen. *Astragalus*)、簇毛黄芪亚属、裂萼黄芪亚属(Subgen. *Cercidothrix*)和密花黄芪亚属(Subgen. *Hypoglottis*),地理上主分布于我国北方各省,四川省、云南省等地也有分布[1,2];除蒙古黄芪、膜荚黄芪外,多以野生为主。黄芪属药用植物多以根部入药,也有少数植物以全草或种子入药,如草木犀状黄芪(*A. melilotoides*)全草入药,可祛风除湿,活血通络;背扁黄芪(*A. complanatus*)干燥种子入药为沙苑子,具补肝益肾、明目、固精之功效。目前,黄芪属植物资源利用中仍以蒙古黄芪、膜荚黄芪干燥根作中药黄芪药用为主,此外亦有小范围地区以其他黄芪属植物的根部作黄芪药用,如梭果黄芪(*A. ernestii*)、乌拉特黄芪(*A. hoantchy*)等。

蒙古黄芪主要分布于内蒙古自治区、山西省、黑龙江省、河北省等地,且以山西省北部、内蒙古自治区南部分布较为集中;膜荚黄芪分布于东北地区、华北地区、西北地区等多个省区。由于长期大量采挖,野生蒙古黄芪、膜荚黄芪资源日益稀少,几近枯竭,现主要以栽培品供应市场,且以蒙古黄芪占有率较高[2],主产于内蒙古自治区南部、山西省恒山地区(浑源县、繁峙县、应县和代县等)、宁夏回族自治区、陕西省、甘肃省陇南地区等,且以甘肃省产量较大。此外,由于受到经济因素、连年重茬栽培致使黄芪根腐病日益严重等多方面因素的影响,一些黄芪栽培面积大、产量高的传统产区,目前栽培面积已逐渐减少或已无栽培,或逐渐向周边地区转移。膜荚黄芪栽培品主产于东北、陕西省、河北省、山东省。目前黑龙江省加格达奇区已经建立野生膜荚黄芪的自然保护区(表9-11)[3,4]。

表9-11 中国黄芪属药用植物资源种类、分布及资源利用现状

种名		资源分布	部位	资源利用
簇毛黄芪亚属 Subgen. *Pogonophace*	乌拉特黄芪 *A. hoantchy*	内蒙古自治区西部、宁夏回族自治区中部、甘肃省中部至西部、青海省东部、新疆维吾尔自治区	根	内蒙古自治区、宁夏回族自治区、新疆维吾尔自治区等地代替黄芪
	弯齿黄芪 *A. camptodontus*	四川省西南部、云南省西北部	根	云南省作黄芪用
	长小苞黄芪 *A. balfourianus*	四川省西部及西南部、云南省西北部	根	云南省部分地区作黄芪用
	甘青黄芪 *A. tanguticus*	甘肃省西南部、青海省东部及南部、四川省西北部、西藏自治区东部	根	功效似中药黄芪
	背扁黄芪 *A. complanatus*	东北地区、华北地区及河南省、陕西省、宁夏回族自治区、甘肃省、江苏省、四川省	种子	为中药沙苑子,具补肝益肾、明目、固精功效
黄芪亚属 Subgen. *Phaca*	秦岭黄芪 *A. henryi*	陕西省东南部湖北西部	根	鄂西作黄芪用
	阿克苏黄芪 *A. aksuensis*	新疆维吾尔自治区伊犁、天山地区	根	新疆维吾尔自治区常用,民间用于体虚自汗、久泻等病症
	梭果黄芪 *A. ernestii*	四川省西部、云南省西北部及西藏自治区东部	根	四川省个别地区代替黄芪入药

续　表

种　名		资　源　分　布	部位	资　源　利　用
黄芪亚属 Subgen. *Phaca*	单蕊黄芪 *A. monadelphus*	甘肃省东部及西南部，青海省东部至东南部，四川省西北部	根	功效似中药黄芪
	天山黄芪 *A. lepsensis*	天山北坡至帕米尔	根	新疆维吾尔自治区作黄芪用
	膜荚黄芪 *A. membranaceus*	东北地区、华北地区及西北地区	根	为中药黄芪正品之一。藏族用于创伤、狂犬病、小便不通
	蒙古黄芪 *A. membranaceus* var. *mongholicus*	黑龙江省、内蒙古自治区、河北省、山西省	根	为中药黄芪正品之一
	多花黄芪 *A. floridus*	甘肃省、青海省、四川省、西藏自治区	根	四川省代黄芪入药
	东俄洛黄芪 *A. tongolensis*	四川省西部	根	甘肃省、青海省、四川省代黄芪用
	金翼黄芪 *A. chrysopterus*	四川省、河北省、山西省、陕西省、甘肃省、宁夏回族自治区、青海省	根	河北省、甘肃省南部代黄芪用
	云南黄芪 *A. yunnanensis*	四川省西部、云南省西北部及西藏自治区	根	西藏自治区部分地区作黄芪用。藏药还用于清肺热、脾病、止肠痛
	马衔山黄芪 *A. mahoschanicus*	四川省西北部、内蒙古、甘肃省、宁夏回族自治区、青海省、新疆维吾尔自治区	全草	藏药用于利尿，愈合血管；外用治创伤
	草木犀状黄芪 *A. melilotoides*	长江以北各省区	全草	祛风除湿、活血通络。用于风湿疼痛，四肢麻木
华黄芪亚属 Subgen. *Astragalus*	长果颈黄芪 *A. englerianus*	云南省和西藏自治区西南部	根	功效与黄芪相似
	华黄芪 *A. chinensis*	辽宁省、吉林省、黑龙江省、内蒙古自治区、河北省、山西省	种子	强壮补肾、清肝明目。作沙苑子入药
	紫云英 *A. sinicus*	长江流域各省区	全草 种子	清热解毒。种子在四川作中药沙苑子使用
裂萼黄芪亚属 Subgen. *Cercidothrin*	糙叶黄芪 *A. scaberrimus*	东北、华北、西北各省区	根	健脾利水。用于水肿、胀满；也用于抗肿瘤
	地八角 *A. bhotanensis*	贵州省、四川省、西藏自治区、陕西省、甘肃省	根	口鼻出血、牙痛、麻疹、扁桃体炎、浮肿。藏药止咳止痢
	斜茎黄芪 *A. adsurgens*	东北、西北、华北西南地区	根	黄芪代用品；种子在江苏、宁夏回族自治区部分地区作沙苑子使用
	湿地黄芪 *A. uliginosus*	东北各省及内蒙古自治区	根	治肝火引起的目赤、视物不清
密花黄芪亚属 Subgen. *Hypoglottis*	藏新黄芪 *A. tibetanus*	新疆维吾尔自治区北部、西部及西南部	根	云南省、西藏自治区作黄芪用

蒙古黄芪为多年生草本。主根长而粗壮，木质，常分枝。茎直立，高可达 50 cm 以上，上部多分枝。奇数羽状复叶；总状花序腋生；总花梗与叶近等长或较长，至果期显著伸长；花萼钟状，被短柔毛，具 5 萼齿；花冠黄色至淡黄色；子房无毛。荚果下垂，有长柄，薄膜质，无毛，有显著网纹。花期 6～8 月，果期 7～9 月。膜荚黄芪与蒙古黄芪植物形态的主要区别在于：植株高大，高可达 100 cm；子房具毛；荚果伏生黑色或白色毛。

一、资源利用现状

黄芪作为药用始载于《神农本草经》，列为上品，是中医临床最常用的药物之一，其药性平和，即可祛邪，又能扶正，被称为“补气固表之圣药”，主要用于气虚乏力、食少便溏、中气下陷、久泻脱肛、便血崩漏、表虚自汗、气虚水肿、内热消渴、血虚萎黄、半身不遂、痹痛麻木、痈疽难溃、久溃不敛等症。以黄芪为主要药物的方剂近百首，如黄芪健中汤、当归补血汤、补阳还五汤、补中益气汤、升阳益胃汤、玉屏风散等中医经典方剂均以黄芪为主要组成药味[5]。现代研究表明黄芪具有增强机体免疫及应激力、抗衰老、保护心血管系统等作用，以及抗菌、抗病毒、抗肿瘤等多种生理活性。临床上用于治疗心脑血管疾病、肾病、糖尿病、经久不愈的溃疡、肿瘤放化疗以及手术后机体康复等，并有报道用于艾滋病的治疗。

国内市场对黄芪需求量大，除用于生产黄芪饮片外，多用于中成药和提取物及制剂的生产。含黄芪的中成药数以百计，涉及多种剂型，另有近年来研制出的黄芪注射液，用于心气虚损、血脉瘀阻之病毒性心肌炎、心功能不全及脾虚湿困之肝炎，在临床应用广泛[6]；以其含有的多糖类资源性化学成分生产的黄芪多糖注射液，具有益气补虚之功效，用于倦怠乏力、少气懒言、自汗、气短、食欲缺乏属气虚证以及因化疗后白细胞减少、生活质量降低、免疫功能低下的肿瘤患者；以其皂苷类资源性化学成分为主要原料开发的黄芪总皂苷注射液、黄芪甲苷注射液可用于冠状动脉性心脏病心绞痛的治疗[7]。

黄芪为药食两用之品，除药用外，也可食用以达到食疗及日常保健之用，常用于配制药酒、药膳、茶饮等。药酒如归芪酒、黄芪风湿药酒、党参黄芪酒、芍药黄芪酒等；药膳如黄芪粥、黄芪川芎粥、黄芪鸡汁粥、参芪大枣粥等；茶饮如黄芪枣姜茶、黄芪枸杞茶、黄芪红枣茶等。亦有直接以黄芪泡水饮用，或以黄芪叶炒制后代茶叶使用。

此外，黄芪也是中兽药的常用药物，黄芪多糖具有免疫增强、抗菌、抗病毒等功效常用增加畜禽免疫力，提高养殖效率[8]。黄芪也常作为扶本固正类中草药饲料添加剂被用于畜牧业生产(表 9－12)。

表 9－12　以黄芪资源植物为原料生产的主要产品及其资源价值

产品名称	利用部位/物质	资源价值
黄芪配方颗粒	根	医药产品(临床配方)
黄芪多糖	根/多糖类	医药中间体
注射用黄芪多糖	根/多糖类	医药产品(益气补虚，提高免疫力，抗肿瘤)
黄芪注射液	根/三萜皂苷类	医药产品(病毒性心肌炎，心功能不全及脾虚湿困之肝炎)
黄芪甲苷	根/三萜皂苷类	医药中间体
黄芪甲苷葡萄糖注射液	根/三萜皂苷类	医药产品(治疗冠状动脉性心脏病心绞痛)
黄芪皂苷	根/三萜皂苷类	医药中间体
黄芪总皂苷注射液	根/三萜皂苷类	医药产品(治疗冠状动脉性心脏病心绞痛)
黄芪颗粒	根	医药产品(补气固表，利尿，托毒排脓，生肌)
黄芪片	根	医药产品(补气固表，利尿，托毒排脓，生肌)
黄芪精	根	医药产品(补血养气，固本止汗)
黄芪多糖胶囊	根/多糖类	保健食品(免疫调节，改善胃肠道功能)
北芪口服液	根	保健食品(调节免疫)
黄芪咀嚼片	根	保健食品(辅助降血脂)
北芪茶	叶	保健食品(调节免疫)

二、资源性化学成分

黄芪属植物所含化学成分类型丰富，包括三萜类、黄酮类、多糖类、生物碱类、甾体类、有机酸类等多种类型化学成分，其中三萜类、黄酮类和多糖类为黄芪属植物资源开发应用较为深入资源性化学成分。

1．三萜类资源性化学成分　研究表明，黄芪中含有的三萜皂苷类化学成分具有免疫调节、降血糖和改善胰岛素抵抗、抗肿瘤、抗病毒等活性，对心脑血管系统具有强心、舒张血管降低血压等作用[9]，是中药黄芪的重要活性组分之一，其含量可达 0.2%。黄芪植物中的三萜皂苷类化学成分其苷元主要为环阿尔廷型，另有少量齐墩果烷型、羊毛甾烷型。黄芪属为环阿尔廷型三萜类化学成分在豆科的分布中心，该类成分可视为黄芪属植物的特征性成分，其取代糖基多为木糖、葡萄糖、鼠李糖或阿拉伯糖，多接于苷元 3 位、6 位羟基上，少数连在 16 位、25 位；若 17 位为开链侧链，糖链也可接在 24 位。迄今已从黄芪属植物中发现 200 余个环阿尔廷三萜皂苷类化学成分[10,11]，主要有从膜荚黄芪和蒙古黄芪根中发现的黄芪皂苷(astragalosides)Ⅰ～Ⅷ，乙酰黄芪皂苷(acetylastragaloside)Ⅰ，异黄芪皂苷(isoastragalosides)Ⅰ和Ⅱ，agroastragalosides Ⅰ和Ⅱ，cyclogaleginoside B，cycloaraloside A，brachyoside B，astramembranosides A 和 astramembranosides B，cyclocanthoside E 和 cyclounifolioside B 等环阿尔廷三萜皂苷类资源性化学成分，其中以黄芪皂苷Ⅰ的含量最高；从膜荚黄芪和蒙古黄芪茎叶中发现有 mongholicosides A 和 mongholicosides B，cycloastragenol 3－*O*－*β*－*D*－glucoside，huangqiyenins A 和 huangqiyenins B，huangqiyenin D 等环阿尔廷三萜皂苷类资源性化学成分；从膜荚黄芪叶中还分离到 2 个 9，10－断环阿尔廷三萜皂苷类资源性化学成分 huangqiyenins E 和 huangqiyenins F，huangqiyenins B 环扩增为七元环结构。

黄芪资源性化学成分研究最为集中、最具代表性的为 astragaloside Ⅳ，即黄芪甲苷，已发现其具有保护心肌和血管、保护神经系统、抗胃溃疡、抗衰老、免疫调节，保护肝脏、促进胰岛素分泌、抗乙肝病毒等多重生物活性[12]。以黄芪甲苷为主要活性成分的黄芪甲苷注射液已应用于临床，用于冠状动脉性心脏病，心绞痛的治疗等[7]。

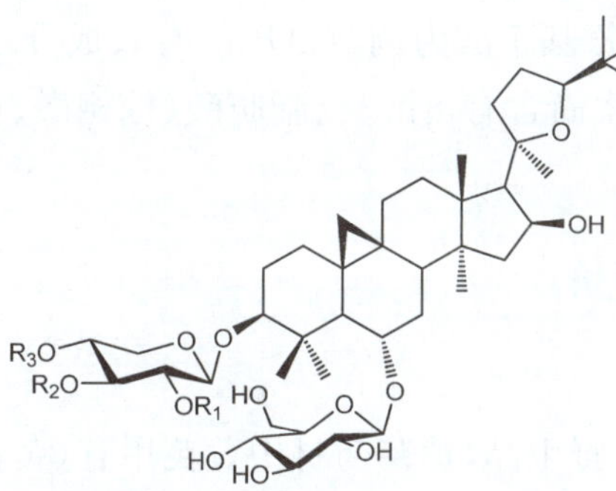

黄芪甲苷	$R_1=R_2=R_3=H$
黄芪皂苷Ⅰ	$R_1=R_2=Ac\ R_3=H$
黄芪皂苷Ⅱ	$R_1=Ac\ R_2=R_3=H$
乙酰黄芪皂苷Ⅰ	$R_1=R_2=R_3=Ac$
异黄芪皂苷Ⅰ	$R_1=R_3=Ac\ R_2=H$
异黄芪皂苷Ⅱ	$R_2=Ac\ R_1=R_3=H$

2．其他类资源性化学成分

(1) 黄酮类：黄芪植物中含有多种结构类型的黄酮类化学成分，如黄酮醇、异黄烷、异黄酮、黄酮、紫檀烷、黄烷及查尔酮等，其中以黄酮醇、异黄酮、异黄烷居多。含量较高的有异黄酮苷类资源性化学成分：毛蕊异黄酮(calycosin)及其葡萄糖苷(calycosin 7－*O*－*β*－*D*－glycoside)、芒柄花素(formononetin)及其 7－*O*－*β*－*D*－葡萄糖苷(formononetin 7－*O*－*β*－*D*－glycoside)等；异黄烷类资源性化学成分：(3*R*)－8，2′－dihydroxy－7，4′－dimethoxyisoflavan、(3*R*)－7，2′，3－trihydroxy－4′－methoxyisoflavan、(3*R*)－2′－hydroxy－7，3′，4′－trimethoxy-isoflavan 等；紫檀烷类资源性化学成分：(6a*R*，11a*R*)－3，9－dimethoxy－10－hydroxypterocarpan、(6a*R*，11a*R*)－3，9，10－trimethoxy-pterocarpan 等；黄酮类资源性化学成分：甘草素(liquiritigenin)等；查尔酮类资源性化学成分：4，2′，4′－trihydroxychalcone 等。膜荚黄芪的茎叶中还发现有黄酮醇苷类资源性化学成分鼠李柠檬素 3－*O*－*β*－*D*－葡萄糖苷(rhamnocitrin 3－*O*－*β*－*D*－glucoside)和异槲皮苷(isoquercitrin)等。此外，从膜荚黄芪和蒙古黄芪的根中发现了丙二酰黄酮苷。该类成分具有调节免疫、抗病毒、抗心肌缺血、清除自由基等多方面的药理活性。

黄芪植物中含有的黄酮类资源性化学成分多具有调节免疫、抗心肌缺血、保肝、抗炎、抗突变、清除自由基等多种药理作用[13]，亦是中药黄芪发挥功效的重要活性组分之一。

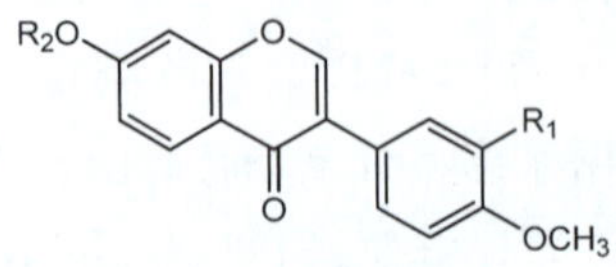

毛蕊异黄酮葡萄糖苷 R_1=OH R_2=β-D-glc
毛蕊异黄酮 R_1=OH R_2=H
芒柄花苷 R_1=H R_2=β-D-glc
芒柄花素 R_1=R_2=H

(2) 多糖类：多糖类化学成分是黄芪植物中除三萜皂苷类、黄酮类资源性化学成分之外的另一类主要活性组分，其在黄芪药材中的含量可高达10%以上。现代研究表明：黄芪多糖具有免疫调节、抗肿瘤、抗辐射、抗菌、抗病毒、双向调节体内血糖、神经损伤修复、延缓细胞衰老、器官（肺、肾脏、血管）保护等多种生物活性。以黄芪多糖为主要活性组分现已开发出具有益气补虚功效，适用于因化疗后白细胞减少、生活质量降低、免疫功能低下的肿瘤患者的黄芪多糖注射液。

黄芪植物中的多糖类化学成分其化学组成主要以葡聚糖和杂多糖为主。蒙古黄芪根中含有黄芪多糖Ⅰ、Ⅱ、Ⅲ，其中黄芪多糖Ⅰ由 *D*-葡萄糖、*D*-半乳糖、*L*-阿拉伯糖以1.75∶1.63∶1的比例组成，分子质量约为36 300 Da；黄芪多糖Ⅱ、Ⅲ均为葡聚糖，分子质量分别为12 300 Da和34 600 Da。蒙古黄芪中酸性多糖amon-S，分子质量为76 000 Da，由 *L*-阿拉伯糖、*D*-半乳糖、*D*-半乳糖醛酸及 *D*-葡萄糖醛酸以18∶18∶1∶1的比例组成，此外还含有少量的 *O*-乙酰基团和肽残基。膜荚黄芪根中多聚糖amem-P，平均分子质量约60 000 Da，主要结构由α-1,2连接的 *L*-鼠李糖、α-1,4连接的 *D*-半乳糖醛酸组成。膜荚黄芪的地上部分分得14个多糖，其中13个含有以β-*D*-(1→6)-低聚半乳糖侧链的β-*D*-(1→3)-半乳聚糖分枝结构的多糖类化学成分具有调节肠道免疫活性[14]。

此外，黄芪富含氨基酸和多种微量元素。γ-氨基丁酸为调节血压的有效成分之一；Se与氨基酸结合成为有机硒，具有显著的生物活性。黄芪植物中尚含有甾醇类、脂肪酸（棕榈酸、亚油酸、亚麻酸等）、香豆素、甜菜碱、胆碱等天然产物。

三、资源性化学成分动态积累与分析评价

1. 不同生长期黄芪资源化学评价

(1) 三萜类：研究发现，无论是栽培品还是半野生品，黄芪药材中黄芪甲苷（黄芪皂苷Ⅳ）的含量都以2年生为高，随着生长年限的增长而逐年下降[15]。但也有研究对40批山西省浑源县不同生长年限和采收期蒙古黄芪药材中的黄芪皂苷Ⅰ、Ⅱ和黄芪甲苷进行含量测定和评价，发现4年生黄芪药材在9月下旬采收，其总三萜皂苷总量高于其他生长年限和采收期；而就单个皂苷成分而言，4年生黄芪药材中黄芪皂苷Ⅰ和Ⅱ的含量高于其他生长年限，黄芪甲苷的含量则以7年生的黄芪药材较高（图9-24）[16]。

以山西省浑源县产蒙古黄芪为研究对象，发现其根中总皂苷在5月初苗期含量最低，随着植株的生长含量逐步上升，至9月达最高峰，以后逐渐下降[17]。对3年生膜荚黄芪地上部分黄芪总苷的动态规律研究发现，果盛期黄芪地上部分产量最高且黄芪总苷含量最高（图9-25），果盛期割去地上部分，不会影响黄芪根的产量及其黄芪总苷的含量。从而确定果盛期为黄芪地上部分的最佳采收期，为综合、全面利用黄芪皂苷资源提供了依据[18]。

(2) 多糖类：有研究对膜荚黄芪和蒙古黄芪根中多糖含量在不同时期的变化进行研究，发现各品种均从8月开始根中多糖迅速积累，至受霜害时多糖含量达到最高，受霜害后多糖含量迅速下降，而可溶性糖含量上升（图9-26）。8月初至霜降是黄芪多糖积累的主要时期[19]。

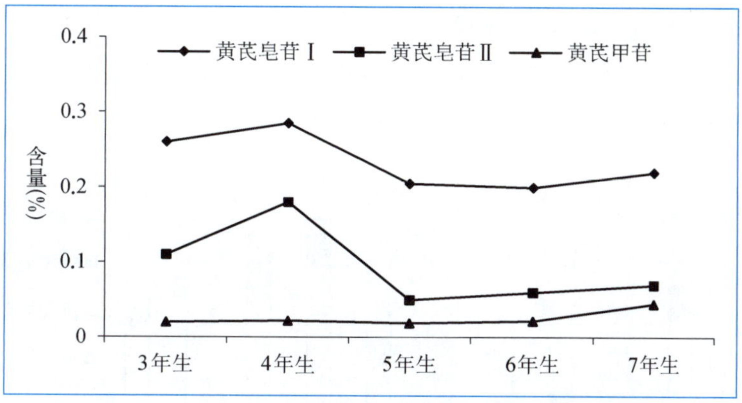

图 9-24　不同生长年限黄芪皂苷类资源性化学成分积累动态

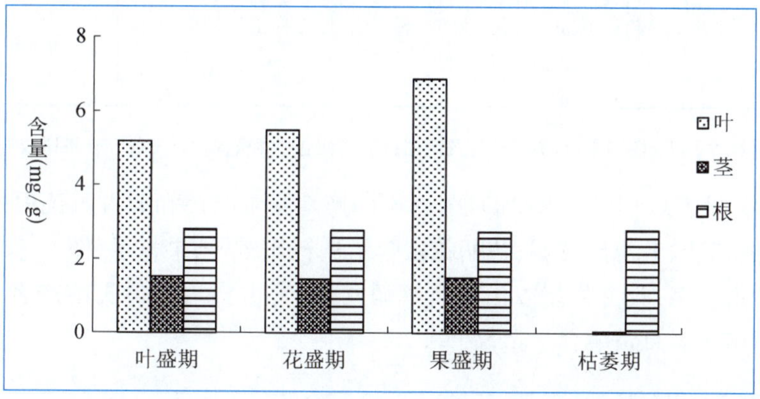

图 9-25　不同物候期膜荚黄芪不同部位总皂苷化学成分的积累动态

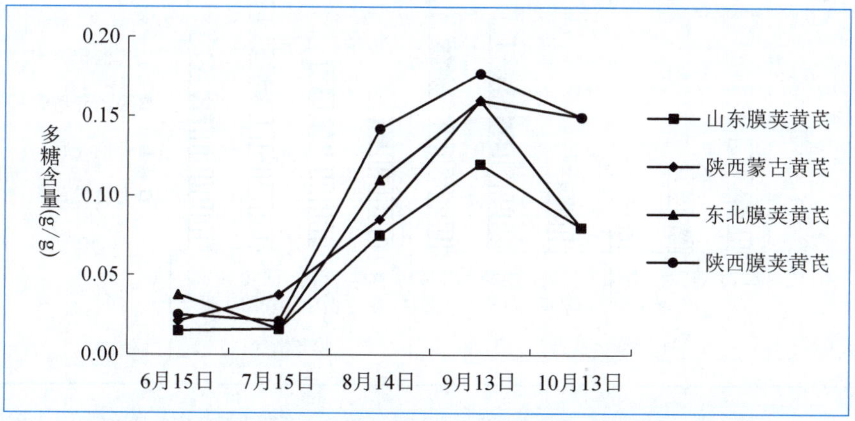

图 9-26　不同物候期黄芪根部中多糖类资源性化学成分的动态积累分析

2. 不同商品等级黄芪药材资源化学评价　对同一产地不同商品等级的黄芪药材中黄芪甲苷含量进行比较，结果发现：依据黄芪药材外观粗细、长短等划分的药材等级，外观越好，等级越高的黄芪药材其黄芪甲苷的含量越低；与此相反，黄酮类资源性化学成分毛蕊异黄酮却在等级越高的药材中含量积累也越高。

3. 不同品种、不同产地黄芪药材资源化学评价

(1) 三萜类： 采用 HPLC-UV-ELSD 法，对不同产地膜荚黄芪和蒙古黄芪根中主要皂苷类资源性化学成分黄芪甲苷、黄芪皂苷Ⅰ、黄芪皂苷Ⅱ、乙酰黄芪皂苷Ⅰ含量进行比较，结果表明(图 9-27)，黑龙

江省牡丹江产的膜荚黄芪皂苷类资源性化学成分含量最高；黄芪药材中，黄芪皂苷Ⅰ和黄芪皂苷Ⅱ的含量均高于黄芪甲苷；蒙古黄芪和膜荚黄芪相比，黄芪甲苷、黄芪皂苷Ⅰ和黄芪皂苷Ⅱ的含量差异不显著[20]。

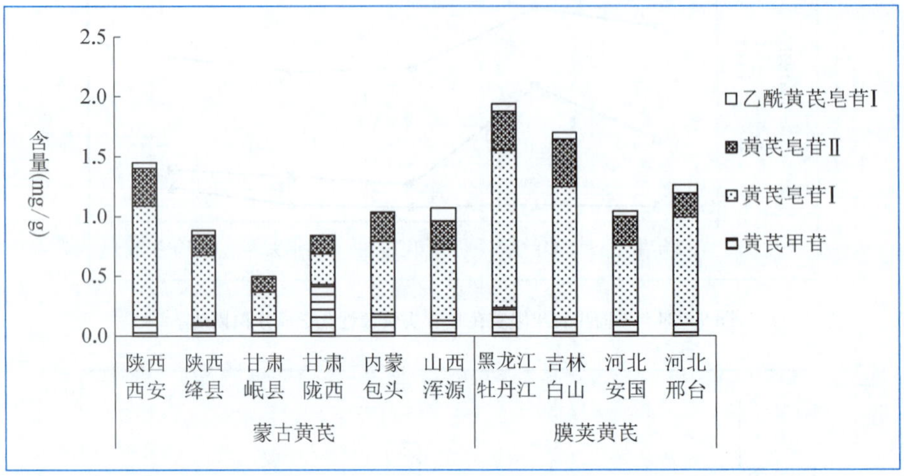

图 9-27　不同来源、不同产地黄芪药材中三萜皂苷类资源性化学成分含量比较

(2) 黄酮类：采用 HPLC-UV-ELSD 法，对不同产地膜荚黄芪和蒙古黄芪根中黄酮类主要活性成分毛蕊异黄酮苷、芒柄花苷、毛蕊异黄酮、芒柄花素含量进行比较，结果显示(图 9-28)，膜荚黄芪总黄酮平均含量显著高于蒙古黄芪；蒙古黄芪以山西省浑源县、内蒙古自治区包头市产者总黄酮含量较高，膜荚黄芪以河北省安国市产者总黄酮含量最高[20]。

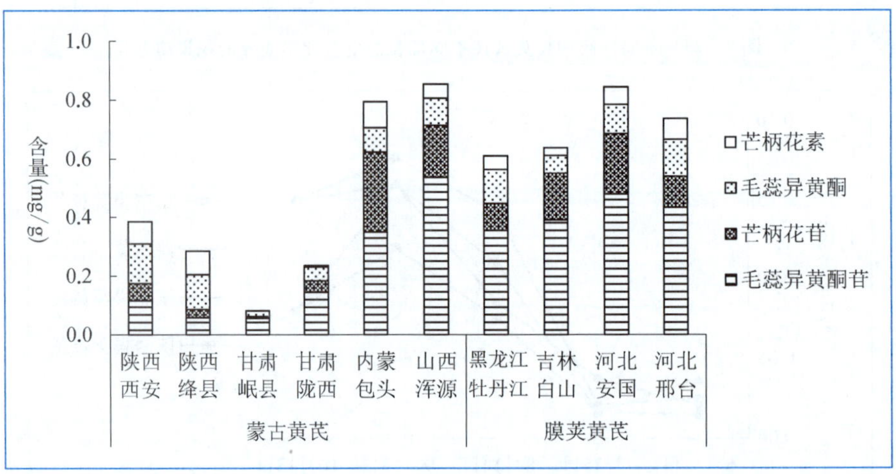

图 9-28　不同来源、不同产地黄芪药材中黄酮类资源性化学成分含量比较

也有研究以毛蕊异黄酮葡萄糖苷和芒柄花素为指标，对我国 8 省 59 批黄芪药材(野生、半野生和栽培)进行分析，结果发现：不同产地间比较，山西省产药材中毛蕊异黄酮葡萄糖苷含量最高，而甘肃省产药材的芒柄花素含量最高，若以两者之和计，则以传统产地山西省、内蒙古自治区产黄芪质量为佳；不同种植方式间比较，半野生品中的毛蕊异黄酮葡萄糖苷含量高于栽培品和野生品，栽培品中的芒柄花素含量高于野生品及半野生品；不同生长年限间比较，无论是栽培品还是半野生品，黄芪药材中毛蕊异黄酮葡萄糖苷的含量都以 2 年生为高，而芒柄花素则在一年生栽培药材中含量最高[21]。

4. 不同部位资源化学评价

(1) 三萜类：以陕西省浑源县产蒙古黄芪和黑龙江省大兴安岭产膜荚黄芪为研究对象，分别比较其采收期植株不同部位三萜皂苷类资源性化学成分分布规律，结果显示(图 9－29)，在黄芪药材采收期，其地上茎叶所含皂苷类化学成分含量极低；药用部位的根部则是须根中皂苷类化学成分含量最高，侧根次之，主根最低[22]。

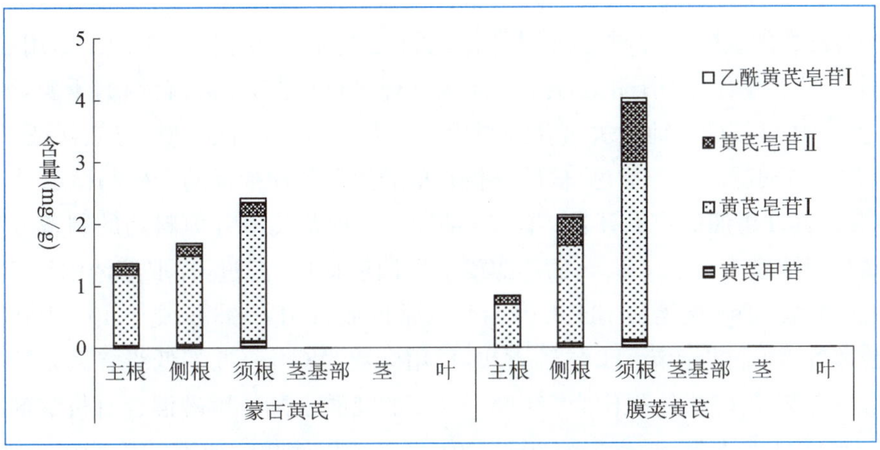

图 9－29 黄芪植株不同部位三萜皂苷类化学成分的分布与积累量比较

(2) 黄酮类： 以陕西省浑源县产蒙古黄芪和黑龙江省大兴安岭产膜荚黄芪为研究对象，分别比较其采收期植株不同部位黄酮类资源性化学成分分布规律，结果显示(图 9－30)，在黄芪采收期，两者地上部分所含黄酮类资源性化学成分的种类与根中不同，地上部分以异槲皮苷、isorhamnetin－3－*β*－*D*－glucoside、kaempferol－4′－methylether－3－*β*－*D*－glucoside 等黄酮苷类化学成分含量较高，而根中以毛蕊异黄酮葡萄糖苷、芒柄花苷等异黄酮类资源性化学成分含量较高；地上茎叶总黄酮含量显著高于根；蒙古黄芪根部以须根黄酮类类化学成分含量最高，侧根次之，主根最低，而膜荚黄芪根部则以主根黄酮类化学成分含量最高，侧根次之，须根最低[22]。

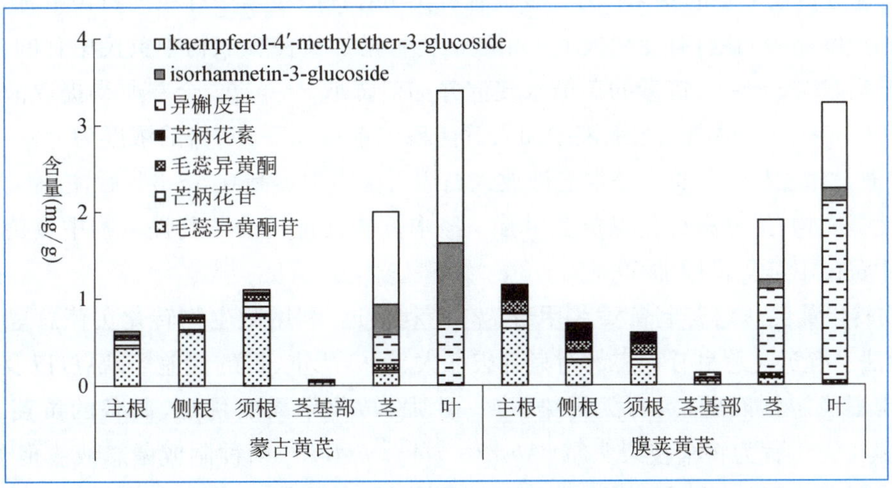

图 9－30 黄芪植株不同部位黄酮类资源性化学成分的分布与积累量比较

四、资源利用效率提升研究

1. 以三萜皂苷类资源性化学成分为主要组分的产品开发

(1) 黄芪总皂苷及其注射液的产品开发： 以黄芪中含有的三萜皂苷类资源性化学成分为主要活性组

分制备用于冠状动脉性心脏病心绞痛的注射液，其制备方法为取黄芪药材，用60%～80%的乙醇回流提取，提取液回收乙醇后，重新加入乙醇至乙醇浓度为70%～90%进行沉淀，过滤，取滤液调节pH 8.0～10.0后沉淀，过滤，将滤液调节至pH 6.0～8.0后，按原料药/水重量比为1～1.5/1的量加水混合，在保持不冻结的低温条件下沉淀后过滤，滤液用大孔吸附树脂柱色谱分离，以20%～50%的乙醇洗脱至无色后，以浓度为50%～90%乙醇解吸附洗脱，并收集洗脱液，回收乙醇后调节pH 9.0～13.0，用经水饱和的正丁醇萃取，提取液除去正丁醇后用丙酮和乙醚中的至少一种进行沉淀，分离沉淀物，干燥，即得供注射剂用的黄芪总皂苷。该方法可较彻底地除去黄芪药材中的大量酚性和酸性物质，有效保证了注射用黄芪皂苷产品所配制的注射液的澄清度与颜色、鞣质、树脂、草酸盐等各项指标的合格和稳定[23]。

(2) 黄芪甲苷及其注射液的产品开发：有专利报道，一种黄芪甲苷原料药的制备方法，其制备工艺为：以黄芪为原料，用浓度为30%～80%的乙醇或甲醇回流提取，滤过，提取液浓缩至60℃下相对密度为1.05～1.20的浓缩液，加碱调溶液pH 8.0～14.0，常温放置12～48 h或于40～100℃加热处理1～10 h，将所得碱处理溶液，加酸调节pH 4.5～7.0，再用碳数为C4～C6的低级醇系，或丁酮或体积比为5∶1～3∶2的醋酸乙酯-乙醇或体积比为5∶1～3∶2的醋酸乙酯—甲醇混合有机溶剂萃取，分取有机溶液层浓缩至干，加适量水转溶，调节溶液pH 5.0～7.0，用石油醚，或醋酸乙酯或石油醚—醋酸乙酯(1∶1～1∶5)，或石油醚—丙酮(5∶1～1∶1)，或醋酸乙酯—丙酮(10∶1～5∶1)的混合溶剂萃取，弃去有机溶剂层，水层挥去有机溶剂即有白色沉淀析出，离心或过滤所得白色沉淀，用水或碳数为C1～C3浓度为40%～100%的含水低级醇进行洗涤，滤过，沉淀干燥，干品用碳数为C1～C3的含水低级醇，或碳数为C1～C3的低级醇，或丙酮或体积比为2∶1～1∶3的醋酸乙酯与C1～C2的低级醇的混合溶液重结晶，即得黄芪甲苷原料药[24]。取黄芪甲苷原料药按重量体积比(g/mL)为1∶200～600的比例加入非水溶剂，在40～80℃下溶解，加入处方量的注射用水、助溶剂，溶解，补足注射用水，过滤、灌封、灭菌，即得可用于冠状动脉性心脏病心绞痛的治疗药物[25]。

2. 三萜皂苷类资源性化学成分转化效率提升研究

(1) 酸催化促进黄芪甲苷的转化：为克服现有黄芪甲苷提取技术中存在的黄芪甲苷含量低，步骤繁杂，生产时间长，成本高等问题，有专利报道采用酸催化可增加黄芪提取物中黄芪甲苷的含量，其制备工艺为取黄芪粉碎后，加入8～12倍量的蒸馏水浸泡并回流提取3～4次，合并所得提取液，过滤，滤液浓缩至原体积的1/10～1/15，再向该浓缩液中加入黄芪粉末重量0.5～5倍的浓度为5%～6%食用白醋，或甲酸、乙酸溶液，得酸混悬液；将上述混悬液放入高压灭菌锅中蒸制0.5～3 h后，浓缩，蒸干，得到酸催化转化后的黄芪提取物，经分离纯化得黄芪甲苷。经本方法处理后的黄芪提取物中黄芪甲苷含量较一般黄芪提取物中黄芪甲苷含量增加59.8%～80.9%[26]。

(2) 微生物转化黄芪总皂苷制备黄芪甲苷：有专利报道，利用微生物转化黄芪总皂苷制备黄芪甲苷，能克服化学法水解黄芪总皂苷存在的对皂苷破坏大、污染严重、目的性差等缺点，以及酶法水解黄芪总皂苷过程中酶不稳定性问题，具有无污染、专一性强、转化率高的优点，制备的黄芪甲苷纯度可达99.9%以上。其工艺过程为将伞枝梨头霉(*Absidia corymbifera*)菌种制成菌悬液或孢子悬浮液，接种于种子培养基中，28℃、220 rpm培养24～48 h即得种子液，再将种子液接种于发酵培养基中，28℃、220 rpm培养24～48 h，投入黄芪总皂苷，相同条件下转化48～96 h，得转化液；转化液通过有机溶剂萃取和大孔树脂分离纯化得到黄芪甲苷纯品[27]。

此外，也有专利报道以黄芪皂苷类或黄酮类物质为发酵产酶诱导物诱导曲霉属(*Aspergillus*)菌发酵产酶，以所产出的转化酶(粗制酶或纯化酶)处理黄芪或者黄芪总皂苷，水解含3个或4个糖基的黄芪皂苷糖基，提高了黄芪甲苷的含量，可制备黄芪甲苷含量高的黄芪片、粉等其他制品，也可制备黄芪甲苷含量高的总皂苷，由此可使黄芪甲苷的含量提高6倍以上[28]。

(3) 利用转基因技术提高黄芪甲苷的产率： 有专利公开了一种转外源基因技术提高黄芪毛状根中黄芪甲苷含量的方法。主要操作过程为将透明颤菌血红蛋白基因(vgb基因)经改造后，采用酶切结合PCR技术，将vgb基因插入质粒pBI121，获得以35s－CaMV强启动子为启动元件的中间表达载体pBI121－vgb，并转入大肠埃希菌DH5α。采用三亲杂交法(pRK2013、DH5α和LBA9 402)，获得转vgb基因的发根农杆菌LBA9402－vgb。用其侵染黄芪无菌苗，获得转基因黄芪毛状根，经测定其中黄芪甲苷含量高于未转基因毛状根含量5倍[29]。

也有专利报道以内源基因超量表达技术提高黄芪甲苷含量的方法。其具体过程为将多糖代谢途径的2个代谢反应偶连的关键酶基因ugp基因(尿苷二磷酸葡萄糖焦磷酸化酶基因)和gbss基因(腺苷二磷酸葡萄糖苷转移酶基因)，经体外修饰，增加强化表达的调控元件，构建成功中间载体，通过电穿孔法将表达中间载体pBI－UG转入发根农杆菌LBA－9402，获得转多糖合成双基因的黄芪毛状根。其中黄芪甲苷的含量比未转基因的黄芪毛状根高6倍[30]。

3. *药材深加工与产品开发* 黄芪除了以传统饮片的形式用于中医方剂配伍外，以其为主要原料进行深加工和产品开发已成为黄芪资源产业发展的内生需求。基于科学研究的积累，一些黄芪深加工医药产品已经相继上市或处于临床评价研究阶段。除以三萜皂苷类资源性化学成分为主要活性组分开发的黄芪皂苷、黄芪甲苷及其注射液外，尚有黄芪注射液、黄芪多糖注射液、黄芪精(颗粒)等产品用于临床。

(1) 黄芪注射液产品开发： 黄芪注射液为以黄芪药材为主要原料制备的具有益气养元、扶正祛邪、养心通脉、健脾利湿功效，用于心气虚损、血脉瘀阻之病毒性心肌炎、心功能不全以及细胞免疫功能低下的慢性肝炎和慢性活动性肝炎，效果良好，也可用于治疗白细胞减少症及血小板减少性紫癜。其制备方法为取黄芪2 000 g，加水煎煮三次，每次1.5 h，合并煎液，滤过，滤液浓缩至每1 mL相当于原药材1～2 g，用乙醇沉淀处理2次，第一次溶液中含乙醇量为75%，第二次为85%，每次均冷藏放置，回收乙醇并浓缩至每1 mL相当于原药材10 g，用注射用水稀释至每1 mL相当于原药材0.75～1 g，冷藏放置12 h，滤过，滤液浓缩至每1 mL相当于原药材5～6 g，放冷，用20%氢氧化钠溶液调节pH 7.5，煮沸，加入0.125%的活性炭，煮沸5 min，趁热滤过，加注射用水使成1 000 mL，滤过，再用20% NaOH溶液调节pH 7.5，滤过，灌封，灭菌，即得。

(2) 黄芪多类型资源性化学成分分离制备： 有专利报道，以黄芪为原料同时制备黄芪总皂苷、黄芪总黄酮及黄芪总多糖，并用于医药产品及保健食品开发，实现3种资源性物质同时制备，提高了黄芪资源的利用效率。其工艺过程为取黄芪药材，乙醇回流提取2～3次，过滤，药渣备用，合并乙醇提取液，冷却至室温后静置至有沉淀物析出，过滤得沉淀物A和乙醇提取液B；取乙醇提取后所得药渣，挥去溶剂后用水回流提取2～3次，合并水提取液，浓缩后加乙醇醇沉，过滤得醇沉滤液C和沉淀物D；两者合并，真空干燥研磨成粉，即得到黄芪总多糖部位；取乙醇提取液B和醇沉滤液C过滤合并，搅拌下加入碱液至pH 8.0～10.0，离心分离，得到黄色黏稠沉淀E和上清液F；取上清液F回收有机溶剂、浓缩后室温放置沉降，离心得到淡黄色沉淀，水洗该沉淀3～5次后，将其真空干燥研磨成粉，得到黄芪总皂苷部位；取黄色黏稠沉淀E加酸液酸化pH 3.0～5.0，至不再有固形物析出时，离心分离，所得沉淀物经水洗后，将其真空干燥研磨成粉，即得到黄芪总黄酮部位[31]。

4. *产业化过程中产生的废弃物资源化利用研究*

(1) 黄芪茎叶的资源化利用研究： 我国黄芪茎叶资源丰富，其产量是根的数倍，但大部分黄芪药材产地将其弃之为废物，或简单用于家畜饲料补充等粗放低值化利用。黄芪茎叶入药始载于《名医别录》，具有生津止渴、舒筋活血、消肿疗疮等功能。现代研究发现：黄芪茎叶含有与根部类似的皂苷类、多糖类、氨基酸类等类资源性化学成分，且果盛期其茎叶中总皂苷及总黄酮含量高于根部。动物实验显示，膜荚黄芪茎叶总黄酮对机体非特异性免疫及特异性体液免疫具有增强作用[32]。从黄芪茎叶分离得到的黄芪多糖具有抗氧自由基形成、增强免疫力、调节核酸和蛋白质代谢平衡、促进 DNA 合成的能力。黄芪茎叶中所含的黄芪皂苷类资源性化学成分对心血管系统具有重要作用。以上研究结果表明黄芪茎叶具有与中药黄芪相似的功效，具有潜在的药用价值。据此，有研究以黄芪茎叶为主要原料建立了同时分离黄芪总皂苷、总黄酮及总多糖的制备工艺（图 9－31），为黄芪茎叶资源的有效利用提供了技术支撑，其工艺流程为取黄芪地上部分粗粉，以乙醇溶液提取，提取液回收乙醇后经离子交换树脂柱或聚酰胺树脂柱色谱、大孔吸附树脂柱色谱分离，分别得黄芪总黄酮和总皂苷部位；醇提取后的黄芪茎叶滤渣再次经过水提取，水提液经浓缩和絮凝，得到黄芪总多糖部位[33]。此外，也可利用果盛期黄芪茎叶用于制备黄芪甲苷。

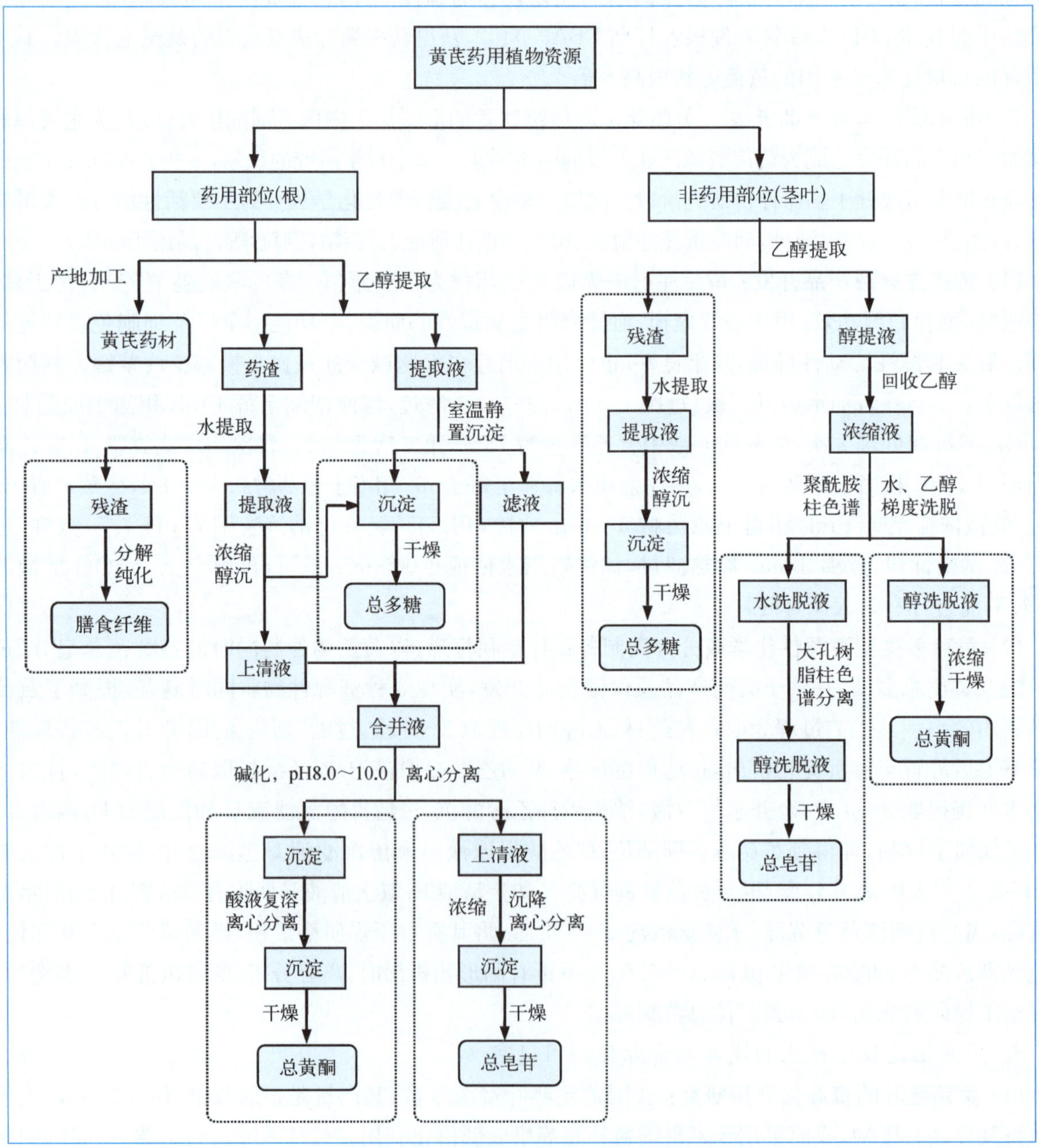

图 9－31 黄芪药用植物资源系统利用与产业化途径

近年来，随着人们资源节约意识的提高，出现以黄芪地上部分作为保健产品原料的应用实践，如以黄芪茎叶为原料，经采摘、杀青、熏制、烘干、粉碎、混匀、分装等工序可制成黄芪茶[34]；以天然野生黄芪的嫩茎、叶、花，辅以枸杞、灵芝、茶叶可制成北芪茶；也有报道利用黄芪茎叶作为冬虫夏草无性型——中国拟青霉固态发酵的基质，经固态培养之后，可获得含有粗多糖、虫草酸和水溶蛋白等功能成分的发酵产物，已应用于食品和医药保健等领域[35]。

此外，黄芪茎叶富含蛋白质，常作为畜禽饲料，可增强畜禽免疫功能，提高畜禽的生产性能和特色。

(2) 黄芪种子的资源化利用研究：仅山西省一地，黄芪种子的年产量为 3 万～4 万 kg，其中除少量被采摘用作育种外，大量的黄芪种子资源均没有被利用，造成了极大的资源浪费。有研究显示，黄芪种子总黄酮含量为 5.168 mg/g、总蛋白质含量为 41.78%，还含有 16 种氨基酸，总量为 36.15%[36]。值得进一步深入研究，统筹资源综合利用效率。

(3) 黄芪深加工过程产生药渣的资源化利用研究：我国以黄芪为原材料的中成药制品众多，生产厂家遍布全国，在生产过程中产生大量的黄芪药渣，传统处理方式通常为填埋焚烧，造成环境污染及资源浪费。研究显示，黄芪提取后产生的黄芪药渣仍残留大量资源性物质，如临床广泛应用的黄芪注射液，在其制备过程中采用水煎煮的方法提取黄芪皂苷等有效成分，大量的毛蕊异黄酮苷、芒柄花苷及其苷元毛蕊异黄酮、芒柄花素等异黄酮类资源性化学成分未能被有效提取出来，极大地浪费了黄芪资源。有研究以黄芪注射液生产加工后废渣为原料，采用匀浆萃取—混合酶诱导生物转化技术、负压空化提取技术、液液萃取技术、大孔吸附树脂富集技术、正相硅胶中压柱色谱技术以及低温析晶和重结晶技术等一系列高效提取、分离和纯化技术手段，可制备高纯度的芒柄花素和毛蕊异黄酮[37]。

黄芪药渣也可作为冬虫夏草无性型——中国拟青霉固态发酵的基质，制备兼具黄芪及虫草菌丝活性成分的发酵产物应用于食品和医药保健等领域[35]。其工艺为以黄芪药渣粉碎、灭菌后接种虫草菌种，在好氧条件下固态发酵，发酵产物经干燥、粉碎后得到富含粗多糖、虫草酸和水溶蛋白等功能成分的黄芪虫草粉。

黄芪药渣富含蛋白类资源性化学成分，可经发酵制备畜禽饲料添加剂，其制备流程为取黄芪药渣，按比例辅以 EM 原露、麦麸和红糖混合均匀，加入混合物质量 30%～60%的水搅拌均匀，放置 1.5～2 h 后装入发酵罐，封严压实，在 25～36℃培养 72～96 h 后，烘干即制成黄芪药渣禽畜饲料添加剂[38]。也有报道以黄芪药渣为原料(质量比为 55%)，辅以玉米粉(质量比为 30%)、麸皮(质量比为 10%)、尿素(质量比为 5%)配制成药渣真菌固体培养基，调 pH 5.0，接种蝉花菌(*Cordyceps cicadae*)，25～30℃发酵时间 240 h；发酵产物经 55℃干燥、粉碎、包装，辐照杀菌。发酵产品可用于制备具有免疫增强功能的饲料添加剂[39]。此外，黄芪药渣中含有不溶性纤维素类资源性物质，也可经分解、洗涤、纯化制备膳食纤维，用于制备健康食品。

参考文献

[1] 中国科学院中国植物志编辑委员会. 中国植物志(Vol. 42 第一分册)[M]. 北京：科学出版社，1993.

[2] 赵明，段金廒，黄文哲，等. 中国黄芪属药用植物资源现状及分析[J]. 中国野生植物资源，2006，19(6)：5-9.

[3] 秦雪梅，李震宇，孙海峰，等. 我国黄芪药材资源现状与分析[J]. 中国中药杂志，2013，38(19)：3234-3238.

[4] 余坤子，刘靖，洪浩，等. 黄芪种植产地与生态环境及饮片规格的调查研究[J]. 中国中药杂志，2010，35(9)：1112-1115.

[5] 刘立昌. 治补两益话黄芪[M]. 吉林：吉林科学技术出版社，2002.

[6] 严丽华，邵寅. 黄芪注射液的临床应用进展[J]. 中国药业，2013，22(5)：126-128.

[7] 罗洋,邹澍宣,黄宇虹.黄芪甲苷氯化钠注射液治疗冠心病心绞痛220例安全性及有效性评价[J].天津中医药大学学报,2008,27(1):11-14.
[8] 贺生中,王涛,周建强,等.黄芪多糖的免疫作用及其兽医临床应用[J].动物科学与动物医学,2004,21(7):39-41.
[9] 万春平.黄芪皂苷类组分生物活性研究进展[J].云南中医中药杂志,2011,32(8):79-81.
[10] Mamedova RP, Isaev MI. Triterpenoids from Astragalus plants[J]. Chemistry of Natural Compounds, 2004, 40(4): 303-357.
[11] Yang LP, Shen JG, Xu WC, et al. Secondary metabolites of the genus Astragalus: structure and biological activity update[J]. Chemistry & Biodiversity, 2013, 10(6): 1004-1054.
[12] 石海莲,吴大正,胡之壁.黄芪皂苷甲的研究进展[J].中国中药杂志,2008,43(8):565-567.
[13] 陈建真,吕圭源,叶磊,等.黄芪黄酮的化学成分与药理作用研究进展[J].医药导报,2009,28(10):1314-1316.
[14] 吴梅,谭睿.黄芪多糖研究进展[J].北川医学院学报,2013,28(1):17-22.
[15] 姜勇,金芳,鲍忠,等.不同来源黄芪药材中黄芪甲苷的定量分析[J].中国中药杂志,2006,31(11):930-933.
[16] 王宗权,贾继明,裴彩云,等.不同生长年限和采收期黄芪药材中3种黄芪皂苷的动态积累研究[J].中华中医药学刊,2013,31(7):1503-1505.
[17] 潘飞,冯毓秀,陈四保,等.黄芪类药用植物皂苷类成分分析[J].中国中药杂志,1995,20(7):391-393.
[18] 杨佳明,刘宝密,高慧英,等.黄芪地上部分黄芪总苷动态规律的研究[J].中医药学报,2006,34(3):36-38.
[19] 曹建军,王长如,梁宗锁,等.不同黄芪品种根中多糖的动态积累及多糖含量比较研究[J].西北植物学报,2006,26(6):1263-1266.
[20] Qi LW, Yu QT, Li P, et al. Quality evaluation of Radix Astragali through a simultaneous determination of six major active isoflavonoids and four main saponins by high-performance liquid chromatography coupled with diode array and evaporative light scattering detectors[J]. Journal of Chromatography A, 2006, 1134: 162-169.
[21] 石子仪,鲍忠,姜勇,等.不同来源黄芪药材中毛蕊异黄酮葡萄糖苷和芒柄花素的定量分析[J].中国中药杂志,2007,32(9):779-783.
[22] Yu QT, Qi LW, Li P, et al. Determination of seventeen main flavonoids and saponins in the medicinal plant Huang-qi (Radix Astragali) by HPLC-DAD-ELSD[J]. Journal of Separation Science, 2007, 30: 1292-1299.
[23] 程志鹏,梁隆,胡思玉,等.注射用黄芪皂苷的制备方法:中国, CN200510020402.9[P].2005-02-24.
[24] 韩英梅,赵娜夏,刘鹏,等.一种黄芪甲苷原料药的制备方法及其原料药和制剂:中国, CN200410007963.0[P].2004-03-19.
[25] 韩英梅,王亚静,赵专友,等.一种黄芪甲苷注射液及其制备方法:中国, CN200510014971.2[P].2005-09-02.
[26] 赵向国,宋风瑞,王淑敏,等.一种采用酸催化增加黄芪总提取物中黄芪甲苷含量的方法:中国, CN201110375402.6[P].2011-11-23.
[27] 周珮,叶丽,史训龙,等.一种通过微生物转化黄芪总皂苷制备黄芪甲苷的方法:中国, CN201010615265.4[P].2010-12-30.
[28] 鱼红闪,金凤燮.酶法水解黄芪皂苷糖基制备黄芪甲苷的方法:中国, CN200710012291.6[P].2007-07-30.
[29] 杜旻,胡之璧,王子艳,等 转外源基因技术提高黄芪甲苷含量:中国, CN200510026026.4[P].2005-05-20.
[30] 杜旻,胡之璧,刘涤,等.内源基因超量表达技术提高黄芪甲苷含量:中国, CN200510026025.X[P].2005-05-20.
[31] 池汝安,钟玲,张越非,等.从黄芪中同时提取和分离黄酮富集物、皂苷富集物和多糖的方法:中国, CN201210178208.3[P].2012-06-01.
[32] 陈虎虎,龚苏晓,张铁军,等.黄芪茎、叶的化学成分和药理作用研究进展[J].药物评价研究,2011,34(2):134-137.
[33] 尹辉,王东红,杜新刚,等.黄芪地上、地下部分综合开发利用的方法:中国, CN102266378[P].2011-12-07.
[34] 苏贵春.黄芪茶及其生产方法:中国, CN1099931[P].1995-03-15.

[35] 朱振元,丁丽娜,司传领,等.黄芪废弃物虫草发酵技术及应用:中国,CN101791329A[P].2010-08-04.
[36] 王永辉,刘甜甜,高丽,等.黄芪种子中总黄酮、总蛋白和氨基酸的含量测定[J].世界中西医结合杂志,2012,7(1):28-30.
[37] 付玉杰,祖元刚,闫明明,等.一种从黄芪废渣中提取、分离和纯化芒柄花素和毛蕊异黄酮的方法:中国,CN101775418A[P].2010-07-14.
[38] 田杏芳.王连民.利用黄芪药渣发酵生产禽畜饲料添加剂的方法:中国,CN101683124A[P].2010-03-31.
[39] 曹映海,张笑意.黄芪药渣发酵开发的植物源动物用免疫增强剂:中国,CN101731461A[P].2010-06-06.

（赵　明　郭　盛　董婷霞　段金廒）

枣类药用生物资源及其资源化利用研究

枣属(*Ziziphus*)为鼠李科(*Rhamnaceae*)植物中最具经济价值的一个属,全球约有170种,主要分布于亚洲和美洲的热带和亚热带地区,少数种在非洲,两个半球温带也有分布。我国是世界上枣属植物较丰富的国家,原产我国的有12种,3变种。其包括枣(*Ziziphus jujuba*)、滇刺枣(*Z. mauritiana*)、蜀枣(*Z. xiangchengensis*)、大果枣(*Z. mairei*)、山枣(*Z. montana*)、小果枣(*Z. oenoplia*)、球枣(*Z. laui*)、滇枣(*Z. incurva*)、褐果枣(*Z. fungii*)、毛果枣(*Z. attopensis*)、皱枣(*Z. rugosa*)、毛脉枣(*Z. pubinervis*)。除枣全国栽培外,其余多野生,分布于我国西南和华南地区,以云贵地区分布较为集中[1]。本属植物作为药用的主要有枣、酸枣(*Z. jujuba* var. *spinosa*)和滇刺枣。其中,枣之干燥成熟果实入药称大枣(Jujubae Fructus),其味甘、性温,具补中益气、养血安神之功效;酸枣之干燥成熟种子入药称酸枣仁(Ziziphi Spinosae Semen),其味甘、酸,性平,具养心补肝、宁心安神、敛汗、生津之功效。滇刺枣之干燥成熟种子,名滇枣仁或理枣仁,在云南及其周边地区常作为地方习用药材,功效与酸枣仁相似[2]。

1. 大枣资源　枣为落叶小乔木,稀灌木;树皮褐色或灰褐色;短枝和无芽小枝紫红色或灰褐色,呈之字形曲折,具2个托叶刺。叶纸质,卵形,卵状椭圆形,或卵状矩圆形;托叶刺纤细,后期常脱落。花黄绿色,两性,单生或2~8个密集成腋生聚伞花序。其主要药用部位核果矩圆形或长卵圆形,成熟时红色,后变红紫色,中果皮肉质,厚,味甜,核顶端锐尖,基部锐尖或钝。花期6~7月,果期8~9月。

我国枣种质资源十分丰富。据统计,在我国有近1 000个枣栽培品种,且近年来仍有新品种不断培育成功的报道。全世界约98%的枣种质资源和枣产量集中在我国。同时,枣也是我国当今第一大干果。枣树是我国特有的果树资源和独具特色的优势果树树种,其对气候、土壤的适应能力强,是我国分布最广的果树之一,大致在北纬23°~42.5°、东经76°~124°的区域,目前除黑龙江省、西藏自治区外,各省均有分布,其栽培地区的北缘从我国东北地区辽宁省的沈阳市、朝阳市,经河北省的张家口市,内蒙古自治区的宁城县,沿呼和浩特市到包头市大青山的南麓,宁夏回族自治区的灵武市、中宁县,甘肃省河西走廊的临泽县、敦煌市,直到新疆维吾尔自治区的昌吉;最南到广西壮族自治区的平南,广东省的郁南等地;最西到新疆维吾尔自治区西部的喀什市、疏附县;最东到辽宁省的本溪市和东部沿海各地。枣树垂直分布在华北和西北地区可达海拔1 300~1 800 m,在低纬度的云贵高原可达2 000 m。

2. 酸枣资源　酸枣常为落叶灌木或小乔木;老枝灰褐色,幼枝绿色;具2个托叶刺,长可达2 cm。叶较小,纸质,椭圆形至卵状披针形;核果小,矩圆形或长卵圆形,直径0.7~1.2 cm;外果皮厚,成熟时红至深红色,中果皮肉质薄,味酸至甜酸;核圆至长圆形,两端钝,具1或2粒种子,种仁饱满。花期6~7月,果期8~9月。

我国酸枣资源丰富，除黑龙江省、西藏自治区等省区外，北纬23～43°的省区均有分布。其中尤以山西省、陕西省、河北省、河南省、山东省、辽宁省等地的低山丘陵区为多，约占资源总量的90%左右。常生于向阳干燥山坡、丘陵、岗地或平原。酸枣对环境的适应能力较强，不仅喜温、光照，而且抗旱，在干旱和半干旱地区均可以生长，是防风护林、水土保持和绿化环境的优良树种。目前，我国酸枣资源主要为野生，人工种植酸枣多作为嫁接大枣的砧木。在长期的自然选择过程中，酸枣形成了众多的变异类型。目前发现的酸枣品种也多达60余种，依果肉风味不同可分为酸味酸枣、酸甜味酸枣和甜味酸枣；依果形不同可分为圆酸枣、椭圆酸枣、扁圆酸枣和柱形酸枣等[3]。

3. 滇刺枣资源　滇刺枣，亦称毛叶枣，为常绿乔木或灌木，高可达15 m；幼枝被黄灰色密绒毛，小枝被短柔毛，老枝紫红色，有2个托叶刺。叶纸质至厚纸质，长2.5～6 cm，宽1.5～4.5 cm。花绿黄色，两性。核果矩圆形或球形，长1～1.2 cm，直径约1 cm，橙色或红色，成熟时变黑色；中果皮薄，木栓质，内果皮厚，硬革质，2室，具1或2种子；种子宽而扁，长6～7 mm，宽5～6 mm，红褐色，有光泽。花期8～11月，果期9～12月。

滇刺枣在我国主产于云南省、四川省、广东省、广西壮族自治区等地。在中国台湾地区、福建省及海南省等地有引种栽培变种名"青枣"作为水果应用。生于海拔1 800 m以下的山坡、丘陵、河边湿润林中或灌丛中。斯里兰卡、印度、阿富汗、越南、缅甸、马来西亚、印度尼西亚、澳大利亚及非洲也有分布。

一、资源利用现状

目前，枣属药用植物资源利用仍以其果实、种子作为药品或食品应用为主。其中作为药品应用时又多以饮片配伍或作为制剂原料为主，少见深加工产品。

1. 大枣资源　大枣为临床常用中药，常与生姜、甘草同用，主治脾虚食少、乏力便溏、妇人脏躁等症。多用于临床配方及成方制剂，如姜枣祛寒颗粒、当归红枣颗粒、芪枣颗粒、杞枣口服液、姜枣颗粒等。大枣也是药食同源品种，具有较高的营养价值，目前其资源消耗仍以鲜果或干果应用于食品领域为主。以大枣为原料加工制成的保健食品日益丰富，主要包括红枣饮料、红枣糖果、红枣发酵品等。此外，大枣非药用组织器官也多在医药领域中应用。枣核烧后研末敷，具解毒、敛疮之功，可用于治疗臁疮、牙疳；枣树叶可用于治疗小儿发热、疮疖、热痱、烂脚、烫火伤等症；枣树皮煎汤内服可用于治疗泄泻、痢疾、咳嗽、崩漏等症，煎汤外洗或研末撒可治疗外伤出血、烧烫伤等；枣树根则具有调经止血、祛风止痛、补脾止泻之功(表9-13)。

表9-13　以大枣资源植物为原料生产的主要产品及其资源价值

产品名称	利用部位/物质	资源价值
大枣多糖	成熟果实/多糖类	医药、保健功能(提高免疫力)
大枣提取物	成熟果实/糖类、萜类、黄酮类	医药、保健功能(提高免疫力)
纤姿枣	成熟果实	保健食品(养颜、修身)
枣奶	成熟果实	保健食品
枣皮红色素	成熟果实/色素类	食用色素
大枣香精	成熟果实	食用、烟草用香精
大枣叶茶	叶	保健食品(安神利眠)
枣叶甜味抑制剂	叶/三萜皂苷类	矫味剂(甜味抑制)
枣核活性炭	果核	活性炭吸附剂

2. 酸枣资源　酸枣成熟种子酸枣仁是中医临床常用的安神药物，主要用于神经衰弱、失眠、多梦及以情绪或神志障碍为主要表现的精神系统疾病的治疗，现已开发的成方制剂主要有安神胶囊、安神宝颗粒、复方枣仁胶囊等。酸枣仁也是药食同源品种，常用于具有改善睡眠质量、促进学习记忆能力等功能性保健食品开发。酸枣果肉营养物质含量丰富，目前在食品领域多有应用，如酸枣汁饮料、酸枣果酒、酸枣果醋等。此外，酸枣果肉尚可用于出血、腹泻等症的治疗；酸枣花可用于治疗金疮内漏、目昏不明；酸枣叶可用于治疗臁疮；酸枣刺可用于治疗痈肿、喉痹、尿血、腹痛等症；酸枣树皮可用于治疗烧烫伤、外伤出血；酸枣根可用于治疗失眠、神经衰弱等症(表 9－14)。

表 9－14　以酸枣资源植物为原料生产的主要产品及其资源价值

产　品　名　称	利用部位/物质	资　源　价　值
酸枣仁配方颗粒	成熟种子	医药、保健功能
枣仁安神胶囊/颗粒/口服液	成熟种子	医药、保健功能(改善睡眠)
酸枣仁油滴丸	成熟种子/脂肪酸	医药、保健功能(调节血脂)
酸枣仁提取物	成熟种子/皂苷类	医药中间体
酸枣仁软胶囊	成熟种子/皂苷类、黄酮类	保健功能(改善睡眠)
酸枣仁油软胶囊	成熟种子/脂肪酸	保健功能(改善睡眠)
酸枣仁茶	成熟果实	保健功能(改善睡眠)
酸枣全果油	成熟果实	保健功能(改善睡眠)
健眠枣仁胶囊	成熟果实	保健功能(改善睡眠)
酸枣汁	成熟果实	保健饮品
酸枣果酒	成熟果实	保健饮品
酸枣果醋	成熟果实	保健饮品
酸枣叶茶	叶	保健功能(改善睡眠)
酸枣核活性炭	果核	活性炭吸附剂

3. 滇刺枣资源　酸枣成熟种子在云南省及周边地区常作为地方习用药材，其功效与酸枣仁相似，现药材市场多见有混充酸枣仁销售。滇刺枣为紫胶虫的主要寄主，可用于化工原料紫胶的生产。

二、资源性化学成分

枣属植物中所含有的化学成分类型较为复杂，主要含有三萜及其皂苷类、黄酮类、生物碱类、甾醇类、核苷类、脂肪油类及糖类等化学成分可供资源化利用[4]。

1. 三萜类资源性化学成分　枣属植物中的三萜类化学成分多分布于果肉、种子及叶片中。按是否与糖结合，可分将其为游离型三萜类及与糖结合形成的三萜皂苷类资源性化学成分两大类。

(1) 游离型三萜类：存在于枣属药用植物中的游离型三萜类资源性化学成分多具有抗肿瘤、抗炎、抗病原微生物、保肝等多重生理活性，多存在于其果肉及叶片中。主要以羽扇豆烷型、齐墩果烷型、乌苏烷型及美洲茶烷型等五环三萜类资源性化学成分为主。常见的资源性化学成分有羽扇豆烷型的白桦脂酸(betulinic acid)、麦珠子酸(alphitolic acid)和白桦脂酮酸(betulonic acid)；齐墩果烷型的齐墩果酸(oleanolic acid)、马斯里酸(maslinic acid)和齐墩果酮酸(oleanonic acid)；乌苏烷型的熊果酸(ursolic acid)、2α－羟基乌苏酸(2α－hydroxyursolic acid)和乌苏酮酸(ursonic acid)，以及 19 位具羟基的坡模堤酸(pomolic acid)和坡模堤酮酸(pomonic acid)等；美洲茶烷型的美洲茶酸(ceanothic acid)、表美洲茶酸

(epiceanothic acid)、大枣新酸(zizyberanal acid)、zizyberanalic acid、zizyberenalic acid 和 ceanothenic acid 等[5~7]。此外,尚有2位或3位羟基的芳香酸酯化产物[8]。其中,美洲茶烷型资源性化学成分被认为是由2,3位邻羟基羽扇豆烷型化学成分经水解,A环开环后重新闭合为五元环而形成的产物,是自然间较为少见的一类三萜酸类资源性化学成分,目前发现主要分布于鼠李科,其中在枣属植物中较为常见。

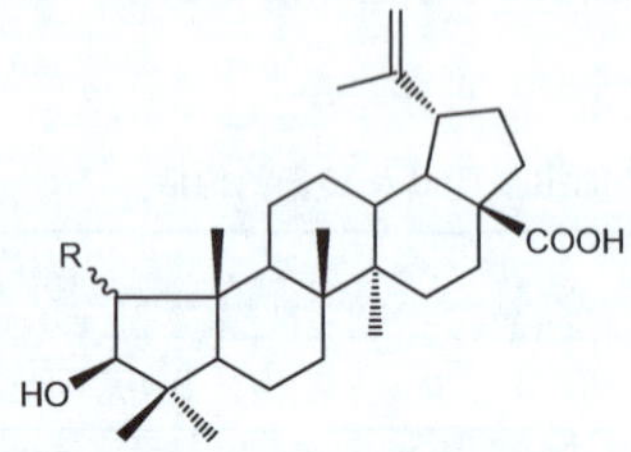

美洲茶酸　R = α COOH
表美洲茶酸　R = β COOH

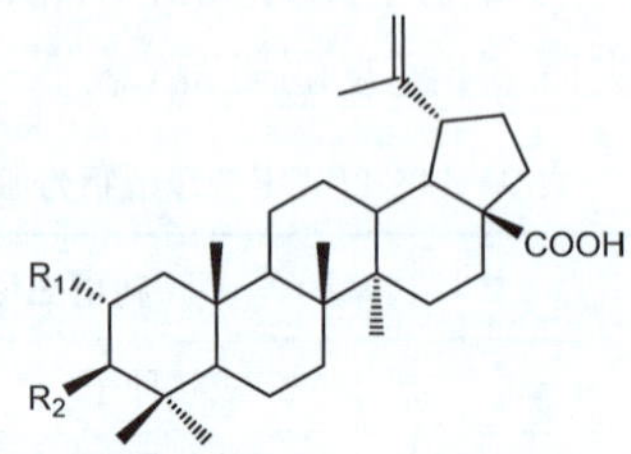

麦珠子酸　R_1 = OH,R_2 = OH
白桦脂酸　R_1 = H,R_2 = OH
桦木酮酸　R_1 = H,R_2 = O

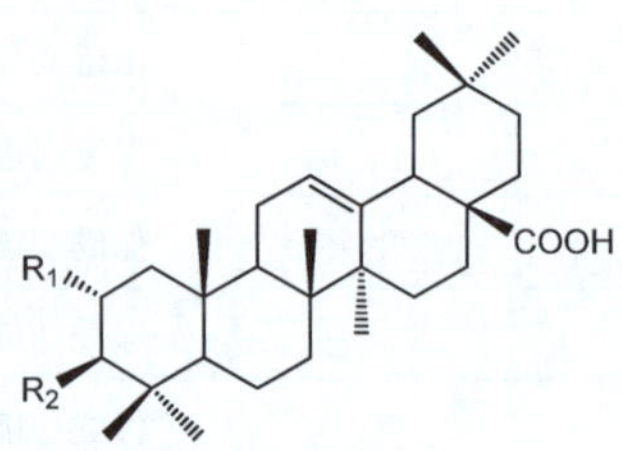

马斯里酸　R_1 = OH,R_2 = OH
齐墩果酸　R_1 = H,R_2 = OH
齐墩果酮酸　R_1 = H,R_2 = O

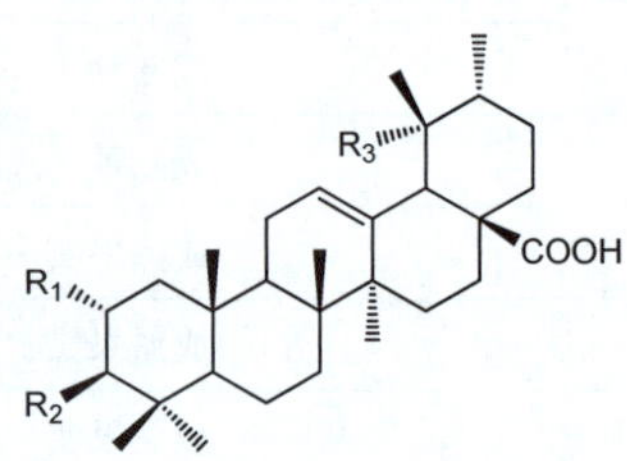

2α-羟基熊果酸　R_1 = OH,R_2 = OH,R_3 = H
熊果酸　R_1 = H,R_2 = OH,R_3 = H
熊果酮酸　R_1 = H,R_2 = O,R_3 = H
坡模堤酮酸　R_1 = H,R_2 = O,R_3 = OH

(2) 三萜皂苷类: 枣属药用植物中的三萜皂苷类资源性化学成分,主要分布于其种子及叶片中。其中,存在于酸枣仁中的三萜皂苷类化学成分具有镇静催眠、调节血脂、保护心肌、降压、抗动脉粥样硬化等药理活性;存在于枣属植物叶片中的三萜皂苷类化学成分则具有甜味抑制作用,可开发为甜味抑制剂。其苷元多为达玛烷型四环三萜,糖多取代在C-3、C-23位(图9-32)。取代糖主要有*L*-鼠李糖、*D*-葡萄糖、*L*-阿拉伯糖、*L*-夫糖、*D*-木糖、*L*-6-脱氧塔络糖和乙酰鼠李糖等。目前分离得到的该类资源性化学成分主要有存在于酸枣仁中的酸枣仁皂苷(jujuboside)A、A_1、B、B_1、C、E、G、H、乙酰酸枣仁皂苷(acetyljujuboside)B及原酸枣仁皂苷(protojujuboside)A、B、B_1等;存在于枣及酸枣叶片中的zizyphus saponin Ⅰ~Ⅲ、jujubasaponin Ⅰ~Ⅵ等[9,10]。

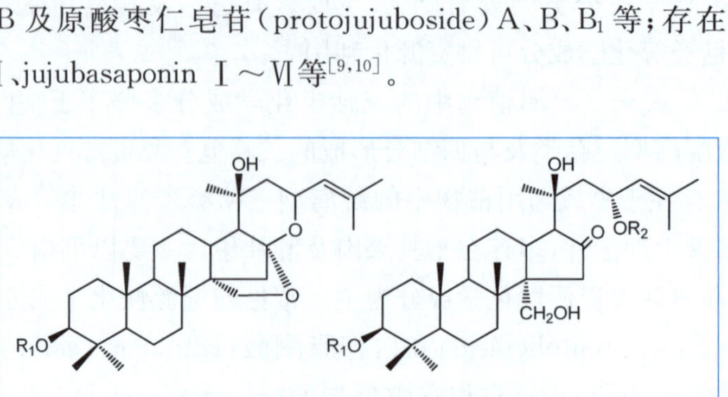

Ⅰ型母核　　Ⅱ型母核

图9-32　酸枣仁中达玛烷型三萜皂苷母核结构

2. 其他类资源性化学成分

(1) 黄酮类：从枣属植物中发现的黄酮类资源性化学成分主要分布于种子、果实及叶片中。其中果实和叶片中含有的黄酮类资源性化学成分主要为黄酮氧苷，糖多取代在 C－3 位，如芦丁、山柰酚-3－*O*-芸香糖苷等[11]。从酸枣仁中分离得到的黄酮类资源性化学成分除山柰酚-3－*O*-芸香糖苷外，多为黄酮碳苷，糖多取代在 C－6 或 C－8 位，如棘苷(spinosin)、酸枣黄素(zivulgarin)、6‴-芥子酰斯皮诺素(6‴-sinapoylspinosin)、6‴-阿魏酰斯皮诺素(6‴-feruloylspinosin)、6‴-对香豆酰斯皮诺素(6‴-*p*-coumaroylspinosin)、6‴-对羟基苯甲酰斯皮诺素(6‴-*p*-hydroxybenzoylspinosin)、当药素(swertisin)、异牡荆素(isovitexin)、6,8-二-*C*-葡萄糖基芹菜素(vicenin Ⅱ)、葛根素(puerarin)、异斯皮诺素(isospinosin)、6‴-阿魏酰异斯皮诺素(6‴-feruloylisospinosin)、异牡荆素-2″-*O*-*β*-*D*-葡萄糖苷(isovitexin2″-*O*-*β*-*D*-glucopyranoside)等[12]。

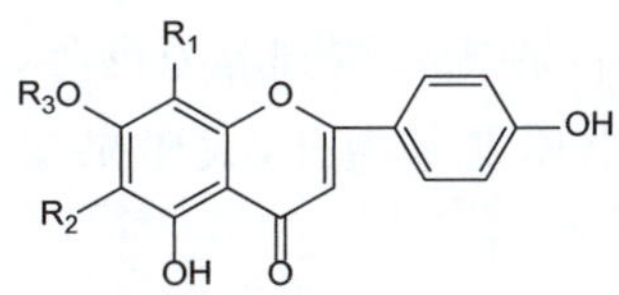

棘苷 R_1=H R_2=glc $\xrightarrow{2}$ glc R_3=CH_3
异斯皮诺素 R_1=glc $\xrightarrow{2}$ glc R_2=H R_3=CH_3
酸枣黄素 R_1=H R_2=glc $\xrightarrow{4}$ glc R_3=CH_3
当药素 R_1=H R_2= glc R_3=CH_3
异牡荆素 R_1=H R_2= glc R_3=H

(2) 生物碱类：枣属植物中富含生物碱类资源性化学成分，主要分布于其根皮、干皮及种子部位。目前发现的生物碱类资源性化学成分主要有环肽类生物碱和异喹啉类生物碱两大类。

枣属植物是自然界发现的环肽类生物碱主要集中的属之一，且数量较多，特征性强。根据其骨架结构可分为两个类型：具十三元环的间柄型，如无刺枣环肽(daechucyclopride)Ⅰ、无刺枣因(daechuine)S3和S6～10、jubanine A、jubanine B、jubanine D 等；具十四元环的对柄型，如无刺枣因(daechuine)S1、daechuine S2、daechuine S4、daechuine S5、jubanine C、酸枣仁碱(sanjoinine)A、sanjoinine B、sanjoinine D、sanjoinine F、sanjoinine G_1、sanjoinine G_2、安木非宾碱(amphibine)D 及酸枣仁环肽(sanjoineine)等。该类资源性化学成分具弱碱性，分子中边链氨基酸主要有 Leu、Ile、Val、Pro、Thr、Trp、Phe、Ala 及它们的氮甲基衍生物[4,13]。异喹啉类生物碱主要包括在果实中存在的光千金藤碱(stepharine)、*N*-去甲基荷叶碱(*N*-nornuciforine)和巴婆碱(asimilobine)，枣树根皮中含有的异欧鼠李碱(frangulanine)、adolietine X 及衡州乌药碱(coclaurine)，枣树叶中存在的有普洛托品(protopine)、小檗碱(berberine)、异波尔定碱(isoboldine)、降异波尔定碱(norisoboldine)、yuzipnine 和 yuzirine 等。

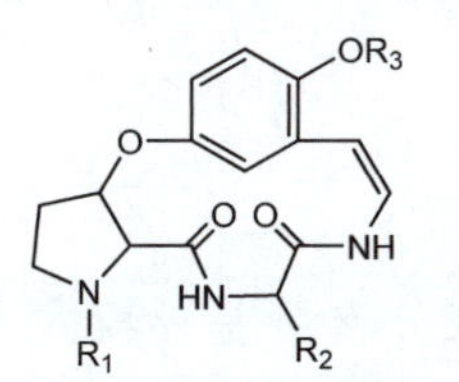

无刺枣环肽Ⅰ R_1=N,N-Me_2Phe R_2= C_3H_6(Me) R_3= H
无刺枣因 S3 R_1= N,N-Me_2Ile-Ile R_2= C_3H_6(Me) R_3= Me
无刺枣因 S6 R_1=N,N-Me_2Phe R_2= C_3H_6(Me) R_3= Me
无刺枣因 S7 R_1=N,N-Me_2Leu R_2= $(CH_3)_2CHCH_2$ R_3= Me
jubanine A R_1= N,N-Me_2Phe-Phe R_2= C_3H_6(Me) R_3= Me
jubanine B R_1= N,N-Me_2Phe-Phe R_2= Benzyl R_3= Me

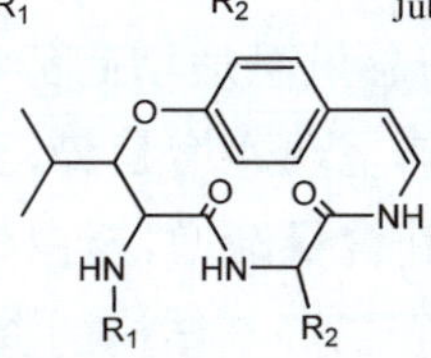

无刺枣因 S1 R_1= N,N-Me_2Phe R_2= $(CH_3)_2CHCH_2$
无刺枣因 S2 R_1= N,N-Me_2Ile R_2= $(CH_3)_2CHCH_2$
无刺枣因 S4 R_1= N,N-Me_2Leu R_2= $(CH_3)_2CHCH_2$
无刺枣因 S5 R_1= N,N-Me_2Val R_2= $(CH_3)_2CHCH_2$

(3) 核苷类：大枣及酸枣果肉富含环核苷酸类资源性化学成分 cAMP 及 cGMP，其中尤以大枣果肉含量为高。此外，本课题组尚在大枣果肉中发现尿苷(uridine)、鸟苷(guanosine)、胞苷(cytidine)、次黄嘌呤(hypoxanthine)、腺嘌呤(adenine)、鸟嘌呤(guanine)及尿嘧啶(uracil)等核苷及碱基类化学成分[14]。

(4) 糖类：枣属植物中的多糖类资源性化学成分是一类非常重要的生物活性物质，具有增强免疫、改善胃肠环境等作用。但现有研究多集中于大枣果肉多糖的研究，其他种研究相对较少。大枣中含有的多糖类化学成分大致可分为水溶性中性多糖和酸性多糖，其中酸性多糖又称为大枣果胶。研究显示，大枣中的酸性多糖其单糖组成主要为 *L*-鼠李糖、*L*-阿拉伯糖、*D*-半乳糖、*D*-甘露糖和 *D*-半乳糖醛酸；其主链多为 *a*-*D*-(1→4)-聚半乳糖醛酸或与(1→2)-*L*-鼠李糖残基和(1→2,4)-*L*-鼠李糖残基交联形成，多具支链，且多连接于主链鼠李糖基 *O*-4 位。此外，有报道尚从金丝小枣中分离得到糖蛋白 ZSG4b，其平均分子质量为 140 kD，其中糖含量为 83.5%，蛋白含量为 9.7%；单糖组成为鼠李糖、阿拉伯糖、甘露糖、半乳糖(摩尔比例为 13.8∶4∶3∶8)以及相对含量 29%的半乳糖醛酸；其氨基酸组成主要为 Asp、Glu、Ser、Thr 和 Leu，且蛋白与糖通过氧键相连[14]。

此外，枣属植物果实中富含果糖、葡萄糖及蔗糖等单/双糖类成分，其中大枣果肉中 3 种糖类成分的总量可达干果重的 50%以上。

(5) 氨基酸类： 大枣果实富含氨基酸类资源性化学成分，其中以脯氨酸平均含量最高，达 2.67 mg/g，其次为天冬酰胺(0.70 mg/g)；8 种必需氨基酸中，除部分品种未检测到苏氨酸外，其余 7 种氨基酸类资源性化学成分均广泛存在于各样品中。此外，除组成蛋白质氨基酸外，大枣果实中尚含有非蛋白氨基酸：γ-氨基丁酸、羟脯氨酸和瓜氨酸[15]。

(6) 脂肪油类： 枣属药用植物种子中富含脂肪油，其中酸枣种子中含大约 32%的脂肪油，以不饱和脂肪酸居多，主要为油酸、亚油酸、棕榈酸、硬脂酸、亚麻酸、花生酸、花生烯酸、山芋酸。酸枣仁脂肪油中非皂化物含量约为 1.6%，含量最高的为角鲨烯。研究显示：酸枣仁脂肪油具有调节血脂作用，已广泛用于具有降血脂及保护心脑血管作用药物及保健食品的开发。

此外，本课题组首次在枣属植物果实及种子中发现神经酰胺及脑苷脂类化学成分[16]；枣属药用植物果实及种子中尚含有植物甾醇类资源性化学成分以及维生素及矿物质元素等。在无刺枣(*Ziziphus jujuba* var. *inermia*)果实中尚含有无刺枣苄苷(zizybeoside)Ⅰ和无刺枣苄苷Ⅱ、无刺枣催吐醇苷(zizyvoside)Ⅰ和无刺枣催吐醇苷Ⅱ、长春花苷(roseoside)等糖苷类化学成分。

三、资源性化学成分动态积累与分析评价

枣属植物在我国分布范围较广，其中尤以大枣分布最为广泛，广布于我国大部地区，且栽培品种繁多；枣属植物中所含的资源性化学成分随品种、产地、采收期不同其含量均有差异，且不同组织器官其资源性化学成分分布量也存在差异。因此，开展我国枣属主要药用资源植物中资源性化学成分动态评价，将为其高效利用提供支撑。

1. 药材形成过程资源性化学成分动态评价

(1) 不同采收期的资源化学评价

1) 三萜类： 大枣果实发育过程中其三萜酸类资源性化学成分含量差异较大。在果实整个发育期中，随着果实的逐渐成熟，其 10 种三萜酸类资源性化学成分的总量呈递增趋势(图 9-33)。其中，羽扇豆烷型及美洲茶烷型资源性化学成分含量均随果实的逐渐成熟呈现递增趋势，至成熟时含量达到最高；而齐墩果烷型和乌苏烷型资源性化学成分则随果实逐渐成熟其含量渐增，至白熟期含量达到最大值，之后又下降。不同类型资源性化学成分中，硬核期前均为具 2,3-二羟基结构的资源性化学成分含量为最高，之后随果实逐渐成熟，具 3-羰基结构的资源性化学成分含量快速增加，在白熟期及成熟期均以其含量为最高。其总三萜含量以白熟期最高，随果实成熟含量逐渐下降[17]。

2) 核苷类： 以灵武长枣为受试样品进行枣果中核苷类资源性化学成分积累规律研究，结果显示(图 9-34)：多数核苷及碱基类资源性化学成分均伴随大枣果实生长发育全过程；尿苷、腺嘌呤、腺苷随大枣

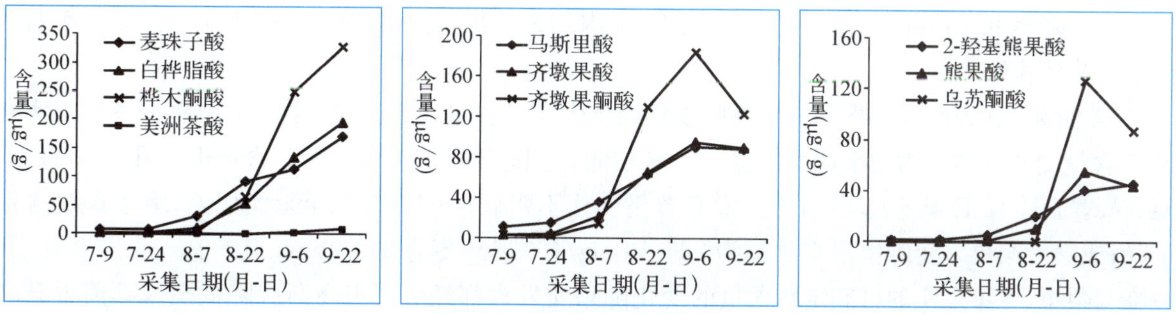

图 9-33　果实不同成熟期大枣果肉中三萜酸类资源性化学成分积累动态

果实逐渐成熟，其含量渐次降低，至成熟时含量最低；胞苷含量随果实逐渐成熟而递增；次黄嘌呤在硬核期前其含量呈下降趋势，后逐渐升高，至白熟期含量最高，成熟时含量有所下降；cAMP 和 cGMP 在白熟期前含量呈缓慢增长趋势，之后其含量迅速升高，至成熟时达到最高[17]。

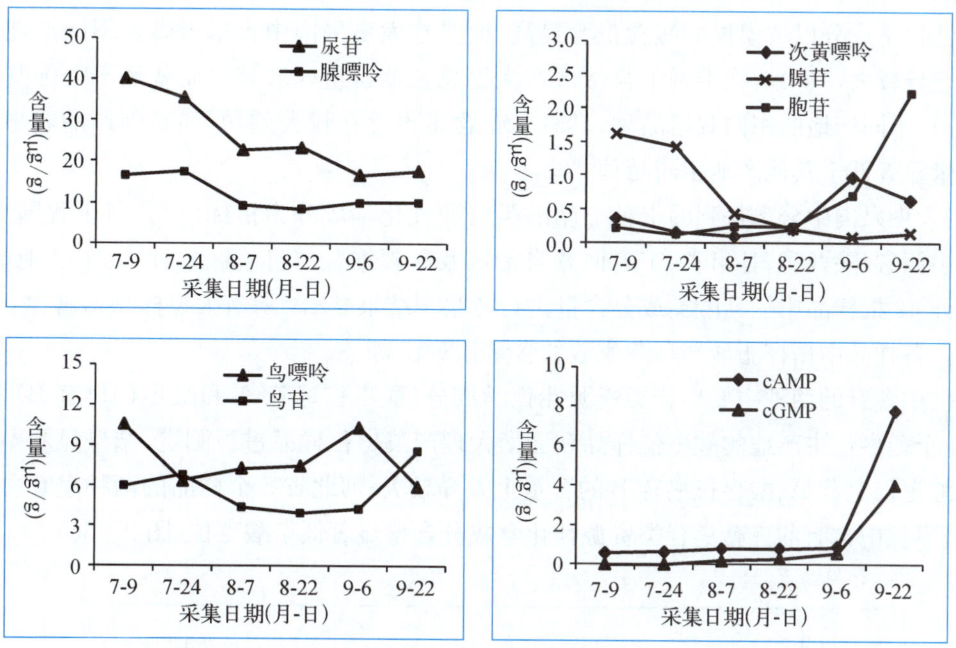

图 9-34　果实不同成熟期大枣样品中核苷及碱基类资源性化学成分动态变化

3）糖类：在大枣果实整个发育期中，随着果实的逐渐成熟，葡萄糖及果糖含量呈递增趋势，蔗糖在硬核期前未检测到，之后随果实逐渐成熟含量持续上升。三种糖类资源性化学成分均为白熟期后增长显著，表明大枣果实在白熟期后进入糖类资源性化学成分快速积累阶段(图 9-35)[17]。

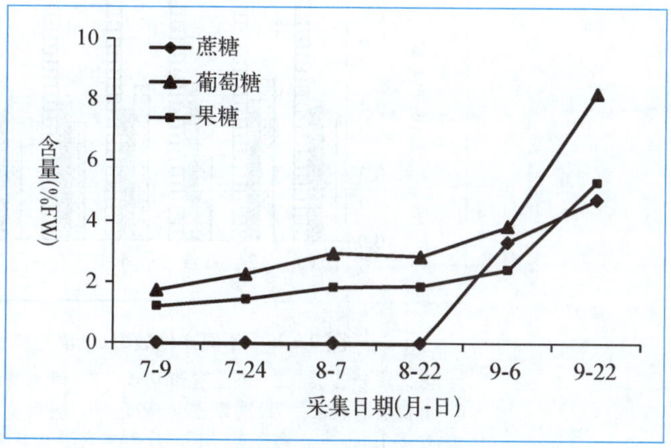

图 9-35　果实不同成熟期大枣样品中糖类资源性化学成分积累动态

4）氨基酸类：在大枣果实整个发育期中，随着果实的逐渐成熟，氨基酸类资源性化学成分总量呈先上升后又下降的变化趋势，其中以天冬酰胺含量变化最为显著，其含量从其结实起 50 d 内增加了近 20 倍达到 31.85 mg/g，而至其成熟时其含量下降至 9.15 mg/g。Pro 在结实后 80 d 内均未检出，之后其含量快速增加，表明白熟期后为 Pro 的主要积累期[18]。

5）其他类：比较临漪梨枣和冬枣不同成熟期维生素 C 含量变化。结果显示：梨枣与冬枣果实的维生素 C 含量变化总体上为幼果期维生素 C 含量较低，随果实的增长，维生素 C 含量迅速升高；7 月 15 日升至高峰。7 月 15 日至 8 月 15 日维生素 C 含量变化不明显。8 月 15 日至果实成熟，维生素 C 含量迅速下降；成熟时梨枣果实维生素 C 含量为 226.13 mg/100 g，冬枣为 249.16 mg/100 g。

临漪梨枣、冬枣果实的可滴定酸含量的变化随果实发育都经历了由高渐次降低至成熟前再升高的趋势，从整个枣果生长期来看，梨枣果实可滴定酸含量高于冬枣。

（2）不同产地、不同品种的资源化学评价

1）三萜类：大枣、酸枣、滇刺枣三种药用植物果实中总三萜含量由高到依次为酸枣（0.76%）＞大枣（0.57%）＞滇刺枣（0.19%）；在大枣不同栽培品种中，含量最高的为山东省沾化县产的冬枣，含量达 1.39%，最低的为新疆维吾尔自治区和田县产的酸枣，含量达 0.25%；研究尚发现，酸枣果肉中所含的三萜酸类资源性化学成分以坡模提酮酸含量为最高，而其在大枣果肉中含量极微。不同产地大枣样品中总三萜含量差异较大，其中新疆维吾尔自治区产大枣总三萜含量（0.29%）显著低于全国其他地区平均水平（0.60%）；不同产地的相同栽培品种，其总三萜含量也存在较大差异，如新疆产的骏枣、梨枣、灰枣中总三萜含量显著低于其他产地相同品种[19]。

此外，以大枣果肉中分离得到的十种三萜酸类资源性化学成分为指标，对分布于我国河南省、山东省、河北省、山西省、陕西省、甘肃省、宁夏回族自治区及新疆维吾尔自治区共计 22 个产地的 36 个大枣栽培品种共计 42 批样品中三萜酸类成分含量进行考察。结果显示：所有大枣样品均富含三萜酸类资源性化学成分。各样品中白桦脂酸与乌苏酮酸的含量相对较高[20]。

以酸枣仁中含有的两种主要皂苷类资源性化学成分（酸枣仁皂苷 A 和酸枣仁皂苷 B）为指标，对分布于我国 11 个酸枣仁主产地的酸枣仁样品和云南大理产滇枣仁样品进行测定，结果显示不同产地酸枣仁各样品在酸枣仁皂苷 A、酸枣仁皂苷 B 的含量上差异较大；河北省 5 个样品的两种皂苷含量明显高于其他产地；滇枣仁中含有的三萜皂苷类资源性化学成分含量显著低于酸枣仁（图 9－36）[21]。

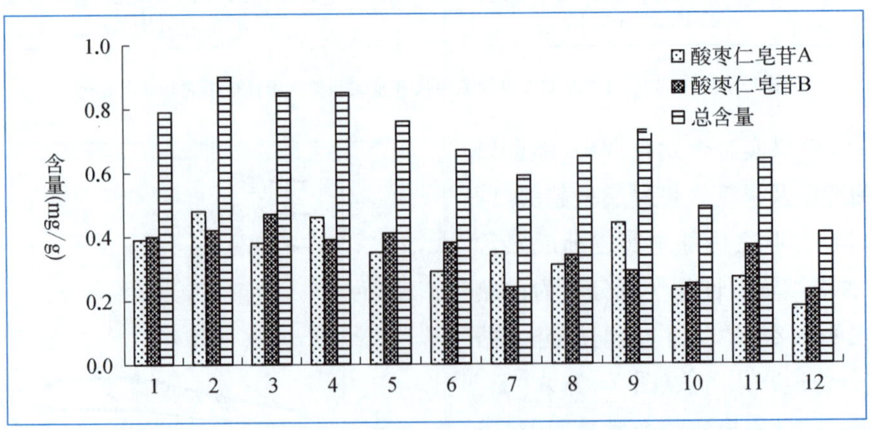

图 9－36　不同产地酸枣仁（滇枣仁）皂苷类资源性化学成分含量比较

1. 河北省迁西县　2. 河北省遵化市　3. 河北省安国市　4. 河北省青龙县　5. 河北省武安市　6. 山西省左权县　7. 陕西省宝鸡市　8. 陕西省铜川市　9. 辽宁省朝阳市　10. 河南省三门峡市　11. 山东省烟台市　12. 云南省大理白族自治州（滇枣仁）

2）黄酮类：对分布于我国河北省和山东省 7 个产地的酸枣仁样品中两种主要黄酮碳苷（棘苷和

6‴-阿魏酰斯皮诺素)进行了分析测定。结果显示(图 9－37)：不同产地酸枣仁各样品棘苷含量均高于6‴-阿魏酰斯皮诺素；各样品黄酮苷含量差异较大，山东省临沂市产酸枣仁样品中两种黄酮苷含量最高，山东省济南市、枣庄市产酸枣仁样品中两种黄酮苷含量较小；河北省三地酸枣仁样品中两种黄酮苷含量差异较小。该结果提示河北省产酸枣仁药材质量较稳定。

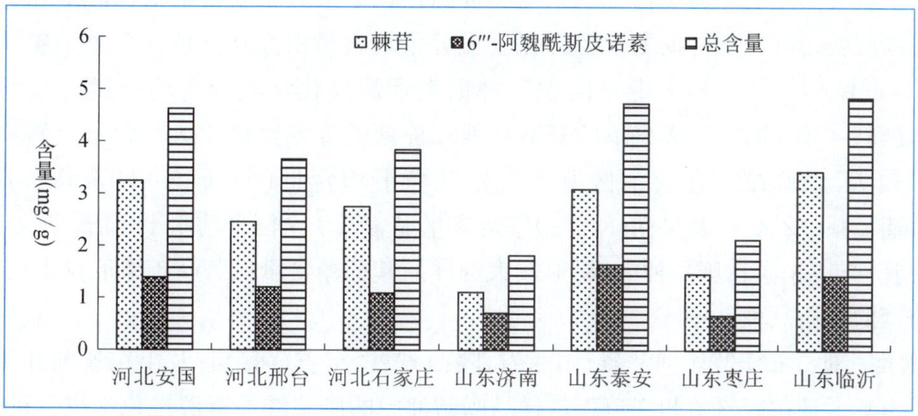

图 9－37 不同产地酸枣仁中黄酮苷类资源性化学成分含量比较

采用分光光度法比较酸枣仁与滇枣仁中总黄酮苷含量，结果显示滇枣仁中黄酮苷含量(1.82 mg/g)高于酸枣仁(1.22 mg/g)。

枣、酸枣、滇刺枣三种药用植物果实中总黄酮平均含量由高到依次为酸枣(0.92%)＞大枣(0.29%)＞滇刺枣(0.13%)；大枣不同栽培品种其总黄酮含量存在较大差异，其中最高的为安徽省芜湖市产菱枣品种，其含量达 0.80%，其次为河北省阜平县产阜平大枣(0.61%)，最低的为新疆维吾尔自治区和田地区产的骏枣品种，其含量仅为 0.06%；不同产地样品之间总黄酮含量也见显著差异，其中新疆维吾尔自治区产大枣样品其总黄酮平均含量(0.10%)远低于其他地区平均水平(0.31%)；新疆维吾尔自治区产酸枣样品其总黄酮含量也低于其他地区所产酸枣样品。

3) 核苷类：对分布于我国北方共计 26 个产地的 43 个大枣栽培品种共计 49 批大枣果肉样品中核苷及碱基类资源性化学成分进行了分析。结果显示(图 9－38)，所试大枣样品中普遍含有环磷酸腺苷、环磷酸鸟苷、尿苷、鸟苷、腺嘌呤、次黄嘌呤、鸟嘌呤、胞苷及尿嘧啶 9 种核苷及碱基类资源性化学成分。其中，平均含量较高的资源性化学成分为环磷酸腺苷和尿苷，分别达到 189.24 μg/g 和 152.25 μg/g 样品干重，平均含量最小的为次黄嘌呤，为 5.77 μg/g。不同栽培品种，其核苷含量差异较大，其中环磷酸腺苷含量最高

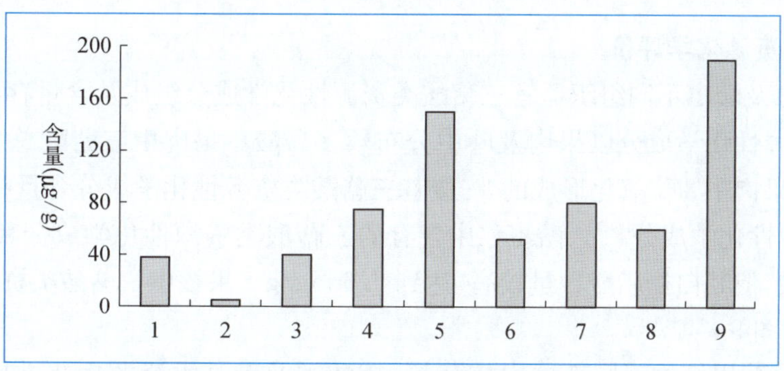

图 9－38 大枣果肉中所含核苷类化学成分的组成及含量

1. 尿嘧啶 2. 次黄嘧啶 3. 鸟嘌呤 4. 胞苷 5. 尿苷 6. 腺嘌呤 7. cGMP
8. 鸟苷 9. cAMP

的为山西省太谷县产壶瓶枣品种，含量达 0.46 mg/g；九种核苷总量最高的为陕西省彬县产的晋枣品种，达 1.2 mg/g[14]。

4) 糖类：枣属药用植物果实中多糖类资源性物质的分布量由高至低依次为滇刺枣(7.15%)>酸枣(6.55%)>大枣(4.40%)，其主要差异来源于中性多糖。大枣不同栽培品种其总多糖含量存在较大差异。

三种药用植物成熟果实果肉中含有的单糖类资源性化学成分主要为葡萄糖和果糖，双糖类资源性化学成分主要为蔗糖；其中，三种糖类资源性化学成分平均含量由高到低依次为葡萄糖(19.82%)>果糖(14.14%)>蔗糖(12.12%)；大枣果肉中三种糖类资源性化学成分平均总量(48.09%)高于酸枣(30.40%)及滇刺枣(30.53%)。大枣不同栽培品种三种糖类资源性化学成分含量差异显著，其中尤以蔗糖含量差异较大，新疆维吾尔自治区所产大枣蔗糖平均含量(58.68%)显著高于全国平均水平(13.58%)，而葡萄糖(12.4%)及果糖(8.9%)平均含量显著低于全国平均水平(葡萄糖为 20.18%，果糖为14.34%)；同一产地相同栽培品种中，果形较大的样品其蔗糖含量显著高于果形较小的样品；壶瓶枣、骏枣为富含蔗糖的栽培品种[19]。

5) 脂肪酸类：对分布于我国河北省、山西省、陕西省、辽宁省、河南省及山东省共计 11 个产地的酸枣仁样品和云南省大理白族自治州产滇枣仁样品脂肪油中的脂肪酸类资源性化学成分进行了组成及相对含量测定。结果显示(图 9-39)不同产地酸枣仁样品中脂肪酸组成及其相对含量较为相似。各样品中，不饱和脂肪酸相对含量较高，相对含量可达 50%以上。含量最高的不饱和脂肪酸为油酸，其次为亚油酸和棕榈油酸；饱和脂肪酸含量最高的为棕榈酸。酸枣仁与滇枣仁脂肪油中脂肪酸组成及相对含量差异较小。

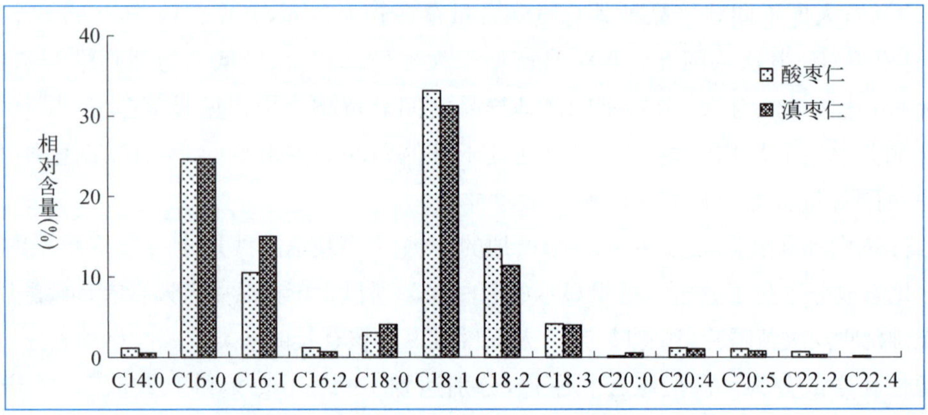

图 9-39　酸枣仁及滇枣仁中脂肪酸组成及相对含量

(3) 不同部位的资源化学评价

1) 三萜类：大枣及酸枣不同组织器官三萜酸类资源性化学成分组成及含量存在差异。本课题组研究发现，三萜酸类资源性化学成分以果肉及叶中分布较多。酸枣果肉中三萜酸总量高于相同产地的大枣果肉；大枣及酸枣果肉中 3 位氧化形成的 3-羰基三萜酸类资源性化学成分含量相对较高，而其叶中则难以检测到该类资源性化学成分[22]。酸枣仁中含有的三萜酸类资源性化学成分种类相对单一，主要为白桦脂酸和麦珠子酸，但其白桦脂酸含量较高，达到 3.6 mg/g。果核中三萜酸类资源性化学成分含量较少，仅为 0.11 mg/g(图 9-40)[23]。

2) 核苷类：枣属药用植物不同部位中核苷类、核酸类及碱基类资源性化学成分分布规律为三类成分中，以叶片和果肉中含量为高，果核中含量较少；核酸类资源性化学成分主要存在于果肉中，且以环核苷酸类资源性化学成分含量为最高，核苷类和碱基类资源性化学成分以叶片中含量较高。三类

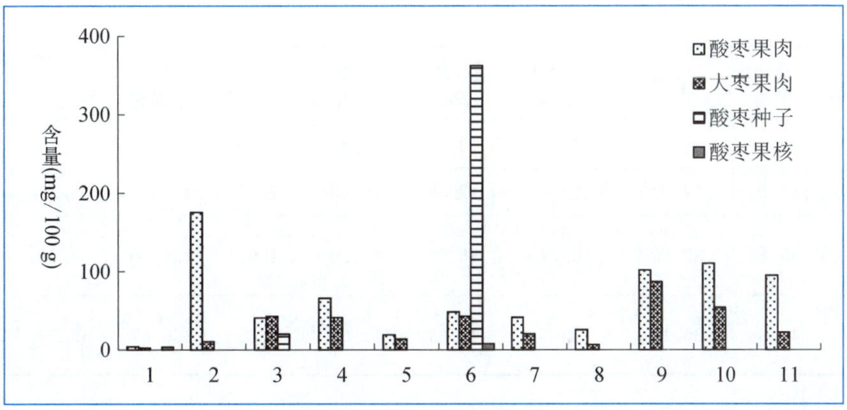

图 9-40 枣属植物果实不同部位三萜酸类资源性化学成分的分布与积累

1. 美洲茶酸 2. 坡模堤酮酸 3. 麦珠子酸 4. 马斯里酸 5. 表美洲茶酸 6. 白桦脂酸 7. 齐墩果酸 8. 熊果酸 9. 白桦脂酮酸 10. 齐墩果酮酸 11. 乌苏酮酸

成分在果核里分布量均较少。所有部位样品中核糖核苷类资源性化学成分含量均普遍高于脱氧核糖核苷类资源性化学成分，且后者多存在于叶片部位。酸枣果肉中以上三类成分含量低于大枣及滇刺枣果肉(图 9-41)[24]。

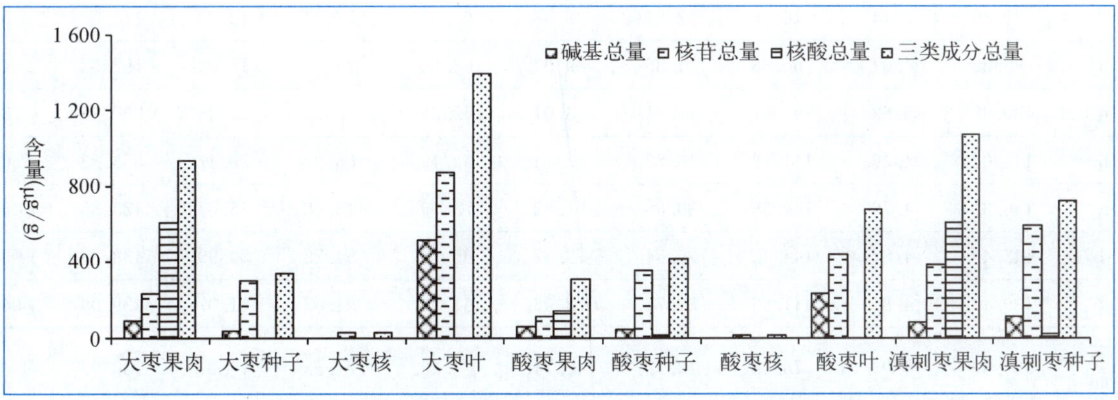

图 9-41 枣属药用植物不同部位中三类资源性化学成分的分布与积累

2. 药材产地加工过程资源性成分的分析评价

(1) 三萜类：大枣果实在干燥过程中，多数三萜酸类化学成分在烘制 24 h 后，其含量均明显增加，但之后随干燥时间延长，其变化不显著；新鲜样品蒸制后，其多种三萜酸类资源性化学成分含量显著增加(表 9-15)。

表 9-15 大枣干燥过程三萜酸类化学成分分析结果(mg/100 g, DW[a])

烘制时间(45℃)	美洲茶酸	麦珠子酸	山楂酸	2α-羟基乌苏酸	白桦脂酸	齐墩果酸	熊果酸	白桦脂酮酸	齐墩果酮酸	乌苏酮酸	合计
0	2.71	35.82	27.47	5.81	29.06	10.88	nd[b]	76.60	33.97	nd	222.33
24 h	2.33	46.24	38.64	12.05	39.22	11.31	2.07	159.23	33.10	nd	344.18
48 h	2.75	44.87	33.72	12.71	37.66	12.09	1.96	175.90	38.31	nd	359.96
72 h	2.53	43.56	34.17	11.47	42.61	11.66	2.33	151.69	32.66	nd	332.67
96 h	2.59	42.31	35.42	10.91	41.45	11.96	1.86	160.36	36.58	nd	343.43

续 表

烘制时间(45℃)	美洲茶酸	麦珠子酸	山楂酸	2α-羟基乌苏酸	白桦脂酸	齐墩果酸	熊果酸	白桦脂酮酸	齐墩果酮酸	乌苏酮酸	合计
120 h	2.82	42.30	33.71	11.82	43.33	11.82	2.36	156.75	32.48	nd	337.37
144 h	2.94	46.92	37.32	12.77	47.59	10.68	2.41	148.34	34.29	nd	343.27
鲜枣蒸 30 min	2.66	39.89	33.90	10.71	36.99	10.24	1.97	124.00	34.21	nd	294.57
干枣蒸 30 min	2.62	43.54	36.12	11.45	42.89	11.09	2.02	156.67	35.93	nd	342.33

注：[a]按干果重计；[b]未检测到。

(2) 核苷类： 大枣果实在干燥过程中，核苷类资源性化学成分随干燥时间延长，其总量呈递增趋势，其中尤以烘制 96 h 以前变化最为明显，各资源性化学成分中以 cAMP 和 cGMP 含量增加最为显著；蒸制大枣样品相对未蒸制样品，其 cAMP 和 cGMP 含量均不同程度地降低(表 9-16)。

表 9-16 大枣干燥过程核苷及碱基类化学成分分析结果(μg/g, DW[a])

烘制时间(45℃)	尿嘧啶	次黄嘌呤	鸟嘌呤	胞苷	尿苷	腺嘌呤	鸟苷	cGMP	cAMP	合计
0	82.36	5.14	76.56	12.54	38.88	63.38	73.94	12.23	144.56	509.59
24 h	88.39	4.07	50.88	14.86	39.97	62.86	79.97	15.03	192.52	548.55
48 h	130.62	3.89	52.01	16.91	43.01	62.25	95.56	21.53	307.41	733.19
72 h	143.04	4.46	111.42	18.82	53.74	69.19	96.21	39.47	363.98	900.33
96 h	146.31	4.76	144.38	30.65	61.32	73.09	115.98	45.07	423.35	1 044.91
120 h	143.49	4.87	144.43	35.34	73.37	65.78	94.73	50.99	438.89	1 051.89
144 h	139.49	4.85	141.63	33.74	72.96	64.89	94.57	51.07	439.09	1 042.29
鲜枣蒸 30 min	84.09	5.03	75.42	13.12	40.74	64.22	74.58	10.01	100.97	468.18
干枣蒸 30 min	143.93	4.94	140.06	31.98	60.22	70.09	114.07	32.68	305.42	903.39

注：[a]按干果重计。

(3) 糖类： 新鲜大枣在 45℃干制过程中，蔗糖随干燥时间延长含量渐次降低，葡萄糖和果糖随干燥时间延长含量逐渐增加；新鲜大枣蒸制后，其蔗糖含量降低，葡萄糖和果糖含量升高(表 9-17)。

表 9-17 大枣干燥过程糖类化学成分转化的分析结果

烘制时间(45℃)	蔗糖(%DW[a])	葡萄糖(%DW)	果糖(%DW)
0	7.92	30.42	31.15
24 h	5.02	31.33	32.56
48 h	3.22	32.95	33.74
72 h	2.03	33.10	37.29
96 h	nd[b]	33.92	38.16
120 h	nd	34.39	37.83

续　表

烘制时间(45℃)	蔗糖(%DW[a])	葡萄糖(%DW)	果糖(%DW)
144 h	nd	34.50	36.01
鲜枣蒸 30 min	2.56	33.25	33.58
干枣蒸 30 min	nd	34.58	37.66

注：[a]按干果重计；[b]未检测到。

四、资源利用效率提升研究

1. *药材深加工与产品开发*　大枣及酸枣果肉中含有的三萜酸类资源性化学成分具有抗肿瘤、抗炎、抗病原微生物等多重生理活性，有望成为开发新药的先导化合物；大枣多糖具有增强免疫、改善胃肠环境等作用，在医药保健领域具有较好的应用前景；大枣果实中的香味成分可在食品及烟草行业中用作矫味剂[25]。酸枣仁中含有的皂苷类、黄酮类、生物碱类、脂肪油类等资源性物质均具有一定的镇静催眠作用。以上几类成分均有望开发成为治疗神经系统疾病的新制剂。

大枣成熟果实中含有大量的葡萄糖、果糖及蔗糖等糖类资源性化学成分，可利用大枣等外果以及其干燥过程中产生的浆果、烂果经提取、浓缩、大孔吸附树脂柱分离、离子交换树脂柱分离等工艺生产具有大枣特有风味及保健功效的大枣蔗糖及果葡糖浆[26]。大枣果皮富含红色素物质，其色泽鲜艳，经提取分离后可制备天然红色素[27]。此外，大枣浆果、烂果中尚含有大量三萜酸类资源性化学成分，可用于功能性健康食品开发。

2. *产业化过程产生的废弃物资源化利用研究*

(1) 大枣及酸枣叶的资源化利用研究： 大枣及酸枣嫩叶和芽经清洗、脱水、炒制杀青后可制成大枣叶茶，具有安神利眠、补血、养心、提高睡眠质量等作用[28]。

大枣及酸枣叶中富含三萜皂苷类资源性化学成分，该类成分能够抑制葡萄糖、果糖、甜菊苷、甘氨酸、糖精钠、阿斯巴甜、柚苷、二氢查尔酮所产生的甜味，改善食品甜腻的味感，其制备流程为取大枣或酸枣叶，烘干粉碎后加正丁醇浸提，提取液回收正丁醇后加絮凝剂絮凝沉淀，上清液适当浓缩后加入丙酮沉淀，取沉淀加水溶解后经大孔吸附树脂柱色谱分离，50%乙醇洗脱液经超滤后，活性炭脱色，真空干燥后即得富含三萜皂苷类资源性化学成分的枣叶甜味抑制剂，得率约为 2%[29]。也有采用酶解法制备冬枣叶中甜味抑制剂的工艺报道，其最佳提取条件为酶解温度为 60℃，酶解时间为 2.5 h，纤维素酶用量为 3 mg/g，料液比为 1∶25(g/mL)。在最佳提取条件下，冬枣叶中甜味抑制剂的提取率为 4.09%[30]。

此外，大枣及酸枣叶中富含以芦丁为主要组成成分的黄酮类资源性化学成分[11]，具有抗肿瘤、防治心脑血管疾病、抗骨质疏松、清除自由基和抗氧化等生理活性，在医药、食品领域有着重要的应用。据此，有研究建立了采用纤维素酶酶解法提取冬枣叶中总黄酮的最佳工艺条件，即料液比 1∶50(g/mL)，提取温度 55℃，提取时间 90 min，酶用量 4 mg/g，提取率可达 2.45%[31]。

(2) 酸枣果肉的资源化利用研究： 中药材酸枣仁产地加工方法为采集酸枣果实，浸泡过夜，搓去果肉，捞出，碾破核壳，淘取酸枣仁，晒干，生用或炒用。在此过程中产生大量的酸枣果肉及酸枣核壳资源。研究显示，酸枣果肉主要含有葡萄糖、果糖等糖类，以及小分子有机酸类、五环三萜类等资源性化学成分。

酸枣果肉经水浸提、糖酸度调整、高温灭菌可制成酸枣汁饮料；经加水溶胀后干酵母菌发酵、乳酸菌发酵降酸、陈化处理、调配勾兑可制得酸枣果酒[32]；经选果破皮、酒精发酵、醋酸发酵、澄清过滤、勾兑制得酸枣果醋。

此外，酸枣果皮及果肉中存在较为丰富的纤维素和半纤维素类资源性产物，可用于制作酸枣膳食纤维；果肉中含大量的果糖、葡萄糖等糖类资源性化学成分，可制成酸枣果葡糖浆用于食品工业；含有的小分子有机酸及酚类资源性化学成分具有抗氧化活性，可用于制作具有抗氧化功能的保健食品；含有的三萜酸类资源性化学成分具有抗菌、抗肿瘤等活性，可用于抗肿瘤药物开发[33]，通过以上多途径综合开发，可实现酸枣果肉资源的高效利用。酸枣果肉尚含有苹果酸等具酸味成分以及果糖等甜味成分，口味酸甜，在食品工业常用作天然矫味剂。酸枣果肉资源系统利用与产业化途径如图 9-42 所示。

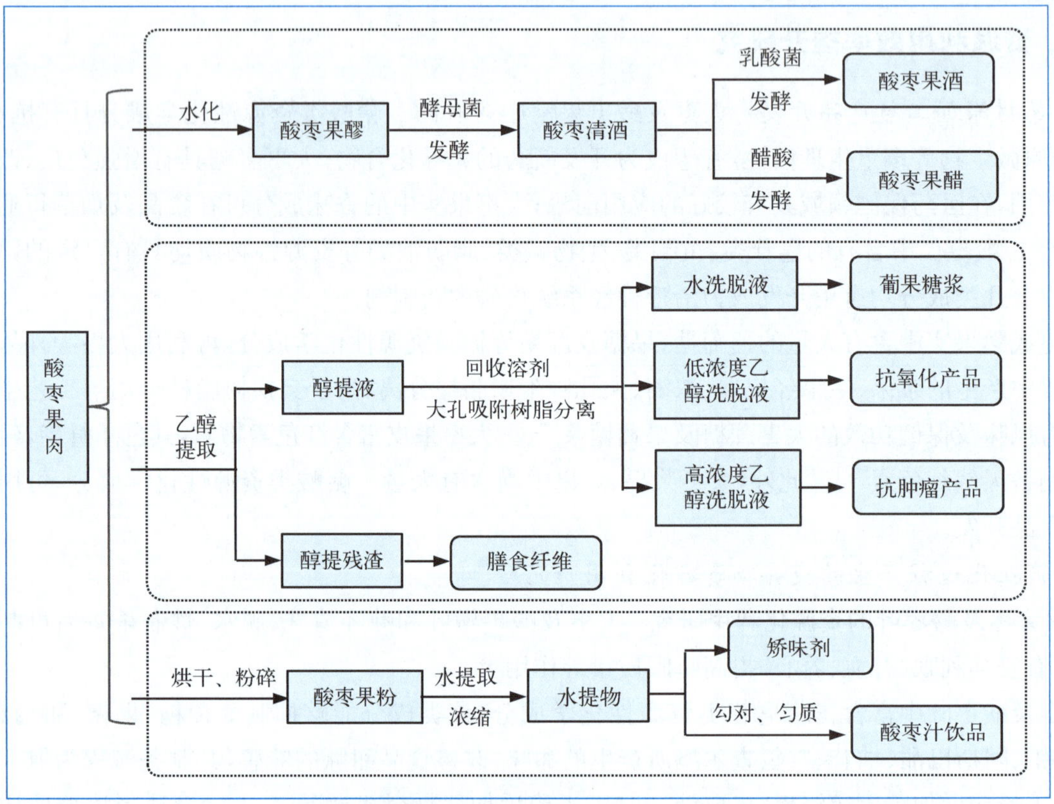

图 9-42 酸枣果肉资源系统利用与产业化途径

(3) 酸枣/大枣核壳的资源化利用研究：制备酸枣仁过程中产生的大量酸枣核壳，以及大枣深加工过程中产生的果核资源可经干馏制备活性炭。

(4) 产业化过程产生的大枣药渣的资源化利用研究：目前大枣深加工过程所产生的药渣按利用目的主要可分为两类：一类为以获取其多糖、核苷等水溶性资源性化学成分而产生药渣，该类药渣含有大量脂溶性三萜类资源性化学成分，经低极性溶剂提取，大孔树脂富集可制备总三萜部位用于制药或健康食品开发[34]；含有的水不溶性纤维素，可经酶解制备膳食纤维[35]。另一类为以获取其香味成分而产生的药渣，该类药渣含有大量的多糖类资源性化学成分，具有免疫增强、保护肝脏等药理作用，可用于药物制剂及健康食品开发，也可经发酵制备大枣醋、酒，或制备动物饲料。此外，大枣药渣中残存大量的枣皮红色素类资源性化学成分，也可用于制备天然色素，用于食品工业。

大枣药用植物资源系统利用与产业化开发途径如图 9-43 所示。

(5) 酸枣仁药渣的资源化利用：酸枣仁药渣中含有大量的蛋白质类资源性化学成分，可用于制备动物饲料；酸枣仁药渣中脂肪油类资源性化学成分以不饱和脂肪酸居多，可用于制备具有软化血管，降低血脂的保健食品。此外，从酸枣仁药渣中制备的脂肪类物质也可作为制皂工业原料。

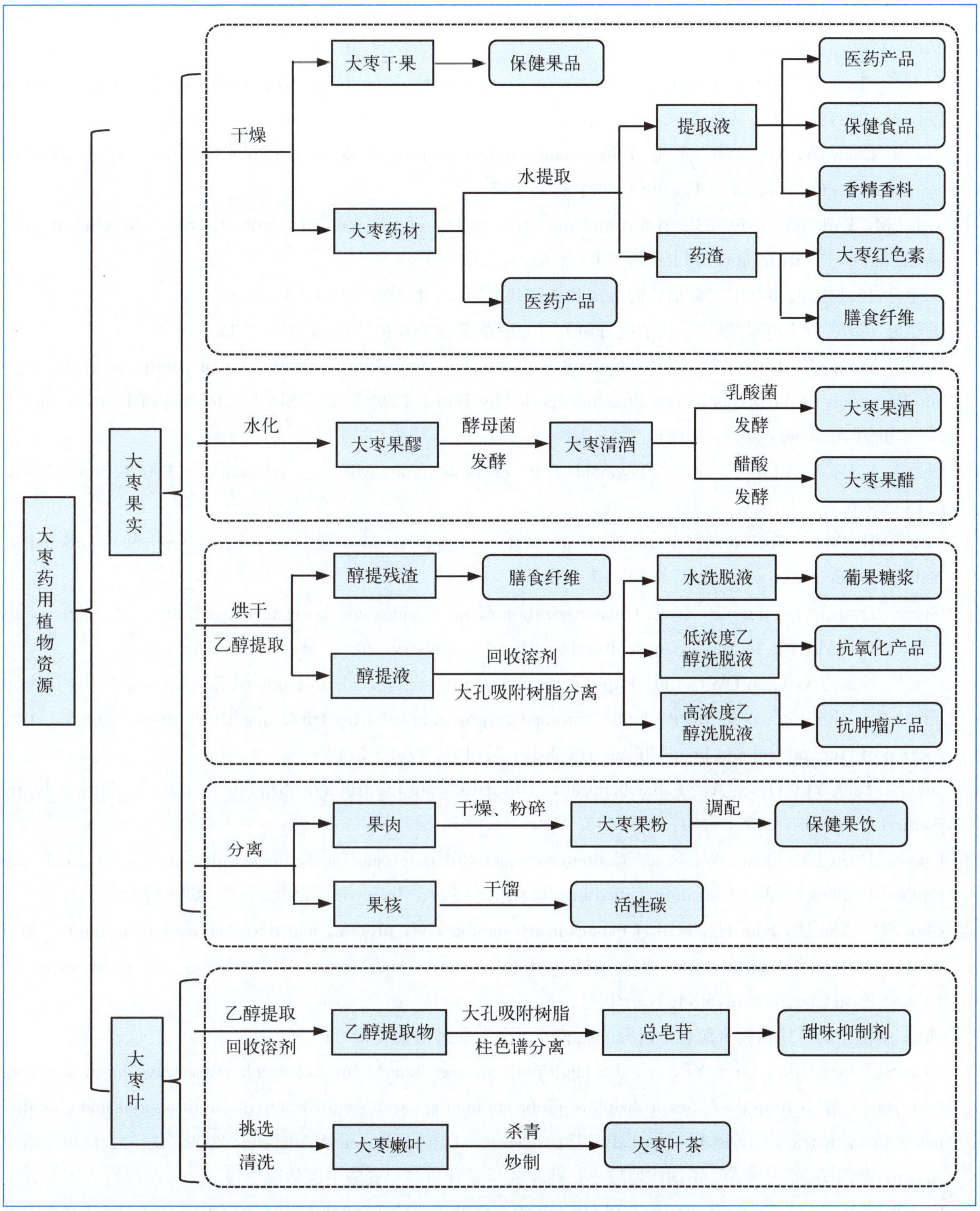

图 9-43　大枣药用植物资源系统利用与产业化途径

参考文献

[1] 中华本草编委会. 中华本草(第5册)[M]. 上海：上海科学技术出版社，1999：256-269.

[2] 郭盛，段金廒，唐于平，等. 中国枣属药用植物资源化学研究进展[J]. 中国现代中药，2012，14(8)：1-5.

[3] 刘孟军，汪民. 中国枣种质资源[M]. 北京：中国林业出版社，2009：215.

[4] 郭盛，段金廒，钱大玮，等. 枣属植物化学成分研究进展[J]. 国际药学研究杂志，2013，40(6)：702-710.

[5] Guo S, Duan JA, Tang YP, et al. Triterpenoid acids from Ziziphus jujuba[J]. Chemistry of Natural Compounds, 2011, 47(1): 138-139.

[6] Guo S, Tang YP, Duan JA, et al. Two new terpenoids from fruits of Ziziphus jujuba[J]. Chinese Chemical Letters, 2009, 20(2): 197-200.

[7] Guo S, Duan JA, Tang YP, et al. Triterpenoids from the fruits of Ziziphus jujuba var. spinosa[J]. Biochemical Systematics and Ecology, 2011, 39(4-6): 880-882.

[8] Lee SM, Park JG, Lee YH. Anti-complementary activity of triterpenoides from fruits of Zizyphus jujuba[J]. Biological & Pharmaceutical Bulletin, 2004,27(11): 1883-1886.

[9] 王建忠,杨劲松.酸枣仁中三萜皂苷的分离和结构研究[J].有机化学,2008,28(1): 69-72.

[10] 王建忠,陈小兵,叶利明.酸枣仁化学成分研究[J].中草药,2009,40(10): 1534-1536.

[11] Guo S, Duan JA, Tang YP, et al. Simultaneous qualitative and quantitative analysis of triterpenic acids, saponins and flavonoids in the leaves of two Ziziphus species by HPLC-PDA-MS/ELSD[J]. Journal of Pharmaceutical and Biomedical Analysis, 2011, 56(2): 264-270.

[12] Cheng G, Bai Y, Zhao Y, et al. Flavonoids from Ziziphus jujuba Mill var. spinosa[J]. Tetrahedron, 2000, 56: 8915-8920.

[13] Lewis JR. Muscarine, oxazole, thiazole, imidazole and peptide alkaloids and other miscellaneous alkaloids[J]. Natural Product Reports, 1992, 9(1): 81-101.

[14] Guo S, Duan JA, Tang YP, et al. Characterization of nucleosides and nucleobases in fruits of Ziziphus jujuba by UPLC-DAD-MS[J]. Journal of Agricultural and Food Chemistry, 2010, 58(19): 10774-10780.

[15] Guo S, Duan JA, Qian DW, et al. Rapid determination of amino acids in fruits of Ziziphus jujuba by hydrophilic interaction ultra-high performance liquid chromatography coupled with triple quadrupole mass spectrometry[J]. Journal of Agricultural and Food Chemistry, 2013, 61(16): 2709-2719.

[16] Guo S, Tang YP, Duan JA, et al. Chemical constituents from the fruits of Ziziphus jujuba[J]. Chinese Journal of Natural Medicines, 2009, 7(2): 115-118.

[17] Guo S, Duan JA, Qian DW, et al. Content variations of triterpenic acid, nucleoside, nucleobase, and sugar in jujube (Ziziphus jujuba) fruit during ripening stages[J]. Food Chemistry, 2015,167: 468-474.

[18] Choi SH, Ahn JB, Kim HJ, et al. Changes in free amino acid, protein, and flavonoid content in jujube (Ziziphus jujube) fruit during eight stages of growth and antioxidative and cancer cell inhibitory effects by extracts[J]. J Agric Food Chem, 2012,60,10245-10255.

[19] 郭盛.中国枣属药用植物资源化学研究[D].南京:南京中医药大学,2012.

[20] Guo S, Duan JA, Tang YP, et al. High-performance liquid chromatography-two wavelength detection of triterpenoid acids from the fruits of Ziziphus jujuba containing various cultivars in different regions and classification using chemometric analysis[J]. Journal of Pharmaceutical and Biomedical Analysis, 2009, 49(5): 1296-1302.

[21] 田春雨,薄海美,姜大成,等.不同产地酸枣仁药材的质量评价[J].安徽中医学院学报,2009,28(1): 56-57.

[22] Guo S, Duan JA, Tang YP, et al. UPLC-TOFMS coupled with chemometric method as a powerful technique for rapid exploring discrepant components between two Ziziphus species[J]. Journal of Separation Science, 2011, 34(6): 659-666.

[23] Guo S, Duan JA, Tang YP, et al. Characterization of triterpenic acids in fruits of Ziziphus species by HPLC-ELSD-MS[J]. Journal of Agricultural and Food Chemistry, 2010, 58(10): 6285-6289.

[24] Guo S, Duan JA, Qian DW, et al. Hydrophilic interaction ultra-high performance liquid chromatography coupled with triple quadrupole mass spectrometry for determination of nucleotides, nucleosides and nucleobases in Ziziphus plants[J]. Journal of Chromatography A, 2013, 1301: 147-155.

[25] 朱巍,殷发强,彤霖,等.以红枣提取物为原料通过美拉德反应生产烟用香料的方法:中国,200810046835.5[P],2009-08-05.
[26] 段金廒,郭盛,钱大玮.一种精制大枣蔗糖及大枣果葡糖浆及其制备方法:中国,CN102648750A[P].2012-08-29.
[27] 李俊辉,李勇,赵文恩.大枣枣皮红色素研究进展[J].广州化工,2012,40(16):27-29.
[28] 江崇焕.枣叶茶及其制备方法:中国,CN1329835[P].2002-01-09.
[29] 王庆华,钟细娥,詹耀才.枣叶中甜味抑制剂提取工艺的研究[J].现代食品科技,2006,22(3):146-147.
[30] 张圣燕,王子飞.酶解法提取冬枣叶中甜味抑制剂工艺的研究[J].应用化工,2013,42(4):670-672.
[31] 张圣燕,张成.纤维素酶提取冬枣叶中总黄酮工艺的研究[J].食品工业科技,2013,34(1):188-190.
[32] 李建明.一种野生酸枣酒的制备方法:中国,CN101948724A[P].2011-01-19.
[33] 段金廒,郭盛,钱大玮.酸枣的活性部位及其制备方法与应用:中国,CN102670764A[P].2012-09-19.
[34] 樊君,高续春,胡晓云,等.枣渣中提取总三萜酸的方法:中国,CN101156914A[P].2008-04-09.
[35] 石勇,石聚领,纵伟.一种枣渣不溶性膳食纤维粉的制备方法:中国,CN102813147A[P].2012-12-12.

(郭　盛　段金廒　钱大玮)

人参药用生物资源及其资源化利用研究

人参(*Panax ginseng* C. A. Meyer.)为五加科人参属植物。以其干燥根称人参(Ginseng Radix et Rhizoma)入药,其味甘、微苦,性平、微温,具有大补元气、复脉固脱、补脾益肺、生津止渴、安神益智之功效;以其干燥叶称人参叶(Ginseng Folium)入药,味苦、甘,性寒,具有补气、益肺、祛暑、生津之功。

人参属(*Panax*)植物在全世界共有8个种,3个变种。除三小叶人参(*P. trifolius*)仅分布于北美外,其他种类我国皆有。该属植物分布于亚洲东部、中部和北美洲,起源于第三纪古热带山区的东亚、北美分布的植物区系。现代分布中心为我国西南部。

人参为第三纪孑遗植物,是一种古老稀有的物种,在自然界很稀少。我国野生人参(山参)仅产于东北长白山和张广才岭、完达山等地,数量极少。在俄罗斯远东地区,还有一定量的山参分布。目前,我国人参商品资源主要为人工栽培品(园参),主要产区分布在长白山地(包括张广才岭、老爷岭、木棱窝集岭、完达山、小兴安岭的东南部),南起辽宁省宽甸满族自治区,北至黑龙江省伊春市,即北纬40~48°,东经117~137°的区域内森林地带,海拔500~1 000 m,森林覆盖率为76.4%,植被为针叶混交林[1,2]。其中吉林省通化市、集安市、抚松县、靖宇县一带,是著名的人参地道产区。人参喜冷凉气候,在年平均温度2.4~13.9℃,年降雨量500~2 000 mm条件下均可栽培。在亚热带低纬度高海拔山区,如广西壮族自治区、福建省、云南省等高寒山区都已引种栽培成功[3]。

一、资源利用现状

人参作为药用始载于《神农本草经》列为上品,是名贵传统滋补中药,具有"补五脏,安精神,定魂魄,止惊悸,除邪气,明目"等功效,是补益养生之良药。其功重在大补正元之气,以壮生命之本,进而固脱、益损、止渴、安神。中医临床常用于体虚欲脱、脾虚食少、肺虚喘咳、津伤口渴、内热消渴等病症。以人参为主要药味的方剂众多,著名的传统人参单方和复方包括独参汤、参芦散、参附汤、生脉散、龟龄集、人参败毒散、人参再造丸等。

现代研究表明:人参在心血管系统、免疫系统、消化系统等多方面具有显著的药理作用。人参及其制剂产品可加强机体新陈代谢功能,对治疗心血管疾病、胃和肝脏疾病、糖尿病、不同类型的神经衰弱症、调节脂肪代谢、提高生物机体免疫力等均有良好疗效。以人参为主要原料开发的现代制剂有人参注射液、人参多糖注射液、参一胶囊、人参口服液、生脉饮等。

人参传统用药部位为其地下根，现全株均可入药。人参叶能清肺，止渴；人参花具兴奋功效；人参果实能发痘。近代研究分析表明，人参地上组织器官的皂苷含量（除种子外）与根的含量相近或高于根。目前市场上已出现用人参茎叶、果实或花蕾等粗加工品制成的多种产品，包括保健滋补品和多种化妆品、日用品等，如人参露、参花晶、人参雪花膏、健肤膏及人参茸膏等。人参与大枣、当归、甘草、枸杞配制的人参枣汁是高级滋补品。

人参根、茎、叶、花、果实具有抗疲劳、抗衰老、辅助降低血糖和血脂等功用，可加工成形式多样的保健食品和功能性产品。加工红参时产生的人参露可制成人参可乐饮料。利用人参叶、参花、果肉还可制成人参叶茶、人参花茶、果肉饮品等。人参不同组织器官的提取物可用于人参酒、人参糖果、人参饼干、人参面条、人参烟等的添加剂，形成独具风味的系列产品群。

人参皂苷和挥发油类资源性化学成分易被人体皮肤缓慢吸收，扩张皮肤毛细血管，促进皮肤血液循环，增加皮肤营养，调节皮肤的水油平衡，防止皮肤脱水、硬化、起皱，增强皮肤弹性，且无不良刺激。人参皂苷等活性物质具有抑制黑色素形成和沉积，使皮肤美白的作用。因此，以人参及其组分为补充剂或添加剂形成的具有一定保健功能的产品系列丰富多样，如添加人参露制成的人参牙膏；添加人参皂苷类成分开发的美白系列产品、人参雪花膏、人参香皂、人参洗发露等护理类产品（表 9-18）。

表 9-18　以人参资源植物为原料生产的主要产品及其资源价值

产品名称	利用部位/物质	利用价值
人参多糖注射液	根提取物	成方制剂
人参片	根	成方制剂
人参补丸	根	成方制剂
人参补膏	根	成方制剂
人参口服液	根	成方制剂
人参糖肽注射液	根提取物	成方制剂
振源胶囊	果实	成方制剂
人参茎叶总皂苷	茎叶	原料药
人参皂苷 Rg3	根/皂苷类	原料药
人参糖肽	根/糖肽类	原料药
人参饮料	根、花、叶、果	保健食品
人参药酒	根	保健食品
人参枣汁	根	保健食品
人参袋泡茶	叶	保健食品
今幸胶囊	叶提取物	保健食品
人参花茶	花	保健食品
人参果胶囊	果实/多糖类	保健食品
人参美乳霜	根	化妆品
人参美白霜	根/皂苷类	化妆品
人参黑发霜	根	化妆品

续 表

产 品 名 称	利用部位/物质	利 用 价 值
人参眼膜	根/提取物	化妆品
人参面膜	根/提取物	化妆品
人参眼霜	根/提取物	化妆品
人参沐浴乳	根/提取物	化妆品
人参洗发乳	根/提取物	化妆品

二、资源性化学成分

人参中主要资源性化学成分类型包括皂苷类、聚炔类、木脂素类、挥发油类、甾醇类、氨基酸类、多肽类和多糖类等。

1. 人参皂苷类资源性化学成分　人参属植物均含有皂苷类资源性化学成分，按其皂苷元的基本骨架可分为五环三萜类(齐墩果酸型皂苷)、四环三萜类(达玛烷型皂苷)两大类。按皂苷元则可分为三类：齐墩果酸(oleanolic acid)类，该类只有人参皂苷 R_0一种；20(S)-原人参二醇(protopanaxadiol)类，该类人参皂苷主要有人参皂苷 Ra_1、Ra_2、Ra_3、Rb_1、Rb_2、Rb_3、Rc、Rd、Rg_3、Rh_2、Rs_1、Rs_2，丙二酰基人参皂苷 Rb_1、Rb_2、Rc、Rd，三七皂苷 R_4、西洋参皂苷 R_1、20(S)-人参皂苷 Rg_3、20(*R*)-人参皂苷 Rh_2、20(S)-人参皂苷 Rh_2等；20(S)-原人参三醇(protopanaxatriol)类，该类人参皂苷主要有人参皂苷 Re、Rf、20-glu-人参皂苷 Rf、Rf_1、Rg_1、Rg_2、20(*R*)-人参皂苷 Rg_2、Rh_1、20(*R*)-人参皂苷 Rh_1、三七人参皂苷 R_1、假人参皂苷 R_{11}、Rp_1、Rt_1、竹节参皂苷-Ⅳ和Ⅳa、20(*R*)-原人参三醇等。此外，尚有部分皂苷的苷元母核属于二醇或三醇类型，只是在侧链上有变化，一般将其称为其他类皂苷，主要有人参皂苷 Rh_3、Rg_4、Rh_4、F_4、La、珠子参皂苷 F_4、25-羟基-人参皂苷 Rg_2、伪人参皂苷 RT_5、Rg_7、珠子参皂苷 F_2、珠子参皂苷 Ib、Rh_5、Rh_6、Rh_7、Rh_8、Rh_9等。

人参属植物竹节参(*P. japonicus* var. *japonicus*)、狭叶竹节人参(*P. japonicus* var. *angustifolius*)、假人参(*P. pseudoginseng*)、姜状三七(*P. zingiberensis*)、羽叶参(*P. japonicus* var. *bipinnatifidus*)、珠子参(*P. japonicus* var. *major*)、屏边三七(*P. stipuleanthus*)等所含皂苷以五环三萜类的齐墩果烷型皂苷为主，总皂苷含量为 10%～20%；而人参、西洋参(*P. quinquefolium*)、三七(*P. notoginseng*)所含皂苷则以四环三萜类达玛烷型皂苷为主。已从鲜人参、人参(生晒参、白参类)、红参、人参叶、花(花蕾)、果实中分离出 40 多种人参皂苷。西洋参根中所含皂苷种类大多与人参相近，其奥克梯隆醇(ocotillol)型拟人参皂苷 F_{11}、拟人参皂苷 RT_5等为西洋参特征皂苷资源性化学成分，区别于人参和三七。

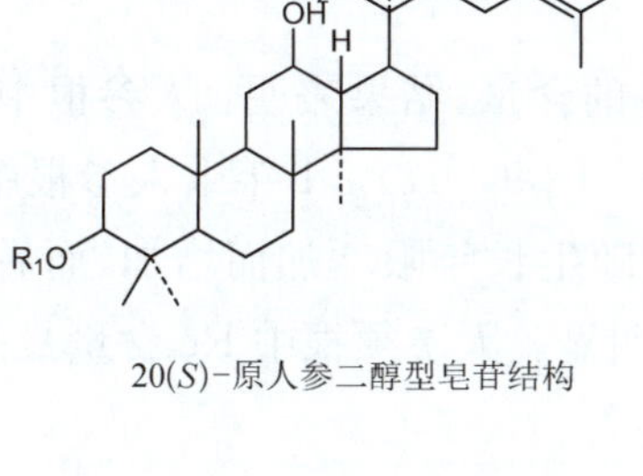

20(*S*)-原人参二醇型皂苷结构

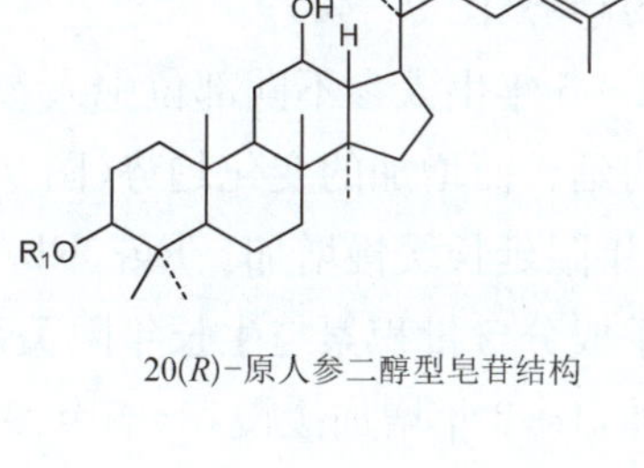

20(*R*)-原人参二醇型皂苷结构

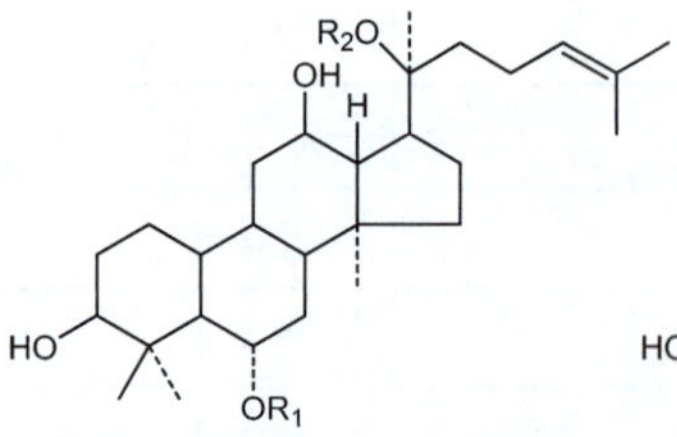

20(*S*)-原人参三醇型皂苷结构

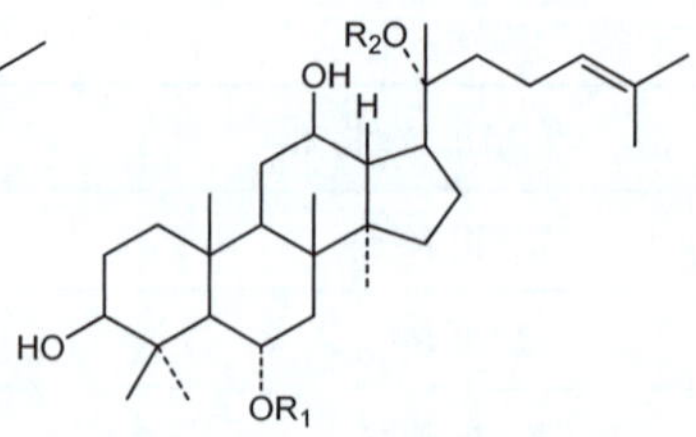

20(*R*)-原人参三醇型皂苷结构

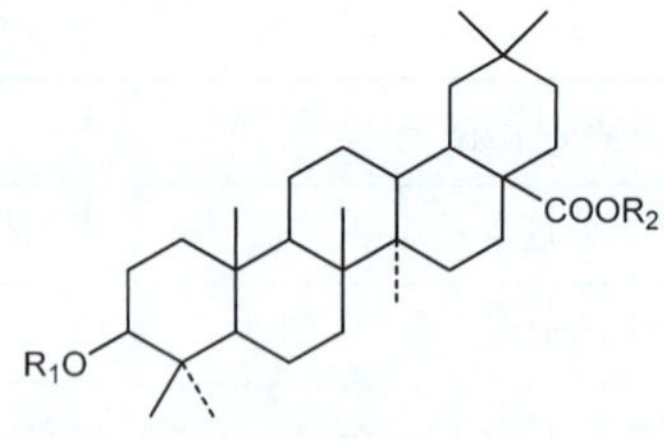

齐墩果烷型人参皂苷结构

2. 其他类资源性化学成分　人参植物中除含有人参皂苷类资源性化学成分，尚含有聚炔类、多肽类、糖类等活性成分，与人参功效发挥密切相关。

(1) 糖类：人参根中糖类化学成分的含量约占人参根干重的60%～80%，是人参根的主要资源性化学成分之一。多糖中的主要成分则以淀粉(约占总多糖的80%)为主。淀粉对参根加工质量影响极大，淀粉含量高的鲜参，加工后的干品质量好。糖类资源性化学成分在加工成各类商品后含量有所降低，红参类下降最多。该类资源性化学成分主要包括人参多糖、三糖、双糖和单糖。人参多糖具有抗癌活性，并对慢性肝炎、高血糖等症具有一定疗效。红参中特有的麦芽醇(maltol)，具有显著的抗过氧化、抗衰老作用。

(2) 聚炔类：该类资源性化学成分均具有明显的细胞毒活性。代表性化学成分有人参炔醇(panaxynol)、人参环氧炔醇(panaxydol)、17-碳-1-烯-4,6-二炔-3,9-二醇、人参炔三醇(panaxytriol)等。

(3) 多肽类：人参中的已发现多肽类资源性化学成分约20种，具有降血脂和肝糖原作用。代表性资源性化学成分人参多肽-Ⅵ氨基酸序列为Glu-Thr-Val-Glu-Ile-Ile-Asp-Ser-Glu-Gly-Gly-Asp-Ala。

(4) 氨基酸类：人参中含有普通氨基酸16种，特殊氨基酸有具有止血活性的三七素、具有抑制神经传导递质活性的γ-氨基丁酸、具有胰岛素样作用的吡咯谷氨酸等；红参中尚含有具有增强细胞免疫功能、改善末梢循环等作用的精氨酸双糖苷(arg-fru-glc，AFG)和精氨酸果糖苷(arg-fru，AF)等，深入的资源化学研究和产业化开发必将释放出各具特色的资源价值。

此外，人参药材中尚含有高密辛A和高密辛N(gomisin A，gomisin N)等木脂素类化学成分，具有明显的抗肝毒活性。人参植物中含有的挥发油以倍半萜类成分为主组成，具特有香气和多种生物活性，多数成分具有抗炎和抗肿瘤等效用。

三、资源性化学成分动态积累与分析评价

1. 药材形成过程资源性化学成分动态评价

(1) 不同生长年限及不同生长期人参植物中资源性化学成分的动态分析与评价

1) 皂苷类：对吉林省长白县的1～6年生人参中的人参总皂苷含量进行分析，结果显示：总皂苷含量随人参生长年限延长而呈现递增的趋势。对产于吉林省集安市的人工栽培人参3～6年生根不同生长期人参总皂苷含量分析结果表明：总皂苷含量随人参生长年限延长而增加，但4～6年期间增长速度不明显；同一年中的不同发育期，人参根呈现出开花期总皂苷含量比展叶期有所下降，但在结果期至枯萎期保持平稳增长的趋势(图9-44)。

通过分析比较1～5年生人参不同部位中人参皂苷的含量，结果表明：人参根中7种人参皂苷含量总体呈随生长年限的延长而增加的变化趋势(图9-45～图9-47)。1年生人参根中Re含量高于其他人参皂苷，并随生长年限延长缓慢增加。Rg_1、Rb_1、Rd随生长年限增加而增加，而后逐渐降低。人参叶中皂苷类资源性化学成分含量积累与生长年限关系不明显。人参须根中Re含量最高，总皂苷含量随生长年限的延长而增加，1～2年增加缓慢，3～5年变化显著。

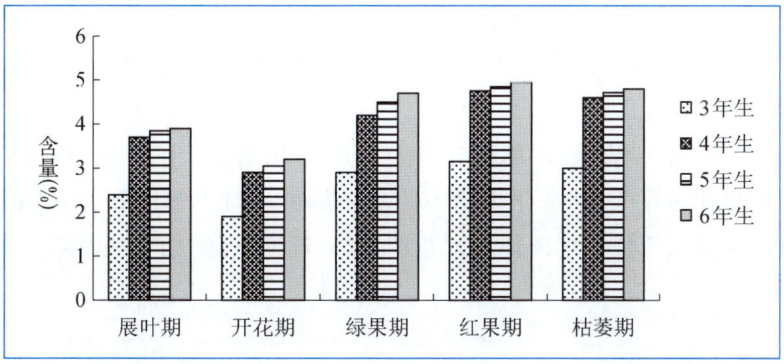

图 9－44　不同物候期栽培人参中人参总皂苷含量的积累动态

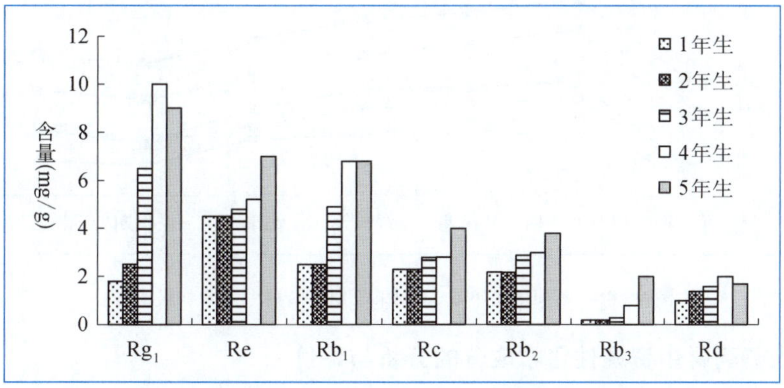

图 9－45　不同生长年限人参根中皂苷类化学成分积累动态

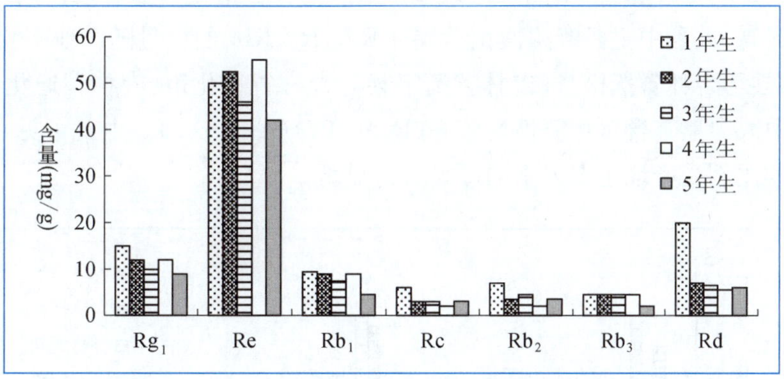

图 9－46　不同生长年限人参叶中皂苷类化学成分积累动态

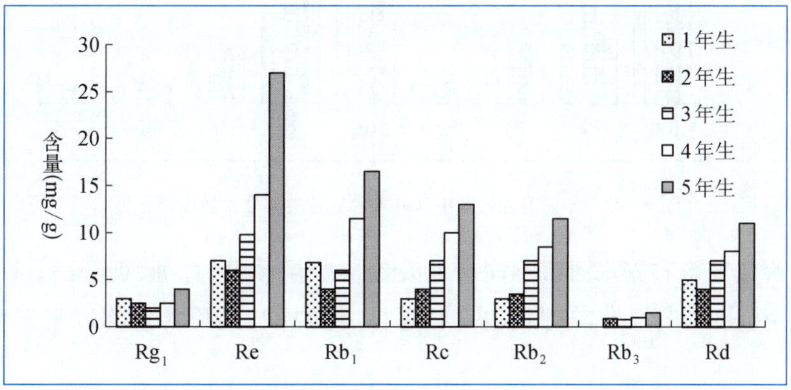

图 9－47　不同生长年限人参须根中皂苷类化学成分积累动态

2）多糖类：评价吉林省集安市和露水河市不同生长年限、不同采收期人参根中的人参粗多糖、总糖、糖醛酸、淀粉含量。结果显示：人参根中粗多糖、总糖、糖醛酸、淀粉含量随着参龄的增长而有所增加，但增加的幅度不大。

产于集安地区的人参中总糖含量、粗多糖含量的最高值均出现在出苗展叶期（图 9－48）。淀粉含量最高值出现在枯萎期，萌动期最低，其变化规律为萌动期最低，出苗展叶期、开花期、绿果期、红果期、采收期逐渐上升；糖醛酸含量积累峰值则出现在开花期，以后逐渐下降，枯萎期时略有上升。

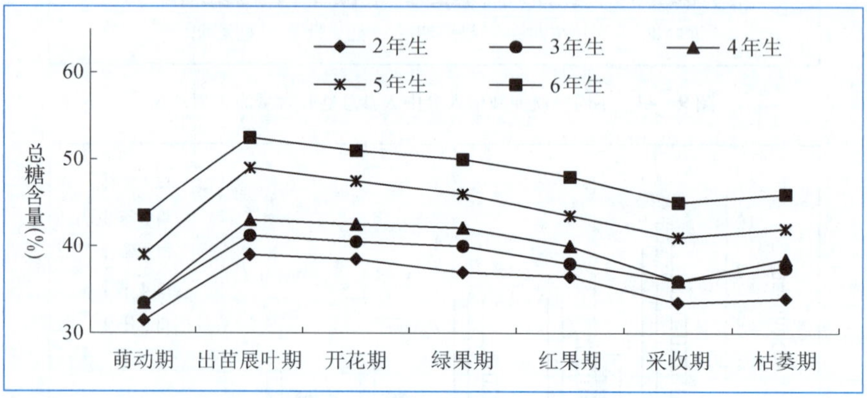

图 9－48　不同生长年限、不同采收期人参根中多糖积累动态

（2）不同产地人参药材中资源性化学成分的分析与评价

1）皂苷类：采用 HPLC 法同时分析评价不同产地人参药材中人参皂苷 Rg_1、Re、Rf、Rg_2、Rb_1、Rc、Rb_2、Rb_3 和 Rd 的含量。结果显示：不同产地人参中人参皂苷含量差异显著，吉林省通化市产的人参中人参皂苷总含量为最高；人参中主要资源性化学成分 Rg_1、Re、Rb_1 的含量随产地不同而呈现出一定的差异，其中吉林省靖宇县与吉林省抚松县、吉林省靖宇县与吉林省通化市、吉林省通化市与辽宁省桓仁满族自治县产的人参中人参皂苷含量相关性均较好（$R>0.97$）（图 9－49）。由此可见，人参中人参皂苷含量及不同人参皂苷的比例受产地生态因素的影响较为显著。

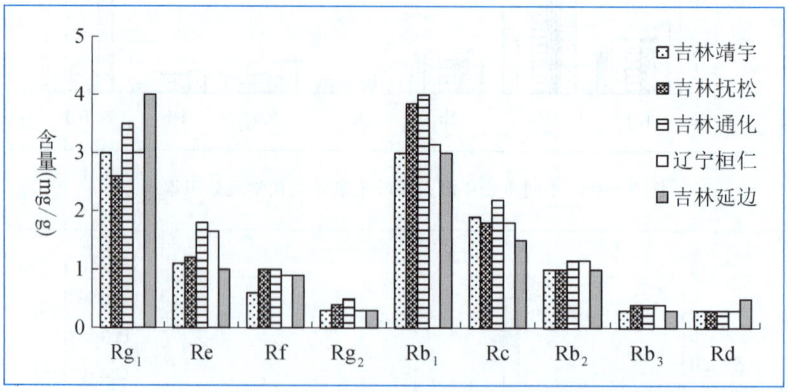

图 9－49　不同产地人参中 9 种人参皂苷类成分含量比较分析

2）多糖类：评价集安市和露水河市不同产地人参根中粗多糖、总糖、糖醛酸、淀粉含量，结果显示：在不同地区、同一年生的人参根中，按照粗多糖、总糖、糖醛酸、淀粉含量均以集安市产人参药材含量为高。

（3）人参不同部位中皂苷类资源性化学成分的分析与评价：采用 HPLC 法分析比较吉林靖宇产 5

年生人参不同部位中人参皂苷的含量。结果显示：在人参不同部位中人参皂苷类资源性化学成分含量由高至低依次为须根>叶>根茎>根>茎(图 9－50)。1 年生人参叶中人参皂苷含量显著高于 5 年生人参的须根和叶。人参叶和须根中人参皂苷 Re 含量是 Rg_1 含量的 5 倍，但 Re 含量低于根中 Rg_1 含量，其中 Rg_1、Re、Rb_1 是人参根中的主要成分。

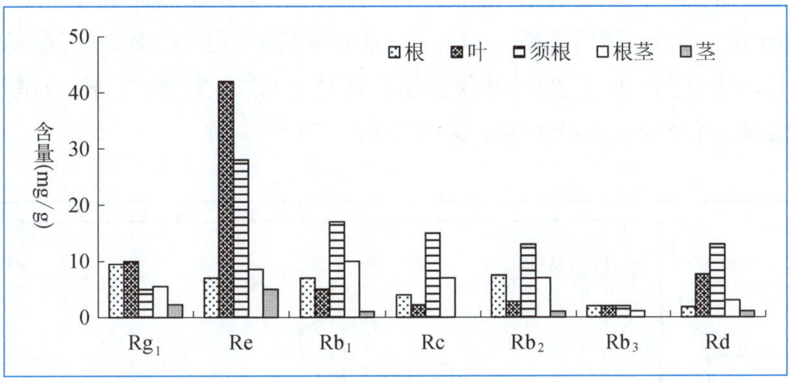

图 9－50　五年生人参不同部位中皂苷类资源性化学成分的分布与积累

除人参不同部位中人参总皂苷含量有差异外，各部位的皂苷类型也存在较大差异，其中地下部分的人参根、根茎中二醇型皂苷含量较高，而地上部分的茎、叶、花、果实和种子中的三醇型皂苷含量较高(图 9－51)。

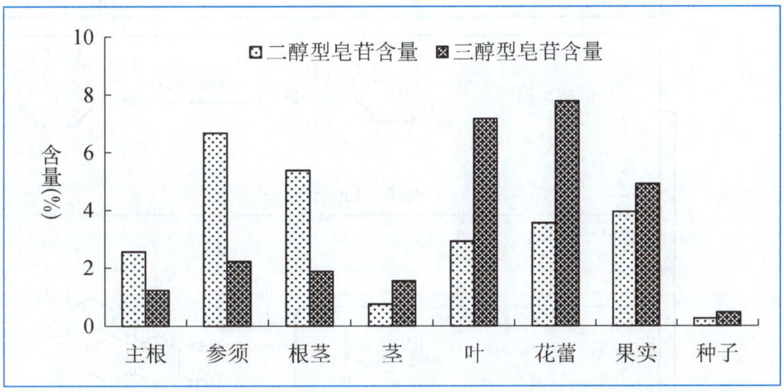

图 9－51　人参植株不同部位二醇、三醇型皂苷类资源性化学成分分布规律

(4) 不同品种人参中人参皂苷类资源性化学成分的分析与评价： 栽培人参按参根特点可分为大马牙、二马牙、长脖、圆膀圆芦、竹节芦等农家品种；按商品特点分成普通参、边条参、石柱参；按选育品种可分为“吉参 1 号”“吉林黄果参”“宝泉山人参”等。对 7 年生不同类型的人参中皂苷类资源性化学成分分析表明：抚松大马牙、二马牙、长脖参中人参皂苷类资源性化学成分含量分别为 4.33%、4.74%、5.36%；集安大马牙、二马牙、长脖、圆芦、竹节芦中人参皂苷类资源性化学成分含量分别为 5.39%、4.24%、4.34%、4.79%、4.04%；左家黄果参中人参皂苷的含量为 5.74%。结果：抚松长脖参、集安大马牙、左家黄果参中人参皂苷类资源性化学成分含量为高，品质较佳。

2. *人参类产品加工过程中资源性化学成分转化规律*　人参不同的加工过程其化学成分变化具有一定的规律性，形成了各自特有的资源性化学成分，表现出药性与功效存在一定的差异。

鲜人参含有较为丰富的丙二酸单酰基人参皂苷类化学成分，因其性质不稳定，在干燥和受热过程中易水解脱去丙二酸形成相应的苷。

鲜人参通过蒸制加工成红参过程中可发生一系列化学转化。原级苷被水解为次级苷：人参皂苷 Rd

被水解为人参皂苷 Rh_1；三醇型人参皂苷部分转化为人参皂苷 Rg_1。加工导致部分天然 S-构型的人参皂苷转变成 R-构型：人参皂苷 Re 转变为 20R-人参皂苷 Rh_1。红参中含有甘油糖脂，而生晒参中几无。红参中的甾醇苷脂肪酸酯的含量明显高于生晒参，这是由于鲜参中的酯酶经蒸制被灭活，使甘油糖脂和甾醇苷脂肪酸酯得以保留。

鲜人参中含有的麦芽糖与其共存的氨基酸类资源性化学成分在蒸制和干燥过程中产生梅拉德反应，首先生成 amadori 化学成分，然后形成 4-O-β-葡萄糖基-1-去氧-2,3-二酮基糖。由于该化学成分极不稳定，分子内 2-酮基与 G6-位的羟基脱水缩合环化生成 2-羟基-甲基-吡喃酮(3)4-葡萄糖苷，进一步水解脱去葡萄糖，再经分子重排生成麦芽酚(图 9-52)[4]。

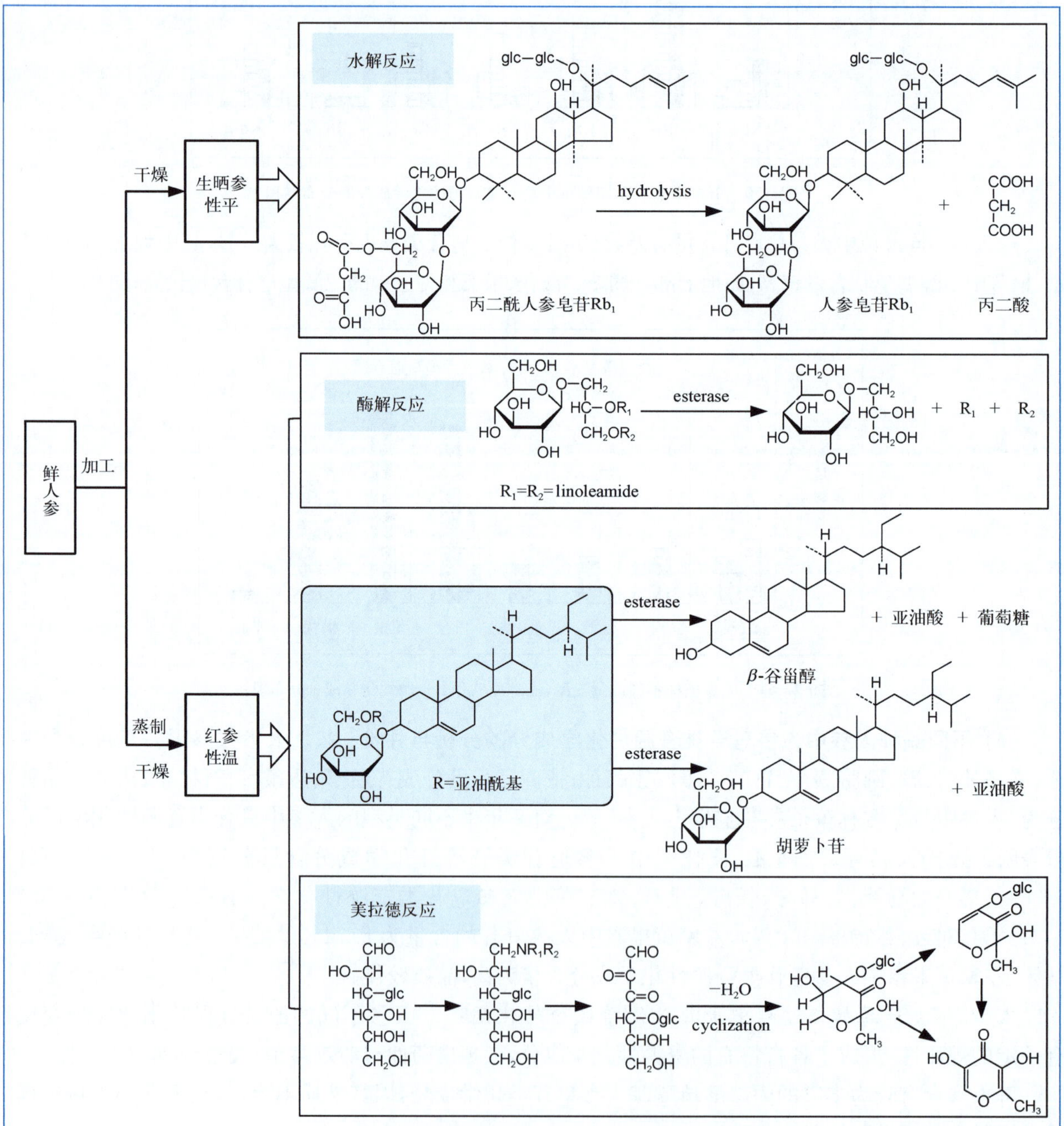

图 9-52 人参类产品加工过程中发生的化学转化

四、资源利用效率提升研究

1. 人参药材深加工与产品开发

(1) 人参皂苷类资源性物质的开发利用：药理学研究表明，人参皂苷类物质是人参的主要药效物质之一，人参茎叶皂苷提取物是《中华人民共和国药典》收载的品种。人参皂苷具有增强人和动物的细胞免疫功能和抗病毒作用，同时在神经系统、心血管系统、内分泌系统、免疫系统等具有广泛的生物活性，已广泛应用于临床实践。其中研究最多且与肿瘤细胞凋亡最为相关的为人参皂苷 Rg_3 与 Rh_2。众多研究表明，人参皂苷 Rg_3 与 Rh_2 具有较高的抗肿瘤活性，对正常细胞无毒副反应，与其他化疗药物（如顺铂）联合应用有协同作用。人参皂苷通过调控肿瘤细胞增殖周期，诱导细胞分化和凋亡来发挥抗肿瘤作用。将肿瘤细胞诱导分化成正常细胞有利于控制肿瘤发展，诱导肿瘤细胞凋亡使细胞解体后形成凋亡小体，不引起周围组织炎症反应。人参皂苷 Rh_2 也可以通过调节和增强机体免疫功能，发挥其抗肿瘤作用。目前我国对人参皂苷的提取分离方法、制剂工艺、抗肿瘤作用机制以及临床应用等方面做了大量研究，而且已有人参皂苷的新产品推向市场，如今幸胶囊（Rh_2 单体产品）[5]。从人参中提纯出的人参皂苷 Rg_3 作为抗癌新药——“参一胶囊”的活性成分，已成为国家一类新药[6]。

(2) 人参多糖类资源性物质的开发利用：人参多糖为人参的主要活性成分之一，为一种高分子葡聚糖。近年研究表明，人参多糖不仅可显著增强腹腔巨噬细胞的吞噬功能，激活网状内皮系统（RES）功能，而且还具有直接或间接的抗肿瘤活性，临床常用于多种恶性肿瘤的综合治疗，也用于减轻化疗和放疗引起的不良反应。目前已有人参多糖的制剂（人参多糖注射液）作为抗肿瘤药物在临床使用，可在放疗中改善癌患者机体免疫，并减轻放疗反应和改善患者一般状况。此外，人参多糖除了具有免疫调节活性和抗肿瘤活性外，还具有细胞保护活性、降血糖活性、抗补体活性等作用。随着临床研究的逐步深入，其在抗肿瘤以外领域的应用也将越来越多[7]。

(3) 人参脂溶性物质的开发利用：据报道，人参根的醚溶成分有较强的抗炎作用，主要化学组成成分有二十九烷、三棕榈酸甘油酯、人参萜醇、三亚油酸甘油酯、棕榈酸、α、γ-二棕榈酸甘油酯、β-谷甾醇等。此外，人参根的醚溶成分具有较强的抗癌作用。人参环氧炔醇、人参炔醇和人参炔三醇均具有抑制淋巴白细胞作用，并能抑制兔血小板聚集、释放反应和血栓的形成[8]。

2. 人参茎叶资源化利用与产业化开发

(1) 在医药领域的应用与产品开发：自 1965 年报道人参茎叶药理研究迄今 40 余年，综合国内外化学、药理学、临床研究结果表明：人参茎叶除不具人参根类雌性激素样作用外，其他生物活性与人参根相似。

临床研究表明：人参茎叶总皂苷对机体的神经系统、心血管系统、血液系统、内分泌系统、免疫系统等多种病症，均显示与人参根总皂苷具有相似的疗效。人参茎叶总皂苷提取工艺已日趋完善，目前应用剂型有水煎剂、粉剂、浸膏剂、糖衣片剂、复方片剂、注射剂。

近年来对人参茎叶中所含的人参多糖类资源性化学成分也开展了研究。结果显示：人参茎叶多糖具有增强免疫功能、抑制肿瘤生长、抗溃疡，以及保护脑神经细胞等生理活性，其提取技术已达到工业化阶段[9]。

目前以人参茎叶为原料开发的制剂产品主要有双参素胶囊[10]（用于心血管疾病）、人参茎叶总皂苷注射液[11]（用于冠状动脉性心脏病、更年期综合征、心肌缺血、高脂血症等）、活力源[12]（用于冠状动脉性心脏病、慢性肝炎、糖尿病及更年期综合征等）、参芪降糖软胶囊[13]（主治消渴症，用于Ⅱ型糖尿病）、人参茎叶总皂苷胶囊（用于冠状动脉性心脏病、更年期综合征、隐性糖尿病及肿瘤的辅助用药）、清痰益康（用于消咳喘等症）等。

(2) 通过生物转化获得抗肿瘤活性化学成分[14]：人参皂苷是人参的有效成分，且均为三萜类化学成分，按其苷元结构可以分为三类：人参二醇类、人参三醇类和齐墩果烷类。现代研究发现：人参属植物的抗癌活性与其含有的低极性、稀有或微量的人参皂苷类资源性化学成分密切相关。国内外学者研究证明可以通过水解、酶解等方式得到抗癌活性更强的次级皂苷或苷元。*Fusarium sacchari* 菌对人参茎叶皂苷具有极强的转化作用，可转化得到 5 个单体化学成分，分别为 20(*S*)-原人参二醇(PPD)、20(*S*)-原人参三醇(PPT)、20(*S*)-原人参二醇-20-*O*-*β*-*D*-吡喃葡萄糖苷(C-K)、人参皂苷 F_1 和人参皂苷 Rg_1，均为达玛烷型皂苷。文献报道人参皂苷 PPD、PPT、C-K 和 Rg_1 均具有显著的抗肿瘤作用，均为天然存在极少的达玛烷型次生皂苷。通过利用 *Fusarium sacchari* 转化人参茎叶皂苷为稀有抗肿瘤皂苷，可为人参茎叶皂苷的精细化利用和抗肿瘤新药的研究提供依据。

人参皂苷类资源性化学成分生物转化途径如图 9-53，图 9-54[15] 所示。

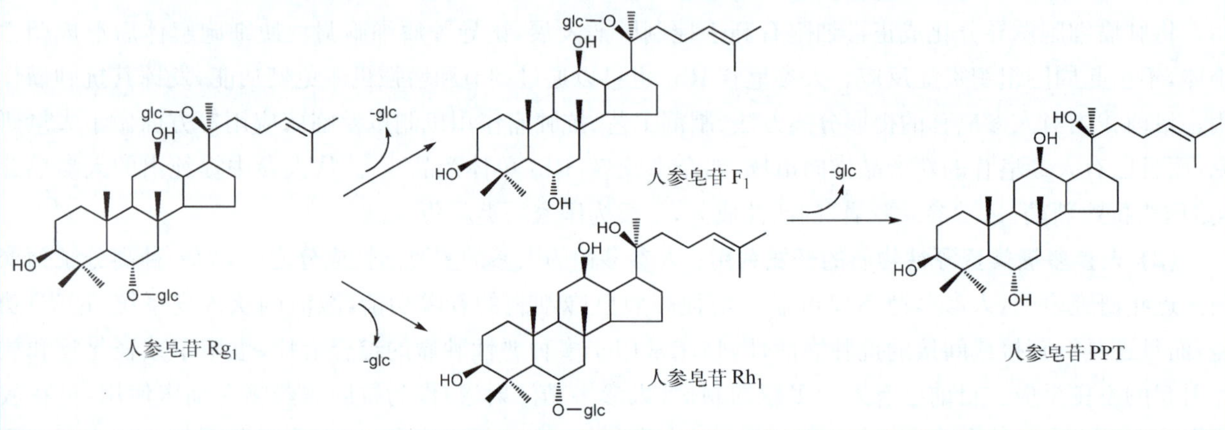

图 9-53　人参三醇型化学成分转化途径

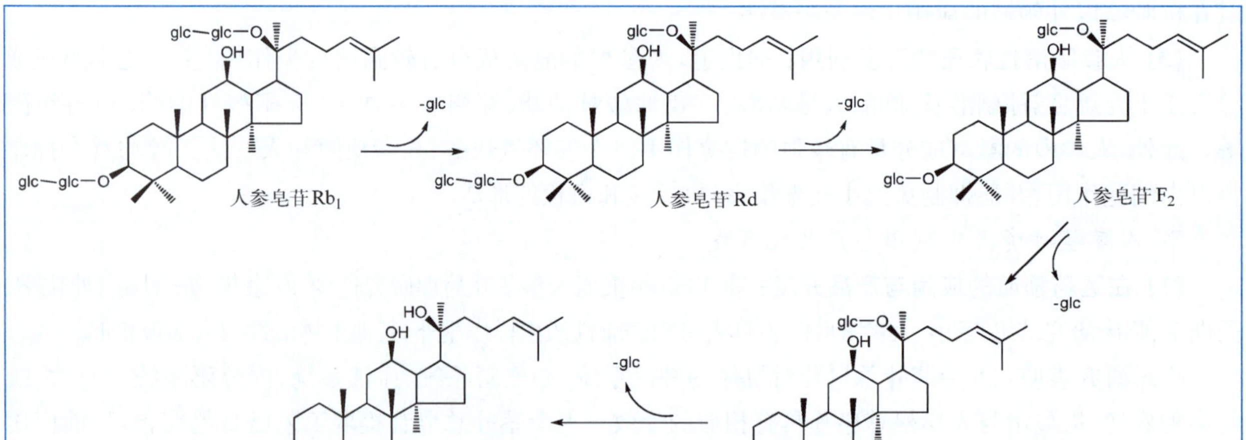

图 9-54　人参二醇型化学成分转化途径

(3) 在兽药领域的应用与产品开发[16]**：**人参茎叶含有的资源性化学成分也可开发为兽药产品。目前，以人参茎叶皂苷类化学成分为原料研制的具有增强畜禽机体免疫力和抗疾病能力的兽药新产品已上市，为人参茎叶资源的有效利用提供了新途径。其制备流程主要为人参茎叶皂苷提取物、红景天提取物、淀粉、羧甲基淀粉钠、蔗糖→等量递加混匀→制粒→烘干(颗粒水分<3%)→整粒→包装→合格品入库。

(4) 在保健食品领域的应用与产品开发：人参茎叶所含有的化学成分多样，除含有人参皂苷类化学成分外，尚富含糖类、蛋白质及氨基酸类以及大量人体必需微量元素，可以作为新资源保健食品进行开发。

人参袋泡茶是以人参叶为主要原料，经科学方法制备而成的保健茶；人参啤酒是以人参茎叶为原料，经现代科学方法提取其有效成分——氨基酸、微量元素及人参皂苷等，配制而成的新型保健饮料[17]。

3. 人参花资源化利用与产业化开发　人参花是采撷人参含苞待放的蓓蕾，自然烘晒而成。中医认为，人参花性味甘、温，入肺、脾、肾经，有健脾补虚、开胃消食之功，适用于神经衰弱、消化不良等症。药理研究表明：人参花蕾可全面有效地调节人体阴阳平衡，改善细胞代谢水平，增强机体功能，恢复人体内各组织器官、系统功能，进而达到消除疲劳、延缓衰老的效果。

人参花富含皂苷类、多糖类、氨基酸及蛋白质类及多种微量元素等资源性化学成分。其在提神、降血压、降血糖、降血脂、抗癌、调理胃肠功能、缓解更年期综合征等诸多方面具有良好保健效果。人参花总皂苷提取工艺与人参茎叶相同，目前多见与人参茎叶合用，现有剂型为冲剂、片剂及注射剂。

人参花现也被应用于饮料的制作。人参花代茶冲泡饮用，苦中带甜、清爽可口，具有解渴、解毒之功，且善于生津又不耗气。以人参花为主要原料酿制的啤酒，具有滋补功效，清凉可口，不但具有普通啤酒的特点，而且有浓郁的酒花与人参花的香味，风格独特，味道纯正。此外，人参花尚可与苹果汁、蓝莓汁等果汁配制为多种人参花果汁，或开发为人参花可乐、人参花碳酸饮料、人参花菊花复合清凉饮料等[18]。

4. 人参果资源化利用与产业化开发　人参果具有减轻衰老症状、增强记忆力等生物活性，是一种具有调节机体代谢功能的抗衰老药物，已列入药用。人参果肉(汁)中含有较为丰富的皂苷类化学成分，可采用大孔树脂富集，80%乙醇洗脱，回收乙醇，制得人参果皂苷溶液，可直接用于配制制剂[19]。

目前以人参果实为原料的制剂有振源胶囊(用于胸痹、心悸、不寐、消渴气虚证)、振源片(用于头晕、疲劳、早衰与神经衰弱、内分泌失调)等产品。

此外，人参果实尚富含多糖类、氨基酸类、有机酸类等多种资源性化学成分，除药用外，还具有较高的保健作用。人参果实成熟采收后，搓洗种子时所得的外果皮、果肉、果汁及洗液(统称为“人参果浆”)，经干燥或浓缩后可用于制造药物、饮料及化妆品[20]。

5. 人参芦头资源化利用与产业化开发　研究显示，人参芦头生物量为人参根部的12%～15%，芦头中所含有的人参皂苷种类与其根部相似，但其含量约为主根的2倍，为重要的人参皂苷类资源性物质的提取原料。以红参芦头为主要原料开发的参芦颗粒，具有保护Ⅱ型糖尿病患者内皮细胞功能的作用，并可改善临床症状，对治疗及预防糖尿病性冠状动脉性心脏病等血管并发症有积极意义[21]。此外，参芦口服液也可用于冠状动脉性心脏病、心绞痛等症的治疗[22]。

6. 人参须资源化利用与产业化开发　人参须用于中医临床具有益气生津之功，多与其他药物配伍用于多种疾病的治疗。如由人参须与红花、丹参、三七、牛黄等药组方制成的心可宁胶囊[23]可用于治疗冠状动脉性心脏病，缓解心绞痛，特别适用于由心搏力弱、心肌缺血引起的胸闷、气短、憋气等症状的患者。此外，人参须富含人参皂苷类资源性化学成分，其含量为主根的3倍，可作为提取人参皂苷的原料用于药品及保健食品开发与产业化。

7. 人参深加工过程产生的废弃物资源化利用研究

(1) 液态废弃物的资源化利用研究：目前人参加工过程产生的副产品大多用来生产生活护理型化妆品。基于人参采收加工过程中刷参水有保护皮肤，促进皮肤细胞新陈代谢，增进皮肤细腻、油润光亮等功效的启示，现刷参水常用来代替人参配制人参系列化妆品——人参护肤奶液、人参润霜、人参紧肤露和人参沐浴液等[24]。

分析表明，红参或白(糖)参加工过程产生的蒸参水中含有人参皂苷类资源性化学成分，可用于提取制备蒸参水总皂苷，也可将蒸参水经浓缩直接制成“人参膏”供药用。人参露具人参特有的芳香气味，现多用于制成人参糖浆等补益品或人参牙膏、人参雪花膏等日化产品，也可制成人参露酒、人参啤酒、人参汽水等饮品。人参油可用于制作药物，也可经稀释后喷洒到干燥过程中的红参表面，可使红参色泽鲜艳，气味浓郁，从而提高红参等级。

(2) 固态废弃物的资源化利用研究

1) 人参药渣中多糖类化学成分的资源化利用研究： 提取人参皂苷所产生的人参药渣可用于制备具有增加机体免疫功能作用的水溶性人参多糖，其制备方法为人参废渣加水适量，沸水煮提 6 h，合并滤液，放冷，加入 3 乙醇，使其含醇量达 85%，搅匀后，静置，沉淀经真空干燥即为灰白色粉末状人参多糖粗品。粗多糖中含多糖、蛋白质及灰分等。粗多糖经 Sevag 法脱蛋白、淀粉酶水解等工艺处理，得精制人参多糖或称人参果胶。

目前以人参多糖为原料的制剂产品主要有人参多糖注射液，主要用于减轻肿瘤放化疗引起的副反应[25]。

2) 人参药渣生产参菇多糖： 人参药渣富含营养性成分，可与长柄侧耳、平菇等食用菌共培养，其不仅对菌丝生长有明显的促进作用，且所产生混合多糖(参菇多糖)具有一定保健功效，可用于保健食品或药品开发[26]。此外，人参药渣也可作为蘑菇的培养基，可使蘑菇吸收人参药渣中残余的营养成分，增加蘑菇的营养价值，从而提高经济效益[27]。

3) 人参药渣生产饲料添加剂： 提取人参皂苷及人参多糖后剩余的人参残渣来源充足、成本低廉，可作为饲料添加剂应用于畜禽业生产，具有较好的经济效益和社会效益[28](图 9-55)。

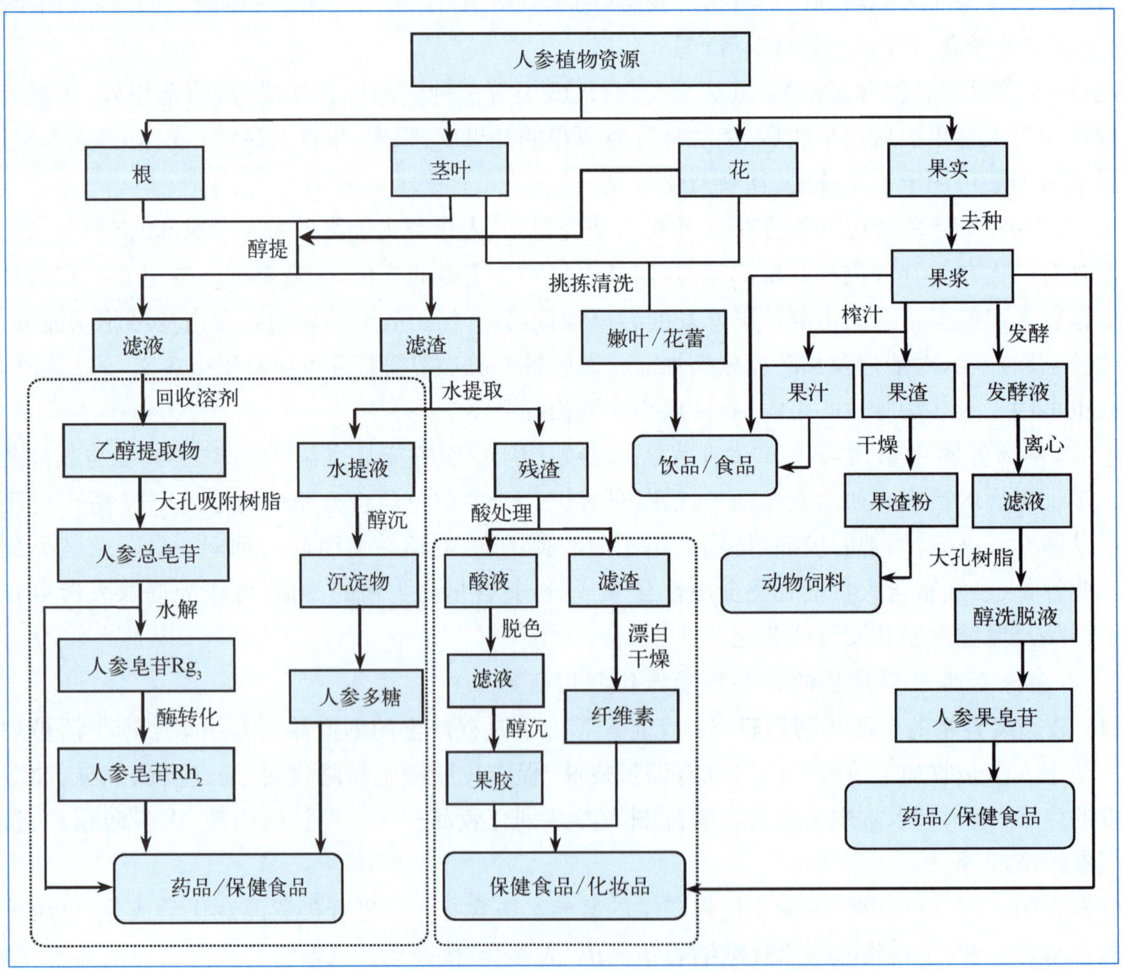

图 9-55　人参植物资源系统利用与产业化开发途径

◇参◇考◇文◇献

[1] 周荣汉. 中药资源学[M]. 北京：中国医药科技出版社，1993.
[2] 周海鸥，李秀昌，陈祥涛，等. 东北地区人参药材最佳产地与生态环境的聚类分析研究[J]. 中国现代中药，2010，12(3)：14－17.
[3] 卫巍. 人参生物学特性及药效分析[J]. 吉林农业，2012，8：224－225.
[4] 段金廒，宿树兰，吕洁丽，等. 药材产地加工传统经验与现代科学认识[J]. 中国中药杂志，2009，34(24)：3151－3157.
[5] 杨金祥，章建芳. 人参皂苷 Rh2 抗肿瘤作用研究进展[J]. 中国药师，2007，10(3)：236－238.
[6] 富力，鲁歧，刘国有，等. 国家一类抗癌新药——人参皂甘 Rg－3 及制剂的开发研究[C]. 中国自然资源学会第四届天然药物资源学术研讨会论文集，2000.
[7] 王忠全. 人参多糖在抗肿瘤领域的临床应用[J]. 中国药业，2009，18(7)：61－62.
[8] 王红燕，徐绥绪，陈英杰，等. 人参单体成分药理性研究的新进展[J]. 中国药物化学杂志，1992，2(3)：73－78.
[9] 付晓珍，梁小峰，屈超，等. 人参茎叶水溶性粗多糖增强 PC12 高分化细胞缺糖损伤耐受性[C]. 第二届中国药理学会补益药药理专业委员会学术研讨会论文汇编，2012.
[10] 宿武林，睢大员，蔡树群，等. 双参素胶囊质量标准：中国，CN102841173A[P]. 2012－12－26.
[11] 刘露. 人参茎叶总皂苷注射剂新的给药途径及其制备工艺、新的适应证：中国，CN1730009[P]. 2006－02－08.
[12] 毛友昌，毛晓敏. 一种活力源制剂及其制备方法：中国，CN1682797[P]. 2005－10－19.
[13] 赵志全. 一种参芪降糖软胶囊及其制备检测方法：中国，CN1709498[P]. 2005－12－21.
[14] 王丹. 人参地上部位总皂苷转化产物的化学研究[D]. 沈阳：辽宁中医药大学，2008.
[15] 富力，鲁歧，李向高. 人参化学成分资源精加工及利用[J]. 人参研究，1994，(4)：2－4.
[16] 要瑞丽. 兽药新产品人参茎叶皂苷及其制剂的研制开发[J]. 中国动物保健，2010，(4)：35－37.
[17] 岳岚，朱荣庆. 人参茎叶资源的开发研究[J]. 国土与自然资源研究，1989，(2)：76－78.
[18] 孙洪雁，张利财，陈长武，等. 人参花蕾在碳酸饮料中的应用[J]. 食品研究与开发，2009，30(12)：79－81.
[19] 尹笠签，刘秀珍. 树脂法处理人参果汁工艺初探[J]. 中成药，1994，16(3)：5－6.
[20] 宋阳成，李皓，张利财，等. 人参果汁饮料的研制[J]. 食品与机械，2010，26(6)：113－117.
[21] 王津文，张玉，渠莉，等. 参芦颗粒对 2 型糖尿病合并冠心病患者血浆内皮素与一氧化氮水平的影响[J]. 中国现代药物应用，2008，2(5)：32－36.
[22] 刘学法，鞠文翰. 参芦口服液对冠心病心功能的影响[J]. 河北中医，1995，17(2)：12－14.
[23] “心可宁”胶囊[Z]. 国家科技成果，2002.
[24] 季迪新. 以蒸参水、刷参水为主要原料研制优质人参化妆品[J]. 日用化学工业，1987，5：10－12.
[25] 张之君，张云辉. 人参多糖注射剂生产工艺：中国，CN101744770A[P]. 2010－09－08.
[26] 谢兆莉. 参菇多糖的开发研究[D]. 吉林：长春中医药大学，2012.
[27] 邓淑琴，刘欲博，王骞. 用人参等药渣种蘑菇的实验研究[J]. 天津中医，1992，(5)：30－31.
[28] 于浩，张晶，沈景林. 人参渣在肉鸡生产应用中的研究[J]. 饲料工业，2009，30(18)：4－5.

（田义新　富　力　张　辉）

三七药用生物资源及其资源化利用研究

三七[*Panax notoginseng* (Burk.) F. H. Chen]为五加科人参属植物，以干燥根和根茎称三七(Notoginseng Radix et Rhizoma)入药，其味甘、微苦，性温，具有散瘀止血、消肿定痛的功效。

三七是我国特有的药用植物，其对光照、湿度、温度等环境因子十分敏感，是典型的生态脆弱性阴生植物，适宜于冬暖夏凉的气候，不耐严寒与酷暑，喜半荫和潮湿的生态环境。主要分布于我国云南省、广西壮族自治区两地，集中于北纬23°30′附近的中高海拔1 300～2 200 m地区，主产于云南省文山壮族苗族自治州及其周边地区以及广西壮族自治区那坡县、靖西县等地。目前，三七药材商品供应主要为栽培品[1,2]。

三七为多年生草本植物。三七的根分为块根、支根、须根和不定根；根茎俗称羊肠头，呈暗绿色，形状弯曲似鹦哥嘴状，俗称"鹦哥嘴"；茎直立，有纵行条纹或呈棱状，绿色或紫色；叶为掌状复叶，1～5枚，轮生于茎顶，少数二级轮生，叶缘呈锯齿状；伞形花序，单生于茎的顶端；花两性，花萼5片，花瓣5，雄蕊5；柱头2裂，子房下位，2～3室；果实为核状浆果，肾形或球形，成熟时鲜红色；种子卵形或卵圆形，1～3枚。

一、资源利用现状

三七药用始载于《本草纲目》，为传统名贵中药，被誉为"金不换"。中医临床用于咯血、吐血、衄血、便血、崩漏、外伤出血、胸腹刺痛、跌扑肿痛等病症，能治一切血症，为止血、理血之妙品，有"外伤科的圣药"之称。此外，三七尚用于血瘀腹痛、产后恶露不尽、腹痛、痛经等症。现代研究表明：三七对心、脑血管系统、神经系统、血液系统等具有确切的药理作用，能增加冠脉供血、供氧，降低全血黏度，防止血栓生成，抗心律失常，抗疲劳，镇静、镇痛等作用。临床上主要用于心、脑血管疾病的治疗。以三七为主要原料的现代成方制剂众多，据不完全统计全国以三七为原料的单方和复方中成药制剂400余个，含有三七的中成药制剂批文3 207个，药品品种324个，进入国家基本药物和中药保护品种目录的有20余种[2]，临床常见的制剂如三七片、三七胶囊、三七伤药片、三七止血胶囊、冰七片、三七丹参颗粒、复方丹参胶囊（滴丸）、冠心丹参片、稳心颗粒等。以三七总皂苷为主要活性成分制成的资源性系列产品已经成为我国治疗心脑血管系统疾病的主要药品之一。

除根及根茎外，三七茎叶和花也可供药用。三七花味甘性凉，具有清热解毒、平肝明目、生津止渴、降血压、增强免疫之作用。以三七花为主要原料开发的三七花颗粒可用于肝阳偏亢、风热痰盛引起的咽喉肿痛、头晕目眩、耳鸣、高血压等症的治疗。以三七叶总皂苷为主要原料制备的七叶神安丸具有益气安神、活血止痛之功效，常用于心气不足、心血瘀阻所致的心悸、失眠、胸痛、胸闷等症的治疗。

除作药用外，三七植物全株均具有较高的营养及保健价值，广泛应用于保健食品的开发。现已开发的产品有保健茶、保健酒、保健糖、保健饮料等。三七中的多糖类及皂苷类资源性化学成分可有效阻止饮酒后对酒精的吸收而保护肝脏。三七花可制成保健饮品及菜肴，如三七花茶、三七花糕、三七花藕粉、三七花菜肴等。

此外，三七植物在日用护理产品中也多有应用。利用三七药材所含有的皂苷类、三七素等资源性物质为主要活性组分开发的日用护理产品众多，如利用三七消炎、止血、活血、抑菌和抗氧化的作用开发三七牙膏；以三七为原料制成的通过抑制酪氨酸酶而抑制色素沉积，具有美白功效的营养性中药护肤霜等（表9-19）。据统计，截至2010年全国三七原料的年需求量已达7 000 t左右，三七出口量以每年近20%的速度增长。三七产品产值已逾200亿元[2]。

表9-19　以三七资源植物为原料生产的主要产品及其资源价值

产品名称	利用部位/物质	利用价值
三七配方颗粒	根及根茎	临床配方
三七总皂苷	根及根茎/皂苷类	医药中间体
三七片	根及根茎	医药、保健

续　表

产品名称	利用部位/物质	利用价值
三七口服液	根及根茎	医药、保健
血塞通注射液	根及根茎/皂苷类	医药、保健
血栓通胶囊	根及根茎/皂苷类	医药、保健
三七冠心宁胶囊	根及根茎	医药、保健
三七花冲剂	花	医药、保健
七叶神安丸	叶/皂苷类	医药、保健
三七粉胶囊	根及根茎	保健食品(免疫调节)
七上珍口服液	根及根茎	保健食品(提高缺氧耐受力、改善睡眠)
三七片	根及根茎	保健食品(辅助降血脂、提高缺氧耐受力)
赛诺平胶囊	根及根茎	保健食品(辅助降血压)
三七花润爽片	花	保健食品(利咽润喉)
三七花茶	花	保健食品(利咽润喉)
三七美白霜	根及根茎	日化用品
三七牙膏	根及根茎	日化用品

二、资源性化学成分

三七植物中资源性化学成分类型多样，主要包括皂苷类、氨基酸类、糖类、黄酮类、挥发油等[3]，其中皂苷类化学成分为目前三七植物资源化利用程度较高的资源性物质。

1. 皂苷类资源性化学成分　三七的茎叶、花蕾、果实、果梗等均含有丰富的皂苷类化学成分，且化学组成各不相同，是达玛烷型皂苷类化学成分分子多样性最丰富、皂苷含量最高、最适合工业化生产的天然资源[4]。现代研究表明：三七中含有的皂苷类化学成分对血液系统、心血管系统、脑血管系统、神经系统、代谢系统、免疫系统均有显著的生理活性。同时，还有抗氧化、抗衰老、保肝、保护皮肤等作用[5]。现已从三七的不同部位分离得到70余种皂苷类化学成分，多为达玛烷型的20(S)-原人参二醇型[20(S)-protopanaxdiol]和20(S)-原人参三醇型[20(S)- protopanaxtriol]。三七植物中所含的皂苷类资源性化学成分组成与人参和西洋参中所含皂苷类化学成分部分相同，如人参皂苷(ginsenoside)Rh_1、Rb_1～Rb_3、Rc、Rg_1等，尤以人参皂苷Rg_1和Rb_1含量较高。三七所独有的皂苷类化学成分有三七皂苷R_1、R_2、R_4、R_5、R_7～R_9、Fa、Fc、Fe，三七皂苷A～E、G～N等。迄今尚未在三七植物中发现含有齐墩果烷型皂苷类化学成分。三七根及根茎中含有的皂苷类化学成分以20(S)-原人参三醇型皂苷为主，此类化学成分表现为对中枢神经的兴奋作用；三七地上茎叶部分以20(S)-原人参二醇型皂苷为主，对中枢神经有抑制作用[6,7]。

2. 其他类资源性化学成分

(1) 氨基酸类：三七中含有19种以上氨基酸类资源性化学成分，其中8种人体必需氨基酸约占三七氨基酸总量的32.69%。含量较高的有精氨酸(Arg)、天门冬氨酸(Asp)、谷氨酸(Glu)，约占三七总氨基酸的39.72%。三七素(dencichine)是中药三七发挥止血作用的主要活性化学成分，为非蛋白质氨基酸，其结构为β-N-乙二酸酰基-L-α,β-二氨基丙酸，现已人工合成，能够显著增加血小板数量而发挥止血作用。

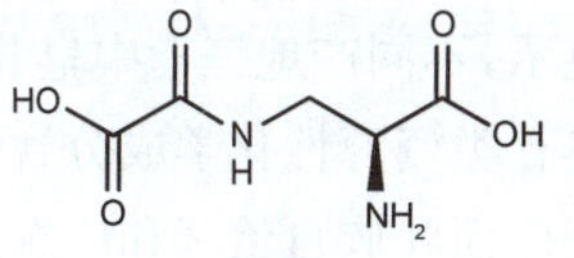

三七素

(2) 黄酮类：三七中的黄酮类化学成分可显著增加冠脉流量，并具有抗炎、抗过敏、祛痰、镇咳、平喘、降血压、增强肾上腺素功能的作用。三七绒根中主要含有的黄酮类化学成分为三七黄酮A和B等。三七叶中含有山柰酚、槲皮素、山柰酚-3-*O*-*β*-*D*-半乳糖苷、槲皮素-3-*O*-*β*-*D*-半乳糖(2→1)葡萄糖苷等。

(3) 糖类：三七植物中含有鼠李糖、木糖和葡萄糖等单糖及低聚糖和多糖类资源性化学成分。三七多糖具有增强免疫功能的作用。三七多糖A(sanchinan-A)存在于三七根中，其分子质量为150 000 Da，具有显著的激活网状内皮系统的作用。

(4) 挥发油类：三七挥发油中的成分组成主要为酮、烯烃、环烷烃、倍半萜类、脂肪酸酯、苯取代物、萘取代物等。三七花挥发油成分主要由樟脑、龙脑等单萜类，*δ*-毕橙茄烯、*δ*-波旁烯、*δ*-丁香烯等倍半萜类组成。三七花挥发油具有消毒及杀菌作用，有一定局部刺激作用；内服可促进胃肠蠕动和止泻作用；挥发油中的部分成分尚具有镇静安神等活性。

(5) 炔醇类：三七中尚含有人参炔醇(panaxynol)、人参环氧炔醇(panaxydol)、法卡林二醇(falcarindiol)和人参炔三醇(panaxytriol)等聚炔醇类资源性化学成分。

三、资源性化学成分动态积累与分析评价

1. 不同采收期三七药材中资源性化学成分动态评价

(1) 皂苷类：对云南省产3年生三七不同生长期根及根茎中三七皂苷类物质积累动态进行分析。结果表明：在出苗期三七根中的皂苷类化学成分积累最高，开花期明显下降，至药材收获期皂苷类化学成分出现积累增加的趋势(图9-56)[8]。

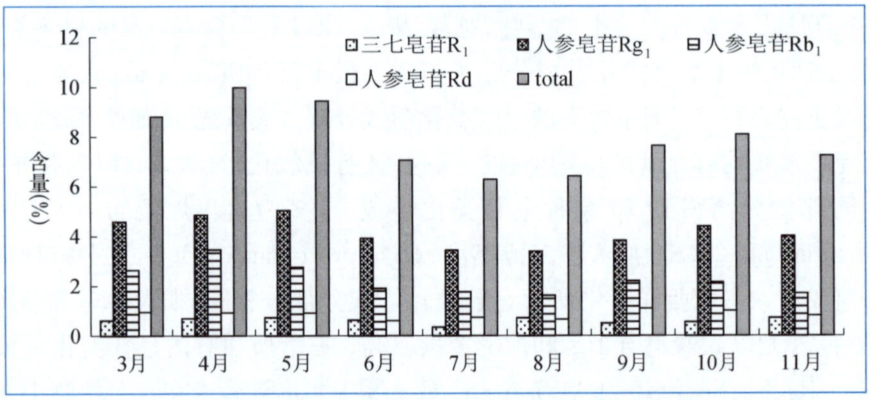

图9-56　三七不同生长期皂苷类资源性化学成分的积累动态

(2) 三七素：不同采收期三七药材中三七素含量最低为5月，为0.44%；最高为8月，达0.76%。总的趋势是3～5月三七出苗展叶期三七素含量较低，三七进入花蕾期(7、8月)到采收期(9、10月)三七素含量较高[9]。

2. 不同产地三七药材中资源性化学成分的分析评价

(1) 皂苷类：三七的产地相对较为集中，主要为云南省和广西壮族自治区两地。经HPLC方法分析显示，不同产地三七中皂苷类资源性化学成分的含量有一定差异，同一产地的不同生产区域其药材中的皂苷类资源性化学成分含量也有不同。分析结果表明，云南省三七中的皂苷类资源性化学成分含量高于广西壮族自治区和广东省[10](图9-57)。

(2) 三七素：三七素是三七中主要的止血活性成分。采用HPLC方法，对不同产地三七中三七素含

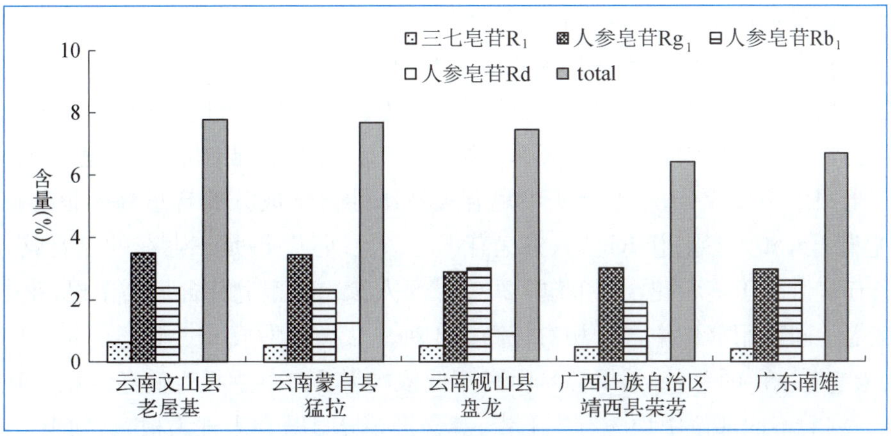

图 9－57　不同产地三七中皂苷类资源性化学成分的含量比较

量进行分析评价。结果表明：三七药材中的三七素含量为 0.33%～0.62%，不同产地三七中三七素含量有一定差异，总体上云南省道地产区三七药材中三七素含量高于广西壮族自治区和广东省产区[9]。

(3) 糖类：三七药材中多糖类资源性化学成分含量因产地不同存在显著差异，最高者为云南省砚山县产三七，其多糖含量达 0.18%，与最低者广西壮族自治区靖西县产三七(0.011%)相差达 12 倍之多。单糖含量差异较小，最高的是云南省文山壮族苗族自治州老回龙村产三七，总单糖含量为 3.66%，与最低的文山壮族苗族自治州坝心镇产三七(2.21%)相差近一倍[11]。

3. 不同商品规格三七药材中资源性化学成分分析评价

(1) 皂苷类：由三七主根形成的药材按传统分级方法依其单位重量中药材的个数，可将其分为 20、30、40、60、80、120、160、200 头等商品规格。不同规格的皂苷类资源性化学成分含量分析表明，皂苷类资源性化学成分以 20 头规格含量最高，20～60 头的 4 种皂苷类资源性化学成分含量有逐步递减的趋势。80 头和 160 头的含量较高，60 头和 120 头含量相当(图 9－58)，即三七药材中皂苷类资源性成分的积累量与其生长年限长、个头大者密切相关。

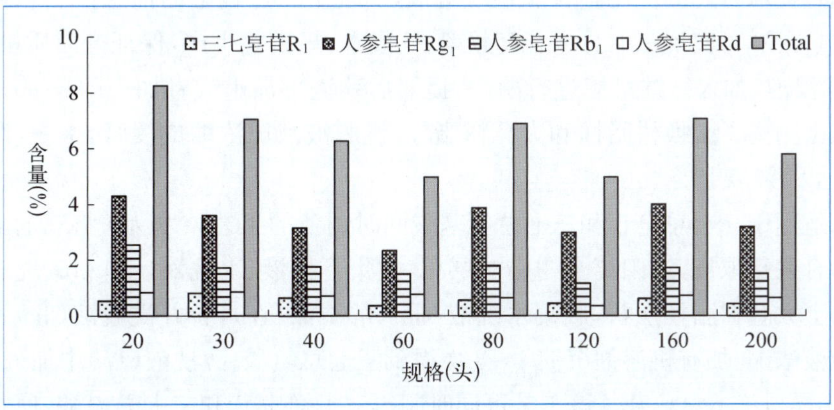

图 9－58　不同商品规格三七中皂苷类资源性化学成分的比较分析

(2) 三七素：三七规格不同，三七素含量有明显差异，含量最高的是 200 头规格，达 1.17%，最少的是 120 头规格，仅为 0.49%，相差 2 倍多。20～60 头规格的三七素含量无显著差异。由此表明，如以止血作用为主要利用目的，宜选择生长年限短、药材规格低者。

(3) 糖类：不同规格的三七中总单糖含量有一定差异。从总的趋势来看，大规格三七单糖含量较低，小规格三七单糖含量较高。三七多糖类资源性化学成分含量的结果与单糖含量正好相反，最高的是

20头，为1.43 mg/g，最低的是160头，仅有0.36 mg/g[11]。

4. 三七植物不同组织器官资源性化学成分分析评价

(1) 皂苷类：以云南省文山壮族苗族自治州产三七为研究对象，采用UPLC-ESI-MS方法，考察其不同部位皂苷类资源性化学成分的分布规律。结果显示：人参皂苷Rb_1、人参皂苷Rg_1、三七皂苷A、三七皂苷B是三七根的主要成分；三七芦头中皂苷类资源性化学成分的含量高于根部；三七皂苷Q、三七皂苷S、三七皂苷Fc，和人参皂苷Rb_2、人参皂苷Rb_3、人参皂苷F_2是三七花的主要成分；根中20(S)-原人参三醇型皂苷含量高于茎和花，茎和花中20(S)-原人参二醇型皂苷含量高于根，花中人参皂苷的含量最高。比较三七不同药用部位中含量相对较高的4种皂苷类化学成分三七皂苷R_1、人参皂苷Rg_1、人参皂苷Re和人参皂苷Rb_1的总量，结果显示由高至低依次为剪口＞主根＞筋条＞花＞叶[12,13]。

(2) 三七素：三七不同部位中均含有三七素，其含量差异显著。表现为根茎、须根、花蕾3个部位的三七素含量高，主根、侧根和茎叶中三七素含量低[9]。

四、资源利用效率提升研究

1. 药材深加工与产品开发

(1) 以三七药材为主要原料的药品开发：三七药材对防治心脑血管疾病等有显著作用，同时在调血脂、降血糖、降血压、抗炎、抗疲劳、耐缺氧、提高机体免疫力等方面均具有临床功效。到目前为止，以三七、三七提取物(三七总皂苷)或以三七为主的中药制剂制成的三七药品众多，均广泛用于临床。特别是近几年来，围绕三七药材中含有的皂苷类资源性化学成分，已成功开发血塞通注射液、三七总苷片、七生力(三七皂苷Rg_1)、七生静(三七皂苷Rh_1)和血塞通滴丸等为代表的三七新药第3代产品，进一步提高了三七药材资源的利用效率，也促进了三七皂苷提取物的市场需求。据不完全统计，近年三七皂苷每年的市场需求量已达500～600 t。三七皂苷的标准化和规模化生产是三七产业发展的重要前提。

三七皂苷的制备工艺主要为：应用超声波辅助提取、大孔吸附树脂层析富集，离子交换树脂脱色，喷雾干燥等程序，通过提取单元的优化整合和系统集成，实现生产过程中的信息控制和智能化管理，实现生产全过程的质量可控，可实现三七总皂苷高效率、低成本、规模化生产，保证产品质量的稳定。也有专利报道：三七用水浸泡，加入纤维素酶进行酶解，提取后残渣再加水或者加10%～90%乙醇提取，提取液适量浓缩，依次上阴离子交换树脂柱和大孔树脂柱，洗脱液减压浓缩成浸膏，干燥，即得三七总皂苷，其总皂苷含量可达80%以上[14]。

有专利报道，适用于三七总皂苷和三七总氨基酸同时制备的工艺技术为：将三七药材粉碎，加水提取2～4次，过滤，合并提取液，过阳离子树脂柱层析，收集下柱液、水洗液(Ⅰ)和碱洗液(Ⅱ)，合并下柱液和水洗液(Ⅰ)，上大孔树脂柱层析，收集水洗液(Ⅲ)、醇洗液(Ⅳ)，合并洗脱液(Ⅱ)和(Ⅲ)，上阴离子树脂柱脱色，脱色液浓缩，加有机溶剂沉淀1～3次得到三七总氨酸；醇洗液(Ⅳ)中加入MgO回流脱色，滤除MgO，浓缩干燥得三七总皂苷。该工艺可同时制得三七总皂苷和三七总氨酸，原料利用率高，且操作简单，易于工业化放大生产[15]。

(2) 以三七药材为主要原料的保健食品的开发：依据“药食同源”的理论，利用现代高新技术在规模化、集约化、规范化、产业化发展三七人工种植的基础上，进行三七系列保健食品的开发和研究前景广阔。以三七粉配伍何首乌提取物、桑叶提取物、吡啶甲酸铬制成的保健食品三七唐旨康胶囊，以三七提取物配伍灵芝孢子粉制成的保健食品三七力康片，适用于糖尿病患者和易疲劳人群；超细三七粉胶囊是选用云南省文山壮族苗族自治州优质三七为原料，运用超细粉碎技术，将三七加工成10 μm以下的超细粉，比传统的三七粉细10倍至百倍，可增加人体吸收效率，疗效更好[16]。以三七为主要原料开发的保健食品还有三七速溶粉、三七怡眠胶囊、金不换袋泡茶、七花保健茶、七叶浸膏、七叶清酒、三七菊茶、青清含片、三七速溶咖啡等。

(3) 以三七药材为主要原料的化妆品的开发：三七药材中含有的皂苷类等资源性化学成分，能渗透皮肤，活血散瘀，激活皮肤细胞活力，疏通受阻皮肤筋络，使皮肤富有弹性、红润；同时可阻止皮肤酪氨酸酶的活性，有效抑制黑色素，使皮肤美白。以三七为主要原料可制成具有洁面、美白作用的三七清洁面膜粉、三七爽肤水、三七靓肤水，以及具有防止皮炎、消肿止痒作用的三七美白洗面奶[17]、三七粉底霜[18]等。

2. *药材采收及加工过程产生的废弃物及其资源化利用* 三七植物除其根部入药外，其花序、叶片、果实、茎叶等部位及组织器官也多含有较高含量的资源性化学成分可供利用。因此，充分挖掘三七植物各部位及组织器官的可利用价值，形成多途径、多层次的开发结构和产业链，对提高三七资源利用效率具有重要意义。

(1) 三七茎叶资源化利用与产业化开发

1) 医药领域的应用与产品开发：现代研究表明：三七茎叶中主要含有三萜皂苷类、多糖类、黄酮类、微量元素类等资源性化学成分[19,20]。其中皂苷类资源性化学成分以20(*S*)-原人参二醇型皂苷为主，总皂苷含量为4%～6%。三七茎叶除具有三七的活血化瘀、镇痛消炎、消肿生肌、降血脂、抗疲劳、滋补强壮等功效外，尚具有镇静安神、促进消化、增进食欲等功能。三七茎叶中含有的人参二醇苷类资源性化学成分对心房纤颤或心房扑动具有缓解作用。三七茎叶含有的多糖类资源性化学成分具有提高免疫功能，降血糖等作用；所含的Ge具有抗癌、抗氧化、抗衰老、提高免疫等医疗保健作用；三七茎叶黄酮类化学成分槲皮素及其导入亲水性基团后的衍生物，具有祛痰、止咳、平喘、强心、降血压、扩冠、降血脂、抗炎、抗过敏、解痉、抗癌、抗出血作用，可作为治疗循环障碍、动脉粥样硬化及闭塞性脑血管疾病的理想药物。三七茎叶中含有的黄酮类资源性化学成分尚具有抑制突变型P53作用，在高表达突变型P53人的乳腺癌细胞中加入该成分后其表达被抑制。

目前已形成以三七茎叶为原料开发生产的主要有三七叶苷片（用于神经衰弱综合征、偏头痛、风湿性关节炎等病）、七叶安神片（用于治疗神经衰弱和偏头痛）、七叶心康胶囊（用于心肌缺血、心绞痛、冠状动脉性心脏病）、三七叶苷胶囊等资源性系列产品[21]。

2) 通过生物转化获得抗肿瘤活性成分：利用从种植人参的土壤中分离、筛选的稀有菌种*Fusarium sacchari*，对三七茎叶中的主要资源性化学成分三七叶苷进行生物转化，可获得3种抗肿瘤活性成分20(*S*)-原人参二醇-20-*O*-*β*-*D*-吡喃葡萄糖苷（C-K）、20(*S*)-原人参二醇-20-*O*-*β*-*D*-吡喃木糖苷(1→6)-*β*-*D*-吡喃葡萄糖苷（C-Mx）和20(*S*)-原人参二醇-20-*O*-*α*-*L*-呋喃阿拉伯糖基(1→6)-*β*-*D*-吡喃葡萄糖苷（G-Mc），可用于抗肿瘤药物的开发[22]。

3) 三七茎叶新资源保健食品的开发：三七茎叶中的化学成分多样，除含有人参皂苷类化学成分外，尚富含糖类、果胶、色素、脂质、蛋白质、大量人体必需Mg、P、Ca、Mn、Na、Fe、Zn、Se等元素。三七茎叶的营养成分见表9-20。

表9-20 三七茎叶营养指标成分一览表

	脂肪(%)	蛋白质(%)	热量(KJ/100 g)	碳水化合物(%)	总糖(%)	Na(mg/kg)	Ca(mg/kg)	水分(%)	灰分(%)
三七茎叶	3.47	13.35	1 471.95	66.77	15.22	228	2 056.2	8.66	8.96

目前以三七茎叶为主要原料开发的食品有三七醋、七叶浸膏、七叶清酒、三七叶苷软胶囊、金不换袋泡茶、眠乐胶囊、三七茎叶精华素胶囊、杜仲三七保健茶、三七养生茶、明珠茶、齐氏三七茶等。以三七叶皂苷为主要原料开发的保健食品有三七睡亦香胶囊、三七怡眠胶囊、三七眠乐胶囊等[23]。

4）三七茎叶多糖类资源性化学成分的研究与利用：三七叶片富含多糖类资源性物质，有研究以水提三七叶总皂苷的废弃液经纳滤膜浓缩5倍后，低温加热浓缩至密度为1.25，乙醇多次沉淀提取多糖，浓缩液中多糖得率39.46%，含量为15.44%。实现了在提取分离三七茎叶总皂苷的同时制备三七叶多糖的产业化开发。研究显示：三七茎叶多糖类化学成分具有增强免疫功能，促进巨噬细胞和抗体分泌细胞的活性等作用，可作为免疫增强剂用于保健食品及药品的开发。

（2）三七花资源化利用与产业化开发：三七花晒干后可直接入药。《云南中药志》记载，三七花甘、凉，具有清热、平肝、降血压之功效。其用于高血压、头昏、目眩、耳鸣、急性咽喉炎等病症。现代研究表明：三七花是三七植物全株中含三七皂苷类化学成分最高的部位，含量高达13%以上，以Rb族皂苷为主。三七花尚含有丰富的黄酮类、多糖类等资源性化学成分。三七花中挥发油化学组成主要包括萜烯类、酯类及烷烃类等，且萜烯类中以α-檀香烯含量最高。此外，三七花挥发油三七素含量较高。

目前，三七花在医药领域的应用一方面可作中药饮片供临床配方应用，另一方面可利用三七花作为主要原料制成三七花颗粒、三七花精、复方三七花精等成药而应用于临床。

三七花在食品领域也有广泛应用。三七花富含挥发油类资源性化学成分，花味芳香，以三七花作为主要原料可制成三七花茶、三七花糕、三七花藕粉、三七花菜肴等风味食品。以三七花配伍其他茶叶制成不同口感的花茶，可起到不同的食疗效果。

三七花蕾中总皂苷及皂苷元类资源性化学成分含量丰富。有专利报道，采用乙醇提法——离心，大孔树脂分离，浓缩、干燥、粉碎等工艺过程可制备三七花蕾总皂苷部位[24]，并用于治疗高血压病[25]、促进血管新生药物[26]的开发。此外，三七花皂苷具有较强的抗炎活性，并能对抗缓激肽、组胺、5-HT等所致毛细管通透性增强及炎症组织PG的释放。结果提示三七花皂苷对炎症介质有一定的对抗作用。

（3）三七绒根资源化利用与产业化开发：以三七药材产地加工过程产生的绒根资源为主要原料已开发出主要含有皂苷类及黄酮类资源性化学成分的三七冠心宁，对冠状动脉性心脏病、心绞痛具有良好治疗作用而副反应小，还具强壮作用及防治高山反应作用，现已批准生产，投放市场。

（4）三七废弃药渣的资源化利用与产业化开发：目前中药工业生产主要利用三七药材中的总皂苷类资源性化学成分，且多以乙醇回流法或渗漉法进行提取，提取三七总皂苷后的药渣废弃，造成资源浪费和环境污染。研究表明：三七废弃药渣中多富含多糖类、黄酮类及蛋白类可利用资源性物质。

1）三七药渣中多糖类资源性化学成分的资源化研究：药理研究表明：三七多糖具有促进抗体生成、增强巨噬细胞吞噬活性等免疫增强功能。因此，可利用提取三七皂苷类资源性化学成分后的三七药渣富集纯化三七多糖，用于药品及保健食品的开发。三七渣中含有丰富的多糖、淀粉等营养成分，也可通过固态发酵技术将其转化为动物饲料，在消除环境污染的同时给畜牧养殖业提供一种新型保健饲料[27]。

2）三七药渣中黄酮类资源性化学成分的资源化研究：大量研究表明三七中含有的黄酮类化学成分亦为三七活性成分之一，具有增加冠状动脉血流、降低心肌耗氧量、提高抗氧化能力、抗心律失常等作用，其在心脑血管疾病防治及保健食品开发方面应用前景良好。因此，可利用提取三七皂苷类资源性化学成分后的三七药渣，经聚酰胺吸附树脂、大孔树脂等分离技术富集纯化三七黄酮类资源性化学成分，用于药品及保健食品的开发。

3）三七药渣的蛋白饲料化利用：有研究以三七药渣为原料，利用康宁木霉固态发酵生产蛋白饲料，其最佳发酵条件为氮源添加量为 40 mg 硫酸铵/g 干药渣，固液比 1.0∶1.5，发酵时间 5 d，原料粒径 80 目。在上述发酵条件下，三七渣中真蛋白含量由 9.97%提高至 19.40%，粗纤维含量从 27.45%降低至 11.91%。所获得的饲料产品适口性好，营养丰富，并具有防病保健功能。此外，三七药渣也可经糖预化处理、中和、接种酵母菌、好氧发酵等过程生产单细胞蛋白用于动物饲料的生产[28]。

此外，也有报道利用三七药渣混菌发酵生产药性菌质的方法。其主要工艺为对三七药渣进行干燥、粉碎、筛分预处理后，按一定比例加入氮源、磷源、麸皮和水，混合均匀，蒸汽灭菌处理后，接种红曲霉和灵芝进行混菌固态发酵；发酵培养物经干燥后即得药性菌质。本方法可以将三七药渣转化为具有独特性味功能的药性菌质，不仅减少了其对环境造成的污染，同时实现了三七药渣的资源化利用[29]。

◇参◇考◇文◇献

[1] 周应群，陈士林，张本刚，等. 基于遥感技术的三七资源调查方法研究[J]. 中国中药杂志，2005，30(24)：1902－1905.

[2] 杨崇仁，丁艳芬，苏梅，等. 三七资源与三七产业[J]. 海峡两岸暨 CSNR 全国第十届中药及天然药物资源学术研讨会论文集，2012：49－55.

[3] 鲍建才，刘刚，丛登立，等. 三七的化学成分研究进展[J]. 中成药，2006，28(2)：246－253.

[4] 廖彭莹，马晓霞，张颖君，等. 三七的化学成分. 人参冠百草[M]. 北京：化学工业出版社，2008：34－44.

[5] 张均田. 人参冠百草[M]. 北京：化学工业出版社，2008.

[6] Yoshikawa M，Morikawa T，Yashiro K，et al. Bioactive saponins and glycosides. XIX. notoginseng (3) immunological adjuvant activity of notoginsenosides and related saponins：structures of notoginsenosides-L，-M，and-N from the root of *Panax notoginseng* (Burk) F. H. Chen[J]. Chemical & Pharmaceutical Bulletin，2001，49(1)：1452－1456.

[7] 曾江，崔秀明，周家明，等. 三七根茎的化学成分研究[J]. 中药材，2007，30(11)：1388－1390.

[8] 崔秀明，陈中坚，王朝梁. 三七皂苷积累规律的研究[J]. 中国中药杂志，2001，26(1)：24－25.

[9] 崔秀明，徐珞珊，王强，等，三七中三七素的含量测定[J]. 中国药学杂志，2005，40(13)：38－39.

[10] 崔秀明，徐珞珊，等. 三七药材中几种单体皂苷的含量测定[J]. 中草药，2004，35(12)：1408－1410.

[11] 崔秀明，徐洛珊，王强，等. 三七糖类成分的含量及变化[J]. 现代中药研究与实践，2003，21(23)：230－232.

[12] 崔翰明，张春光，林海，等. HPLC 法测定三七不同药用部位中有效成分含量[J]. 中药材，2009，32(2)：1810－1813.

[13] 张崇禧，鲍建才，李向高，等. HPLC 法测定人参、西洋参和三七不同部位中人参皂苷的含量[J]. 药物分析杂志，2005，25(10)：1190－1194.

[14] 魏峰，李德坤. 一种三七总皂苷的制备方法：中国，CN1919222[P]. 2007－02－28.

[15] 李法庆，刘东锋. 一种三七皂苷及三七总氨酸的提取方法：中国，CN102648926A[P]. 2012－08－29.

[16] 崔秀明. 超细三七粉：中国，CN1370595[P]. 2002－09－25.

[17] 王萍，罗渝杰，罗开珍，等. 三七美白洗面奶：中国，CN102100655A[P]. 2011－06－22.

[18] 王萍，罗渝杰，罗开珍，等. 三七粉底霜：中国，CN102018643A[P]. 2011－04－20.

[19] 李平华，赵汉臣，闫荟. 三七茎叶的主要活性成分与药理研究进展[J]. 贵阳中医学院学报，2006，28(6)：49－52.

[20] 王子平，华燕. 三七茎叶化学成分及药理作用研究概况[J]. 中国民族民间医药，2008，(1)：76－78.

[21] 周家明，崔秀明，曾鸿超，等. 三七茎叶的综合开发利用[J]. 现代中药研究与实践，2009，23(3)：32－34.

[22] 韩颖，胡筱敏，姜彬慧，等. *Fusariumsacchari* 对三七茎叶中有效成分生物转化条件的优化[J]. 应用生态学报，2007，18(12)：2801－2806.

[23] 段金廒. 中药废弃物的资源化利用[M]. 北京：化学工业出版社，2013.

[24] 周端，魏莉，胡林森，等. 三七花蕾活性部位及其制备方法：中国，CN101199565[P]. 2008-06-18.

[25] 周端，魏莉，胡林森，等. 三七花总皂苷在制备治疗高血压病药物中的应用：中国，CN101199564[P]. 2008-06-18.

[26] 王佑华，李铭源，周端，等. 三七花总皂苷在制备促进血管新生的药物中的应用：中国，CN103893230A[P]. 2014-07-02.

[27] 谭显东，刘凤梅，羊依金，等. 一种利用三七渣发酵生产保健饲料的方法：中国，201110119291.2[P]. 2011-09-21.

[28] 刘凤梅，谭显东，羊依金，等. 三七渣固态发酵生产蛋白饲料[J]. 中国酿造，2011，(2)：67-70.

[29] 谭显东，胡伟，黄凡，等. 一种利用三七渣混菌发酵生产药性菌质的方法：中国，CN103493681A[P]. 2014-01-08.

（崔秀明　张小波　陈纪军）

柴胡类药用生物资源及其资源化利用研究

柴胡(Bupleuri Radix)为一种世界性的植物药，药材来源于伞形科(Umbelliferae)柴胡属(*Bupleurum*)多种植物的干燥根。WHO于1999年将日本三岛柴胡(*B. falcatum*)及其变种(*B. falcatum* var. *scorzonerifolium*)等作为药用柴胡的来源，三岛柴胡也是日本汉方药中柴胡的主要基原植物。《中华人民共和国药典》(2010年版)规定柴胡(*B. chinense*)和狭叶柴胡(*B. scorzonerifolium*)的干燥根为正品柴胡，这两种植物按性状不同分别习称“北柴胡”和“南柴胡(或红柴胡)”。其味辛、苦，性微寒，具有疏散退热，疏肝解郁，升举阳气的功效。

柴胡属植物全世界约有200种，《中国植物志》收载有59种(含变种、变型)，广泛分布于全国各地，北起内蒙古自治区、黑龙江省，南至海南岛、广东省、广西壮族自治区和云贵高原，西连青藏高原和新疆维吾尔自治区，东达江苏省、浙江省、广东省和我国台湾地区[1]。柴胡适应性较强，在黑龙江－40℃冻土层厚2 m以上的地区可安全越冬，在江南热带地区良好生长。其主要集中分布于东北、华北和西北地区，蕴藏量占全国的60%以上。

我国可形成一定商品量的柴胡有9种，3变种。除柴胡和狭叶柴胡为柴胡药材法定基原外，尚有10余种作为地方习惯用药材流通于商品市场中，如① 银州柴胡(*B. yinchowense*)分布于陕西省、甘肃省、宁夏回族自治区及内蒙古自治区等地。② 黑柴胡(*B. smithii*)分布于华北各省区。③ 小叶黑柴胡(*B. smithii* var. *parvifolium*)分布于内蒙古自治区、甘肃省、宁夏回族自治区等地。④ 黄花鸭跖柴胡(*B. commelynodeum* var. *flaviflorum*)分布于西南各省区。⑤ 兴安柴胡(*B. sibiricum*)及其变种雾灵柴胡(*B. sibiricum* var. *jeholense*)分布于东北各省区。⑥ 烟台柴胡(*B. chinense* f. *vanheurckii*)分布于山东省、辽宁省。⑦ 马尔康柴胡(*B. malconense*)分布于四川省、青海省。⑧ 柴首(*B. chaishoui*)分布于四川省境内。⑨ 小柴胡(*B. tenue*)分布于西南各省区。⑩ 秦岭柴胡(*B. longicaule* var. *giraldii*)分布于陕西省秦岭地区。

1. 柴胡(北柴胡)资源　柴胡为多年生草本，株高45～75 cm。主根圆柱形或长圆锥形，质坚硬。通常从基部分出数茎，茎基部木质化，上部多分枝，并略弯曲呈“之”字形。单叶互生，无柄；叶为条状阔披针形，背面具有5～9条明显突起的平行脉，下面具粉霜。秋季开鲜黄色花，复伞形花序；总苞片无或有2～3片，披针形，伞幅3～8，不等长；小总苞片通常5，少数7，长圆状披针形或披针形，左右扁平，分果有5条明显主棱。

柴胡分布于东北、华北、华东、中南、西南及陕西省、甘肃省等地。其多生于较干燥的山坡、田野及路旁等处。

2. 狭叶柴胡(南柴胡)资源　狭叶柴胡与柴胡主要区别在于狭叶柴胡根较细,多不分支或稍有分支,外皮红褐色。茎基部有许多棕色纤维状的叶柄残基。基生叶及下部叶有长柄;叶片条形或窄条形;茎生叶条状披针形或条形,下面有 5~7 条凸出的平行脉。双悬果长圆形或长圆卵形,带褐色,分果的 5 条果棱粗而钝。

狭叶柴胡分布于东北、华北、西北及山东省、江苏省、安徽省、湖北省及四川省等地。其多生于干燥的草原上。

另据产地划分商品药材有津柴胡、会柴胡、汉柴胡等。其中,津柴胡主产于太行山之东,以河北省易县、涞源县、平山县所产质佳。此外,山西省平泉县、长治市、太行山区;内蒙古自治区凉城县、大青山地区均产。其集散于天津市。其质坚硬、略带须根,并留有残基 3~7 cm。会柴胡主产于河南省伏牛山区,以嵩县、卢氏县、栾川县等地,品质特佳。独根肥壮,色黄褐,不留残茎,有"柴胡王"之美誉。汉柴胡主产于湖北省郧西县、鄙县、竹山县、竹溪县;陕西省丹凤县,商南县、商州区;河南省西峡县、内乡县、桐柏县(陕、豫、鄂三省交界地区)。尤以三省交界紫荆关所产为佳,有"紫荆关柴胡"之称。其根条长壮、色深褐,但留有较长芦茎。

另在江苏省、安徽省有些地区习惯用狭叶柴胡或柴胡的带根幼苗入药称"芽胡""春柴胡""草柴胡"等[2,3]。

一、资源利用现状

柴胡作为药用始载于《神农本草经》列为上品。是临床常用中药之一,主要用于治疗感冒发热、寒热往来、疟疾、肝郁气滞、胸肋胀痛、脱肛、子宫脱落、月经不调等病症。现代研究表明柴胡具有抗炎、镇静、镇痛、保肝、解热等多种药理活性,在免疫调节,心血管系统方面具有显著疗效。

柴胡在我国北方以根入药,南方以全草入药。目前,柴胡的制剂产品主要有柴胡注射液、柴胡冲剂等;复方制剂有平肝舒络丸、加味逍遥丸、柴胡舒络丸、清宫丸、清瘟解毒丸、黄胆肝炎丸、舒肝止痛丸等。

此外,柴胡地上茎叶部分含有 6%~8%的黄酮类资源性化学成分,具有抗病毒、镇痛等生物活性,现已开发为柴酮片用于临床,具有解热镇痛功效,主要用于外感风热、颈痛发热、咳嗽咽痛等症及上呼吸道感染见上述证候者[4](表 9-21)。

表 9-21　以柴胡资源植物为原料生产的主要产品及其资源价值

产品名称	利用部位/物质	资源价值
柴胡配方颗粒	根	临床配方
柴胡提取物	根/三萜皂苷类	医药中间体
柴黄颗粒	根	成方制剂
柴胡口服液	根	成方制剂
柴胡注射液	根	成方制剂
柴酮片	茎叶	成方制剂
柴胡酒	茎叶	保健食品
柴胡茶	茎叶	保健食品
柴胡饮料	茎叶	保健食品
柴胡香水	茎叶	化妆品

二、资源性化学成分

柴胡植物中主要含有三萜皂苷类、挥发油类、黄酮类、多糖类、苯丙素类、聚炔类等可利用物质[5~7]。其中，三萜皂苷类、黄酮类等为目前开发利用较多的资源性化学成分。

1. 三萜皂苷类资源性化学成分　三萜皂苷类资源性化学成分为柴胡属植物中重要的化学成分，从柴胡属植物已分离出 90 多种皂苷类化学成分[8]。柴胡皂苷根据其苷元的结构分为 7 种类型：13β，28 -环氧醚（Ⅰ），异环双烯（Ⅱ），12 -烯（Ⅲ），同环双烯（Ⅳ），12 -烯- 28 -羧酸（Ⅴ），异环双烯- 30 -羧酸（Ⅵ），18 -烯（Ⅶ）。其中Ⅰ型、Ⅱ型、Ⅵ型是柴胡中的原生皂苷。含量较高的皂苷类资源性化学成分有柴胡皂苷（saikosaponin）A，柴胡皂苷 C，柴胡皂苷 D，具有显著的抗炎作用及镇静、镇痛、抗惊厥作用[9]，柴胡植物中总皂苷含量可达 2%以上。

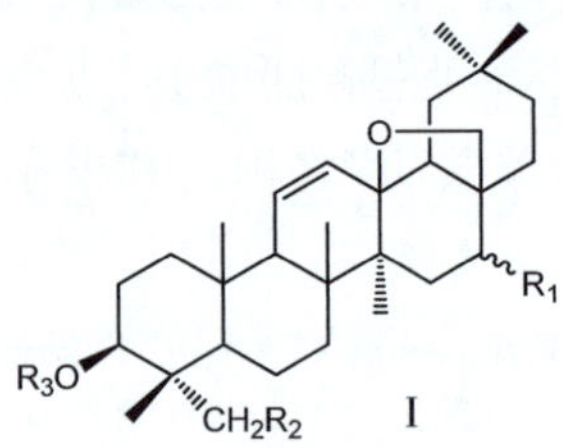

Ⅰ

柴胡皂苷 A：R_1=-β-OH；R_2=OH；R_3=-β-D-glc-(1→3)-β-D-fuc-
柴胡皂苷 C：R_1=-α-OH；R_2=OH；R_3=-β-D-glc-(1→3)-β-D-fuc-
柴胡皂苷 D：R_1=-β-OH；R_2=OH；R_3=-6-deoxy-α-L-man-(1-4)-O-β-D-glc-(1-6)-β-D-glc

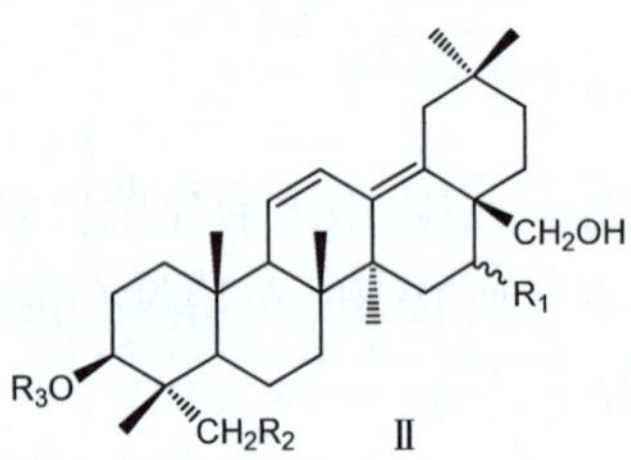

Ⅱ

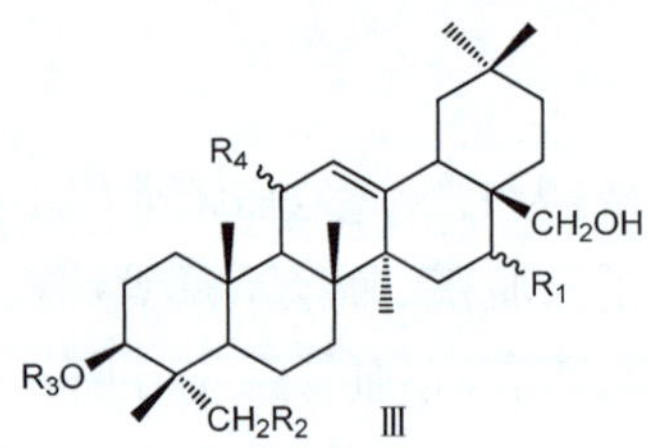

Ⅲ

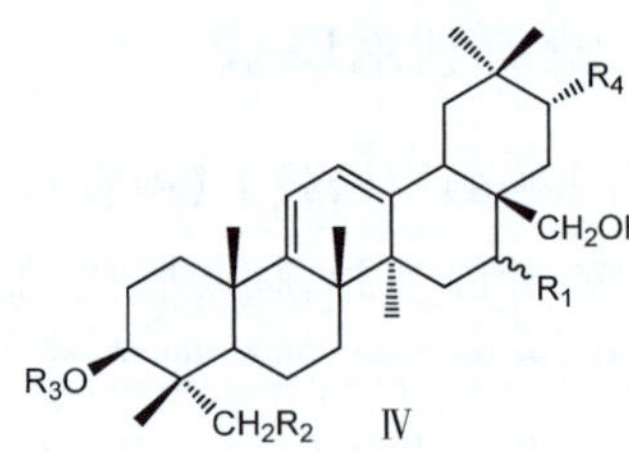

Ⅳ

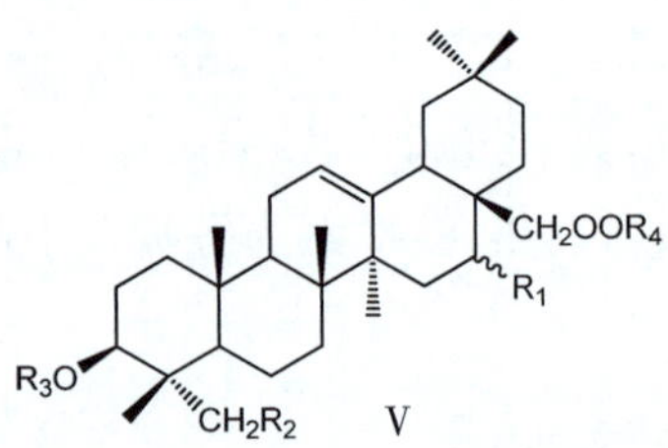

Ⅴ

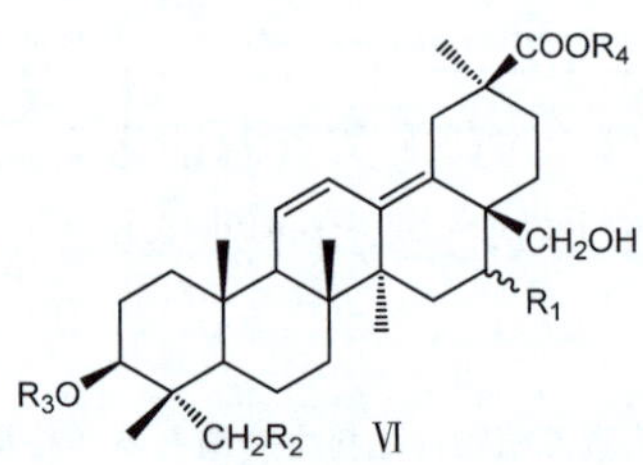

Ⅵ

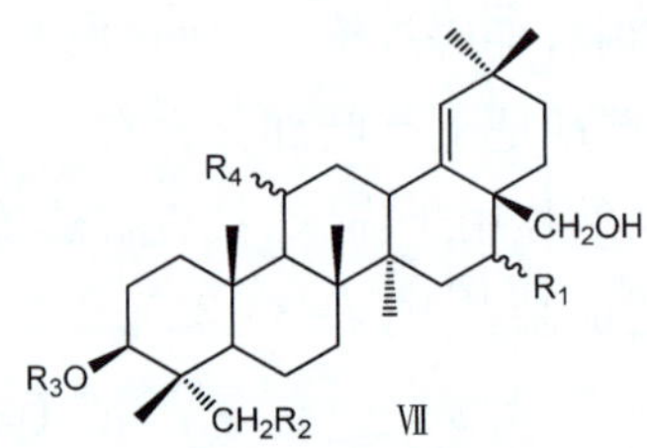

Ⅶ

2. 其他类资源性化学成分

（1）挥发油类：柴胡中挥发油类化学成分较为复杂，脂肪族资源性化学成分为其特征成分。北柴胡挥发油中含有己醛、月桂烯、柠檬烯、2 -甲基环戊酮、长叶薄荷酮、反式石竹烯、十五烷、十六（烷）酸、姚金娘烯醇、里哪醇、α -萜品醇、δ -芘澄茄油烯、β -瑟林烯、百里酚等八十多种化学成分。南柴胡挥发油中含有 β -萜品烯、柠檬烯、莰烯、长叶薄荷酮、β -葑烯、里哪醇、γ -衣兰油烯、异冰片、α -胡椒烯等六十多种成分。该类化学成分多具有镇痛、解热、抗炎活性[10]。

（2）黄酮类：柴胡属植物中黄酮类化学成分主要为黄酮醇类，主要有山柰酚、槲皮素、异鼠李素以及由其为苷元形成的苷类资源性化学成分。北柴胡主要含有槲皮素、槲皮素- 3 - L -鼠李糖苷、芦丁、柴胡色原酮酸、山柰苷（山柰酚- 3，7 -二鼠李糖苷）、山柰酚- 7 -鼠李糖苷、山柰酚、山柰酚- 3 - O - α - L -呋喃阿拉伯糖苷- 7 - O - α - L -吡喃鼠李糖苷、异鼠李素、葛根素、福寿草醇等；南柴胡主要含有槲皮素、异鼠李素、芦丁、水仙苷等，该类化学成分多具有抗流感病毒的作用[11,12]。

(3) 多糖类：北柴胡含有的多糖类化学成分其单糖组成主要为阿拉伯糖、核糖、木糖、鼠李糖、葡萄糖、半乳糖等。南柴胡多糖类化学成分主要由阿拉伯糖、核糖、木糖、甘露糖、葡萄糖、半乳糖组成。柴胡多糖具有抗溃疡、抗肿瘤、免疫调节及促有丝分裂原的作用[13,14]。

(4) 苯丙素类：柴胡属植物中的木脂素类化学成分多为油状物，且多存在于植物叶片中。目前已从该属植物中获得 40 余个木脂素类化学成分，该类成分主要有 3 种结构类型：木脂内酯类（Ⅰ）、单环氧木脂素（Ⅱ）及双环氧木脂素（Ⅲ）。该类资源性物质具有抗肿瘤及神经抑制等多种生理活性[15]。

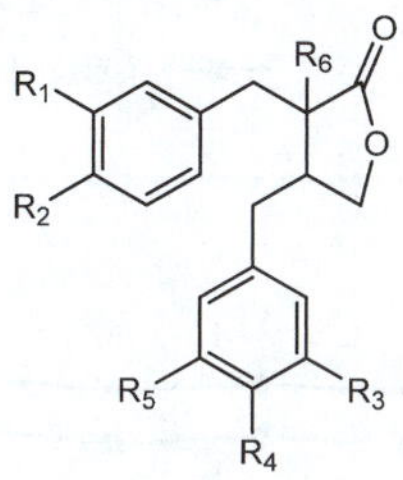
Ⅰa

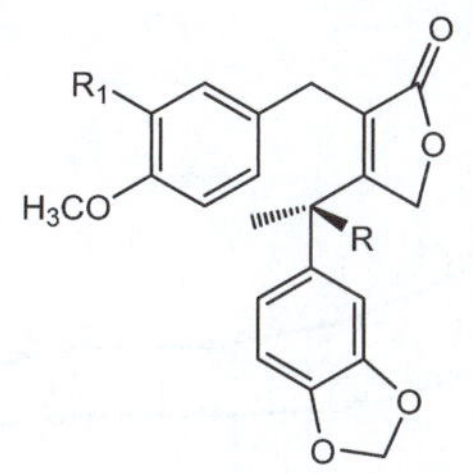
Ⅰb

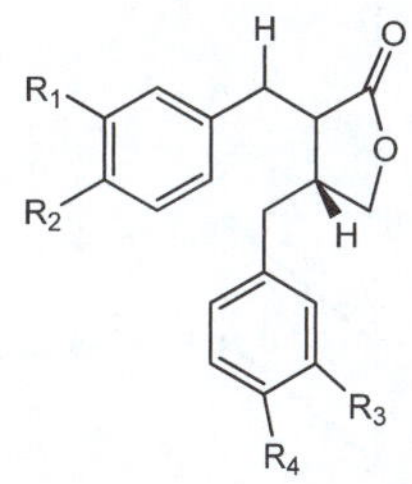
Ⅰc

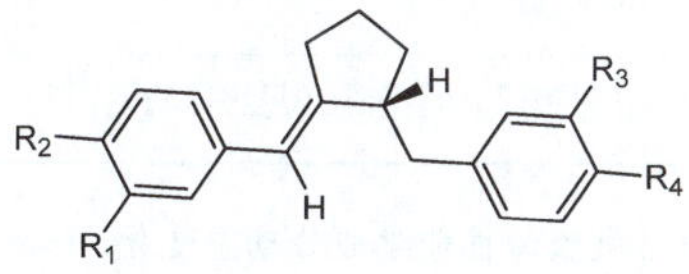
Ⅰd

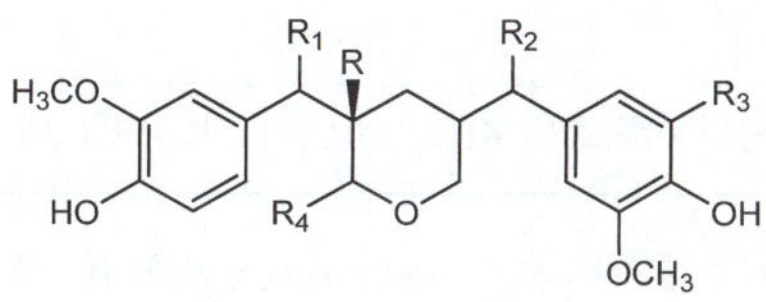
Ⅱ

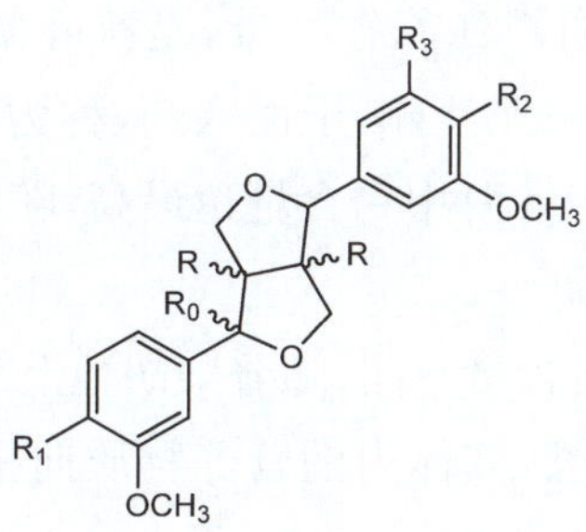
Ⅲa

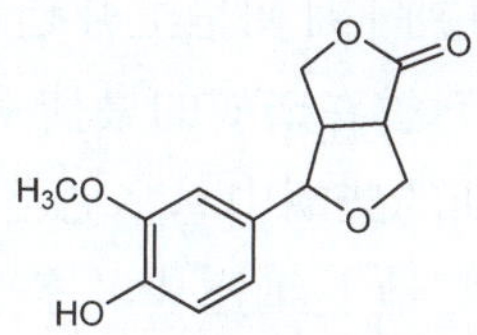
Ⅲb

柴胡属植物中含有的香豆素类化学成分多为简单香豆素类，代表性资源化学成分有脱肠草素（herniarin）、莨菪亭（scopoletin）、蒿属香豆素（scoparone）、白柠檬素（citropten）、白蜡树亭（fraxetin）、七叶亭（aesculetin）等。

(5) 聚炔类：聚炔类化学成分是柴胡属植物的特征性化学成分之一。从大叶柴胡中分离出的多炔类化学成分主要有柴胡毒素、柴胡酮醇、乙酰柴胡毒素、柴胡炔醇、水芹毒素和水芹醇等。其中柴胡毒素、乙酰柴胡毒素和水芹毒素具有毒性[16]。

三、资源性化学成分动态积累与分析评价

柴胡属植物不同品种、不同产地、不同采收期，不同生境以及不同组织器官其资源性成分的分布量存在差异。因此，开展我国柴胡属主要资源植物中资源性化学成分动态评价，将为柴胡属资源植物的高效利用提供支撑。目前，有关柴胡属主要资源植物资源性化学成分动态评价，以其三萜皂苷类资源性化学成分研究较多。

1. 药材形成过程资源性化学成分动态评价

(1) 不同采收期的资源化学评价

1) 三萜类: 8～11 月收获的北柴胡根中柴胡皂苷 A、D 含量,以及上述二成分总量在一级花序至二级花序开花期间,以 8 月下旬最高,此后呈下降趋势,至一级花序达到果熟期(10 月中旬)后趋于稳定(图 9-59)[17]。

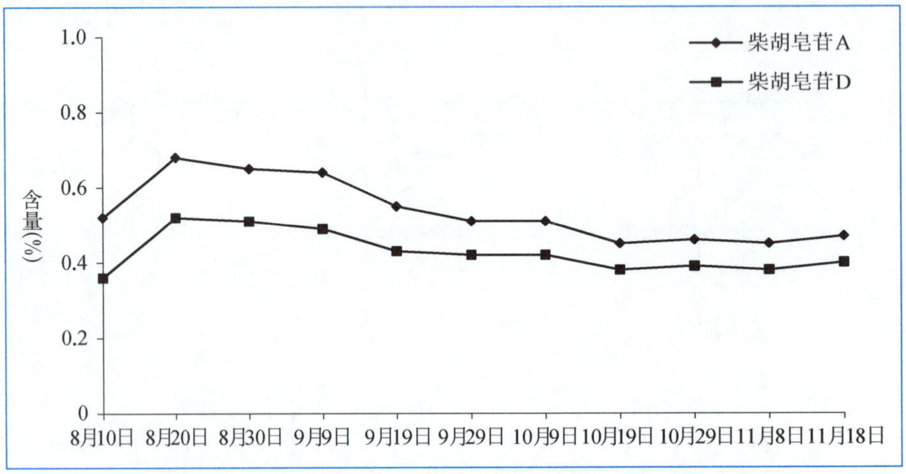

图 9-59 不同生长期柴胡根中三萜皂苷类资源性化学成分动态变化

2) 挥发油类: 通过对辽宁省桓仁满族自治县产北柴胡不同采收期挥发油的含量测定发现,北柴胡挥发油含量以 7 月最高,11 月最低[18]。少花红柴胡产江苏省一带,是狭叶柴胡分布在江苏省的变型。一般到春天,当柴胡刚长至约 33 cm 时,连根拔起,去泥沙,晒干而入药,称为“春柴胡”或“芽胡”。江苏春柴胡的挥发油含量从 3 月到 4 月初呈上升趋势,至 4 月中旬含量达最高,随后随着时间的推移,又呈下降趋势,说明 4 月中旬为江苏省春柴胡的最佳采收期[19]。

3) 多糖类: 不同采收期的柴胡中总多糖类物质含量不同,随着柴胡地上部分的发育,根部总多糖含量呈下降趋势,至 10 月,柴胡地上部分基本停止生长,其体内的营养物质向根部积累,根部总多糖含量达到较高水平[20]。

(2) 不同品种的资源化学评价

1) 三萜类: 我国柴胡属植物品种众多,除海南省外,全国各省区均有分布,且各地对柴胡的药用品种意见不一,因此以当地所产柴胡作为习惯用药的较为普遍。各地供药用的除南、北柴胡外尚有同属 20 余种,不同种柴胡以及相同种、不同产地柴胡中的柴胡皂苷 A、柴胡皂苷 C、柴胡皂苷 D 含量差异悬殊。北柴胡总皂苷含量较高;马尾柴胡、线叶柴胡、秦岭柴胡、柴首、马尔康柴胡、竹叶柴胡与北柴胡和狭叶柴胡总皂苷含量相近;黑柴胡中柴胡总皂苷及柴胡皂苷 C 含量较高,但柴胡皂苷 A、柴胡皂苷 D 的含量低于 0.15%;银州柴胡、小柴胡、大叶柴胡、雾灵柴胡、细柄柴胡总皂苷含量均较低(图 9-60)[21]。

2) 挥发油类: 采用 GC-MS 法对豫西产北柴胡、小五台柴胡、大叶柴胡的挥发油进行指纹图谱分析发现,小五台柴胡中相对质量分数最高的 4 种化学成分依次为十一碳烷(22.16%)、α-蒎烯(10.42%)、石竹烯(6.76%)、月桂烯(6.23%);北柴胡中相对质量分数最高的 4 种成分分别为石竹烯(13.19%)、α-法呢烯(11.35%)、石竹烯氧化物(6.86%)、α-葎草烯(5.41%);大叶柴胡中含量最高的 4 种成分分别为 α-蒎烯(46.79%)、十五烷(14.50%)、3-己烯-1-醇(4.73%)、α-法呢烯(4.70%)。大叶柴胡挥发油中

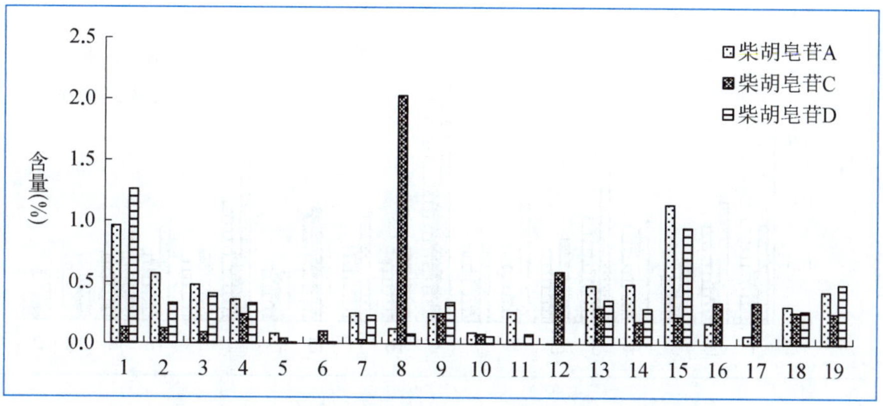

图 9-60 不同品种柴胡属植物中皂苷类化学成分含量比较

1. 柴胡(河南省信阳市) 2. 狭叶柴胡(陕西省延安市) 3. 竹叶柴胡(四川省峨眉山) 4. 马尔康柴胡(四川省茂汶县) 5. 银州柴胡(甘肃省天水市) 6. 小柴胡(四川省南川区) 7. 大叶柴胡(甘肃省天水市) 8. 黑柴胡(内蒙古自治区卓资县) 9. 柴首(四川省茂汶县) 10. 雾灵柴胡(内蒙古自治区卓资县) 11. 滇生柴胡(青海省刚察县) 12. 秦岭柴胡(陕西省秦岭) 13. 新疆柴胡(新疆维吾尔自治区) 14. 线叶柴胡(陕西省陇县) 15. 太白柴胡(陕西省太白县) 16. 窄叶柴胡(西藏自治区) 17. 细柄柴胡(四川省南川区) 18. 百花山柴胡(河北省蔚县) 19. 马尾柴胡(四川省黑水县)

α-蒎烯和十五烷的含量较高,可作为鉴别特征之一[22]。

3) 黄酮类:不同种类柴胡中黄酮类资源性化学成分的含量差异较大,其中竹叶柴胡黄酮类化学成分含量最高(6.20~19.93 mg/g),其次为北柴胡(3.96~10.81 mg/g)、黑柴胡(1.74~5.88 mg/g),阿尔泰柴胡(0.38~1.07 mg/g)(图 9-61)[23]。

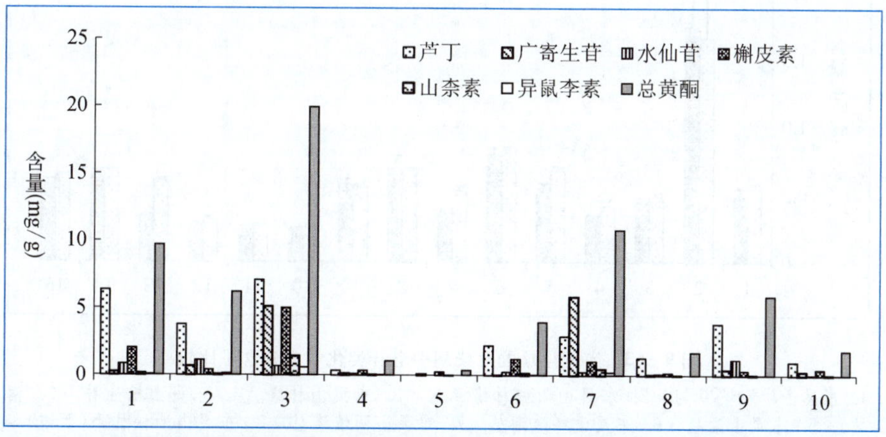

图 9-61 不同品种柴胡植物地上部分中黄酮类化学成分含量比较

1. 竹叶柴胡(云南省大理白族自治州) 2. 竹叶柴胡(云南省会泽县) 3. 竹叶柴胡(四川省成都市) 4. 阿尔泰柴胡(新疆维吾尔自治区乌鲁木齐市) 5. 阿尔泰柴胡(新疆维吾尔自治区阿勒泰市) 6. 北柴胡(云南省会泽县) 7. 北柴胡(山东省临沂市) 8. 黑柴胡(河南省嵩县) 9. 黑柴胡(青海省西宁市1) 10. 黑柴胡(青海省西宁市2)

(3) 不同产地的资源化学评价:不同产地北柴胡药材中柴胡皂苷积累量的差异与当地的气候、种植环境、采摘时期及栽培方式等多种因素有关。江西省、浙江省产北柴胡中皂苷类资源性化学成分含量较高(图 9-62)[21]。

(4) 不同生境的资源化学评价:同一地区不同生长环境下,柴胡药材中皂苷类资源性化学成分含量

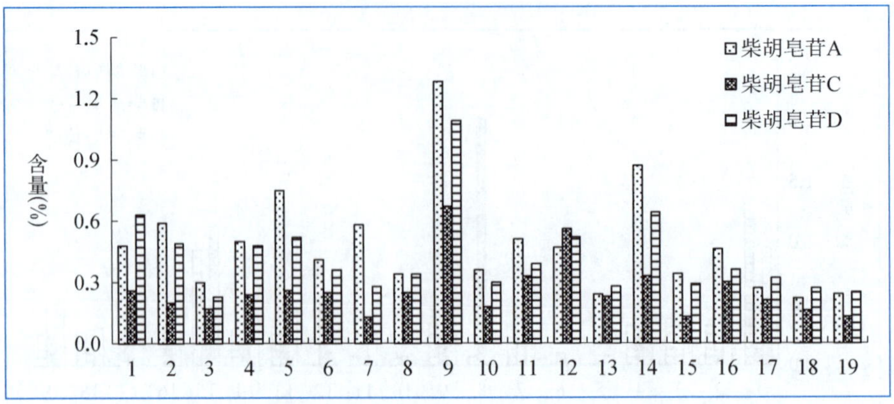

图 9-62 不同产地的北柴胡中皂苷类化学成分含量比较

1. 河北省石家庄市 2. 河北省赞皇县 3. 河北省承德市 4. 河南省洛阳市 5. 河南省郑州市 6. 天津市 7. 辽宁省沈阳市 8. 黑龙江省庆安县 9. 江西省高安市 10. 江西省萍乡市 11. 陕西省西安市 12. 湖北省武汉市 13. 安徽省阜阳市 14. 浙江省临安市 15. 山西省太原市 16. 福建省福州市 17. 福建省泉州市 18. 福建省厦门市 19. 广西壮族自治区南宁市

差异显著(图 9-63)。北京市东灵山和雾灵山地区不同生境的柴胡皂苷含量差异明显,草甸生境下的柴胡皂苷含量较高,柴胡质量较好;林下生境及灌丛生境下柴胡皂苷含量相对较低,柴胡中皂苷类化学成分的差异性除与坡向、温度、海拔等相关外,生境的通风透光条件直接与之相关。透光的群落生境有利于柴胡皂苷的合成与积累[24]。

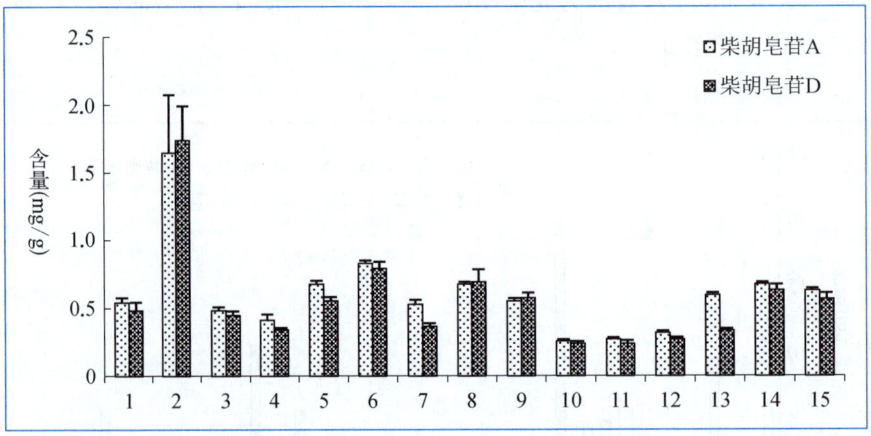

图 9-63 不同生境的北柴胡中皂苷类化学成分含量比较

1. 东灵山半阳坡草甸 2. 东灵山阳坡林缘草甸 3. 东灵山林缘 4. 东灵山松油林下(正南坡) 5. 东灵山灌丛 6. 东灵山稀疏灌丛 7. 东灵山阴坡灌丛 8. 东灵山油松林下(西坡) 9. 东林山灌丛 10. 东灵山荆条灌丛 11. 雾灵山阳坡杂草灌丛 12. 雾灵山油松林下(正南坡) 13. 雾灵山灌丛 14. 雾灵山油松林下 15. 雾灵山阴坡灌丛

(5) 不同部位的资源化学评价

1) 三萜类: 北柴胡主根和侧根中的皂苷含量存在差异,柴胡侧根中柴胡皂苷 A 和柴胡皂苷 D 含量均大于主根[25]。1 年生三岛柴胡各部位柴胡皂苷 A、柴胡皂苷 C、柴胡皂苷 D 的含量均高于 2 年生三岛柴胡。在 1 年生样品中种子含有的皂苷类资源性化学成分含量最高,根次之,茎最低;2 年生样品中根部含有皂苷类资源性化学成分含量最高,种子次之,茎最低[26]。

2) 黄酮类: 北柴胡中含有大量的黄酮类物质,其主要积累于茎叶和生殖器官中,根部含量较少。2 年生的花和幼嫩果实中的总黄酮含量远高于 1 年生样品,而 2 年生根、叶中总黄酮的含量虽较 1 年生者有所增加，但增加的幅度不显著。2年生茎和成熟果实中的总黄酮含量较1年生者有所减少。总黄酮均在盛花期的茎叶中含量最高，当植株坐果时其量有所下降，而在果实成熟时，其量又开始上升，在枯萎前期时，其量又达到了另一个比较高的值。因此，黄酮类物质的开发利用应重点选择叶片，可以在第一年北柴胡植株枯萎前期采收其地上部分，保留地下部分[27]。

对春柴胡不同部位总黄酮含量的研究中发现，总黄酮含量由高至低依次为春柴胡叶＞全草＞茎＞根，5月采收的春柴胡均比其他采收期样品总黄酮含量高[6]。

2. *药材产地加工过程资源性化学成分分析评价*　采用高效液相色谱法和可见分光光度法，测定不同干燥和加工方法的北柴胡中柴胡皂苷A、柴胡皂苷D及总皂苷的含量，研究不同干燥加工方法对北柴胡中皂苷类资源性化学成分的影响。结果显示(表9-22)：柴胡皂苷A和柴胡皂苷D含量由高至低依次为红外干燥品＞100℃烘干品＞微波干燥品＞50℃烘干品＞晒干品＞阴干品，含量差异显著；总皂苷含量：100℃烘干品＞微波干燥品＞阴干品＞红外干燥品＞晒干品＞50℃烘干品，但差异不显著[28]。

表9-22　不同干燥方法对北柴胡中皂苷类资源性化学成分的影响(%)

干燥方法	柴胡皂苷A	柴胡皂苷D	总皂苷
红外干燥	0.596	0.565	3.603
100℃烘干	0.474	0.422	4.078
微波干燥	0.405	0.398	3.958
50℃烘干	0.256	0.212	3.222
晒干	0.237	0.203	3.589
阴干	0.206	0.172	3.649

四、资源利用效率提升研究

1. *药材深加工与产品开发*　三岛柴胡原产于日本，现在我国已大面积种植。但目前国内鲜有关于三岛柴胡中柴胡皂苷类资源性物质提取工艺方面的报道。有研究采用超声辅助方法对三岛柴胡中柴胡皂苷A、柴胡皂苷C、柴胡皂苷D的提取工艺进行研究，并在单因素试验的基础上，通过响应面法对其工艺条件进行优化，为制订科学经济的柴胡皂苷制备工艺提供参考，其最佳工艺为提取时间93 min，超声功率150 W，液固比60，三种总皂苷含量提取率高[29]。

将0.08%～20%柴胡挥发油、60%～96%亲水性压敏胶基质和1%～20%复合透皮促进剂混合均匀，涂布于底基纸上，经50℃以下干燥后，再用PVC或无纺布的裱褙材料复合，可生产出柴胡挥发油透皮控释贴片。将柴胡挥发油制成贴片外用，载药量高于注射剂，且能缓释药物，作用时间长，对治疗感冒、流行性感冒及疟疾等导致的发热确有疗效[30]。

柴胡多糖具有抗辐射、降血脂、增强免疫功能和抗病毒等作用，还有较强的抗溃疡作用，对肝炎和系统性红斑狼疮、肾炎、类风湿关节炎等自身免疫性疾病具有重要的临床价值，可用于制备防治系统性红斑狼疮、急性呼吸窘迫综合征、急性肺损伤等药物[31～33]。

有研究采用联合超临界萃取技术与水蒸气蒸馏法提取柴胡挥发油，从实际药品生产的角度综合考虑提取方法的可行性，其最佳工艺条件为[34] CO_2流速约20 kg/h，萃取釜压力20 MPa，温度35℃，分离釜Ⅰ压力12 MPa，温度40℃，分离釜Ⅱ压力6 MPa，温度25℃。优选的提取工艺简单，可显著提高柴胡挥发油的得率。

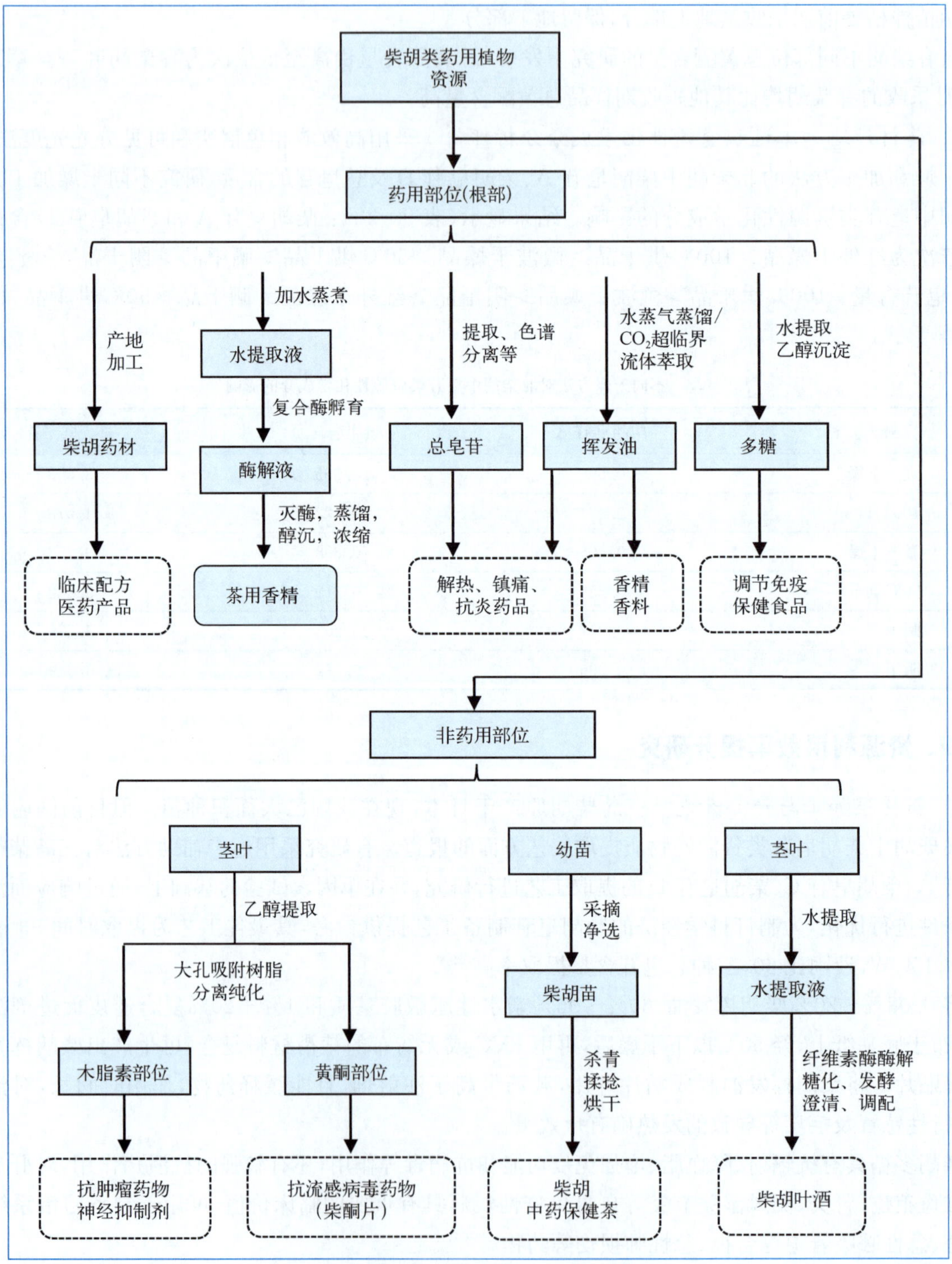

图 9-64 柴胡药用植物资源系统利用与产业化开发

2. 产业化过程产生的废弃物资源化利用研究

(1) 柴胡茎、叶的资源化利用研究：柴胡茎叶富含黄酮类资源性化学成分，已开为抗流感病毒制剂柴酮片，用于外感风热、颈痛发热、咳嗽咽痛等症的治疗。

此外，将干柴胡茎叶经预处理、酶解、糖化、发酵、陈酿澄清、调配、过滤后，可得呈淡黄绿色、清澈透明的柴胡叶酒。利用纤维素酶将纤维素水解成葡萄糖，能提高柴胡茎叶中黄酮的提取率，有效提高了原料的利用率。利用发酵与勾兑相结合的方式，使柴胡叶酒具有柴胡茎叶的特色和气味，风味醇厚，既保存了柴胡茎叶增强免疫、抗炎镇痛等保健作用，又具有白酒的风味[35]。柴胡还可用于制备柴胡茶[36]、柴胡饮料[37]、茶用香精[38]等。

(2) 柴胡果实的资源化利用研究：柴胡挥发油是其发汗作用的物质基础，具有良好的解表退热作用。目前柴胡挥发油大都通过水蒸气蒸馏法得到，但通常挥发油得率低。有研究将柴胡果实粉碎、过筛，装入样品管并加入乙醇，CO_2超临界萃取后得柴胡果实精油[39]。

此外，柴胡果实和茎叶提取物可用于制备具有美白、生发、抗衰老作用的化妆品，也可用于制备健康环保型香水。

柴胡还可制成口服液、注射剂、颗粒剂等用于防治鸡、猪等畜禽呼吸道疾病，提高免疫力[40,41]。柴胡植物茎、叶部分富含粗蛋白、粗脂肪、粗纤维和矿质元素，将其茎叶制作成一种高营养的饲料或配方饲料，将促进畜牧业的发展。

柴胡类植物资源系统利用与产业化模式如图 9-64 所示。

参考文献

[1] 姚入宇，陈兴福，张宝林，等. 我国柴胡的种质资源现状与育种研究展望[J]. 中草药，2013，44(10)：1349-1353.

[2] 梁镇标. 柴胡属药用植物资源调查及基于代谢组学的质量评价研究[D]. 广州：南方医科大学，2012.

[3] 孟杰，姚入宇，陈兴福，等. 柴胡属植物分类研究进展[J]. 中国中药杂志，2012，37(11)：1523-1526.

[4] 冯煦，王鸣，赵友谊，等. 柴胡茎叶提取物及其制备方法和用途[P]. 中国，CN03158384.9[P]. 2003-09-29.

[5] 杨柳，王雪莹，刘畅，等. 北柴胡化学成分与药理作用的研究进展[J]. 中医药信息，2012，29(3)：143-145.

[6] 王博. 春柴胡化学成分研究[D]. 镇江：江苏大学，2009.

[7] Ashour ML, Wink M. Genus Bupleurum：a review of its phytochemistry, pharmacology and modes of action[J]. Journal of Pharmacy and Pharmacology，2011，63(3)：305-321.

[8] 杜景红，左廷兵，李凤兰，等. 柴胡属(Bupleurum L)植物研究进展[J]. 东北农业大学学报，2003，34(3)：352-355.

[9] 黄伟，孙蓉. 柴胡皂苷类成分化学与药理和毒理作用研究进展[J]. 中药药理与临床，2010，26(3)：71-74.

[10] 单宇，冯煦，董云发，等. 柴胡属植物化学成分及药理研究新进展[J]. 中国野生植物资源，2004，23(4)：5-8.

[11] 王宁，王金辉，李铣. 北柴胡地上部分化学成分的分离与鉴定[J]. 沈阳药科大学学报，2005，22(5)：342-344.

[12] 汪琼，徐增莱，王年鹤，等. 竹叶柴胡地上部分的化学成分[J]. 植物资源与环境学报，2007，16(4)：71-73.

[13] 肖炳坤，骆传环，黄荣清，等. 气相色谱法测定柴胡多糖的组分[J]. 生命科学仪器，2005，3(3)：34-35.

[14] 颜军，刘嵬，邬晓勇，等. 柴胡多糖的分子量测定及单糖组成分析[J]. 安徽农业科学，2010，38(9)：4550-4552.

[15] 谭利，张庆英，李教社，等. 南柴胡根中木脂素苷类化合物的研究[J]. 药学学报，2005，40(5)：428-431.

[16] 黄海强. 柴胡属植物化学成分和质量控制研究及天目藜芦化学成分研究[D]. 上海：第二军医大学，2010.

[17] 王启帅，李晓坤，杨云，等. 不同采收期北柴胡指标性成分的动态积累研究[J]. 中药材，2010，33(8)：1204-1207.

[18] 王鹏，王玉生. 不同采收期柴胡挥发油及总皂苷的含量测定[J]. 中国药房，2009，20(27)：2124-2125.

[19] 谢东浩，王团结，欧阳臻，等. 不同采收期的江苏春柴胡挥发油化学成分的 GC-MS 分析[J]. 现代中药研究与实践，2008，22(6)：48-51.

[20] 王斌，张腾霄，刘利军，等. 明水县不同采收期柴胡多糖含量动态积累分析[J]. 人参研究，2009，2：12-15.

[21] 林东昊,茅仁刚,王智华,等.23 种国产柴胡属植物中柴胡皂苷 a、c、d 含量的 RP－HPLC 测定[J].药物分析杂志,2004,24(5): 479－483.
[22] 符玲,贾陆,王健,等.豫西柴胡属 3 种柴胡挥发油的 GC－MS 分析[J].中国实验方剂学杂志,2010,16(4): 51－52.
[23] 梅赞,杨杰,范慧佳,等.4 种柴胡地上部分黄酮类成分的含量测定[J].中国新药杂志,2011,20(10): 932－935.
[24] 黄玮,张义玲,乔树敏,等.北京东灵山与雾灵山地区不同生境下柴胡中柴胡皂苷的差异[J].中国中药杂志,2009,34(24): 3188－3191.
[25] Tan LL, Cai X, Hu ZH, et al. Localization and Dynamic Change of Saikosaponin in Root of *Bupleurum chinense* [J]. Integrative Plant Biology, 2008, 50(8): 951－957.
[26] 刘政波,孙印石,王建华,等.HPLC 法测定三岛柴胡不同部位柴胡皂苷 a、c、d 的含量[J].药物分析杂志,2011,31(2): 225－227.
[27] 谭玲玲,蔡霞,胡正海.北柴胡各器官中总黄酮动态变化研究[J].中草药,2008,39(2): 286－287.
[28] 曾珍,王晶,贾凌云,等.不同干燥和炮制方法对北柴胡皂苷类化合物的影响[J].沈阳药科大学学报,2012,29(8): 650－660.
[29] 孙印石,王建华,朱玉霞,等.响应面法优化超声提取柴胡皂苷 a、c、d 的工艺研究[J].中药材,2011,34(11): 1776－1780.
[30] 曾凡波,曾婕.柴胡挥发油透皮控释贴片及其制备方法: 中国, CN101084949[P].2007－12－12.
[31] 陈道峰,徐晗,章蕴毅,等.柴胡总多糖在制备防治急性呼吸窘迫综合征药物中的用途: 中国, CN101095707[P].2008－01－02.
[32] 力弘,陈道峰,谢俊云,等.柴胡总多糖在治疗急性肺损伤药物中的用途: 中国, CN102475713A[P].2012－05－30.
[33] 陈道峰,力弘,王铮,等.柴胡总多糖在制备防治系统性红斑狼疮药物中的用途: 中国, CN101095708[P].2008－01－02.
[34] 谭承佳,马家骅,杨占国,等.超临界 CO_2 萃取结合水蒸气蒸馏法提取柴胡挥发油的工艺优选[J].中国实验方剂学杂志,2014,20(13): 33－35.
[35] 刘安军,郑捷,张强,等.一种柴胡叶酒的制备方法: 中国, CN103074189A[P].2013－05－01.
[36] 何广政.一种柴胡中药健身茶及制备工艺: 中国, CN102894156A[P]. 2013－01－30.
[37] 王新建.一种柴胡饮料及制作方法: 中国, CN102948876A[P]. 2013－03－06.
[38] 吴娟.一种柴胡茶用香精的制备方法: 中国, CN103098949A[P].2013－05－15.
[39] 刘玉法,阎玉凝,刘云华,等.超临界流体萃取柴胡果实精油及其化学成分分析[J].中医药学刊,2005,23(4): 663－665.
[40] 蒋常德.一种防治禽流感的中草药活性发酵保健液的制备方法: 中国, CN102908549A[P].2013－02－06.
[41] 任先武.防治猪口蹄疫的药物及其制备方法: 中国, CN102961640A[P].2013－03－13.

(刘　培　冯　煦　陈道峰)

女贞子药用生物资源及其资源化利用研究

木犀科(*Oleaceae*)女贞属(*Ligustrum*)植物全世界约有 45 种,主要分布于亚洲温暖地区,向西北延伸至欧洲,另经马来西亚至新几内亚、澳大利亚;东亚约有 35 种,为本属植物分布中心。我国产 29 种,1 亚种,9 变种,1 变型,其中 2 种系栽培。中药女贞子(Ligustri Lucidi Fructus)的来源仅为木犀科植物女贞(*L. lucidum*)一种[1],以其干燥成熟果实入药。其味甘、苦,性凉,具有滋补肝肾、明目乌发之功效。其用于肝肾阴虚、眩晕耳鸣、腰膝酸软、须发早白、目暗不明、内热消渴、骨蒸潮热等症。

女贞药用部位果实呈卵形、椭圆形或肾形,长 6～8.5 mm,直径 3.5～5.5 mm。表面黑紫色或灰黑色，皱缩不平，基部有果梗痕或具宿萼及短梗。体轻。外果皮薄，中果皮较松软，易剥离，内果皮木质，黄棕色，具纵棱，破开后种子通常为 1 粒，肾形，紫黑色，油性。

女贞为广布种，在我国分布较广。主要分布于河北省、河南省、山西省、山东省、江苏省、浙江省、安徽省、江西省、福建省、我国台湾地区、湖北省、湖南省、广东省、广西壮族自治区、陕西省、甘肃省、云南省、贵州省、四川省等地。全国除野生外亦有栽培，湖南省、河南省、四川省、江苏省和浙江省等地种植面积较大，11 月中旬开始采摘，至 12 月底结束[2]。

一、资源利用现状

女贞子为中医临床常用扶正药物，以女贞子配伍的经典名方有二至丸、女贞汤、首乌延寿丹、安神补心丸等；现代成方制剂有贞芪扶正胶囊、安神益脑丸、滑膜炎胶囊、康艾扶正胶囊、健身长春颗粒、复方金蒲片等。现代药理研究表明：女贞子具有保护肝脏、抑制变态反应发生、显著提高外周白细胞数、提高 T 淋巴细胞功能、促进红系细胞造血、缓解心绞痛、改善心肌缺血、抗菌、抗炎等生物活性[2]。除果实外，女贞的其他组织也多有药用，女贞花含多种挥发性成分，如橙花醇、月桂烯等，可提取芳香油，用于香料及医药工业；女贞子鲜叶治疗口腔溃疡有效率达 68%；女贞是白蜡虫的寄主之一，可用于寄养白蜡虫，而白蜡虫分泌的白蜡则是重要的化工原料及医药原料，也是我国传统的出口物资[3]。

除药用价值外，女贞子在保健食品、饮料等工业中也有广泛应用。女贞子中含有丰富的齐墩果酸、氨基酸、微量元素等活性和营养物质，可制成女贞茶或是女贞果汁，具有滋补肝肾、壮阳、强心、强腰、提高机体抵抗力，降血脂及血糖等功能[4,5]。女贞子酒可补益肝肾、抗衰老、祛斑，女贞子药粥既美味又保健，可防治老花眼[6]。女贞种子含油率约 14%，主要为油酸 44.34%、亚油酸 41.9%、棕榈酸 4.5%、硬脂酸 1.9%、α-亚麻酸 0.87%，其中不饱和脂肪酸占 88.2%，饱和脂肪酸仅占 6.4%，是一种值得开发利用营养价值较高的食用植物油(表 9-23)。

表 9-23　以女贞子资源植物为原料生产的主要产品及其资源价值

产品名称	利用部位/物质	资源价值
女贞子口服液	成熟果实	医药保健
女贞子膏	成熟果实	医药保健
女贞子糖浆	成熟果实	医药保健
女贞子固体胶囊	成熟果实	医药保健
女贞子通络饮料	成熟果实	保健食品(降血脂)
女贞子通络酒	成熟果实	保健食品(降血脂)
女贞子保健茶	成熟果实	保健食品(保肝、抗疲劳)
三升胶囊	成熟果实	保健食品(抗辐射)
女贞子葡萄酒	成熟果实	饮品
女贞子花茶袋泡茶	成熟果实	饮品

二、资源性化学成分

1. 萜类资源性化学成分　女贞植物中萜类资源性化学成分主要为三萜类和环烯醚萜类。

(1) 三萜类：女贞果实富含三萜类化学成分，其含量可达 5.61%，其中齐墩果酸的量较高。研究发现：女贞子中含有的三萜类资源性化学成分具有抗肿瘤、降血糖、保肝、提高免疫力等多种生物活性，是女贞子补肝益肾、强腰健膝的主要效应成分之一。女贞子中含有的三萜类化学成分可分为五环三萜和四环三萜两大类[7]，其中以五环三萜类化学成分较为常见，主要有齐墩果烷型的齐墩果酸、β-香树素等，乌苏烷型的熊果酸、α-香树素等，羽扇豆烷型的羽扇豆醇、白桦脂醇和白桦脂酸等；四环三萜资源性化学成分主要有达玛烷型的达玛烯二醇、达玛-25-烯-3β,20S-三醇，24S-三醇、isofouquierol、fouquierol 等。

（2）环烯醚萜类：女贞子中含有的环烯醚萜类资源性化学成分，具有较强的抗氧化作用，可抑制自由基诱导的红细胞溶血，也具有一定的抗病毒作用。其中，药材中女贞苷（ligustroside）含量较高，可达0.24%～3.06%。此外尚含有女贞酸（nuezhenidic acid）、特女贞苷（specneuzhenide）、女贞子苷（neuzhengalaside）、橄榄苦苷（oleuropein）、10-羟基女贞苷（10-hydroxyligustroside）、新女贞苷（neonuezhenide）、橄榄苦苷酸（oleuropeinic acid）、女贞苷酸（ligustrosidic acid）、olesidedim-ethylester、异女贞苷（isonuezhenide）、lucidumoside A、lucidumoside B、lucidumoside C、lucidumoside D 等[8～10]。

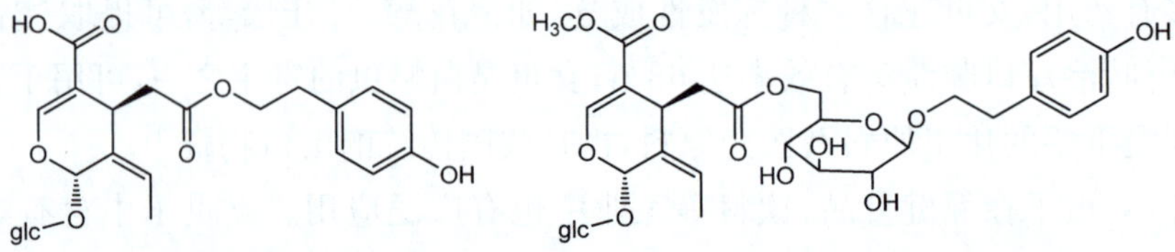

女贞苷　　　　特女贞苷

2. 其他类资源性化学成分

（1）黄酮类：女贞果实中含有的黄酮类化学成分多具有抗氧化、抗衰老、抗肿瘤等生物活性。临床可用于治疗心脑血管疾病。该类化学成分主要有芹菜素、大波斯菊苷、芹菜素-7-O-乙酰-β-D-葡萄糖苷、芹菜素-7-O-β-D-芸香糖苷、木犀草素、木犀草素-7-O-β-D-葡萄糖苷、槲皮素等[11]。

（2）挥发油类：有研究显示，女贞果实尚含有挥发油类资源性物质，并具有抗炎、抗菌、抗病毒等生物活性。通过水蒸气蒸馏法对甘肃省天水市产女贞子提取挥发油，用气相色谱—质谱联用技术进行分离鉴定，共鉴定出 50 种化学成分，其峰面积相对含量约占挥发油总量的 96.38%。其化学组成以烃类为主，此外尚含有非萜醇醛酮类、酯类、卤代烃类。其中抗菌抗炎活性成分桉油精含量可达 4.95%、苯甲醇 2.50%、乙酸龙脑酯 0.2%、三苯甲醇 6.63%。也有研究显示湖南省产女贞子挥发油主要化学组成为醋酸乙酯、丙硫酮、α-丁基苯甲醇等，不含萜类，其发挥消炎作用的主要成分可能为苯甲醇的衍生物类[12]。

（3）苯乙醇类：女贞子中的苯乙醇类化学成分大多以苷类存在，主要有对羟基苯乙醇-β-D-葡萄糖苷（红景天苷）、对羟基苯乙醇-α-D-葡萄糖苷、3,4-二羟基苯乙基-O-β-D-葡萄糖苷 3,4-二羟基苯乙醇、对羟基苯乙醇等[13]。其中，女贞幼果中红景天苷的含量可达 1.02%，为重要的天然红景天苷资源植物。

（4）脂肪酸类：女贞果实及种子富含脂肪酸类资源性化学成分，主要有棕榈酸、棕榈油酸、硬脂酸、油酸、亚油酸、α-亚麻酸等，且以油酸和亚油酸含量较高，不饱和脂肪酸相对含量占总脂肪酸的 88%以上。女贞果实及种子中含有的不饱和脂肪酸类资源性化学成分多具有降血脂、降血压、抗血栓、防治动脉粥状硬化等生物活性，有望成为一种营养价值较高的植物食用油。

此外，女贞子多糖也是女贞子的主要活性成分之一，具有抗衰老、抗氧化和调节免疫等功效。研究显示：女贞子中多糖类化学成分含量为 1.53%～9.89%。其单糖组成主要为鼠李糖、阿拉伯糖、葡萄糖及岩藻糖[14]。女贞果实中尚含有约 0.39%的磷脂类资源性物质，主要为磷酸酯胆碱、磷酸酰乙醇胺、磷酸酰甘油、磷脂酸、磷酸酰肌醇等[15]。女贞子中尚含多种氨基酸类及矿物质元素。

三、资源性化学成分动态积累与分析评价

1. 不同采收期的资源化学评价

(1) 三萜类：女贞子中主要三萜类化学成分齐墩果酸和熊果酸的含量随生长期不同而发生显著变化(图 9-65)，其中齐墩果酸在 10 月含量最高，而熊果酸则在幼果中含量最高并随生长期延长其含量逐渐下降，12 月两者含量均降至最低[16]。

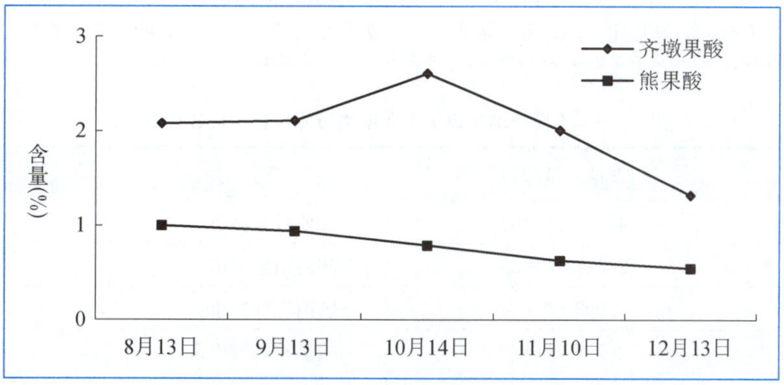

图 9-65 女贞果实不同成熟期齐墩果酸和熊果酸的动态积累

(2) 苯乙醇苷类：8 月女贞子幼果中红景天苷的含量高达 1.02%，而文献报道人工栽培的大花红景天中红景天苷的含量最高为 1.11%。可见，来源广泛、价格低廉的女贞子可作为红景天苷的有效天然来源。女贞子中红景天苷的含量随果实成熟逐渐降低，12 月采集的女贞子中红景天苷的含量仅为 0.3%。因此，提取女贞子中的红景天苷，女贞子幼果为比较经济的原料[17]。

(3) 黄酮类：女贞子中总黄酮含量总体上处于先升后降的过程，随着果实的逐渐成熟，其总黄酮类化学成分的含量逐渐降低[18]。

(4) 糖类：女贞子中糖类化学成分的含量随果实的成熟，显著升高，以南京市产女贞子为例，其 10 月上旬所测定总多糖含量为 3.95%，总寡糖含量为 12.34%，至其成熟期 12 月初含量分别达到 5.11% 和 21.75%，增加了近 1 倍[19]。也有研究显示，女贞子中多糖类资源性物质 10 月成熟期含量可比 8 月幼果期含量升高近 10 倍[18]。

2. 不同产地的资源化学评价

(1) 三萜类：研究显示：不同产地女贞子中三萜类化学成分含量差异显著，其齐墩果酸、熊果酸含量均以福建省产者最高，分别达 1.87% 和 0.38%，安徽合肥产者齐墩果酸、熊果酸含量最低，分别为 0.65% 和 0.10%(图 9-66)[20]。

(2) 多糖类：不同产地的女贞子因气候、土壤等环境因素不同，药材品质也有差异。含量测定结果显示(表 9-24)，不同产地的女贞子多糖含量差异较大，变化幅度为 1.53%～9.89%，且同一省份不同地区采集的样品中多糖含量也有明显差异。女贞子药材经传统酒蒸法或酒炖法加工后，多糖含量均比相同产地原药材高[21]。

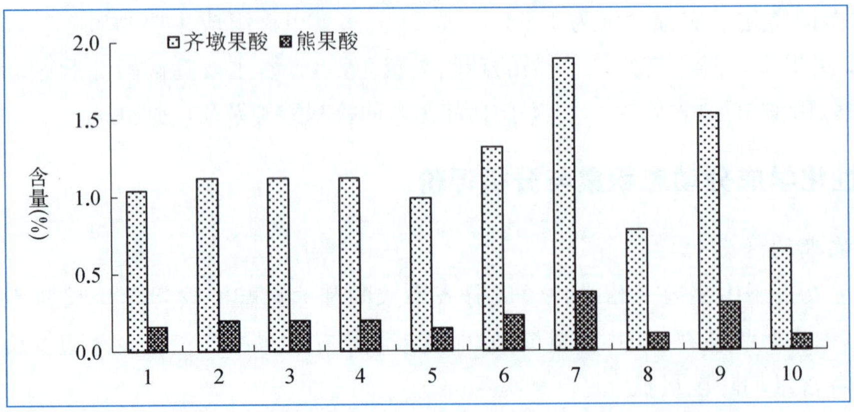

图 9-66　不同产地女贞子中齐墩果酸和熊果酸的含量比较

1. 浙江省　2. 四川省　3. 陕西省渭南市　4. 陕西省宝鸡市　5. 广西壮族自治区南宁市　6. 江苏省　7. 福建省　8. 湖南省　9. 河南省　10. 安徽省合肥市

表 9-24　不同产地女贞子中多糖类资源性化学成分含量比较

产　地	多糖含量(%)	产　地	多糖含量(%)
江苏省南京市	4.597±0.103	江西省南昌市	2.332±0.055
湖南省长沙市	2.457±0.089	陕西市宝鸡市	2.717±0.038
河南省信阳市	1.998±0.024	陕西省西安市	3.239±0.061
四川省成都市	2.792±0.067	安徽省马鞍山市	6.569±0.096
四川省乐山市	1.525±0.054	广东省深圳市	9.891±0.129
重庆市	3.391±0.091	广东省广州市	4.743±0.019
四川省南充市	4.101±0.083	山西省太原市	3.191±0.066
辽宁省大连市	3.801±0.112	甘肃省兰州市	1.623±0.026
湖北省天悟市	2.085±0.029	江苏省南京市(制)	5.358±0.073
湖北省武汉市	2.142±0.046	湖北省武汉市(制)	2.542±0.042
河北省安国市	8.673±0.149	湖北省天悟(制)	3.645±0.033
江西省崇义县	7.370±0.121	河南省信阳市(制)	2.234±0.027

3. 不同部位的资源化学评价

(1) 三萜类：对女贞子果实外中果皮、内果皮和果仁中三萜类资源性化学成分齐墩果酸进行分析评价，结果显示：果实中以外中果皮齐墩果酸含量最高，达 1.8%，内果皮和种仁含量相对较低，分别为 0.98% 和 0.73%[22]。

(2) 苯乙醇苷类：对女贞子果实外中果皮、内果皮和果仁中苯乙醇苷类资源性化学成分红景天苷进行分析评价，结果表明种仁中红景天苷含量最高，其次为外中果皮和内果皮[23]，结果如图 9-67 所示。

(3) 多糖类：女贞子多糖提取物为灰白色粉末，得率约为 3.32%。对女贞果实不同部位中总多糖含量进行分析评价，结果显示(图 9-68)：以种子所含总多糖含量最高，为 6.02%，外、中果皮为 5.46%，内果皮含量为 2.04%，全果总多糖含量为 3.18%[24]。

四、资源利用效率提升研究

1. 药材深加工与产品开发　女贞子富含三萜类及苯乙醇苷、黄酮类等酚类资源性化学成分，两者均具有多方面的生物活性在医药保健领域多有应用。有研究报道，以女贞子为原料，经分步提取、大孔

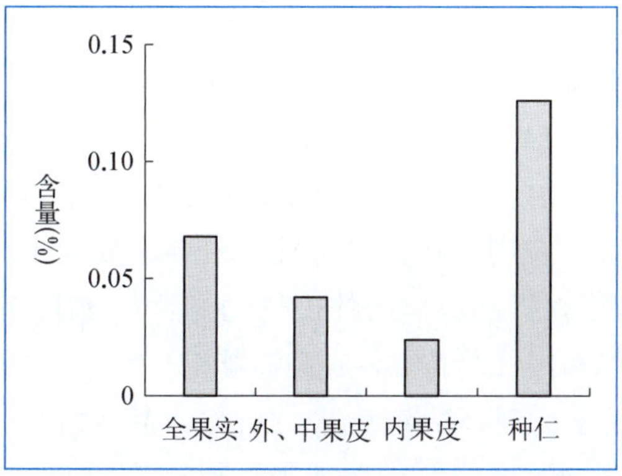

图 9-67　女贞果实不同组织部位中红景天苷含量

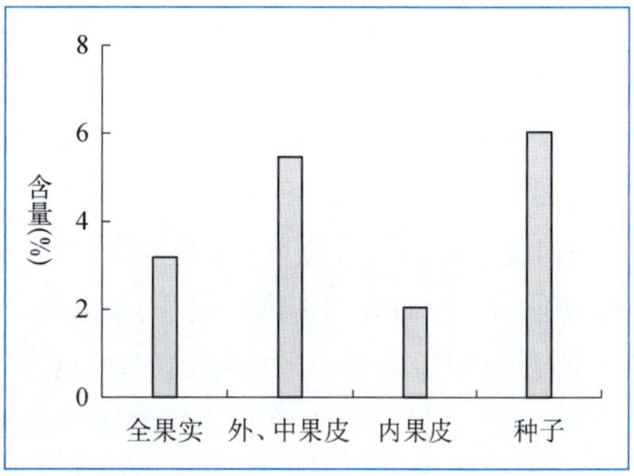

图 9-68　女贞果实不同组织部位中总多糖含量

吸附树脂分离等步骤可实现同时制备女贞子总三萜提取物和总酚提取物，用于医药保健产品的开发[25]，其具体工艺流程如图 9-69 所示。

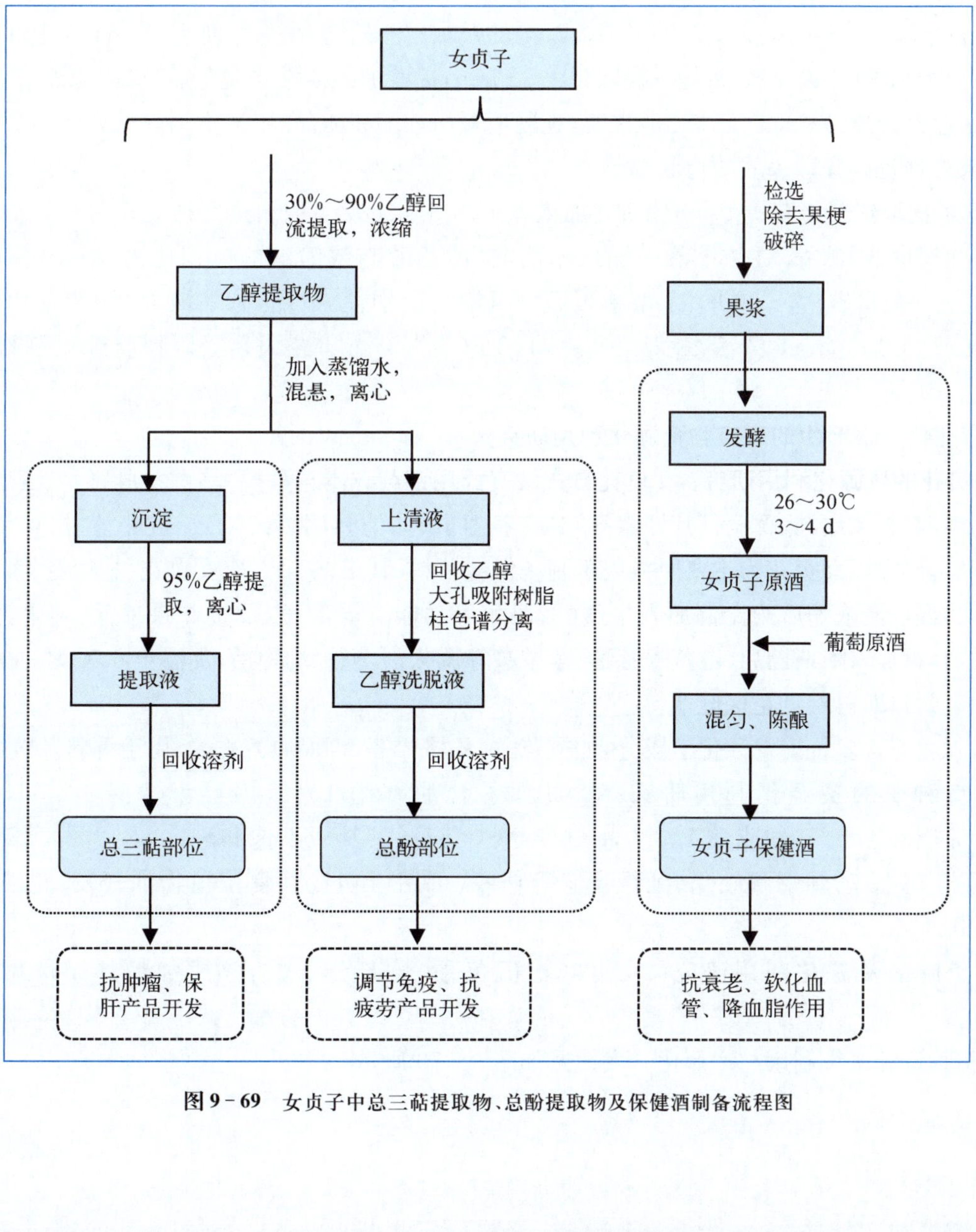

图 9-69　女贞子中总三萜提取物、总酚提取物及保健酒制备流程图

女贞子亦可经发酵、陈酿等步骤制备成含有多种维生素、氨基酸和微量元素，长期饮用具有滋补肝肾、明目乌发的保健酒[26]，常用于眩晕耳鸣、腰膝酸软、须发早白、目暗不明等症的保健及治疗。

女贞子尚可用于畜禽饲料添加剂的制备，可提高蛋鸡生产性能和免疫功能[27]。其具体工艺为取女贞子药材粉碎，过 40 目筛，经 65℃烘干后装入超临界萃取釜中，于 30 MPa、45℃下用 CO_2 超临界萃取 2.5 h，得到黄色黏稠液态提取物，即得到女贞子饲料添加剂，应用时在畜禽基础日粮中添加 0.1%女贞子提取物即可。该饲料添加剂应用于蛋鸡和肉鸡日粮中，可以提高鸡体内的抗氧化酶活性，清除鸡体内过量脂质过氧化物，改善鸡的脂质稳定性，还可以提高蛋鸡和肉仔鸡特异性免疫功能。

此外，女贞子果皮可作为提取天然红色素的原料，用于饮料、糕点、糖果、酒、化妆品、洗涤剂等产品中。提取工艺为以 pH 为 12.0～13.0 的氨—氯化铵缓冲溶液或氨水溶液为浸提液，干原料：浸提液＝1：7～1：10(w/w)或新鲜原料：浸提液＝1：4～1：6(w/w)，于 65～68℃温度下，微波辐照 5～10 min，提取 2～3 次。色素粉的产率干料达 10.8%以上，鲜料 6.8%以上，色素的提取率为 70.2%～79.1%[28]。

2. 资源性化学成分转化率提升研究

(1) 酶解和加压技术相结合提取齐墩果酸：取女贞子粉碎，加入 10～15 倍的 70%～90%的乙醇溶液，加盐酸调 pH 3.0～5.0，加入 0.03%～0.05%的纤维素酶酶解，酶解液加碱调 pH 为中性，置入密闭容器内，在压力为 20～30 MPa 条件下提取 10～15 min，提取液经活性炭脱色后过滤，滤液浓缩后经大孔吸附树脂柱色谱分离，以 90%无水乙醇洗脱，洗脱液减压浓缩得粗品，甲醇重结晶得针状结晶齐墩果酸。该工艺可较好地提升齐墩果酸的提取率[29]。

(2) 水解提取红景天苷：女贞子粉碎，加入 6～10 倍水或乙醇，加热回流提取 2～3 次，每次提取 2～3 h，合并提取液，浓缩，在浓缩液中加入冰乙酸(冰乙酸与浓缩液的体积比为 1：10～1：40)，于 80～100℃下回流水解 12～20 h。水解液以碳酸氢钠调至中性，浓缩，浓缩液以 3 000～5 000 转/min 的速度离心 20～40 min，上清液浓缩至 0.1～1.0 g(生药)/mL，经大孔吸附树脂纯化制得红景天苷粗品[30]。

(3) 产业化过程产生的废弃物资源化利用研究

1) 女贞花的资源化利用研究：女贞花自古就有药用记载，《本草备要》称："益肝肾，安五脏，强腰膝，明耳目，乌须发，补风虚，除百病。"其性微寒，具有补益肝肾、清热明目之功效，且味清香，可用于保健饮品的制备。有研究以女贞花为主要原料用于制备保健饮料，其工艺为[31]取女贞花、金银花、覆盆子干果，加乙醇提取，提取液浓缩后按比例加入牛磺酸、肌醇等功能营养液，以及金珠果果汁、苹果汁等混合果汁，搅拌均匀，再加入阿斯巴甜、乙基麦芽酚、苹果酸等调味剂，搅拌均匀后，加温至 60℃时，加护色素，进行杀菌，罐装封口即得女贞花保健饮料。

此外，女贞花含多种挥发性化学成分，如橙花醇、月桂烯等，可提取芳香油，用于香料及医药工业。

2) 女贞种子的资源化利用研究：女贞种子含油率约 15%，主要为油酸 44.34%，亚油酸 41.99%，棕榈酸 4.5%，硬脂酸 1.8%，α-亚麻酸 0.87%。其中不饱和酸占 88.2%，具降血脂和降血压、抗血栓、防治动脉粥状硬化、延缓衰老等功效，可用于功能性食用植物油开发，也可用于制造肥皂及润滑油。

3) 女贞叶的资源化利用研究：女贞叶配伍黄柏、吴茱萸等，粉碎成细粉外用可用于治疗烧烫伤[32]。

女贞植物资源系统利用与产业化开发模式如图 9-70 所示。

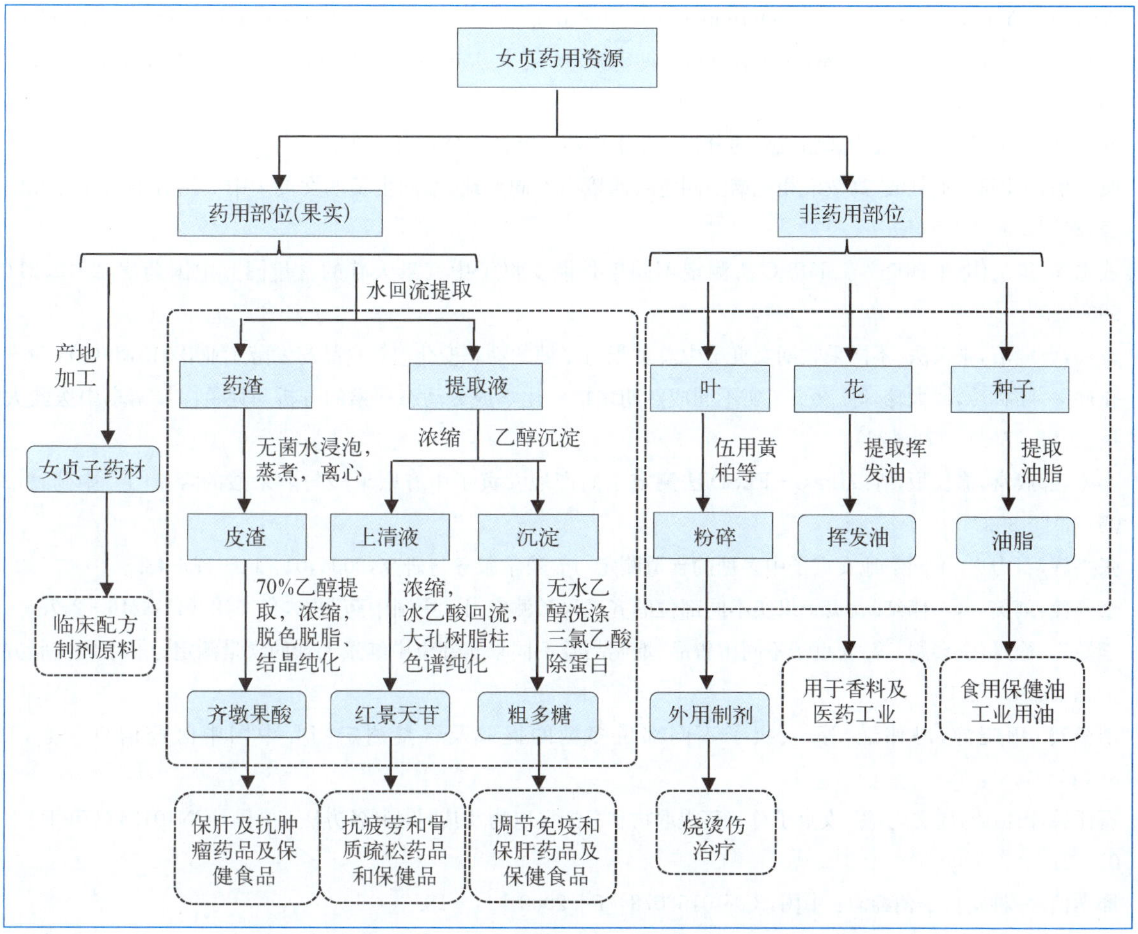

图 9－70　女贞植物资源系统利用与产业化途径

◇参◇考◇文◇献

［1］　杨静，魏彩霞. 女贞属植物的研究概况[J]. 西北药学杂志，2006，20(6)：278－280.

［2］　楼之岑，秦波. 常用中药材品种整理和质量研究：北方编－1[M]. 北京：北京医科大学中国协和医科大学联合出版社，1995：497－526.

［3］　李阳，孙文基. 女贞子的药理作用研究[J]. 陕西中医学院学报，2006，29(5)：58－60.

［4］　罗世炜. 女贞子的研究与开发[J]. 农村经济与科技，2010，21(5)：140－141.

［5］　舒惠国，黄济凡，江庆中，等. 女贞果汁的提制方法：中国，CN1166302[P]. 1997－12－03.

［6］　郭佑保，陈晚莲. 一种女贞子功能性饮料制剂及其制备方法：中国，CN1524455[P]. 2004－09－01.

［7］　赵丽丽，冯毅凡. 女贞子中三萜类和环烯醚萜类成分研究进展[J]. 广东药学院学报，2012，28(1)：107－110.

［8］　Masao K，Yokl Y. Studies on the constituents of Ligustrum species[J]. Yakugaku Zasshi，1985，105(2)：142－147.

［9］　He Z，But P，Chan T，et al. Anti-oxidative glucosides from the fruits of Ligustrum lucidum[J]. Chemical & Pharmaceutical Bulletin，2001，49(6)：780－784.

［10］　He Z，Dong H，Xu H，et al. Secoiridoid constituents from the fruits of Ligustrum lucidum[J]. Phytochemistry，2001，56(4)：327－330.

［11］　徐小花，杨念云，钱士辉，等. 女贞子黄酮类化合物的研究[J]. 中药材，2007，05：538－540.

［12］　吕金顺. 甘肃产女贞子挥发油化学成分研究[J]. 中国药学杂志，2005，03：21－23.

［13］　金华. 中药女贞子化学成分的研究现状[J]. 吉林化工学院学报，2008，02：35－37＋41.

[14] Wang Q, Yu H, Zong J, et al. Determination of the composition of Chinese Ligustrum Lucidum polysaccharide by capillary one electrophoresis with amperometric detection[J]. Journal of Pharmaceutical and Biomedical Analysis, 2003, 31(3): 473 - 480.

[15] 许益民.女贞子及二至丸中磷脂成分的分析[J].中成药,1989,11(8): 32 - 33.

[16] 戚志华,王四旺,王剑波.高效液相色谱法测定陕西境内不同产地、不同生长期女贞子中2组分的含量[J].中国药房,2007,06: 455 - 457.

[17] 戚志华,王庆伟,王四旺,等.HPLC法测定不同生长期女贞子中红景天苷的含量[J].中国药房,2010,21(11): 996 - 997.

[18] 戴一,曹殿洁,张兴法.不同采收期女贞子中总黄酮与多糖的动态变化[J].食品与发酵工业,2013,39(9): 56 - 59.

[19] 孔德平,陆林玲,钱大玮,等.女贞果实不同成熟期多指标化学成分动态积累的分析与评价[J].南京中医药大学学报,2011,27(3): 273 - 276.

[20] 李涛,郝武常,徐长根,等.HPLC - ELSD法测定不同产地女贞子中齐墩果酸与熊果酸的含量[J].中药材,2005,05: 391 - 393.

[21] 张兴辉,石力夫.不同产地女贞子中多糖的含量测定[J].药学服务与研究,2004,01: 14 - 17+43.

[22] 李曼玲,刘美兰,冯伟红.女贞子果实不同部位的齐墩果酸测定[J].中国中药杂志,1995,20(4): 216 - 217.

[23] 李曼玲,徐丹,仝会娟,等.女贞子不同市售品、炮制品及不同果实部位中红景天苷的含量测定[J].中国实验方剂学杂志,2010,02: 14 - 16.

[24] 李曼玲,田晓静,冯伟红,等.女贞子不同部位多糖的提取及含量测定[J].中国中医药信息杂志,1996,3(11): 7.

[25] 石任兵,田恒康,周文娟,等.女贞子总三萜提取物和总酚提取物及其同时制备方法: 中国, CN101347470[P]. 2009 - 01 - 21.

[26] 邢学信.一种女贞子葡萄酒: 中国, CN101580784[P]. 2009 - 11 - 18.

[27] 单安山,杨银平,张玮.一种提高蛋鸡生产性能和免疫功能的女贞子提取物及应用方法: 中国, CN101411400A[P]. 2009 - 04 - 22.

[28] 刘晓庚,孙明,温世和,等.女贞子果皮红色素的提取及稳定性研究[J].食品与机械,2003,26 - 29.

[29] 杨存.一种从女贞子中提取齐墩果酸的新方法: 中国, CN103483412A[P]. 2014 - 01 - 01.

[30] 王飞,黄君梅,陈前锋,等.一种女贞子中红景天苷的提取分离工艺: 中国, CN102492003A[P]. 2012 - 06 - 13.

[31] 王建民.用女贞子花做功能保健饮料的方法: 中国, CN102987483A[P]. 2013 - 03 - 27.

[32] 邝桂发.一种治疗烧烫伤的药物: 中国, CN102727638A[P]. 2012 - 06 - 18.

（钱大玮　巢建国　杨念云　郭　盛）

薄荷类药用生物资源及其资源化利用研究

薄荷属(*Mentha*)为唇形科植物中应用最广的属之一。本属植物地上部分富含挥发油类资源性物质,为常用香料植物。其中,以薄荷(*M. haplocalyx* Briq.)干燥地上部分入药,称薄荷(Menthae Haplocalycis Herba)。其味辛,性凉,具有疏散风热、清利头目、利咽、透疹、疏肝行气之功效。

薄荷属(*Mentha*)植物全球约有30种,广泛分布于北半球的温带地区,少数种见于南半球。我国现有薄荷属植物12种,其中野生种6种,广泛分布于南北各省(表9-25)。中药薄荷以本属植物薄荷(*M. haplocalyx*)为主要基原,本属其他植物兴安薄荷(*M. dahurica*)及东北薄荷(M. *sachalinensis*)常在产地作为薄荷应用。此外,薄荷属其他植物,如留兰香(*M. spicata*)、龙脑薄荷(*M. aevensis* var. *malinvaudi*)等为重要的香料植物。

表 9-25 中国薄荷属植物类群及其分布

编号	种名	学名	分布	生境
1	薄荷	*M. haplocalyx*	全国各地	野生或栽培
2	东北薄荷	*M. sachalinensis*	黑龙江省、辽宁省、吉林省、内蒙古自治区	野生
3	兴安薄荷	*M. dahurica*	黑龙江省、辽宁省、吉林省、内蒙古自治区	野生
4	辣薄荷	*M. piperita*	北京市、南京市	栽培
5	留兰香	*M. spicata*	江苏省、浙江省、贵州省等	栽培
6	皱叶留兰香	*M. crispata*	云南省、西藏自治区	野生或栽培
7	柠檬留兰香	*M. citrata*	北京市、南京市、杭州市	栽培
8	假薄荷	*M. asiatica*	新疆维吾尔自治区、四川省西北部、西藏自治区	野生
9	灰薄荷	*M. vagans*	新疆维吾尔自治区	野生
10	欧薄荷	*M. longifolia*	上海市，南京市	栽培
11	圆叶薄荷	*M. rotundifolia*	北京市、南京市、云南省、杭州市	栽培
12	唇萼薄荷	*M. pulegium*	北京市、南京市	栽培

我国薄荷资源丰富，广布于南北各省，其中以长江以南的江苏省、浙江省、江西省、安徽省、湖南省、四川省、广东省等地分布较多。其喜生于溪边、沟边等湿地，野生与栽培均有，但野生薄荷干后气味极淡，质量较差，故药用多以栽培者为主。薄荷药材传统以江苏省太仓市出产者质量最佳，称为“苏薄荷”，现多产于江苏省南通市、盐城市以及安徽省等地。薄荷适宜生长温度为 20～30℃，根茎在早春 5～6℃时开始萌发，在冬季−30～−20℃地区可安全越冬。

一、资源利用现状

薄荷以地上部分入药，为中医临床常用的发汗解热药物，常用于风热感冒、风温初起、头痛、目赤、喉痹、口疮、风疹、麻疹、胸胁胀闷等症的治疗。以薄荷药材或其提取物——薄荷素油、薄荷脑入药，可用于多种具有清凉解表方剂及中成药的配方中。此外，以薄荷为主要成分及辅料用于成方外用制剂中，尚可起透皮吸收促进剂的作用，如中药贴膏剂少林风湿跌打膏、风湿伤痛膏、伤痛宁膏、伤湿止痛膏等。

薄荷不仅是常用中药，更是一种特种经济作物。从薄荷鲜茎叶中提取的薄荷油和薄荷脑为重要的轻工业原料，在食品、香料、烟草业和化妆品等领域常作为芳香剂或矫味剂应用广泛。亚洲薄荷油是用途最广和用量最大的天然香料之一，薄荷脑和薄荷素油消费区域遍及 100 多个国家和地区，消费人口达 35 亿之众，年消费量近 1.2 万 t。随着世界经济的发展，薄荷系列产品消费量还将以 5%～6%的速度递增(表 9-26)。

表 9-26 以薄荷资源植物为原料生产的主要产品及其资源价值

产品名称	利用部位/物质	资源价值
薄荷脑	茎叶/单萜类	医药中间体、香料
薄荷桉油含片	茎叶/单萜类	医药、保健(咽喉和扁桃体炎的辅助治疗)
复方薄荷油软膏	茎叶/单萜类	医药、保健(伤风感冒，昆虫叮咬)
复方薄荷柳酯乳膏/搽剂	茎叶/单萜类	医药、保健(痱子，皮肤瘙痒症)
薄荷喉片	茎叶/单萜类	医药、保健(咽炎，喉炎，扁桃体炎)

续 表

产品名称	利用部位/物质	资源价值
草珊瑚薄荷含片	茎叶/单萜类	保健食品(利咽)
薄荷香蒜片	茎叶	保健食品(增强抵抗力)
薄荷绿茶	干燥叶	保健食品(提神醒脑)

二、资源性化学成分

薄荷属植物中主要含有挥发油类、黄酮类、三萜类、醌类等化学成分,其中以单萜类为主要化学组成的挥发油既是中医临床用于疏风散热取效的物质基础,也是薄荷类药用生物资源开发利用较为系统深入的资源性化学成分。

1. 单萜类资源性化学成分　薄荷富含以单萜类化学成分为主要化学组成的挥发油,为其发挥辛凉解表作用的主要物质基础,广泛用于中药成方制剂。此外,薄荷挥发油也为重要的香精香料,广泛应用于食品、化妆品等轻工业领域。鲜薄荷叶挥发油含量1%～1.46%,干茎叶中含量1.3%～2.0%。薄荷挥发油化学组成主要有左旋薄荷醇(menthol)、左旋薄荷酮(menthone)、异薄荷酮(isomenthone)、胡薄荷酮(pulegone)、乙酸薄荷酯(menthyl acetate)、莰烯(camphene)、柠檬烯(limonene)、蒎烯(pinene)、薄荷烯酮(menthenone)、β-侧柏烯(β- thujene)、右旋月桂烯(myrcene)、桉叶素(cineole)、α-松油醇(α-terpineol)和香芹酮(carvone)等。其中,左旋薄荷醇含量较高,可达77%～87%[1~5]。

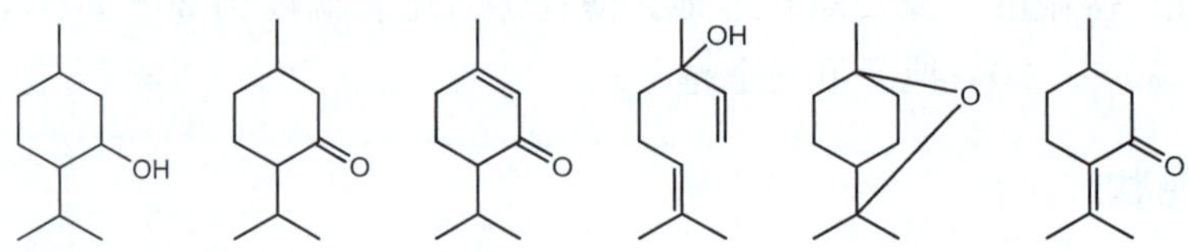

薄荷醇　薄荷酮　胡椒酮　芳樟醇　桉叶素　胡薄荷酮

2. 其他类资源性化学成分

(1) 黄酮类: 薄荷植物中所含黄酮类资源性化学成分主要包括刺槐素(acacetin)、椴树素(tilianine)、蒙花苷(linarin)、醉鱼草苷(linarin)、thymonin、thymusin、pebrellin等。研究表明,薄荷中黄酮类资源性化学成分有抗氧化,抗肿瘤与抗菌作用[6,7]。

(2) 醌类: 薄荷植物中所含醌类资源性化学成分主要有大黄素(emodin)、大黄酚(ehrysophanol)、大黄素甲醚(physcion)、芦荟大黄素(trans-emodin)以及以二羟基-1,2-二氢萘二羧酸为母核的衍生物为薄荷中具有抗炎活性的一类资源性化学成分[8,9]。

此外,薄荷属植物中尚含有保肝利胆、抗炎作用的五环三萜类化学成分熊果酸、齐墩果酸等[10],以及绿原酸、迷迭香酸、咖啡酸等酚酸类资源性化学成分。

三、资源性化学成分动态积累与分析评价

1. 不同采收期的资源化学评价

(1) 挥发油类[11]: 全国大部分产区,薄荷每年收割2次,第1次(头刀)在小暑到大暑之间,第二次(二刀)在寒露与霜降之间,广东省、广西壮族自治区等温暖地区1年也可收割3次。

不同采收期薄荷中挥发油含量测定结果表明(图9-71),一刀薄荷随着生长期的延长,薄荷油的含

量逐渐升高，在 7 月下旬达到较高水平；二刀薄荷随着生长期的延长，薄荷油的含量逐渐升高，在 10 月中下旬达到较高水平；不同采收期薄荷醇含量未见显著变化。一刀薄荷、二刀薄荷的薄荷油含量日动态变化一致，在上午 8～12 时、下午 16～20 时薄荷油含量较高。

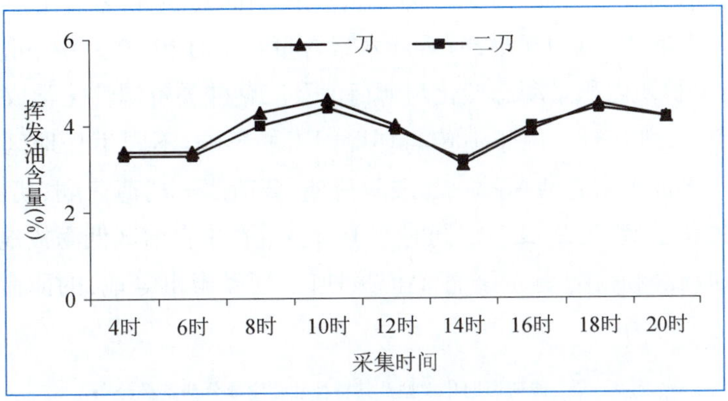

图 9－71　薄荷地上部分挥发性资源化学成分日含量动态变化

（2）三萜类[12]：薄荷中所含熊果酸、齐墩果酸等三萜类资源性化学成分是其保肝利胆功效表征的主要物质基础。不同采收期薄荷中熊果酸、齐墩果酸含量测定结果表明（图 9－72，图 9－73），一刀薄荷三萜酸类资源性化学成分（以熊果酸、齐墩果酸含量的和计算）含量以 7 月下旬较高，二刀薄荷三萜酸类资

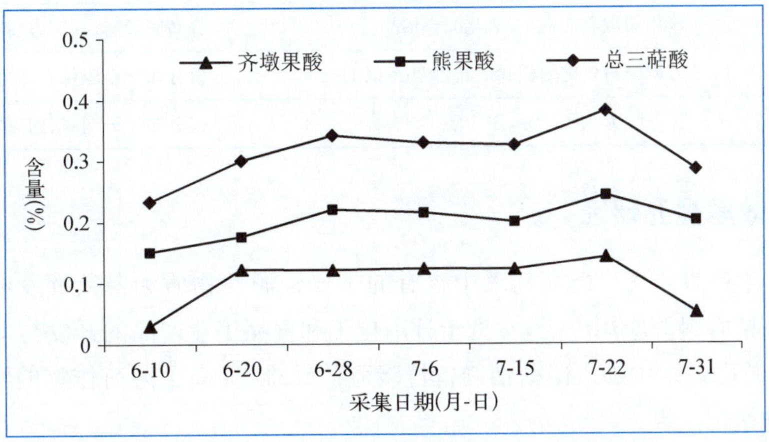

图 9－72　头刀薄荷生长期内三萜酸类资源性化学成分含量变化

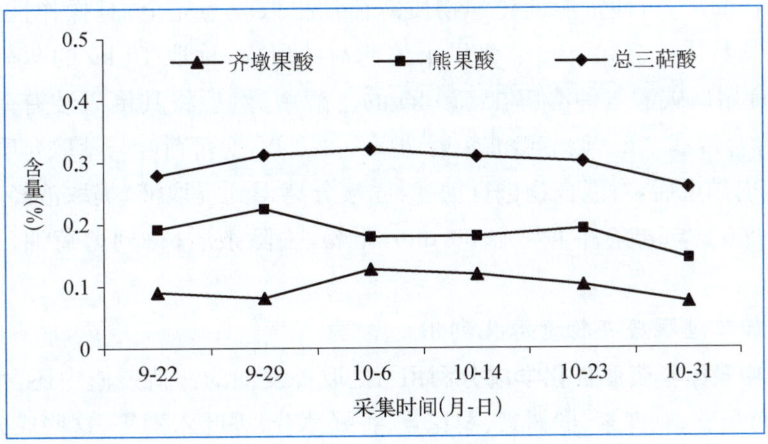

图 9－73　二刀薄荷生长期内三萜酸类资源性化学成分含量积累动态

源性化学成分含量以 10 月上中旬较高。三萜酸类资源性化学成分在苏薄荷生长期内积累动态变化与薄荷油基本一致。头刀薄荷药材适宜采收期为 7 月下旬，二刀薄荷药材适宜采收期为 10 月上中旬。

(3) 黄酮类[13]：不同采收期薄荷中总黄酮与主要苷元含量测定结果表明，第一刀薄荷生长期间总黄酮含量在 7 月中下旬较高，可达到 2.2%；第二刀薄荷生长期间总黄酮含量在 10 月中旬较高，可达到 3.5%。蒙花苷含量在 7 月和 10 月中旬最高；香叶木素含量在 7 月和 10 月中下旬达到最高。黄酮类资源性化学成分在苏薄荷生长期内积累动态变化与薄荷油及三萜酸类资源性化学成分基本一致。

2. *不同产地的资源化学评价* 由于遗传与环境因素的影响，不同生长地区薄荷所含挥发性成分的构成及含量差异显著，形成了富含薄荷醇—乙酸薄荷酯、薄荷酮—胡薄荷酮、胡椒酮、芳樟醇—氧化胡椒烯酮、香芹酮等不同的化学型（表 9 - 27）。同时产于新疆维吾尔自治区低海拔地区（乌鲁木齐市、吐鲁番市等地）的薄荷不含薄荷醇和薄荷酮，而产于高海拔地区（阿勒泰市等地）的薄荷中含有薄荷醇和薄荷酮（9.0%～15.6%）[14]。

表 9 - 27 薄荷不同化学型及其特征性化学成分与资源分布

化学型	油中主要成分(含量)	分布
薄荷醇—乙酸薄荷酯型	薄荷醇为主，与乙酸薄荷酯共占 80%以上	分布江苏省、安徽省、辽宁省等地
薄荷酮—胡薄荷酮型	薄荷酮为主，与胡薄荷酮共占 80%以上	分布新疆维吾尔自治区、江苏省、四川省等地
胡椒酮型	以胡椒酮为主，与 1,8 -桉油素共占 50%以上	仅分布于新疆维吾尔自治区
氧化胡椒酮—氧化胡椒烯酮型	氧化胡椒酮为主，与氧化胡椒烯酮共占 70%以上	分布安徽省、辽宁省、新疆维吾尔自治区等地
芳樟醇—氧化胡椒烯酮型	芳樟醇与氧化胡椒烯酮共占 70%以上	仅分布于新疆维吾尔自治区
香芹酮型	香芹酮为主要成分，占 40%以上	仅分布于云南省、四川省、贵州省

四、资源利用效率提升研究

1. *药材深加工与产品开发* 薄荷药材中含有的主要资源性物质为薄荷挥发油及其组成成分，作为芳香药、祛风药、香精香料等应用广泛，常见于日用化工和食品工业产品的开发与生产中。

有专利报道[15]，竹碳纤维中加入薄荷油制备竹碳薄荷纤维，提高了薄荷作物的经济效益，同时使纺织品具有较好的保健作用。

2. *促进转化率提升* 有专利报道了一种以薄荷叶为原料，利用微波辐射技术制备薄荷油精油的方法，其所用设备结构简单，可使资源性化学物质薄荷油提取较为完全，且操作性强，生产效率高，可实现工业化大生产，其具体工艺如下[16]：将烘干的薄荷叶研碎，称取 10 kg 的薄荷叶粉末，装入容器中。另取 0.1 kg 的食用碱碳酸氢钠溶解在 120 kg 的乙醇中，然后将其倒入装有薄荷粉末的容器中，使其与薄荷叶充分混合浸润 2 h。调节微波辐射功率为 350 W，对薄荷叶与萃取介质乙醇混合物进行微波辐射 90 s。微波辐射结束后，对混合物进行抽滤，固液分离得到提取液，提取液经 60℃减压浓缩得提取物，将提取物在 3 000 r/min 条件下离心 30 min，干燥，去除杂质，得到薄荷油，薄荷油提取率可达 2.0%～2.5%。

3. *薄荷产业化加工过程废弃物资源化利用*

(1) 提油后废渣中黄酮类资源性化学成分利用：提取挥发油的薄荷残渣中还含有较多的黄酮类资源性化学成分，如醉鱼草苷、刺槐素、椴树素、蒙花苷、香蜂草苷、香叶木素等，这些成分具有抗氧化、清除自由基等作用，可作为资源物质加以利用。有研究采用聚酰胺树脂对薄荷中黄酮类资源性化学成分进行了分离制备，其制备工艺如图 9－74[17]所示：取薄荷药渣，加 14 倍量 70％乙醇提取 3 次，每次 1.5 h，合并乙醇提取液，减压回收溶剂至无乙醇味，得薄荷乙醇提取物，加水分散溶解，以薄荷药材计，上样液质量浓度 0.1 g/mL，以 3 000 r/min 离心 30 min，取上清液经聚酰胺柱色谱分离，以 10％乙醇洗脱除杂，收集 90％乙醇洗脱液，经浓缩干燥得薄荷总黄酮提取物，用于保健食品开发。

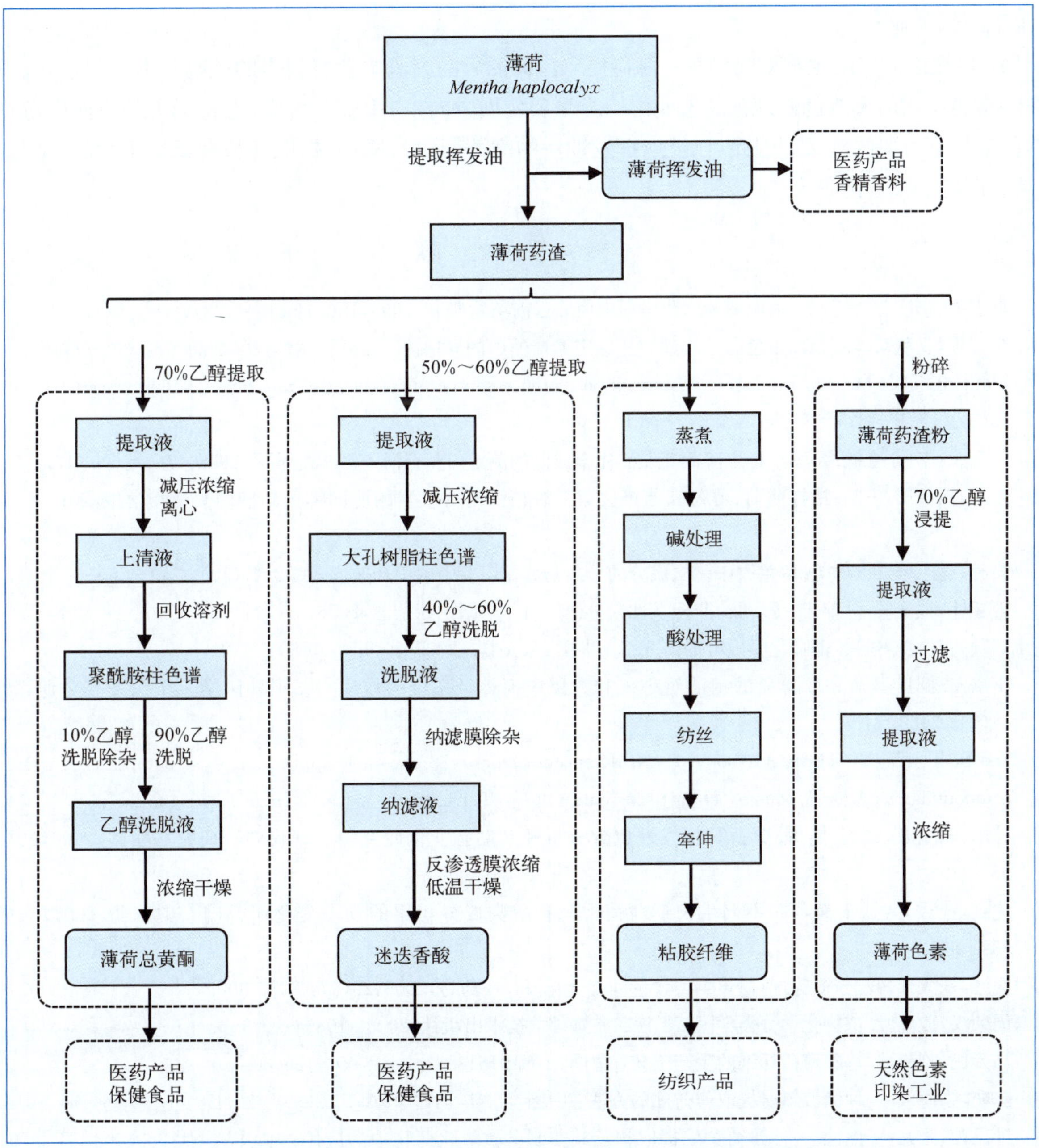

图 9－74　薄荷植物资源系统利用与产业化开发途径

（2）提油后废渣中迷迭香酸类资源性物质的提取制备： 迷迭香酸是一种多功能酚酸类资源性化学成分，具有较强的清除体内自由基的活性，能抑制内皮细胞调节的低密度脂蛋白的氧化[18]，其抗氧化性强于咖啡酸、绿原酸、叶酸等[19]，多用于营养食品及特殊食用产品。其作为抗氧化剂，可经受 140℃高温油炸而仍具有高效抗氧化性。迷迭香酸还具有控制疱疹病毒和抗 HIV 病毒活性，具有较好的利用前景。研究显示，提取挥发油后的薄荷药渣尚含有迷迭香酸资源性化学成分。有专利报道以提取挥发油后的薄荷药渣为原料，经乙醇提取、大孔吸附树脂分离、纳滤膜除杂、反渗透膜浓缩可制备迷迭香酸，用于医药产品及抗氧化剂资源性产品的开发与产业化[20]。

(3) 以提油后废渣生产天然薄荷粘胶纤维：提取挥发油后的薄荷药渣富含纤维素类资源性物质，经酸、碱处理、黄化、纺丝等温和方法处理可制备具有清凉保健、驱蚊作用，且不怕水洗、耐磨损的粘胶纤维，用于纺织工业[21]。

(4) 以提油后废渣生产植物色素：薄荷提取薄荷油后的废渣中含有较多的植物色素。目前，开发具有保健功能作用的天然色素是食品工业的一个重要发展方向，利用安全可靠、无毒无害的自然资源提取天然色素具有重要的意义。因此，以提取挥发油后的薄荷药渣为原料，提取薄荷色素用于食品及印染工业，具有广阔的市场前景[22]。

参考文献

[1] 李祖强，李庆春，罗蕾等. 滇产薄荷的化学研究[J]. 云南植物研究，1996，18(1)：115 - 122.

[2] 李百贵，安秋荣，郭志峰. 用色谱—质谱方法鉴定薄荷油中的异构体[J]. 分析化学，2001，29(5)：530 - 533.

[3] Malingre Theo M, Maarse Henk. Composition of the essential oil of *Mentha aquatic*[J]. Phytochemistry, 1974, 13(5): 1531 - 1535.

[4] 刘金荣，李萍，李毓倩. 三种野生薄荷挥发油化学成分的测定[J]. 石河子医学院学报，1998，17(1)：16 - 17.

[5] 李慧，白红彤，王晓. 椒样薄荷、薄荷和苏格兰留兰香精油与抗生素的协同抑菌功能[J]. 植物学报，2011，46(1)：37 - 43.

[6] 郑健，赵东升，吴斌，等. 留兰香中化学成分的分离与鉴定[J]. 中国中药杂志，2002，27(10)：749 - 751.

[7] 曾建伟，钱士辉，吴锦忠，等. 薄荷非挥发性成分研究[J]. 中国中药杂志，2006，31(5)：400 - 402.

[8] 刘颖，张援虎，任兵. 薄荷化学成分的研究[J]. 中国中药杂志，2005，30(14)：1086 - 1088.

[9] 李宗友. 圆叶薄荷和欧薄荷的精油对小鼠和大鼠中枢神经系统的作用[J]. 国外医学・中医中药分册，1992，14(1)：5432.

[10] Seo S, Tomita Y, Torik. Carbon - 13 NMR specta of urs - 12 enes and application to structural assignments of compounds of *Isodon japonicus* Hara tissue cultural[J]. Tetrahedron Letters, 1975, 1: 7 - 10.

[11] 林彤，段金廒，钱大玮，等. 苏薄荷挥发性成分分析及其动态变化研究[J]. 现代中药研究与实践，2006，20(4)：28 - 31.

[12] 沈红，钱大玮，钱士辉，等. 不同生长期薄荷中三萜酸类成分积累的动态变化研究[J]. 中草药，2007，38(7)：932 - 933.

[13] 沈红，钱大玮，钱士辉，等. 薄荷黄酮类含量动态变化[J]. 中药材，2006，29(9)：888 - 890.

[14] 周荣汉，段金廒. 植物化学分类学[J]. 上海：上海科学技术出版社，2005：1081 - 1083.

[15] 马爱民，刘梅城. 竹碳薄荷纤维的生产工艺：中国，CN101613887[P]. 2009 - 12 - 30.

[16] 陈明，张海波. 一种微波辐射提取薄荷油的方法：中国，CN101649245A[P]. 2010 - 2 - 17.

[17] 钟昆芮，张凡，姜艳艳. 一种薄荷黄酮提取物及其在制备抗氧化药物中的应用：中国，CN102836208A[P]. 2012 - 09 - 05.

[18] Pearson DA, Frankel EN, Aeschbach R, et al. Inhibition of endothelia cell-mediated oxidation of low-density lipoprotein by rosmary and plant phenolics[J]. Journal of Agricultural and Food Chemistry, 1997, 45(3): 578 - 582.

[19] Chen JH, Ho CT. Antioxidant activities acid and its related hydroxycinnamic acid compounds[J]. Journal of Agricultural and Food Chemistry, 1997, 45(7): 2374 - 2378.

[20] 孙世芳. 一种从薄荷中提取迷迭香酸的方法：中国，CN102344367A[P]. 2012-02-08.
[21] 马爱民. 薄荷粘胶纤维生产工艺：中国，CN101265615[P]. 2008-09-17.
[22] 毛居代·亚尔买买提，原慧，谢仁娜依·甫拉提，等. 新疆薄荷色素的提取及其稳定性研究[J]. 中国酿造，2012，09：40-43.

（钱大玮　钱士辉　俞桂新　巢建国）

栀子类药用生物资源及其资源化利用研究

栀子（*Gardenia jasminoides* Ellis）为茜草科栀子属植物，以成熟果实入药称栀子（Gardeniae Fructus），其味苦，性寒，具泻火除烦、清热利湿、凉血解毒之功效。

茜草科（Rubiaceae）栀子属（*Gardenia*）植物广泛分布于东半球的热带和亚热带地区，全世界约有250种。我国有栀子属植物10种，包括栀子、海南栀子（*G. hainanensid*）、狭叶栀子（*G. stenophylla*）、匙叶栀子（*G. angkorensis*）、大黄栀子（*G. sootepensis*）、水栀子（*G. jasminoides* f. logicarpa）、大花栀子（*G. jasminoides* var. *randiflora*）、重瓣栀子（*G. jasminoides* var. *fortuniana*）、雀舌栀子（*G. jasminoides* var. *radicans*）和花叶栀子（*G. variegate*）。调查发现中药栀子主流品种基原植物为栀子，其次为水栀子、大红栀子，其他品种仅为地方用药或较少药用[1]。栀子野生资源主要分布于我国中南部地区，多生于1 000 m以下酸性低山丘陵红黄壤土地，主产于江西省、湖北省、福建省、湖南省、安徽省、江苏省、浙江省、广西壮族自治区、广东省、云南省等地，以江西省、湖南省、湖北省以及福建省等地种植规模较大。

栀子为灌木，少为乔木；叶对生，托叶生于叶柄内；花大，腋生或顶生，单生、簇生或很少组成伞房状的聚伞花序；浆果常大，平滑或具纵棱，革质或肉质；种子多数，常与肉质的胎座胶结而成一球状体；胚小或中等大，子叶阔，叶状。花期5～7月，果期8～11月。

一、资源利用现状

栀子为临床常用中药，常用于治疗黄疸型肝炎、扭挫伤、高血压病、糖尿病等。以栀子为主药配伍的经典名方有栀子豉汤、龙胆泻肝汤、黄连解毒汤等；现代成方制剂有清开灵注射液、舒肝宁注射液、花栀清肝颗粒、泻火解毒片、复方栀子气雾剂、功劳去火片等。现代药理研究表明，栀子具有抗炎镇痛、利胆保肝、抗肿瘤、抗氧化、降血脂、降血压、抗血栓、神经组织保护等生物活性，为目前防治肝胆疾病药物及保健食品的主要原料之一。此外，栀子花具有令人愉快的清香，其精油可用于香型化妆品、香皂香精以及高级香水香精[2]。栀子花的花粉含有丰富的营养物质，可用于保健食品。栀子根具有清热泻火、利湿消肿，民间用于治疗传染性肝炎、跌打损伤、风火牙痛等。此外，栀子可观赏，亦可作为退耕还林的优良树种[3]。

栀子在食品、饮料等工业中也有广泛应用。栀子黄色素无色无气味，色调自然，常作为天然色素广泛应用于糕点、面食、饮料、糖果等各种食品中，也用于医药和化妆品领域中[4]。栀子蓝色素是以栀子苷为原料，采用生物工程技术制得的一种安全无毒的食用天然色素。栀子蓝色素易溶解于水和低级醇，可代替化学合成蓝色素单独使用，也可以与红、黄类色素调配使用，被广泛应用于食品及化妆品等产品的着色。栀子皮中含有丰富的果胶，由于天然果胶无毒无害，安全可靠，故经常作为凝胶剂、乳化剂、稳定剂、增稠剂、组织改良剂等天然食品添加剂应用于食品行业。此外，由于果胶还具有抗菌、解毒、止血、止泻、降血压、抗辐射等作用，其在医药领域的应用也较为广泛[5]（表9-28）。

表9-28　以栀子资源植物为原料生产的主要产品及其资源价值

产品名称	利用部位/物质	资源价值
栀子苷	干燥果实	医药中间体
栀子配方颗粒	干燥果实	医药、保健
栀子黄色素	干燥果实/藏红花素类	食品、化妆品
栀子蓝色素	干燥果实	食品、饮料
栀子果胶	干燥果实/果胶类	食品添加剂
栀子亚油酸	干燥果实	医药、保健
栀子籽食用油	干燥种子/油脂类	食品、保健
栀子活性炭	干燥果壳	日化原料
栀子花茶	干燥花	保健食品（清肺、凉血）
栀子精油	干燥花	香料、化妆品

二、资源性化学成分

1. 萜类资源性化学成分　栀子属植物化学成分类型多样，其中萜类为其开发应用较为系统深入的资源性化学成分，主要包括环烯醚萜类、藏红花素类无环二萜及三萜类[6,7]。

(1) 环烯醚萜类：环烯醚萜类化学成分为茜草科栀子属植物类群的特征性成分。存在于栀子中的环烯醚萜类化学成分多具有增强记忆力、抗焦虑、降血糖等药理活性，为栀子发挥泻火除烦、保肝功效的主要效应成分之一[8]。迄今已从该属植物中分离得到了近30种环烯醚萜苷类化学成分，多存在于果实中，并多以京尼平苷为母体，区别仅在于取代基团的不同，主要包括京尼平苷、栀子苷、京尼平-1-β-龙胆二糖苷、山栀子苷、去乙酰车叶草苷酸甲酯、栀子酮苷、鸡屎藤次苷甲酯、10-乙酰京尼平苷、海杧果醛、车叶草苷、栀子酸等。此外，从栀子叶中尚发现8-epiapodantheroside、galioside、ixoroside、8-甲氧基水晶兰苷甲酯、6-甲氧基鸡屎藤次苷甲酯等环烯醚萜苷资源性化学成分。

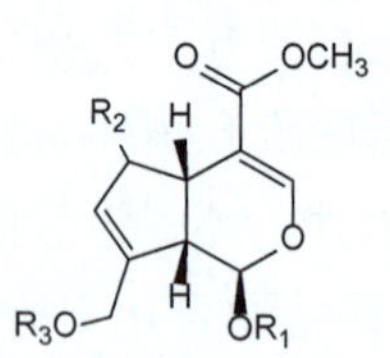

京尼平苷　R_1=glc　R_2=H　R_3=H
京尼平-1-β-龙胆二糖苷　R_1=glc $\xrightarrow{6}$ glc　R_2=H　R_3=H
去乙酰车叶草苷酸甲酯　R_1=αOH　R_2=glc　R_3=H
鸡屎藤次苷甲酯　R_1=βOH　R_2=glc　R_3=H
10-乙酰京尼平苷　R_1=H　R_2=glc　R_3=Ac

(2) 藏红花素类：栀子果实中含有大量的藏红花素类物质，是天然色素的良好来源。此类成分除在栀子中发现外，还存在于鸢尾科植尾藏红花(*Crocus sativus*)的花柱部分中，由于藏红花药材稀缺名贵，栀子成为该类成分的良好来源。在现代工业中，藏红花素被广泛应用于食品和化妆品等行业。随着生物学和药理学的发展，对藏红花素的药理作用，特别是其抗癌活性和机制的研究不断深入，使该类成分展现出良好的应用和开发前景。包括藏红花酸(croceic acid)、*E*-、*Z*-藏红花素-β-*D*-葡萄糖酯(*E*-，*Z*-crocin-β-*D*-glucoside)、*E*-、*Z*-藏红花素-β-*D*-龙胆二糖脂(*E*-，*Z*-crocin-β-*D*-gentiobioside)、*E*-、*Z*-藏红花素-β-*D*-龙胆二糖-β-*D*-葡萄糖酯(*E*-，*Z*-crocin-β-*D*-gentiobiose-β-*D*-glucoside)、*E*-、*Z*-藏红花素-β-*D*-龙胆二糖-β-*D*-三葡萄糖酯(*E*-，*Z*-crocin-β-*D*-gentiobiose-β-*D*-tri-glucoside)等[9]。

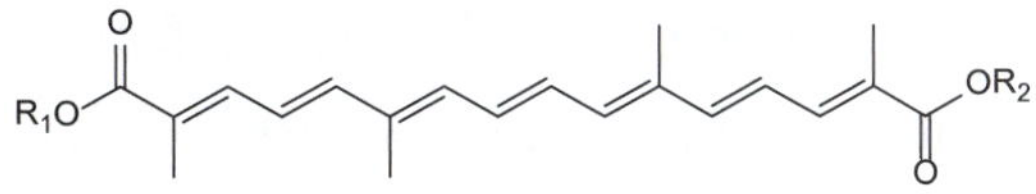

藏红花酸　R_1=H　R_2=H
E-藏红花素-*β*-*D*-葡萄糖酯　R_1=H　R_2= glc
E-藏红花素-*β*-*D*-龙胆二糖酯　R_1= H　R_2=glc $\xrightarrow{6}$ glc
E-藏红花素-*β*-*D*-龙胆二糖-*β*-*D*-葡萄糖酯　R_1=glc　R_2= glc $\xrightarrow{6}$ glc
E-藏红花素-*β*-*D*-龙胆二糖-*β*-*D*-三葡萄糖酯　R_1 =glc $\xrightarrow{6}$ glc $\xrightarrow{6}$ glc　R_2=glc $\xrightarrow{6}$ glc

(3) 三萜类： 栀子属植物中的三萜类化学成分多存在于植物的茎皮或花中。已经报道的该类化学成分多为环阿屯烷型的四环三萜苷元。常见的有栀子花酸甲、栀子花酸乙、3,19-环阿屯烷-3,24-二酮、9,19-环羊毛甾-24-烯-3,23-二酮、4-去甲-9,19-环羊毛甾烯-3,23-二酮以及熊果酸、齐墩果酸、常春藤皂苷元、斯皮诺素酸等[8]。

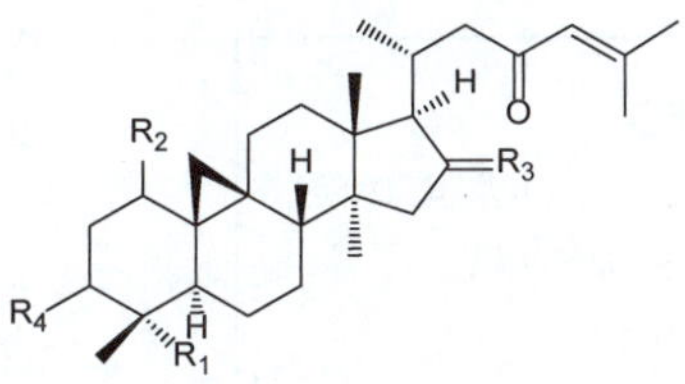

栀子花酸花甲　R_1=COOH　R_2=H　R_3=H　R_4=*β*OH
栀子花酸花乙　R_1=COOH　R_2=*α*OH　R_3=H　R_4=*β*OH
9,19-环羊毛甾-24-烯-3,23-二酮　R_1=CH_3 R_2=H R_3=H R_4= =O
9,19-环羊毛甾-24-烯-3,16,23-三酮　R_1=CH_3 R_2=H R_3= =O R_4= =O
4-去甲-9,19-环羊毛甾-24-烯-3,23-二酮　R_1=H R_2=H R_3=H R_4= =O

2. 其他类资源性化学成分　栀子植物中除含有环烯醚萜、藏红花素类无环二萜及三萜类成分外，尚含有挥发油类、酚酸类、黄酮类等化学成分可供开发利用。

(1) 挥发油类： 采用超临界萃取工艺和GC-MS联用技术对栀子果实中的60个挥发性成分进行了定性及定量分析，其中萜类20个、醛类22个、酮类9个、脂肪酸6个，主要成分有正己醛(*n*-hexanal)、2-辛烯醛(2-octenal)、壬醛(nonanal)、优葛缕酮(eucarvone)、反式-2-癸醛(trans-2-decenal)、榄香烯(elemene)、蛇床烯(selinene)、新莪二酮(neocurdione)、莪二酮(curdione)、吉马酮(germacrone)、肉豆蔻酸(myristic acid)、棕榈酸甲酯(methylpalmitate)、棕榈酸(palmitic acid)、棕榈酸乙酯(ethylpalmitate)、亚油酸甲酯(linoleic acid methyl ester)、油酸甲酯(oleic acid methyl ester)、亚油酸(linoleic acid)等[10]。

(2) 酚酸类： 栀子属植物中的酚酸类化学成分是一类非常重要的生物活性物质，具有抗氧化、抗菌、抗HIV等作用。栀子中的有机酸类资源性化学成分主要有绿原酸、香草酸、原儿茶酸、3-咖啡酰-4-芥子酰奎宁酸、3,4-二咖啡酰-5-(3-羟-3-甲基)-戊二酰奎宁酸、3,5-二咖啡酰-4-(3-羟-3-甲基)-戊二酰奎宁酸。

(3) 黄酮类： 栀子属植物的黄酮类资源性化学成分主要来源于栀子花和树胶中，多以黄酮苷元存在，主要包括槲皮素、5,7,3′-三羟基-8,4′,5′-三甲氧基黄酮、5,7-二羟基-8,3′,4′,5′-四甲氧基黄酮以及5-羟基-7,3′,4′,5′-四甲氧基黄酮和2-甲基-3,5-二羟基色元酮等。

此外，栀子属植物中尚含有少量的愈创木烷型倍半萜类、木质素及木质素糖苷类等化学成分。

三、资源性化学成分动态积累与分析评价

1. 药材形成过程资源性化学成分动态评价

(1) 不同采收期栀子的资源化学评价

1) 环烯醚萜类： 栀子果实成熟度不同，其栀子苷积累量存在明显差异。研究显示，栀子苷在栀子果实成熟过程中其累积规律表现为“高—低—高—低”的变化趋势，出现两个含量高峰，一个高峰出现在果实达

到最大体积、颜色为青色时，另一个高峰出现在果实完全成熟之前，即颜色为 1/3 青时，其含量可达 6%[11]。

2）藏红花素类：栀子中西红花苷Ⅰ与栀子苷的积累规律相似，同样有两个含量高峰，第一个高峰与栀子苷的第一个高峰重叠，但第二个高峰出现在果实完全成熟，即果实颜色为全黄色时，其含量可达 0.8%。根据西红花苷Ⅰ的累积规律，如果需要获得西红花苷Ⅰ高含量的果实，则应在栀子全青或全黄期采收。

3）酚酸类：绿原酸在整个栀子果实成熟过程中，其含量呈现两个高峰，第一个较小（0.06%），第二个出现在果实完全成熟之前，其含量可达 0.09%。

（2）不同产地、不同品种栀子的资源化学评价

1）环烯醚萜类：研究显示：不同产地的栀子各样品中栀子苷的含量差异较大，湖南省和江西省所产的栀子苷含量明显高于其他产地[12]。栀子、大花栀子和大黄栀子三种药用品种果实中所含的环烯醚萜类资源性化学成分以栀子苷含量最高，但各品种间含量存在差异（图 9－75）。其中，栀子果实中栀子苷含量高于大花栀子和大黄栀子，京尼平 1－β－D－龙胆双糖苷在大黄栀子果实中含量极低[13]。

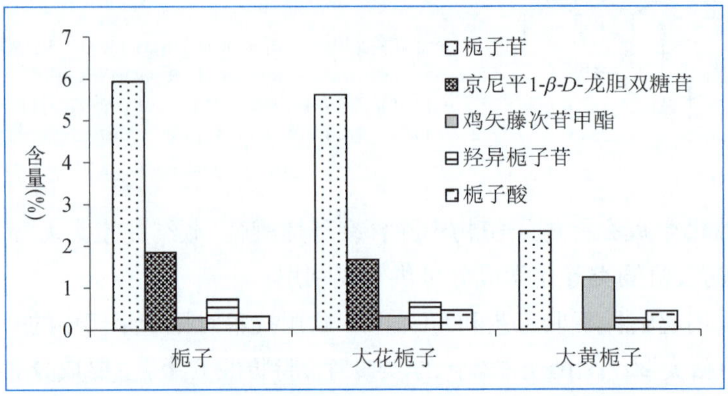

图 9－75　不同品种栀子果实中环烯醚萜类资源性化学成分分析比较

2）藏红花素类：对分布于我国江西省、浙江省、广西壮族自治区等不同产地的栀子样品中两种主要藏红花素类资源性化学成分（西红花苷Ⅰ和西红花苷Ⅱ）进行了测定。结果显示（图 9－76），不同产地栀子中的西红花苷Ⅰ与西红花苷Ⅱ的含量差异显著，但两者的含量呈正相关，其中贵州省产栀子样品中两

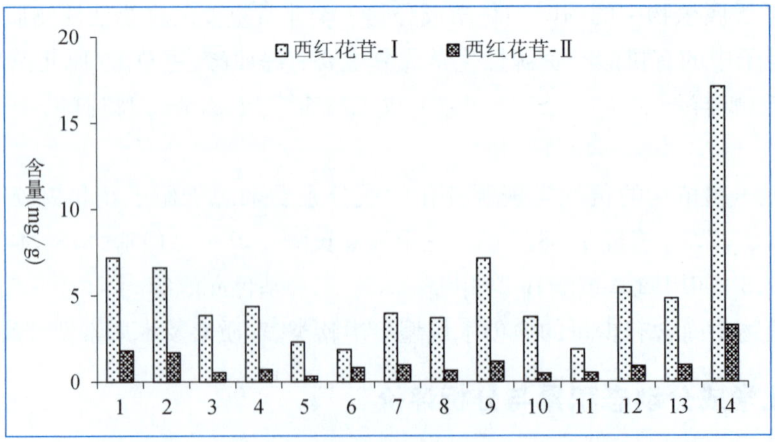

图 9－76　不同产地栀子藏红花素类资源性化学成分分析比较

1. 河南省唐河县-1　2. 河南省唐河县-2　3. 广西壮族自治区玉林市-1　4. 广西壮族自治区玉林市-2　5. 江西省广丰县-1　6. 江西省广丰县-2　7. 福建省龙岩市-1　8. 福建省龙岩市-2　9. 湖南省常德市　10. 湖北省浠水镇　11. 浙江省衢州市　12. 浙江省　13. 四川省广安市　14. 贵州省

种藏红花素含量最高，浙江省衢州市产栀子样品中两种藏红花素含量较低[14]。

(3) 栀子不同部位的资源化学评价

1) 环烯醚萜类： 栀子果实、果仁、果皮的化学组成基本类似，差别主要在于相关资源性化学成分的含量。比较不同产地栀子果实不同部位中京尼平苷、京尼平 1-*β*-*D*-龙胆双糖苷的含量，结果显示：各产地栀子均以果仁中两种成分含量最高，果实次之，果皮最低，其中江西省泰和县产栀子果皮中京尼平 1-*β*-*D*-龙胆双糖苷的含量极低。此外，两种环烯醚萜类资源性化学成分在不同产地栀子样品中的含量以福建省福鼎市产者最高，江西省金溪县产栀子次之，江西省泰和县产水栀子最低[15]（图 9-77）。

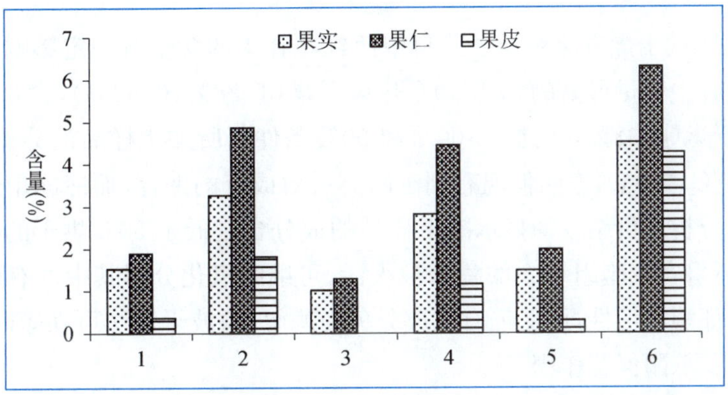

图 9-77　栀子果实不同部位环烯醚萜类资源性化学成分的分布与积累

1. 京尼平 1-*β*-*D*-龙胆双糖苷（江西省金溪县）　2. 京尼平苷（江西省金溪县）
3. 京尼平 1-*β*-*D*-龙胆双糖苷（江西省泰和县）　4. 京尼平苷（江西省泰和县）
5. 京尼平 1-*β*-*D*-龙胆双糖苷（福建省福鼎市）　6. 京尼平苷（福建省福鼎市）

2) 藏红花素类： 栀子不同部位中藏红花素类资源性化学成分分布规律与环烯醚萜类资源性化学成分相似：栀子不同部位均含有西红花苷Ⅰ与西红花苷Ⅱ两种成分，以栀子仁中含量最高，栀子果实次之，栀子皮中含量最低（图 9-78）[16]。

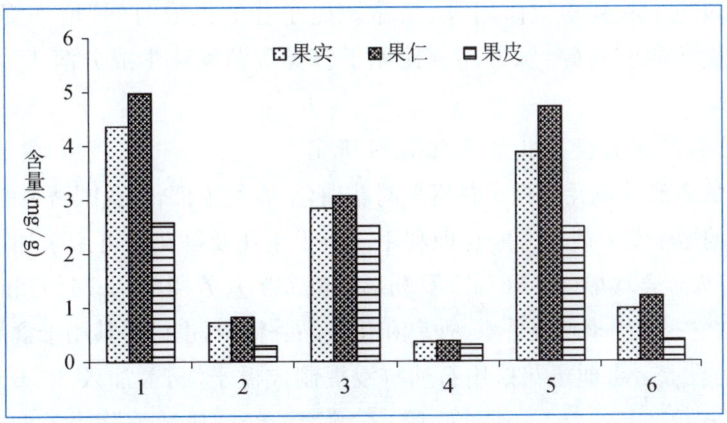

图 9-78　栀子果实不同组织部位藏红花素类资源性化学成分的分布与积累

1. 西红花苷Ⅰ（广西壮族自治区玉林市）　2. 西红花苷Ⅱ（广西壮族自治区玉林市）　3. 西红花苷Ⅰ（江西省广丰县）　4. 西红花苷Ⅱ（江西省广丰县）
5. 西红花苷Ⅰ（福建省龙岩市）　6. 西红花苷Ⅱ（福建省龙岩市）

3) 微量元素： 利用 X-荧光光谱仪对栀子的花萼、内果皮、外果皮及种子中所含元素进行定量分析。结果显示：在栀子的干燥果实不同部位所含的微量元素种类和含量各不相同，不同品种之间也存在一定差异，而且发现外果皮中的元素种类及含量普遍高于内果皮，特别是在种子中还发现含有稀土元素 La

和 Ti、Co、W 等重金属元素[17]。

2. 药材产地加工过程资源性成分的分析评价

(1) 环烯醚萜类: 栀子的产地加工方法有自然晒干、烘箱烘干、水煮后晒干、加明矾水煮后晒干、蒸后晒干等。研究表明:不同干燥方法对栀子药材中栀子苷含量有一定影响,干燥品色泽也有明显差异。水煮后晒干、加明矾水煮后晒干 2 种方法得到的干燥品中栀子苷含量较高,分别为 5.82%,5.03%,且色泽美观;蒸后晒干和常压烘干 2 种方法得到的干燥品中栀子苷含量略低,分别为 4.59%,4.35%,蒸后晒干样品色泽优于常压烘干样品;自然晒干方式得到的干燥品中栀子苷含量低,仅为 2.38%,且色泽等外观性状较差。

(2) 藏红花素类: 不同干燥方法对栀子药材中西红花苷Ⅰ的含量有一定影响。在成熟和未成熟两个果实样品中,西红花苷Ⅰ含量最高的均为 50℃热风干燥(1.28%,0.62%),含量最低的分别是 100℃烘干(0.87%)和减压干燥(0.33%)。比较 100℃和 50℃条件下所加工样品的分析结果,栀子苷和西红花苷Ⅰ的含量均为 100℃<50℃,表明低温有利于两类有效成分的保存,而冷冻干燥法对药材中易分解成分应有保护作用,但分析评价结果却显示冻干样品的成分含量低于 50℃烘干的样品。分析其原因可能为在冷冻干燥条件下果实细胞组织中的酶未被灭活,可继续氧化分解其中的有效成分。蒸后烘干法是将果实样品先蒸,破坏酶的活性,可保证有效成分免受酶解;微波干燥法可在短时间内快速升温,使酶类迅速失活,从而起到了杀酶保苷作用[18]。

四、资源利用效率提升研究

1. 药材深加工与产品开发　栀子富含环烯醚萜类、有机酸类及多糖类等资源性化学成分,有研究采用多种方法实现同步制备栀子苷、栀子黄色素、绿原酸及多糖等资源性物质,并用于医药产品及保健食品开发,实现了栀子资源的高效利用,其具体工艺如图 9-79[19,20]所示。

2. 资源性化学成分转化效率提升研究　从栀子中提取栀子苷的方法主要有乙醇提取法、水提取法。以上两法具有工艺简单、操作简便易行等特点,但存在提取时间长、提取效率低等弊端。有专利报道采用脉冲超声波对栀子起到碎粒作用,从而缩短栀子苷的提取时间,增加提取效率,减少能量消耗[21]。其工艺步骤:栀子果实粉碎,脉冲超声使栀子苷类资源性化学成分溶于水中,如此反复至提取完全。

3. 产业化加工过程产生的废弃物资源化利用研究

(1) 栀子花、茎叶的资源化利用: 栀子花盛期时花白色,香气浓郁,是我国著名的八大香花之一。栀子每年开花 2 次,凋谢后的栀子花一般均未能合理利用。栀子干花及鲜花均可用来加工栀子精油,栀子精油的主要成分(质量分数)为金合欢烯(64.86%)、罗勒烯(29.33%)、芳樟醇(2.74%)和苯甲酸甲酯(0.25%)等,属名贵的花香香料之一,多用于高级香水、香皂和化妆品香精中,也可将其用于食品。

提取栀子花油的方法是:将栀子花采用石油醚浸提制成栀子浸膏,加入 3~6 倍量乙醇,冷却过滤,除去不溶的蜡质,再冷却至−15~25℃,过滤除蜡;乙醇溶液经减压浓缩除去乙醇,即制得净油,得率通常为 0.05%~0.06%。该方法的缺点是香气较差,颜色深,收率较低。有研究报道,采用超临界 CO_2 萃取技术用于提取栀子花精油的提取,该方法提取的精油香气佳,色泽好,收率较高,且不残留对人体产生不良影响的有机溶剂,其提取工艺步骤包括[22]:将栀子花粉碎后置入萃取釜内,以 15~25 L/h 流速通入 CO_2,在温度为 35~50℃、压力为 8~20 MPa 条件下进行萃取,萃取时间为 2~4 h,得栀子花萃取物 A;将萃取釜升压至 20~40 MPa,在温度为 45~65℃条件下继续萃取 4~6 h,得萃取产物,分离去除蜡质成分,得栀子花萃取物 B;合并栀子花萃取物 A 和栀子花萃取物 B,得栀子花净油。

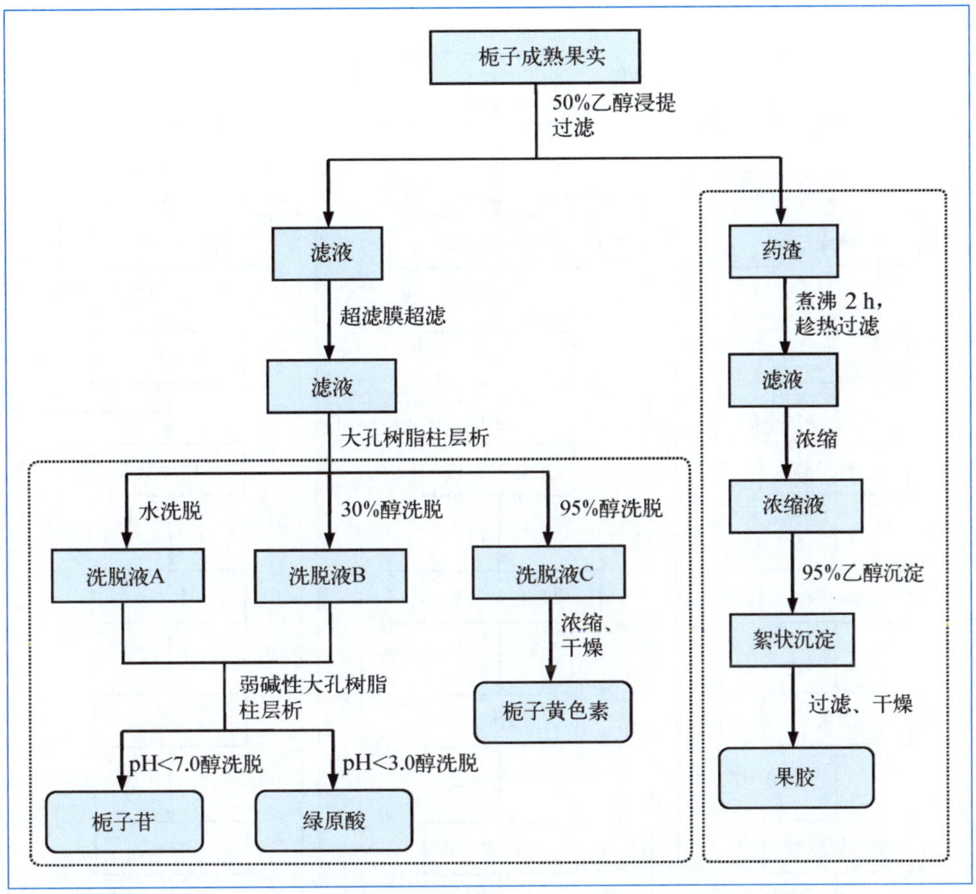

图 9-79　栀子果实资源系统利用与产业化开发途径

据报道,栀子茎叶中含有橙花叔醇等化学成分,与栀子果实中的化学组成种类和含量有较大差异。橙花叔醇具有木香、花样香气,相似于玫瑰和苹果的微弱花香,可用于高级化妆品的调香,亦作定香剂,是一种贵重的香料,也可以作为食品添加剂和医药中间体[23]。

(2) 栀子药渣的资源化利用: 目前药材栀子深加工所产生的药渣一般都当成工业垃圾废弃,资源浪费严重。经分析栀子果实中含有丰富的果胶物质,采用酸水解铝盐沉淀法所得果胶可用于食品工业;栀子药渣中还含有环烯醚萜类等资源性化学成分,经极性溶剂提取,大孔树脂富集可制备总环烯醚萜部位用于制药或食品开发。据分析评价,栀子药渣还是良好的饲料原料,其营养价值与米糠相当,具有增强抗病能力、安全无毒等特点,是一种新型天然增色、抗菌中药饲料添加剂。栀子壳是在加工栀子色素生产过程中产生的下脚料,采用磷酸法可制备生产性能优良的栀子活性炭产品(图 9-80)。栀子壳活性炭对金属 Cr(Ⅵ)吸附和油脂脱色效果明显,可用于深度水处理和油脂的精炼工艺[24]。

(3) 栀子黄色素废液资源化利用: 以栀子果实为原料生产栀子黄色素已实现了工业化生产,在进行纯化精制栀子黄色素时,产生的废液中含有大量环烯醚萜类、有机酸类等资源性物质。其中栀子果实中的栀子苷和绿原酸大量存在于栀子黄色素废液中,为了提高资源利用效率,减少浪费与环境污染,可从栀子黄色素生产过程中产生的废液中提取栀子苷和绿原酸等高附加值产品。也可以栀子黄色素废液,通过微生物发酵可生产天然栀子蓝色素,其生产工艺步骤包括[25]:以栀子黄色素生产过程产生的废液,经富集提纯,制备精制栀子苷水液,经浓缩后,与氨基酸、葡萄糖辅料按一定比例混合,经升温杀菌、冷却、调 pH 后酶解转色为蓝色素,再经过精制、浓缩、干燥制得栀子蓝色素,可作为天然色素用于食品、印染等领域(图 9-81)。

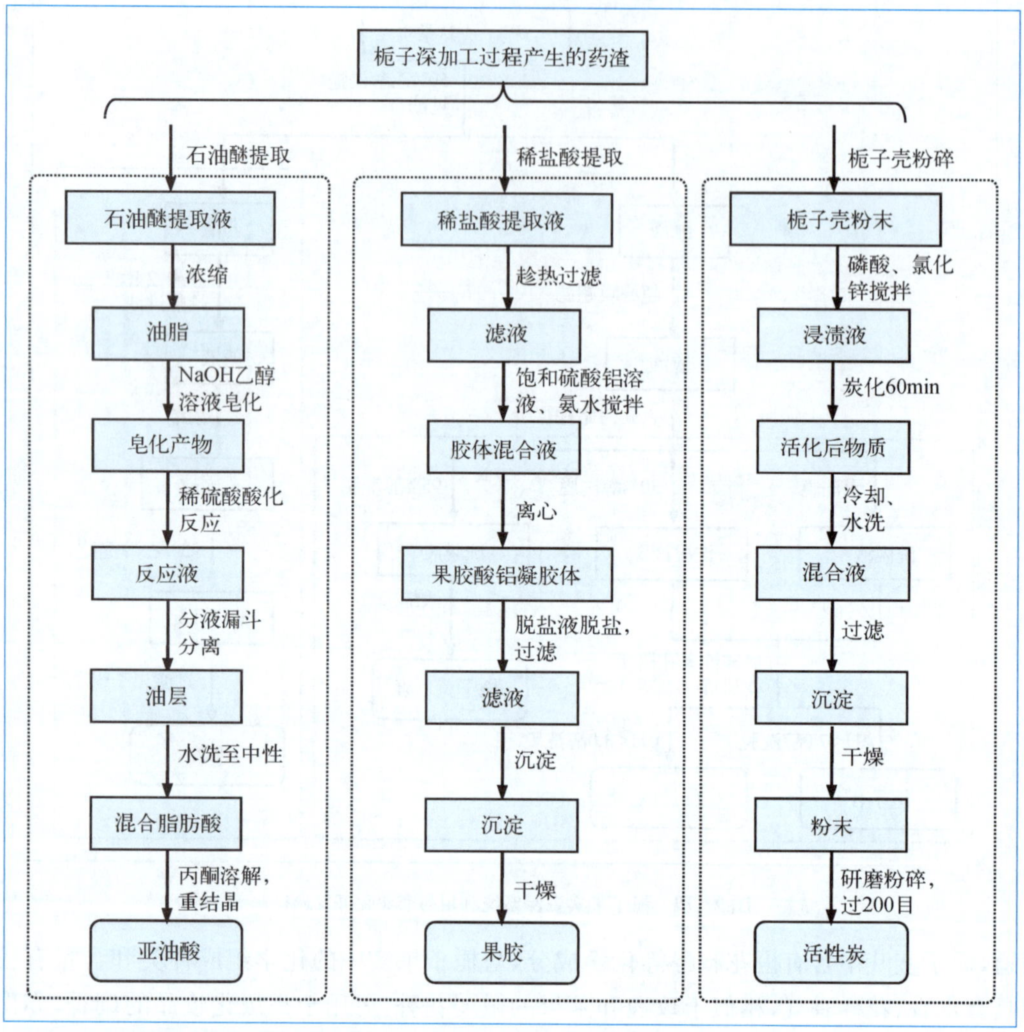

图 9-80　栀子深加工过程产生的药渣循环利用与产业化开发途径

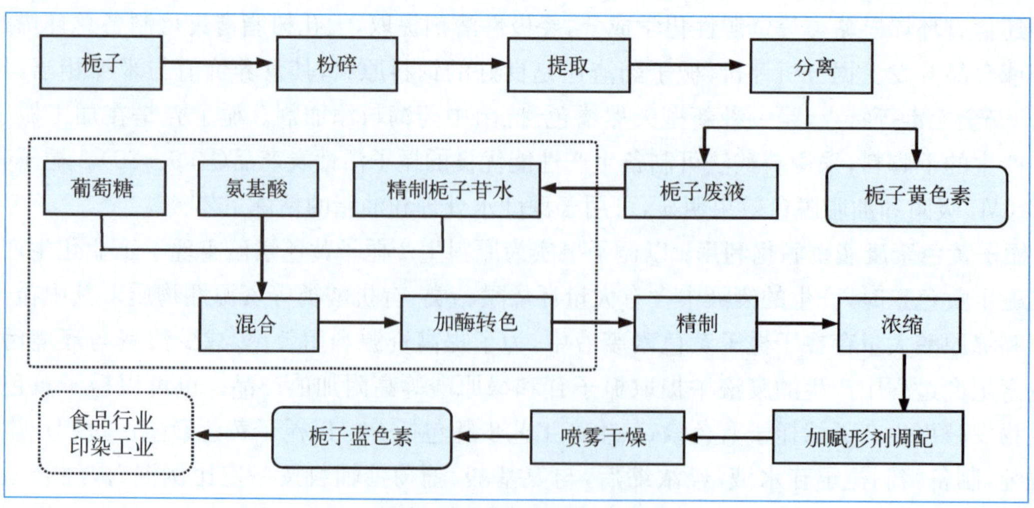

图 9-81　栀子蓝色素制备工艺流程[25]

参考文献

[1] 付小梅,赖学文.中药栀子类药材资源调查和商品药材鉴定[J].中国野生植物资源,2002,21(5):23-25.

[2] 林鸿.栀子花天然熏香及其制备方法:中国,CN103239749A[P].2013-08-14.

[3] 刘晓棠,赵伯涛,张玖,等.栀子的综合开发与利用[J].中国野生植物资源,2008,27(1):19-23.

[4] 吴朝阳,徐发红,艾样开,等.一种含栀子的凉茶及其制备方法:中国,CN102715323A[P].2012-10-10.

[5] 刘瑞英.栀子成分综合提取工艺及色素的稳定性研究[D].郑州:郑州大学,2009.

[6] 孟祥乐,李红伟,李颜,等.栀子化学成分及其药理作用研究进展[J].中国新药杂志,2011,20(11):959-967.

[7] 于洋,高昊,戴毅,等.栀子属植物化学成分的研究进展[J].中草药,2010,41(1):148-153.

[8] Yu Y, Xie Z, Gao H, et al. Bioactive iridoid glucosides from the fruit of *Gardenia jasminoides*[J]. Journal of Natural Products, 2009, 72(8): 1459-1464.

[9] Carmona M, Zalacain A, Sánchez AM, et al. Crocetin esters, picrocrocin and its related compounds present in Crocus sativus stigmas and Gardenia jasminoides fruits. Tentative identification of seven new compounds by LC-ESI-MS[J]. Journal of Agricultural and Food Chemistry, 2006,54(3): 973-979.

[10] 吉力,徐植灵.栀子果实挥发油的GC-MS分析[J].中国药学杂志,1993,28(7):398-400.

[11] 何国振,周姝,汤丽云,等.不同成熟期栀子果实有效成分累积的研究[J].天然产物研究与开发,2010,22(4):678-682.

[12] 赵祥军,曹琳,韩玉梅,等.不同产地栀子的质量研究[J].时珍国医国药,2005,16(6):508-508.

[13] 刘海青.药用栀子中环烯醚萜苷类成分的HPLC定量分析[J].药物分析杂志,2005,25(7):799-802.

[14] 张留记,刘钦松,屠万倩,等.RP-HPLC法同时测定不同产地栀子中栀子苷,西红花苷-Ⅰ和西红花苷-Ⅱ的含量[J].中国药房,2011,22(7):630-632.

[15] 张村,肖永庆,李丽,等.栀子果实不同部位中环烯醚萜苷类成分的比较研究[J].中国中药杂志,2009(15):1949-1951.

[16] 刘怡,陈磊,张留记.不同产地栀子皮和栀子仁中有效成分的含量比较[J].中药新药与临床药理,2012,23(1):81-83.

[17] 胡颖,吴明和,解佳佳,等.利用X-荧光光谱仪对栀子干燥果实各部位所含元素进行定量分析[J].微量元素与健康研究,2008,25(2):24-27.

[18] 赵璨,张浩,陈阳,等.不同干燥方法对栀子药材中两种化学成分含量的影响[J].华西药学杂志,2009,24(2):149-151.

[19] 马新起,高景曦,王玉兰,等.栀子的综合利用:中国,CN1670037[P].2005-09-21.

[20] 范崔生,孙继寅,褚小兰,等.栀子环烯醚萜总提物药物组合物制剂及其制备方法和用途:中国,CN1466951[P].2004-01-14.

[21] 计建炳,蔡美强,徐之超,等.脉冲超声波提取栀子苷的工艺:中国,CN1631481[P].2005-06-29.

[22] 巫建国,何天平,万佳,等.栀子花净油的超临界二氧化碳萃取方法:中国,CN101993782A[P].2011-03-30.

[23] 徐娟,涂炳坤,邓先珍,等.栀子成分开发利用研究进展[J].湖北林业科技,2006(6):42-46.

[24] 李炜.栀子果化学成分的综合应用研究[D].北京:北京林业大学,2006.

[25] 梁华正,李媛,杨水平.利用双水相萃取栀子黄废液中的栀子苷酶法生产栀子蓝色素的研究[J].食品科学,2009,30(3):155-158.

(罗光明 陶伟伟 郭盛 王振中)

罗汉果药用生物资源及其资源化利用研究

罗汉果(*Siraitia grosvenorii*)为葫芦科(Cucurbitaceae)罗汉果属(*Siraitia*)植物,以干燥果实入药,

称罗汉果(Siraitiae Fructus),其味甘,性凉,具有清热润肺、利咽开音、滑肠通便之功效。

罗汉果属植物全球约7种,分布于我国南部、中南半岛和印度尼西亚等地。我国产4种,包括罗汉果、翅子罗汉果(*S. siamensis*)、无鳞罗汉果(*S. borneensis*)、台湾罗汉果(*S. taiwaniana*),主要分布于广西壮族自治区、广东省、贵州省、福建省、江西省及湖南省南部等地。野生罗汉果大多分布在海拔200～1 000 m的中、低山丘陵地,一般生长在荫蔽、凉爽、高湿、多雾,日照短、日温差大、雨量充沛的山谷、溪边或湿润的山坡上。现今,广西已有数十个县均有罗汉果栽培,广东省、云南省、湖南省、浙江省、福建省等地也相继引种栽培。

罗汉果原植物为多年生攀援草本,根肥大,纺锤形或近球形;嫩茎被白色柔毛和红色腺毛,茎黯紫色,具数条纵棱。叶片膜质,单叶互生,卵形、长卵形或卵状三角形,顶端急尖,基部心形;瓠果圆形,卵形或矩圆形;种子多数,淡黄色,近圆形,基部钝圆,两面中央稍凹入而有放射状沟纹。盛花期6～8月,果期8～10月。

一、资源利用现状

罗汉果是我国传统的药食同源植物。临床常用于肺热燥咳、咽痛失音、肠燥便秘等症。以罗汉果配伍的现代成方制剂有罗汉果止咳膏、罗汉果止咳片、复方罗汉果止咳冲剂、止咳平喘糖浆、川贝罗汉果止咳冲剂、止咳定喘片等。现代药理研究证实:罗汉果具有止咳祛痰、调节消化道运动、增强机体免疫力、抗氧化、保肝、抑制变性链球菌致龋等作用,为目前防治呼吸道疾病药物及保健食品的主要原料之一。此外,罗汉果之根、茎叶均可入药。其中,罗汉果的块根捣烂外敷可治疗疮痂、风湿性关节炎和无名肿毒等;鲜叶可以治癣,对黄色葡萄球菌、白色葡萄球菌等致病菌较强的抑制作用。

除药用价值外,罗汉果在食品、饮料等工业中也有广泛应用。罗汉果营养价值较高,含有丰富的果糖、蛋白质和多种维生素,特别是含有低热量的甜味成分,逐步受到人们的青睐。罗汉果具有食用安全、低热量、高甜度、非致糖尿病性、非致龋齿性等多种特点和生理功效,将成为肥胖症、高脂血症、高血糖等患者的理想型甜味剂。现已开发生产罗汉果系列资源性产品和特色经济产业链,除药品和保健产品外,以罗汉果为主要原料的健康食品渐成资源产业亮点,如罗汉果粉、罗汉果糕、罗汉果膏、罗汉果糖等系列产品[1,2];根据罗汉果的甜度极高、热稳定好的特点,已开发出多种罗汉果饮料、罗汉果保健品等系列产品[3,4](表9-29)。

表9-29 以罗汉果资源植物为原料生产的主要产品及其资源价值

产品名称	利用部位/物质	资源价值
罗汉果总黄酮	干燥果实/花/总黄酮	医药中间体
罗汉果甜苷	干燥果实/总三萜皂苷	医药中间体(甜味剂、止咳)
罗汉果配方颗粒	干燥果实	医药、保健
罗汉果胶囊/片	干燥果实	保健食品(止咳作用)
罗汉果醋	干燥果实	保健食品(开胃健脾、消暑润喉)
罗汉果汁粉	干燥果实	保健食品(止咳、润肺)
罗汉果果糕	干燥果实	保健食品(清肺润肠)
罗汉果茶	干燥果实/花	保健食品(止咳、润肺)
罗汉果籽油	干燥种子/油脂类	保健食品(美白护肤)
罗汉果粉	干燥根/淀粉类	保健食品(降血糖、降血脂)

二、资源性化学成分

1. 三萜类资源性化学成分　罗汉果植物中含有多种类型化学成分，其中，果实中含有的罗汉果苷等三萜皂苷类资源性化学成分为目前开发利用较为深入系统的资源性化学成分。

葫芦烷型三萜苷类化学成分是罗汉果苷的主要结构类型，也是其主要甜味成分。该类成分易溶于水，对热稳定性好，加热到197～201℃时才分解。其主要成分包括罗汉果苷Ⅲ～Ⅵ(mogroside Ⅲ～Ⅵ)、赛门苷Ⅰ(siamenoside Ⅰ)和赛门苷Ⅱ(siamenoside Ⅱ)等。其中罗汉果苷Ⅳ，罗汉果苷Ⅴ和赛门苷Ⅰ的甜度分别是葡萄糖的392、425和563倍。总苷甜度是蔗糖的260倍，罗汉果苷Ⅴ是总苷中的主要甜味成分，含量为1%左右。

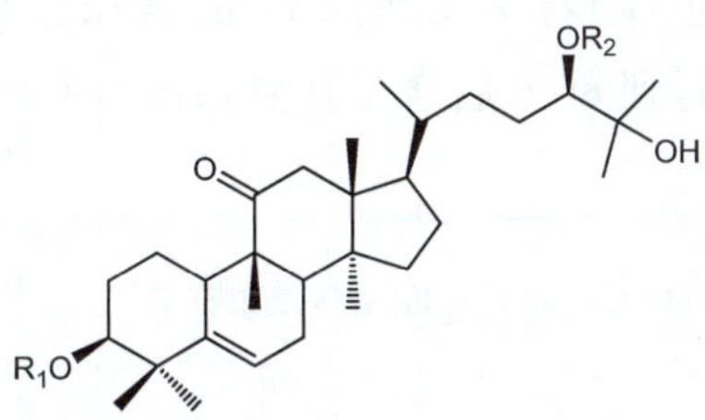

	R_1	R_2
罗汉果苷 IV	β-glc-6-β-glc	β-glc-2-β-glc
罗汉果苷 V	β-glc-6-β-glc	β-glc-2-β-glc (6-β-glc)
罗汉果苷 VI	β-glc-2-β-glc (6-β-glc)	β-glc-2-β-glc (6-β-glc)
罗汉果醇	H	H

2. 其他类资源性化学成分　除三萜皂苷类资源性化学成分外，罗汉果果实中含有少量的黄酮类化学成分，尚含约10%的蛋白质、15%的游离糖等。鲜果中含有丰富的维生素C等[5,6]。

(1) 黄酮类：从鲜罗汉果果实中分离得到2个黄酮苷，山柰酚-3-*O*-*α*-*L*-鼠李糖-7-*O*-*β*-*D*-葡萄糖基-(1-2)-*α*-*L*-鼠李糖苷，命名为罗汉果黄素(grosvenorine)，以及山柰酚-3,7-*α*-*L*-鼠李糖苷。为了充分利用罗汉果资源，一些学者对罗汉果叶和罗汉果花中的黄酮类物质进行了资源利用价值的分析评价研究，结果表明其黄酮类物质具有良好的抗氧化活性。

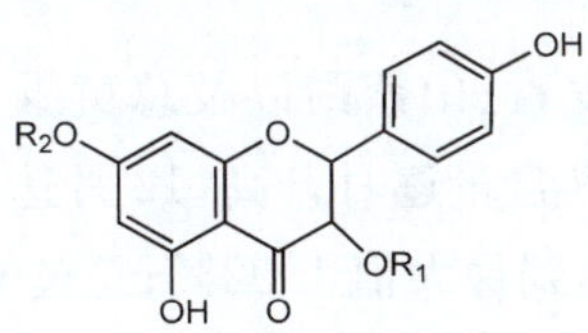

罗汉果黄素　R_1=Rha　R_2=Rha $\xrightarrow{2\text{-}1}$ Glc

山柰酚-3,7-*α*-*L*-鼠李糖苷　R_1=Rha　R_2=Rha

(2) 糖类：罗汉果干果中的糖类物质含量较高，其中总糖含量在25.18%～38.15%，还原糖的含量在16.01%～32.94%，而在还原糖中的葡萄糖和果糖的含量分别为5.51%～15.39%和10.37%～17.85%。有研究报道，从罗汉果的果实中分离得到SGPS1和SGPS2两种多糖，其相对分子质量分别为430 000和650 000。其中，SGPS1为酸性杂多糖，主要由葡萄糖、木糖、半乳糖、阿拉伯糖、鼠李糖和葡萄糖醛酸等单糖类化学成分组成；而SGPS2则主要是由鼠李糖、葡萄糖醛酸等资源性化学成分组成。

(3) 蛋白质及氨基酸类：罗汉果的干果中含有蛋白质7.1%～7.8%。在其水解物中，含有除色氨酸外其余17种蛋白氨基酸。在所测定的氨基酸中，含量较高的有谷氨酸(108.2～113.3 mg/kg)、天冬氨酸(93.9～112.5 mg/kg)、缬氨酸(52.5～55.5 mg/kg)、丙氨酸(49.9～66.8 mg/kg)、亮氨酸(48.5～56.7 mg/kg)等。

(4) 维生素类：罗汉果富含维生素C、维生素E。在成熟的果实中维生素C含量达33.9～46.1 mg/kg，但干果中的维生素C含量下降到2.46～3.88 mg/kg。

此外，罗汉果种仁中含油酸、亚油酸和棕榈酸，其含量分别占总脂肪酸的 20.0%、52.3%和 14.7%。罗汉果种子油中尚含有法尼醇、戊醛、己醛、壬醛、癸醛等多种脂肪醛类物质，其中法尼醇含量较高，可达 52.14%，可用为高级香水的增稠剂，在化妆品、医药卫生等方面有广泛的应用。

三、资源性化学成分积累与分析评价

罗汉果植物不同产地、不同采收期，以及不同组织器官其资源性化学成分的分布与含量积累存在差异。因此，开展我国罗汉果资源植物中糖苷类等资源性化学成分动态评价，将为罗汉果资源植物的高效利用提供支撑。

1. 不同生长期罗汉果的资源化学评价

(1) 三萜类：对同一产地不同生长期罗汉果中罗汉果苷Ⅱ$_E$、Ⅲ、Ⅴ的含量进行比较，结果表明，在生长初期罗汉果中主要含具有苦味的苷Ⅱ$_E$ 及无味的苷Ⅲ，随着生长期的增加，苦味苷Ⅱ$_E$、无味苷Ⅲ含量逐渐减少，甜苷Ⅴ在 50 d 时开始出现，并随生长期增加，到 80 d 后含量达到最高(图 9-82)[7]。

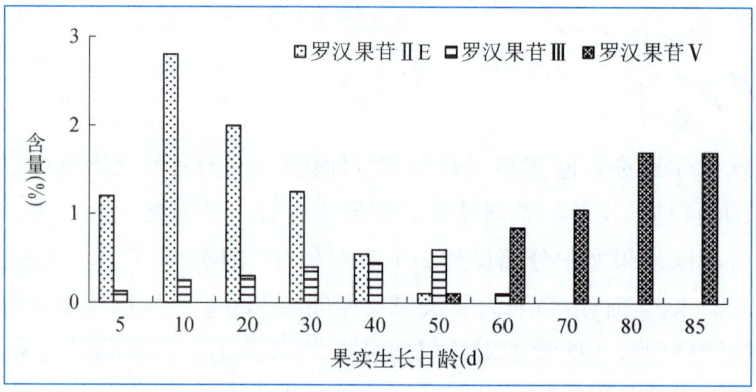

图 9-82 不同生长期罗汉果中糖苷类化学成分的积累动态

(2) 黄酮类：对不同生长周期罗汉果叶中黄酮苷元槲皮素、山柰酚以及总黄酮含量进行分析比较，结果显示(图 9-83)，槲皮素含量在 5 月前未检测到，而后其含量逐月升高，12 月达到最大值0.69%；山柰酚含量在 5～7 月内增长较快，到 7 月后趋于平缓，10 月达到最大值 1.02%；总黄酮含量从 5 月开始增长较快，在 6 月达到 1.74%，6～11 月缓慢增长至 2.22%，12 月达最大值 2.78%，第二年 1 月急剧下降至 0.34%。

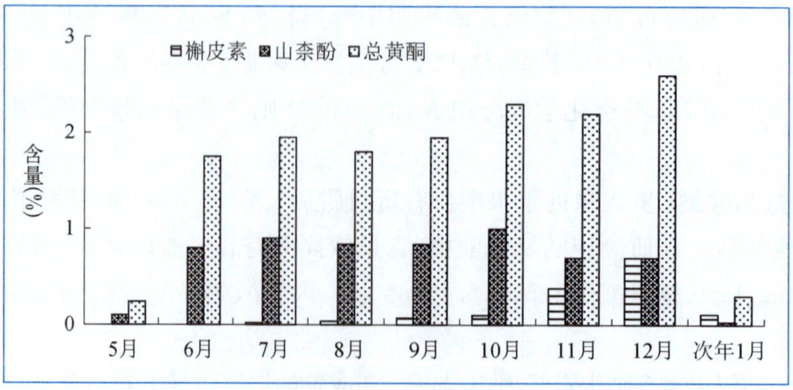

图 9-83 不同生长期罗汉果叶中黄酮类化学成分的积累动态

2. *不同倍性罗汉果中罗汉果苷的资源化学评价*　对不同倍性罗汉果的生长动态、罗汉果苷类含量动态及其变化规律进行研究。结果表明多倍体与二倍体果实的生长与罗汉果苷类动态变化规律基本一致。80 d时罗汉果苷Ⅴ的含量达到最大[8]。

3. *罗汉果植物不同部位中黄酮类化学成分的资源化学评价*　罗汉果植物不同部位中槲皮素、山柰酚以及总黄酮含量的比较结果显示：在整个植株中不同部位的总黄酮含量变化较大，叶中含量最高，其次是茎，根部的含量最低；槲皮素和山柰酚的含量悬殊，各个部位中槲皮素的含量均低于山柰酚（图9－84）[9]。

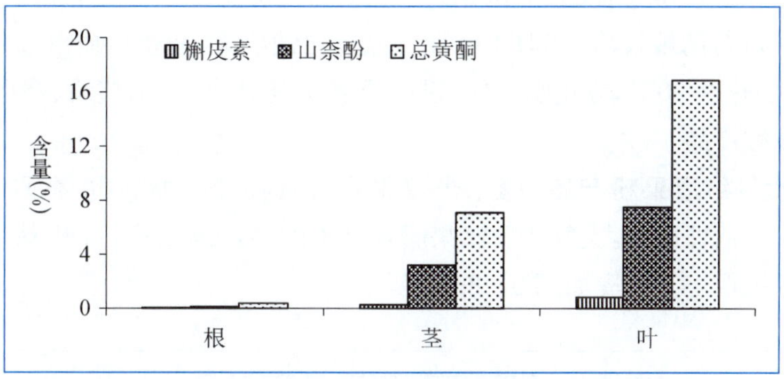

图9－84　罗汉果植株不同部位中黄酮类化学成分的分布与积累

4. *罗汉果采收后不同贮藏期内罗汉果苷Ⅴ的含量变化趋势*　利用RP－HPLC法研究罗汉果采收后不同贮藏期内罗汉果苷Ⅴ的含量变化趋势，结果显示：罗汉果在采后第1天罗汉果苷Ⅴ含量为0.323 2%，第7天为0.364 3%，第14天为0.381 8%。由此可见，罗汉果在采后1～14 d的贮藏期间罗汉果苷Ⅴ含量依然会逐步增加，但前7 d增加较快，后7 d增加较慢。

5. *不同品种、不同产地罗汉果叶中维生素C的资源化学评价*　对不同品种、类型、产区、不同发育程度罗汉果果实中维生素C含量进行分析比较。结果表明，不同品种类型间维生素C含量有明显差异，但均比柑橘、苹果、梨、葡萄、柿子等常见果蔬品种高数倍或数十倍；野生罗汉果维生素C含量高于栽培种。在一定范围内，维生素C含量与海拔高度成正相关。

四、资源利用效率提升研究

1. *药材深加工与产品开发*　罗汉果富含罗汉果苷类、黄酮类及蛋白质类等资源性化学成分，可用于医药产品、保健产品以及食品添加剂的开发。

（1）罗汉果甜味剂的开发：罗汉果的甜味主要来源于罗汉果皂苷类资源性化学成分，属于天然非糖甜味剂。罗汉果皂苷甜度高，但其口感不佳，且在水中溶解性较差。有研究采用罗汉果全果提取干粉与罗汉果皂苷组合制备成新型的罗汉果甜味剂，不仅具有罗汉果皂苷高甜度的优点，且口感及水溶性均较好，其具体工艺流程为：成熟鲜罗汉果→清洗→破碎表皮→水煎煮提取→固液分离→离心→过滤→减压浓缩→喷雾干燥→加入罗汉果皂苷→赋形剂配制→罗汉果甜味剂[10]。

以罗汉果提取分离得到的罗汉果皂苷作为非糖甜味剂，用于中药片剂、颗粒剂、丸剂产品或空心胶囊后，可使这些产品不易吸潮、发霉、生虫、变质，使药物质量稳定[11]。此外，罗汉果皂苷尚具有降血糖、降血脂功能，可应用于降血糖、降血脂相关药品、保健食品及添加剂等产品的开发[12]。

（2）罗汉果蛋白酶提取及其在制取多肽与氨基酸中的应用：罗汉果蛋白酶具有强烈的水解活性，粗酶活力可达150万U/g，约为木瓜蛋白粗酶活力的2倍，罗汉果蛋白酶的发现为我国增添了植物蛋白酶资源，改变了我国植物蛋白酶资源长期主要依赖于木瓜、菠萝等少数植物资源的状况。其提取工艺步骤主要包括：选取新鲜罗汉果，洗净沥干，压榨取汁，滤布过滤，离心去渣，得清液；清液采用 0.45 μm 微孔滤膜过滤，滤液经超滤膜超滤，得截留超滤液，真空冷冻干燥，得粗酶粉；取粗酶粉用适当的蒸馏水溶解，经凝胶柱色谱分离，收集具有酶活性部分，冷冻干燥，得罗汉果蛋白酶[13]。

罗汉果多肽具有良好的营养吸收性和生理功能，较未水解的蛋白具有更好的应用价值。有研究采用罗汉果蛋白酶水解大豆蛋白、酪蛋白、玉米蛋白及鸡蛋蛋白等含蛋白质的物质，可制取多肽和氨基酸，大大提高以上蛋白质类物质的生物利用度及生物活性，其具体工艺流程为[14]配制一定浓度的蛋白质溶液，在 85～100℃处理 10～20 min 后，调节 pH 7.5～9.5 后冷却至 45～65℃，加入罗汉果蛋白酶，使酶活性为 500～2 000 U/g，进行酶解反应，同时不断加入氢氧化钠溶液，使蛋白质溶液的 pH 保持不变，酶解 30～120 min 后，快速加热至 90℃，终止酶反应，过滤得多肽澄清液，利用超滤、柱层析、冷冻干燥等方法处理，即得多肽和氨基酸产品。

(3) 罗汉果高膳食纤维素果粉产品制备：罗汉果富含膳食纤维类物质，有研究以罗汉果为主要原料，制备了既保留罗汉果活性成分，又富含罗汉果膳食纤维的高纤维果粉，可开发为膳食补充剂、药物辅料及功能性食品等，其提取工艺步骤如图 9－85[15]所示。

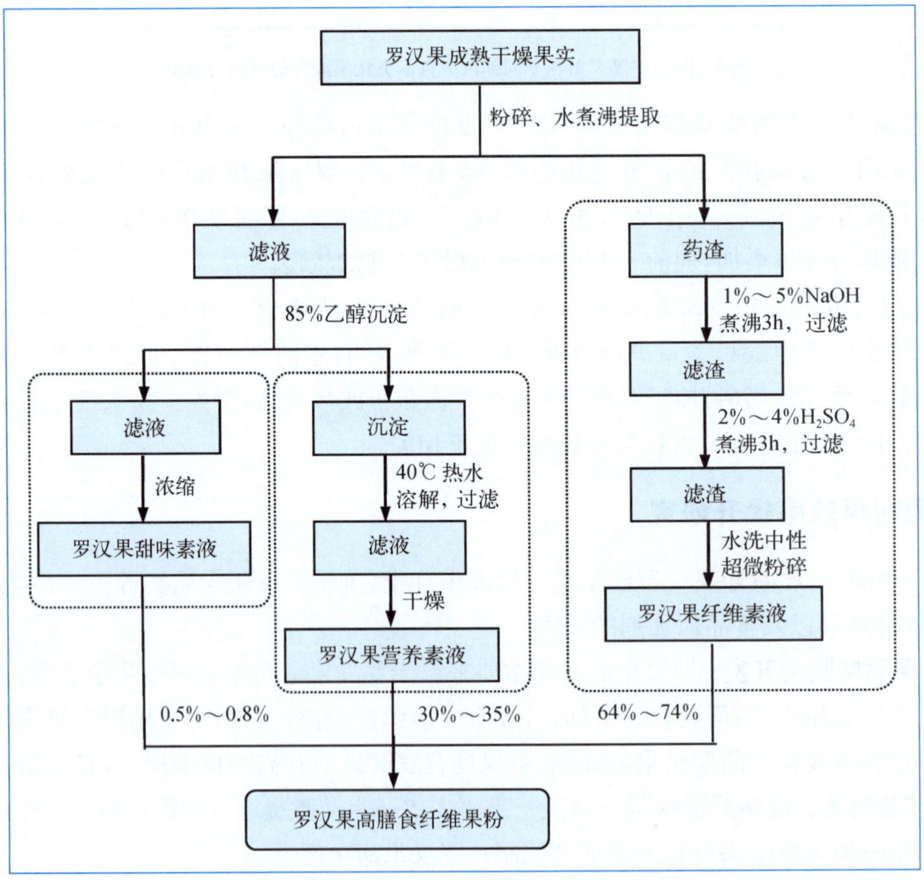

图 9－85　罗汉果高膳食纤维素果粉产品制备工艺过程

2. 促进资源性化学成分转化效率提升研究

(1) 酶解—溶剂法提取罗汉果中黄酮类资源性物质：有研究为减小细胞壁、细胞间质等传质屏障对有效成分从细胞内向提取介质扩散的传质阻力，采用纤维素酶酶解罗汉果后提取黄酮类资源性物质，从传质角度促进有效成分提取率的提高，并对酶解过程中酶解温度、酶解时间、酶的浓度及 pH 等影响因素进行考察，最终确定酶解的最佳工艺条件为纤维素酶浓度 50 U/mL、酶解液 pH 5.2、酶解温度 65℃、酶解时间 80 min，在该条件下罗汉果中黄酮提取物可高达 6.92%。其中各影响因素的作用强度依次为酶解温度＞pH＞酶解时间＞酶浓度[16]。

(2) 闪式提取法提取罗汉果多酚类资源性物质：罗汉果中含有的多酚类资源性物质具有还原性强、易降解等特点。因此采用快速、高效的提取方法是有效降低罗汉果多酚在生产过程中被降解的关键。闪式提取法的原理是在适当溶剂下，利用高速机械剪切力和超速动态分子渗透作用，迅速破坏细胞组织，使组织细胞内部的化学成分迅速达到组织内外平衡，从而达到快速提取的目的。研究结果表明：在闪式提取过程中，电压对多酚提取率的影响较温度大，电压的提高会促进物料细胞壁的破裂，有利于多酚释放到溶液中去。在闪式提取电压一定的条件下，多酚提取率与液料比呈正相关关系，说明液料比的提高也有利于多酚向溶液中转移。通过对提取条件的优化，最终获得最佳提取条件为温度 8.5℃、液料比 25：1(mL/g)、电压 153 V、时间 3.5 min，此条件下的罗汉果多酚提取率可达 2.73%[17]。

3. 产业化过程产生的废弃物资源化利用研究

(1) 罗汉果药渣的资源化利用研究：罗汉果资源用于提取罗汉果甜苷过程中产生大量的残渣成为固体废弃物。有研究显示，提取罗汉果甜苷的残渣中含有 1.5%的法尼醇，74%的膳食纤维和少量的脂肪醛。据此，有研究报道采用化学法结合酶法可同时制备以上有效组分用于医药保健产品或化妆品开发，实现罗汉果资源的综合利用，其提取工艺步骤包括[18]：采用机械压榨法或有机溶剂法提取罗汉果种子油，将种子油制成种子油—有机溶剂溶液，加入亚硫酸氢钠溶液，分离有机溶剂相(Ⅰ)和水相(Ⅱ)；从有机溶剂相(Ⅰ)去除有机溶剂，分馏可制得法尼醇；采用酸液中和水相(Ⅱ)，加入有机溶剂萃取，去除有机溶剂即得到罗汉果脂肪醛；提取种子油后的残渣经化学法或酶法可制得罗汉果膳食纤维。

罗汉果废渣经酵素菌发酵后，可分解成葡萄糖、氨基酸、酒精、腐殖质，并富含有机质和大量有益微生物，能改良土壤微生态环境，减少农作物病虫害，活化并促进植物对肥料及其土壤中营养组分的吸收，提高 N、P、K 肥的利用率和有效转化率，因而可用其生产生物有机肥。具体步骤如下[19]：取罗汉果废渣，与酵素菌、啤酒废水处理站污泥、微肥、磷肥、尿素混合 8～15 min，使其含水率保持在 55%～65%，混匀后按宽 2～3 m、高 1.5 m 条形堆放，厌氧发酵 2 d，第 3 天后每天翻堆一次，连续堆放 5～6 d，温度控制在 55～75℃，5～6 d；将发酵好的物料散在地上散热冷却 1～2 d，后集中堆放成堆，10～13 d 再翻堆一次，并继续堆放 10～13 d；散堆，自然风干 1 d；或在 60℃以下造粒烘干，即得罗汉果生物有机肥。罗汉果资源深加工过程固体废弃物的资源化利用模式如图 9-86 所示。

(2) 罗汉果根的资源化利用研究：罗汉果根中含有大量的淀粉和葫芦素等资源性物质，其中淀粉含量可达 36%左右，葫芦素可用于湿热毒盛所致迁徙性肝炎、慢性肝炎及原发性肝癌的辅助治疗。从罗汉果块根中提取淀粉和葫芦素的技术方案包括：新鲜罗汉果块根经绞碎、石油醚浸提、过滤、滤液减压浓缩后树脂吸附、不同浓度乙醇洗脱、将洗脱液进行脱色、结晶得到葫芦素纯品；滤渣磨浆，过筛，滤液经离心分离得沉淀，干燥或 95%乙醇脱水得罗汉果淀粉[20]。

此外，利用罗汉果块根中淀粉，经米曲霉和根霉发酵液发酵、复合纤维素酶酶解等过程可转化为乙醇，提高了罗汉果块根中淀粉的利用率[21]。

(3) 罗汉果茎叶的资源化利用研究：罗汉果茎叶资源丰富，但大量的罗汉果叶秋后采割后废弃，未加以有效利用。研究表明：罗汉果叶中含有大量的黄酮类资源性化学成分，该类成分在抗氧化、抗炎、保

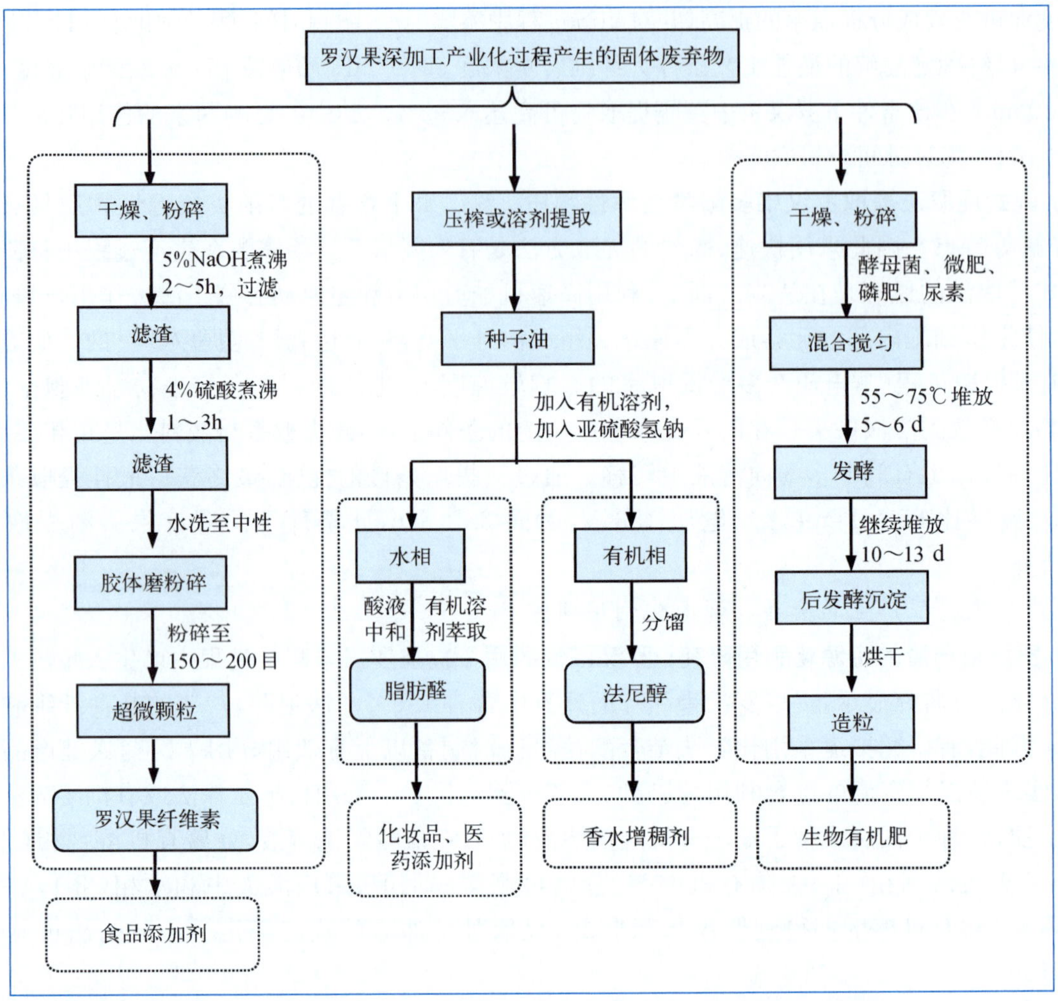

图 9-86　罗汉果深加工产业化过程产生的固体废弃物资源化利用与产业化开发

肝等方面有显著活性。有专利报道从罗汉果叶中提取黄酮苷类资源性化学成分的方法，其步骤包括：取罗汉果叶，加 10～30 倍量的水煮沸提取 2～3 次，每次提取 50～100 min，过滤，合并滤液，大孔树脂吸附，水洗脱树脂至流出液无色，再用 30%～75%乙醇或无水甲醇洗脱，收集洗脱液并除去乙醇或甲醇，于冰箱中放置 20～30 h，析出沉淀，沉淀用无水乙醇溶解，过滤，滤液蒸干，即得山柰酚-3,7-*α*-*L*-二鼠李糖苷粗提物[22]。

此外，罗汉果茎叶尚还含有罗汉果甜苷、多糖等多种资源性物质，可用于医药产品或保健食品开发[23]。

(4) 罗汉果产业化加工过程产生的废液的资源化利用研究： 目前罗汉果的利用主要集中在罗汉果甜苷的开发生产上，在此生产过程中排放大量含有机物的废液，不仅对环境造成污染，而且也造成能源浪费。有研究表明，采用上流式厌氧污泥床(USAB)反应器对罗汉果甜苷生产中的废液进行厌氧处理，经 USAB 处理后废液中的 COD 去除率达到 55%，甲烷气体含量可达 54.3%。罗汉果废液经处理后去掉部分有机污染物，既减轻了废液对环境的污染，还可产生可燃性气体甲烷[24]。

罗汉果药用植物资源循环利用与产业化开发模式如图 9-87 所示。

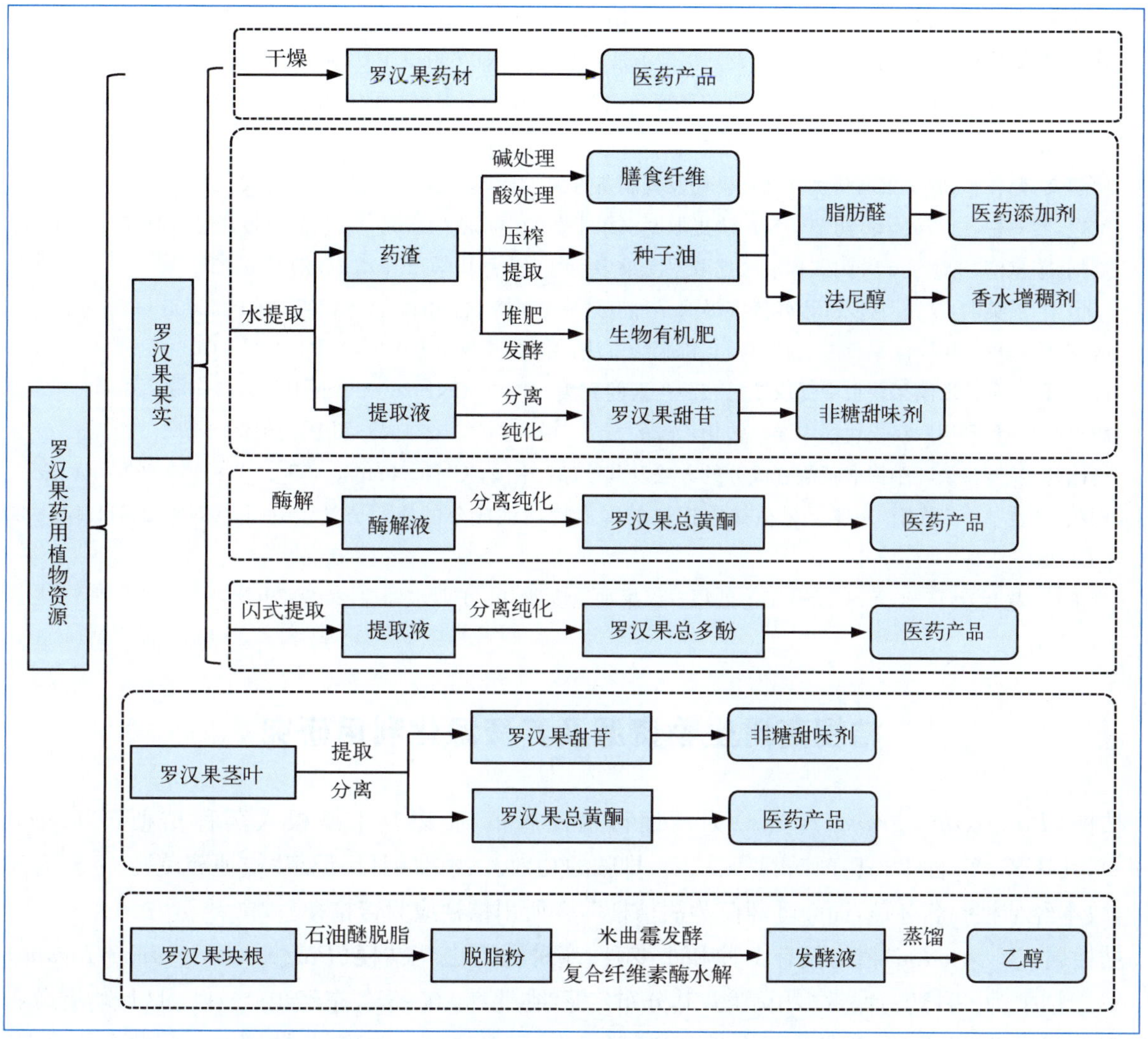

图 9-87　罗汉果药用植物资源系统利用与产业化途径

◇参◇考◇文◇献

[1]　金吉山. 一种罗汉果止咳糖果食品及其制作方法：中国，CN101233926[P]. 2008-08-06.

[2]　何伟平. 罗汉果制取物、含有该制取物的罗汉果饮品及其制备方法：中国，CN101669622[P]. 2010-03-17.

[3]　曾庆桂. 天然高维生素罗汉果饮料：中国，CN1090140[P]. 1994-08-03.

[4]　李汁. 一种速溶罗汉果普洱茶饮料及其制备方法：中国，CN101579026[P]. 2009-11-18.

[5]　陈瑶，贾恩礼. 罗汉果化学成分和药理作用的研究进展[J]. 解放军药学学报，2011，27(2)：171-174.

[6]　李俊，黄锡山，张艳军，等. 罗汉果化学成分的研究[J]. 中国中药杂志，2007，32(6)：548-549.

[7]　刘金磊，李典鹏，黄永林，等. HPLC 法测定不同生长期罗汉果苷 II_E，Ⅲ，Ⅴ的含量[J]. 广西植物，2007(4)：665-668.

[8]　黄夕洋，梁萍，李锋，等. 不同倍性罗汉果果实的生长与甙类含量动态变化规律的研究[J]. 广西植物，2009(6)：855-880.

[9]　陈全斌，罗星晔，梁国秋，等. 同期罗汉果植株不同部位黄酮含量测试研究[J]. 广西轻工业，2007，23(10)：1-2.

[10]　时源，梅竹松. 罗汉果甜味剂及其制备方法：中国，CN101214040[P]. 2008-07-09.

[11]　徐小彬，甘书坚，黄进辉. 罗汉果提取物用于制备药物辅料的新用途：中国，CN1723981[P]. 2006-01-25.

[12] 黄赤夫,余波,王永进.罗汉果甜苷降糖功能的应用：中国，CN101961341A[P].2011-02-02.

[13] 苏小建,梁成钦,张健.罗汉果蛋白酶及其提取方法：中国，CN1766099[P].2006-05-03.

[14] 苏小建,梁成钦,何星存.罗汉果蛋白酶在水解蛋白制取多肽与氨基酸中的应用：中国，CN101194667[P].2008-06-11.

[15] 何超文,何伟平.罗汉果高膳食纤维素果粉及其制备方法：中国，CN102742801A[P].2012-10-24.

[16] 王邕,黎海彬,白先放,等.酶解—溶剂法提取罗汉果中黄酮类物质的研究[J].食品科技,2006,31(7)：125-127.

[17] 刘灿,荣永海,王志滨,等.闪式提取法提取罗汉果多酚[J].食品科学,2010,31(22)：50-53.

[18] 王恒山,潘英明,黎霜.从罗汉果残渣中提取多种有效成分的方法：中国，CN1397539[P].2003-02-19.

[19] 成官文.一种利用罗汉果废渣制备生物有机肥的方法：中国，CN101948340A[P].2011-01-19.

[20] 饶力群.一种从罗汉果块根中提取淀粉和葫芦素的方法：中国，CN102690359A[P].2012-09-26.

[21] 唐忠海.一种利用罗汉果块根中淀粉转化乙醇的方法：中国，CN102719485A[P].2012-10-10.

[22] 杨国栋.从罗汉果叶中提取黄酮苷成分的方法及其产品：中国，CN102464685A[P].2012-05-23.

[23] 周英,黄赤夫,王慧娟.从罗汉果植株中提取的降血糖活性成分的应用方法：中国，CN101244112[P].2008-08-20.

[24] 李玉英,黄芳芳,黄健,等.UASB工艺处理罗汉果加工废液[J].工业水处理,2009,29(1)：62-64.

（严　辉　陶伟伟　郭　盛）

桔梗药用生物资源及其资源化利用研究

桔梗(*Platycodon grandiflorus*)为桔梗科桔梗属植物，以其干燥根入药称桔梗(Platycodonis Radix)，其味苦、辛，性平，具宣肺、利咽、祛痰、排脓的功效。《本草纲目》记载"桔梗荠苨乃一类，有甜、苦两种，故本经桔梗一名荠苨，而今呼荠苨为甜桔梗"，今所用桔梗应为苦桔梗。

桔梗属(*Platycodon*)植物仅有1种和1变种，变种称为白花桔梗(*Platycodon grandiflorum* var. *album*)。桔梗为一种药、食、赏多用植物，其分布广泛，在北纬20～55°、东经100～145°区域均有分布，包括我国大部分省区及东亚、俄罗斯远东地区、朝鲜半岛、日本列岛。在我国，桔梗野生资源主要分布于内蒙古自治区、吉林省、安徽省、山东省、河南省、浙江省等地，道地产区为安徽省太和县、内蒙古自治区赤峰市、山东省淄博市。以东北、华北产量较大，称为"北桔梗"；以华东地区所产药材质量最佳，称为"南桔梗"。在华北、东北、华东、华中均有栽培种植，种植面积达600万 hm^2，年产量50万 t以上[1]。近年来，由于草原、林区的减少，国内外桔梗市场价格高涨，加快了桔梗野生资源掠夺式的开发，致使当前野生桔梗资源面临枯竭。各地人工栽培面积日益增大，种子需求量也随之不断增加。栽培品种以内蒙古自治区赤峰市栽培面积最大，山东省淄博市栽培历史最久，安徽省亳州市及太和县栽培桔梗产量最大[2]。

桔梗为多年生草本，茎高20～120 cm，不分枝，极少上部分枝。叶全部轮生，叶片卵形，卵状椭圆形至披针形，长2～7 cm，宽0.5～3.5 cm。花单朵顶生，或数朵集成假总状花序，或有花序分枝而集成圆锥花序；花冠大，长1.5～4.0 cm，蓝色或紫色。蒴果球状，或球状倒圆锥形，或倒卵状，长1～2.5 cm，直径约1 cm。花期5～9月，果期7～10月。

一、资源利用现状

桔梗以干燥根入药，归肺经，常用于治疗咳嗽痰多、胸闷不畅、咽痛、音哑、肺痈吐脓、疮疡脓不成溃等症。在中医临床，桔梗常作为主药与其他中药配伍治疗呼吸系统疾病，如上呼吸道感染，急、慢性支气管炎，哮喘，肺炎及肺源性心脏病等，如经典名方桔梗汤，以及现代成方制剂桔梗冬花片、复方桔梗止咳片、玄麦甘桔颗粒、余甘子桔梗胶囊等。同时桔梗也是中医临床常用的引经药,能引导复方中药物药力上行,用以治疗上焦疾病,为心肺经"引经报使"之首选,在传统复方中具有重要的作用和地位,如在升陷汤、血府逐瘀汤、天王补心丹、参苓白术散及三物白散等方中,桔梗均为佐使药,为舟楫之剂,能载药上行。现代药理学研究表明,桔梗具有抗炎、祛痰、镇咳、抗溃疡、降血压、扩张血管、解热镇痛、镇静、降血糖、抗胆碱、促进胆酸分泌、抗过敏等广泛的药理作用。

在日本、韩国、朝鲜等东亚国家以及我国东北地区,桔梗都被作为常用蔬菜,或被做成腌渍的菜肴食用;桔梗的幼嫩茎叶也可炒食或做汤用;也有将桔梗酿酒或加工成罐头、饮料、桔梗脯等食品。此外,桔梗也用于食品添加剂、化妆品、饲料添加剂等领域(表 9-30)。

表 9-30 以桔梗资源植物为原料生产的主要产品及其资源价值

产品名称	利用部位/物质	资源价值
桔梗配方颗粒	干燥根	医药保健(临床配伍)
桔梗流浸膏	干燥根	医药保健(镇咳祛痰)
桔梗丸	干燥根	医药保健(镇咳祛痰)
止咳祛痰冲剂	干燥根	医药保健(镇咳祛痰)
复方桔梗片	干燥根	医药保健(镇咳祛痰)
桔梗保健泡菜	干燥根	保健食品(利咽润肺)
桔梗保健茶	干燥根	保健食品(利咽润肺)
桔梗保健饮料	干燥根	保健食品(利咽润肺)
桔梗保健酒	干燥根	保健食品(利咽润肺)

二、资源性化学成分

桔梗植物根部中主要含有三萜皂苷类、黄酮类、聚炔类、甾醇类、多糖类、挥发油类、脂肪酸类、维生素类及氨基酸类等化学成分,其中尤以三萜皂苷类化学成分含量较高,且为研究开发及资源化利用较为深入的一类资源性物质[3]。

1. 三萜类化学成分 现代药理研究表明,桔梗植物中含有的三萜皂苷类资源性化学成分具有抗炎、祛痰镇咳、保肝、抗肿瘤及免疫调节、降血脂、抗氧化和抑制酪氨酸酶活性及杀精子作用,为桔梗功效发挥的主要活性成分,其总皂苷含量可达 10%[4]。

已从桔梗植物中共分离得到近 70 种三萜皂苷类化学成分,其苷元母核均为齐墩果烷型五环三萜,糖基多连接于 3 位和 28 位形成双糖链皂苷。糖基主要有 *D*-葡萄糖、*L*-阿拉伯糖、*L*-鼠李糖、*D*-木糖和 *D*-芹糖及其衍生物。依据皂苷元的不同,可将桔梗皂苷分为 8 种类型,其中以桔梗皂苷元和远志酸为桔梗中主要的皂苷元结构。此外,还从桔梗中分离得到 2 种苷元:桔梗酸 B(platycogenic acid B)和桔梗酸 C(platycogenic acid C)。除远志酸外,其他类型苷元为桔梗植物所特有[4]。

2. 其他类化学成分

(1) 黄酮类: 桔梗地上部分含有的黄酮类化学成分具有抗氧化、降血糖、降血脂、抗肿瘤等作用。桔梗花中含有的花色素类资源性化学成分可作为天然食用色素。从日本产桔梗花中分到一种花色素飞燕草素二咖啡酰芦丁醇糖苷(platyconin),是最早从桔梗中分离得到的黄酮类化学成分。近些年从日本产桔梗种子中分离到 5 种黄酮类成分,分别为黄杉素(taxifolin)、黄杉素 7-*O*-α-*L*-吡喃鼠李糖基-β-*D*-吡喃葡萄糖苷(flavor platycoside)、槲皮素-7-*O*-葡萄糖苷(quercetin-7-*O*-glucoside)、槲皮素-7-

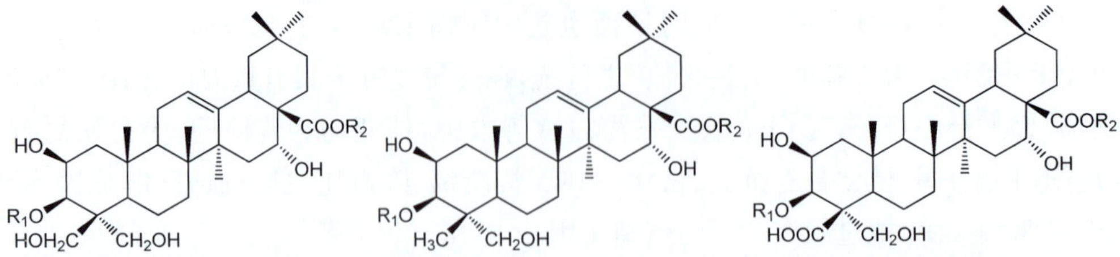

platycoside E: $R_1=S_1, R_3=S_4$　　platycoside G3: $R_1=Gen, R_3=S_4$　　platyconic acid A: $R_1=Glc, R_3=S_4$

platycoside F: $R_1=Glc, R_3=S_2$　　platycoside I: $R_1=S_1, R_3=S_3$　　platyconic acid B: $R_1=Glc, R_3=S_8$

platycodin A: $R_1=Glc, R_3=S_7$　　polygalacin D: $R_1=Glc, R_3=S_4$　　platycogenic acid A: $R_1=H, R_3=H$

注：S_2=Ara(2→1)Rha；S_3= Ara(2→1)Rha(4→1)Xyl；S_4= Ara(2→1)Rha(4→1)Xyl(3→1)Api；S_7= Ara(2→1)Rha-Ac-O-2-(4→1)Xyl(3→1)Api；S_8= Ara(2→1)Rha-Ac-O-3-(4→1)Xyl(3→1)Api

O-芸香糖苷(quercetin-7-*O*-rutinoside)、木犀草素-7-*O*-葡萄糖苷(luteolin-7-*O*-glucoside)。此外，从波兰产桔梗的地上部分检测到4种黄酮类化学成分，以芹菜素-7-*O*-葡萄糖苷(apigenin-7-*O*-glucoside)为主，还含有木犀草素(luteolin)、芹菜素(apigenin)等。

(2) 聚炔类：桔梗须根中尚含有聚炔类化学成分：lobetyol和lobetyolin，从其培养物中还鉴定出另一种聚炔类成分lobetyolinin。这些聚炔类化学成分是桔梗植物化学分类的特征性物质。

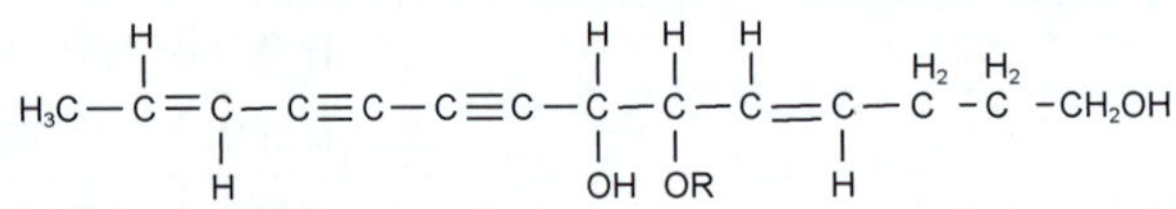

lobetyol：R=H

lobetyolin：R=glucosyl

lobetyolinin：R=gentiobiosy

(3) 氨基酸类：桔梗中含有Asn、Met、Phe、Leu、Ile、Thr、Lys、Val等多种氨基酸，桔梗中的氨基酸含量明显高于其变种白花桔梗[5]。

此外，桔梗根中含菠菜甾醇(spinasterol)及其葡萄糖苷、豆甾烯醇等多种甾醇类化学成分。从桔梗根中还分离到菊糖，以及含有由大量果糖组成的桔梗聚糖。桔梗种子尚含有甲基丁醇苷：grandoside-(3-methyl-1-butanol)-1-*O*-*β*-*D*-glucopyranosyl-*β*-*D*-glucopyranoside。桔梗和其种子中还含有多种不饱和脂肪酸及矿物质等营养成分。

三、资源性化学成分动态积累与分析评价

1. 药材形成过程资源性化学成分动态评价

(1) 不同采收期的资源化学评价：分别于5月6日、6月6日、7月6日、8月6日、9月6日、10月6日采集两年生桔梗根，比较不同采收期桔梗皂苷的含量。结果显示：5月及10月采收的桔梗药材其皂苷类化学成分的含量可达10%以上，高于其他月所采药材，即春秋两季采收桔梗皂苷含量最高，而7月、8月是桔梗开花结果期，影响了桔梗皂苷的积累。故桔梗药材的最佳采收期应为5月或10月[6]。

(2) 不同产地的资源化学评价：采用高效液相色谱法比较了全国11个产地桔梗药材中三萜皂苷类资源性化学成分桔梗皂苷D的含量，结果显示(图9-88)：不同产地所产桔梗药材其桔梗皂苷D含量差异显著，其中山东淄博产桔梗药材中桔梗皂苷D的含量最高，达0.39%，安徽省亳州市产桔梗药材中桔梗皂苷D含量最低，仅为0.15%；不同产地药材桔梗皂苷D的含量由高至低依次为山东省淄博市>陕西省丹凤县>山东省青岛市>贵州省贵阳市>河南省桐柏县>河南省周口市>河北省安国市>山东省泗水县>山东省临朐县>安徽省亳州市[7]。

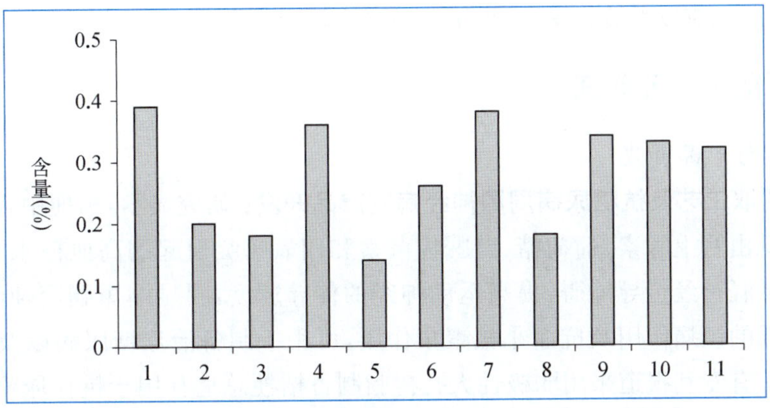

图 9-88　不同产地桔梗药材中桔梗皂苷 D 的含量分析比较

1. 山东省淄博市　2. 山东省泗水县　3. 山东省临朐县　4. 山东省青岛市　5. 安徽省亳州市　6. 河北省安国市　7. 陕西省丹凤县　8. 黑龙江省饶河县　9. 贵州省贵阳市　10. 河南省桐柏县　11. 河南省周口市

(3) 不同部位的资源化学评价

1) 三萜类：研究显示，桔梗根及根茎不同部位桔梗皂苷 D 含量差异显著，其含量由高至低依次为韧皮部＞根上段＞根中段＞根下段＞木质部＞芦头＞栓皮(图 9-89)。韧皮部中桔梗皂苷 D 的含量最高(0.44%)，栓皮中含量极少(0.03%)。因此，在产地加工时去除栓皮对桔梗药材三萜皂苷类化学成分含量无显著影响，提示桔梗传统去皮加工技术具有科学性[7]。

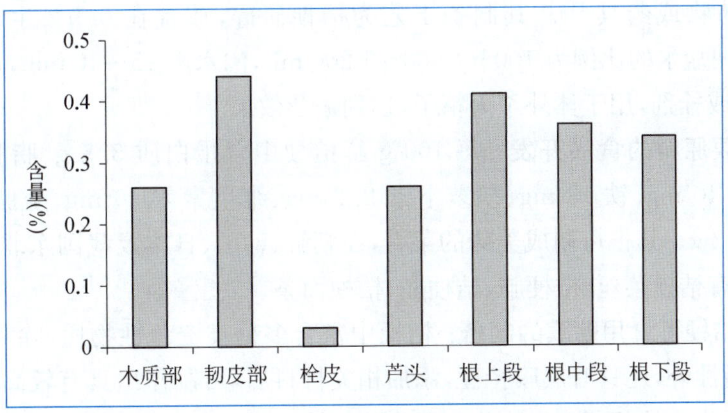

图 9-89　桔梗根部不同组织部位中桔梗皂苷 D 的分布与积累

2) 多糖类：研究显示，桔梗植物不同部位中多糖类化学成分含量差异显著，其药用部位根多糖含量为 11.41%，而其须根中的多糖含量也可达 9.24%，远高于其茎(2.35%)、叶(2.21%)。为了更好地实现桔梗资源综合利用与开发，以桔梗药材采收和产地加工过程中废弃的须根作为桔梗多糖的生产原料，具有良好的社会经济效益[8]。

2. 药材产地加工过程资源性化学成分的分析评价　桔梗鲜药材细胞中含有糖苷分解酶，在一定温度和湿度条件下，桔梗皂苷可被相应的酶水解，造成桔梗皂苷类资源性化学成分的降解。有研究比较晒干、阴干、烘干及微波干燥 4 种干燥方式对桔梗药材中皂苷类化学成分含量的影响，结果显示：烘干法(80℃)及微波干燥法干燥加工的桔梗药材中皂苷类资源性化学成分含量相对较高，分别为 10.2%和 11.2%，而晒干法和阴干法干燥加工的桔梗药材中皂苷类化学成分的含量相对较低，分别为 6.62%和 6.12%，表明加热可破坏或抑制相应酶的活性，从而保证桔梗皂苷类化学成分免受酶解，保存了药效。

因此，桔梗产地干燥加工应以微波干燥法、烘干(80℃)法较为适宜[9]。

四、资源利用效率提升研究

1. 药材深加工与产品开发

(1) 桔梗皂苷提取工艺及抗糖尿病周围神经病变产品开发： 研究显示，桔梗中含有的皂苷类资源性化学成分可显著降低由肾上腺素、葡萄糖、链脲佐菌素和四氧嘧啶引起的高血糖水平，能显著改善由链脲佐菌素引起的大鼠胫神经传导障碍，提高运动神经的传导速度，明显缩短腘窝神经的不应期。此外，桔梗总皂苷具有较强的镇痛作用及抗血小板聚集作用，可用于制备治疗糖尿病以及镇痛、抗血栓、抗周围神经病变的药物。有专利报道采用弱极性大孔树脂制备桔梗总皂苷用于抗糖尿病周围神经病变产品开发，所得总皂苷含量高，可达 50%～90%，桔梗皂苷 D 含量不低于 1.0%。该方法可显著提高桔梗总皂苷的提取率，降低生产成本，具体制备工艺[10,11]：桔梗药材粉碎，加 6～15 倍量水或 10%～30%乙醇，加热回流提取 2～4 次，每次 1～3 h，过滤，合并提取液，浓缩至 0.25～2.0 g 生药/mL；过滤或离心后通过填充有弱极性大孔树脂的层析柱，提取液按桔梗总皂苷含量计与干树脂的比例为 1∶5～10，上柱流速 1～4 BV/h，树脂径高比为 1∶3～1∶9；用水洗涤树脂 3～8 BV，洗脱流速为 2～4 BV/h，水洗脱液弃去；用含 30%～95%含水乙醇洗脱，流速为 2～4 BV/h，收集乙醇洗脱液；乙醇洗脱液减压浓缩至相对密度 1.1～1.25，减压或喷雾干燥，得桔梗总皂苷，用于抗糖尿病周围神经病变产品的开发。

(2) 桔梗体外杀精子药物的制备： 桔梗提取物中含有的三萜皂苷类化学成分具有杀精子活性，且对阴道黏膜无刺激、灼烧现象，对阴道菌群无破坏作用，通过阴道黏膜被人体吸收后对人体脏器无毒副反应，可用于制备避孕药物或药具[12]。其制备工艺为桔梗研碎，放置在 0.9%生理盐水中浸泡 1.5～2.5 h，桔梗原料与生理盐水的比例为 100 g∶900～1 200 mL，沸水浴 15～40 min，过滤得桔梗提取液，与常规赋形剂制成乳剂或栓剂，用于体外杀灭精子，达到避孕效果[13]。

(3) 以桔梗为主要原料的食品开发： 每 100 g 鲜桔梗中含蛋白质 3.5 g、脂肪 1.2 g、碳水化合物 18.2 g、钙 260 mg、磷 40 mg、铁 13 mg、胡萝卜素 2.2 mg、维生素 C 10 mg、硫胺素 0.45 mg、核黄素 0.44 mg、膳食纤维 3.2 g。其根可制成美味的菜肴，在朝鲜、韩国、日本及我国东北地区作为食用蔬菜十分普遍。桔梗食品还有桔梗菜丝、桔梗脯、桔梗晶、桔梗面条、桔梗酱等[14,15]。

(4) 高抗拉强度桔梗可食用薄膜的制备： 桔梗中富含多糖类资源性物质，除具有增强免疫功能、抗肿瘤、抗衰老等生物活性外，还具有成膜特性，添加相关材料后，可制作出具有较高抗拉强度的可食用薄膜，用于食品、保健品、化妆品、医药、生物化工等包装领域。

桔梗可食用膜的制备工艺：选取桔梗干燥根，粉碎后脱脂，微波辅助提取桔梗中的多糖，用超速离心机分离多糖提取液，减压浓缩，冻干，得到桔梗多糖提取物冻干粉末，将冻干粉末与增强剂和增塑剂配比后，搅拌、脱气、铺膜、干燥后得到较好抗拉强度的桔梗可食膜[16]。

(5) 桔梗提取物饲料添加剂的制备： 以天然桔梗为原料制备饲料添加剂，可增强动物机体免疫功能，有效抵抗各种病菌、病毒、有害微生物的入侵，从而降低畜禽常见呼吸道及消化道疾病的发病率。

桔梗提取物饲料添加剂制备工艺：桔梗原料截断、清洗，装入醇提取罐中，加入 3～6 倍量的 65%～95%乙醇，煮沸 3～6 h，蒸汽压为 0.4～0.7 MPa，乙醇回流提取两次，合并提取液浓缩至比重为 0.9～1.4，喷雾干燥，进风温度 180℃，出风温度 70～90℃，得到桔梗提取物干粉；提取物干粉与适宜的载体混合，即得到桔梗提取物饲料添加剂[17]。

此外，桔梗尚可作为气味掩饰剂，加入到杀虫剂中具有良好效果；抑菌试验表明，桔梗药材水浸出物对皮肤表皮癣菌有抑制作用，可用以治疗癣疾和脚气，还可以用于防晒化妆品和沐浴液中，起到保护皮肤和增白作用。

2. 产业化过程产生的废弃物资源化利用研究　桔梗植物资源的利用仍以其干燥根应用于中医临床配方饮片和作为食材为主。在桔梗药材和作为食材采收加工过程中，要除去芦头、须根和外皮等组织器官，每年产生近 2 万 t 废弃物。此外，桔梗为多年生草本植物，其茎、叶和花也废弃不用，造成桔梗植物资源浪费[18]。

(1) 桔梗茎叶、加工废弃物的资源化利用：桔梗茎叶中含有皂苷类、黄酮类、多糖类、甾体类、挥发油类、氨基酸类、脂肪酸类、维生素类、叶绿素、纤维素等可利用物质。桔梗茎叶中含有的皂苷类化学成分组成与桔梗根中的化学组成类似，均为齐墩果烷型五环三萜皂苷；黄酮类化学成分以木犀草素、芹菜素及其苷类为主，如芹菜素-7-*O*-葡萄糖苷(apigenin-7-*O*-glueoside)[19]。桔梗芦头须根与外皮废弃物中含有 9.24%的多糖，仅次于桔梗根。因此，桔梗采收加工过程中产生的茎叶以及芦头、须根与外皮可作为制备皂苷类、黄酮类及多糖类等资源性物质加以循环利用，以减少浪费和提升资源价值。

1) 制备总皂苷资源性化学成分：研究表明，桔梗茎叶、加工过程中的废弃物中含有的三萜皂苷类化学成分可用于医药保健、化妆品及避孕药具的开发。有专利报道，以桔梗采收加工过程中产生的废弃物为原料制备桔梗总皂苷，其提取纯化工艺为[20]：桔梗茎叶或芦头、须根、外皮等，加 8 倍量水，提取 3 次，每次提取2 h，浓缩后，采用 D101 大孔吸附树脂进行纯化，先以 5 倍柱体积水洗脱，再以 70%乙醇洗脱，收集乙醇洗脱液，回收乙醇，制得桔梗总皂苷部位，用于医药产品、化妆品等产品的开发。

2) 制备总多糖资源性化学成分：桔梗茎叶以及加工过程中的芦头、须根、外皮等均含有大量多糖类化学成分。桔梗多糖具有抗炎、免疫调节、抗氧化、保肝等生物活性[21]。以桔梗废弃物为原料制备总多糖部位，用于制药工业和保健品等的生产原料，其提取纯化工艺为：桔梗废弃物粉碎，加 25 倍量水，80℃提取 3 次，每次 1 h，Sevag 法脱蛋白，加 2%活性炭，80℃水浴下脱色 30 min，制得纯度超过 50%的桔梗多糖[22,23]。

(2) 桔梗花的资源化利用研究：桔梗种植生产过程中为增加产量，通常采取摘花处理，以减少养分的消耗，使其营养集中供地下根部的生长。研究显示，桔梗花中含有较为丰富的皂苷类、黄酮类、甾体类、有机酸类等资源性物质。其中，皂苷类化学成分组成与桔梗药材相近，具有明显的抗氧化和抑制酪氨酸酶活性等生物活性，可有效改善色斑和雀斑，使皮肤美白，可用作美容化妆品的原料；桔梗花中含有的花色苷类化学成分，具有特有的绚丽色彩和抗氧化活性，可作为天然色素用于食品和化妆品的研发利用。

有专利报道，以桔梗花为主要原料同时制备桔梗花色苷和多糖部位，其制备工艺为：将桔梗花鲜品或干制品与体积浓度为 75%～85%的乙醇以 1∶15～20 的料液比混合，pH1.0～3.0，超声提取 30～40℃超声处理 30～35 min，滤液真空浓缩，浓缩液用正丁醇与水以 1∶1 的体积比混合溶液萃取，水相部分干燥，得到桔梗花色苷和总多糖粗提物。将桔梗花色苷和总糖粗提物经大孔吸附树脂 HPD700 柱色谱分离，用蒸馏水洗脱水溶性糖和其他水溶性杂质，再以 pH 为 1.0、体积浓度为 40%～60%的乙醇洗脱得花色苷和多糖的混合液；将桔梗花色苷和多糖的混合液经 DEAE-纤维素柱色谱分离，通过 pH 为 1.0～3.0 的蒸馏水洗脱得到中性多糖单部位和花色苷富集液；将桔梗花色苷粗液经 DEAE-纤维素柱色谱分离，0.2～0.4 mol/L 的 NaCl 溶液洗脱，得到桔梗花色苷部位和酸性多糖部位[24]。

桔梗茎叶、加工废弃物以及桔梗花的资源化利用与产业化途径如图 9-90 所示。

(3) 桔梗药渣的资源化利用研究：目前，中药工业主要利用桔梗中的皂苷类、黄酮类及多糖类资源性化学成分，多以水或不同浓度醇类等极性较大溶剂提取。研究发现，若以 70%以上浓度的乙醇为溶剂提取桔梗皂苷类、黄酮类化学成分，其药渣中含有大量的蛋白质、多糖类资源性化学成分，具有免疫增强、保护肝脏等药理作用，可用于药物制剂及健康食品开发，也可用于制备动物饲料。若以水提取桔梗

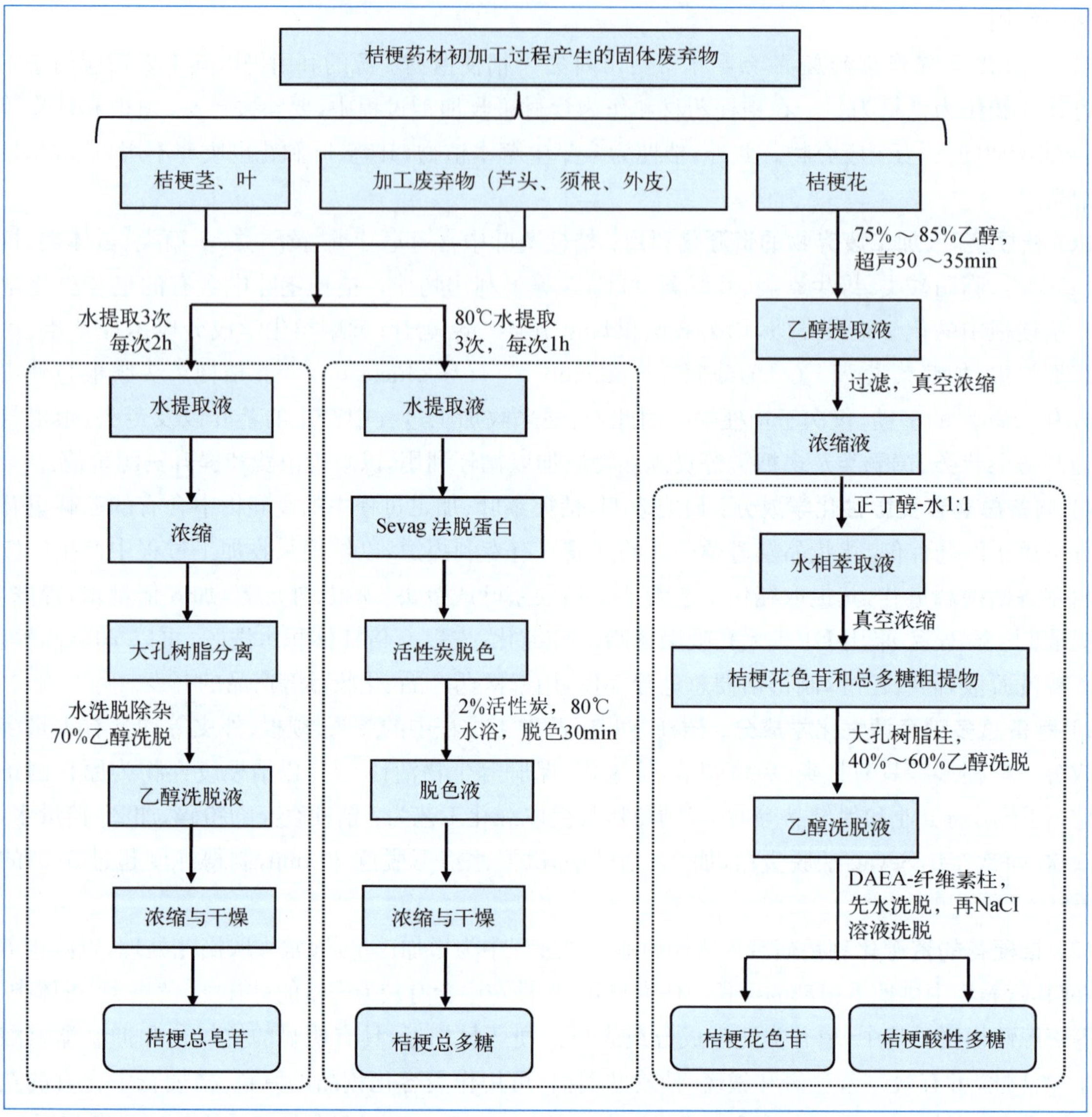

图 9-90　桔梗茎叶、加工废弃物以及桔梗花的资源化利用与产业化途径

多糖类化学成分后的药渣，其中含有一定量的脂溶性皂苷元、甾体类、脂肪酸类等化学成分，可经低极性溶剂提取，用于制药或健康食品开发；含有的水不溶性纤维素类资源性物质，可经纤维素酶、蛋白酶、淀粉酶复合酶解、H_2O_2脱色、离心分离、烘干、挤压膨化等步骤制备膳食纤维。

参 考 文 献

［1］ 中国药材公司. 中国常用中药材［M］. 北京：科学出版社，1995：421.

［2］ 张岩，刘颖，陶韵文，等. 传统中药材桔梗的研究进展［J］. 黑龙江医学，2013，37(7)：638-640.

［3］ 付文卫，窦德强，裴月湖. 桔梗的化学成分和生物活性研究进展［J］. 沈阳药科大学学报，2006，23(3)：185-190.

［4］ 刘群，李伟，郑毅男，等. 桔梗中三萜皂苷类成分及药理活性研究进展［J］. 吉林农业大学学报，2013，35(2)：221-228.

［5］ 郑毅男，贾继红. 白花桔梗与紫花桔梗中氨基酸成分的比较. 中药材，1985：24.

［6］ 施东，冯继承. 桔梗采收期的研究［J］. 黑龙江医药，2006，19(5)：365-366.

［7］ 石俊英，王颖，巩丽丽，等. HPLC 法测定桔梗不同部位、不同产地药材中桔梗皂苷 D 含量［J］. 山东中医药大学学报，2007，31(6)：501-503.

[8] 华芳,王举涛,桂双英,等. 桔梗不同部位多糖含量比较[J]. 安徽中医学院学报,2012,31(2): 67－68.
[9] 金传山,李蔚群,谢燕燕. 正交设计考察不同干燥方法对桔梗质量的影响[A]. 中华中医药学会第四届中药炮制学术会议论文集,71－75.
[10] 张琳,杨壮,田景奎,等. 利用弱极性大孔树脂制备桔梗总皂苷提取物的方法及用途: 中国, CN1850851A[P]. 2006－05－24.
[11] 靳学远,秦霞,何晓文,等. 桔梗皂苷和桔梗多糖的综合提取方法: 中国, CN102423334A[P]. 2011－09－30.
[12] 王磊光,邱毅. 一种桔梗皂苷 D 外用杀精子避孕栓及其放置装置: 中国, CN103006542A[P]. 2013－04－03.
[13] 王磊光,邱毅,贾颐舫,等. 中药桔梗作为体外杀精子药物的应用及其制备药物的方法: 中国, CN1965881A[P]. 2007－05－23.
[14] 魏尚洲. 桔梗资源的综合开发利用[J]. 陕西科技大学学报,2005,23(5): 141－143.
[15] 徐树华. 桔梗酱及其制作方法: 中国, CN101095503A[P]. 2008－01－92.
[16] 王振宇. 一种高抗拉强度桔梗可食用膜及其制备方法: 中国, CN101845155A[P]. 2010－05－21.
[17] 陈佳铭,陈泽发,陈俊平,等. 一种桔梗提取物饲料添加剂及其制备方法: 中国, CN102144712A[P]. 2010－02－08.
[18] 段金廒. 中药废弃物的资源化利用[J]. 北京: 化学工业出版社,2013: 449－454.
[19] Mazol I, Glensk M, Cisowski W. Polyphenolic compounds from *Platycodongrandiflorum* A. DC[J]. Acta Poloniae Pharmaceutica, 2004, 61(3): 203－209.
[20] 张艳艳,王举涛,桂双英. 桔梗边角料中桔梗总皂苷提取工艺研究[J]. 安徽医药,2012,16(4): 442－443.
[21] Yoon YD, Han SB, Kang JS, et al. Toll-like receptor 4－dependent activation of macrophages by polysaccharide isolated from the radix of *Platycodon grandiflorum*[J]. International Immunopharmacology, 2003, (3): 1873－1882.
[22] 于九洋,段元静,陈波,等. 正交试验法优选桔梗边角料多糖的提取工艺[J]. 安徽中医学院学报,2012,31(5): 67－69.
[23] 华芳,王举涛,桂双英. 桔梗边角料中桔梗多糖的分离纯化研究[J]. 中成药,2012,34(7): 182－184.
[24] 李磊. 桔梗中花色苷与多糖的研究[D]. 淄博: 山东理工大学,2010.

（桂双英　陶伟伟　王康才）

青蒿药用生物资源及其资源化利用研究

青蒿(Artemisiae Annuae Herba)为菊科蒿属(*Artemisia*)植物黄花蒿(*Artemisia annua* L.)的干燥地上部分。其味苦、辛,性寒,具清虚热、除骨蒸、解暑热、截疟、退黄之功效。常用于温邪伤阴、夜热早凉、阴虚发热、骨蒸劳热、暑邪发热、疟疾寒热、湿热黄疸等症的治疗,为中医临床常用抗疟药物,也为提取抗疟疾原料药青蒿素的资源植物。

蒿属(*Artemisia*)植物全球约 300 种,主产亚洲、欧洲及北美洲的温带、寒温带及亚热带地区,少数种分布到亚洲南部热带地区及非洲北部、东部、南部及中美洲和大洋洲地区。我国有 186 种,44 变种,隶属于 2 亚属,7 组中。蒿属植物种类丰富,分布广泛,西北、华北、东北及西南省区最多,局部地区常组成植物群落,常为草原、亚高山草原或荒漠与半荒漠草原的建群种、优势种或主要伴生种。华东、华中、华南地区种类略少,多生长在荒坡、旷野及路旁,少数种也分布到海边滩地。本属植物供药用时依据其功效及使用情况常分为五类,分别为青蒿类(黄花蒿)、艾蒿类(艾蒿 *A. argyi*)、刘寄奴类(奇蒿 *A. anomala*)、茵陈类(茵陈蒿 *A. capillaris* 或滨蒿 *A. scoparia*)、牡蒿类(牡蒿 *A. japonica*)[1]。其中,青蒿药材植物基原主要为蒿亚属(Subgen. *Artiemisia*)艾蒿组(Sect. *Abrotanum*)黄花蒿系(Ser. *Annuae*)植物黄花蒿,此外在一些地区也有将同系植物青蒿(*A. carvifolia*)作青蒿药材使用。

黄花蒿为一年生草本。植株具浓烈的挥发性香气。茎单生，高 100～200 cm，幼时绿色，老时变为枯黄色。茎下部叶宽卵形或三角状卵形，长 3～7 cm，宽 2～6 cm，两面具细小脱落性的白色腺点及细小凹点，3(～4)回栉齿状羽状深裂；中部叶 2(～3)回栉齿状的羽状深裂；上部叶与苞片叶 1 (～2)回栉齿状羽状深裂。头状花序球形，多数，直径 1.5～2.5 mm，在分枝上排成总状或复总状花序。花深黄色，均为管状花，外围为雌花 10～18 朵，中央为两性花 10～30 朵，结实或中央少数花不结实。瘦果小，椭圆状卵形，略扁。花果期 8～11 月。

黄花蒿系世界广布植物，在欧洲、亚洲温带、寒温带及亚热带地区、非洲北部、亚洲南部及西南部、加拿大、美国等均有分布。我国各省区均有分布，东半部省区分布在海拔 1 500 m 以下地区，西北及西南省区分布在 2 000～3 000 m 地区，西藏自治区分布在 3 650 m 地区。生境适应性强，东部、南部省区生长在路旁、荒地、山坡、林缘等处，也见于草原、森林草原、干河谷、半荒漠及砾质坡地及盐渍化土壤，局部地区可成为植物群落的优势种或主要伴生种。随生境不同，在植株大小、色泽、叶大小等的植物形态上也有一定的变异。

青蒿药材主产于重庆市，广东省，海南省，四川省，广西壮族自治区，湖北省汉阳区、孝感市、咸宁市，浙江省永嘉县、乐清市、兰溪市，江苏省苏州市、常熟市，安徽省芜湖市、安庆市、滁县等地。全国各地均产，多自产自销。传统认为重庆市、成都市、苏州市产者为优[2,3]。自 2006 年 WHO 在国际疟疾防治中推荐使用青蒿素制剂以来，由于野生青蒿素资源相对匮乏，刺激了黄花蒿的人工种植生产。重庆酉阳地区为我国青蒿规范化生产基地(GAP)，产量大、品质优。

一、资源利用现状

青蒿为中医临床常用退虚热、截疟药物，常与鳖甲、知母、丹皮、生地黄等同用，如青蒿鳖甲汤用于邪热内伏、阴虚火旺证的治疗，与鲜品捣汁服或随症加减用于疟疾的治疗。此外，青蒿也是少阳感冒冲剂、青蒿鳖甲片、白凤饮、六和茶、甘和茶、青蒿露、重感灵、复方青蒿注射液、热毒宁注射液等多种中药制剂的原料。其可用于治疗疟疾、感冒、积食腹痛、痢疾、吐泻、黄疸、疥疮、瘙痒症等病症。

从青蒿中提取的青蒿素是抗疟疾有效化学分子，对氯喹类耐药疟原虫株感染的恶性疟和脑性疟有特效，且有高效低毒的特点，被 WHO 推荐为脑型疟疾和恶性疟疾的首选药物，产生了巨大的社会经济效益。由于青蒿素的人工合成，技术和成本上的原因还难以进入工业化生产，因此青蒿素类抗疟药物制剂生产原料的青蒿素还依靠从黄花蒿中提取。此外，青蒿素由于酯溶性强，患者直接口服吸收度差，利用率低，存在疟疾复燃率较高等弱点。为克服该弱点，医药工作者以青蒿素为前体物合成了大量的衍生物，既保持了青蒿素的抗疟活性，又提高了生物利用度，其中多个品种已用于临床，如青蒿琥酯、双氢青蒿素、蒿甲醚等(表 9-31)。

表 9-31 以青蒿资源植物为原料生产的主要产品及其资源价值

产品名称	利用部位/物质	资源价值
青蒿素	地上部分/倍半萜类	医药价值(用于疟疾的治疗)
蒿甲醚	地上部分/倍半萜类	医药价值(用于疟疾的治疗)
双氢青蒿素	地上部分/倍半萜类	医药价值(用于疟疾的治疗)
青蒿琥酯	地上部分/倍半萜类	医药价值(用于疟疾的治疗)
青蒿琥酯片	地上部分/倍半萜类	医药价值(用于疟疾的治疗)
注射用青蒿琥酯	地上部分/倍半萜类	医药价值(用于疟疾的治疗)

续　表

产品名称	利用部位/物质	资源价值
复方蒿甲醚片	地上部分/倍半萜类	医药价值(用于疟疾的治疗)
复方双氢青蒿素片	地上部分/倍半萜类	医药价值(用于疟疾的治疗)
复方青蒿搽剂	地上部分	医药价值(用于痔疮的治疗)
青蒿油软胶囊	地上部分/倍半萜类	医药价值(用于慢性支气管炎咳嗽的治疗)

二、资源性化学成分

黄花蒿所含化学成分类型丰富,主要有萜类、黄酮类、香豆素类、挥发油类等多种类型的化学成分,其中尤以萜类和黄酮类化学成分含量较高。目前作为资源性物质研究及开发和产业化较为系统的主要为以青蒿素为代表的倍半萜类化学成分。

1. 倍半萜类资源性化学成分　黄花蒿植物中含有丰富的倍半萜内酯类资源性化学成分,其中以青蒿素(artemisinin)的资源化程度和利用价值为高。花期地上部分其含量可达1%,具有可靠的抗疟疾作用,目前主要用于疟疾治疗药物的原料及前体化合物。近些年研究发现,青蒿素不仅可以抗寄生虫,包括疟原虫、血吸虫,而且具有显著的抗炎、调节免疫和抗肿瘤等多方面的药理作用,其资源利用前景广阔。此外,在青蒿中分离得到倍半萜类化学成分尚有青蒿素Ⅰ(artemisinin A)、青蒿素Ⅱ(artemisinin B)、去氧青蒿素(deoxyartemisinin)、青蒿素(qinghaosu)Ⅳ、Ⅴ、Ⅵ、青蒿素B的异构体青蒿素C(artemisinin C)、青蒿素G(arteannuin G)、去氧异青蒿素B(deoxyisoartemisinin B)、去氧异青蒿素C(deoxyisoartemisinin C)、青蒿烯(artemisitene)、青蒿酸(artemisic acid)、去氢青蒿酸(dehydroartemisinic acid)、环氧青蒿酸(epoxyartemisinic acid)、11*R*-左旋二氢青蒿酸(11*R*-dihydroartemisinic acid)、青蒿酸甲酯(methyl artemisinate)、青蒿醇(artemisinol)、去甲黄花蒿酸(norannuic acid)、二氢去氧异青蒿素B(dihydroepideoxyarteannuin B)、黄花蒿内酯(annulide)、无羁萜(friedelin)及3β-无羁萜醇(friedelan 3β-ol)等[4]。

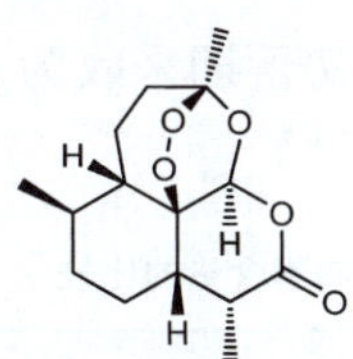
青蒿素

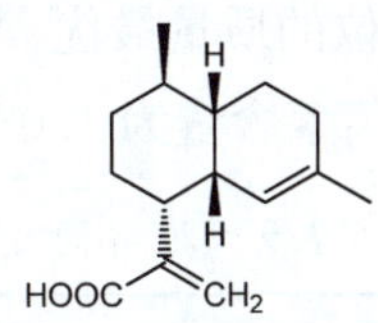
青蒿酸

2. 其他类资源源性化学成分

(1) 黄酮类: 黄花蒿植物中含有的黄酮类化学成分主要有万寿菊素-6,7,3′,4′-四甲醚(quercetagetin-6,7,3′,4′-tetramethylether)、猫眼草酚(chrysosplenol)、蒿黄素(artemetin)、猫眼草黄素(chrysosplenetin)、3,5,3′-三羟基-6,7,4′-三甲氧基黄酮、5-羟基-3,6,7,4′-四甲氧基黄酮、紫花牡荆素(casticin)、中国蓟醇(cirsilineol)、5,3′-二羟基-6,7,4′-三甲氧基黄酮(eupatorin)、5,4′-二羟基-3,6,7-三甲氧基黄酮(penduletin)、5,7,3′,4′-四羟基-3,6-二甲氧基黄酮(axillarin)、去甲中国蓟醇(cirsiliol)、柽柳黄素(tamarixetin)、鼠李素、槲皮素-3-甲醚、滨蓟黄素(cirsimaritin)、鼠李柠檬素(rhamnocitrin)、金圣草素(chrysoeriol)、5,2′,4′-三羟基-6,7,5′-三甲氧基黄酮、5,7,8,3′-四羟基-3,4′-二甲氧基黄酮、万寿菊素-3,4′-二甲醚、山柰酚、槲皮素、木犀草素、万寿菊素(ptuletin)、槲皮素-3-芸香糖苷、木犀草素-7-*O*-葡萄糖苷、山柰酚-3-*O*-葡萄糖苷、槲皮素-3-*O*-葡萄糖苷、万寿菊素-3-

O-糖苷及 6-甲氧基山柰酚-3-*O*-葡萄糖苷等[4]。

(2) 香豆素类：黄花蒿植物中含有的香豆素类化学成分主要有东莨菪素(scopoletin)、香豆精(coumarin)、6,8-二甲氧基-7-羟基香豆精、5,6-二甲氧基-7-羟基香豆精及蒿属香豆精(scoparon)等[4]。

(3) 挥发油类：黄花蒿花期地上部分含挥发油0.3%～0.5%。由于种植条件和地区不同,其挥发油的含量和化学成分有很大差异。利用GC×GC-TOF-MS测定青蒿中的挥发油,鉴定出303个化学成分,主要是萜烯类物质,包括冰片(15.903%)、(*Z*)-*β*-金合欢烯(12.920%)、吉玛烯D(10.900%)、*β*-反石竹烯(5.984%)、桧烯(3.213%)、*β*-桉叶烯(1.254%)、*β*-百里香素(1.224%)、胡椒烯(1.139%)等化学成分[5]。此外,也有研究采用水蒸气蒸馏法提取,以GC-MS法对重庆市酉阳县地区产青蒿中的挥发油进行分离鉴定,共分离得到46个成分,鉴定出41个,主要有蒿酮(43.04%)、右旋樟脑(12.12%)、桉油精(7.44%)、莰烯(5.64%)、*β*-月桂烯(3.32%)、大根香叶烯D(4.43%)、*β*-石竹烯(3.52%)、石竹烯氧化物(2.01%)等,占挥发油总量的93.74%[6]。

此外,黄花蒿植物中尚含有棕榈酸、二十九醇、2-甲基三十烷-8-酮-23-醇、三十烷酸三十一醇酯、2,29-二甲基三十烷等长链脂肪族类化学成分,豆甾醇、*β*-谷甾醇等甾醇类资源性化学成分,以及石南藤酰胺乙酸酯(aurantiamide acetate),5-十九烷基间苯二酚-3-*O*-甲醚、黄花蒿双环氧化物(annuadiepoxide)、本都山蒿环氧化物(ponticae-poxide)等化学成分。从黄花蒿植物中尚分离得到相对分子质量分别为150 000、100 000的*β*-糖苷酶Ⅰ、Ⅱ等。

三、资源性化学成分动态积累与分析评价

1. 药材形成过程资源性化学成分动态评价

(1) 不同采收期的资源化学评价

1) 青蒿素：采收期对黄花蒿生物产量及青蒿素含量都有显著影响。虽然盛花期和果实成熟期的生物产量高于初蕾期,但由于青蒿素在植株上部的幼嫩叶部位中的含量最高,茎秆中含量较低而盛花期或果熟期时,植株中下部叶子已枯萎和凋落,其亩产干草不低,但其叶片所占比例较少,青蒿素含量显著下降[7]。综合考虑,以药用部位的质量最优、产量最大化原则,以初蕾期采收为宜。据测算,初蕾期黄花蒿亩产鲜草可达1 424 kg,青蒿素含量为1.08%(表9-32)。

表9-32 不同采收期黄花蒿生物产量及青蒿素含量的比较

采收期	鲜草重(kg/亩*)	青蒿素含量(%)
生长盛期	939	0.96
初蕾期	1 424	1.08
盛花期	1 578	0.89
果熟期	1 574	0.51

* 1亩约等于666.7 m^2

在目前的青蒿栽培技术条件下,在同一采收期的家种黄花蒿的青蒿素含量明显高于野生黄花蒿,野生黄花蒿的生长盛期一般早于家种青蒿。对重庆市武陵山地种植和野生黄花蒿的研究,从7月8日到10月7日家种黄花蒿的青蒿素含量变化是先递增后又逐渐递减,以8月10日至9月18日期间现蕾至初花期的青蒿素的平均含量相对较高,且该时期植株的折干率也较高(表9-33),据此推荐武陵山地的黄花蒿适宜采收期以8月10日至9月初为宜[2]。

表 9-33　不同采收期家种与野生黄花蒿叶片不同部位中青蒿素的含量比较分析[2]

采收日期	家种黄花蒿叶片			野生黄花蒿叶片		
	部　位	含量(‰)	折干率(%)	部　位	含量(‰)	折干率(%)
7月8日	尖部	7.98	44.34	尖部	/	38.22
	上部	12.33	42.15	上部	7.46	34.45
	中部	8.52	40.23	中部	6.96	32.12
	基部	7.87	36.57	基部	6.98	32.99
7月25日	尖部	12.49	45.49	尖部	6.54	35.14
	上部	9.63	45.80	上部	4.58	35.42
	中部	10.29	43.56	中部	3.47	32.21
	基部	8.032	31.44	基部	4.80	35.13
8月10日	尖部	14.10	51.68	尖部	4.52	53.46
	上部	9.86	51.10	上部	4.41	44.32
	中部	7.47	48.22	中部	3.92	45.12
	基部	6.18	50.61	基部	3.99	44.77
9月18日	尖部	12.47	42.30	尖部	3.27	34.28
	上部	9.25	45.25	上部	3.19	38.49
	中部	7.31	41.27	中部	3.02	39.45
	基部	7.57	39.45	基部	3.17	31.43
10月7日	尖部	4.62	65.98	尖部	2.74	41.80
	上部	6.82	61.44	上部	4.54	45.33
	中部	5.11	42.68	中部	3.73	52.73
	基部	4.41	44.78	基部	2.95	57.02

同一产地的黄花蒿植株在同一天的不同时间，其青蒿素含量也表现出一定的变化规律。以南方和北方2个栽培场(福建省厦门市和北京市通州区)生长盛期的黄花蒿植株，在同一天的不同时间取样比较其青蒿素积累规律，结果显示(图 9-91)：中午 12 时及下午 4 时植株中青蒿素处于最高含量状态，显示光照强度可能有利于青蒿素的产生和积累[8]。

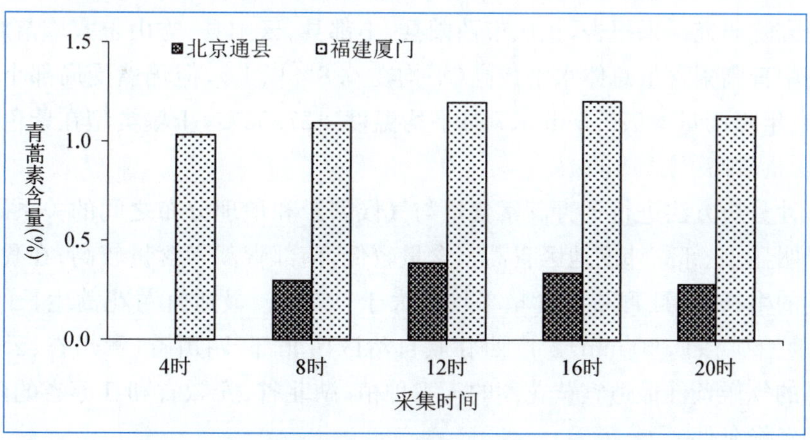

图 9-91　不同采收时间黄花蒿植物中青蒿素含量积累动态

2）黄酮及酚酸类： 青蒿中黄酮和酚酸类在不同采收期含量动态变化规律研究表明，青蒿不同采收期黄酮类和酚酸类化学成分含量呈现规律性变化，即营养期＞初花期＞结实期＞盛花期(图 9-92)。如以黄酮和酚酸类化学成分为指标，青蒿药材最佳采收期应为营养期[9]。

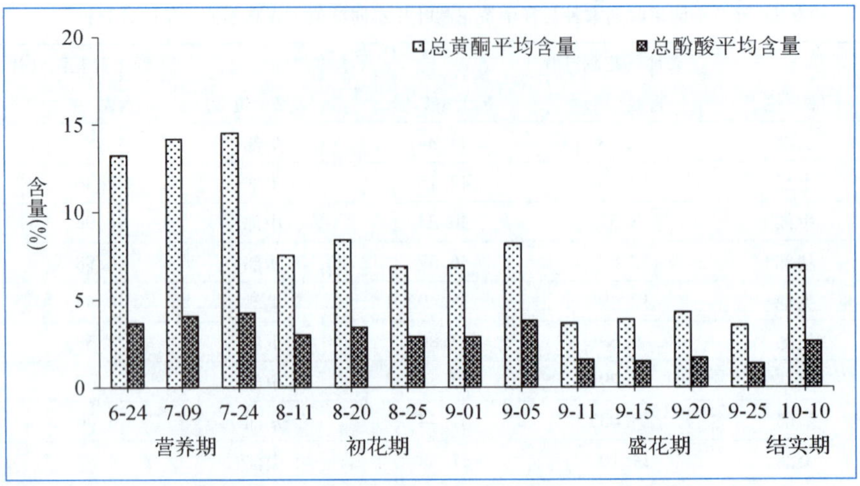

图 9－92　不同采收期黄花蒿植物中总黄酮和总酚酸含量积累动态

3）挥发油类成分：有研究表明，黄花蒿幼苗期的挥发油含量较低，直到花果期时挥发油含量迅速增加，8 月明显上升，9～10 月挥发油含量达到高峰期(0.78%)[10]。

(2) 不同产地的资源化学评价：黄花蒿系世界广布植物，在我国从海拔 50 m 的沿海地带至海拔 3 650 m 的青藏高原均有分布，具有多种生态型。研究显示，不同产地的黄花蒿中青蒿素含量差异极大，可达到数十倍以上，且世界上绝大多数地区的黄花蒿中青蒿素含量均较低(不足 1‰)，仅我国重庆市、广西壮族自治区、湖南省、广东省、海南省及越南部分地区的青蒿素含量较高，且目前尚未在黄花蒿以外的植物中发现有青蒿素存在，使得青蒿素的天然资源相对匮乏[11]。对华中地区中亚热带常绿阔叶林北部亚地区山峡武陵山地所属的渝东南、鄂西、湘西、黔东北、江苏省南京市及北京市等地黄花蒿的生态环境调查及青蒿素含量测定结果表明，武陵山地及其周边地区的黄花蒿中青蒿素的含量普遍较高，平均 4.85‰～8.85‰，平均含量以重庆市酉阳县地区最高，说明该区域的生态环境对黄花蒿中青蒿素的生物合成与转化有利[10]。广西壮族自治区植物研究所对该省 40 余个县的调查发现，该省青蒿素的含量与地理分布关系不明显，但与其生境密切相关，生长于石质山地上的黄花蒿类型青蒿素含量高达 0.87%～1.03%，而生长于平地、土坡、路边的黄花蒿的青蒿素含量仅为 0.68%～0.86%[12]。

重庆市中药研究院研究结果报告，重庆市酉阳县、丰都县、云阳县、秀山土家族苗族自治县等沿武陵山地带所产黄花蒿中青蒿素含量总体水平最高(平均在 0.8%以上)，但仍然受局部小环境的影响，在含量上存在着差异，在年降雨量＞970.5 mm、7 月平均温度＞27.55℃，土壤类型在紫色土、黄红壤和黄壤的条件下，青蒿素含量较高[13]。

有研究应用统计分析方法进行了青蒿素含量与气候因子和地理分布之间的关系研究，结果表明，青蒿素含量纬向变异明显，北部高纬度地区青蒿素含量较低，南部青蒿素含量较高；在我国，亚热带湿润气候区最适宜黄花蒿的生长，而且青蒿素含量平均值大于 0.5%。最适宜黄花蒿生长的气候条件为温度(13～29℃)、降雨量 (600～1 300 mm)。广西壮族自治区西北部，四川省、贵州省、云南省东部，重庆市南部和湖南省西部的气候条件最适宜黄花蒿的人工种植；湖北省、安徽省和江苏省的南部地区也有适宜黄花蒿人工种植的气候条件[14]。

(3) 不同品种的资源化学评价：黄花蒿根据其茎秆的色泽通常分为“白杆”“黄绿杆”“紫杆”及“绿杆”等几种类型，依据其生育期长短通常分为早熟型(≤230 d)、中熟型(230～255 d)和晚熟型(≥255 d)。研究显示，青蒿素含量依据茎秆颜色由高至低依次为白杆型(9.68‰)＞黄绿杆型(9.16‰)＞紫杆型(8.78‰)＞绿杆型(8.20‰)；依据生育期长短由高至低依次为中熟型(8.24‰)与晚熟型(7.96‰)青蒿素含量相对较高，两者间无显著差异，早熟型(6.57‰)青蒿素含量相对较低[15]。

(4) 不同部位的资源化学评价：黄花蒿同一植株的不同器官中青蒿素含量差异较大。比较现蕾期黄花蒿同一单株的上叶片、花蕾、嫩枝、成熟枝条中青蒿素含量结果显示，以叶片的含量最高，为0.573%，花蕾和嫩枝分别为0.520%和0.290%，成熟枝条为0.183%，而在植株及枝条最下端的枯叶中则仅含痕量青蒿素，已无药用价值[15]。

在黄花蒿植株及分枝不同部位的叶片中，青蒿素含量均呈下部、中部、上部依次递增的规律。植株上部叶片青蒿素含量最高平均值为0.686%；比中部含量高约43.22%。比下部含量高约52.44%；枝条上部叶片青蒿素含量最高平均值为0.729%；比中部含量高44.07%，比下部含量高107.10%，差异显著[8]。综上可知，黄花蒿的采集部位以植株及枝条上部的叶片为宜。

2. 药材产地加工过程资源性成分的分析评价

(1) 采后晾晒时间对黄花蒿中青蒿素转化的影响：黄花蒿采后采取立式常温阴晾处理后，再日晒1～2 d至干，比较不同阴晾时间对黄花蒿叶片中青蒿素含量的影响。结果显示：阴晾0～4 d，青蒿素含量呈上升趋势，阴晾4 d、5 d其含量最高，较传统加工方法不经阴晾直接日晒至干样品青蒿素含量提高29.24%，之后逐渐下降，阴晾7d处理的青蒿素含量低于不经阴晾直接日晒至干的传统加工方法样品[16]。

(2) 干燥温度对黄花蒿中青蒿素转化的影响：加工干燥温度的高低直接影响黄花蒿中青蒿素的含量。研究显示：随着干燥温度的升高青蒿素含量逐渐下降，40℃干燥时含量较高，达1.07%，50℃ 0.82%，60℃ 0.62%，70℃时最低，仅为0.52%，而直接阴干样品其青蒿素含量为0.88%。也有研究显示：自然晒干青蒿样品青蒿素含量较高，比阴干样品高23.76%，比60℃烘干样品高101.7%，两者研究结果较为一致[16]。

四、资源利用效率提升研究

1. 药材深加工与产品开发　黄花蒿植物中含有的青蒿素具有较强的防治疟疾作用，为目前用于疟疾治疗的主要药物之一。目前从黄花蒿植物中提取青蒿素的主要方法为有机溶剂浸提法和超临界萃取法。其中，有机溶剂浸提法是目前工业大规模提取青蒿素常用方法。用于青蒿素提取的有机溶剂主要有醇类(甲醇、乙醇等)、醚类(乙醚等)、烃类(正己烷、环己烷、二氯甲烷、氯仿、石油醚、溶剂汽油等)和酮类(丙酮等)；提取方式主要有加热搅拌提取、微波辅助提取、超声波辅助提取、索氏提取等。提取液经浓缩、柱层析、结晶可得青蒿素纯品。

黄花蒿植物中尚含有黄酮类物质，经水或/和醇提取，提取液过滤浓缩，浓缩物经大孔树脂分离或有机溶剂萃取分离，洗脱液或萃取液浓缩，干燥得青蒿总黄酮，可用于制备治疗和预防肿瘤、高血压病、动脉硬化、艾滋病、流行性感冒、疱疹、肝炎及致病性微生物所引起的炎性反应的药物等健康产品[17]。

此外，黄花蒿植物中富含挥发油类物质，经提取后可制成软胶囊、滴丸、外用搽剂、喷剂等，具有祛咳、平喘，预防艾滋病、流行性感冒、疱疹、肝炎及致病性微生物所引起的炎性反应等疾病[18,19]。其也可用于沐浴用品，具有清洁皮肤、抑制细菌生长等作用[20]。

2. 资源性化学成分利用效率提升研究　有专利报道，采用生物复合酶法从青蒿中提取青蒿素，较传统工艺可使青蒿素提取率提高10%左右，且工艺简单、节约溶剂。其具体工艺为在青蒿叶面喷洒青蒿重量0.1%～0.3%的生物复合酶(主要为纤维素酶、脂肪酶、果胶酶中两种或两种以上的组合物)，堆积在温度45±2℃的暗室内，上面覆盖一层塑料薄膜使之发酵1～2 d，使青蒿叶中的细胞壁、纤维组织及植物蜡油被酶分解后，取出青蒿叶片晾干或烘干，再依次用石油醚、汽油、正己烷或乙酸乙酯等有机溶剂提取，浓缩结晶，乙醇重结晶、干燥从而得到高纯度青蒿素[21]。也有专利报道，在上述复合酶处理的基础上，复合渗流提取、柱层析、重结晶的方式，可使青蒿素提取率进一步提高3%～5%[22]。

此外，尚有专利报道了一种从新鲜黄花蒿中提取青蒿素的方法，避免了黄花蒿在干燥和储藏过程的降解，提高了青蒿素的收率，且工艺简单，便于工业化生产。其具体方法为：取新鲜黄花蒿，以 3～6 倍重量比的丙酮，冷浸或渗漉提取，提取液回收溶剂后以乙醇复溶，活性炭脱色，脱色液回收溶剂后加入石油醚或汽油作为溶媒回流提取或萃取提取，提取液减压回收溶剂后得青蒿素粗品，乙酸乙酯和石油醚的混合液重结晶得到纯度为 98.7%青蒿素纯品，其提取回收率达 84.9%[23]。

3. 产业加工过程产生的废弃物资源化利用研究

(1) 黄花蒿根的资源化利用：黄花蒿分布范围广，种植面积大，但各种植基地仅用黄花蒿的叶或地上部分提取青蒿素，根部被废弃，造成了资源浪费。研究显示，黄花蒿根含有多种化学成分，其中挥发油含量可达 0.30%，总黄酮 0.29%，山柰素 0.164 3 mg/g，总香豆素 0.28%，东莨菪内酯 0.370 3 mg/g[24]。以抑瘤率为指标对黄花蒿根中所含的化学物质进行了抗肿瘤药效学研究及抗肿瘤有效部位筛选，并采用免疫组化方法，初步探索了青蒿根对肿瘤血管影响的抗肿瘤作用机制。实验结果表明：黄花蒿根醇提物及其萃取后剩余部位(水部位)低剂量组对移植性小鼠 S180 肉瘤有明显的抑制作用，抑瘤率分别为 40.44%、35.59%，抑瘤效果优于黄花蒿地上部分醇提物和青蒿琥酯，对荷瘤小鼠的胸腺和脾脏影响均不明显，并且两者均能够延长荷瘤小鼠的生存时间；同时，还提示了黄花蒿根的抗肿瘤作用机制可能与下调血管生成相关因子 VEGF 的表达从而抑制肿瘤血管新生有关。由此可见，黄花蒿根具有开发研制出抗癌新药值得进行深入研究和开发利用的潜在价值[24]。

(2) 黄花蒿茎秆的资源化利用：因黄花蒿中青蒿素主要分布于叶片中，且同一植株叶片由下至上青蒿素含量呈现递增趋势[8]，提取青蒿素多以黄花蒿叶片为主，同时每年约产生 30 万～40 万 t 青蒿秸秆被废弃。研究显示，黄花蒿茎秆含粗蛋白 10.8%、粗脂肪 5.6%、粗纤维 26.1%、钙 1.1%、磷0.3%，营养可与豆科牧草相媲美，可用于畜禽饲料开发，或通过物理转化加以有效利用。

黄花蒿茎皮含全纤维素 45.83%，可用于造纸，或经压制制备人造纤维板。有专利报道，以废弃的黄花蒿秸秆主干用于制备具有抑菌、防蚊、清热解毒保健作用功能板材，可用于制作地板、家具和建材等。同时，利用青蒿侧枝和剩余物利用热解炭化获得生物质碳，可改善土壤性质，减少碳排放。其制备流程为将当年收获的黄花蒿秸秆收集在一起，统一去除侧枝，主干浸黏合剂后晾干，纵向排叠重组集成，放入模具中高温高压定型(热压温度为 150℃，热压压力为 5 MPa，热压时间为每 mm 厚的集成黏合后的青蒿秸秆主干热压 2 min)，冷却固化后切割成板材，即制得具有保健功能的板材；将黄花蒿秸秆的侧枝和剩余物收集在一起，集中粉碎成 5 cm 大小，填充于炭化炉中，填充密度为 900 g/L，120℃保温 10 h 使物料干燥，250℃保温 20 h 使物料预碳化，然后升温至 500℃热解炭化 35 h；再在 650℃保温 30 h 完成生物质碳精炼，最后降温到 55℃时出料，破碎至粒径为 2～6 mm，即得生物质碳[25]。

(3) 黄花蒿种子的资源化利用：黄花蒿种子含油量 28.75%，可用于制造肥皂及机械润滑油。黄花蒿籽油中花生二烯酸、二十二碳多烯酸、二十四碳多烯酸 3 种不饱和脂肪酸总含量约为 30.25%，可作为保健食用油进行开发。此外，黄花蒿籽油中含有的棕榈酸、硬脂酸、山嵛酸等饱和脂肪酸均可作为工业上生产润滑剂、软化剂、防水剂、脱模剂、擦亮剂的工业原料。高纯度棕榈酸在医药工业上可用作制药赋形剂、乳化剂等，可合成无味合霉素、棕榈氯霉素等；山嵛酸在医药上可用作杀真菌剂；硬脂酸对胆固醇有一定的下降效果；月桂酸在工业上用于制肥皂[26]。

(4) 青蒿药渣的资源化利用：研究显示，提取青蒿素后的青蒿废渣尚含有一定量的挥发油类化学成分，每 100 g 干植物得油量为 0.43 mL，提取总量约为黄花蒿挥发油总量的 69%；其化学组成与原植物挥发油化学组成相似，以水蒸气蒸馏法制备所得的青蒿药渣挥发油具有特异香味，对大肠埃希菌及金黄色葡萄球菌均具有抑菌活性，可作为香精，添加于化妆品等日化用品中，如开发青蒿洗发香波、青蒿香皂等产品[27]。

提取青蒿素后的青蒿废渣尚残留一定量的青蒿素，以及青蒿酸、绿原酸、香豆素、蒿酮、豆甾醇等资源性物质，以生产青蒿素过程废弃的青蒿废渣为原料，经硅胶分散、粉碎、有机溶剂浸提、浓缩干燥所得提取物对多种果蔬采后微生物病害的病原菌具有抑制作用，尤其是对柑橘青绿霉菌、香蕉和芒果炭疽病、荔枝霜疫霉病、葡萄灰霉病等水果的采后病菌具有明显的离体抑菌效果，而且在活体条件下，能防治柑橘、荔枝、香蕉、葡萄等水果的采后病害，对果蔬的无害保鲜具有良好的作用，可作为植物源抑菌剂或果蔬保鲜剂使用[28]。此外，青蒿废渣的丙酮提取物可不同程度的抑制小麦纹枯病菌、柑橘绿霉病菌、玉米小斑病菌的生长，有望开发为生物农药[29]。也有专利报道以提取青蒿素的残渣为原料，采用有机溶剂(包括乙醇、石油醚、乙酸乙酯、甲醇)加热连续回流提取，合并抽提液，在真空浓缩器下浓缩至干，收集固形物，经干燥粉碎后所得提取物，可用于动物饲料添加剂[30]。

此外，有报道德国科学家以提取青蒿素产生的废料中存在的青蒿酸为原料，经光照、加氧等手段，可合成青蒿素，合成过程总共耗时不到 5 min，从植物中提取 1 g 青蒿素所剩的废料可用于合成 10 g 青蒿素[31]。也有报道以酵母菌发酵所产生的青蒿酸为原料，以 P450 酶系合成青蒿素，可大大降低青蒿素生产成本，其转化过程如图 9 - 93[32]所示。

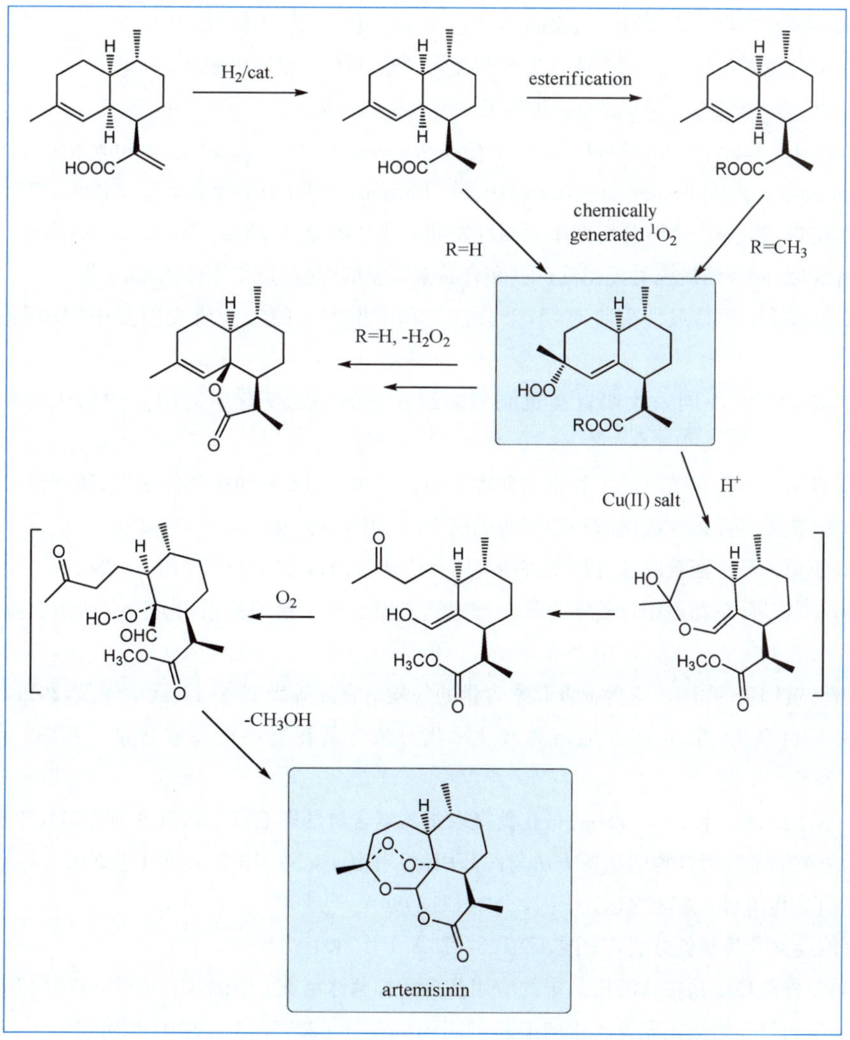

图 9 - 93　以青蒿酸为底物生物合成青蒿素的转化途径[32]

(5) 青蒿素原料残膏的资源化利用：从黄花蒿中提取分离青蒿素的方法较多，其中溶剂汽油提取—浓缩—结晶法因操作简便、成本低廉，是目前多数厂家采用的方法，析晶分离青蒿素后的母液多被弃去。研究显示：析晶分离青蒿素后的母液经浓缩所得的残膏，仍含有大约1%的青蒿素。有报道以该残膏经萃取—析晶法可制备青蒿素，其工艺流程为：取提取青蒿素后所得的母液残膏，加9倍量(V/W)的85%乙醇溶解分散，过滤，滤液用同体积石油醚萃取2次，石油醚层回收溶剂后弃去；经石油醚萃取后的乙醇层减压浓缩至含醇量50%，再用石油醚萃取至乙醇液不显青蒿素斑点(TLC跟踪检测)，合并石油醚萃取液，减压浓缩至有结晶析出，停止浓缩，静置，过滤，即得青蒿素结晶[33]。

此外，以有机溶剂提取青蒿素后的浓缩母液里尚含有丰富的叶绿素、青蒿醇、豆甾醇、香甾醇，以及香豆素类、黄酮类等具有抗菌、抑虫及促进免疫等作用的资源性化学成分，可用于生产浴皂、香波等日用品[34]。以制备青蒿素所得的母液残膏为原料经水蒸气蒸馏法制备的精油中，樟脑含量达36%以上，龙脑达7%，可加工制成具有抗菌、消炎、镇痛等效果的外用药物，亦可制成环境驱虫除臭剂、驱避剂等，从而降低青蒿素生产成本，综合利用资源[35]。

参 考 文 献

[1] 戴小军，刘延庆，梅全喜. 蒿属药用植物药理活性研究进展[J]. 中药材，2005，28(3)：243-246.

[2] 李隆云，钟国跃，吴叶宽，等. 青蒿栽培关键技术[M]. 北京：中国三峡出版社，2006.

[3] 李隆云，舒抒，吴叶宽，等. 优质青蒿产业化生产与经营[M]. 重庆：重庆出版社，2009.

[4] 肖培根. 新编中药志(第三卷)[M]. 北京：化学工业出版社，2002.

[5] Ma CF, Wang HH, Lu X, et al. Analysis of *Artemisia annua* L. volatile oil by comprehensive two dimensional gas chromatography time of fligh mass spectrometry[J]. Journal of Chromatography A, 2007, 1150：50-53.

[6] 何兵，冯文宇，田吉，等. GC-MS分析酉阳青蒿挥发油的化学成分[J]. 华西药学杂志，2008，23(1)：30-31.

[7] 韦霄，李锋，许成琼. 同栽培措施对黄花蒿产量和青蒿素含量的影响[J]. 广西科学院学报，1999，5(3)：132-136.

[8] 钟凤林，陈和荣，陈敏. 青蒿最佳采收时期，采收部位和干燥方式的实验研究[J]. 中国中药杂志，1997，22(7)：405-406.

[9] 张玲，秦绪文，李晋，等. 不同采收期青蒿黄酮和酚酸含量的动态变化研究[J]. 中国医药导报，2013，10(11)：11-13.

[10] 李春红，何兵，冯文宇，等. 青蒿不同生长采收期挥发油含量测定[J]. 泸州医学院学报，2006，29(3)：215.

[11] 钟国跃，周华蓉，凌云，等. 黄花蒿优质种质资源的研究[J]. 中草药，1998，29(4)：264.

[12] 李锋，韦霄，许成琼，等. 广西黄花蒿类型调查研究[J]. 广西植物，1997，17(3)：231-234.

[13] 彭锐，王远会，马鹏，等. 黄花蒿中青蒿素含量与产地气象因子及土壤的关系研究[J]. 西南农业学报，2010，23(2)：519-522.

[14] 张小波，郭兰萍，黄璐琦. 我国黄花蒿中青蒿素含量的气候适宜性等级划分[J]. 药学学报，2011，46(4)：472-478.

[15] 韦树根，马小军，付金娥，等. 不同产地与类型及采收方法对黄花蒿中青蒿素含量的影响[J]. 广西植物，2009，29(6)：853-856.

[16] 冯世鑫，马小军，闫志刚，等. 加工方法对黄花蒿提取青蒿素含量的影响[J]. 广西植物，2009，29(6)：857-859.

[17] 薛永新. 青蒿总黄酮及其组合物的制备方法与医药用途：中国，CN101313927A[P]. 2008-12-03.

[18] 薛永新. 青蒿油及其制剂的医药用途：中国，CN101313928A[P]. 2007-06-01.

[19] 曲韵智. 青蒿油滴丸及其制备方法：中国，CN1634475A[P]. 2004-11-26.

[20] 谷文祥，邓思娟. 青蒿提取物在沐浴用品中的应用及青蒿抑菌沐浴露：中国，CN101461770A[P]. 2009-01-06.

[21] 肖文中，黄凯. 生物复合酶法提取青蒿素的工艺：中国，CN101962386A[P]. 2010-10-15.

[22] 肖文中，胡亮亮. 一种生物酶—渗流法提取青蒿素的工艺：中国，CN103073561A[P]. 2013-02-07.

[23] 杨大坚,陈新滋,吕爱平,等. 一种从鲜活黄花蒿中提取青蒿素的方法：中国,CN103509034A[P]. 2013-09-29.
[24] 王佳黎. 青蒿根的生药学研究[D]. 成都：成都中医药大学,2008.
[25] 唐克轩,王玉亮,孙小芬,等. 青蒿秸秆的综合利用方法：中国,CN102717413A[P]. 2012-06-27.
[26] 盛晓甘,吴建,刘涵,等. 黄花蒿脂肪酸的成分研究[J]. 草原与草坪,2004(4)：68-70.
[27] 张晓蓉,彭光花,陈功锡,等. 黄花蒿残渣挥发油化学成分及其抑菌活性分析[J]. 中草药,2011,42(12)：2418-2421.
[28] 张昭其,汪跃华,庞学群,等. 一种青蒿提取物和制备方法及应用：中国，CN101773238A[P]. 2010-07-14.
[29] 何军. SA 与 ABA 调节青蒿素的生物合成及青蒿副产物的综合利用[D]. 重庆：西南大学,2004.
[30] 柏大全. 青蒿提取物和青蒿提取副产物作为饲料添加剂的用途：中国，CN102232473A[P]. 2011-11-09.
[31] 郭洋. 德国开发出青蒿素生产新方法——利用青蒿素提取后剩余的废料化学合成青蒿素[N]. 科技日报,2012-01-19.
[32] Paddon CJ，Westfall PJ，Ppitera DJ，et al. High-level semi-synthetic production of the potent antimalarial artemisinin[J]. Nature，2013,496(7446)：528-532.
[33] 王丽,胡晓斌,黄静,等. 从青蒿素的残膏中再提青蒿素的方法[J]. 华西药学杂志,2007,22(2)：136-137.
[34] 王三根,梁颖. 中药青蒿的生态生理及其综合利用[J]. 中国野生植物资源,2003,22(4)：47-50.
[35] 谢家敏,杜玫. 青蒿素母液精油化学成分研究[J]. 云南大学学报,1991,13(3)：20-22.

（钟国跃　郭　盛　朱振华　王振中）

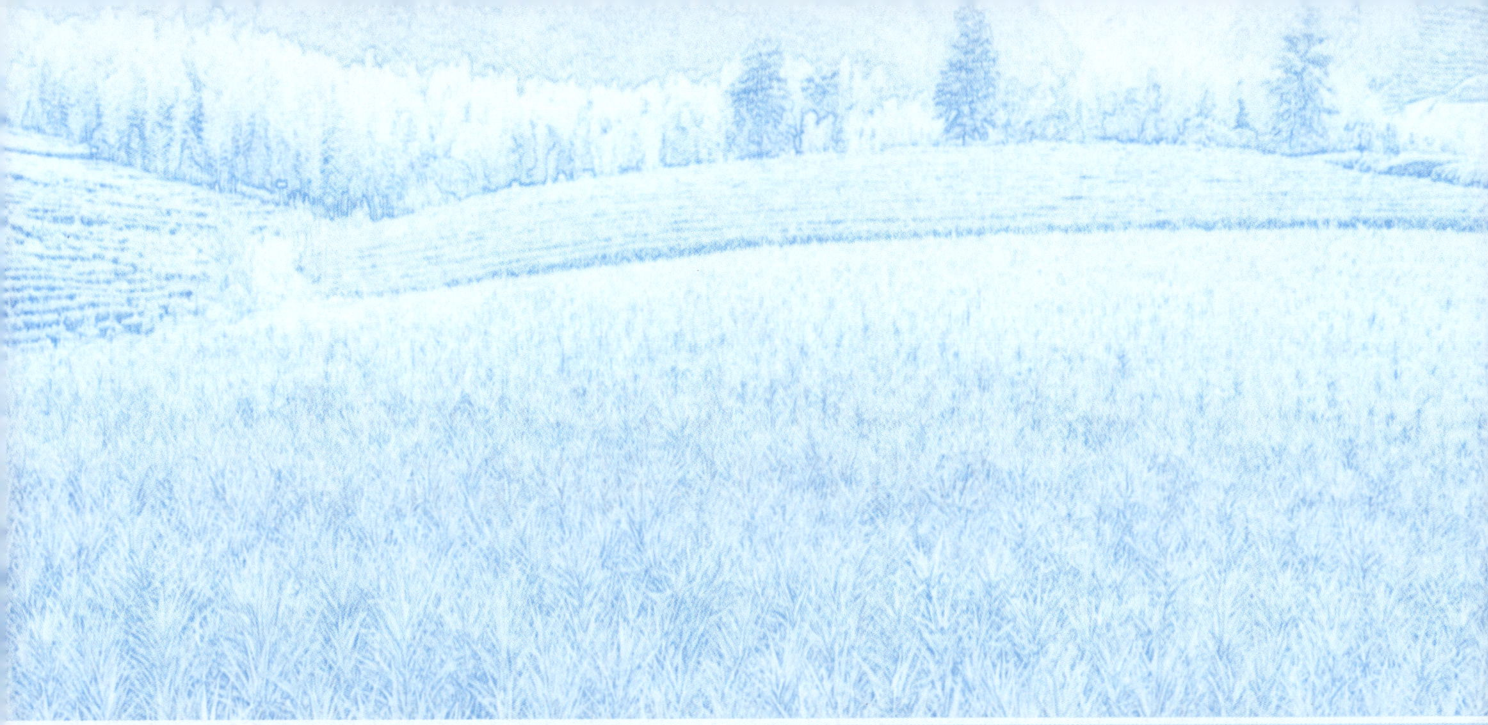

第十章
甾体类资源化学

甾体类化学成分的生源合成途径与三萜类同源，均是由角鲨烯为前体形成羊毛甾醇，并逐步脱去3个甲基生成胆固醇，由此衍生构成一大类具有独特化学结构和广泛生理活性的资源性产物。该类天然产物通常有27～30个碳组成四环型的环戊烷骈多氢菲母核，通过环体系和侧链变化构成式样丰富的甾醇类、甾苷类、昆虫变态激素类等。

甾体类天然产物广泛存在于动物、植物及微生物界，常与脂肪酸结合成酯分布于动物体内，或以糖苷类的形式存在于植物类群中。该类资源性化学成分较为集中分布在萝藦科、夹竹桃科、葫芦科、茄科、百合科、紫金牛科、荨麻科、锦葵科、苋科、菊科等高等药用植物类群中，以及海洋生物资源、担子菌纲类、麦角菌及酵母菌类等生物类群中。常在强心、抗肿瘤、抗炎、镇痛、激素调节、促进生长等方面表现出良好的生物活性和资源产业化前景。

第一节
甾体类资源性化学成分的分布、结构类型与利用价值

天然甾体类资源性化学成分较多存在于动物资源中，在高等植物类群中分布也较广，如萝藦科(Asclepiadaceae)、夹竹桃科(Apocynaceae)、葫芦科(Cucurbitaceae)、紫金牛科(Myrsinaceae)、百合科(Liliaceae)、茄科(Solanaceae)、苋科(Amaranthaceae)等类群分布较为集中，类型丰富。近年从菌类植物中亦发现多种天然甾体类化学成分。

甾体类(steroids)化学成分的结构中都具有环戊烷骈多氢菲的甾体母核，包括植物甾醇、胆汁酸、C_{21}甾类、昆虫变态激素、强心苷、甾体皂苷、甾体生物碱、蟾毒配基等。各类甾体成分 C_{17} 位均有侧链。根据侧链结构不同，又分为多种类型，主要类型见表 10－1。

表 10－1　天然甾体类化学成分的主要种类及结构特点

名　　称	A/B	B/C	C/D	C_{17}-取代基
植物甾醇	顺、反	反	反	8～10 个碳的脂肪烃
胆汁酸	顺	反	反	戊酸
C_{21}甾醇	反	反	顺	C_2H_5
昆虫变态激素	顺	反	反	8～10 个碳的脂肪烃
强心苷	顺、反	反	顺	不饱和内酯环
蟾毒配基	顺、反	反	反	六元不饱和内酯环
甾体皂苷	顺、反	反	反	含氧螺杂环
甾体生物碱				

鹿茸中含有的雌甾烷类(estranes)化学成分雌二醇(estradiol)含量可达 10 ng/g，可能为鹿茸用于治疗不孕症的活性成分。哈士蟆、紫河车等也含有雌酮(estrone)、雌二醇、雌三醇(estriol)等雌甾烷类化学成分。有报道源于植物果实的杏仁中也含有雌酮和雌二醇。

麝香中除麝香酮类化学成分外，雄甾烷类(androstanes)也是其主要的活性成分，主要有 3α，17α－二羟基－5β－雄甾烷、3β，17α－二羟基－5α－雄甾烷、3α－羟基－5β－雄甾－17－酮、3α－羟基－雄甾－4－烯－17－酮等，含量为 0.1%～1%。其他一些动物雄性器官如狗鞭、牛鞭、羊外肾等均含有雄甾烷类化学成分。药用植物资源苋科植物牛膝(*Achyranthes bidentata*)、菊科植物漏芦(*Stemmacantha uniflora*)中含有的二氢紫金牛甾酮(dihydrorubrosterone)是紫金牛甾酮(rubrosterone)的羰基还原产物，后者是植物内蜕皮甾体(ecdysteroid)的代谢产物。萝藦科植物耳叶牛皮消(*Cynanchum auriculatum*)、隔山牛皮消(*C. wilfordii*)、萝藦(*Metaplexis japonica*)，红柳(*Periploca sepium*)、海枫藤(*Marsdenisa officinalis*)、白前(*C. glaucescens*)、徐长卿(*C. paniculatum*)、紫花合掌消(*C. amplexicaule* var. *castaneum*)，夹竹桃科植物苦绳(*Dregea sinensis*)、南山藤(*D. volubilis*)等植物均含有众多孕甾烷类

(pregnanes)化学成分。从爵床科植物马蓝(*Strobilanthes cusia*)中得到的白前苷元 C 和直立白薇皂苷A,有较高的生物活性。

胆酸烷类(cholanes)成分主要来自于各种动物的胆汁,因生物种类不同而存在着化学组成的差异。

胆固醇(cholest－5－enol)又称胆甾醇,属于胆甾烷(cholestanes)类甾体化学成分,广泛存在于动物体内,是动物组织细胞不可缺少的重要物质,它不仅参与形成细胞膜,而且是合成胆汁酸、维生素 D 以及甾体激素的原料。现代研究发现,在桫椤(*Alsophila spinulosa*)和乌毛蕨(*Blechnum orientale*)的根茎,山药(*Dioscorea opposita*)、绞股蓝(*Gynostemma pentaphyllum*),以及百合科知母(*Anemarrhena asphodeloides*)中也存在具有胆甾烷骨架的次生代谢产物。

麦角甾醇(ergosterol)是重要的麦角甾烷类(ergostanes)资源性物质,存在于麦角和酵母中。灵芝(*Ganoderma lucidum*)中麦角甾醇含量高达 0.3%。睡茄内酯(withanolide)类甾体具有广谱的生物活性,特别是在抗菌、抗炎、细胞毒、细胞免疫和抗肿瘤等方面尤为突出。这类资源性化学成分较集中地存在于茄科睡茄属(*Withania*)、酸浆属(*Physalis*)、曼陀罗属(*Datura*)、枸杞属(*Lycium*)等药用资源植物中。

豆甾烷类(stigmastanes)资源性化学成分中具有代表性的豆甾醇(stigmasterol)在植物界局限分布,其结构类似物 β-谷甾醇(β-sitosterol)也广泛存在于植物细胞中。珊瑚甾烷类(gorgostanes)甾体化学成分主要存在于海洋生物中。

螺甾烷类(spirostanes)资源性化学成分的典型代表薯蓣皂苷元(diosgenin)主要集中分布于薯蓣科薯蓣属(*Dioscorea*)多种资源植物中。百合科植物知母(*Anemarrhena asphodeloides*)、百合(*Lilium brownii* var. *viridulum*)、麦冬(*Ophiopogon japonicus*)、蒺藜科植物蒺藜(*Tribulus terrester*)等也含有该类型成分。百合科植物天门冬(*Asparagus cochinchinensis*)、菝葜(*Smilax china*)、薤白(*Allium macrostemon*)等还含有呋甾烷类甾体皂苷产物。

强心苷类(cardenolides)资源性化学成分中最具代表性的洋地黄类药物来自于玄参科(Scrophulariaceae)植物毛花洋地黄(*Digitalis lanata*)和紫花洋地黄(*D. purpurea*),百合科植物铃兰(*Convallaria majalis*)、万年青(*Rohdea japonica*),夹竹桃科(Apocynaceae)植物黄花夹竹桃(*Thevetia peruviana*)、羊角拗(*Strophanthus divaricatus*)等药用生物类群也富含强心苷类甾体化学物质。

蟾毒配基类(bufanolides)资源性化学成分除存在于蟾蜍类两栖动物的耳后腺和皮肤腺分泌物外,在景天科植物落地生根(*Bryophyllum pinnatum*)、百合科植物绵枣儿(*Scilla scilloides*)中也有分布。

一、强心苷类资源性化学成分

强心苷类(cardiac glycosides)是中药资源植物中存在的一类对心脏有显著生理活性的甾体苷类化学成分,是由强心苷元(cardiac aglycones)与糖缩合的一类糖苷类物质。该类成分能加强心肌收缩性,减慢窦性频率,影响心肌电生理特性。临床上主要用于治疗慢性心功能不全,以及一些心律失常如心房颤动、心房扑动、阵发性室上性心动过速等心脏疾患。

强心苷类资源性物质主要存在于植物体的叶、花、种子、鳞茎、树皮和木质部等不同部位。在同一植物体中往往含有几个或几十个结构类似、理化性质相近的同系物及其糖苷,同时还伴生有相应的水解酶存在。主要分布于玄参科(Scrophulariaceae)、夹竹桃科(Apocynaceae)、百合科(Liliaceae)、萝藦科(Asclepiadaceae)、十字花科(Cruciferae)、毛茛科(Ranunculaceae)、卫矛科(Celastraceae)、桑科(Moraceae)等 10 余科的百余种植物中。常见的有毛花洋地黄(*Digitalis lanata*)、紫花洋地黄

(*Digitalis purpurea*)、黄花夹竹桃(*Thevetia peruviana*)、毒毛旋花子(*Strophanthus kombe*)、铃兰(*Convallaria majalis*)、海葱(*Scilla maritime*)、羊角拗(*Strophanthus divaricatus*)等植物类群，迄今已发现的强心苷元140余种，形成的苷类化学成分有近600种[1~3]。

强心苷类物质由强心苷元与糖缩合而成。天然存在的强心苷元是C_{17}侧链为不饱和内酯环的甾体化学成分。其结构特点：甾体母核A、甾体母核B、甾体母核C、甾体母核D四个环的稠合方式为A/B环有顺、反两种形式，但多为顺式；B/C环均为反式；C/D环多为顺式。C_{10}、C_{13}、C_{17}的取代基均为β型。C_{10}为甲基或醛基、羟甲基、羧基等含氧基团，C_{13}为甲基取代，C_{17}为不饱和内酯环取代。C_3、C_{14}位有羟基取代，C_3羟基多数是β构型，少数是α构型，强心苷中的糖均是与C_3羟基缩合形成苷。C_{14}羟基为β构型。母核其他位置也可能有羟基取代，一般位于1β、2α、5β、11α、11β、12α、12β、15β、16β，其中16β-OH有时与小分子有机酸，如甲酸、乙酸等以酯的形式存在。在C_{11}、C_{12}和C_{19}位可能出现羰基。有的母核含有双键，双键常在C_4、C_5位或C_5、C_6位。

根据C_{17}不饱和内酯环的不同，强心苷元可分为两类：① C_{17}侧链为五元不饱和内酯环($\Delta\alpha\beta$-γ-内酯)，称强心甾烯类(cardenolides)，即甲型强心苷元。在已知的强心苷元中，大多数属于此类。② C_{17}侧链为六元不饱和内酯环($\Delta\alpha\beta,\gamma\delta$-$\delta$-内酯)，称海葱甾二烯类(scillanolides)或蟾蜍甾二烯类(bufanolides)，即乙型强心苷元。自然界中仅少数苷元属此类，如中药蟾酥中含有的强心成分蟾毒配基类。

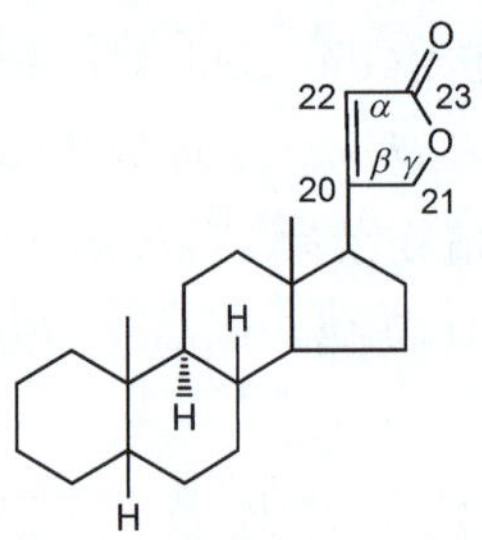

强心甾烯

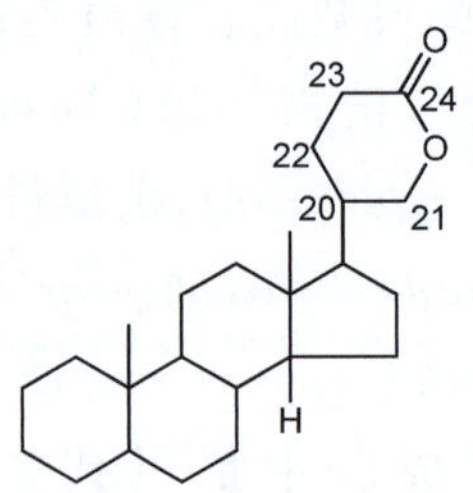

海葱甾

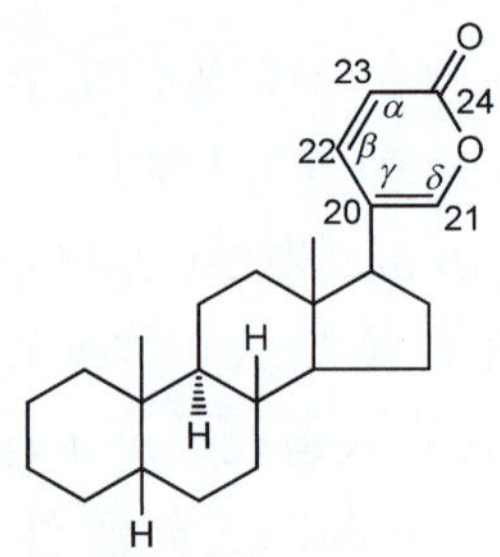

海葱甾二烯(蟾蜍甾二烯)

具有显著活性的一些强心苷元有洋地黄毒苷元(digitoxigenin)、3-表洋地黄毒苷元(3-epidigitoxigenin)、乌沙苷元(uzarigenin)、夹竹桃苷元(oleandrigenin)、绿海葱苷元(scilliglaucosidin)、蟾毒它灵(bufotalin)等。

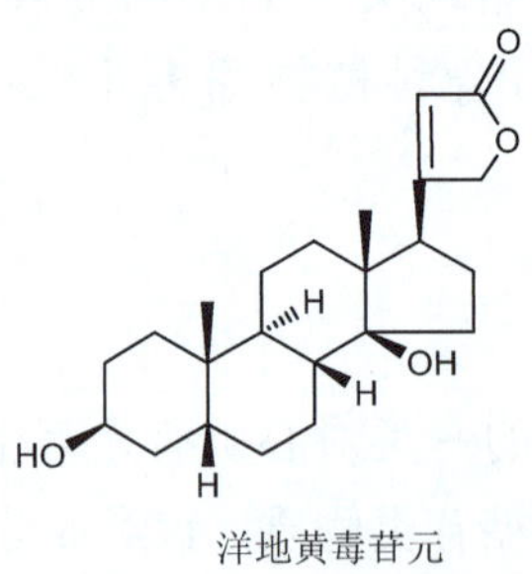

洋地黄毒苷元

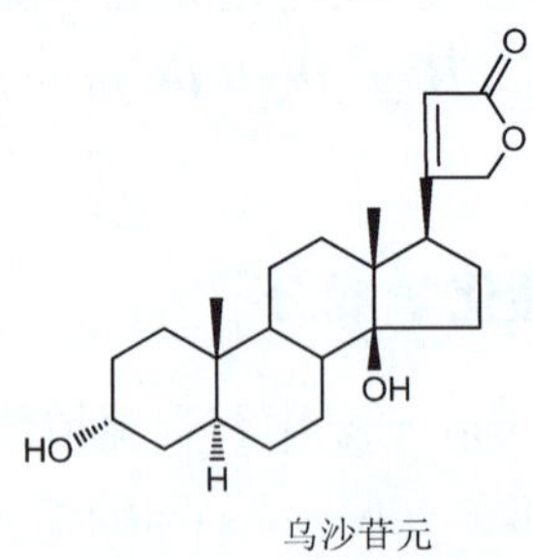

乌沙苷元

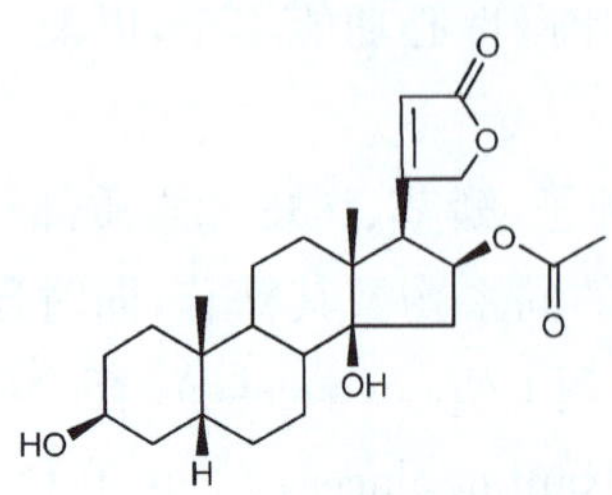

夹竹桃苷元

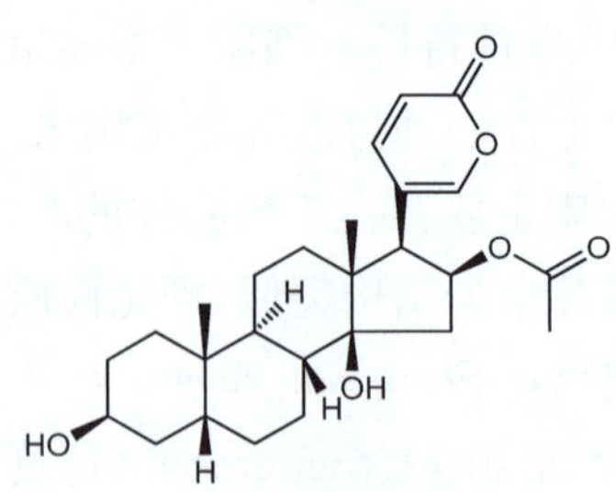

蟾毒它灵

按甾类化学成分的命名，甲型强心苷以强心甾为母核命名，如洋地黄毒苷元的化学名为 3β,14β-二羟基强心甾-20(22)-烯。乙型强心苷元以海葱甾或蟾酥甾为母核命名，绿海葱苷元的化学名为 3β,14β-二羟基-19-醛基海葱甾-4,20,22-三烯。

构成强心苷的糖有 20 余种。根据它们 C_2 位上有无羟基可以分成 α-羟基糖(2-羟基糖)和 α-去氧糖(2-去氧糖)两类。α-去氧糖常见于强心苷类，是区别于其他苷类成分的一个重要特征。

α-羟基糖：除 *D*-葡萄糖、*L*-鼠李糖外，还有 6-去氧糖如 *L*-夫糖(*L*-fucose)、*D*-鸡纳糖(*D*-quinovose)、*D*-弩箭子糖(*D*-antiarose)、*D*-6-去氧阿洛糖(*D*-6-deoxyallose)等；6-去氧糖甲醚如 *L*-黄花夹竹桃糖(*L*-thevetose)、*D*-洋地黄糖(*D*-digitalose)等。

α-去氧糖：有 2,6-二去氧糖，如 *D*-洋地黄毒糖(*D*-digitoxose)等；2,6-二去氧糖甲醚，如 *L*-夹竹桃糖(*L*-oleandrose)、*D*-加拿大麻糖(*D*-cymarose)、*D*-迪吉糖(*D*-diginose)和 *D*-沙门糖(*D*-sarmentose)等。

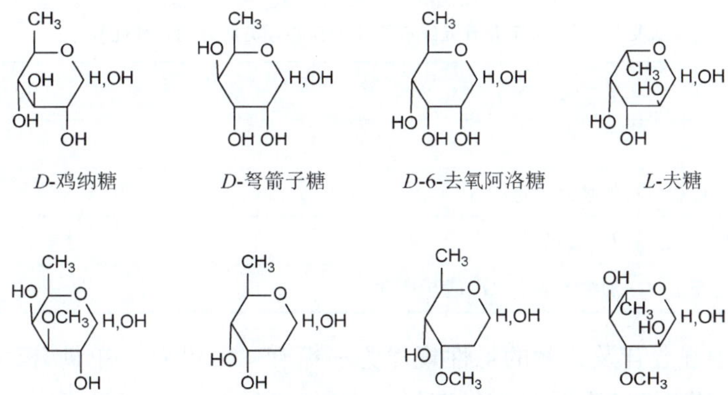

D-鸡纳糖　*D*-弩箭子糖　*D*-6-去氧阿洛糖　*L*-夫糖

D-洋地黄糖　*D*-洋地黄毒糖　*D*-加拿大麻糖　*L*-黄花夹竹桃糖

强心苷中糖部分大多是低聚糖，少数是单糖苷或双糖苷。通常按糖的种类以及和苷元的连接方式，可分为以下三种类型：Ⅰ型：苷元-(2,6-去氧糖)$_x$-(*D*-葡萄糖)$_y$；Ⅱ型：苷元-(6-去氧糖)$_x$-(*D*-葡萄糖)$_y$；Ⅲ型：苷元-(*D*-葡萄糖)$_y$。

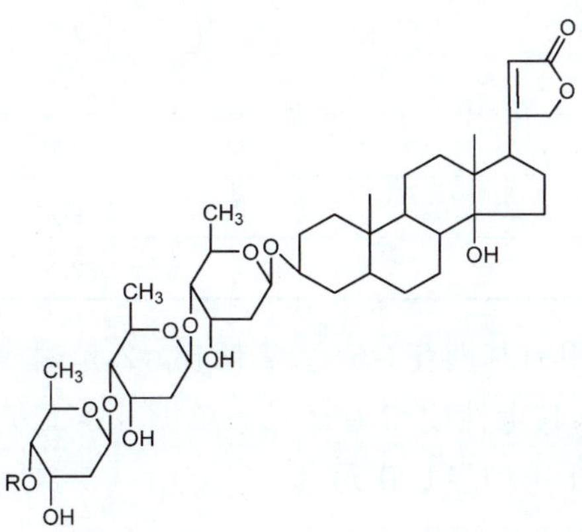

紫花洋地黄苷A　R=β-*D*-葡萄糖

洋地黄毒苷　R=H

强心苷的强心作用取决于苷元部分，主要是甾体母核四个环的稠合方式、立体结构、不饱和内酯环的种类，以及取代基的种类及其构型。糖部分本身不具有强心作用，但可影响其作用的强度以及药物的代谢特征及毒副反应等。

1. 甾体母核　甾体母核的立体结构与强心作用关系密切的是 C/D 环须顺式稠合。一旦这种稠合被破坏，将失去强心作用。若 C_{14} 羟基为 β 构型时即表明 C/D 环顺式稠合，若为 α 构型或脱水形成脱水苷元，则强心作用消失。A/B 环为顺式稠合的甲型强心苷元，必须具 C_3-β羟基，否则无活性。A/B 环为反式稠合的甲型强心苷元，无论 C_3是β-羟基还是α-羟基均有活性。

2. 不饱和内酯环　C_{17}侧链上α、β-不饱和内酯环为β-构型时，有活性；其为α构型时，活性减弱；若α、β不饱和键转化为饱和键，活性大为减弱，但毒性也减弱；若内酯环开裂，活性降低或消失。

3. 取代基　强心苷元甾核中一些基团的改变亦将对生理活性产生影响。如 C_{10}位的角甲基转化为醛基或羟甲基时，其生理活性增强；C_{10}位的角甲基转为羧基或无角甲基，则生理活性明显减弱。此外，母核上引入 5β、11α、12β-羟基，可增强活性，引入 1β、6β、16β-羟基，可降低活性；引入双键 $\Delta^{4(5)}$，活性增强，引入双键 $\Delta^{16(17)}$则活性消失或显著降低。

4. 糖部分　强心苷中的糖部分尽管无直接强心作用，但它们的种类、数目对强心苷的生物活性会产生一定的影响。一般来说，苷元连接糖形成单糖苷后，毒性增加。随着糖数的增多，分子量增大，苷元相对比例减少，又使毒性减弱。如毒毛花苷元组成的 3 种苷的毒性比较，结果见表 10-2。

表 10-2　毒毛花苷元组成的 3 种强心苷类成分的毒性比较

化 学 成 分	LD_{50}（猫，mg/kg）
毒毛花苷元	0.325
加拿大麻苷（毒毛花苷元-D-加拿大麻糖）	0.110
毒毛花苷元-D-加拿大麻糖-D-葡萄糖	0.128
毒毛花苷 K[毒毛花苷元-D-加拿大麻糖-D-(葡萄糖)$_2$]	0.186

由此可知，一般甲型强心苷及苷元的毒性规律为三糖苷＜二糖苷＜单糖苷＞苷元。在甲型强心苷中，同一苷元的单糖苷，其毒性的强弱取决于糖的种类，如洋地黄毒苷元与不同单糖结合的苷的毒性比较，结果见表 10-3。

表 10-3　洋地黄毒苷元与不同单糖结合的苷的毒性比较

化 学 成 分	LD_{50}（猫，mg/kg）
洋地黄毒苷元	0.459
洋地黄毒苷元-D-葡萄糖	0.125
洋地黄毒苷元-D-洋地黄糖	0.200
洋地黄毒苷元-L-鼠李糖	0.278
洋地黄毒苷元-加拿大麻糖	0.288

由此表明，单糖苷的毒性次序为葡萄糖苷＞甲氧基糖苷＞6-去氧糖苷＞2,6-去氧糖苷。

在乙型强心苷及苷元中，苷元的作用大于苷，其毒性规律为苷元＞单糖苷＞二糖苷。比较甲、乙两型强心苷元时发现，通常乙型强心苷元的毒性大于甲型强心苷元。

二、甾醇类资源性化学成分

植物甾醇为甾体母核 C_{17}位侧链是 8～10 个碳原子链状侧链的甾体衍生物。在植物界分布广泛，几乎所有植物中均存在，是植物细胞的重要组分。在植物体中多以游离状态存在，且常与油脂共存于植物种子或花粉中，也有与糖形成苷的形式或高级脂肪酸酯的形式存在。

甾醇类化学成分依其结构特点可分为两类型式：一类是依 C-4 位上有无甲基取代及其取代个数；

另一类是甾体分子结构中含有2个以上含氧官能团者。前者在葫芦科、大戟科、楝科、兰科、紫金牛科、锦葵科、景天科、茄科、十字花科等类群中存在，为普通甾醇类成分，后者结构变化丰富，生物活性多样，分布类群较为广泛(表10-4)。

表10-4　甾醇类资源性化学成分在药用植物资源类群中的分布

类型	结构特点	分布科属种
普通甾醇类	C-3位羟基，C-4位无取代	葫芦科绞股蓝属(*Gynostemma*)、黄瓜属(*Cucumis*)等类群
	C-4位无甲基取代甾醇	绞股蓝(*Gynostemma pentaphyllum*)等
	24-甲基胆甾-7,22-二烯-3-醇(stellasterol)甾醇类	黄瓜(*Cucumis sativus*)种子等
	C-4单甲基取代	景天科植物垂盆草(*Sedum sarmentosum*)新鲜全株等
	环阿屯醇(cycloartenol)等C-4位双取代甲基甾醇	仙人掌科植物 *Cereus gigantus* 肉质茎等
	麦角甾母核的甾醇类	灵芝(*Ganoderma australe*)子实体等
	油菜甾醇、豆甾醇、谷甾醇	大戟科植物狼毒大戟(*Euphorbia fischeriana*)根等
多含氧甾醇类	孕甾烷类成分 sarcogenin	萝藦科肉珊瑚属植物 *Sarcostemma brevistigma* 等
	具甾酮醇结构的 medipolymorphol	豆科植物南苜蓿(*Medicago polymorpha*)全草等
	多羟基甾醇	密花豆(*Spatholobus suberectus*)的干燥藤茎等
	含氧甾醇	楝科植物山椤(*Aglaia roxburghiana*)叶片及果实；椰色木属植物 *Lanisum anamallayanum* 叶子等
	孕甾烷类成分 toosendansterol A、B	川楝(*Melia toosendan*)叶等
	多含氧甾醇	蕨类植物、裸子植物、藻、菌类群等
	3β,7α-二羟豆甾-5-烯(ikshusterol)等甾醇	石松科石松属植物玉柏石松(*Lycopodium obscurum*)全体等
	甾酮	松科松属植物黑松(*Pinus thunbergii*)的花粉；水网藻(*Hydrodictyon reticulatum*)等

β-谷甾醇(β-sitosterol)普遍存在于植物类群的根茎、花、叶、果实、块根及全草中。如存在于白花蛇舌草(*Hedyotis diffusa*)的全草、白芥子(*Sinapis alba*)的种子、半夏(*Pinellia ternata*)的块茎、地黄(*Rehmannia glutinosa*)的块根、球兰(*Hoya carnosa*)的叶中。在蒲黄、桑白皮、罗布麻叶等68种植物的花、种子、皮等部位中植物甾醇的含量较高，其总含量为0.52～32.14 mg/kg不等(表10-5)，均含有β-谷甾醇，且绝大多数样品中含量均较高。含有挥发油类物质和黄酮类物质的样品中植物甾醇的含量较高。

表10-5　富含β-谷甾醇资源性物质的代表性药用生物类群

植物名称	部位	β-谷甾醇(mg/kg)
地黄(*Rehmannia glutinosa*)	根	0.72
桑(*Morus alba*)	皮	13.30
麻黄(*Ephedra sinica*)	全草	5.39
水烛香蒲(*Typha angustifolia*)	花粉	18.12
罗布麻(*Apocynum venetum*)	叶	7.45

甾醇类化学成分甾体母核A/B环有顺式和反式2种稠合方式，B/C环和C/D环均为反式稠合。甾体母核或侧链上多有双键。C_3-OH可与糖成苷或形成脂肪酸酯。游离的植物甾醇都有较好的结晶形状和熔点，易溶于氯仿、乙醚等有机溶剂，难溶于水，其苷能溶于醇中。具有甾体母核的颜色

反应。

由于植物甾醇常与油脂共存，在提取分离时可用皂化法使油脂皂化为可溶于水的钠皂或钾皂，而与不溶于水的不皂化物分离，不皂化物中即含有甾醇类化学成分。

中药资源中常见的植物甾醇有 β-谷甾醇及其葡萄糖苷[胡萝卜苷(daucosterol)]、豆甾醇(stigmasterol)、α-菠甾醇(α-bessisterol)等。此外，在低等植物中存在的如麦角甾醇(ergosterol)，是维生素 D 的前体，经紫外光照射能转化为维生素 D_2。

从景天科植物垂盆草(*Sedum sarmentosum*)新鲜全株中分得的垂盆草甾醇(sarentosterol)为 C-4 单甲基取代类型；从仙人掌科植物 *Cereus gigantus* 肉质茎中分离到环阿屯醇(cycloartenol)等多种C-4 位双取代甲基甾醇化学成分。从灵芝(*Ganoderma australe*)子实体中获得一系列麦角甾母核的甾醇类化学成分。从大戟科植物狼毒大戟根部分离鉴定出油菜甾醇、豆甾醇、谷甾醇的一系列衍生物为其抗肿瘤活性物质。

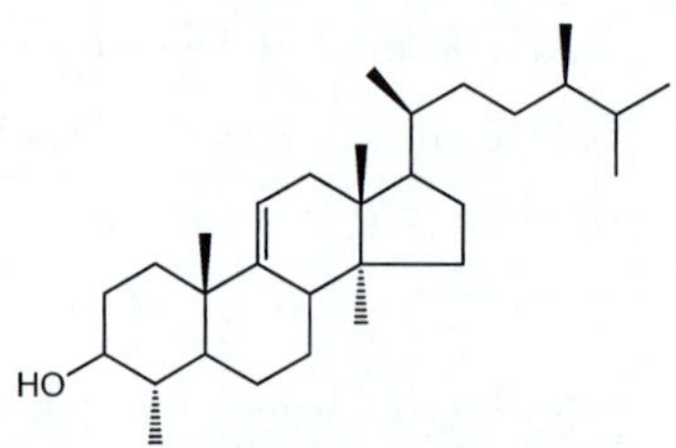

垂盆草甾醇

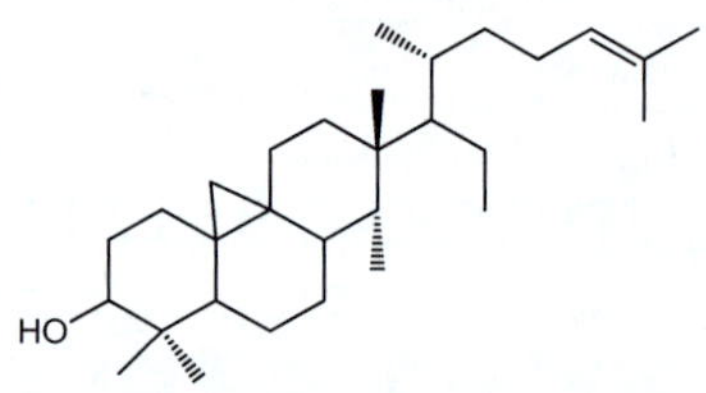

环阿屯醇

萝藦科(Asclepiadaceae)肉珊瑚属植物 *Sarcostemma brevistigma* 含有的孕甾烷类成分 sarcogenin；从豆科苜蓿属植物南苜蓿(*Medicago polymorpha*)全草中分得的 medipolymorphol，具甾酮醇结构。从石松科(Lycopodiaceae)石松属植物玉柏石松(*Lycopodium obscurum*)全体中得到 3β,7α-二羟豆甾-5-烯(ikshusterol)等多个甾醇；从松科松属植物黑松(*Pinus thunbergii*)花粉中分得 2-deoxycastasterone；从水网藻(*Hydrodictyon reticulatum*)也分得 2 种新甾酮化学成分[1~3]。

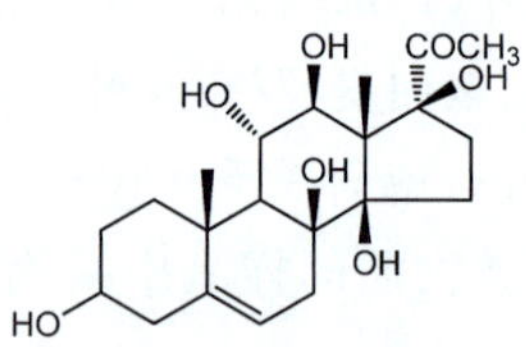

sarcogenin

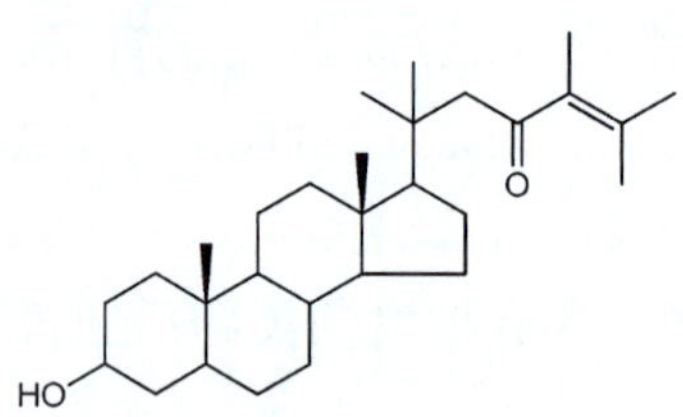

medipolymorphol

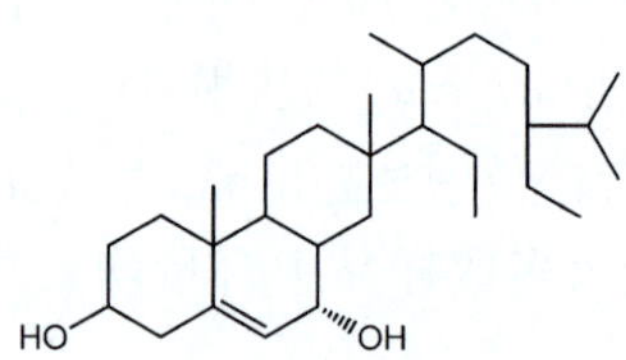

ikshusterol

甾醇类物质可从油脂下脚中萃取获得，其原理一般基于原料的物理化学性质及生化反应方面的差异，如甾醇类物质在碱存在下的可皂化性以及有机溶剂中的溶解度差异，甾醇和其他物质的可络合性及其络合物的溶解度差异，表面活性剂存在下的亲水性差异，高真空条件下物质的蒸气压及分子自由程的差异以及物质吸附力的差异等。

利用超临界技术，通过温度、压力的控制可萃取出几乎全部的游离脂肪酸，而甘油酯中的甾醇损失很小，从而得到富含甾醇的保健油。超临界流体中通过加入携带剂如甲醇、乙醇、甲基叔丁基醚等，可选择性提取谷甾醇、菜籽甾醇、菜油甾醇、豆甾醇等。

1. **豆甾醇** 有研究通过选择性氧化已经乙酰化和溴化的植物甾醇，从中分离出相对较纯的豆甾醇乙酸酯。豆甾醇乙酸酯易于同其他甾醇氧化产物分离，如可用乙醚萃取氧化混合物，用稀释碱分离醚中酸性甾醇产物，然后加甲醇蒸发醚溶液，豆甾醇乙酸酯以结晶形式分离出来，再通过碱皂化获得豆甾醇。

其工艺流程可简述为：植物甾醇→乙酰化→溴化选择性氧化→脱溴→醚萃取→碱萃取→醚蒸馏→甲基乙基酮结晶→豆甾醇乙酸酯晶体→皂化→豆甾醇。此工艺用过量溴以溴化豆甾醇乙酰化产物使双键饱和，可有效防止氧化。用 Zn 等脱溴基团可脱除豆甾醇 5,6 位和 2,23 位双键的溴及其他甾醇衍生物 5,6 位双键溴原子。这种先衍生化再溶剂结晶方法为分离甾醇单体提供了很好思路，但操作烦琐，步骤繁多，难以用于工业化生产。

有研究报道，以纯度为 97%混合植物甾醇（豆甾醇 25%）精制豆甾醇，方法是先用非极性溶剂将豆甾醇富集到 90%，再用极性溶剂结晶得到高纯度豆甾醇。其工艺是将原料溶于甲苯中，制得浓度为 25%溶液，冷却至 25℃，恒温 1 h，结晶，重复 6 次，得纯度 92%豆甾醇。当豆甾醇浓度大于 90%时，用结晶方法便不能再使其得到富集，这时将所得豆甾醇在无水条件下溶解于丙酮中，比率 1∶20，缓慢冷却，结晶，可将其纯度提高到 98%。

2. *β*-谷甾醇　有研究从不皂化物甾醇中分离纯化 *β*-谷甾醇，其混有总量为 12%～24%的 *β*-谷甾醇和菜油甾醇，通过用热的丙酮或异丙醇溶解混合物形成氢键，然后向溶液中加水冷却到 10℃使 *β*-谷甾醇结晶为水合物，可得到纯度为 91.5%～93.9%的 *β*-谷甾醇，其中含有 2%～4%水，只需加热到80～100℃便可除去。产品中含有少谷甾醇低于 1%，菜油甾醇 6.5%左右。

植物甾醇及其衍生物具有重要生理功能[4]，是甾体药物半合成的重要原料。甾醇类资源性化学成分的主要生物活性表现在以下几个方面。

(1) 对胆固醇代谢的影响：植物甾醇具有降低血清胆固醇作用[5]，其与胆固醇结构相似，在生物体内以与胆固醇相同的方式被吸收，可起到预防心血管疾病的效果[6]。*β*-谷甾醇有预防动脉粥样硬化作用，适用于治疗高胆固醇、高甘油酯血症等。豆甾醇也具有相同疗效。但大剂量使用植物甾醇会导致谷甾醇血症，即血清中的植物甾醇浓度明显升高，反而导致心血管疾病的发病。结果表明[7]，植物甾醇、甾烷醇、甾醇酯可降低正常人群、高血脂成年患者或儿童的低密度脂蛋白达 10%～14%，而高密度脂蛋白和三酰甘油浓度几乎不受影响。临床实验证明甾醇及其衍生物和降血脂药物具有协同增效作用[8]。研究表明，植物甾醇的降胆固醇作用机制主要包括抑制肠道对胆固醇的吸收，促进胆固醇的异化，在肝脏内抑制胆固醇的生物合成[9]。

(2) 抗氧化作用：*β*-谷甾醇可抑制超氧阴离子并清除羟自由基，在油脂中加入 0.08%植物甾醇能最大程度降低油脂的氧化[10]，且其抗氧化能力随着浓度的上升而增强，尤其是与维生素 E 或其他抗氧化药物联合应用时，其抗氧化效果可与之协同，产生更强的叠加效果。植物甾醇的抗氧化作用在煎炸过程的初始阶段最明显，表明其具有良好的热稳定性。因此，添加植物甾醇的高级菜籽油在高温条件下的抗氧化、抗聚合性能增强[11,12]。

(3) 抗炎、退热作用：*β*-谷甾醇、豆甾醇、环木菠萝甾醇、菠菜甾醇等都具有明显的抗炎和退热作用。研究表明，*β*-谷甾醇的抗炎作用类似于氢化可的松和强的松，不受脑垂体肾上腺系统制约，且无可的松类药物的不良反应，因而可作为辅助抗炎症药物长期使用，谷甾醇还具有类似阿司匹林的退热镇痛作用[13]。此外，植物甾醇改善动脉粥样硬化病变的功能也可能与其抗炎作用有关[14]。

(4) 抗癌作用：植物甾醇能够抑制前列腺肿瘤细胞增殖[15]，降低胆汁酸代谢物浓度[16]，从而起到一定的抗大肠癌作用。麦角甾醇呈剂量依赖性抑制糖精钠、*DL*-色氨酸、丁基羟基茴香醚及 *N*-丁基-*N*-(4-羟丁基)亚硝胺对膀胱致癌作用，抑制膀胱癌的发生。通过病例对照研究发现，植物甾醇摄入量与肺癌发生率之间呈负相关关系[17]。此外，临床已经证明 *β*-谷甾醇对于治疗宫颈癌和皮肤癌也有明显疗效。植物甾醇在癌症患者综合治疗过程中也可作为一种辅助治疗的药物。

(5) 类激素样作用：植物甾醇在结构上类似于雌性激素，具有一定的雌性激素活性，而无激素的副反应。但植物甾醇的浓度较高时,其变为一种拮抗物,不具有雌性激素活性,荷尔蒙影响消失[18]。

此外,尚发现植物甾醇具有免疫调节功能,β-谷甾醇及其糖苷、多胺甾醇能够刺激淋巴细胞增殖,可作为一种免疫调节因子[19]。从海绵中得到的甾醇硫酸酯还具有抑制获得性免疫缺陷病毒-1整合酶的活性[20],可开发为抗艾滋病药物。

植物甾醇类资源性物质在食品、饲料、化妆品以及农业生产、化工、纺织等各领域中均得到有效的开发利用,形成了较为系统的甾醇资源产业链。

(1) 医药领域: 植物甾醇与合成甾体类激素的肾上腺、肝脏、睾丸和卵巢等组织有高度亲和性,因此认为它可作为甾类激素的前体来合成甾体类激素。例如,从二氢胆固醇合成雄酮激素;谷甾醇(含菜油甾醇)生产雄甾-4-烯-3,17-二酮和雄甾-1,4-二烯-3,17二酮;豆甾醇通过化学法从C-22双键处切断,再进行结构修饰后可制造出多种甾体皮质激素药物[21]。

(2) 保健食品领域: 利用植物甾醇可研发具有降低血清胆固醇功效的蛋白饮料,其中含有0.1%~10%的植物甾醇酯[22]。由于植物甾醇具有良好的抗氧化和抗腐败作用并且无毒无害,故可作为添加剂直接加入到食品中,以提升产品的营养价值。美国食品药物管理局(FDA)及欧盟多家官方机构都认为摄食含植物甾醇酯制品是安全的(少数存在植物甾醇代谢障碍患者除外),功能性甾醇制品产业迅速发展,开发方向也由最开始的高热量食品向健康低脂食品方向发展,应用范围逐渐扩大[23],包括酱汁、甜点、饼干、饮料、全麦面包、麦片、烹调油等多种类型。

(3) 畜禽养殖饲料及添加剂: 添加植物甾醇的动物饲料,不仅能降低鱼、虾、鸟、家禽等动物制品中的胆固醇含量[24],而且能刺激食欲。研究认为,植物甾醇可能通过抑制低密度脂蛋白的生成来降血脂,同时影响肝脏内源性胆固醇的合成,并且可能通过提高机体抗氧化酶活性达到抗氧化效果。植物甾醇还可用作动物的肝功能改善剂以及与植物激素及核糖蛋白形成甾醇核糖核蛋白复合体作为一种新型的动物生长剂。该激素能够增加原植物激素对环境温度及在动物体内分解的稳定性,促进动物蛋白质的合成,有利于动物生长和健康,提高产量,降低成本。

(4) 化妆品领域: 植物甾醇具有调节和控制反相膜流动性的能力,乳化性能好而且稳定。在美国、日本等许多国家中,植物甾醇已经代替胆固醇广泛应用于护肤品、洗发护发品、浴用化妆品等。有研究认为丝氨酸能够改变植物甾醇对细胞膜的影响[25]。谷甾醇有很高的渗透性,可以作为皮肤营养剂用于多种化妆品中,起到防御红斑、抑制皮肤炎症,保持皮肤表面的水分,防止皮肤老化等功效。植物甾醇亲和性弱,作为调节剂添加到洗发护发剂中,能改善发质、不易断裂,并减少静电效应,保护头部皮肤。此外,植物甾醇在浴用化妆品中可以起到稳定泡沫的作用。

(5) 其他领域: 植物甾醇及其衍生物还可以作为除草剂、杀虫剂和生长剂原料应用于农业生产,着色剂、分散剂,应用于化工业以及柔软剂应用于纺织工业等,如油菜甾醇内酯就是一种新型的甾体天然植物激素,具有促进细胞伸长和分裂,具有生长素、赤霉素、细胞分裂素的部分生理作用,可以用作植物生长调节剂[26]。

三、甾体皂苷类资源性化学成分

甾体皂苷类(steroidal saponins)是一类由螺甾烷(spirostanes)类化学成分与糖结合而成的甾体苷类化学成分,其水溶液经振摇后多能产生大量肥皂水溶液样的泡沫,故称为甾体皂苷。

甾体皂苷类资源性化学成分在植物中主要分布在单子叶植物中,大多存在于百合科(Liliaceae)、薯蓣科(Dioscoreaceae)、石蒜科(Amaryllidaceae)、棕榈科(Palmae)、茄科(Solanaceae)、玄参科(Scrophulariaceae)、菝葜科(Smilacaceae)、豆科(Leguminosae)、姜科(Zingiberaceae)、延龄草科

(Trilliaceae)、蒺藜科(Zygophyllaceae)等植物类群。中药麦冬(*Ophiopogon japonicus*)、薤白(*Allium macrostemon*)、重楼(*Paris chinensis*)、百合(*Lilium brownii* var. *viridulum*)、玉竹(*Polygonatum odoratum*)、知母(*Anemarrhena asphodeloides*)、蒺藜(*Tribulus terrester*)等植物资源类群富含甾体皂苷类化学成分。此外,由多种海洋生物和动物体内亦分离到一系列结构特殊的甾体皂苷。

由于甾体皂苷元是合成甾体避孕药和激素类药物的原料,国内外学者于 20 世纪 60 年代在寻找该类药物资源和改进工艺等方面做了大量工作。进入 80 年代后,随着分离技术、结构研究手段的发展,促使极性较大、糖链较长的皂苷类化学成分研究有了长足进展,许多新的生物活性物质逐渐被发现,特别是防治心脑血管疾病、抗肿瘤、降血糖和免疫调节等作用引起了国际上的广泛关注,一些新的皂苷类药物开始进入临床使用。

甾体皂苷元结构中含有六个环,除甾体母核 A、B、C 和 D 四个环外,E 环和 F 环以螺缩酮(spiroketal)形式相连接,构成螺旋甾烷结构。一般 A/B 环有顺、反 2 种稠合方式,B/C 和 C/D 环均为反式稠合。E 环和 F 环中有 C_{20}、C_{22} 和 C_{25} 三个手性碳原子。其中,20 位上的甲基均处于 E 环的平面后,属于 α 型($20\alpha_E$ 或 $20\beta_F$),故 C_{20} 的绝对构型为 *S* 型。22 位上的含氧侧链处于 F 环的后面,亦属 α 型($22\alpha_F$),所以 C_{22} 的绝对构型为 *R* 型。C_{25} 的绝对构型依其上的甲基取向的不同可能有 2 种构型,当 25 位上的甲基位于 F 环平面上处于直立键时,为 β 取向($25\beta_F$),其 C_{25} 的绝对构型为 *S* 型,又称 *L* 型或 *neo* 型,为螺旋甾烷;当 25 位上的甲基位于 F 环平面下处于平伏键时,为 α 取向($25\alpha_F$),因此其 C_{25} 的绝对构型为 *R* 型,又称 *D* 型或 *iso* 型,为异螺旋甾烷。螺旋甾烷和异螺旋甾烷互为异构体,它们的衍生物常共存于植物体中,由于 25*R* 型较 25*S* 型稳定,所以 25*S* 型易转化成为 25*R* 型。

皂苷元分子中常多含有羟基,大多在 C_3 位上连有羟基,且多为 β 取向。除 C_9 和季碳外,其他位置上也可能有羟基取代,有 β 取向,也有 α 取向。一些甾体皂苷分子中还含有羰基和双键,羰基大多在 C_{12} 位,是合成肾上腺皮质激素所需的结构条件;双键多在 Δ^5 和 $\Delta^{9(11)}$ 位,少数在 $\Delta^{25(27)}$ 位。

组成甾体皂苷的糖以 *D*-葡萄糖、*D*-半乳糖、*D*-木糖、*L*-鼠李糖和 *L*-阿拉伯糖较为常见,也可见到呋糖和加拿大麻糖。在海星皂苷中还可见到 6-去氧葡萄糖和 6-去氧半乳糖。糖基多与苷元的 C_3-OH 成苷,也有在其他位如 C_1、C_{26} 位置上成苷。寡糖链可能为直链或分枝链。皂苷元与糖可能形成单糖链皂苷或双糖链皂苷。甾体皂苷分子结构中不含羧基,呈中性,故又称中性皂苷。

按螺甾烷结构中 C_{25} 的构型和 F 环的环合状态,可将甾体皂苷分为 4 种类型:① 螺甾烷醇(spirostanol)型,由螺甾烷衍生的皂苷为螺甾烷醇型皂苷。从中药知母(*Anemarrhena asphodeloides*)根茎中分得的知母皂苷 A-Ⅲ(timosaponin A-Ⅲ),其皂苷元是菝葜皂苷元(sarsasapogenin),化学名为 $5\beta,20\beta_F,22\alpha_F,25\beta_F$ 螺旋甾-3β-醇,简称螺旋甾-3β-醇。② 异螺甾烷醇(isospirostanol)型由异螺甾烷衍生的皂苷为异螺甾烷醇型皂苷。从薯蓣科薯蓣属多种植物根茎中分得的薯蓣皂苷(dioscin),其水解产物为薯蓣皂苷元(diosgenin),化学名为 $\Delta5$-$20\beta_F,22\alpha_F,25\alpha_F$ 螺旋甾烯-3β-醇,简称 $\Delta5$-异螺旋甾烯-3β-醇,是合成甾体激素类药物和甾体避孕药的重要原料。③ 呋甾烷醇(furostanol)型,由 F 环裂环而衍生的皂苷称为呋甾烷醇型皂苷。呋甾烷醇型皂苷中除 C_3 位或其他位可以成苷外,C_{26}-OH 上多与葡萄糖成苷,但其苷键易被酶解。在 C_{26} 位上的糖链被水解下来的同时 F 环也随之环合,成为具有相应螺甾烷或异螺甾烷侧链的单糖链皂苷,如菝葜(*Smilax china*)根中的菝葜皂苷(parillin),属于螺甾烷醇型的单糖链皂苷。与菝葜皂苷伴存的原菝葜皂苷(sarsaparilloside),是 F 环开裂的呋甾烷醇型双糖链皂苷,易被 β-葡萄糖苷酶酶解,失去 C_{26} 位上的葡萄糖,同时 F 环重新环合,转为具有螺甾烷侧链的菝葜皂苷(图 10-1)。④ 变形螺甾烷醇(pseudo-spirostanol)型,由 F 环为呋喃环的螺甾烷衍生的皂苷为变形螺甾烷醇型皂苷,天然产物中此类皂苷存在较少,其 C_{26}-OH 为伯醇基,均与葡萄糖成苷。在酸水解除去此葡萄糖的同时，F 环迅速重排为六元吡喃环，转为具有相应螺甾烷或异螺甾烷侧链的化学成分，如从新鲜茄属植物喀西茄（*Solanum aculeatissimum*）中分得的 aculeatiside A，是纽替皂苷元（nuatigenin）的双糖链皂苷，当用酸水解时，可得到纽替皂苷元和异纽替皂苷元（图 10－2）。

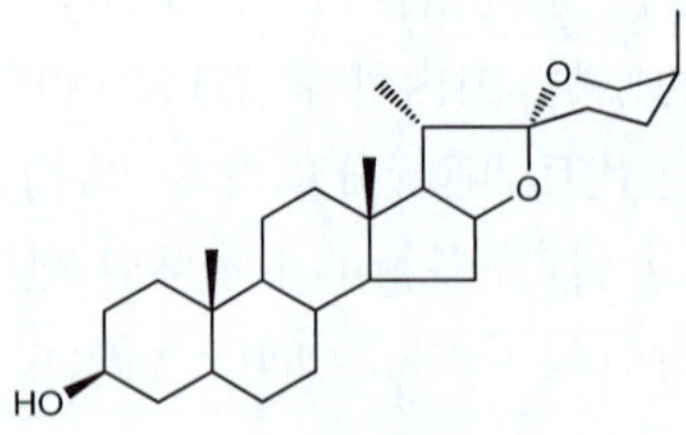

螺甾烷醇

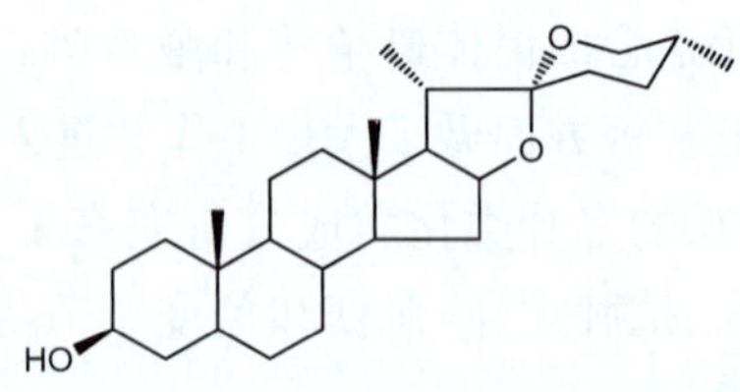

异螺甾烷醇

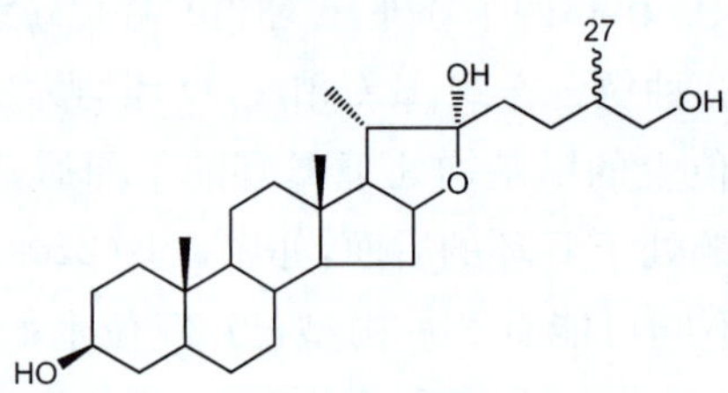

呋甾烷醇

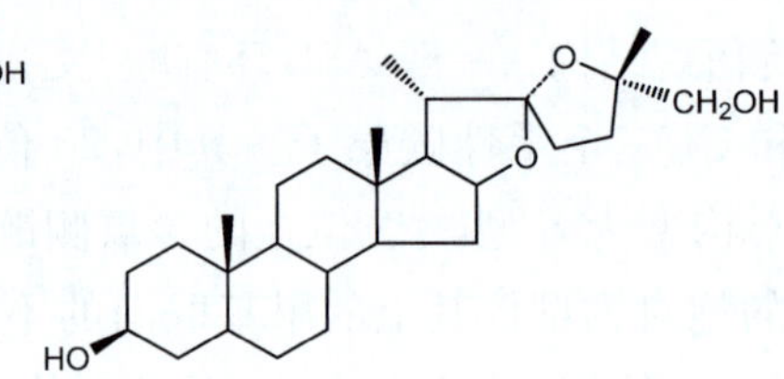

变形螺甾烷醇

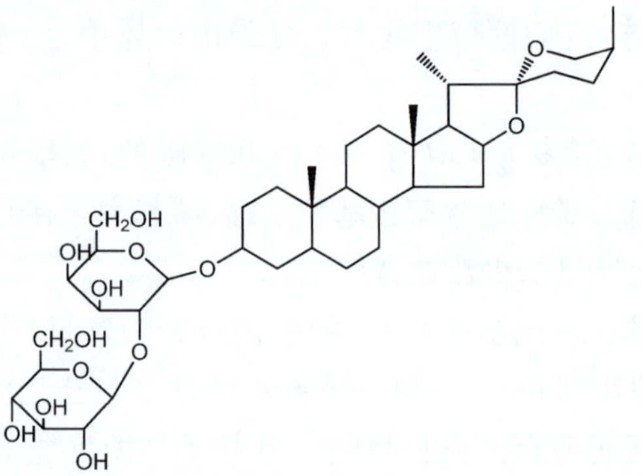

知母皂苷 A-Ⅲ

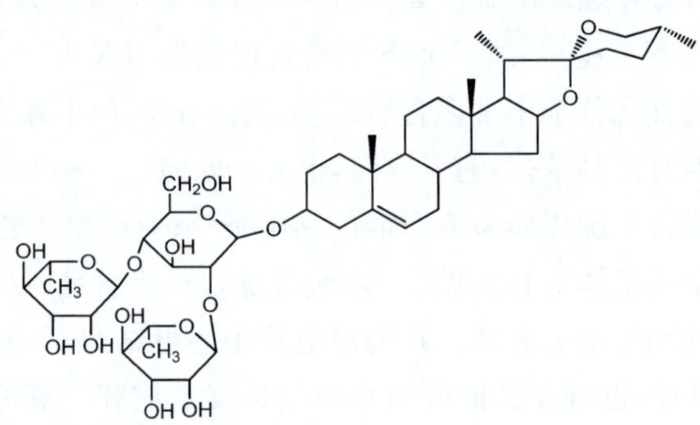

薯蓣皂苷

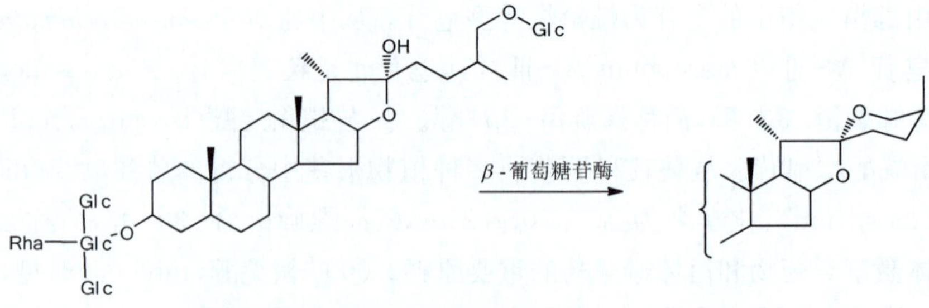

原菝葜皂苷　　菝葜皂苷

图 10－1　酶水解条件下原菝葜皂苷转化为菝葜皂苷

甾体皂苷类化学成分具有广泛的生物活性，在防治心血管系统疾病、降胆固醇、抗肿瘤、抗炎免疫、降血糖活性、抗生育、杀虫等方面有良好的功效，因此是一类十分重要的资源性化学成分，具有显著的经济和社会效益。

甾体总皂苷作为治疗心脑血管系统疾病的药物在临床应用较多，且疗效显著，如从黄山药

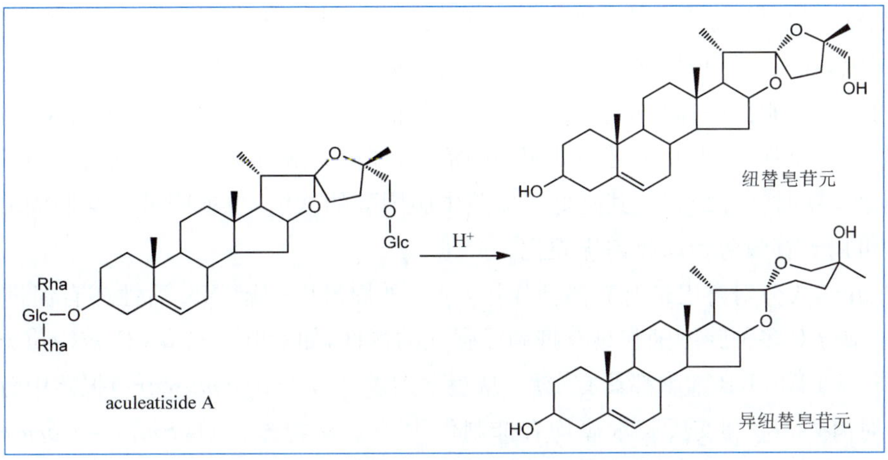

图 10-2　aculeatiside A 的酸水解转化过程

(*Dioscorea panthaica*)植物中提取的甾体皂苷制成的地奥心血康胶囊[27]，对冠状动脉性心脏病心绞痛发作具有疗效。心脑舒通胶囊为蒺藜(*Tribulus terrester*)果实中提取的总皂苷制剂[28]，临床用于心脑血管疾病的防治，具有改善冠状动脉循环作用，对缓解心绞痛、改善心肌缺血有一定的疗效。由盾叶薯蓣(*Dioscorea zingiberensis*)根茎水溶性皂苷研制的制剂盾叶冠心宁片[29]在治疗冠状动脉性心脏病、心绞痛、心肌缺血、脑动脉硬化症和脑血栓形成的后遗症、慢性肺源性心脏病等方面经临床试验效果十分显著。皂苷类资源性化学成分的生物活性和资源化价值主要体现在以下几方面。

(1) 抗血小板聚集作用：甾体皂苷对由腺苷二磷酸(ADP)、5-羟色胺、花生四烯酸(AA)、胶原血小板活化因子(PAF)诱导的家兔、大鼠和人血小板聚集有较强的抑制作用[30]，且抑制作用强度与剂量呈线性依赖性关系[31]。

(2) 对磷酸二酯酶的抑制作用：环磷酸腺苷(cAMP)在多种生物过程中担任很重要的第二信使的任务，抑制钙依赖性的磷酸二酯酶(PDE)可使 cAMP 含量增加，是脑血管、冠状动脉和外围血管扩张的一个重要机制[32]。因此，现已将对 PDE 是否有抑制作用作为治疗心血管疾病药物的初筛条件。

研究发现，许多甾体皂苷类化学成分具有抑制 PDE 的活性，有的比罂粟碱的抑制活性还要强，如从百合科百合属植物武岛百合(*Lilium hansonii*)的鳞茎中分离的化学成分提果皂苷元(tigogenin)-3-*O*-[-*α*-*L*-鼠李吡喃糖基(1→2)]-*O*-[*β*-*D*-葡萄吡喃糖基(1→4)]-*O*-*β*-*D*-葡萄吡喃糖苷[33]；从华东菝葜(*Smilax sieboldii*)根茎中分离的甾体皂苷拉克索皂苷元(laxogenin)-3-*O*-*α*-*L*-阿拉伯吡喃糖基(1→6)-*O*-*β*-*D*-葡萄吡喃糖苷[34]；从吉祥草(*Reineckia carnea*)地下部分分离得到的蜘蛛抱蛋皂苷、凯提皂苷元(kitigenin)、(25*R*)-5*β*-螺甾烷-1*β*、2*β*、3*β*、4*β*、5*β*-五羟基 1-*O*-*β*-*D*-吡喃木糖苷[35]；从王百合(*Lilium regale*)新鲜鳞茎中分离的化学成分(25*R*)-27-*O*-[*S*-3-羟基-3-甲基-葡萄糖基]螺旋甾-5-烯-3*β*,27-二羟基-3-*O*-*α*-*L*-鼠李吡喃糖苷(1→2)-*O*-[*β*-*D*-葡萄吡喃糖基(1→3)]-*O*-*β*-*D*-葡萄吡喃糖苷[36]；从百子莲属植物德拉肯斯堡百子莲(*Agapanthus inapertus*)地上部分分离的百子莲皂苷 A 等 4 个不同糖链皂苷[37]；从酒瓶兰(*Nolina recurvata*)茎中分离的 5 个甾体皂苷[38]等。这些植物类群中甾体皂苷成分都具有强的抑制 PDE 的活性。研究中尚发现，多数螺旋甾烷醇皂苷类抑制活性比相应的呋甾烷醇皂苷类强[14,15,20]，但某些 A、B 环连有多个羟基的呋甾烷醇皂苷，则显示出中等或较强活性，而相应的螺旋甾烷醇皂苷几乎不显活性或活性较弱；C27 位的羟基与 3-羟基-3-甲基戊二酸(HMG)经合成酯键的螺旋甾烷醇皂苷抑制 PDE 的活性较强，而 HMG 部分甲基化则活性明显降低，如酯键被水解则无抑制活性。皂苷化学结构中苷元部分的结构发生改变，生物活性也随之改变，而具有细胞识别能力的糖链似乎只能调控皂苷的生物活性大小[39]。螺旋甾烷醇皂苷类的抑制活性随糖链中单糖数目增加而增强，且以三糖苷最强，而五糖苷与二、三糖苷的活性无显著差异。

甾体皂苷可以阻止胆固醇在肠道吸收，从而具有降低血浆胆固醇作用。研究表明，螺旋甾烷醇苷类的活性比呋甾烷醇苷类强，后者几乎无降低胆固醇活性；螺甾烷醇苷类活性随糖链中单糖数目增加而增加，且以含有 3 个单糖时活性最强。其降低了血浆中胆固醇的浓度，也就降低了与胆固醇浓度增高而形成的高脂血症，可用于有效防治动脉粥样硬化。

甾体皂苷类化学成分对淋巴细胞有激活作用，对人外周淋巴细胞 NK 活性亦有促进作用[40]。多数甾体皂苷类化学成分对多种肿瘤细胞具有抑制或强烈的毒性，如七叶一枝花（*Paris polyphylla*）的 2 个甾体皂苷对 P338、L1210、KB 细胞都具有毒性；从短葶山麦冬（*Liriope muscari*）根茎中分离得到的短葶山麦冬皂苷 C，对肉瘤 180 和艾氏腹水癌均有抑制作用[41]。从粗糙菝葜（*Smilax lebrunii*）和防己叶菝葜（*S. menispermoidea*）的根中分离得到的 6 种甾体皂苷对肝癌 SMMC－7721、子宫颈癌 Hela 和胃腺癌 MGC80－3 细胞生长都有抑制作用[42]。从粉背薯蓣（*Dioscorea collettii* var. *hypoglauca*）中分离出的薯蓣皂苷、薯蓣皂苷元 A 和纤细皂苷对子宫癌和 K562 癌细胞产生强烈的活性[43]。甾体皂苷具有对肿瘤促进剂诱导的 Hela 细胞磷脂代谢的抑制活性。

近些年来，分别从不同资源植物类群中发现一系列结构新颖的皂苷类物质，如从植物 *Cestrum sendtenerianum* 叶中分离的一个螺甾烷醇三糖苷[44]；从植物油点木（*Dracaena surculosa*）分离出的 9 个甾体皂苷[45]；从植物假叶树（*Ruscus aculeatus*）地下部分分离的一种呋甾烷醇皂苷[46]；从百合科植物石刁柏（*Asparagus officinalis*）种子中分离出的 2 个低分子量的呋甾烷醇苷[47]都表现出或强或弱的抗人血癌细胞 HL－60 的活性。

短葶山麦冬中的皂苷 C 具有较强的抗炎免疫活性，对迟发性变态反应的抑制作用主要包括抑制 T 效应细胞的形成及抑制炎症反应。蒺藜水提取液（含甾体皂苷）对迟发性变态反应的抑制作用主要是通过抑制诱导期中的效应细胞（TDTH）的分化与形成[48]。粉背菝葜（*Smilax hypoglauca*）根提取液（含甾体皂苷）制取的注射液，能降低炎症渗出液的 PGE 含量，具有提高痛阈、抗炎及抗电惊厥作用。

甾体皂苷的降血糖作用是通过抑制肝脏的氨基酸转化成葡萄糖（糖原异生作用）或抑制糖原分解而起作用的，其降血糖作用对葡萄糖的摄取和胰岛素的释放没有影响。抑制糖原异生和促进肝糖原合成是胰岛素降低血糖作用的重要环节，如知母水提取液中分离出的伪原知母皂苷 A 和原知母皂苷 A，玉竹甲醇提取液中分离的甾体皂苷 PO－1 和 PO－2 对 STZ 诱导的糖尿病小鼠均显示出较好的降血糖作用。

甾体皂苷抗生育作用的主要表现：① 杀灭精子的作用：*Liliaceous* 属植物中分离的 29 个 C－27 甾体皂苷，发现有 12 个甾体皂苷都表现出良好的杀灭精子的活性[49]，对寻找有效、安全的新型男用避孕药提供了一个良好途径。② 抗早孕作用：由豆科植物合欢（*Albizia julibrissin*）的干燥树皮中提出的合欢总苷，通过动物宫腔内给药均有明显的抗早孕作用，合欢总苷的抗早孕作用并非是由于雌激素样作用，也非由于抑制卵母细胞的蛋白质合成，从它对人绒膜癌细胞的杀伤作用，可推断其抗早孕机制在于杀伤胚胎的滋养层细胞[50]。

甾体皂苷对用鳃呼吸的动物如软体动物鱼类显示出较强的毒性，这种毒性可能是由于皂苷使鳃上皮细胞浸透性增加，使血浆中维持生命的重要电解质渗出而导致。因此，甾体皂苷可作为血吸虫中间宿主钉螺的灭杀剂，如蜘蛛抱蛋皂苷具有较强的杀螺活性。

此外，甾体皂苷还具有抗菌等活性。欧铃兰次皂苷有显著的抗霉菌作用，对细菌也有抑制作用；

甾体皂苷具有的表面活性和溶血作用与三萜皂苷相似，但F环开裂的皂苷不具溶血性，也无抗菌活性。

四、C_{21}甾体类资源性化学成分

C_{21}甾体(C_{21}- steroides)是一类含有21个碳原子的甾类衍生物，以孕甾烷或其异构体为母核，结构中常具羟基或羰基，羟基常与糖类缩合成苷。该类资源性化学成分多具有显著的生理活性，如抗炎、抗肿瘤、抗生育等，具有良好的资源产业化前景。

C_{21}甾类成分都是以孕甾烷或其异构体为基本骨架的羟基衍生物。一般A/B环为反式稠合，B/C环多为反式，少数为顺式，C/D环为顺式稠合。甾体母核上多有羟基、羰基(多在C_{20}位)、酯基及双键(多在C_5、C_6位)。C_{17}位侧链多为α-构型，但也有β-构型。C_{21}甾苷中除含有一般的羟基糖外，尚有2-去氧糖。糖链多与苷元的C_3- OH相连，少数与C_{20}- OH相连。有单糖苷和低聚糖苷。C_{20}位苷键易被酸水解成次生苷。

C_{21}甾体类成分在植物界的分布较为集中和局限，可作为特征性成分具有化学分类学意义。除存在于玄参科、夹竹桃科、毛茛科等植物中外，在萝藦科植物中分布较集中，如从中药白首乌基原植物萝藦科鹅绒藤属植物耳叶牛皮消(*Cynanchum auriculatum*)的块根中分离得到的细胞毒活性成分白首乌新苷A、B(cynanauriculoside A, B)；从具有抗癫痫作用的萝藦科南山藤属植物苦绳(*Dregea sinensis*)中分离得到的苦绳苷Ⅰ(dresioside Ⅰ)等均属此类甾体天然产物。

在药用植物资源中，C_{21}甾体类成分多数以苷的形式存在，且大多与强心苷共存于同种植物中，如洋地黄叶和种子中，既含有强心苷，也含有C_{21}甾苷，一般称为洋地黄醇苷类，它们没有强心作用，如与强心苷共存在于紫花洋地黄叶中的地荠普苷、地荠帕尔普苷等。但也有一些植物仅含C_{21}甾苷而不含强心苷，如萝藦科植物类群。

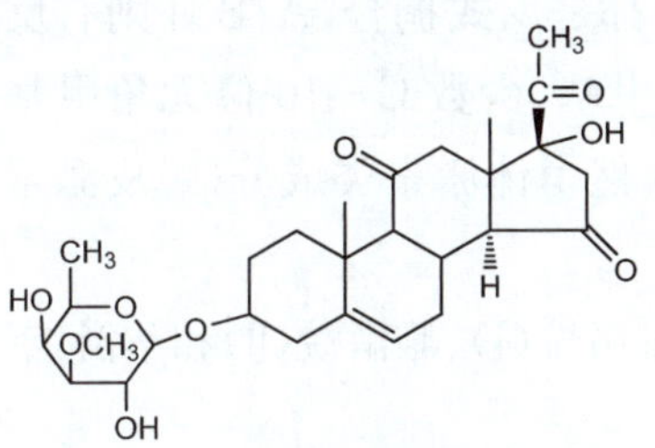

地荠普苷

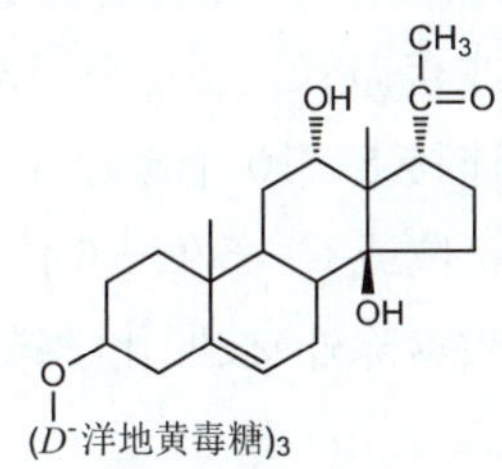

地荠帕尔普苷

从耳叶牛皮消块根中获得3个新的C_{21}甾苷，cyanuricuoside A、B、C，具有明确的肿瘤抑制活性。从同属植物青羊参(*C. otophyllum*)根中分离出2个新C_{21}甾苷otophylloside A、B，可能为民间用青羊参治疗癫痫的活性物质基础。还从同属植物*C. africanum*根中分得新甾苷cynafoside A、B，其分子中含有加拿大麻糖和酯取代基。

萝藦科杠柳属(*Periploca*)植物富含C_{21}甾体成分，从药用植物杠柳(*P. sepium*)根皮(香加皮)中分得孕甾苷类成分periplocoside A、B、C、D、E，杠柳苷元(periplogenin)以及periplocogenin等，杠柳苷元具有抗肿瘤活性。

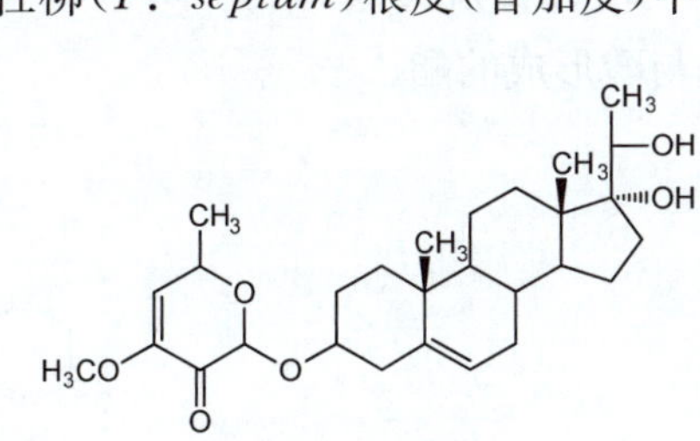

periplocogenin

萝藦科马利筋属植物*Boucerosia aucheiana*亦富含C_{21}甾类化学成分的植物。先后从该植物中分离得到10余个孕甾烷及其苷类成分，即boucerosideA～F。

从产于我国云南省的萝藦科牛奶菜属植物喙柱牛奶菜

(*Marsdenia oreophila*)地上部分醇提物中分离获得 2 个具明显抗生育活性的孕甾四糖苷类化学成分，命名为喙柱牛奶菜苷甲、乙。从萝藦科尖槐藤属植物尖槐藤(*Qxystelma esculentum*)根中获得了孕甾酯的四糖苷类成分 oxystine 等。

夹竹桃科的夹竹桃属(*Nerium*)、络石属(*Trachelospermum*)、罗布麻属(*Apocynum*)等植物类群中 C_{21} 甾体成分多见分布。日本学者从络石属植物长节藤(*T. asiaticum*)全株中分得 7 个孕甾苷类物质，其分子结构 C-3 位上均链接有 α-*L*-萝茎毒毛旋花子糖(1→4)-β-*D*-洋地黄糖配基[α-*L*-sarmentosyl-(1→4)-β-*D*-digitalosyl moiety]的取代侧链。从楝科药用植物川楝(*Melia toosendan*)的叶子中分得一孕甾苷成分，其结构为(20*R*)-5α-孕甾烷-2α,3α,16β,20-四醇-2-*O*-β-*D*-葡萄糖吡喃苷(toosendanoside)等。

五、激素类资源性化学成分

动物激素(zoo hormone)是指由动物腺体细胞和非腺体组织细胞所分泌的一类传递信息作用的化学物质。按照化学结构的类型来区分，动物激素可分为甾体激素、类萜激素和蛋白质多肽激素三类。蛋白质、多肽激素是调节机体正常活动的重要物质，但机体对它的需要量很少，血液中这类激素的含量也相当低。甾体激素和类萜激素按照其生理作用，可分为性激素、肾上腺皮质激素、蜕皮激素和保幼激素[2]。

植物激素(plant hormone)是指植物细胞接受特定环境信号诱导产生的、低浓度时可调节植物生理反应的活性物质。主要有生长素、赤霉素、细胞分裂素、脱落酸、乙酸等。植物激素是植物自身产生并转运往其他部位后可调节植物生长发育的有机物质，这类激素在植物体内含量较低。

1. 激素类化学成分结构与分类 性激素、肾上腺皮质激素和蜕皮激素在化学结构上都具有甾类骨架结构，因此又可将其称为甾体激素。保幼激素在化学结构上属于倍半萜类化学成分。

(1) 甾体激素的基本结构： 甾体激素类成分基本母核是由 3 个六元环及一个五元环骈合生成的环戊烷多氢非，B/C 环和 C/D 环在所有甾类化学成分中都是反式稠合，A/B 环则有反式和顺式两种构型。C-3 位可能有酮基或羟基；C-10、C-13 位多数为角甲基，少数 C-10 位无角甲基；C-11 位可能有酮基或羟基；C-17 位连接 8-10 个碳原子链状侧链。天然甾体激素类成分(蜕皮激素除外)含有双键的位置往往在 C-4/C-5 位或 C-5/C-6 位之间。

甾体激素(蜕皮激素除外)按照化学结构主要分为雄甾烷(Ⅰ)、雌甾烷(Ⅱ)和孕甾烷(Ⅲ)。

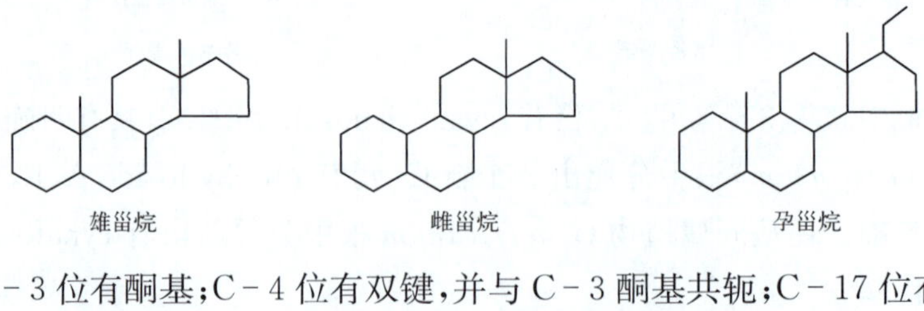

雄甾烷 雌甾烷 孕甾烷

1) 雄甾烷类： C-3 位有酮基；C-4 位有双键，并与 C-3 酮基共轭；C-17 位有 β-羟基或酮基。

2) 雌甾烷类： A 环为苯环，C-3 位上有酚羟基或羟基与酸形成的酯，C-17 位上有羟基或酮基或羟基与酸形成的酯。

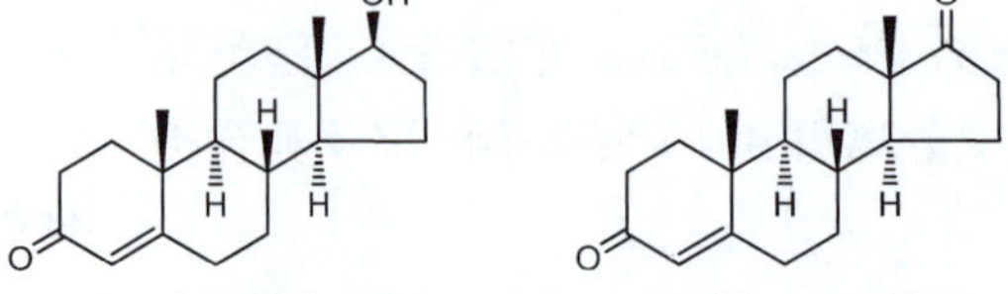

睾酮雄烯二酮 4-烯-3, 17 二酮

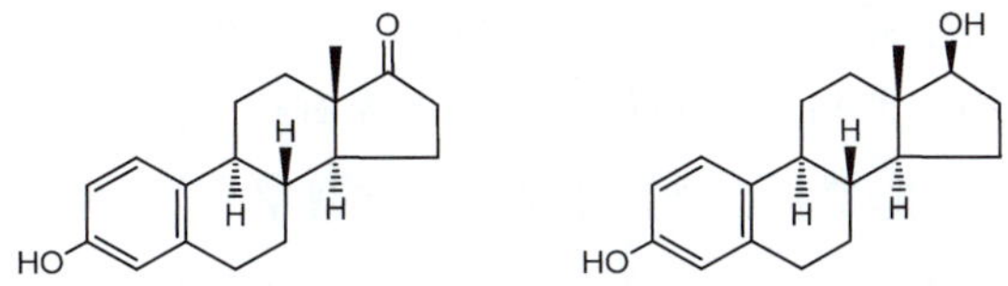

雌酮　　雌二醇

3）孕甾烷类： C－3 位有酮基；C－4 位有双键，并与 C－3 酮基共轭；C－17 位有甲基酮或 β-羟基。

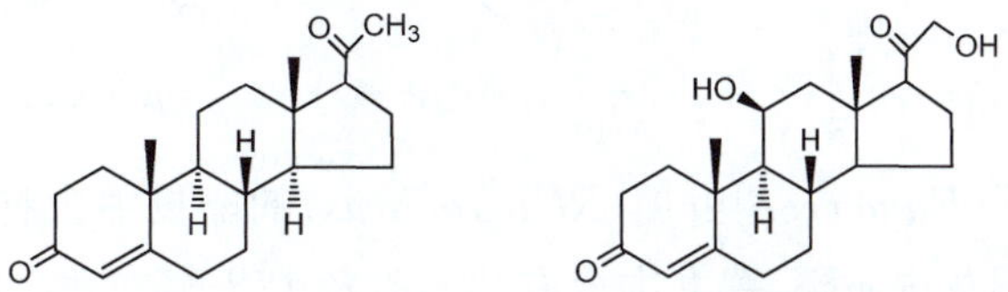

孕酮　　皮质酮

4）蜕皮激素类： 蜕皮激素的结构特点是甾烷上带有 C－6 位酮基和 C－7 位双键，此外还有多个羟基，A/B 环大多为顺式稠合，个别为反式，A/B 环为反式者蜕皮活性则降低或消失。蜕皮酮（Ecdysone，又名 α-蜕皮激素）和蜕皮甾酮（ecdysterone，又名 β-蜕皮激素）。

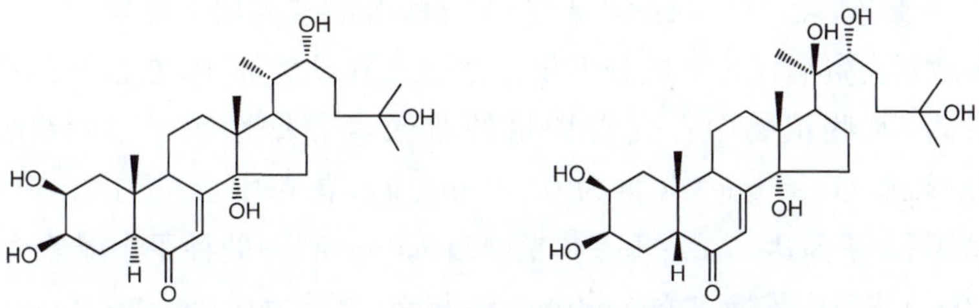

蜕皮酮（α-蜕皮激素）　　蜕皮甾酮（β-蜕皮激素）

从昆虫体内提取蜕皮激素时，由于昆虫体内蜕皮激素含量极少，因此一般采用有机溶剂提取，再采用逆流分配法纯化。从植物体内提取蜕皮激素时，一般以甲醇或乙醇为提取溶剂，再将甲醇提取物转溶于水中，用乙醚除脂溶性杂质后，再用乙酸乙酯反复萃取，合并萃取液，最后再蒸去乙酸乙酯溶剂即可得粗品。乙酸乙酯提取液也可以通过柱色谱进行分离纯化。

（2）萜类激素的基本结构： 保幼激素在化学结构上属于倍半萜类化学成分，目前已发现 7 种天然保幼激素的存在。它们分别是保幼激素 O、Ⅰ、Ⅱ、Ⅲ、4－methy－Ⅰ，Ⅲ－bisepoxide 和 methyl farnesoate 等。

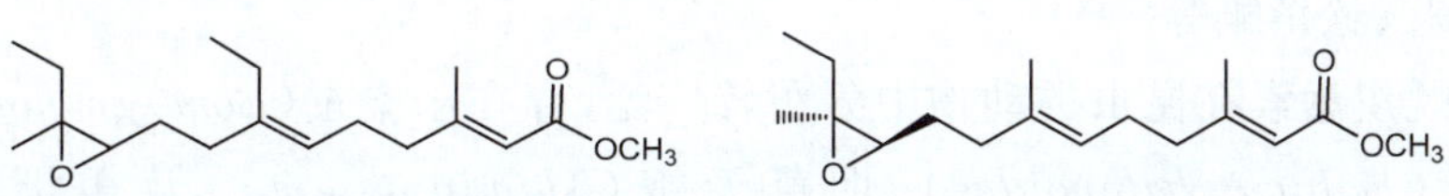

保幼激素Ⅰ　　保幼激素Ⅱ

2. 激素类化学成分在自然界的分布

（1）甾体激素类的分布： 甾体激素（不包括蜕皮激素）类成分是一类重要的内因性生理活性物质，广泛存在于自然资源生物体中。

1）动物界： 哺乳类动物普遍含有甾体激素。麝香是鹿科动物林麝（*Moschus berezovskii*）、马麝（*Moschus sifanicus*）或原麝（*Moschus moschiferus*）成熟雄体香囊中的干燥分泌物。麝香的乙醚提取物含有 15 种以上甾体激素，如睾酮（testosterone）、雌二醇（estradiol）、5α－雄烷－3，17－二酮（5α－androstane－3，17－dione）、5β－雄烷－3，17－二酮、3α－羟基－5α－雄烷－17－酮（3α－hydroxy－5α－

androstane－17－one)及 3β－羟基－雄甾－5－烯－17－酮(3β－hydroxyl－androst－5－en－17－one)等。总激素含量为 0.24%～0.94%。梅花鹿与马鹿的茸及角中也含有雌二醇，鹿茸中含有雌酮。雌狐血液中含有孕激素和雌二醇，子宫中含有孕激素；雄狐血液及睾丸中均含有睾酮等甾体激素类物质。

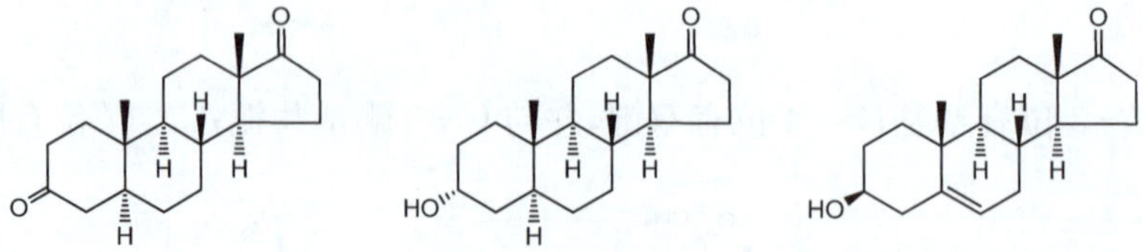

5α-雄烷-3,17-二酮　　3α-羟基-5α-雄烷-17-酮　　3β-羟基-雄甾-5-烯-17-酮

在两栖爬行动物中，蛙属(*Rana*)及树蛙属(*Rhacophorus*)的卵巢中含有孕激素、17β－雌二醇及雌三醇，肾间质细胞中含有醛甾酮及皮质酮，睾丸中含有孕激素及 17β－雌二醇。蛙皮中普遍含有醛甾酮。海龟(*Chelonia mydas*)的血液中含睾酮、孕激素、雌酮、17β－雌二醇及 17α－雌二醇。青环海蛇(*Hydrophis cyanocinctus*)的血液中含醛甾酮和皮质酮；肾上腺中含有 17－去氧皮质酮、孕烯醇酮(pregnenolon)、孕激素及去氧皮质酮。眼镜蛇的肾上腺可合成孕烯醇酮、孕激素、去氧皮质酮、醛甾酮及 18－羟基质酮。雄性变色树蜥(*Calotes versicolor*)的睾丸中含有 17β－雌二醇及睾酮，肾中含有醛甾酮、皮质酮及皮质甾类；雌性的子宫中含有孕激素、雌三醇、雌酮及 17β－雌二醇等激素类化学成分。

2) 植物界：甾体激素类资源性化学成分不仅广泛分布在动物体中，在植物体中也含有动物激素或激素类似物。研究发现，某些植物中存在着微量的雌激素和雄性激素，如棕榈植物海枣(*Phoenix dactylifera*)的种子中雌酮(oestrone)含量为 0.40 mg/kg，花粉中含量为 3.3 mg/kg；石榴(*Punica granatum*)的种子中雌酮含量高达 17 mg/kg；苹果(*Malus pumila*)的种子中雌酮含量为 0.1 mg/kg；欧洲赤松(*Pinus sylvestris*)花粉中雄烯二酮(androstenedone)含量为 0.08～0.09 mg/kg。

(2) 蜕皮激素的分布：蜕皮激素是一类具有昆虫蜕皮活性的天然甾类资源性物质。蜕皮激素最早是从家蚕蛹中分离得到的，此后在植物中也发现蜕皮激素及其类似物的存在。目前，已经发现 40 余种蜕皮激素。蜕皮激素的种类和含量因动物的种属而异，如蚕类以 α－蜕皮激素为主，β－蜕皮激素的含量极微；蝗虫则以 β－蜕皮激素为主。昆虫的内分泌系统较完善，产生蜕皮激素的器官和组织有蜕皮腺(无翅亚纲)、前胸腺(半变态，全变态昆虫)、环腺(双翅目，环裂亚目昆虫)、滤泡细胞(成虫卵巢)、胚胎蜕皮腺、睾丸等。此外，绛色细胞、表皮细胞、肠道、脂肪体和马氏管也能作为蜕皮激素的补充来源，其中，前胸腺是昆虫最重要的内分泌器官之一，合成的蜕皮激素有蜕皮酮、20－羟基蜕皮酮、3－去氢蜕皮酮、罗汉松甾酮和 20－去氧罗汉松甾酮等。

1) 动物界：α－蜕皮激素在昆虫类动物中分布较广泛，存在于桑蚕(*Bombyx mori*)、柞蚕(*Antherae pernyi*)幼虫、藤壶(*Balanus balanoides*)、烟草天蛾(*Manduca sexta*)及美洲大蠊(*Periplaneta americana*)中。β－蜕皮激素存在于柞蚕幼虫、桑蚕、沙漠蝗虫及蝗虫中。烟草天蛾中还含有 20,26－二羟基－α－蜕皮酮；蚕的卵及卵巢中还含有 2－去氧蜕皮酮、2,22－二去氧－20－羟基蜕皮酮等。

蜕皮激素还广泛存在于甲壳类动物中，如 β－蜕皮激素存在于美洲海蝲蛄(*Homarus americans*)、南非岩龙虾(*Jasus lalandei*)、普通褐虾(*Crangon vulgaris*)以及海蟹中。蓝蟹(*Callinectes sapidus*)中含有蟹蜕皮酮 A、B(callinecdysone A、B)；南非岩龙虾中还含有 2－去氧－β－蜕皮酮等蜕皮甾酮类物质。

此外，腔肠动物八放珊瑚(*Lobophytum pauciflorum*)含有叶状珊瑚甾酮(lobosterol)，六放珊瑚(*Gerardia savaglia*)含有 20－羟基蜕皮酮。扁形动物线虫含有蜕皮酮、20－羟基蜕皮酮、20,26－二羟基蜕皮酮、百日青甾酮 A、川漆甾酮和罗汉松甾酮。

2）植物界：植物蜕皮激素类资源性物质在植物界分布较为广泛，迄今已经在超过 80 个科植物中发现了该类化学成分，例如，α-蜕皮激素，β-蜕皮激素，筋骨草甾酮 A、B、C(ajugasteroneA、B、C)，松甾酮 A、B、C(panasterone A、B、C)，松甾酮苷 A(ponasteroside A)，表蜕皮甾酮(*epi* - ecdysterone)等，其中 β-蜕皮激素在植物界分布最为广泛，几乎在所有含有蜕皮素的植物资源中都有发现。植物蜕皮激素在蕨类、裸子植物、被子植物中较广，较为集中地存在于蕨类植物和种子植物中，如水龙骨科、罗汉果科、红豆杉科、苋科、菊科、石竹科、鸭跖草科、唇形科、百合科、桑科、毛茛科、马鞭草科以及防己科等中药资源物质类群中，见表 10-6。

表 10-6　含蜕皮激素的药用植物资源类群及其分布特征

植物类群	植物名	蜕皮激素(α,β)	存在部位
紫萁科	紫萁(*Osmunda japonica*)	α,β	全株
	桂皮紫萁(*O. cinnamomea* var. *asiatica*)	α,β	全株
鳞毛蕨科	贯众(*Cyrtomium fortunei*)	β	根茎
水龙骨科	瓦韦(*Lepisorus thunbergianus*)	β	全株
	欧亚多足蕨(*Polypodium vulgare*)	α,β	根茎
	东北多足蕨(*P. virginianum*)	α,β	根茎
	剑叶盾蕨(*Neocheiropteris ensatus*)	α,β	全株
罗汉松科	短叶罗汉松(*Podocarpus macrophyllus* var. *maki*)	β	叶
	伸展罗汉松(*P. elongatus*)	β	叶
	锈色罗汉松(*P. ferrugineus*)	β	叶
	镰形罗汉松(*P. falcatus*)	β	叶
	百日青(*P. neriifolius*)	β	叶
红豆杉科	红豆杉(*Taxus chinensis*)	β	叶
	东北红豆杉(*T. cuspidata*)	β	叶
	南方红豆杉(*T. chinensis* var. *mairei*)	β	叶
鸭跖草科	水竹叶(*Murdannia triquetra*)	β	全株
	露水草(*Cyanotis arachnoidea*)	β	全株
	蓝耳草(*C. vaga*)	β	叶
桑科	桑(*Morus alba*)	β	叶
苋科	牛膝(*Achyranthes bidentata*)	β	根
	土牛膝(*A. aspera*)	β	根
	林地苋(*Psilotrichum ferrugineum*)	β	根
	少毛牛膝(*A. bidentata* var. *japonica*)	β	全株
	柳叶牛膝(*A. longifolia*)	β	全株
	钝叶土牛膝(*A. aspera* var. *indica*)	β	全株
	小叶牛膝(*A. ogatai*)	β	全株
石竹科	皱叶剪秋罗(*Lychnis chalcedonica*)	β	全株
	大花剪秋萝(*L. fulgens*)	β	全株
防己科	苍白秤钩风(*Diploclisia glaucescens*)	β	藤茎

续 表

植物类群	植物名	蜕皮激素(α,β)	存在部位
唇形科	金疮小草(*Ajuga decumbens*)	β	全株
	锐裂筋骨草(*A. incisa*)	β	全株
	日本筋骨草(*A. japonica*)	β	叶
	紫背金盘(*A. nipponensis*)	β	全株
	土耳其筋骨草(*A. tubestanica*)	β	全株
	野芝麻(*Lamium barbatum*)	β	全株
菊科	麻花头(*Serratula centauroides*)	β	叶
	华麻花头(*S. chinensis*)	β	根
	伪泥胡菜(*S. coronata*)	β	叶
	五叶麻花头(*S. quinquefolia*)	β	叶
百合科	四叶王孙(*Paris tetraphylla*)	β	根
	延龄草(*Trillium tschonoskii*)	β	根

3. 保幼激素类的分布　昆虫种类不同所含的保幼激素结构也不同,保幼激素 O、Ⅰ、Ⅱ、4-methy-Ⅰ只存在于鳞翅目昆虫,保幼激素Ⅲ-bisepoxide 仅存在双翅目昆虫,methyl farnesoate 只存在于蟑螂体内,其中保幼激素Ⅲ是所有昆虫体内存在最普遍的一种保幼激素。保幼激素是节肢动物特有的激素,其他动物中尚未见有同类激素的报道。

4. 激素类物质的生理活性与利用价值　至今已发现的天然和人工合成的具有生理活性的甾体激素(蜕皮激素除外)已超过 1 000 种。按其具有的生理作用可分为五类:糖皮质甾体激素、盐皮质甾体激素、雄性激素、雌性激素和孕激素。

(1) 糖皮质激素:糖皮质激素(glucocorticoid)是肾上腺皮质激素的一种,属甾体类化学成分。糖皮质激素对糖、蛋白质和脂肪代谢,水盐代谢以及循环系统都具有广泛的调节作用。

1) 对糖代谢的影响:糖皮质激素可促进糖原异生,并通过促进蛋白质分解产生更多的氨基酸来合成糖原,同时减少机体对葡萄糖的利用,减慢葡萄糖分解为 CO_2 的过程,并有抗胰岛素作用,促进血糖升高,甚至出现糖尿。

2) 对蛋白质代谢的影响:糖皮质激素能促进多种肝外组织蛋白,特别是肌肉组织蛋白分解,同时抑制蛋白合成,使机体处于负氮平衡。长期应用激素将出现生长减慢、肌肉消瘦、骨质疏松、皮肤变薄、淋巴组织萎缩和伤口愈合延缓等不良反应。

3) 对脂肪代谢的影响:糖皮质激素促进脂肪分解并抑制其合成,可激活四肢皮下脂肪酶,减少四肢脂肪,使脂肪重新分布于腹、面、背及臀部,形成满月脸和向心性肥胖。

4) 对水盐代谢的影响:糖皮质激素对水盐代谢的作用较弱,长期应用有醛固酮样贮钠排钾作用,同时可并促进肾远曲小管及集合管重吸收而导致水钠潴留。糖皮质激素还可以抑制钙的重吸收,引起低钙血症和骨质疏。

5) 对循环系统的影响:糖皮质激素能增强血管平滑肌对儿茶酚胺的敏感性,抑制前列腺素的合成,并能降低毛细血管的通透性,从而升高血压。由于糖皮质激素对脂肪代谢的影响,可加速动脉粥状硬化的形成。此外,糖皮质激素还可增强心肌的收缩力。

(2) 盐皮质激素(mineralocorticoid):由肾上腺皮质球状带细胞分泌的甾体激素,主要生理作用是维持人体水和电解质平衡。在天然皮质激素中，醛固酮是作用较强的盐皮质激素，其次是脱皮质甾体激素和皮质酮。盐皮质激素的主要生理作用是促进肾小管重新吸收 Na 而保留水，并排泄 K。它与下丘脑分泌的抗利尿激素相互协调，共同维持体内水、电解质的平衡。盐皮质激素的保钠排钾作用也表现在唾液腺、汗腺及胃肠道。盐皮质激素具有以下几种功能。

1）对肾脏的作用：当血浆中醛固酮的含量较高时，肾脏就会吸收过量的水分和钠离子。盐和水进入血液系统会增加血容量，使血管静脉压上升，并使体液迁移到细胞间隙。

2）对唾液腺的作用：醛固酮能引起唾液中 Na^+ 含量的下降和 K^+ 含量的升高。唾液中的 Na^+、K^+ 比例可以作为醛固酮含量的一个指标，在临床上可作为醛固酮增多症或分泌不足的诊断参考。

3）对汗腺的作用：醛固酮能降低汗液钠离子浓度，这与机体适应高烧的反应相关。但醛固酮对汗腺电解质的作用要比对肾脏电解质的作用缓慢得多。

对胃肠黏膜的作用　醛固酮影响胃黏膜的 Na^+、K^+ 交换，增加 Na^+ 的吸收和 K^+ 的排出。

（3）雄激素（androgen）：雄激素能维持雄性的第二性特征，与精子的生成、成熟和维持精子在附睾中的存活有关，但精子的生成还需要其他多种激素协同作用。雄激素可提高基础代谢，促进蛋白质的合成，助长骨的生长和钙化。能降低血浆脂质，利用体脂，减少脂肪存积。雄激素能刺激红细胞生长，促进血红素的生成，刺激骨髓制造红细胞。雄激素能刺激毛发的生长，在人初生时全身布满毳毛，随着生长发育和性成熟，毳毛脱落转变为毛发，但毛发的生长部位和密度受年龄、性别、遗传、部位和雄性激素量的影响。

雄激素能刺激皮脂腺的分泌，引起痤疮。雄激素还能促进 DNA 合成和细胞分化。对去势雄性畜禽注射雄激素能使肌肉等组织的细胞增殖，DNA 合成的酶类活性增加。雄激素还与雄性生殖管道的肿瘤（如前列腺癌）的发生发展有关。

（4）雌激素（estrogen）：一类具有广泛生物活性的类固醇化学成分。它不仅能促进女性生殖系统的发育、成熟、维持女性第二性征，对内分泌系统、心血管系统、机体的代谢、骨骼的生长和成熟，皮肤等也有明显的影响。雌激素能滋润皮肤、亮丽头发，并促使乳房发育增大，体现出优美的身体曲线。因此，雌激素是女性保持青春和维持第二特征必不可少的化学元素。雌激素除在美容方面具有重要作用外，与人类健康也有着密切的联系。更年期综合征、动脉硬化、脑血管阻塞、骨质疏松症、早老性痴呆症、怠倦、腰痛、肩酸、性冷淡、月经不调、不规则经血、无月经、不孕症、乳房发育不良、皮肤干燥、黯黄、粗糙、失去弹性、出现皱纹、黄褐斑等，不同程度的与体内雌激素分泌低下导致的内分泌失调有关。因此，雌激素对女性来说是十分重要的。但体内雌激素的分泌随着年龄的增长不断减少，且雌激素只能在人体或动物体内自己合成，无法通过食物进行体外补充。

外源性补充雌激素对女性健康及其安全性一直存有争议。病理生化分析数据表明，系统性红斑狼疮患者的雌激素水平普遍升高。经给系统性红斑狼疮小鼠模型应用雌激素可加重其病情。一些研究报告认为，雌激素可能增加妇科肿瘤的发生率，但也有研究认为长期服用雌激素不会引发妇科肿瘤。但美国政府 FDA 公告称，长期服用合成雌激素，妇科肿瘤发生率将提高 20%左右。

（5）孕激素（progestogen）：孕激素由卵巢的黄体细胞分泌，以孕酮为主。孕激素往往在雌激素作用基础上产生效用，能抑制排卵，促使子宫内膜分泌，以利受精卵植入，并降低子宫肌肉兴奋度，保证妊娠的安全进行；能使子宫肌肉松弛，活动能力降低，对外界刺激的反应能力下降，降低妊娠子宫对催产素的敏感性，有利于孕卵在子宫腔内生长发育；在雌激素影响的基础上，孕激素能促进乳腺腺泡的发育；能提高体温并使血管和消化道平滑肌松弛。

由于孕激素是雄激素、雌激素、肾上腺皮质激素等生物合成的重要中间体，因此孕激素在不同程度上具有上述各类激素的作用。人工合成的某些雌激素和孕激素及其类似物在临床上主要用于不孕症、先兆流产及习惯性流产、子宫内膜异位、功能性子宫出血、闭经、更年期综合征、骨质疏松等症的治疗，并可用于子宫内膜癌和前列腺癌及癌症化疗时升高白细胞。

(6) 蜕皮激素(ecdysone)：蜕皮激素能够促进昆虫的蜕皮和变态，高剂量的蜕皮激素可以扰乱昆虫体内的正常代谢，使昆虫提早蜕皮或变态而成为微小成虫或畸形个体。昆虫对蜕皮激素相当敏感，轻者可引起昆虫不育，重者可导致死亡，因而蜕皮激素可用作昆虫杀虫剂。虾、蟹类动物周期性蜕皮是甲壳类动物生长的标志，在人工高密度养殖环境下，蜕皮激素可用来促进虾、蟹蜕壳，以提高产量。除此之外，蜕皮激素还用于家蚕养殖业，使家蚕增丝、缩短龄期，并节省桑叶。总的说来，蜕皮激素是一类在农业、渔业和医药领域均有重要价值的化学资源。

1) 蜕皮激素在昆虫变态中的作用：蜕皮激素的主要作用就是诱导昆虫蜕皮和复制。昆虫的变态受到保幼激素和蜕皮激素的共同作用。在保幼激素发生作用期间，蜕皮激素的作用使幼虫反复蜕皮，但不发生变态；当变成末龄幼虫时，保幼激素的分泌和活性逐渐减弱。在这样的条件下，蜕皮激素使不完全变态的昆虫直接变态为成虫。

2) 促进蛋白质和 RNA 的合成：β-蜕皮激素具有较强的促进蛋白质合成的作用。小鼠腹腔注射β-蜕皮激素，2 h 左右即可观察到小鼠肝细胞核、线粒体以及微粒体中氨基酸的掺入增多。离乳雄性小鼠连续 60 d 给予β-蜕皮激素后，其体重增加较快，肝、肾蛋白质的合成水平显著增加。β-蜕皮激素能够明显地促进肝细胞核及细胞质 RNA 的合成，以给药 2 h 后最为显著。以^{14}C-乳清酸作为 RNA 标记前体，分析 RNA 的分布，结果表明β-蜕皮激素能促进 mRNA 的合成。

3) 促进细胞生长：β-蜕皮激素能促进人表皮细胞的分化，还具有一定的抗辐射、抗氧化和延缓衰老的作用。因此，可将β-蜕皮激素开发为一种护肤品。蜕皮激素也可促进昆虫及甲壳动物的细胞生长，刺激昆虫及甲壳动物的真皮细胞分裂，产生表皮并使其蜕皮。

4) 促进脂类代谢：β-蜕皮激素可显著抑制由高胆固醇喂饲引起的家兔血清总胆固醇及游离胆固醇增高，能够改善由高胆固醇饮食引起的肝脏脂肪性病变及大动脉、冠状动脉硬化。β-蜕皮激素还能使家兔主动脉平滑肌细胞增生，并能对抗高脂血清对平滑肌细胞的损伤。

5) 影响糖代谢：β-蜕皮激素能对抗高血糖素、抗胰岛素血清、四氧嘧啶等诱导的大鼠高血糖症，但并不影响正常血糖代谢。因此，有研究将β-蜕皮激素用于开发治疗糖尿病的药物。

6) 抗肿瘤活性：β-蜕皮激素-6-腙毒性小，对艾氏腹水癌抑制率为 60%，对肝癌抑制率为 50.89%，对宫颈癌抑制率为 51.26%，对路易氏肺癌抑制率为 54.87%。

蜕皮激素在养蚕业中可用于人工调节蚕的发育。如遇到缺少桑叶、病害蔓延或劳动力不足的情况，可使用蜕皮激素使蚕提前化蛹，缩短生长期，提前吐丝结茧。如在蛹期使用，可增加产卵量和受精率。如添加到人工饲料中使用，可减少不化蛹蚕，提高结茧率。此外，蜕皮激素可用于地鳖虫等昆虫和甲壳类动物的人工养殖，添加适量蜕皮激素后，可保证顺利脱壳，促进脱壳的一致性，有效避免个体间的互相残杀，显著提高养殖成活率和商品规格。

外源蜕皮激素可杀死昆虫，如米满(虫酰肼)可模拟 20-羟基蜕皮激素，激活并附着蜕皮激素受体蛋白，促使昆虫过早蜕皮，导致昆虫死亡。

蜕皮甾酮(ecdysterone)是纯白色结晶性粉末或无色透明结晶体，对皮肤无刺激性，不会引起过敏反应，同时具有很强的渗透性，在液态状态下能被皮肤快速吸收，在化妆品领域应用广泛。蜕皮甾酮能增强细胞新陈代谢，具有良好的去角质、去斑增白作用，对面部黄褐斑、外伤性黑斑、雀斑、黑色素沉着等有较好的修复功效，对治疗粉刺也有明显的效果。此外，蜕皮甾酮在促进胶原蛋白合成的作用远高于现有市场上的其他产品。

胆甾醇在昆虫前胸腺内先合成α-蜕皮激素，α-蜕皮激素再转变为有活性的β-蜕皮激素。α-蜕皮激素主要是一种激素原，β-蜕皮激素是发挥蜕皮活性的主要激素。由于无脊椎动物中的蜕皮激素的含量极低，每种动物中往往仅含 $10^{-9}\sim10^{-6}$ g，因此从动物中获取蜕皮激素的难度较大。

(7) 保幼激素(juvenile hormone)：保幼激素具有抑制昆虫发育的作用，它与蜕皮激素共同控制和调节昆虫的发育。保幼激素还具有调节雌性成体卵巢生长，促进卵黄生成的作用。保幼激素通过喷布进入蚕体内，可使五龄期适当延长，体内丝腺也相应增大，从而增加吐丝量。若配合使用蜕皮激素，既可发挥保幼激素的增丝性能，又可控制食桑量。保幼激素在我国蚕业生产区的应用，可使蚕丝量增加5%～10%，产生了显著的经济效益。

另外，保幼激素还能扰乱昆虫形态的发生和发育，从而引起昆虫的异常变态。因此，保幼激素可以作为杀虫剂，防治害虫，而对如蜜蜂等益虫则无影响。合成的保幼激素作为第三代农药在国内外已得到广泛应用。

六、胆汁酸类资源性化学成分

胆汁酸(bile acid)是胆烷酸(cholanic acid)的衍生物，存在于动物胆汁中，如动物药熊胆粉、牛黄等均含有胆汁酸，并是其主要的生物活性成分。主要胆汁酸类化学成分及其在动物胆汁中的分布，见表10-7。

表 10-7　主要胆汁酸类资源性化学成分在不同种类动物胆汁中的分布及其理化性质

名　　称	取代基位置	熔点(℃)	$[\alpha]_D$	分　　布
石胆酸(lithocholic acid)	3-α-OH	186	+35	牛、家兔、猪、胆结石
胆酸(cholic acid)	3-α,7α,12α-OH	198	+37	牛、羊、狗、蛇、熊、鸟
去氧胆酸(deoxycholic acid)	3-α,12α-OH	177	+53	牛、兔、羊、猪
α-猪胆酸(α-hyocholic acid)	3-α,6α,7α-OH	189	+5	猪
α-猪去氧胆酸(α-hydroxycholic acid)	3-α,6α-OH	197	+5	猪
β-猪去氧胆酸(β-hydroxycholic acid)	3-β,6α-OH 3-α,6β-OH	190 210	+5 +37	猪，特别在结石 猪
鹅去氧胆酸(chenodeoxycholic acid)	3-α,7α-OH	140	+11	鹅、牛、熊、鸡、猪
熊去氧胆酸(ursodeoxycholic acid)	3-α,7β-OH	203	+57	熊

胆汁酸分为游离型胆汁酸和结合型胆汁酸两大类。游离型胆汁酸又称为胆甾酸，胆汁酸常以侧链的羧基与甘氨酸或牛磺酸结合成甘氨胆汁酸或牛磺胆汁酸，并以钠或钾盐的形式存在，成为结合型胆汁酸。胆汁酸甾核四个环的稠合方式与植物甾醇相同。在甾核的3、6、7、12等位都可以有羟基或羰基取代，各种动物胆汁中胆汁酸的区别主要在于羟基数目、位置及构型。

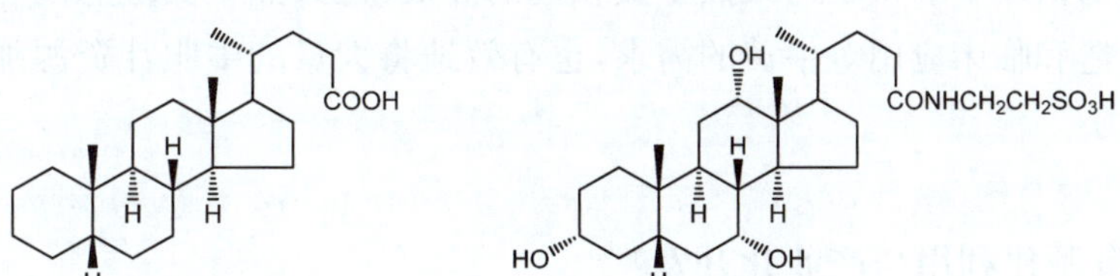

胆烷酸　　牛磺胆酸

(一) 人工牛黄的制备与产业化开发

牛黄是黄牛或水牛的胆囊结石(病理产物),始载于《神农本草经》,用做醒神开窍药,为多种名贵中成药,如牛黄安宫丸、再造丸、六神丸等不可缺少的重要原料。牛黄具有解热、镇静、解痉、强心、利胆及降低血清转氨酶等多种作用。此外,牛黄还具有抑制血管通透性亢进,抑制结核杆菌、四联球菌、金黄色葡萄球菌、奈氏双球菌及白色葡萄球菌等药理活性。

由于天然牛黄产量小、资源缺乏,价格昂贵,远不能满足医疗上的需求。我国早在 20 世纪 50 年代就开始生产人工牛黄,用来代替天然牛黄。人工牛黄的制备方法包括以下 4 个步骤:

1. 胆红素的制取　将猪胆汁钙盐加水磨成乳状液,加入少量 Na_2SO_3,以盐酸调至 pH2～3,用氯仿提取,回收氯仿即得胆红素粗品,再用乙醇处理精制得到胆红素成品。

2. 牛羊胆酸的制取　在牛羊胆汁中加入 10%的固体氢氧化钠,皂化 8 h,然后加适量 H_2O_2脱色,再用 50% H_2SO_4或 HCl 酸化至 pH2～3,收集析出的胆酸,用水洗去余酸至中性,抽滤、烘干,即得到牛羊胆酸成品。

3. 猪胆酸的制取　取猪胆汁,加入 NaOH,皂化 8～12 h,将上清液吸出,底部膏状物加水稀释,用适量 H_2O_2脱色,然后以 H_2SO_4或 HCl 酸化至 pH1～2,析出的固体用水洗至中性,干燥即得到猪胆酸的成品。

4. 人工牛黄的配制　将胆红素、牛羊胆酸、猪胆酸、胆固醇、无机盐及淀粉等按处方配制(表 10-8),混合均匀,于 70℃干燥后,粉碎过筛,即得成品。

表 10-8　人工牛黄配方

组　成	胆红素	胆固醇	牛羊胆酸	猪胆酸	无机盐	$Ca_3(PO_4)_2$	$FeSO_4$	$MgSO_4$	淀粉
比例(%)	0.7	2	12.5	15	5	3	0.5	1.5	59.8

动物实验表明:人工牛黄能对抗古柯碱或咖啡因等中枢神经兴奋药所引起的惊厥反应,对苯巴比妥钠的催眠作用有协同效应,这些作用都与天然牛黄相似。此外,人工牛黄也具有明显的解热和抑菌作用,在临床上人工牛黄的解热和祛痰作用强,对小儿肺炎及化脓性扁桃腺炎具有良好的治疗效果。

人工牛黄与天然牛黄差异较大。因此,我国学者对体外培育牛黄进行了深入系统的创新性研究。在阐明胆结石形成机制的基础上,运用仿生学方法模拟体外胆石形成的生化过程,应用静电效应理论,发明了胆石分层培育技术,研制出“体外培育牛黄”国家一类新药。

具体制备方法与步骤:首先对天然牛胆汁进行牛磺酸调节和细菌发酵,制取发酵牛胆汁,然后在发酵牛胆汁中加入澄清的饱和钙盐溶液,搅拌、加热至沸,过滤得棕红色沉淀物,洗涤沉淀,静置滤去上清液。根据药用要求加入胆红素、胆酸、去氧胆酸、无机盐等药用有效成分,搅拌混匀,制取复合胆红素钙。再按适当的比例定量取出发酵牛胆汁和复合胆红素钙,加水进行搅拌,用酸调 pH 6.8 以下,对其进行偏轴定向旋转,待结石形成后静置培育,最后取出结石进行干燥处理即得。综合评价认为“体外培育牛黄”的性状、成分、含量、药效和临床疗效与天然牛黄基本一致。临床实验表明,“体外培育牛黄”在对脑中风、乙脑、咽炎等疾病的治疗中取得了与天然牛黄相同的疗效,是天然牛黄理想的替代品。这一创举,不仅满足了我国中药制造和临床应用对牛黄的需求,也有效地将大量的牛胆汁资源加以利用,产生了显著的经济和社会效益。

(二) 猪胆汁的资源化利用与产业化开发

猪胆汁在《本草经集注》中列为下品,其具有清热,润燥及解毒功能。我国猪胆资源丰富,目前猪胆主要用于提取胆红素。以往从动物胆汁中提取胆红素后的下脚料多作为废弃物处理，但研究表明其中尚有一定量的胆酸类物质，主要是猪去氧胆酸、猪胆酸、鹅去氧胆酸、3α-羟基-6-氧-5α-胆烷酸以及胆石酸等。如果能从提取胆红素后的母液分离出主要胆汁酸，可以充分利用猪胆膏原料资源，提高胆汁的利用率，增加经济效益[7]。

1. 混合胆汁酸的甲酯化和猪去氧胆酸的制备　将胆汁酸粗品与甲醇混合，搅拌溶解，缓慢滴加 H_2SO_4，并于室温下搅拌，待反应完全后，以无水 $NaHCO_3$ 固体调 pH 至中性，过滤除去无机盐，滤饼用甲醇洗涤，合并滤液及洗液，减压回收甲醇，得棕褐色黏稠状物，加水溶解其中的无机盐，再以乙醚萃取，合并有机相，分别以饱和 $NaHCO_3$ 溶液和饱和食盐水洗涤，无水 Na_2SO_4 干燥，过滤，减压除去乙醚，得棕色稠膏状物。继向黏稠物中加入苯或安全性更好的溶剂，加热溶解后自然冷却至室温，析出固体，过滤，滤饼洗涤 2～3 次，得到类白色固体，重结晶，干燥后得白色固体，即为猪去氧胆酸甲酯。

将猪去氧胆酸甲酯与乙醇混匀，搅拌，回流反应，反应完毕后，减压回收溶剂至干燥，得淡黄色固体，加水，搅拌，用 10%盐酸溶液调 pH1.0～2.0，析出固体，继续在常温下搅拌，过滤，滤饼用水洗涤至中性，干燥并以乙酸乙酯重结晶，得猪去氧胆酸。

2. 猪胆酸的提取和纯化　将第一步下的滤液、洗液以及重结晶母液合并，减压回收溶剂至尽，得到棕色黏稠状物。加入乙酸酐和乙酸钠，于 110℃回流，TLC 监测反应完成后，减压蒸除约 2/3 体积的乙酸酐，待降至室温后加水以溶解其中的无机盐，用乙醚分次提取有机物，合并有机相，先用 1%NaOH 溶液洗涤有机相至接近中性，再用饱和 $NaHCO_3$ 溶液和饱和食盐水洗涤，无水 Na_2SO_4 干燥，过滤，回收乙醚，得棕黑色黏稠状物。向反应容器内加入正己烷，体系升温至 65℃，搅拌使其完全溶解后停止加热，自然降至室温，在室温下搅拌，过滤，滤饼用正己烷洗涤 3 次，干燥后得到棕色粉末，依次用甲醇和苯—石油醚重结晶，得白色粉末，即为猪胆酸甲酯三醋酸酯。

取猪胆酸甲酯三醋酸酯，依次加入 NaOH、乙醇和水，于 80℃回流反应，TLC 监测反应完毕后，减压回收溶剂，得灰白色固体，加水，剧烈搅拌下用 10%盐酸调节 pH 1.0～2.0，过滤，滤饼用 5%盐酸洗涤一次，再用水洗涤至中性，干燥后得到浅黄色固体。用乙酸乙酯重结晶，干燥至恒重，得白色粉末，即为猪胆酸。

3. 鹅去氧胆酸的提取与纯化　将提取完猪胆酸甲酯三醋酸酯的母液与重结晶母液合并，回收溶剂，得到棕褐色黏稠状物，其主要成分为鹅去氧胆酸甲酯二醋酸酯。加入乙醇，升温至 65℃，待黏稠物全部溶解后停止加热，体系自然降至室温后于冰箱中静置，析出黄色固体，过滤，滤饼用冰冷甲醇洗涤，干燥后得淡黄色粉末。用甲醇重结晶，得白色粉末，即为鹅去氧胆酸甲酯二醋酸酯。取鹅去氧胆酸甲酯二醋酸酯，依次加入 NaOH、乙醇和水，于 80℃回流反应，TLC 监测反应完毕后，减压回收溶剂，得灰白色固体，加水，剧烈搅拌下用 10% 盐酸溶液调 pH1.0～2.0，析出固体，继续于常温下搅拌，过滤，滤饼依次用 5%盐酸和水洗涤，减压干燥后得到白色固体。用丙酮—水重结晶，干燥至恒重后得白色粉末，即为鹅去氧胆酸。

胆汁酸类物质对脂肪的消化和吸收起着重要作用。胆汁酸分子中既含有亲水性的羟基和羧基，又含疏水性的甲基和甾核，故胆汁酸的主要构型中具有亲水和疏水两个部分，使分子具有界面活性的特征，能降低油和水两相之间的表面张力，促进脂类乳化。因此，胆汁酸是良好的表面活性剂化学资源。

胆汁酸类化学成分是在胆固醇代谢过程中产生的代谢产物，一方面为胆固醇代谢提供了一条重要的排泄途径，动物体内部分胆固醇的分解代谢是通过胆汁酸的合成实现的。另一方面，吸收的胆汁酸对胆固醇的分解起负反馈调节作用，可以抑制胆固醇的分解，因此，胆汁酸能有效保持动物体内胆固醇的动态平衡。

胆汁酸类化学成分对胆固醇颗粒的溶解具有重要的作用。在代谢过程中，胆固醇随胆汁排入胆囊贮存，胆汁在胆囊中被浓缩，由于胆固醇难溶于水，很容易沉淀析出而形成结石。但胆汁中含有胆汁酸和卵磷脂等成分具有特殊的乳化活性，当这些乳化剂与胆固醇结合时，胆固醇被分散成可溶性微粒，而不易沉淀形成结石。目前国内外已将鹅去氧胆酸及熊去氧胆酸应用于临床治疗胆结石症。

胆汁酸及其盐是有效的杀菌剂，它能够调节肠道的 pH，进而抑制大肠埃希菌、链球菌、沙门氏菌及其他有害菌的增殖。此外，胆汁酸可以防止食物在胃部腐烂与发酵。胆汁酸还能够预防气鼓胀与腹肿胀等疾病。研究证实，胆汁酸在肠道中起着十分重要的屏障作用，能阻止病源菌入侵皮下组织，并能降低肠道细菌的定植，阻止细菌转移到其他器官。

胆酸钠对支气管平滑肌具有明显的舒张作用，并能对抗毛果芸香碱引起的痉挛性收缩，还具有中枢性镇咳作用。鹅去氧胆酸、猪去氧胆酸及胆酸均有祛痰作用。胆汁酸及其盐还具有保肝利胆、调节神经系统以及解热作用。鹅去氧胆酸及去氧胆酸具有溶血作用。

我国人口众多，畜禽养殖数量庞大，在屠宰加工产业中产生了大量的动物胆汁，其中蕴含着丰富的胆汁酸类资源性物质。基于循环利用节约资源的理念，加强其资源化过程的系统研究和产业化发展，将产生巨大的社会和经济效益。

◇参◇考◇文◇献

[1] 段金廒，周荣汉. 中药资源学[M]. 北京：中国中医药出版社，2013.

[2] 周荣汉，段金廒. 植物化学分类学[M]. 上海：上海科技出版社，2005.

[3] 何兰，姜志宏. 天然产物资源化学[M]. 北京：科学出版社，2008.

[4] 王宾楷. 天然药物化学[M]. 北京：人民卫生出版社，1993.

[5] 尉芹，马希汉，张玲. 七叶树叶提取物抗氧化性能的研究[J]. 西北农林科技大学学报：自然科学版，2001，29(3)：41-44.

[6] 黄滢璋，赵雁武，周振中. 植物甾醇对油脂的抗氧化作用研究[J]. 粮食科技与经济，2012，37(3)：38-40.

[7] 左春山，刘大勇，徐启杰. 植物甾醇的结构与功能的研究进展[J]. 河南科技，2013，9：211-213.

[8] Jean ML. Phytosterols and cardiovascular risk[J]. Métabolisme, 2007, 21(1): 17-27.

[9] Volger OL, Mensink RP, Plat J, et al. Dietary vegetable oil and wood derived plant stanol esters reduce atherosclerotic lesion size and severity in apoE* 3-Leiden transgenic mice[J]. Atherosclrosis, 2001, 157(2): 375-381.

[10] Moghadasian MH, Frohlich JJ. Effects of dietary phytosterols on cholesterol metabolism and atherosclerosis: clinical and experi-mental evidence(review) [J]. American Journal of Medicine, 1999, 107(6): 588-594.

[11] Moreau RA, Whitaker BD, Hicks KB. Phytosterols, phytostanols, and their conjugates in foods: structural diversity, quantitative a-nalysis, and health-promoting uses [J]. Progress in Lipid Research, 2002, 41: 457-500.

[12] Clifton PM, Noakes M, Sullivan D, et al. Cholesterol-lowering effects of plant sterol esters differ in milk, yoghurt, bread and cereal [J]. European Journal of Clinical Nutrition, 2004, 58, 503-509.

[13] Plat J, Mensink RP. Plant stanol and sterol esters in the control of blood cholesterol levels: mechanism and safety aspects [J]. The American Journal of Cardiology, 2005, 96(1): 15-22.

[14] 吕双双，李书国. 植物甾醇性质、功能、安全性及其食品的研究进展[J]. 粮食加工，2014，39(4)：40-47.

[15] Ifere GO, Barr E, Equan A, et al. Differential effects of cholesterol and phytosterols on cell proliferation, apoptosis and expression of a prostate specific gene in prostate cancer cell lines [J]. Cancer Detection and Prevention, 2009, 32(4): 319-328.

[16] Huang Y, Chen S, Cui J. Synthesis and cytotoxicity of A-homo-lactam derivatives of cholic acid and 7-deoxycholic

acid [J]. Steroids, 2011, 76: 690 - 694.

[17] Mendilaharsu M, Stefani ED, Deneo-Pellegrini H, et al. Phytosterols and risk of lung cancer: a case-control study in Uruguay [J]. Lung Cancer, 1998, 21(1): 37 - 45.

[18] 左玉.植物甾醇研究与应用[J].粮食与油脂,2012,7: 1 - 4.

[19] Bouic PJ, Clark A, Lamprecht J, et al. The effects of β - sitosterol(BSS) and β - sitosterol glucoside(BSSG) mixture on selected im-mune parameters of marathon runners: inhibition of post marathon immune suppression and inflammation [J]. International Journal of Sports Medicine, 1999, 20(4): 258 - 262.

[20] Lerch ML, Faulkner DJ. Unusual polyoxygen ated sterols from a Philippines sponge *Xestospongia* sp. [J]. Tetrahedron, 2001, 57: 4091 - 4094.

[21] 陈思静,崔建国,李莹.具有生理活性甾体腙类化合物的研究进展[J].有机化学,2011,31(2): 187 - 192.

[22] 李晓光,王三永,李春荣,等.含植物甾醇酯的功能性蛋白饮料的研制及检测方法[J].食品科技,2002,(7): 51 - 52.

[23] Salo P, Wester I. Low-fat formulations of plant stanols and sterols [J]. The American Journal of Cardiology, 2005, 96(1): 51 - 54.

[24] 顾莞婷,周岩民,王恬.植物甾醇对肉鸭生产性能、血液胆固醇含量和胴体品质的影响[J].中国粮油学报,2007, 22(3): 97 - 106.

[25] Hac-Wydro K, Dynarowicz-LP. Externalization of phosphatidylserine from inner to outer layer may alter the effect of plant sterols on human erythrocyte membrane — the Langmuir monolayer studies [J]. Biochimica et Biophysica Acta, 2012, 1818: 2184 - 2191.

[26] Fujioka S, Sakurai A, Yokota T, et al. Natural occurrence of brassinosteroids in plant kingdom [J]. Brassinosteroids, 1999, 32: 21.

[27] 王正龙,石蓓,刘志江,等.地奥心血康软胶囊对冠状动脉性心脏病患者脂质过氧化及内皮功能的影响[J].中国中西医结合杂志,2012,32(6): 782 - 784.

[28] 黄伟民,王雪鸿.心脑舒通片治疗冠状动脉性心脏病、心绞痛 60 例疗效观察[J].长春中医药大学学报,2012, 28(10): 860 - 862.

[29] 唐进蓉,姜志琴.眉叶薯蓣地上部分的三个新甾体皂甙[J].云南植物研究,1987,9(2): 233 - 238.

[30] 王颖异,郭宝林,张立军.知母化学成分的药理研究进展[J].科技导报,2010,28(12): 110 - 115.

[31] 卢军.白蒺藜的药理作用及临床应用[J].现代医药卫生,2008,24(17): 2670.

[32] 张存莉,吴战库,马惠玲,等.甾体皂甙的生物活性研究进展[J].西北林学院学报,2003,18(2): 95 - 100.

[33] Ori K, Mimaki Y, Mito K, et al. Jatropham derivatives and steroidal saponins from the bulbs of *Lilium hansonii* [J]. Phytochemistry. , 1992, 31(8): 2767 - 2775.

[34] Kubo S, Mimaki Y, Sashida Y. Steroidal saponins from the rhizomes of *Smilax sieboldii* [J]. Phytochemistry. , 1992, 31(7): 2445 - 2450.

[35] Kanmoto T, Mimaki Y, Sashida Y. Steroidal constituents from the underground of Reineckea camea and their inhibitory activity on CAMP phosphodiesterase [J]. Chemical & Pharmaceutical Bulletin, 1994, 42(4): 926 - 931.

[36] Mimaki Y, Sashida Y, Nakamura Y, et al. Steroidal saponins from the bulbs of *Lilium regale* and *L. henryi* [J]. Phytochemistry, 1993, 33(3): 675 - 682.

[37] Nakamura Y, Mimaki Y, Sashida Y, et al. Agapant thussaponins A - D, new potent cAMP phosphodiest erase inhibitors from the underground parts of *Agapanthus inapertus* [J]. Chemical & Pharmaceutical Bulletin, 1993, 41 (10): 1784 - 1789.

[38] Mimaki Y, Takaashi Y, Kuroda M, et al. Steroidal saponins from *Nolina recurvata* stems and their inhibitory activity on cyclic AMP phosphodiesterase [J]. Phytochemistry, 1996, 42(6): 1609 - 1615.

[39] 王泽民. 当代结构药物会集[M]. 北京：科学出版社，1993.

[40] 姚杭海. 中国境内抗癌资源植物及其开发[J]. 生物学教学，2005，30(5)：7-10.

[41] 邱飞，刁勇. 短葶山麦冬多糖和皂苷成分的研究进展[J]. 海峡药学，2013，25(5)：8-11.

[42] 丁怡. 天然甾体皂甙研究进展[J]. 中国新药杂志，2000，9(8)：521-524.

[43] Hu K，Yong AJ，Yan XS，et al. Ant ineoplast ic agents I. Three spirostanol glycosides from rhizomes of *Disoscorea collettii* var. *hyoglauca* [J]. Planta Medica，1996，62(1)：573-575.

[44] Haraguchi M，Mimaki Y，Moticlome M. Steroidal saponins from the leaves of Cestrum send tenerianum [J]. Phytochemistry. 2000，55(7)：715-720.

[45] Yokosuka A，Mimaki Y，Sashida Y. Steroidal saponins from *Dracae nasurculosa* [J]. Journal of Natural Products，2000，63(9)：1239-1243.

[46] Mimaki Y，Kuroda M，Kameyama A. New steroidal constituents of underground and their cytostatic activity on HL-60 cells [J]. Chemical and Pharmaceutical Bulletin，1998，46(2)：298-303.

[47] Shan Y，Poobrasert O，Kennelly E，et al. Steroidal saponins from asparagus of ficinalis and their eytotoxic activity [J]. Planta Medica，1997，63(3)：258-262.

[48] 李宝龙，王康，曾炜. 蒺藜药理作用研究进展[J]. 吉林医药学院学报，2011，32(4)：223-225.

[49] 王宾楷. 天然药物化学[M]. 北京：人民卫生出版社，1993.

[50] 蔚冬红，乔善义，赵毅民. 中药合欢皮研究概况[J]. 中国中药杂志，2004，29(7)：619-624.

（刘 培 余伯阳 王喜军）

第二节 富含甾体类物质的代表性药用生物资源类群及其资源化利用研究

甾体类化学成分是一类广泛存在于植、动物生物体内的重要资源性物质。它们在生物体，尤其是在动物的生命过程中起着重要的作用。19 世纪，人们在研究动物脏器的化学组成物质时，先将这些化学组分分为可皂化的类脂和不可皂化的类脂两类，从牛脑中得到的不可皂化的类脂部分中获得了结晶的醇类物质，由希腊文 stereos(固体)加 ol 而称之为 sterol，意为固体的醇。由牛胆汁中的不可皂化部分得到的酸性物质，由希腊文 chole(胆)加 acid 而成胆酸(cholic acid)，由胆结石中得到的醇称胆固醇(cholesterol)，实际上与从牛脑中得到的固体醇(sterol)为同一物质。此后，人们又陆续从植物和动物体内分离得到大批类似的醇、酸产物。20 世纪 30 年代人们又从哺乳动物的内分泌系统中发现了性激素和皮质激素，并最终确定它们和胆固醇、胆酸等一样具有 4 个环、2 个甲基和 1 个含 0～9 个碳边链的基本骨架，并由此将它们归于一类化合物，统称为 steroid，中文曾直译为类固醇，后按其四环三边链的共同结构特征，采用了象形的“甾”字来命名这类化合物。

相对于生物碱和萜类而言，甾体化学成分在中药资源类群中存在的品种和数量虽然较少，但结构类型丰富，有些结构独特，显示出多样的生物活性。对动物来源药材中的一些性激素类甾体化学成分和胆酸类化学成分的研究已较为深入，人们正在以半合成的方法获得它们，从而摆脱从动物体直接获取的方式。对植物以及海洋生物来源的甾体化学成分的研究进展表明，所分布的甾体类物质与三萜类化学成分有一些共同的结构特征和理化性质，如它们较多的以皂苷形式存在等。

白首乌类药用生物资源及其资源化利用研究

中药白首乌(Cynanchi Auriculati Radix)系萝藦科(Asclepiadaceae)鹅绒藤属植物耳叶牛皮消(*Cynanchum auriculatum* Royle ex Wight)、隔山牛皮消[*C. wilfordii*(Maxim.) Hemsl.]及泰山白首乌(戟叶牛皮消，*C. bungei* Decne.)等植物的干燥块根。其味甘、苦，性微温，为补益性中药，历代医家视为养生防老的珍品，有养血益肝、固肾益精、强筋健骨、乌黑须发及延年益寿等功效。

白首乌历史上记载于何首乌名下，名“雌何首乌”“白何首乌”，何首乌始载于晚唐・李翱《何首乌录》，正式作为本草而收录记载的是宋《开宝本草》，马志曰：“何首乌生必相对，根大如拳，有赤、白二种，赤者雄，白者雌……”“春夏秋采其根，雌雄并用。”明・李中梓指出：“白者入气，赤者入血，赤白合用，气血交培。”《本草纲目》收载的以何首乌为主药的补益方，均按赤白何首乌各半的原则炮制和配伍。可见自古以来何首乌就有赤白之分，并有赤白合用的传统。

由于国内各地的植物分布情况和使用习惯的差异，白首乌类药材市场品种混乱、品质不一。经考证历代所用白首乌原植物主要品种为萝藦科鹅绒藤属植物耳叶牛皮消(*C. auriculatum*)，主产山东省、江苏省，戟叶牛皮消（*C. bungei*），主产山东省泰安市；隔山牛皮消（*C. wilfordi*），主产吉林省延边市[1~3]。另有 4 种同科植物的根在民间作白首乌使用：云南省丽江市的青羊参（*C. otophyllum*），河南省的峨眉牛皮消（*C. giraldii*）、鹅绒藤（*C. chinense*）和萝藦（*Metaplexis japonica*）[4]。生马牛皮消（*C. caudatum* M.）（日本及库页岛）在日本北海道民间被用作白首乌[5]。

尚有以下三种植物块根被误用为白首乌：防己科草质千金藤（*Stephania herbacea*）（产于湖北省各县）、防己科金钱吊乌龟（*Stephania cepharantha*）（产于浙江省临安市）和旋花科七爪龙（*Ipomoea digitata*）（产于广西壮族自治区平南县等地）[6]。

目前，最常用的白首乌药材来源为耳叶牛皮消，主产于江苏省滨海县，为地产道地药材，多为栽培[7]。耳叶牛皮消，别名飞来鹤、牛皮消、隔山消，为蔓性半灌木。宿根呈块状；叶对生，膜质，宽卵形至卵状长圆形，长 4～12 cm，宽 4～10 cm，顶端短渐尖，基部心形。聚伞花序伞房状，着花 30 朵；花萼裂片卵状长圆形；花冠白色，辐状，裂片反折；副花冠浅杯状，裂片椭圆形蓇葖双生，披针形，长 8 cm，直径 1 cm；种子卵状椭圆形；种毛白色绢质。花期 6～9 月，果期 7～11 月。

该资源种类分布于我国山东省、河北省、河南省、陕西省、甘肃省、西藏自治区、安徽省、江苏省、浙江省、福建省、江西省、湖南省、湖北省、广东省、广西壮族自治区、贵州省、四川省、云南省等。生长于从低海拔的沿海地区直到 3 500 m 的山坡林缘及路旁灌木丛中或河流、水沟边潮湿地，具有很强的抗逆性和生态适应能力。

一、资源利用现状

白首乌是一种少常用中药，从唐代的本草著作开始有记载。近代以来在我国东部沿海地区有较大量的栽培、生产和使用。如在山东省，白首乌是泰山四大名药之一；在江苏省滨海县，白首乌也已有 100 多年的栽培历史。白首乌既有与何首乌类似的补益作用，又有独到的治疗作用。因此，在实际使用中，白首乌有时在民间被当作何首乌的替代品，有时则作为独立的药材。从该类药材中提取分离出 C_{21} 甾体类、苯乙酮苷类、磷脂类等资源性化学成分，还含有人体必需的多种氨基酸、维生素、不饱和脂肪酸、微量元素等。

药理实验表明，C_{21} 甾体类化学成分具有调节免疫功能、抗肿瘤、抗衰老、抗缺氧、降血脂等作用；苯乙酮苷类化学成分具有保肝、抗氧化、降低神经毒性的作用；总磷脂类化学成分具有促进毛发生长和调节免疫功能等作用。作为保健品，白首乌所含有的氨基酸总量和西洋参相近，以谷氨酸、天门冬氨酸、蛋白氨基酸含量最高，最高的蛋白氨基酸含量在生品中可达 2.23%，维生素以 B 族含量为高，亚油酸含量较高，还有 P、K、Cu、Zn、Ca、Mg 和 Se 等微量元素。

白首乌可制成首乌粉、首乌片等，开发利用和资源价值较高。由于国外许多植物药公司在开发产品时致力于单味药，从单味原药材提取并加工制成的营养保健品更容易被接受。国内部分厂家也纷纷开发白首乌保健品、化妆品。白首乌产品正向多样化、食用方便化、营养功能化发展。国内市场上已有精制白首乌粉，我国香港地区和台湾地区市场上有乾隆首乌真精、精制首乌粉、速溶首乌粉、首乌片，首乌胶囊等产品。

耳叶牛皮消在贵州省、湖南省、云南省、四川省、广西壮族自治区等苗族聚居地区还用作健胃药，具有改善肠胃运动，提高消化、摄纳食物功效，主要用于胃肠疾病的治疗。以耳叶牛皮消为主药开发的隔山消颗粒剂应用于临床取得了良好的社会和经济效益[8]。以白首乌为原料开发生产的系列产品及其资源价值见表 10-9。

耳叶牛皮消在医药、美容、食品上的应用广泛，民间还用其纤维洗涤食用器皿，洗发和洗衣，认为效果优于皂角。产地花农还用它作花肥使用。中国纺织浆料检测中心检测白首乌淀粉具有良好的黏附性、抗剪切性和热黏度稳定性，有望替代 PVA 成为新型天然纺织浆料[17]。

表 10-9　以白首乌为原料开发生产的系列产品及其资源价值

产品名称	利用部位/物质	资源价值
白首乌 C_{21} 甾苷 A[9]	块根/C_{21} 甾体皂苷	医药产品(治疗色素缺失性疾病)
隔山消颗粒剂	块根	医药产品(治疗胃肠疾病)
白首乌提取物[10]	块根/总甾体	医药产品(防治肾纤维化)
白首乌总皂苷[11]	块根/总甾体	医药产品(治疗胃肠疾病)
白首乌多糖口含片[12]	块根	医药产品(免疫调节)
白首乌粉	块根	保健食品
白首乌保健茶[13]	块根	保健食品
白首乌保健黄酒[14]	块根	保健食品
白首乌营养粉[15]	块根	保健食品
白首乌生发酊剂[16]	块根	日化产品

二、资源性化学成分

白首乌药材含有 C_{21} 甾体类、苯乙酮苷类、淀粉、磷脂类、氨基酸、维生素及微量元素等资源性化学成分。

1. 甾体类资源性化学成分　白首乌根中的 C_{21} 甾体类骨架为典型的孕甾烯衍生物，未发现变型孕甾烷骨架(表 10-10)。C_{12}、C_{20} 位 β-OH 常常和有机酸成酯，有机酸有顺芷酸(Tig)、苯甲酸(Benz)、肉桂酸(Cin)、*Z*-异丙基-丁烯-2-酸(Ikem)、乙酸(Ac)、烟酸(Nic)等。C3 位 β-OH 易与糖成苷，糖大多为2,6-去氧糖，有洋地黄毒糖(digitoxose，digitox)、2-去氧洋地黄糖(diginose，迪吉糖，Digin)、夹竹桃糖(oleandrose，Ole)、磁麻糖(cymarose，加拿大麻糖，Cym)和葡萄糖(glucose，Glc)。连接糖数量为3～7个，糖之间均以 1→4 相连。C_{21} 甾体酯苷是从白首乌药材中发现的数量最多、也是最主要的资源性化学成分[18](表 10-10，图 10-3)。

表 10-10　白首乌药材的部分 C_{21} 甾体类资源性化学成分

名称	R_1	R_2	R_3	R_4
告达庭(牛皮消素，caudatin)	H	Ikem	OH	=O
开德苷元(kidjolanin)	H	Cin	OH	=O
萝摩苷元(metaplexigenin)	H	Ac	OH	=O
加加明(gagaminine)	H	Cin	OH	β—O—Nic
隔山消苷 C3N(wilfoside C3N)	β-*D*-cym-α-*L*-digin-β-*D*-cym	Ikem	OH	=O
隔山消苷 C1N(wilfoside C1N)	α-*L*-cym-β-*D*-cym-α-*L*-digin-β-*D*-cym	Ikem	OH	=O
隔山消苷 C1G(wilfoside C1G)	β-*D*-glc-α-*L*-cym-β-*D*-cym-α-*L*-digin-β-*D*-cym	Ikem	OH	=O
隔山消苷 K1N(wilfoside K1N)	α-*L*-cym-β-*D*-cym-α-*L*-digin-β-*D*-cym	Cin	OH	=O
白首乌新苷 A(cynanauriculoside A)	β-*D*-glc-β-*D*-cym-β-*D*-ole-β-*D*-cym	Ikem	OH	=O
白首乌新苷 B(cynanauriculoside B)	β-*D*-glc-β-*D*-ole-β-*D*-digitox-β-*D*-cym	Ikem	OH	=O

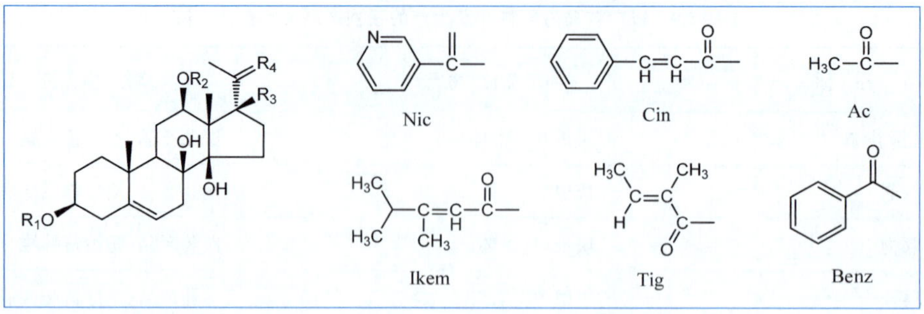

图 10-3 白首乌 C_{21} 甾体酯苷骨架及取代酯基

2. 其他类资源性化学成分

(1) 苯酮类： 耳叶牛皮消植物根部中发现白首乌二苯酮(baishouwubenzophenone)，戟叶牛皮消中发现 bungeiside A、B、C、D，4-羟基苯乙酮，2，4-二羟基苯乙酮，隔山消中发现白首乌二苯酮、cynandione A、cynanchone A 等天然产物。

(2) 糖类： 隔山牛皮植物根部消中发现双糖 wilforibiose、methylgaucobioside。耳叶牛皮消中含 3 种杂多糖 AC-A，AC-B，AC-C，均由鼠李糖、阿拉伯糖、木糖、甘露糖、半乳糖和葡萄糖六种单糖组成。

(3) 磷脂类： 主要含有双磷脂酰甘油(DPG)、磷脂酰乙醇胺(PE)和磷脂酰胆碱(PC)等具有补益功效的资源性物质。

尚在戟叶牛皮消中发现布卢门醇 A(blumenol A)、胡萝卜苷、左旋春日菊醇[(-)- leucanthemitol]、7-*O*-葡萄糖基甘草苷元(7-*O*- glucosyl liquiritigenin)。隔山牛皮消消中发现丹皮酚、肉桂酸、*β*-谷甾醇及多种氨基酸。耳叶牛皮消中发现乙酰蒲公英醇。另外，耳叶牛皮消中亚油酸含量较高，尚有其他不饱和脂肪酸；含有人体所必需的氨基酸，以谷氨酸、天门冬氨酸、蛋白氨基酸含量最高；含有丰富的维生素，尤其以 B 族含量为高；P、K、Cu、Zn、Ca、Mg 和 Se 等矿物质元素含量丰富[19]。

三、资源性化学成分动态积累与分析评价

1. 药材形成过程资源性化学成分动态评价　不同栽培密度白首乌个体块根干物质积累动态的拟合均呈 Logistic 曲线变化。不同密度处理单株块根干质量增加速率为 A>B>C>D，而单位面积块根干质量增加速率 C>D>B>A。处理 D 的光合速率在块根膨大关键时期显著低于其他各处理，可能是处理 D 个体块根产量低的原因。密度对块根中部分有效成分的量也有显著影响，其中多糖和黄酮量随密度的增加而增加，但 C_{21} 甾苷量与密度无显著关系。密度对白首乌产量性状影响较大，但在群体和个体上表现不同，与个体块根产量呈负相关，与群体根的生物产量呈正相关。综合考虑块根产量与活性成分量两个方面，处理 C 为最佳种植密度[20]。

2. 药材产地加工过程资源性化学成分的分析评价　不同加工方法对白首乌磷脂含量有较大的影响。山东泰山白首乌采用趁鲜蒸后切片烘干的加工方法，可得到卵磷脂含量为 0.386%的优质白首乌药材[21]。

四、资源利用效率提升研究

1. 药材深加工与产品开发　白首乌药材中含有的 C_{21} 甾苷类化学成分能够清除超氧阴离子自由基和羟自由基，能够极其显著地提高小鼠的免疫功能和抗氧化能力，是白首乌中公认的主要活性成分。

告达庭-3-O-β-D-磁麻糖苷具有较强的抗肿瘤活性，尤其对肝癌有很强的抑制效果[22]。将白首乌C_{21}甾总苷干燥粉末在酸或碱存在下降解，降解后调pH7.0，用有机溶剂萃取，回收有机溶剂得到的白首乌C_{21}总甾苷降解产物具有较强的抗肿瘤作用[23]。

从泰山白首乌中得到的二苯酮类化学成分白首乌乙素对长期应用异烟肼、利福平等药物后产生的耐药性结核菌有良好的抑制作用，可用于制备抗耐药性结核菌的药物[24]。

白首乌二酮A是从白首乌中分离得到的苯乙酮类化学成分。实验研究发现：白首乌及白首乌二酮A对谷氨酸、β-淀粉样蛋白诱导的原代鼠神经细胞、PC12细胞损伤及谷氨酸和β-淀粉样蛋白诱导的成年小鼠脑损伤，都有明显的保护作用；临床观察表明，白首乌或白首乌二酮A对阿尔茨海默症患者的病情有明显的稳定和改善作用，可用于制备预防和治疗各种神经退行性疾病的药物[25]。从白首乌中制备白首乌二酮A的方法，一般采用有机试剂提取，浓缩后萃取，萃取液再经硅胶柱层析或高速逆流色谱分离。现有制备白首乌二酮A的方法较为繁琐。有专利报道了白首乌二酮A的制备方法[26]：取白首乌干燥，粉碎20～80目，投入超临界萃取釜，通入液态CO_2和夹带剂，在压力15～30 MPa、温度40～50℃条件下，萃取2～3 h，在压力5～10 MPa、温度50～60℃条件下解析萃取物，所得萃取物加入聚酰胺树脂干燥，装柱，乙醇溶液梯度洗脱，收集洗脱液减压浓缩，浓缩液用氯仿萃取，萃取液浓缩至小体积结晶，结晶物无水乙醇重结晶，干燥即得白首乌二酮A。该方法具有效率高，周期短，低污染，操作简单等优势，适合工业化生产。

白首乌总苯乙酮（白首乌酮A，白首乌酮B，白首乌酮C，白首乌酮D，白首乌新酮A，白首乌四酮，2,4-二羟基苯乙酮，2,5-二羟基苯乙酮和4-羟基苯乙酮）具有抗肝炎病毒、抗肝损伤，改善肝功能等多方面作用，毒性极低，无明显不良反应，无致畸致突变效应，可用于治疗肝脏疾病的药物资源的开发[27]。白首乌苯乙酮类化学成分可利用离子液体超声提取，应用具有不同阴离子的3种离子液体[C_3MIM]I、[C_3MIM]BF_4、[C_3MIM]Br，具有不同阳离子的4种离子液体[C_2MIM]BF_4、[C_3MIM]BF_4、[C_4MIM]BF_4、[C_6MIM]BF_4作为溶剂，将白首乌根粉加入浓度为0.1～0.9 mol/L的离子液体溶剂中，在液料比为10～70∶1(mL/g)，功率为150～250 W，样品粒度为10～100目，温度为25～70℃，提取时间为10～90 min等条件下超声提取。该方法采用离子液体为提取溶剂，具有提取时间短、提取率高、提取温度低、提取溶剂绿色环保等优点[28]。

白首乌药材中水溶性成分能够抑制大鼠单胺氧化酶的活性，因而具有抗衰老之效。白首乌总磷脂具有调节免疫功能的作用，并对家兔耳毛的生长具有促进作用。采用D101大孔树脂吸附、DEAE纤维素吸附等方法获得的白首乌多糖和磷脂有效部位可用于治疗失眠药物的开发[29]。白首乌多糖的制备可以新鲜白首乌为原料，切薄片，通蒸汽30～60 min后，切成颗粒，加8～10倍量酸性水，升温至40～50℃，添加生物酶，酶解2～3 h，再升温至90～100℃，抽滤液体，滤渣再加8～10倍量水回流提取，合并2次液体减压浓缩至密度1.05～1.10，加2～3倍体积95%乙醇醇沉，滤出沉淀物，把上述沉淀物加热水溶解，滴加3%三氯乙酸溶液，充分沉淀，放置，离心，液体再加等体积95%乙醇溶液醇沉，沉淀物真空干燥即得白首乌多糖产品[30]。

2. 产业化过程产生的废弃物资源化利用及其工艺　目前白首乌的加工产品局限于食品类资源性系列产品的开发利用和产业化[31]，而其活性成分甾体酯苷、磷脂和多糖在加工的过程中流失于废渣和废水中，通过资源深加工产业化过程的系统设计，可有效回收利用制作白首乌淀粉后的废渣废水中的资源性化学物质，生产具有乌须发等保健作用的磷脂类产品及增强免疫力的多糖类产品，还可获得具有医疗保健和抗肿瘤作用的白首乌总苷类物质[32,33]。白首乌类生物资源系统利用与产业化途径如图10-4所示。

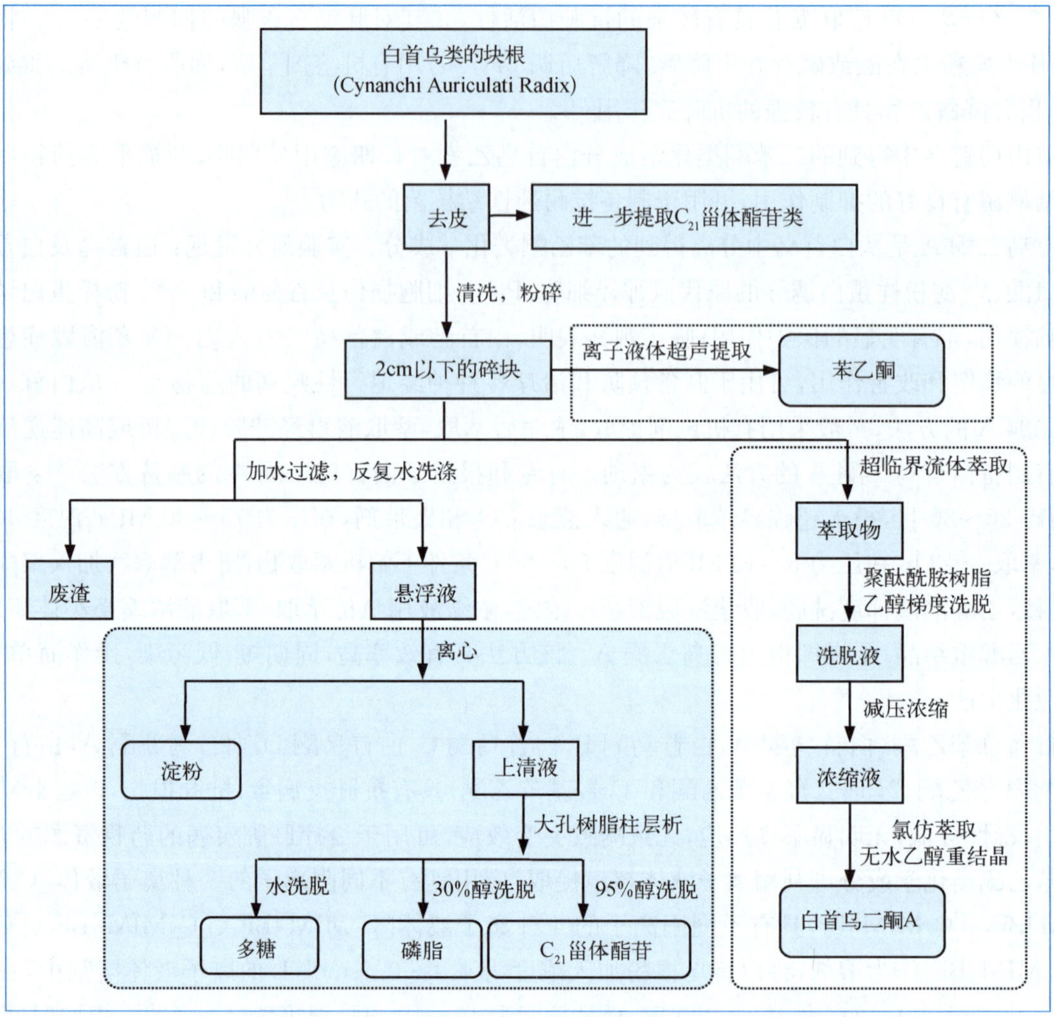

图 10－4　白首乌类生物资源系统利用与产业化途径

◇参◇考◇文◇献

[1] 龚树生等. 中药志[M]. 北京：人民卫生出版社，1982.

[2] 展雪峰. 雌雄何首乌本草考证[J]. 中草药，1995，26(8)：431－434.

[3] 苟占平，杨永健，边应孝，等. 中药"白首乌"本草学考证[J]. 兰州医学院学报，1999，25(1)：15－16.

[4] 李军，徐国钧，徐珞珊，等. 中药首乌类的研究—Ⅱ. 原植物调查和商品鉴定[J]. 中草药，1995，26(1)：33－35.

[5] 中华本草编委会编. 中华本草[M]. 上海：上海科技出版社，第六卷.

[6] 谢宗万. 中药材品种论述(第二版)[M]. 上海：上海科学技术出版社，1990.

[7] 彭蕴茹，丁永芳，李友宾，等. 白首乌研究现状[J]. 中草药，2013，44(3)：370－376.

[8] 赵义雄，唐春娥，田振华. 苗药隔山消治疗胃肠疾病的研究进展—附隔山消积颗粒的开发与应用[J]. 中国民族医药杂志，2012，7：70－71.

[9] 王晓岚，姚文杰，苑亮. 一种白首乌中C_{21}甾苷激活酪氨酸酶作用的用途：中国，CN103585216A[P]. 2014－02－19.

[10] 彭蕴茹，丁永芳，李友宾. 一种防治肾纤维化的白首乌提取物：中国，CN103271962A[P]. 2013－09－04.

[11] 张卫东，李捍雄，单磊，等. 白首乌皂苷化合物、总皂苷及其在治疗胃肠道疾病药物中的应用：中国，CN1660865[P]. 2005－08－31.

[12] 王建华,高丽君.白首乌多糖的提取及其口含片制备:中国,CN1583799[P].2005-02-23.
[13] 王辉,卢连华,徐凌川.一种白首乌保健茶饮料及其制备方法:中国,CN103815074A[P].2014-05-28.
[14] 徐凌川,赵晓莹,王辉.泰山白首乌保健黄酒及其制备方法:中国,CN103865712A[P].2014-06-18.
[15] 曹石,吴义顺.一种白首乌营养粉的制作方法:中国,CN103462019A[P].2013-12-25.
[16] 刘永斌.白首乌生发酊剂:中国,CN101134096[P].2008-03-05.
[17] 宋俊梅,丁霄霖.白首乌淀粉的研究[J].江苏食品与发酵,1998(1):15-17.
[18] 喻樊.白首乌的化学成分及药理活性研究[J].海峡药学,2008,20(10):86-89.
[19] 印敏,冯煦,董云发,等.白首乌化学成分与药理活性研究进展[J].中国野生植物资源,2004,23(2):8-11.
[20] 张锋,王建华,余松烈,等.不同栽培密度下白首乌干物质积累和分配规律的研究[J].中草药,2006,37(10):1558-1561.
[21] 徐凌川,马凤英,许昌盛.不同产地加工方法对泰山白首乌磷脂含量的影响[J].食品与药品,2006,8(3):51-52.
[22] 冯煦,赵兴增,王鸣,等.白首乌中新的化合物开德苷元 3-*O*-*β*-磁麻糖苷及其用途:中国,CN101029069[P].2007-09-05.
[23] 李友宾,赵鑫,黄厚才,等.一种白首乌 C_{21} 甾总苷降解产物及其抗肿瘤作用:中国,CN102000097A[P].2011-04-06.
[24] 徐凌川,庞亚京,徐峰.白首乌二苯酮类新化合物及其制备方法与用途:中国,CN102775289A[P].2012-11-14.
[25] 张卫东,单磊,张川,等.白首乌或白首乌二酮 A 在制备治疗神经退行性疾病药物中的应用:中国,CN101138587[P].2008-03-12.
[26] 陈洪生,程志鹏.一种白首乌二酮 A 的制备方法:中国,CN102516053A[P].2012-06-27.
[27] 单磊,张卫东,张川,等.白首乌总苯乙酮或苯乙酮化合物在制备治疗肝脏疾病药物中的应用:中国,CN101181248[P].2008-05-21.
[28] 刘政波,毕研文,杨永恒,等.利用离子液体超声提取白首乌中苯乙酮类化合物的方法:中国,CN102557911A[P].2012-07-11.
[29] 王吉平,李伟平,王立波,等.白首乌有效部位的制备方法及其在治疗失眠药物中的用途:中国,CN1876003[P].2006-12-13.
[30] 李法庆,刘东锋.一种从新鲜白首乌中提取多糖的方法:中国,CN102649822A[P].2012-08-29.
[31] 张道国.速溶白首乌超细破壁全粉及其制备方法:中国,CN102178243A[P].2011-09-14.
[32] 江连洋治,吴洪生.对白首乌中含有的皂甙类进行提取生产的方法:中国,CN1458162[P].2003-11-26.
[33] 宋萍萍,印敏,王年鹤.白首乌的综合利用[J].江苏农业科学,2011,39(2):426-427.

(李友宾 刘 培 彭蕴茹 冯 煦)

蒺藜药用生物资源及其资源化利用研究

蒺藜(*Tribulus terrester* L.)为蒺藜科(Zygophyllaceae)蒺藜属植物。其干燥成熟果实蒺藜(Tribuli Fructus)习称硬蒺藜,作为药用始载于《神农本草经》,列入中品,言:"主恶血,破症结积聚,喉痹,乳难。久服,长肌肉,明目,轻身。"此后历代本草均有记载,《药性论》曰:"沙苑蒺藜味甘,微腥。甘中必有辛,以其入肾益精故也。专饵长年,效可责矣。"《本草纲目》曰:"蒺藜气味苦温,其性宣通,治胸痹痞满,利肝肾"。蒺藜味辛、苦,性微温,有小毒,归肝经。其具有平肝解郁、活血化瘀、明目、止痒的功效。蒺藜茎叶又名蒺藜苗,始载于《本草纲目》,具有祛风、消肿作用,主治痈肿、疥癣、风痒、鼻塞等。此外,蒺藜的花和根等也有药用记载。

蒺藜属植物全球有 15～20 种,主要分布于热带和亚热带地区,若干种类作为杂草广布于两半球热带和温热带地区,我国有 2 种,分别为蒺藜和大花蒺藜(*Tribulus cistoides*)[1]。蒺藜为一年生草本。茎由基部分枝，茎长可达1米左右，但不能直立，平卧在地面上匍匐生长。偶数羽状复叶互生，长1.5～6 cm、有小叶3～7对，小叶片短圆形，全缘，长1 cm左右。花期5～7月，黄色5瓣小花单生于叶腋。果期7～9月，果实呈五角形，径1 cm左右，由5个分果瓣组成，每个果瓣上具长、短棘刺各一对。蒺藜分布于全国，生于沙地、荒地、山坡、居民点附近等地，从吉林省西部的盐碱地到新疆维吾尔自治区石河子市地区的干旱沙地均有发现。主产河南省、河北省、山东省、安徽省、江苏省、四川省、山西省、陕西省、甘肃省、新疆维吾尔自治区等地[2]。

一、资源利用现状

蒺藜中最主要的资源性化学成分为甾体皂苷类，该类成分是改善心脑血管、增强性功能的有效药物成分之一。国外已开发出增强性功能的药物“Tribustan”、“Vitanone”以及软化血管功能的“Tribusaponin”等。国内产品有心脑舒通胶囊，是由蒺藜茎叶总皂苷为功效物质基础的中药制剂，主要含有呋甾皂苷类资源性化学成分，用于治疗胸痹心痛，中风恢复期的半身不遂、语言障碍和动脉硬化等心脑血管疾病。

以蒺藜提取物为主要成分的运动保健营养品在欧美市场十分抢手，受到众多体育运动员和健美运动员的青睐，是当今自然健美运动员可以使用的为数不多的非运动禁药激素类的补剂，也是目前调节运动员体内睾酮合成的主流产品之一，其品牌多达上千种。另外，蒺藜在化妆品和皮肤病药物方面具有潜在的应用价值。研究表明蒺藜提取物具有抗菌作用，可以替代三氯生作为抗菌剂添加到化妆品中；添加到皮肤药中能显著提高药物抗致病性皮肤菌的功效（表10-11）[3~7]。

表10-11 以蒺藜为原料开发生产的系列产品及其资源价值

产品名称	利用部位/物质	资源价值
蒺藜总皂苷	果实、茎叶	医药中间体
心脑舒通胶囊（片）[8]	具果茎叶/蒺藜皂苷	医药（治疗胸痹心痛）
Tribustan、Vitanone	蒺藜皂苷	医药（增强性功能）
Tribusaponin	蒺藜皂苷	医药（软化血管）
蒺藜提取物[9]	具果茎叶	医药（治疗皮肤病）、保健品

二、资源性化学成分

蒺藜植物资源所含的化学成分多而复杂，主要含有甾体皂苷及其苷元类、黄酮类、生物碱类、多糖类等化学成分，其他尚含甾醇类、萜类、氨基酸类、脂肪酸等成分。

1. 甾体类资源性化学成分　甾体皂苷是蒺藜药材的主要资源性化学成分。蒺藜所含的甾体皂苷分为螺甾醇（spirostanol）和呋甾醇（furostanol）两类，其中螺甾醇类含量较高，呋甾醇类含量较低。20世纪60年代首次从南非产蒺藜中分离得到吉托皂苷元（gitogenin）、薯蓣皂苷元（diosgenin）、鲁斯可皂苷元（ruscogenin）和25*R*-spirost-3,5-diene 4种皂苷元。目前，从蒺藜中分离得到的甾体皂苷及苷元类成分主要有薯蓣皂苷（dioscin）、纤细薯蓣皂苷（gracillin）、延龄草苷（trillin）、薯蓣皂苷元-3-*O*-*α*-*L*-鼠李糖基(1→3)-*β*-*D*-吡喃葡萄糖苷、tribestin、25*R*-螺甾-3,5-二烯（25*R*-spirostan-3,5-diene）、25*R*-螺甾-3,5-二烯-12-酮基（25*R*-spirostan-3,5-diene-12-one）、25*R*-螺甾-4-烯-3,12-二酮（25*R*-spirostan-4-ene-3,12-dione）、25*R*-螺甾-4-烯-3,6,12-三酮（25*R*-spirostan-4-ene-3,6,12-trione）、25*R*-螺甾-24-羟基-3,12-二酮（25*R*-spirostan-24-ol-3,12-dione）、25*R*-螺甾-

$2\alpha,3\beta$-二羟基-4-烯-12-酮基(25*R*-spirostan-$2\alpha,3\beta$-diol-4-ene-12-dione)、替告皂苷(tigonin)、新替告皂苷(neotigonin)、替告皂苷元-3-*O*-β-*D*-吡喃葡糖基(1→4)-β-*D*-吡喃半乳糖苷、terrestrosin F、去半乳糖替告皂苷(desgalactotigonin)、吉托皂苷(gitonin)、新吉托皂苷元(neogitogenin)、吉托皂苷元-3-*O*-β-*D*-吡喃葡糖基(1→4)-β-*D*-吡喃半乳糖苷、terrestrinin B、tettestrosin H、prototribestin、protogracillin、tribulosaponin A(L)、terrestrinin A 等[9~13]。

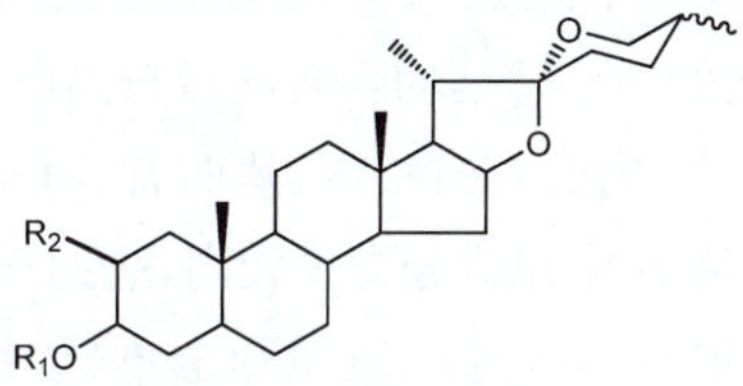

螺旋甾烷醇结构

替告皂苷元 R_1=-OH; R_2=H; 25-R

吉托皂苷元 R_1=-OH; R_2=-OH; 25-R

薯蓣皂苷 R_1=-*β*-*D*-Glc-(1→2)-*α*-*L*-Rha-(1→4)-*α*-*L*-Rha; R_2=H; $\Delta^{5\text{-}6}$; 25-R

纤细薯蓣皂苷 R_1=-*β*-*D*-Glc-(1→2)-*α*-*L*-Rha-(1→3)-*β*-*D*-Glc; R_2=H; $\Delta^{5\text{-}6}$; 25-R

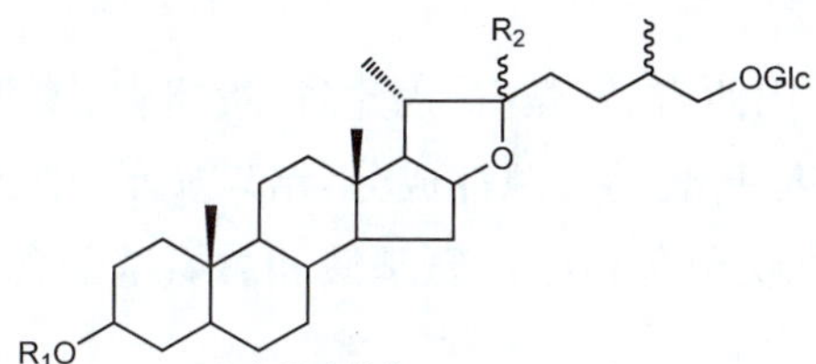

呋喃甾醇结构

neoprotodioscin R_1=-*β*-*D*-Glc-(1→2)-*α*-*L*-Rha-(→4)-*α*-*L*-Rha; R_2=-OH; 25-*R*

terrestrinin B R_1=-*β*-D-Glc-(1→2)-*α*-*L*-Rha-(1→4)-*β*-*D*-Glc-(1→3)-*β*-*D*-Xyl-(1→2)-*β*-Xyl; R_2=-OH; 25-*S*

蒺藜资源植物中尚含有较为丰富的β-谷甾醇、豆甾醇和菜油甾醇等甾醇类化学成分。

2. 其他类资源性化学成分

(1) 生物碱类：研究表明，蒺藜的果实、种子及全草中均含有生物碱类化学成分。从蒺藜中分离、鉴定出的生物碱有哈尔满碱(harmane)、哈尔碱(harmine)、哈尔醇(harmol)、β-carboline、imdoleamines、norharmane、*N*-对羟基苯乙酮基-3-甲氧基-4-羟基取代桂皮酰胺、tribulusamides A、tribulusamides B、*N*-*trans*-feruloyltyramine、terrestrisamide、*N*-*trans*-coumaroyltyramine[14]。

(2) 黄酮类：1981 年埃及学者报道了蒺藜叶片中黄酮类化学成分的研究。我国学者研究发现[15]，蒺藜中黄酮类的含量是皂苷含量的 1.5 倍左右，所含黄酮类化学成分其苷元主要为槲皮素、山柰酚及异鼠李素，且以槲皮素为母核的黄酮类成分含量最高。在不同部位中，以叶中黄酮类成分含量最高，茎次之，果实最少。

(3) 多糖类：有关蒺藜多糖的研究较少，且文献多集中在蒺藜多糖的提取及含量测定。国内学者从蒺藜水溶性多糖中分离一杂多糖，其结构可能为α-*D*-GalA(1→4)与 L-Rha(1→2)交替连接构成的主链，且一些 Rha 上带有分枝。rhamnogalacturonan(TTP-D_2)是水溶性酸性多糖，由半乳糖醛酸、鼠李糖、阿拉伯糖、半乳糖、海绵糖、甘露糖、木糖及葡萄糖以 71.4∶13.5∶5.6∶4.9∶3.1∶1.9∶1.9∶1.0 的比例组成[16]。

(4) 氨基酸类：蒺藜根部含有 22 种游离的氨基酸，以谷氨酸(glutamic acid)、谷酰胺(glutamine)、天门冬氨酸(aspartic acid)和天门冬素(asparagine)为主[17]。国内的研究显示蒺藜茎叶、果实各器官中分别含有 15 种游离的氨基酸，其中 7 种是人体必需氨基酸。

(5) 有机酸类：从蒺藜中分离得到的有机酸有棕榈酸单甘油酯、琥珀酸、香草酸、苯甲酸、丁二酸、二十二院酸、香草酸、2-甲基苯甲酸、阿魏酸等。蒺藜酸(terrestric acid)是从蒺藜全草中分离出一个新的有机酸类化学成分[18]。

三、资源性化学成分动态积累与分析评价

1. 不同产地蒺藜的资源化学评价

(1) 甾体皂苷类：不同产地蒺藜药材总皂苷含量存在差异，对河南省、河北省、山东省、安徽省等6个产地中药蒺藜中总皂苷含量进行分析，发现河南省产蒺藜含量较高，可达到5.2%[19]。采用HPLC-ELSD法分析吉林省、河北省、广西壮族自治区、内蒙古自治区、山西省等9个地区的中药蒺藜中蒺藜皂苷元(25*R*-spirostan-4-ene-3,12-dione)含量。结果表明：所采地区的中药蒺藜均含有含量较高的蒺藜皂苷元，其中山西省产蒺藜含量较高，达2.15%[20]。此外，对产于吉林省、内蒙古自治区、陕西省、河北省等地蒺藜药材中的蒺藜皂苷A进行比较分析，结果内蒙古自治区产中药蒺藜中该成分含量较高，达到0.604 mg/g[21]。

对辽宁省、山西省、山东省、河南省、陕西省、新疆维吾尔自治区等产地蒺藜全草(或地上部分)的薯蓣皂苷元含量比较分析发现，新疆维吾尔自治区鲤鱼山产蒺藜全草薯蓣皂苷元含量较高，大庆市让湖路区产蒺藜全草样品次之。各地样品多以6～8月含量较高[22]。

(2) 氨基酸类：采用高效液相色谱法分析江西省、山西省、安徽省、福建省、贵州省、陕西省、河北省、内蒙古自治区、河南省等18个不同产地的中药蒺藜中氨基酸类资源性成分，结果显示，中药蒺藜中氨基酸组成以谷氨酸和天冬氨酸为主，含量较高。河南省产蒺藜药材必需氨基酸和总氨基酸含量较高，分别达到58.69 mg/g和168.55 mg/g[23]。

2. 不同生长期蒺藜的资源化学评价　采用分光光度法，测定了蒺藜总皂苷含量的动态变化。测定结果表明：蒺藜总皂苷含量存在2个峰值期，即6月末到7月初和8月末到9月初。特别是8月23日，蒺藜总皂苷含量最高，全草中含总皂苷为1.41%，其次是9月7日测定结果，为1.35%，而9月25日总皂苷含量达到最低值0.87%[24]。蒺藜茎叶总皂苷含量远高于果实，茎叶总皂苷含量在7月最高，达5.621%，之后逐渐降低，而果实恰好相反，在10月达到最高，达3.337%。但由于茎叶所占比例较大，整个地上全草总皂苷含量以7月最高，达5.031%。因而，从总皂苷的角度，茎叶或全草当以7月采收为宜，果实当以深秋完全成熟时采收为宜[25]。

3. 不同产地、不同部位蒺藜中资源性化学成分分析评价

(1) 甾体皂苷类：同一采收期蒺藜全草中，以渭南、西安等地的所产者甾体皂苷含量较高；藜蒺全草不同部位中以叶所含甾体皂苷含量最高，茎次之，果实最低(图10-5)[26]。

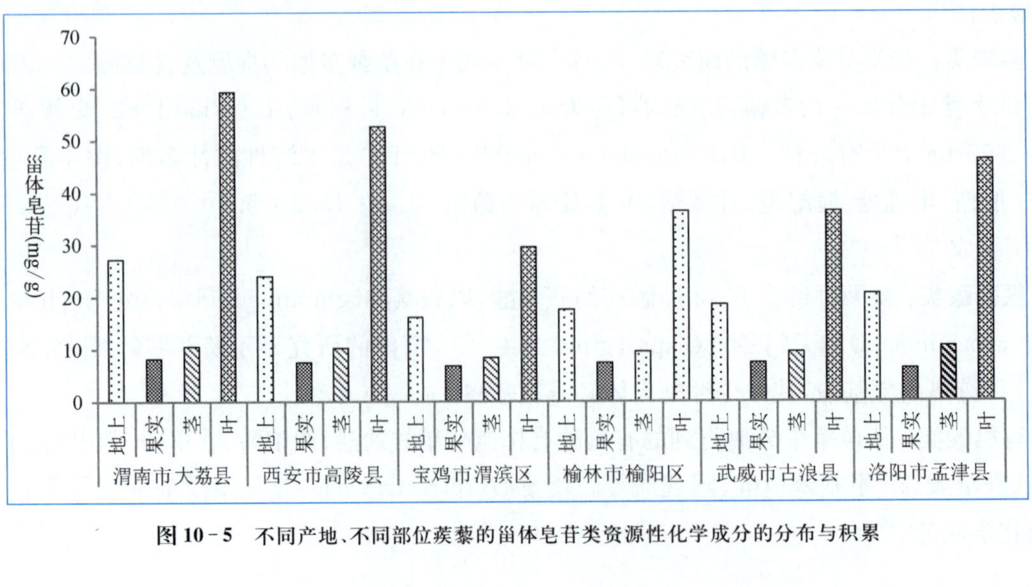

图10-5　不同产地、不同部位蒺藜的甾体皂苷类资源性化学成分的分布与积累

（2）黄酮类： 同一采收期蒺藜全草中，以渭南市、西安市等地的蒺藜全草中总黄酮含量较高；藜蒺全草不同部位中以叶所含总黄酮含量最高，茎次之，果实最低。

（3）氨基酸类： 蒺藜叶中丙氨酸及苏氨酸含量较高，缬氨酸、苯丙氨酸及亮氨酸次之；籽中苯丙氨酸、缬氨酸及蛋氨酸的含量较高，而仁中除缬氨酸、蛋氨酸、苯丙氨酸等必需氨基酸的含量较高外，蛋白氨基酸含量也较高[27]。

四、资源利用效率提升研究

蒺藜在中医、蒙医中均有着广泛应用，具有平肝解郁、活血化瘀、明目、止痒的功效，可用于头痛眩晕、胸肋胀痛、乳闭乳痈、目赤翳障、风疹瘙痒。现代研究表明，蒺藜具有抗心肌缺血、抗血栓、抗衰老、抗菌、抗炎、保肝、降血压和镇痛等广泛的药理活性。临床用于治疗高血压病、头痛、眩晕、风疹瘙痒和心、脑血管障碍等病症[28,29]。

蒺藜中总皂苷类成分是具有治疗心脑血管系统疾病的重要资源价值的化学物质，其茎叶的总皂苷提取物已被开发成药物。药理研究显示：蒺藜皂苷还具有增强性功能、抑制迟发型变态反应及抗衰老等药理活性。此外，蒺藜具有美容功效，久服可祛除瘢痕，让肌肤柔嫩润滑[30]。蒺藜螺甾皂苷类化学成分可用于制备抗真菌药物[31]。

蒺藜中的甾体皂苷类成分可采用微波提取技术制备，其工艺为：称取蒺藜样品于微波萃取瓶中，加入乙醇，置于常压微波辅助合成/萃取反应仪中提取，将上述得到的提取液经过减压抽滤，然后在旋转蒸发器上蒸干溶剂即得到蒺藜皂苷的粗提取物；采用 HCl 溶液对微波提取的甾体皂苷进行水解，水解后得到蒺藜甾体皂苷相应的皂苷元，用氯仿溶解后过滤，进行 GC - MS 检测[32]。

◇参◇考◇文◇献

[1] 中国科学院中国植物志编辑委员会. 中国植物志，第四十三卷第一分册[M]北京：科学出版社，1998.

[2] 师勤，余伯阳，徐珞珊，徐国钧. 中药蒺藜类药源及商品调查[J]. 中国中药杂志，1998，23(12)：709 - 711，762.

[3] 李宝龙，王康，曾炜，等. 蒺藜药理作用研究进展[J]. 吉林医药学院学报，2011，32(4)：223 - 225.

[4] 钱本余. 蒺藜研究概述[J]. 中成药，1990(11)：34.

[5] 李君玲，杨松松. 蒺藜皂苷化学及药理研究概述[J]. 中医药学刊，2006，24(8)：1509 - 1511.

[6] 武桂新. 刺蒺藜的药理及在运动中的应用研究[J]. 吉林体育学院学报，2011，27(3)：1 - 3.

[7] Di Sansebastiano G, De Benedictis M, Carati D, et al. Quality and efficacy of Tribulus terrestris as an ingredient for dermatological formulations [J]. Open Dermatology Journal, 2013, 7: 1 - 7.

[8] 聂有智. 心脑舒通胶囊实验研究进展[J]. 中西医结合心脑血管病杂志，2010，8(11)：1373 - 1375.

[9] Laboratoire Nuxe. Composition Based on Chaulmoogra Oil and Tribulus Terrestris for Skin Pigmentation：欧洲，EP2694028[P]. 2014 - 02 - 12.

[10] Xu YX, Chen HS, Liu WY, et al. Two sapogenins from Tribulus terrestris [J]. Phytochemistry, 1998, 49: 199 - 201.

[11] Xu YX, Chen HS, Liang HQ, et al. Three new saponins from Tribulus terrestris [J]. Planta Medica, 2000, 66: 545 - 550.

[12] Wang Y, Othani K, Kasai R, et al. Steroidal saponins from fruits of Tribulus terrestris[J]. Phytochemistry, 1996, 42: 1417 - 1422.

[13] 孙国珍，张洁，马百平. 蒺藜中甾体皂苷类化学成分及其药理活性研究进展[J]. 中草药，2007，38(7)：1111 - 1115.

[14] 褚书地，瞿伟菁，李穆，等. 蒺藜化学成分及其药理作用研究进展[J]. 中国野生植物资源，2003，22(4)：4 - 7.

[15] 师勤，余伯阳，徐珞珊，等. 反高效液相色谱法测定蒺藜类 3 种水解黄酮苷元的含量[J]. 药物分析杂志，1999，

19(2)：75-78.

[16] 桂海水.蒺藜茎叶化学成分及含量测定研究[D].北京：北京中医药大学，2013.

[17] 苏卫东，徐雅娟.蒺藜的研究进展[J].长春中医药大学学报，2006，22(3)：72-74，92.

[18] 陈海生，陈前进，宣伟东.蒺藜中一个新的有机酸成分的分离与鉴定[J].第二军医大学学报，2004，25(11)：1241-1242.

[19] 张萍，周旭，王伽伯，等.紫外分光光度法测定不同产地蒺藜中总皂苷的含量[J].解放军药学学报，2010，26(6)：533，535.

[20] 李瑞海，冯琳.不同产地蒺藜药材中蒺藜皂苷元的HPLC-ELSD含量测定[J].辽宁中医药大学学报，2009，11(10)：155-156.

[21] 王桂玲，解生旭，赵宏峰，等.HPLC-蒸发光散射检测法测定蒺藜中蒺藜皂苷A[J].中草药，2005，36(9)：1406-1407.

[22] 柳文媛，段金廒，宁显唯.蒺藜产地与薯蓣皂苷元含量[J].中药材，2001，24(6)：396-397.

[23] 纪思宇，申枢，李瑞海，等.不同产地蒺藜药材中氨基酸成分比较分析[J].实用药物与临床，2014，17(2)：205-208.

[24] 韩梅，杨利民，韩大勇，等.蒺藜适宜种植密度与最佳采收期研究[J].中国中药杂志，2008，33(7)：751-753.

[25] 张素军.蒺藜果实、茎叶不同采收期总皂苷含量分析[J].中国实验方剂学杂志，2010，16(13)：80-81.

[26] 张静赟，李炜，杨飞快，等.蒺藜全草中甾体皂苷和总黄酮醇苷量的研究[J].中草药，2010，41(5)：829-832.

[27] 王学东，邵建新.蒺藜中氨基酸的含量测定[J].氨基酸杂志，1994，16(2)：29-30.

[28] 李君玲，杨松松.蒺藜皂苷化学及药理研究概述[J].中医药学刊，2006，24(8)：1509-1511.

[29] 张静赟，李炜，张利.蒺藜总皂苷在制备治疗脑血管疾病的药物中的应用：中国，200810232144.4[P].2008-11-07.

[30] 刘建申.一种利用蒺藜全草提取蒺藜总皂苷的工艺：中国，CN101234133[P].2008-08-06.

[31] 陈海生，徐一新，姜远英.蒺藜螺甾皂苷类化合物用于制备抗真菌药物的用途：中国，CN1428349[P].2003-07-09.

[32] 张兰，张卓旻，李天麟，等.蒺藜中甾体皂苷的微波提取技术：中国，CN101381397[P].2009-03-11.

（刘　培　陶伟伟　余伯阳　段金廒）

麦冬类药用生物资源及其资源化利用研究

麦冬类药用生物资源为百合科多年生草本植物，系指以麦冬为名的百合科沿阶草属(*Ophiopogon*)和山麦冬属(*Liriope*)植物，其中作为药用的主要为麦冬[*Ophiopogon japonicus*(L. f) Ker-Gawl.]、湖北麦冬[*Liriope spicata* (Thunb.) Lour. var. *prolifera* Y. T. Ma]和短葶山麦冬[*Liriope muscari* (Decne.) Bailey]。中药麦冬(Ophiopogonis Radix)为百合科植物麦冬的干燥块根，其味甘、微苦，性微寒，归心、肺、胃经，具有养阴生津，润肺清心的功效。山麦冬(Liriopes Radix)别名土麦冬，为百合科山麦冬属植物湖北麦冬或短葶山麦冬的干燥块根，功效主治与麦冬相似。

《中华人民共和国药典》收载的麦冬以及山麦冬属的湖北麦冬和短葶山麦冬是目前主流麦冬类药材，麦冬类商品药材有：杭麦冬、川麦冬、湖北麦冬等。在我国除华北、东北和西北外，其他各省(区、市)均有分布，以西南地区的四川省、云南省种类最多，资源最丰富，多生于海拔2 000 m以下山坡林下或溪旁[1]。

一、资源利用现状

麦冬类药用植物资源利用仍以其块根作为药品或食品应用为主。作为药品应用时又多以饮片配伍或作为制剂原料为主，近年来，随着基础研究的不断深入，以麦冬皂苷D等单体化合物为资源性制药原料进行新药开发和产业化。

1. **麦冬**　百合科植物麦冬为多年生草本，高 15～40 cm。地下具细长匍匐茎，节上被膜质苞片，须根的中部或先端常有部分膨大，形成纺锤状肉质的块根。叶丛生，窄线形，基部有多数纤维状的老叶残基；叶长 10～50 cm，宽 1.5～4 mm，具 3～7 条脉，叶柄鞘状，两侧有薄膜。花茎长；总状花序穗状，顶生，每苞腋生，1～3 朵；花白色或淡紫色，花被片 6，不展开，卵圆形；雄蕊 6 枚，着生于花被片的基部，花丝不明显，较短于花药，花药先端尖，三角状披针形；子房半下位，3 室，柱头长约 4 mm，略呈圆锥形。浆果球状，直径 5～7 mm，早期绿色，成熟后黑蓝色。花期 5～8 月。果期 7～10 月[2]。

百合科(Liliaceae)沿阶草属(*Ophiopogon*)植物全世界约有 50 多种和一些变种，分布于亚洲东部和南部的亚热带和热带地区。我国有 33 种和一些变种，分布于华南、西南各省区，只有麦冬一种广布到四川省、浙江省、河南省、安徽省、江苏省、重庆省、贵州省、云南省、湖北省、广西壮族自治区、江西省、江苏省、湖南省、山东省、上海市、天津市等地。野生或栽培，主产于浙江省和四川省。按产地不同分为“川麦冬”和“杭麦冬”。川麦冬集中栽培于四川涪江流域的绵阳市三台县，生长周期仅 1 年，但产量高。杭麦冬集中栽培于浙江东南杭州湾一带的慈溪市、余姚市、萧山区等地，生长周期 2～3 年。浙麦冬于栽培后第 3 年或第 4 年的 5、6 月采挖，而川麦冬于栽培后次年的 4 月采挖。麦冬多生于海拔 2 000 m 以下山坡林下或溪旁，喜温暖湿润的环境，耐高温又耐寒，可耐受 38℃左右的高温和－10℃的低温，适宜生长在平均温度 17℃左右。

麦冬作为药用始载于《神农本草经》，列为上品，为常用滋阴类中药。中医临床用于肺燥干咳、虚痨咳嗽、津伤口渴、心烦失眠、内热消渴、肠燥便秘等病症。现代药理研究表明：麦冬具有抗心肌缺血、抗血栓形成、耐缺氧、抗衰老、降血糖等多种生物活性。以麦冬为主药形成的代表性经典方剂和现代中药制剂有生脉散、参麦注射液、麦门冬汤、麦门冬饮子、降糖饮等，用于治疗心血管系统、呼吸系统疾病及糖尿病等疾病。芪蛭通络胶囊中选用了麦冬为臣药，既能增强身体的补益作用，又能改善心肌缺血症状，因此对于心肌梗死、冠状动脉性心脏病等具有很好的作用。益肺清化膏、益肺清化颗粒等治疗肺部疾病药物中，均以麦冬为主要组成药物。

麦冬作为药食两用中药，已开发出系列功能性食品，如利用果脯蜜饯的糖制加工工艺研制的麦冬保健果脯。在牛奶中添加麦冬、五味子等研制出适合儿童运动后饮用的功能性奶制品。以麦冬块根、芦根、水等原料制成保健茶，既解渴又保健。麦冬芦根保健茶为浅棕黄色，澄清液体，具有麦冬、芦根的清香及味甘甜、清凉爽口，具有去热解暑等功效。此外，麦冬与黄芩、干姜、竹叶等制成具有保健功能的饮料。麦冬须根可以加工成麦冬大曲、麦冬酒、麦冬啤酒等。

此外，麦冬中脯氨酸、谷氨酸、精氨酸等含量较高，在食品开发领域可结合其本身多糖含量较高、药用效果明显等特点，作为营养补充剂、保鲜剂，天然食品添加剂、调味剂加以综合利用(表 10－12)[3]。

表 10－12　以麦冬资源植物为原料生产的主要产品及其资源价值

产 品 名 称	利用部位/物质	资 源 价 值
麦冬皂苷 D 滴丸	块根	成方制剂
麦冬酒	块根/须根	保健食品
麦冬保健茶	块根	保健食品
麦冬脯	块根	保健食品
麦冬夏桑菊冲剂	块根	保健食品
甘草麦冬月饼[4]	块根	食品

续 表

产 品 名 称	利用部位/物质	资 源 价 值
麦冬芝麻醋饮料	块根	饮料
麦冬多糖食品添加剂	多糖	食品添加剂
麦冬磨面膏[5]	麦冬提取物	护肤美容
水产品保活剂	块根	水产品保活剂
麦冬发酵香料[6]	块根	烟用香料

2. 短葶山麦冬　百合科山麦冬属植物短葶山麦冬为多年生草本，根稍粗，生有许多长而细的须根，其中部膨大成矩圆形、椭圆形或纺锤形的肉质小块根。根状茎短；不具地下走茎。叶基生，密集成丛。总状花序顶生；花葶通常短于叶，花小，多生于苞腋；总状花序花直立，花葶长于或等于叶，少数短于叶；有花多数，常聚生于苞腋，苞片小，披针形，膜质；花被片矩圆形，白色或淡紫色；花柱长约 1.5～2 mm，与花丝近等长，花柱的柱头不明显，子房上位。浆果近球形，早期绿色，成熟后常成暗蓝色，内含黑褐色球形种子 1 枚，坚硬。花期 5～7 月，果期 8～10 月[2]。

短葶山麦冬喜温暖气候、较潮湿和荫蔽的环境，忌阳光直射，对土壤要求不严，以湿润肥沃为宜。野生于海拔 2 000 m 以下的山坡阴湿处，常在有阔叶林的山间分布得较多，针叶林地则很少。分布于华东地区，主要栽培于福建省莆田市、泉州市、惠安县、仙游县等地。

短葶山麦冬主要化学成分为皂苷、多糖类成分，所含皂苷类成分在抗肿瘤、抗心肌梗死、免疫系统、抗炎等方面具有良好的活性，其中的短葶山麦冬皂苷 C 可显著延长小鼠存活时间，有较强的抗炎免疫作用。短葶山麦冬 C 能够明显抑制人乳腺癌细胞的生长、迁移、黏附能力，能够抑制黑色素瘤 B_{16} 的肺转移，可为制备抗肿瘤转移药中的应用提供新的选择[7]。短葶山麦冬多糖有降血糖、抗血管平滑肌细胞增殖等作用，且对癌细胞有一定的抑制作用。山麦冬总氨基酸对垂体后叶素致大鼠心电图急性缺血有明显的预防作用，能有效保护心肌组织氧化物歧化酶活性。短葶山麦冬中镁含量较高，而镁与心血管疾病的发生呈负相关，缺镁可引起动脉粥样硬化和心律失常，提示山麦冬可治疗心血管疾病[8]。

因此，目前在山麦冬药品开发方面，主要针对山麦冬的成分、毒理、生物活性开发出了抗心肌梗死、抗衰老、抗辐射、提高免疫力饮片、制剂与保健食物。如由人参皂苷 Rb_1 和(或)人参皂苷 Rg_1、短葶山麦冬皂苷 C(DT－13)、五味子醇甲配伍组合用于治疗心脑血管疾病的中药有效成分组合的复方制剂[9]。以短葶山麦冬须根为主料，经二次水煮浸提后的滤液与天然甜味物质、酸味剂和适量食用防腐剂配合而制成的短葶山麦冬饮料，具有口感优良、甘甜爽口、清凉解渴、平肝清肺和养阴生津的功效(表 10－13)[10]。

表 10－13　以短葶山麦冬资源植物为原料生产的主要产品及其利用途径

产 品 名 称	利用部位/物质	利 用 途 径
止咳糖浆	块根	成方制剂
牙周炎制剂	块根	医药中间体
鱼麦银星粉	块根	成方制剂
抗短葶山麦冬皂苷 C 单克隆抗体	块根	检测分析
短葶山麦冬饮料	须根	保健食品
高产蛋饲料	块根	饲料

3. 湖北麦冬　百合科山麦冬属植物湖北麦冬为多年生草本，根近末端常膨大成椭圆形或纺锤形的肉质小块根。叶披针形，具 5 条脉。花葶从叶中央抽出，穗状总状花序；花通常 5～9 朵簇生于苞片腋内；花被片 6，淡紫色；雄蕊 6 枚，着生于花被片基部，子房近球形，3 室。生于山坡、竹林下、溪谷两旁潮湿的草丛或灌木丛中。在湖北省、安徽省、江苏省、山西省、黑龙江省、辽宁省、甘肃省、河南省、陕西省、新疆维吾尔自治区、广西壮族自治区、广东省、广州市、吉林省、天津市、北京市、上海市有分布，主要栽培于湖北汉水流域的襄阳市、谷城县、老河口市等地，生长周期 1 年。襄樊地处汉水中游平原，其气候和土壤条件适合麦冬的生长，是中南地区最大的麦冬集散地。销往国内近 20 个省区，并出口北美、东南亚等地。

湖北麦冬具有“白、干、净、大”的特点，可将其制成干麦冬片、果脯，也可制成麦冬茶、麦冬酒等营养品。与川、杭麦冬相比，湖北麦冬含锶量低、含锌量及锌铜比值高[11]，故湖北麦冬的养阴作用、除烦安神的功效优于川、杭麦冬。可将麦冬制成切片、抽芯麦冬等初加工产品，以满足我国南方地区以及韩国、日本等地消费者泡麦冬茶养身保健的习惯。

二、资源性化学成分

1. 甾体类资源性化学成分　麦冬中主要资源性化学成分包括皂苷类、黄酮类、糖类、氨基酸类以及挥发油等，其中皂苷类、黄酮类和多糖类为其主要资源性化学成分。此外，尚含有植物甾醇类、环二肽类、酰胺类、酚酸类以及丰富的氨基酸和微量元素等化学成分。

甾体皂苷类是麦冬的主要资源性化学成分，苷元以薯蓣苷元（diosgenin）和鲁斯考苷元（ruscogenin）为主，主要有麦冬皂苷（ophiopogonin）A、B、B′、C、C′、D、D′、E 等，其中 A、B、C、D 的苷元为鲁斯考皂苷元（ruscogenin），B′、C′、D′的苷元为薯蓣皂苷元（diosgenin）。其他尚含有薯蓣苷元-3-*O*-[（2-*O*-乙酰基）-*α*-*L*-吡喃鼠李糖基（1→2）][*β*-*D*-吡喃木糖基（1→3）]-*β*-*D*-吡喃葡萄糖苷，鲁斯考苷元-3-*O*-*β*-*D*-吡喃葡萄糖基（1→3）-*α*-*L*-吡喃鼠李糖苷、鲁斯考苷元-3-*O*-*α*-*L*-吡喃鼠李糖苷，（25*S*）-鲁斯考苷元-1-*O*-*α*-*L*-吡喃鼠李糖基（1→2）-*β*-*D*-吡喃岩藻糖苷，鲁斯考苷元-3-*O*-*β*-*D*-吡喃木糖基（1→3）-*α*-*L* 吡喃鼠李糖苷等[12]。

麦冬皂苷类化学成分在抗肿瘤、抗心肌梗死、免疫系统、抗炎等方面具有良好的活性，其中的短葶山麦冬皂苷 C 可显著延长小鼠存活时间，有较强的抗炎免疫作用。短葶山麦冬 C 能够明显抑制人乳腺癌细胞的生长、迁移、黏附能力，能够抑制黑色素瘤 B_{16} 的肺转移，为制备抗肿瘤转移药中的应用提供新的选择[7]。

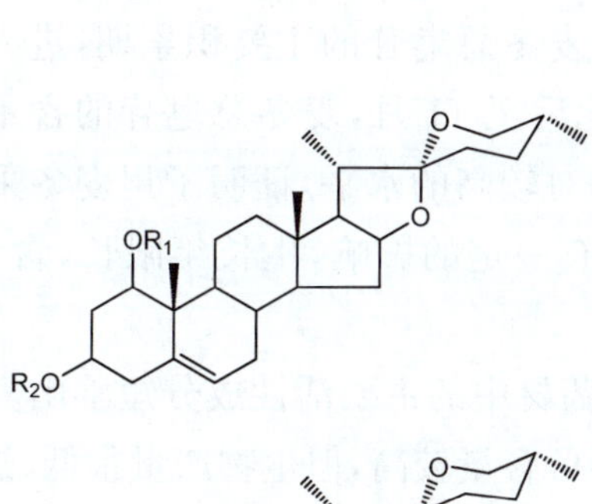

麦冬皂苷 A: R_1=[Ac(1→3)rha(1→2)]fuc; R_2=H
麦冬皂苷 B: R_1=rha(1→2)fuc; R_2=H
麦冬皂苷 C: R_1=[Ac(1→2)rha(1→2)]xyl(1→3)fuc; R_2=H
麦冬皂苷 D: R_1= xyl (1→3)rha(1→2)fuc; R_2=H

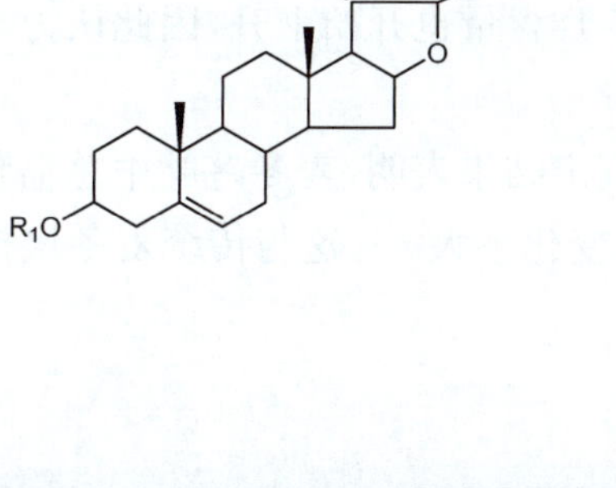

麦冬皂苷 B′: R_1=[Ac(1→4)rha(1→2)]xyl(1→3)glc
麦冬皂苷 C′: R_1=rha(1→2)glc
麦冬皂苷 D′: R_1= xyl (1→3)rha(1→2)glc

2. 其他类资源性化学成分

(1) 黄酮类： 麦冬及其变种中黄酮类化学成分均为高异黄酮类(homoisoflavonoids)，有甲基麦冬黄烷酮(methylophiopogonanone)A、B，甲基麦冬黄酮 A、B，麦冬黄酮(ophiopogone)A、B，异麦冬黄酮 A，去甲基异麦冬黄酮 B，6-甲酰基-异麦冬酮 A、B，6-醛基-7-甲氧基-异麦冬黄烷酮 A、B，6-醛基-异麦冬黄酮 A、B 等[12]。高异黄酮仅从沿阶草属植物中检出，而山麦冬属植物中未见分布。

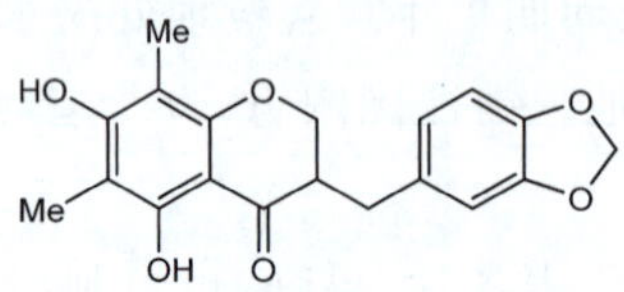

甲基麦冬黄烷酮 A

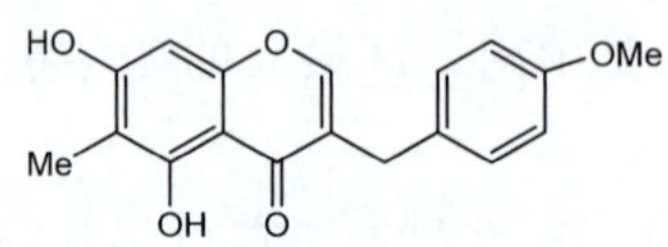

麦冬黄酮 B

(2) 糖类： 麦冬含有大量的多糖，如麦冬低聚糖(ophiophogonoligosaccharide)A、B、C，麦冬多聚糖(ophiophogon polysaccharide)等，其主要由果聚糖组成。麦冬多糖 MDG-1 是分子量为 5 000 的 *β*-*D*-果聚糖，以 1→2 连接的呋喃型果糖为主。

短葶山麦冬多糖有降血糖、抗血管平滑肌细胞增殖等作用，且对癌细胞有一定的抑制作用。

(3) 挥发油类： 麦冬中挥发油主要为单萜和倍半萜类化学成分，主要包括樟脑、沉香醇、松油醇、*α*-绿叶烯、*β*-绿叶烯、长叶烯、莎草烯、葎草烯、愈创木酚、4-羟基茉莉酮等[12]。

(4) 氨基酸类： 麦冬中含有 17 种氨基酸，其中 7 种为人体必需氨基酸[12]，主要包括 Asp、Thr、Ser、Glu、Gly、Ala、Lys、Met、Ile、Leu、Tyr、Phe、Lys、His、Arg、Pro 等。

山麦冬总氨基酸对垂体后叶素致大鼠心电图急性缺血有明显的预防作用，能有效保护心肌组织氧化物歧化酶活性。

此外，麦冬中尚含有 *β*-谷甾醇、豆甾醇、龙脑硫酸酯钙、龙脑-7-*O*-*β*-*D*-葡萄糖苷等。麦冬果实中含有 Ca、Fe、Mg、Mn、Zn、Na、K 等无机元素、多酚、蓝色素等成分。麦冬须根中含有维生素、有机酸、胡萝卜素、氨基酸和微量元素等可利用物质。

三、资源性化学成分动态积累与分析评价

1. 药材形成过程的资源化学评价

(1) 不同采收期麦冬类的资源化学评价

1) 甾体皂苷类： 麦冬生长过程中其皂苷类成分含量差异较大。川麦冬总皂苷的含量在 12 月至次年 1 月的块根形成初期中稍有降低，2 月至 3 月底是麦冬总皂苷的主要积累期，进入 4 月后麦冬总皂苷的含量趋于稳定，5 月初麦冬总皂苷的含量下降，此后至 11 月，麦冬总皂苷的含量有所起伏。川麦冬在 3 月底到 4 月底总皂苷含量变化不大，且保持相对较高的水平，证明了川麦冬采收期在 3 月底到 4 月底的合理性。生长年限对麦冬皂苷 D 的含量具有一定的影响，生长年限长，含量略有增加(图 10-6)[13]。

采用 HPLC-ELSD 法对不同采收期的短葶山麦冬药材中的主要活性成分短葶山麦冬皂苷 C 进行了含量测定，结果表明 12 月到次年 3 月短葶山麦冬皂苷 C 含量较高，但生物产量很低；进入 4 月后虽然含量有所下降，但块根膨大增加，生物产量急速增大；到 5 月含量也开始上升，因此认为 5 月应为短葶山麦冬的最佳采收期(图 10-7)[14]。

以薯蓣皂苷元计，对麦冬茎叶不同采收期皂苷含量测定结果表明，麦冬茎叶中总皂苷的含量先是随生育期的增长而增大，在 4 月时含量最高，之后含量基本变化不大[15]，这与传统麦冬块根采收时间基本

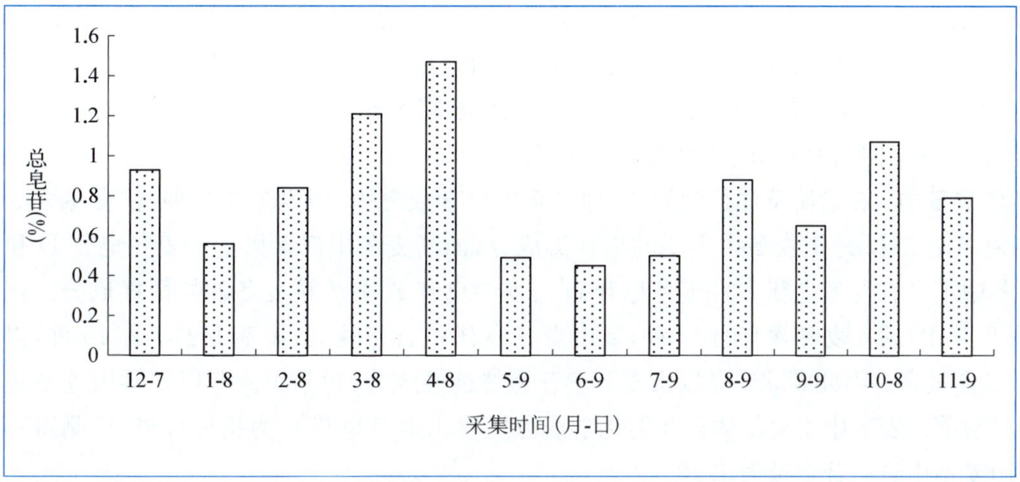

图 10－6　不同生长期麦冬中总皂苷类资源性化学成分积累动态

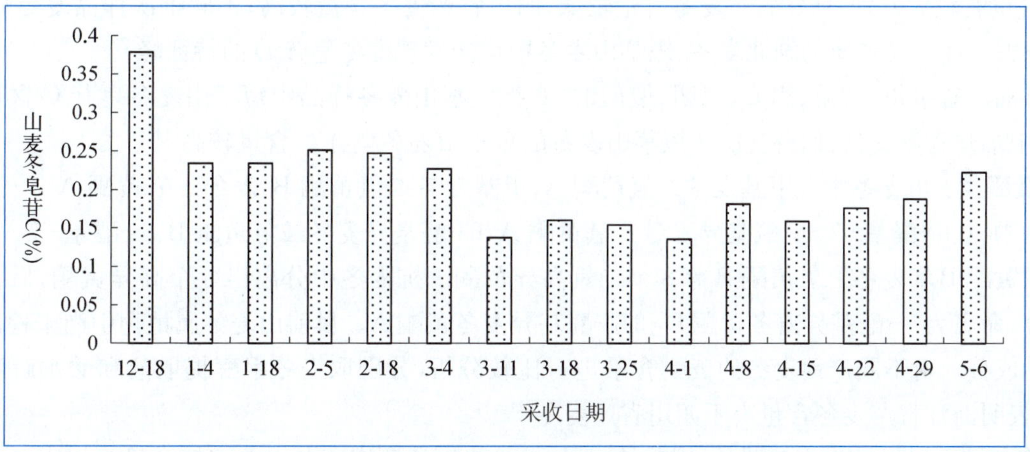

图 10－7　不同采收期泉州产短葶山麦冬中皂苷 C 的积累动态

相同。

2）黄酮类：对不同生长期川麦冬进行总黄酮的含量测定，结果显示：总黄酮含量在 12 月至次年 1 月的块根形成初期中稍有降低，2 月至 3 月底是主要积累期，进入 4 月后含量趋于稳定，5 月初含量下降，此后麦冬总黄酮的含量有所起伏[13]。

在不同生长期，麦冬果实总黄酮含量随果实不同成熟度而产生起伏波动，高峰期可达 4. 412 mg/mL；总趋势是随采集时间后延含量增加，但黄酮含量最高峰并不在果实生长末期。在接近 4 个月共 6 次采集的果实样本中，存在 2 个总黄酮高峰期[16]。

3）多糖类：对川麦冬块根发育期多糖的动态积累分析评价，结果显示：川麦冬在 12 月至次年 4 月的块根生长期中，多糖含量呈逐渐升高趋势，进入 4 月后，多糖含量趋于稳定，达到 17%左右，这与传统采收期相一致[17]。短葶山麦冬多糖含量随生长时间而逐渐增加，4 月 29 日之后多糖含量提高较快，至 5 月 15 日短葶山麦冬的多糖含量达最高值，为 24. 77%，6 月 1 日之后多糖含量明显下降。结果表明，5 月中旬短葶山麦冬的产量和多糖含量积累达到最高，可以确定 5 月为短葶山麦冬药材的最佳采收期[19]。

4）微量元素：在不同生长期中，短葶山麦冬中的 Cr、Cu、Mg 元素含量较稳定；Zn、Mn、Fe 等元素含量则有一个较大幅度的变化趋势，其中以 Zn、Fe 元素的含量最为突出，两者都于 1 月下旬含量陡然下降,而在2月又有所上升。从整体含量变化趋势看,短葶山麦冬的各种元素含量取样末期(3月底)比取样前期(11月)低,这可能与短葶山麦冬生长后期内含有效成分含量增大,有效成分与部分元素之间产生物理或化学变化所致,也可能与短葶山麦冬生长后期块根膨大有关[8]。

(2) 不同产地、不同品种的麦冬类资源化学评价

1) 甾体皂苷类: 在沿阶草属得到的22种皂苷类化学成分中,川麦冬含8种,杭麦冬含5种。麦冬皂苷D和麦冬皂苷D′是川麦冬中主要的皂苷类成分,而浙麦冬中仅含微量的麦冬皂苷D和麦冬皂苷D′。山麦冬中不含有麦冬皂苷D和麦冬皂苷D′。麦冬皂苷A、B为杭麦冬的特征性成分。在山麦冬属所得23种皂苷中,湖北麦冬含有的14种,以山麦冬皂苷C含量较高;短葶山麦冬含10种,以短葶山麦冬皂苷B、C含量高。因此湖北麦冬以山麦冬皂苷为特征性成分;短葶山麦冬以短葶山麦冬皂苷为特征性成分。以短葶山麦冬中主要甾体皂苷类化学成分短葶山麦冬皂苷C为指标性成分,测得福建省泉州市产短葶山麦冬中总皂苷含量为1.48%[19]。

采用HPLC-ELSD法测定浙、川麦冬中麦冬皂苷D的含量,结果表明同种不同产地样品中麦冬皂苷D的含量有较大差别,浙江省产麦冬含量较低,四川省产麦冬含量较高;不同批次样品麦冬皂苷D的含量差别大。而山麦冬属的湖北麦冬、短葶山麦冬中均未发现麦冬皂苷D的特征峰[20]。

来自福建省泉州、仙游、惠安、三明、厦门的10批短葶山麦冬样品中短葶山麦冬皂苷C含量差异不显著,其中福建省惠安县、仙游县所产短葶山麦冬的短葶山麦冬皂苷C含量较高[14]。

2) 黄酮类: 川麦冬中含甲基麦冬二氢黄酮A、甲基麦冬二氢黄酮B、麦冬二氢黄酮A、6-醛基异麦冬二氢黄酮A、6-醛基-7-甲氧基异麦冬二氢黄酮A、6-醛基异麦冬二氢黄酮B、6-醛基-7-甲氧基异麦冬二氢黄酮B和麦冬二氢黄酮B等8个二氢高异黄酮。杭麦冬中分离出6个高异黄酮,后二者为新化学成分,命名为6-醛基异麦冬黄酮B和6-醛基异麦冬黄酮A。目前山麦冬属植物中尚未检出高异黄酮类化学成分。对不同产地麦冬的黄酮含量进行比较分析,分别取麦冬甲醇提取液和酸水解液进行测定,结果表明浙江省产麦冬含量高于四川省产麦冬[21]。

3) 多糖类: 以果糖作为对照品,用紫外-可见分光光度法测定麦冬中总多糖含量为川麦冬须根>浙麦冬>川麦冬。所得川麦冬须根中多糖含量比浙麦冬高,但颜色深、沉淀沙样糊状,可能多糖上结合了其他基团,分子量较大。浙麦冬中总多糖含量较高,沉淀均匀且色较浅[20]。

4) 总酚类: 麦冬类药材中总酚性成分含量有明显差异。湖北麦冬和短葶山麦冬中存在非黄酮类的酚性成分,湖北麦冬中非黄酮类的酚性成分含量要高于短葶山麦冬中的非黄酮类的酚性成分。取不同种的麦冬,以芦丁为对照品,测定其中的总酚性成分含量,麦冬类药材的总酚性成分含量顺序为杭麦冬(1.07±0.01 mg/g)>川麦冬(0.83±0.1 mg/g),湖北麦冬(0.83±0.1 mg/g)>短葶山麦冬(0.63±0.04 mg/g)[22]。

5) 氨基酸类: 湖北麦冬的总氨基酸含量、游离氨基酸含量高于川、杭麦冬。同时对全国4大产区,6个产地的主流麦冬商品药材中游离氨基酸和总氨基酸进行分析评价,结果表明:不同产地的麦冬所含氨基酸种类基本一致,在所含有的17种氨基酸中,其中7种为人体必需氨基酸。麦冬药材的氨基酸含量与产地具有相关性,其中湖北省襄阳市与浙江省萧山区产的麦冬总氨基酸及必需氨基酸含量较高,而浙江省慈溪市和福建省南安县的含量较低[23]。

6) 无机元素: 麦冬各产地间土壤中无机元素含量差异显著,其中浙江省慈溪市麦冬的土壤P、Ca、Sr的含量较高,Fe含量较低;浙江省磐安县麦冬的土壤K、Ba的含量较高;浙江省余姚市麦冬产地的土壤Zn、Cu的含量较高,P、Mg含量较低;浙江省萧山区种植麦冬产地的土壤Sr含量较高,Mn含量较低;浙江省长兴县种植麦冬的土壤P含量较低;四川省三台县麦冬产地的土壤Na、B含量较高;而四川省雅安市麦冬产地的土壤 K、Mg、Fe、Mn 含量较高[24]。

不同基原的麦冬药材中无机元素的含量均不同。沿阶草属麦冬元素含量与山麦冬属麦冬之间差异显著，表现出不同的区域值，山麦冬中 Fe(123～132 mg/kg)、Zn(14.47～14.56 mg/kg)的含量远远高于麦冬，而麦冬富含 Ca(0.2%～0.25%)，其最高值是山麦冬中最低值的近 3 倍。襄麦冬、杭麦冬、川麦冬三者除元素 Mg 外，多数元素的含量存在着明显差异，襄麦冬与杭麦冬间，元素 Fe、Mn、Pb、Ni 无显著差异；杭麦冬与川麦冬之间，元素 Cu、Na 无显著差异；湖北麦冬 Zn 含量远高于杭、川麦冬，而 Sr 含量很低。襄麦冬 Mg 元素含量最高，Mn 含量最低[25]。

5 种不同产地和基原的麦冬中 Zn/Cu 比值由大到小依次为福建泉州麦冬(9.78)、福建仙游麦冬(9.57)、襄麦冬(4.12)、杭麦冬(3.05)和川麦冬(3.01)。其中福建省仙游县与泉州市两地的麦冬 Zn/Cu 比值接近，川、杭麦冬的 Zn/Cu 比值接近。Zn/Cu 比值短葶山麦冬(福建泉州麦冬、福建仙游麦冬)最高，从无机元素角度表明短葶山麦冬养阴益气效果可能优于其他麦冬[25]。

(3) 不同部位的麦冬类资源化学评价

1) 甾体皂苷类：麦冬须根中所含的皂苷类成分与块根中基本一致，且麦冬须根中总皂苷含量远高于块根[26]。总皂苷含量由高至低依次为川麦冬须根＞浙麦冬＞川麦冬，川麦冬须根中总皂苷含量为另外两种的 3～4 倍。

2) 黄酮类：对产自杭州市、湖北省和四川省的麦冬果实、叶子、须根、块根中所含总黄酮进行比较(以橙皮苷计)。结果显示：黄酮含量由高至低依次为叶子＞须根＞果实＞块根，叶子所含的黄酮远高于块根，表明用麦冬叶代替块根提取麦冬黄酮具有可行性[27]。

3) 多糖类：麦冬不同部位果实、叶子、须根、块根中所含多糖有较大的差异，所含多糖顺序为果实＞块根＞须根＞叶子。提示麦冬果实富含多糖，略高于块根，也可作为提取多糖的药用原料[27]。

4) 挥发油类：麦冬的块根、块茎中挥发油的主要成分为醇、烷、烯类化学成分，而麦冬花与麦冬叶中主要是脂肪酸与芳香族类化学成分[28]。其中麦冬花的挥发油主要为脂肪酸酯类(69.01%)、倍半萜类(2.97%)、芳香类化学成分(18.97%)，含量最高的成分为 3-甲基-4-戊酮酸(60.36%)；麦冬叶挥发油主要为芳香类(66.64%)、长链烃类(8.04%)、脂肪酸酯类(25.32%)，含量最高的成分为甲苯(32.12%)。两者均含有甲苯、乙苯、邻二甲苯、醋酸丙酯、乙酸异丁酯。麦冬花中还含有棕榈酸、棕榈酸酯、正二十一烷、正二十烷等成分；而麦冬叶中还含有肉豆蔻酸、植酮、叶绿醇、*L*-抗坏血酸-2,6-二棕榈酸酯等成分，其中芳香类(66.64%)、长链烃类(8.04%)、脂肪酸酯类(25.32%)[28]。

5) 总酚类：麦冬须根总酚性成分中对羟基桂皮酰酪胺的含量为 0.36%，折合得出麦冬须根中总酚性成分的含量以对羟基桂皮酰酪胺计为 0.016‰[29]。

6) 无机元素：麦冬果实中 Ca、Fe、Mg、Mn、Zn、Na、K 等含量极为丰富。

2. 药材产地加工过程资源性化学成分的分析评价

(1) 甾体皂苷类：中药麦冬产地加工方法为将洗净的麦冬摊放，暴晒，水气干后，用手搓揉，晾晒，反复 5～6 次，直至去掉须根为止。当麦冬彻底干燥后，用筛子筛去须根和杂质。在此过程中产生大量的须根资源。

不同干燥条件下麦冬中所含总皂苷的含量基本稳定，晒干、50℃烘干、70℃烘干、100℃烘干以及烘炕烘干，其总皂苷含量为 1.39%～1.47%[13]。研究不同加工方法对川麦冬总皂苷含量的影响，结果表明：去心麦冬中其总皂苷含量变化不大(1.42%)，麦冬心主要为麦冬的木质部，其所含总皂苷含量较低(0.46%)，约为麦冬的 1/3，提示总皂苷的主要积累不在这一部位；须根中总皂苷含量最高

(1.57%)[13]。

(2) 黄酮类: 不同干燥条件对川麦冬块根中的总黄酮含量影响不大,含量基本稳定在0.4%左右[13]。多数的加工方法对川麦冬总黄酮含量的影响不大,其中去心麦冬总黄酮含量有一定量的上升,可能和黄酮类化学成分主要在麦冬块根皮层中积累有关[13]。将2007年采自三台GAP基地的麦冬块根分别进行产地加工,研究结果表明水洗后剪片、60℃烘干的样品中总黄酮含量最高(表10-14)[30]。

表10-14 不同加工方法对药材中麦冬资源性化学成分的影响

加 工 方 法	总黄酮含量(g/100 g)	总糖含量(g/100 g)	蛋白质含量(g/100 g)
揉搓除泥	0.128±0.004	58.866±0.212	8.339±0.068
水洗、110℃杀酶,60℃烘干	0.146±0.006	61.991±0.608	6.742±0.017
水洗、剪片,110℃杀酶,60℃烘干	0.146±0.003	66.640±0.612	7.350±0.019
水洗、60℃烘干	0.154±0.004	56.712±0.431	6.191±0.016
水洗、剪片,60℃烘干	0.225±0.004	65.948±0.659	5.386±0.077
水洗、30 s 微波处理、60℃烘干	0.159±0.003	61.501±0.512	6.172±0.053
水洗、1 min 微波处理、60℃烘干	0.153±0.006	54.768±0.511	6.117±0.063
水洗、2 min 微波处理、60℃烘干	0.166±0.003	67.549±0.853	6.568±0.093
水洗、冰冻处理24 h、110℃杀酶、60℃烘干	0.183±0.003	60.045±0.259	7.786±0.031
水洗、冰冻处理24 h、60℃烘干	0.206±0.003	52.610±0.314	8.556±0.063
水洗、日晒	0.179±0.007	44.031±0.207	6.096±0.046

(3) 多糖类: 不同加工方法的麦冬的总多糖含量研究表明,水洗后2 min微波处理、60℃烘干的样品总多糖含量最高,水洗后剪片、110℃杀酶、60℃烘干的样品总多糖含量次之,两者差异不显著[30]。

(4) 蛋白质类: 麦冬块根分别进行不同产地加工后,测定其蛋白质含量,结果表明水洗后冰冻处理24 h、60℃烘干的样品中的蛋白质含量最高,水洗后剪片、110℃杀酶、60℃烘干的样品蛋白质含量次之,相对于其他样品,两者差距并不明显[30]。

四、资源利用效率提升研究

1. 药材深加工与产品开发 麦冬总皂苷具有抗心肌缺血和心肌梗死、抗心律失常,改善心肌收缩力,保护心肌细胞,提高小鼠的耐缺氧能力等作用。麦冬多糖对增强免疫功能、保护脑缺血损伤、降血糖、抗肿瘤、抗疲劳、抗衰老等具有重要的作用。总氨基酸有明显的耐缺氧作用,在医药保健领域具有较好的应用前景。麦冬果实富含多种营养元素,对于满足生长发育,防治贫血非常有益,尤其是Ca含量高,可开发出极具潜力的天然补钙功能食品。此外在食品开发领域,麦冬中的氨基酸结合其本身多糖含量较高、药用效果明显等特点,作为营养补充剂、保鲜剂、天然食品添加剂、调味剂加以综合利用。麦冬作为药食两用中药,已开发出系列功能性食品,如麦冬果脯、功能性奶制品、保健茶、麦冬大曲、麦冬酒、麦冬啤酒等[31,32]。

将川麦冬30%乙醇洗脱部分麦冬提取物(主要成分为假叶树皂苷元、薯蓣皂苷元、亚莫皂苷元组成)加入香烟中,经感官评吸表明:麦冬提取物可明显改善中、低档卷烟的吸味品质,使烟气柔和细腻,提高烟气的圆润性,降低刺激性和干燥感,增加余味的回甜和生津感[33]。

2. 产业化过程产生的废弃物资源化利用与产业化开发

(1) 麦冬叶的资源化利用：麦冬叶黄酮对羟基自由基具有良好的清除效果，清除率随黄酮浓度的增大而增强，对油脂的抗氧化能力与黄酮提取物浓度成正相关关系，对植物油和动物油的抗氧化活性比常用的维生素C和柠檬酸强，更适合作为高温烘烤含油食品的抗氧化添加剂[34]。

(2) 麦冬果实的资源化利用：麦冬果实中Ca、Fe、Mg、Mn、Zn、Na、K等含量极为丰富，每g麦冬中Ca含量达8.222 mg，可开发为极具潜力的天然补钙功能食品；K含量远高于Na含量，其K/Na比值为115.5，这对高血压病、糖尿病患者是一种理想的食品[16]。麦冬果实总黄酮含量高峰期可达4.412 mg/mL，且富含多糖，略高于块根。此外，麦冬果中含有皂苷、多酚、蓝色素等成分。麦冬果实皂苷对DPPH自由基具有较强的清除作用，其清除效果具有明显的剂量效应关系，对苏云金芽孢杆菌有较强的抑制作用，对其他细菌的抑制作用较弱。

麦冬蓝色素抗氧化性的研究发现，其对羟自由基、超氧自由基、DPPH自由基、ABTS自由基均有较好的抑制效果，对羟自由基和超氧自由基清除率为50%的色素浓度分别为4.04 mg/mL和0.19 mg/mL，对DPPH最高抑制率118.88%，TEAC值最高为1.570 mmol/L，所以麦冬果实蓝色素是一种较好的天然抗氧化剂[35]。

(3) 麦冬须根的资源化利用：在传统用药中，麦冬须根一直废弃不用，据文献报道，采收麦冬时，须根约占块根的40%以上。须根中含有的主要成分为甾体皂苷、高异黄酮、多糖、酚类、脂肪油、内酯类、氨基酸及蛋白质等可利用成分。须根中所含的皂苷类、多糖、黄酮类成分与块根中基本一致，且含量远高于块根。麦冬须根总酚性成分中对羟基桂皮酰酪胺的含量为0.36%[29]。此外须根中含有维生素、有机酸、胡萝卜素、氨基酸和微量元素等可利用物质。麦冬须根能延缓果蝇寿命，提高小鼠肝中SOD活性，抑制脑中MAO-B活性，降低羟脯氨酸百分率，提高红细胞电泳速率，调节免疫功能，对带瘤小鼠的免疫功能有保护作用，并有抗辐射作用和抑制发热作用。临床观察其能改善老年患者一系列症状，未见不良反应[28]；从川麦冬须根中分离得到的高异黄酮类化学成分具有不同程度的清除·OH及H_2O_2作用。

利用麦冬须根所含的沿阶草皂苷A、B、C、D和植物甾醇、沿阶草黄酮苷等成分的可溶性，加工成麦冬大曲、麦冬酒、麦冬啤酒、麦冬汽酒、麦冬汽水、麦冬挂面等系列产品[36]。

(4) 麦冬籽油的资源化利用：麦冬籽油主要脂肪酸成分是油酸、亚油酸及软脂酸，几乎不含亚麻酸；且油中的维生素E及脂肪酸组分相对含量(尤其是软脂酸)也明显受到不同提取方法的影响。

(5) 麦冬深加工产业化过程固体废弃物的资源化利用：目前中药工业主要利用麦冬中的皂苷类、黄酮苷类、多糖成分，其提取过程多以极性较大溶剂(如水或醇类溶剂)为主，其中大量的低极性脂肪油类可利用物质残存于麦冬药渣中。对麦冬渣进行干燥、粉碎、筛分后再采用化学方法或物理方法进行预处理；将经过预处理的麦冬渣、麸皮、水和氮源按一定比例混合均匀，蒸汽灭菌处理；在灭菌后的物料上接种霉菌和酵母菌进行混菌固态发酵；发酵培养物经干燥后就得到生物饲料产品[37]。通过将麦冬渣转化为生物饲料产品，降低了饲料生产成本，为养殖业提供了一种既能预防疾病又不含抗生素的新型饲料产品。麦冬类生物资源系统利用与产业化途径如图10-8所示。

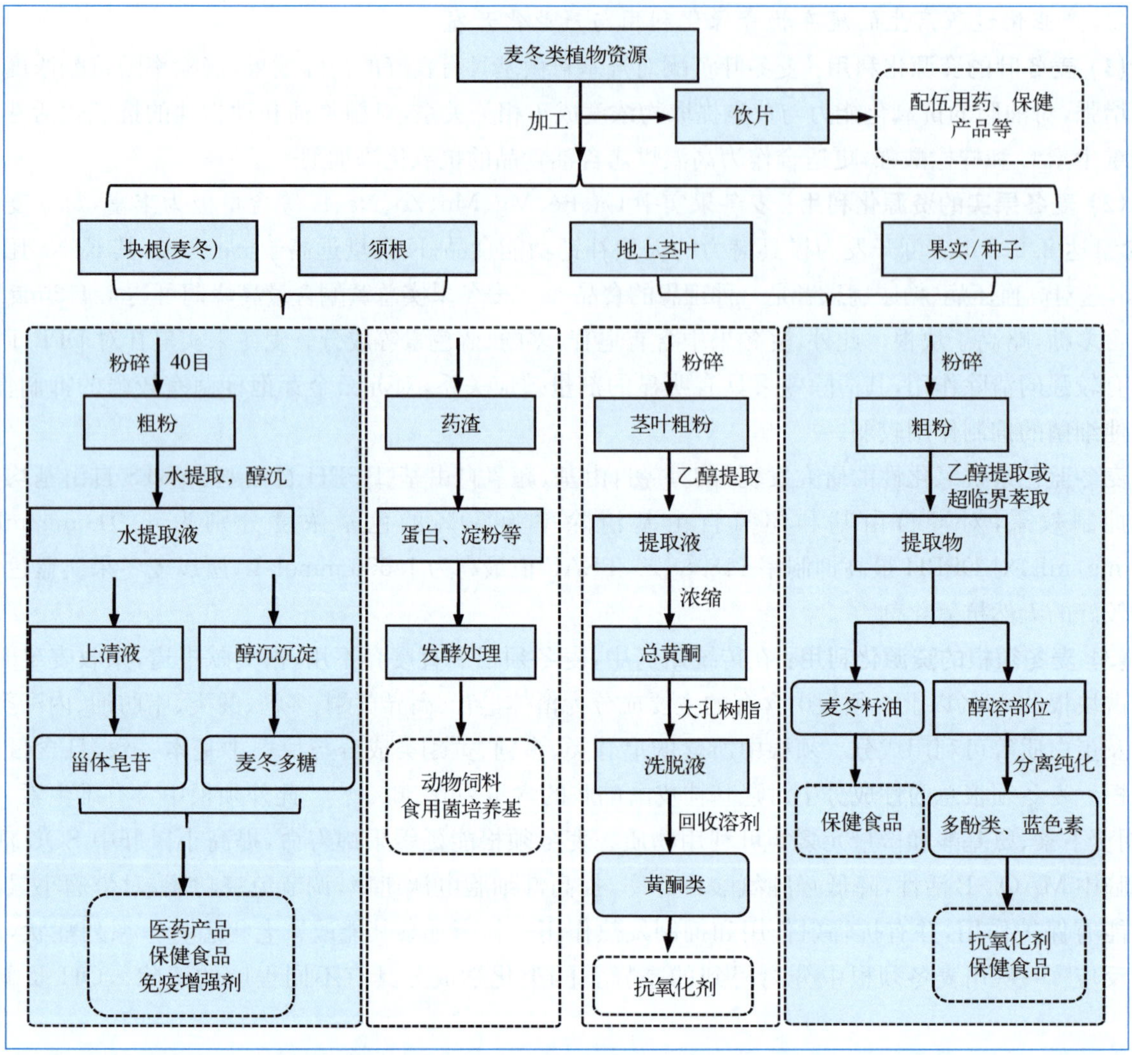

图 10-8 麦冬类生物资源系统利用与产业化途径

参考文献

[1] 李敬安,张兴国,张琨.生态环境对麦冬种质资源影响的研究[J].安徽农业科学,2008,36(19):8129-8130.

[2] 周群.湖北麦冬资源品质与不育机制研究[D].武汉:华中科技大学,2009.

[3] 刘江,陈兴福,刘卫国,等.四川盆地不同麦冬种质资源氨基酸组分分析及其食用价值初探[J].食品科学,2010,31(5):82-85.

[4] 陈荣南.甘草麦冬月饼:中国,CN101946817A[P].2011-01-19.

[5] 吴桂标.一种麦冬磨面膏:中国,CN102406570A[P].2012-04-11.

[6] 蔡继宝,邓宇,田耀伟,等.一种利用麦冬发酵的烟用香料及其制备方法与应用:中国,CN103082403A[P].2013-05-08.

[7] 袁胜涛,孙立,余伯阳,等.短葶山麦冬C在制药中的应用:中国,CN101352448[P].2009-01-28.

[8] 傅立雯.福建短葶山麦冬质量标准及其提取工艺研究[D].福州:福建农林大学,2008.

[9] 严永清,余伯阳,寇俊萍,等.一种治疗心脑血管疾病的中药有效成分组合物及其用途:中国,CN100566720C[P].2009-12-9.

[10] 倪莉,赖虔,黄权成.短葶山麦冬饮料原料配方及该短葶山麦冬饮料的制备方法:中国,CN101491340[P].2009-

07-29.

[11] 石磊,杨红兵.不同产地麦冬微量元素分析比较[J].实用中医杂志,2004,20(4):217.

[12] 胡瑞君.川麦冬、桑叶降血糖功能性成分提取工艺到的研究[D].成都:西华大学,2007.

[13] 蒋畅,王远,秦民坚,等.不同采收期及加工条件对川麦冬总黄酮和总皂苷含量的影响[J].中国中药杂志,2010,3(7):821-824.

[14] 胡正芳,蒋畅,秦民坚,等.HPLC-ELSD测定不同产地与采收期短葶山麦冬中短葶山麦冬皂苷C的含量[J].中国中药杂志,2010,35(19):2508-2510.

[15] 周桂芬,吕圭源.麦冬茎叶的总皂苷含量测定及采收时间[J].江西中医药,2008,39(2):46-47.

[16] 唐纯翼,唐克华,张敏,等.麦冬果实总黄酮含量动态变化的研究[J].安徽农业科学,2005,33(1):75-76.

[17] 王远,秦民坚,戚进,等.不同采收期及加工条件对川麦冬多糖含量的影响[J].现代中药研究与实践,2009,23(2):3-6.

[18] 黄颖桢,陈菁瑛,苏海兰,等.短葶山麦冬最佳采收期研究[J].福建农业学报,2010,25(5):572-575.

[19] 李林洲,余伯阳.比色法测定短葶山麦冬药材中总皂苷含量[J].海峡药学,2005,17(3):44-47.

[20] 俞建平,马月光,邵建峰,等. ELSD-HPLC法测定浙麦冬、川麦冬中麦冬皂苷D含量的方法研究[J].中药新药与临床药理,2002,13(4):253-255.

[21] 张义萍,陈建真,敖志辉.麦冬不同种属、产地和部位的活性成分研究进展[J].中国实用医药,2008,3(10):191-193.

[22] 林以宁,余伯阳.化学发光法测定麦冬类药材中总酚性成分含量[J].中药材,2006,29(8):797-799.

[23] 张敏红,李美琴,曾宪武.麦冬类药材氨基酸分析[J].基层中药杂志,2000,14(2):7-8.

[24] 张莲婷,叶正良,郭巧生.土壤因子对麦冬活性成分影响研究[J].中国中药杂志,2010,35(11):1372-1377.

[25] 唐建阳,陈菁瑛,苏海兰,等.不同基源和产地麦冬无机元素比较研究[J].福建农业学报,2009,24(6):513-516.

[26] 何佳奇,孙彩华,蔡伟,等.浙麦冬须根中总黄酮和总皂苷的含量测定[J].中华中医药学刊,2012,30(8):1880-1882.

[27] 吕惠卿.麦冬新药用部位探索[J].中药材,2007,30(3):270-272.

[28] 田晓红,翟攀,张璐,等.麦冬花和麦冬叶的挥发油提取及GC-MS分析[J].西北药学杂志,2010,25(5):352-354.

[29] 郭浩然.麦冬须根的化学成分研究[D].长春:吉林大学,2009.

[30] 李敬安.贮藏与加工对麦冬品质影响的实验研究[D].西安:西安交通大学,2009.

[31] Zheng Q, Feng Y, Xu D S, et al. Influence of sulfation on antimyocardial ischemic activity of Ophiopogonjaponicus polysaccharide[J]. Journal of Asian Natural Products Research, 2009, 11: 306-321.

[32] Sun G L, Lin X, Shen L, et al. Mono-PEGylated radix ophiopogonis polysaccharide for the treatment of myocardial ischemia [J]. European Journal of Pharmaceutical Sciences, 2013, 49: 629-636.

[33] 李斌,陈小明,林凯,等.川麦冬提取物制备及其在卷烟中的应用[J].食品工业科技,2012,11:250-252.

[34] 陈莉华,李三艳,张烨,等.麦冬叶中总黄酮的抗油脂氧化研究[J].中国粮油学报,2013,28(3):70-74.

[35] 程超.麦冬果实蓝色素的抗氧化特性研究[J].中国酿造,2009,4:58-60.

[36] 邹光友.麦冬须根食用的综合开发利用[J].食品科学,1992,2:33-36.

[37] 谭显东,羊依金.一种利用麦冬渣发酵生产生物饲料的方法:中国,CN102894182A[P].2013-1-30.

(陈 京 刘 培 余伯阳 秦民坚)

薯蓣类药用生物资源及其资源化利用研究

我国薯蓣属(*Dioscorea*)植物资源丰富,薯蓣属植物在我国入药已有悠久的历史,如具止咳化痰作用的黄药子在《开宝本草》中就有记载。中药山药(Dioscoreae Rhizoma)为薯蓣(*Dioscorea opposita* Thunb.)的干燥块茎,味甘、平,具补脾养胃、生津益肺、补肾涩精之功效,在《神农本草经》中列为上品。

薯蓣属根状茎组(Sect. *Stenophora*)植物含薯蓣皂苷元,盾叶薯蓣(*D. zingiberensis*)、穿龙薯蓣(*D. nipponica*)、黄山药(*D. panthaica*)、柴黄姜(*D. nipponica* subsp. *rosthornii*)等是我国供薯蓣甾体激素药物工业利用的主要资源植物类群。

世界上薯蓣科植物共9属,约650种,分布于全球的热带和温带,我国和墨西哥为主产国,我国有1属约60种。

薯蓣属植物均为缠绕藤本,地下有根状茎或块茎,其形状、颜色、入土的深度、化学成分因种类而不同;单叶或掌状复叶,互生,有时中部以上对生,基出脉3～9,侧脉网状;叶腋内有珠芽(或叫零余子)或无;花单性,雌雄异株,很少同株;蒴果三棱形,每棱翅状,成熟后顶端开裂;种子有膜质翅;花粉粒的形态基本上可分为两种类型,根状茎组为单沟型,而其他各组为双沟型。

根据中国薯蓣属的种类间的亲缘关系可将其划分成6个自然组,即根状茎组(*Stenophora*)(16种)、丁字形毛组(*Comlilium*)(1种)、基生翅组(*Opsophyton*)(1种)、复叶组(*Lasiophyton*)(9种)、顶生翅组(*Shannicorea*)(7种)和周生翅组(*Enantiophyllum*)(13种)[1]。

一、资源利用现状

薯蓣属植物资源的利用主要以地下块茎或根茎为主,地上部分未见有生产利用的报道。薯蓣主要作为药材、蔬菜或食品原料应用。盾叶薯蓣、穿龙薯蓣等除作中药药用外,主要作为提取薯蓣皂苷元的原料,进而生产各种甾体激素类药物。

1. 薯蓣　薯蓣为缠绕草质藤本。块茎长圆柱形,垂直生长,长可达1 m。茎通常带紫红色,右旋。单叶,在茎下部的互生,中部以上的对生,很少3叶轮生;叶片变异大,卵状三角形至宽卵形或戟形,顶端渐尖,基部深心形、宽心形或近截形,边缘常3浅裂至3深裂,中裂片卵状椭圆形至披针形,侧裂片耳状,圆形、近方形至长圆形;幼苗时一般叶片为宽卵形或卵圆形,基部深心形。叶腋内常有珠芽。雌雄异株。雄花序为穗状花序花序轴明显地呈“之”字状曲折;蒴果三棱状扁圆形或三棱状圆形,种子着生于每室中轴中部,四周有膜质翅。花期6～9月,果期7～11月。

薯蓣适应性强,分布广,在中国南起广西壮族自治区,北至陕西省,东起河北省,西至云南省均有野生分布或栽培;垂直分布于海拔70～1 600 m的丘陵或高山。薯蓣喜欢温暖、向阳的自然环境,但能耐寒,要求土层较深厚、疏松肥沃、排水良好的土壤环境。中国是薯蓣(山药)重要原产地和驯化中心,品种资源十分丰富,目前山药的栽培品种有太谷山药、铁棍山药、小绒毛山药,白皮山药和菜山药等5个类型,药用的基原植物包括薯蓣(*D. opposita*)、参薯(*D. alata*)、日本薯蓣(*D. japonica*)、山薯(*D. fordii*)、褐苞薯蓣(*D. persimilis*)、汀山药(*D. quinquelaba*)等[2]。全国山药总产量的80%来源于山东省、河南省、江苏省、福建省、广东省、广西壮族自治区等主要产区。福建山药栽培主要分布在闽西、闽中及闽北山区,闽西的汀江、九龙江支流以及闽北闽江支流两岸的砂壤土山药栽培较为普遍。河南省博爱县、沁阳市、武陟县、温县等县所产山药产量大,品质优,习称“怀山药”。

薯蓣的地下块茎既可作蔬菜食用,又可制成山药饮片,冬季茎叶枯萎后采挖,切去根头,洗净,除去外皮和须根,干燥。其具有补脾养胃、生津益肺、补肾涩精的功效,用于脾虚食少、久泻不止、肺虚喘咳、肾虚遗精、带下、尿频、虚热消渴。麸炒山药补脾健胃,用于脾虚食少、泄泻便溏、白带过多。以山药配伍的经典名方有薯蓣丸、肾气丸、瓜蒌瞿麦丸、肾风苁蓉丸等;现代成方制剂有山药丸、浓缩六味地黄丸、左归丸、消渴丸、宫瘤宁片、参苓白术颗粒等。《中华人民共和国药典》和《卫生部部颁药品标准—中药成方制剂》收载的中药方剂9 651首中,含山药方剂共646首[3],占总收录条数的6.7%,可见其应用之广泛。

现代药理研究表明：山药具有提高免疫功能、改善消化功能、降血糖、降血脂、抗氧化、延缓衰老、抗肿瘤、抗突变、促进肾脏再生修复、调节酸碱平衡等诸多药理作用，成为中医常用的健脾补气和治疗慢性腹泻、食少、体倦、虚劳咳嗽、急性肾炎、慢性肾炎、糖尿病、甲状腺功能亢进，妇女带下等病症的良药。

黏多糖和糖蛋白在骨骼润滑、玻璃体生长、精液补充、改善神经元上起着很重要的作用。可采用科学生产方法将山药的保健成分提取制成山药营养口服液、酸奶及饮料[4,5]。利用生物酶技术提取的山药多肽粉具有良好的外观色泽、口感风味，且易吸收，可广泛用于乳品、饮料和保健品行业[6]。山药淀粉具有聚合度低，分子量小，支链淀粉含量高，易糊化，吸水膨胀性强等特性，特别适合作婴儿强化营养米粉及其他冲调食品的配料。山药预糊化淀粉、山药可溶性淀粉可作为化妆品添加剂用于增加皮肤的保湿性，使皮肤更加细腻、润滑；作为食品添加剂可广泛添加于各种糕点、奶酪和奶粉、营养麦片、麦乳精等冲调食品中[7]。

2. *盾叶薯蓣、穿龙薯蓣、黄山药、柴黄姜*　盾叶薯蓣，别名黄姜，具有理气止痛、解毒消肿的功效，用于胃痛、吐泻、腹痛、跌打损伤；外用还可治疗疮痈肿毒，瘰疬痰核。穿龙薯蓣，又名穿山龙，具有祛风除湿、舒筋通络、活血止痛、止咳平喘的功效，用于风湿痹病、关节肿胀、疼痛麻木、跌扑损伤、闪腰岔气、咳嗽气喘等病症。黄山药的甾体总皂苷具有良好的治疗心血管疾病的药理活性和资源产业化潜力。

(1) 盾叶薯蓣： 盾叶薯蓣地下根状茎横生，近圆柱形，指状或不规则分枝，新鲜时外皮棕褐色，断面黄色，干后除去须根常留有白色点状痕迹。茎左旋，有时在分枝或叶柄基部两侧微突起或有刺。花开放时平展，紫红色，干后黑色。蒴果三棱形，每棱翅状，干后蓝黑色，表面常有白粉；种子通常每室 2 枚，四周围有薄膜状翅。花期 5～8 月，果期 9～10 月。

盾叶薯蓣为我国特有种，是薯蓣属植物中薯蓣皂苷元含量最高的一种，耐高温、喜光照、易栽培，其自然分布范围为东经 104°53′～112°50′，北纬 23°42′～34°10′，即秦岭以南、南岭以北的米仓山、大巴山、武陵山、雪峰山和衡山等山区以及长江中上游及其支流的低中山丘陵区域，垂直分布在海拔 100～1 500 m的河谷、山地，落叶阔叶与常绿落叶阔叶混交林的边缘或稀疏的常绿灌木林内[8]。

(2) 穿龙薯蓣： 穿龙薯蓣(穿山龙)地下根状茎横生，圆柱形，多分枝，栓皮层显著剥离。茎左旋，单叶互生，叶表面黄绿色，有光泽。花雌雄异株。蒴果成熟后枯黄色，三棱形，顶端凹入，基部近圆形，每棱翅状；种子每室 2 枚，有时仅 1 枚发育，着生于中轴基部，四周有不等的薄膜状翅。花期 6～8 月，果期 8～10 月。

穿龙薯蓣是薯蓣属植物中分布最广、南北跨度最大的种，也是中国根状茎组植物中唯一能自然分布到东北三省及内蒙古自治区的种，自然分布于东北、华北、山东、河南省、安徽省、浙江省北部、江西省(庐山)、陕西省(秦岭以北)、甘肃省、宁夏回族自治区、青海省南部、四川省西北部。常生于山腰的河谷两侧半阴半阳的山坡灌木丛中和稀疏杂木林内及林缘，而在山脊路旁及乱石覆盖的灌木丛中较少，喜肥沃、疏松、湿润、腐殖质较深厚的黄砾壤土和黑砾壤土，常分布在海拔 100～1 700 m，集中在 300～900 m。

穿龙薯蓣是生产薯蓣皂素和治疗冠状动脉性心脏病药物的主要原料之一。黑龙江省、吉林省、辽宁省、内蒙古自治区等地的产量占全国总产量的 70%左右。吉林省的安图县、磐石市两地已成为全国穿龙薯蓣无公害规范化生产基地和种源基地。近些年来，由于过度采挖，薯蓣资源锐减，应引起社会和行业关注，并通过发展人工栽培生产以补偿和替代自然资源，达到利用与保护的平衡发展。

(3) 黄山药： 黄山药根茎圆柱状、棒状，不规则分枝，表面黄褐色，平滑，具鳞片裂纹，质地坚硬，断面淡黄，具稀疏须根。叶柄或分枝基部两侧无刺，叶片三角状心形，基部浅心形至深心形；顶端稍尖，全缘或微波状，叶面绿色，干后栗褐色或黑色，叶背灰白色。雌雄异株，雄花序穗状或圆锥状，花序轴具棱或薄膜质翅，单生或 2 或 3 个丛生叶腋，雄花无梗，2 或 3 朵簇生，花被淡黄色或橙色；雄蕊常着生于花被管的基部，花药背着，均能发育；雌花序单生、穗状，排列稀疏。蒴果近梨形，顶端截形或微凹，基部略狭，成熟时棕黄色，有光泽，密布紫褐色斑点。花期 5～7 月，果期 6～10 月。

黄山药在我国境内分布于北纬 23°21′～30°01′、东经 99°24′～113°25′，产于四川省西部，云南省、贵州省、湖南省、湖北省也有分布。其喜温凉、较湿润环境，常生长在山地和沟谷石灰岩裸露的高山栎林、针阔混交林、杂木林、草坡、河谷灌丛中，与叉蕊薯蓣(*D. collettii*)混生。

黄山药是目前皂素工业和皂苷药物工业利用的主要种源，具有优良栽培形状，一般条件下，栽培 3 年鲜产量达 26 500～38 100 kg/hm^2。

(4) 柴黄姜： 柴黄姜是穿龙薯蓣的亚种，与原种的主要区别是植株粗壮，根茎的双皮层不剥离；叶片背面密生刺毛；花少有梗。

柴黄姜分布于北纬 26°～34°，东经 104°～112°范围内，主要分布在秦岭主脉以南，南至湖南省新宁县，北至甘肃省两当县，东至湖北省罗田县，西至四川省青川县、平昌县、达县，重庆市丰都县、酉阳土家族苗族自治县等地，海拔 600～1 950 m，多集中在 900～1 900 m 的阴坡、半阴坡的溪沟、河流两侧，山间谷地或缓坡洼地上的杂木林和黄荆、马桑灌丛中最为常见。

盾叶薯蓣、穿龙薯蓣、黄山药和柴黄姜都含有丰富的薯蓣皂苷类资源性化学成分。薯蓣皂苷具有抗肿瘤、降血脂、抗心肌缺血、调节免疫、抗血小板聚集、降血脂、抗炎镇痛、化痰止咳平喘、抑制平滑肌收缩、抗变态反应等作用。以薯蓣皂苷为主要成分的地奥心血康胶囊是我国中药二类新药，其原料来自于盾叶薯蓣和穿龙薯蓣的根茎，具有降血脂，保护心血管系统的功效和资源价值[9]。

薯蓣属植物当中根状茎组约有 17 种、1 亚种、2 变种，均含薯蓣皂苷元，占全世界含薯蓣皂苷元植物的 50%以上，其中可供工业生产利用的近 10 种，含量最高的盾叶薯蓣含薯蓣皂苷元可达 16.5%，超过墨西哥的小穗花薯蓣(*D. spiculiflora*)。湖南省、湖北省、陕西省、四川省是盾叶薯蓣(*D. zingiberensis*)的集中分布区，此区域的药材质量好，薯蓣皂苷元的含量高。随着甾体激素药物需求量的扩大，这些地区可作为薯蓣皂苷元资源化学原料的集中生产基地进行规划发展，形成我国集聚程度高，产业规模大，经济效益好的甾体原料资源产业集群。

以薯蓣皂苷元为原料可以合成 300 多种甾体激素类药物如双烯、孕酮、催产素、雄激素、孕激素等，因而市场需求量巨大[10]。我国对薯蓣属植物中薯蓣皂苷资源成分的开发利用始于 20 世纪 50 年代，1964～1974 年被列入国家重点项目。目前，我国医药工业中主要以盾叶薯蓣、穿龙薯蓣为原料，其次以柴黄姜、纤细薯蓣(*D. gracillima*)、叉蕊薯蓣、粉背薯蓣(*D. collettii* var. *hypoglauca*)和三角叶薯蓣(*D. deltoidea*)等为原料提取薯蓣皂苷元。我国南方亦有用龙舌兰科剑麻(*Agave sisalana*)、蜀葵叶薯蓣(*D. althaeoides*)提取薯蓣皂苷元[11]。以薯蓣属资源植物为原料生产的主要产品及其资源价值见表 10－15。

表 10－15　以薯蓣属资源植物为原料生产的主要产品及其资源价值

产品名称	利用部位/物质	资源价值
薯蓣皂苷元	根茎	医药中间体
薯蓣皂苷	根茎	医药中间体
地奥心血康胶囊/微丸	根茎/薯蓣皂苷	医药(治疗心血管疾病)
黄山药总皂苷注射剂	根茎/薯蓣皂苷	医药(治疗心血管疾病)
山药丸	块茎	医药(治疗瘀阻疼痛)
山药粉	块茎	保健食品(调理肠胃、调节免疫)
山药冰激凌	块茎	食品原料
山药淀粉	块茎/淀粉	保健食品或其原料(降血脂、减肥)
山药多肽粉	块茎/蛋白质	食品、保健品原料
怀山药露饮料	块茎	营养食品

二、资源性化学成分

1. 甾体类资源性化学成分 薯蓣属植物普遍含有 3β-羟基皂苷元类化学成分，如薯蓣皂苷元(diosgenin)及其 C_{25} 位差向异构体—约茂皂苷元(yamogenin)，少数种类则含 3α-羟基皂苷元，如山萆薢(*D. tokoro*)中的约诺皂苷元(yonogenin)及山萆薢皂苷元(tokorogenin)。

薯蓣类资源植物中薯蓣皂苷元(diosgenin)含量相对较高。薯蓣皂苷元是合成甾体激素类药物的重要原料，并具有抗肿瘤、抗心血管系统疾病、抗炎等显著的药理活性。薯蓣属植物中有 17 种含薯蓣皂苷元成分，其中粉背薯蓣、叉蕊薯蓣、山萆薢和细柄薯蓣(*D. tenuipes*)中还含 C_{25} 位差向异构体约茂皂苷元；从小花盾叶薯蓣(*D. parviflora*)、山萆薢及黄山药中也分到了这 2 种皂苷元，但所含的比例不同。这些都是薯蓣属植物普遍存在的 3β-羟基皂苷元类型。

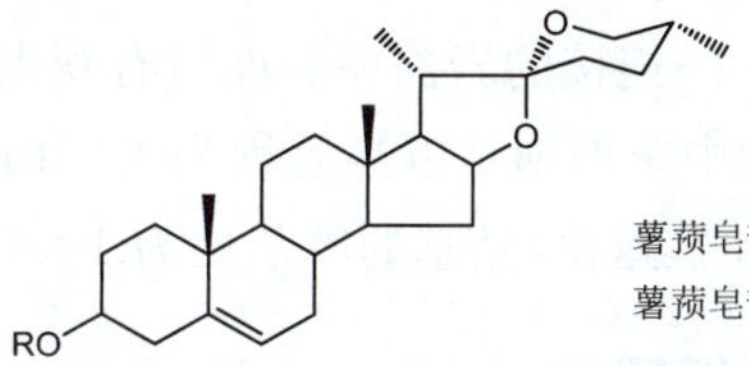

薯蓣皂苷元 R=H

薯蓣皂苷 R=glu(2←1)rha

薯蓣属植物中含有的甾体皂苷类化学成分根据化学结构可分为 4 个类型：3β-羟基-Δ^5(25*R*)-螺甾烷型；3β-羟基-Δ^5(25*S*)-螺甾烷型；3α-羟基螺甾烷型和 3β-羟基呋甾烷型(F 环开环)。新鲜薯蓣块茎含大量的呋甾皂苷，而干燥的薯蓣块茎主要含有螺甾皂苷及少量呋甾皂苷，这可能是药材久置后引起酶解或提取过程中两类成分发生了相互转化，而在叉蕊薯蓣霉根中，仅能分离出皂苷元类成分，说明微生物酶解起了很大作用。

大多数皂苷成分是以皂苷元的 3β-羟基与不同种类和不同数量的糖相连而成，也有少数皂苷的糖基连在 1β 或 2β 位的羟基上，如约诺皂苷元及山萆薢皂苷元，另外少数皂苷与阿拉伯糖相连[12]。薯蓣属植物中的皂苷元名称见表 10-16。

表 10-16 薯蓣属药用植物资源类群甾体皂苷元化学成分

名称	名称
薯蓣皂苷元(diosgenin)	约茂皂苷元(yamogenin)
薯蓣皂苷元乙酯(diosgenin acetate)	约茂皂苷元乙酯(yamogenin acetate)
薯蓣皂苷元棕榈酸酯(diosgenin palmitate)	约茂皂苷元棕榈酸酯(yamogenin palmitate)
表菝葜皂苷元(epismilagenin)	菝葜皂苷酮(smilagenone)
约诺皂苷元(yonogenin)	24α-羟基-约茂皂苷元(zingiberogenin)
山萆薢皂苷元(tokorogenin)	衣盖皂苷元(igagenin)
细柄皂苷元(tenuipegenin)	地奥愓皂苷元(diotigenin)
异地奥愓皂苷元(isodiotigenin)	异细柄皂苷元(isotenuipegenin)
新约诺皂苷元(neoyonogenin)	新山萆薢皂苷元(neotokorogenin)
新细柄皂苷元(neotenuipengenin)	知母皂苷元(sarsasapogenin)
表知母皂苷元(episarsasapogenin)	

2. 其他类资源性化学成分　薯蓣的块茎富含淀粉和各种营养成分，可用来制造淀粉和各种营养食品。薯蓣所含氨基酸种类齐全，共 18 种氨基酸，包括人体必需的 8 种氨基酸，其中谷氨酸的含量最高，达到 302 mg/(100 g 鲜重)，半必需氨基酸精氨酸也有较高含量，其次为丝氨酸和天冬氨酸。淀粉酶、蛋白质、脂肪、多糖等生化物质的测定结果显示：薯蓣含有丰富的蛋白质，每 100 g 鲜重含 0.4 g 多糖，17.5 g 蛋白质，特别是其中淀粉酶含量高，活性达到 358.97 U/(100 g 干物质)，微量元素含量测定结果显示含有丰富的微量元素 Zn、Fe、Mn、Cu、Se 和常量元素 Ca[13]。此外，薯蓣中还含有尿囊素(allantoin)、脱氢表雄酮(dehydroepiandrosterone，DHEA)、胆碱(choline)和盐酸多巴胺(dopamine hydrochloride)。

薯蓣中的多糖类化学成分复杂多样，有均多糖、杂多糖，也有糖蛋白，相对分子质量从数千到数百万不等，其多糖含量和糖基组成也各不相同。有研究初步表明薯蓣热水提取物中的多糖主要由葡萄糖组成，而冷水提取物中的多糖则主要由甘露糖组成。热提法获得的山药多糖 RP 是由带分枝的 1,4-连接的吡喃葡萄糖苷骨架构成，同时含有少量 1,3-连接的岩藻糖。而另有观点认为薯蓣多糖中的单糖以甘露糖为主，而山薯、参薯和褐苞薯蓣等的多糖中单糖则是以半乳糖为主。山药块茎中提取到一种山药多糖 RDPS-1，其糖基组成为葡萄糖、半乳糖和甘露糖，糖基的摩尔比为 1∶4∶1。

三、资源性化学成分动态积累与分析评价

1. 药材形成过程资源化学动态评价

(1) 不同采收期的资源化学评价

1) 甾体类：薯蓣属植物中皂苷元含量较高的盾叶薯蓣和穿龙薯蓣，随着物候期和生长年限的不同皂苷类成分有显著的升降规律。如穿龙薯蓣根茎中皂苷元的含量随栽培年限的增加而上升，前 2 年增长缓慢，至第 3 年迅速增加，第 4 年又趋于平缓，故 3 年生和 4 年生穿龙薯蓣根茎中皂苷元含量明显高于 2 年生穿龙薯蓣。而在一个生长期内，穿龙薯蓣中皂苷含量波动较大，最大值出现在 5 月，是最低值的 1.5 倍[14]。

与盾叶薯蓣和穿龙薯蓣相比，薯蓣中的皂苷含量较低，但同样也表现出相似的先升后降规律。8～10 月薯蓣的鲜重和干重都在逐渐增加，8 月上旬到 9 月中旬块茎增长迅速，薯蓣皂苷元含量积累逐渐增加，9 月达到最大值(约 0.102 4 mg/g)，之后到 10 月上旬皂苷元含量逐渐下降[15]。

2) 多糖类：薯蓣多糖的积累由薯蓣产量和多糖平均含量共同决定。薯蓣的平均株干重与折干率均以 10～12 月较高，两者随月份变化的规律基本一致，从 7～10 月逐月增加，11 月后有所下降。11 月和 12 月两月内的平均干重可达 80.52 g/株；10 月和 11 月两月内平均折干率可达 25.40%。薯蓣多糖含量在 10 月最高可达 38.35%，多糖产量在 10 月和 11 月可达到最高，分别为 30.01 g/株和 25.93 g/株。10 月以后，多糖含量和薯蓣产量都有所降低，原因可能是 10 月以后，天气干燥，薯蓣根部失水，且山药的地上部分枯萎，为了维持根系生命代谢，消耗了一部分物质，使得产量减少。单就薯蓣产量和有效物质多糖含量而言，薯蓣的最佳采收期为 10～11 月[16]。

(2) 不同产地、不同品种的资源化学评价

1) 甾体类：薯蓣皂苷元的含量能反映出药材道地性。虽然薯蓣中的皂苷元含量低，但河南省孟州市、温县、武陟县等地的薯蓣中薯蓣皂苷元含量明显高于山东省、山西省、安徽省等地(图 10-9)。在以薯蓣皂苷元为主要资源性成分的植物，如穿龙薯蓣，其薯蓣皂苷元的含量也因产地不同，含量存在显著差异，含量较高的产地主要有丹东市、抚松县、长白山、内蒙古自治区等地。这些产地都集中于我国东北地区，进一步说明了穿龙薯蓣品质与其产地的相关性(图 10-10)。

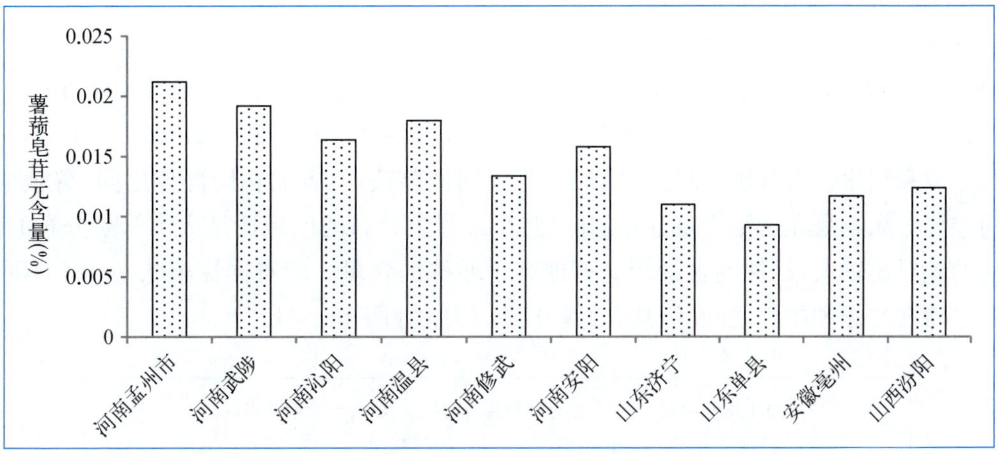

图 10-9　不同产地薯蓣薯蓣皂苷元资源性化学成分的含量比较分析

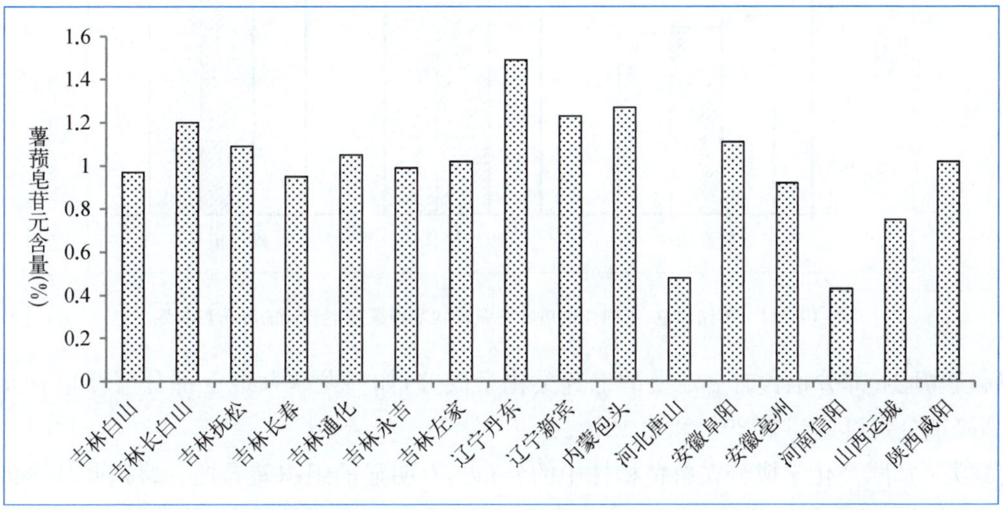

图 10-10　不同产地穿龙薯蓣药材中薯蓣皂苷元资源性化学成分含量比较分析

另外，薯蓣皂苷元的含量与海拔也有一定的关系，海拔低，湿度高，不利于薯蓣皂苷元的积累，海拔高，温度低，同样不利于薯蓣皂苷元的积累。调查发现[8]，根状茎组植物大部分分布在山区及周边地区，从山底向山顶分布过程中，伴随着叶片变宽，变绿，薯蓣皂苷元的含量呈上升趋势，达到峰值后，随着叶片的颜色变深、厚度增加、毛茸增多，薯蓣皂苷元的含量转呈下降[17~19]。

2）其他类： 虽然山药含有薯蓣皂苷元，但含量低微，故以往山药的资源化学属性主要以蛋白、多糖、尿囊素、腺苷等成分来评价。山药的种质资源来自于数个不同的薯蓣属植物，包括薯蓣、褐苞薯蓣、山薯、参薯等。这些种质资源有各自不同的资源化学品质。比如大量栽培于福建省、广东省的参薯，其多糖含量最高，达到 3.2%，而同地区的山薯多糖含量只有 1.7%。山薯的尿囊素含量也低于其他品种，而薯蓣在各品种当中含量最高，达到 0.63%。从黄酮成分的角度看，各品种间差异又显著，约为 0.16%[20]。

怀山药的正品来源植物薯蓣的化学成分，如多糖、尿囊素、黄酮、核苷类成分，受产地影响十分显著。多糖含量以江西省瑞昌市最高，安徽省亳州市最低，两者相差 4.7 倍，其中河南省焦作市产的薯蓣多糖含量仅高安徽省亳州市 0.15%。尿囊素含量则以河北省保定市最高，在 2%以上，河南省焦作市最低。黄酮含量以浙江省温州市最高，山东省兖州市最低，两者亦相差 4.6 倍。山东省兖州市的薯蓣腺苷含量可达 0.2%，是焦作市产薯蓣的约 10 倍[20]。

(3) 不同组织部位的资源化学评价

1）甾体类：薯蓣皂苷在植物根茎中的积累主要在基本组织内：首先是小维管束分布的区域，皂苷积累最丰富，其次是无维管束分布的区域；而有大维管束分布的区域皂苷积累最少。另外，不同性别的植物对皂苷的合成和积累也有区别。雌株、雄株和雌雄同株薯蓣，三者的相同部位之间，薯蓣皂苷元含量有很明显的差异。无论是在无维管束分布的区域、小维管束分布的区域还是大维管束分布的区域，雌株与雄株之间的差异比较大，雄株的含量较显著地高于雌株的含量。雌雄同株根状茎三个不同区域薯蓣皂苷元的含量均在雌株和雄株之间，但其含量较接近于雄株(图 10-11)[21]。

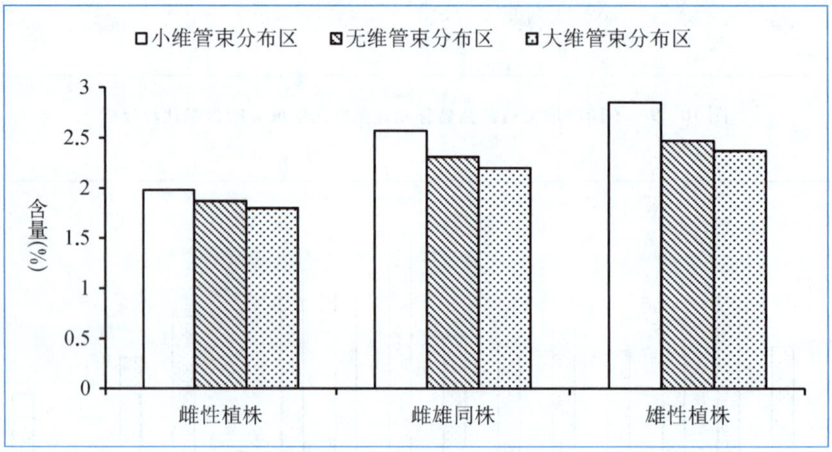

图 10-11　不同部位、不同性别盾叶薯蓣根状茎中薯蓣皂苷元的分布与积累

薯蓣属植物地上部分也含有一定量的皂苷类化学成分，如穿龙薯蓣地上部分薯蓣皂苷元平均含量在 8、9 月高峰期分别可达到 2.29%和 2.12%。

2）黄酮类：黄酮类化学成分在薯蓣植株中的分布具有明显的组织差异性。薯蓣叶片中的黄酮含量远远高于其他部位，其次是块茎外皮、藤茎、零余子。据测定，薯蓣植株块茎、块茎外皮、藤茎、零余子、叶片中黄酮含量分别为 0.07%、1.87%、0.29%、0.35%、3.41%。含量较高的块茎外皮和叶片所含淀粉、纤维素较少，可能也是黄酮含量相对较高的原因。如果考虑各部位的生物产量及利用成本，则叶片中的黄酮类化学成分具有极好的利用前景[22]。

3）其他类：穿龙薯蓣茎叶除含有甾体类黄酮类化学成分外还含有对羟基苯甲酸、对羟基苯乙酸、β-谷甾醇、麦角甾醇过氧化物、胡萝卜苷以及一些脂溶性成分。脂溶性成分中多数为烷烃类化学成分，其主要成分有二十九烷(41.52%)，三十一烷(34.61%)，二十七烷(7.67%)，二十八烷(3.34%)、庚烯(2.83%)、二十五烷(2.49%)、9-己基十七烷(2.10%)，烷烃的总量占 95.13%[23]。

2. *药材产地加工过程资源化学评价*　传统怀山药产地加工主要采用硫黄熏制的方法，硫黄熏是怀山药加工的重要一环，也是全国山药加工所采用的主要方法。山药中含有大量的多糖黏液蛋白等物质，黏液蛋白中 90%以上为结合水，一般方法较难干燥。硫使黏液蛋白中的二硫键断裂脱水，结合水变成游离水从山药中渗出，从而加快山药的干燥，然后经过吊水、搓压和切片等工艺，加工制成不同的商品药材或饮片。另外，硫熏的山药中多酚氧化酶受到抑制，故颜色较白净。但近年来研究认为硫黄熏制会产生 SO_2 残留，从而对人体产生危害，建议取消硫黄熏蒸或规范硫熏过程及其含量限度。

药材干燥过程对山药中某些化学成分有较大影响，不同的干燥条件下，山药中各成分的转化、损失、积累会各有不同。如采用微波干燥、热风干燥、真空干燥三种干燥方法，每种方法设置 3～4 个参数水平，所得产品多糖的得率分布在 6%～19%。山药加工过程中为了防止变色，可对其进行护色处理。*L*-半胱氨酸、柠檬酸、氯化钠、维生素 C 对山药的多酚氧化酶(PPO)活力均有不同程度的抑制作用，当浓度配比为 *L*-半胱氨酸、柠檬酸、维生素 C 及氯化钠的质量分数分别为 0.02%、1.4%、0.016%和 2.5%，浸泡 3 h 后可以起到良好的护色效果，可以代替硫熏[24]。

四、资源利用效率提升研究

1. *药材深加工与产品开发*　薯蓣皂苷是地奥心血康、维奥欣等药物的主要资源性化学成分，能够通过不同途径改善心肌损伤，减轻心肌细胞钙超载，保护缺氧心肌，减弱脂质过氧化引起的心血管损伤。

薯蓣皂苷能够作用于醛糖还原酶，抑制此酶的活性。醛糖还原酶分布在晶状体、视网膜血管、肾脏等组织器官，是糖尿病并发症的关键酶之一。高血糖状态下，已糖激酶活性达到饱和，30%以上葡萄糖涌入多元醇代谢通路，由醛糖还原酶和山梨醇脱氢酶两者进行代谢；后者的活性远低于前者，故会生成大量高渗性的山梨醇。山梨醇是一种非脂溶性物质，既不易被山梨醇脱氢酶代谢，又难以透过细胞膜，在细胞内大量堆积，高度吸水膨胀，细胞膜通透性增加，大量还原性物质如 GSH、肌醇等物质外漏，PKC 被激活，诱发细胞氧化应激等病理过程，引发糖尿病性白内障以及糖尿病性肾脏病变。因此，薯蓣皂苷能够作用于糖醛还原酶，抑制多元醇代谢通路，减少山梨醇的产生，从而缓解糖尿病并发的视网膜、晶状体、肾血管的损伤[25]。这使得薯蓣皂苷可以用作糖尿病并发症治疗药物。

薯蓣皂苷元，特指(3β,25*R*)-螺甾-5-烯-3-醇，还具有抑制酪氨酸酶活性，能很好地抑制黑色素的合成，其效果优于维生素 C，且无任何毒副反应，化学稳定性良好。该化学成分可以作为药物或化妆品、保健食品的成分，开发成治疗雀斑、黄褐斑等疾病的药物或美白护肤品等资源性系列产品[26]。

薯蓣皂苷还具有保肝作用，可以显著抑制药物(CCl_4或对乙酰氨基酚)、酒精引起的转氨酶和乳酸脱氢酶活性的增加，降低肝脏指数，发挥其肝保护作用。另外还可升高过氧化物歧化酶(SOD)活力和降低丙二醇(MDA)含量，增加谷胱甘肽(GSH)的含量，抑制药物诱导的肝脏脂质过氧化，同时还可降低总胆固醇(TG)和三酰甘油(TC)含量，抑制酒精造成的肝脏脂肪变性。可以以薯蓣皂苷为原料，根据药剂学相关要求和临床需要制成各种剂型应用于临床中，具有安全、简便、经济等优点[27]。

研究表明适量浓度薯蓣皂苷元可促进成骨细胞的增殖、分化及抑制破骨细胞的形成，进而预防和治疗骨质疏松。国外研究表明薯蓣皂苷可减少人体对脂肪的积累，可作减肥药物和保健品进行开发。

2. *甾体类资源性化学成分转化效率提升研究*　直接酸解法是薯蓣皂素生产工艺中的传统方法，该法是在强酸溶液中直接对药材粗粉进行水解，破坏植物细胞壁，断开糖苷键，使薯蓣皂苷水解为皂苷元，再用亲脂性溶剂将游离的皂苷元提取出来。在酸水解和处理过程中不仅消耗大量的水资源，同时对环境产生严重污染。同时，由于直接酸水解过程中薯蓣皂苷 3-位上结合的支链糖存在位阻，再加上原料中大量存在的淀粉等干扰，直接用酸水解往往不够彻底，所以该法皂素提取率较低。

H_2SO_3水解法克服了这些缺点。H_2SO_3是一种中等强度的酸，酸性不如硫酸强烈，可使半纤维素降解生成木糖和阿拉伯糖，但不容易造成已生成的单糖降解生成 5-甲基糠醛等次级产物。H_2SO_3中 SO_2 分子独特的催化机制使得 H_2SO_3即使在低浓度下也具有优于 H_2SO_4等强酸的催化效果。由于 SO_2的溶解性随温度变化比较大，常温下 1 体积水能溶解 40 体积的 SO_2形成 H_2SO_3，而随着温度升高，SO_2溶解度迅速下降，能够很容易地从水中逸出。皂苷水解后经脱气处理得到的滤液含 SO_2 低于 2×10^{-4} mol/L，测量 pH 显示为近中性，因此不需要传统工艺中的水洗除酸和碱中和步骤，既环保又能简化工艺、降低生产成本。滤液还能进一步提取葡萄糖、木糖、阿拉伯糖三种极富价值的单糖[28]。

3. 产业化过程中产生的废弃物资源化利用研究

(1) 提取薯蓣皂素后薯蓣废渣的资源化利用： 盾叶薯蓣、穿龙薯蓣等以薯蓣皂素为核心价值的薯蓣品种，经提取薯蓣皂素后可产生大量废渣，废渣中富含淀粉、纤维素等有机物。薯蓣淀粉可用于发酵生产生物燃料，如乙醇、生物油脂等，达到清洁、环保、综合利用的目的，具有良好的前景[29]。

(2) 提取薯蓣皂素后废水的资源化利用： 工业上生产薯蓣皂苷元产生的废水来自各个环节，其中含有废酸、淀粉、纤维素、葡萄糖、变性蛋白、多肽、氨基酸等物质。废液中和后用来发酵生产乙醇，这个方法虽能将废液中的葡萄糖充分利用，但废酸完全损耗成为盐类，并且乙醇价廉，使该法经济价值不高。因此必须找到合适的资源化途径，提升废水中这些有机物的价值。有文献报道可利用废水发酵生产谷胱甘肽(GSH)和 *S*-腺苷甲硫氨酸[30]。

GSH 是细胞内存在的小分子硫醇类化学成分，是细胞内主要还原物质，能保护细胞免受氧化型、毒害性化学成分和辐射的伤害，具有解毒、辐射防护、保护肝脏、抗过敏、改善某些疾病的病程和症状、养颜美容护肤、改善视力、抗衰老等作用。同时 GSH 还是细胞内某些酶的辅因子，参与细胞内的代谢循环。因此，GSH 在医学、食品及化妆品方面有着广泛用途。*S*-腺苷-*L*-蛋氨酸又称 *S*-腺苷甲硫氨酸，简称 SAM，是生物体内广泛存在的生物小分子。其作为基团提供者和酶的诱导剂参与许多关键的生化反应；作为甲基供体，SAM 参与合成大量代谢物。SAM 可以控制衰老和一些疾病如癌症的恶化，对荷尔蒙、神经递质、DNA、RNA 和蛋白质的合成和代谢以及保持质膜的流动性等具有重要作用，是合成细胞内 GSH 的前体，可用于肝病、抑郁症和关节炎等疾病的治疗。

取工业生产薯蓣皂苷元产生的废水，加含氮碱性化合物中和，对中和后的废液进行絮凝沉降、膜过滤、树脂吸附等一系列预处理，除去废液中影响发酵的成分，得到主要含葡萄糖及铵盐的处理液再利用，进行发酵联产 GSH 和 SAM。该方法既可以解决薯蓣皂素生产中的废液处理问题，使废液中的葡萄糖和酸得到高附加值的利用，几乎不对环境造成污染，同时实现了产业整合。在国际市场对薯蓣皂素、SAM、GSH 需求量不断提高，国内薯蓣皂素产量不断增加，同时 SAM 和 GSH 进口量不断增长的情况下，该工艺可以在降耗减排的同时增加产出，符合可持续发展的要求，为绿色产业的发展提供了新思路。

(3) 薯蓣属植物中各类化学成分的资源化利用： 盾叶薯蓣、穿龙薯蓣提取薯蓣皂苷元过程中，占干重大部分的淀粉、纤维素、蛋白、果胶、色素等物质以往不能得到很好地利用，而作为药渣处理。所得药渣往往含有酸液，利用难度大大增加，难以得到高附加值的产品，因而迫切需要一种绿色的综合利用方式。淀粉、蛋白、色素存在于细胞内部，纤维素、果胶组成细胞壁，可将盾叶薯蓣或穿龙薯蓣粉碎研磨至一定程度，使得细胞壁破坏，各种成分从胞内释放；再根据不同成分的比重(细胞液为 1.1；纤维素为 1.3；淀粉为 1.6)采用旋流分离等方法将其分开，进一步根据胞液中各物质理化性质将其分离[31]。所得各种成分均可作为化工原料、食品添加剂、保健品原料，可进一步加工生产出大量产品，大大拓宽了利用渠道。所得淀粉和木薯淀粉、马铃薯淀粉较接近而直链淀粉含量相对较高，品质更优[31,32]，因此除了作为化工原料之外，在功能性食品开发方面也展现出良好的发展前景(图 10-12)。

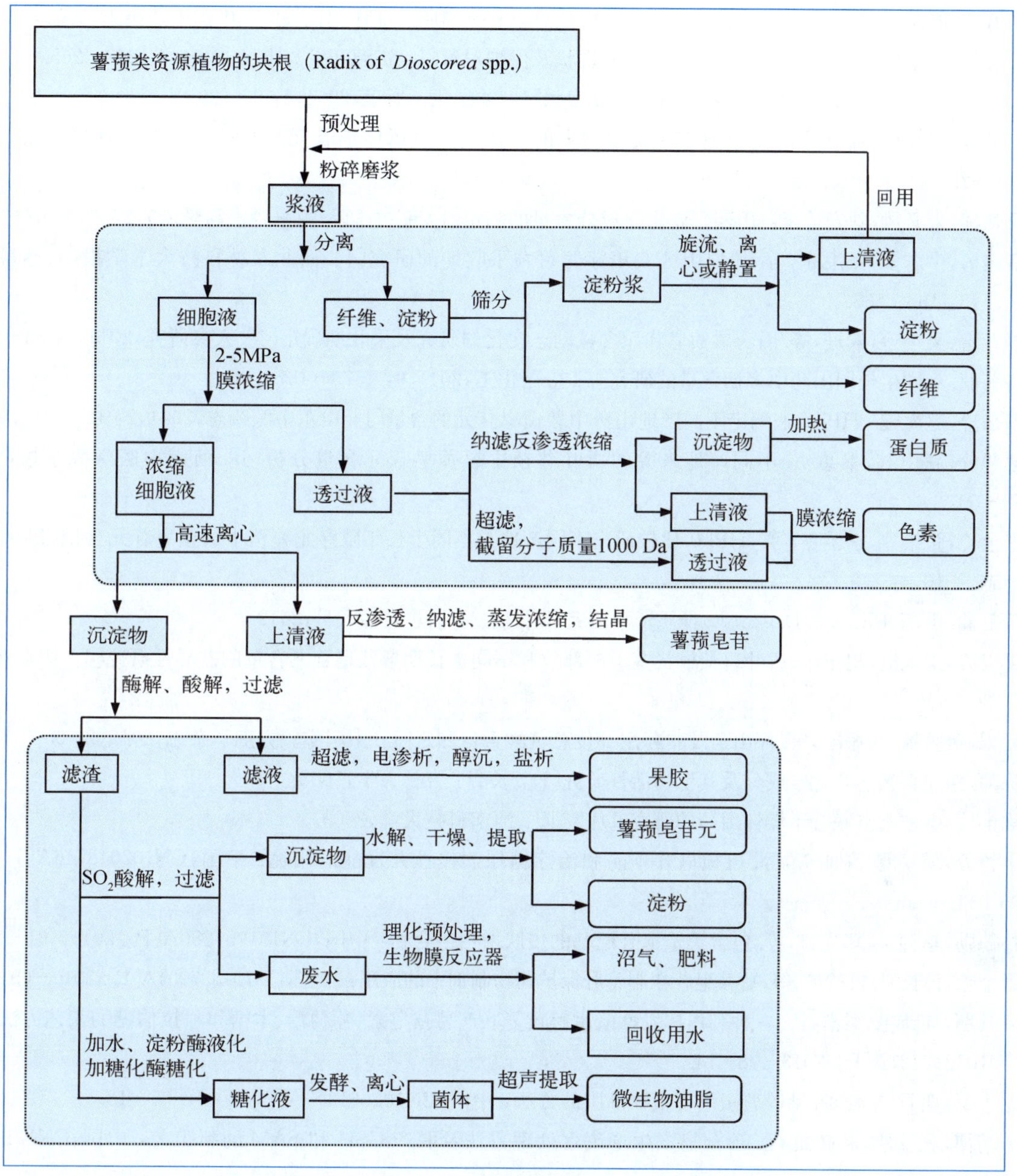

图 10-12　薯蓣类生物资源的系统利用与产业化途径

参考文献

［1］ 中国科学院植物研究所系统与进化植物学国家重点实验室数字植物项目组，中国科学院中国植物志编委会. 中国在线植物志[Z]. 科学出版社，1959：2014.

［2］ 李月仙，黄东益，黄小龙，等. 山药的研究进展[J]. 中国农学通报，2009，9：91－96.

［3］ 中国中医科学院中医药信息研究所. 中国中医药数据库检索系统[Z]. 2007－2014.

［4］ 孙晓生，谢波. 山药药理作用的研究进展[J]. 中药新药与临床药理，2011，3：353－355.

［5］ 孙会喜，于荣贤，刘兵，等. 一种怀山药露饮料及其生产方法：中国，CN101991155A[P]. 2011－03－30.

［6］ 朱玉端，李小强，饶铖乐，等. 一种怀山药多肽粉的制备方法：中国，CN103283929A[P]. 2013－09－11.

［7］ 高文远，王书军，于璟琳，等. 山药淀粉的制备方法及其应用：中国 CN1772767[P]. 2006－05－17.

［8］ 黄和平，高山林，黄鹏，等. 中国薯蓣属根状茎组的分布、分类与药用资源分析[J]. 海峡药学，2010，1：64－66.

[9] 马海英,赵志涛,王丽娟,等. 薯蓣皂苷元和黄山药总皂苷抗高脂血症作用比较[J]. 中国中药杂志,2002,7：51 - 54.
[10] 秦松云,丁季春,舒抒,等. 中国盾叶薯蓣资源现状及保护对策[J]. 资源开发与市场,2004,4：263 - 265.
[11] 李开泉,邹盛勤,陈武. 薯蓣属植物的研究开发现状[J]. 林产化工通讯,2004,2：26 - 29.
[12] 唐世蓉,杨如同,潘福生,等. 中国薯蓣属植物中的甾体皂苷及甾体皂苷元[J]. 植物资源与环境学报,2007,2：64 - 72.
[13] 廖朝晖,朱必凤,刘安玲,等. 山药主要生化成分含量的测定[J]. 韶关学院学报(社会科学版),2003,6：67 - 69.
[14] 秦佳梅,牛志多,张卫东,等. 长白山区栽培穿龙薯蓣采收期的研究[J]. 西北农林科技大学学报(自然科学版),2007,5：166 - 168.
[15] 李春雷,吴小玲,朱丹,等. 山药薯蓣皂苷元含量动态变化的研究及采收期确定[J]. 人参研究,2014,1：33 - 35.
[16] 袁菊丽. 不同生长期山药中多糖含量的研究[J]. 应用化工,2011,9：1575 - 1576.
[17] 李来玲,赵海霞. HPLC 法测定不同产地山药中薯蓣皂苷元的含量[J]. 山东中医杂志,2011,2：122 - 123.
[18] 谢彩侠,高山林,秦惠贞. 不同产地来源的盾叶薯蓣中薯蓣皂苷元含量分析[J]. 河南中医学院学报,2009,1：58 - 60.
[19] 李金玲,张崇禧,李攀登,等. HPLC 比较研究不同产地与不同生长年限穿龙薯蓣中薯蓣皂苷元含量[J]. 中国药学杂志,2010,4：245 - 247.
[20] 黄玉仙. 山药(Rhizoma Dioscorea)种质资源研究[D]. 福州：福建农林大学,2012.
[21] 曹玉芳,王太霞,胡正海. 盾叶薯蓣根状茎不同部位和不同生长期薯蓣皂苷元含量的差异性研究[J]. 中草药,2004,5：86 - 89.
[22] 吕鹏,贾秀梅,张振凌,等. 怀山药及非药用部位总黄酮含量测定[J]. 中国实验方剂学杂志,2012,2：65 - 68.
[23] 陈帅. 穿龙薯蓣茎叶化学成分及其生物活性研究[D]. 长春：吉林大学,2008.
[24] 陈艳珍. 微波真空联合干燥怀山药的研究[D]. 洛阳：河南科技大学,2009.
[25] 申竹芳,冀立霞,高丽辉,等. 薯蓣皂苷预防和治疗糖尿病慢性并发症的用途：中国,CN102048746A[P]. 2011 - 05 - 11.
[26] 朴德勋,李钟星,郑光善,等. 包含薯蓣皂苷配基的皮肤增白组合物：中国,CN101951880A[P]. 2011 - 01 - 19.
[27] 彭金咏,孙长凯,鲁碧楠,等. 薯蓣皂苷在制备肝保护药物制剂中的应用：中国,CN101837004A[P]. 2010 - 09 - 22.
[28] 袁其朋,蒲诗艳,梁浩,等. 一种利用挥发性酸水解黄姜联产薯蓣皂素、葡萄糖、木糖和阿拉伯糖的工艺方法：中国,CN103242421A[P]. 2013 - 08 - 14.
[29] 赵志明,谢君,毕桂灿. 菊叶薯蓣制备生物油脂的方法：中国,CN102061319A[P]. 2011 - 05 - 18.
[30] 朱靖博,耿慧琴,宋青楠,等. 薯蓣皂素生产废水处理方法及联产 GSH 和 SAM 的新工艺：中国,CN101993161A[P]. 2011 - 03 - 30.
[31] 王元华,郭敏霞. 综合利用薯蓣属植物清洁化生产皂素的方法：中国,CN1962686[P]. 2007 - 05 - 16.
[32] 马妍,张黎明,袁毅. 黄姜淀粉理化性质的研究[J]. 食品工业科技,2006,7：75 - 77.

(刘 培 冯 煦 吴薛明 蔡少青)

蟾酥类药用生物资源及其资源化利用研究

蟾酥(Bufonis Venenum)为两栖纲无尾目蟾蜍科动物中华大蟾蜍(*Bufo bufo gargarizans* Cantor)或黑眶蟾蜍(*Bufo melanostictus* Schneider)的耳后腺及皮肤腺的干燥分泌物。其具有清热解毒、消肿止痛、开窍醒神的功效。蟾蜍全身是宝,除蟾酥外,蟾蜍除去内脏的干燥品称干蟾,性寒,味辛,有毒,具有破癥瘕、行水气、化毒、杀虫、止痛的功效,可用于治疗疔疮、发背、阴疽瘰疬、恶疮、腹胀、水肿、小儿疳积等症。蟾衣是蟾蜍自然脱下的角质膜衣,性凉,味腥,有微毒,具有扶正固本、攻坚破瘀、祛癌消肿之功效，对多种癌症、慢性肝病、慢性气管炎、腹水、疔毒疮痈等症有较好的疗效；蟾皮是蟾蜍外皮肤的干燥品，多为现代人工采制获得，性凉，味辛，有微毒，具有清热解毒、利水消胀的功效，常用于治疗痈疽、肿毒、瘰疬、肿瘤、疳积等症。此外，根据历代本草记载，蟾头、蟾舌、蟾肝、后足及粪便等均为名贵药材[1~3]。

蟾蜍属动物全世界有260余种，我国有12个种及亚种的蟾蜍属动物，资源丰富，在全国大部分地区均见分布，包括中华大蟾蜍、华西大蟾蜍（*B. andrewsi*）、中华蟾蜍岷山亚种（*B. gargarizans minshanicus*）、头盔蟾蜍（*B. galeatus*）、黑耳蟾蜍（*B. melanochloris*）、黑框蟾蜍（*B. melanostictns*）、花背蟾蜍（*B. raddei*）、西藏蟾蜍（*B. tibetanus*）、史氏蟾蜍（*B. stejnegeri*）、缅甸蟾蜍（*B. pageoti*）。其中，中华大蟾蜍及黑眶蟾蜍为中药蟾酥的基原动物。

中华大蟾蜍：头部宽大，吻钝圆，吻楞显著，鼻孔近吻端，眼间距大于鼻间距，鼓膜明显，无锄骨齿，上、下颌亦无齿。指趾略扁，指侧微有缘膜而无蹼，指长顺序3、1、4、2；指关节下瘤多成对。后肢胫跗关节前达肩部，左右跟部不相遇，趾侧有缘膜，蹼尚发达，内蹠突形长而大，外蹠突小而圆，皮肤极粗糙，头顶部平滑，两侧有大而长的耳后腺，其余部分布满大小不等圆形瘰疣，腹面有小疣。

黑眶蟾蜍：头部短宽，上、下颌均无齿。头部沿吻棱眼眶上缘、鼓膜前缘和上下颌缘有十分明显的黑色骨质棱或黑色线，是区别其他蟾酥的主要标志。上、下颌有黑色线。鼓膜大，椭圆形。皮肤粗糙，除头顶无疣粒外，全身布满大小不等的圆形疣粒。

一、资源利用现状

蟾酥作为药用始载于《药性论》，在《本草衍义》中始有蟾酥一词。传统中医多外用，研末调敷或入膏药贴患处，或入丸散内服，用于痈疽疔疮、咽喉肿痛、中暑神昏、腹痛吐泻、牙痛等症的治疗。现代研究表明：蟾酥具有显著的抗炎、镇痛作用，以及强心，局部麻醉，抗肿瘤等功效。蟾酥抗肿瘤作用是通过诱导肿瘤细胞分化和凋亡，对人源性宫颈癌、胃癌、肝癌以及白血病细胞增殖具有显著抑制效果[4~6]。以蟾酥或蟾皮为原料研发创制的蟾酥注射液和华蟾酥注射液等现代中药制剂已用于肿瘤疾病的治疗。目前市售中成药中以蟾酥为主要药味组方制剂有治疗咽喉肿痛的六神丸、解毒消炎丸，治疗牙痛的牙痛一粒丸，用于癌症引起疼痛的蟾酥膏等（表10－17）。

表10－17 以蟾蜍为原料开发生产的系列产品及其资源价值

产品名称	利用部位/物质	资源价值
六神丸	蟾酥	医药产品
解毒消炎丸	蟾酥	医药产品
牙痛一粒丸	蟾酥	医药产品
蟾酥膏	蟾酥	医药产品
梅花点舌丸	蟾酥	医药产品
季德胜蛇药	蟾酥	医药产品
蟾力酥	蟾酥	医药产品
鹤蟾颗粒	干蟾皮	医药产品
得力生注射液	蟾酥（蟾毒配基类）	医药产品
蟾酥注射液	蟾酥（蟾毒配基类）	医药产品
华蟾素注射液	蟾皮（蟾蜍色胺类为主）	医药产品
华蟾素口服液	蟾皮	医药产品
华蟾素冻干粉针剂	蟾皮	医药产品

二、资源性化学成分

1. 甾体类资源性化学成分　蟾酥的化学组成复杂，主要的资源化学成分类型有蟾蜍毒素类、蟾毒配基类、蟾毒色胺类等。此外，尚含有甾醇类、儿茶酚胺类以及多肽类等。

(1) 蟾蜍毒素类：蟾蜍毒素为蟾毒配基的脂肪酸酯、氨基酸酯和硫酸酯等。该类资源性成分主要存在于中华大蟾蜍、黑框蟾蜍等蟾蜍属动物耳后腺及皮肤腺的新鲜分泌物中，当采浆后再干燥加工为蟾酥的过程中，其3位酯键易水解转化为相应的蟾毒配基。

(2) 蟾毒配基类：蟾蜍属动物分泌物中蟾毒配基包括脂蟾毒配基(resibufogenin)、蟾毒灵(bufalin)、华蟾酥毒基(cinobufagin)、蟾蜍它里宁(bufotalinin)、去乙酰华蟾毒精(desacetylcinobufagin)、南美蟾毒精(marinobufagin)、华蟾毒它灵(cinobufotalin)、沙蟾毒精(arenobufagin)、蟾毒它灵(bufotalin)、嚏根配基(hellebrigenin)、日蟾毒它灵(gamabufotalin)、远华蟾毒精(telocinobufagin)等。

蟾蜍甾烯类化学成分具有强心、局部麻醉、抗休克、抗病毒、抗肿瘤等多种生理活性，同时甾烯类化学成分对人体有一定的毒副反应，主要表现为呼吸急促和心律不齐，过量则会因麻痹而致死亡，从而严重影响了其临床应用。研究人员利用微生物和植物细胞悬浮体系对华蟾酥毒基、蟾毒灵、脂蟾毒配基、蟾毒它灵进行了生物转化研究，获得了80余个转化产物，其中50余个为新化学成分。其中C-7β、C-15及C-16α等位点的羟基取代对于天然蟾蜍甾烯而言均属罕见，并初步总结了蟾蜍甾烯的细胞毒活性构效关系。还发现链格孢(*Alternaria altemata*)对华蟾毒精的羟基化反应具有很强的选择性，主要产物均在C-12β发生羟基化，该反应亦为毛霉菌属(*Mucor*)真菌对蟾毒灵及脂蟾毒配基的主要转化反应之一[7~14]。

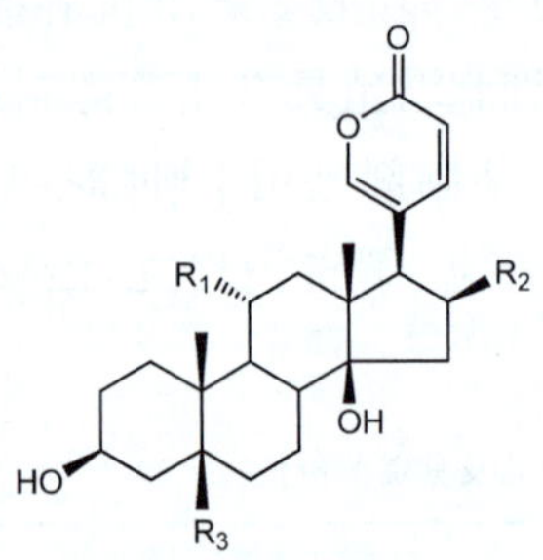

蟾毒灵(bufalin)　R_1=-H；R_2=-H；R_3=-H
蟾毒它灵(bufotalin)　R_1=-H；R_2=-OAc；R_3=-H
日蟾毒它灵(gamabufotalin)　R_1=-OH；R_2=-H；R_3=-H
远华蟾毒精(telocinobufagin)　R_1=-H；R_2=-H；R_3=-OH

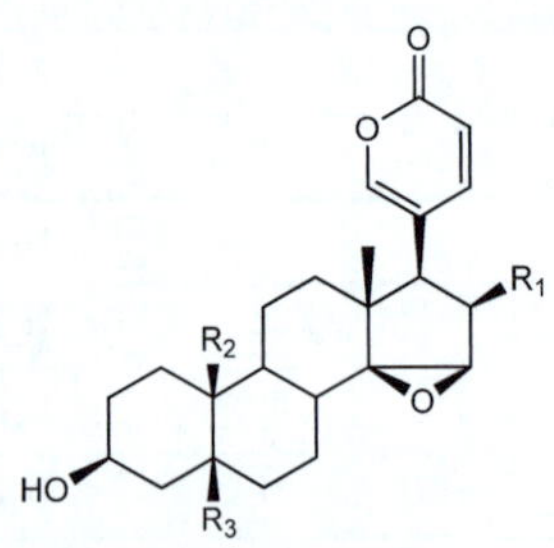

脂蟾毒配基(resibufogenin)　R_1=-H；R_2=-CH_3；R_3=-H
华蟾酥毒基(cinobufagin)　R_1=-OAc；R_2=-CH_3；R_3=-H
蟾毒它里宁(bufotalinin)　R_1=-H；R_2=-CHO；R_3=-OH
华蟾毒它灵(cinobufotalin)　R_1=-OAc；R_2=-CH_3；R_3=-OH

2. 其他类资源性化学成分

(1) 蟾毒色胺类：该类化学成分为具有一定生物活性的吲哚类生物碱。已分离出5-羟色胺、蟾蜍色胺、蟾蜍季胺等10余种吲哚类衍生物。根据相关蟾蜍色胺内盐的分离和纯化报道，推测此类化学成分的含量不低于1.8%。

(2) 肽类：中华大蟾蜍皮肤或皮肤分泌物中含有高效广谱抗菌肽。蟾酥中已获得的肽类化学成分主要有 buforin Ⅰ[15]、buforin Ⅱ[15]、bF2-A[16,17]、buforin Ⅱ b[15,18,19]、BR2[19]、BR1[19]、BF2-C/

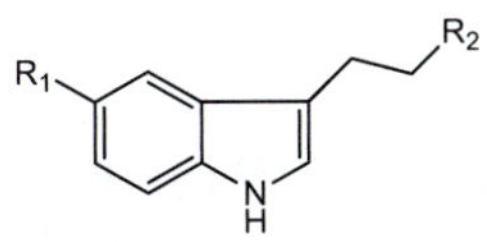

5-羟色胺	R_1=-OH; R_2=-NH_2
蟾毒色胺	R_1=-OH; R_2=-NCH_3CH_3
5-甲氧基蟾毒色胺	R_1=-OCH_3; R_2=-NCH_3CH_3
蟾蜍色胺内盐	R_1=-O^-; R_2=-$N^+(CH_3)_3$
N-甲基-5-羟色胺	R_1=-OH; R_2=-$NHCH_3$
bufobutamoic	R_1=-OH; R_2=-$NHCOCH_2CH_2COOH$
bufopyramide	R_1=-OH; R_2=-$NCOCH_3COC_5H_6N$
蟾蜍噻宁	R_1=-OSO_3H; R_2=-NCH_3CH_3
蟾蜍绿啶	R_1=-OSO_3H; R_2=-$N^+CH_3CH_3CH_3$

X[16,17]、Buf Ⅲa[18]、Buf Ⅲd[18]、Buf Ⅲb[18]、Buf Ⅲc[18]等，该类糖蛋白具有免疫调节作用。黑眶蟾蜍毕德氏器中的毒性蛋白主要有BO-CT(62 KDa)和BO-HT(14.4 KDa，糖蛋白)，分别具有心脏毒性和溶血作用。

三、资源性化学成分动态积累与分析评价

1. 不同品种产蟾酥的资源化学评价

(1) 甾体类：不同品种产蟾酥中的蟾蜍二烯内酯类和生物碱类化学成分的组成及其含量差别较大。中华大蟾蜍含多种蟾毒配基，含量较高的有脂蟾毒配基、华蟾酥毒基、蟾毒灵、日蟾毒它灵、沙蟾毒精、嚏根配基、蟾毒它灵、远华蟾毒精、华蟾毒它灵等成分。黑眶蟾蜍与中华大蟾蜍含有9个共有成分，所含蟾蜍二烯内酯结构类型较少，约为中华大蟾蜍中蟾毒配基的一半，19-羟基蟾毒灵为其特有成分，占配基总峰的30%～50%，不含有华蟾毒精。岷山大蟾蜍不含有嚏根配基、远华蟾毒精和华蟾毒它灵，但华蟾酥毒基的含量较高。华西大蟾蜍中所含蟾毒配基结构类型较少，其中沙蟾毒精含量较高，未见有脂蟾毒配基和华蟾酥毒基。花背蟾蜍所含结构类型较少，所含配基的极性较大，南美蟾毒精含量较高，不含有脂蟾毒配基和华蟾酥毒基(表10-18)[20]。

表10-18 不同品种蟾蜍生产的蟾酥中主要甾体类资源性化学成分的分布与积累

成分	中华大蟾蜍	华西蟾蜍	岷山蟾蜍	黑框蟾蜍	花背蟾蜍
5-羟色胺(serotonin)	+	+	+	+	−
N'-甲基5-羟色胺(*N'*-methyl serotonin)	+	+	+	+	−
蟾酥碱(bufotenine)	+	trace	+	−	+
蟾酥甲碱(bufotenidine)	+	+	+	+	+
日蟾毒它灵(gamabufotalin)	+	+	+	−	+
沙蟾毒精(arenobufagin)	+	+	+	trace	+
嚏根配基(hellebrigenin)	+	+	−	trace	+
19-hydroxy bufalin	+	−	−	+	−
蟾毒它灵(bufotalin)	+	+	+	+	−
远华蟾毒精(telocinobufagin)	+	+	−	−	+
arinobufagin	trace	trace	−	−	+
华蟾毒它灵(cinobufotalin)	+	+	−	−	−
蟾毒灵(bufalin)	+	+	+	trace	+
脂蟾毒配基(resibufogenin)	+	−	+	+	−
华蟾酥毒基(cinobufagin)	+	−	+	−	−

(2) 色胺类: 蟾蜍噻咛是蟾蜍色胺类成分之一，中华大蟾蜍、黑框蟾蜍药材中均含有蟾蜍噻咛成分，其在中华大蟾蜍和黑眶蟾蜍来源的蟾皮药材不同部位均匀分布[21]。

2. 不同产地蟾酥药材的资源化学评价

(1) 甾体类: 大量研究表明，不同产地蟾酥中化学成分含量有显著差异，且成分种类差别很大[22,23]。通过对不同产地蟾酥的高效液相指纹图谱比较和聚类分析研究，发现中华蟾酥北方品、中原品和南方品HPLC指纹图谱差异显著，表现为多个共有峰之间的比例变化较大，产地对蟾酥质量有很大影响。通过对不同产地商品蟾酥中脂蟾毒配基和华蟾酥毒基的分析评价，结果显示：不同产地蟾酥中脂蟾毒配基和华蟾酥毒基的含量有较大差异，其总量以北京市产蟾酥含量较高。

此外，不同季节中华蟾酥HPLC指纹图谱的相似度高，季节和捕食的差异对蟾酥药材质量影响不大。而不同大小的中华蟾蜍所得到的蟾酥的指纹图谱差异较大，因此，生长期对其质量有较大影响。

(2) 蟾蜍色胺类: 蟾蜍色胺类也是蟾蜍类药材的主要成分，具有较强的生物活性。通过对山东省、北京市、河北省、沈阳市、郑州省、湖北省、江苏省、山东省、河南省、安徽省、四川省等不同地区收集的蟾酥、蟾皮和干蟾中5-羟色胺、*N*-甲基5-羟色胺、*N*,*N*-二甲基-5-羟色胺、*N*,*N*,*N*-三甲基-5-羟色胺和蟾蜍噻咛5种吲哚生物碱进行HPLC测定。结果显示：蟾酥中5种吲哚生物碱类化学成分均能检测到，但所有蟾酥样品中蟾蜍噻宁的含量均较低(低于定量限)；蟾皮和干蟾中大部分能检出5种吲哚生物碱，除蟾蜍噻咛含量相对较高外，其余4种含量均较低；蟾衣中能检测到微量吲哚生物碱(蟾蜍噻咛)[24]。

3. 不同产地蟾皮药材的资源化学评价　有研究建立了10批不同来源：S1河北省保定市(安国中药材公司)、S2河南省南阳市(恒仁堂大药房)、S3江苏省海门市(康平蟾衣研究所)、S4安徽省亳州市(御宝堂药业)、S5陕西省西安市(藻露堂大药房)、S6北京市(北京蟾业研究中心)、S7四川省成都市(福龄堂中药店)、S8浙江省杭州市(益寿堂城中药店)、S9甘肃省兰州市(同济中药房)、S10山东省济南市(济南天兴蟾业)蟾皮药材的HPLC指纹图谱共有模式，确定了29个峰构成蟾皮药材的指纹特征，其中9个吸收峰与已知9种蟾毒配基类标准品—脂蟾毒配基、华蟾酥毒基、蟾毒灵、去乙酰华蟾毒它灵、远华蟾毒精、蟾毒它灵、沙蟾毒精、华蟾毒它灵、日蟾毒它灵相对应，不同产地蟾皮药材在主要成分的构成上基本稳定，但各成分的含量却不尽相同[25]。

四、资源利用效率提升研究

1. 药材深加工与产品开发

(1) 干蟾: 取活蟾蜍去头、皮和内脏，焙干研末，另以猪胆汁浓缩液与面粉等量混合，装入胶囊，饭后送服，10 d为1个疗程，可治疗慢性气管炎，其止咳、祛痰、平喘的有效率达80%以上。

(2) 蟾衣: 用蟾衣粉给葡萄糖、肾上腺素小鼠生理性高血糖模型、四氧嘧啶小鼠糖尿病模型灌胃，结果表明各剂量组均可显著降低模型小鼠空腹血糖。蟾衣粉对四氧嘧啶所致的血糖升高有明显抑制作用，可以改善小鼠糖耐量，作用机制可能为减弱四氧嘧啶对胰岛B细胞的损伤或改善受损伤的B细胞的功能；蟾衣粉能拮抗肾上腺素的升血糖作用，提示蟾衣粉降血糖作用还可能与抑制机体对糖原的分解有关[26]。

用氨基酸自动分析仪对蟾蜕水解液中氨基酸组成和含量进行了检测，结果提示蟾蜕富含多种必需和非必需氨基酸，比例较均衡，且总含量较高，达到干质量的50%以上，与蟾皮和蟾肉接近；同时以大剂量蟾蜕(16 g/kg/d)给实验小鼠连续喂养2周，观察其对小鼠的饲养效果，结果显示小鼠生长状况良好，无明显毒副反应[27]。以上研究提示蟾蜕营养价值较高，有一定滋补作用，可能是其具有保健作用机制之一，是一种潜在价值较高的新药用和食用资源。

2. 促进转化率提升　生物碱类化学成分大多具有一定的生理活性，蟾蜍类药材中含有吲哚类生物碱，是蟾酥发挥传统功效的活性成分之一。制定科学合理的提取工艺，保证有效成分生物碱的提取效率，是保证药效的前提。目前生物碱类化学成分常用的提取方法主要有溶剂提取法、渗漉—薄膜蒸发连续提取法、水蒸气蒸馏法、离子交换树脂法、超滤法、微波法及超声法、超临界流体萃取法。有研究[28]通过正交 $L_9(3^4)$ 试验优选干蟾皮中生物碱水煎工艺，采用醇沉、超速离心、超滤等精制方法，优选吲哚生物碱最佳工艺。优化条件为加水量 12 倍，煎煮 40 min，煎煮 2 次，醇沉浓度为 80%，水提液经 10 万中空纤维超滤柱超滤，再经 5 000 中空纤维超滤柱超滤，除去大分子杂质，吲哚类生物碱得到较好纯化，且收率较高，达 2.92 μg/mL。

◇参◇考◇文◇献

[1] 韩德承. 蟾蜍全身都是宝[N]. 上海中医药报，2013-8-30(003).

[2] 缪珠雷，张康，柏巧明，等. 中华大蟾蜍新药用部位-蟾蜕的来源，性状观察及本草考证[J]. 时珍国医国药，2006，17(11)：2323-2324.

[3] 金向群. 蟾蜍化学与药理作用的研究[J]. 中草药，1996，27(4)：38-40.

[4] 马宏跃，寇俊萍，余伯阳. 蟾酥抗链球菌感染的活性物质基础研究. 中药药理与临床，2009，25(4)：47-50.

[5] Ma HY，Kou JP，Yu BY. Evaluation of the analgesic and anti-inflammatory activities of Liu-Shen-Wan and its individual fractions in mice. Journal of Ethnopharmacology，2007，112(1)：108-114.

[6] 吴兴新，孙洋，周晓斌，等. 毒它灵对人胃癌 BGC-823 细胞的促凋亡作用[J]. 中药新药与临床药理，2007，18(2)：117-119.

[7] Ye M，Ning LL，Guo DA. Biotransformation of cinobufagin by cell suspension cultures of *Catharanthus roseus* and *Platycodon grandiflorum* [J]. Journal of Molecular Catalysis B-Enzymatic，2003，22(1-2)：89-95.

[8] Ye M，Han J，Guo DA. Structural determination and complete NMR spectral assignments of a new bufadienolide [J]. Magnetic Resonance in Chemistry，2002，40(12)：786-788.

[9] Ye M，Guo DA. Specific 12β-hydroxylation of cinobufagin by filamentous fungi [J]. Applied and Enviromental Microbiogy，2004，70(6)：3521-3527.

[10] Ye M，Qu GQ，Guo DA. Novel cytotoxic bufadienolides derived from bufalin by microbial hydroxylation and their structure-activity relationships [J]. Journal of Steroid Biochemistry and Molecular Biology，2004，9(1-2)：87-98.

[11] 叶敏，宁黎丽，果德安. 雷公藤内酯及蟾毒配基类化合物的生物转化研究进展[J]. 北京大学学报(医学版)，2004，36(1)：82-89.

[12] Ye M，Guo DA. Substrate specificity for the 12β-hydroxylation of bufadienolides by *Alternaria alternate* [J]. J Journal of Biotechnology，2005，117(2)：253-262.

[13] Ye M，Han J，Guo DA. Microbial hydroxylation of bufalin [J]. Journal of Natural Products，2005，68(4)：625-628.

[14] Ye M，Guo DA. New cytotoxic bufadienolides from the biotransformation of resibufogenin by Mucor polymorphosporus [J]. Tetrahedron，2005，61(37)：8947-8951.

[15] Cho JH，Sung BH，Kim SC. Buforins：histone H2A-derived antimicrobial peptides from toad stomach [J]. Biochimica Biophysica Acta，2009，1788(8)：1564-1569.

[16] 郝刚，乐国伟，施用晖，等. Buforin Ⅱ衍生肽的分子设计、结构分析及活性研究[J]. 药学学报，2013(03)：366-371.

[17] Hao G，Shi Y H，Tang Y L，et al. The intracellular mechanism of action on Escherichia coli of BF2-A/C，two analogues of the antimicrobial peptide Buforin 2 [J]. Journal of Microbiology，2013，51(2)：200-206.

[18] Jang SA, Kim H, Lee JY, et al. Mechanism of action and specificity of antimicrobial peptides designed based on buforin IIb [J]. Peptides, 2012, 34(2): 283-289.

[19] Lim KJ, Sung BH, Shin JR, et al. A cancer specific cell-penetrating peptide, BR2, for the efficient delivery of an scFv into cancer cells [J]. PLoS One, 2013, 8(6): e66084.

[20] 张屏.不同基原蟾酥类的 HPLC 指纹图谱研究[D].沈阳：沈阳药科大学，2006.

[21] 王宏洁，赵海誉，司南，等. HPLC 测定不同种蟾皮药材中不同部位蟾蜍噻咛的含量[J].中国实验方剂学杂志，2012，18(11)：66-68.

[22] Gao H, Zehl M, Leitner A, et al. Comparison of toad venoms from different Bufo species by HPLC and LC-DAD-MS/MS. Journal of Ethnopharmacology, 2010, 131(2): 368-376.

[23] Ye M, Guo H, Guo HZ, et al. Simultaneous determination of cytotoxic bufadienolides in the Chinese medicine ChanSu by high-performance liquid chromatography coupled with photodiode array and mass spectrometry detections. Journal of Chromatography B. 2006, 838: 86-95.

[24] 曲婷，高慧敏，陈两绵，等.蟾蜍类药材中吲哚生物碱和蟾毒配基类成分的含量[J].中国中药杂志，2012，37(20)：3086-3091.

[25] 段林瑞，张笑恺，曹蔚，等.不同产地蟾皮药材的 HPLC 指纹图谱研究[J].中药材，2012，35(2)：182-187.

[26] 曹莉，彩萍，振纶.蟾衣粉降血糖作用的实验研究[J].中国血液流变学杂志，2002，12(4)：290.

[27] 缪珠雷，张康，杨明泽，等.蟾蜕的氨基酸分析及其对小鼠营养作用观察[J].食品科技，2010，35(4)：71.

[28] 薛艳红.注射液用华蟾素工艺、质量及药效学研究[D].长春：吉林大学，2007.

(马宏跃　钱大玮　张　辉　余伯阳)

第十一章 氨基酸、肽及蛋白质类资源化学

氨基酸类化学成分是构成蛋白质与肽基本单位的一类有机小分子物质，根据氨基连结在羧酸中碳原子的位置，可分为α、β、γ、δ等类型。氨基酸之间能够彼此缩合成肽，从而成为寡肽、多肽和蛋白质的组成单位。

肽类是氨基酸之间通过α-氨基和α-羧基缩合以酰胺键或肽键相连的聚合物，小于10个氨基酸残基的为寡肽类，10～80(或100)个残基的为多肽类，聚合度更高者为蛋白质类。蛋白质类是由多个氨基酸通过肽键连接而成的多聚物，是生命体各项功能的执行者。

氨基酸、肽及蛋白质类化学物质在自然资源及药用生物体中广泛存在，如植、动物体内的氧化还原酶、转移酶、水解酶、裂合酶、异构酶、合成酶等酶类，蚯蚓体内存在的具有溶栓作用的蚓激酶，动物皮肤组织中存在的胶原，毒蛇腺体中分泌出的具有抗肿瘤、抗凝血、镇痛等功效的蛇毒，三七药材中的止血功效物质田七氨酸，以及从葫芦科植物栝楼块根中分离得到的具有中期引产、抗早孕和治疗滋养层恶性肿瘤作用的天花粉蛋白均属于该类资源性化学成分。

近年来，随着生物大分子化学结构与生物功能之间的关联规律研究日益深入，必将为该类化学物质的系统利用和资源产业化发展提供不竭动力。

第一节
氨基酸、肽及蛋白质类资源性化学成分的分布、结构类型与利用价值

氨基酸、肽及蛋白质类物质在动、植物体内，特别是在动物性中药资源中广泛存在[1,2]，如软体动物（珍珠、石决明、牡蛎），腔肠动物（海葵、珊瑚），环节动物（水蛭、地龙），节肢动物（蜈蚣、斑蝥、土鳖虫），脊索动物（乌梢蛇、鳖甲、阿胶、鹿茸、羚羊角）等；植物性中药资源，如枸杞子、大枣、人参、太子参等。此外，菌类中药资源如灵芝、冬虫夏草、僵蚕等亦含有丰富的氨基酸、肽及蛋白质类物质（表 11－1）。

表 11－1 常见的氨基酸、肽及蛋白质类资源性化学成分在药用生物类群中的分布

	药材	基　　源	分布与主产地
软体动物	珍珠	马氏珍珠贝（*Pteria martensii*）、三角帆蚌（*Hyriopsis cumingii*）或褶纹冠蚌（*Cristaria plicata*）	我国广西壮族自治区、广东省、海南省主产海水珍珠；浙江省、江苏省主产淡水珍珠
	石决明	鲍科动物杂色鲍（*Haliotis diversicolor*）、皱纹盘鲍（*Haliotis discus*）、羊鲍（*Haliotis ovina*）、澳洲鲍（*Haliotis ruber*）、耳鲍（*Haliotis asinine*）或白鲍（*Haliotis laevigata*）	分布于我国沿海，辽宁省、山东省、福建省、广东省等
	牡蛎	牡蛎科长牡蛎（*Ostrea gigas*）、大连湾牡蛎（*Ostrea talienwhanensis*）或近江牡蛎（*Ostrea rivularis*）	分布于我国辽宁省、河北省、山东省、江苏省、浙江省、福建省、广东省等沿海地区
腔肠动物	海葵	黄海葵（*Anthopleura xanthogrammica*）、华丽黄海葵（*Anthopleura elegantissima*）、绿海葵（*Anthopleura midori*）、好望角沙群海葵（*Palythoa capensis*）、纵条矶海葵（*Haliplanella lineata*）等	主要分布于我国沿海，西沙群岛与南沙群岛等岛屿及海域
	珊瑚	柳珊瑚（*Hicksonella guishanensis*）、软珊瑚（*Cespitularia turgida*）等	主要分布于我国南海海域
环节动物	水蛭	水蛭科动物蚂蟥（*Whitmania pigra*）、水蛭（*Hirudo nipponica*）或柳叶蚂蟥（*Whitmania acranulata*）	我国大部地区的湖泊、池塘以及水田中均有生产，如浙江省、江苏省、山东省、安徽省、湖南省、湖北省等
	地龙	钜蚓科动物参环毛蚓（*Pheretima aspergillum*）、通俗环毛蚓（*Pheretima vulgaris*）、威廉环毛蚓（*Pheretima guillelmi*）或栉盲环毛蚓（*Pheretima pectinifera*）	我国上海市、江苏省、浙江省、广东省、广西壮族自治区、福建省为主要产地
节肢动物	蜈蚣	蜈蚣科少棘巨蜈蚣（*Scolopendra subspinipes mutilans*）	
	斑蝥	芫青科昆虫南方大斑蝥（*Mylabris phalerata*）或黄黑小斑蝥（*Mylabris cichorii*）的干燥体	分布于我国河南省、江苏省、安徽省、湖南省、广西壮族自治区等地
	土鳖虫	鳖蠊科昆虫地鳖（*Eupolyphaga sinensis*）或冀地鳖（*Steleophaga plancyi*）的雌虫干燥体	主要分布于分布福建省、四川省、重庆市、广东省、广西壮族自治区等地
脊索动物	乌梢蛇	游蛇科动物乌梢蛇（*Zaocys dhumnades*）的干燥体	主要分布于江苏省、浙江省、安徽省、福建省、河南省、湖北省、湖南省、广东省等地
	鳖甲	鳖科动物鳖（*Trionys sinensis*）的背甲	主要分布于中国各省，以江苏省、安徽省、湖南省、湖北省、江西省等地产量较多

续　表

	药材	基　　源	分布与主产地
脊索动物	阿胶	马科动物驴(*Equus asinus*)的干燥皮或鲜皮经煎煮、浓缩制成的固体胶	分布于全国各地,主产于新疆维吾尔自治区、内蒙古自治区、山东省、山西省等北方地区
	鹿茸	鹿科动物梅花鹿(*Cervus nippon*)或马鹿(*Cervus elaphus*)的雄鹿未骨化密生茸毛的幼角	梅花鹿主要分布于中国东北,华南亦有少量分布;马鹿分布于中国东北、西北及四川省、西藏自治区等地
	羚羊角	牛科动物赛加羚羊(*Saiga tatarica*)的角	主要分布于哈萨克斯坦、蒙古国、俄罗斯、土库曼斯坦和乌兹别克斯坦等国,我国新疆维吾尔自治区、内蒙古等地也有少量分布
菌类	冬虫夏草	麦角菌科真菌冬虫夏草菌(*Cordyceps sinensis*)寄生在蝙蝠蛾昆虫幼虫上的子座和幼虫尸体的干燥复合体	主要分布于西藏自治区、青海省、四川省、云南省等地
	僵蚕	为蚕蛾科昆虫家蚕(*Bombyx mori*)4～5 龄的幼虫感染白僵菌(*Beauveria bassiana*)而致死的干燥体	主要分布于陕西省、江苏省、浙江省、广东省、广西壮族自治区、四川省等地

一、氨基酸类资源性化学成分

氨基酸在结构上的共同特点是与羧基相邻的 α-碳原子上都有一个氨基,同时还有一个氢原子(H)和一个可变的侧链(R 基,residual group,R),因此除甘氨酸(Gly,*G*)外,氨基酸均至少含有一个不对称碳原子,因此均具有手性和旋光性。具有不对称碳原子的氨基酸有 *D* 型和 *L* 型 2 种对映异构体,自然界中氨基酸还有 α 型和 β 型,在蛋白质中发现的氨基酸均为 *L* 型的 α-氨基酸。

自然界目前发现的氨基酸已有 180 余种,而构成蛋白质的氨基酸仅有 20 种,该类氨基酸被称为蛋白质氨基酸(proteinogenic amino acid)或标准氨基酸(standard amino acid)。蛋白质氨基酸由遗传密码决定,α-氨基酸的结构通式见表 11-2。

表 11-2　20 种构成蛋白质的蛋白质氨基酸种类及其名称表征

中文名称	英文名称	三字母符号	单字母符号
丙氨酸	alanine	Ala	A
精氨酸	arginine	Arg	R
门冬酰胺	asparagine	Asn	N
门冬氨酸	aspartic acid	Asp	D
半胱氨酸	cysteine	Cys	C
谷氨酰胺	glutamine	Gln	Q
谷氨酸	glutamic acid	Glu	E
甘氨酸	glycine	Gly	G
组氨酸	histidine	His	H
异亮氨酸	isoleucine	Ile	I
亮氨酸	leucine	Leu	L
赖氨酸	lysine	Lys	K
甲硫氨酸	methionine	Met	M
苯丙氨酸	phenylalanine	Phe	F
脯氨酸	proline	Pro	P
丝氨酸	serine	Ser	S

续 表

中文名称	英文名称	三字母符号	单字母符号
苏氨酸	threonine	Thr	T
色氨酸	tryptophan	Trp	W
酪氨酸	tyrosine	Tyr	Y
缬氨酸	valine	Val	V

非蛋白质氨基酸也称为非标准氨基酸，在蛋白质生物合成时，并不能直接参与肽链的合成。有些非蛋白质氨基酸是在翻译后经过化学修饰的产物，如 4 -羟脯氨酸、甲酰甲硫氨酸，多在体内以游离的形式存在。植物体内含有较丰富的非蛋白质氨基酸，一般多为植物次生代谢产物，且具有保护植物、储存运输与合成含氮化合物等作用，如刀豆氨酸(canavanine)具有一定毒性；β-丙氨酸是维生素泛酸的前体；瓜氨酸(citrulline)和鸟氨酸(ornithine)是合成蛋白氨基酸的前体。非蛋白质氨基酸常具有特殊的生物活性，成为医药、功能性保健产品等的重要资源性原料[1,2]。

不同的氨基酸具有不同的 R 基团，这是区分或氨基酸分类的依据。

1. 根据 R 基团的化学结构，可将蛋白质氨基酸分为脂肪族、芳香族和杂环族 3 类。

(1) 脂肪族氨基酸： 包括中性氨基酸(Gly、Ala、Val、Leu、Ile)，含羟基或硫氨基酸(Ser、Thr、Cys、Met)，酸性氨基酸(Asp、Glu、Asn、Gln)，碱性氨基酸(Lys、Arg)；

(2) 芳香族氨基酸： 包括 Phe、Tyr 和 Trp；

(3) 杂环族氨基酸： 包括 His 和 Pro。

2. 根据 R 基团的性质，可将蛋白质氨基酸分为 4 类。

(1) 非极性氨基酸： 包括 Ala、Val、Leu、Ile、Pro、Phe、Trp 和 Met。Ala、Val、Leu 和 Ile 的 R 基团是非极性的碳氢链，Phe 和 Trp 含有芳香环；Met 是一种含硫氨基酸；Pro 实际上是一种亚氨基酸，其侧链与氨基形成一个刚性的环，这些氨基酸均不能与水分子形成氢键，在水中的溶解度比极性氨基酸小。

(2) 不带电荷的极性氨基酸： 包括 Gly、Ser、Thr、Cys、Tyr、Asn 和 Gln。Tyr、Ser 和 Thr 的 R 基团含有极性的羟基；Cys 含有巯基(- SH)，Cys 主要以非解离形式存在；Asn 和 Gln 分别是 Asp 和 Glu 发生酰化反应的产物，它们的 R 基团含有极性的酰胺基。这些氨基酸能够与水分子形成氢键，还可以与彼此之间或肽链骨架、其他极性化学成分之间形成氢键。Gly 介于极性与非极性之间，有时也将其归于非极性氨基酸。

(3) 带正电荷的氨基酸： 碱性氨基酸在 pH7.0 时带正电荷，碱性氨基酸包括 Arg、Lys 和 His。Lys 在侧链还有一个 ε -氨基，Arg 含有带正电荷的胍基，而 His 含有一个咪唑基，呈弱碱性。

(4) 带负电荷的氨基酸： Asp 和 Glu 含有 2 个羧基，在 pH7.0 时分子带负电荷。

3. 蛋白质氨基酸均含有 α -氨基和 α -羧基，其结构决定氨基酸的性质，因此，氨基酸有许多共同的性质。

(1) 缩合： 一个氨基酸的氨基可以与另一个氨基酸的羧基在一定条件下发生缩合反应，形成多肽或蛋白质。

(2) 手性： 氨基酸(除 Gly)均至少含有一个不对称碳原子，即手性碳原子。研究表明，构成蛋白质分子的不对称氨基酸均为 *L* 型。

(3) 等电点(isoelectric point, p*I*)： 由于氨基酸分子内部的酸碱反应使氨基酸能同时带有正、负电荷，游离氨基酸通常以两性离子的形式存在。当一个特定 pH 使得氨基酸净电荷为零，此时的 pH 称为等电点(p*I*)。当氨基酸处于 pH=p*I* 的溶液中时，即使加以电场，氨基酸也不会向两极移动，此外，处于 pH=p*I* 的溶液中，氨基酸水溶性最低，有些疏水氨基酸会发生沉淀。

(4) 疏水性(hydropathy)：氨基酸的疏水性主要由其 R 基团对疏水环境亲和能力决定，氨基酸的疏水性影响到蛋白质的折叠与蛋白质的空间结构。

(5) 氨基酸个别 R 基团对蛋白质功能的作用：R 基团有疏水与亲水 2 种，疏水性氨基酸一般对蛋白质的功能没有直接贡献，所起的作用主要是构成蛋白质的空间结构。而含有羟基侧链，如 Ser、Thr 与 Tyr 的侧链含有羟基，羟基所含有的孤对电子，可作为亲核基团参与多种酶的催化，还可被磷酸化修饰；Lys 的侧链含有 ε-氨基，而 ε-氨基含有的孤对电子亦可参与多种酶的催化；Cys 侧链含有巯基，除了可以参与多种酶的催化外，2 个 Cys 的巯基可以被氧化成二硫键，二硫键对于蛋白质的空间结构具有稳定的作用；His 的侧链含有咪唑环，既可作为质子受体，又可作为质子供体，许多酶的活性中心含有 His；此外，Glu 和 Asp 的侧链含有非 α-羧基，这种羧基在特定情况下可以辅助酶的催化作用，同时一些金属蛋白利用它们结合金属离子。

此外，氨基酸类资源性化学成分可用来制备营养用氨基酸输液，医疗上主要用于不能经口进食，消化吸收障碍，长期消耗性疾病及急需补充营养以增强体质等患者；改善手术前患者营养状态，使大型手术成为可能，以及补充创伤、烧伤、骨折、化脓及术后患者的蛋白质损失等。特殊用途氨基酸输液在临床上有用于肝病的氨基酸输液、用于肾病的氨基酸输液及婴儿用氨基酸输液等，用于调整机体氨基酸平衡。牛磺酸虽然为非蛋白氨基酸，但与胱氨酸、半胱氨酸的代谢密切相关。牛磺酸具有促进婴幼儿脑组织和智力发育，提高神经传导和视觉功能，防止心血管病，改善内分泌状态，增强人体免疫等功效。

二、肽类资源性化学成分

1. 药用植物资源中的代表性肽类资源性化学成分　随着分离鉴定技术的发展，植物资源中的直链活性肽、环肽、糖肽等化学成分陆续被分离鉴定，如五加科(Araliaceae)植物三七(*Panax pseudoginseng* var. *notoginseng*)的根、天南星科(Araceae)植物天南星(*Arisaema erubescens*)均含有多种环二肽类化学成分。大蒜(*Allium sativum*)中的大蒜二肽是直链二肽，有血管紧缩素Ⅰ转化酶(ACE)的抑制活性。茜草科(Rubiaceae)多年生草本植物茜草(*Rubia cordifolia*)中的双环肽 rubia akane(RA)系列，具有明显的抗癌活性。王不留行是石竹科(Caryophyllaceae)植物麦蓝菜(*Vaccaria segetalis*)的成熟种子，其含有王不留行环肽 A～D，而王不留行环肽 G 和 H 呈现雌激素样作用。青葙子是苋科(Amaranthaceae)植物青葙(*Celosia argentea*)的干燥成熟种子，从中分离获得青葙子环肽(celogentin)类化学成分，其中青葙子环肽 C 在 0.5 μmol/L 时有明显的抑制微管形成活力，是重要的先导化合物。唇形科(Labiatae)植物益母草(*Leonurus artemisia*)的果实中含有益母草环肽 A～C，石竹科银柴胡中含有环肽 A～K。从茄科植物宁夏枸杞的果实中分离得到枸杞子环八肽 A～D，其中 A 和 B 具有 ACE 抑制活性。

2. 肽类资源性化学成分的结构特征　除了氨基酸残基数量较少的寡肽外，一般多肽分子中存在密度较高的氢键缔合结构，即肽的二级结构。

(1) α-螺旋(α-helix)：蛋白质及肽类中最常见的二级结构，基于各残基的 α-碳上侧链基团的空间位阻及电荷情况差异，α-螺旋可形成 1～10 缔合、1～13 缔合及 1～16 缔合 3 种类型。源于蛙皮的一系列抗菌肽，约含有 19～20 个氨基酸残基，可形成稳定的 α-螺旋结构[3]。

(2) β-折叠(β-sheet)：当肽链上连续存在许多疏水性残基时，容易在每个酰胺结构上发生链间平行方式的氢键缔合。β-折叠也是一种重复性的结构，当 β-折叠结构在整个肽链二级结构中占的比例越大时，这个肽的溶解性就越差。

(3) β-转角(β-turn)：与α-螺旋和β-折叠结构中存在的大量氢键不同的是在β-转角的第1个残基的C═O与第4个残基的NH氢键键合，形成一个紧密的环。β-转角处在肽键的U型拐弯的地方，很容易与体内的蛋白受体接近。目前发现的β-转角多数处在蛋白质分子的表面，而许多生物活性效应的配基与受体、激素与靶点、抗原与抗体的结合都是由β-转角结构的参与完成的。

(4) 无序卷曲(random coil)：泛指在肽链的序列结构中存在的没有明确二级结构的区段，这种肽分子就会处于无规律、松散状态，称之为无序卷曲。

(5) 二硫键(disulfide bond)：2个-SH基被氧化而形成的-S-S-形式的硫原子间的键。二硫键与多肽高级结构的生物活性关系密切，如芋螺毒素通常由10～30个氨基酸组成，含有两对或三对二硫键，二硫键形成稳定的空间构象是芋螺毒素发挥作用的关键[25]。

3. 中药及天然药物资源中重要肽类物质的功能及其利用价值　人们所熟知的活性肽中，大多为机体内直接分泌或代谢转化成的激素或活性分子。它们与许多重要的生理功能或疾病机制密切相关[4]。与普通有机小分子药物相比，肽类药物具有活性高、毒副反应小、安全性高等特点，以内源性活性肽为先导化合物的药物开发越来越多。此外，天然来源的肽类亦具有良好的生物效应，如从芋螺、蛇、蝎等毒液中分离获得的高活性肽类，从海洋低等动物体内分离得到的抗肿瘤环肽，从蟾蜍中获得的缓激肽(bradykinin)、蛙皮素(bombesin)、蛙皮素多肽(bombesinlike peptide)，从白僵蚕中提取的白僵菌环羧酚酸肽(cyclodepsipeptide)、白僵菌素(beauvericin)、白僵菌环四肽(bassianolide)，从云芝菌丝体中提取的云芝聚糖肽(polysacchariopeptide)等，这些肽类物质均具有较好的药物开发前景，其资源潜力越来越多地被人们发现并形成经济价值较高的资源经济产业链。

三、蛋白质类资源性化学成分

(一) 中药资源植物中的蛋白质类资源性化学成分

天花粉是葫芦科(Cucurbitaceae)多年生草质藤本植物栝楼(*Trichosanthes kirilowii*)的干燥块根。从中分离纯化的天花粉蛋白(trichosanthin, TCS)可用于中期引产、抗癌和抗HIV-1等。人参蛋白(panaxagin)是从人参(*Panax ginseng*)根中分离纯化的蛋白质，具有值得注意的抗真菌活性。三七(*Panax pseudoginseng* var. *notoginseng*)植物含有2种酶蛋白，即核糖核酸酶(ribonuclease)和木聚糖酶(xylanase)。菊糖酶(inulinase)从大蒜中分离得到。宁夏枸杞中含有聚糖蛋白质，是其产生滋补功效营养价值的资源性化学成分之一。

(二) 蛋白质的基本结构

蛋白质的一级结构(primary structure)，也叫蛋白质的共价结构，是指氨基酸在多肽链上的排列顺序。蛋白质的二级结构(secondary structure)，是指多肽链的主链部分在局部形成的一种有规律的折叠和盘绕，其稳定性主要由主链上的氢键决定。常见的二级结构有α-螺旋、3_{10}螺旋、三股螺旋、β-折叠、β-转角、β-凸起、环和无规则卷曲。蛋白质的三级结构(tertiary structure)，是在蛋白质二级结构或者超二级结构的基础上进一步盘绕，折叠而形成。三级结构主要是靠氨基酸侧链之间的疏水相互作用，氢键，范德华力和静电作用维持。一种蛋白质的全部三维结构又可称为它的构象(conformation)。许多蛋白质在体内有1条以上(2～6条)肽链组成，每一条多肽链都有其完整的三级结构，称为亚基。蛋白质分子中各亚基的空间排布及亚基接触部位的布局和相互作用，称为蛋白质的四级结构(quaternary structure)。

(三) 源于药用生物资源的蛋白质功能

每一种蛋白质均可视为一种独特的生物功能试剂，生物体内每一项功能几乎都涉及一种或几种甚至许多种特定的蛋白质。

1. 为细胞和机体提供结构支持　胶原蛋白是一种生物高分子纤维蛋白，主要分布在哺乳动物的结缔组织中，发挥结构支持的作用，对动物和人体皮肤、血管、骨骼、筋腱、牙齿和软骨的形成都十分重要。人体蛋白质中有 1/3 是胶原蛋白，是一切动物体的生命支架。胶原蛋白也是生命科学领域重要的研究对象，胶原蛋白可作为生物材料使用，具有生物相容性、可降解性、低抗原性等特点；此外，还具有促进细胞成活与生长、促进血小板聚集等生物活性。从鱼鳞中提取的胶原蛋白，具有防止高胆固醇血症的形成，且有一定的抗衰老作用；传统名贵中药阿胶具有补血、止血、提高免疫、抗疲劳等作用，阿胶的主要成分就是胶原蛋白及其水解产物等。

2. 生物催化剂　酶是生物体内新陈代谢的催化剂，催化细胞内多种生化反应，具有催化效率高、专一性强、作用条件温和等特点。酶的三维结构决定了它们的催化活性和机制，酶分子中只有一小部分(3～4 个残基)直接参与催化反应。这一小部分或区域被称为酶的“活性中心”或“活性位点”。酶在其最适条件下可以发挥催化活性。在极端条件下，包括高温、极端 pH 条件等，酶会失去催化活性，称为酶失活。植物体内的固氮酶、抗氧化酶等与植物生长密切相关，此外植物体内如苯丙氨酸裂解酶、香豆酸辅酶、查尔酮合成酶、倍半萜合成酶等与黄酮类、萜类等次生代谢产物的生物合成相关。从蝮蛇蛇毒中提取获得的一种蝮蛇抗栓酶，能够降低纤维蛋白原、血黏度及血小板聚集功能，具有抗凝抗血栓的作用。

3. 信号转导功能　生物体内的一些细胞因子、趋化因子等蛋白质可通过与特异的细胞表面受体结合，由此引起细胞内信号传递而改变细胞功能。胰岛素是由胰岛 β 细胞受内源性或外源性物质刺激而分泌的一种蛋白质激素。胰岛素能促进全身组织细胞对葡萄糖的摄取和利用，并抑制糖原的分解和糖原异生而实现降血糖作用；白介素-8(IL-8)作为病原体等异物入侵机体时，可引起白细胞聚集的趋势，称之为趋化因子，IL-8 主要作用是趋化细胞的迁移，细胞沿着趋化因子浓度增加的信号向趋化因子源处的迁徙；甲状旁腺素(parathyroid hormone，PTH)和降钙素(calcitonin，CT)是调节细胞外液中钙离子浓度的 2 种主要激素，通过促进肾小管对 Ca^{2+} 的重吸收，因而减少 Ca^{2+} 从尿中排泄，CT 与 PTH 作用的靶组织相同，但其作用正好相反，两种激素共同作用，维持机体血钙水平的相对恒定。

4. 免疫作用　抗体是机体的免疫系统在抗原刺激下，由 B 淋巴细胞或记忆细胞增殖分化成的浆细胞所产生的、可与相应抗原发生特异性结合的免疫球蛋白。现代研究从赤灵芝菌丝体提取物中分离出的一种免疫调节蛋白(*Rlz*-8)，具有促进淋巴细胞增殖、抑制全身性过敏反应、抑制器官移植后的排斥反应以及抑制肿瘤等生物学活性，对神经退行性疾病帕金森病有预防作用[5]。

(四) 源于药用植物的蛋白质类物质的资源化利用

我国植物蛋白质类资源丰富，可作为生产蛋白质的原料每年近1.4 亿 t，还有 3 万 t 左右的淀粉副产品可作为生产蛋白质的原料。它们所含的植物蛋白质有较高的营养价值和医药健康产业资源化价值，其氨基酸组成基本平衡，必需氨基酸含量较高，易消化和代谢吸收，是营养丰富的食品资源及多元化多途径开发和利用形成药品、保健产品等资源性产品集群。

1. 源于种子类药用植物资源的蛋白质资源性物质　种子蛋白质是人类和其他动植物的主要营养资源。此外，在植物中已发现多种具有抗菌作用的蛋白质，如从蒺藜科骆驼蓬属骆驼蓬、豆科决明属决明的种子中获得的抗菌蛋白，具有独特的抗菌机制，不易使微生物产生耐药性，且易于表达和调控[6,7]。

2. 源于地上全草类药用植物资源的蛋白质资源性物质　叶蛋白又称青草胶，可用于医药、化妆品、洗涤用品等行业，开发前景广阔。绿色植物茎叶，是地球上最丰富的蛋白质资源，其营养成分丰富，蛋白质含量为 45%～65%，氨基酸组成合理[8]。研究表明，利用不同植物茎叶提取浓缩叶蛋白，其中粗蛋白含量达 32%～53%，氨基酸总量达 58%，赖氨酸含量达 6.22%[9]。

3. 源于根茎类药用植物资源的蛋白质资源性物质　瑞香科植物瑞香狼毒(*Stellera chamaejasme*)的根中蛋白质含量约为 12 mg/g，茎中约为 4 mg/g，对肿瘤细胞的生长具有抑制作用[10]。唇形科植物丹参(*Salvia miltiorrhiza*)的根中约含 4.7%的蛋白质，与其寒性有一定的相关性[11]。从板蓝根中筛选到的板蓝根凝集素是一种植物蛋白，对流感具有较好的治疗和预防作用[12]。

4. 源于药用藻类的蛋白质资源性物质　藻类为生长在海洋里的含叶绿素和机制辅助色素的低等生物，目前海洋中可供人类食用的藻类有 70 多种，这些食用海藻含有大量蛋白质类、脂肪类、纤维素类、无机盐类和某些人体必需的微量元素等资源性物质，可作为丰富的蛋白质来源[13]。从杜氏盐藻中提取分离藻类蛋白质，得率约 40%，盐藻中含有 18 种人体所需的氨基酸，其中人体必需的 8 种氨基酸含量占全氨基酸含量的 43.7%，盐藻可作为营养食品的蛋白质的新来源[14]。

(五) 源于药用动物的蛋白质类物质的资源化利用

海洋中的生物资源是天然蛋白质资源的主要来源。海洋鱼类种类丰富，鱼肉含有丰富的蛋白质和必需氨基酸，海洋鱼类蛋白质含量按干物质计算达 80%～90%。磷虾体内含有 17 种氨基酸，其中人体必需的氨基酸有 7 种，占氨基酸总量的 43.56%。海洋无脊椎药用动物，如蟹、乌贼、海参、牡蛎、贻贝、扇贝等资源生物类群中蛋白质含量均在 11%以上，均可作为优质蛋白质的来源开发利用。

1. 胶原蛋白　动物皮肤、骨骼、腱、韧等组织中含有丰富的胶原蛋白，占动物体内蛋白质的 25%～30%。在许多海洋生物，如鱼类的皮、鳞中亦含有丰富的胶原蛋白[15]。通过提取、水解等方式制备获得胶原蛋白、胶原多肽，可作为食品添加剂、药物载体、功能保健品等广泛应用。将鱼骨、鱼皮、鱼鳞以及鱼筋等鱼类加工下脚料通过去除非胶原蛋白、脱脂、脱腥、脱灰、搅碎等步骤进行处理，经热水浸提、离心分离获得的胶原蛋白，再经添加增塑剂并搅拌脱泡、干燥等步骤制备成的胶原蛋白膜，具有良好的机械强度和透明度，可用于食品包装膜使用[16]。

2. 蚓激酶　采用离子交换、分子排阻、反相色谱等方法，根据活性引导进行分离，从蚯蚓中提取、分离纯化获得的富含酸性氨基酸、p*I* 3～5、分子质量 20～40 kDa 的一类蛋白酶称为蚓激酶[17]，已被证实具有较好的临床应用价值，它与血栓(纤维蛋白)有特殊的亲和力，能够跟踪溶栓，有效溶解微栓，改善微循环，加强心、脑血管侧支循环，开放性修复血管受损内皮细胞，增加血管弹性，改善血管供氧功能，降低血液黏度，降低血小板聚集率，抑制血栓再次形成。目前已广泛用于临床，并越来越多地用于心、脑血管、内分泌、呼吸系统等疾病的预防和治疗[18]。

3. 消化酶　麦芽淀粉酶、胃蛋白酶、胰蛋白酶等消化酶，可用于治疗消化紊乱或促进消化。天冬酰胺酶是利用其选择性的消耗某些类型瘤组织的营养成分，而正常细胞能自身合成天冬酰胺酶，可用于治疗白血病和实体瘤[19]。目前已从甲壳动物体内获得一系列消化酶，如胰蛋白酶、胃蛋白酶、糜蛋白酶、羧肽酶、氨肽酶、胶原酶、淀粉酶、纤维素酶、几丁质酶等[20]；从软体动物中也发现一些消化酶，如牡蛎软体中发现的碳水化合物分解酶、脂肪分解酶和蛋白分解酶[21]等酶类资源。

4. 胰岛素　胰腺激素，是机体内唯一降血糖的激素，也是唯一同时促进糖原、脂肪、蛋白质合成的激素，作用机制属于受体酪氨酸激酶机制，临床用于治疗糖尿病。胰岛素最初由动物胰脏中分离获得，1965 年我国在世界上第一个成功地完成了结晶牛胰岛素的全合成。20 世纪 80 年代，人们利用半合成技术与重组 DNA 技术合成了人胰岛素[22]。相比于动物胰岛素，人胰岛素的免疫原性显著降低，生物活性提高。

5. 降钙素 由 32 个氨基酸组成一种降低血钙和血磷的多肽激素，在体内主要作用是通过抑制破骨细胞活性减少骨质吸收，促进钙在骨中的沉积，从而降低血钙，临床上用于治疗高血钙症和骨科疾病。1975 年开始作为临床用药，主要用于治疗原发性骨质疏松症、高钙血症、变形性骨炎、缓解急性粉碎性骨折所致的炎症水肿和剧痛等[23]。降钙素生产方法主要包括提取法、化学合成法和基因工程法。提取法以牛、猪的甲状腺或鲑鱼、鳗鱼的鳃为材料，但由于天然原料含量极微，提取工艺复杂，限制了该法制取降钙素的生产规模[24]。随着肽类合成技术的发展，20 世纪 70 年代开展了化学法合成降钙素，化学合成可分为经典液相合成法、固相合成法和片段固相合成法。在天然降钙素中，以鲑鱼降钙素活性最高，具有良好的临床效果并且比合成的哺乳类的降钙素，作用持续的时间更长[25]。

6. 蛇毒 是由毒蛇从腺体中分泌出来的一种液体，主要成分为毒性蛋白，还含有一些小分子肽、氨基酸、蛋白质等化学成分等[26]。现代研究表明，蛇毒具有抗肿瘤、止血和抗凝血、降血压与溶血栓等功效，可用于制备戒毒药、镇痛剂、抗蛇毒血清等。经典 ACE 抑制药物卡托普利就是从蛇毒中发现，并经结构修饰获得的具有重要资源价值的蛋白质类产物(表 11－3)。

表 11－3 源于蛇毒的蛋白质、肽类物质开发生产的药物或试剂盒

药品或商品名	药靶和功能	医药用途	来源
卡托普利(captopril)	ACE 抑制剂	高血压	*Bothrops jaracusa*
依那普利(enalapril)	ACE 抑制剂	高血压	*Bothrops jaracusa*
依替巴肽(eptifibatide)	血小板凝集抑制剂	急性冠状动脉性心脏病	*Sisturus miliarus*
替罗非班(tirofiban)	GPIIb－IIIa 抑制剂	心肌梗死、心肌缺血	*Echiscarinatus*
蛇毒凝血酶(ancrod/viprinex)	纤维蛋白酶原抑制剂	中风	*Agkistrodon rhodostoma*
降纤酶(defibrase)	凝血酶和凝血酶原抑制剂	急性脑梗死、非特异性心绞痛	*Bothrops moojeni*
血凝酶(hemocoagulase)	凝血酶样效应和凝血因子活性	大出血的预防和治疗	*Bothrops atrox*
蛋白 C 激活剂(protac)	蛋白 C 激活剂	临床诊断凝血有关疾病	*Agkistrodon contortix*
注射用血凝酶(reptilase)	凝血因子Ⅴ、Ⅶ、Ⅷ	诊断凝血疾病	*Bothrops jaraca*
Ecarin	凝血酶原激活剂	诊断	*Echiscarinatus*
希美加群(ximelagatran)	凝血酶抑制剂	抗凝	*Cobra Najanaja*

7. 蝎毒 中医认为全蝎具有息风镇痉、攻毒散结、通络止痛的功效，主要用于治疗癫痫、惊厥等症。蝎毒是全蝎的主要活性成分之一，主要含有多种昆虫的神经毒素和哺乳动物的神经毒素，包括心脏毒素、溶血毒素、透明质酸酶及磷脂酶等。研究报道，东亚钳蝎蝎毒经 Sephadex G－50 及 C_{18} 制备 HPLC 分离精制后，纯化并鉴定了 11 个蝎毒毒素的一级结构，分离得到的一系列蝎毒毒素，除了可以作为 Na^+、K^+、Cl^- 等离子通道的特异性配体外，还具有镇痛、抗癫痫、抗肿瘤、抗凝血等功效[27]。

8. 海葵毒素 是一类源于腔肠动物海葵的神经毒素与细胞毒素。海葵毒素主要是多肽或蛋白质类生物毒素，目前已知的分子质量从 3 000～80 000 Da 不等，已纯化的海葵毒素可分为 2 个系列：一系列为细胞溶素类毒素，分子质量为 15 000～20 000Da，约 60 种，能够引起疼痛、炎症及肌肉麻痹等。另一系列分子质量在 5 000Da 左右，具有神经毒性，能够特异性地与某些离子通道或细胞膜受体结合[28]。

9. 芋螺毒素 由海洋腹足纲软体动物芋螺的毒液管和毒囊内壁的毒腺所分泌，是由 12～46 个氨基酸残基组成的，含两对或三对二硫键的神经肽类毒素。芋螺毒素的种类繁多，生物活性多样，作用靶点广泛，能结合细胞膜上神经递质和激肽的受体和各种离子通道。以此干扰神经或其他细胞中的信号

传递，具有很强神经毒性[29]。

农业生产、食品加工及中药资源产业化过程产生的废弃物中也有大量的蛋白质类资源。有研究报道，采用宇佐美曲霉等 4 种真菌与热带假丝等酵母菌对农业废弃物秸秆进行混合发酵制取蛋白质类资源性产品，产物中必需氨基酸含量高于联合国粮农组织（FAO）规定标准，可作为动物饲料蛋白补充剂[30]。

鱼类产品在加工的过程中产生大量的下脚料（鱼头、鱼皮、鱼鳞、鱼骨及内脏等）和大量的漂洗废水，其中鱼头、鱼内脏、鱼骨等废弃物中含有丰富的蛋白质类物质。采用酶处理鳕鱼骨，除去鱼骨上的蛋白，再用 HCl 去除骨中的矿物质，然后在热水中搅拌可提取胶原蛋白[31]。通过该过程提取的胶原蛋白分子量小，可用于保健产品的开发与产业化。

虾类加工过程产生的废弃物中主要来源于虾头部分，可生产研究用或是工业用的酶制剂。将虾头酶解后，经过纯化最终获得磷酸酶、透明质酸酶、几丁质酶等。从虾废弃物中除了特殊的酶蛋白外，还有心、肝、脑等器官的组织蛋白及少量虾肉蛋白，其中总蛋白的必需氨基酸达到 45.33%[32]。

采用木瓜蛋白酶酶解鲐鱼加工废弃物制取水溶性鱼蛋白质水解物，最终获得的蛋白质水解产物中粗蛋白含量为 82.48%，必需氨基酸含量占氨基酸的 39.8%，可作为食物蛋白添加剂[33]。

贝类软体如贻贝、扇贝、蛤蜊、文蛤、蛏子等，含有丰富蛋白质。目前贝类软体在食品加工过程中会形成废弃物，其中含有丰富蛋白质类物质，采用酶解等方法加以利用，获得多种氨基酸类资源性产物[34]。

羽毛中含有丰富的角蛋白，其蛋白质含量高达 85%～89%，是一种具有潜在利用价值的蛋白质资源。我国年生产家禽羽毛 70 多万 t，除少部分作为保暖填充材料外，绝大部分被废弃而未能得到充分利用，不仅污染了周围生态环境，且造成大量动物蛋白资源的浪费。开展废弃物利用的新技术、新工艺，不仅有助于改善当前急需解决的环境问题，也是开发新资源、合理利用现有资源、实现资源循环利用以及创建节约型社会的重要举措。羽毛角蛋白富含 Gly、Thr、His、Pro 等多种动物所必需的氨基酸成分，从动物羽毛中提取氨基酸和蛋白质可广泛应用于饲料、医药、化肥等行业。近年来，研究发现羽毛角蛋白独特的分子结构，使得羽毛角蛋白材料具有优异的生物学特性和良好的材料力学性能。因此，角蛋白及其改性后的产品在材料等领域中具有广阔的应用前景。羽毛角蛋白尚可用于皮革领域、蛋白膜材料、织物改性、再生纤维，以及羽毛角蛋白纤维复合材料等方面[35]。

角蛋白来源具有十分丰富的生物资源，如畜禽的毛发、皮肤、角等。人发角蛋白不仅具有良好的生物相容性和生物降解性，而且具有良好的初始力学强度，能够满足四肢骨的内固定要求，降解性良好，早期降解速度缓慢，而后期降解速度较快。角蛋白可用于创伤或疾病所造成的肌腱缺损、短缩、变形等导致的肢体功能障碍，人发角蛋白人工腱是一种植入人体内可被降解吸收、并能诱导形成自体腱新型生物性支架材料[36]。

参考文献

[1] 张黔中，温玉麟. 动物活性成分化学[M]. 天津：天津科学技术出版社，1995.

[2] 易杨华，焦炳华. 现代海洋药物学[M]. 北京：科学出版社，2006.

[3] Resende JM, Moraes CM, Prates MV, et al. Solution NMR structures of the antimicrobial peptides phylloseptin-1, -2, and -3 and biological activity: the role of charges and hydrogen bonding interactions in stabilizing helix conformations. Peptides, 2008, 29(10): 1633-1644.

[4] 王德心. 活性多肽与药物开发[M]. 北京：中国医药科技出版社，2008.

[5] 孙非，梁重阳，张喜田. 重组灵芝免疫调节蛋白在制备治疗帕金森病药物中的应用：中国，CN103536901A[P].

2014-01-29.
[6] 宁雪飞，陈亮亮，唐海淑等. 骆驼蓬(Peganum hamada)蛋白质的分布、提取及活性研究[J]. 天然产物研究与开发，2009，21：800-805，812.
[7] 宋贤丽. 茳芒决明抗菌蛋白的分离纯化及当归和六种决明属植物的毛细管电泳指纹图谱[D]. 成都：四川大学，2003.
[8] 徐正昌，徐正伟，余虹仪，等. 叶蛋白和白蛋白的提取：中国，CN102675444A[P]. 2012-09-19.
[9] 邓勇，沈群，卢山，等. 叶蛋白的提取工艺[J]. 中国农业大学学报，1997，2(6)：88-91.
[10] 任学敏，邢会存，李金娜等. 毒狼根、茎中蛋白质和氨基酸的分析[J]. 中国实验方剂学杂志，2014，20(20)：74-76.
[11] 刘杨，包华音，李巧玉等. 丹参药材蛋白质提取工艺的优选研究[J]. 山东中医药大学学报，2014，38(4)：383-385.
[12] 胡兴昌，张艳. 高活性板蓝根凝集素的筛选[J]. 自然杂志，2001，23(6)：367-368.
[13] 牛建峰. 海洋藻类功能性蛋白质的纯化、鉴定及其应用的研究[D]. 北京：中国科学院研究生院，2007.
[14] 郭金耀，杨晓玲. 盐藻蛋白质的提取分离[J]. 食品科技，2010，35(8)：232-235.
[15] 焦道龙，陆剑锋，张伟伟，等. 水产动物胶原蛋白的研究现状及发展趋势[J]. 食品科学，2009，30(17)：334-338.
[16] 翁武银，曹敏杰，刘光明，等. 胶原蛋白膜的生产方法：中国，CN 101942204A[P]. 2011-01-12.
[17] Mihara H，Sumi H，Yoneta T，et al. A novel fibrinolytic enzyme extracted from the earthworm，Lumbricus rubellus [J]. Japanese Journal of physiology，1991，41(3)：461-472.
[18] 从玉文，刘耀明，陈家佩. 蚓激酶的研究进展[J]. 中国生化药物杂志，2000，21(3)：159-162.
[19] Beard ME，Crowther D，Galton DA，et al. L-asparaginase in treatment of acute leukaemia and lymphosarcoma [J]. Bristish Medical Journal，1970，1(5690)：191-195.
[20] 潘鲁青，刘泓宇，肖国强. 甲壳动物幼体消化酶研究进展[J]. 中国水产科学，2006，13(3)：492-501.
[21] 杨蕙萍，童圣英，王子臣. 国内外关于水产动物消化酶研究的概况[J]. 大连水产学院学报，1998，13(3)：64-71.
[22] Johnson IS. Human insulin from recombinant DNA technology [J]. Science，1983，219(4585)：632-637.
[23] 董丹，刘昱辉，吴元华. 基因工程法生产降钙素的研究进展[J]. 沈阳药科大学学报，2006，23(8)：547-552.
[24] 王翔林，梁践，孙玉昆. 降钙素基因工程研究[J]. 沈阳药科大学学报，1995，12(4)：258-262.
[25] 张玉彬，吴梧桐，吴文俊. 降钙素的研究进展[J]. 中国药学杂志，1996，31(8)：451-454.
[26] 陈念，付晓燕，江伟健，等. 蛇毒蛋白的分类和应用[J]. 中国新药杂志，2009，18(13)：1204-1210.
[27] 曹征宇. 东亚钳蝎蝎毒多肽的分离纯化，结构鉴定，活性测定以及基因表达研究[D]. 北京：中国协和医科大学，2004.
[28] 朱晓鹏，长孙东亭，罗素兰. 海葵神经毒素研究进展[J]. 生物技术通报，2007，4：45-50.
[29] Akondi KB，Muttenthaler M，Dutertre S，et al. Discovery，synthesis，and structure-activity relationships of Conotoxins [J]. Chemical Reviews，2014，114(11)：5815-5847.
[30] 杨树林，吴旻，宁长发，等. 利用农业废弃物微生物共发酵制取蛋白质的研究[J]. 中山大学学报，2003，42：115-117.
[31] 张崟，朱志伟，曾庆孝. 鱼骨利用的研究现状[J]. 食品研究与开发，2007，28(9)：182-185.
[32] 刘勇，宋光泉，阎杰. 虾废弃物中蛋白质的资源化利用[J]. 安徽农业科学，2010，38(2)：912-915.
[33] 周涛，林建利，李新勇. 酶解鲐鱼废弃物制取鱼蛋白质水解物的研究[J]. 浙江水产学院学报，1998，17(2)：102-108.
[34] 王秋宽. 贻贝、扇贝废弃物的深加工综合利用[J]. 生物工程进展，1996，16(6)：54-57.
[35] 赵玲，周华龙，华坚. 羽毛角蛋白的资源化利用新进展[J]. 中国皮革，2011，40(5)：36-40.
[36] 张全彬，敖宁建. 角蛋白在生物材料中的应用[J]. 材料导报，2012，26(20)：270-272.

（刘　培　刘　睿　张朝晖）

第二节
富含氨基酸、肽及蛋白质类物质的代表性类群及其资源化利用研究

多肽和蛋白质类资源性化学成分是生物体内重要的生命物质，具有重要的生理功能，可作用于靶细胞激发细胞内的一系列信号传导途径，从而发挥重要的生理调节作用。随着多肽和蛋白质化学的发展，其结构和功能研究逐步深入，尤其是分子生物学的蓬勃发展，使得重要的多肽和蛋白质的功能和作用方式以及资源化利用价值得以揭示和拓展。

我国从中药资源植物中分离纯化的第一个蛋白质是从葫芦科植物栝楼块根（天花粉）中分离的天花粉蛋白，它是由247个氨基酸残基组成，分子质量为27 141 kDa的直链蛋白。其氨基酸序列的测定初步结果于1986年发表，此后相继发表完整的测定结果，并得到相应的编码基因DNA序列测定结果验证。天花粉蛋白除了用于中期引产、抗早孕和治疗滋养层恶性肿瘤外，还具有抗HIV－1、抗癌和免疫调节等功效和资源产业化价值。

蚕类药用生物资源及其资源化利用研究

家蚕（*Bombyx mori* L.）为蚕蛾科昆虫，其4～5龄的幼虫感染（或人工接种）白僵菌[*Beauveria bassiana*（Bals.）Vuill.]而致死的干燥体入药称僵蚕（Bombyx Batryticatus）。家蚕幼虫的干燥粪便入药称蚕沙（Bombycis Faeces）。

我国是世界蚕业生产大国。2011年，全国桑园面积83万hm^2，蚕种发放量1 599.72万张，产茧65万t[1]。通常情况下，每生产1 t蚕茧可产生蚕沙3.3 t、蚕蛹0.67 t、桑枝16 t[2]。据此计算，我国年产蚕沙214.5万t、蚕蛹43.55万t、桑枝1 040万t。按平均亩产桑叶1 000 kg、张种用桑600 kg计算，每年养蚕剩余桑叶285万t，形成一个巨大的桑蚕资源。我国蚕沙资源十分丰富，仅全国五大蚕区干蚕沙的年产量就达100万t以上。

一、资源利用现状

蚕资源的利用包括家蚕（全蚕粉）、白僵蚕、蚕沙、蚕蛹、蚕茧、蚕丝、蚕蛾等资源的综合开发利用[3]。

1. 家蚕及全蚕粉的资源利用现状　《齐民要术》《天工开物》《神农本草经》《本草纲目》等均有家蚕药用价值的记载，主要用于治疗小儿疳热、消瘦、消渴（糖尿病）等病证。应用家蚕粉（全蚕粉）治疗糖尿病，最早始于韩国学者的研究，发现5龄蚕第3天干粉、熟蚕干粉、4龄蚕第1天干粉、5龄第3天全蚕提取液和4龄第1天冻干粉均具有良好的降血糖效果，其中5龄第3天冻干粉的降糖活性最为显著。现已开发出安全、高效的全蚕粉降糖制剂，目前韩国饲养蚕的80%以上用于生产治疗糖尿病的全蚕粉降血糖

制剂。全蚕粉的降血糖作用机制与抑制小肠黏膜 α-麦芽糖苷酶活性有关；同时具有降低血清三酰甘油和胆固醇的功效。

国内学者已研制出一种以全蚕粉为主要成分的治疗糖尿病的组合物（全蚕粉复合物，silkworm powder compound，SPC），该组合物具有抑制小肠 α-糖苷酶活性，延缓饭后糖吸收，防止餐后高血糖；该组合物含有类胰岛素因子，促进细胞对糖吸收利用；促进胰岛素与靶细胞受体的结合，提高受体细胞的敏感性，加速血糖运转和利用；含有自由基清除物质以及人体必需的微量元素等多种功能性因子，具有抗衰老、提高免疫力、平衡营养等多种功效。该组合物可作为治疗糖尿病的新型药物、保健食品或食品添加剂。

2. 白僵蚕的资源利用现状　白僵蚕的功效在《神农本草经》《本草纲目》等本草著作中均有相关记载。其性平，味咸、辛，具有祛风定惊、化痰散结的功效，主治惊风抽搐、咽喉肿痛、皮肤瘙痒、颌下淋巴结炎、面神经麻痹等病症。白僵蚕、白僵蛹中的白僵菌素具有镇静、退热、止咳化痰、消肿，调节脂肪代谢及神经系统的作用，其主要在医药领域进行开发利用；用脱脂后的僵蛹制成的制剂产品可用来治疗痉挛性瘫痪、癫痫症、糖尿病等症，并已进行资源产业化和在临床上应用[4,5]。

3. 蚕沙的资源利用现状　目前，蚕沙主要用于提取糊状叶绿素和叶绿素铜钠盐，工艺已成熟，产品质量达到国际先进水平，在国际市场上有较强的竞争能力。风干蚕沙中含 1% 的叶绿素，每 t 干蚕沙可提取糊状叶绿素 50 kg。国内现有 4 家企业以蚕沙为原料生产糊状叶绿素，利用叶绿素生产铜钠盐、铁钠盐等一系列衍生物，作为肝病和胃病药物的重要原料资源。

提取叶绿素后的蚕沙还可以提取果胶、叶蛋白等，也可进一步提取 β-胡萝卜素、叶绿醇和三十烷醇以及黄酮类化学成分等。一般经提取叶绿素的蚕沙可提取 10% 的果胶，每 t 蚕沙可提取 100 kg 果胶，是一类富有开发利用潜力的生物大分子资源性产品。此外，也可用作鱼、长毛兔的饲料。蚕沙还可制作药枕，有清脑明目、降血压的作用，适宜于老人和婴儿使用。

以蚕沙提取物叶绿素的衍生物叶绿素铜钠盐，制成肝血宝片，可治疗白细胞减少症；用铁叶绿酸钠（蚕沙加工物）胶囊可治疗缺铁性贫血；蚕沙煎汤代茶，治疗口腔溃疡，收效甚佳。另炒炭研末，治崩漏有良效。

蚕沙中的植物生长激素吲哚乙酸类似物可作为农作物增产剂[6,7]。蚕沙还可以作食用菌栽培基料[8]。

4. 蚕蛹的资源利用现状　蚕蛹主要用作畜禽饲料，其潜在价值远未被充分发掘利用。蚕蛹含有丰富的蛋白质和脂肪。含粗蛋白 40%～50%，脂肪 25%～30%，还有核酸、甲壳质、磷脂等资源性物质。目前，蚕蛹主要用于蛹油及蛹蛋白综合利用开发。每 100 kg 干蛹可提取 25～26 kg 蛹油，蛹油的主要产品有环氧蛹油丁酯增塑剂，可用于制皂业。蛹蛋白的利用主要是提取食用、药用复合氨基酸。一般经提取蛹油后的脱脂蛹，主要成分为蛋白质，含量高达 60%～70%。碱水解后可得含 10 多种氨基酸的复合氨基酸，其中必需氨基酸占总氨基酸含量的 40%，是理想的营养保健品及药品添加剂。蚕蛹尚可用于治疗营养不良、肝硬化、慢性胃炎、大面积烧伤等症。

利用蚕蛹还可开发培育冬虫夏草、蛹虫草，以及利用甲壳质制成的手术缝线等产品；利用家蚕蛹接种蛹虫草菌，人工培育蛹虫草；此外，尚可利用脱脂蛹配以适量的无机盐、维生素、麦粉、黏合剂等制成的颗粒饲料，用于发展特种水产养殖。

5. 蚕茧、蚕丝的资源利用现状　目前，蚕茧、丝的利用不仅局限于纺织工业，尚可用于化妆品保健食品等。蚕丝是由丝素和丝胶组成，丝胶在加工过程中易被去除，其资源利用尚有一定难度，因此，通常讲的蚕丝利用实际上是指丝素的利用。丝素蛋白含量大于 95%，可用于蚕丝化妆品的生产，目前已由水溶性丝肽发展到高分子水溶性丝蛋白，其质地细腻、光滑，保温性能强，可防紫外线，具有皮肤增白的功能。

丝素尚含有人体所需的 18 种氨基酸，具有增强肝脏代谢功能，减酒作用等，可作为营养保健食品。丝素还可在制作胶冻、面条、饼干等多种形式的食品时作为添加剂以及加入高分子复合材料制成人造皮肤和人造血管等。此外，丝素水解后具有抗高脂血、抗高胆固醇、抗糖尿病等生物功效；利用蚕丝天然蛋白的优点亦可研制开发生物工程材料，如细胞培养用具、新型高分子复合材料、固定化酶制备以及人造器官等。蚕丝的钙化溶液具有抑制血栓形成的功能，结合蚕丝固定化酶还可以制成抗血栓的新药物。

6. 蚕蛾的资源利用现状　蚕蛾的利用以雄蛾为主。目前主要是利用雄蚕蛾的生理活性物质和应用中医理论研制开发产品。有报道，以提纯雄蛾精为原料，用于糖尿病的治疗药物的开发，取得良好效果。还可作为改善男性性功能的治疗或保健产品等进行开发利用。

以蚕资源为原料开发生产的系列产品及其资源价值见表 11－4。

表 11－4　以蚕资源为原料开发生产的系列产品及其资源价值

产品名称	利用部位/物质	资源价值
天蚕片	白僵蛹	医药产品（祛风定惊，化痰散结）
天蚕胶囊	僵蛹	医药产品（治疗惊风抽搐，咽喉肿痛）
蚕沙提取物	铁叶绿酸钠，叶绿酸钠等衍生物	医药产品（益气补血）
蚕鹿口服液	雄蚕蛾（鲜）	医药产品（补肾益髓，培元固本）
蚕蛾公补片	雄蚕蛾（制）	医药产品（补肾壮阳，养血，填精）
蚕蛾公补酒	雄蚕蛾（制）	医药产品（补肾壮阳，养血，填精）
蚕蛹补肾胶囊	雄柞蚕蛹	医药产品（温肾助阳，生精益髓）
蚕蛾公补胶囊	雄蚕蛾	医药产品（补肾壮阳，养血，填精）
蚕蛾公补合剂	雄蚕蛾	医药产品（补肾壮阳，养血，填精）
蚕参健脾颗粒	蚕蛹提取物	医药产品（健脾胃，补肝肾，益气血）
家蚕粉	蚕体	保健产品（降血糖）
雄蚕圣酒	雄蚕蛾	保健产品
药枕	蚕沙	保健产品
蚕丝被	蚕丝	家纺产品

二、资源性化学成分

1. 氨基酸、肽及蛋白质类资源性化学成分

（1）全蚕粉：全蚕粉含有具保肝作用的 Ala，具有抑制血液中胆固醇以及预防高血压、脑中风作用的 Gly，具有预防阿尔茨海默病和帕金森病作用的 Tyr，具有消除疲劳作用的 Ser 等氨基酸类成分，这些氨基酸含量为桑叶中的 2 倍[9]。

（2）僵蚕：白僵蚕中富含蛋白质类物质，且具有刺激肾上腺皮质的作用[10]，是其主要药理成分之一。生、制白僵蚕及白僵蚕不同部位的蛋白质质量分数为 43.94%～74.74%，其中经加工制作后的白僵蚕的

蛋白质含量高于生白僵蚕；白僵蚕不同部位的蛋白质含量相差 1.7 倍。在白僵蚕的蛋白中检出 17 种氨基酸，其中 Gly 含量最高(16.01 μg/g)，其次是 Ala、Ser、Tyr，Arg 的含量最低。在白僵蛹的蛋白中测出 16 种氨基酸，中 Glu 含量最高(6.86 μg/g)，其次是 Asp、Leu、Phe、His 和 Arg[11]。

研究还表明，球孢白僵菌在孢子发芽和菌丝生长过程中，能分泌蛋白质分解酶、几丁质酶、脂肪酶、纤维素酶、淀粉酶、酯酶等多种酶系[12～14]。

(3) 蚕沙： 蚕沙干物质含量 33.00%～35.00%，以干物质为基础，含粗蛋白 13.47%～14.45%，粗脂肪 2.18%～2.29%，粗纤维 15.79%～16.24%，灰分 9.85%～9.95%，可溶性无机物 56.92%～57.44%[15]。其营养价值与小麦麸皮相当[16]，可作为多种动物的饲料。蚕沙含有丰富的糖分、蛋白质及矿物质，是养分全面、肥效较高的有机肥。据测定，每 100 kg 风干蚕沙中含纯氮 1.28 kg、有效磷 0.48 kg 和有效钾 0.21 kg。

(4) 蚕蛹： 研究表明[17]，缫丝后干蚕蛹中水分占总质量的 11.28%，粗脂肪，粗蛋白各占其干重的 20.77%和 70.69%，14 种氨基酸总含量为 59.68 mg/100 g，8 种必需氨基酸含量占氨基酸总量的 49.65%，并含有丰富的牛磺酸(2.14 mg/100 g)。

2. 其他类资源性化学成分

(1) 全蚕粉： 全蚕粉中主要资源性化学成分包括粗蛋白、粗脂肪、K、Ca、Mg、Na、Zn、Cu、Fe、Mn 等营养性微量成分，槲皮素、山柰酚等黄酮类化学成分。全蚕粉中尚含有具有降血糖作用的 1 - DNJ 生物碱类成分，且远高于桑叶中含量[9]。此外，全蚕粉中尚含有挥发油类成分，其中含有大量不饱和醇和酸、多种脂肪酸、烷烃和芳香族、甾醇类、二萜烯类、杂环类化学成分等，以二噻嗪类含量最高，十六碳烯醇类、十八醇类次之[18]。

(2) 僵蚕： 白僵蚕由蛋白质、酶类、草酸铵、脂肪、有机酸、毒素、色素、挥发油、维生素、微量元素及少量的核酸组成，其中草酸铵(ammonium oxalate)是其主要活性成分。

草酸铵是白僵蚕、白僵蛹中存在的一类具有抗惊厥和抗凝血作用的生物活性物质[19,20]。不同菌株、不同家蚕品种、不同接种方法获得的白僵蚕，以及不同种类白僵蚕，其虫体中的草酸铵含量均存在差异[21,22]。生僵蚕、制僵蚕及制僵蚕不同批次间的草酸铵含量都存在差异[19]。

从白僵蚕中分离得到麦角甾类、胆甾类、甾醇类等资源性化学成分[23,24]，主要包括 3β,5α - 二羟基-(22*E*,24*R*)-麦角甾- 7,22 -二烯- 6 -酮、(22*E*,24*S*)- 5α,8α -环二氧- 24 -甲基-胆甾- 6,9(11),22 -三烯- 3β-醇、β-谷甾醇等。

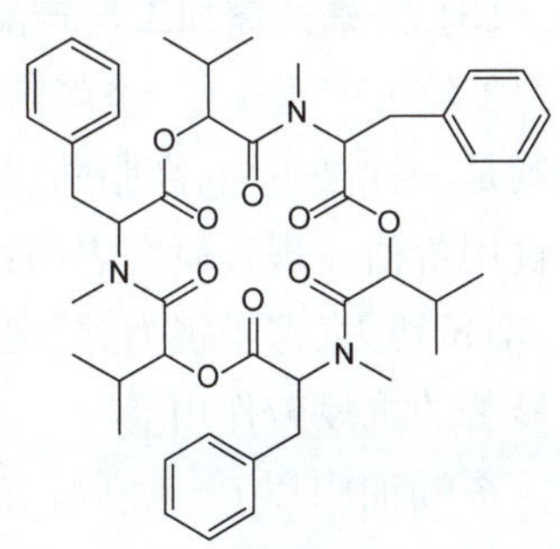

白僵菌素

白僵菌素(beauverin)是白僵菌(*Beauveria bassiana*)和镰刀霉属(*Fusarium*)等虫生真菌在生长过程中分泌的次级代谢产物，能导致昆虫死亡，作为微生物杀虫剂被广泛研究[25,26]。白僵菌素对革兰氏阳性菌、绿脓杆菌、霉菌等具有明显的杀菌与抑制作用，对某些海洋生物呈剧毒，对蚊子幼虫等具有中等强度的抑制作用。在饲料中加入白僵菌素，能引起家蚕 5 龄幼虫肌肉收缩迟缓而死亡，具明显毒性[27,28]。

(3) 蚕沙： 蚕沙中含有黄酮类、生物碱类、倍半萜及其苷类[29]、叶绿素类等资源性成分。此外，尚含有丰富的类胡萝卜素、果胶、叶蛋白等化学成分[30,31]。

(4) 蚕蛹： 蚕蛹油中主要为不饱和脂肪酸亚油酸、油酸、α -亚麻酸，其含量分别为 37.53%、4.94%及 30.24%[32]，是一类极具价值的保健用油天然化学资源。

三、资源性化学成分动态积累与分析评价

通过分析测定7个家蚕品种或杂交组合以及采用5个桑品种和不同叶质桑叶饲养5龄蚕制备的全蚕粉中1-DNJ含量。结果表明[33]：不同家蚕品种以及用不同桑品种和不同叶质桑叶饲养家蚕制备的全蚕粉复合物的降血糖效果均存在显著差异，凡是降血糖效果显著的全蚕粉，1-DNJ含量都处于较高水平，而1-DNJ含量低的全蚕粉其降血糖效果均较差，但降血糖活性与1-DNJ含量之间并不存在显著正相关关系，提示全蚕粉中尚存在其他降血糖活性成分。养蚕用桑中的1-DNJ含量与蚕体内1-DNJ含量存在高度正相关性，且采用不含桑叶粉的人工饲料饲养的家蚕幼虫不含1-DNJ，证实蚕体内的1-DNJ源于桑叶，家蚕本身不产生1-DNJ。

四、资源利用效率提升研究

1. 药材深加工与产品开发

(1) 全蚕粉的制作加工工艺：全蚕粉的制作均采用5龄第3天幼虫。经初步挑选和清洗处理后，采用真空浓缩煎煮冷冻干燥，然后粉碎过筛(粉碎粒度为0.15 mm对DNJ的保留最理想[34])。根据不同需要可按比例加入机制药物，充分混匀成为全蚕粉复合药物[35]。

(2) 白僵蚕的深加工与产品开发：僵蚕作为传统中药，其药用价值十分广泛，临床疗效较好。白僵蚕的抗惊厥、抗凝、抗癌、降血糖等相关活性已被证实。《神农本草经》记载：白僵蚕有“灭黑斑，令人面色好”的功效，也可作为增白防晒消除色素沉着保持皮肤弹性产品开发的原料。白僵蚕含有氨基酸和活性丝光素物质草酸铵，有营养皮肤和美容作用。僵蚕所含蛋白质有刺激上皮脂腺，调节性激素分泌的作用，因而对女性性激素分泌失调引起的黄褐斑有一定疗效。此外，白僵菌作为生物防治剂的主要病原菌，在农林害虫的生物防治方面，国内外的应用研究也较为深入。

白僵蚕草酸铵的提取制备工艺[36]：白僵蚕体内所含的草酸铵为抗惊厥的有效成分。采用响应面法优化白僵蚕草酸铵的最佳提取工艺条件为提取温度85℃，提取时间65 min，原料质量浓度43 g/L，草酸铵得率达到最大值。此条件下草酸铵得率验证值为3.25%，与预测值3.29%基本一致。

(3) 蚕蛹的深加工与产品开发：缫丝汰头过程产生的湿蛹经烘干、炼油后可产生蛹油和脱脂蛹。生产每t丝可产生1 t干蚕蛹，每t干蚕蛹产生0.29 t蛹油。我国每年有缫丝厂下脚料蚕蛹20万t以上。蚕蛹是一种高蛋白、高脂肪、氨基酸含量丰富，且富含常量元素和微量元素的宝贵资源，具有良好的药用和食用价值。现代研究表明：蚕蛹不仅具有很高的营养价值，尚具有促进脂肪代谢、保护肝脏、肝细胞再生、增长智力、保护视力、延缓衰老、提高免疫功能、强壮、降血糖和抗癌等多种药理作用[37]。蚕蛹蛋白具有显著的抗疲劳作用[38]。

蚕蛹油中以α-亚麻酸、油酸为主的不饱和脂肪酸占脂肪酸总量的72%～75%。缫丝蚕蛹油可使四氧嘧啶诱导的糖尿病小鼠体重增加，血糖较模型对照组显著降低，降血糖效果与格列苯脲相当；低、高剂量蛹油组糖尿病小鼠胸腺指数和脾指数均比模型组有所提高，小鼠血清及肝脏SOD活性升高，抑制了MDA的产生[39]。以其为原料研制开发降血糖新资源功能食品，将具有良好产业化价值与市场前景。

另外，还可用蛹蛋白粉、蛹粕等水解制备复合氨基酸[40]；也可利用活蚕蛹生产虫草菌丝体等。

1) 蚕蛹甲壳素的资源化利用：甲壳素(chitin)是自然界存在量仅次于纤维素的天然多糖，是目前发现于自然界中唯一一种带阳离子能生物降解的高分子材料。它广泛存在于海洋节肢动物(如虾、蟹)的甲壳中，也存在于低等动物菌类、昆虫、藻类细胞膜和高等植物的细胞壁中。

甲壳素是由 N-乙酰-2-氨基-2-脱氧-D-葡萄糖以 β-1,4 糖苷键连接而成的多糖，即 N-乙酰-D-葡萄糖胺的聚糖。壳聚糖(*chitosan*)是甲壳素脱乙酸化而得到的生物高分子，是甲壳素的主要衍生物，又称脱乙酸几丁质、聚甲壳糖、甲壳胺、聚氨基葡萄糖、可溶性甲壳素、黏性甲壳素等。

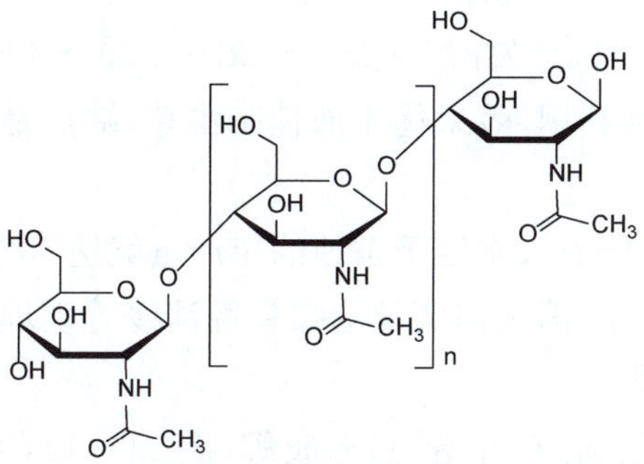

甲壳素

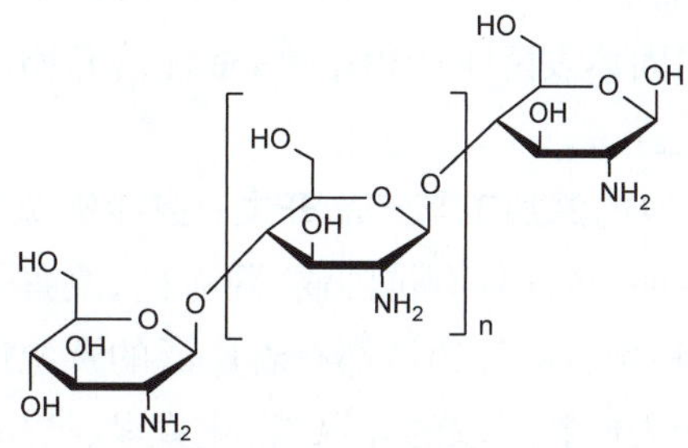

壳聚糖

蚕蛹壳甲壳素的提取工艺为：以 3%HCl 溶液于 30℃条件不浸泡 22 h 去除矿物质，以 5%NaOH 溶液于 85℃条件下浸泡 4 h 去除有机质 10%H_2O_2 脱色，即得。制备的甲壳素产品为白色片状或粉状固体，水分含量为 5%～10%，灰分含量为0.63%～0.81%，含氮量为 5.86～6.02%，提取率为 32%～38%。与虾、蟹中提取的食品级甲壳素企业标准(颜色为白色，形状为片状或粉状，水分含量为≤10%，灰分含量为≤1.0%，含氮量为 6.2%～6.5%)相比，所得蚕蛹甲壳素质量指标均优于虾、蟹壳中提取的食品级甲壳素的标准，为其深度开发与利用提供了科学依据[41]。

以蚕蛹为主要原料制备的壳聚糖，为白色粉状或片状，水分含量 8.1%，灰分含量 0.67%，黏度 41 mPa·s，分子量 5×10^4 Da，脱乙酰度 95.6%，与虾、蟹中提取的食品级壳聚糖企业标准(颜色为白色，形状为片状或粉状，水分含量为≤100%，灰分含量为≤1.0%，脱乙酰度≥85%，黏度为 30～3 000 mPa·s)相比，所得蚕蛹壳聚糖达到虾、蟹壳中提取的食品级壳聚糖的质量指标[41]。

2) 蚕蛹复合氨基酸的资源化利用[42]：蚕蛹蛋白质含量高，对其进行水解，可制成供食用或医用的复合氨基酸型营养强化剂或作口服液。又因蚕蛹脂肪含量高达 30%，且有强烈异味，故蚕蛹水解前需先进行脱脂处理。一般采用干蛹浸出法提炼蛹油后，而成脱脂蚕蛹。

盐酸水解法生产复合氨基酸的工艺流程为：脱脂蚕蛹→粉碎→配制成 10%～12%的浊液→加盐酸调 pH 至 1.0 左右→加热至 90～100℃→水解 10 h→过滤→滤液→加活性炭(35～40℃，30 min)→去活性炭→复合氨基酸。此法工艺简单，蛋白质利用率高，制成品氨基酸含量高、品种齐，但设备要求高、耗酸大、产品颜色深。

酶水解法生产复合氨基酸的工艺流程为：脱脂蚕蛹→粉碎→配成 10%～12%浊液→加木瓜蛋白酶 2%，胰蛋白酶 1%，pH6.5～7.0→加热至 50℃保持 8 h 水解→酶失活 80℃ 15 min→过滤，加活性炭(35～40℃，30 min)→去活性炭→复合氨基酸。该法反应条件要求低、成本低、产品外观和口感较好，但得率低，氨基酸种类比盐酸水解法要少。此法适宜生产口服液。

盐酸水解法、酶水解法均能生产出优质复合氨基酸，如果利用两者结合先用酶解再用酸水解效果更佳。

3) 蚕蛹虫草的开发利用：利用脱脂蚕蛹接种冬虫夏草菌，制成蚕蛹虫草，具有调节新陈代谢、提高人体免疫能力、强身健体和抗癌等功效。

液体发酵法获得蚕蛹虫草工艺为：脱脂蚕蛹经盐酸水解制成多肽，再添加碳源，无机盐灭菌后接种虫草菌发酵制成虫草菌体。工艺流程：脱脂蚕蛹→粉碎→水解脱色→配料，灭菌 121℃，30 min→冷却→

接种→发酵(通风)2d→过滤→干燥→粉碎→虫草菌粉。该法得到的成品虫草含量高、质量好,但得率低、成品颜色深、成本高。

由于脱脂蚕蛹营养丰富,富含的营养物质在盐酸水解时易被破坏,因而采用固体发酵法使蚕蛹中有用物质能够较好地被利用,特别是一些生物激素类物质。工艺流程:蚕蛹(脱脂)→粉碎→配料(加糖、无机盐等)并加水 40%→灭菌 121℃、30 min→冷却→接种→固体发酵(室温)5~6d→干燥→粉碎→蚕蛹虫草粉。采用固体发酵生产得率高,蚕蛹营养物质能充分被利用,效果优于液体制虫草;缺点是周期长、生产力投入大。

(4) 蚕沙的深加工与产品开发: 蚕沙资源丰富,仅全国五大蚕区干蚕沙的年产量就达 100 万 t 以上。现代研究表明,蚕沙具有抗肿瘤、降血糖、改善贫血、抗氧化、消炎抑菌及治疗口腔溃疡等生理活性,在药品、保健品和化妆品等领域都有着广泛的资源产业化前景。

以蚕沙为原料提取的叶绿素、叶黄素、类胡萝卜素、植物醇、叶蛋白、果胶等(图 11－1),可广泛用于食品、饮料、化妆品、医药等领域,具有较大的市场潜力。目前,利用蚕沙提取叶绿素生产铜钠盐、锌钠盐已有小规模的投产[43]。铜钠盐可用于治疗胃溃疡;锌钠盐可补充人体 Zn 元素的缺乏。

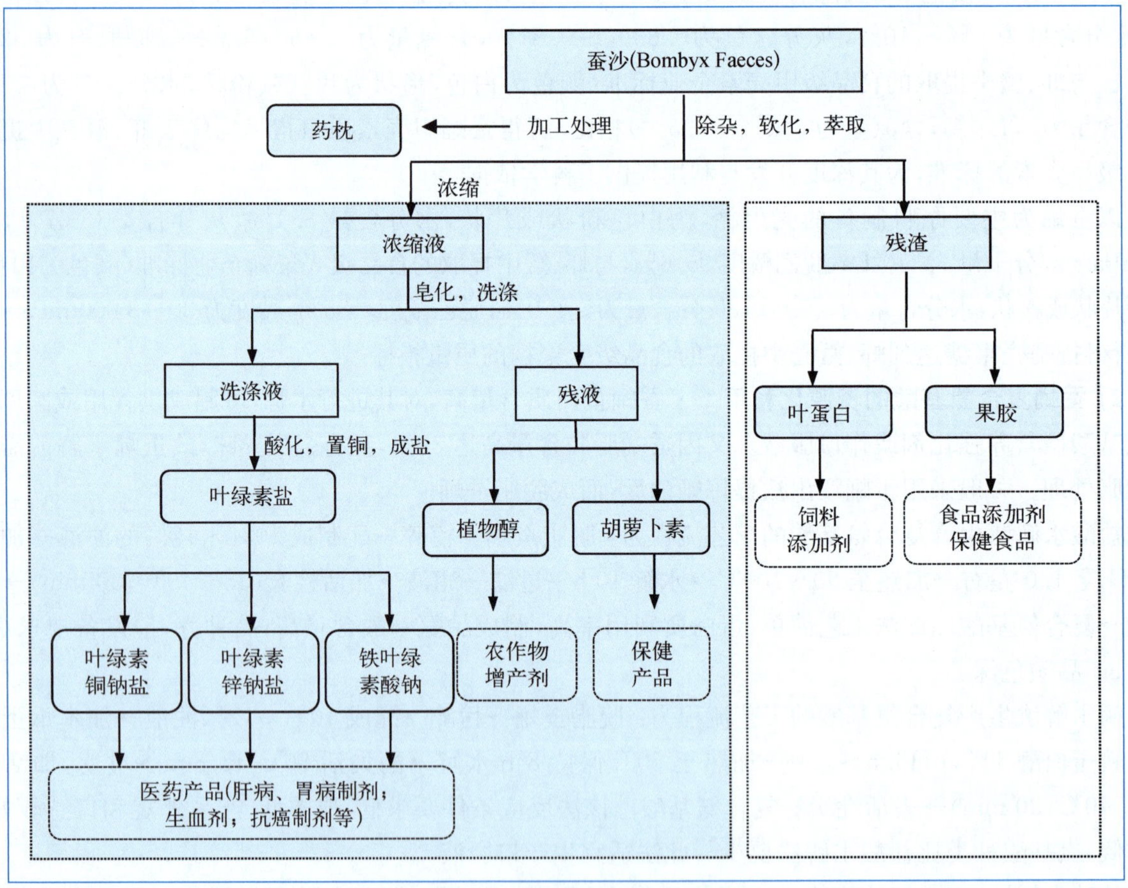

图 11－1 蚕沙资源系统利用与产业化途径

蚕沙中果胶的含量约为 10%,蚕沙果胶具有良好的胶凝化和乳化作用,在食品工业、医药工业和日用化工领域有着广泛的用途[44],如用作果酱、冰淇淋凝冻剂,饼干、挂面黏剂,果汁饮料增稠剂,化妆品着色剂等。果胶尚具有良好的降血脂、降胆固醇、防止动脉硬化和抗菌作用,可促进 Pb 等重金属从血液中排出,也可作为制药原料,单独或与其他药物配合使用治疗某些疾病[45]。近年来果胶在防止冠状动脉性心脏病、肥胖病、动脉硬化、高血脂等方面的应用，特别是在癌症的临床应用方面受到医学界的高度重视。

1）蚕沙叶绿素的提取制备工艺[30]：叶绿素(盐)生产的一般流程为：蚕沙→杀毒→风干→除杂→软化→萃取→过滤→浓缩→糊状叶绿素→置换→叶绿素盐。具体方法为：① 蚕沙预处理。将收集到的蚕沙筛净，除去泥沙杂质，做到无尘、无杂质。称量后倒入软化池中并加入30%左右的清水进行软化4～6 h，使蚕沙充分膨胀，有利于溶剂的渗透，备用。② 溶剂浸取。按一定的物料比例将软化的蚕沙与乙醇(丙酮)加入带有搅拌器的密闭浸提器中，不断搅拌，常温浸提3～10 h后抽出，置入压滤机中进行渣液分离，得压滤液。③ 浓缩。将叶绿素提取液倒入浓缩罐中，加热蒸馏，萃取剂被蒸出并通过冷凝器回收，循环利用，同时浓缩提取液。浓缩完毕，冷却，静止分层，此时上层为水，下层为糊状叶绿素成品，可加入少量硫酸铜，制成叶绿素铜钠盐，其稳定性会显著提高。该法从蚕沙(干重计)中提取叶绿素，其提取率为0.8%～1%。

2）蚕沙果胶的提取制备工艺[30]：提取果胶的方法主要有两种：乙醇沉淀法和盐析法。乙醇沉淀法工艺成熟，产品质量好，但设备复杂、能耗大、成本高；盐析法则是一种较新的方法，设备简单、耗能低、成本小，但工艺还不太成熟。蚕沙果胶生产的一般流程为蚕沙的收集处理→膨润软化→水解→脱色→浓缩沉析→干燥→粉碎→包装。

具体方法为：① 原料预处理。把蚕沙先过筛除去泥沙、杂物，加水漂洗除去可溶性物质。清洗后加入蚕沙量的35%清水软化，浸润4～6 h，其间要翻动蚕沙若干次，以免温度过高破坏其中的果胶。② 水解。把软化后的蚕沙加入草酸溶液水解，搅拌水解后过滤。③ 脱色。滤液通过内装活性炭柱的脱色筒进行脱色。④ 浓缩、沉析。将脱色液在真空下进行浓缩，浓缩后的果胶液迅速冷却并及时沉析。在冷却后的浓缩溶液中加入一定量的乙醇，则果胶从溶液中呈絮状析出，待其完全沉析后，离心脱去酒精。⑤ 干燥、粉碎。将离心脱去酒精后的果胶在65～75℃温度下真空干燥8～10 h，然后粉碎过筛，包装。

2. 产业化过程产生的废弃物资源化利用研究 蚕丝加工产业化过程中除上述的蚕蛹，丝头等固体废弃物外，排放量大，资源潜力和价值高的为液态废水。缫丝企业废水主要由煮茧、缫丝、复摇和副产品加工(汰头)三部分废水组成。其中煮茧、缫丝、复摇废水为连续性排放，由于汰头操作的间断性，因而其废水也呈间隙性排放的特点。生产1 t生丝所产生废水排放量为550～950 t，其中煮茧废水占7%～10%，缫丝废水60%～65%，复摇废水1%～2%，废茧处理7%～15%，其余9%～10%为锅炉用水形成蒸汽和尾水排放。缫丝厂在生产白厂丝过程中产生大量的缫丝废水。研究表明，废水中尚含有大量丝胶蛋白质、蛹体蛋白质及脂肪酸等资源性物质[46]，是一种含N、P高的无毒中浓度有机废水，其潜在资源化利用价值较高。

缫丝废水中含有大量的丝胶蛋白质、氨基酸以及油脂等资源性物质。缫丝废水蛹油中含有人体所必需的油酸、亚油酸和亚麻酸等不饱和脂肪酸(占脂肪酸总量75%以上)，具有降血糖、降血脂、降胆固醇、提高机体免疫功能、促进脂肪代谢、肝细胞再生、保护视力、益智强体和延缓衰老等多种功能。目前，从缫丝废水中提取家蚕蛹油的研究尚不成熟，主要集中在丝胶蛋白的回收利用方面。丝胶蛋白常用的回收方法主要有混凝法、酸析法和膜分离法等。膜分离法所得丝胶蛋白质较纯净，品质佳[47]，但易造成膜污染。可采用乙醇或丙酮沉淀蛋白质，利用吸水性破坏蛋白质胶粒的水化层而使蛋白质沉淀。此法适用于浓缩后的丝胶溶液分离[48]。缫丝废水的处理方法主要有物理法、化学法、物理化学法和生物法四类[49,50]。

◇参◇考◇文◇献

[1] 刘开勇. 在 2012 年全国蚕茧收烘工作研讨会上的讲话. 中华纺织网,2012-04-28.

[2] 廖森泰,肖更生. 蚕桑资源创新利用[M]. 北京: 中国农业科学技术出版社,2006.

[3] 杜周和,刘俊凤,左艳春,等. 蚕桑畜禽副产物资源化循环利用研究[J]. 中国人口资源与环境,2012,22(11): 212-217.

[4] 张曙明,陈建民. 僵蚕的临床应用近况[J]. 中医药信息,1993,(4): 38-42.

[5] 米红霞,刘吉平. 白僵蚕应用研究进展[J]. 广东蚕业,2009,44(1): 46-48.

[6] 韩文新. 蚕沙综合利用与沼气发酵预处理工艺[J]. 甘肃农业,1995,(8): 22-23.

[7] 陈华玲,黎小萍,彭火辉,等. 蚕沙资源的利用价值及其开发途径[J]. 蚕桑茶叶通讯,2010,(3): 9-10.

[8] 张剑飞,张烈,吴建梅,等. 废弃桑枝及蚕沙栽培大球盖菇新技术[J]. 农技服务,2009,26(11): 28,58.

[9] 李明忠. 蚕粉——一种保健食品[J]. 国外丝绸,2000,(5): 29-31.

[10] 李冬生,王金华,胡征,等. 白僵蚕主要化学成分及其挥发油的分析[J]. 化学与生物工程,2006(6): 22-24.

[11] 赵建国,彭延古,彭新君,等. 薄层色谱法分离僵蚕中蛋白质和氨基酸类成分的研究[J]. 湖南中医学院学报,2005,25(2): 26-27.

[12] 姚剑,黄大庆. 球孢白僵菌脂肪酸、酯酶、脂肪酶及其与毒力的关系[J]. 中国生物防治,2005,21(3): 167-171.

[13] 姚剑,李增智,樊美珍. 虫生真菌入侵过程中酶的研究[J]. 安徽农业大学学报,1996,23(3): 303-308.

[14] 徐均焕,冯明光,许谦. 昆虫病原真菌胞外蛋白酶的病理作用与测定技术[J]. 中国生物防治,1998,14(3): 123-129.

[15] 杜周和,寇波云,刘俊凤,等. 蚕业资源的医药保健利用研究[J]. 安徽农业科学,2007,35(14): 4216-4218.

[16] 王建科,任淑文,李志,等. 利用蚕沙喂猪的试验[J]. 蚕业科学,2007,33(1): 142-145.

[17] 王彦平,刘洁,吴予明,等. 蚕蛹的营养成分分析[J]. 郑州大学学报(医学版),2009,44(3): 638-641.

[18] 李冬生,王金华,陈雄,等. 蚕粉挥发油的成分分析[J]. 湖北工学院学报,2004,19(2): 1-4.

[19] 彭新君,赵建国,徐爱良,等. 僵蚕抗凝活性及其成分的分析[J]. 南中医学院学报,2005,25(1): 1-3.

[20] 彭新君,许光明,李明娟,等. 高效液相色谱法测定僵蚕中草酸铵的含量[J]. 中南药学,2006,4(4): 255-257.

[21] 丁亚平,吴庆生. 示波电位滴定法测定僵蚕中草酸铵[J]. 分析试验室,1997,16(5): 14-16.

[22] 宋建民,穆莉. 白僵蛹代替白僵蚕及其抗惊有效成分的测定[J]. 合肥学院学报(自然科学版),2004,14(2): 10-14.

[23] 杨琼,廖森泰,邢东旭,等. 白僵蚕的化学成分和鉴别技术研究进展[J]. 蚕业科学,2009,35(3) 696-699.

[24] 殷志琦,叶文才,赵守训. 僵蚕的化学成分研究[J]. 中国中药杂志,2004,29(1): 52-54.

[25] Grove JF, Pople M. The insecticidal activity of beauvericin and the enniatin complex. Mycopathologia, 1980, 70(2): 103-105.

[26] Gupta S, Krasnoff SB, Underwood NL, et al. Isolation of beauvericin as an insect toxinirom fusarium-semitectum and fusarwm-momlifornie var subglutinans. Mycopathologia, 1991, 115(3): 185-189.

[27] 时连根. 桑蚕病原微生物资源的开发利用[J]. 蚕桑通报,1991,(3): 37-39,42.

[28] Zemskov EA, Abramova EB, Mikhailov VS. Induction of a novel protcin-kinase inpupae of the silkworm Bomhyx-mori after infection with nuclear polyhedrosis-virus[J]. Journal of General Viwhgy, 1992, 73 3231-3234.

[29] 崔锡强,李杏翠,王磊,等. 蚕沙化学成分研究[J]. 中国中药杂志,2008,33(21): 2493-2497.

[30] 张金花,盛敏刚,褚道葆. 蚕沙资源的综合开发及利用探析[J]. 资源开发与市场,2007,23(10): 924-926.

[31] 郭宝星. 蚕沙及其提取物在医学上的应用[J]. 四川中医,2003,21(3): 19.

[32] 张岫美,邓树海,魏欣冰,等. 蚕蛹油 α-亚麻酸提取工艺研究和成分分析[J]. 中国生化药物杂志,2003,24(5): 222-223.

[33] 施新琴,肖辉,孙波,等. 不同全蚕粉中的 1-脱氧野尻霉素含量及其对小鼠血糖浓度的影响[J]. 蚕业科学,2009,

35(1)：111－115.

[34] 娄德，范涛，王储炎，等. 全蚕粉中1-脱氧野尻霉素的提取分离及分离物对肿瘤细胞的抑制作用[J]. 蚕业科学，2010，36(1)：109－114.

[35] 陈景芸，蔡平，李兵. 全蚕粉降血糖作用研究进展[J]. 中国蚕业，2011，(2)：14－18.

[36] 邢东旭，杨琼，廖森泰，等. 采用响应面法优化白僵蚕草酸铵的提取工艺[J]. 蚕业科学，2009，35(4)：902－906.

[37] 王洪欣. 蚕蛹生物活性成分现代研究进展[J]. 齐鲁药事，2007，26(6)：355.

[38] 张丽萍，曲红光，昌友权，等. 蚕蛹蛋白抗疲劳作用人群试食实验[J]. 食品科学，2005，26(9)：462－465.

[39] 邹宇晓，吴娱明，廖森泰，等. 缫丝蛹油的理化性质及其降血糖作用研究[J]. 中国食品学报，2008，8(3)：33－36.

[40] 周丛照，杨铁. 蚕蛹的综合开发利用[J]. 生物学通报，1993，28(10)：44－46.

[41] 朱洪红. 蚕蛹甲壳素抗菌新材料的研究[D]. 重庆：西南大学，2008.

[42] 佳善. 蚕蛹蛋白的开发利用[J]. 食品科技，1995，(1)：12－14.

[43] 马春花，全晓塞，韩晓霞，等. 提取蚕沙中果胶和叶绿素的研究[J]. 宁夏农学院学报，1998，19(4)：29－31.

[44] 包焕升，周玉新，韩月霞，等. 果胶的性质及其生产应用[J]. 杭州食品科技，1992，24(1)：1－3.

[45] 于学敏，王振南. 果胶在医学中的应用[J]. 中国药学杂志，1991，2：15－18.

[46] 王家德，朱征豪. 缫丝行业废水排放特点及其防治对策[J]. 环境污染与防治，2002，24(4)：216－218.

[47] 段亚峰，沈耀明，冀勇斌. 丝绸废水的膜法处理与丝胶蛋白质回收技术[J]. 纺织学报，2005，26(2)：24－26.

[48] 田亚峰，段亚峰，尉霞. 丝绸工业废水中丝胶蛋白质的回收技术[J]. 丝绸，2001(7)：23－25.

[49] 周建勇. 制丝业污水治理的常用技术与展望[J]. 丝绸，2002(5)：30－32.

[50] 刘玉琼，曾毓初，钟国明，等. 缫丝废水综合利用与无害化处理技术的研究[J]. 工业水处理，2007，27(7)：23－26.

（宿树兰　欧阳臻　段金廒）

珠蚌类药用生物资源及其资源化利用研究

珍珠贝科(Pteriidae)动物或珠蚌科(Unionidae)动物的贝壳中外套膜受刺激后分泌物质将刺激物层层包裹而形成珍珠，珠蚌类药用生物主要有珍珠贝科动物马氏珍珠贝(*Pteria martensii* Dunker)、蚌科动物三角帆蚌(*Hyriopsis cumingii* Lea)和褶纹冠蚌(*Cristaria plicata* Leach)等。三角帆蚌、褶纹冠蚌或马氏珍珠贝的贝壳，经干燥后得到珍珠母，具有平肝潜阳、安神定惊、明目退翳的功效；珍珠具安神定惊、明目消翳、解毒生肌、润肤祛斑的功效。此外，珠蚌类动物的软体，如蚌肉具清热、滋阴、明目、解毒，主治烦热、消渴、血崩、带下等[1,2]。

我国已报道的珍珠贝科(Pteriidae)动物种类有17种，均分布于热带和亚热带海洋中，利用足丝栖息于浅海岩石或珊瑚礁上。主要资源种类有马氏珍珠贝(*Pteria martensii*)、大珠母贝(*P. maxima*)、珠母贝(*P. margaritifera*)、长耳珠母贝(*P. chemnitzi*)等。我国常见的蚌科动物有10余种，主要药用资源品种为：三角帆蚌(*Hyriopsis cumingii*)、褶纹冠蚌(*Cristaria plicata*)、背角无齿蚌(*Anodonta woodiana*)[3,4]。

一、资源利用现状

珠蚌类资源利用以珍珠、贝壳及软体为主，中医传统功效均有关于珍珠、珍珠贝及软体的相关记载。

1. 珍珠　珍珠(Margarita)为珍珠贝科马氏珍珠贝、珠母贝、大珠母贝、长耳珠母贝或蚌科动物三角帆蚌、褶纹冠蚌、背角无齿蚌等贝壳中外套膜受刺激形成。

(1) 马氏珍珠贝(*Pinctada martensii*)：又名合浦珠母贝，栖息于风浪较为平静的海湾中，泥沙、岩礁或石砺较多的海底，是生产著名"南珠"的母贝。经典分类属于软体动物门(Mollusca)瓣鳃纲(Lamellibranchia)珍珠贝科(Pteriidae)动物。马氏珍珠贝在我国主要分布于广西壮族自治区、广东省、海南省等地沿海。广西壮族自治区主要分布于北海合浦县附近海区及防城珍珠港，尤以北部湾较为常见，广西壮族自治区合浦县产量最高，尤以营盘镇的白龙村至西村长约 30 km 的海区盛产的珠母贝最为著名。北海营盘镇海区风浪较小，海水咸、淡适中，水质上好，水温适宜，特别适合其繁衍生长和形成资源优势。

(2) 大珠母贝(*Pinctada maxima*)：又名白蝶贝，属于热带、亚热带贝类，主要分布于印度洋和南太平洋沿海。大珠母贝多栖息于水深 20 m 左右的海区，在 60 m 深处也能采到，分布于海南及西沙群岛，是育珍珠的最大贝类，能产大型优质珍珠，贝壳可雕刻精美的工艺品，贝壳的珍珠层可作药用。大珠母贝的外形圆而略方或近长方形，贝壳坚硬，左壳比右壳稍大而凹，壳面平滑呈黄褐色，壳内为银白色的珍珠层，边缘呈金黄色。大珠母贝生长到一定大小时，生长就较缓慢，几乎只是大量地分泌珍珠质，增加其贝壳厚度。成贝一般为 25 cm 左右，大的可达 32 cm 或更大，体重可达 4～5 kg。

(3) 三角帆蚌(*Hyriopsis cumingii*)：又名三角蚌、水壳、劈蚌、江贝、冀蚌、铁蚌，主要分布于我国河北省、山东省、安徽省、江苏省、浙江省、江西省、湖北省、湖南省等地，喜生活在水清、流急、底质为泥沙的湖泊和河流内。杂食性，主要滤食单细胞藻类，也滤食轮虫、枝角类、桡足类的幼体以及小型原生动物和有机碎屑。三角帆蚌贝壳大而扁平，壳较厚而坚硬。后背缘向上突起，呈三角帆状的翼，约占蚌壳总面积的 1/4。壳面呈黄褐色，顶部生长轮线粗糙，壳内面的珍珠层光泽晶莹。三角帆蚌为我国特有的主要淡水育珠蚌之一，生成的珍珠质量较好，用它培育珍珠已有1 000余年的历史。

(4) 褶纹冠蚌(*Cristaria plicata*)：又名河蚌、水壳、尖顶蚌、大江贝、棉鞋蚌、水蚌。我国的黑龙江省、吉林省、河北省、山东省、安徽省、江苏省、浙江省、江西省、湖北省、湖南省等地均有分布。褶纹冠蚌喜栖息在沙泥质松软底的水域中，湖泊、河沟、水库均有分布。贝壳大型，壳比三角帆蚌薄，坚固膨大，外形略呈不等边三角形，后背缘向上伸展成如鸡冠状的大型冠；从壳顶向后有 10 余条粗大纵肋。壳面呈黄绿色或褐黄色，布有同心圆生长线。壳内面的珍珠层颜色一般为白色、肉色和淡黄色。其珍珠质量略次于三角帆蚌所产的珍珠。

珍珠入药，始载于《雷公炮炙论》。具有安神定惊、明目消翳、解毒生肌、润肤祛斑的功效。临床，常以珍珠粉或珍珠散应用，或与地黄、黄连、牛黄等中药配伍，具有清热泻火，解毒生肌等功效。常用珍珠的方剂有六神丸，以清热解毒、消炎止痛、退肿散结之功效而著名；珍菊降压片，为中、西药复方降压制剂，用于治疗轻中度高血压；珍珠明目液，具有去翳明目、消肿止痛等功效。以珍珠资源为原料的主要产品及其资源价值见表 11－5。

表 11－5 以珍珠资源为原料的主要产品及其资源价值

产品名称	利用部位/物质	资源价值
珍珠散	珍珠粉	散剂，外用
珍珠末	珍珠粉	散剂，内服
珍珠牛黄散	珍珠粉	清热解毒，消肿止痛
珍珠明目滴眼液	珍珠水解液	清热泻火，养肝明目

2. 珍珠母　珍珠母具有平肝潜阳、安神定惊、清肝明目的功效，主要治疗头痛眩晕、心悸失眠、癫狂惊痫、肝热目赤、翳膜遮睛等。以珍珠母资源为原料的主要产品及其资源价值见表 11－6。

表 11-6　以珍珠母资源为原料的主要产品及其资源价值

产品名称	利用部位/物质	资源价值
珍珠胃安丸	珍珠层粉	治疗胃溃疡，十二指肠溃疡
珍珠灵芝片	珍珠层粉	养心安神，滋补肝肾
珍珠层粉胶囊	珍珠层粉	治疗胃溃疡，十二指肠溃疡
珍珠蜂皇浆	珍珠角壳蛋白水解液	用于营养不良，食欲缺乏
肤裂愈软膏	珍珠母粉	润肤消痛，收敛生肌
珍合灵片	珍珠层粉(水飞)	养心安神，用于心律失常，心悸失眠

3. 蚌肉　为蚌科动物三角帆蚌、褶纹冠蚌或背角无齿蚌的软体。中医认为，蚌肉清热、滋阴、明目、解毒，主治烦热、消渴、血崩、带下等。作为药食同源品种，蚌肉营养成分极为丰富，含蛋白质 75%，脂肪 5.9%，碳水化学成分 1.1%，以及丰富的 Ca、P、Fe 等矿物质。蚌肉中含有的多糖及糖蛋白成分具有良好的免疫调节及抗肿瘤活性；蚌肉提取物具有良好的抗炎活性；中医认为蚌肉有“止消渴”作用，已有研究表明双壳贝类软体部位，具有较好的降血糖功效；此外，双壳贝类软体提取物还有对酒精性肝脏损伤具有保护作用。因此，蚌肉可用于保健产品的开发。

二、资源性化学成分

1. 氨基酸、肽及蛋白质类资源性化学成分　珠蚌类动物的贝壳及珍珠中主要成分为 $CaCO_3$，此外还含有氨基酸、无机元素等成分；而软体中则含有丰富的多糖类、蛋白质及多肽类、核苷类、脂肪酸类等化学成分。目前作为资源性物质研究及应用较多的主要为多肽类、氨基酸类、$CaCO_3$、多糖类、核苷类、不饱和脂肪酸类等成分。

一般淡水珍珠含有 10 种以上氨基酸类化学成分，包含人体必需氨基酸，如 Ser、Val、Met、Ile、Leu、Tyr、Phe 等；海水珍珠中的氨基酸种类与含量高于淡水珍珠。珍珠中还含有牛磺酸(taurine)等非蛋白质氨基酸，具有特殊的生理功能，如消炎、镇痛等，对大脑发育、神经传导亦有良好的作用。此外，珍珠母中含有 17 种常见氨基酸，含有牛磺酸、鸟氨酸、丝氨酸磷酸酯三种非蛋白质氨基酸[5~7]。

珠蚌类动物中含有丰富的蛋白质类物质，经过水解后，可获得分子质量范围在 3 000 Da 以下的多肽类物质，具有抗氧化、降血压等功能。

2. 其他类资源性化学成分

(1) 碳酸钙：珍珠及珍珠母是典型的天然生物矿化材料，含 90%～95%的文石型碳酸钙晶体和 5%～10%的有机基质。珍珠母含有的丰富的碳酸钙可经过活化或改性后用于补钙制剂及生物材料的开发[8]。

(2) 无机元素类：珍珠含有丰富的无机元素，主要含有 Ca、Na、Al、Cu、Fe、Mg、Mn、Ba、Zn、Si、Ti、Li、Sr 等[9]，以 $CaCO_3$、$MgSO_4$、SiO_2、$Ca_3(PO_4)_2$、Al_2O_3 等形式存在于珍珠中。海水珍珠比淡水珍珠富含 Mg、Na、K、Sr、Fe 和 Zn，而淡水珍珠中富含 Mn 和 Ba[10]。

(3) 卟啉及金属卟啉类：珍珠中含有卟啉及金属卟啉类化学成分，金属卟啉为金属离子与卟啉结合生成的络合物。卟啉及金属卟啉类物质具有良好的抗氧化、抗衰老及抗肿瘤作用[11,12]。

(4) 多糖类：珠蚌类动物中的多糖类化学成分主要分布于软体中，具有调节免疫、降血糖、保肝、抗肿瘤等生理活性。有研究报道从三角帆蚌软体组织水提取物中获得的三角帆蚌多糖主要由葡萄糖组成，以1→4 糖苷键为主，存在 1→4,6 和 1→3,4 分支，具有显著的增强免疫抗肿瘤活性以及保肝作用；此外还从海洋双壳贝类四角蛤蜊软体中分离获得的多糖类物质，其化学结构为以[(α-1,4)6-α-1,2-(α-1,4)6]$_n$链接的葡聚糖，具有调节免疫与降血糖作用[13~15]。

(5) 核苷类：珠蚌软体中富含核苷类化学成分，研究人员从珠蚌软体中检测到尿嘧啶(uracil)、次黄嘌呤(hypoxanthine)、黄嘌呤(xanthine)、尿苷(uridine)及胸腺嘧啶(thymine)等核苷及碱基类化学成分[16]；此外，还从海洋双壳贝类四角蛤蜊软体中检测到腺嘌呤(adenine)、胞苷(cytidine)、次黄嘌呤(hypoxanthine)、黄嘌呤(xanthine)、尿苷(uridine)、胸腺嘧啶(thymine)、脱氧尿苷(deoxyuridine)、鸟苷(guanosine)、脱氧鸟苷(deoxyguanosine)、肌苷(inosine)、脱氧肌苷(deoxyinosine)、胸苷(thymidine)等核苷及碱基类化学成分[17]。

(6) 脂肪酸类：珠蚌软体中含有丰富的脂肪酸类成分，有研究从珠蚌软体中鉴定出 14 种脂肪酸，其中饱和脂肪酸 8 种，主要为十六烷酸(软脂酸)、十七烷酸、十八烷酸(硬脂酸)等，占脂肪酸总量的 29.24%。不饱和脂肪酸 6 种，主要有 9-十六碳烯酸、9-十八碳烯酸(油酸)、9,12-十八碳二烯酸(亚油酸)、5,8,11,14-二十碳四烯酸(花生四烯酸)等，占总量的 42.59%，明显高于饱和脂肪酸[16]。其中不饱和脂肪酸对于调节血脂有重要作用。

三、资源性化学成分动态积累与分析评价

1. 不同产地及不同等级的珠蚌类资源化学评价

(1) 氨基酸类：对不同产地及不同等级的淡水养殖褶纹冠蚌、三角帆蚌珍珠及珍珠层中的氨基酸进行了比较分析。结果表明：珍珠的来源不同，其氨基酸组成的种类及含量不同，浙江省产珍珠中氨基酸含量高于江苏省产珍珠，三角帆蚌中氨基酸含量高于褶纹冠蚌，结果见表 11-7[15]。

表 11-7 珍珠及珍珠层中氨基酸类资源性化学成分的种类与含量比较(%)

样品名称	等级	产地(省)	Asp	Thr	Ser	Glu	Gly	Ala	Val	Ile	Leu	Phe	Lys	Arg	总量
褶纹冠蚌珍珠	一	浙江	0.42	0.00	0.26	0.51	0.82	0.70	0.00	0.00	0.67	0.00	0.21	0.32	0.92
	二	浙江	0.33	0.00	0.28	0.17	0.56	0.68	0.00	0.00	0.22	0.49	0.09	0.15	2.98
	三	浙江	0.37	0.00	0.33	0.19	0.64	0.77	0.08	0.00	0.24	0.24	0.11	0.15	3.13
	四	浙江	0.40	0.00	0.36	0.21	0.70	0.88	0.09	0.00	0.48	0.54	0.17	0.02	4.00
	等外	浙江	0.28	0.00	0.24	0.16	0.52	0.68	0.07	0.00	0.19	0.45	0.09	0.13	2.82
三角帆蚌珍珠	一	浙江	0.36	0.00	0.26	0.22	0.56	0.78	0.09	0.00	0.48	0.55	0.15	0.16	3.61
	二	浙江	0.54	0.09	0.43	0.29	0.83	1.18	0.13	0.18	0.41	0.54	0.18	0.23	5.04
	三	浙江	0.34	0.00	0.23	0.19	0.44	0.60	0.08	0.00	0.18	0.44	0.11	0.16	2.76
	四	浙江	0.46	0.08	0.36	0.27	0.72	1.00	0.12	0.18	0.41	0.58	0.17	0.22	4.58
	等外	浙江	0.50	0.08	0.36	0.32	0.78	1.08	0.21	0.18	0.42	0.25	0.20	0.24	4.63
	一	江苏	0.28	0.00	0.26	0.17	0.54	0.67	0.15	0.00	0.39	0.48	0.10	0.12	3.16
	二	江苏	0.27	0.00	0.22	0.14	0.46	0.59	0.19	0.00	0.19	0.49	0.86	0.00	2.46
	三	江苏	0.32	0.00	0.26	0.18	0.55	0.69	0.00	0.00	0.21	0.50	0.11	0.14	2.96
	四	江苏	0.28	0.00	0.25	0.17	0.50	0.65	0.00	0.00	0.20	0.50	0.12	0.00	2.68
	等外	江苏	0.40	0.00	0.33	0.28	0.65	0.87	0.00	0.00	0.00	0.00	0.18	0.00	2.73

续　表

样品名称	等级	产地（省）	Asp	Thr	Ser	Glu	Gly	Ala	Val	Ile	Leu	Phe	Lys	Arg	总量
三角帆蚌珍珠层		浙江	0.25	0.00	0.14	0.14	0.35	0.42	0.00	0.00	0.19	0.35	0.00	0.00	1.85
褶纹冠蚌珍珠层		浙江	0.16	0.00	0.13	0.11	0.36	0.39	0.00	0.00	0.13	0.32	0.00	0.00	1.66
市售珍珠粉		浙江	0.22	0.00	0.16	0.16	0.37	0.43	0.00	0.00	0.15	0.42	0.08	0.00	1.99
珍珠层粉		江西	0.33	0.00	0.00	0.22	0.49	0.46	0.43	0.00	0.00	0.00	0.00	0.00	1.93

(2) 微量元素：对不同产地及不同等级的淡水养殖褶纹冠蚌、三角帆蚌珍珠及珍珠层中的微量元素进行了比较分析，结果显示，不同产地珍珠中微量元素含量差异不显著，三角帆蚌中 Ba、Cu、Ni 和 Zn 的含量高于褶纹冠蚌[17]。

2. 不同育龄的珠蚌类资源化学评价　对不同育龄的珍珠所含各矿物质元素含量进行了比较分析。结果表明，不同育龄的三角帆蚌珍珠中各元素含量不同，9 龄三角帆蚌珍珠中 Ba、Ca、Fe、Li、Mg、Mn 和 Sr 的含量均高于 3 龄蚌珍珠[18]，结果见表 11－8。

3. 海水珍珠贝壳与淡水珍珠贝壳中无机元素比较分析　对不同来源珍珠贝壳：马氏珍珠贝、三角帆蚌、褶纹冠蚌的贝壳中无机元素进行比较分析。结果表明，海水珍珠与淡水珍珠贝壳中的 $CaCO_3$ 含量差别不明显，无机元素组成存在一定差异[19]。

表 11－8　源于三角帆蚌生产的珍珠中无机元素组成及其含量比较分析（ppm）

无机元素	3 龄蚌的珍珠	5 龄蚌的珍珠	7 龄蚌的珍珠	9 龄蚌的珍珠	微量元素	3 龄蚌的珍珠	5 龄蚌的珍珠	7 龄蚌的珍珠	9 龄蚌的珍珠
Ba	54.90	79.25	70.02	90.85	Mn	352.2	473.7	412.7	483.6
Be	0.100	0.144	0.134	0.141	Mo	1.598	1.284	1.407	1.325
Ca	22.91	35.21	32.28	34.37	Na	2 160.0	2 031.0	2 031.0	2 060.8
Cd	0.430	0.361	0.352	0.331	Ni	2.60	3.05	2.53	2.73
Co	2.63	2.33	2.18	2.23	P	164.3	216.1	231.5	200.2
Cr	1.35	1.41	1.22	1.24	Si	10.24	16.86	29.91	15.40
Cu	1.95	2.01	2.11	1.99	Sr	263.2	268.9	235.7	245.1
Fe	11.34	15.65	16.64	17.22	Ti	3.996	3.854	3.730	3.89
Li	0.549	0.723	0.774	1.076	V	1.28	1.16	1.06	1.16
Mg	66.43	87.84	133.50	122.3	Zn	0.149	0.369	0.844	$<0.165\ 2$

4. 双壳贝类四角蛤蜊等不同采收期的资源化学评价

(1) 多糖类：贝类在生长过程中，体内初生、次生代谢产物会随着季节变化而变化，多糖类化学成分动态研究发现，此类生物在夏季体内多糖含量较高，这与贝类生物在夏季活动频繁，摄食增加，糖原储存增加有关。根据采收期样品中总糖类成分含量测定的结果可以看出：花蛤、文蛤以及青蛤 3 种贝类软体在 8 月总糖含量最高，分别为 3.41%，5.30%和 2.98%；四角蛤蜊软体在 7 月总糖含量最高，为 3.16%。

(2) 核苷类： 对贝类软体中核苷类资源性化学成分积累规律进行了分析评价。结果显示，多数核苷及碱基类含量均随着季节变化而变化，且同样在夏季，核苷类成分含量较其他季节高。贝类软体中含量较高的核苷及碱基类成分为次黄嘌呤、黄嘌呤、鸟苷、肌苷和胸苷[20]。

(3) 不饱和脂肪酸类： DHA 与 EPA 是重要的两种不饱和脂肪酸，贝类软体中 DHA 与 EPA 成分积累规律研究结果显示，杂色蛤、文蛤、青蛤和四角蛤蜊 4 种贝类软体原料，6、7 月间 DHA 与 EPA 的含量最高。结果说明，贝类软体中主要的生物活性成分在夏季含量较高，表明夏季为贝类生物主要营养成分的积累期。

四、资源利用效率提升研究

1. *药材深加工与产品开发* 珍珠类药材临床多用于解毒敛疮生肌，治疗口腔溃疡。还可用于补钙，辅助治疗骨质疏松症等。

通过制备纳米级珍珠粉口服液，提高生物利用度，利于人体吸收，其制备方法为：将珍珠粉碎成 100～300 目的细粉，以蒸馏水配制成珍珠粉混悬液，在其中加入珍珠粉质量 2～4 倍的乳酸或柠檬酸，室温酸解；酸解后，向珍珠粉悬浮液中加入稳定剂（羧甲基纤维素钠、明胶、卡拉胶等），即制备获得纳米珍珠粉口服液[21]。

此外，将珍珠水解液、蚌肉水解液与枸杞子、茯苓、甘草配伍，制备口服液，具有较好的美容效果。其制备方法为：先通过酸解及酶解技术将珍珠粉水解成珍珠原液，与蚌肉水解液，枸杞子、茯苓、甘草提取液混合浓缩，加入矫味剂，即得珍珠口服液[22]。

《本草纲目》记载："蚌肉止渴除热，解酒毒，去眼赤，明目除湿。"珠蚌类动物的软体部分含有丰富的营养物质，蛋白质、多糖含量较高，必需氨基酸占总蛋白质氨基酸的含量高、富含 Ca、P、Fe、Mn 及多种维生素，脂肪含量低，以软体为原料开发的产品具有调节免疫、降血糖、抗肿瘤、保肝等功效。目前以三角帆蚌软体部分为原料，按照中医理论记载的临床功效和使用方法，已经开发了具有调节免疫、抗疲劳功能的珠蚌均质多糖保健产品，通过功能性保健产品的开发，可加快水产蚌类资源的综合利用，为水生生物养殖业、健康产品生产业、药品保健品开发行业提供技术支撑。

珠蚌多糖的制备：珠蚌软体洗净泥沙，沥干，绞碎。加入 3 倍量的水煎煮提取 30 min，滤过，滤渣重复提取 2 次。合并滤液，常压浓缩至一定体积。浓缩液经高速管式离心机 14 000 rpm 离心，上清液加入 95%乙醇醇沉，使醇浓度达到 80%，放置 12 h 后，60℃减压干燥，即得珠蚌多糖[23]。三角帆蚌资源系统利用与产业化途径如图 11－2 所示。

2. *产业化过程产生的废弃物资源化利用及其工艺* 珠蚌类及贝类生物在生产加工过程中会形成大量的废弃资源，如壳肉分离的汤汁与废弃贝壳、经加工提取后的肉渣等，应加以循环利用。

(1) 软体的资源化利用： 目前，取珠后蚌肉等下脚料未被有效利用，大部分被直接丢弃于周边水域，造成资源浪费及环境污染。利用生物酶解技术，将废弃珠蚌肉等下脚料资源转化为具有抗氧化、抗衰老的产品；还可通过酶解技术制备具有降压活性的酶解物；也可将加工过程中的废弃液制备成饲料添加剂[24]。

1) 利用贝类软体边下脚料制备饲料： 将原料四角蛤蜊加工废弃物投入酶解罐中加温灭菌，100℃ 15～20 min；酶解罐中加入 700 U 木瓜蛋白酶，调 pH 至 7.2～7.5，56～60℃酶解 5～7 h 后，加热至 80～85℃灭活酶 15～20 min；再加入 700 U Flavourzyme 内肽酶和端肽酶，调 pH 至 6.4～6.6，在 50～55℃继续酶解 4～5 h 后，80～85℃灭活酶 15～20 min，得酶解液；酶解液喷雾干燥，制成粉状酶解蛤蜊粉，可用于诱食性饲料的开发[25]。

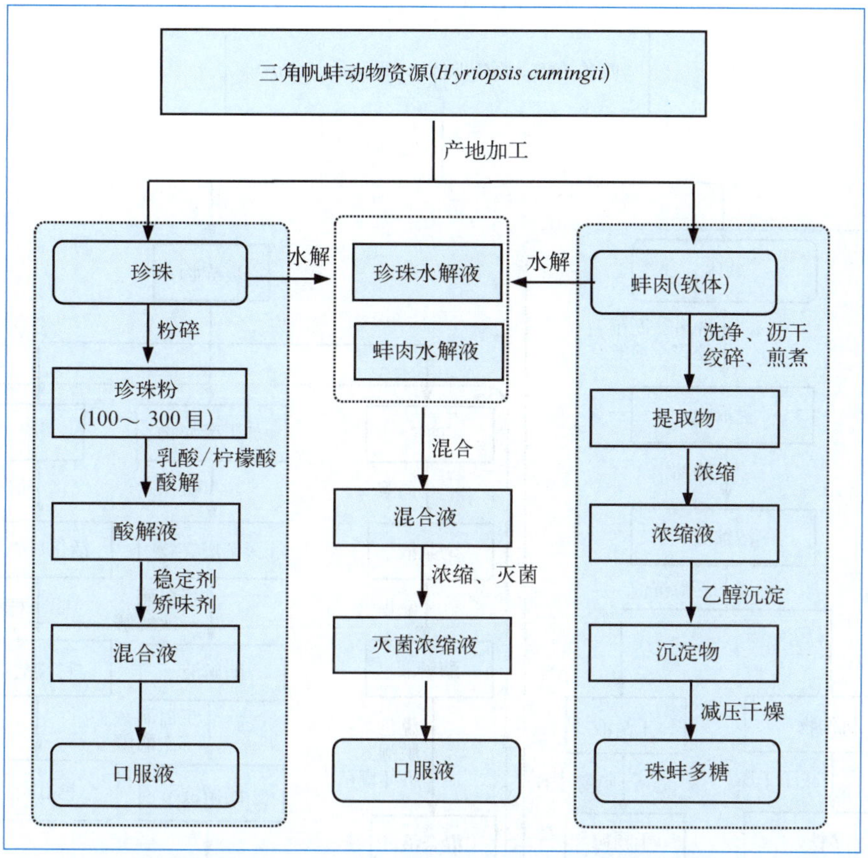

图 11-2 三角帆蚌药用动物资源系统利用与产业化开发途径

2）利用贝类软体肉渣制备抗氧化多肽： 取四角蛤蜊肉渣，洗净搅碎匀浆，加入为匀浆液重量0.05%～0.5%的胰蛋白酶，在pH7.5～8.5，温度37℃条件下酶解30～90 min，然后在90～100℃水浴灭活酶10 min，离心，上清液减压浓缩，喷雾干燥即得四角蛤蜊抗氧化肽[26,27]。

3）四角蛤蜊醇沉上清提取物制备： 四角蛤蜊软体洗净泥沙，沥干，绞碎。加入2倍量的水煎煮提，40 min，滤过，滤渣重复提取2次。合并滤液，常压浓缩至一定体积。浓缩液经高速管式离心机14 000 rpm离心，上清液加入95%乙醇醇沉，使醇浓度达到80%，放置12 h后，去上清液浓缩，喷雾干燥，得到四角蛤蜊醇沉上清提取物，可作为具有保肝作用的药品或保健食品开发[28]。

(2) 贝壳的资源化利用： 贝壳中含有丰富的$CaCO_3$，可经过煅制技术及反应后，制备作为钙补充剂，亦可用于制备具有吸附功能的羟基磷灰石粉体及其他药物材料。

1）柠檬酸钙咀嚼片的制备： 将四角蛤蜊贝壳经1 000℃煅烧2 h后，粉碎，得活化壳粉与柠檬酸混合，加入水搅拌10 min，静置2 h，沉淀抽滤烘干后得柠檬酸钙，加入甘露醇、微晶纤维素、矫味剂等辅料，湿法制颗粒，压片即得[29]。

2）复合氨基酸螯合钙的制备： 以四角蛤蜊废弃肉渣与外壳为原料，制备复合氨基酸螯合钙，将四角蛤蜊肉渣酶解成复合氨基酸液[30,31]，贝壳煅制成活化壳粉，将复合氨基酸酶解液与活化贝壳粉两者进行螯合反应，按照复合氨基酸液与活化贝壳粉质量比为2∶1、pH6.0、螯合温度为60℃、螯合时间为1.5 h，反应后得氨基酸螯合钙溶液，浓缩，加入95%乙醇醇沉，使醇浓度达到80%，放置4 h后，抽滤，沉淀干燥后即得复合氨基酸螯合钙。四角蛤蜊药用动物资源系统利用与产业化途径如图11-3所示。

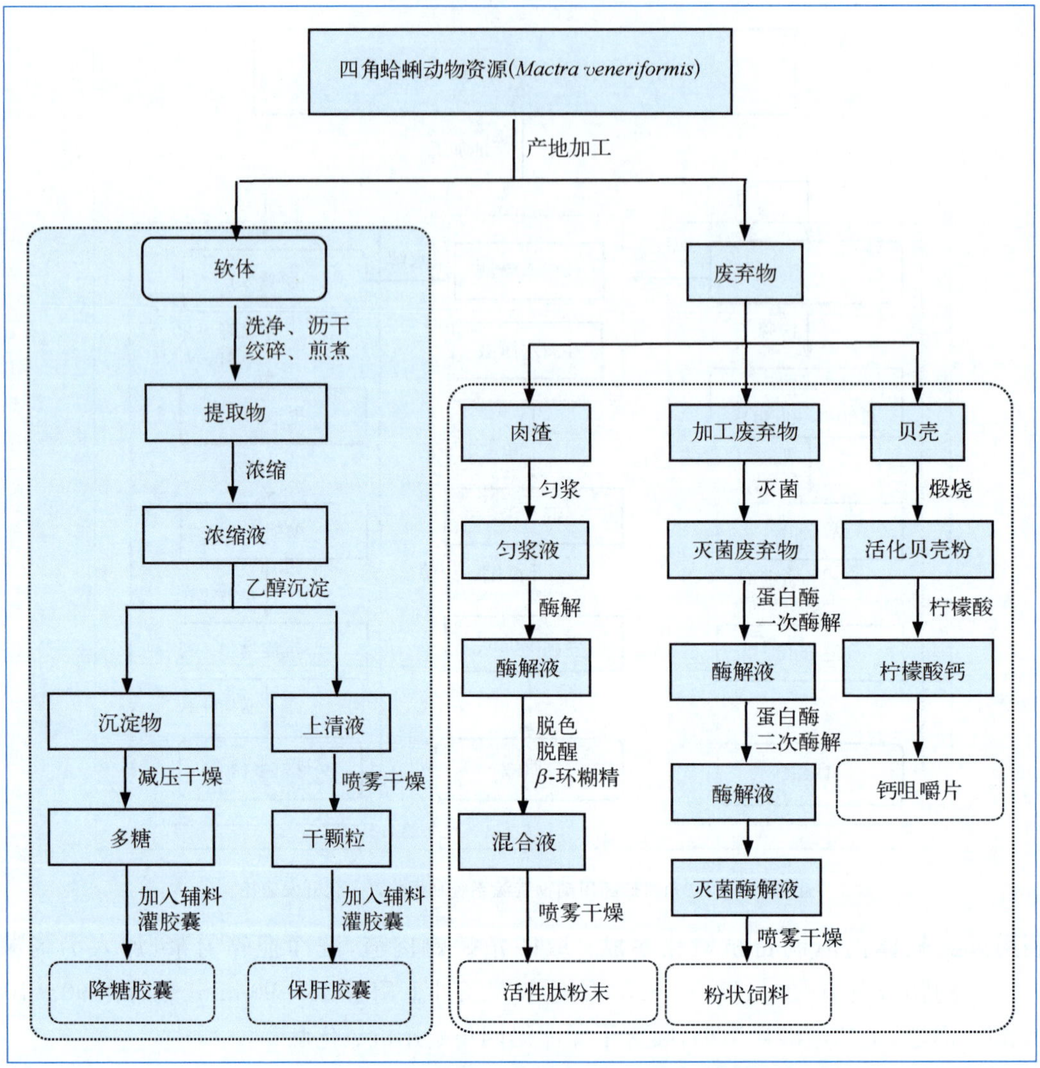

图 11-3 四角蛤蜊药用动物资源系统利用与产业化开发

参考文献

[1] 张伟钢,汪港,唐建,等.贝壳珍珠层动态的文石板片厚度及其新结构模型[J].广西大学学报,2009,34(4):509-512.

[2] 张恩,彭明生,梁超伦,等.珍珠显微结构及纳米矿物的电镜分析[J].矿物学报,2008,28(2):112-116.

[3] 宋慧春,项苏留,范雁.淡水无核珍珠荧光光谱的研究[J].中国水产科学,1998,5(4):1-5.

[4] 曹莉嘉,郭守国,史凌云.珍珠的光泽与其表面结构的关系研究[J].宝石和宝石学杂志,2005,7(3):23-25.

[5] 张恩,邢铭,彭明生.珍珠的成分特点研究[J].岩石矿物学杂志,2007,26(4):381-386.

[6] 郑全英,毛叶盟.海水珍珠与淡水珍珠的成分、药理作用及功效[J].上海中医药杂志,2004,38(3):54-55.

[7] 袁国平,陈赛贞.牛磺酸应用研究进展[J].海峡药学,2004,16(3):20.

[8] 戴俊.苏州产淡水珍珠的生物效应评价及产品开发[D].镇江:江苏大学,2007.

[9] 李慧,王四旺,薛丽.珍珠水解工艺的正交实验及微量元素的测定[J].时珍国医国药,2006,17(5):741-742.

[10] 李立平.海水及淡水养殖珍珠的物质组成[J].中国地质大学学报,2009,34(5):752-758.

[11] 陈依军,袁兆康.珍珠卟啉类化合物抗肿瘤的研究[J].现代应用药学,1990,7(6):48-49.

[12] 陈依军,胡天喜,陈秀武.化学发光分析法研究珍珠卟啉类化合物抗自由基的作用[J].老年学杂志,1988,8(5):298-300.

[13] 乔德亮.三角帆蚌多糖提取、纯化、生物活性及其结构[D].南京：南京农业大学，2009.

[14] Wang LC, Zhang K, Di LQ, et al. Isolation and structural elucidation of novel homogenous polysaccharide from Mactra veneriformis [J]. Carbohydrate Polymers, 2011, 86(2): 982 - 987.

[15] 林江，林湧，杨继峰，等.海水珍珠与淡水珍珠的比较：药用价值、鉴别方法[J].广西中医学院学报，2007，10(4)：80 - 82.

[16] 姚静倩.珠蚌软体中小分子活性物质的研究[D].南京：南京中医药大学，2009.

[17] 陈定一，王静竹，薛岚.珍珠及珍珠层的化学成分比较研究[J].天然产物研究与开发，1990，2(3)：10 - 14.

[18] 孙家美.异龄三角帆蚌珍珠内部元素含量变化的研究[J].中药通报，1988，13(1)：43.

[19] 曹金銮，颜文祝，林添河.三角帆蚌、背角无齿蚌与马氏珍珠贝的化学成分分析[J].海峡药学，1995，7(1)：7 - 16.

[20] Liu R, Ji J, Wang LC, Chen SY, et al. Characterisation of nucleosides and nucleobases in Mactra veneriformis by high performance liquid chromatography coupled with diode array detector-mass spectrometry(HPLC - DAD - MS) [J]. Food Chemistry, 2012, 135: 548 - 554.

[21] 陈海军.含有纳米级珍珠粉的口服液：中国，CN1732996[P].2006 - 02 - 15.

[22] 黄学敏.一种珍珠口服液及其生产工艺：中国，CN1931283[P].2007 - 03 - 21.

[23] 陈蕾.珠蚌多糖的肝细胞保护作用及其降解研究[D].南京：南京中医药大学，2008.

[24] 萧乾.动物性高蛋白质饲料——河蚌[J].农业知识，2006，36：45.

[25] 万夕和，王李宝，沈辉.利用四角蛤蜊加工废弃物分段酶解生产饲料添加剂的方法：中国，CN101263863[P].2008 - 09 - 17.

[26] Liu R, Zheng WW, Li J, et al. Rapid identification of bioactive peptides with antioxidant activity from the enzymatic hydrolysate of Mactra veneriformis by UHPLC - Q - TOF mass spectrometry [J]. Food Chemistry, 2015, 167: 484 - 489.

[27] 王令充，吴皓，郑文文.一种具有抗氧化活性的四角蛤蜊蛋白多肽及其制备方法和应用：中国，CN101979652A[P].2011 - 02 - 23.

[28] 陆杰霖.四角蛤蜊提取物的脱盐降毒工艺及保肝活性研究[D].南京：南京中医药大学，2014.

[29] 陈士勇，王令充，刘睿，等.四角蛤蜊贝壳制备柠檬酸钙的工艺研究[J].中国海洋药物，2011，30(6)：18 - 22.

[30] 吴皓，王令充，陈士勇，等.一种复合型四角蛤蜊有机钙制剂及其制备方法：中国，CN102133230A[P].2011 - 07 - 27.

[31] 蒋金来，王令充，吴皓，等.双酶水解四角蛤蜊工艺优化研究[J].食品工业科技，2013，34(2)：214 - 217.

（刘　睿　吴　皓　邵江娟　樊文玲）

犀角、羚羊角类及其替代生物资源与资源化利用研究

角类药材是动物药中较特殊的一类，为哺乳动物躯体上长出的角状物。不同种类动物的角来源不一样，形状、结构和质地也有差异。临床上使用的角类药材有洞角、表皮角和骨角三类。羚羊角、水牛角、牦牛角等属洞角，洞角由内部额骨突起与外部角质套而成，角质套为药用部分，属于表皮的衍生物。犀角属表皮角，由表皮角质层所产生的毛状角质纤维组成，实心，不脱落，固着在鼻骨和额骨上。洞角与表皮角的主要成分为角蛋白，无神经、血管分布，不脱落，不分叉，长到一定形状和大小后停止生长。鹿科动物的角属骨角，从额骨的延伸物“骨盘”上长出，角枝分叉，每年更换一次。

角是哺乳动物头部表皮及真皮特化的产物。具有药用价值的动物的角从汉末《神农本草经》就有关于犀角、羚羊角的记载。作为药用的角类动物药主要有犀(广)角(Rhinoceri Asiatici Cornu，Rhinoceri Africani Cornu)、羚羊角(Saigae Tataricae Cornu)、水牛角(Bubali Cornu)、牦牛角(Bovis Grunniens Cornu)、山羊角(Caprae Hircus Cornu)等。

一、资源利用现状

近半个世纪以来，由于对犀牛、赛加羚羊等珍稀动物的肆意捕杀，使得犀角、羚羊角等贵重药材资源匮乏。1970 年，犀牛被濒危野生动植物种国际贸易公约（CITES）列入濒危物种，受到保护；1993 年 5 月 29 日，国务院发布《关于禁止犀牛角和虎骨贸易的通知》，明令禁止交易和使用犀角产品。此外，由于赛加羚羊数量锐减，在中国境内已经灭绝。赛加羚羊被 CITES 列为附录Ⅱ的保护物种，被世界自然保护联盟（IUCN）列入濒危动物红色目录。2004 年，濒危野生动植物种国际贸易公约更是做出九项决议，全面应对不可持续甚至是非法的赛加羚羊利用和贸易活动。在其所有分布国——哈萨克斯坦、蒙古、俄罗斯、土库曼斯坦和乌兹别克斯坦赛加羚羊都被立法保护，自 2004 年以来再未批准过任何狩猎特许证。

犀角、羚羊角等千百年来一直是中医临床要药，功效卓越，然而随着珍稀角类动物药资源的匮乏，势必影响中医临床用药。珍稀角类药材临床使用的必要性与现有法令禁止使用的矛盾加剧，越来越多的研究人员开展寻找珍稀角类动物药材替代资源的研究。如何寻找资源丰富的替代品和类效品显得十分必要和迫切，以寻求从根本上解决珍稀角类药材资源稀缺问题的有效途径。

1. 犀（广）角[1]　犀角原动物为哺乳纲奇蹄目犀科动物印度犀牛（*R. unicornis* Linnaeus）、爪哇犀牛（*R. sondaicus* Desmarest）、苏门答腊犀牛（*R. sumatrensis* Fischer），印度犀与爪哇犀亦叫独角犀，苏门犀为双角犀，雌雄皆有双角。其中以爪哇犀及苏门犀更为罕见。目前商品多来自于旧藏品，已极难获得。广角的原动物为非洲犀：黑犀（*R. bicornis* Linnaeus）、白犀（*R. simus* Cottoni）；由于过去广角大部分由广州市进口，又是广运通进口商经营，故一般习称广角。其功效与犀角基本一致，具有清血热、解热毒、定惊的功效，主治热毒、神昏谵语、斑疹、吐血、下血等症。

犀角呈圆锥形，稍向后弯曲，表面乌黑或黑棕色，尖端钝圆。表面有光泽，中部有纵裂纹及坚硬棘手的疏毛习称“钢毛”；角前面有纵沟通称“天沟”；基部宽大、底部周边呈马牙状锯齿，通称“马牙边”；底面长圆形，前窄后宽形如龟背，俗称“龟背盘”；与天沟相对应的底面上有脊状隆起，习称“地岗”；底面凹入，习称“窝子”；其上密布细孔，通称“砂底”。犀角性寒味苦，酸咸。广角呈圆锥形，长 15～80 cm，或更长。上部灰黑色，下部灰黄色，商品多漆成光亮的乌黑色。角上部扁圆形，稍弯，光滑细腻，中部较圆，有纵裂纹，深浅不等，底部粗糙，裂纹深，四周有粗毛，弯曲或现火燎痕迹，地盘圆形，有细裂纹，直径 8～20 cm，底面稍向内凹陷，习称“窝子”，上有较小而细的网状鬃眼，形如干枯的筋肉，又似胶质，无天沟、地岗、马牙边等特征。角质坚硬，气微腥，无味。

2. 羚羊角　羚羊角为牛科动物赛加羚羊（*Saiga tatarica* Linnaeus）的角，具有平肝息风、清热明目、散血解毒的功效，中医用于高热惊厥、子痫抽搐等症。《本草纲目》记载：羚羊角“平肝舒筋，定风安魂，散血下气，辟恶解毒，治子痫痉疾”，《神农本草经》记载：羚羊角“主明目，益气起阴，去恶血注下，辟虫毒恶鬼不祥，安心气，常不厌寐”，《名医别录》又指“羚羊角能疗伤寒时气寒热，热在肌肤，温风注毒伏在骨间，除邪气惊梦，狂越僻谬及食噎不通”。

羚羊角为雄性赛加羚羊的角，赛加羚羊又称高鼻羚羊，1776 年由 Linnaeus 最先发现。这种奇怪的有蹄动物早期很难分类，刚发现时，被划为野山羊类，后来又被划为羚羊类，然后又是瞪羚类，现在认为是绵羊和羚羊之间的过渡种，属哺乳纲、偶蹄目、洞角科、高鼻羚羊属。它有 2 个亚种，俄罗斯亚种（*S. tatarica tatarica*）和蒙古亚种（*S. tatarica mongolica*）。野外赛加羚羊的平均寿命为 4～6 岁，赛加羚羊仅雄性有角，完整的角呈长圆锥形，长 25～40 cm，尖部光滑，弯锥形，光润如玉，嫩枝透视有血丝或呈紫黑色，无裂纹，质老的有纵裂纹，无黑尖。中部以上呈“S”形弯曲，白色或黄白色，除尖端部分外，有 10～20 个隆起的环脊，习称“水波纹”。环脊间距约 2 cm，用手握之，四指正好嵌入凹处，幼枝环脊较少。除去羚羊角塞的角质，剖面下半部呈长圆锥形半筒状，约占全角长的 1/2 或 1/3，顶部有一条扁三角形的小孔直通角尖，小孔直径 1.8～2.2 mm，但不透顶，习称“通天眼”（为血管神经孔）。基部纵剖面白色或灰白色，有清晰细纵纹，环脊处呈半圆形环纹。质地坚硬，不易折断，无臭，味淡。

中国及东南亚华裔集居区域是羚羊角的主要消费市场，中医临床调剂用药成为中成药制药原料。赛加羚羊系中国国家一级濒危野生保护动物，进口赛加羚羊角必须获得国家濒危物种进出口管理机构核发的《允许进出口证明书》。国家食品药品监督管理总局(CFDA)现有批准文号的羚羊角药品有 14 种，加羚羊角成分的中成药共有 56 种。主要产品有：羚羊角散、羚羊角颗粒、羚羊角胶囊、羚羊角注射液、羚羊角口服液、羚羊粉、羚羊角粉胶囊、羚珠散、牛黄清心丸、牛黄降压胶囊、羚羊清肺丸、羚羊感冒口服液、羚羊感冒胶囊、羚羊感冒片、小儿羚羊散、羚翘解毒丸、羚羊角注射液、贝羚散胶囊、紫雪散、耳聋丸等。具有治疗高热惊痫、神昏痉厥、子痫抽搐、癫痫发狂、头痛眩晕、目赤翳障、温毒发斑、痈肿疮毒等病症的功效。

3. 水牛角　水牛角为牛科动物亚洲水牛(*Bubalus bubalis* Linnaeus)的角。呈稍扁平而弯曲的锥形，长短不一。表面棕黑色或灰黑色，一侧有数条横向的沟槽，另一侧有密集的横向凹陷条纹。上部渐尖，有纵纹，基部略呈三角形，中空。水牛角的基础为额骨的角突，角突腔与额窦相通，幼牛的角突内腔有若干不完整的中隔，随着年龄的增长，中隔逐渐为骨嵴所替。角突之外有骨膜和真皮层，最外部为角壳，真皮实角质发生部位。角的基部有丰富的血管和神经分布，是供应角生长所需营养的源泉。当水牛营养状况好的时期，其角生长较好，角壳较厚。反之，则角生长较慢，角壳较薄。由于生理与环境等因素的影响，如怀孕、哺乳、饲草因四季变化而营养成分不同，使得水牛的角上形成了一圈圈的沟和脊。水牛角粉末为灰褐色[2]，不规则碎块淡灰白色或灰黄色。纵断面观可见细长梭形纹理，有纵长裂纹，布有微细灰棕色色素颗粒；横断面观梭形纹理平行排列，并弧状弯曲似波峰样，有众多黄棕色色素颗粒。水牛角气微腥，味淡，具有清热解毒、凉血、定惊之功效，用于温病高热、神昏谵语、发斑发疹、吐血衄血、惊风、癫狂[3]。

水牛(*Bubalus bubalis* Linnaeus)，哺乳纲牛科(Bovidae)水牛属，为一种草食反刍家畜。主供役用，挽力强，行步稳重，特别适宜于水田耕作。中国水牛属沼泽型水牛，大多数分布于东南和西南地区，以在淮河以南的水稻产区最多。体长达 2.5 m 以上，角较长大而扁，颈短，腰腹隆凸。四肢较短，蹄较大。皮厚无汗腺，毛粗而短，体前部较密，后背及胸腹各部较疏。体色大多灰黑色，但亦有黄褐色或白色的。

1981 年中国正式加入 CITES，明令禁止犀角在药品中的使用。为寻找犀角、广角类效资源，国家有关部门组织科研人员对多种角类进行了比较性研究与评价，结果认为：水牛角具有与犀、广角相似和确切的功效，且资源丰富、取材广泛、价格低廉，能够缓解中医临床对于犀(广)角的依赖性[4,5]。由此，水牛角作为犀(广)角的类效资源应用于中医临床和中成药制药的替代原料，如犀角地黄汤、清营汤、安宫牛黄丸、紫雪散等经典知名方剂。已批准的生产和供给的水牛角药材及其加工产品有：水牛角浓缩粉、水牛角解毒丸、浓缩水牛角片、浓缩水牛角颗粒等。《中华人民共和国药典》1977 年版就收载了“水牛角浓缩粉”，即以水牛角管状部分磅片、水煎、取煎液浓缩后加入经微粉化的角尖粉混合制得，以替代犀(广)角用作医药工业和临床调剂。水牛角、水牛角浓缩粉等主要用于温病高热、神昏谵语、发斑发疹、吐血衄血等[6,7]。

4. 牦牛角　牦牛角为牛科动物牦牛(*Bos grunniens* Linnaeus，藏语称 yak)的角。传统藏医药学将青藏高原特有的牦牛角作为珍贵的药材。藏医药学经典著作《晶珠全草》记，仲骨祛寒，增热量生胃火，治骨寒，骨髓可煎创伤。据《藏药志》，藏医仲骨，其原动物为野牦牛，药用其角，具有升温，生火，健胃，干脓血，治腹肿瘤，疥疮等，烧焦治培根病，项瘿。明·《昨梦录》中曰：“牦牛角……具解毒，镇惊痛之用。”牦牛角入药，本草记载亦多，《本草纲目》将牦牛谓之毛犀，描述其角光洁如玉，坚韧似竹，治惊痫、热毒、诸血症。

牦牛是高寒地区的特有牛种，草食性反刍家畜，主要分布于四川省、青海省、西藏自治区、新疆维吾尔自治区等地。野生的牦牛的肩高可达 2 m，驯养的牦牛一般只有一半高，牦牛适应高寒生态条件，耐粗、耐劳,善走陡坡险路、雪山沼泽,能游渡江河激流,有“高原之舟”之称。牦牛角的医药资源价值及其开发利用有待深入系统的资源化学研究与产业化开发,是重要而有意义的科研选题。

5. 山羊角　山羊角为牛科动物斑羚(*Naemorhedus goral* Hardwicke)或北山羊(*Capraibex* Linnaeus)的角。《医林纂要》记载:“功用近羚羊角。”《吉林中草药》:“镇静,退热,明目,止血。治小儿惊痫,头痛,产后腹痛,经痛。”以山羊角替代羚羊角的研究工作较早,对减少羚羊资源的消耗发挥了应有的作用,其深入系统的研究工作尚待进行。

二、资源性化学成分组成

角类动物药中主要含有蛋白质类、多肽类、氨基酸类、核苷类、无机元素类、胆固醇、氨基己糖等化学成分。目前研究主要针对角类动物药中蛋白质类、多肽类、氨基酸类、无机元素类等资源性物质[8,9]。

1. 蛋白质类资源性化学成分　角类动物药为皮肤衍化组织,含有丰富的蛋白质类化学成分,其中包括角蛋白、角蛋白相关蛋白、桥粒蛋白、组蛋白、金属连接蛋白、谷氨酰胺转移酶等。其中部分蛋白质类成分具有一定的溶解性,能溶于亲水性溶剂,这些蛋白质可能与角类动物药的功效发挥相关,此外一些角蛋白链接蛋白、桥粒蛋白等成分溶解性差,可能主要参与角质结构的形成。研究人员将水牛角分为可溶性与不可溶性两个部位,分别鉴定了水牛角可溶性部位中 10 个蛋白,不溶性部位中 12 个蛋白。

2. 多肽类资源性化学成分　角类动物药经煎煮提取或直接口服进入体内后,再经过胃肠道水解,会释放出多肽类物质,包括特异性与非特异性降解获得的多肽,这些肽类成分可能构成了角类动物药功效物质基础,有研究通过系统分离与蛋白质组学的研究,从水牛角水提液中分离鉴定了 Gln-Tyr-Asp-Gln-Gly-Val,Tyr-Glu-Asp-Cys-Thr-Asp-Cys-Gly-Asn 和 Ala-Ala-Asp-Asn-Ala-Asn-Glu-Leu-Phe-Pro-Pro-Asn 3 个肽类成分[10,11]。此外,通过质谱鉴定发现水牛角水提液中还存在一些多肽类成分见表 11-9。

表 11-9　水牛角水提物中肽类化学成分分析结果

序号	序　列	名　称
1	TKEEINELNR	Keratin 81(Fragment) OS=Ovis aries PE=2 SV=1-[E3VW83_SHEEP]
2	LGLDIEIATYR	
3	VGGHAAEYGAEALER	Hemoglobin subunit alpha-1 OS=Bos mutus grunniens PE=1 SV=1-[HBA1_BOSMU]
4	LGEYGFQNALIVR	Serum albumin(Fragment) OS=Bos indicus PE=2 SV=1-[Q3I349_BOSIN]
5	LVTDLTK	Serum albumin(Fragment) OS=Bos indicus PE=2 SV=1-[Q3I349_BOSIN]
6	aGQAFRKFLPLFDR	10 kDa heat shock protein, mitochondrial(Fragment) OS=Bos grunniens mutus GN=M91_09506 PE=3 SV=1-[L8IM86_BOSMU]
7	VFDKDGNGYISAAELR	Calmodulin 2(Fragment) OS=Bubalus bubalis GN=CALM2 PE=2 SV=1-[F4YD05_BUBBU]
8	NLMESLAQGAEEPKLK	Mitogen-activated protein kinase kinase kinase 5(Fragment) OS=Bos grunniens mutus GN=M91_13814 PE=4 SV=1-[L8ICP2_BOSMU]
9	LGGSAVISLEGKPL	Cofilin-1(Fragment) OS=Bos grunniens mutus GN=M91_15924 PE=4 SV=1-[L8ILV6_BOSMU]
10	AGFAGDDAPR	Beta-actin(Fragment) OS=Bubalus bubalis PE=2 SV=1-[Q4JHR5_BUBBU]
11	LAADDFR	Keratin, type I cytoskeletal 40(Fragment) OS=Bos grunniens mutus GN=M91_00518 PE=4 SV=1-[L8IDK9_BOSMU]

3. 氨基酸类资源性化学成分　角类动物药经全水解后分析发现均含有 18 种氨基酸,还含有特殊氨基酸——牛磺酸。对犀角、羚羊角、水牛角、牦牛角等角类动物药进行氨基酸组成分析,结果表明在所

检测的18种水解氨基酸中，各角类的氨基酸种类相同，总量相近[8]。其中谷氨酸含量最高，其次是精氨酸。另外，不同种类角中必需氨基酸的总量也接近(表11-10)。

表11-10　角类药材经水解后氨基酸类化学成分组成及其含量比较(%)

氨基酸	黑牦牛角	花牦牛角	白牦牛角	水牛角	藏羚羊角	羚羊角	广　角	犀　角
Asp	7.52	7.95	7.70	6.95	8.78	8.58	7.70	8.51
Thr	5.05	5.69	5.29	4.83	4.80	4.99	4.86	3.95
Ser	6.02	7.21	6.75	6.90	5.99	6.52	6.67	5.04
Glu	14.10	14.99	14.64	12.59	16.54	16.59	15.02	15.31
Pro	4.79	5.20	4.78	5.35	3.69	4.14	4.64	3.46
Gly	5.30	4.66	4.50	6.76	4.05	4.11	4.33	4.95
Ala	3.88	4.19	4.05	3.65	4.65	4.79	4.50	4.88
Cys	7.95	9.06	8.13	8.35	5.70	5.79	6.94	3.66
Val	5.77	6.02	5.76	4.67	5.77	5.96	5.60	5.63
Met	1.39	1.49	1.33	0.41	1.36	1.37	1.09	1.40
Ile	3.52	3.84	3.77	3.29	3.90	3.79	3.54	3.95
Leu	8.58	8.97	8.78	8.50	10.21	10.19	9.19	9.99
Tyr	6.06	5.02	4.51	8.05	4.01	4.12	5.12	5.16
Phe	2.35	2.33	2.34	3.00	2.59	2.46	2.42	3.02
Lys	3.65	3.95	3.75	3.46	4.61	4.51	3.46	4.39
His	0.84	0.90	0.89	1.01	1.08	1.06	1.00	1.39
Trp	0.56	0.66	0.65	0.74	0.64	0.66	0.75	0.82
Arg	10.29	11.28	11.07	10.00	10.23	10.55	11.25	10.18

4. 其他类资源性化学成分

(1) 核苷类：角类动物药中含有胸腺嘧啶(thymine)、胸苷(thymidine)、脱氧尿苷(deoxyuridine)、腺嘌呤(adenine)、次黄嘌呤(hypoxanthine)、尿苷(uridine)、腺苷(adenosine)、脱氧肌苷(deoxyinosine)、黄嘌呤(xanthine)、肌苷(inosine)、鸟嘌呤(guanine)、脱氧鸟苷(deoxyguanosine)、胞苷(cytidine)及鸟苷(guanosine)等核苷及碱基类化学成分。

(2) 无机元素类：角类动物药含有Ca、K、Mg、Al、Na、Fe、Zn、S、P等宏量无机元素，还含有Se、Sn、Ba、Li、Mn、Cr等微量无机元素。

角类动物药中除了含有上述类型化学成分外，尚含有胆固醇、氨基己糖等化学成分[9]。

三、资源性化学成分动态积累与分析评价

1. 氨基酸类　水牛角不同部位水解氨基酸含量分析结果发现，水牛角的不同部位中氨基酸含量存在一定的差异，角尖的氨基酸含量最高，而角根的氨基酸含量最低[12]，见表11-11。

表11-11　水牛角不同部位水解氨基酸的组成及其含量比较(mg/g)

氨基酸	角　尖	角　中	角　皮	角　根	全　角
Asp	32.15	34.49	33.65	29.01	39.05
Thr	25.12	25.01	24.68	20.20	37.69
Ser	50.34	52.10	50.71	42.90	46.62

续 表

氨基酸	角 尖	角 中	角 皮	角 根	全 角
Glu	86.52	89.26	91.38	72.31	40.46
Pro	63.31	61.99	62.89	48.58	33.56
Gly	52.49	13.61	11.45	10.81	43.51
Ala	28.67	31.45	30.35	27.15	34.93
Cys	50.34	—	—	40.41	29.75
Val	24.01	25.96	24.80	23.67	30.17
Met	4.28	3.12	3.62	2.62	2.95
Ile	23.26	23.30	24.57	18.15	22.12
Leu	55.69	56.11	61.70	47.40	56.53
Tyr	49.31	43.57	45.35	38.43	50.15
Phe	22.57	18.01	23.56	15.71	20.12
His	5.62	6.04	6.19	4.91	6.55
Lys	24.21	25.21	26.85	22.34	23.00
Arg	59.34	60.74	60.83	47.62	71.55
总计	617.23	569.87	582.58	512.22	587.68

2. 核苷类 研究人员对犀角、广角、羚羊角、藏羚羊角、牦牛角、10 批山羊角、9 批水牛角样品中核苷及碱基类化学成分进行了分析。结果表明：所试角类样品中均含有胸腺嘧啶、胸苷、脱氧尿苷、腺嘌呤、次黄嘌呤、尿苷、腺苷、脱氧肌苷、黄嘌呤、肌苷、鸟嘌呤、脱氧鸟苷、胞苷及鸟苷 14 种核苷及碱基类成分，其中山羊角、羚羊角与藏羚羊角总核苷含量较高，10 批山羊角样品中核苷含量最高达 1 731.21 μg/g，羚羊角与藏羚羊角总核苷含量分别为 1 014.46 μg/g 与 1 277.88 μg/g。而犀角、广角中总核苷含量偏低，分别为 111.81 μg/g 与 294.32 μg/g。

四、资源利用效率提升研究

角类动物药在我国已有上千年的应用历史，珍稀角类动物药如犀角、羚羊角等，虽临床疗效确切，但是资源有限，因此有必要采取措施充分利用有限资源，或寻找评价替代资源。羚羊角解热镇惊疗效显著[13]，主要为其可溶性蛋白质类物质发挥药效，通过超细粉碎技术可促进羚羊角可溶性蛋白质的溶出，研究表明，通过 400 目的羚羊角粉样品的溶出度明显优于 100～150 目羚羊角粉样品，说明颗粒及比表面积影响羚羊角水溶性蛋白溶出[14]。此外，羚羊角超细粉的解热、镇痛作用优于羚羊角粗粉[15]。羚羊角属洞角类动物药，外部角质套如药用部位，疗效确切。而研究表明羚羊角角塞亦具有良好的解热、镇惊与镇痛作用，结果提示通过合理利用羚羊角角塞可提升珍稀资源的利用效率[16]。

此外，角类动物药中含有大量的角蛋白，角蛋白在水、弱酸、弱碱、有机溶剂中均不溶，是一种抗机械、抗化学刺激的蛋白质，存在于所有高等脊椎动物体中。有研究以动物角、蹄甲中的角蛋白为原料，开发出一种可生物降解的新型靶向给药载体[17]。

参考文献

[1] 王斐. 犀角及羚羊角替代资源的研究与评价[D]. 镇江：江苏大学，2005.

[2] 裴岩. 水牛角轮的研究[J]. 畜牧与兽医，1995，27(2)：62-63.

[3] 刘睿,段金廒,李友宾,等.水牛角主要药效学评价及解热活性物质基础研究[J].南京中医药大学学报,2007,23(5):297-301.

[4] But PP, Tam YK, Lung LC. Ethnopharmacology of rhinoceros horn. Ⅰ: Antipyretic effects of Rhinoceros horn and other animal horns [J]. Journal of Ethnopharmacology, 1990, 30: 157-168.

[5] But PP, Lung LC, Tam YK. Ethnopharmacology of rhinoceros horn. Ⅱ: antipyretic effects of prescriptions containing rhinoceros horn or water buffalo horn [J]. Journal of Ethnopharmacology, 1991, 33: 45-50.

[6] 刘睿,王旻,钱大玮,等.水牛角浓缩粉质量研究[J].药物生物技术,2010,17(3):251-254.

[7] Liu R, Wang M, Duan JA. Antipyretic and antioxidant activities of the aqueous extract of Cornu Bubali (water buffalo horn). The American Journal of Chinese Medicine, 2010, 38(2): 293-306.

[8] 王斐,段金廒,钱大玮,等.犀角及羚羊角替代资源的寻找与评价研究(Ⅰ)[J].南京中医药大学学报,2005,21(3):163-165.

[9] 王斐,段金廒,钱大玮,等.犀角及羚羊角替代资源的寻找与评价研究(Ⅱ)[J].南京中医药大学学报,2007,23(1):36-39.

[10] Liu R, Wang M, Duan JA, et al. Purification and identification of three novel antioxidant peptides from Cornu Bubali (water buffalo horn) [J]. Peptides, 2010, 31(5): 786-793.

[11] Liu R, Duan JA, Wang M, et al. Analysis of potential active components of rhinoceros, water buffalo and yak horn using two-dimensional electrophoresis and ethnopharmacological evaluation. Journal of Separation Science, 2011, 34(3): 354-362.

[12] 范广平,洪筱坤,王智华,等.广角、水牛角和黄牛角的氨基酸比较研究[J].中国中药杂志,1996,21(3):139-141.

[13] 卢煜兴,李友宾,彭蕴茹,等.羚羊角解热抗惊厥作用研究[J].中药药理与临床,2007,23(3):56-57.

[14] 陈长洲,郭用庄,彭俊峰,等.羚羊角超细粉体的水溶性蛋白质溶出特征的研究[J].湖南中医杂志,2002,18(5):51.

[15] 周瑞玲,陈玉兴,陈长洲.羚羊角超细粉体与粗粉镇痛及解热作用对比研究[J].时珍国医国药,2003,14(2):123-124.

[16] 张保国,潘彬.羚羊角与羚羊角塞的解热、镇惊、镇静作用[J].中药材,1995,18(5):252-254.

[17] Noda J, Imai T, Kida K, et al. The physicochemical and biopharmaceutical properties of fragmented keratin as a new drug carrier [J]. Biologicalo & Pharmaceutical Bulletin, 1996, 19(3): 466-473.

(刘 睿 段金廒 彭蕴茹 李友宾)

鹿角类药用生物资源及其资源化利用研究

鹿为脊索动物门哺乳纲偶蹄目鹿科动物,是具有较高经济价值的特种经济动物。鹿科动物中作为药用的主要有梅花鹿(*Cervus nippon* Temminck)、马鹿(*Cervus elaphus* Linnaeus)和麋鹿(*Elaphurus davidianus* Milne-Edwards)。鹿作为一种珍贵的药用动物,浑身是宝,其茸、角、鞭、筋、骨、尾、胎、血均为我国传统中药。其中,梅花鹿或马鹿的雄鹿未骨化密生茸毛的幼角入药称鹿茸(Cervi Cornu Pantotrichum),味甘、咸,性温,具壮肾阳、益精血、强筋骨、调冲任、托疮毒之功效;梅花鹿或马鹿的雄鹿已骨化的角或锯茸后翌年春季脱落的角基为鹿角(Cervi Cornu),分别习称"梅花鹿角"、"马鹿角"、"鹿角脱盘",味咸、性温,具有温肾阳、强筋骨、行血消肿之功;鹿角经水煎煮、浓缩制成的固体胶为鹿角胶(Cervi Cornus Colla),味甘、咸,性温,具有温补肝肾、益精养血的功效;去胶质的角块称鹿角霜(Cervi Cornu Degelatinatum),味咸、涩,性温,具温肾助阳、收敛止血之功。麋鹿的茸、角均为我国传统珍贵中药,具有滋阴壮阳、益精血、强筋骨之功,只因近代麋鹿在我国的灭绝而无药可用。

鹿的种类繁多，共16属约52种，全世界除南极洲外均有分布。我国境内分布的鹿科动物分属于10属17种。主要有梅花鹿（*Cervus nippon*）、马鹿（*C. elaphus*）、白臀鹿（*C. elaphus macneilli*）、白唇鹿（*C. albirostris*）、水鹿（*C. unicolor* Kerr）、海南坡鹿（*C. hainanus*）、驯鹿（*Rangifer tarandus*）、麋鹿（*Elaphurus davidianus*）、狍（*Capreolus capreolus*）等[1]。目前我国作为特种经济动物养殖的主要是梅花鹿和马鹿。

一、资源利用现状

1. *梅花鹿* 梅花鹿体长1.5 m左右，体重100 kg左右，肩高1 m。眶下腺明显，耳大直立，颈细长。四肢细长，后肢外侧踝关节下有褐色腺。主蹄狭尖，侧蹄小，臀部有明显的白色臀斑。尾短。雌鹿无角，雄鹿角长全时有4～5杈，眉杈斜向前伸，第二枝距眉杈较远，主干（大挺）末端再分二小枝，角基有一圈瘤状突起称“珍珠盘”。冬毛栗褐色，白斑不显，毛尖沙黄色。夏毛薄，红棕色，白斑显著。在脊背两侧排列成纵行，腹面白色。

梅花鹿在我国分为5个亚种，包括东北亚种（东北梅花鹿 *C. nippon hortulorum*），分布于东北；北方亚种（华北梅花鹿 *C. nippon mandurinui*），原分布于河北省、山东省等地，现已不见；华南亚种（江南梅花鹿 *C. nippon kopschi*），分布于江苏省、安徽省南部到广东省北部；山西亚种（山西梅花鹿 *C. nippon grassianus*）原分布于山西，现在几乎灭绝；台湾亚种（台湾梅花鹿 *C. nippon taiwanus*）仅见于我国台湾地区[1]。现在我国各地饲养及动物园圈养的多半是东北亚种，较少有野生。凡是茸角有药用价值的鹿，统称为茸鹿。我国驯养的茸鹿以梅花鹿和马鹿为主，《中华人民共和国药典》2010年版及《卫生部药品标准》中收载的几种鹿源系列中药的原动物来源也均为此两种。我国驯养茸鹿有着悠久的历史，先后培育出鹿茸生产性能高、品质好的双阳、长白山、西丰、敖东、兴凯湖等梅花鹿品种（品系），人工养殖主要集中在东北三省——辽宁省、吉林省和黑龙江省，目前全国存栏约50万头[2]。

2. *马鹿* 马鹿体型较大，身长近2 m，体重230～300 kg，肩高1.3～1.4 m。有眶下腺，腺孔呈裂缝状。耳大成圆锥形。颈长约占体长1/3，颈下被毛较长，能触及地面。尾短。雌鹿无角，雄鹿角5杈以上，眉杈斜向前伸，与主干几呈直角。第二枝起点靠近眉杈，二杈与三杈距离较远。角面除尖端较光滑外其余部位角面粗糙，角基有一圈瘤状突起称“珍珠盘”。冬毛灰褐色，体腹侧毛呈灰棕色，四肢外侧棕色。夏毛较短，赤褐色。

马鹿在我国主要分为4个亚种，包括东北马鹿（*C. elaphus xanthopygus*）、甘肃马鹿（*C. elaphus kansuensis*）、西藏马鹿（*C. elaphus wallichi*）、天山马鹿（*C. elaphus songaricus*）等[1]。主要分布于东北、内蒙古自治区、西北地区和西藏自治区等地。现各地饲养的马鹿主要有东北马鹿、甘肃马鹿、天山马鹿等，还有一定数量的野生分布。我国驯养和培育的用于生产鹿茸的马鹿品种（品系）主要有清原、乌兰坝、塔里木马鹿等，养殖区主要分布在新疆维吾尔自治区、内蒙古自治区和辽宁省等北方地区，目前全国存栏约10万头[2]。

3. *麋鹿* 麋鹿体长170～217 cm，尾长60～75 cm，肩高122～137 cm，体重120～180 kg，雌性体形比雄性略小。头大，吻部狭长，鼻端裸露部分宽大，眼小，眶下腺显著。四肢粗壮，主蹄宽大、多肉，有发达的悬蹄。雌性头上无角，雄性角的形状特殊，没有眉杈，角干在角基上方分为前后两枝，前枝向上延伸，然后再分为前后两枝，每小枝上再长出一些小杈，后枝平直向后伸展，末端有时也长出一些小杈，最长的角可达80 cm。尾较长，有绒毛，呈灰黑色，腹面为黄白色，末端为黑褐色。夏季体毛为赤锈色，颈背上有一条黑色的纵纹，腹部和臀部为棕白色。9月以后体毛被较长而厚的灰色冬毛所取代。

麋鹿原为我国独有、唯一适宜在湿地环境中生存的鹿科动物，几乎与人类同时期起源，距今有200

万～300 万年的历史。由于自然、人为和动物特化等原因，麋鹿野生种群在自然界灭绝。到 20 世纪初叶，世界仅剩下英国乌邦寺养殖的 18 头麋鹿。经过近一个世纪的发展，麋鹿如今已遍布世界各地，物种得以保存并繁衍生息。20 世纪 80 年代，我国启动了麋鹿重引进项目，自此麋鹿种群在我国得到了重新繁衍壮大，相继建立了北京市南海子、江苏省大丰市和湖北省石首市三大麋鹿保护区及全国 50 多处麋鹿饲养场所[3]。目前我国麋鹿种群的饲养管理模式已由圈养、半散养发展到野生放养，并成功恢复了可自我维持的自然野生种群。目前，我国麋鹿总数已经超过 3 000 头。2013 年湖北石首麋鹿国家级自然保护区总数达 1 016 头，2014 年江苏省大丰市麋鹿国家级自然保护区麋鹿种群已经达到 2 360 头，江苏省大丰市已成为目前世界上最大的麋鹿自然保护区，建立了世界上最大的麋鹿基因库。

目前，梅花鹿和马鹿生物资源利用主要以其茸、角作为药用，以及肉作为食品应用为主。其中作为药品应用时又多以饮片配伍或作为制剂原料为主，少见深加工产品。

鹿茸、鹿角、鹿角胶及鹿角霜等均为临床常用中药，在临床上广泛应用于内科、外科、妇科、儿科等方面。如内科用于治疗久病体虚、病后恢复期和老年病，慢性心脏疾病，再生障碍性贫血，神经功能紊乱、神经官能症、偏头痛、外周神经痛等神经系统疾病，增强胃肠道运动和分泌功能用于治疗消化系统疾病，还用于治疗性功能障碍及不孕不育，更年期及内分泌失调等；儿科用于治疗小儿发育不良，筋骨痿软，行迟、语迟，囟门不合等。鹿制品亦多用于临床配方及成方制剂，如以鹿茸入药的成方制剂有三宝胶囊、生血丸、再造生血片、龟龄集、补肾益脑片、强肾片、参茸白凤丸、参茸固本片、参茸保胎丸、调经促孕丸、蛤蚧补肾胶囊、二十七味定坤丸、定坤丹、安坤赞育丸、益血生胶囊；以鹿角入药的有龟鹿二仙膏、乳癖消片、乳癖消胶囊、十一味参芪片；以鹿角胶入药的有右归丸、龟鹿补肾丸、添精补肾膏、乌鸡白凤丸、乌鸡白凤片、安坤赞育丸、益血生胶囊、健脑安神片；以鹿角霜入药的有女金丸、通乳颗粒、锁阳固精丸、乌鸡白凤丸、乌鸡白凤片、健脑安神片、定坤丹等(表 11－12)。

表 11－12　以鹿药用生物资源为原料生产的主要产品及其资源价值

产　品　名　称	利用部位/物质	资　源　价　值
鹿茸活血化瘀酒[4]	鹿茸	保健功能
鹿茸益智健脑酒[5]	鹿茸	保健功能
鹿茸益气生精酒[6]	鹿茸	保健功能
海马鹿茸延寿酒[7]	鹿茸	保健功能
鹿茸当归酒[8]	鹿茸	美容养颜
人参鹿茸酒[9]	鹿茸	保健功能
鹿鞭饮品[10]	鹿鞭、鹿肉、鹿骨	保健功能
鹿产品奶糖[11]	鹿产品胶汁、鹿奶粉	食品
鹿奶饮料[12]	鹿奶	食品
鹿产品奶茶[13]	鹿骨、鹿筋、鹿茸	保健饮品
鹿茸饼干[14]	鹿茸	食品
鹿茸滋味保健鸭[15]	鹿茸	食品
鹿茸制品[16]	鹿茸脂肪、鹿茸苷脂	保健功能
补肾补钙制剂[17,18]	鹿角霜、鹿角	保健功能(钙补充剂)
鹿角胶药酒[19]	鹿角胶	保健功能(治疗坐骨神经痛)
鹿茸咀嚼片[20]	鹿茸	保健食品
鹿茸核酸系列乳制品[21]	鹿茸核酸	食品

续 表

产 品 名 称	利用部位/物质	资 源 价 值
鹿茸啤酒[22]	鹿茸	啤酒
植骨材料[23]	鹿茸、鹿骨	植骨材料
鹿茸橡皮糖[24]	鹿茸	糖果类食品
含鹿茸活性物质美容面膜[25]	鹿茸	美容及化妆品
鹿茸香精[26]	鹿茸	香料
含鹿茸多糖组合物[27]	鹿茸多糖	降血脂
鹿茸活性生物碱类化学成分[28]	鹿茸生物碱	医药(增强免疫,升高白细胞)
鹿茸润肤面霜[29]	鹿茸	保健护肤
鹿角脱盘蛋白多肽[30]	鹿角脱盘	医药(抗乳腺癌)
鹿茸多肽[31]	鹿茸	医药(治疗骨折骨质疏松等症)
鹿茸有机茶[32]	鹿茸	保健功能
鹿茸苷素护肝食品[33]	鹿茸多糖	保健食品(消除酒精肝脂肪肝)
鹿茸蛋白钙制品[34]	鹿茸渣或鹿角	食品
鹿茸果冻[35]	鹿骨、鹿茸	食品
鹿茸多肽外用凝胶[36]	鹿茸	医药(促进伤口愈合)
鹿茸河蚌肉[37]	鹿茸	保健食品
鹿茸活性软胶囊[38]	鹿茸	医药
鹿角脱盘复方[39]	鹿角脱盘提取物	医药(防治骨质疏松)
复合鹿茸多肚冻干粉与纳米级缓冲微乳组合精华素[40]	鹿茸多肽	皮肤美容保健

二、资源性化学成分组成

鹿茸、角化学成分组成复杂,主要含有蛋白质及多肽类、氨基酸类、复合脂类、胆固醇类、脂肪酸类、激素及类雌激素、前列腺素、核苷类、多胺类、维生素类、糖类、无机元素等[41]。

1. 氨基酸类　鹿茸、角含有极其丰富的游离及水解氨基酸类化学成分,主要包括蛋氨酸、天冬氨酸、异亮氨酸、苏氨酸、亮氨酸、丝氨酸、酪氨酸、谷氨酸、苯丙氨酸、脯氨酸、赖氨酸、甘氨酸、组氨酸、丙氨酸、色氨酸、精氨酸、缬氨酸、胱氨酸,以及牛磺酸、羟脯氨酸、鸟氨酸等非蛋白氨基酸。其中甘氨酸、谷氨酸和脯氨酸含量最高,赖氨酸、蛋白氨基酸、亮氨酸、苯丙氨酸和天冬氨酸次之,胱氨酸、蛋氨酸最低。

2. 蛋白质及多肽类　鹿茸的再生、迅速增长依赖于其一系列的内在激素和生长因子。近年来已经分离出能够促进骨、上皮、血管及神经组织生长的活性蛋白,如胰岛素样生长因子、成纤维生长因子、促生长释放因子、神经生长因子、神经营养因子、表皮生长因子、转化生长因子、骨形态发生蛋白生长分化因子等,以及抗炎因子、抗肿瘤因子。此外,还从鹿茸中分离到具有促进组织创伤愈合及神经损伤修复和再生、免疫促进、抗炎、抗氧化、抗骨质疏松、促进性功能等活性的多种鹿茸多肽。

3. 其他类资源性化学成分

(1) 无机元素: 鹿茸、角中含有 20 多种无机元素,其中包括人体必需的 5 种常量元素 Ca、Na、K、P、Mg 及 11 种微量元素 Fe、Zn、Cu、Cr、Sr、Ni、Mo、Co、Mn、V、Sn 等。对梅花二杠茸中主要微量元素测定结果表明,其中的 Fe、Cu、Mn 含量较高,不同地区所产鹿茸的微量元素含量有差异。

(2) 脂质类： 从鹿茸中分离得到了大量的脂质类化学成分，包括复合脂类、胆固醇及脂肪酸等。

复合脂类包括甘油磷脂[磷脂酰胆碱(卵磷脂)、溶血磷脂酰胆碱(溶血卵磷脂)、磷脂酰乙醇胺(脑磷脂)、溶血磷脂酰乙醇胺(溶血脑磷脂)、磷脂酰肌醇、磷脂酰丝氨酸、磷脂酸、磷脂酰甘油、双磷脂酰甘油等]，神经鞘磷脂，神经节苷脂(GM3、GM4、GD3、*N*-乙酰 GM3、*N*-羟基乙酰 GM3、*N*-乙酰 GD3 等)。

胆固醇等甾体类化学成分包括胆固醇、胆固醇肉豆蔻酸酯、胆固醇棕榈酸酯、胆固醇油酸酯、胆固醇软脂酸酯、胆固醇硬脂酸酯、胆甾烯酮、胆甾烷-5-烯-3β-醇-7-酮、胆甾烷-5-烯-3β,7α-二醇、胆甾烷-5-烯-3β,7β-二醇、5α-胆甾-7-烯-3-酮、胆甾-3,5-二烯、5α-雄甾烷-1,3-二酮等。

脂肪酸部分由 *n*-十四酸(肉豆蔻酸)、*n*-十六酸(棕榈酸)、十六-顺-9-烯酸(棕榈烯酸)、*n*-十八酸(硬脂酸)、十八-顺-9-烯酸(油酸)、十八-9∶12-二烯酸(亚油酸)、十八-9∶12∶15-三烯酸(亚麻酸)、*n*-二十酸(花生酸)、二十-11∶14-二烯酸(花生二烯酸)、二十-5∶8∶11∶14-四烯酸(花生四烯酸)、十八碳酸乙酯、十七碳酸乙酯等组成。研究表明：鹿茸中棕榈酸的含量最高，其中饱和脂肪酸和不饱和脂肪酸的比例接近1∶1。

此外，鹿茸中尚含有尿嘧啶、次黄嘌呤、肌苷和尿苷等核苷类成分；维生素 A、B_1、B_2、D、E、K 等维生素类成分；腐胺、精胺、精脒等多胺类成分；前列腺素 A、E 和 F，其中主要为 $PGF_{1\alpha}$ 和 $PGF_{2\alpha}$；雌二醇、雌三醇、雌酮、皮质酮、睾酮、孕酮、4-壬基酚、双酚 A 等激素及类雌激素成分；硫酸软骨素类、硫酸角质素类、硫酸皮肤素类、透明质酸类等糖胺聚糖类资源性化学成分。

三、资源性化学成分动态积累与分析评价

1. 不同鹿龄麋鹿角氨基酸类化学成分的资源化学评价　采用柱前衍生化液相色谱法分析了不同鹿龄麋鹿角及其不同角部位中 18 种蛋白氨基酸的含量，并与鹿角进行了比较。结果显示：麋鹿角中含有丰富的蛋白氨基酸[42]，含量因鹿龄和角部位不同存在较大差异[10]。不同鹿龄角中各氨基酸种类相似，部分氨基酸含量有所不同，Gly 在 2 岁龄角中含量较高，Glu、Ala、Lys 和 Trp 在 5 岁龄角中含量最高。3 个部位平均总含量最高为大于 5 岁龄的角，与 2 岁龄角接近；其次是 5 岁龄、3 岁和 4 岁龄。麋鹿角中主要含有 Phe、Leu、Val、Ala、Gly、Glu、Asp、Arg 及 Lys(＞70%)等，Trp、Met 和 His 等含量较低。此外，麋鹿角与梅花鹿角中所含氨基酸种类基本一致，但是含量有所差异。梅花鹿角中 Lys、Glu、Leu、Met 等的含量明显高于麋鹿角，而 Val 和 Trp 在麋鹿角中含量较高。

2. 不同采收期、不同品种以及不同角部位的鹿茸资源化学分析评价

(1) 不同采收期资源化学评价： 梅花鹿茸在其生长周期的不同阶段含有的化学成分不同。随着生长周期的延长，鹿茸的产量增加，但蛋白质、总氨基酸、糖胺聚糖、糖醛酸和唾液酸含量降低，灰分和胶原蛋白的含量增加，因此随着鹿茸生长周期的延长，鹿茸的质量会大大降低[43]。

根据鹿茸在不同生长发育阶段的外部形态的不同，鹿茸可分为二杠、三杈、四杈、五杈等商品规格。对采自 8 个鹿场的 8 对共 16 个梅花鹿二杠茸、三杈茸样本进行了氨基酸、总磷脂、无机元素的测定。结果表明，所分析的 8 对样品中，三杈茸中氨基酸的总量均高于二杠茸，其中 6 对三杈茸中必需氨基酸的总量高于二杠茸；二杠茸的总磷脂和牛磺酸含量均略高于三杈茸，但差异不显著；三杈鹿茸中的 Ca、Fe、Cu 含量均高于二杠茸，而 Mg、Zn 含量均低于二杠茸，其无机元素的变化并无一致的规律性，原因可能是鹿茸的新陈代谢程度不同、各部位沉积不均造成的，同时也与各地鹿场饲料不同，饲料中营养元素的差异较大有关[44]。

此外，有研究表明，鹿茸在不同的生长阶段以及不同部位中，灰分及矿物质 Ca、P、K、Zn 和 Fe 有明显变化，但 Na、Mg 变化甚微[45]。

(2) 不同品种资源化学评价：对梅花鹿茸、马鹿茸、花马杂交鹿茸、麋鹿茸及驯鹿茸5种鹿茸的常规成分(水分、灰分、粗蛋白、粗脂肪、水浸出物、醇浸出物、醚浸出物等)、无机元素和氨基酸含量进行了测定，并结合主成分分析法探讨了不同品种鹿茸的差异及特征成分[46]。结果表明：粗蛋白、Ca、P、Na、Fe、Ba、Sr、谷氨酸及甘氨酸是鹿茸的特征成分，与鹿茸品质特征密切相关；根据无机元素含量的主成分分析得分图，可将梅花鹿茸、麋鹿茸与其他3种鹿茸区分，而常规成分和氨基酸的主成分得分图不能明显表征5种鹿茸的差异。主成分分析揭示了不同鹿茸在营养成分上的相似性和差异性，为评价鹿茸的品质特征研究提供了理论依据。

对麋鹿茸、马鹿茸、梅花鹿茸3种不同品种鹿茸中的水分、粗蛋白、粗脂肪、膳食纤维、水溶性和脂溶性维生素、氨基酸和无机宏量及微量元素等进行了测定[47]。结果表明：麋鹿茸与马鹿茸和梅花鹿茸的化学成分基本一致，且其含量相近，麋鹿茸中膳食纤维和必需无机元素含量高于其他2种鹿茸。另外对麋鹿、梅花鹿和黇鹿3种鹿茸中的雌二醇含量测定结果表明，麋鹿茸显著高于另外2种鹿茸[48]。在麋鹿种群不断发展壮大的情况下，为进一步保护与发展、开发和利用麋鹿这一珍贵的鹿科药用动物资源提供了科学依据。

(3) 不同角部位资源化学评价：按鹿茸药材的不同部位，从尖部到基部依次可分为蜡片、粉片、纱片、血片、骨片等不同的商品规格。对不同鹿场的10支东北梅花鹿三杈茸的不同部位进行了水解及游离氨基酸、多糖、无机元素的测定[49]。结果表明：10支鹿茸的不同部位蜡片、粉片、血片和骨片所含水解及游离氨基酸种类均相同，但总量差异明显，从基部到顶部递增。多糖的含量也从基部到顶部递增。无机元素的测定结果表明，各鹿茸不同部位的无机元素种类相同，但总矿物质含量从顶部到基部逐渐降低，同一元素在同一鹿茸不同部位的含量具有一定差异，同一元素在不同鹿茸相同部位中的含量也有差异[50]。不同部位化学成分的差异与鹿茸的组织结构和生长发育过程有较大的关系，同时也从内在化学成分上说明了不同部位鹿茸片的质量差异。

对10批不同产地不同商品规格的鹿茸中次黄嘌呤的含量测定表明[51]，以粉片中含量为最高，白纱片和红纱片次之，这与传统评价蜡片、粉片质优，纱片、骨片依次降低的质量经验结论相符。其中新疆维吾尔自治区产鹿茸片一级含量高于二级，其含量与吉林省、辽宁省产的纱片相近。

多胺是一类含有两个或两个以上氨基或亚氨基的长链脂肪族化学成分，在生物体内广泛分布，药理研究表明其具有刺激RNA和蛋白质合成的活性。对鹿茸中腐胺、精胺、精脒含量测定表明，鹿茸尖部三种多胺类化学成分含量均较高，中部次之，基部最少[52,53]。

此外，还对二杠茸、三杈茸、鹿茸片、鹿茸血、鹿角、鹿角盘等梅花鹿鹿茸不同产品中的氨基酸含量进行了比较。结果表明，鹿茸血中氨基酸含量最高，鹿茸片次之，三杈茸高于二杠茸，鹿花盘高于鹿角，为鹿源系列药材的资源品质评价提供了科学理论依据[54]。

3. 不同鹿龄以及不同角部位麋鹿角资源化学评价

(1) 核苷及碱基类：运用HILIC-UHPLC-TQ-MS/MS技术测定了不同鹿龄麋鹿角及其不同角部位中的核苷及碱基类化学成分[55]。结果从麋鹿角中检测到了17种核苷及碱基类成分，总核苷含量因鹿龄和角部位不同差异较大，最高的是2岁龄尖部，达49.7 μg/g，最低为3岁龄尖部，仅为5.97 μg/g。3个部位平均总含量最高的是2岁龄，可达28.6 μg/g，其次为5岁龄，6～8岁龄，3岁龄，最低的是4岁龄，仅为9.63 μg/g。其中2岁、6～8岁龄角部位中核苷及碱基总含量从尖部、中部、基部依次递减，这与鹿茸骨化成角的变化趋势相一致。结果显示：麋鹿角中主要含有黄嘌呤、次黄嘌呤、尿嘧啶、胸腺嘧啶、鸟嘌呤及鸟苷(＞70%)等，脱氧核糖核苷(2′-脱氧肌苷、2′-脱氧尿苷、胸苷、2′-脱氧鸟苷、2′-脱氧腺苷、2′-脱氧胞苷)、腺嘌呤及腺苷类成分含量较低。

(2) 无机元素类： 采用电感耦合等离子体质谱法分析了不同鹿龄麋鹿角及其不同角部位中 23 种无机元素，包括 Zn、Ni、Fe、Si、Mn、Cr、Cu、Sr 8 种人体必需微量元素和 Ca、P、K、Na、Mg 5 种人体必需宏量元素[56]。结果显示：所有样品中均检测到 Be、Sn、Cu、Mn、Ba、Fe、Zn、Al、Sr、Mg、K、Na、P、Ca、Pb、Cd 及 Cr 共 17 种元素，未检测到 As、Co、Ni、Hg、V、Ti 6 种元素。5 种宏量元素中，以 Ca、P 的含量为最高，且高于梅花鹿角和马鹿角，其次为 Na、K、Mg；必需微量元素中 Fe、Zn、Mn 含量较高。不同鹿龄麋鹿角及其不同角部位中无机元素组成相似，其含量有所差异。2 岁龄麋鹿角中 Ca、Fe、Sr、Cu、Al 和 Zn 等元素的含量都高于其他龄角，而在 4 岁龄角中相对较低。麋鹿角各部位中仅 Ba、Be、Pb 和 Fe 等差异较大，机制元素含量差异不明显，以角尖部中平均含量最高。元素相关性分析显示，共有 18 对元素显著正相关，表明这些元素间具有相互协同、促进吸收的关系。

(3) 多糖类： 分别采用 Elson－Morgan 法、硫酸咔唑法及苯酚硫酸法，以氨基葡萄糖、葡萄糖醛酸和葡萄糖为对照品，测定了不同麋鹿角样品中的氨基己糖、酸性多糖及中性多糖的含量[57]。结果显示：氨基己糖、中性多糖和酸性多糖 3 种多糖含量因鹿龄和角部位存在较大差异。不同鹿龄麋鹿角中均以中性多糖含量为最高，平均含量可达 1 044 μg/g，其次是氨基己糖，含量为 452.9 μg/g，酸性多糖含量相对较低，为 339.7 μg/g。3 种多糖在 3 个角部位的平均含量均以 2 岁龄麋鹿角为最高，其中氨基己糖和中性多糖含量与宁夏回族自治区产马鹿角接近，酸性多糖低于宁夏回族自治区产马鹿角。3 种多糖总含量以 2 岁龄麋鹿角为最高，可达 3 004 μg/g；其次为 5 岁龄，为 2 006 μg/g，与 6～8 岁龄含量接近；3、4 岁龄相对较低，分别为 1 252 μg/g 和 1 120 μg/g。2 个不同产地的马鹿角样品中的 3 种多糖总含量差异较大，宁夏回族自治区产马鹿角较高，为 2 860 μg/g，新疆维吾尔自治区产马鹿角相对较低，为 1 382 μg/g。

四、资源利用效率提升研究

1. *药材深加工与产品开发*　目前市场上鹿茸及鹿角类产品不多，多以补酒为主。鹿茸及鹿角中含有的多糖类成分具有增强免疫的作用，在医药保健领域具有较好的应用前景；鹿茸中含有的活性蛋白质多肽类成分具有促进神经系统再生、促进骨折愈合、抗骨质疏松、抗软骨细胞老化、促进创伤愈合、抗疲劳、抗肿瘤、抗肝纤维化等多种药理活性，有望成为开发新药的先导化学成分；鹿茸中含有的神经节苷脂具有改善学习记忆能力作用；鹿角脱盘中含有的活性蛋白质具有明显的抗炎及镇痛作用，含有的多糖具有抗病毒作用，有望开发成新的药物制剂[58]。

2. *产业化过程产生的废弃物资源化利用及其工艺*　从鲜鹿茸水烫加工过程(炸茸)水中分离鹿茸蛋白质并将其制备成相应产品或水解产物，充分利用宝贵的鹿茸资源，并消除炸茸后废水造成的环境污染。将炸茸水冷却后经离心分离去除沉淀得上清液，采用膜分离法浓缩上清液，在膜截留液中添加蛋白酶酶解，得到的膜截留液或酶解液经减压浓缩后进行喷雾干燥，制备的产品可用作食品或保健品的资源性原料。

参 考 文 献

[1] 陈代贤，于全义，郭月秋. 鹿源系列中药材真伪质量鉴别图谱[M]. 北京：中国医药科技出版社，2003.
[2] 张振兴，陈闻，李玉峰. 世界养鹿业概况与我国养鹿业的发展策略[J]. 经济动物学报，2008，12(1)：49－52.
[3] 白加德，张林源，钟震宇，等. 中国麋鹿种群发展现状及其研究进展[J]. 中国畜牧兽医，2012，39(11)：225－230.
[4] 尹凤琴，王琳琳，王胜杰. 一种鹿茸活血化瘀酒的配方及生产方法：中国，CN103484338A[P]. 2014－01－01.
[5] 尹凤琴，王琳琳，王胜杰. 一种鹿茸益智健脑酒的配方及生产方法：中国，CN103484337A[P]. 2014－01－01.
[6] 尹凤琴，王琳琳，王胜杰. 一种鹿茸益气生精酒的配方及生产方法：中国，CN103484335A[P]. 2014－01－01.

[7] 陈启章. 一种海马鹿茸延寿酒: 中国,CN103484316A[P]. 2014-01-01.
[8] 王德飞,王建杰. 一种用于美容养颜的鹿茸当归酒及其制备方法和应用: 中国,CN102266427A[P]. 2011-12-07.
[9] 李竞. 一种人参鹿茸酒及制备工艺: 中国,CN103382432A[P]. 2013-11-06.
[10] 一种鹿鞭饮品的配方及该鹿鞭饮品的制作方法: 中国,CN103284235A[P]. 2013-09-11.
[11] 一种鹿产品奶糖的配方及制作方法. 中国: CN103283912A[P]. 2013-09-11.
[12] 一种鹿奶饮料的配方及该鹿奶饮料的制作方法: 中国,CN103283845A[P]. 2013-09-11.
[13] 一种鹿产品奶茶的配方及制作方法: 中国,CN103283844A[P]. 2013-09-11.
[14] 王艳梅,张连学,胡薇,等. 马鹿茸系列饼干配方及加工工艺: 中国,CN103271123A[P]. 2013-09-04.
[15] 谢道兵,刘克占,李茂,等. 一种鹿茸滋味保健鸭及其加工方法: 中国,CN103211240A[P]. 2013-07-24.
[16] 殷涌光. 一种使用鹿茸制备改善记忆功能制品的方法: 中国,CN103141841A[P]. 2013-06-12.
[17] 焦柏忠,吕美丽,杨继荣. 由鹿角霜制成的补肾补钙制剂: 中国,CN1291478A[P]. 2001-04-18.
[18] 关令华. 鹿角钙: 中国,CN1795873[P]. 2006-07-05.
[19] 宋吉友. 一种治疗坐骨神经痛的鹿角胶药酒及其制备方法: 中国,CN1394612[P]. 2003-02-05.
[20] 张争明,杨静. 鹿茸咀嚼片: 中国,CN1491584[P]. 2004-04-28.
[21] 刘熙,崔民东,王长峰,等. 梅花鹿鹿茸核酸系列乳制品及生产工艺: 中国,CN1543824[P]. 2004-11-10.
[22] 李德超,李毅,王慧芝,等. 一种鹿茸啤酒及制备方法: 中国,CN1858173[P]. 2006-11-08.
[23] 李德山,王喜文. 以鹿茸及鹿骨为原料制备植骨材料的方法及该方法制备的植骨材料: 中国,CN101147809[P]. 2008-03-26.
[24] 王丽红. 一种鹿茸橡皮糖: 中国,CN101347163[P]. 2009-01-21.
[25] 王振宇,焦岩,王涛. 一种含鹿茸活性物质及中药组合物美容面膜的制备方法: 中国,CN101548940[P]. 2009-10-07.
[26] 朱传胜. 一种鹿茸香精的配制方法: 中国,CN101618007[P]. 2010-01-06.
[27] 王振宇,焦岩,王涛. 一种含鹿茸多糖具有降血脂功能的组合物制备方法: 中国,CN101642466[P]. 2010-02-10.
[28] 刘平. 鹿茸活性生物碱类化合物的提取方法及在医药上的应用: 中国,CN101948439A[P]. 2011-01-19.
[29] 戴柏澍. 一种鹿茸润肤面霜: 中国,CN102366387A[P]. 2012-03-07.
[30] 胡薇,田玉华,胡锐,等. 鹿角脱盘蛋白多肽及其制备方法和应用: 中国,CN102408477A[P]. 2012-04-11.
[31] 尚靖,武嘉林,刘中天,等. 一种马鹿鹿茸多肽及其治疗骨病的用途: 中国,CN102429923A[P]. 2012-05-02.
[32] 周云喜. 一种鹿茸有机茶的制作工艺及配方: 中国,CN102440309A[P]. 2012-05-09.
[33] 王东琦,班云峰,王春华. 鹿茸苷素护肝食品及制备方法: 中国,CN102599400A[P]. 2012-07-25.
[34] 殷涌光. 制备鹿茸蛋白钙制品的方法: 中国,CN102805199A[P]. 2012-12-05.
[35] 凌钢,王元成,杨锋. 一种鹿茸果冻及其制备方法: 中国,CN102845659A[P]. 2013-01-02.
[36] 李洪江,才凤,李双. 一种鹿茸多肽外用制剂及制备方法: 中国,CN102961738A[P]. 2013-03-13.
[37] 牛岷. 一种鹿茸河蚌肉的加工方法: 中国,CN103054089A[P]. 2013-04-24.
[38] 李江,周为民. 一种马鹿茸活性软胶囊及其生产工艺: 中国,CN103083359A[P]. 2013-05-08.
[39] 包海鹰,曹胜男,李贞卓. 鹿角盘提取物、鹿角盘与金顶侧耳复方防治骨质疏松的活性: 中国,CN103099817A[P]. 2013-05-15.
[40] 莫壮宏,丁克祥,左夏林,等. 一种用于皮肤美容保健的复合鹿茸多肽冻干粉与纳米级缓冲微乳组合精华素及其制备方法: 中国,CN103110534A[P]. 2013-05-22.
[41] 薄士儒,李庆杰,王春雨,等. 鹿茸化学成分与药理作用研究进展[J]. 经济动物学报,2010,14(4): 243-248.
[42] 宋建平,王丽娟,韩乐,等. 麋鹿角氨基酸的高效液相色谱分析[J]. 时珍国医国药,2013,24(1): 144-146.
[43] Byongtae J, Sungjin K, Sangmoo L, et al. Effect of antler growth period on the chemical composition of velvet antler in sika deer(Cervus nippon) [J]. Mammalian Biology, 2009, 74: 374-380.

[44] 李泽鸿，姚玉霞，王全凯，等. 二杠鹿茸与三杈鹿茸中氨基酸含量的比较[J]. 氨基酸和生物资源，2003，25(1)：10－11.

[45] Landete-Castillejos T，Garcia A，Gallego L. Body weight，early growth and antler size influence antler bone mineral composition of Iberian Red Deer(Cervus elaphus hispanicus) [J]. Bone，2007，40：230－235.

[46] 赵磊，李继海，朱大洲，等. 5 种鹿茸营养成分的主成分分析[J]. 光谱学与光谱分析，2010，30(9)：2571－2575.

[47] 杨若明，张经华，张林源，等. 麋鹿茸、马鹿茸和梅花鹿茸营养成分的分析比较研究[J]. 广东微量元素科学，2000，12(7)：47－51.

[48] 李春旺，蒋志刚，曾岩，等. 麋鹿茸与梅花鹿茸、黇鹿茸雌二醇含量比较[J]. 动物学报，2003，49(1)：124－127.

[49] 王艳梅，杨保田，邹兴淮. 东北梅花鹿茸不同部位游离氨基酸含量的比较分析[J]. 吉林农业大学学报，2006，28(1)：57－59.

[50] 董万超，刘春华，赵立波，等. 马鹿茸、梅花鹿茸不同部位无机元素含量测定分析[J]. 特产研究，2004，3：32－36.

[51] 梁志敏，李建平，林喆，等. 不同产地鹿茸中次黄嘌呤的 HPLC 含量测定[J]. 中药材，2005，28(8)：670－672.

[52] 仲崇林. 鹿茸不同部位多胺含量的比较研究[J]. 中草药，1990，21(7)：15－17.

[53] 董方言，弥虹，陈颖，等. 花鹿茸及马鹿茸不同部位精脒的含量测定[J]. 中草药，1999，30(8)：591.

[54] 李泽鸿，武丽敏，姚玉霞，等. 梅花鹿鹿茸不同产品中氨基酸含量的比较[J]. 氨基酸和生物资源，2007，29(3)：16.

[55] Li F T，Duan J A，Qian D W，et al. Comparative analysis of nucleosides and nucleobases from different sections of Elaphuri Davidiani Cornu and Cervi Cornu by UHPLC－MS/MS [J]. Journal of Pharmaceutical and Biomedical Analysis，2013，83：10－18.

[56] 宋建平，王丽娟，刘训红，等. 麋鹿角无机元素的 ICP－MS 分析[J]. 时珍国医国药，2012，23(5)：1208－1210.

[57] 蒋情，李锋涛，钱大玮，等. 麋鹿角不同部位对肾阴虚证大鼠的作用[J]. 中药药理与临床，2014，30(6)：84－86.

[58] 李锋涛，段金廒，钱大玮，等. 我国麋鹿药用资源的发展和研究现状及其资源产业化的思考[J]. 中草药，2015，46(8)：1237－1241.

（李锋涛　钱大玮　彭蕴茹　刘　睿　张　辉　段金廒）

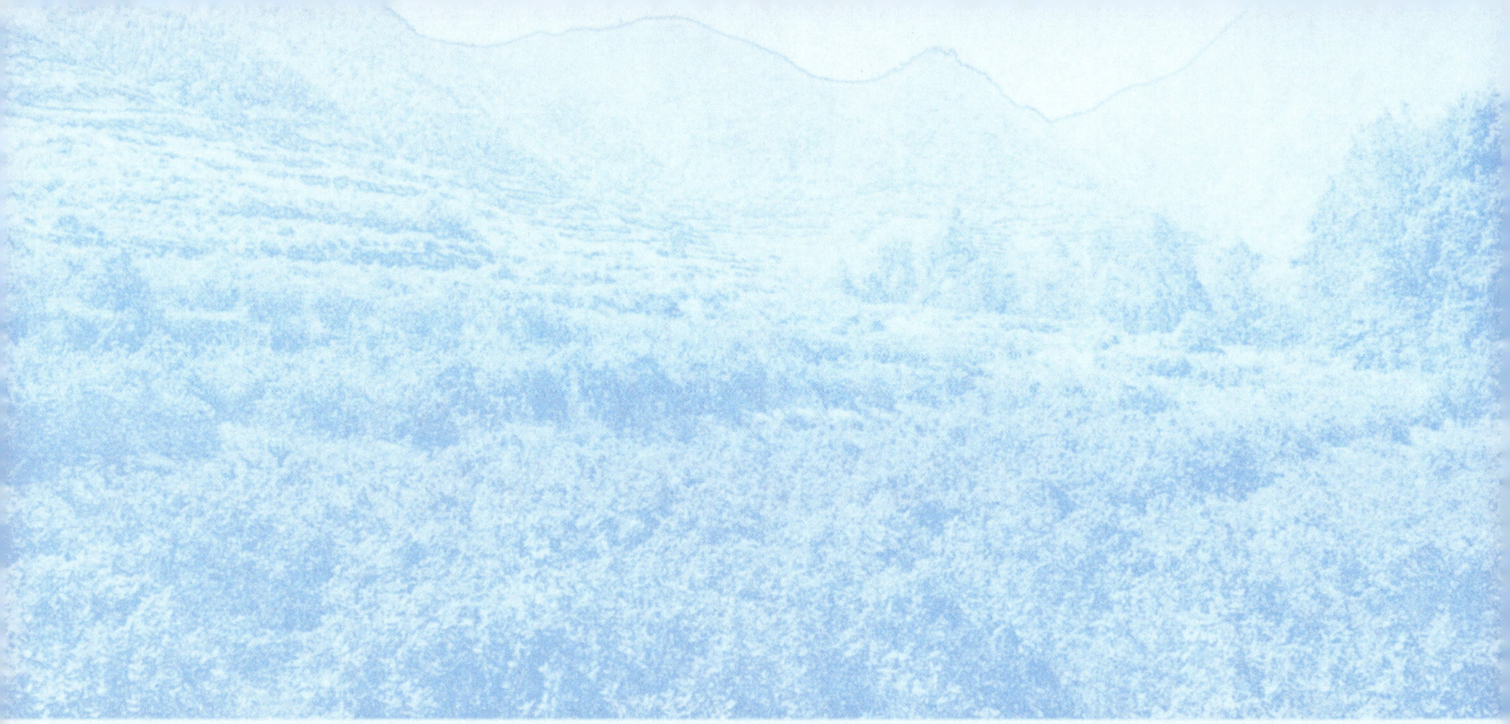

第十二章 糖类资源化学

糖类是含羟基或酮基的多羟基化合物及其衍生物、聚合物的总称。在自然界中，糖类化学成分是植物光合作用的初生产物，也是绝大多数天然产物的前体物质。糖类物质广泛分布于生物界，是植物组织与细胞的重要营养成分和支持物质，也是动物生理活动及其运动的能量物质。

在生物体内，糖类化学成分主要以单糖、低聚糖和多聚糖的形式存在，也常与非糖物质脱水形成苷类，具有独特的生理调节作用和资源化价值。

存在于中药资源中的糖类化学成分大多具有明确的生物活性。黄芪、枸杞、香菇、灵芝等中药资源类群中含有的多糖类资源性化学物质已开发应用于临床，在调节免疫、抗肿瘤、抗辐射等方面发挥着重要的治疗及保健功能，产生了巨大的社会和经济效益。源于中药资源的糖类资源性化学物质在医药辅料、食品原料、包装材料、石油化工等领域日益展现出广阔的应用前景和资源开发潜力。

第一节
糖类资源性化学成分的分布、结构类型与利用价值

糖类物质可根据其能否水解和分子量的大小分为单糖(monosaccharides)、低聚糖(oligosaccharides)和多糖(polysaccharides)。糖类化学成分无论是在植物界还是动物界均分布极广,可分布于植物及动物各个部位和组织器官中。部分糖类物质在自然界分布具有一定的规律性或局限性。在生物体内,糖类化学成分不仅仅以单糖、低聚糖和多聚糖的形式存在,还常与其他非糖物质(苷元)脱水形成苷类化合物,从而发挥着重要的生理调节作用[1]。

一、单糖类资源性化学成分

(一) 单糖类资源性化学成分的结构类型及其在自然界中的分布

单糖主要是指不能再被简单地水解成更小分子的糖,是糖类物质的最小单位,也是构成其他糖类物质的基本单元,如葡萄糖、鼠李糖、果糖等。单糖可溶于水,尤其在热水中溶解度极大;不溶于乙醚、丙酮等有机溶剂。单糖及分子量较小的低聚糖多具有甜味。所有的单糖都有旋光性及变旋现象(二羟丙酮除外)。

已经发现的天然单糖有 200 余种,从三碳糖到八碳糖均有,但以五碳(戊)糖和六碳(己)糖最为常见,而单糖的衍生物以糖醇和糖醛酸较为常见。中药资源中较为常见的单糖及其衍生物主要有以下几种类型。

1. 醛糖　含有醛基的糖称为醛糖(aldose),如生物界分布最广泛最丰富的葡萄糖(glucose, glc),植物黏液质与半纤维素的组成成分甘露糖(mannose, man),阿拉伯树胶的组成成分阿拉伯糖(arabinose, ara),核糖核酸的重要组成成分核糖(ribose, rib)等。

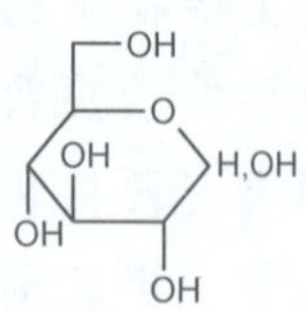
D-葡萄糖

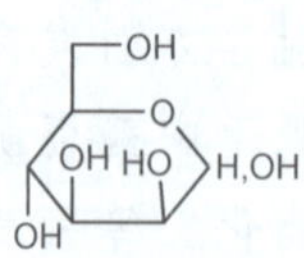
D-甘露糖

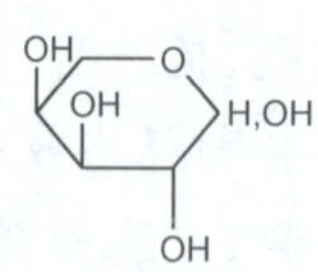
L-阿拉伯糖

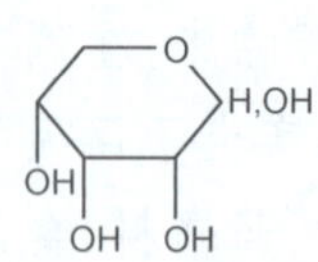
D-核糖

2. 酮糖　含有酮基的糖称为酮糖(ketose),如糖代谢的中间产物核酮糖(ribulose)和木酮糖(xylulose),植物蜜腺、水果及蜂蜜中大量存在的果糖(fructose),以及存在于细菌发酵过的山梨汁中的山梨糖(sorbose)等。

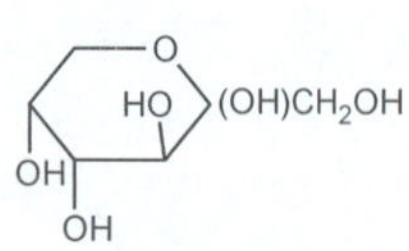
D-果糖

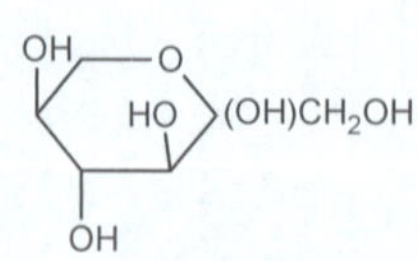
L-山梨糖

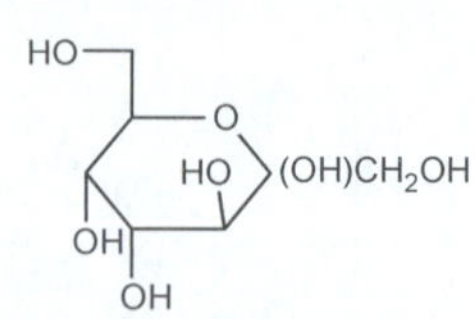
D-景天庚酮糖

3. 氨基糖　氨基糖(aminosugar)是糖的羟基被氨基取代形成的一类化合物的总称。天然氨基糖主要存在于动物和微生物的代谢产物中,目前已发现有 60 余种,其中大多为 2-氨基-2-去氧醛糖,如从水生甲壳类动物外壳中分得的 2-氨基-2-去氧-*D*-葡萄糖(葡糖胺,*D*-glucosamine)、动物软骨组成成分软骨酸的水解产物 2-氨基-2-去氧-*D*-半乳糖(半乳糖胺,*D*-galactosamine),以及 *N*-乙酰甘露糖胺(*D*-galactosamine)等。非 2 位取代的氨基糖,大多数是作为微生物产生的核多糖、糖苷或抗生素的成分而存在的,如大肠埃希菌或色杆菌属(*Chromobacterium*)细菌产生的核多糖中的 4-氨基-4,6-脱氧-*D*-葡萄糖(4-amino-4,6-dideoxy-*D*-glucose,viosamine);在链霉菌属(*Streptomyces*)产生的卡那霉素中含有的 6-氨基-6-脱氧-*D*-葡萄糖及在嘌呤霉素中含有的 3-氨基-3-脱氧-*D*-核糖等。

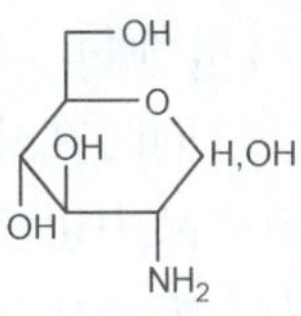

葡糖胺

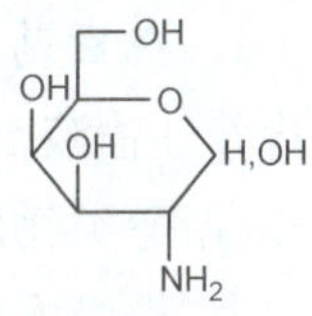

半乳糖胺

通常,氨基糖是在各自专一性生物合成酶的作用下,在磷酸酯或糖核苷酸的阶段由氨或谷酰胺经氨基转移而形成的。

4. 去氧糖　单糖分子中的一个或两个羟基被氢原子取代的糖称为去氧糖(deoxy sugars),常见的有 6-去氧糖,如鼠李糖(rhamnose,rha)、岩藻糖(夫糖,fucose,fuc)、鸡纳糖(*D*-guinovose)、红霉糖(*L*-cadinose)等,以及 2,6-二去氧糖及其 3-*O*-甲醚等,如碳霉糖(*L*-mycarose)、克拉定糖(*D*-cladinose)。2,6-二去氧糖主要存在于强心苷和微生物代谢产物中,并具有一些特殊的性质。

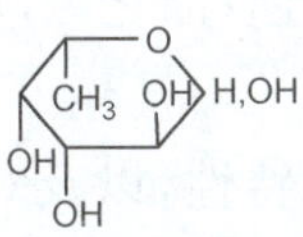

L-岩藻糖

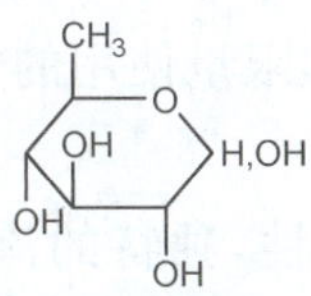

D-鸡纳糖

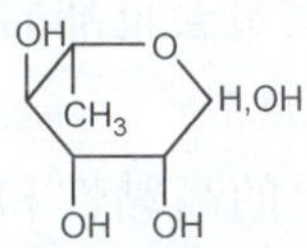

L-鼠李糖

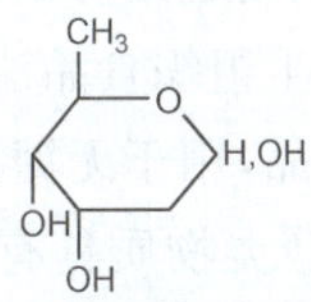

D-洋地黄毒糖

5. 糖醛酸　糖醛酸(uronic acid)是指末端羟甲基被氧化成羧基的单糖化合物,主要存在于苷和多糖类化合物中。如存在于透明质酸、肝素、硫酸软骨素及某些半纤维素、植物胶及多种微生物代谢产生的多糖中的 *D*-葡萄糖醛酸(*D*-glucuronic acid),存在于果胶中的半乳糖醛酸(galacturonic acid)及存在于褐藻中的甘露糖醛酸(mannuronic acid)等。糖醛酸易环合成内酯,在水溶液中呈平衡状态存在。

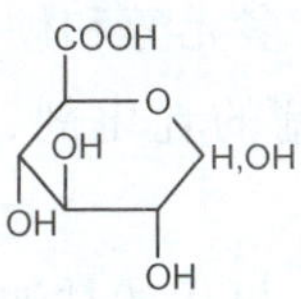

D-葡萄糖醛酸

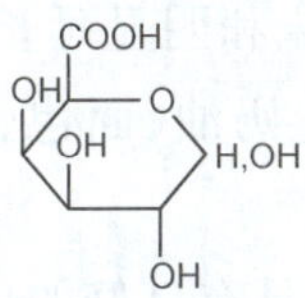

D-半乳糖醛酸

6. 糖醇　单糖中的羰基被还原成羟基类化合物称为糖醇(sugar alcohol)。糖醇是广泛存在于显花植物中并多具有甜味的一类化学成分,如在众多植物中均有分布的木糖醇(xylitol),木犀科、玄参科

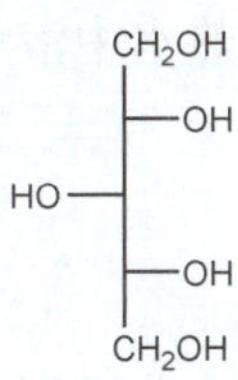

D-木糖醇

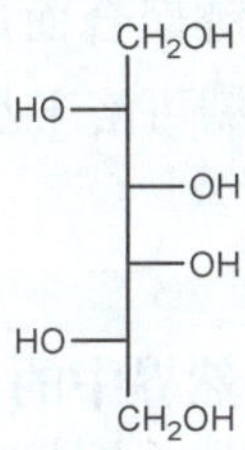

卫矛醇

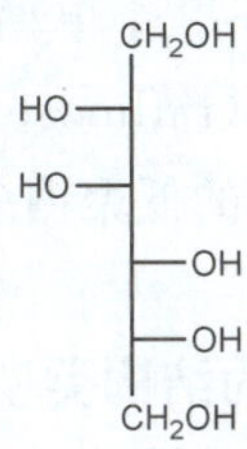

D-甘露醇

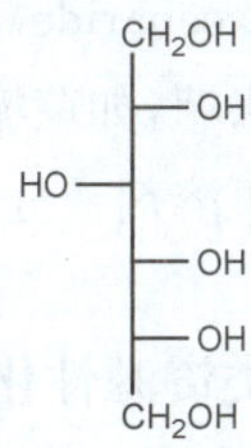

D-山梨醇

植物中分布的甘露醇(mannitol)、卫矛科植物中的卫矛醇(dulcitol,即 D-半乳糖醇)及蔷薇科植物中的山梨醇(sorbitol,即 D-葡萄糖醇)等。赤藓糖醇(erythritol)、卫矛醇、甘露醇也多见于藻类植物资源类群中。

(二) 单糖类资源性化学成分的利用价值

1. 在医药领域的利用价值　葡萄糖、果糖等单糖类资源性物质是人体能量供应的主要形式之一,为营养性输液剂主要原料,同时在药物制备过程中也常作为赋形剂、黏合剂及矫味剂应用于制药工业。此外,糖醇类物质在医药产品中也多有应用。木糖醇具有增加人体内双歧杆菌作用,可增强肠道内有益菌活力,提高人体免疫力。木糖醇注射液为糖尿病患者的营养用药,具有补充热量和体液,改善糖代谢,消除酮血症的作用,是糖尿病患者营养代用品,口服液为营养剂类非处方药药品,在体内可不依赖胰岛素,直接透过细胞膜,在细胞内代谢,产生热量。木糖醇可作为糖尿病患者的代用糖,具有改善代谢和消除酮血症作用,还可用于预防龋齿。

2. 在食品领域的利用价值　单糖类物质在食品领域应用广泛,为重要的营养物质,也常用作甜味剂、黏合剂及保湿剂。山梨醇、木糖醇等多元醇类具有类似蔗糖的甜度,其甜味纯正,提供的热值低,也称减热值甜味剂,且对酸、热有较高的稳定性,不容易发生美拉德反应,现广泛应用于低热值食品配方。糖醇类物质不会引起血糖水平的波动,且能为糖尿病患者提供一定热量,故可作为糖尿病患者提供热量的营养性甜味剂使用;同时,糖醇类物质在口腔中不被产生龋齿的微生物利用,并能有效改善口腔 pH,防止牙齿被酸蚀,从而起到防龋齿的作用。目前,山梨醇、木糖醇、麦芽糖醇、乳糖醇、甘露醇 5 种多元醇已被国际粮农和卫生组织食品法典委员会批准的、无须限量使用的安全性食品之一,可在食品中按生产需要作为食糖替代品,用于无糖甜味食品[2]。

此外,许多单糖类物质具有突出的高黏性和水溶性,独特的流变学特性,以及对温度、pH 的稳定性,同时还具有防止淀粉老化和蛋白质变性、抑制脂质物质酸败和腥臭味(三甲胺、乙基硫醇、挥发性醛类物质的异味)等作用,已被广泛作为保湿剂、乳化剂、增稠剂、赋形剂、保鲜剂、防腐剂等用于食品生产中。如山梨醇可防止食品干裂,保持新鲜柔软;在浓缩牛奶中加入山梨醇可延长保存期;在香肠、肉、鱼类罐头等蛋白质食品中加入山梨醇等能改善食品的色香味和明显延长保存期;多元醇和硬脂酸在碱性介质中酯化,可生成糖醇硬脂酸酯,用做糖果、糕点、人造奶油、面包、乳化香精的乳化剂、黏度调节剂。

3. 在轻化工领域的利用价值　山梨醇、木糖醇等多元糖醇具有良好的保湿性能,可代替甘油用于牙膏、卷烟、化妆品生产中用作保湿剂和表面活性剂。多元糖醇类资源性化学成分也可制成涂层保鲜剂用于蔬菜和水果的保鲜还可用作叶肥、缓释肥料等基质[3]。

二、低聚糖类资源性化学成分

低聚糖(oligosaccharide)是指由 2～9 个单糖通过糖苷键聚合而成的糖类物质,能被水解为相应数目的单糖,又称为寡糖,如蔗糖、棉子糖(raffinose)等。低聚糖可溶于水,尤其在热水中溶解度极大;不溶于乙醚、丙酮等有机溶剂。分子量较小的低聚糖多具有甜味。

(一) 低聚糖类资源性化学成分的结构类型及其在自然界中的分布

天然存在的低聚糖多数由 2～4 个单糖基组成,在皂苷等资源性化学成分中,有时可存在由 7～8 个单糖基组成的低聚糖片段。按组成低聚糖的单糖基数目,低聚糖可分为二糖、三糖、四糖等。常见的二糖有蔗糖(sucrose)、龙胆二糖(gentiobiose)、麦芽糖(maltose)、芸香糖(rutinose)、蚕豆糖(vicianose)、槐糖(sophorose)等。

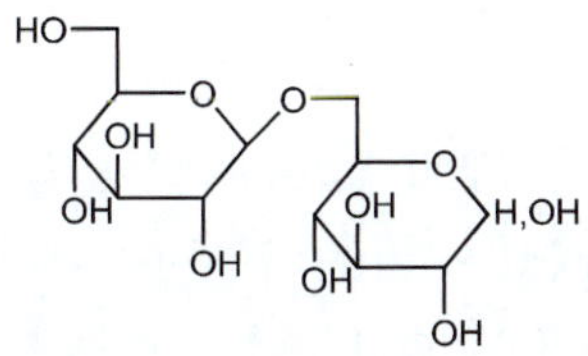

龙胆二糖

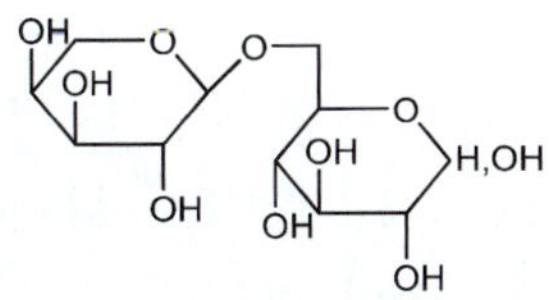

蚕豆糖

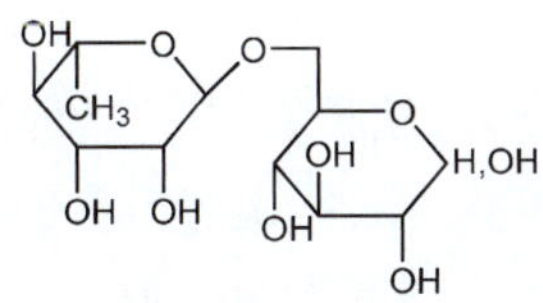

芸香糖

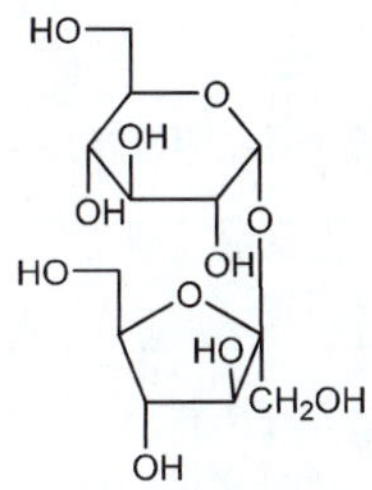

蔗糖

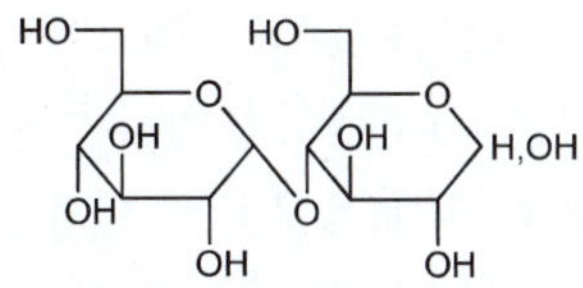

麦芽糖

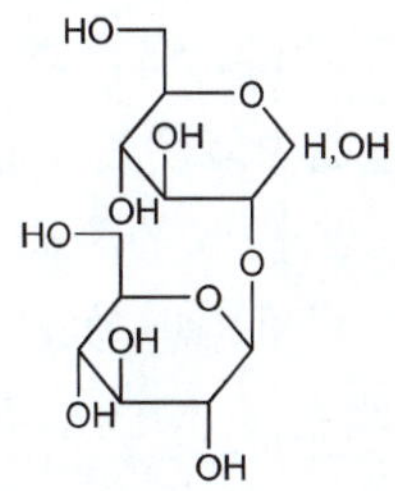

槐糖

天然存在的三糖大多是在蔗糖的基本结构上再连接一个单糖而成,如棉子糖(raffinose)。四糖又多是在棉子糖的结构上延长,如水苏糖(stachyose)。

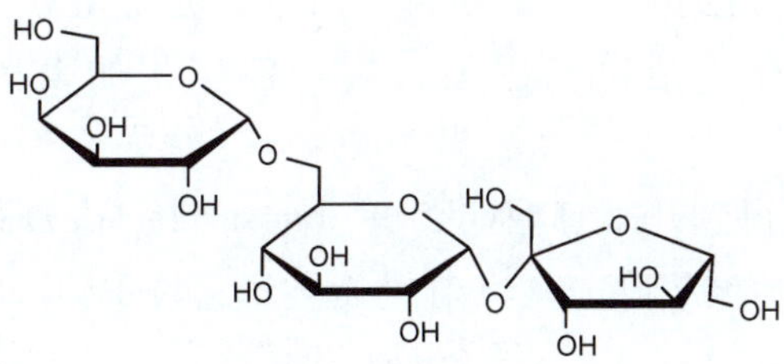

棉子糖

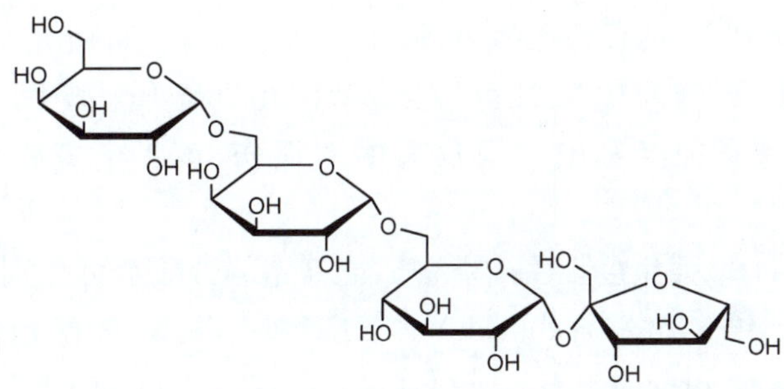

水苏糖

根据是否含有游离的醛基或酮基,将低聚糖可分为还原糖和非还原糖。如二糖中的槐糖(sophorose)、樱草糖(primverose)有游离醛基,具有还原性,称为还原糖;海藻糖(trehalose)、蔗糖(sucrose)中的 2 个单糖是以各自的半缩醛或半缩酮上的羟基通过脱水缩合而失去还原性,故均为非还原糖。

在自然界中,以游离形式存在的低聚糖种类较少,仅见分布于植物界的蔗糖、海藻糖和在棉籽、甜菜、大豆及桉树的干性分泌物(甘露蜜)中的棉籽糖,存在于唇形科及玄参科等植物类群中的水苏糖,以及哺乳动物乳汁中的乳糖等少数几种。大多数低聚糖来自于各种酶或酸对多聚糖或苷的水解产物,如纤维二糖(cellobiose)是纤维素的基本单位,是由纤维素部分水解得到;麦芽糖(maltose)是淀粉的组成成分,主要存在于发酵(酶解)的谷粒,特别是麦芽中。水解条件的差异往往可得到不同的低聚糖,如淀粉水解条件不同,可得到不同碳数的低聚糖混合物。

(二) 低聚糖类资源性化学成分的利用价值

1. 在医药领域的利用价值　自然界中存在大量的低聚糖类资源性化学成分,这为人们研究和了解低聚糖提供了丰富的物质源泉。同时,依据天然低聚糖结构进行改造得到的众多低聚糖类衍生物,也为研究低聚糖的生物活性奠定了坚实的物质基础。不同的低聚糖种类和来源决定了它们特有的生物学活性,可在医药领域中加以利用。

(1) 对胃肠道的调节活性: 纯寡糖是寡糖类资源性化学成分中结构最简单的一类寡糖,但却具有许多重要的生物功能。纯寡糖(乳果糖、果聚糖、大豆低聚糖、异麦芽糖等)可作为促双歧杆菌生长因子,能提高人体免疫力,使肠道内 pH 下降,抑制肠道有害菌生长,产生 B 族维生素,分解致癌物质,促进肠蠕动及蛋白质吸收。人体摄入适量的促双歧杆菌生长因子可以促进双歧杆菌的增殖并增强其活性,有益于调整肠道微生物群落的分布。基于纯寡糖的上述功能,人们开发出许多寡糖类保健食品。某些纯寡糖也有一定的副反应,如大豆低聚糖中的棉子糖和水苏糖不能被胃和肠上段的消化酶消化,而被结肠中的细菌发酵产气,引起肠胃胀气,被称为大豆胀气因子,是大豆的抗营养因子之一。

(2) 增强造血功能活性: 地黄低聚糖(rehmannia glutinosa oligosaccharide, RGOS)是从中药地黄多糖中进一步分离提取的资源性物质。实验研究证明,RGOS 可以使快速老化模型小鼠($SAMP_8$)的 CFU-S、CFU-GM、CFU-E 和 BFU-E 明显增多,并可使外周血中降低的白细胞数明显增加。由此提示 RGOS 可刺激 $SAMP_8$小鼠造血干细胞、主细胞的增殖分化。集落刺激活性实验显示 RGOS 可使小鼠体内的集落刺激因子产生明显增多。小鼠骨髓组织学研究结果也进一步证实了 RGOS 可增强 $SAMP_8$小鼠造血功能的作用。上述这些实验结果揭示 RGOS 可以增强 $SAMP_8$ 小鼠的造血功能。此外,RGOS 对实验性糖尿病与高血糖大鼠糖代谢尚有调节作用[4]。

(3) 抗抑郁活性: 中药巴戟天系茜草科巴戟属植物巴戟天(*Morinda officinalis*)的根经炮制而成的传统中药,具有补肾壮阳、强筋祛风之功效。有研究发现,巴戟天提取物有明显的抗抑郁活性,经进一步萃取、透析、凝胶柱色谱及高效液相色谱等分离手段得到一组具有抗抑郁活性菊淀粉型寡糖同系物,可保护神经细胞免受皮质酮的损伤,该类资源性化学成分与巴戟天抗抑郁作用的发挥密切相关[5]。

(4) 增强免疫活性: 甲壳质、壳聚糖部分酸解可分别得到几丁寡糖(chitin oligosaccharides)和壳寡糖(chitosan oligosaccharide)。几丁寡糖是指 *N*-乙酰葡萄糖胺以β-1,4 苷键连接而成的 2～10 个单元的低聚糖,可通过甲壳质水解制得。壳寡糖是 *D*-葡萄糖胺通过 1,4-键合而形成的 2～10 个单元的低聚糖,可由壳聚糖部分水解制得。几丁聚糖在食品领域有望作为乳酸菌的增殖促进剂,间接起到提高免疫力的作用。壳寡糖具有增强人体免疫力,在改善食品结构,提高食品保水性能方面有重要作用。母乳中含有的复合寡糖为母乳中重要活性成分之一,可为婴儿抵御疾病起到重要作用。此外,从水牛的乳汁中提取出的一种五糖寡糖也具有重要免疫活性,其结构为 GlcNAcβ(1→3)Galβ(1→4)GlcNAcβ(1→3)Galβ(1→4)Glc。研究显示,该类寡糖可同时诱发小鼠产生迟发型超敏反应应答和产生基于巨噬细胞数量的非特异性免疫应答,是一种免疫刺激剂[6]。

此外,海藻糖对细胞膜、蛋白质、生物体等均有抗逆保鲜作用,因而可用于疫苗、药品诊断酶、工具酶等生物制剂的抗逆保护剂,增加药物的稳定性,使其可常温存放,有效降低冷藏存放、运输费用并方便使用。

2. 在保健食品领域的利用价值　由多糖水解或酶解获得的低聚糖是近年来开发应用的热点,如低聚果糖具有美容作用,服用后,可防治面疮、黑斑、雀斑、痤疮、老人斑,使皮肤亮丽,老化减缓。异麦芽低聚糖具有促进双歧杆菌超强增殖、抗龋齿、消除疲劳、促进 Ca 的吸收、增强机体免疫力、润肠通便等生理功能,又具有低甜度、低热值、低黏度、保湿性、非发酵性、耐酸热性等特性,已被广泛应用于包括糖尿病患者使用的各类保健品、饮品、奶制品、糖果和面食等。此外,水苏糖、大豆低聚糖、木寡糖、甘露寡糖等也大量应用于功能食品生产。

3. *在畜牧业领域的利用价值* 寡聚糖类资源性化学成分可使动物肠道双歧杆菌等有益菌增加，调节肠道菌群平衡，增强动物机体免疫力，从而减低动物患病风险，使动物能够健康地生长；其次，寡聚糖类资源性化学成分可使动物肠道绒毛高度增加，使动物肠道总的吸收面积扩大，促进了动物对营养物质的吸收；此外，寡聚糖类资源性化学成分尚可以使乳糖转化为乳酸，通过调节肠道 pH 和结肠发酵能力起到改善消化的作用，进而提高各种营养素的利用率及 Ca^{2+} 的吸收。增殖的双歧杆菌能自身合成或促进合成维生素 B_1、维生素 B_6、维生素 B_{12}、烟酸和叶酸等，还能通过抑制某些维生素分解菌来保障维生素的供应。通过以上作用机制，寡聚糖最终可以有效地促进动物的生长发育，改善动物生产性能，且寡聚糖无毒副反应，对制粒、膨化、氧化和储运等恶劣环境条件都具有较高的耐受性，因此可被广泛用作饲料添加剂。目前，已经发现的具有特殊生理功能的功能性寡糖有 10 多种，其中被用作饲料添加剂的有大豆寡糖、木寡糖、果寡糖、甘露寡糖、异麦芽寡糖、壳寡糖、半乳甘露寡糖、海洋寡糖和乳寡糖等。功能性寡糖具有耐热、稳定、无污染和无残留等特点，是一种新型的绿色饲料添加剂[7]。

4. *在农业领域的利用价值* 寡聚糖具有调控植物生长、发育、繁殖、防病和抗病等功能，能够刺激植物的免疫系统反应，每种活性寡聚糖可发出调节特定功能的信息，激活防御反应和调控植物生长，产生具有抗病害的活性物质，抑制病害的形成。寡聚糖用于农药，具有环境相容性好(环境中易分解，无残留，对环境和生态平衡无不良影响)、超高效(一般每亩* 地用量为 0.5～2.0 g)、安全性好(以农副产品为原料的纯生物制剂，安全无毒)、不会引起抗药性反应(诱导植物产生系统获得性免疫，即 SAR 反应)等优点。如用于防治小麦赤霉病的低聚寡糖农药、以甲壳素为原料制成的防治三七病毒的氨基寡糖素农药等。

此外，寡糖还可用作肥料，如 *N*-乙酰几丁寡糖和壳聚几丁寡糖具有抗菌、抑菌效果，用该类化学成分做的肥料可抑制土壤中细菌的生长，从而有利于作物的生长发育。壳寡糖也常用作水果保鲜剂。

三、多聚糖类资源性化学成分

多聚糖(polysaccharide)又称多糖，是由 10 个以上的单糖分子通过苷键聚合而成的高分子碳水化合物。多糖类物质分子量较大，一般由几百个甚至几万个单糖分子组成，已失去一般单糖及低聚糖的性质，一般无甜味，也无还原性。多糖溶于水或热水(纤维素、半纤维素、壳多糖除外)，但在水中不形成真溶液，只能形成胶体。

(一) 多聚类资源性化学成分的结构类型及其在自然界中的分布

多糖类化学成分按其在生物体内的功能，大致分为 2 类。一类为结构性多糖，多为水不溶物，在动、植物体内主要起支持组织的作用，如植物中的半纤维素和纤维素，动物甲壳中的甲壳素等，分子呈直糖链型。另一类为贮存型多糖，多为水溶物，如植物体内贮藏的营养物质：淀粉、菊糖、黏液质、果胶、树胶等；动物体内存在的糖原等。再如植物体内的初生代谢产物：人参多糖、黄芪多糖、刺五加多糖、昆布多糖、灵芝多糖等，分子多呈支糖链型。多糖按其单糖组成种类可分为由一种单糖组成的均多糖(homosaccharide)，如葡聚糖、甘露聚糖、果聚糖等；以及由两种以上单糖组成的杂多糖(heterosaccharide)。多糖按其来源又可分为植物多糖、菌物多糖和动物多糖等。

1. *植物多糖* 天然存在的植物多糖按其生物功能、性质及单糖组成可分为淀粉类、纤维素类、黏液质类、植物胶类、果聚糖类等。

(1) 淀粉(starch)： 淀粉是植物体内最主要的贮存型多糖，广泛存在于植物体，尤其是禾本科植物的

---

* 1 亩约等于 666.7 m^2

果实及其他一些植物的根、茎及种子中。在植物体内以淀粉粒形式存在。淀粉为葡萄糖的高聚物，约由73%以上的胶淀粉（支链淀粉）和27%以下的糖淀粉（直链淀粉）组成。糖淀粉是1α→4连接的D-葡聚糖，聚合度为300～350；胶淀粉聚合度3 000左右，也是1α→4葡聚糖，但有1α→6的分支链，平均支链长为25个葡萄糖单位。淀粉可溶于热水，胶淀粉还可溶于冷水，经淀粉酶的作用水解成糊精，再成麦芽糖，最后可水解成葡萄糖。胶淀粉除1α→4麦芽糖外，还可得到1α→6的异麦芽糖。淀粉分子具有螺旋状结构，每一螺环由6个葡萄糖组成。遇碘呈色，是碘分子和离子排列进入螺环通道中形成的有色包结物。所呈色调与聚合度有关，糖淀粉遇碘呈蓝色，胶淀粉遇碘呈紫红色。淀粉在制剂中常用作赋形剂，在工业上常用作生产葡萄糖的原料。

此外，在中药中尚存在除淀粉外的其他类型葡聚糖，如地衣类（*Cetraria*）植物中的地衣多糖（lichenan）是聚合度为180～200的葡聚糖，其中2/3为1β→4，1/3为1β→3结合。黄芪中的黄芪多糖（astragalus polysaccharide）AG-1为1α→4和1α→6葡聚糖，两者糖基组成比例为5∶2。这些葡聚糖具有较强的肿瘤抑制作用和重要的资源产业化前景。

（2）果聚糖（fructosan）：果聚糖是β-D-呋喃果糖的多聚体，是由果糖聚合而生成的多糖的总称。果聚糖在高等植物以及微生物中均有存在。呋喃果糖的多聚体都是易于水解的水溶性多糖，按照它们的分子结构，可以分为两种类型：菊糖型，是由2→1′-β-D-呋喃果糖残基组成的线形分子，典型例子是菊糖（inulin）；左旋糖酐型，由2→6′-β-D-呋喃果糖残基组成的线性分子，典型例子是禾本科黑麦草中的左旋糖酐。此外，尚有上述2种糖苷键高度分支的果聚糖。

果聚糖主要分布在非热带地区，特别是有明显的季节性气候变化地区的被子植物中，尤其是禾本科（Poaceae）、菊科（Compositae）、百合科（Liliaceae）、桔梗科（Campanulaceae）、萝藦科（Asclepiadaceae）、龙胆科（Gentianaceae）、半边莲科（Lobeliaceae）、金虎尾科（Malpighiaceae）、报春花科（Primulaceae）、堇菜科（Violaceae）、紫草科（Boraginaceae）植物中分布较多。在禾本科牧草资源植物中，果聚糖积累量可达叶片干重的35%、茎基部干重的50%；小麦茎秆中水溶性碳水化合物（WSC）含量最高时，果聚糖可达总WSC的85%。在进入冬季休眠时的菊芋块茎中果聚糖达到干重的60%以上，为产业化开发提供了充足的化学物质基础。

目前，植物来源的果聚糖主要从菊科（Compositae）与禾本科（Poaceae）植物的根部和果实中提取。它们均以果聚糖代替淀粉作为贮存多糖形式存在。这类多糖分子量较小（不超过10 000Da），与I不呈色，其分子结构有独特式样，在于它们均以β-D-呋喃果糖为重复顺序，而在非还原性末端上连接一个D-吡喃葡萄糖残基。

菊糖又称菊淀粉，是果聚糖的一种。它由35个D-果糖以2β→1苷键连接而成，最后连接D-葡萄糖基，故其末端为一个蔗糖结构。菊糖在菊科植物中分布较多，其中尤以向日葵属植物菊芋（*Helianthus tuberosus*）和大丽花属（*Dahlia*）植物的块茎中含量较高。此外，中药麦冬中含有的麦冬多糖，桔梗中的桔梗多糖都是果聚糖型的多糖类资源物质[2]。

（3）纤维素（cellulose）：纤维素是自然界中含量最丰富的有机物，占植物界碳含量的50%以上，广泛存在于植物支持组织以及细胞壁中。纤维素是由β-D-葡萄糖通过1→4糖苷键缩合而成的聚合度为3 000～10 000（多为8 000）的天然高聚物。其分子结构由D-葡萄糖以反向连接聚合，呈直链状；且常以100～200条链彼此平行排列成束状，以氢键紧密结合，不溶于水，但溶于铜盐的氨水溶液，用于制造人造纤维。纤维素经弱酸水解可得到纤维二糖；在浓硫酸（低温）或稀硫酸（高温、高压）下水解木材废料，产生约20%的葡萄糖。木材中的纤维素常和半纤维素及木质素结合存在。用煮沸的1%NaOH处理木材，然后加H_2SO_4及$NaHSO_3$，除去木质素，留下纤维素。棉花和亚麻是较纯的纤维素，含量在90%以上。

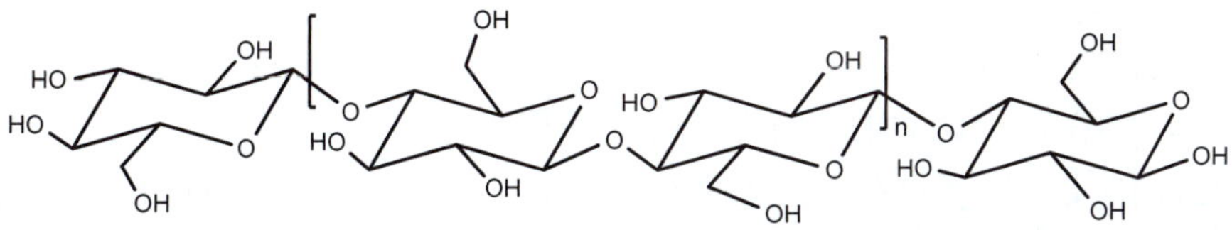

纤维素

纤维素链中每个葡萄糖基环上有 3 个活泼的羟基，1 个伯羟基（位于 C－6 位）和 2 个仲羟基（分别位于 C－2、C－3 位），可以使纤维素发生多种酯化或醚化反应，从而产生一系列纤维素衍生物，此为纤维素改性的基础。三个羟基的酸性大小按 C－2、C－3、C－6 位排列，反应能力也不同，C－6 位上羟基的酯化反应速度比其他两位羟基快约 10 倍，C－2 位上羟基的醚化反应速度比 C－3 位上的羟基快 2 倍左右。

纤维素链中，每个残基相对于前一个残基翻转 180 度，使链采取完全伸展的构象。相邻、平行的伸展链在残基环面的水平向通过链内和链间的氢键形成片层结构，环面的垂直向靠其余氢键和环的疏水内核之间的范德华力维持。

纤维素的结构特性使其具有结晶度高，化学、物理性能稳定，玻璃化转变温度较高（220℃）的特征，而且加热到 240℃发生分解而不熔融。不溶于通常的溶剂，因此不能直接加工成纤维素产品。虽然纤维素已被广泛应用于化工、医药、环保、建筑材料、石油化学等领域，但需要通过物理和化学改性将其转变为纤维素衍生物，再加以利用。人类以及食肉动物体内没有纤维素酶，不能分解纤维素。反刍动物和一些昆虫体内的微生物可以分解纤维素，将其转化为可吸收利用的单糖和低聚糖，为其生存繁衍提供能量和营养。

（4）半纤维素（hemicellulose）：一类在支链上多连有糖醛酸，不溶于水，但能被稀碱（2%～20% NaOH）溶解，极易被酸水解的多糖。其与纤维素、木质素共同筑建了植物细胞壁，是植物的支持组织。半纤维素组成较为复杂，不同原料、组织部位其结构组成不同，依据其主要单糖组成，可分为木聚糖（xylan）、甘露聚糖（mannan）、半乳聚糖（galactan）以及由 2 种以上糖组成的杂多糖，如葡甘露聚糖（glucomannan）、阿拉伯半乳聚糖（arabinogalactan）、木糖葡聚糖（xyloglucan）等。蕨类植物、裸子植物、被子植物阔叶树种的木质细胞，禾本科植物中半纤维素的主要成分是木聚糖，是由木糖以 β(1→4) 连接成主链，在 C－2 或 C－3 处有 *L*－阿拉伯糖和 *D*－葡萄糖醛酸分支糖链所构成。木聚糖在稻草和砻糠中很丰富，可用来制造糠醛。针叶树木质部和种子植物种子细胞壁中半纤维素的主要成分多是甘露聚糖，是由 β(1→4) 连接的 *D*－甘露糖组成主链，C－6 上有末端为 *D*－半乳糖的支链构成。落叶松中富含阿拉伯半乳聚糖。

研究表明，玉米秸秆中半纤维素的水解产物主要是 *D*－木糖和少量葡萄糖组成的。半纤维素可为均一聚糖，也可为非均一聚糖。它还可以由不同的单糖基以不同的连接方式连接成结构互不相同的多种聚糖。研究尚表明，阿魏酸通过酯键与半纤维素相连，通过醚键与木质素连接。因此，在提取半纤维素时除去木质素可以提高半纤维素的得率。另外，半纤维素还与纤维素和蛋白质存在化学键连接，是半纤维素分离和性质研究的基础。

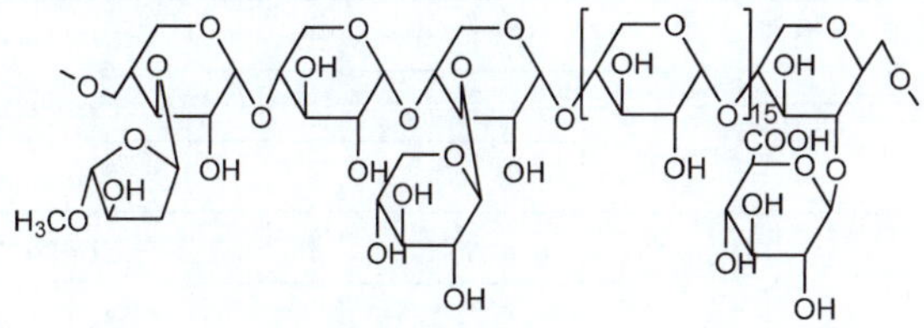

禾本科植物茎叶中半纤维素类化学成分结构

由半纤维素多糖的结构可以看出，这是一类由五碳糖如阿拉伯糖和木糖形成的聚糖，这类聚糖被称作聚戊糖。聚戊糖可广泛应用于食品、化妆品和医药行业，是一种优良的膳食纤维，在人体内不能被消化，具有良好的润肠通便功能。在医学上，聚戊糖还有预防和控制乳腺癌、减肥和降血脂、降血糖的作用。通过以聚戊糖为原料衍化生产出的低聚戊糖是目前国际上颇受欢迎的一种附加值高、市场前景好的功能性低聚糖，是一种选择率极高的双歧杆菌增殖因子。

（5）黏液质（mucilage）：一类存在于植物种子、果实、根及根茎或全株薄壁组织的黏液细胞或黏液道（腔）内的黏多糖，是植物的正常生理产物，起着保持植物水分的作用。黏液质主要分布于车前科车前属（*Plantago*），百合科葱属（*Allium*）、黄精属（*Polygonatum*）、知母属（*Anemarrhena*）、天门冬属（*Asparagus*）、沿阶草属（*Ophiopogon*），兰科白及属（*Bletilla*）、石斛属（*Dendrobium*），薯蓣科薯蓣属（*Dioscorea*），仙人掌科仙人掌属（*Opuntia*），马齿苋科马齿苋属（*Portulaca*），锦葵科蜀葵属（*Althaea*）、秋葵属（*Abelmoschus*），落葵科落葵属（*Basella*）、落葵薯属（*Anredera*）等植物类群中。

黏液质多为分支结构的杂多糖，可溶于热水，冷后呈胶冻状。大车前（*Plantago major*）种子中的车前子胶（plantasan），由 *D*-木糖 $1\beta\rightarrow 4$ 连接成主链，C-2 上连接由 *D*-木糖、*L*-阿拉伯糖、*D*-半乳糖、*D*-半乳糖醛酸、*L*-鼠李糖组成的支链。褐藻酸（alginic acid）是从藻类药用植物昆布（*Ecklonia kurome*）或海蒿子（*Sargassum pallidum*）中提取的多糖，是 $1\rightarrow 4$ 结合的 α-*L*-古洛糖醛酸残基和 $1\rightarrow 4$ 结合的 β-*D*-甘露糖醛酸残基以不规则的方式排列组成的多聚体，*L*-古洛糖醛酸是 α-结合的 1C 构象，*D*-甘露糖醛酸是 β-结合的 1C 构象。现已开发制成褐藻酸钠注射液，国外称 Alginon、Glyco-Algin 等，用以增加血容和维持血压等。常见含黏液质的植物还有葱、白及、黄精、知母、山药等。黏液质有滑润肠壁、通解大便、防护创面、抑菌止血的作用。

（6）植物胶（plant gum）：存在于高等植物不同器官的一类黏多糖，是由 2 种或 2 种以上单糖以直链状或带支链形成的多糖类资源性化学成分，其分子中糖醛酸的羧基可与 Na、K、Mg 以及其他阳离子结合形成盐。植物胶可溶于热水，冷后呈凝胶状。按照植物胶来源形式的不同，植物胶可以分为植物籽胶、树胶、果胶、块根类胶等。桃胶、亚麻籽胶、胡芦巴胶等为常用中药或是重要的天然胶资源。

植物胶主要分布于豆科、蔷薇科、芸香科和梧桐科等植物中。半乳甘露聚糖型植物胶资源以豆科最为丰富，如田菁、胡芦巴、皂荚、野皂荚、槐豆、决明、望江南等[8]。我国产含植物胶的主要资源植物见表 12-1。

表 12-1　我国主要含胶药用植物资源类群及其分布[9]

科　名	中 文 名	拉 丁 学 名	利 用 部 位	含量(%)
松科	落叶松	*Larix gmelinii*	木材	10
蛇菰科	印度蛇菰	*Balanophora indica*	块根	
	山鸡椒	*Litsea cubeba*	树皮，木材	
	潺槁木姜子	*Litsea glutinosa*	树皮，木材	
蔷薇科	杏	*Prunus armeniaca*	树干	
	山桃	*Prunus davidiana*	树干	
	李	*Prunus salicina*	树干	
豆科	金合欢	*Acacia farnesiana*	树干	
	柔毛金合欢	*Acacia mollissima*	树干	
	密花金合欢	*Acacia pynantha*	树干	
	象耳豆	*Enterolobium cyclocarpum*	树干	
	木荚红豆	*Ormosia xylocarpa*	树干	
	印度紫檀	*Pterocarpus indicus*	树干	

续 表

科 名	中 文 名	拉 丁 学 名	利 用 部 位	含量(%)
豆科	刺云实	*Caesalpinia spinosa*	种子	34
	望江南	*Cassia occidentalis*	种子	40
	茳芒决明	*Cassia sophera*	种子	31
	决明	*Cassia tora*	种子	36
	猪屎豆	*Crotalaria mucronata*	种子	34
	大托叶猪屎豆	*Crotalaria spectabilis*	种子	24
	皂荚	*Gleditsia sinensis*	种子，树干	41
	野皂荚	*Gleditsia microphylla*	种子	40
	肥皂荚	*Gymnocladus chinensis*	种子	13
	银合欢	*Leucaena leucocephala*	种子	17
	刺田菁	*Sesbania bispinosa*	种子	
	田菁	*Sesbania cannabina*	种子	25
	槐	*Sophora japonica*	种子	25
	罗望子	*Tamarindus indica*	果实	60
	胡芦巴	*Trigonella foenum-graecum*	种子	22
亚麻科	亚麻	*Linum usitatissimum*	种皮	2～10
漆树科	腰果	*Anacardium occidentale*	果壳	9
	漆树	*Toxicodendron verniciflum*	树干	10
葡萄科	乌蔹莓	*Cayratia japonica*	根	
苦木科	臭椿	*Ailanthus altissima*	树干	
楝科	香椿	*Toona sinensis*	树干	
	苦楝	*Melia azedarach*	树干	
锦葵科	黄蜀葵	*Abelmoschus manihot*	根	16
	咖啡黄葵	*Abelmoschus esculentus*	全株	1～1.6
胡颓子科	沙枣	*Elaeagnus anguatifolia*	树干	
猕猴桃科	猕猴桃	*Actinidia chinensis*	全株	
	革叶猕猴桃	*Actinidia coriacea*	全株	
萝藦科	牛角瓜	*Calotropis gigantean*	全株	
	漾濞牛奶浆	*Marsdenia youngpiensis*	全株	
薯蓣科	毛胶薯蓣	*Dioscorea subcalva*	块茎	
天南星科	魔芋	*Amorphophallus rivieri*	块茎	
石蒜科	石蒜	*Lycoris radiata*	块茎	30
百合科	芦荟	*Aloe vera* var. *chinensis*	叶	
兰科	白及	*Bletilla striata*	假鳞茎	56
壳斗科	麻栎	*Quercus acutissima*	树干	
	板栗	*Castanea mollissima*	树干	
芸香科	柚	*Citrus grandis*	果皮	
	柠檬	*Citrus limon*	果皮	
	枸橼	*Citrus medica*	果皮	
	柑橘	*Citrus reticulata*	果皮	

续 表

科 名	中 文 名	拉 丁 学 名	利 用 部 位	含量(%)
菊科	向日葵	*Helianthus annuus*	托盘,茎髓	
	盐蒿	*Artemisia halodendron*	种皮	
	黑沙蒿	*Artemisia ordosica*	种皮	
	圆头蒿	*Artemisia sphaerocephala*	种皮	
车前科	车前	*Plantago asiatica*	种皮	
	平车前	*Plantago depressa*	种皮	
	大车前	*Plantago major*	种皮	

1）植物树胶：为高等植物枝干受伤或受菌类侵袭后自伤口渗出的分泌物，在空气中干燥后形成半透明的无定型固体，属具分支结构的杂多糖。来自豆科金合欢属(*Acacia*)植物树干中的阿拉伯胶(acacia)是以 *D*-半乳糖-β(1→3)连接成主链，在 C-6 位处有支链，支链上有 *L*-阿拉伯糖、*L*-鼠李糖、*D*-葡萄糖醛酸等。在自然界获得的阿拉伯胶是一种含有 Ca、Mg、K 等多种阳离子的中性或弱酸性的杂多糖酸盐，数均相对分子质量通常为 250 000 Da，重均相对分子质量为 500 000 Da。常见的天然树胶还有黄芪胶(tragacanth)、杏胶、桃胶、刺梧桐胶(gum karaya 或 sterculia gum)、印度树胶(ghatti gum)等。商业用树胶是将树干用人工创伤或割开孔口，使胶液流出，在空气中凝固成固体后，收集、加工而成。

2）植物种子胶：又称植物籽胶，多从植物的果实和种子中获得。常存在于植物种子胚乳中或种皮的一类储备性多糖物质，如豆科植物的多种籽胶均存在于胚乳；亚麻科植物亚麻的籽胶(linseed gum)、菊科植物盐蒿(*Artemisia halodendron*)的籽胶(artemisia seed gum)、车前科车前属植物(*Plantago* spp.)的籽胶(psyllium seed gum)则多存在于种皮中。豆科植物产生的籽胶主要组分是由直链(1→4)-β-*D*-吡喃型甘露糖单元与 α-*D*-吡喃型半乳糖单元以(1→6)键构成的半乳甘露聚糖，如瓜尔胶(guar gum)、田菁胶(sesbania gum)、胡芦巴胶(fenugreek gum)、塔拉胶(tara gum)、槐豆胶(sophora bean gum)、刺槐豆胶(locust bean gum)、皂荚糖胶(chinese honey locust gum)等。它们的不同之处在于半乳糖与甘露糖的物质的量比不同，如塔拉胶中半乳糖与甘露糖的物质的量比是 1∶3；槐豆荚胶 1∶8.5；瓜尔豆胶 1∶2；田菁胶 1∶2.1；胡芦巴胶 1∶1.2；皂荚胶 1∶4。

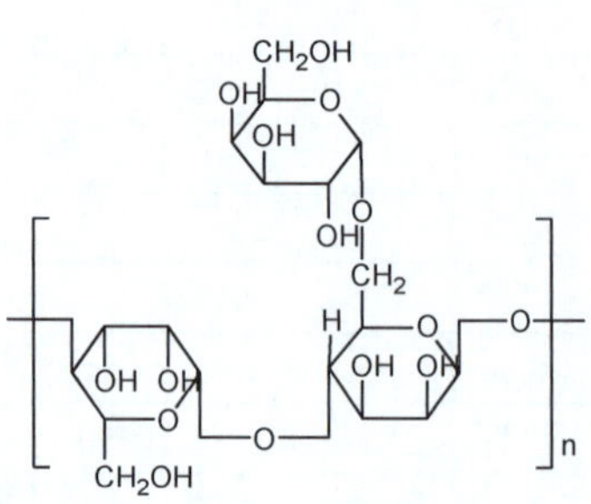
田菁胶

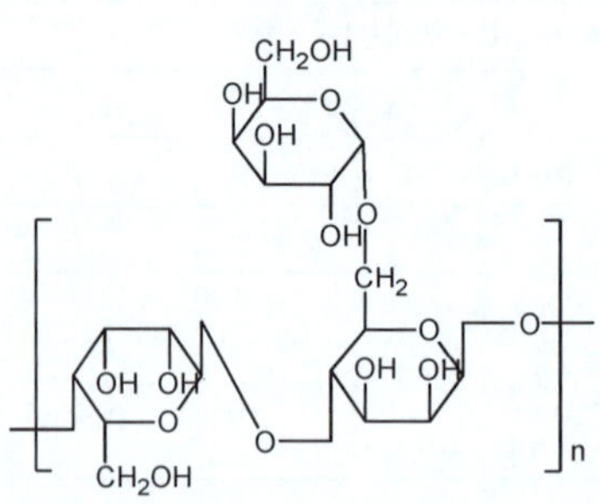
瓜尔胶

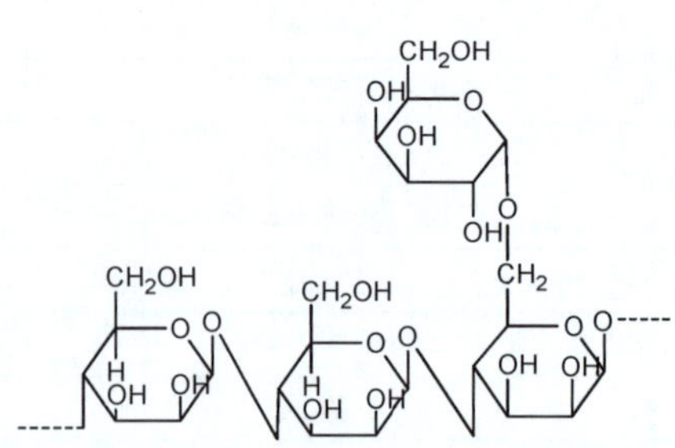
野皂荚豆胶

3）果胶：一类广泛存在于药用生物资源的果实、根系及其他组织细胞壁中的酸性多糖的混合物。可溶于水，不溶于乙醇和其他有机溶剂。主要由 *D*-半乳糖醛酸 α(1→4)连接而成的直链分子，平均每 4 个半乳糖醛酸中有一个半乳糖醛酸的羧基结合成甲酯，其余半乳糖醛酸分子中的羧基常与 Ca、Mg 结合成盐而存在。果胶中还混有少量的多聚半乳糖和多聚阿拉伯糖。果胶的水解产物为 *D*-半乳糖醛酸、甲醇及少量半乳糖、阿拉伯糖。食品行业用于制作果酱。商业用果胶主要是以芸香科植物柑橘类、蔷薇科植物苹果等果实的果皮为原料，加盐酸萃取，压榨过滤，真空浓缩，用乙醇沉淀，再经洗涤、脱水、干燥、粉碎而制得。

果胶作为一种胶体性多糖类物质，包括原果胶、水溶性果胶和果胶酸三大类。前者不溶于水，后两者皆溶于水。果胶被广泛应用于食品胶冻剂、增稠剂和稳定剂，以及医药、轻化工产品的赋型剂，尤其是在医药方面，果胶的应用近年来取得迅速发展，可用作凝胶剂和细菌培养基等。此外，果胶尚可作为金属中毒的解毒预防剂。

此外，在植物界中仅有藻类存在硫酸酯化的植物胶类多糖资源性产物。通常红藻纲的硫酸酯结合于半乳聚糖，褐藻纲的硫酸酯则结合于岩藻聚糖。在藻类植物中，甘露醇、褐藻胶主要存在于褐藻中；卫矛醇、琼脂、卡拉胶则主要存在于红藻资源植物[2]。

(7) 藻类多糖：藻类多糖是存在于藻类植物类群中的一类黏杂多糖，是藻类细胞间质的构成物质。其在热水中可形成胶体溶液，冷后成凝胶状。常见的有褐藻胶(alain)、琼脂(agar，琼胶)、卡拉胶(carrageenan)。褐藻胶(褐藻酸)源于褐藻，是由 *D*-甘露糖醛酸(*D*-mannuronic acid，M)与 *L*-古罗糖醛酸(*L*-guluronic acid，G)以 $\beta(1\rightarrow4)$ 糖苷键线形连接所形成的一大类不均匀多糖，常见的连接片段有-M-M-M-，-G-G-G-，-M-M-G-，-M-G-M-，-M-G-M-G-等。

琼脂、卡拉胶来自红藻，其中琼脂是由大约 70%的琼脂糖(agarose，又称直链琼脂)和 30%的琼脂胶(agaropectin，又称支链琼脂)组成的混合物。石花菜属琼脂糖是以琼脂二糖和新琼脂二糖为重复单位组成的线形多聚体，其结构可表示为$[-\beta-D$-吡喃半乳糖基-$(1\rightarrow4)$-3,6-脱水-α-L-吡喃半乳糖基-$(1\rightarrow3)-]_n$。琼脂胶是一种含丙酮酸残基的 3,6-脱水-*L*-半乳糖与 *D*-半乳糖结合的二糖为重复单位组成的支链多聚体。在琼脂聚糖的链状结构中每 10 个半乳糖残基接有一个硫酸酯，即硫酸根也是天然琼脂的重要组成单位之一。琼脂不易被微生物分解，可作微生物培养基成分，也可作为电泳支持物。1%～2%的琼脂在室温下就能形成凝胶，食品工业中常用于制造果冻、果酱等。不同海藻的琼脂性能有差异，商品琼脂生产工艺常常按照海藻性能区分为硬型或软型：硬型是热水处理慢慢析出的琼脂，软型则是采用沸水提取的多糖类物质。

卡拉胶与琼脂类似，也属半乳聚糖，主要组成单位为 *D*-半乳糖和 3,6-内醚-*D*-半乳糖，结构通式为$^{3}A^{1\beta}$—$^{4}B^{1\alpha}$—$^{3}A^{1\beta}$—$^{4}B^{1\alpha}$。卡拉胶价格比琼脂便宜，类型多，是食品工业中广泛应用的辅助材料。

2. 菌物多糖

(1) 真菌多糖：许多真菌都能产生含糖醛酸的胞外多糖，并且不少真菌是获取$(1\beta\rightarrow3)$-*D*-葡聚糖的重要来源。来源于真菌类中药资源的多糖类化学成分多具有抗肿瘤、提高免疫等生物活性，较为常见的有香菇多糖、灵芝多糖、茯苓多糖等。

1) 香菇多糖：从香菇(*Lentinus edodes*)子实体中提取的活性物质，其化学结构为具有分支的 $1\beta\rightarrow3$ 葡聚糖，主链由 $1\beta\rightarrow3$ 连接的葡萄糖基组成，沿主链随机分布着由 $1\beta\rightarrow6$ 连接的葡萄糖基，呈梳状结构。研究表明，香菇多糖在治疗胃癌、结肠癌、肺癌等方面具有良好疗效。作为免疫辅助药物，香菇多糖主要用来抑制肿瘤的发生与转移，提高肿瘤对化疗药物的敏感性，改善患者的身体状况，延长寿命，目前已用于临床的有香菇多糖注射液、香菇多糖片等制剂。

2) 灵芝多糖：从多孔菌科真菌赤芝(*Ganoderma lunidum*)中提取制备的多糖类成分，迄今已分离得到 20 余种多糖组分。有葡聚糖($1\beta\rightarrow6$、$1\beta\rightarrow3$ 等)、杂多糖($1\beta\rightarrow6$、$1\beta\rightarrow3$ 阿拉伯半乳聚糖等)及肽多糖。具有抗肿瘤、提高机体免疫、护肝等显著的生物活性和临床功效。

3) 猪苓多糖：从多孔菌科真菌猪苓(*Polyporus umbellatus*)中提取制备的，以 $1\beta\rightarrow3$、$1\beta\rightarrow4$、$1\beta\rightarrow6$ 键结合的葡聚糖，支链在 C-3 和 C-6 位上。研究证明：猪苓多糖可显著提高荷瘤小鼠巨噬细胞的吞噬能力，促进抗体形成，是良好的免疫调节剂，具有抗肿瘤转移和调节机体细胞免疫功能的作用。此外，对慢性肝炎也有良好的疗效。

4）茯苓多糖：多孔菌科真菌科真菌茯苓（*Poria cocos*）中提取制备的一种多糖，为具有 1β→6 吡喃葡萄糖为支链的 1β→3 葡聚糖。茯苓多糖本身无抗肿瘤活性，若切断其所含的 1β→6 吡喃葡聚糖支链，成为单纯的 1β→3 葡聚糖（茯苓多糖，pachymaran）则具有显著的抗肿瘤作用。

（2）微生物多糖：又称微生物胞外多糖（exopolysaccharide，EPS）或生物合成胶，是指许多微生物在生长代谢过程中，合成并附着在细胞表面或分泌到胞外溶液中的无定形黏液，也称微生物代谢胶。因其具有增稠、悬浮、乳化的特性，且安全无毒，受到食品、制药和化妆品等诸多行业的关注。

1）黄原胶（xanthan gum）：野油菜黄单胞菌（*Xanthomonas campestris*）分泌的一种中性水溶性多糖，又称黄单胞多糖或汉生胶。以淀粉为主要原料，经上述菌株发酵获得。黄原胶的结构由五糖单位重复构成：其主链与纤维素相同，即由 1，4 糖苷键连接的葡萄糖构成；甘露糖—葡萄糖—甘露糖构成的侧链以 1，3 键与主链连接；与主链连接的甘露糖通常被乙酰化，侧链末端的甘露糖与丙酮酸发生缩醛反应从而被修饰，而中间的葡萄糖被氧化为葡萄糖醛酸，分子质量 2 000～6 000 kDa。近年来，又相继报道了由野油菜黄单胞菌的突变菌株分泌的由四糖单位和三糖单位重复构成的黄原胶。与野生黄原胶相比，四糖单位组成的聚糖增稠作用较弱，而三糖单位组成的聚糖在相同分子质量下，增稠作用较强。

2）结冷胶（gellan gum）：以葡萄糖、蔗糖、麦芽糖等糖类为主要原料，少动鞘脂单胞菌（*Sphingomonas paucimobilis*）ATCC 31461［曾称为伊乐假单胞菌（*Pseudomonas eloder*）ATCC 31461］为菌种，经发酵产生的一类相对分子质量达 1 000 kDa 的阴离子型线形聚多糖。其结构由依次为 *D*-葡萄糖、*D*-葡萄糖醛酸、*D*-葡萄糖及 *L*-鼠李糖（或甘露聚糖）的四糖为重复单元构成主链；每个重复单元平均有 1 个酰基连接在葡萄糖分子上，其酰基分为两类：一类是以 β-1，3 键连接在葡萄糖分子的第 6 个碳原子上的乙酰基；另一类是以 β-1，3 连接在葡萄糖分子的第 2 个碳原子上的甘油基，其中甘油基平均比例是乙酰基的 2 倍[2]。

3）茁霉多糖（pullulan）：又称普鲁兰糖，是由出芽短梗霉菌（*Aureobasidium pullulans*）产生的一类中性线型胞外聚多糖。以淀粉为主要原料，经出芽短梗霉在培养液中发酵制得。茁霉多糖的结构是以麦芽三糖为重复单位，α-1，6-糖苷键连接形成聚糖，即葡萄糖按 α-1，4-糖苷键结合成麦芽三糖，两端再以 α-1，6-糖苷键同另外的麦芽三糖结合，如此反复连接，聚合度为 100～5 000。

3. *动物多糖*　多糖类资源性物质在动物界分布极为广泛，几乎存在于所有动物组织器官中，且多数具有显著的生物活性。有学者对海洋天然产物的研究中发现许多海洋动物含有种类不同和数量不等的具生物活性的多糖，如棘皮动物（海星、刺参）、软体动物（乌贼）、甲壳类动物（虾、蟹等）、哺乳动物（鲸）以及鱼类（鲨鱼、大西洋鹞鱼）等的某些组织（皮、软骨、分泌腺、细胞壁等）都有多糖的存在。此外，从鲍鱼、贝类、泥鳅、蚕蛹、中国林蛙等动物中都提取分离出有生物活性的多糖。动物多糖依据其化学结构及生理功能可分为糖原、糖胺聚糖和甲壳素。

（1）糖原（glycogen）：动物体内贮存的一种多糖，又称为动物淀粉，是动物的储藏养料，主要存在于肌肉与肝脏细胞的胞液中，以颗粒状存在，因此有肝糖原和肌糖原之分。正常情况下，肝脏中糖原的含量达 10%～20%，肌肉中的含量达 4%。糖原结构与胶淀粉相似，是 1α→4 连接的 *D*-葡聚糖，有 1α→6 分支糖链，但聚合度小于淀粉，分支程度更高，平均支链长 12～18 个葡萄糖单位，其分子质量可达 1×10^8 Da。糖原是无定形粉末，溶于热水，溶解后呈胶体溶液。遇碘呈红褐色。已发现除动物外，在细菌、酵母、真菌及甜玉米中也有糖原存在。

（2）葡糖氨基聚糖类（glycosaminoglycans）：糖胺聚糖是由特定二糖单位多次重复构成的杂聚多糖，因其二糖单位中均含有己糖胺而得名，且由于分子中都含有许多羧基和硫酸基，呈酸性，加之分子大，有黏性，也称为酸性黏多糖（acid mucopolysaccharide）。由于高等植物不能合成氨基糖，所以由天然氨基糖组成的糖胺聚糖主要分布于动物界和微生物（如细菌、低等真菌）中。糖胺聚糖是结缔组织的主要成分，组织间质及腺体分泌的黏液中均含有。生物体内糖胺聚糖往往与蛋白质结合成黏蛋白，黏蛋白分子常同时连接多种糖胺聚糖，因而糖胺聚糖的比例常超过蛋白质部分，因此黏蛋白又称为蛋白多糖。糖胺聚糖按其分布和组成分为肝素、透明质酸、硫酸软骨素等化学成分。

1）肝素（heparin）：一种含有硫酸酯的黏多糖，其单糖组成为氨基葡萄糖、艾杜糖醛酸和葡萄糖醛酸。肝素分子结构可用一个四糖重复单位表示，在 4 个糖单位中，有 2 个氨基葡萄糖含 4 个硫酸基，硫酸基在氨基葡萄糖的 2 位氨基和 6 位羟基上，分别成磺酰胺和酯。艾杜糖醛酸的 2 位羟基成硫酸酯。肝素的含硫量为 9%～12.9%。氨基葡萄糖基为 α-型，葡萄糖醛酸基为 β-型。其糖链上还常链接有丝氨酸或小分子肽。分子呈螺旋形纤维状，相对分子质量为 5 000～15 000 Da。

肝素广泛分布于哺乳动物的内脏、肌肉和血液里，尤以肝和肺中含量较高。肝素是凝血酶的对抗物质，能使凝血酶失去作用，作为天然抗凝血物质用于预防血栓疾病，并已形成肝素疗法，也用于防止某些手术后可能发生的血栓形成及脏器的粘连。目前，源于资源动物的肝素大分子生物化学资源已得到深度开发利用，形成系统的资源经济产业链。

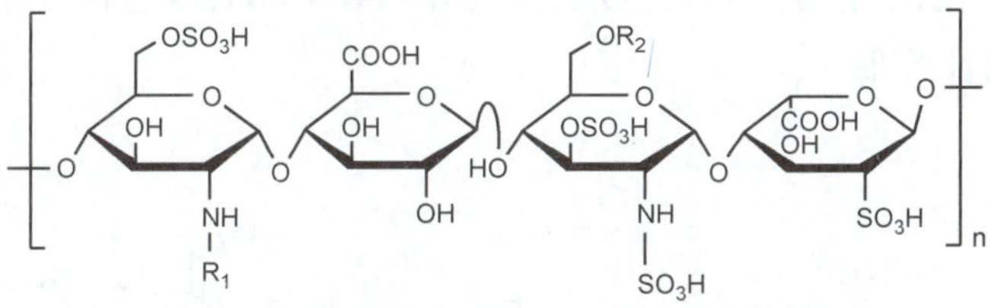

R_1=—$COCH_3$ 或 —OSO_3H　　R_2=—H 或 —OSO_3H

肝素

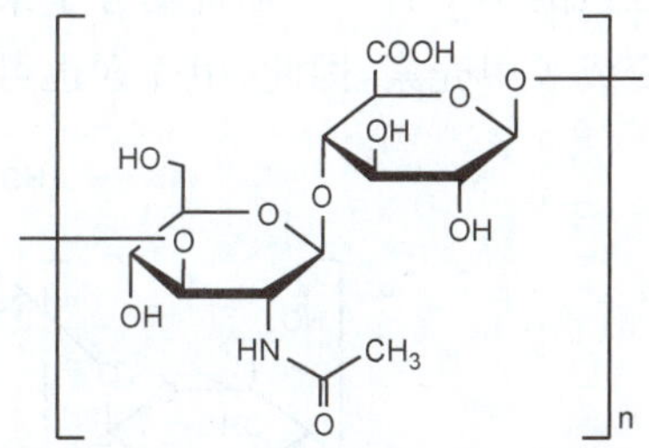

透明质酸

2）透明质酸（hyaluronic acid）：由 β-D-葡萄糖醛酸和 N-乙酰基-D-氨基葡萄糖通过 β-1，3-苷键连接成二糖衍生物，并以此为重复单元再通过 β-1，4-苷键互相连接而成的直链酸性黏多糖。相对分子质量可达几百万 Da。透明质酸的水溶液具有高度黏性，它可被透明质酸酶水解而降低其黏性。

透明质酸广泛存在于动物的各种组织中，在哺乳动物体内，以玻璃体、脐带和关节滑液中含量最高，鸡冠的含量与滑液相似。在某些毒蛇和细菌中含有这种透明质酸酶，可使组织中的透明质酸水解，使毒液或病原体容易侵入。在精液中也含有多量透明质酸酶，它可使卵子外表的透明质酸水解，使精子易与卵子结合而受精。透明质酸常与蛋白质结合，与水形成黏稠凝胶，有润滑和保护细胞的作用。透明质酸可用于视网膜脱离手术、人工关节腔液及人工晶体，并作为天然保湿因子，广泛用于药物、功能性保健品和化妆品中。

3）硫酸软骨素（chondroitin sulfate）：从动物的软骨组织中得到的酸性黏多糖，存在于大多数结缔组织中，是软骨、腱和骨的主要结构成分，软骨中的软骨粘蛋白是硫酸软骨素与蛋白质结合而成的。硫酸软骨素有 A、B、C、D、E、F、H 等多种。硫酸软骨素 A 的结构与透明质酸相似，只是在重复结构单元中的氨基糖为 N-乙酰基半乳糖，并在其 C-4 或 C-6 上的羟基与硫酸成酯。硫酸软骨素 A 能增强脂肪酶的活性，使乳糜微粒中的甘油三酯分解成脂肪酸，使血液中乳糜微粒减少而澄清，尚具有抗凝和抗血栓形成的作用。近年来在临床上常用硫酸软骨素治疗肾炎、急慢性肝炎、偏头痛、动脉硬化及冠状动脉性心脏病等，产生了巨大的资源经济效益。

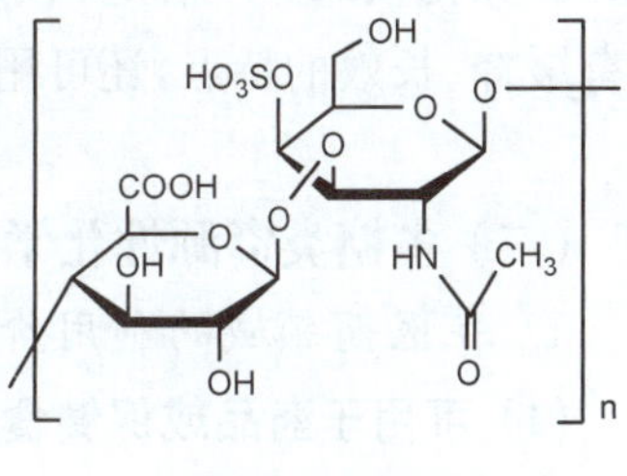

硫酸软骨素 A

4）硫酸角质素：又称硫酸角质，常与蛋白质形成结合体存在于哺乳类的角膜、椎间板、软骨和动脉中，也是以蛋白多糖(proteoglycans)形式存在的一种黏多糖。在多数情况下与硫酸软骨素共存。在胎儿期软骨的蛋白多糖中几乎不含有硫酸角质素，但随着年龄增加其含量渐增，这可作为动物结缔组织伴随年龄发生变化的例证。硫酸角质素是以*D*-半乳糖和*N*-乙酰葡糖胺-6-硫酸形成的双糖作为主要重复单位，一部分半乳糖在6位上被硫酸化或分枝成别的糖链。有的硫酸角质素也含有少量岩藻糖、$Si_3(AlO_3)_4$，这种细微的不均一结构，是组织上的特异性。从与蛋白质结合的形式上来看，存在于角膜的硫酸角质素是*N*-乙酰葡糖胺和天门冬氨酸以*N*-糖苷键相结合，而软骨等骨骼系统的硫酸角质素是*N*-乙酰葡糖胺和丝氨酸、蛋氨酸以*O*-糖苷键相结合而彼此不同。不论哪一种情况，在结合区附近，均有数分子甘露糖存在，但存在形式尚不清楚。

(3) 甲壳素(chitin)：也称几丁质，是组成甲壳类昆虫外壳的多糖，其结构和稳定性与纤维素类似。甲壳素是自然界中唯一带正电荷的一种天然高分子聚合物，属于直链氨基多糖，学名为[(1,4)-2-乙酰氨基-2-脱氧-*β*-*D*-葡萄糖]，分子式为$(C_8H_{13}NO_5)n$，单体之间以$\beta(1\rightarrow4)$苷键连接，分子量一般在10^6左右，理论含N量6.9%。其分子结构特点为氧原子将每个碳原子的糖环连接到下一个糖环上，侧基团"挂"在这些环上。甲壳素分子化学结构与植物中广泛存在的纤维素非常相似，所不同的是，若把组成纤维素的单个分子—葡萄糖分子第二个碳原子上的羟基(OH)换成乙酰氨基($NHCOH_3$)，这样纤维素就变成了甲壳素，因此，甲壳素也可以称为动物性纤维。

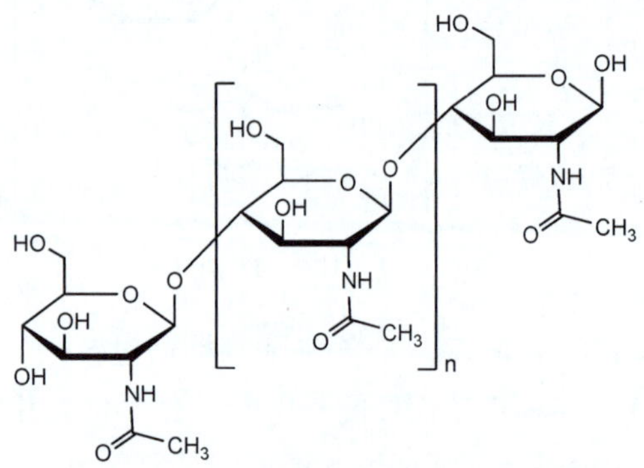

甲壳素

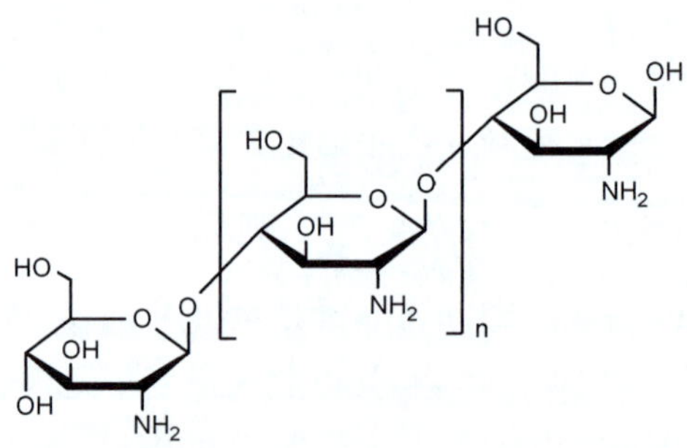

壳聚糖

自然界中，甲壳素广泛存在于节肢动物虾、蟹、蝇蛆和昆虫的外壳、贝类、软体动物(如鱿鱼、乌贼)的外壳和软骨中，其每年生物合成的资源量高达100亿t，是地球上仅次于植物纤维的第二大生物资源，其中海洋生物的生成量在10亿t以上。甲壳素有α,β,γ三种晶型。由于大分子间强的氢键作用，导致甲壳素成为保护生物的一种结构物质，结晶构造坚固，一般不熔化，也不溶于一般的有机溶剂和酸碱，化学性质稳定，应用有限。甲壳素经浓碱处理可脱去分子中的乙酰氨基转化为可溶性甲壳素(chitosan)，也称壳聚糖(壳聚胺、几丁聚糖)。甲壳素转化为壳聚糖后，其溶解性大为改善，应用范围广泛，在工业、农业、医药、化妆品、环境保护、水处理等领域有极其广泛的用途，可制成透析膜、超滤膜，用作药物的载体，具有缓释、长效的特点，还可用于人造皮肤、人造血管、手术缝合线等生物材料[2,10]。

(二) 多糖类资源性化学成分的利用价值

1. 在医药领域的利用价值

(1) 可用于药品或保健食品开发的潜在价值：多糖类物质不仅是细胞的结构和能源物质，而且是具有多种生理功能的生物活性物质，广泛参与各项生命活动，具有多种生物活性，可用于医药产品开发。

1）免疫增强及抗肿瘤作用： 多糖类资源性化学成分可明显促进人体的免疫功能，也可通过增强宿主免疫调节功能来发挥其抗肿瘤活性。其免疫增强作用主要通过激活巨噬细胞、T 淋巴细胞和 B 淋巴细胞、促进细胞因子生成、激活补体等途径实现，如人参多糖具有显著增强腹腔巨噬细胞的吞噬功能，激活网状内皮系统（RES），并且对实验性小鼠肿瘤有抑制作用；猪苓多糖通过激活巨噬细胞合成与释放单核因子活化淋巴细胞，从而增强机体对肿瘤细胞的免疫应答作用。香菇多糖是一种典型的 T 细胞激活剂，它在体内和体外均能促进特异性 T 淋巴细胞（CTL）的产生，并提高 CTL 的杀伤活性。仙茅多糖对成熟的 T 细胞有明显促进增殖作用。刺五加多糖具有诱导小鼠细胞产生 IL－2 的作用；枸杞多糖能明显增加 IL－2 的产生和增加 IL－2R 的表达，显著增加巨噬细胞 C_{3b} 和 F_c 受体的数量和亲和力，促进合成 IL－1 和 TNF，从而发挥其免疫调节作用。黄芪多糖和党参多糖对正常豚鼠虽无影响，但对补体下降、吞噬率下降的豚鼠，则有促进补体恢复功能，并能促进中性白细胞吞噬率恢复和提高。目前已有人参多糖、香菇多糖、海藻多糖等多种多糖作为抗癌辅助药品或功能食品应用于临床及资源产业化。

此外，研究显示多数动物多糖具有提高免疫力、抗肿瘤作用。壳聚糖可直接抑制肿瘤细胞的繁殖，抑制肿瘤细胞 DNA 复制。玉足海参多糖对实验小鼠乳腺癌、肺癌、黑色素瘤均具有显著的生长抑制作用。从皱纹盘鲍中提取的鲍鱼多糖能够明显增加巨噬细胞吞噬能力，增强迟发超敏反应。此外还发现三角帆蚌多糖、文蛤多糖、鹿茸多糖、蚕蛹多糖、泥鳅多糖等有抗肿瘤和增强免疫力的活性。有些微生物多糖尚能通过抑制细胞的粘连和肿瘤细胞的侵袭与扩散而达到抗肿瘤作用。

2）抗病毒活性： 研究表明，多糖类资源性化学成分，如硫酸酯化的牛膝多糖、地衣多糖、石耳多糖、松塔多糖等，香菇多糖、裂褶菌多糖、灵芝多糖和灰树花多糖等真菌多糖以及岩藻低聚糖、海带多糖、褐藻胶、卡拉胶、硫酸软骨素、肝素等硫酸化多糖均具有显著抗病毒作用，尤其是对艾滋病毒有抑制作用。

香菇多糖、冬虫夏草多糖等尚具有抗乙肝病毒活性；海藻多糖、卡拉胶具有抗流感 B 病毒、腮腺炎病毒活性；褐藻胶具有抗单纯疱疹病毒、人巨细胞病毒活性；红藻多糖对牛免疫缺陷病毒的生长有明显的抑制作用；当归多糖能抑制鸡传染性法氏囊病毒（IBDV）感染细胞等。

3）调节血糖活性： 植物多糖能够促进胰岛素分泌，影响糖代谢酶的活性，促使外周组织对葡萄糖的作用，从而抑制糖异生。目前，已发现刺五加多糖、麦冬多糖、枸杞多糖、桑白皮多糖、乌头多糖、苦瓜多糖、天花粉多糖、螺旋藻多糖、褐藻多糖、虫草多糖、姬松茸多糖、灰树花多糖、海带多糖等近百种多糖具有降血糖作用。其中有些多糖是 β 受体激动剂，可使糖的氧化利用加强，起到降血糖的作用；有些多糖主要通过其受体调节糖代谢激素水平和酶的活性，增加糖利用，抑制糖异生，达到改善糖代谢紊乱和胰岛素抵抗的作用。如百合多糖可修复 β-胰岛素细胞，增强分泌胰岛素功能和降低肾上腺皮质激素分泌，以及促进肝脏中血糖转化为糖原的联合作用，从而降低血糖。茶多糖通过提高机体抗氧化功能和增强肝脏葡萄糖激酶的活性发挥降血糖作用。此外，从猴头、黑木耳和灵芝等真菌中提取的多糖类物质，从海带、紫菜、甘蔗、稻根、米糠等食物原料及其加工下脚料中提取的多糖，以及从中药资源性原料中提取的黄芪多糖、人参多糖、知母多糖、麻黄多糖等 80 余种多糖，可使四氧嘧啶诱发的高血糖试验动物的血糖浓度明显下降[11]。

4）降血脂活性： 多糖能与胆酸及胆盐结合而将其排除到体外，防止再吸收，并促进胆固醇在肝脏中进行氧化作用产生胆酸，降低血液中胆固醇浓度。有研究显示：真菌多糖、果胶、魔芋多糖、茶叶多糖、海参黏多糖、海带多糖、褐藻多糖、卡拉胶、琼脂胶、甲壳素、壳聚糖等均可以降低血清总胆固醇和三酰甘油的含量。褐藻淀粉（主要结构为 1,3－葡萄糖的多聚物）能明显降低高脂血症患者血清胆固醇、三酰甘油含量，同时能升高高脂血症患者高密度脂蛋白与低密度脂蛋白比值，表现出降血脂活性。南瓜多糖可显著降低正常及糖尿病小鼠血清三酰甘油、总胆固醇及低密度脂蛋白胆固醇，升高高密度脂蛋白胆固醇，表现出降血脂活性。茶叶多糖对正常小鼠和试验性高胆固醇血症小鼠血清总胆固醇均有下降作用；对试验性高脂血症大鼠血清总胆固醇、血清三酰甘油、低密度脂蛋白胆固醇均有降低作用，对高密度脂蛋白胆固醇均有增加作用。羊栖菜多糖对试验型肥胖大鼠的血脂有显著的降低作用，且呈量效关系，尤其是降总胆固醇作用。羊栖菜多糖的降血脂作用还表现在升高高密度脂蛋白胆固醇和降低低密度脂蛋白胆固醇的效应上，且对试验大鼠的体力无影响。

此外，山楂多糖、沙棘多糖、桑叶多糖、虫草多糖及枸杞子多糖等均表现出了降血脂的生物活性。

5）抗凝血活性：从动物材料中提取的肝素、低分子肝素等小分子多糖类物质和其他一些酸性黏多糖能够抑制凝血蛋白酶原转变成凝血酶，具有抗凝血作用。其中，肝素用于治疗与预防凝血性疾病已有数10年，其通过增强抗凝血酶的作用而达到抗凝血作用。刺参酸性黏多糖能够抑制纤维蛋白单体的聚集，其机制是提高纤溶活性，增加纤溶敏感性，改变凝胶结构以促进纤溶和直接降解纤维蛋白。从中国林蛙头分离的林蛙多糖具有抗凝血活性，但其抗凝活性要远小于肝素。鉴于肝素在临床上有出血倾向和动物多糖类物质的多种生物活性，抗凝作用远小于肝素的林蛙多糖具有更广阔的药用和食用价值。玉足海参中提取的酸性黏多糖已研制成玉足海参胶囊，具有抗凝和降低血黏度的功效。此外，鲨鱼软骨素以及从海藻中提取的硫酸化多糖对凝血的多个环节均有作用，具有明显的抗血栓形成作用。

6）抗衰老活性：多糖类物质可通过增强机体的免疫功能和对自由基的清除能力，以及提高抗氧化酶活性、抑制脂质过氧化，起到保护生物膜，从而表现出抗衰老活性。枸杞多糖可有效降低老年大鼠T细胞的过度凋亡，且可下调促进凋亡的*TNFR*基因mRNA表达并上调抗凋亡的*BCL*-2基因表达，表现出抗衰老作用。实验表明：枸杞多糖复合物的抗衰老作用也较显著，可延长家蚕五龄期寿命5.14%。牛膝多糖在体外可提高老年小鼠T淋巴细胞的增殖能力和IL-2的分泌，而对青年小鼠无此影响；在体内可显著提高老年小鼠T淋巴细胞和血清中TNF-α的水平，升高一氧化氮合酶的活性，表现出抗衰老作用。也有研究显示：从芦笋中提取的芦笋多糖可显著提高*D*-半乳糖所致衰老小鼠血过氧化氢酶(CAT)、超氧化物歧化酶(SOD)、谷胱甘肽过氧物酶(GSH-Px)的活力，显著降低血浆、脑、肝匀浆LPO水平，显著拮抗衰老所致胸腺、脾脏和脑组织的萎缩。此外，研究表明，大枣多糖、银杏外种皮多糖、油柑多糖、螺旋藻多糖、褐藻多糖、猴头菌丝多糖、南沙参多糖、魔芋多糖、北五味子多糖、青竹梅多糖、鼠尾藻多糖等均具有不同程度的抗氧化、抗衰老作用。

7）其他活性：北五味子粗多糖、当归多糖、大蒜多糖A、B、C可使肝损伤小鼠升高的SGPT显著下降，枸杞粗多糖可降低肝组织丙二醛(MDA)含量，使SGPT活性降低，表现出一定的肝脏保护作用；当归多糖、螺旋藻多糖、猪苓多糖等具有抗辐射作用；鹿茸多糖、芦荟多糖、人参果胶、白及葡甘露聚糖等具有抗消化道溃疡作用。还有些植物多糖具有抗菌活性，如紫萁多糖不仅能抑制革兰氏阳性菌、金黄色葡萄球菌，而且对革兰阴性菌亦有抑制作用。许多植物多糖尚具有促进核酸和蛋白质的生物合成作用。

（2）在药物辅料方面的利用价值：淀粉是药品制剂生产中的主要辅料，也是生产医用酒精、微生物多糖的基本原料。纤维素用氯代乙酸处理可生成羧甲基纤维素(CMC)，而CMC是医药、日化等行业广泛应用的辅助材料。植物胶是医药行业用途最广泛的表面活性剂，如黄芪胶用于鱼肝油、矿物油、脂溶性维生素等的乳化稳定剂，不溶性粒子的悬浮稳定剂和水溶性胶状润滑剂的基质等。

植物胶多具有抗菌、止血、保护创面、消肿、止痛的作用，无毒性，且能延长药物在体表停留的时间，促进皮肤吸收和再生，保持皮肤湿润光泽，是外用贴剂优良基质，如以白及胶为成膜材料制成的治疗溃疡的中药贴剂，黏附性强、作用维持时间长，尤其适合于口腔给药。

植物胶也是制备微胶囊的囊材。植物胶属黏多糖，是一类性质优良的天然高分子材料，用作微囊材料具有高亲和、缓释、可降解、靶向等特点。阿拉伯胶是制备微胶囊最常用的微囊材料[12]。

此外，甲壳素、壳聚糖、植物胶、茁霉多糖、硫酸软骨素、葡聚糖等也可用于靶向结肠药物载体或纳米制剂囊材。

(3) 在医用敷料方面的利用价值： 黏多糖可制成不同临床用途的医用敷料。如以再生纤维素制备的膜可用于血液透析、血浆分离和除去病毒；以甲壳素为材料的膜可作为人工皮肤或手术线，用于切口愈合或止血。壳聚糖可制成壳聚糖无纺布、壳聚糖流延膜、壳聚糖涂层纱布等；其中用壳聚糖乙酸溶液制成的壳聚糖无纺布具有透气性好、抑菌、促进创伤愈合等特点，用于大面积的烧、烫伤治疗效果好；日本已用壳聚糖无纺布成功开发出人体皮肤代用品。以壳聚糖为主的多糖水凝胶，与软骨细胞有良好的生物相容性，能成功地移植软骨细胞或作为新软骨形成所依赖的特异性细胞载体材料。透明质酸可制成眼科手术用黏弹性辅助剂、滴眼剂等。透明质酸具有优良润滑作用和生物相容性，临床上作为外源性润滑剂补充到关节腔内，不仅可预防处于病变条件下关节软骨的退行性病变，且对已发生退行性病变的关节软骨也有修复和改善作用[13]。

2. 在食品领域的利用价值

(1) 作为功能性食品应用： 动、植物多糖具有抗肿瘤、增强机体免疫力、改善消化吸收机能等生理调节作用，可被应用于营养、保健功能性食品。如刺五加多糖、灵芝多糖、香菇多糖、黄精多糖、黄芪多糖等可用做癌症患者、免疫功能低下人群的辅助性营养食品；透明质酸、硫酸软骨素具有较好的保湿性，后者尚能参与皮肤纤维的形成和抗紫外线的作用。以含有透明质酸、硫酸软骨素等黏多糖的鸡冠提取物制成的功能食品具有改善皮肤水分、保持皮肤靓丽的功能。魔芋甘露聚糖、壳聚糖等多糖因分子结构带有正电荷，可以吸收带有负电性的脂肪酸、胆固醇等，避免体内过量脂肪吸收，已应用于瘦身、降糖、通便等健康产品的开发利用。

(2) 作为食品工业辅料的应用： 许多糖类物质具有突出的高黏性和水溶性，独特的流变学特性，以及对温度、pH 的稳定性，同时还具有防止淀粉老化和蛋白质变性、抑制脂质物质酸败和腥臭味(三甲胺、乙基硫醇、挥发性醛类物质的异味)等作用，已被广泛作为保湿剂、乳化剂、增稠剂、赋形剂、保鲜剂、防腐剂等用于食品生产中。如黄原胶、冷结胶等能改善食品的色香味和明显延长保存期；鱼类、鸡、鸭、鹅等食品加工过程中适量加入海藻多糖，可明显减轻腥臭等异味；琼脂、卡拉胶在奶制品饮料中用作悬浮剂，在布丁、酸奶、奶油、冰淇淋、奶酪中用作增稠稳定剂；在红肠、洋火腿生产中用作保湿剂，果冻中用作胶凝剂。

(3) 多糖可作为可食性包装材料应用： 用淀粉改性后制得的甲基纤维素、羟丙基甲基纤维素和果胶等基料可制得纤维素薄膜；以水产贝类提取物和壳聚糖制成薄膜；利用红薯、土豆、木薯、谷物等农产品经发酵后产生的高分子资源性化学成分茁霉多糖可制得茁霉多糖薄膜；利用谷物淀粉糊与水可制得水解淀粉薄膜；淀粉中加入天然无毒的植物胶或动物胶，再通过热压等方式可加工制成具有一定刚性的包装容器[14]。此外，以直链淀粉为主要原料，经压制、干燥等工序，可制成可自然降解的一次性餐具。

3. 在其他工业领域的利用价值　纤维素用浓硝酸和浓硫酸处理后转化成的三硝酸酯称为火棉，遇火迅速燃烧，可用于制造无烟火药；其一硝酸酯和二硝酸酯，称为火棉胶或硝棉，溶于乙醇和乙醚的混合溶剂可制成呵罗叮作为封口胶，也可制成照相软片。

植物及微生物胶类物质具有较好的交联、絮凝、黏结和耐盐性能，可用作胶凝剂、浮选剂、絮凝剂、分散剂、增稠剂等。如黄原胶、胡芦巴胶、瓜儿胶在纺织印染业中用作印染糊料的增稠剂、稳定剂；在石油开采中作为油井压裂液稠化剂；在采矿选矿中作为硅酸盐类矿泥的抑制剂。黄原胶、冷结胶等具有优良的保湿性和润滑性，是高档化妆产品的基质，亦是牙膏、沐浴用品生产的基质[15]。茁霉多糖的水溶液具有良好的成膜性，用它生产出的无植物纤维纸张具有良好的吸水性，便于书写和印刷，用其作黏结剂配料可生产出某些特殊用途的高级纸张。原桃胶经水解生产出符合不同用途的商品桃胶,可作为黏合剂和固化剂使用,如用作木材、纸盒、信封和纸张及其制品的黏结。桃胶还可作为封固虫卵玻片的凝固剂和杀死木材害虫毒签的黏结剂等。

半纤维素作为膜材料应用已开展了大量的相关研究和产业化。1949 年,首次出现了关于乙酰半纤维素制备膜材料的报道。迄今,半纤维素衍化产品已形成了系列产品群,如利用月桂酰氯与半纤维素反应以提高半纤维素的疏水性。以半纤维素资源性物质为原料,制备应用于各领域的膜材料,具有安全无毒、可降解等特性[16]。

此外,半纤维素尚可用于乙醇及其他生物质能源产品的开发。

4. 在农业领域的利用价值　含氮的壳多糖与甲壳素等多糖类物质具有防治植物病害、促进植物生长双重作用。如用壳聚糖包覆的大豆种子,发芽率有所提高,且加水后能迅速诱导出壳聚糖酶,促进含豌豆素的酚类物质的形成,有利于大豆的快速生长。小麦种子经壳聚糖处理后,可增强抗土传真菌病害的能力,同时促进木质素的形成,提高麦秆抗倒伏能力。用 0.4%的壳聚糖溶液直接喷洒到烟草上,10 d内即可减少烟草斑纹病毒的传染。喷洒 0.1%的壳聚糖还可阻止豆科植物病原真菌的繁殖。利用壳聚糖溶液还可有效地阻止危害水果的黑斑病菌的生长[17]。

◇参◇考◇文◇献

[1] 屠鹏飞. 天然糖化学[M]. 北京：化学工业出版社,2013.

[2] 段金廒. 中药废弃物的资源化利用[M]. 北京：化学工业出版社,2013.

[3] 尤新. 糖醇的功能和工业用途开发前景[J]. 中国食品添加剂,2010(6)：45-52.

[4] 武卫红,温学森,赵宇. 地黄寡糖及其药理活性研究进展[J]. 中药材,2006,29(5)：507-509.

[5] 邹连勇,张鸿燕. 巴戟天寡糖抗抑郁作用的研究进展[J]. 中国新药杂志,2012,21(16)：1889-1891.

[6] 狄维,王林,王升启,等. 寡糖及其衍生物的生物活性研究进展[J]. 中国药物化学杂志,2002,12(4)：243-248.

[7] 罗佳捷,张彬,王洁. 功能性寡糖在动物生产中的应用研究进展[J]. 广东畜牧兽医科技,2011,36(2)：6-8.

[8] 蒋建新,张卫明. 半乳甘露聚糖型植物胶的研究进展[J]. 中国野生植物资源,2001,20(4)：1-5.

[9] 何兰,姜志宏. 天然产物资源化学[M]. 北京：科学出版社,2008.

[10] 殷涌光,韩玉珠,丁宏伟. 动物多糖的研究进展[J]. 食品科学,2006,27(3)：256-263.

[11] 舒任庚,闵雷. 植物中具降血糖作用的多糖成分[J]. 中药材,2007,30(1)：107-110.

[12] 张良,王燕斐,刘宏生,等. 天然植物高分子药用胶囊的研究与发展[J]. 高分子学报,2013,(1)：1-10.

[13] 王超,张明春. 透明质酸的制备及作为药用材料方面的应用进展[J]. 中国医药生物技术,2009,4(6)：452-454.

[14] 李超,李梦琴,赵秋艳. 可食性膜的研究进展[J]. 食品科学,2005,26(2)：264-269.

[15] 汪多仁. 黄原胶的开发与应用进展[J]. 淀粉与淀粉糖,2002(4)：7-11.

[16] 刘光华,干建群,赵旭升. 半纤维素改性制备膜材料[J]. 纤维素科学与技术,2009,17(2)：60-68.

[17] 蒋小姝,莫海涛,苏海佳,等. 甲壳素及壳聚糖在农业领域方面的应用 [J]. 中国农学通报,2013,29(6)：170-174.

(郭　盛　李绍平　屠鹏飞　段金廒)

第二节
富含糖类物质的代表性药用生物资源类群及其资源化利用研究

糖类资源性化学成分广泛存在于中药资源中，其生物活性逐渐被人们所认识、重视。部分中药资源类群中的糖类资源性化学成分已成功用于临床，在调节免疫、抗肿瘤、抗辐射等方面发挥着重要作用。本节选取富含糖类资源性化学成分的代表性中药资源类群，重点介绍其糖类资源性化学成分组成、积累变化及其资源化利用研究及产业化现状，以期为相关研究提供参考。

昆布类药用生物资源及其资源化利用研究

昆布为海带科植物海带(*Laminaria japonica* Aresch.)或翅藻科植物昆布(*Ecklonia kurome* Okam.)的干燥叶状体。其味咸，性寒，具有软坚散结、消痰、利水功效。海带和昆布在应用时名称多混用，在工业等领域应用时，多以海带为主；在作为药物使用时，多以昆布为主。

海带属于亚寒带藻类，是北太平洋特有地方种类。自然分布于日本本州北部，北海道及俄罗斯的东南部沿海，以日本北海道的青森县和岩手县分布为最多，此外朝鲜元山沿海也有分布。中国主要分布于辽东和山东2个半岛的肥沃海区。人工养殖已推广到浙江省、福建省、广东省等地沿海。中国是人工养殖昆布产量最多的国家，约占世界总产量的一半[1]。

海带藻体高2～6 m，可达7 m，宽20～30 cm，可达50 cm，橄榄褐色，干燥时变为黑褐色。革质。由固着器、柄和叶片三部分组成。生长在大于潮线下1～3 m或更深的岩石上，或浮筒以及海带养殖筏上。在我国，海带自然生长的海区仅限于辽东半岛和山东半岛的肥沃海区。由于人工养殖，海带的分布已经扩展到长江以南的浙江省、福建省甚至广东省的粤东海区。自然生长的海带在产地全年均可采到，于生长盛期3～4月采收最好；人工养殖海带于6～7月采收，从养殖架上收割。采收后的海带展平、晒干。干品在干燥、洁净的条件下保存。

昆布藻体长40～50 cm。固着器假根状，自柄的下部轮生，互相交织重叠。昆布多生长在水流稍急，大于潮线下1～5 m深处的岩石上。一年生，夏季产生孢子。昆布在我国主产于辽宁省旅顺口区、浙江省渔山岛和福建省平潭县。夏、秋两季从产地直接采收，晒干。干品在干燥、洁净的条件下保存[2]。

一、资源利用现状

昆布在中医临床上主要用于治疗瘿瘤、瘰疬、睾丸肿痛、痰饮水肿等症，多与其他药物组成方剂应用。以昆布为主要原料所制成的制剂常见的有：用于治疗寒痰凝结、瘰疬结核的化核膏药，用于治疗肝郁气滞、痰瘀凝聚所致的乳腺增生、乳房胀痛的消乳散结胶囊，用于治疗女性乳腺增生症的消核片，用于治疗淋巴腺结核、地方性甲状腺肿大的消瘿五海丸等。

海带是开发安全高效补碘剂的首选资源原料。目前，由海带开发的补碘食品已引起世界各国的重视。日本等国相继开发了海带保健饮料、海带茶、海带精粉冲剂、海带话梅等。我国的系列海带饮料如海带粉末即冲饮料、碘口服液等也已投放市场，受到消费者的欢迎。此外，我国已利用海带资源开发出一批安全高效的加碘食品和加碘保健品，为消除碘缺乏的危害开辟了新途径[3]。

目前，我国海带加工产品仍以传统的盐渍海带、海带结、海带卷和海带丝等为主，再加工品较少。以海带资源为主要原料的生物活性物质提取主要集中在海带多糖物质、碘、膳食纤维、褐藻胶和甘露醇等方面，海带资源尚未获得高效利用，极大地限制了海带的广泛食用及转化增值[4]（表 12-2）。

表 12-2　以海带资源为原料生产的主要产品及其资源价值

产品名称	利用部位/物质	资源价值
藻酸双酯钠片	藻体/多糖类	类肝素药(抗凝血、调血脂)
甘糖酯片	藻体/多糖类	类肝素药(调血脂)
甘露六烟酯片	藻体/糖醇类	药品(降血脂、降血压)
海昆肾喜胶囊	藻体/多糖类	药品(化浊排毒)
甘露醇	藻体/糖醇类	注射剂(脱水药)
碘甘油	藻体/碘	药品(消毒防腐)
海藻酸钠	藻体/多糖类	药用辅料、助悬剂
海带保健蛋糕	藻体	保健食品(抗癌、减肥、调节免疫)
海带茶	藻体	保健饮品(养颜)
海带复合饮料	藻体	保健饮品
海带酒	藻体	保健饮品

二、资源性化学成分组成

1. 糖类资源性化学成分　昆布作为一种重要的褐藻，其含有的褐藻多糖为其重要的资源性化学成分。迄今已经发现其中含有三种褐藻多糖，分别是褐藻胶、褐藻糖胶及褐藻淀粉。从海带和昆布中提取的生物活性物质褐藻酸双酯钠，用于制备海昆肾喜胶囊，临床上可用于治疗慢性肾衰竭。

褐藻胶在昆布中的含量颇为丰富，在海带中可达2%以上，是由α-1,4-*L*-古罗糖醛酸(G)和β-1,4-*D*-甘露糖醛酸(M)为单体构成的嵌段共聚物。褐藻胶包括水不溶性的褐藻酸，以及褐藻酸盐类，如褐藻酸钠、褐藻酸铵和褐藻酸钙等[5]。

褐藻糖胶是一种独特的结合有硫酸基团的水溶性多糖，在昆布中含量可达5%。研究表明：其具有抗氧化、抗病毒、防辐射和降血脂等多种生理活性[6,7]。褐藻糖胶是褐藻细胞壁外层含有的特殊藻胶，是褐藻细胞分泌产生的黏性物质，为水溶性的细胞间多糖，存在于昆布等表面渗透出的黏液中，其主要成分为岩藻多糖，是α-*L*-岩藻糖-4-硫酸酯的多聚物，同时还含有不同比例的半乳糖、木糖、葡萄糖醛酸等。化学结构研究发现，岩藻聚糖由甘露糖、鼠李糖、葡萄糖醛酸、半乳糖醛酸、葡萄糖、半乳糖和岩藻糖组成，其物质量之比为0.03∶3.7∶0.22∶0.74∶0.12∶1.2∶4.1[8]。有研究[9]用热水提取昆布多糖，对其级分F1进行组成分析，其相对分子质量约 1.8×10^4 Da。单糖组成为岩藻糖、半乳糖、木糖。

昆布淀粉又称褐藻淀粉，是一种细胞内多糖，主要由β-1,3-*D*-葡萄糖组成。我国褐藻中昆布淀粉含量较低，约为1%[10]。

昆布中含有大量的甘露醇，在医药工业上，是制取甘露醇的重要原料[11]。

2. 其他类资源性化学成分

(1) 碘：昆布富含碘(占鲜重的0.133%)，其中88%的碘是以碘离子的形式存在，有机碘只占总碘的12%。按其存在的化学形态来分，有无机碘(主要是KI，其次还有少量的KIO_3和I_2)和有机碘(3,5-二碘酪氨酸和3-—碘酪氨酸等)[12]。其在治疗和预防缺碘性疾病，防治甲状腺肿大等方面起到了重要作用。

(2) 脂肪酸类：昆布藻体中含有的脂肪酸类化学成分主要有十四烷酸、十五烷酸、十六烷酸、十七烷酸、十八烷酸等，以及不饱和脂肪酸油酸、亚油酸、亚麻酸、9-十六碳烯酸等[13]。饱和脂肪酸和不饱和脂肪酸的比例为2.92∶1。饱和脂肪酸以C16∶0和C14∶0为主，占脂肪酸总量的74.50%；不饱和脂肪酸总量为25.51%，以C18∶1n-9、C18∶3n-3和C18∶2n-6为主，分别为10.41%、6.03%和4.04%；而C20∶4n-6和C20∶5n-3只占总脂肪酸量的1.45%和1.56%[13]。

此外，昆布中尚含有特征性化学成分二苯骈二氧化合物、昆布醇的二聚体2-*O*-(2,4,6-三羟基苯基)-6,6′-二昆布醇、2-*O*-(2,4,6-三羟基苯基)-8,8′-二昆布醇、昆布醇、呋喃昆布醇A等[14]。

三、资源性化学成分动态积累与分析评价

由于昆布生长在海水这一特殊介质中，所以它的化学组成与陆地动植物有很大区别。其化学成分的分布特征不但与种类有关，而且与海域、生长季节、海水深度、水温及藻体的形状和部位等都有一定的关系。

1. 不同产地昆布资源性化学成分的分析与评价　有研究对产自大连市、青岛市、福建省3地海带中水溶性褐藻胶、褐藻酸双酯钠含量及其结构进行了比较研究，结果显示(图12-1)：3地所产海带中褐藻酸双酯钠的化学组分基本一致，其中性糖均由岩藻糖和半乳糖组成，红外光谱分析显示青岛市和福建省海带褐藻酸双酯钠中硫酸根主要连接于岩藻糖C_4位，而大连市产海带样品中硫酸根主要连接于糖的C_2或C_3位。其中，青岛市产海带中水溶性褐藻胶含量较高，达5.8%，大连市和福建省产海带水溶性褐藻胶含量相对较低，分别为1.9%和1.3%；褐藻酸双酯钠以大连产海带含量较高(5.5%)，福建省和青岛市产海带含量较低，分别为2.8%为2.6%[15]。

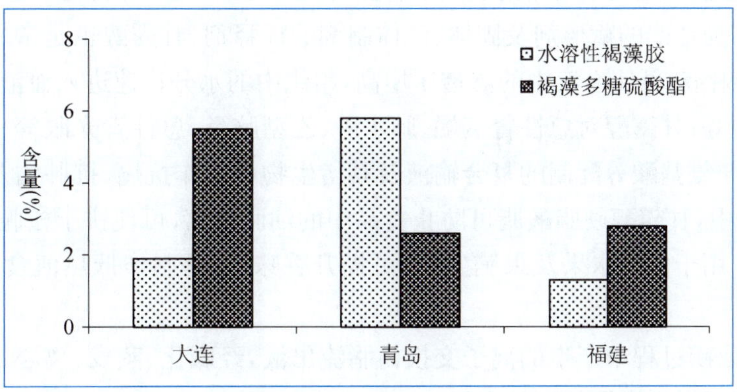

图12-1　不同产地海带中多糖类资源性物质含量比较

2. 不同生长时期资源化学评价　对大连海带2号、大连海带3号在2～7月不同生长周期甘露醇及褐藻胶动态变化规律进行了研究。结果表明：对于2个品种的海带，甘露醇含量最高值均是在4月，

褐藻胶含量最高值是在 6 月[16]。

对大连海带 2 号、大连海带 3 号在 2～7 月不同生长周期粗蛋白、粗脂肪及碘等多种元素进行分析研究，结果表明：对于 2 个品种的海带，碘含量最高值是在 6～7 月，粗蛋白质含量最高值是在 2 月，粗脂肪含量变化不大，粗纤维含量最高值是在 6～7 月。不同生长时期，2 个品种海带的主要元素含量也不同：Fe 含量最高值是在 2 月，钙含量最高值是在 6 月，Mg 含量最高值是在 6 月，钠含量最高值是在 4 月，钾含量最高值是在 4 月，锌含量最高值是在 2 月，Mn 含量最高值是在 2 月，磷含量最高值是在 3 月。因此可以根据不同用途来选择收获海带的时间。

对海带中碘的形态及其组织分布进行研究显示：海带中碘的平均含量占鲜重的 0.133%，其中 88% 的碘是以碘离子的形式存在，有机碘只占总碘的 12%，同时海带不同部位碘的含量不同，叶部边缘含碘较多，是叶中部的 2 倍左右，尤其叶尖部的含量达到鲜重的 0.183%，而有机碘的含量分布规律则不同，有机碘的含量在靠近根部的位置较高，占根部总碘含量的 13.9%。这种分布特点可能与海带的生命活动规律有关[17]。

四、资源利用效率提升研究

1. *海带资源的深加工与产品开发* 海带含有较为丰富的褐藻胶、甘露醇、氯化钾等资源性化学成分。20 世纪 40 年代前后，国外已开展海带综合利用的研究，但未能付诸生产。我国自 1958 年解决了海带全人工养殖技术以来，黄海、渤海沿岸大规模地推广了养殖技术。国内外研究者进行了从海带中提取褐藻胶、甘露醇、KCl、海带淀粉、褐藻糖胶、碘等可利用物质的研究，部分已得到产业化开发[18]。

(1) 海带中碘的利用： 碘是制备无机碘化物和有机碘化物的基本原料。在医药卫生方面，可用作各种碘制剂、杀菌剂、脱臭剂、镇痛剂以及放射性物质的解毒剂等；在农业方面，碘是制备农作物生长激素 4-碘苯氧乙酸的原料，也是家畜饲料的添加剂；在工业方面，可用于合成染料，还用于制造烟雾灭火剂、照相感光乳剂、切削油乳剂的抑菌剂等。此外，碘还可用于制造电子仪器的单晶棱镜、光学仪器的偏光镜。在有机合成反应的甲基化、异构化和脱氢反应中，碘是良好的催化剂。碘还用作松香、妥尔油及木材制品的稳定剂，烷烃与烯烃的分离剂，高纯锆、钛、硅及锗的提炼剂，分析化学试剂，食品改良剂。碘化物也作为软水净化剂，游泳池消毒剂等[19]。有研究以海带为主要原料经水浸泡、酸化、氧化、离子交换树脂分离等步骤制备碘和甘露醇，深化了海带资源的利用途径。

(2) 海带中甘露醇资源性化学成分的利用： 甘露醇无吸湿性、干燥快、化学稳定性好，且具有爽口、造粒性好的特点，可作为片剂的赋形剂及固体、液体制剂的稀释剂；甘露醇也是常用的渗透性利尿剂，较为常用的为 20% 的注射液，可使血液中的渗透压增高，组织中的水分迅速进入血液，经肾排出体外，可降低颅内压，减轻脑水肿等；甘露醇对急性肾衰竭、肺水肿、乙型脑炎、急性青光眼等也有一定的疗效；特别是近年研究的甘露醇与氨基酸等配制的复合输液及其衍生物可用作抗癌、抗肿瘤及降血脂、降胆固醇的药物[20]。在食品工业中，甘露醇硬脂酸脂可防止食品中的油脂分离，可使饼干松脆，不易受潮，用于糖果可起定型作用；甘露醇用于储藏水果及果脯生产，可提升香味，也是制作低热值食品及低糖食品的常用甜味剂。

有研究以海带提取碘过程中产生的离子交换树脂流出液，经碱化、蒸发、离心、离子交换树脂精制等步骤制备甘露醇，实现了海带资源的高效利用。

(3) 海带中海藻酸钠资源性化学成分的利用： 海带干品中褐藻酸钠的含量高达 24%，为重要的褐藻酸钠制备原料，其制备过程主要包括：取海带，经稀酸处理，甲醛处理后，加碱液加热提取，稀释过滤后，滤液经钙化、漂白、酸化、中和、干燥等步骤，最终得褐藻酸钠成品。褐藻酸钠作为天然高分子物质以其良好的生物降解性和生物相容性，以及增稠性、成膜性、稳定性、絮凝性和螯合性被广泛应用于化学、生物、医药、食品等领域。

在医药工业上，褐藻酸钠对结肠癌、心血管病、肥胖症具有预防和辅助治疗作用并可抑制 Pb、Sn 等在体内的累积。褐藻酸钠作为一种优良的食用添加剂，低热无毒、易膨化、柔韧度高，添加到食品中具有凝固、增稠、乳化、悬浮、稳定和防止食品干燥的功能。其最主要的作用是凝胶化，能保持食品的形状[21]。

在医学上，用褐藻酸钠制备的三维多孔海绵体可替代受损的组织和器官，用作细胞或组织移植的基体；它是一种具有控释功能的辅料，在口服药物中加入褐藻酸钠，由于黏度增大，可延长药物的释放，延长疗效、减轻副反应；褐藻酸钠是一种天然植物性创伤修复材料，可制作凝胶膜片或海绵材料，用来保护创面和治疗烧、烫伤；用褐藻酸钠制成的注射液，具有增加血容量、维持血压的作用，可维持手术前后循环的稳定性；褐藻酸钠是较理想的制片黏合剂，用量即使增加到 1%以上，崩解时间也不增加，优于明胶、淀粉，也可用于制备肠溶胶囊。褐藻酸钠还可用作牙科咬齿印材料、止血剂、涂布药、亲水性软膏基质等[22]。

在纺织工业，由于褐藻酸钠具有使印花织物易着色、色泽鲜艳、手感柔软等特点，一直是棉织物活性染料印花中最常用的糊料，还可作为经纱浆料，防水加工、制造花边用水溶纤维[23]；由于褐藻酸钠易溶于水，而且稍经处理即可成膜，可作为肉类、水产品及水果的冷藏包装材料[24]；此外，还可作为酒类的澄清剂、人造蛰皮及牙膏的原料，以及洗发剂、整发剂等。在造纸工业上可用作施胶剂，在橡胶工业中用作胶乳浓缩剂，还可制作水性涂料和耐水性涂料。

2. 采收与加工过程产生的废弃物及其资源化利用

(1) 制备膳食纤维：目前，海带资源工业利用率按干物质计仅达 30%左右，还有 50%以上的物质成为废弃物，其中有 50%的粗纤维，未得到利用，不但浪费了大量的原料资源，而且还带来一系列环境污染问题。近年来，膳食纤维在预防肥胖症和肠道疾病，调节和稳定血糖水平，预防心血管疾病，清除氧自由基以及提高身体免疫力，改变肠道系统中微生物群落组成等诸方面的生理功能，愈来愈受到人们的重视。利用海带的粗纤维开发膳食纤维食品已成为海带综合利用的研究方向[25]，其制备流程主要为取制备甘露醇、褐藻酸钠等资源性产品后的海带渣，经絮凝收集、脱钙、碱处理、漂白、洗涤、干燥等步骤，最终制得海带膳食纤维。已开发出的产品有膨化食品、可溶性海带纤维素水等[26]。

(2) 制备饲料添加剂：资源深加工过程产生的海带渣作为饲料添加剂，已取得了一定的资源化价值。褐藻渣可用于罗非鱼等杂食性鱼类的饲料，除可以被其消化利用外，还可以对传统饲料成分中的某些氨基酸水平进行补充和调节，有利于鱼类的生长。此外，可对海带渣脱水、干燥、粉碎后，加工成富含纤维素、蛋白质及矿物质的畜禽饲料添加剂[27]。

(3) 生产有机肥：以海带渣为主要原料，经过添加麸皮、酒糟渣、果皮渣等调节 C/N 和 Ca/P 后，加入生物发酵剂混匀后进行发酵制得海藻有机肥，可以单独使用，也可以与其他无机肥料混合造粒使用，有效提升了海带等藻类资源的利用效率[28]。

(4) 制作吸附剂：以海带渣为主要原料，用不同形状的模具，通过挤压、填充、膨化等工艺加工成原木状、木板状、颗粒状、纤维状等多种形状。当海岸或港口遭受漏油污染时，可采用海带渣吸附剂进行处理。此外，这种吸附剂也可对汽油、煤油、润滑油泄露进行吸附，用于车库、停车场、车辆修理厂等的油污处理[29]。

(5) 其他应用：目前在海带渣利用方面还做过其他方面的探索，如以海带渣为部分原料加工海藻食品。有报道以海带加工厂废渣液为原料，对其中的褐藻糖胶、褐藻寡糖的制备及其吸湿、保湿活性进行了研究。结果表明：褐藻糖胶、褐藻寡糖具有较好的吸湿性和较持久的保湿性，尤其在较干燥的环境下，保湿性优于甘油和山梨醇，有较好的应用前景[30]。

综上所述，海带为重要的资源植物，依据其含有的资源性物质类型及利用价值，可采用分级提取、分级利用的方式，以达到海藻资源的综合利用，其系统利用与产业化途径如图 12－2 所示。

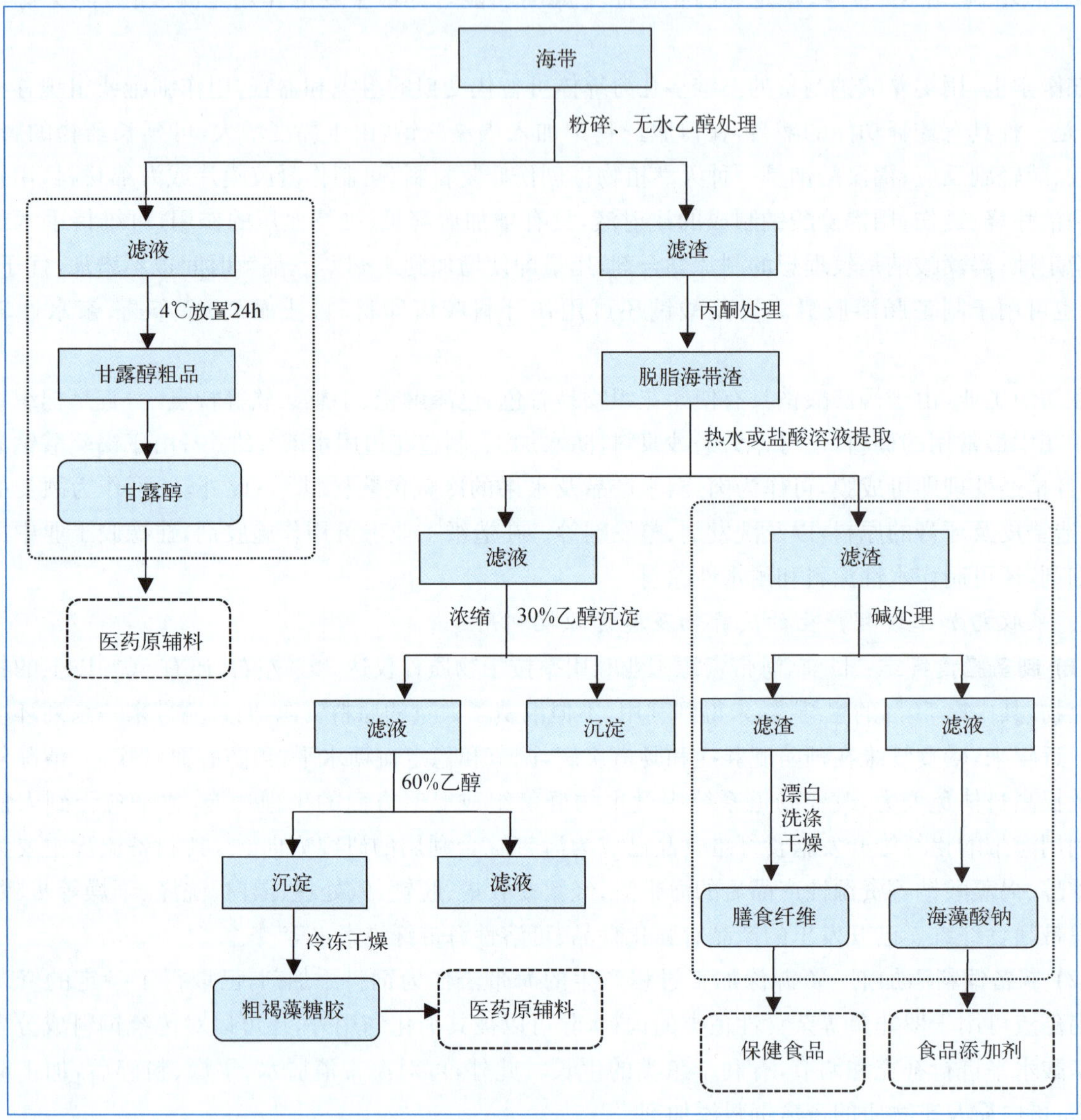

图 12－2 海带生物资源系统利用与产业化途径

◇参◇考◇文◇献

[1] 管华诗，王曙光. 中华海洋本草(第二卷)[M]. 上海：上海科学技术出版社，2009：209－224.

[2] 曾呈奎. 中国黄渤海海藻[M]. 北京：科学出版社，2009：260－363.

[3] 李德远，徐现波，熊亮，等. 海带的保健功效及海带生理活性多糖研究现状[J]. 食品科学，2002，23(7)：151－154.

[4] 王文亮，王守经，宋康，等. 海带的功能及其开发利用研究[J]. 中国食物与营养，2008，(8)：26－27.

[5] 尚德荣，宁劲松，赵艳芳，等. 海带中褐藻胶含量测定方法的建立[J]. 食品科技，2011，36(8)：252－254.

[6] Zhao X, Xue CH, Li BF. Study of antioxidant activities of sulfated polysaccharides from *Laminaria japonica* [J]. *Journal of Applied Phycology*, 2008, 20(4): 431 - 436.
[7] 邵磊,辛现良,耿美玉.昆布多糖药理作用的研究进展[J].中国海洋药物,2005,24(2): 57 - 60.
[8] 王泽文,冷凯良,孙伟红,等.柱前衍生高效液相色谱法分析海带岩藻聚糖的单糖及糖醛酸组成[J].分析科学学报,2011,27(1): 26 - 30.
[9] 杜斌,韩华云,张秋荣.昆布多糖的提取分离及F1的纯化与鉴定[J].中国药学杂志,2002,37(9): 657 - 659.
[10] 钱风云,傅德贤.海带多糖生物功能研究进展[J].中国海洋药物,2003,22(1): 55 - 59.
[11] 杨海涛,姚兰,王传芬,等.海带中活性成分的提取研究[J].食品工业,2007,28(3): 9 - 10.
[12] Romarís-Hortas V, Bermejo-Barrera P, Moreda-Piñeiro J, et al. Speciation of the bio-available iodine and bromine forms in edible seaweed by high performance liquid chromatography hyphenated with inductively coupled plasma-mass spectrometry [J]. *Analytica Chimica Acta*, 2012, 745: 24 - 32.
[13] 夏静芬,汪财生,钱国英.羊栖菜和海带脂肪酸组成的比较分析[J].食品研究与开发,2009,30(12): 5 - 8.
[14] 朱立俏,何伟,袁万瑞.昆布化学成分与药理作用研究进展[J].食品与药品,2006,8(3): 9 - 12.
[15] 张全斌,徐祖洪.几种褐藻中褐藻藻酸双酯钠的分离及分析[J].海洋科学,1997,(3): 55 - 57.
[16] 盛晓风,赵艳芳,尚德荣,等.海带不同生长时期营养成分和主要元素差异比较[J].食品科技,2012,36(12): 66 - 68.
[17] 韩丽君,范晓.海藻中有机碘的研究 I.海藻中有机碘含量测定[J].水生生物学报,1999,23(5): 489 - 493.
[18] 武文洁,樊文乐,衣守志.海带综合利用研究[J].食品科技,2006,31(1): 49 - 52.
[19] 陈婉珠,芮汉明,张玲.海带的工业化应用[J].食品与药品,2006,8(8A): 70 - 72.
[20] 詹天荣,宋金明.甘露醇的药用研究进展[J].中国海洋药物,2003,22(3): 57 - 61.
[21] 仲静洁,王东凯,张翠霞,等.海藻酸钠在药物制剂中的研究进展[J].中国新药杂志,2007,16(8): 591 - 594.
[22] 朱平,张传杰,胡四军.可染海藻酸盐纤维的制造方法: 中国,CN101736440A[P]. 2010 - 06 - 16.
[23] 刘凯,陈礼辉,黄六莲,等.一种食品包装用高强度高抗菌性海藻酸钠膜及其制备方法: 中国,CN103146036A[P]. 2013 - 06 - 12.
[24] 张俊杰,段蕊,许可,等.海带工业中海带渣应用的研究及展望[J].水产科学,2010,29(10): 620 - 623.
[25] 汪秋宽,佟长青,何云海,等.富含海带膳食纤维的膨化食品及其生产方法: 中国,CN102823896A[P]. 2012 - 12 - 19.
[26] 缪锦来,李友海,李健.一种可溶性海带纤维素水及其制备方法: 中国,CN102805407A[P]. 2012 - 12 - 05.
[27] 程跃谟,杨兆理,徐相卿,等.一种海藻蛋白饲料的加工方法: 中国,CN1596694[P]. 2005 - 03 - 23.
[28] 张淑平,周楠,刘晓慧,等.一种有机海藻肥及其作为高效盐碱土改良剂的应用: 中国,CN102408282A[P]. 2012 - 04 - 11.
[29] 王宪,郑盛华,陈丽丹,等.海藻生物吸附剂的制备方法: 中国,CN101507915[P]. 2009 - 08 - 19.
[30] 赵亮.海带加工厂废渣液中褐藻糖胶的提取和褐藻寡糖的制备及其吸湿、保湿活性的研究[D].上海: 上海海洋大学,2008.

（郭建明　郭　盛　严　辉）

海藻类药用生物资源及其资源化利用研究

海藻(Sargassum)为马尾藻科(Sargassaceae)植物海蒿子[*Sargassum pallidum*(Turn.) C. Ag.]或羊栖菜[*S. fusiforme*(Harv.) Setch.]的干燥藻体。前者习称"大叶海藻",后者习称"小叶海藻"。味苦、咸,性寒,具有消痰软坚散结,利水消肿的功效。

马尾藻科(Sargassaceae)马尾藻属(*Sargassum*)植物全世界约有250种,广泛分布于暖水和温水海域；我国有 100 种，其中包括羊栖菜(*S. fusiforme*)、铜藻(*S. horneri*)、半叶马尾藻(*S. hemiphyllum*)、海蒿子(*S. pallidum*)、无肋马尾藻(*S. fulvellum*)、海黍子(*S. muticum*)、鼠尾藻(*S. thunbergii*)等，分布于广东省、广西壮族自治区、福建省、浙江省、山东省等地沿海，生长在低潮带石沼中或潮下带 2～3 m 水深处的岩石上。其中，作为药用的主要为海蒿子和羊栖菜。

海蒿子主产我国黄海、渤海沿岸各地，其他海域也有少量分布。其药用部位藻体皱缩卷曲，黑褐色，有的被白霜，长 30～60 cm。主干呈圆柱状，具圆锥形突起，主枝自主干两侧生出，侧枝自主干叶腋生出，具短小的刺状突起。初生叶披针形或倒卵形，长 5～7 cm，宽约 1 cm，全缘或具粗锯齿；次生叶条形或披针形，叶腋间有着生条状叶的小枝。气囊黑褐色，球形或卵圆形，有的有柄，顶端钝圆，有的具细短尖。质脆，潮润时柔软；水浸后膨胀，肉质，黏滑。气腥，味微咸。

羊栖菜在我国分布较广，北起辽东半岛，经庙岛群岛、山东半岛东南岸、浙江省、福建省以至广东省雷州半岛东岸的硇洲岛均有生长。其药用部位藻体较小，长 15～40 cm。分枝互生，无刺状突起。叶条形或细匙形，先端稍膨大，中空。气囊腋生，纺锤形或球形，囊柄较长。质较硬。

除海蒿子和羊栖菜外，尚有马尾藻属的他种植物，在全国不同地区，作“海藻”药用。

一、资源利用现状

海藻具有悠久的临床应用历史。《本草纲目》载海藻有主治“瘿瘤结气”“利小便”“治疗奔豚气、脚气、水气浮肿、宿食不消”等功效。现代主要用于治疗瘿瘤，瘰疬，睾丸肿痛，痰饮水肿等。

现代药理研究表明：海藻水煎液及粗提物具有调节免疫、对抗肉毒素、抑制肿瘤细胞增殖、清除体内自由基、抗脂质过氧化等作用。目前中医临床多采用全藻配伍入药，如以海藻为主药组成的海藻玉壶汤，主治瘿瘤初起，或肿或硬，或赤或不赤，但未破者，为治疗甲状腺肿、乳腺增生的常用方剂[1]。以海藻所制成的成方制剂有内消瘰疬丸，用于治疗瘰疬痰核；乳疾灵颗粒，用于治疗肝郁气滞、痰瘀互结所致的乳癖；消核片，用于治疗女性乳腺增生症；消瘿五海丸，用于治疗淋巴腺结核和地方性甲状腺肿大等症。

此外，以海藻为主要原料制备的甘露醇、海藻酸钠为重要药用原、辅料。除药用价值外，海藻尚可用于保健食品、化妆品等的制备(表 12-3)。

表 12-3　以海藻资源植物为原料生产的主要产品及其资源价值

产品名称	利用部位/物质	资源价值
甘露醇	藻体/糖醇类	注射剂(脱水药)
海藻酸钠	藻体/多糖类	药用辅料、助悬剂
羊栖菜酒	藻体	保健饮品
羊栖菜饮料	藻体	保健饮品
羊栖菜冲泡茶	藻体	保健饮品
天然海藻复合营养粉	藻体	保健食品(减肥)
羊栖菜保健果冻	藻体	保健食品(降血脂)
多效面霜	羊栖菜提取物	化妆品
保湿面膜	羊栖菜提取物	化妆品
褐藻胶	藻体/多糖类	印花糊料

二、资源性化学成分组成

目前，从马尾藻属中发现且分离得到的物质主要有糖类、褐藻多酚类、脂肪酸类、甾醇类和混源萜类等。其中作为资源型化学成分研究及应用较多的是糖类物质。

1. 糖类资源性化学成分　马尾藻属植物中含有的多糖类资源性物质主要包含三类：褐藻胶(algin)、褐藻糖胶(fucoidan)和海带淀粉(laminaran)。褐藻胶在马尾藻属植物中含量较高，褐藻糖胶和海带淀粉含量较低。

褐藻糖胶是在褐藻中发现的含有岩藻糖和硫酸根的活性多糖。马尾藻属植物中发现的褐藻糖胶，其分子质量范围为 5～627 kDa，具有抗病毒、抗肿瘤、抗氧化、抗炎、抗菌、抗凝、降血脂等活性。硫酸多糖的活性与分子量大小、糖类型、硫酸基含量和位置、连接方式、分子结构等有关[2,3]。

褐藻胶是由不同 M/G 比例和线性排列的 β-D-甘露糖醛酸和 α-L-古罗糖醛酸组成的线性多聚体。马尾藻属植物中分离得到的褐藻胶分子质量范围为 13～330 kDa，可吸收水分，形成黏稠胶状物，其在食品和药品中常用于增稠剂、稳定剂和凝胶剂。研究表明，从马尾藻中分离的褐藻胶尚具有抗肿瘤、抗病毒生物活性[4,5]。

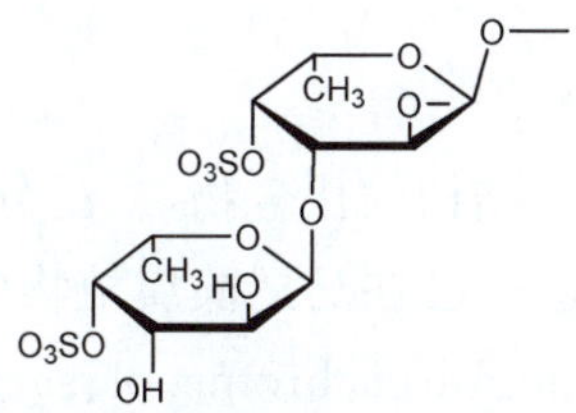

褐藻糖胶

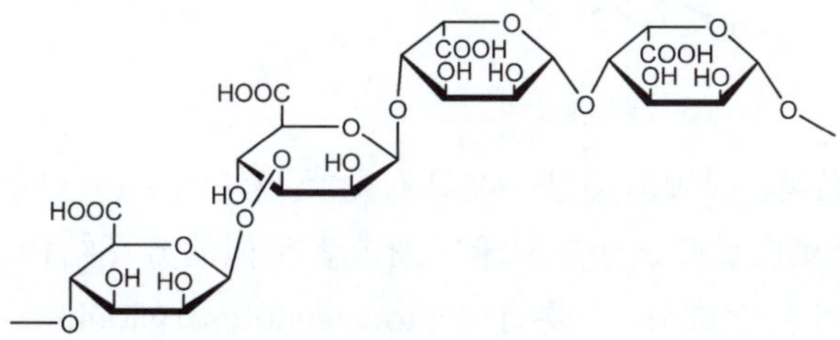

褐藻胶

此外，马尾藻属植物富含甘露醇，在植物 *S. mangarevense* 中含量高达 12.2%。甘露醇具有渗透利尿作用，可作为弱性肾血管扩张剂应用于临床[6]。

2. 其他类资源性化学成分

(1) 褐藻多酚类：褐藻多酚类是一类间苯三酚低聚体，多具有抗凝和抗氧化活性，其抗凝机制可能与降低血小板细胞溶质钙水平有关[7]。在马尾藻属植物中发现的褐藻多酚类化学成分主要有

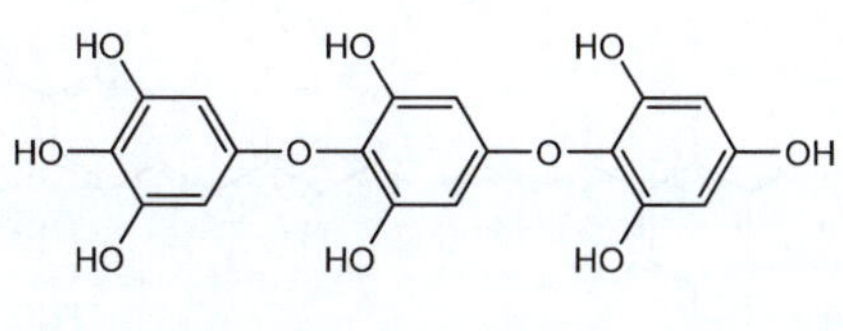

trifuhalol A

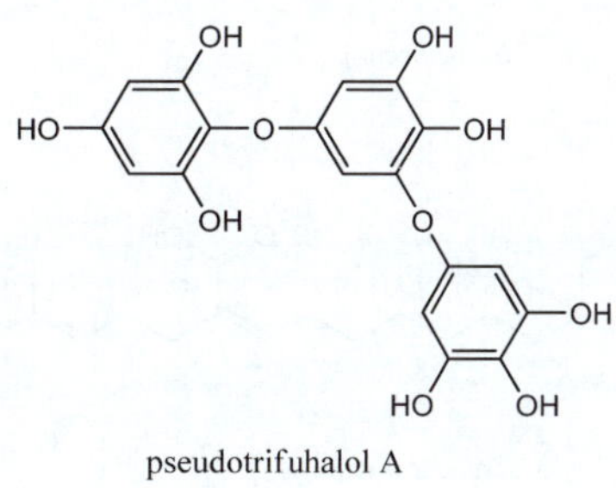

pseudotrifuhalol A

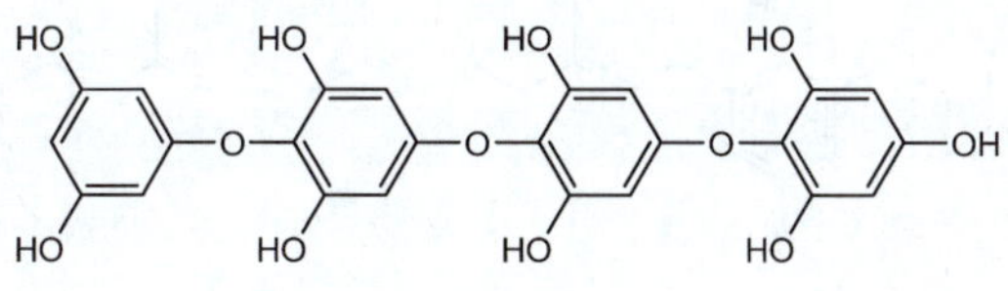

tereaphlorethol C

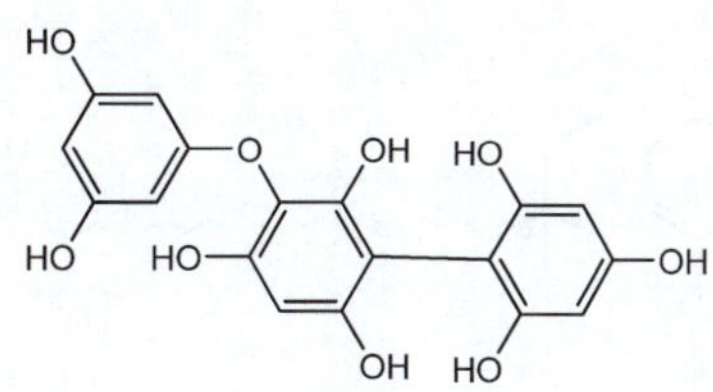

fucophlorethol B

phlorethols、fuhalols 和 fucophlorethols 等[8]。

(2) 甾醇类: 马尾藻属植物富含甾醇类化学成分,代表性化学成分有岩藻甾醇(fucosterol)、马尾藻甾醇(saringosterol)、麦角甾醇过氧化物(ergosterol peroxide)、24*R*,28*R*-和 24*S*,28*S*-环氧-24-乙基胆甾醇、24-氢过氧基-24-乙烯基胆甾醇、29-氢过氧基豆甾-5,24(28)-二烯-3*β*-醇、(24*S*)-5,28-豆甾二烯-3*β*,24-二醇和(24*R*)-5,28-豆甾二烯-3*β*,24-二醇等[9,10]。

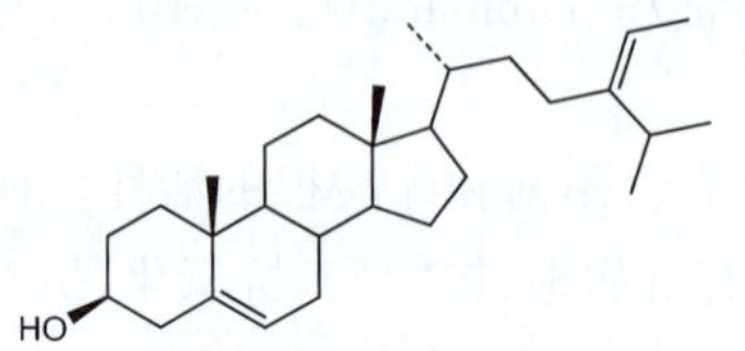

岩藻甾醇

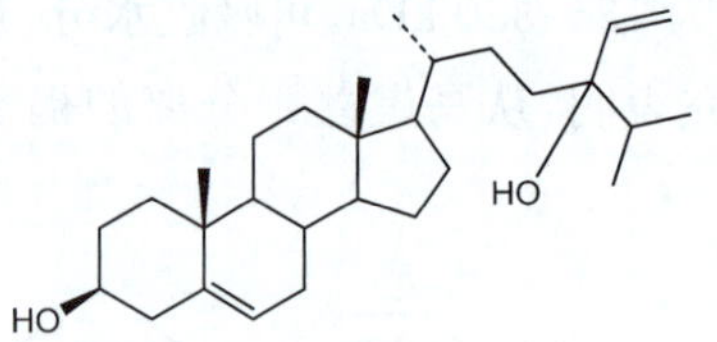

马尾藻甾醇

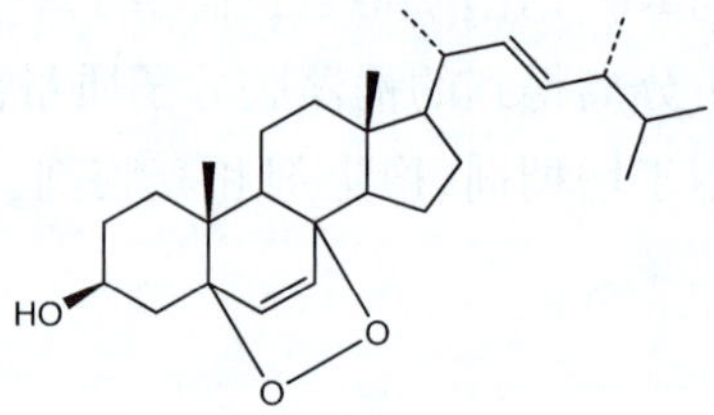

过氧化麦角甾醇

(3) 混源萜类: 混源萜类是一类具有萜类和其他生物合成来源结构的化合物,广泛分布于马尾藻属植物中,通常是聚戊烯基链接在对苯二酚或者类似的芳环结构。迄今已在马尾藻属植物中发现近 80 种混源萜类资源性化学成分,主要有 *δ*-tocotrenol、sargaquinoic acid、sargachromenol、sargahydroquinoic acid、sargachromanol E、14′,15′-dihydroxysargahydroquinone、thunbergol A、nahocol A 等[11,12]。混源萜类化学成分具有类似维生素 E 的化学结构,具有相似的抗氧化、抗肿瘤生物活性[13]。体外研究显示该类化学成分尚具有神经保护、抗疟疾和抗病毒活性[14,15]。

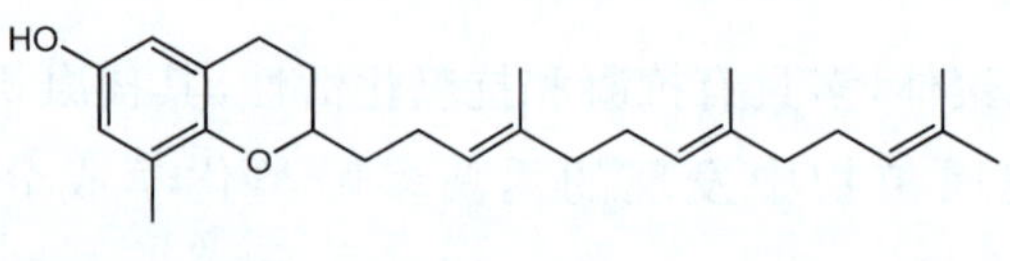

δ-tocotrenol

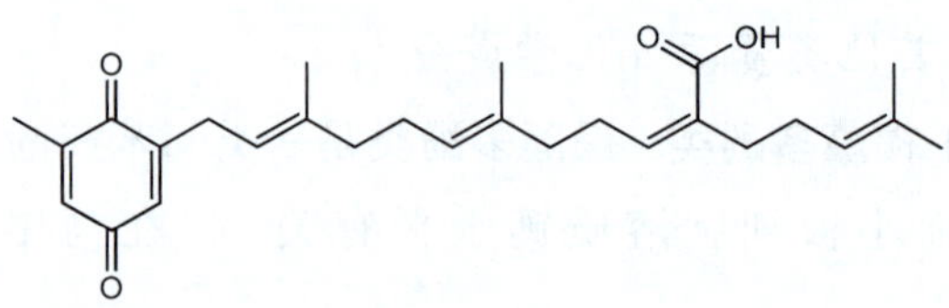

sargaquinoic acid

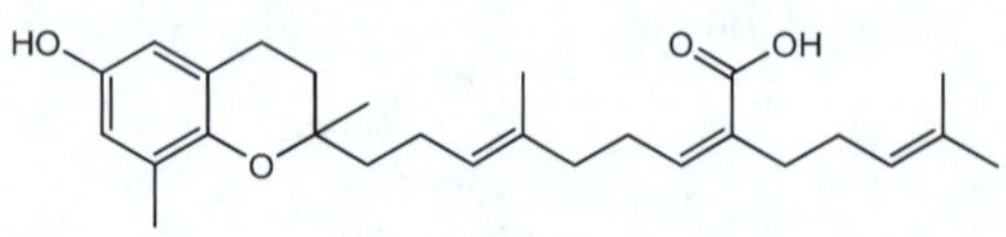

sargachromenol

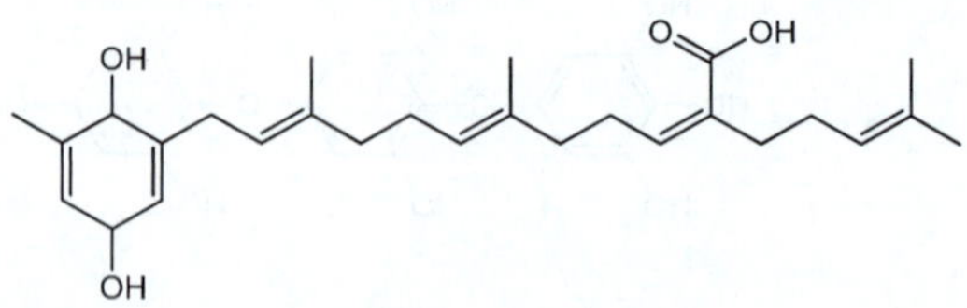

sargahydroquinoic acid

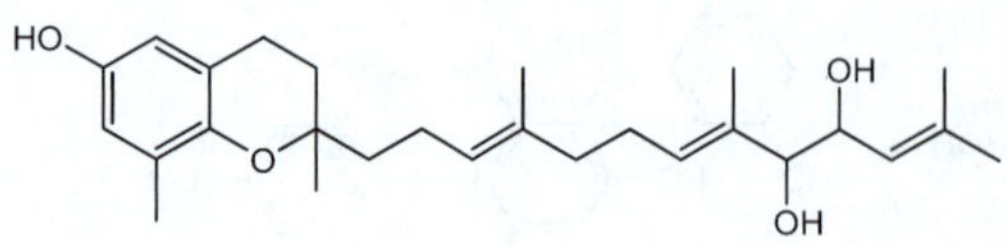

sargachromanol E

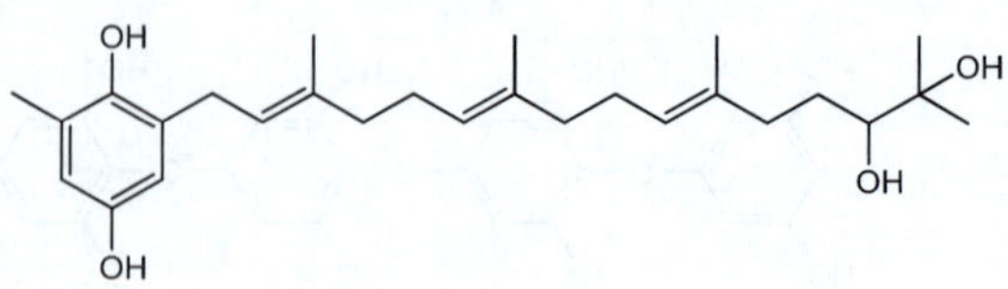

14',15'-dihydroxysargahydroquinone

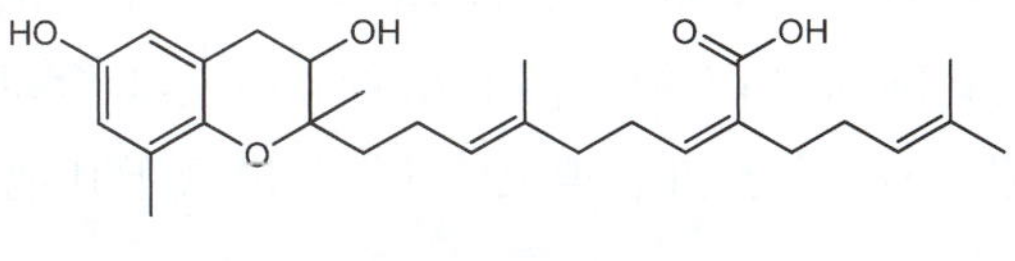

thunbergol A

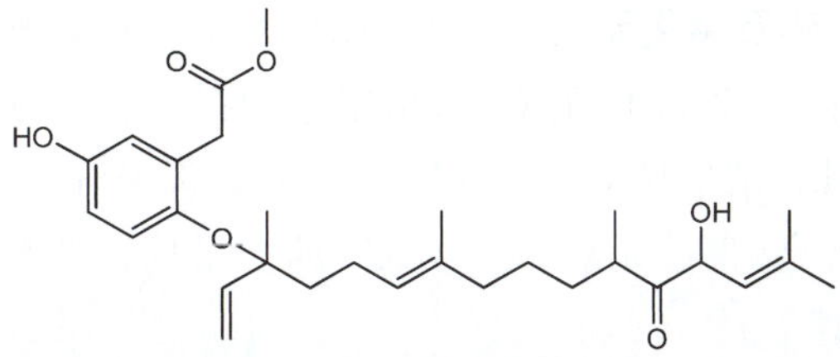

nahocol A

(4) 脂肪酸类：马尾藻脂质中含有丰富的脂肪酸类化学成分，其中饱和脂肪酸有肉豆蔻酸、棕榈酸等；不饱和脂肪酸有十六碳烯酸、油酸、亚麻酸、十八碳四烯酸、花生四烯酸等。

(5) 蛋白质和氨基酸类：海藻中含有人体所需的 18 种氨基酸。其蛋白质、氨基酸的组成，均以 Ala、Asp、Gly 等中性氨基酸居多，Lys、Met 等必需氨基酸的含量都较低。马尾藻属植物中尚含有一碘酪氨酸（MIT）、二碘酪氨酸（DIT）、三碘甲状腺原氨酸（T3）和甲状腺素（T4）[16]，且 MIT 和 DIT 含量高于 T3 和 T4，该类化学成分可影响人体甲状腺的代谢功能。

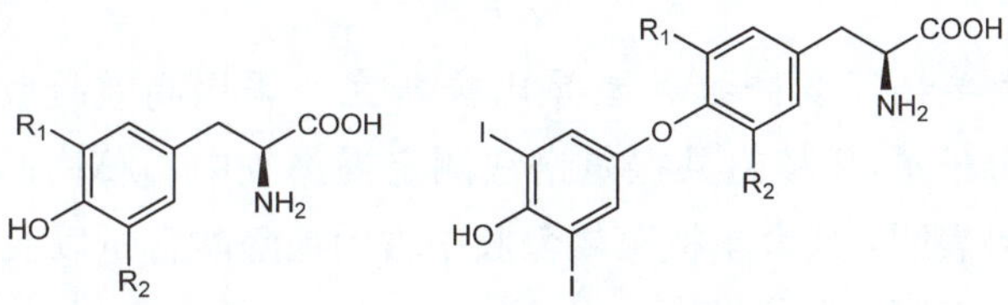

一碘酪氨酸　R_1=I, R_2=H　　三碘甲状腺原氨酸　R_1=I, R_2=H

二碘酪氨酸　R_1=I, R_2=I　　甲状腺素　R_1=I, R_2=I

此外，海藻含有丰富的 K、Na、Ca、Mg、I 等人体必需矿物质，有天然矿物质食品的美誉。此外，海藻中尚含有黄酮类、香豆素类等化学成分[17]。

三、资源性化学成分动态积累与分析评价

1. 不同品种海藻资源性化学成分动态评价研究

(1) 多糖类：对从不同产地收集到的 5 个中药商品海藻进行品种鉴定，分别为马尾藻科半叶马尾藻、海蒿子、羊栖菜、海黍子、铜藻。水提醇沉法提取海藻粗多糖，用苯酚—硫酸法测定多糖含量，用 Bradford 法测定蛋白质含量。研究结果显示（图 12－3）：作为海藻正品使用的海蒿子和羊栖菜的多糖含量均高于马尾藻科其他品种。半叶马尾藻由于多糖和蛋白的含量差异不显著，提示其可以作为代用品，但铜藻不可代替使用[18]。

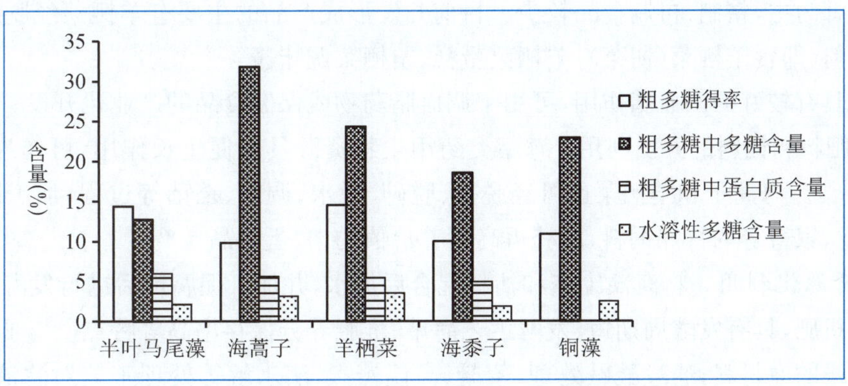

图 12－3　海藻粗多糖中多糖类、蛋白质类资源性物质的分析评价

(2) 碘及微量元素：分别采用紫外—可见分光光度法和原子吸收分光光度法测定了7种马尾藻属植物羊栖菜、海蒿子、海黍子、鼠尾藻、铜藻、匍枝马尾藻和半叶马尾藻的元素碘及Fe、Ca、Zn、Cu、Pb、Cd等的含量。结果显示：铜藻含碘量最高，海蒿子和羊栖菜则居中；7种海藻类植物营养元素含量以Fe、Zn、Ca最高；毒性元素Cu、Pb、Cd的含量均比营养元素低；海蒿子和羊栖菜的Pb含量低于其他5种非正品海藻[19]。

(3) 核苷类：对采自我国沿海共计24批海藻类药用生物中的18种核苷及碱基类资源性化学成分进行了分析。结果显示：5种海藻类植物核苷总含量依次为海带>羊栖菜>鼠尾藻>海黍子>海蒿子，其中核糖核苷的含量大于脱氧核糖核苷。尿苷在所测定样品中含量最高，大部分样品中2′-脱氧胞苷含量较低[20]。

(4) 氨基酸类：以22种氨基酸类资源性化学成分为指标，对5种海藻类植物共计24批样品中的游离氨基酸类资源性化学成分含量进行考察。结果显示：所有样品中均富含氨基酸类资源性化学成分。中游离氨基酸的平均含量依次为海黍子>海带>羊栖菜>鼠尾藻>海蒿子。各样品中谷氨酸和丙氨酸的含量相对较高[20]。

2. 选育羊栖菜与野生羊栖菜多糖组成差异比较研究　采用高效凝胶渗透色谱法分析选育羊栖菜与野生羊栖菜多糖相对分子量，用核磁共振氢谱法测定褐藻胶中G/M比，并用高效离子色谱法分析褐藻糖胶中单糖组成。结果表明：选育羊栖菜褐藻胶中古罗糖醛酸含量以及褐藻糖胶中葡萄糖、甘露糖和氨基葡萄糖含量均明显高于野生羊栖菜[21]。

四、资源利用效率提升研究

1. 药材深加工与产品开发

(1) 褐藻胶资源性化学成分的利用：用以我国沿岸野生海蒿子为原料进行褐藻胶的提取研究。在此基础上建成以马尾藻为原料的褐藻胶生产车间，产品供纺织部门使用，从而开创了我国褐藻工业。

褐藻胶在食品工业、纺织工业和医药卫生领域应用广泛[22]。褐藻胶经纯化后可用作代血浆、止血剂、止血粉，或制成止血纱布等。褐藻酸或褐藻酸丙二酯经磺酸化处理，可制成相应的硫酸盐类，用作抗凝血剂、防治心血管病药剂等。另外，褐藻胶还用以制作胶囊、药品崩解剂和赋形剂等[23]。褐藻胶在食品中可用作稳定剂、增稠剂等。褐藻酸钙可用作肠衣薄膜、蛋白纤维、固定化酶的载体等[24]。在纺织工业，褐藻胶可用作印花糊料，印出的花色鲜艳，上色率高[25]。

(2) 作为食品的开发利用：羊栖菜藻体肥厚多汁，营养丰富、风味好，既可食用又能药用，具有较高的营养和药用价值，是我国、日本、朝鲜和韩国沿海人民的传统美食。目前，我国的羊栖菜资源主要以粗加工或出口至日韩为主，精制、再制食品较少。目前开发形成产品的主要有羊栖菜经脱腥软化制备而成的速溶型羊栖菜粉、即食羊栖菜(酱菜)、羊栖菜蛋糕、羊栖菜调味酱等[26,27]。

羊栖菜多糖具有较好的调血脂作用，可用于调血脂药物或保健食品的产业化开发。

(3) 转化为肥料和饲料的开发利用：海藻类药用生物资源具有促生长作用，可作为肥料用于绿色、有机食品的生产[28]。海蒿子和羊栖菜也可经脱盐、脱砷、脱水、调配、杀菌等过程，加工制备成鲍鱼等经济动物，以及家禽、家畜等的特殊饲料，以获得高营养价值的肉、蛋制品[29,30]。

2. 废弃物资源化利用　将海藻废渣和辅料混合后加水，并加入促腐剂后进行发酵，干燥粉碎，即得海藻工业废渣有机肥，具有发酵周期短、发酵工艺简单、堆肥养分保存率高等特点[31]。此外，海藻渣液可作为生产膳食纤维的原材料，通过酸碱处理、絮凝、高温蒸煮、酶水解等处理工艺对滤液进行活化，制成可溶性的膳食纤维；同时对滤渣进行处理，制成不溶性的膳食纤维，再与可溶性膳食纤维进行复配，形成海藻高活性膳食纤维，能够令生产成本大大降低，但膳食纤维的品质并不会下降[32]。

◇参◇考◇文◇献

[1] 许忠能，王朝晖，孙立. 羊栖菜药用价值的研究进展[J]. 中草药，2000，31(11)：876－878.

[2] Sokolova RV, Ermakova SP, Awada SM, et al. Composition, structural characteristics, and antitumor properties of polysaccharides from the brown algae Dictyopteris polypodioides and *Sargassum* sp. [J]. Chemistry of Natural Compounds, 2011, 47(3): 329－334.

[3] Ye H, Wang K, Zhou C, et al. Purification, antitumor and antioxidant activities in vitro of polysaccharides from the brown seaweed *Sargassum pallidum* [J]. Food Chemistry, 2008, 111(2): 428－432.

[4] Sinha S, Astani A, Ghosh T, et al. Polysaccharides from Sargassum tenerrimum: Structural features, chemical modification and anti-viral activity [J]. Phytochemistry, 2010, 71(2): 235－242.

[5] de Sousa APA, Torres MR, Pessoa C, et al. In vivo growth-inhibition of Sarcoma 180 tumor by alginates from brown seaweed *Sargassum vulgare* [J]. Carbohydrate Polymers, 2007, 69(1): 7－13.

[6] Zubia M, Payri C, Deslandes E. Alginate, mannitol, phenolic compounds and biological activities of two range-extending brown algae, *Sargassum mangarevense* and *Turbinaria ornata* (Phaeophyta: Fucales), from Tahiti (French Polynesia) [J]. Journal of Applied Phycology, 2008, 20(6): 1033－1043.

[7] 李敬，魏玉西，杜桂彩，等. 鼠尾藻多酚的抗凝血活性研究[J]. 中国新药与临床药理，2007，18(3)：191－194.

[8] Keusgen M, Glombitza KW. Phlorethols, fuhalols and their derivatives from the brown alga *Sargassum spinuligerum* [J]. Phytochemistry, 1995, 38(4): 975－985.

[9] 王威，李红岩，王艳艳，等. 褐藻羊栖菜化学成分的研究[J]. 中草药，2008，39(5)：657－661.

[10] Liu X, Wang CY, Shao CL, et al. Chemical constituents from *Sargassum pallidum* (Turn.) C. Agardh [J]. Biochemical Systematics and Ecology, 2009, 37(2): 127－129.

[11] Jang KH, Lee BH, Choi BW, et al. Chromenes from the Brown Alga *Sargassum siliquastrum* [J]. J Nat Prod, 2005, 68(5): 716－723.

[12] Iwashima M, Mori J, Ting X, et al. Antioxidant and antiviral activities of plastoquinones from the brown alga Sargassum micracanthum, and a new chromene derivative converted from the plastoquinones [J]. Journal of Natural Products, 2005, 28(2): 374－377.

[13] Heo SJ, Kim KN, Yoon WJ, et al. Chromene induces apoptosis via caspase－3 activation in human leukemia HL－60 cells [J]. Food and Chemical Toxicology, 2011, 49(9): 1998－2004.

[14] Tsang CK, Kamei Y. Sargaquinoic acid supports the survival of neuronal PC12D cells in a nerve growth factor-independent manner [J]. European Journal of Pharmacology, 2004, 488(1): 11－18.

[15] Hayashi K, Mori J, Saito H, et al. Antiviral targets of a chromene derivative from Sargassum micracanthum in the replication of human cytomegalovirus [J]. Biological & Pharmaceutical Bulletin, 2006, 29(9): 1843.

[16] Ito K, Ishikawa K, Tsuchiya Y. Studies on the depressive factors in heterochordaria abietina affecting the blood cholesterol level in rats Ⅲ. Quantitative determination of iodoamino acids in marine algae and their effects of depressing the blood cholesterol level in rats [J]. Tohoku J Agric Res, 1976, 27(1): 53－61.

[17] 郭立民，邵长伦，刘新，等. 海藻海蒿子化学成分及其体外抗肿瘤活性[J]. 中草药，2009，40(12)：1879－1882.

[18] 张倩茹，王强. 中药海藻质量评价研究[J]. 中国野生植物资源，2007，26(2)：60－61.

[19] 李玉山，崔征，殷军，等. 7 种马尾藻属海藻碘以及微量元素的含量测定[J]. 中国海洋药物，1996，(4)：35－37.

[20] Cao Y, Duan J, Guo J, et al. Rapid determination of nucleosides, nucleobases and free amino acids in brown seaweeds using ultra-performance liquid chromatography coupled with triple quadrupole mass spectrometry [J]. Journal of Applied Phycology, 2014, 26(1): 675－686.

[21] 王培培,于广利,杨波,等.选育羊栖菜与野生羊栖菜中褐藻胶与褐藻糖胶组成分析[J].中国海洋药物杂志,2009,28(3):39-43.

[22] 刘斌,王长云,张洪荣,等.海藻多糖褐藻胶生物活性及其应用研究新进展[J].中国海洋药物杂志,2004,23(6):36-41.

[23] 仲静洁,王东凯,张翠霞,等.海藻酸钠在药物制剂中的研究进展[J].中国新药杂志,2007,16(8):591-594.

[24] 田由芸,袁璟.褐藻的药用食用研究进展[J].海洋通报,1996,15(3):81-86.

[25] 程跃谟,吴仕鹏,孙梅,等.一种海藻酸钠印花糊料及其制备工艺:中国,CN102634999A[P].2012-08-15.

[26] 陈后山,姚自奇,梁绍隆,等.一种羊栖菜营养保健饮料:中国专利,CN101194725[P].2008-06-11.

[27] 张展,刘建国,刘吉东,等.羊栖菜的研究述评[J].海洋水产研究,2002,23(3):67-74.

[27] 张淑平,周楠,刘晓慧,等.一种有机海藻肥及其作为高效植物生长调节剂的应用:中国,CN102391030A[P].2012-02-28.

[29] Qi Z, Liu H, Li B, et al. Suitability of two seaweeds, Gracilaria lemaneiformis and Sargassum pallidum, as feed for the abalone Haliotis discus hannai Ino [J]. Aquaculture, 2010, 300(1): 189-193.

[30] 骆其君,严小军,徐善良,等.一种用于海洋经济动物和宠物的饲料及其加工方法:中国,CN1802994[P].2006-07-19.

[31] 张淑平,周楠,李悦,等.一种海藻工业废渣有机肥的制备方法及其应用方法:中国,CN102372517A[P].2012-03-14.

[32] 吴仕鹏,程跃谟,李八方,等.海藻高活性膳食纤维及其生产方法:中国,CN101664166[P].2010-03-10.

(郭建明　刘　培　周　卫)

虫草类药用生物资源及其资源化利用研究

虫草属(*Cordyceps*)为麦角菌科(Clavicipitaceae)真菌中具有药用价值的一个属,是真菌中较大的属,入药历史悠久,以寄生于昆虫为主,其次为蛛类动物,少量寄生于麦角菌、大团囊菌等真菌的子实体上。本属常见的药用品种为冬虫夏草(*C. sinensis*),以全草入药。其性平,味甘,具有保肺肾、补精髓、化痰止咳等功效,多用于肺肾两虚症的治疗。

虫草的形成需要寄主昆虫与真菌的结合,虫草的分布与寄主的分布关系密切,而且虫草的生长区域取决于寄主的生活场所。在同一地区,寄主昆虫的生态常常因山的坡度、坡向、地质等不同而有所区别。介壳虫、蝇、蜂、蜘蛛等昆虫易被虫草属真菌侵染而形成虫草子实体。目前世界上已发现虫草属真菌400多种,我国记录有68种[1]。其中,冬虫夏草和蛹虫草(*C. militaris*)两种资源品种作为药用或保健开发利用较为深入。

冬虫夏草为麦角菌科虫草属冬虫夏草菌寄生在蝙蝠蛾科昆虫幼虫上所形成的子座与幼虫尸体的干燥复合体[2]。其适生环境较为复杂,主要取决于寄主昆虫的生态环境,受光照、水分、温度及其他诸多自然和人为因子直接或间接的影响。冬虫夏草菌及其寄主蝙蝠蛾幼虫一般生长在高原草甸土、山地草甸土和高山草甸土中,尤以高原草甸土为多。其自然分布和地形、地貌、海拔的高低有着密切关系,主要集中分布于海拔3 000～5 000 m的高寒地区草甸、灌丛、山坡、谷地等高山雪线附近。

冬虫夏草的生态植被主要由以云杉属为主的针叶林及杜鹃、绣线菊、金露等灌木丛及蓼科、菊科、豆科、伞形科、虎耳草科、百合科等草甸层组成。湿度对冬虫夏草的生长亦有一定影响,大气相对湿度为80%～98%时,冬虫夏草生长最好,子座生长快而肥大;干旱、大气相对湿度低于70%时,则不利于冬虫夏草的生长[3]。

冬虫夏草资源主要分布于中国、日本、法国、美国、墨西哥、加拿大、新西兰、加纳、俄罗斯、荷兰、肯尼亚、澳大利亚、坦桑尼亚、挪威、意大利等地。在我国主要分布于北起祁连山，南至滇西北高山，东自川西高原山地，西达喜马拉雅的大部分地区，包括西藏自治区、青海省、四川省、云南省、甘肃省等地。药材主产区为青海省、四川省、西藏自治区等地。

蛹虫草又名北冬虫夏草，与冬虫夏草同属异种，世界性分布天然资源数量很少，我国主要分布于河北省、吉林省、安徽省、广东省、广西壮族自治区、云南省等地。其功效与冬虫夏草相似，具有补益肝肾、补精髓、止血化痰的功效，主要用于治疗眩晕耳鸣、健忘不寐、腰膝酸软、久咳虚喘等病症。由于蛹虫草具有良好的药用价值，现已开发形成深加工资源产业链，产生了显著的社会与经济效益。

一、资源利用现状

冬虫夏草作为药用始载于《本草从新》，是传统名贵滋补中药。中医临床常用于肺肾两虚、精气不足、咳嗽气短、自汗盗汗、腰膝酸软、阳痿遗精、劳嗽痰血等病症。现代研究表明，虫草提取物对免疫系统、心血管系统、呼吸系统、中枢神经系统和内分泌系统均有显著活性，能够促进机体代谢，具有抗肿瘤、抗衰老、镇痛和抗辐射作用。目前，以冬虫夏草及蛹虫草为主要原料开发的产品已用于医药保健领域，市场前景广阔（表 12-4）。

表 12-4 以虫草为原料生产的主要产品及其资源价值

产品名称	利用部位/物质	资源价值
冬虫夏草超微细粉含片	子实体	医药产品
冬虫夏草纯粉片	子实体	医药产品
养生酒	子实体	保健食品
冬虫夏草冻干含片	子实体	保健食品
枸杞与冬虫夏草壮阳补肾食品	子实体	保健食品
冬虫夏草保健食用油	子实体	保健食品
冬虫夏草葡萄酒	子实体	保健食品
虫草灵芝口服液	菌丝体	保健食品
虫草含片	子实体	保健食品
虫草奶片	干粉或提取物	保健食品
虫草茶	子实体	保健食品
虫草葆春液	子实体	保健食品
虫草元鱼营养液	菌丝体	保健食品
虫草灵芝固体饮料	菌丝体	保健食品
防脱、生发液喷剂	子实体	化妆品

二、资源性化学成分组成

野生冬虫夏草含水分 10.84%、总糖 13.94%～24.20%、粗蛋白 29.1%～33%、粗脂肪 8.62%、纤维素 18.55%、灰分 8.64%。其中糖类化学成分为目前开发利用较多的资源性物质[4~6]。

1. 糖类资源性化学成分　冬虫夏草中虫草多糖占总干重量的 3%～8%。在人工培养的虫草属真菌中，功能性多糖来自于菌丝体的分泌物[7]。虫草多糖具有抗氧化、免疫调节和抗肿瘤等多种生物活性，其抗肿瘤活性与分子质量有关，分子质量大于 1.6×10^4 Da 时，才具有抗肿瘤活性。多糖的活性除了与其分子质量有关外，还与多糖的溶解度、黏度、初级结构和高级结构有关。天然虫草中分离纯化的多糖组分有 CS－1 和 CT4N。CS－1 为一种水溶性、高度分支的半乳甘露聚糖，主链为由 α－(1→2)糖苷键连接的 D－呋喃甘露聚糖，支链含(1→3)、(1→5)和(1→6)糖苷键连接的 D－吡喃半乳糖基，非还原性末端均为 D－吡喃半乳糖和 D－呋喃甘露糖；CT4N 为含少量蛋白的高度分支半乳甘露聚糖[8]。国内一些研究者从虫草粗多糖中还分离得到分子质量为 9.25×10^4 Da 的虫草多糖 Ck3－A 以及 2.56×10^4 中性虫草多糖 CPS1 和 9.91×10^4 Da 酸性虫草多糖 CPS2[9,10]。

冬虫夏草中甘露醇含量达到 3.60%，具有利尿、提高血浆渗透压、镇喘祛痰、抗自由基等作用，且对多种疾病具有一定的疗效，故被认为是冬虫夏草的活性成分之一[11]。

2. 其他类资源性化学成分

虫草类资源中除含有糖类资源性化学成分外，尚含有核苷类、甾醇类、氨基酸类、肽类、有机酸类、维生素类、无机元素等资源性物质。

(1) 核苷类：冬虫夏草中含有 43 种碱基、核苷及其类似物，目前已鉴定了虫草素等 16 种[12]。其中尿苷含量最高，腺嘌呤含量最低[13]。

(2) 甾醇类：冬虫夏草中含有的甾醇类资源性化学成分主要有麦角甾醇及其过氧化物[14]、β－谷甾醇、胆甾醇、啤酒甾醇[15]和 5,6－epoxyergosta－7,22－dien－3β－ol[16]，及其 β－D－葡萄糖苷，如胡萝卜苷、ergosteryl－3－O－β－D－glucopyranoside、5α,8α－epidioxyergosta－6,22－dien－3－O－β－D－glucopyrano－side、22,23－dihydroergosteryl－3－O－β－glucopyranoside。研究结果表明，麦角甾醇过氧化物的单葡萄糖苷具有抑制肿瘤细胞株 K562、Jurkat、HL－60、WM1341 和 RPMI8226 的增殖作用，可作为潜在抗肿瘤药物开发。

(3) 氨基酸类：冬虫夏草含有丰富的氨基酸类化学成分，是发挥补益强壮作用及增强免疫力等生物活性的物质基础之一。冬虫夏草中游离氨基酸总量可达 18.75 mg/g，其中 11 种人体必需、半必需氨基酸和 10 种药用氨基酸含量较高，其中以 Glu、Arg、Asp、Leu 的含量最高，其中 Arg、Glu、Trp 和 Tyr 具有补益、抑菌以及增强免疫力等活性[14]。

(4) 肽类：冬虫夏草发酵菌丝中含有环二肽类资源性化学成分，主要包括 L－甘－L－脯环二肽，L－亮－L－脯环二肽，L－缬－L－脯环二肽，L－丙－L－亮环二肽，L－苏－L－亮环二肽。其中，L－甘－L－脯环二肽等具有抗癌和增强免疫作用的生理活性[10,14]。

(5) 有机酸类：冬虫夏草中含有油酸、亚油酸、亚麻酸、棕榈酸、十五烷酸、9－十六烯酸－(Z)、14－甲基－十六烷酸等脂肪酸类化学成分[10]。冬虫夏草子实体中含有丰富的不饱和脂肪酸，其中反式油酸、亚油酸的含量分别为 58.38%和 19%[15]。

(6) 维生素类：冬虫夏草含维生素 B_{12}、C、硫胺素、核黄素。人工发酵虫草菌丝含有维生素 B_1、B_2、B_{12}、E 和 K。

三、资源性化学成分动态积累与分析评价

由于冬虫夏草生活史复杂，且生长的生态环境条件苛刻，目前难以人工栽培种植。在寻找冬虫夏草替代品方面，已经有多种冬虫夏草类似品如蛹虫草被发现并应用，它们具有与冬虫夏草类似的化学成分、生理活性和滋补治疗效果。虫草类药用生物资源所含的资源性化学成分随品种、产地、生长期不同其含量均有差异，不同组织器官其资源性化学成分分布量也存在差异。此外，虫草类药用生物资源在加工与利用过程中，其化学成分也处于动态变化之中。因此，开展虫草类药用生物资源性化学成分动态评

价，既有利于保障虫草类药用生物资源的药用保健品质，也可促进其高效利用。

1. 药材形成过程资源性化学成分动态评价

(1) 不同采收期的资源化学评价： 冬虫夏草不同生长期子座中甘露醇含量均低于7%，虫体中甘露醇含量均高于7%；冬虫夏草第2生长期虫体中甘露醇含量最高；子座、虫体中甘露醇的总含量以第3生长期最高，第1生长期最低；甘露醇含量随子座发育成熟而增加[16]（表12－5）。

表12－5 冬虫夏草不同生长期子座、虫体中甘露醇分布与含量比较(%)

样 品	第1生长期	第2生长期	第3生长期	平 均 值
子座	4.97	6.09	6.58	5.88
虫体	7.03	8.13	7.87	7.67
总含量	11.01	14.22	14.45	

蛹虫草在人工栽培过程中，可划分为6个生长期：菌丝满瓶期(FM期)、转色期(CC期)、现蕾期(FE期)、子实体旺长期(FB期)、孢子出现期(AE期)、子实体萎缩期(FF期)[17]。通过分析比较蛹虫草不同菌株(2913，Cm－001，HJ－1，JF－1和K－1)不同生长期中培养基和子实体中虫草素含量的动态变化，结果表明：在各菌株的各个生长期，培养基中虫草素的产量远高于子实体，超过90%的虫草素产量存在于培养基中，且培养基中虫草素产量均在FE期达到最高值。其中，各生长期均以菌株JF－1中的虫草素产量最高。

(2) 不同产地冬虫夏草的资源化学评价

1) 糖类： 冬虫夏草中甘露醇的含量主要与其产地、寄主及生长期等因素有关，青海省、西藏自治区冬虫夏草中甘露醇的含量较高(图12－4)。

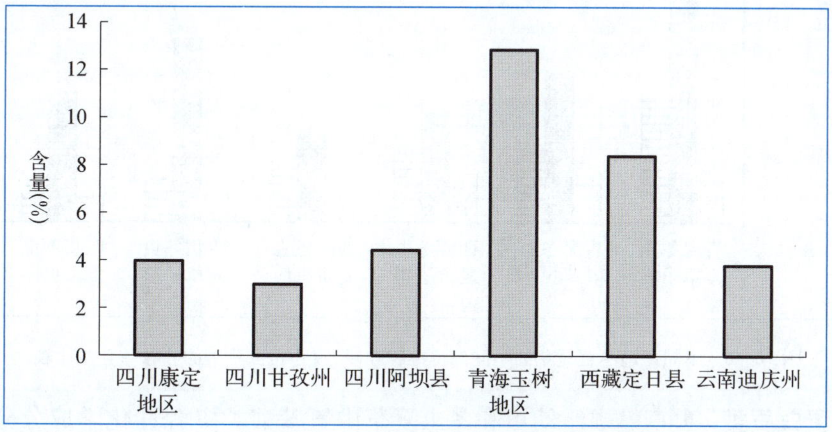

图12－4 不同产地冬虫夏草中甘露醇的含量比较

2) 核苷类： 通过分析不同产地冬虫夏草中核苷类化学成分的含量。结果表明：青海省冬虫夏草中核苷类化学成分总含量以尿苷、腺苷的含量较高，青海省、新疆维吾尔自治区冬虫夏草未检测到虫草素(图12－5)。

3) 氨基酸类： 不同产区的天然冬虫夏草氨基酸种类虽有差异，但含量均较丰富。其中，云南省产氨基酸含量最高，可达25%以上，除异亮氨酸和缬氨酸外，其他几种人体必需的氨基酸含量明显偏高。

4) 蛋白质类： 我国不同产区冬虫夏草中蛋白质分析结果表明：云南省(26.40%)＞四川省

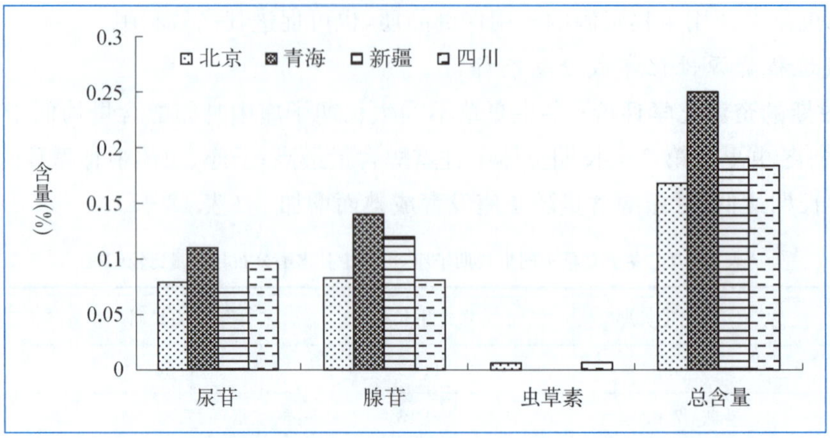

图 12-5　不同产地冬虫夏草中核苷类资源性化学成分的含量比较

(24.08%)＞青海省(23.24%)＞ 西藏自治区(21.48%)。

(3) 冬虫夏草不同部位的资源化学评价

1) 核苷类：冬虫夏草不同部位核苷类资源性化学成分分析结果表明，西藏自治区产冬虫夏草水溶性核苷类资源性化学成分主要集中在子座部分，虫体部分含量较低。子座水浸液中核苷类资源性化学成分主要为肌苷、胸腺嘧啶和尿嘧啶。虫体水浸液仅含有微量次黄嘌呤、鸟嘌呤、腺嘌呤和腺苷[18,19](图12-6)。

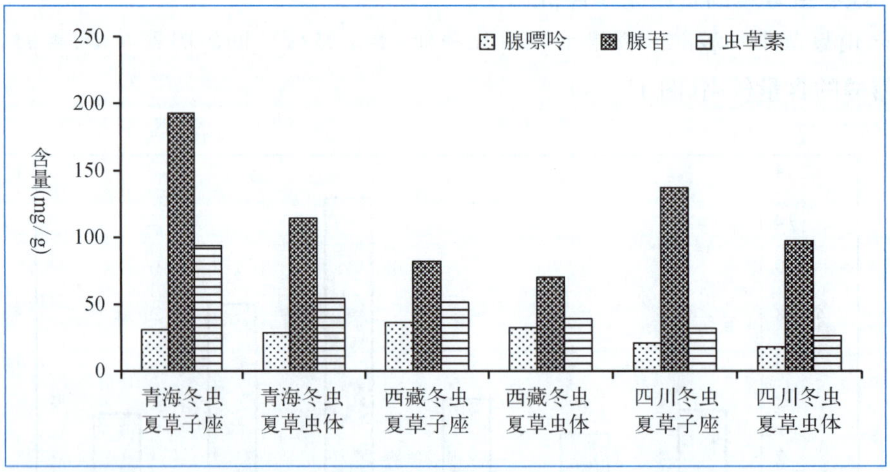

图 12-6　不同产地冬虫夏草的不同部位中腺嘌呤、腺苷和虫草素的分布与含量比较

2) 氨基酸及蛋白质类：虫草蝙蝠蛾幼虫和冬虫夏草中氨基酸类资源性化学成分分析结果表明：虫草蝙蝠蛾幼虫含有19种氨基酸，总含量达46.17%，其氨基酸组成与冬虫夏草一致，但含量以虫草蝙蝠蛾幼虫为高，冬虫夏草氨基酸含量约为幼虫含量的1/2。虫草子座部分的氨基酸种类与僵虫体(菌核)基本一致，但其含量子座＞僵虫体。

云南省丽江地区虫草中17种氨基酸在各部位存在差异，虫尾部未测出半胱氨酸、异亮氨酸；虫体中部未测出蛋氨酸、半胱氨酸、异亮氨酸；草尖部未测出异亮氨酸。此外，冬虫夏草不同部位氨基酸总量存在差异，虫中部及草中部氨基酸含量低于其他部位。

云南省丽江地区产虫草不同部位总氮量、粗蛋白、氨基酸的分布呈现有规律的变化，子座上端＞虫体与子座结合部＞虫体尾部＞子座中段＞虫体中段(表12-6)。

表 12-6 冬虫夏草不同部位中总氮量、粗蛋白、氨基酸的分布与含量(g/100 g)

部位	Ⅰ号样品			Ⅱ号样品			Ⅲ号样品		
	总氮量	粗蛋白	氨基酸	总氮量	粗蛋白	氨基酸	总氮量	粗蛋白	氨基酸
虫体尾部	0.17	32.31	22.72	6.29	39.31	21.45	4.93	30.81	32.73
虫体中段	0.25	20.31	11.42	0.26	20.38	12.71	3.12	19.50	12.76
虫体与子座结合部	0.42	33.88	20.43	0.59	34.94	30.84	6.83	42.69	25.60
子座中段	0.49	28.06	15.29	4.85	30.31	13.70	4.84	30.25	17.77
子座上端	0.80	48.75	19.22	7.17	44.82	30.92	7.13	44.56	22.26

3) 无机元素： 冬虫夏草不同部位所含元素不同，子座所含微量元素与僵虫体略有不同，如 Co、Cr、Se 等略高，Zn 的含量较高。蝙蝠蛾幼虫的微量元素含量大部分与冬虫夏草相似(表 12-7)。天然冬虫夏草与冬虫夏草菌丝体相比，尚含有 Ga、V 和 Zr 3 种元素。蝙蝠蛾拟青霉(Cs-4)发酵菌丝 Se 的含量高于天然冬虫夏草。

表 12-7 冬虫夏草、虫草蝙蝠蛾幼虫、虫草菌丝体中微量元素的种类与含量(μg/mL)

微量元素	冬虫夏草	蝠蛾幼虫	虫草菌	子座	僵虫体
Na	3.14	4.85	18.25	1.24	16.52
K	2.82	3.62	5.20	0.82	9.84
Ca	3.20	4.36	0.82	1.95	4.62
Mg	13.52	22.07	9.88	8.10	14.3
Mn	0.20	0.17	0.32	0.48	0.08
Fe	4.61	2.30	1.20	1.84	4.85
Cu	0.18	0.02	0.40	0.52	0.02
Zn	0.82	1.10	4.72	4.08	0.53
Co	0.03	0.01	0.05	0.05	0.01
V	0.02	0.01	0.02	0.02	—
Ni	0.05	0.02	0.08	0.03	0.02
Cr	0.02	—	0.03	0.05	—
Al	1.43	0.92	1.12	3.82	0.43
B	0.48	0.33	0.35	0.29	0.38
Pb	0.01	0.01	0.01	0.01	—
Si	0.02	0.02	0.09	0.10	0.04
Mo	0.01	—	0.05	0.08	0.01
P	58.92	61.84	34.01	54.57	29.54
Se	0.20	—	0.05	0.07	—

2. 药材产地加工过程资源性成分的分析评价　虫草子实体含水量一般大于 80%，需进行干燥处理，以防止腐败变质，且有利于后续的深加工处理[20]。

1) 多糖类： 虫草多糖具有较强的抗氧化、延缓衰老、抗肿瘤、抗炎等多种生物活性。研究显示，虫草子实体在冷冻干燥条件下多糖含量显著高于烘干(45℃)处理，且蛹虫草菌株 30、156 和 159 多糖含量在 2 种干燥方式下存在显著差异(图 12-7)。

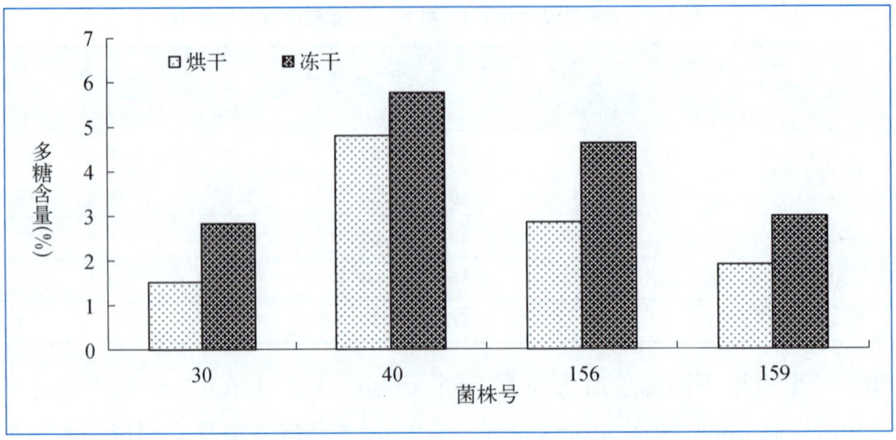

图 12-7　不同干燥方式对蛹虫草子实体多糖含量的影响(%)

2）甘露醇：虽然不同虫草菌株子实体在不同干燥方式条件下略有不同，但烘干和冷冻 2 种干燥方式间和菌株之间的甘露醇含量差异性均不显著(图 12-8)。

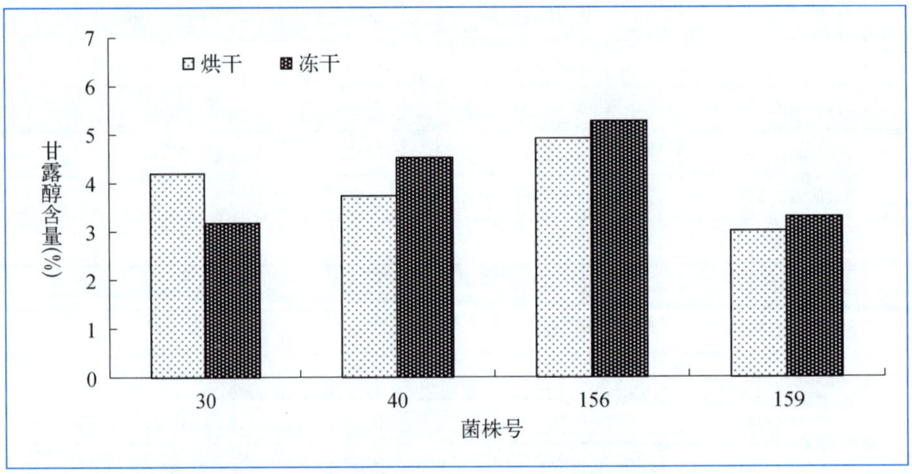

图 12-8　不同干燥方式对蛹虫草子实体甘露醇含量的影响(%)

3）核苷类：不同干燥方式对 4 种不同栽培性状的虫草菌株子实体中虫草素的含量均有一定的影响。虫草菌株 40 和 156 子实体采用烘干干燥处理的虫草素含量高于冷冻干燥处理，但 2 种干燥方式之间差异不显著。菌株 30 在烘干干燥条件下虫草素的含量显著高于冷冻干燥处理；而菌株 159 则是冷冻干燥处理的虫草素(15 624.73 μg/g)含量显著高于烘干干燥处理，菌株 159 虫草素含量极显著高于其他菌株(表 12-8)。

表 12-8　不同干燥方式对蛹虫草子实体虫草素含量的影响(μg/g)

菌株号	烘　干 (45℃/24 h)	真空冷冻干燥 (24 h)
30	5 907.23	3 683.99
40	1 402.20	1 136.99
156	3 763.51	3 620.90
159	12 653.96	15 624.73

腺苷也是虫草中含量相对较高的核苷类资源性化学成分之一。研究显示：烘干干燥(45℃/24 h)和

冷冻干燥(24 h)2 种加工方式对腺苷的含量无显著影响。但虫草菌株 40 的腺苷含量要显著高于菌株 30、156 和 159 的含量(图 12－9)。

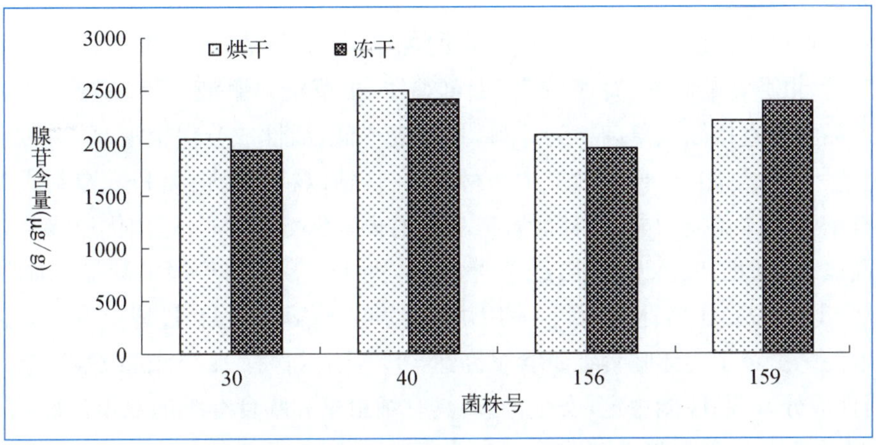

图 12－9 不同干燥方式对蛹虫草子实体腺苷含量的影响

4) SOD 酶：蛹虫草菌株 40 和 156 在烘干干燥处理下 SOD 酶活力分别为 1 212.12 U/g 和 2 272.73 U/g，显著高于冷冻干燥处理样品；而冷冻干燥条件下菌株 30 子实体 SOD 酶活力显著高于烘干干燥处理样品；菌株 159 的 SOD 酶活力在两种干燥方式下差异不显著(图 12－10)。

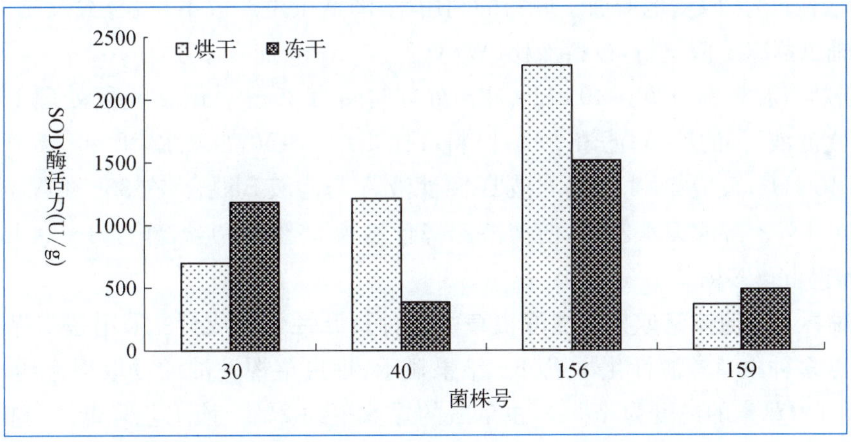

图 12－10 不同干燥方式对蛹虫草子实体 SOD 含量的影响

四、资源利用效率提升研究

1. 资源性化学成分利用效率提升研究　通过液体发酵获得冬虫夏草菌的菌丝体，现已开发成系列药物或功能性保健产品应用，如虫草头孢霉(*Cephalosporium sinensis*)是从青海省产冬虫夏草中分离得到，通过液体发酵研制开发成用于治疗缓慢型心律失常，能改变窦房结及房室传导功能，提高窦性心率的资源性产品；蝙蝠蛾拟青霉(*Paecilomyces hepiali*)是从青海省化隆县产冬虫夏草中分离得到，已被研制开发成“金水宝胶囊”，在临床上用于治疗慢性支气管炎、高脂血症等，对癌症亦有辅助治疗作用的资源性产品；蝙蝠蛾被孢囊(*Mortierella hepiali*)从四川省汶上县产冬虫夏草中分离得到，已被开发成用于治疗支气管炎、哮喘等的资源性产品。亦有通过深层发酵方法获取虫草多糖、虫草氨基酸等资源性物质被利用。如虫草真菌经液体发酵后所得到的菌丝体烘干磨碎，用热水提取法提取胞内多糖，提取物得率为6%～7%，其中多糖含量为80.11%[21]。利用虫草菌丝多糖，可作为药品和保健食品的原料，制成片剂、注射剂、口服剂、胶囊剂、颗粒剂、冻干粉针等多种制剂，具有较强的抗肿瘤、增强免疫力、抗疲劳、抗氧化、抗皮肤光老化等活性。

此外，虫草相关保健食品已在市场上形成一定的规模，如虫草精胶囊、虫草头孢胶囊、心肝宝胶囊、虫草丸、虫草玉胶囊、虫草花粉胶囊、肾康胶囊、虫草鸡精、虫草精口服液、虫草蚂蚁口服液、西洋参虫草口服液等，该类产品大多直接以虫草菌粉为原料，具有成本低，活性成分保留率高等特点。以冬虫夏草、枸杞子、黄芪、灵芝、党参、当归、贝母等名贵中药材为原料，辅以精酿的白醋和蜂蜜制成含有多种人体必需营养成分，具有增强人体免疫功能、滋补肝肾等功效的虫草保健醋[22]。选用优质绿茶新梢与蛹虫草子实体为原料，以高级绿茶加工工艺为基础，经杀青、揉捻和烘干等工艺步骤精制加工而制成具有保健功能的虫草绿茶[23]。以蛹虫草子实体为原料，采用烘干、粉碎、酶解、灭酶和过滤提取等方法制备虫草膳食纤维，该方法提取的蛹虫草子实体膳食纤维含量高达70%，同时含有1.2 mg/g虫草素、15%虫草多糖和12%虫草酸等活性成分，产品性能稳定，安全可靠，具有蛹虫草和膳食纤维的双重保健功效[24]。

2. 资源性化学成分转化率提升研究

(1) 采用超声波处理技术提取虫草中多种资源性化学成分： 采用超声波辅助提取虫草总生物碱，所得提取液进行减压浓缩得浸膏，HCl溶液溶解浸膏，分别加入乙醚、氯仿去除脂溶性物质，NaOH调节溶液pH，加入氯仿萃取，浓缩氯仿层，干燥得总生物碱。结果显示：该工艺成本低、得率高、简便易行[25]。此外，运用超声波处理、醇提与水提相结合的提取方法，可以提高虫草多糖的提取率，节省溶剂，保证了虫草多糖的生物活性，最大限度地增加了原料的利用率，降低了生产成本，适合大规模工业化生产，其提取工艺过程：取蛹虫草冻干菌丝粉，按料液比(W/V)1∶15～40加入浓度为10%～30%乙醇，40～60℃超声波辅助提取，超声波频率为20～40 kHz，超声处理时间为30～90 min，重复处理1～3次；提取结束后，过滤，合并多次滤液，得滤液A；滤渣干燥，以料液比1∶30～50加入水，于40～60℃下超声处理，超声波频率为20～40 kHz，反应2～4 h，得滤液B；将滤液A与滤液B混合，在35～45℃，300～700 mmHg下减压浓缩，添加95%乙醇或无水乙醇，使溶液乙醇含量为55%～90%，静置8～24 h，取下层沉淀，冷冻干燥成干粉，即得虫草多糖[26]。

(2) 采用超临界CO_2流体萃取技术提取虫草中多种资源性化学成分： 采用超临界CO_2流体萃取技术从蛹虫草中提取多种虫草资源性化学成分。结果显示，蛹虫草挥发油的提取得率约6.5%，虫草素的提取率为0.049%(虫草素的纯度为45%)，虫草酸的提取率约2%。该工艺降低了有机溶剂的使用，提高了生产效率，降低了生产成本。

该提取方法的工艺步骤及条件[27]：① 将过40～60目筛的蛹虫草菌丝体粉加入到超临界CO_2流体萃取仪中；在压力15～25 MPa，温度35～40℃，CO_2流量为50～150 L/min的条件下，萃取1～3 h，在分离釜中分离出蛹虫草挥发油；② 用蛹虫草菌丝体粉质量1～3倍的酯类或酮类有机夹带剂，在压力为22～30 MPa，温度为35～40℃、CO_2流量为50～150 L/min的条件下，继续萃取1～3 h，从分离釜中分离出含虫草素的有机夹带剂，在55～65℃将该溶液进行减压蒸馏，回收有机夹带剂，烧瓶中剩余物为虫草素，冷冻干燥即得虫草素产品；③ 在原超临界CO_2流体萃取仪中，用蛹虫草菌丝体粉质量1～3倍的蒸馏水作为夹带剂，在压力为25～30 MPa，温度为40～50℃的条件下，萃取1～3 h，采用一级分离方式分离出含虫草酸和虫草多糖的水溶液，在该溶液中加入4倍体积的95%乙醇，产生絮状沉淀，低温放置，沉淀完全后离心，得虫草多糖沉淀，经冷冻干燥，得虫草多糖产品；将离心上清液60℃旋转减压浓缩，回收乙醇，浓缩液为虫草酸浸膏，经冷冻干燥，得含虫草酸的产品。

(3) 采用代谢调控的方法促进虫草中资源性化学成分的合成与积累： 在蛹虫草液体发酵过程中，加入生物型诱导子炭角菌属银杏内生真菌提取液和非生物型诱导子乙酸钠、硫酸铵。结果显示：通过诱导子调控作用，显著促进菌体生长和虫草素的合成与积累。蛹虫草生物量和菌体中虫草素含量比未添加诱导子的对照培养基分别增加了 1.76 倍和 7.14 倍[28]。通过添加不同氨基酸也能显著促进蛹虫草菌丝体的生长，且每种氨基酸均能促进虫草素的生物合成。碱性氨基酸能够大幅提高菌丝体中虫草素的含量，尤其是蛋白氨基酸和组氨酸促进菌丝体中虫草素的含量分别提高了约 2 倍。极性中性氨基酸和非极性氨基酸未表现出一致的变化。酸性氨基酸对菌丝体中虫草素含量的影响较小[29]。通过添加合适的营养物和虫草素的前体物也能促进虫草素的合成与积累，如添加腺嘌呤、甘氨酸、腺苷、*L*-谷氨酰胺 4 种前体或营养物能大幅提高蛹虫草液体发酵胞外虫草素的产量。2 种前体和营养物能够通过协同互补作用提高胞外虫草素的产量，1 g/L 腺嘌呤与 8 g/L Gly 组合促进胞外虫草素产量达到 1 644.21 mg/L，比对照提高了 4.66 倍[30,31]。

此外，在蛹虫草液体发酵或人工栽培过程中，通过外源施加无机 Se、Zn、Ge 等微量元素，菌丝体通过生物转化作用将无机元素转化为易被人体吸收利用、安全高效的有机 Se、Zn、Ge 等[32~34]。在蛹虫草液体发酵培养液中添加硒可显著促进虫草多糖和虫草素的合成与积累，其含量分别达到 226.3 mg/g 和 2.22 mg/g，是非富硒菌丝体中的 3.4 倍和 5.8 倍。由此可见，富 Se、富 Zn、富 Ge 培养能大幅提高蛹虫草的药用价值[35]。

3. *产业化过程产生的废弃物资源化利用研究* 虫草培养残基是人工培养虫草采摘子实体后仍布满菌丝体的培养基。研究表明，冬虫夏草培养残基中含有虫草素、虫草多糖、腺苷、SOD 等虫草特有的活性物质，还含有大量的粗蛋白、粗脂肪及微量元素等，具有较高的营养及药用价值[36]。

（1）从废弃物中提取资源性化学成分：冬虫夏草是我国一种名贵传统药用真菌，由于其生境特殊、寄主专一而难以人工培养，但蛹虫草较易进行人工发酵培养，目前虫草素主要从人工蛹虫草子实体中提取。然而，虫草素在天然及人工培养的虫草体内的含量很低，仅为0.02%～0.3%，从而导致虫草素的生产成本极高。而蛹虫草的培养残基中含有丰富的菌丝体，富含大量的活性物质，这些固体培养基常作为废料处理，造成资源的极大浪费。因此，从蛹虫草或其培养残基中提取虫草素、腺苷等有效成分，制备高附加值精细化学品已成为近年来的研究热点。如有研究采用正交试验法，确定了从虫草残基中提取虫草素的最佳工艺：以 40%乙醇为提取溶剂，25 倍料液比、240 W 下微波提取 1.5 min，提取 2 次，该条件下浸膏得率为 28.33%，虫草素含量为 0.378 mg/g[37]。此外，有专利报道了以蛹虫草培养基残基为原料，经水提取、大孔树脂吸附、洗脱、浓缩、干燥等工艺制备得到资源性化学成分虫草素和虫草多糖，该工艺提取的活性成分含量高，且树脂不需经过酸碱再生可以重复使用，环保，成本低，工艺和设备简单，可实现连续提取[38]。以蛹虫草废茧为原料，采用冻融、酶解和水提醇沉等方法，可有效提取蛹虫草废茧中多种具有活性的游离氨基酸等营养成分，从而提高了蛹虫草及茧的利用率，可应用于不同类型营养保健食品的制备[39]。

（2）饲料化利用：将蛹虫草子实体采收后的培养基经低温真空干燥、气流超微粉碎、过筛、混合等工艺处理后，可制备一种虫草基饲用免疫增强剂，通过调节畜禽、水产动物机体的免疫功能而提高动物的防病抗病能力，从而避免滥用药物产生的生态环境恶化、耐药性、药物残留等问题，同时可提高饲料利用率，促进动物生长，具有成本低、工艺简单、适用范围广、环境友好、安全高效等优点[40]。也可利用虫草培养基残基为主要原料，配以粮食副产物米糠、麸皮等，通过有益微生物发酵，制备一种营养全面、适口性好的生物饲料[41]。此外，在基础饲料中分别添加 0.5%和 1.0%虫草培养残基，可使中华绒螯蟹的平均增重率、肥满度、成活率显著提高。添加低剂量虫草培养残基能提高中华绒螯蟹血淋巴及肝胰腺超氧化物歧化酶、溶菌酶、酸性磷酸酶及碱性磷酸酶的活性，显著增强其免疫力[42]。此外，虫草培养残基还能够提高中华绒螯蟹肌肉与血清的游离氨基酸、血清必需氨基酸、肝胰腺不饱和脂肪酸和必需脂肪酸含量，从而改善中华绒螯蟹的营养品质[43]。

(3) 其他利用途径：以采收子实体后的新鲜蛹虫草固体培养残基为主要原料，采用酒饼发酵法酿制工艺，通过对发酵过程中酒饼用量、总醪加水量以及发酵温度等主要工艺参数的优化，可酿制出具有独特虫草风味的保健型发酵酒[44,45]。以蛹虫草培养残基、奶粉和含有活菌的酸奶为主要原料可研制发酵型含乳饮料，以其独特的风味和良好的营养保健作用受到广大消费者的青睐[46]。此外，以蛹虫草生产过程中产生的废渣废料作为原料，以超声波技术，多种蛋白酶复配的可控酶解技术、并集成超滤膜和层析分离技术逐级分离制备具有生物活性的小分子肽功能因子，具有理想的抗氧化及抗衰老功能。且该工艺成本低、原料易得、制备过程简单，可大规模生产，具有很好的稳定性和安全指标高等优势，可用于制药、保健品和食品、化妆品等领域。同时解决了蛹虫草生产过程中废渣废料的综合利用，提高了资源开发利用度，具有较好的应用价值[47]。

◇参◇考◇文◇献

[1] 周建树，池景良，李鑫. 冬虫夏草的化学成分及药理功能研究进展[J]. 人参研究，2005，1：18－20.

[2] 李进，冯成强，张文生. 冬虫夏草研究回顾与展望[J]. 农业资源与环境科学，2008，24(2)：382－384.

[3] 尹定华，陈仕江，马开森. 冬虫夏草资源保护、再生及持续利用的思考[J]. 中国中药杂志，2011，36(6)：814－816.

[4] Zhou X，Gong Z，Su Y，et al. Cordyceps fungi：natural products，pharmacological functions and developmental products [J]. Journal of Pharmacy and Pharmacology，2009，61：279－291.

[5] Lo HC，Hsieh C，Lin FY，et al. A systematic review of the mysterious caterpillar fungus *Ophiocordyceps sinensis* in Dong Chong Xia Cao and related bioactive ingredients [J]. Journal of Traditional and Complementary Medicine，2013，3：1－24.

[6] Zhong S，Pan HJ，Fan LF，et al. Advances in research of polysaccharides in Cordyceps species [J]. Food Technology and Biotechnology，2009，47：304－312.

[7] Tsim KW，Li SP. Cordyceps sinensis-a Traditional Chinese Medicine known as Winter-worm Summer-grass [J]. APBN，2005，9(21)：1160－1164.

[8] Yue K，Ye M，Zhou Z，et al. The genus *Cordyceps*：a chemical and pharmacological review [J]. Journal of Pharmacy and Pharmacology，2013，65：474－493.

[9] 范卫强，尹鸿萍，周长林. 虫草多糖的分离、纯化和初步药效活性研究[J]. 生物加工过程，2008，6(1)：69－73.

[10] Zhao J，Xie J，Wang LY，et al. Advanced development in chemical analysis of Cordyceps [J]. Journal of Pharmaceutical and Biomedical Analysis，2014，87：271－289.

[11] 程秀兰，杨军方，施安辉. UV法测定冬虫夏草中D-甘露醇含量[J]. 齐鲁药事，2006，2(5)：286－287.

[12] Fan H，Li SP，Xiang JJ，et al. Qualitative and quantitative determination of nucleoside，bases，and their analogues in natural and cultured Cordyceps by pressurized liquid extraction and high performance liquid chromatography-electrospray ionization tandem mass spectrometry(HPLC－ESI－MS/MS) [J]. Analytica Chimica Acta，2006，567(2)：218－228.

[13] 陆艳艳，邱细敏，蒋诚，等. 人工冬虫夏草不同部位核苷类成分分析[J]. 食品科技，2011，36(4)：250－252.

[14] Hu FL，Li ZZ. Secondary metabolites and their bioactivities of Cordyceps and its related fungi [J]. Mycosystema，2007，26：607－632.

[15] Z. Wang，J. L. Liu. Advances in studies on chemical constituents of Cordyceps [J]. Chinese Traditional and Herbal Drugs，2009，40：1157－1160.

[16] 王化远，唐心耀. 川产野生冬虫夏草不同生长期子座、虫体中甘露醇含量比较[J]. 华西药学杂志，1996，11(1)：58－59.

[17] 韦会平，叶小莉，张华英，等. 用蛹虫草固体发酵法高效生产虫草素的研究[J]. 中国中药杂志，2008，33(19)：2159－2162.

[18] 杨昕，斯陆勤，涂秩平，等. 不同产地人工蛹虫草子实体及冬虫夏草中核苷类成分的比较[J]. 医药导报，2009，28(10)：1354－1356.

[19] 周菊峰，黄兰芳，郭方遒. LC－ESI－MS快速同时测定冬虫夏草中主要核苷类成分[J]. 中国中药杂志，2009，34(18)：2349－2352.

[20] 孔军德，廉添添，杨涛，等. 不同干燥方法对蛹虫草子实体活性成分含量的影响[J]. 沈阳农业大学学报，2012，44(6)：761－765.

[21] 张伟云，陈佳萍，陈伟，等. 一种虫草真菌胞内多糖复合物的制备及其应用：中国，CN1706956 [P]. 2005－12－14.

[22] 梁丽婵. 一种虫草保健醋及其制作方法：中国，CN101748041A [P]. 2010－06－23.

[23] 江晓路. 一种虫草绿茶及制备方法：中国，CN101731384A [P]. 2010－06－16.

[24] 张天宝，姜建新，姜小红. 一种蛹虫草子实体膳食纤维的提取方法：中国，CN101744227A [P]. 2010－06－23.

[25] 徐大宝，颜辉，边旭云，等. 蛹虫草总生物碱的提取方法及用途：中国，CN101584717 [P]. 2009－11－25.

[26] 滕利荣，逯家辉，孟庆繁，等. 一种虫草提取物及其制备方法和在制备药物中的应用：中国，CN101428041 [P]. 2009－05－13.

[27] 刘东波，谢红旗，夏志兰，等. 从蛹虫草中连续提取虫草挥发油、虫草素、虫草酸与虫草多糖的工艺：中国，CN101580755 [P]. 2009－11－18.

[28] 刘小莉，黄开红，周剑忠，等. 一种用于高蛹虫草生物量和高虫草素含量的发酵方法：中国，CN101554121 [P]. 2009－10－14.

[29] 陈长兰，孟程程，佟丽，等. 不同种类氨基酸对蛹虫草菌丝体生长和虫草素含量的影响[J]. 食品科学，2012，33(23)：236－239.

[30] 康冀川，文庭池，雷帮星，等. 一种提高蛹虫草液体发酵虫草菌素产量的方法：中国，CN101492706 [P]. 2009－07－29.

[31] 文庭池，康冀川，雷帮星，等. 前体及营养物提高蛹虫草虫草菌素产量的研究[J]. 食品科学，2010，31(5)：175－179.

[32] 程显好，孙慧涌，盖宇鹏，等. 一种富锌蛹虫草菌丝体的人工培养方法及其培养基：中国，CN101397542 [P]. 2009－04－01.

[33] 李宏. 富硒蛹虫草的人工培养方法及子实体的应用：中国，CN1861782 [P]. 2006－11－15.

[34] 李鹄鸣. 虫草多糖锗的生产制备方法及其应用：中国，CN102212581A [P]. 2011－10－12.

[35] 贲松彬，黄子琪，王莹，等. 蛹虫草富硒条件优化及硒对其中主要活性成分的影响[J]. 食品科学，2009，30(17)：266－269.

[36] 刘艳芳，唐庆久，杨焱，等. 蛹虫草及其培养基中主要核苷类成分的分析比较[J]. 食品科学，2010，31(4)：139－142.

[37] 李辰，吴盼盼，卿宁，等. 蛹虫草废弃培养残基中虫草素的提取工艺研究[J]. 五邑大学学报(自然科学版)，2012，26(3)：35－41.

[38] 唐永范，唐亮. 一种从北冬虫夏草培养基残基中提取虫草素和虫草多糖的方法：中国，CN101906127A [P]. 2010－12－08.

[39] 杨杰，李祥麟，张海燕，等. 从蛹虫草废茧中提取游离氨基酸等营养成分的方法：中国，CN102987408A [P]. 2013－03－27.

[40] 王琨，方鑫，夏振荣. 一种虫草基饲用免疫增强剂及其生产方法：中国，CN101856062A [P]. 2010－10－13.

[41] 何寒. 以虫草培养基下脚料为主要原料制备生物饲料：中国，CN102578370A [P]. 2012－07－18.

[42] 郭培红，宋学宏，孙丽萍，等. 虫草培养基残余体在中华绒螯蟹饲料中的适宜添加量[J]. 淡水渔业，2011，41(3)：63－69.

[43] 郭培红，陈月明，宋学宏，等. 饲喂不同水平虫草培养残基对中华绒螯蟹营养品质的影响[J]. 淡水渔业，2012，42(2)：40－46.

[44] 滕利荣,赵明智,吴丽艳,等.一种以蛹虫草培养基残基为原料的保健酒及其制备方法:中国,CN102643730A[P]. 2012-08-22.
[45] 钟艳梅,徐智斌,曾宪录.利用蛹虫草培养残基酿制保健型发酵酒的工艺研究[J].现代食品科技,2011,27(5):555-558.
[46] 钟艳梅,罗新强,郑清梅.利用蛹虫草培养残基制作发酵型含乳饮料的研究[J].广东农业科学,2011,11:121-123.
[47] 王洪军,王绍坤,周小洲,等.利用北虫草废渣废料转化抗氧化肽功能因子的生产工艺:中国,CN103509841A[P]. 2014-01-15.

（江　曙　李绍平　郭　盛　钟国跃）

灵芝类药用生物资源及其资源化利用研究

灵芝属(*Ganoderma*)为担子菌纲、多孔菌目、多孔菌科真菌中具有重要药用价值的资源类群。灵芝药用历史悠久,主要品种为赤芝[*Ganoderma lucidum*(Leyss. ex Fr.) Karst.]和紫芝[*G. sinense* Zhao, Xu et Zhang],其干燥子实体入药称灵芝(Ganoderma),为名贵中药材,味甘,性平,具有补气安神、止咳平喘等功效。

灵芝属真菌主要分布于亚洲、大洋洲、非洲及美洲的热带及亚热带地区,少数分布于温带。地处北半球温带的欧洲仅有灵芝属真菌4种,北美洲约5种。中国地跨热带至寒温带,灵芝属种类多而分布广,其自然分布的特点是东南部种类丰富而西北部少,在我国西北及东北地区主要分布种为松杉灵芝(*G. tsugae*)。我国现已知灵芝属真菌66种,分为3个亚属:① 灵芝亚属:共有44种,分为2个组:灵芝组,有21种,分布于各省区;紫芝组,有23种,其中有15种分布在海南省,其余分布在以长江流域为中心的11个省区内。② 粗皮灵芝亚属:仅有1种分布在广西壮族自治区。③ 树舌亚属:有17种,分布较为广泛。灵芝属真菌为腐生菌,在野生自然条件下,多数生长在有散射阳光,树林较稀疏的地方或空旷地带,多数种类生长在阔叶树的腐木上。

灵芝属多种资源可供药用,其中较为常用的主要为赤芝和紫芝。此外,松杉灵芝(*G. tsugae*)、薄树芝(*G. capense*)、树舌(*G. applanatum*)等在其产地也多作灵芝药用或作为保健食品原料。目前灵芝药用资源供应主要为人工栽培,主产于安徽省、江西省、浙江省、福建省等地。野生赤芝资源数量日趋减少,分布于我国南部多个省区,其中以安徽省霍山县、江西省庐山野生分布较为集中。此外,近年来以灵芝培养菌丝体及其发酵液常作为灵芝药材的类效资源用于保健食品或药品开发[1]。

赤芝及紫芝药用部位子实体均为1年生,木栓质,有柄。赤芝外形呈伞状,菌盖肾形、半圆形或近圆形,直径10～18 cm,厚1～2 cm。皮壳坚硬,黄褐色至红褐色,有光泽,具环状棱纹和辐射状皱纹,边缘薄而平截,常稍内卷。菌肉白色至淡棕色。菌柄圆柱形,侧生,少偏生,长7～15 cm,直径1～3.5 cm,红褐色至紫褐色,光亮。孢子细小,黄褐色。气微香,味苦涩。紫芝菌盖半圆形、近圆形或近匙形,直径2～9.5 cm,厚0.4～1.2 cm;盖面紫黑色,紫褐色至近黑色,具油漆状光泽,有明显的同心环沟和纵皱,或者不明显;盖缘薄或钝,颜色稍浅或呈淡黄褐色。菌肉褐色至深褐色,厚0.1～0.3 cm。菌柄侧生,背侧生或偏生,圆柱形或扁柱形,长7～19 cm,粗0.5～1 cm,与盖面同色或更深,有油漆状光泽。菌丝无色至深褐色,有分枝,直径1.7～5.2 μm,无隔膜,无锁状联合,壁较厚。孢子较大,卵形或顶端平截,双层壁,外壁平滑,无色,内壁有明显的小刺,淡褐色。

一、资源利用现状

灵芝为临床常用中药,主要用于心神不宁、失眠心悸、肺虚咳喘、虚劳短气、不思饮食等症的治疗。

灵芝也是药食同源品种，味虽苦，但富含多糖类、三萜类及微量元素等活性成分，具有较高的营养价值，为名贵食材。目前，灵芝资源利用主要以其子实体、菌丝体、孢子、发酵液及其提取物作为药品或食品应用为主。以灵芝为原料加工制成的保健食品日益丰富，主要包括灵芝饮料、灵芝冲饮片、灵芝发酵品等（表 12－9）。

表 12－9 以灵芝为原料生产的主要产品及其资源价值

产品名称	利用部位/物质	资源价值
双灵固本散	子实体	医药产品（抗肿瘤）
灵芝糖浆/颗粒/胶囊	子实体	医药产品（宁心安神，健脾和胃）
紫芝多糖片	子实体/多糖类	医药产品（滋补强壮，养心安神）
薄芝片	子实体	医药产品（治疗硬皮病、红斑狼疮等）
双灵芝片	子实体	保健食品（抗辐射、抗疲劳）
灵芝酒	子实体	保健食品（免疫调节）
灵芝茶	子实体	保健食品（免疫调节）
灵芝破壁孢子粉胶囊	孢子	保健食品（免疫调节、改善睡眠）
破壁灵芝孢子粉颗粒	孢子	保健食品（增强免疫力）
灵芝孢子油软胶囊	孢子/油脂	保健食品（增强免疫力）
灵芝孢子油胶丸	孢子/油脂	保健食品（增强免疫力、保肝）
灵芝菌丝体胶囊	菌丝体	保健食品（免疫调节、保肝）
灵芝菁华口服液	菌丝体	保健食品（免疫调节、延缓衰老）
灵芝固体菌质多糖胶囊	菌丝体	保健食品（免疫调节、调节血脂）
灵芝菌丝体胶囊	菌丝体	保健食品（免疫调节、改善睡眠）
灵芝多糖液	菌丝体发酵液	保健食品（延缓衰老、免疫调节）
灵芝祛斑霜	子实体	化妆品（祛斑）
灵芝防晒霜	子实体	化妆品（防晒）

二、资源性化学成分组成

灵芝中所含化学成分结构类型较多，主要包括多糖类、三萜类、核苷类、生物碱类等。其中，多糖类、三萜类为目前灵芝中资源化研究及利用较为深入的资源性物质，且认为其与灵芝功效的发挥密切相关，为灵芝提高免疫力、抗肿瘤作用发挥的主要效应物质基础。

1. 多糖类资源性化学成分　灵芝中含有的多糖类资源性物质具有抑制肿瘤细胞增殖活性，可显著提高吞噬细胞的吞噬能力，增强体液免疫和细胞免疫功能，以及提高红细胞中超氧化物歧化酶活性等药理作用[2]，为目前灵芝属真菌开发利用较多的资源性物质。迄今已分离得到 200 余种，其中大部分为 β-葡聚糖，少数为 α-葡聚糖。多糖链具有螺旋状立体结构，其立体构型和 DNA、RNA 相似，其螺旋形结构主要由氢键来保持其稳定性。分子质量从数百到数十万，不溶于高浓度的乙醇，微溶于低浓度乙醇及冷水中，可在热水中溶解。大多数灵芝多糖存在于灵芝菌丝体、子实体细胞壁内壁，液体培养的发酵液以及固体培养的培养基中。

灵芝多糖的单糖组成一般为 D-葡萄糖、D-半乳糖、D-甘露糖、D-木糖、L-岩藻糖、L-鼠李糖、L-阿拉伯糖等，差异主要体现在组成的种类和比例的不同。单糖间通常以 β-(1→3)、(1→6)连接或以 β-

(1→4)、(1→6)连接的糖苷键具有活性[3]。灵芝多糖的药理活性还与其立体结构有关,分子质量$>10^4$ Da时才具有较强的肿瘤抑制活性[4]。灵芝多糖的主链越长,侧链频率越高,分子质量越大,生物学活性越强。有研究显示:灵芝、紫芝、树舌、铁杉灵芝及其他几种灵芝属真菌多糖中,其中以β-(1→3)糖苷键为主链的葡聚糖具有强烈的抗肿瘤活性,其抗肿瘤活性与β-(1→6)为支链的分支度有关[5]。

2. 三萜类资源性化学成分 灵芝中含有的三萜类化学成分多具有护肝排毒、抗氧化、抗 HIV 病毒和疱疹病毒、抑制肝脏肿瘤细胞等活性[6,7],其三萜类化学成分总量可达1%以上。灵芝中含有的三萜类资源性化学成分基本结构由30个碳原子,部分为27个碳原子组成,分为四环三萜和五环三萜两类,多数为高度氧化的羊毛甾烷衍生物,通常具有苦味。目前已从灵芝中分离得到100余种三萜类化学成分,根据所含功能团和侧链的不同可分为灵芝酸、赤芝酸、灵芝醇、灵芝内酯等类型[8],常见资源性化学成分有灵芝酸(ganoderic acid) A、B、C、D、E、G、I、L、α、DM、ma、mb、mc、md、mg;赤芝酸(lucidunic acid)A、B、C、D、E、F、O;tsugaric acid A、B。灵芝的苦味主要是由于灵芝酸A和赤芝酸A的存在,而灵芝酸D和赤芝酸B则没有苦味。

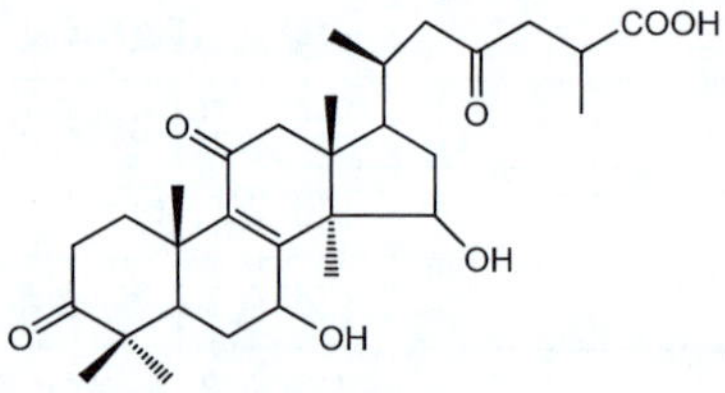

灵芝酸 A

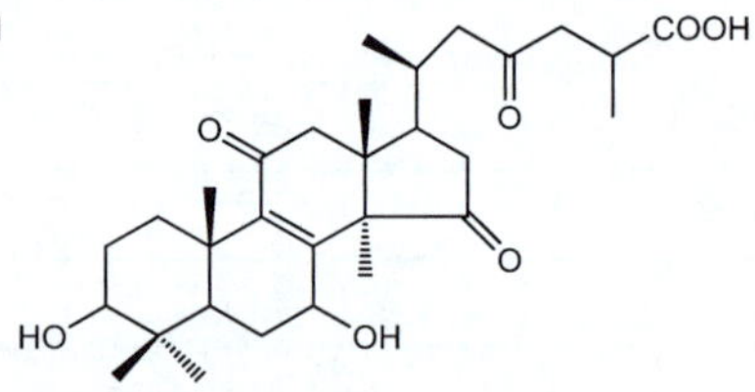

灵芝酸 B

3. 核苷类资源性化学成分 灵芝中含有的核苷类化学成分主要包括尿嘧啶、腺嘌呤、腺苷、尿苷、鸟嘌呤等[9]。灵芝腺苷是灵芝的主要有效成分之一,具有较强的降血液黏度、抑制体内血小板聚集、提高血红蛋白2,3-二磷酸甘油的含量,提高血液供氧能力和加速血液循环,提高血液对心、脑的供氧能力等生物活性。

4. 生物碱类资源性化学成分 灵芝中含有的生物碱类化学成分主要有胆碱、甜菜碱、γ-三甲胺基丁酸、硫组氨酸甲基胺盐、灵芝碱甲和灵芝碱乙等。该类成分具有改善冠状动脉血流量、降低心肌耗氧量、增强心肌及机体对缺氧的耐受性和降胆固醇的作用,对心脑血管、高血压、高脂血症、肝炎和肌无力等疾病有一定的治疗作用[10]。

此外,灵芝中含有的资源性化学成分还包括麦角甾醇、甘露醇、牛磺酸,脂肪酸类以及Mn、Cr、Cu、Fe、Ca、K、Mg、Zn、Se、Ge等多种微量元素,其中有机锗具有较强的抗肿瘤活性[11]。灵芝孢子中尚含有孢醚等资源性化学成分。

三、资源性化学成分动态积累与分析评价

灵芝属真菌在我国分布广泛,品种繁多,但野生灵芝资源日趋减少,栽培品种以赤芝为主。灵芝属真菌不同品种、不同产地、不同采收期,以及不同组织器官其资源性化学成分含量存在差异。因此,开展我国灵芝属主要药用真菌中资源性化学成分动态评价,将为其高效利用提供支撑。

1. 药材形成过程资源性化学成分动态评价

(1) 不同采收期的资源化学评价

1) 多糖类: 灵芝不同生长期子实体中多糖含量存在显著差异,其变化趋势多表现为蕾期最高,开伞期有所降低,成熟期又有所增加,衰老期大幅度降低。成熟期及时采收子实体是减少灵芝多糖损失的最

佳途径。其中赤芝 05、赤芝 06、惠州和仙芝的子实体多糖含量在现蕾期最高，分别为 1.13%、0.98%、1.09% 和 1.2%，开伞期有所降低，分别为 0.80%、0.82%、0.89% 和 0.86%；成熟期时，除赤芝 06（为 0.75%）较开伞期略有降低外，其他 3 种菌株均有所增加，分别为 0.95%、0.96% 和 1.10%；衰老期时，上述 4 种灵芝菌株的子实体多糖含量较成熟期均有所下降。薄树芝和中芝在现蕾期、开伞期子实体多糖含量均不高，而在成熟期达到最高，衰老期出现大幅度降低。日本红芝在现蕾期多糖含量较高，为 0.95%，开伞期则有所降低，为 0.73%，成熟期达到最高，为 1.13%，而衰老期又极显著降低，为 0.64%。菌株信州和京大在前 3 个生长期，子实体多糖含量均较高，而在衰老期较低[12]（图 12－11）。

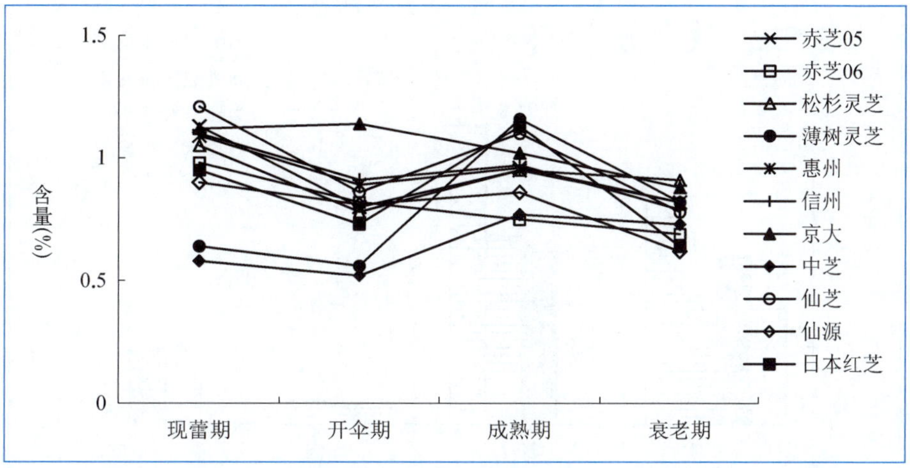

图 12－11　不同品种不同生长期灵芝子实体多糖类资源性化学成分的积累动态

2）三萜类： 多数灵芝菌株不同生长期子实体三萜类化学成分含量均存在显著差异，其中子实体三萜类资源性化学成分在现蕾期、开伞期和成熟期含量均较高，衰老期时显著或极显著地降低。因此，在灵芝生长过程中，应该在灵芝子实体成熟期，即子实体边缘淡黄色生长线刚刚消失，尚未弹射孢子时采收，以减少灵芝三萜类资源性化学成分的损失[12]。生长期对灵芝中灵芝酸 B 含量有较大影响，生长初期灵芝酸 B 含量最高，随着生长期的延长，灵芝酸 B 降低并趋于稳定[13]（图 12－12）。灵芝不同的生长期三萜类资源性化学成分的碳原子数和氧化状态不同：菌丝体时期含有 C_{30} 灵芝酸，子实体中含有 C_{27} 灵芝酸，菌丝体中灵芝酸由 3α 取代，子实体中灵芝酸衍生物由 3β 取代或 3 酮基取代[14]。

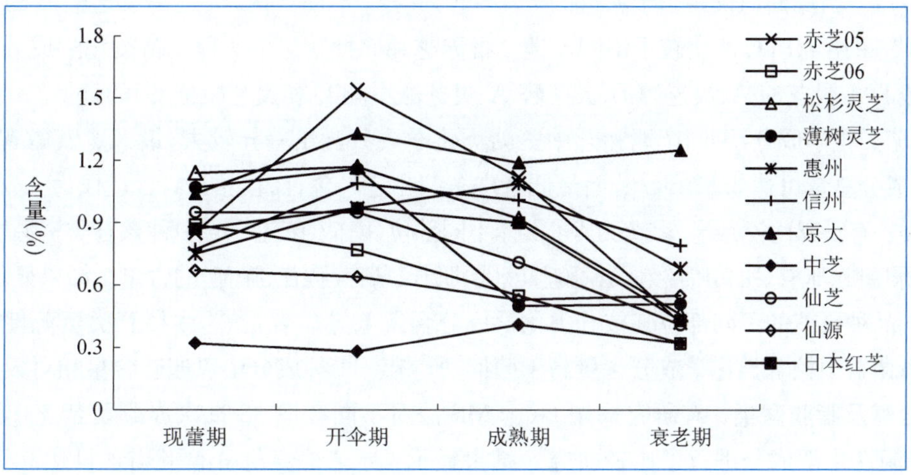

图 12－12　不同生长期灵芝子实体三萜类资源性化学成分含量的动态变化

(2) 不同产地、不同品种灵芝不同部位的资源化学评价

1) 多糖类： 灵芝多糖主要分布于子实体、孢子粉及菌丝体中。不同灵芝品种子实体及其不同部位多糖含量存在差异。无粉灵芝多糖含量比产粉灵芝多糖含量高出近1倍，其中金寨无粉灵芝多糖含量最高，达到2.88%，其次是龙泉无粉灵芝为2.18%，均高于2种产粉灵芝，这除了受灵芝生长环境的影响外，灵芝品种是导致多糖含量差异的主要因素。此外，灵芝子实体由4部分组成，分别为菌皮、皮层、菌肉、菌管；子实体中菌管所占比例最大，厚度比例占70%以上，且多糖含量均较高，最高可达3.88%。菌皮和菌肉中含量较少[15]（图12-13）。

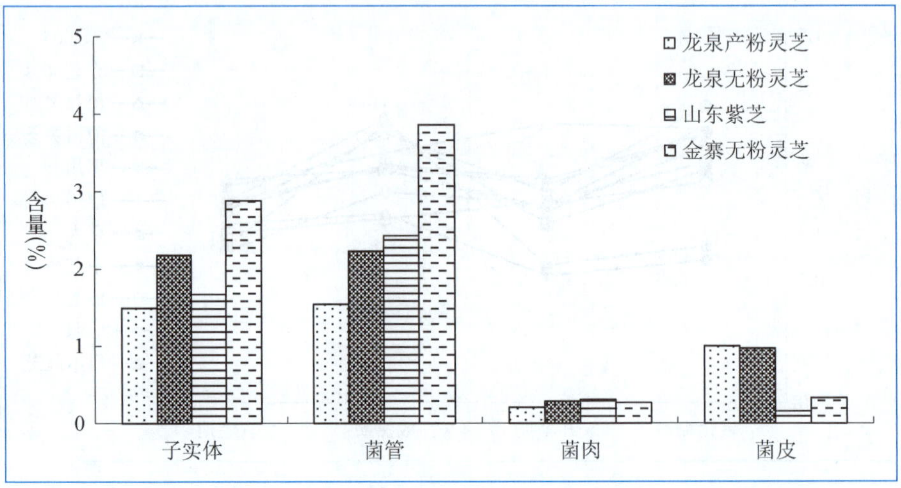

图12-13 不同产地、不同品种灵芝不同部位多糖类资源性化学成分的分布与含量比较

2) 三萜类： 不同产区、不同品种灵芝的不同部位，三萜类资源性化学成分的含量各不相同。三萜类资源性化学成分灵芝酸多分布于子实体的外周部位，灵芝酸B主要分布于灵芝的表皮部位，其他部位则较少。灵芝萜烯酸类资源性化学成分的种类和含量与其生长状态有关，野生灵芝子实体含有萜烯酸的种类较多，含量较高，人工栽培次之，发酵菌丝体较少。由于灵芝的苦味物质来源于灵芝酸，所以灵芝苦味程度反映灵芝酸含量的高低。

通过分析比较14批赤芝、7批紫芝三萜类化学成分的组成及含量，结果表明，所有赤芝和紫芝三萜类资源性化学成分组成类似，灵芝酸A的含量均较高，但赤芝、紫芝三萜类化学成分特征峰的含量存在显著差异，紫芝的单位生药峰面积仅相当于赤芝的5%～10%[16]。不同产区，灵芝中灵芝酸B的含量差别也较大[13]。也有研究采用HPLC法比较了不同产地6批赤芝和5批紫芝中8种三萜类化学成分（灵芝酸A、灵芝酸Y、灵芝酸DM、灵芝醇A、灵芝醇B、灵芝醛A、灵芝酸甲酯D和灵芝酸酯G）的含量。结果显示：紫芝中未检测到三萜类化学成分，不同产地赤芝中三萜类化学成分含量差异较大，最大者安徽省产赤芝其中8种三萜类化学成分总量可达3.88 mg/g，而最低者广东产赤芝仅含有灵芝酸A，含量仅为0.57 mg/g[17]。

3) 核苷类： 有研究比较赤芝、紫芝及其子实体不同部位（菌柄、菌盖）中11种核苷类资源性化学成分（腺嘌呤、鸟嘌呤、尿嘧啶、胞苷、次黄嘌呤、尿苷、胸腺嘧啶、肌苷、鸟苷、胸苷、腺苷）的含量。结果显示（图12-14）：不同产区、不同品种灵芝的不同部位其核苷类化学成分含量差异显著，赤芝中核苷类资源性化学成分总量显著高于紫芝；菌盖中核苷类化学成分含量高于菌柄；所测定11种成分中以尿苷含量相对较高[18]。

4) 麦角甾醇及脂肪酸类： 有研究采用GC-MS法对不同产地32批次赤芝及紫芝中所含麦角甾醇及脂肪酸类资源性化学成分进行了比较研究。结果显示：赤芝中麦角甾醇平均含量达0.71 mg/g，且以四川省峨眉产赤芝含量最高（1.42 mg/g），显著高于紫芝（0.08 mg/g）。紫芝中所测定的月桂酸、肉豆蔻

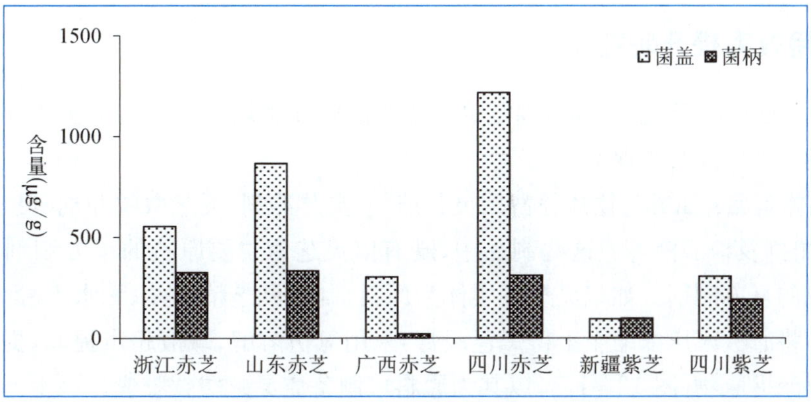

图 12-14 灵芝类药材中核苷类资源性化学成分的含量比较

酸、十五烷酸、棕榈酸、硬脂酸、二十二烷酸、二十四烷酸以及不饱和脂肪酸棕榈油酸、油酸、亚油酸 10 种脂肪酸总量平均值为 5.96 mg/g，显著高于赤芝(3.03 mg/g)，且 10 种脂肪酸中以不饱和脂肪酸油酸、亚油酸含量为最高。两者总可达总脂肪酸量的 80%以上[19]。

2. 药材产地加工过程资源性化学成分的分析评价

(1) 多糖类：灵芝在洗涤、干燥过程中，多糖类化学成分含量随着洗涤时间的延长显著降低；灵芝在自然风干和 60℃烘干处理组之间，多糖含量无差异，其他处理组之间存在显著性差异，其中 60℃处理组多糖含量最高，100℃处理组多糖含量最低(表 12-10)[20]。

表 12-10 不同洗涤时间、干燥方式对灵芝多糖类资源性化学成分含量的影响

洗涤		干燥	
时间(min)	多糖(mg/mL)	温度(℃)	多糖(mg/mL)
5	0.195a	自然风干	0.578a
10	0.144b	60	0.579a
15	0.096c	80	0.371b
20	0.076d	100	0.353c

注：不同小写字母表示差异达 0.05 水平。

(2) 三萜类：灵芝在洗涤、干燥过程中，三萜类资源性化学成分随洗涤时间的延长，含量逐渐降低，其中洗涤 10 min 和 15 min 三萜类资源性化学成分含量无显著性差异，其他处理组之间差异极显著；灵芝在自然风干和 60℃烘干处理组之间，三萜类资源性化学成分含量无差异，其他处理组之间均具有显著性差异，其中 100℃处理组三萜类资源性化学成分含量最高，80℃处理组三萜类资源性化学成分含量最低(表 12-11)[20]。

表 12-11 不同洗涤时间、干燥方式对灵芝三萜类资源性化学成分含量的影响

洗涤		干燥	
时间(min)	三萜类(mg/mL)	温度(℃)	三萜类(mg/mL)
5	0.267a	自然风干	0.498b
10	0.193b	60	0.501b
15	0.191b	80	0.357c
20	0.177c	100	0.671a

注：不同小写字母表示差异达 0.05 水平。

四、资源利用效率提升研究

1. 药材深加工与产品开发　目前，围绕灵芝资源的开发利用多为以其子实体、菌丝体及孢子为原料制备医药产品用于临床及日常保健。

(1) 灵芝子实体制品： 如灵芝饮片、浸膏、灵芝煎剂、灵芝冲剂、灵芝微粒冲剂、灵芝胶囊、灵芝片剂、蜜丸、糖浆、针剂、酊剂及口服液等。这些制品中，既有以灵芝为主要原料的单方制剂，也有以灵芝与其他中草药配伍而成的复方制剂。如以灵芝子实体为原料，制成灵芝精粉，以无水乙醇为溶液超声波浸提后得到料液，过滤，将滤液减压浓缩至干得黑色浸膏，采用氯仿溶解、碱液超声提取，提取液酸化、减压浓缩、干燥，获得灵芝酸提取物(图 12-15)，以其为原料可制备成灵芝酸软胶囊。该生产工艺具有成本低、

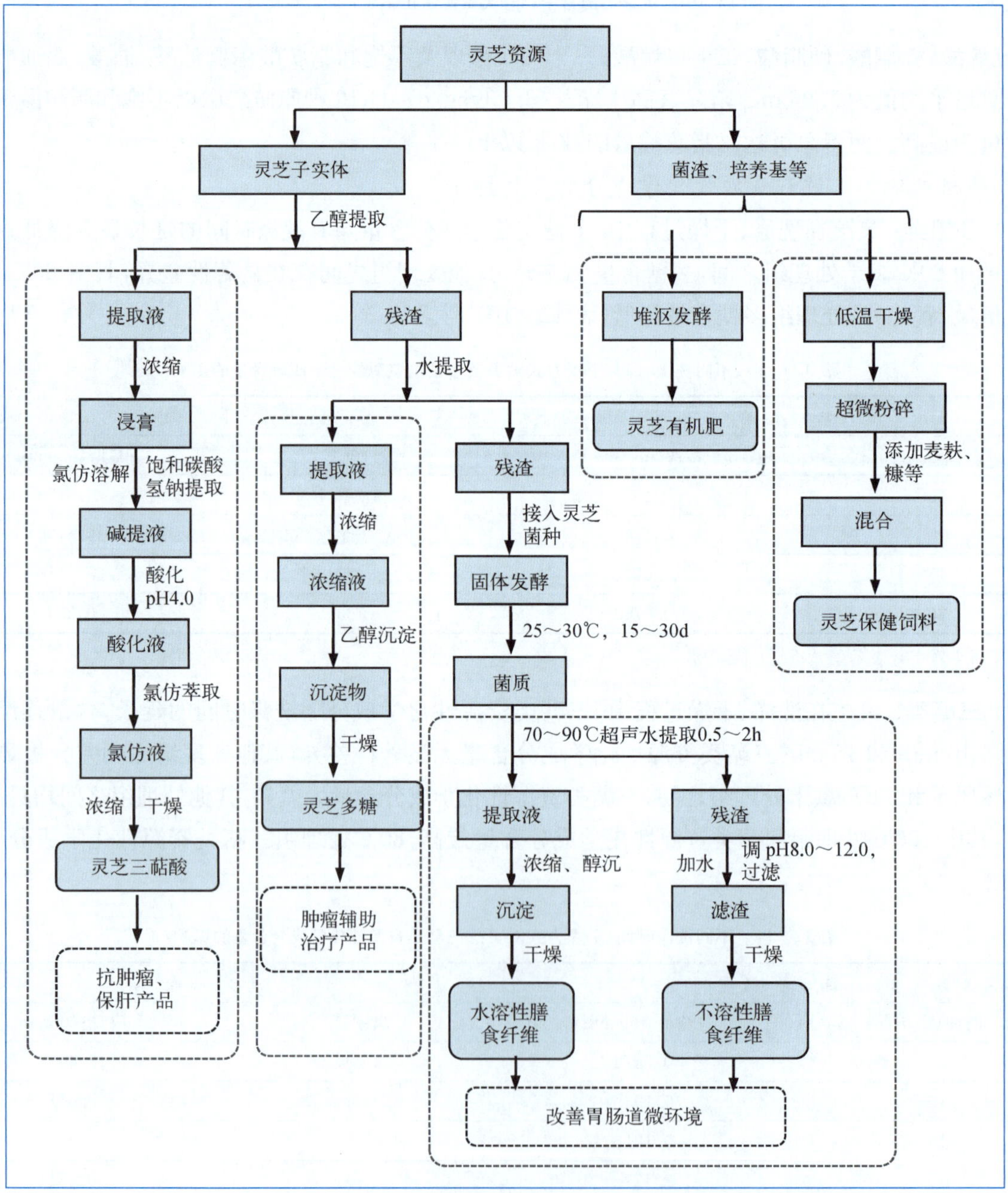

图 12-15　灵芝类药用菌物资源的系统利用与产业化途径

效率高的优点[21]。灵芝子实体经提取、精制也可制得灵芝蛋白多糖，可用于制备膳食补充剂。此外，以灵芝提取物为原料，经配伍组方，可制成具有一定功能的保健饮品，如灵芝饮料、灵芝茶、灵芝冲剂、灵芝酒等[22,23]。

此外，灵芝多糖现已作为抗癌药物应用于医药领域，具有提高机体免疫力的作用。癌症患者在放疗、化疗过程中，机体免疫力受损，期间配合使用灵芝多糖可有效降低放疗、化疗毒副反应。从灵芝菌丝体或子实体中获得的灵芝肽多糖，现已开发为临床药物。日本将灵芝菌丝体或子实体用碱液提取，硫酸盐纯化处理得到一种灵芝蛋白多糖，已作为处方类药物用于临床。

(2) 灵芝菌丝体制剂：利用液体深层发酵技术生产灵芝菌丝体代替子实体入药，如以薄盖灵芝菌丝为原料的薄芝片，具有镇痛、催眠、抗缺氧等作用；以薄树芝干燥菌丝体提取制得的薄芝糖肽注射液可用于治疗硬皮症、红斑狼疮、肌营养不良、肌萎缩、肌炎以及妇女更年期综合征。采用天然赤芝菌株生物发酵获得灵芝发酵液和灵芝菌丝体，经干燥处理，制成发酵物干粉末，加辅料后制粒，干燥后加入干颗粒量的 0.3%～2.0%的硬脂酸镁，混合，压制而成的灵芝浸膏片具有调节免疫、改善睡眠眠、保肝等保健作用[24]。

(3) 灵芝孢子粉制剂：灵芝孢子(或经破壁处理后)可制成胶囊、冲剂、注射剂等。如以赤芝或紫芝孢子为原料，经粉碎、湿法制粒、超临界萃取得到残渣和灵芝孢子精油，将灵芝孢子精油与人参、黄芪、三七、红景天的提取物粉末混合制成具有显著抗疲劳功能的软胶囊，也可采用灵芝孢子粉、色拉油、维生素E、水为原料，混合、搅拌，直接灌装制成灵芝孢子软胶囊[25]。此外，灵芝孢子油也可制备美白祛斑化妆品或药物，具有增进肌肤白皙，淡化色素、色斑的作用，应用前景良好[26]，以美容为目的的灵芝制品开发将是其研究方向之一。

2. 资源性化学成分转化率提升研究

(1) 采用超声波—醇提取—复合酶解—水提取等联用技术提取灵芝中多种资源性化学成分：采用超声波—醇提取—复合酶解—水提取等集成技术，从灵芝子实体中高效提取灵芝三萜类与灵芝多糖类等资源性化学成分，其具体工艺为[27]：① 取干燥灵芝子实体粉碎得到干粉，在超声频率 15～100 KHz、40～90℃条件下以 50%～100%乙醇为溶剂提取 10～90 min，过滤，滤液干燥得到灵芝三萜提取物，滤渣用于灵芝多糖的提取；② 滤渣在 35～70℃、pH3.5～7.0 条件下，在复合酶(木瓜蛋白酶、纤维素酶和果胶酶)作用下酶解水提取 0.5～4 h，灭酶，分离得到上清液浓缩至原体积的 1/2～1/6，得到浓缩液，再加入浓缩液体积 2～5 倍量的 75%～100%乙醇进行醇沉，分离、干燥得到灵芝多糖提取物。该提取工艺所用溶剂安全、无毒，避免了传统方法中采用氯仿、甲醇等有机溶剂对环境的污染，具有萃取温度低、设备简单、操作方便、成本低、活性物质得率高等特点。

(2) 采用超临界 CO_2 萃取灵芝中多种资源性化学成分：以灵芝子实体、孢子或菌丝体为原料，采用超临界 CO_2 萃取技术，可以同时制备得到灵芝油、三萜类、多糖类多种灵芝资源性化学物质。该方法操作简单，有机溶剂用量少，提取效率高，产品质量好，生产成本低。其具体工艺过程为[28]：① 将灵芝菌丝体或灵芝子实体在 50～70℃烘干，粉碎，过 30～60 目筛，得灵芝菌粉；② 将灵芝菌粉加入到超临界 CO_2 流体萃取仪的萃取釜中，萃取压力 15～25 MPa，萃取温度 38～42℃，按 1 kg 灵芝菌粉通入 95～105 L/min CO_2 流体，萃取 1.5～2.5 h，从分离釜中得亮黄色透明灵芝挥发油；③ 保持萃取釜中的灵芝菌粉不变，将萃取压力调整为 28～32 MPa，萃取温度为 44～47℃，改用蒸馏水作为夹带剂，萃取 1.5～2.5 h，采用一级分离方式分离，得到含灵芝酸和灵芝多糖水溶液，往该溶液中加入 3.5～4.5 倍体积的 95%(V/V)乙醇，产生絮状沉淀，22～25℃放置 3～6 h，沉淀完全后，离心分离，将沉淀物冷冻干燥，得灵芝多糖；将离心上清液于 50～70℃减压浓缩，得灵芝酸浸膏。

(3) 采用双水相体系提取灵芝中多种资源性化学成分： 采用双水相体系提取灵芝中多种资源性化学成分，该工艺简单、设备要求低，成本低，无污染。其工艺步骤及条件为[29]：① 取灵芝子实体，65℃干燥，粉碎，过 20 目筛，得灵芝粉末；② 双水相体系的建立：称取 15.6～43 g 硫酸铵，加入 32～115 mL 水中，溶解后加入无水乙醇 6.5～64 mL，充分混匀建立乙醇/硫酸铵双水相体系；③ 萃取分离：将 2～8 g 灵芝粉末加入至 40～240 mL 的乙醇/硫酸铵双水相体系中，振荡摇匀或超声混匀后，静置分相或离心分相，得到上相和下相；⑥ 灵芝酸的获得：收集上相，将上相减压浓缩成浸膏后，经冷冻干燥，得灵芝酸；⑤ 灵芝多糖的获得：收集下相，将下相用截留分子质量为 3 000～5 000 Da 透析袋透析，将截留液通过 80%的乙醇醇沉，于 5 000～8 000 rpm 离心 5～10 min，将沉淀物经冷冻干燥得灵芝多糖。

(4) 采用高电压脉冲电场快速提取灵芝中多种资源性化学成分： 将灵芝粉碎至 30～60 目，加入 10～12 倍量水浸泡 0.5 h 后，将浸泡后的原料连续泵入高电压脉冲提取机组中，以场强 20 kV，脉冲数 8～10 进行提取，连续收集提取液，过滤，将滤液真空浓缩至流浸膏，喷雾干燥或冷冻干燥成粉，即得灵芝提取物[30]。在提取过程中没有较高热量的产生，提取温度 3～8℃，可有效保持灵芝中热敏性物质不被破坏，保障了提取物的生物活性。

(5) 采用超声波—微波协同萃取灵芝中多糖类资源性化学成分： 将灵芝子实体在 50～60℃烘干，粉碎，过 20～60 目筛；过筛的灵芝粉末中加入水，使料液重量比为 1∶20～1∶50；采用超声—微波协同萃取，超声波 50 W，微波 10～400 W，处理时间 10～60 min；萃取完成后，冷却，离心分离、过滤，得含灵芝多糖上清液；上清液浓缩至原体积 1/2～1/3，加入无水乙醇，乙醇体积含量为 70%～85%，4℃静置至沉淀完全，过滤，真空冷冻干燥，得到灵芝多糖[31]。本法集微波、超声波振动均匀化优点，样品介质内各点受到的作用一致，且目标萃取物范围广泛、降低目标物与样品基体的结合力，加速目标物从固相进入溶剂相的过程，且样品处理量大。

(6) 采用代谢调控的方法促进灵芝中资源性化学成分的合成与积累： 在灵芝生长发育过程中，通过调控其代谢，可促进资源性化学成分的合成与积累。在灵芝发酵液中添加苦荞，对灵芝酸的生产具有明显的促进作用，且苦荞添加量为 1.5%时，灵芝酸的含量最高，胞内(菌丝体)灵芝酸的含量显著高于发酵液中的含量[32]。此外，在灵芝发酵和栽培过程中，通过外源施用无机微量元素，利用灵芝的生物转化作用，可将人体必需的微量元素从无机态转化为有机态，从而降低毒副反应，提高生物活性，且易为人体吸收利用，有助于开发安全高效的人体微量元素补充剂。通过外施硒盐以生物转化法获得富硒灵芝，同时 Se 还可以显著提高灵芝多糖、蛋白质以及氨基酸的含量，富 Se 灵芝子实体中有机硒的含量极显著地增加，Cu 和 Mo 等人体必需微量元素的含量也有一定量的增加[33～35]。

3. 灵芝栽培过程中产生的菌渣、菌糠等废弃物的资源化利用研究　栽培灵芝采收后，在菌包中残留大量的菌丝体及其代谢物等灵芝菌渣、菌糠等废弃物，且在菌丝生长过程中通过酶解作用可产生糖类、蛋白质、氨基酸等多种营养物质，含量丰富，具有较高的资源化利用价值[36]。此外，提取灵芝多糖后的药渣尚残留灵芝三萜类及纤维素类资源性物质，可用于相关产品的开发。

(1) 肥料化研究： 灵芝菌渣经发酵作为肥料已广泛应用于蔬菜、水稻、脐橙等农作物栽培，可明显改良土壤，提高农作物的品质和产量。如将灵芝菌渣与牛粪等进行堆沤发酵后，作为有机肥应用于橡胶的栽培。结果表明：施肥处理组土壤腐殖质、有机质、有效氮、有效磷和有效钾的含量均高于对照土壤。

(2) 饲料化研究： 出芝结束后的培养料中，纤维素含量由 38.39%下降到 23.3%，粗蛋白由 5.44%提高到 11.4%，粗脂肪由 0.40%提高到 4.7%。同时干料中仍有 50%的菌丝体残留在菌渣中，且菌渣通气性好，易保温、保湿。以灵芝菌渣为原料，经低温真空干燥、气流超微粉碎，同家畜常规饲料混合均匀后，制粒、干燥后可获得灵芝菌渣饲料，该饲料通过调节家畜的免疫功能而提高家畜的防病抗病功能，避免滥用抗生素等药物产生的生态环境恶化、家畜肉质变差等问题，同时可以提高饲料利用率，促进家畜生长，改善家畜肉质口感，具有生产成本低、工艺简单、使用范围广、安全高效等优点[37]。菌渣作为饲料或添加剂可取代麦麸、豆粕等常规饲料，能降低生产成本，有效缓解饲粮不足的矛盾，具有广阔的发展前景。此外，也可将灵芝液体发酵过程中产生的上清液与饲料混合，制备含灵芝活性成分的饲料；同时将灵芝菌渣进行二次发酵制备成含灵芝活性成分的饲料添加剂[38]。该工艺灵芝发酵液全部充分利用，无废水废渣排放，步骤简单、成本低廉，易于规模产业化生产。由于产品中含有丰富的灵芝多糖和灵芝酸类化学成分，具有调剂免疫系统，抗菌、抗病毒、抗寄生虫、抗肿瘤、抗辐射等广泛的生理活性，可以大大提高免疫抗病能力，维持动物肠道的健康，提高动物的生产性能。

4. *灵芝产业化过程产生的药渣的资源化利用研究*　有研究以水提取完灵芝多糖的残渣为原料，接种灵芝菌种 25～30℃固体发酵 15～30 d 后，提取并制备高品质的灵芝型膳食纤维(图 12-15)。该生产工艺简单，原料成本低，设备和操作简单，可规模化生产，整个生产过程条件温和，提取的膳食纤维安全高效[39]。

灵芝子实体经醇提取之后的残料经过粉碎，加入纤维素酶、β-葡聚糖酶和蛋白酶进行酶解，经过升温灭酶和浓缩，得到的膏状物，加入辅料和润湿剂，混合均匀，经过制粒、干燥、整粒，即得一种具有提高机体免疫功能的灵芝颗粒剂。该方法解决了传统工艺灵芝利用率低的问题，使灵芝资源的利用得到显著地提高，且经过不同酶的酶解作用，将灵芝中不易被人体吸收的成分酶解成人体易吸收的产物，提高有效成分释放的同时也提高了产品品质[40]。

参考文献

[1] 陈体强，李开本. 中国灵芝科真菌资源分类、生态分布及其合理开发利用[J]. 江西农业大学学报，2004，26(1)：89-95.

[2] 陈静，夏永辉，梁玲. 灵芝有效成分生物活性作用的研究进展[J]. 云南中医中药杂志，2009，30(1)：61-63.

[3] 毛健，马海乐. 灵芝多糖的研究进展[J]. 食品科学，2010，31(1)：295-299.

[4] 李晓冰，谢忠礼，朱艳琴，等. 灵芝多糖抗肿瘤机制研究进展[J]. 中国药学杂志，2013，48(16)：1329-1332.

[5] 陈国良，陈小清. 灵芝有效成分研究综述[J]. 中国食用菌，2001，14(4)：7-9.

[6] Boh B, Berovic M, Zhang J, et al. Ganoderma lucidum and its pharmaceutically active compounds [J]. Biotechnology Annual Review, 2007, 13: 265-301.

[7] 李晔，朱忠敏，姚渭溪，等. 灵芝三萜类化合物的研究进展[J]. 中国中药杂志，2012，37(2)：165-171.

[8] Min BS, Gao JJ, Nakamura N, et al. Triterpenes from the spores of Ganoderma lucidum and their cytotoxicity against meth-A and LLC tumor cells [J]. Chemical & Pharmaceutical Bulletin, 2000, 48(7): 1026-1033.

[9] Cheung HY, Ng CW, Hood DJ. Identification and quantification of base and nucleoside markers in extracts of *Ganoderma lucidum*, *Ganoderma japonicum* and *Ganoderma capsules* by micellar electrokinetic chromatography [J]. Journal of Chromatography A, 2001, 911(1): 119-126.

[10] 孙树英，王洪存，张云，等. 灵芝有效化学成分的研究[J]. 中国食用菌，1997，16(1)：8-11.

[11] 何晋浙，赵培成，张安强，等. 灵芝及其类似品中的 20 种微量元素的分析研究[J]. 药物分析杂志，2010，30(5)：847-851.

[12] 付立忠，吴学谦，李明众，等. 灵芝不同生长发育期粗多糖和三萜含量变化规律[J]. 食用菌学报，2008，15(3)：169-173.

[13] 丁平,曾元儿,赖小平,等. 产地及生长期对灵芝中灵芝酸B含量的影响[J]. 中药材,1999,22(6): 271-272.

[14] Hirotani M, Ino C, Furuya T, et al. Ganoderic acids T, S and R, new triterpenoids from the cultured mycelia of *Ganoderma lucidum* [J]. Chemical & Pharmaceutical Bulletin, 1986, 34(5): 2282-2285.

[15] 史俊青,张丽萍,杨春清,等. 不同品种灵芝多糖含量差异研究[J]. 中国实验方剂学杂志,2010,16(13): 104-106.

[16] 黄生权,魏刚,姚松君,等. 赤芝、紫芝三萜类成分指纹图谱的优化与比较[J]. 华南理工大学学报(自然科学版),2010,38(8): 121-125.

[17] Zhao J, Zhang XQ, Li SP, et al. Quality evaluation of Ganoderma through simultaneous determination of nine triterpenes and sterols using pressurized liquid extraction and high performance liquid chromatography [J]. Journal of Separation Science, 2006, 29: 2609-2615.

[18] Gao JL, Leung KSY, Wang YT, et al. Qualitative and quantitative analyses of nucleosides and nucleobases in *Ganoderma* spp. by HPLC-DAD-MS [J]. Journal of Pharmaceutical and Biomedical Analysis, 2007, 44: 807-811.

[19] Lv GP, Zhao J, Duan JA, et al. Comparison of sterols and fatty acids in two species of Ganoderma [J]. Chemistry Central Journal, 2012, 6: 1-10.

[20] 袁学军,陈忠荫,陈光宙,等. 不同干燥方式和洗涤时间对灵芝活性成分影响[J]. 中国食用菌,2013,32(4): 38-40.

[21] 周文良,伍忠銮,梁新原,等. 一种灵芝酸的提取方法及其软胶囊的制备方法: 中国,CN101348513[P]. 2009-01-21.

[22] 褚铭南. 一种液体发酵的灵芝饮料及其生产方法: 中国,CN102379445A[P]. 2012-03-21.

[23] 陈惠,郑惠华,陆汉萍,等. 灵芝酒及其生产方法: 中国,CN101974393A[P]. 2011-02-16.

[24] 付志高. 灵芝浸膏片及其制备方法: 中国,CN101390885[P]. 2009-03-25.

[25] 蔡晓东. 灵芝孢子软胶囊: 中国,CN101697807A[P]. 2010-04-28.

[26] 王连安,冯敏,冯鹏,等. 灵芝孢子油在制备美白祛斑化妆品或药物中的应用: 中国,CN101366691[P]. 2009-02-18.

[27] 吴学谦,吴庆其,程俊文,等. 以灵芝子实体为原料提取灵芝三萜与灵芝多糖的方法: 中国,CN101530436[P]. 2009-09-16.

[28] 喻桃生,夏志兰. 灵芝挥发油、灵芝酸和灵芝多糖超临界流体提取工艺: 中国,CN101664422[P]. 2010-03-10.

[29] 潘利华,姜苏薇,罗建平. 一种灵芝酸和灵芝多糖的双水相体系提取方法: 中国,CN101899122A[P]. 2010-12-01.

[30] 赵景辉,王英平,于忠阳,等. 采用高电压脉冲电场快速生产灵芝提取物方法: 中国,CN102657684A[P]. 2012-09-12.

[31] 周明,程薇,杜欣,等. 一种超声波—微波协同萃取灵芝多糖的方法: 中国,CN101434660[P]. 2009-05-20.

[32] 王玉红,丁重阳,章克昌. 苦荞对灵芝发酵生产灵芝酸的影响[J]. 食品与发酵工业,2003,29(9): 95-97.

[33] 赵镭,赵振东,陈鹏,等. 生物富硒对灵芝营养成分的影响[J]. 西北植物学报,2004,24(7): 1275-1280.

[34] 金勇. 丰富含锗的灵芝菌丝生产方法: 中国,CN102475032A[P]. 2012-05-30.

[35] 张佳,高虹,史德芳,等. 一种灵芝液体发酵菌丝体提高产量及微量元素富集的方法: 中国,CN103299823A[P]. 2013-09-18.

[36] 冀春花,张永北,史欧阳,等. 海南农垦鹿角灵芝循环农业模式分析及技术创新[J]. 中国热带农业,2012,47(4): 14-16.

[37] 林占熺,林冬梅,林辉,等. 利用菌草栽培灵芝的菌糟生产有机饲料添加剂的方法: 中国,CN102823730A[P]. 2012-12-19.

[38] 丁重阳,章克昌,王玉红,等. 灵芝液体发酵液制备含灵芝活性成分的饲料和饲料添加剂的方法: 中国,CN101455274[P]. 2009-06-17.

[39] 吴学谦,徐娟,吴学良,等.一种利用灵芝固体发酵灵芝残渣制备膳食纤维的方法:中国,CN103299827A[P]. 2013-09-18.

[40] 张平弟,毛景华,朱健,等.一种灵芝颗粒剂及其制备方法:中国,CN102641307A[P].2012-08-22.

（李绍平 江 曙 郭 盛）

芡类药用生物资源及其资源化利用研究

芡(*Euryale ferox* Salisb.)为睡莲科(Nymphaeoideae)芡属(*Euryale*)植物,其干燥成熟种仁入药称之为芡实(Euryales Semen),其性平,味干、涩,具有益肾固精、补脾止泻、除湿止带之功效。芡实也是药食两用的保健食品,俗称鸡头米。芡之叶柄或花梗称之为芡实茎(Euryale Stem),又名鸡头菜,除作为夏秋季节之时令蔬菜供食用,还具有清虚热、生津液之药用功效。芡之叶片称之为芡实叶(Euryale Foliage),又名鸡头盘,具有行气止血、祛瘀止带之功效,主治胞衣不下、吐血等症。芡之根部称之为芡实根(Euryale Bottom),又名役菜,具有散结止痛、止带之功效[1]。

芡属植物全球仅1种,广泛分布于俄罗斯、朝鲜、日本、东南亚以及印度等国家。我国芡资源丰富,黑龙江省、吉林省、辽宁省、河北省、河南省、山东省、江苏省、安徽省、浙江省、福建省、江西省、广西壮族自治区、湖南省、湖北省、四川省、广东省、云南省,贵州省及我国台湾地区等地均有分布,多生长于湖泊、池塘及沟溪中[2]。目前,在中国淮河流域、长江流域及其以南地区的大小湖泊边缘均有芡实栽培,但面积多较分散,其中以江苏省、浙江省、安徽省、湖南省、湖北省等地的栽培面积较大,全国总计生产面积约为10 000 hm^2,平均单产干芡米为330～350 kg/hm^2。

芡为一年生大型水生草本,初生叶小,膜质,箭形,具长柄,沉水;次生叶椭圆形肾形,一侧有缺刻,浮水;再次生出的叶缺刻渐小或无缺刻,盾形,直径约60 cm,最大可达130 cm,浮于水面,上面浓绿色,多隆起及皱缩;下面浓绿色或带紫色。其药用部位果实卵状球形,具宿存萼,形如鸡头,直径5～6 cm。种子球形,直径约1 cm,假种皮外层较薄,密布紫红色纹理,内层稍厚,紫红色。花期6～9月,果期8～10月。

芡栽培品种有“北芡”和“南芡”之分。“北芡”又名刺芡,为历史沿用的野生品种,主要分布于东南亚与我国南、北各省市的池塘与沼泽中,呈野生或半野生状态,以药用为主。其植株个体和器官均较小,叶柄、花梗密布刚刺,采收比较困难,有紫花和红花2种,种子和种仁近圆形,较小,欠整齐,粳性,但外种皮较薄,适应性较强。“南芡”又名苏芡,为北芡的栽培变种,主产于江苏省苏州市南塘一带,药用较少,常作为食品出口海外。其个体植株较大,根系发达,地上器官除叶背有刺外,其他部分均光滑无刺,故采收方便,花有紫花、白花和红花3种类型,种子较大,外种皮厚,表面光滑,种仁圆整,糯性,煮食不宜破裂,产量高,但适应性和抗逆性较北芡差。

一、资源利用现状

芡为药食同源之品。其干燥成熟种仁作药用始载于《神农本草经》,列为上品,为临床常用中药,常用于遗精滑精、遗尿尿频、脾虚久泻、白浊、带下等症的治疗,且常与金樱子、茯苓等同用。常见经典名方如水陆二仙丹、分清丸等[1]。以芡实为主要原料制成的成方制剂有四神汤、锁阳固精丸、除湿白带丸、全鹿丸、止痛化癥胶囊等。

芡实除作为饮片应用于中医临床配方及成方制剂原料外,因其具有较高的营养价值,也是重要的保健食品原料,且为目前芡实资源的主要利用途径。以芡实为原料加工制成的食品日益丰富,主要有芡实藕粉、芡实健体糖、低度芡实酒、芡实双皮奶、芡实蛋卷、茯苓芡实糕、酒酿芡实月饼等。

除其成熟种仁外，芡的其他器官也多供药用或食用。芡茎，常作为时令蔬菜食用，也可煎汤服用治疗虚热烦渴、口干咽燥等症；芡叶烧灰和开水服或兑酒吞下，可用于产后胞衣不下症的治疗；芡根煎汤或捣散敷，可用于治疗疝气、白浊、白带，无名肿瘤等(表 12－12)。

表 12－12　以芡资源植物为原料生产的主要产品及其资源价值

产　品　名　称	利用部位/物质	资　源　价　值
芡实维钙片	种仁	保健食品(增加骨密度)
芡实藕粉	种仁	食用、保健
芡实健体糖	种仁	食用、保健
低度芡实酒	种仁	饮用、保健
天然染料	外种皮	纺织品染色

二、资源性化学成分组成

目前，对芡资源化学成分的研究主要集中在种仁芡实上。研究表明，芡实所含资源性物质以营养成分为主，其中糖类及蛋白质类含量较高，分别达到 73.9%和 7.63%[3]。此外，芡实中尚含有约 0.5%的脂肪，以及黄酮类、环肽类、甾醇类、脑苷脂类、倍半木脂素类、维生素 E 及聚合体等次生代谢物质，可作为资源性化学成分加以利用。

1. 多糖类资源性化学成分　芡实中含有的糖类化学成分其化学组成主要为淀粉，含量可达 72.27%，此外尚含有少量可溶性单、寡糖类(0.58%)和粗纤维素(0.80%)等资源性物质。芡实淀粉为目前芡实资源利用的主要资源性物质，依据其分子结构可进一步分为由直链淀粉和支链淀粉，其中直链淀粉含量达 42.44%，远高于玉米淀粉和马铃薯淀粉[4]。

2. 其他类资源性化学成分

(1) 黄酮类：芡植物中的黄酮类化学成分多分布于种子与种皮中。常见化学成分有：5,7,4′-三羟基-二氢黄酮和 5,7,3′,4′,5′-五羟基二氢黄酮等[5,6]。

(2) 环肽类：芡实中含有环肽类资源性化学成分，目前已分离得到 1 个环四肽、8 个环二肽。如：环(苯-丙-丝)、环(丙-脯)、环(苯丙-丙)等。其中环(苯丙-丝)为新的天然产物，环(苯丙—丙)为首次从该药材资源中分离得到[7]。

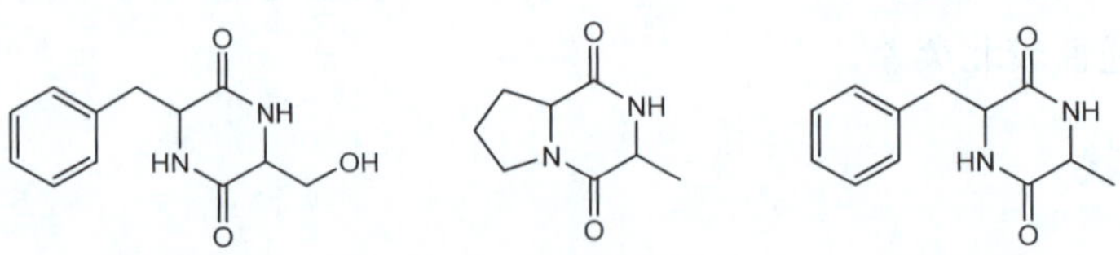

环(苯丙-丝)　　环(丙-脯)　　环(苯丙-丙)

(3) 脑苷脂类：有研究从芡实中分离得到两种新脑苷脂类化学成分，即(2*S*,3*R*,4*E*,8*E*,2′*R*)-1-*O*-(*β*-glucopyranosyl)-*N*-(2′-hydroxydocosanoyl)-4,8-sphingadienine 和(2*S*,3*R*,4*E*,8*E*,2′*R*)-1-*O*-(*β*-glucopyranosyl)-*N*-(2′-hydroxytetrac-osanoyl)-4,8-sphingadienine[8]。另从芡实根茎中分得 1 个 *N*-*α*-羟基-顺-十八烯酰神经鞘氨醇的 1-*O*-*β*-吡喃糖苷及其反式异构物[9]。

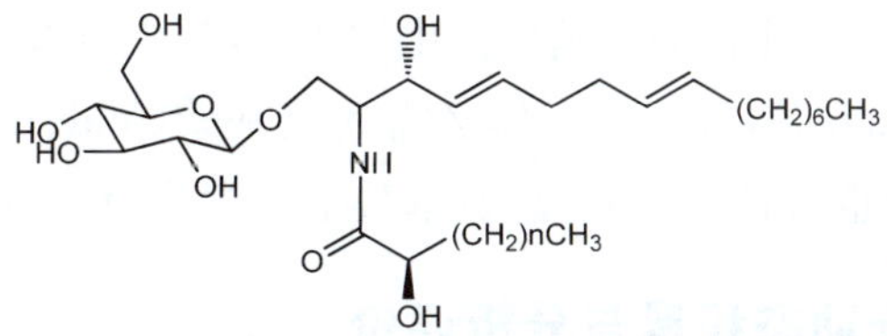

1 n=19

2 n=21

1 (2*S*, 3*R*, 4*E*, 8*E*, 2'*R*)-1-*O*-(*β*-glucopyranosyl)-*N*-(2'-hydroxydocosanoyl)-4, 8-sphingadienine

2 (2*S*, 3*R*, 4*E*, 8*E*, 2'*R*)-1-*O*-(*β*-glucopyranosyl)-*N*-(2'-hydroxytetracosanoyl)-4, 8-sphingadienine

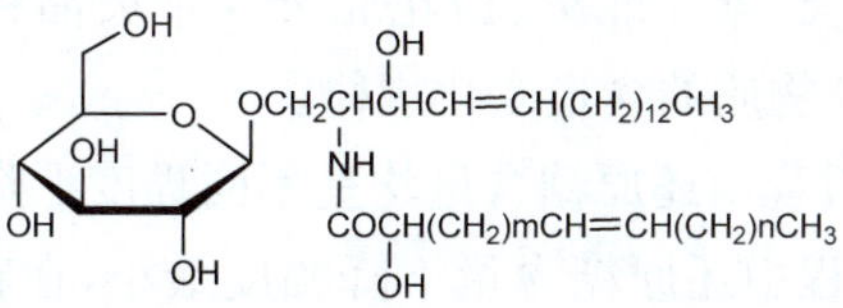

m+n=13

N-*α* 羟基-顺-十八烯酰神经鞘氨醇的 1-*O*-*β*-吡喃糖苷

（4）倍半木脂素类： 芡实中含有较为丰富的木脂素类化学成分[10]，如 7″- dehydroxyacernikol、7″- deh ydroxy - 5′- demethoxyacernikol、4′- *O* -（2 - guaiacyl - 2，3 - propanediol）、syringylglycerol - 8 - *O* - 4 -（sinapyl alcohol）ether、（+）- syringaresinol 等。

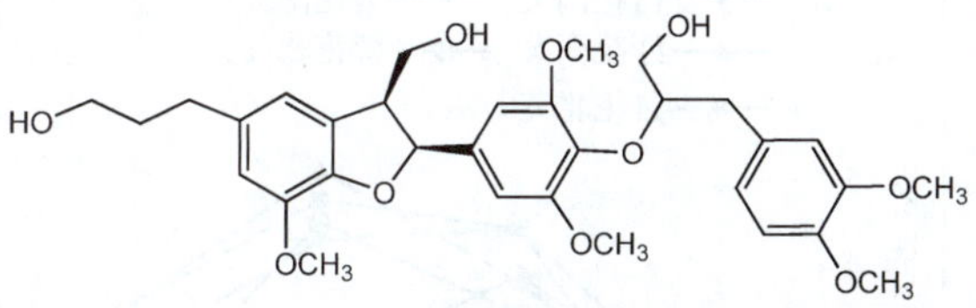

7″-dehydroxyacernikol

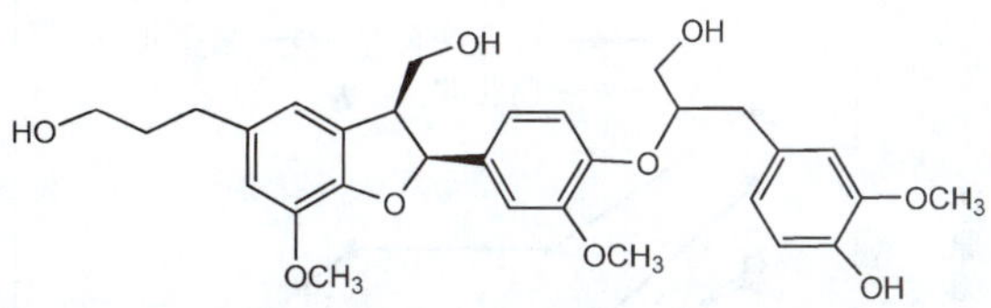

7″-dehydroxy-5′-demethoxyacernikol

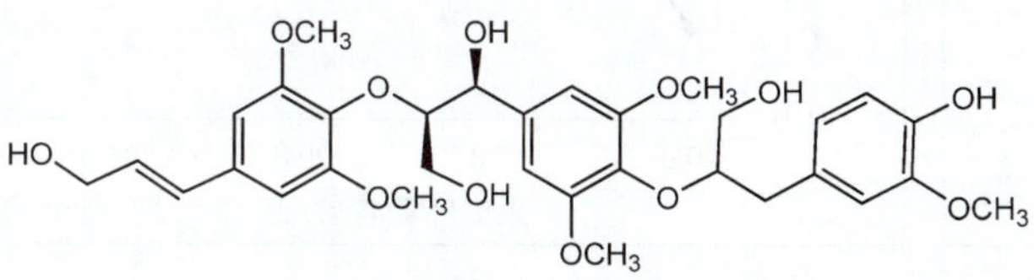

4′-*O*-(2-guaia-2, 3-propanediol)

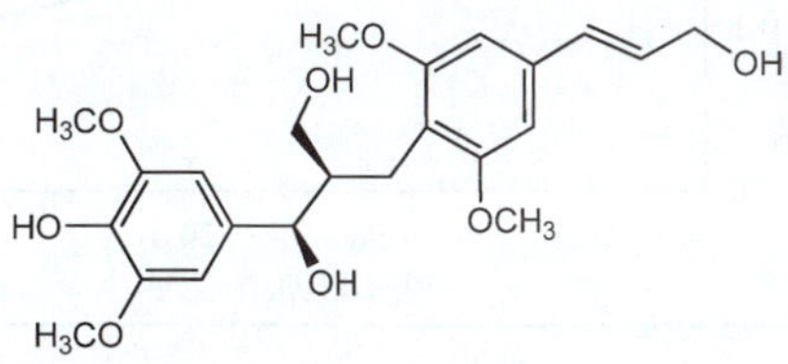

syringylglycerol-8-*O*-4-(sinapyl alcohol) ether

（5）维生素 E 聚合体类： 芡实中含有的维生素 E 聚合体类资源性化学成分主要有：tocopherol trimer Ⅳa、tocopherol Trimer Ⅳb、ferotocodimer A、ferotocodimer B、ferotocotrimer C、ferotocotrimer D 等[9,11]。

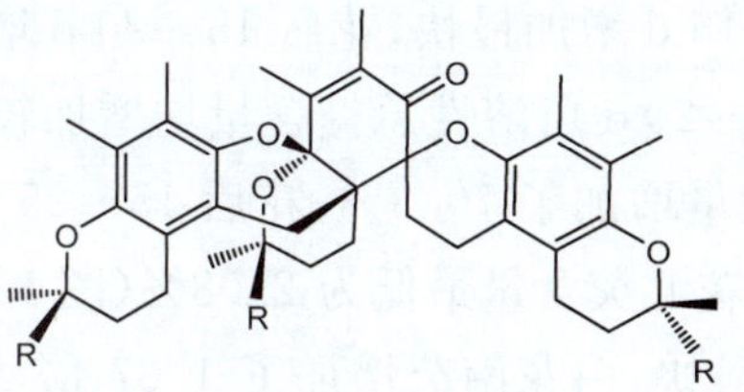

trcopherol Trimer Ⅳa

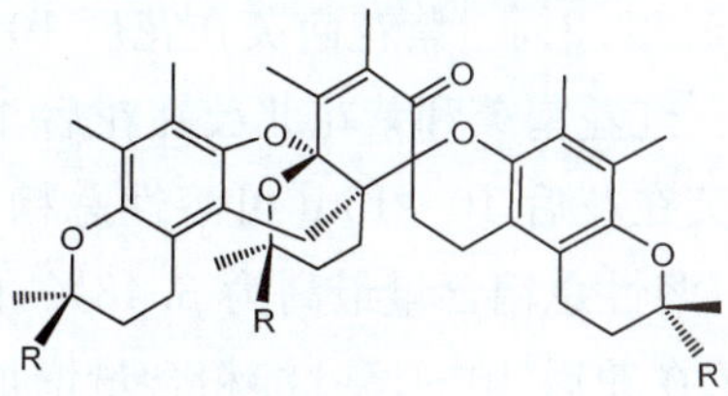

tocopherol Trimer Ⅳb

（6）甾醇苷类： 芡实中含有的甾醇苷类化学成分主要有：24 - methylcholest - 5 - enyl - 3*β* - *O* - pyranoglucoside、24 - ethylcholest - 5 - enyl - 3*β* - *O* - pyranoglucoside 及 24 - ethylcholesta - 5，22*E* - dienyl - 3*β* - *O* - pyranoglucoside 3 种吡喃糖苷，另有异落叶松树脂醇- 9 - *O* - *β* - *D* -吡喃葡萄糖苷[12]。

(7) 氨基酸类： 芡实中含有丰富的氨基酸类化学成分，其中以谷氨酸平均含量最高，可达 18.9 mg/g，其次为蛋白氨基酸(14.37 mg/g)，并含有人体必需的氨基酸(Val、Ile、Leu、Phe、Met、Thr、Lys、Cys)，且比例均衡[13]。此外，芡茎中也富含氨基酸，总氨基酸平均含量可达 5.19%[14]。

三、资源性化学成分动态积累与分析评价

1. 不同品种、不同生长期芡实中糖类资源性化学成分的动态分析与评价　以栽培于江苏省扬州市的紫花南芡、白花南芡、红花南芡、紫花北芡、白花北芡 5 个芡品种为研究对象，分别比较花后 10 d、15 d、20 d、25 d 种仁中糖类资源性物质的含量变化规律。

(1) 还原糖： 芡实种子成熟过程中还原糖含量均呈不同程度下降趋势，红花南芡在整个过程中还原糖含量最高。白花南芡在整个过程中还原糖含量下降幅度最小，在花后 10～20 d 下降了 10.5%，在花后 20～25 d 下降幅度增加至 23.5%。紫花南芡、紫花北芡和白花北芡在花后 10～15 d 下降最快，花后 15～20 d 下降幅度较小，花后 20～25 d 下降幅度又有所增加。红花南芡在花后 10～15 d 还原糖含量下降了 27.3%，花后 15～20 d 下降幅度最小，花后 20～25 d 下降幅度最大为 40.8%。花后 25 d 时，红花南芡还原糖含量最高为 0.142%，白花北芡含量最低为 0.104%(图 12－16)。

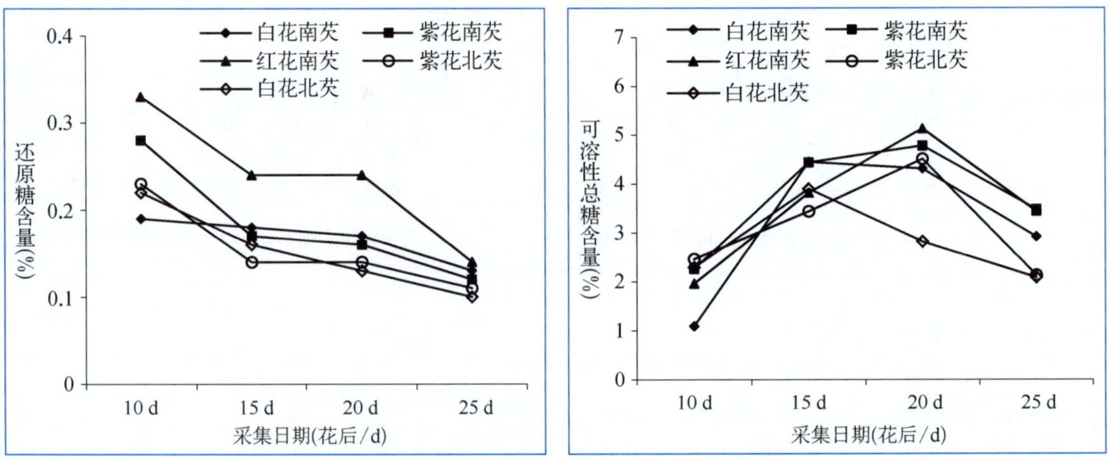

图 12－16　不同品种、不同成熟期芡实还原糖及可溶性总糖积累动态

(2) 可溶性总糖： 芡实种子成熟过程中可溶性总糖含量均呈先上升后下降的变化趋势。白花南芡和白花北芡在花后 10～15 d 可溶性总糖含量增加，花后 15～25 d 可溶性总糖含量下降。紫花南芡、红花南芡和紫花北芡在花后 10～20 d 含量增加，花后 20～25 d 含量下降。白花南芡在花后 10～15 d 可溶性总糖含量从 1.09%增加至 4.45%，花后 15～20 d 可溶性总糖含量下降幅度较小为 3.2%，花后 20～25 d 下降幅度增加至 32.3%。紫花南芡在花后 10～15 d 增加最快，花后 15～20 d 增加较为缓慢，花后 20～25 d 迅速下降。红花南芡和紫花北芡在花后 10～20 d 可溶性总糖含量均增加较快，花后 20～25 d 迅速下降。白花北芡在花后 10～15 d 可溶性总糖含量增加了 70.3%，花后 15～25 d 下降较快。花后 25 d 时，紫花南芡可溶性总糖含量最高为 3.48%，白花北芡含量最低为 2.08%(图 12－15)。

(3) 总淀粉： 芡在花后 10～15 d 淀粉含量增加最快，白花南芡增加了 1.67 倍，紫花北芡和白花北芡分别增加了 56%和 36%，花后 20～25 d 时增加幅度逐渐减小趋于平缓。紫花南芡和红花南芡在花后 10～15 d 总淀粉含量分别增加了 22%和 34%，花后 15～20 d 增加幅度最大达 43%和 44%，花后 20～25 d 增加幅度减小至 11%和 8%。花后 25 d 时，紫花南芡总淀粉含量最高为 67.22%，紫花北芡最低为 60.48%(图 12－17)。

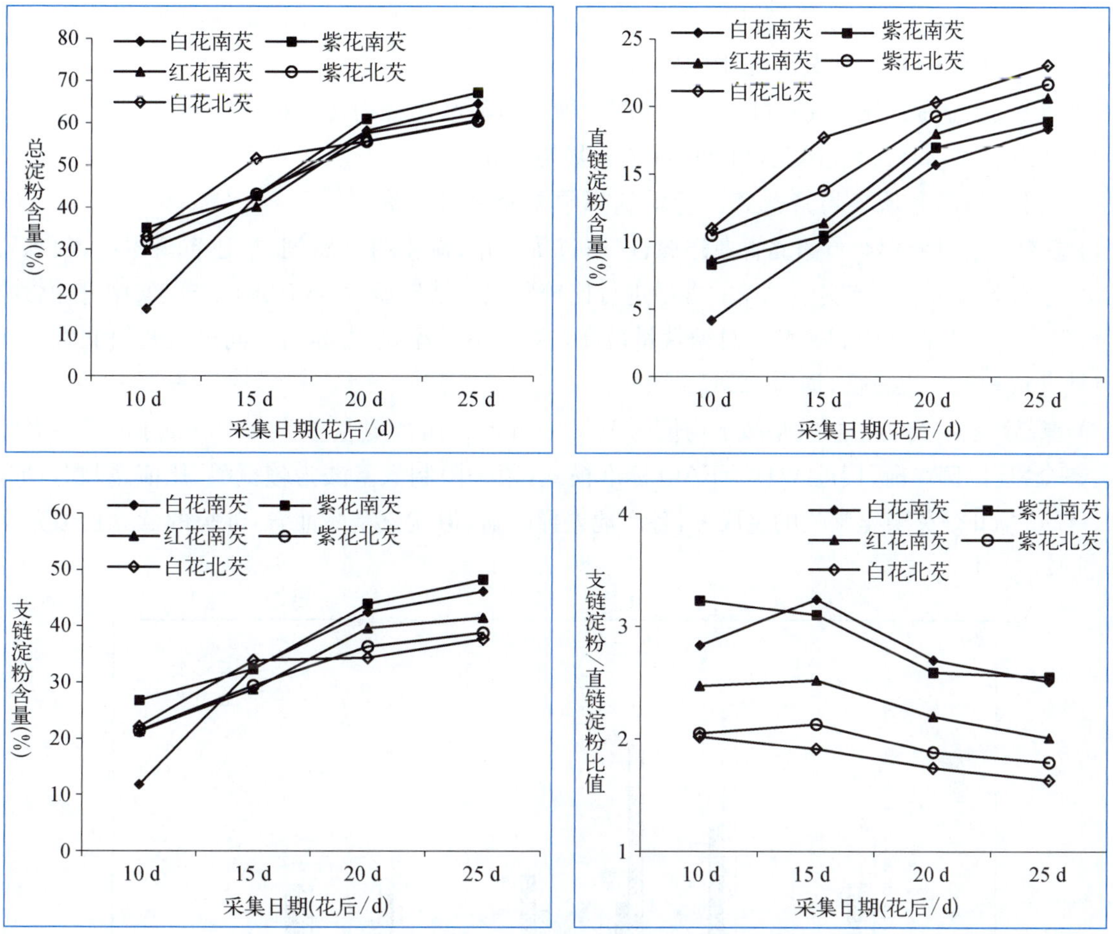

图 12-17　不同品种、不同成熟期芡实淀粉类物质积累动态

(4) 直链淀粉：在芡实种子成熟过程中直链淀粉含量均呈上升趋势，在整个过程中直链淀粉含量由高到低依次为白花北芡、紫花北芡、红花南芡、紫花南芡、白花南芡。白花南芡和白花北芡在花后 10～15 d 直链淀粉含量增加最快，分别增加了 1.42 倍和 62%，花后 15～25 d 增加幅度逐渐减小，花后 20～25 d 时分别增加了 17%和 13%。紫花南芡、红花南芡和紫花北芡在花后 10～15 d 增加了 26%、32%和 32%，花后 15～20 d 增加幅度最大，花后 20～25 d 时增加逐渐趋于平缓。花后 25 d 时白花北芡直链淀粉含量最高为 23.06%，白花南芡最低为 18.37%(图 12-17)。

(5) 支链淀粉：在芡实种子成熟过程中支链淀粉含量均呈上升趋势。花后 10 d 时白花南芡支链淀粉含量最低为 11.78%，紫花南芡最高为 26.78%。白花南芡、紫花北芡和白花北芡在花后 10～15 d 时增加最快，花后 15～25 d 时增加幅度逐步减小趋于平缓。紫花南芡和红花南芡在花后 10～15 d 支链淀粉含量增加了 20.6%和 35.0%，花后 15～20 d 增加幅度最大为 36.2%和 38.0%，花后 20～25 d 时增加幅度降低为 9.8%和 4.7%。花后 25 d 时，紫花南芡支链淀粉含量最高为 48.30%，白花北芡含量最低为 37.66%(图 12-16)。

(6) 支链淀粉/直链淀粉含量相对比值：在芡实种子成熟过程中，南芡支链淀粉/直链淀粉含量相对比值高于北芡，白花北芡支链淀粉/直链淀粉含量相对比值最低，紫花北芡次之。红花南芡支链淀粉/直链淀粉含量相对比值比白花南芡和紫花南芡低。紫花南芡和白花北芡在整个过程中支链淀粉/直链淀粉含量相对比值均呈下降趋势，花后 15～20 d 下降较快，花后 10～15 d 和 20～25 d 下降较缓慢。白花南芡、红花南芡和紫花北芡在花后 10～15 d 呈上升趋势，其中白花南芡上升较快，在花后 15～5 d 呈下降趋势，花后 15～20 d 下降较快，花后 20～25 d 下降较缓慢。花后 25 d 时，紫花南芡支链淀粉/直链淀粉含量相对比值最高，白花南芡次之(图 12－17)。

此外，研究还显示：种子成熟过程中不同部位种子的碳水化合物含量存在差异，至种子成熟时果实下部种子的总糖、总淀粉、直链淀粉和支链淀粉含量均最高[15]。

2. 不同栽培品种及不同产地芡实资源性化学成分分析评价

(1) 多糖类： 对分别产自河北省白洋淀、广东省肇庆市、湖南省洞庭湖、福建省莆田市、山东省微山湖、江苏省苏州市同里镇芡实中总糖的含量进行比较研究。结果显示：6 产地所产芡实中总糖含量变化不显著，其中以山东省微山湖产芡实总糖含量最高，达 77.8%，江苏省苏州市同里镇及河北省白洋淀产芡实总糖含量相对来说较低，均为 72.1%[3]。

(2) 氨基酸类： 芡实中总氨基酸平均值为 103.33 mg/g，游离氨基酸为 0.98 mg/g。人体必需氨基酸种类齐全，且比例均衡，接近 WHO/FAO 标准模式，第一限制氨基酸为赖氨酸，比值系数分(SRC)为 66.98。Glu、Leu 是芡实氨基酸的主成分，各产地差异明显，但就氨基酸而言，苏芡的营养价值并不优于刺芡(图 12－18)[13]。

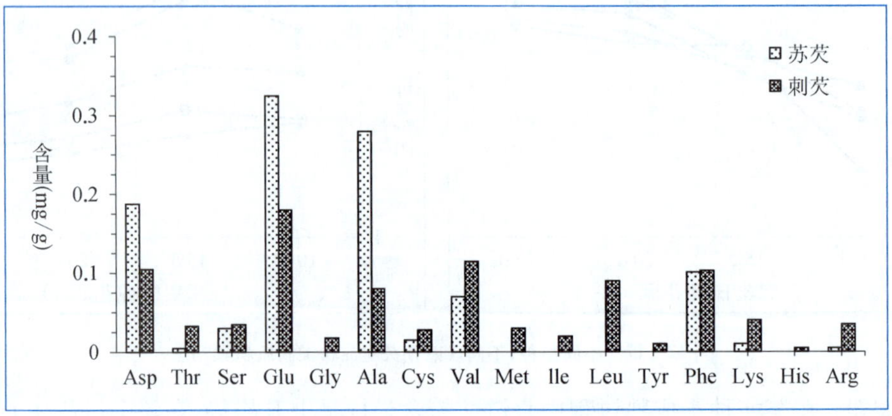

图 12－18 苏芡与刺芡成熟种子游离氨基酸组成与含量分析比较

(3) 可溶性蛋白类： 水溶性蛋白质为芡实蛋白质中可以溶解于水的部分，可被人体直接吸收利用，与人体蛋白质的组成及结构相近。利用考马斯亮蓝(CBB)法测定芡实中的可溶性蛋白质，其平均含量为 0.457 7 mg/g，不同产地具有明显差异，长江流域含量较高，南芡次之，北芡含量最低(图 12－19)。

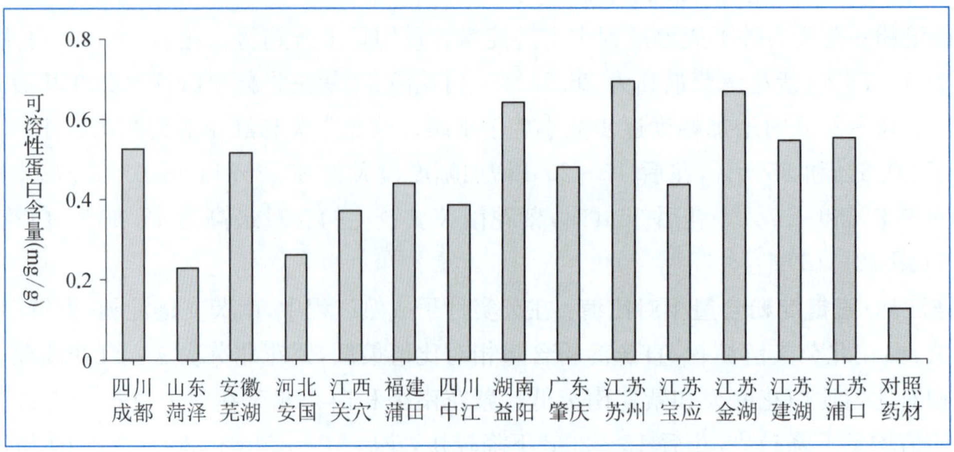

图 12－19 不同产地芡实中可溶性蛋白含量分析比较

(4) 维生素 E 类： 芡实的脂溶性提取物中富含有丰富的维生素 E 成分，可分为 α、β、γ、δ-生育酚 4 种构型，其中 α-生育酚是自然界分布最为广泛，含量最为丰富，活性最高的维生素 E 形式。研究显示：芡实中维生素 E 的含量平均可达 1.7 mg/g，其中 α-生育酚含量高于其他构型，且不同产地芡实中维生素 E 含量差异显著(图 12－20)[16]。

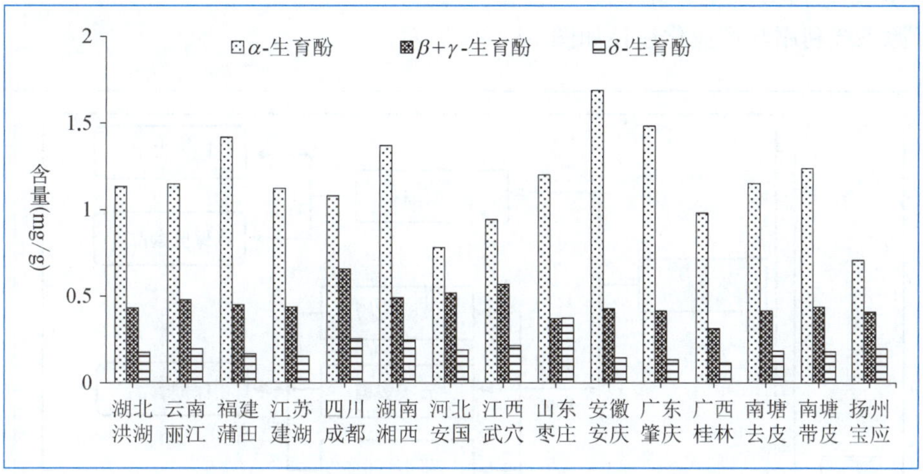

图 12－20　不同产地芡实中不同构型维生素 E 的含量分析比较

四、资源利用效率提升研究

1. *药材深加工与产品开发*　芡实中含有的可利用糖类物质主要为淀粉和可溶性多糖类。有研究依据芡实中所含的糖类化学成分的理化性质，分离制备芡实淀粉及可溶性多糖，用于相关产品开发，提高了芡实资源的利用效率。

(1) 芡实淀粉的制备及产品开发： 芡实淀粉的制备流程为：取芡实用水清洗干净后，于室温下用水浸泡 12 h，然后捣碎，用胶体磨磨浆 2 次，过 100 目筛，洗涤 3～4 次，静置沉降 12 h，除去上层清液，取沉淀物于 45℃的烘箱中干燥 24 h，粉碎，过 100 目筛，即得芡实淀粉。该淀粉可进一步采用 H_2O_2 漂白，制备色泽洁白的芡实淀粉，用于保健食品开发[17]。

(2) 芡实多糖的制备及产品开发： 有专利报道，采用水提醇沉法提取芡实多糖，经 Sevag 法除蛋白，并以三氯乙酸法纯化，冷冻干燥制得芡实多糖。以小鼠为实验动物模型证实该多糖具有抗疲劳作用，可用于抗体疲劳药物及保健食品的开发[18]。

(3) 芡实蛋白的制备及产品开发： 芡实含有丰富的蛋白质等营养物质。其蛋白质含量与金针菜、银耳、木耳等相当，高于大米、玉米、高粱等一般谷物类作物，且其氨基酸种类齐全，配比合理，必需氨基酸占到了氨基酸总量的 24.6%。因此，芡实为人体优质蛋白质的理想来源。据此，有专利报道采用现代分离技术提取芡实蛋白，用于保健食品开发，为充分开发利用芡植物性蛋白资源提供了技术支撑[19]。

此外，芡实的脂溶性提取物具有显著的抗阿尔茨海默病作用，与其所含的黄酮类、维生素 E 聚合体类、脑苷脂类资源性化学成分具有密切关系。随着社会人口的老龄化，芡实作为抗阿尔茨海默病药物或保健食品开发具有广阔前景。也有专利报道以芡实为主要原料加入一定量的山药、糯米经发酵制备低度芡实保健酒[20]，加入纯牛奶等可制备成芡实双皮奶，加入藕粉等可制备成芡实藕粉[21]，进一步扩大了芡实的资源化利用程度，延伸了资源经济产业链。

2. *产业化过程产生的废弃物资源化利用研究*　芡实加工过程中产生大量的芡实壳即芡实种皮，常用于加工饲料或废弃，造成资源浪费和环境污染。有专利报道，从芡实壳中提取天然染料并应用于纺织品染色，对于增加天然染料的来源与品种，提高纺织品的附加值，建设节约型、环境友好型社会具有十分重要的意义[22]。

此外有研究显示，芡实果皮中含有丰富的单宁类物质，采用 65% 的乙醇水溶液，在 50～60℃下浸提 1.5～2 h，可从芡实果皮中提取 9%～10% 的栲胶，可广泛用于制革、锅炉水处理、石油和地质钻探等领域，为芡实资源的综合利用开辟了新途径。

芡植物资源系统利用与产业化途径如图 12-21 所示。

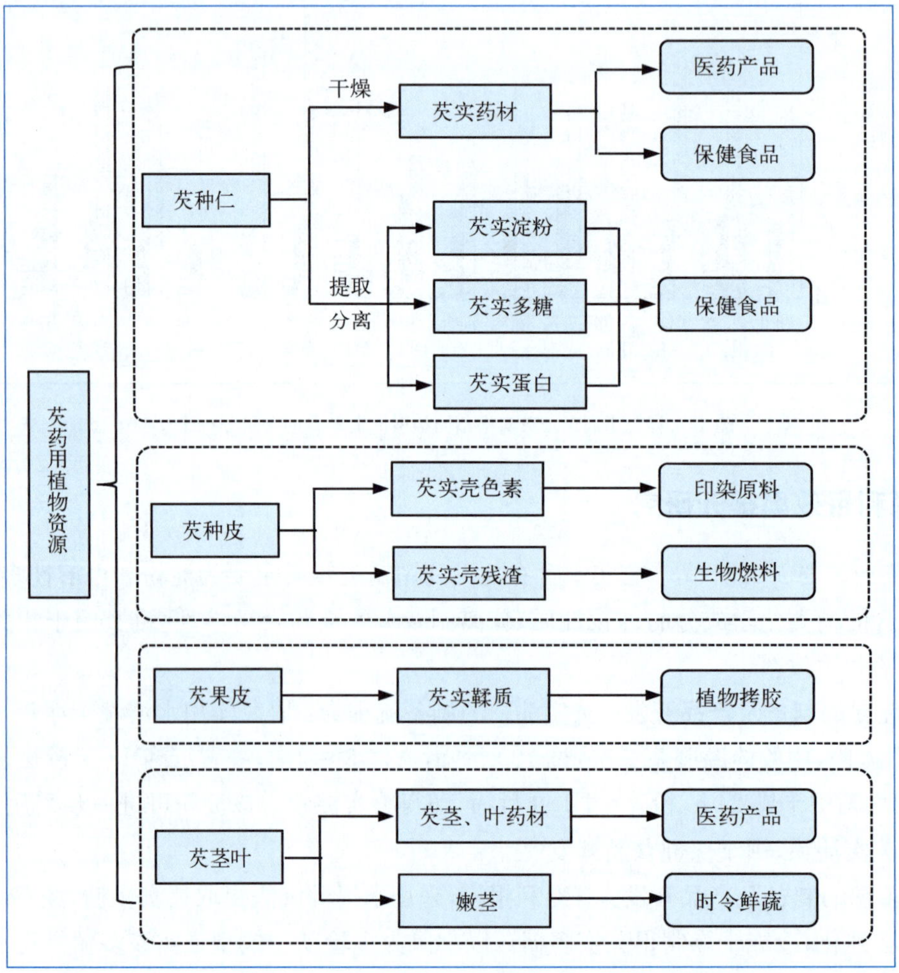

图 12-21　芡植物资源系统利用及产业化途径

参 考 文 献

[1] 国家中医药管理局《中华本草》编委会.《中华本草》[M]. 上海：上海科学技术出版社，1999，3：396.

[2] 陈艺林，周邦楷. 中国植物志[M]. 北京：科学出版社，1982：133-146.

[3] 张然，王晶，张悦，等. 不同产地芡实营养成分分析[J]. 粮油加工，2010，(11)：68-71.

[4] 王晶. 芡实淀粉性质的研究[D]. 长春：吉林省农业大学，2011.

[5] 李美红，杨雪琼，万直剑，等. 芡实的化学成分[J]. 中国天然药物，2007，5(1)：24-26.

[6] Wu C, Chen R, Wang XS, et al. Antioxidant and anti-fatigue activities of phenolic extract from the seed coat of Euryale ferox Salisb. and identification of three phenolic compounds by LC-ESI-MS/MS [J]. Molecules, 2013, 18(9): 11003-11021.

[7] 李美红,李璠,太志刚,等. 芡实中的三个环二肽[J]. 昆明学院学报,2009,31(3): 39-41.

[8] Zhao HR, Zhao SX. New cerebrosides from Euryale ferox [J]. J Nat Prod, 1994, 57: 138-141.

[9] Row LC, Ho JC, Chen CM. Cerebrosides and tocopherol trimers from the seeds of Euryale ferox [J]. Journal of Natural Products, 2007, 70(7): 1214-1217.

[10] Song CW, Wang SM, Zhou LL, et al. Isolation and identification of compounds responsible for antioxidant capacity of Euryale ferox seeds [J]. Journal of Agricultural and Food Chemistry, 2011, 59(4): 1199-1204.

[11] Han Z, Luo J, Kong LY. Two new tocopherol polymers from the seed of Euryale ferox [J]. Journal of Asian Natural Products Research, 2012, 14(8): 743-747.

[12] Zhao HR, Zhao SX, Sun CQ. Glucosylsterols in extracts of Euryale ferox identified by high resolution NMR and mass spectrometry [J]. Journal of Lipid Research, 1989, 30: 1633-1637.

[13] 陈蓉,吴启南,沈蓓. 不同产地芡实氨基酸组成分析与营养价值评价[J]. 食品科学,2011,32(15): 239-244.

[14] 伍城颖,沈蓓,陈广云,等. 芡茎的氨基酸组成分析与营养价值评价[J]. 食品工业科技,2013,34(21): 338-342.

[15] 吴仰凤. 芡实种子发育及其淀粉特性的初步研究[D]. 扬州: 扬州大学,2007.

[16] 王红,吴启南,伍城颖,等. 高效液相色谱法测定芡实中不同构型维生素 E 的含量[J]. 食品工业科技,2014,35(8): 74-78.

[17] 刘永,严子军. 肇实淀粉制取及漂白工艺的研究[J]. 粮油加工与食品机械,2006,(3): 85-87.

[18] 万平,周琳,夏志华,等. 一种芡实多糖提取物的制备方法及其应用: 中国,CN201310216922.1[P]. 2013-5-31.

[19] 齐斌,王立梅,朱益波. 一种芡实蛋白的制备方法: 中国,201210343409.4[P]. 2012-09-17.

[20] 张余. 一种低度芡实酒的制备方法: 中国,201110290305.7[P]. 2012-02-01.

[21] 吴启南,沈蓓,周婧,等. 一种营养全面、具有健脾作用的芡实双皮奶及其芡实藕粉与腐竹: 中国,201210226042.8[P]. 2012-10-10.

[22] 纪俊玲,李海乐,李小琴,等. 芡实壳天然染料的提取方法及在纯棉染色中的应用: 中国,201010106813.0[P]. 2010-07-14.

(吴启南 梁侨丽 严 辉)

胡芦巴药用生物资源及其资源化利用研究

胡芦巴(*Trigonella foenum-graecum* L.)为一年生豆科胡芦巴属(*Trigonella*)草本芳香植物。以其干燥成熟种子入药称胡芦巴(Trigonellae Semen),其味苦、温,性归肾经,具有温肾助阳、祛寒止痛之功效。胡芦巴在我国属药食同源之品,在印度、地中海国家及北美等一些国家将其作为调味品和开胃品使用,民间也将其作为滋补品和营养品。

豆科胡芦巴属有 70 余种,主要分布于地中海沿岸、中欧、南北非洲、西南亚、中亚和大洋洲。在我国除胡芦巴外,还有重齿胡芦巴(*T. fimbriata*)、喜马拉雅胡芦巴(*T. emodi*)、克什米尔胡芦巴(*T. cachemiriana*)、单花胡芦巴(*T. monantha*)、直果胡芦巴(*T. orthoceras*)、网脉胡芦巴(*T. cancellata*)、弯果胡芦巴(*T. arcuata*)、蓝胡芦巴(*T. coerelua*)等。胡芦巴是有名的香草植物,在地中海、欧洲、亚洲、非洲和澳洲均有分布,印度、法国、黎巴嫩、摩洛哥等地产量大。胡芦巴性耐寒,喜冷凉干旱气候,对土壤、气候的适应性很强,在我国"三北"地区和中南等地均有栽培,国内胡芦巴的适生地区和主产地为宁夏回族自治区、甘肃省、青海省、新疆维吾尔自治区、内蒙古自治区等地[1]。

一、资源利用现状

胡芦巴作为药用始载于《嘉祐本草》,有"主元脏虚冷气"的论述;《本草纲目》记载胡芦巴可"治冷气疝瘕，寒湿脚气；益右肾，暖丹田”。常用于肾阳不足、下元虚冷、小腹冷痛、寒疝腹痛、寒湿脚气等症。《太平惠民和剂局方》中胡芦巴丸，就是以胡芦巴为君药治疗肾阳不足、寒凝湿滞所致的寒疝腹痛、睾丸偏坠、局部冰冷者[2]。除了其种子药用外，尚有报道以胡芦巴籽生产香料。胡芦巴的地上部分被阿拉伯国家的居民作为一种野生蔬菜食用，其嫩茎叶可直接炒食（味道与我国的常见蔬菜豌豆苗相似），而其种子经浸泡 1～2 d 后发芽即成为十分可口的豆芽菜[3]。

民间有用胡芦巴全草治疗急、慢性肾炎的报道，陕西省民间有用胡芦巴种子粉末放入馒头蒸食，用于驱虫和治疗小儿食疾的记载。维吾尔族医生认为其具有醒脑开窍，延年益寿的功效。在青海省当地，胡芦巴叶用于防治高山病，外用还可治脓肿。此外，胡芦巴中的 4-羟基异亮氨酸也被认为是胡芦巴降血糖的活性成分。

胡芦巴中所含的胡芦巴胶作为食品行业中冰淇淋、方便面、罐头食品、速冻食品增稠剂和改良剂，对保持食品（液态食品、冻胶食品）的色、香、味、结构和食品的相对稳定性起着重要作用[15]，可以使冰淇淋和其他乳制品具有奶油的滑腻口感，还可以用做稳定乳化剂，控制冷冻食品中的冰晶形成，抑制产品脱水。此外，在石油行业可用作压裂液稠化剂和钻井液悬砂剂，主要应用于低渗透油田开采中。在纺织工业中用作印花糊料；造纸工业中用作纸张黏结剂和增强剂；选矿工业中用作絮凝剂；在香波、洗手液和肥皂生产中用作调理剂；在畜牧行业作为饲料黏合剂。

胡芦巴茎叶及种子含有芳香油，可用于烟草、日化产品、化妆品及卫生制品加香，作商品香料的原料及工业用香精。胡芦巴还是优良的牧草资源（表 12-13）。

表 12-13　以胡芦巴为原料生产的主要产品及其资源价值

产 品 名 称	利用部位/物质	资 源 价 值
胡芦巴籽提取物	种子/浸膏	医药、保健原料
胡芦巴碱	种子/生物碱类	医药、保健、中间体（降血糖）
胡芦巴皂苷	胡芦巴籽/甾体类	医药原料（生产甾体激素）
胡芦巴黄酮提取物	种子/黄酮类	医药、保健原料
胡芦巴内酯	种子/香豆素类	食品添加剂
胡芦巴胶	种子/多糖	食品添加剂
胡芦巴粉	种子	食品添加剂
胡芦巴油	种子/油脂	保健食品、天然香料
蜂胶西洋参胡芦巴维 E 软胶囊	种子	保健食品（辅助降血糖、增强免疫力）

二、资源性化学成分组成

胡芦巴植物中所含化学成分较为复杂，主要包括多糖类（胡芦巴胶）、生物碱类、甾体皂苷类、黄酮类、香豆素类等，其中尤以胡芦巴胶类、甾体皂苷类等资源性物质的利用价值为高。

1. 多糖类资源性化学成分　胡芦巴内胚乳富含多糖类资源性化学成分胡芦巴胶（其中 60%以上为半乳甘露聚糖）。半乳甘露聚糖是一种水溶性多糖类资源性化学成分，在低质量浓度下能形成高黏度的稳定溶液，可作为增稠剂、稳定剂、乳化剂、黏合剂等广泛应用于石油开采、食品、医药、印染浆纱、日用化工、采矿选矿、兵工炸药等行业。此外，胡芦巴胶尚具有降血糖、降血脂等多重生物活性，广泛用于医药保健产品的开发。胡芦巴胶的半乳甘露聚糖也是以 β-D-(1→4)键合的 D-甘露聚糖为骨架，在一些 D-甘露糖残基 O-6 上有单个 α-D-半乳糖基侧链，且半乳糖在这两种甘露聚糖分子上取代是不均一、不连续的。其分子中半乳糖与甘露糖比例为 1∶1.118～1.23。

2. 生物碱类资源性化学成分　胡芦巴中主要含有胡芦巴碱(trigonelline)、胆碱(choline)、番木瓜碱(carpaine)、龙胆宁碱(gentianine)以及腺嘌呤(adeninc)等生物碱类化合物。其中胡芦巴碱含量为 0.07%～0.13%，种子经烘干至浅褐色时，约有 2/3 的胡芦巴碱转变为烟酸。胆碱含量大约为 0.05%。胡芦巴碱具有显著的降血糖活性。

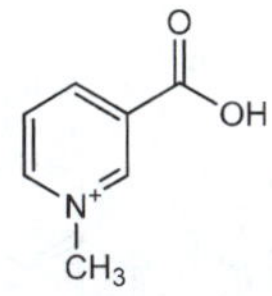

胡芦巴碱

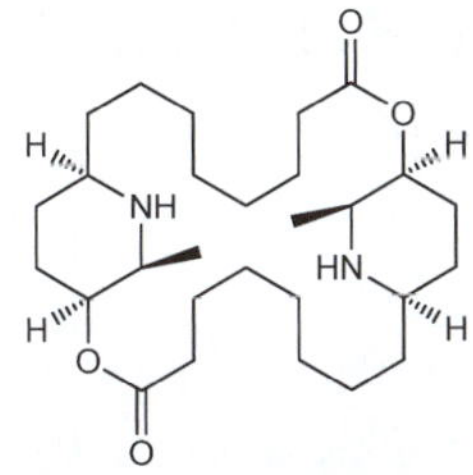

番木瓜碱

3. 甾体皂苷类资源性化学成分　胡芦巴中含有较为丰富的甾体皂苷类化学成分。胡芦巴皂苷经水解分离得到皂苷元可分为螺甾烷醇类皂苷元和呋甾醇类皂苷元，主要包括薯蓣皂苷元(diosgenin)、亚莫皂苷元(yamogenin)、吉托皂苷元(gitogenin)、新吉托皂苷元(neogitogenin)、惕告吉宁(tigogenin)、新替告皂苷元(neotigogenin)以及异菝葜皂苷元(smilagenin)、菝葜皂苷元(sarsasapogenin)、丝兰皂苷元(yuccagenin)、西托皂苷元(sitogenin)、利拉皂苷配基(lilagenin)、25α-spirosta-3,5-diene 及 25β-spirosta-3,5-diene 苷元等。胡芦巴中薯蓣皂苷元和亚莫皂苷元的含量在 0.6%～1%，而此属其他植物中仅含 0.15%～0.32%。从胡芦巴的种子、茎、叶、幼芽及地上部分中分离出的甾体皂苷已近 40 种。皂苷的糖链一般连在 3 位羟基上，个别连在 6 位上。糖的种类多为葡萄糖、鼠李糖、木糖等。

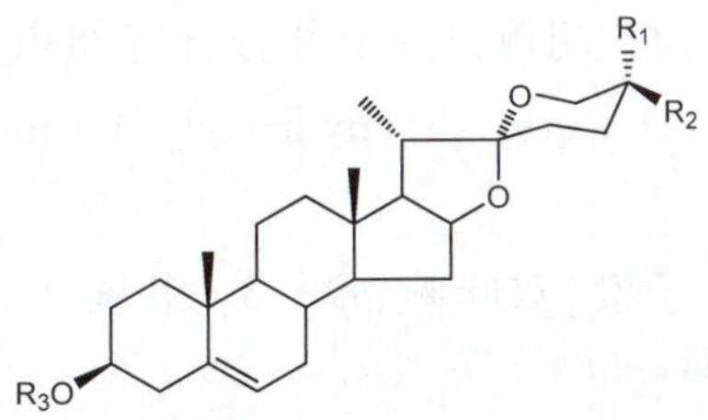

diosgenin　R_1=H　R_2=CH_3　R_3=H

yamogenin　R_1= CH_3　R_2=H　R_3=H

graecunin E　R_1=H　R_2=CH_3　R_3=α-*D*-glc(1→4)-α-*D*-glc(1→2)-α-*L*-rha(1→6)-α-*D*-glc

graecunin G　R_1=H　R_2=CH_3　R_3=α-*D*-glc(1→2) -α-*L*-rha(1→6)-α-*D*-glc

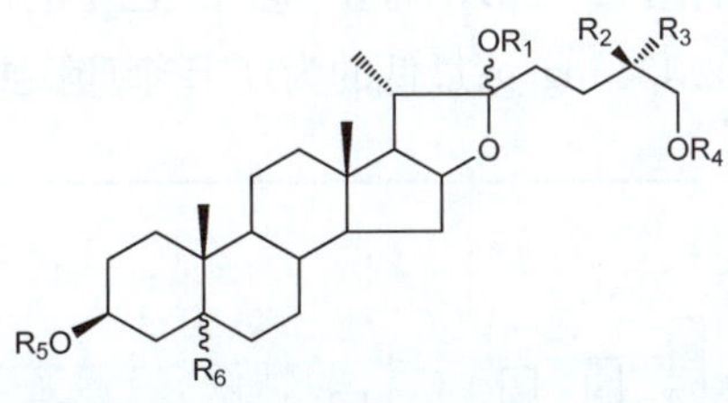

trigoneoside Ⅰ　R_1=H　R_2=H　R_3=CH_3　R_4=β-*D*-glc　R_5=α-*L*-rha(1→2)-[β-*D*-glc(1→3)]-β-*D*-glc　R_6=αH

trigoneoside Ⅱa　R_1=H　R_2=H　R_3=CH_3　R_4=β-*D*-glc　R_5=β-*D*-xyl(1→6)-β-*D*-glc　R_6=βH

trigoneoside Ⅱb　R_1=H　R_2= CH_3　R_3= H　R_4=β-*D*-glc　R_5=β-D-xyl(1→6)-β-*D*-glc　R_6=βH

trigoneoside Ⅲa　R_1=H　R_2=H　R_3=CH_3　R_4=β-*D*-glc　R_5=α-*L*-rha(1→2)-β-*D*-glc　R_6=αH

trigoneoside Ⅲb　R_1=H　R_2= CH_3　R_3= H　R_4=β-*D*-glc　R_5=α-*L*-rha(1→2)-β-*D*-glc　R_6=αH

4. 黄酮类资源性化学成分　黄酮类化学成分是胡芦巴植物中存在的一类资源性物质，在其种子及茎叶中含有多种黄酮及其苷类化学成分。胡芦巴种子含牡荆素、异牡荆素、牡荆素-7-葡萄糖苷、木犀草素、荭草素、异荭草素、荭草素及异荭草素的阿拉伯糖苷、胡芦巴苷Ⅰ(6-*C*-木糖基-8-*C*-葡萄糖基芹菜素)、胡芦巴苷Ⅱ(6,8-二-*C*-葡萄糖基芹菜素)、vitexin-2″-*O*-*p*-coumarate、小麦黄素、柚皮素、槲皮素、小麦黄素-7-O-β-D-葡萄糖苷等[2]；胡芦巴的茎叶中含有山柰酚、槲皮素及其葡萄糖苷[3]（图12-60）。

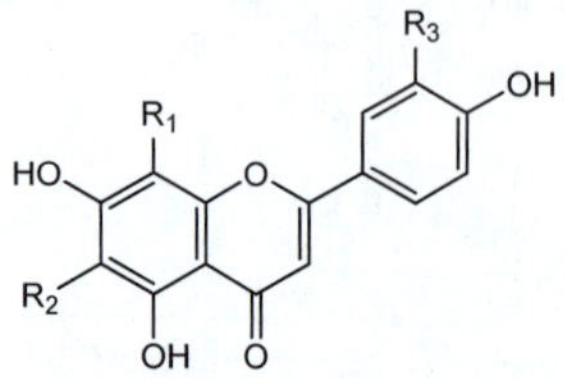

牡荆素 R_1=β-D-glc R_2=H R_3=H
异牡荆素 R_1=H R_2=β-D-glc R_3=H
荭草素 R_1=β-D-glc R_2=H R_3=OH
胡芦巴苷Ⅰ R_1=β-D-glc R_2=β-D-xyl R_3=H
胡芦巴苷Ⅱ R_1=β-D-glc R_2=β-D-glc R_3=H

5. 三萜类资源性化学成分　胡芦巴中所含的三萜类化学成分主要包括羽扇豆醇、31-去甲环阿尔廷醇、白桦脂醇、白桦脂酸、大豆皂苷Ⅰ、大豆皂苷Ⅰ甲酯等[4]。

6. 有机酸、油脂类资源性化学成分　胡芦巴种子含油量为7%左右。胡芦巴油脂化学成分主要为脂肪酸及其酯以及甾醇类化合物。脂肪酸类化学成分主要由亚油酸、棕榈酸、亚麻酸、月桂酸、油酸、硬脂酸及单棕榈酸甘油酯等组成[5]。此外，胡芦巴植物的须根含有 sotolon [3-hydroxyl-4,5-dimethyl-2(5H)-furanone]和3-amino-4，5-dimethyl-2(5H)-furanone[6]。

7. 其他类资源性化学成分　胡芦巴中含有17种氨基酸，其中7种为人体必需氨基酸。胡芦巴中还含有4-羟基异亮氨酸(4-hydroxyisoleucine)，其在种子中占游离氨基酸总量的80%[7]。4-羟基异亮氨酸分子中有三个手性中心，在胡芦巴种子中存在两种非对映异构体，主要的是2S,3R,4S结构（占90%），较少的是2R,3R,4S结构。胡芦巴地上部分含有如东莨菪内酯、莨菪内酯、rtigocoumarin、8-methoxy-4-methyl coumarin，6-acetyl-5-hydroxyl-4-methylcoumarin、胡芦巴素等香豆素类化学成分。

此外，胡芦巴中尚含有γ-五味子素、双咔唑、D-3-甲氧基肌醇、胡萝卜苷、葡萄糖乙醇苷和蔗糖等[8]。

三、资源性化学成分动态积累与分析评价

1. 不同产地胡芦巴中生物碱类资源性化学成分的分析与评价　采用HPLC法对18个产地胡芦巴种子中胡芦巴碱的含量测定结果显示(图12-22)，不同产地胡芦巴中胡芦巴碱的含量存在一定差异，其中最高的为山西省太原市产胡芦巴，含量达3.434 mg/g；最低的为辽宁省朝阳县产胡芦巴，其含量为1.319 mg/g[9]。

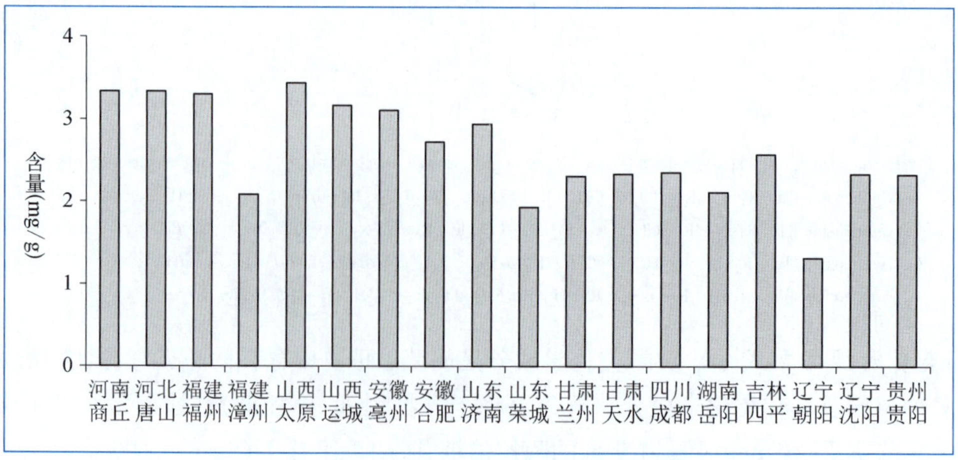

图12-22　不同产地胡芦巴种子中胡芦巴碱的含量比较分析

2. 不同产地胡芦巴中甾体皂苷类资源性化学成分的分析与评价　采用分光光度法，以薯蓣皂苷元为对照测定不同产地胡芦巴中总皂苷含量。结果显示：所测定的 10 份样品其总皂苷含量平均为 2.37%，最高的为 4.11%，最低的为 1.63%，说明不同产地的胡芦巴中总皂苷的含量具有明显差异[10]（图 12－23）。

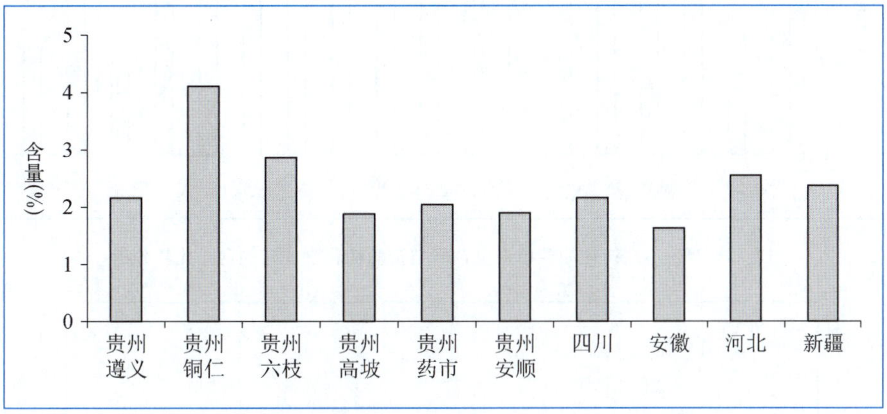

图 12－23　不同产地胡芦巴种子中总皂苷的含量比较分析

采用反相高效液相色谱法，经酸水解后测定 18 个产地胡芦巴药材中具有重要资源经济价值的薯蓣皂苷元的含量。结果显示，江苏省产的胡芦巴薯蓣皂苷元的含量最高，达 0.69%，而广西壮族自治区产者最低，为0.41%[11]（图 12－24）。

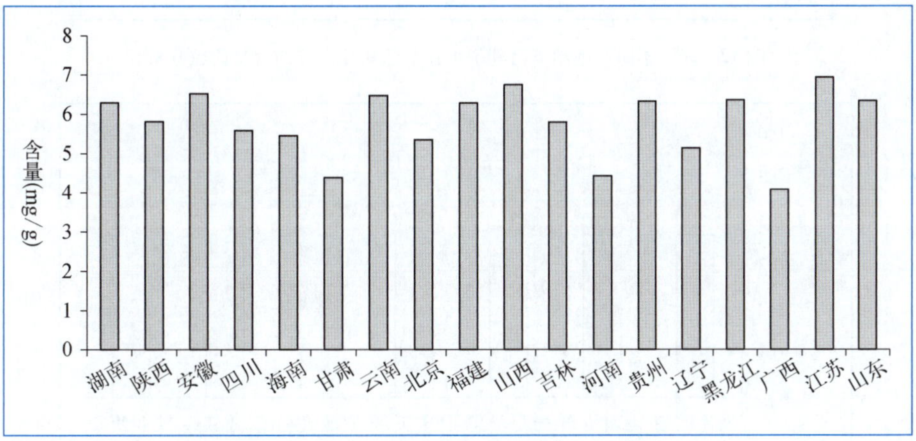

图 12－24　不同产地胡芦巴种子中薯蓣皂苷元的含量比较分析

3. 不同产地胡芦巴中黄酮类资源性化学成分的分析与评价　对 18 个产地胡芦巴中总黄酮及槲皮素含量测定结果显示，各产地样品总黄酮及槲皮素含量存在较大差异，总黄酮含量范围为 2.89～9.21 mg/g，最高的为河南省产胡芦巴，最低的为江苏省产胡芦巴；槲皮素含量范围为 0.012～0.061 mg/g，最高的为内蒙古自治区产胡芦巴，最低的为陕西省产胡芦巴[12]（图 12－25）。

应用 HPLC 法对不同产地荭草苷和牡荆苷进行含量测定，表明江苏省产胡芦巴中荭草苷和牡荆苷含量最高，分别为 0.259 mg/g、0.184 mg/g，陕西省产含量最低，为 0.089 mg/g 和 0.029 mg/g[13]（图 12－26）。

4. 不同产地胡芦巴中氨基酸类资源性化学成分的分析与评价　采用 HPLC－ELSD 法对 7 个产地胡芦巴中的 4－羟基异亮氨酸。测定结果显示，安徽省太和县产胡芦巴中 4－羟基异亮氨酸含量高达 0.46%，而陕西省西安市产胡芦巴中 4－羟基异亮氨酸含量仅为 0.28%[14]（图 12－27）。

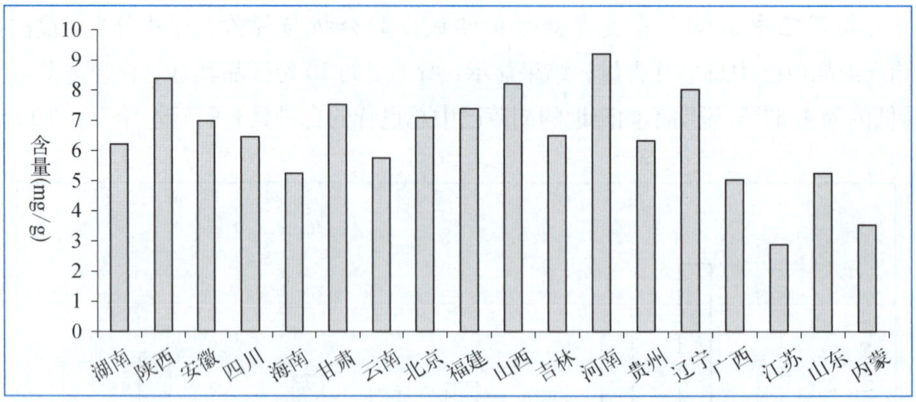

图 12-25　不同产地胡芦巴中总黄酮类资源性化学成分的含量比较分析

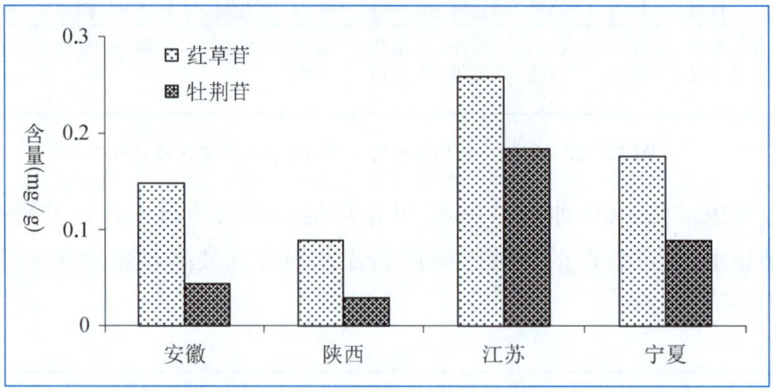

图 12-26　不同产地胡芦巴种子中荭草苷和牡荆苷的含量比较分析

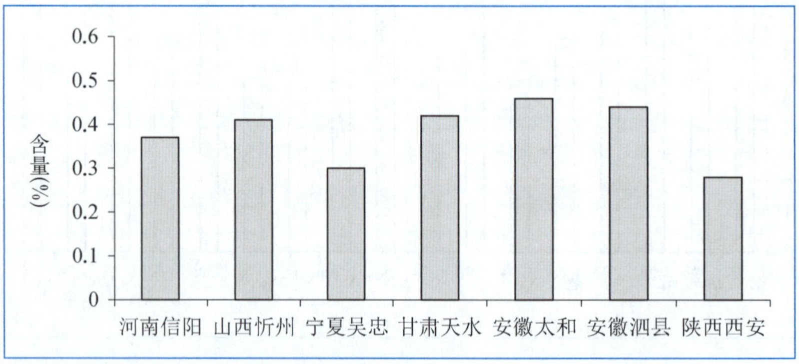

图 12-27　不同产地胡芦巴种子中 4-羟基异亮氨酸的含量比较分析

四、资源化利用效率提升研究

1. 胡芦巴胶及其资源化利用　胡芦巴富含胶类资源性物质，且以胚乳层含量较高，胡芦巴胶具有重要的工业用途，目前主要作为进口瓜尔胶的替代品用于油田开采中压裂液胶凝剂的生产。

(1) 胡芦巴胶的化学结构与理化性质：胡芦巴胶的主要化学组成为半乳甘露聚糖，分子式为 $(C_6H_{10}O_5)_n \cdot 2H_2O$，聚糖中半乳糖与甘露糖比例为 1∶1.2。为白色的无定形粉末，遇水溶胀，可溶于水及碱性溶剂，不溶于有机溶剂。通过测定和分析浓度、剪切力、温度、pH 和冻融等因素变化对胡芦巴胶溶液表观黏度的影响，以及与黄原胶等食用胶的协效性，结果表明：冷水溶液和热水溶液的表观黏度都随浓度的升高而呈指数规律的上升；胶液为非牛顿流体，其剪切稀化具有瞬时恢复性；随着温度的升高，胶液的表观黏度呈半对数规律下降，具有很强的耐热性，胶液在酸性和碱性条件下较为稳定，冻融处理可使胶液的表观黏度下降。胡芦巴胶与黄原胶、海藻酸钠有一定的协效性，但其协效性较低，而羧甲基纤维素具有相互增效的协同效应。

（2）胡芦巴胶的制备方法：通过搓碾将种皮、子叶和胚乳三者分开，进一步粉碎，将胚乳分离下来，得到胚乳胶纯度达到95%。也可将胡芦巴籽先放入热水中浸泡，用干热风去湿，使分开成两瓣，进一步分离子叶，即得到纯净的胡芦巴胚乳胶片，粉碎后可得胡芦巴胶[15]。

（3）胡芦巴胶的资源化利用：胡芦巴胶可广泛应用于石油开采、采矿选矿、日用化工、印染浆纱、配制炸药、食品医药等行业。

1）用于石油开采：胡芦巴胶已用于油田开采中，作为低渗透油田压裂液使用，是我国主要压裂液的胶凝剂。胡芦巴胶的性能与进口瓜尔胶相比，冷水不溶物及水溶性能、残渣等指标均优于瓜尔胶。胡芦巴胶国际年贸易量超过50万t，我国年需求量在4万t以上，仅石油行业需求量达6 000 t[16]。

2）用于食品添加剂：食品级胡芦巴胶经毒理学评价安全性好，且有多种保健功能。作为添加剂可用于冷食、饮料、馅类、糕点等食品中[17]。

3）用于医药及功能性保健产品：研究表明，胡芦巴胶半乳甘露聚糖胶具有降血糖、调血脂、减肥、抗溃疡、免疫调节等作用。不同来源的半乳甘露聚糖胶其生物活性也有所不同，这与其中半乳糖和甘露糖摩尔比以及结构不同有关。目前，以胡芦巴为主要原料开发的保健产品受到国内外消费者的青睐。

2. *胡芦巴种子油脂类物质的利用研究*　胡芦巴种子用于制备胡芦巴胶过程中，其剩余残渣尚含有丰富的油脂类物质，含量可高达7%左右，主要以亚油酸、亚麻酸、油酸等为主[18]，不饱和脂肪酸占脂肪酸总量的80%以上，是优良的营养保健油。胡芦巴油脂有强烈的芹菜香气，常用于奶油、干酪等特色风味产品。胡芦巴油含催乳功效活性成分，可开发催乳保健品。

3. *胡芦巴废弃物的资源化利用*

（1）胡芦巴茎叶的资源化利用：目前，关于胡芦巴植物资源的利用仍以其成熟种子应用于医学临床和工业上制造香料为主。在我国胡芦巴还没有得到大范围的综合利用，大量的胡芦巴植物的地上部分被作为废弃物而丢弃，造成资源的浪费。

胡芦巴茎叶中含有一定量的挥发油类物质，具有较强的还原能力，对DPPH自由基有较强的清除能力，当质量浓度为200 mg/L时对猪油的抗氧化活性最强，但其抗氧化活性小于同浓度的维生素C[6]。胡芦巴全草入药，具温肾、祛寒、明目之效。民间有用胡芦巴全草治疗急、慢性肾炎的报道。在青海省当地，胡芦巴叶用于防治高山病，外用还可治脓肿。胡芦巴的花、茎、叶晒干后装入枕中，有解除疲劳、醒脑提神的保健功效。

胡芦巴茎叶为上等天然食用调味料，可作各种糕点、烙饼的加香剂和着色剂。胡芦巴嫩茎的叶作为蔬菜食用。胡芦巴茎叶含有的芳香油，可用于烟草、日化产品、化妆品及卫生制品加香，作商品香料的原料及工业用香精资源性原料。

此外，胡芦巴还是优良的豆科牧草。其种子、叶及其提取物对2种鞘翅目害虫具有杀虫活性，有望开发成为新型植物杀虫剂。

（2）胡芦巴渣的资源化利用

1）胡芦巴粉渣的产生：在胡芦巴胶生产中产生了大量的下脚料渣被视为废料或作为饲料，未得到充分利用，造成资源浪费。胡芦巴籽由种皮、胚乳及胚三部分组成，种皮占10%～15%，内胚乳占36%～37%，其余为胚。种子的内胚乳即胡芦巴胶（其中60%以上为半乳甘露聚糖），胡芦巴籽在制备胡芦巴胶过程中，通常获取种子胚乳层，而去除种皮和胚。胚芽子叶中含有8%以上的油脂和丰富的蛋白质，油脂中含有2.7%的不皂化物，不饱和脂肪酸的含量达84.91%，其中主要是亚油酸和亚麻酸，利用价值很高。通过从分离胶后的种子剩余物中提取可获得胡芦巴薯蓣皂素。薯蓣皂素是合成甾体激素的主要原料，也是合成口服避孕药的主要生产原料。

2）胡芦巴提胶后的粉渣资源化利用：提胶后的粉渣经粉碎处理后采用溶剂脱脂处理，加酶经糖化发酵，除去残渣中的糖类物质，再对所含的皂苷类物质进行提取制备，并经大孔吸附树脂分离纯化，酸水解后获得纯皂素[19]。薯蓣皂素是合成甾体类激素的原料，胡芦巴作为薯蓣皂素的补充资源加以开发利用，不但可缓解薯蓣皂素原料不足的矛盾，促进甾体类药物的发展，同时可降低胡芦巴胶的生产成本，提高其资源利用率。其提取皂苷后的残渣经酸水解获得氨基酸类资源性化学成分，干燥后得氨基酸或不干燥得氨基酸溶液，可直接用于调味品生产[20]。

此外，在从胡芦巴籽中分离胡芦巴胶、提取薯蓣皂素的同时尚可获得脂肪油和粗蛋白等副产物，可直接出售或进一步加工以综合利用[21,22]。

胡芦巴植物资源系统利用与产业化途径如图12-28所示。

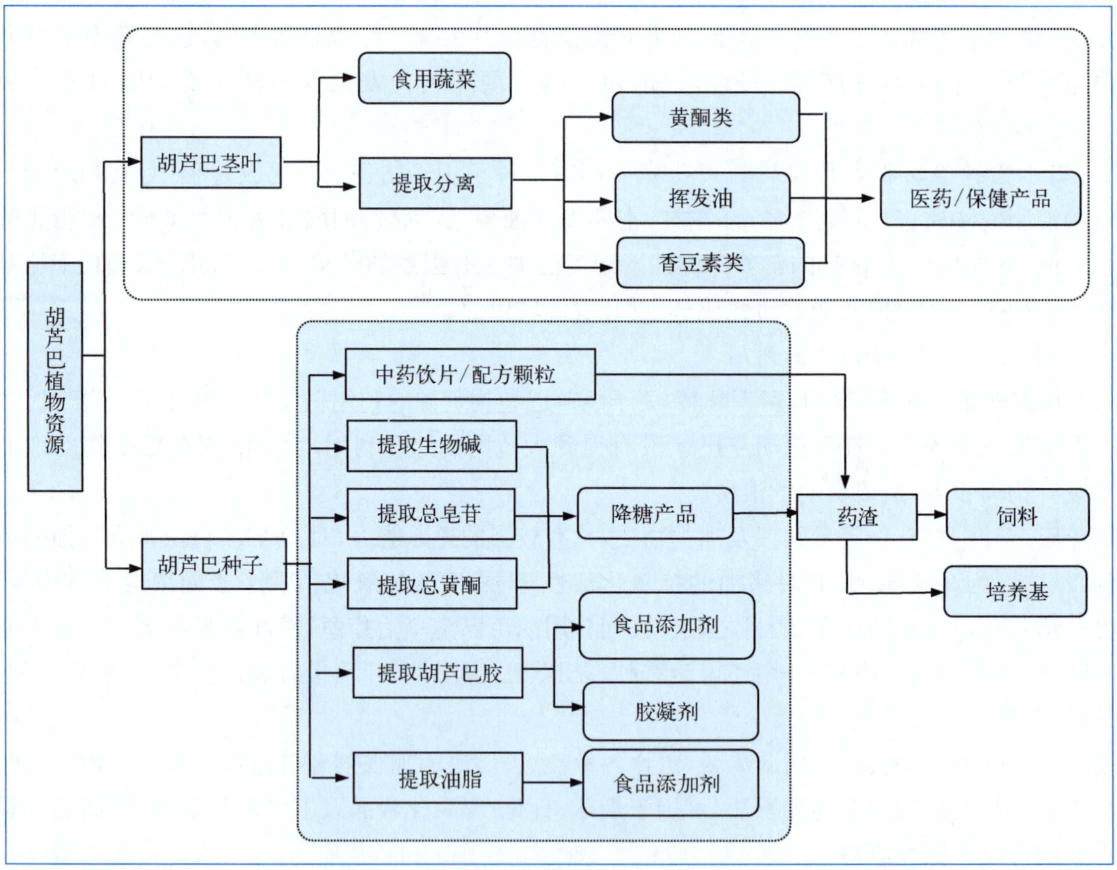

图12-28 胡芦巴植物资源系统开发与产业化途径

参考文献

[1] 陈君，丁万隆，陈震，等.不同种源胡芦巴生长发育特性初步观察[J].中国中药杂志，2001，26(4)：237-240.

[2] 国家中医药管理局《中华本草》编委会.中华本草(第13卷)[M].上海：上海科学技术出版社，1999：266-268.

[3] 肖正春，徐嘉生.胡芦巴香料资源开发及综合利用前景[J].中国野生植物，1988(3)：7-8.

[4] 周淑晶. 中药胡芦巴的化学成分研究进展[J]. 中药研究与信息,2000,2(5): 19－22.
[5] Yingmei H, Sansei N, Yukari N, et al. Flavonol glycosides from the stems of *Trigonella foenum-graecum* [J]. Phytochemistry, 2001, 58(4): 577－580.
[6] 王栋,孙晖,韩英梅,等. 胡芦巴茎叶化学成分研究[J]. 中国中药杂志,1997,28(8): 486－488.
[7] 王雅,赵萍,任海伟,等. 微波辅助萃取胡芦巴茎叶挥发油工艺优化及抗氧化性研究[J]. 食品科学,2010,31(18): 120－123.
[8] 李园媛,邱丹. 青海地区胡芦巴的营养成分分析[J]. 氨基酸和生物资源,2009,31(3): 18－19.
[9] 赵怀清,曲燕,王学娅,等. 不同产地胡芦巴种子中胡芦巴碱的含量测定[J]. 中国药学杂志,2002,37(8): 617－619.
[10] 陈华国,靳风云,赵超,等. 胡芦巴中总皂苷的含量测定[J]. 光谱实验室,2010,27(2): 580－582.
[11] 鲁鑫焱,赵怀清,王学娅,等. 不同产地胡芦巴中薯蓣皂苷元的含量比较[J]. 中药材,2004,27(7): 498－500.
[12] 鲁鑫焱,张超,赵怀清,等. 不同产地胡芦巴中总黄酮和槲皮素的含量测定[J]. 沈阳药科大学学报,2004,21(6): 430－433.
[13] 黄文哲,梁旭. 不同产地胡芦巴中两种黄酮甙的含量测定[J]. 植物资源与环境学报,2000,9(4): 53－54.
[14] 房杰,刘智宇,熊正涛. HPLC－ELSD 测定胡芦巴中 4－羟基异亮氨酸的含量[J]. 华西药学杂志,2004,19(5): 355－356.
[15] 徐嘉生,徐又新,蒋建新. 胡芦巴籽制胶方法及设备: 中国, CN1045304[P]. 1996－05－22.
[16] 唐璇. 胡芦巴渣中有效成分提取工艺及其应用研究[D]. 重庆: 西北大学,2008.
[17] 方涛. 胡芦巴胶新食品增稠剂的开发与研究[J]. 中国食品添加剂,2000,(4): 52－53.
[18] 尚明英,门田重利,王璇,等. 中药胡芦巴油脂成分的分析测定[J]. 中草药,1999,30(4): 256－257.
[19] 唐漩. 胡芦巴渣中有效成分提取工艺及其应用研究[D]. 西安: 西北大学,2008.
[20] 徐嘉生,徐又新,蒋建新. 胡芦巴籽制胶方法及设备: 中国, CN1045304C [P]. 1996－05－22.
[21] 何昌义,蒋保民,胡秀莲,等. 胡芦巴种子中提取皂苷的方法: 中国, CN1456570 [P]. 2003－11－09.
[22] 蒋建新,徐嘉生,朱莉伟. 经济植物胡芦巴的发展现状与前景[J]. 中国野生植物资源,1999,18(4): 19－20.

（宿树兰　郭　盛　蔡少青　段金廒）

枸杞类药用生物资源及其资源化利用研究

茄科(Solanaceae)枸杞属(*Lycium*)植物全世界约有 80 种,主要分布在南美洲,少数种类分布于欧亚大陆温带;我国产 7 种 3 变种,分别为枸杞(*L. chinense*)、宁夏枸杞(*L. barbarum*)、黑果枸杞(*L. ruthenicum*)、截萼枸杞(*L. truncatum*)、新疆枸杞(*L. dasystemum*)、柱筒枸杞(*L. cylindricum*)、云南枸杞(*L. yunnanense*)。中国枸杞属植物的自然分布,除海南省外,其他各地均有分布,且以我国北方地区分布较为集中[1,2]。枸杞属多种植物可供药用,其中较为常用的主要有宁夏枸杞和枸杞。宁夏枸杞的干燥成熟果实称枸杞子(Lycii Fructus)入药,其味甘,性平,具有滋肝补肾、益精明目之功效;枸杞和宁夏枸杞的干燥根皮称地骨皮(Lycii Cortex)入药,其味甘,性寒,具有凉血除蒸、清肺降火之功效。此外,黑果枸杞也常作为保健食品应用。

枸杞从植被角度分析,为森林区内低海拔地段的一个森林区分布种,其分布东起日本、韩国、朝鲜,直达我国的东北、华北、华中、华南和西南,西可到喜马拉雅和巴基斯坦,为常见的典型东亚种。该种有一变种—北方枸杞(*L. chinense* var. *potaninii*),分布于河北省北部、山西省北部、陕西省北部、甘肃省西部、青海省东部、内蒙古自治区、宁夏回族自治区和新疆维吾尔自治区等地,多生长于山地阳坡和沟谷地,多为野生。

宁夏枸杞,又名甘枸杞,原产于我国西北和华北地区,自然分布区域西至新疆维吾尔自治区和田,东至辽宁省营口，南至四川省小金，北抵内蒙古自治区二连浩特，地处北纬 31～44°，东经 80～122°区域。在此范围内又比较集中分布于自青海省至山西省的黄河两岸黄土高原与山麓地带，以及青海省柴达木盆地和甘肃省河西走廊。北纬 33～41°，东经 97～111°为宁夏枸杞的自然分布中心区域。从植被角度分析，为草原荒漠区分布种。宁夏枸杞在我国有悠久的栽培史，现广泛栽培于我国西北宁夏回族自治区、内蒙古自治区西部河套平原、甘肃省、青海省、新疆维吾尔自治区等地，且以宁夏回族自治区中宁及其周边地区所产者世为地道，为目前宁夏枸杞商品的主要产区。近年来，新疆地区和青海省柴达木盆地宁夏枸杞栽培面积逐年增大，且所产宁夏枸杞果形大、色泽红润、味甜，值得关注。该种的变种—黄果枸杞(*L. barbarum* var. *auran-ticarpum*)，只在宁夏回族自治区银川市可见，多生于田边和宅旁。

我国栽培枸杞可分为两类：一类为果用枸杞，另一类是作为绿叶蔬菜栽培的叶用枸杞。果用枸杞栽培品种的植物来源为宁夏枸杞。在长期的栽培过程中根据树形、枝形、叶形、果形以及枝、叶、果的颜色等，形成了 3 个枝型(硬条型、软条型、半软条型)、3 个果类(长果类、短果类、圆果类)和 12 个栽培品种。其中，麻叶枸杞、大麻叶枸杞是宁夏枸杞中两个较优良的品种。近年来通过良种选育工作，又从原主栽品种大麻叶枸杞中选育出宁杞 1 号枸杞和宁杞 2 号枸杞 2 个品种，目前已在宁夏回族自治区、新疆维吾尔自治区、甘肃省、内蒙古自治区、青海省、湖北省、陕西省等地推广种植。叶用枸杞多为枸杞的栽培品种，其叶常作为保健蔬菜食用，可分为细叶枸杞和大叶枸杞。一般这 2 种枸杞均不开花结果，每年只能用插条进行繁殖[2]。

黑果枸杞广布于我国的陕西省北部、宁夏回族自治区、甘肃省、青海省、新疆维吾尔自治区和西藏自治区等地，在中亚、高加索和欧洲也有分布。该种枸杞的生态适应性表现为极强的耐旱、耐寒、耐盐碱等抗逆特性，常生长于盐碱化滩地或流沙荒漠戈壁区域。

一、资源利用现状

枸杞药用历史悠久、为药食同源之品，入药记载首见于《神农本草经》，列为上品，记：枸杞"味苦，寒。主五内邪气，热中消渴，周痹"。宁夏枸杞的干燥成熟果实为中药枸杞子，归肝、肾、肺经，其甘补平和，质润多液，入肾可益精充髓助阳，走肝能补血明目，归肺以润肺止咳，凡肝肾不足和肺肾阴虚所致诸症，均可应用，为滋阴助阳、益精补血之良药。是经典方剂杞菊地黄丸、左归丸、左归饮的主要组方药物。现代研究证明：枸杞子具有调节免疫、保肝，抗衰老及抗疲劳等多重生物活性[3]。以枸杞子为主要药物制成的现代制剂主要有枸杞益元酒、枸杞消渴胶囊、枸杞药酒、六味枸杞口服液等。

枸杞和宁夏枸杞的根皮为常用清虚热中药地骨皮，常用于阴虚潮热、骨蒸盗汗、肺热咳嗽、咯血、衄血等症的治疗，为地骨皮散、泻白散、枸杞散等经典名方的主要组成药物。现代研究显示：地骨皮具有降血压、降血糖、调血脂、解热等作用[4]，为现代成方制剂十味降糖颗粒、地骨降糖胶囊、养血退热丸等的主要组成药物。以地骨皮为主要原料制成的地骨皮露具有凉营血、解肌热之功，常用于体虚骨蒸、虚热口渴等证的治疗。

除作药用外，枸杞子及地骨皮亦广泛用于保健食品的开发。以枸杞子及枸杞多糖为主要原料开发的保健食品数量众多，多具有增强免疫力、缓解体力疲劳、保护肝功能、调节血脂等功能，常见的产品有枸杞汁、枸杞胶囊、枸杞颗粒、枸杞全粉、枸杞果酒等。地骨皮多用于辅助降血糖保健食品的开发。以枸杞种子为原料提取制备的枸杞籽油及其软胶囊制剂具有辅助降血脂作用，也常用于保健食品的开发。

此外，枸杞属植物除果实、根皮药用及食用外，其叶、花等组织器官也多作药用或食用。《本草纲目》云："春采枸杞叶，名天精草；夏采花，名生长草……"，宁夏枸杞嫩芽及嫩叶已作为时令鲜蔬供食用(表 12-14)。

表 12-14 以枸杞资源植物为原料生产的主要产品及其资源价值

产 品 名 称	利用部位/物质	资 源 价 值
枸杞膏	成熟果实	医药、保健(滋补肝肾,润肺明目)
枸杞汁	成熟果实	保健食品(免疫调节)
鲜枸杞颗粒	成熟果实	保健食品(免疫调节)
枸杞口嚼片	成熟果实	保健食品(延缓衰老)
枸杞口含片	成熟果实	保健食品(抗疲劳)
枸杞胶囊	成熟果实	保健食品(增强免疫力、缓解体力疲劳)
枸杞果酒	成熟果实	保健食品(增强免疫力)
枸杞宝胶囊	成熟果实	保健食品(免疫调节、调节血脂)
枸杞多糖口服液	成熟果实/多糖类	保健食品(调节血脂)
杞圣胶囊	成熟果实/多糖类	保健食品(免疫调节、延缓衰老)
地骨皮露	根皮	医药、保健(凉营血,解肌热)
地骨皮配方颗粒	根皮	临床配方
枸杞油胶丸	种子	保健食品(缓解体力疲劳、辅助降血脂)
枸杞叶茶	叶片	保健食品(补益肝肾、明目)
枸杞芽菜	嫩芽	时令鲜蔬

二、资源性化学成分组成

枸杞属植物中所含化学成分种类繁多,主要包括糖类、油脂类、生物碱类、色素类、氨基酸类等。其中最具资源产业化利用价值的为枸杞多糖、枸杞色素和枸杞籽油。

1. 多糖类资源性化学成分 枸杞果实含糖量约为 46.5%,其主要活性成分为枸杞多糖(lycium barbarum polysacharides, LBP),其含量在 5.42%~8.23%[3]。枸杞多糖,具有调节免疫、降血糖、降血脂、抗肿瘤、抗疲劳等功效。由于组成枸杞多糖的单糖种类和数目等的不同,其结构较为复杂,目前,国内外对枸杞多糖的结构研究主要集中在其分子质量测定、单糖组成及比例、糖环形式(吡喃环或呋喃环)、单糖残基类型及糖苷键连接位点、糖苷取代的异头异构形式(α-或β-)等初级结构的表达上。研究显示:枸杞中含有的多糖类资源性化学成分多与氨基酸、肽等结合形成糖肽结构,分子质量差异较大,跨度可达 8~241 kDa[5]。有研究采用 DEAE 柱层析法从枸杞多糖中分离得到 4 个水溶性多糖均一体,除 LBPC4 的分子质量 1.0×10^4 Da,为 α-(1→4)(1→6)连接的葡聚糖肽外,其余 3 个多糖类资源性化学成分分别为分子质量 6.6×10^4 Da、1.2×10^4 Da、0.8×10^4 Da,β-(1→4)(1→6)连接的杂多糖肽。也有研究[6]将纯化得到的枸杞多糖组分 LBP3-1 进行结构和组成分析,显示 LBP3-1 主要呈链状伴随着高度分支结构,且糖链间多相互缠绕聚集成环状,其单糖组成分别为鼠李糖基、阿拉伯糖基、木糖基、甘露糖基、葡萄糖基和半乳糖基,且摩尔比率为 2.07∶2.38∶3.11∶1.00∶1.12∶2.86,是一种含有结合蛋白的多糖复合物。此外,有研究[7]将经 DEAE 离子交换纯化得到的 LBP-1 进行 HPLC 和 GC 分析,得出 LBP-1 由鼠李糖、阿拉伯糖、木糖、半乳糖、甘露糖和半乳糖醛酸残基组成,摩尔比为 1.0∶7.85∶0.37∶0.65∶3.01∶8.16,各单糖的连接顺序依次为(1→5)-α-D-阿拉伯糖-(1→4)-α-D-半乳糖醛酸通过-(3→6)-连接-(1)-甘露糖分支,链终端连接-(1)-甘露糖。

2. 天然色素类资源性化学成分 枸杞色素是存在于枸杞浆果中各种呈色物质的总称,主要由类胡萝卜素及其他有色物质组成。其中,类胡萝卜素含量可占枸杞干果重的 0.03%~0.5%[8]。研究显示，枸杞子中含有的类胡萝卜素类资源性化学成分具有抗氧化、增强免疫力、保护视力等多重生物活性，现已广泛用于保健食品开发，且不会造成环境污染，也是一种重要的绿色添加剂和天然色素，具有广阔的市场利用前景。枸杞中的类胡萝卜素类资源性化学成分主要包括游离类胡萝卜素和类胡萝卜素脂肪酸酯。游离类胡萝卜素主要包括 β-胡萝卜素（β-carotene）、β-隐黄素（β-cryptoflavin）和玉米黄素（zeaxanthin）。类胡萝卜素脂肪酸酯主要包括玉米黄素双棕榈酸酯（酸浆果红素，physalien）、玉米黄素单棕榈酸酯和 β-隐黄素棕榈酸酯等。其中，以玉米黄素双棕榈酸酯含量最高，可达 1 143.7 μg/g，约占枸杞色素中类胡萝卜素总量的近 1/2[9]。此外，也有研究显示，枸杞果实中 98.6%的类胡萝卜素均以酯化形式存在，其中玉米黄素双棕榈酸酯占其类胡萝卜素总量的 77.5%，是枸杞子中的主要类胡萝卜素类资源性化学成分。

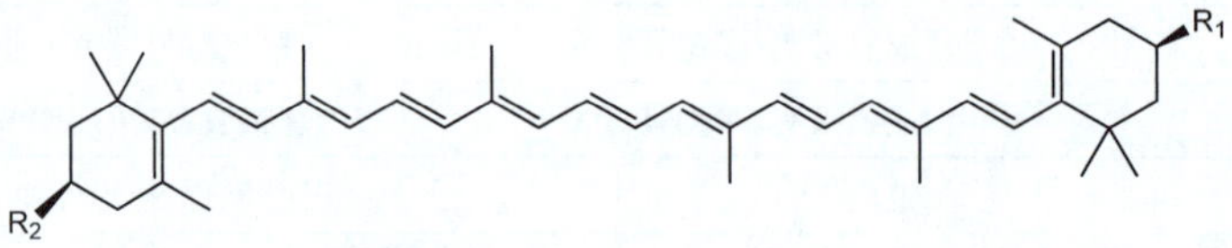

β-胡萝卜素　R_1= H　R_2= H

玉米黄素　R_1= OH　R_2=OH

3. 脂肪酸类资源性化学成分　枸杞种子（枸杞籽）约占整粒枸杞子的 3%，但其出油率能达到 17%～20%，且油中含有大量的亚油酸、油酸、亚麻酸等不饱和脂肪酸（表 12－15）。此外，尚含有维生素 E(7.52 mg/100 g)、β-胡萝卜素（2.6 mg/g）、磷脂（0.23%）及多种矿物质元素[10]。枸杞籽油除具有食用价值外，还有医疗保健作用，可用于高血压、高血脂、动脉粥样硬化等心脑血管疾病的辅助治疗，常用于保健食品的开发。

表 12－15　枸杞籽油中脂肪酸含量分析（%）

序　号	组　分	含　量	序　号	组　分	含　量
1	棕榈酸	7.3	4	亚油酸	67.8
2	硬脂酸	3.2	5	亚麻酸	3.4
3	油酸	16.8	6	花生四烯酸	1.5

4. 生物碱类资源性化学成分　茄科植物中含有较丰富的生物碱类化学成分，枸杞植物全株中主要含有甜菜碱（betaine）、阿托品、东莨菪碱等，其中甜菜碱在叶中含量可达 14 mg/g。国外学者在研究枸杞时还发现了颠茄碱和天仙子胺 2 种生物碱。枸杞对脂质代谢的调节及抗脂肪肝作用，与其所含甜菜碱密切相关[11]。此外，枸杞根皮尚含有咖啡酰酪胺及二氢咖啡酰酪胺等资源性化学成分，如地骨皮甲素（kukoamine A）、地骨皮乙素（kukoamine B）等[12]。

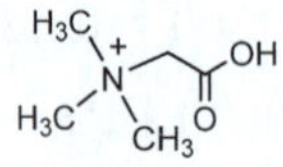

甜菜碱

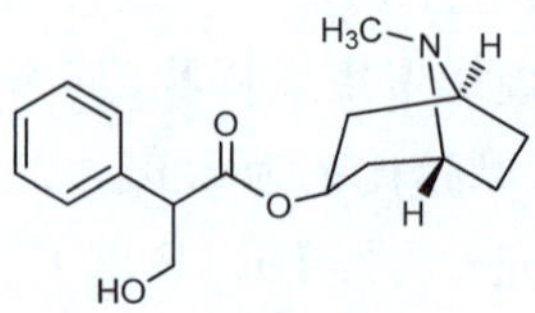

阿托品

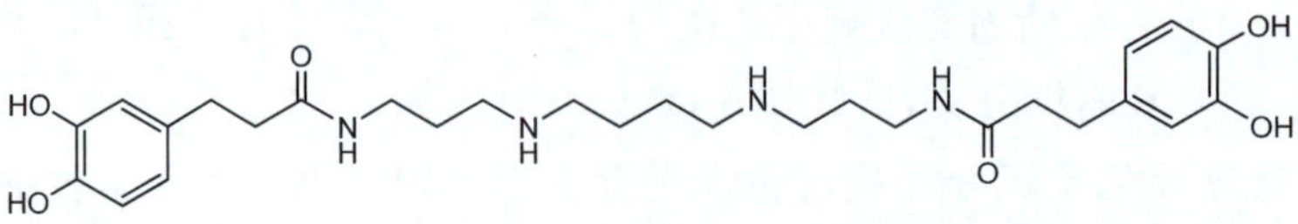

地骨皮甲素

5. 蒽醌类资源性化学成分　枸杞植物根皮(地骨皮)含有约5.73%的总蒽醌类资源性化学成分,具有抗炎、抑菌、抗病毒等生物活性。其化学组成主要有大黄素甲醚、大黄素、2-甲基-1,3,6-三羟基-9,10-蒽醌、2-甲基-1,3,6-三羟基-9,10-蒽醌-3-O-(6-O-乙酰基)-α-鼠李糖基-(1→2)-β-葡萄糖苷等。其中2-甲基-1,3,6-三羟基-9,10-蒽醌对人醛糖还原酶(HAR)的抑制率达到84%,高于阳性对照药槲皮素(抑制率为67.8%)[13]。

6. 其他类资源性化学成分　枸杞子中含有多达18种氨基酸,其中8种为人体必需氨基酸。在枸杞子所含的氨基酸中,Asp、Glu、Ala和Pro的含量较高,且多呈游离状态。枸杞子尚含有氨基乙磺酸(牛磺酸)和γ-氨基丁酸等非蛋白氨基酸类资源性化学成分。牛磺酸主要存在于动物体内,在植物体中尚未见含牛磺酸的报道,而枸杞子中其含量较高(0.449%~0.689%)[3]。此外,宁夏枸杞果实及根皮中尚含有莨菪亭、6-甲氧基-7-羟基香豆素、东莨菪苷等香豆素类化学成分;叶和花中含有槲皮素和山柰酚等,根皮中含有芹菜素、蒙花苷(linarin)等黄酮类化学成分,并首次从花中分得薯蓣皂苷元等资源性化学成分。

三、资源性化学成分动态积累与分析评价

1. 药材形成过程资源性化学成分动态评价

(1) 不同采收期资源性化学成分动态评价

1) 枸杞多糖、氨基酸和甜菜碱的动态变化: 不同采摘期的枸杞子样品中各资源性化学成分含量存在差异,多糖、总糖含量和百粒重差异,达到极显著水平,氨基酸和甜菜碱含量差异达到显著水平。头茬果各成分含量高于盛果期果实,夏果中各成分含量高于秋果,表明枸杞头茬果品质较盛果期好,夏果品质比秋果好,但秋果中各项指标均能达到枸杞营养成分的要求[14](表12-16)。

表12-16　不同采摘期宁夏枸杞果实资源性化学成分积累动态分析

产　地	采收期	多糖含量(%)	氨基酸含量(mg/100 g)	甜菜碱含量(mg/100 g)
宁夏回族自治区惠农区尾闸镇	1-头茬	7.69	6.50	0.95
	1-四茬	6.05	6.05	0.92
	1-秋果	5.51	—	—
宁夏回族自治区惠农区燕子墩乡	2-头茬	6.41	6.90	1.02
	2-四茬	5.33	5.44	0.87
	2-秋果	5.12	—	—
宁夏回族自治区惠农区燕子墩乡	3-头茬	5.88	6.53	1.29
	3-四茬	5.91	6.49	0.89
	3-秋果	5.34	—	—
宁夏回族自治区平罗县头闸镇	4-头茬	7.42	6.72	0.91
	4-四茬	6.23	6.15	0.87
	4-秋果	5.14	—	—
宁夏回族自治区平罗县黄渠桥镇	5-头茬	6.89	7.83	1.31
	5-四茬	5.93	6.75	0.85
	5-秋果	5.27	—	—

续 表

产　地	采 收 期	多糖含量(%)	氨基酸含量(mg/100 g)	甜菜碱含量(mg/100 g)
宁夏回族自治区平罗县联合开发市场	6-头茬	6.24	6.70	1.46
	6-四茬	5.79	6.46	0.98
	6-秋果	4.93	—	—
宁夏回族自治区同心县	7-头茬	7.58	7.79	1.53
	7-四茬	6.19	7.51	1.17
	7-秋果	6.18	—	—
宁夏回族自治区固原市原州区	8-头茬	7.14	7.30	1.26
	8-四茬	5.96	6.44	1.15
	8-秋果	5.29	—	—

2）枸杞果实中类胡萝卜素类资源性化学成分动态变化：枸杞子成熟过程中类胡萝卜素的变化主要为玉米黄素双棕榈酸酯的积累。采用 HPLC 法测定青果期到红熟期玉米黄素双棕榈酸酯含量，结果显示其含量从 0.148 mg/100 g 增加到 303 mg/100 g，占红熟期类胡萝卜素总量的 70%以上。其他类胡萝卜素酯的含量较少，成熟过程中相对变化较小[15]。

3）叶片中黄酮类资源性化学成分动态变化：通过比较栽培于青海省西宁市的宁夏枸杞 5 月、8 月、9 月和 10 月其叶片中总黄酮及槲皮素、山柰酚、异鼠李素含量，结果显示：5 月采集的宁夏枸杞叶中总黄酮含量最高，8 月次之，入秋后其总黄酮含量明显降低，至 10 月宁夏枸杞叶中黄酮类资源性化学成分含量最低。因此，在青海省西宁市宁夏枸杞叶最佳采收期为夏初[16]。

（2）不同品种枸杞植物中资源性化学成分动态评价：以种植于甘肃景电灌区的枸杞试验田中 10 个不同枸杞栽培品种的果实（枸杞子）为研究对象，对其含有的甜菜碱、类胡萝卜素、糖类、氨基酸类、维生素 C 等含量进行比较研究。结果显示：不同栽培品种其各类资源性化学成分含量差异较大（表 12－17）。

表 12－17　不同品种枸杞子中资源性化学成分组成及含量比较

品　种	百粒重(g)	果形指数	鲜干果比	甜菜碱(%)	类胡萝卜素(mg/100 g)	总糖(%)	枸杞多糖(mg/100 g)	维生素 C(mg/100 g)	氨基酸(%)	可溶性固形物(%)
0901	26.45	2.68	4.11	1.30	51.62	9.44	9.54	964.98	10.77	75.58
先锋 1 号	21.35	2.47	4.96	0.95	31.65	10.22	7.63	778.20	7.55	78.11
宁杞 4 号	20.41	2.45	4.56	1.10	28.95	9.10	11.10	815.97	11.06	75.88
宁杞 5 号	32.91	2.51	4.83	0.88	25.11	10.67	8.51	836.16	7.89	80.07
宁杞 1 号	20.39	2.57	4.01	1.07	42.49	10.72	7.54	857.54	7.38	80.75
蒙杞 1 号	38.06	3.33	3.69	0.85	26.30	10.08	8.59	884.19	8.43	77.67
宁杞 3 号	26.72	2.30	4.54	1.04	7.07	10.28	10.54	746.22	7.59	80.43
扁果枸杞	25.22	2.26	4.82	1.05	45.51	10.44	11.18	1 234.64	7.92	78.93
宁杞 7 号	23.12	2.54	5.04	1.15	40.34	10.02	7.95	950.84	8.86	74.30
0702	25.52	2.33	3.26	1.04	36.81	10.29	8.14	749.25	8.82	78.56
标准差	5.65	0.31	0.59	0.10	12.72	0.51	1.42	145.25	1.31	2.19
平均值	26.02	2.54	4.38	1.03	33.59	10.13	9.07	881.80	8.63	78.03
变异系数 CV(%)	21.72	12.00	13.54	9.89	37.87	5.04	15.60	16.47	15.20	2.80

对枸杞属不同种枸杞植物果实(枸杞子)样品的多糖含量进行分析评价。结果显示,不同品种枸杞子中多糖含量依次为云南枸杞>宁夏枸杞>柱筒枸杞>枸杞子>新疆枸杞>截萼枸杞>北方枸杞>黄果枸杞>黑果枸杞>红枝枸杞。云南枸杞中多糖含量高于宁夏枸杞,提示云南枸杞在多糖类资源产业化开发利用方面可能具有潜在价值和资源优势。该品种果实形态也与其他品种有较大差异,其余资源种类的多糖含量均低于宁夏枸杞(图 12-29)。

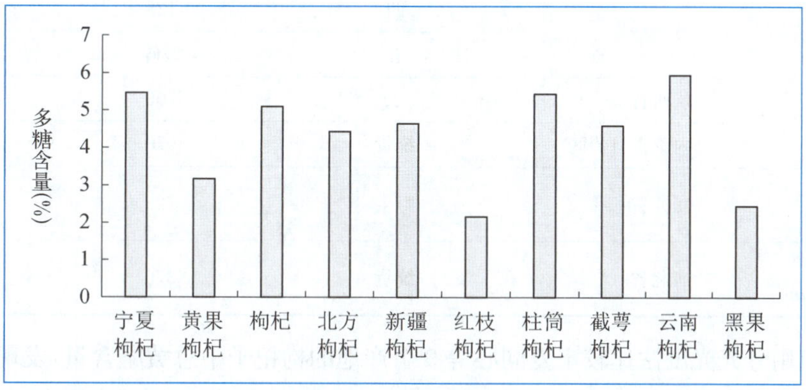

图 12-29　不同品种枸杞成熟果实中多糖类资源性化学成分的含量分析比较

(3) 不同产地枸杞植物中资源性化学成分分析评价

1) 多糖类: 对不同产地枸杞子样品的多糖含量进行分析测定,结果显示不同产地枸杞子样品多糖含量由高至低顺序是宁夏回族自治区>新疆维吾尔自治区>内蒙古自治区>青海省>河北省>陕西省>山西省>甘肃省。野生和栽培的枸杞子样品多糖含量比较:栽培>野生。由此表明,枸杞子以宁夏所产者世为地道的科学内涵与物质基础之所在(图 12-30)。

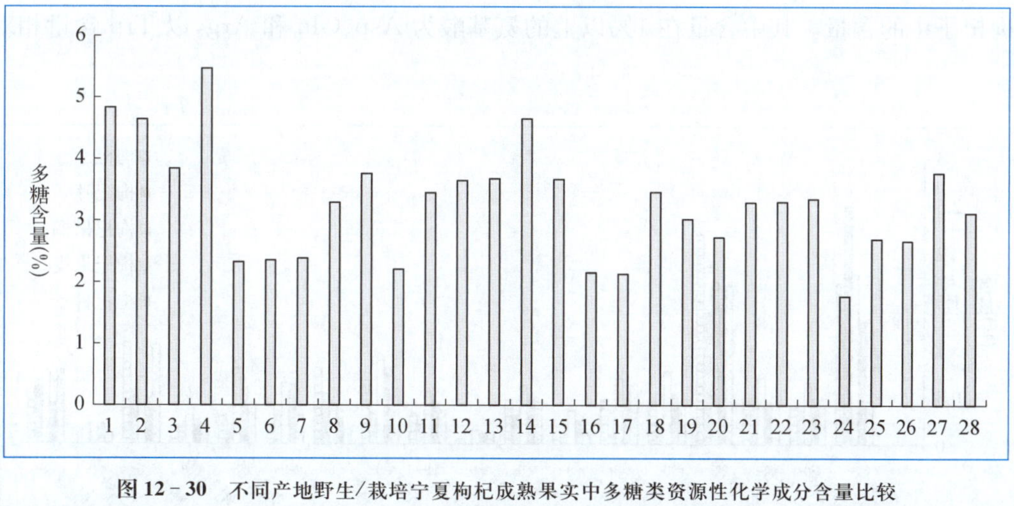

图 12-30　不同产地野生/栽培宁夏枸杞成熟果实中多糖类资源性化学成分含量比较

1. 宁夏回族自治区银川市栽培(1)　2. 宁夏回族自治区银川市栽培(2)　3. 宁夏回族自治区玉西村　4. 宁夏回族自治区中宁县宁杞一号栽培　5. 山西省夏县野生　6. 山西省清徐县药店购买　7. 四川省绵阳市药店购买　8. 内蒙古自治区超市购买　9. 安国药材市场购买　10. 内蒙古自治区包头市药店购买　11. 内蒙古自治区乌海市野生　12. 内蒙古自治区乌海市栽培　13. 新疆维吾尔自治区枸杞王产品　14. 新疆维吾尔自治区精河县　15. 新疆维吾尔自治区石河子市　16. 甘肃省靖远县野生　17. 甘肃省景泰县　18. 青海省超市购买　19. 青海省宁杞一号栽培　20. 青海省药店　21. 安国药材市场购买　22. 青海省都兰县诺木红农场栽培　23. 陕西省药材市场购买　24. 陕西省药材市场购买　25. 陕西省商洛市　26. 河北省巨鹿县栽培　27. 河北省安国市购买　28. 山东省章丘市野生

对不同产地、不同等级和不同品种的枸杞子中多糖进行含量测定比较表明,其多糖含量差别不甚显著,提示劣等枸杞子可作为枸杞多糖原料资源开发利用(表 12-18)。

表 12-18 不同品种不同产地及等级枸杞果实中多糖类资源性化学成分的含量比较

植物种	产地	等级	实际粒数(粒/50 g)	多糖含量(%)
宁夏枸杞 *L. barbarum*	宁夏回族自治区	一	430	6.10
		二	500	7.80
		三	965	6.05
		四	1 125	6.11
		五	破碎	5.42
	陕西省	二	705	8.23
	内蒙古自治区	统货	570	7.21
枸杞 *L. chinense*	江苏省	野生	725	7.09
北方枸杞 *L. chinense* var. *potaninii*	河北省	统货	375	6.66

2）黄酮类： 应用分光光度法比较宁夏同心等 9 个产地的枸杞子中总黄酮含量，发现宁夏回族自治区同心市和宁夏回族自治区银川市南梁所产枸杞子的黄酮含量较其他地区为高，平均含量高达 669.5 mg/100 g，而其他产地平均含量为 564.3 mg/100 g。

(4) 枸杞植物不同部位资源性化学成分动态评价

1）氨基酸类： 对宁夏回族自治区产枸杞子中不同部位的氨基酸测定结果显示，其中含有人体必需的 8 种氨基酸，其游离氨基酸占氨基酸总量的 50%以上，有利于人体吸收。

比较枸杞果实、叶、果柄、果皮和种子的 18 种氨基酸含量，结果显示，枸杞各部位总氨基酸含量为 9.34%～12.9%，以枸杞果皮中氨基酸含量最低，枸杞果柄中氨基酸含量最高，枸杞叶中 11 种氨基酸含量都高于枸杞子中的含量。其中含量在 1%以上的氨基酸为 Asp、Glu 和 Arg，以 Trp 含量相对较低(图 12-31)。

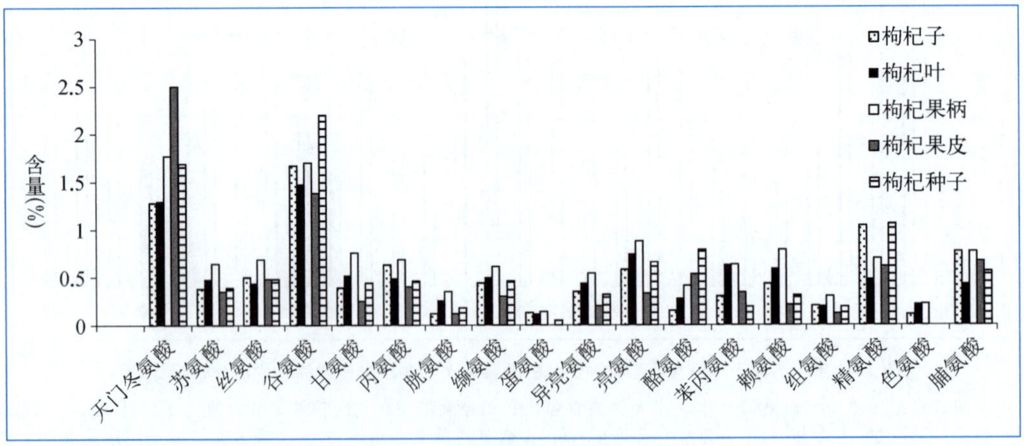

图 12-31 宁夏枸杞资源植物不同组织器官氨基酸类资源性化学成分的组成及积累分析

2）生物碱类： 采用 HPLC 法测定枸杞中甜菜碱、颠茄碱和天仙子胺的含量，结果显示：宁夏回族自治区产枸杞果实中含甜菜碱 0.797%～1.18%，比较枸杞果实、根以及枝芽中颠茄碱和天仙子胺的含量，结果表明：果实和枝芽中两种生物碱含量较高，且颠茄碱含量高于天仙子胺，根中 2 种生物碱含量最低(图 12-32)。

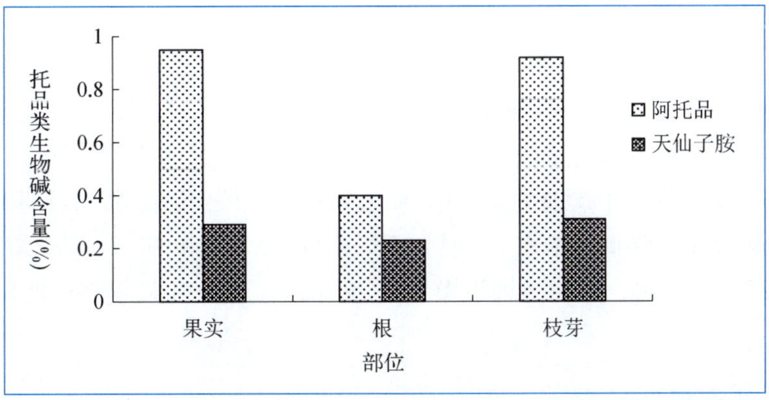

图 12-32　宁夏枸杞资源植物不同组织器官托品类生物碱的分布与积累

2. 药材产地加工过程资源性化学成分的动态分析与评价

(1) 黄酮类：干燥过程会促使枸杞中的黄酮类资源性物质的积累(图 12-33)，不同的干燥方式对枸杞总黄酮含量有显著的影响，其影响作用大小依次是 40℃烘干＞晒干＞真空冻干＞鲜果。干燥工艺会造成枸杞中黄酮类化合物含量的变化。Na_2CO_3、Na_2SO_3处理和空白对照下的枸杞在干燥过程中总黄酮含量呈现持续上升的趋势，同一烘干时间下，Na_2SO_3处理与 Na_2CO_3处理下枸杞子中山柰酚、芦丁和槲皮素含量均呈现先增加后下降趋势；同一处理下的 PAL 活性和总黄酮含量变化呈现显著正相关，表明 PAL 活性的增加能够促进总黄酮的增加；山柰酚、芦丁和槲皮素含量变化呈现正相关，说明三者在干燥过程中均会有同时增加和减少的协同性。除蜡剂不会影响晒干过程中黄酮类化合物和苯丙氨酸解氨酶(PAL)活性的变化趋势，但是影响同一干燥时间下 PAL 活性、总黄酮、山柰酚、芦丁和槲皮素值的大小，且其达到最高值的时间也受除蜡剂的影响[17,18]。

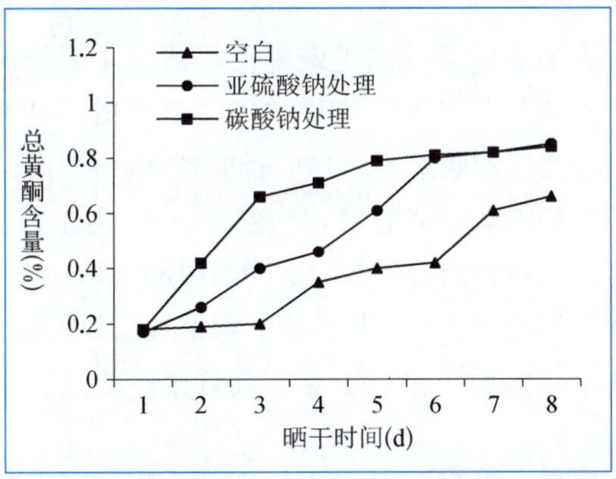

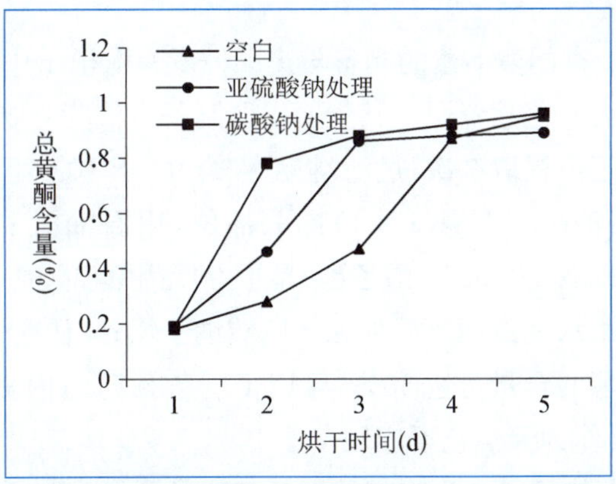

图 12-33　干燥过程枸杞子中总黄酮含量变化趋势

(2) 色素类：研究显示：枸杞果实在干燥过程中玉米黄素和 β-胡萝卜素含量增加而酯化类胡萝卜素如玉米黄素双棕榈酸酯含量下降，从而对枸杞子药材感观色泽产生影响。在干制起始阶段，玉米黄素和 β-胡萝卜素含量大幅增加，是鲜果含量的 2～22 倍；干制中期，两者均有不同程度的降低；干制后期，两种色素含量有小幅增加并达到平衡状态。玉米黄素双棕榈酸酯在干制起始阶段全面降低，降幅达到 40%以上；干制中期有小幅增加并最终达到稳定状态。推测枸杞果实在干燥过程中由于干制温度的影响以及体内水分的耗散，表现为某些合成抗逆物质的酶活性升高以及果实衰老进程的加快，导致玉米黄素和 β-胡萝卜素大量合成而不能及时酯化，使得含量大幅增加；而玉米黄素双棕榈酸酯发生分解而合成较慢,因此含量降低[19]。

不同干制方式对枸杞果实中类胡萝卜素的影响也有较大区别,严重影响其商品感观品质。有研究对冷冻干燥、热风烘干和自然晒干 3 种不同干燥方式对枸杞子药材中主要类胡萝卜素的含量影响进行了比较,发现经干燥后玉米黄素和 β-胡萝卜素含量都大幅增加,其中热风烘干增长的最多,玉米黄素为干燥前的 6.1 倍,β-胡萝卜素为干燥前的 4.5 倍;而玉米黄素双棕榈酸酯和总类胡萝卜素的含量均有不同程度的降低,其中热风烘干降低的最多,分别为干燥前的 62.3%和 64.7%,冷冻干燥降低的最少,分别为干燥前的 80.1%和 80.3%。对比 3 种干燥方法,其中冷冻干燥对保存类胡萝卜素效果最佳,保持了固有的色泽[20]。

四、资源利用效率提升研究

1. *药材深加工与产品开发* 枸杞子既是传统常用中药,又是应用广泛的保健食品,广泛用于医药保健产品的开发。常见的产品有枸杞保健胶囊、枸杞果酒、果醋,以及枸杞水晶糖、保鲜枸杞、枸杞精、枸杞露、枸杞膏等系列保健食品。此外,以枸杞子中含有的多糖类、类胡萝卜素类、生物碱类等资源性物质为目标的产品开发也日益受到重视。

(1) 枸杞多糖的制备与产品开发: 枸杞多糖为枸杞子中最主要的资源性化学物质,为目前枸杞深加工过程中资源化利用程度较高的资源性物质。杞宝胶囊即以枸杞多糖为原料生产的具有提高人体免疫功能和抗衰老作用的保健食品。枸杞多糖的传统制备方法主要为热水浸提乙醇沉淀法,具有耗时长、耗能高、产率低、高温对多糖具有降解作用以及多糖生物活性被破坏等问题。为此有专利报道,采用循环超声提取技术用于枸杞多糖制备,其具体制备流程为:将枸杞加水浸泡,打浆,去籽,枸杞果浆置于循环超声提取机中进行超声提取,固液分离,滤液浓缩,加一定量的乙醇沉淀多糖,多糖采用树脂进行纯化,制成枸杞多糖成品,可用于具有调节免疫、降血脂、降血糖以及抗肿瘤药物及保健食品的开发[21]。

(2) 类胡萝卜素的制备与产品开发: 枸杞子中含有的类胡萝卜素类资源性物质为主要的保健食品原料和天然色素资源。其主要提取制备方法为:取宁夏枸杞干燥果实,用 5 倍量(v/w)的石油醚—丙酮(1∶1)超声提取 3 次;过滤,将滤液合并,于 40℃下水浴减压回收溶剂,得到石油醚—丙酮(1∶1)提取部位;取石油醚—丙酮(1∶1)提取部位,用石油醚和 90%甲醇超声溶解,分层后分开;再用石油醚(每 1 000 mL 含 50 mL 乙酸乙酯)萃取 90%甲醇部位一次;合并石油醚部位,用 90%甲醇萃取一次;将石油醚部位用水洗涤两次后加无水硫酸钠干燥;减压于 35℃回收溶剂,得类胡萝卜素部位,其中玉米黄素双棕榈酸酯的含量可达 30%,可用于制备预防白内障的产生、延缓和治疗老年黄斑变性的药物及保健食品,也可作为天然色素应用[22]。

(3) 枸杞子总生物碱的制备与产品开发: 枸杞子中含有的以甜菜碱为代表的生物碱类资源性化学成分,在体内可起到甲基供应体的作用,可影响脂质代谢而具有抗脂肪肝的作用,具有较高的资源利用前景。有专利报道以枸杞子为原料制备枸杞子生物碱的方法为:将枸杞果实打浆,用酸水提取,过滤,将提取液通过阳离子交换树脂柱,弃去洗出液后,再用氢氧化铵溶液碱化树脂柱,晾干后,用氯仿回流提取,提取液浓缩,得到枸杞总生物碱。该方法具有溶剂用量少,产品质量高,稳定性好的优点,避免了现有技术有机溶剂用量大,工艺复杂等缺点,可以高效地从枸杞果实中提取分离高纯度的枸杞总生物碱[23]。

2. *产业化过程废弃物的资源化利用研究*

(1) 枸杞叶的资源化利用研究: 枸杞叶中营养成分和活性物质种类丰富,含量较高,其药用价值、营养保健功效较高，是重要的食品配料、添加剂来源，在食品、医药等领域具有巨大的开发潜力和广阔的市场前景。以枸杞嫩叶为原料可制成具有降血压、降血糖、降血脂以及耐缺氧功能的枸杞叶保健茶，也可作为时鲜蔬菜食用。

枸杞叶中富含类胡萝卜素和甜菜碱等资源性物质，且含有多种有益微量元素，可开发为保健食品，也可作为提取天然甜菜碱的新资源原料。枸杞叶含有紫罗兰酮、大马酮等致香前体物质，可开发成天然食品香精、香料。此外，枸杞叶可促进小球菌、乳酸菌等益生菌的生长，在乳制品中添加枸杞叶甲醇提取物可以提高酸奶酪的抗氧化活性，在乳制品发酵工业中也具有一定的应用前景。

(2) 枸杞果柄的资源化利用研究：枸杞果柄中含有多种生物活性成分，尤其是所含的甜菜碱和Zn、V等元素含量比枸杞果实还高，经过有效处理，可作为一种良好的保健食品或提取天然甜菜碱的新原料。枸杞柄粉碎成1 000～2 000目的超细粉，可作为食品膳食纤维添加剂，也可以制成袋装茶饮用。枸杞果柄中所含的叶绿素类资源性化学成分有助于肝脏的解毒，同时还可改善肝功能，对人胃腺癌细胞、宫颈癌细胞均有明显的抑制作用；一定剂量枸杞果柄水煎剂有明显降低四氧嘧啶致糖尿病小鼠高血糖的作用；枸杞果柄中的黄酮类资源性化学成分对DPPH自由基有较强的清除作用[24]，因此枸杞果柄有望开发为新型药物资源原料。

(3) 枸杞子深加工过程产生的固体废弃物资源化利用：枸杞子在以水提取制备枸杞多糖，以及榨取枸杞鲜汁用于食品加工过程中产生大量枸杞子皮渣资源，除少量经水漂选后用以制备枸杞籽（枸杞种子），或作动物饲料外，多被废弃。研究显示：提取多糖或榨汁产生的枸杞子皮渣富含红色素类资源性化学成分，主要由类胡萝卜素及其他有色物质组成。其中类胡萝卜素类色素物质主要由β-胡萝卜素、玉米黄素、β-隐黄素及其脂肪酸酯等资源性化学成分组成，其含量可达2.44 mg/g。该类色素色泽红艳，且具有抗氧化、抗衰老、增强免疫、抗肿瘤、视觉保护等多重生物活性，现已广泛用于食品、化妆品和医药产品。从枸杞子皮渣中提取类胡萝卜素等色素类物质的制备流程为取枸杞子皮渣，去籽后干燥、粉碎，以石油醚复合溶剂（石油醚∶氯仿＝1∶1）为萃取剂，采用超声波热回流提取技术，超声波提取功率160 W，料液比1∶8，提取温度55℃，提取时间40 min，提取次数2次，提取液经真空浓缩回收溶剂，得棕红色枸杞色素浸膏[25,26]。

(4) 枸杞籽的资源化利用：枸杞果实在制备枸杞多糖、榨取枸杞鲜汁以及发酵生产果酒、果醋过程中会产生大量的枸杞果渣，经水漂选后可得枸杞籽（枸杞种子）资源。研究显示：新鲜枸杞浆果含籽率约3%，加工1 t鲜果可得枸杞籽30 kg。枸杞籽富含脂肪油，其出油率可达15%～20%，脂肪油中亚油酸、油酸、亚麻酸等不饱和脂肪酸含量较高。此外，尚含有维生素E(7.52 mg/100 g)、β-胡萝卜素(2.6 mg/g)、磷脂(0.23%)及多种矿物质元素[10]。枸杞籽富含脂肪油，可采取压榨法、有机溶剂浸出法、超临界CO_2萃取法等方法制备枸杞籽油。枸杞籽油富含亚油酸、油酸、亚麻酸等不饱和脂肪酸，并含有Cu、Mn、Zn多种微量元素和生物活性物质表皮生长因子、SOD等，具有丰富的营养、药用、保健作用。其具有的降低血管胆固醇、防止动脉粥样硬化、增强视力、防止青光眼等生物活性，对预防及辅助治疗肥胖症、糖尿病、高血压病等有一定功效，同时对婴儿大脑和幼儿心脏发育及组织细胞生长发育有益。目前，枸杞籽油已广泛用于医药和保健产品的开发[27,28]。

此外，还有专利报道以枸杞籽及其提取枸杞籽油后的残渣中提取α-葡萄糖苷酶活性抑制剂，其提取方法为：枸杞籽及其提取枸杞籽油后的残渣经甲醇超声提取3次，合并提取液，减压干燥得甲醇总提取物，将甲醇总提取物加水溶解后，分别用等体积的正己烷、乙酸乙酯萃取3次，减压回收溶剂，得正己烷提取物、乙酸乙酯提取物；剩余的水层经大孔树脂柱处理，甲醇洗脱，得甲醇洗脱物、水洗脱物，采取α-葡萄糖苷酶活性体系追踪，发现正己烷提取物、乙酸乙酯提取物、甲醇洗脱物均表现出一定的α-葡萄糖苷酶抑制活性，将上述3种提取物经硅胶柱色谱，ODS柱色谱以及高效液相制备色谱分离得到具有α-葡萄糖苷酶抑制活性的化学组分，可用于糖尿病治疗药物及保健食品的开发[29]（图12-34）。

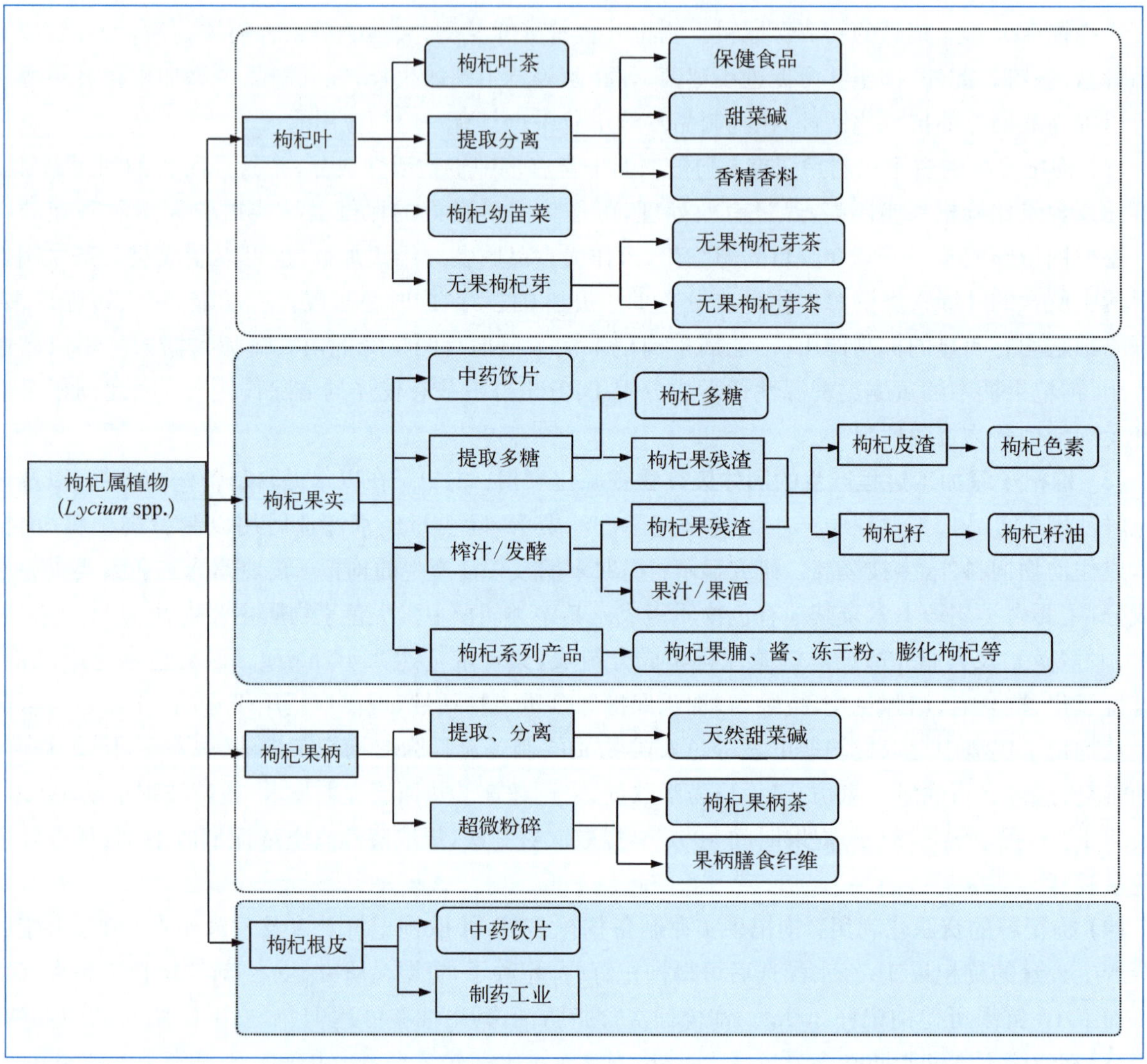

图12-34　枸杞类植物资源系统开发与产业化利用途径[30,31]

◇参◇考◇文◇献

［1］中国科学院中国植物志编辑委员会. 中国植物志[M]. 北京：科学出版社，2006.

［2］王晓宇，陈鸿平，银玲，等. 中国枸杞属植物资源概述[J]. 中药与临床，2011，2(5)：1-3.

［3］周晶，李光华. 枸杞的化学成分与药理作用研究综述[J]. 辽宁中医药大学学报，2009，11(6)：93-94.

［4］张秀云，周凤琴. 地骨皮药效成分及临床应用研究进展[J]. 山东中医药大学学报，2012，36(3)：243-244.

［5］Amagase H, Farnsworth NR. A review of botanical characteristics, phytochemistry, clinical relevance in efficacy and safety of *Lycium barbarum* fruit(Goji) [J]. Food Research International, 2011, 44: 1702-1717.

［6］郭琦，孙润广，郭国赟，等. 枸杞多糖分离纯化及其结构光谱分析与显微学观察[J]. 中草药，2012，43(4)：645-648.

[7] Zou S, Zhang X, Yao W B, et al. Structure characterization and hypoglycemic activity of a polysaccharide isolated from the fruit of *Lycium barbarum* L.[J]. Carbohydrate Polymers, 2010, 80(4): 1161-1167.

[8] Peng Y, Ma C, Li Y, et al. Quantification of zeaxanthin dipalmitate and total carotenoids in Lycium fruits [J]. Plant Foods for Human Nutrition, 2006, 60(4): 161-164.

[9] Inbaraj BS, Lu H, Hung CF, Wu WB, et al. Determination of carotenoids and their esters in fruits of *Lycium barbarum* Linnaeus by HPLC-DAD-APCI-MS [J]. Journal of Pharmaceutical and Biomedical Analysis, 2008, 47(4-5): 812-818.

[10] 苏宇静,王辉.枸杞籽油开发应用[J].中国油脂,2004,29(8): 56-58.

[11] 郑国琦,胡正海.宁夏枸杞的生物学和化学成分的研究进展[J].中草药,2008,39(5): 796-附4.

[12] 李友宾,李萍,屠鹏飞,等.地骨皮化学成分的分离鉴定[J].中草药,2004,35(10): 1100-1101.

[13] 张秀云,周凤琴.地骨皮化学成分及其含量研究进展[J].广州化工,2012,40(6): 27-28.

[14] 张自萍,郭荣,史晓文,等.不同采摘期枸杞品质变化研究[J].西北农业学报,2007,16(4): 126-130.

[15] 李赫,陈敏,马文平,等.不同成熟期枸杞中类胡萝卜素含量的变化规律[J].中国农业科学,2006,39(3): 599-605.

[16] 文怀秀,邵赟,蒋福全,等.不同采收期宁夏枸杞叶中总黄酮含量的比较[J].植物资源与环境学报,2006,15(3): 75-76.

[17] 李朋亮.枸杞干制中黄酮类化合物变化规律及其抗氧化活性研究[D].宁夏大学,银川: 2014.

[18] 李朋亮,廖若宇,王旭,等.不同干燥方式和除蜡剂对枸杞总黄酮的影响[J].食品科技,2014,39(5): 79-83.

[19] 马文平,李赫,叶立勤,等.不同采收期枸杞干燥过程中主要类胡萝卜素的变化[J].中国农业科学,2007,40(7): 1492-1497.

[20] 初乐,赵岩,和法涛,等.不同加工处理方式对枸杞色素的影响[J].粮油加工,2014(2): 81-84.

[21] 赵兵,赵庆生,郝向峰,等.一种枸杞多糖的制备方法: 中国,CN103788228A [P]. 2014-05-14.

[22] 逯海龙,韩义欣.枸杞中玉米黄素双棕榈酸酯提取物的制备方法及其药物组合物与用途: 中国,CN103655918A [P]. 2014-03-26.

[23] 徐勇,寇秀颖,杜阳吉,等.一种从枸杞中提取分离枸杞总生物碱的方法: 中国,CN101897831A [P]. 2010-12-01.

[24] 尹晓雯,牛东玲,马婷婷,等.枸杞果柄黄酮含量及不同溶剂提取物清除自由基的活性研究[J].安徽农业科技,2011,39(14): 8282-8289.

[25] 李娜.枸杞中色素、枸杞黄酮及枸杞多糖提取工艺的研究[D].甘肃: 兰州理工大学,2010.

[26] 齐治国,张盛贵,蒋玉梅,等.响应面法优化枸杞皮渣中色素的提取工艺[J].食品研究与开发,2012,33(10): 49-54.

[27] 白寿宁.超临界 CO_2 萃取枸杞籽油及枸杞色素研究[J].粮食与油脂,2004,7: 12-16.

[28] 白寿宁.枸杞油提取试验与研究[J].食品科学,1996,17(10): 31-34.

[29] 李巍,王英华,小池一男,等.枸杞籽及其提取枸杞油后的残渣中提取 α-葡萄糖苷酶活性抑制剂的方法及其用途: 中国,CN102872064A [P]. 2013-01-16.

[30] 张惠玲.枸杞的综合开发与利用[J].食品研究与开发,2012,33(2): 223-227.

[31] 段金廒.中药废弃物的资源化利用[M].北京: 化学工业出版社,2013.

（郭 盛 周 卫 鲁学军 段金廒）

地黄药用生物资源及其资源化利用研究

地黄(Rehmanniae Radix)为玄参科植物地黄(*Rehmannia glutinosa* Libosch)的新鲜或干燥块根。根据加工方法的不同分为鲜地黄、生地黄和熟地黄,同时其药性和功效也有较大的差别。鲜地黄味甘、苦,性寒,具有清热生津、凉血、止血的功效;生地黄味甘,性寒,具有清热凉血、养阴生津的功效;熟地黄味甘，性微温，具有补血滋阴、益精填髓的功效[1,2]。

地黄属植物全球有 6 种，分别为地黄(*R. glutinosa*)、湖北地黄(*R. henryi*)、裂叶地黄(*R. piasezkii*)、茄叶地黄(*R. solanifolia*)、天目地黄(*R. chingii*)、高地黄(*R. elata*)。分布于中国、朝鲜和日本等地，我国南北各省区均有分布。本属植物除地黄药用外，湖北地黄在其产地常作为地黄药材的代用品作用。

野生地黄在我国大多数地区都有分布，主要分布地包括湖北省、河南省、内蒙古自治区、辽宁省、宁夏回族自治区、甘肃省、陕西省、山西省、河北省、安徽省、山东省、江苏省、江西省及福建省南部等地。多分布于海拔约 50～1 100 m 的平原及低山丘陵地区。分布区中心位于河南省、湖北省、河北省，分布地土壤类型主要有褐土、砂质壤土、棕壤土、黄棕壤土。喜生于光照充足、土层深厚、质地疏松的地方，如荒山坡、山脚、墙边、路旁、石缝处。在我国明洪武年间(1391 年)地黄就广为栽培，此后逐渐引种至韩国、日本。地黄作为我国主要中药栽培品种，现存在 20 余个形态不同的栽培类型，如金状元、北京 1 号、北京 2 号、小黑英、85－5 等。栽培地黄主产于河南省、山东省、山西省等地，以旧称“怀庆府”的河南省焦作市，包括温县、孟县、武陟县、沁阳市、博爱县等地所产地黄世为地道，栽培历史长，产量高，质量佳，习称“怀地黄”畅销国内外[3]。

地黄植株高 10～30 cm，密被灰白色多细胞长柔毛和腺毛。其药用部位块根肉质，鲜时黄色，在栽培条件下，直径可达 5.5 cm，茎紫红色。叶通常在茎基部集成莲座状，向上则强烈缩小成苞片，长 2～13 cm，宽 1～6 cm。花具长 0.5～3 cm 之梗，梗细弱，弯曲而后上升，在茎顶部略排列成总状花序，或几全部单生叶腋而分散在茎上；花冠长 3～4.5 cm，萼长 1～1.5 cm，密被多细胞长柔毛和白色长毛；蒴果卵形至长卵形，长 1～1.5 cm。花果期 4～7 月。

一、资源利用现状

地黄作为药用始载于《神农本草经》，列为上品。从周朝开始，地黄、山药、牛膝和菊花称为“四大怀药”被列为皇封贡品。唐宋时期，地黄药用已久负盛名，经丝绸之路传入亚欧各国。地黄因加工方法不同，临床应用各异。鲜地黄偏于清热凉血、生津除烦，主要用于热病伤阴、舌绛烦渴、温毒发斑、吐血、衄血、咽喉肿痛等症的治疗；生地黄滋阴养血力强，主要用于热入营血、温毒发斑、吐血衄血、热病伤阴、舌绛烦渴、津伤便秘、阴虚发热、骨蒸劳热、内热消渴等症的治疗；熟地黄则不仅滋阴养血，且能生精补髓壮骨，为补益肝肾要药，常用于血虚萎黄、心悸怔忡、月经不调、崩漏下血、肝肾阴虚、腰膝酸软、骨蒸潮热、盗汗遗精、内热消渴、眩晕、耳鸣、须发早白等症的治疗。

地黄是大宗药材品种之一，市场用药量仅居甘草之后。据统计，共有 80 余个中成药以地黄为主要原料，临床中药处方中的使用频率排名处于前 10 位。河南省产地黄素有“怀参”之称，一直被视为地黄药材的上品，是“六味地黄丸”“桂附地黄丸”“杞菊地黄丸”“知柏地黄丸”“麦味地黄丸”“明目地黄丸”等系列地黄丸的主要药材来源，不但畅销国内，而且为传统出口药材，市场需求量很大。近几年来，随着地黄的研究和临床应用更加深入，方剂中地黄使用频率明显增多，且多居主位。除其块根药用外，地黄植物其他器官也多在医药领域应用。以地黄叶为主要原料开发的地黄叶总苷胶囊已用于肾小球肾炎的治疗；民间尚用地黄叶治恶疮、手足癣，用地黄花治疗消渴、肾虚腰痛。

除药用外，地黄在新资源食品、中药兽药等领域也多有应用。以地黄为主要原料制备的保健食品地黄胶囊可用于辅助降血糖，地黄茎叶可加工为畜禽保健饲料(表 12－19)。

表 12-19 以地黄资源植物为原料生产的主要产品及其利用途径

产 品 名 称	利用部位/物质	资 源 价 值
地黄配方颗粒	块根	医药产品(临床配方)
地黄多糖	块根/多糖类	医药中间体
地黄提取物	块根	医药中间体
地黄胶囊	块根	保健食品(辅助降血糖)
地黄茶	块根	保健食品
地黄叶总苷	叶/环烯醚萜苷、木脂素苷类	医药中间体
地黄叶总苷胶囊	叶/环烯醚萜苷类、木脂素苷类	医药产品(治疗肾小球肾炎)
地黄叶饲料	叶	畜禽饲料

二、资源性化学成分组成

地黄化学成分研究表明其主要含有糖类、环烯醚萜苷类、地黄脑苷类、紫罗兰酮类、黄酮类、甾醇类等多种类型化学成分[4]。其中,糖类资源性化学成分在地黄药材含量较高,其中尤以低聚糖类资源性化学成分含量最高,为地黄药材发挥养阴生津功效的主要功效物质之一。

1. 糖类资源性化学成分 从地黄中已分离鉴定出的糖类化学成分主要有水苏糖、棉子糖、甘露三糖、蔗糖、棟二糖、毛蕊花糖、半乳糖、葡萄糖、果糖等。其中,鲜地黄中水苏糖含量可达50%以上。水苏糖可显著促进双歧杆菌增殖,具有调节肠道微环境、防治便秘和腹泻、促进营养物质吸收和有毒物质的排出,起到提高机体免疫功能、抗癌、保肝等作用,为重要的保健食品原料。鲜地黄中水苏糖含量高于生地黄,而六碳糖、蔗糖及三糖含量鲜地黄低于生地黄,生地黄中仅含有少量还原糖,而熟地黄中含有大量还原糖。此外,地黄中尚含有多糖类资源性化学成分。

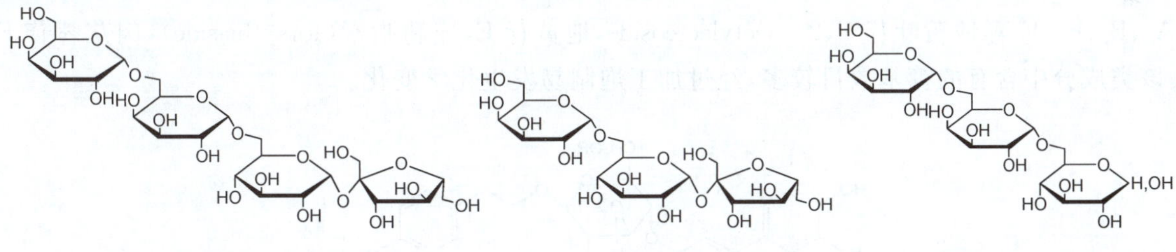

水苏糖　　棉子糖　　甘露三糖

2. 环烯醚萜类资源性化学成分 环烯醚萜类化学成分是地黄中含量较高的一类资源性物质,具有抗癌、神经保护、抗炎、利尿、降血糖及抗肝炎病毒等生物活性。该类资源性化学成分的含量在鲜地黄、生地黄以及熟地黄中的含量存在较大差异,其中梓醇含量较高,可达0.47%~3.26%。地黄植物中含有的环烯醚萜类化学成分主要有梓醇,二氢梓醇,乙酰梓醇,地黄苷(rehmannioside)A、B,jioglutoside A、B,桃叶珊瑚苷(aucubin),益母草苷,单蜜力特苷,蜜力特苷,筋骨草苷,8-表番木鳖酸,京尼平苷,二氢马鞭草苷,筋骨草醇,6-*O*-*E*-阿魏酰基筋骨草醇,6-*O*-*Z*-阿魏酰基筋骨草醇,6-*O*-香草酰基筋骨草醇,6-*O*-(4″-*O*-α-*L*-鼠李糖基)香草酰基筋骨草醇,去羟栀子苷等。此外,除与糖形成苷类资源性化学成分外,在地黄加工品中尚存在游离环烯醚萜类化学成分,主要有地黄素A~D、焦地黄素A~D等。

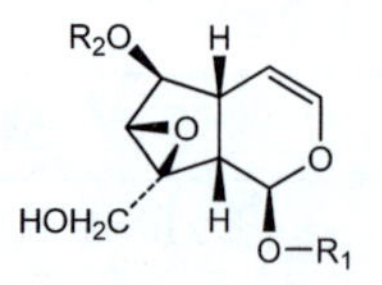

梓醇 R_1=glc R_2=H
乙酰梓醇 R_1=glc R_2=Ac
地黄苷 A R_1=Mel R_2=Ac
地黄苷 B R_1=Mel R_2=gal

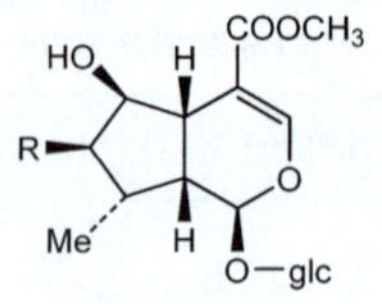

二氢马鞭草苷 R=H
8-表番木鳖酸 R=OH

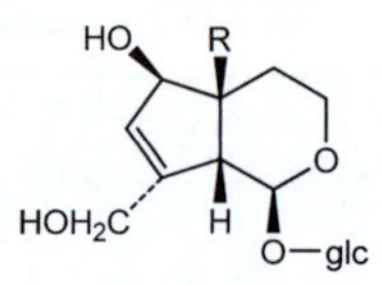

桃叶珊瑚苷 R=H
单蜜力特苷 R=OH
蜜力特苷 R=-*O*-glu
地黄苷 D R=-*O*-soph

3. 紫罗兰酮类资源性化学成分　紫罗兰酮类(ionone)是地黄植物中存在的一类具有特殊结构的单萜类化学成分,该类化学成分具有特殊的香气,为重要的香精香料原料,广泛应用于香料工业。地黄块根中常见的紫罗兰酮类化学成分主要有地黄紫罗兰苷 A、B、C,黑朔苷,5-羟基野菰酸,野菰酸,dihydroxy-β-ionone,地黄苦苷元,地黄苦苷,jiocarotenoside A_1、A_2,6-*O*-sechajugol,thihydroxy-β-ionone,oxyrehmaionoside,rehmapicrogenin,rehmamegastigmane[5],地黄新萜 G 等[6]。

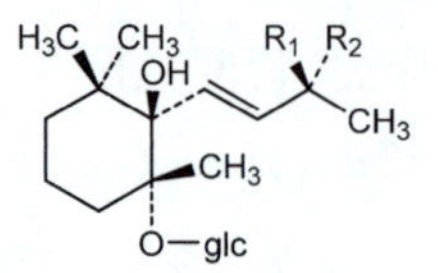

地黄紫罗兰苷 A R_1=OH R_2=H
地黄紫罗兰苷 B R_1=H R_2=OH

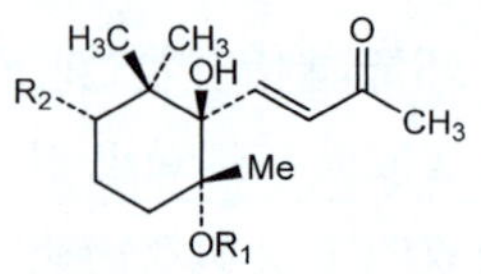

地黄紫罗兰苷 C R_1=glc R_2=H
Dihydroxy-β-ionone R_1=H R_2=H
Trihydroxy-β-ionone R_1=H R_2=OH

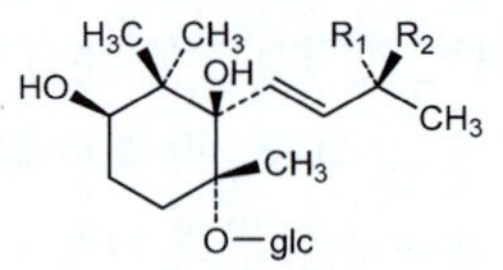

黑蒴苷 R_1=OH R_2=OH
Oxyrehmaionoside R_1=H R_2=OH

4. 地黄脑苷类资源性化学成分　地黄植物中含具苯乙醇基、苯丙酰基和糖基片段结构的地黄脑苷类(phenenethyalcoholglgcosides)化学成分,且多存在于鲜地黄和生地黄。其中,毛蕊花糖苷(acteoside)和异毛蕊花糖苷含量相对较高,在茎叶中可达 6%以上,常作为制定质量标准的指标性成分。此外还含有海胆苷,去咖啡酰基毛蕊花糖苷,dihoside A、B,leucosceptoside A,焦作地黄苯乙醇苷 A_1、A_2、B_1、B_2、E,洋地黄叶苷 C,2-acetylacteoside,地黄苷 E,连翘脂素(forsythiaside),肉苁蓉苷 F、A 等。该类成分中含有的糖基数目较多,经过加工炮制易发生化学变化。

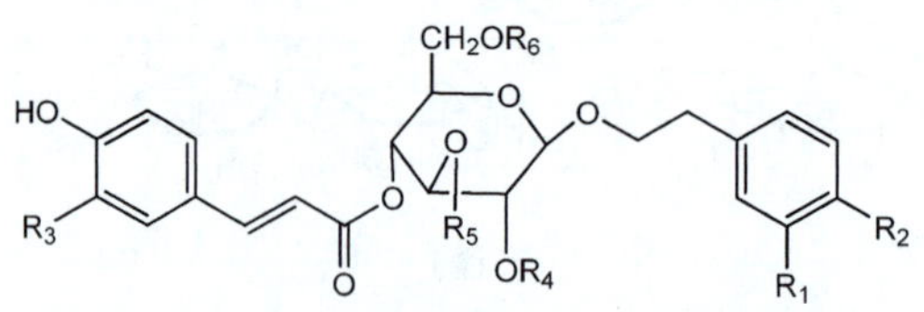

2′-acetylacteoside R_1=OH R_2=OH R_3=OH R_4=Ac R_5=rha R_6=H
毛蕊花糖苷 R_1=OH R_2=OH R_3=OH R_4=H R_5=rha R_6=H
地黄苷 E R_1=OH R_2=OCH_3 R_3=OCH_3 R_4=H R_5=rha R_6=H
连翘脂素 R_1=OH R_2=OH R_3=OH R_4=H R_5=H R_6=rha
leucosceptoside A R_1=OH R_2=OH R_3=OCH_3 R_4=H R_5=rha R_6=H
jionoside C R_1=H R_2=H R_3=OH R_4=H R_5=rha R_6=H
jionoside D R_1=OH R_2=OCH_3 R_3=OH R_4=H R_5=rha R_6=H
洋地黄叶苷 C R_1=OH R_2=OH R_3=OH R_4=H R_5=rha R_6=gal
dihoside A R_1=OH R_2=OH R_3=OH R_4=H R_5=glu R_6=H
dihoside B R_1=OH R_2=OH R_3=OH R_4=H R_5=glu R_6=rha

5. 三萜类资源性化学成分　地黄叶中尚存在三萜类资源性化学成分,主要有乌苏烷型的三萜类化学成分(glutinosalactone A、B、C)。MTT 增殖拮抗实验显示 glutinosalactone A、C 具有一定的抗肿瘤活性[7]。此外，地黄叶中还含有 glutinolic acid，齐墩果酸，熊果酸，齐墩果酮酸，2α，3β-二羟基齐墩果-12-烯-28-酸等三萜类化学成分[8]。

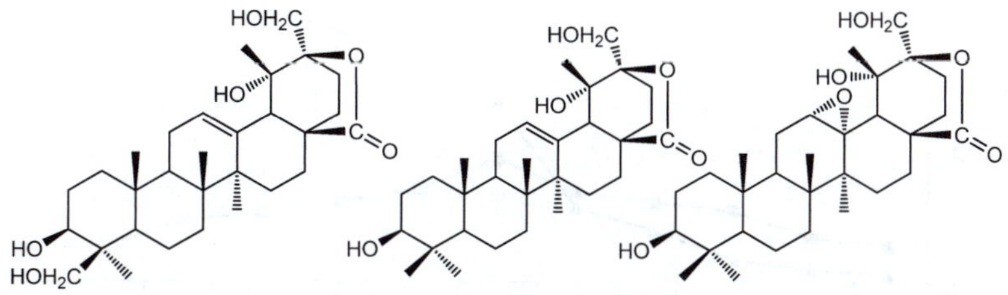

glutinosalactone A　　glutinosalactone B　　glutinosalactone C

地黄中尚含有的多种游离氨基酸，主要有 Ala、Glu、Val、Arg、Asp、Ile、Leu、Pro、Tyr、Phe、Thr、Ser、Gly、Cys、Lys，其中含量较高的为前 4 种。除上述资源性化学成分种类以外，从地黄中还发现 5-羟甲基呋喃、甲醛、豆甾醇、尿嘧啶、β-谷甾醇、胡萝卜苷、尿嘧啶核苷、5-羟脯氢酸钠、5-羟甲基-2-呋喃甲酸、白藜芦醇、苯甲酸、丁二酸、木犀草素、金圣草黄素、S_8环状等化学成分。

三、资源性化学成分动态积累与分析评价

1. 药材形成过程资源性化学成分动态评价

(1) 不同生长期、不同部位的资源化学评价：以栽培于河南温县的“北京 3 号”地黄品种为研究对象，在其全苗后开始采样，每 15 d 采样一次，每次采样 5 株。测定地黄单株的叶片数、块根数、叶片鲜重、叶片干重、块根鲜重、块根干重、块根直径、块根长度等以平均值作为测量结果，考察其生物量。同时测定植株各部位梓醇、毛蕊花糖苷、多糖的含量，结果如下。

1) 生物量：地黄植物苗期之后，叶片数量增多，生长加快，光合作用旺盛，叶片干物质增加明显，至 8 月中旬干重达到最大，霜降之后，叶片开始枯萎，数量下降，叶片干物质量有逐渐降低的趋势。地黄的干物质分配规律在全生育期有较大变化。在块根膨大期以前，干物质主要分配在叶片中，至 8 月 5 日，叶片干重占全株总重的 54.5%，此时地上部分为生长中心，叶片生长旺盛，光合效率逐渐增强，此时应注意病虫害的防治。进入膨大期后，块根膨大明显，地下部分为生长中心，地上部分叶片数量基本稳定，块根干重明显增加，直至收获时块根干重占全株干重的 83%。

2) 干物质：研究显示，地黄叶片自苗期开始缓慢生长，干重逐渐增加，块根膨大期达到最大，而后逐渐降低，至 10 月中旬(霜降前后)叶片干重降低尤为明显。全生育期内，地黄叶片干物质量成“∧”形增长。随着生育进程推进，地黄块根干物质量逐渐增加，呈“S”形变化。8 月 5 日之后，即进入块根膨大期后，地黄块根干重迅速增加，之后仍然保持较高的增长速度，直到收获。地黄以块根入药，其块根数量、块根长度、块根直径都随着时间的推移而增大，块根数量在形成期增长较快，进入膨大期块根数量基本稳定，主要以块根长度和直径增长为主，受此影响，地黄块根干物质积累以较高的速度增加(图 12-35)。

3) 多糖类：地黄叶片中多糖(图 12-36)的含量在块根形成初期最高，之后逐渐降低，8 月 5 日出现小幅增长后，然后逐渐降低，至收获期地黄叶片中多糖含量维持在 4.5%左右。地黄块根中多糖含量在块根形成初期达到 12.3%，之后骤然下降，至 8 月 5 日(块根形成末期)含量最低。在全生育期内，地黄叶片和块根中多糖含量均呈现逐渐降低的趋势。

4) 梓醇：地黄叶片中梓醇含量变化趋势与其叶片干物质量的变化趋势相同。地黄叶片中梓醇含量自苗期开始，迅速上升，在 9 月 20 日梓醇含量最高，此时地黄也正处于块根膨大期，生长旺盛，干物质增

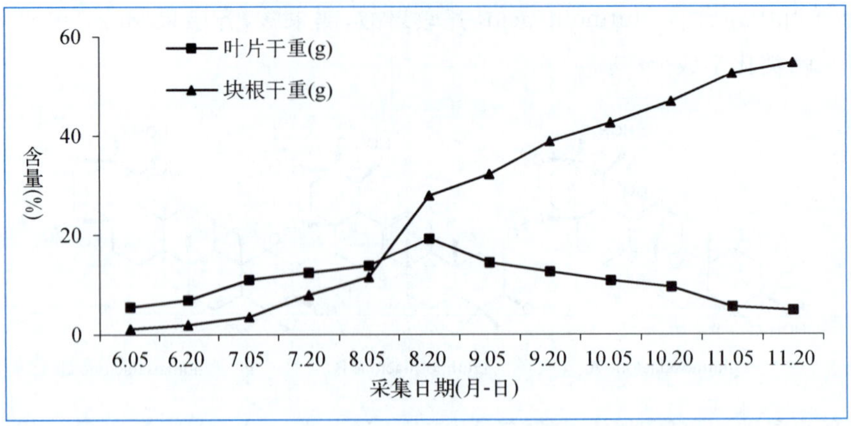

图 12－35　不同生长期地黄叶片及块根中干物质量的积累动态

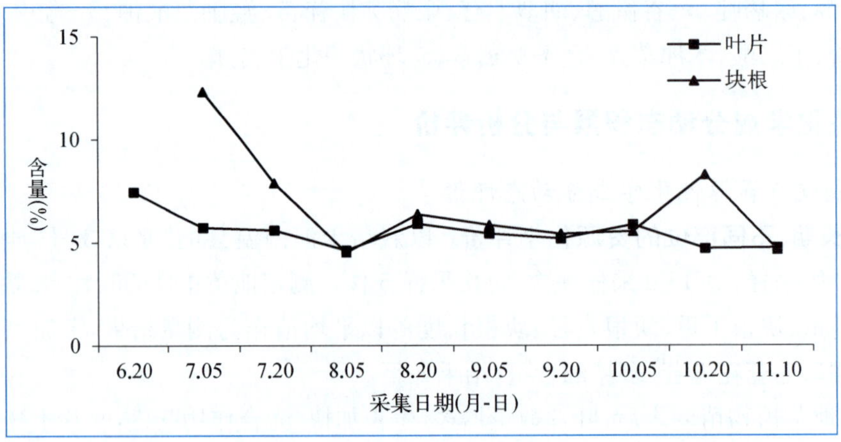

图 12－36　不同生长期地黄叶片及块根中总多糖含量积累动态

长迅速，之后梓醇含量逐渐降低，但依然维持在较高水平，约为 3.5%。地黄块根中梓醇含量自块根出现开始，在块根形成期梓醇含量迅速增加，之后缓慢增加，一直持续到收获期达到 4%，全生育期内，块根中梓醇含量一直呈现增长趋势(图 12－37)。

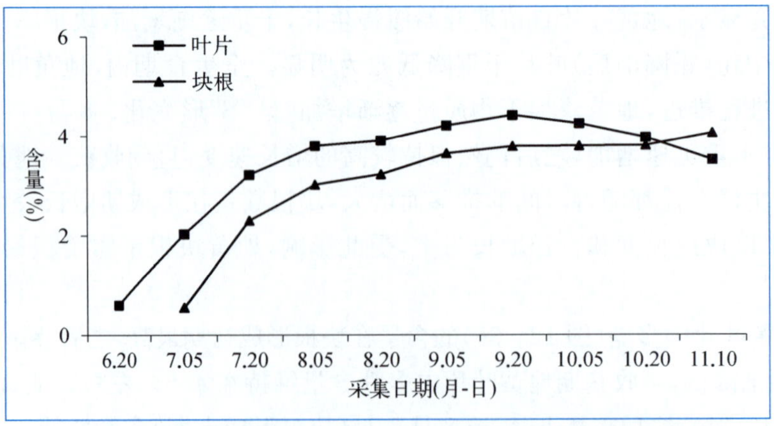

图 12－37　不同生长期地黄叶片及块根中梓醇的含量积累动态

5）毛蕊花糖苷：地黄叶片中毛蕊花糖苷含量在地黄全生育期内，波动较大。地黄叶片中毛蕊花糖苷含量呈现“M”样变化，整个生育期内，叶片中毛蕊花糖苷含量有两个积累高峰期，分别在块根形成初期(7月5日)和块根膨大末期(10月5日),至收获期叶片中毛蕊花糖苷含量达到最大,为7.5%左右。可以看到,毛蕊花糖苷含量逐渐降低的过程,正是气温逐渐升高的过程,而此时也是地黄干物质积累速率最快的时期。块根中毛蕊花糖苷含量自7月5日至10月20日呈逐渐增加趋势,9月20日之后,毛蕊花糖苷含量增长迅速,10月20日之后到收获期含量降低。块根中毛蕊花糖苷的含量在块根膨大中、后期变化趋势与叶片相同,此时气温降低,光合速率减弱,干物质积累速率降低(图12-38)。

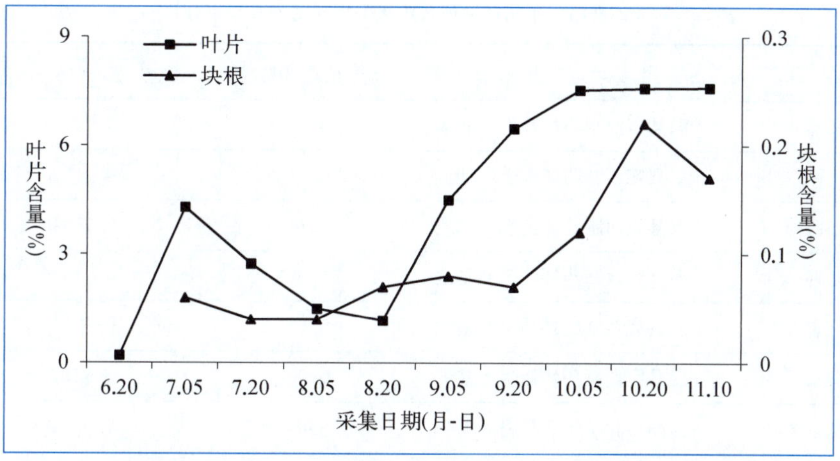

图12-38　不同生长期地黄叶片及块根中毛蕊花糖苷的积累动态

(2) 不同产地、不同品种的资源化学评价

1) 低聚糖类: 采用HPLC-ELSD法,对6个不同品种(包括野生和栽培)地黄的蔗糖、棉子糖、水苏糖3种低聚糖含量进行比较研究,结果表明(图12-39):不同地黄品种低聚糖含量差异显著,栽培品种"85-5""9302"和"北京1号"低聚糖含量较为接近;野生品种"BA3"的水苏糖含量相对较低,而蔗糖含量较高;"北京1号"水苏糖含量较高,总低聚糖含量较为均衡,占干重含量的60%以上。3种低聚糖中以水苏糖平均含量最高,达39.7%[9]。

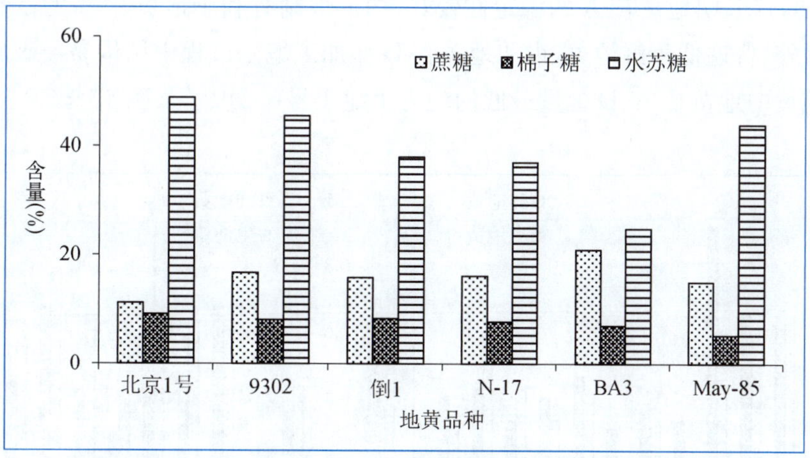

图12-39　不同品种地黄中低聚糖类资源性化学成分的积累比较

2) 环烯醚萜苷类: 实验采集了不同品种、不同产地的怀地黄,并运用HPLC测定其中桃叶珊瑚苷、地黄苷A、地黄苷D的含量,以期探讨桃叶珊瑚苷、地黄苷A、地黄苷D在地黄中的分布规律。

结果显示：不同品种、不同产地地黄中桃叶珊瑚苷的含量差异较大，就鲜地黄而言，含量最高可达0.144 0%(S3)，而最低只有0.026 1%(S13)，两者相差5.5倍之多；就生地黄而言，含量最高为可达0.080 9%(S3)，最低为仅为0.016 3%(S2)，两者相差5.0倍之多；同一品种地黄(S6～S11)中桃叶珊瑚苷含量差异相对较小，其中鲜地黄中含量区间为0.042 4%～0.069 3%；生地黄含量区间为0.021 3%～0.046 5%。此外，生地黄中桃叶珊瑚苷的含量并没有表现出和鲜地黄一样的趋势(表12-20)[10]。

表12-20 不同品种不同产地地黄药材中桃叶珊瑚苷积累分析(n=3)

编　号	品　种	产　　地	鲜地黄含量/%	生地黄含量/%	损失率/%
S1	85-5	温县宛西制药怀药生产基地	0.040 0	0.020 3	49.28
S2	生津一号	温县宛西制药怀药生产基地	0.033 0	0.016 3	50.79
S3	山西种	温县宛西制药怀药生产基地	0.144 0	0.080 9	43.81
S4	沁怀一号	温县宛西制药怀药生产基地	0.054 5	0.048 1	11.83
S5	红薯王	温县宛西制药怀药生产基地	0.041 2	0.024 2	41.20
S6	北京3号	温县宛西制药怀药生产基地	0.054 1	0.021 3	60.72
S7	北京3号	孟州市化工镇高桥村	0.042 4	0.025 0	41.11
S8	北京3号	孟州市化工镇刘庄村	0.063 9	0.046 5	27.27
S9	北京3号	孟州市化工镇许庄村	0.052 1	0.029 5	43.47
S10	北京3号	武陟县大封镇东岩村	0.049 4	0.024 4	50.70
S11	北京3号	温县南张羌镇朱家庄	0.045 1	0.035 8	50.70
S12	沁怀1号	武陟县大封镇大司马村	0.054 6	0.020 3	62.84
S13	怀丰号	武陟县大封镇大司马村	0.026 1	0.022 5	13.76

不同品种、不同产地地黄中地黄苷A、D的含量差异较大。生地黄中地黄苷A的含量普遍高于鲜地黄(S7和S11除外)，这表明地黄苷A的稳定性较好，加工炮制有利于地黄苷A的富集。生地黄中地黄苷D的含量(S3除外)普遍低于鲜地黄，说明地黄苷D在加工炮制过程中结构易被破坏从而导致含量下降。鲜地黄和生地黄中地黄苷A、D含量最低的均为生津1号(S2)[11,12](图12-40)。

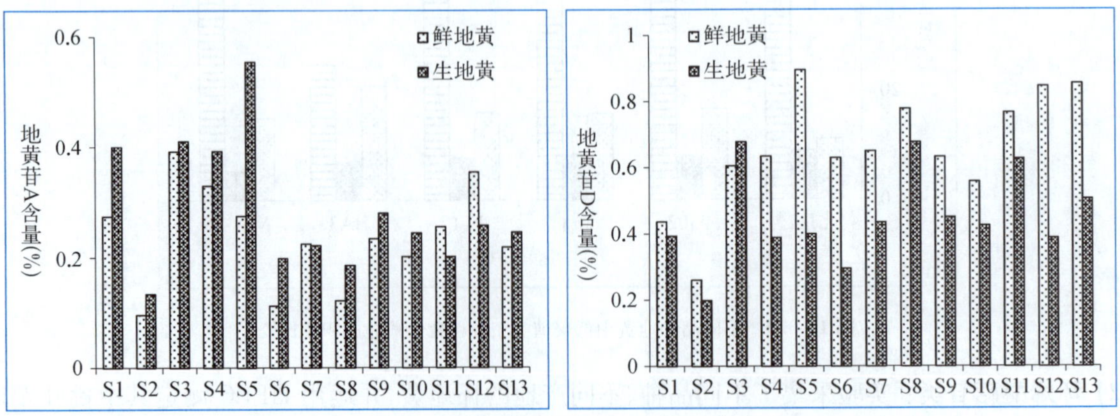

图12-40 不同产地不同品种地黄药材中地黄苷A、D的积累比较分析(样品编号同表12-20)

(3) 不同部位的资源化学评价：将河南省温县"北京 3 号"鲜地黄的韧皮部与木质部(皮层以内，白色部分)分开，分别测定其中的梓醇含量，结果以鲜重计算，韧皮部中的梓醇含量为 2.01%，木质部(俗称"菊花芯")的梓醇含量为 0.9%，韧皮部比木质部含量高 2 倍以上。由此可见，地黄不同部位或组织中，梓醇的含量存在一定差异，鲜地黄韧皮部的梓醇含量相对较高。

2. 药材产地加工过程资源性化学成分的分析评价

(1) 低聚糖类：有学者对鲜地黄产后干燥加工过程中低聚糖类资源性化学成分含量变化规律进行了研究，结果显示(图 12－41)：在鲜地黄烘焙为生地黄的过程中，水苏糖和蔗糖含量均发生不同程度的下降趋势，而果糖、棉子糖和甘露三糖含量则呈现升高趋势。比较 60℃烘干和 80℃烘干的生地黄样品中主要糖类化学成分的含量，可见 60℃烘干得到的生地黄中蔗糖含量(16.24%)显著高于 80℃烘干的生地黄样品(9.03%)，而 60℃烘干得到的生地黄中水苏糖的含量(20.35%)却远低于 80℃烘干的生地黄样品(35.%)。进一步比较两样品中棉子糖和甘露三糖含量可发现，60℃烘干得到的生地黄中棉子糖含量显著升高(8.85%)，而 80℃烘干的生地黄样品中棉子糖含量几乎未发生变化(5.08%)；而甘露三糖的变化趋势却与此相反，60℃烘干得到的生地黄中甘露三糖含量仅升高 0.4%，80℃烘干的生地黄样品中甘露三糖含量却升高 4.9%，由 0.64%上升至 5.53%。

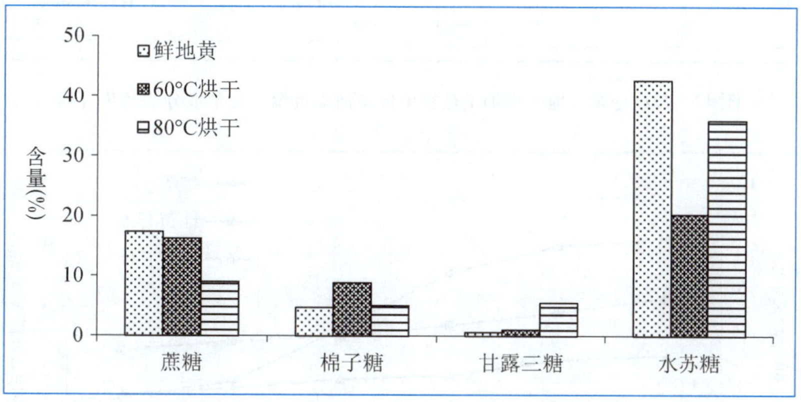

图 12－41　地黄产地干燥加工过程中低聚糖类资源性化学成分动态变化

进一步研究显示，烘焙过程中棉子糖和甘露三糖的含量变化均由鲜地黄中含量最高的水苏糖分解所致(图 12－42)。当在温度低于 70℃时，鲜地黄中存在的 α－Gal 酶保持较高活性，可水解水苏糖中的 α-半乳糖苷键，而产生半乳糖和棉子糖，导致水苏糖降解和棉子糖含量的升高，α－Gal 酶是导致鲜地黄在低温烘焙过程中水苏糖降解的主要因素。此外，水苏糖中存在热稳定性较差的 β-果糖苷键，当烘焙温度升高时(>70℃)，细胞内存在的 α－Gal 酶被迅速灭活，水苏糖在外界加热和细胞液自身弱酸性的环境中，水解为果糖和甘露三糖[13]。

(2) 环烯醚萜类：有研究采用高效液相色谱法，比较了鲜地黄在产地干燥加工过程中梓醇、地黄苷 A 和地黄苷 D 3 种主要环烯醚萜苷类资源性化学成分的含量变化规律。结果显示：鲜地黄在干燥加工过程中上述 3 种环烯醚萜苷类资源性化学成分含量呈下降趋势(图 12－43)，其中尤以梓醇含量降低较为显著。在由鲜地黄加工成熟地黄过程中，梓醇的含量约降低至原来的 1/7，而地黄苷 A 和地黄苷 D 的含量降至原来的 1/2[14]。

此外，也有研究显示，鲜地黄产地干燥加工过程中，干燥温度为影响梓醇含量变化的主要因素，干燥温度越高，梓醇含量下降越显著[13]。采用传统低温烘焙法干燥的地黄药材中梓醇含量高于鲜地黄切片 70℃快速干燥样品[15]。

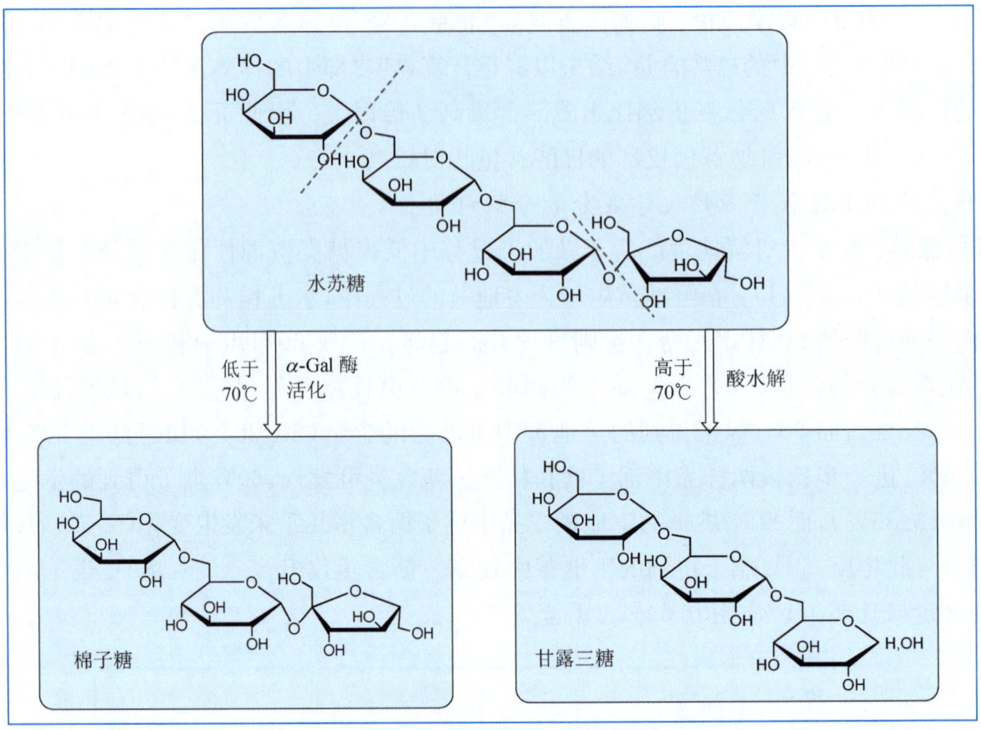

图 12-42 地黄产地干燥加工过程中低聚糖类资源性化学成分的转化过程

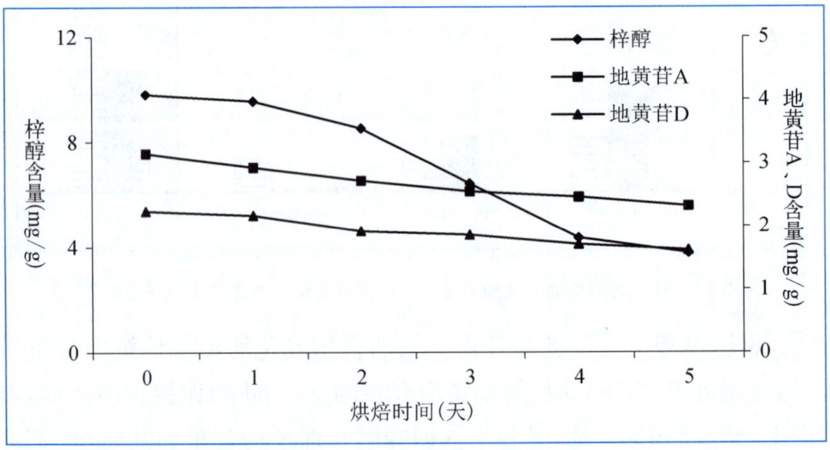

图 12-43 地黄产地加工过程中环烯醚萜类资源性化学成分的变化曲线

四、资源利用效率提升研究

1. 药材深加工与产品开发 鲜地黄含有大量的多糖类化学成分，极易腐烂，不便储存，临床应用受到制约，可利用果蔬调理机压榨鲜地黄，取汁添加附加剂灭菌灌装制备成具有保健功效的鲜地黄汁。还可采用现代技术制备鲜地黄的保鲜加工品，如鲜地黄颗粒、鲜地黄饮片、鲜地黄粉[16]。鲜地黄中富含黄色素物质，其色泽鲜艳，经提取分离后可制备天然黄色素[17,18]。利用小鼠子宫增重实验发现鲜地黄水提物和生地黄水提物具有植物雌激素样作用，可用于制备治疗由于体内雌性激素分泌不足而引起的相关疾病的药物[19,20]。熟地黄中含有大量的多糖类资源性化学成分，将其提取精制制得棕褐色粉末状熟地黄多糖，对治疗焦虑症有良好的效果[21]。熟地黄多糖还具有免疫增强作用，作用机制与其增强 T 淋巴细胞 Th1 和 Th2 细胞因子的表达有关[22]，开辟了熟地黄资源化开发的新途径。此外在地黄叶中发现了大量三萜类资源性化学成分，该类成分具有较好的抗肿瘤活性[23]，可开发成具有抗肿瘤作用的保健食品。

在地黄主产区初加工过程中，一般只限于用较粗大的地黄块根，个体较小的鲜地黄及母根在生地的加工过程中大多丢弃，造成资源的浪费。因此，可利用小个的鲜地黄及母根提取制备鲜地黄色素，用于食品、医疗、日化等领域，变废为宝，提高了地黄资源的利用效率，节约了资源及成本。

2. *糖类资源性化学成分利用效率提升* 鲜地黄富含低聚糖类资源性化学成分，为目前制备医药及保健食品用水苏糖的主要资源之一。从地黄中提取水苏糖传统工艺多采用水提取离子交换树脂纯化等方式进行，制备周期长，且水苏糖的得率较低。有研究报道，在以地黄为原料提取水苏糖时，先将鲜地黄进行匀浆，可使糖类化学成分充分浸出，提高提取效率，继而采用75%乙醇提取，不仅可以有效抑制地黄中酶的活性，防止水苏糖分解，而且可以避免大量多糖和蛋白质等水溶性资源性化学成分的溶出，有利于进一步分离纯化水苏糖。此外，采用大孔树脂联合葡聚糖凝胶柱色谱纯化，可得到纯度达97.97%的高纯度水苏糖[23]。其制备工艺如图12-44所示。

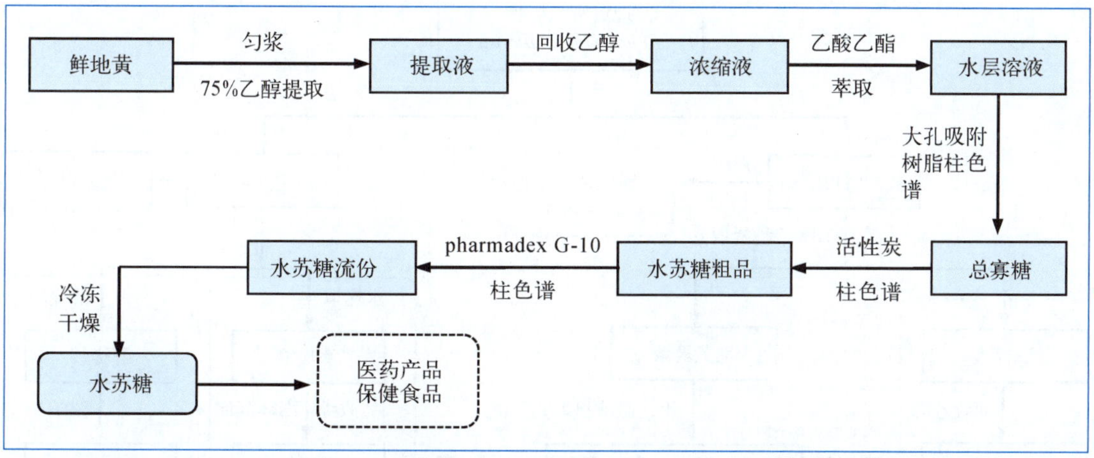

图12-44 以鲜地黄为原料制备高纯度水苏糖的工艺流程

此外，也有报道以地黄为原料同时制备梓醇及水苏糖，实现了地黄资源的高效利用[24]。

3. *产业化过程产生的废弃物资源化利用研究*

(1) 地黄茎叶的资源化利用研究：地黄茎叶中富含梓醇，乙酰梓醇，地黄苷A、D，二氢梓醇等环烯醚萜苷类，毛蕊花糖苷类及地黄脑苷类资源性化学成分。其中，毛蕊花糖苷在地黄茎叶中含量高达6%以上。目前已开发成功的地黄叶总苷原料（国药证字Z20070011）及地黄总苷胶囊（国药证字Z20070013）即以采收地黄产生的地黄叶经提取纯化制得的成方制剂。具有滋阴补肾、凉血活血的功效，主要用于慢性肾小球肾炎轻症属气阴两虚证者，症见蛋白尿、血尿、面色无华、少气无力、手足心热、腰痛、浮肿、疲倦乏力、口干咽燥、头晕耳鸣、舌红少苔、脉细弱等。其制备工艺为：取地黄叶，采用溶剂加热回流提取法或超临界流体萃取提取法，得提取液，过滤，回收溶剂并浓缩，静置，取上清液经大孔吸附树脂柱色谱分离，水洗脱除杂后，以含有约0.5%冰醋酸的乙醇溶液洗脱，回收乙醇并浓缩，浓缩液静置后取上清液经吸附树脂柱吸附，用水洗脱吸附树脂柱至液体近中性，再用稀乙醇洗脱，继以乙醇洗脱，回收乙醇并浓缩至浸膏，经干燥得含有毛蕊花糖苷、麦角甾苷等活性成分的地黄叶总苷[25]。

有专利报道，以地黄茎叶为主要原料，经粉碎、水提醇沉、浓缩、大孔吸附树脂吸附、水洗脱除杂、乙醇洗脱，收集乙醇洗脱液、浓缩干燥得地黄茎叶总苷提取物，其梓醇含量达50%以上，可用于脑缺血后神经功能改善及降血糖药物或保健品的开发[26]。也有专利报道，以地黄茎叶苷类资源性化学成分为主的提取物可用于制备具有治疗和预防哮喘病、慢性阻塞性肺病、过敏性病症的天然药物，且无现有的常见同类治疗药物的毒副反应[27]。

地黄叶有类似于中药地黄的药用价值，药性寒凉，所含活性物质具有较好的水溶性，经沸水或热水反复冲泡能够充分溶出，且资源丰富，非常适宜开发成保健茶。有专利公开以地黄叶为主要原料，经净选、高温杀青、初捻造型、复炒定型、焙干、配料、混合干燥等工序制备地黄叶保健茶[28]。也有报道采用相似工艺，以地黄叶辅以荷叶、桑叶、芦根、薄荷、甜菊叶、绿茶、蛋白糖、乙基麦芽酚等原料制备地黄叶凉茶[29]。

(2) 地黄药渣的资源化利用研究：地黄药渣中含有脂肪油类资源性化学成分，且以不饱和脂肪酸含量较高，可用于制备具有软化血管、降低血脂的保健食品。地黄药渣中含有天然色素类物质，可经无水乙醇提取、喷雾干燥等工序制备地黄天然色素(图 12-45)，其色泽鲜黄，性质稳定，可用于食品、药品或保健品着色剂[17]。地黄药渣中含有大量水不溶性多糖类资源性化学成分，可直接或经发酵制备动物饲料或生物肥料使用。

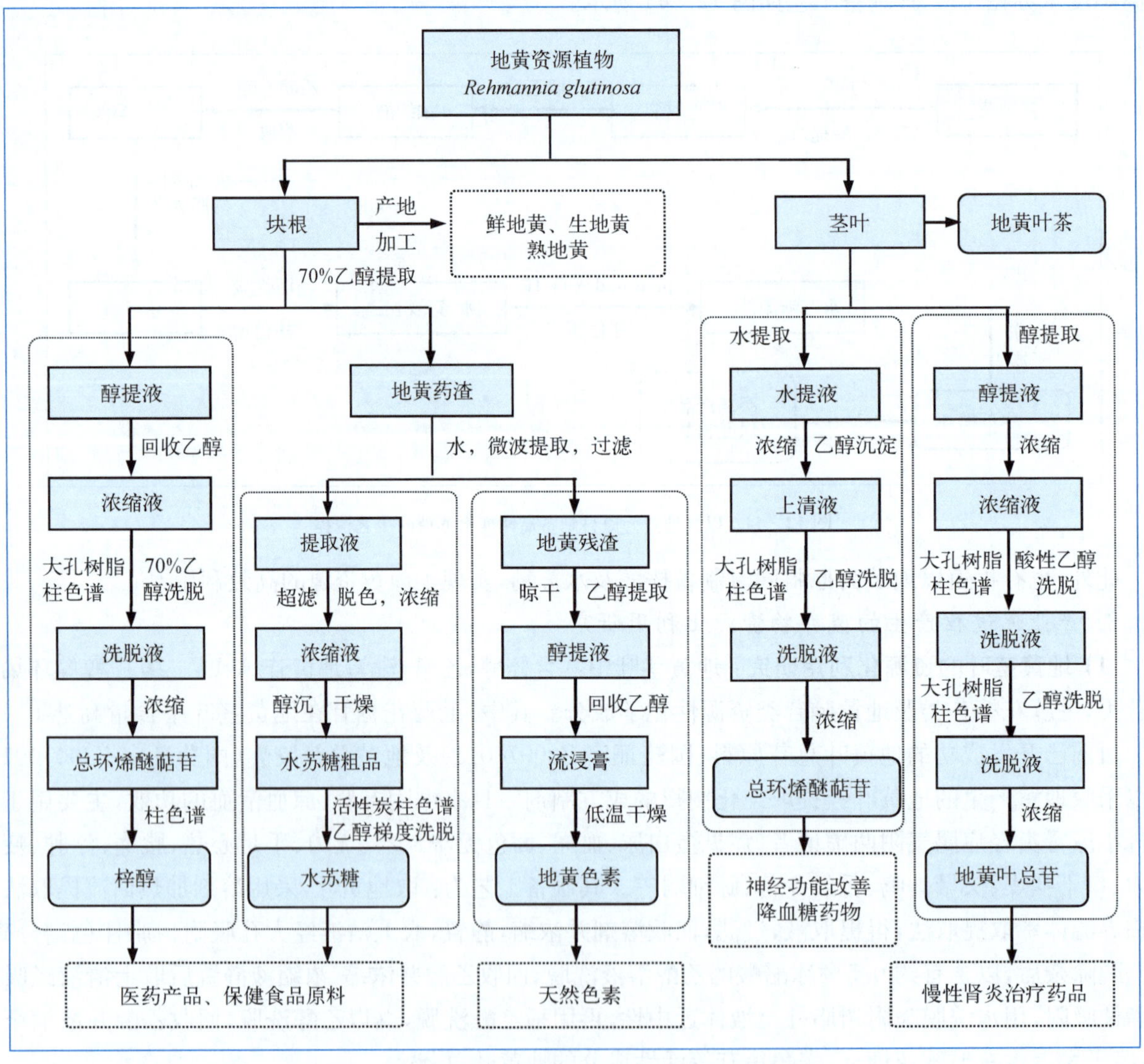

图 12-45 地黄药用植物资源系统利用与产业化途径

此外，地黄药渣，以及地黄水提液经乙醇沉淀产生的沉淀物富含水苏糖等功能性低聚糖类资源性化学成分，可经水溶解、除杂、脱色、减压浓缩、喷雾干燥等工艺制备水苏糖(图 12-45)，用于保健食品开发，具有改善人体消化道内环境，调节微生态菌群平衡等作用。

◇参◇考◇文◇献

[1] 官家齐,郭艳丽,吴海良,等. 地黄药理研究近况[J]. 中药材,2001,24(5): 380-382.

[2] 李军,张丽萍,张振凌. 地黄研究进展 [J]. 河南中医学院学报,2005,6: 79-83.

[3] 夏至,李家美. 地黄属及其近缘属的药用植物资源调查研究[J]. 商丘师范学院学报,2009,25(12): 96-98.

[4] 刘彦飞,赵宇,武卫红,等. 地黄的化学成分及其在加工炮制过程中的变化 [J]. 国外医药植物分册,2007,22(3): 102-108.

[5] Feng WS, Lv YY, Zheng XK, et al. A new megastigmane from fresh roots of *Rehmannia glutinosa* [J]. Acta Pharmaceutica Sinica B, 2013, 3(5): 333-336.

[6] 李孟. 生地黄的化学成分研究 [D]. 郑州, 河南中医学院, 2014: 21.

[7] Zhang Yan-Li, Feng Wei-Sheng, Zheng Xiao-Ke, et al. Three new ursane-type triterpenes from the leaves of *Rehmannia glutinosa* [J]. Fitoterapia, 2013, 89: 15-19.

[8] 张艳丽,冯志毅,郑晓珂,等. 地黄叶的化学成分研究 [J]. 中国药学杂志,2014,49(1): 15-21.

[9] 伊伟贞,刘燕,李先恩,等. 不同品种的地黄低聚糖含量的比较研究[J]. 中国野生植物资源,2011,30(6): 66-69.

[10] 李晓坤,张华锋,冯卫生,等. HPLC 测定怀地黄中桃叶珊瑚苷的含量 [J]. 中国现代应用药学,2013,30(2): 171-175.

[11] 王彦志,张杰,张华锋,等. 怀地黄药材 HPLC 指纹图谱研究. 中国实验方剂学杂志,2013,19(23): 83-86.

[12] 刘炯,张杰,张华锋,等. HPLC 测定不同品种怀地黄中地黄苷 A、D 的含量 [J]. 药物分析杂志,2014,34(2): 335-339.

[13] 赵宇. 鲜地黄产后加工机制研究[D]. 济南: 山东大学,2006.

[14] 李更生,刘明,王慧森,等. 地黄药材炮制过程中环烯醚萜苷类成分动态变化的研究[J]. 中国中医药科技,2008, 15(6): 440-442.

[15] 张飞,陈随清,冯卫生. 怀地黄加工过程中化学成分变化规律的研究 [J]. 中药与天然药高峰论坛暨第十二届全国中药和天然药物学术研讨会论文集,2012: 278-282.

[16] 张振凌,刘鸣昊,沈建涛,等. 一种鲜地黄颗粒的制备方法: 中国,CN103070970A[P]. 2013-05-01.

[17] 张振凌,张庆玲,杨海玲. 地黄色素的提取及稳定性研究 [J]. 食品科学,2007,28(5): 162-165.

[18] 张振凌. 从地黄中制备天然色素的方法: 中国,CN1844258[P]. 2006-10-11.

[19] 冯卫生,郑晓珂,李冬梅,等. 一种生地黄水提取物在制备雌激素药物中的作用: 中国,CN102247471A[P]. 2011-11-23.

[20] 冯卫生,郑晓珂,刘朝妍,等. 鲜地黄水提物在制备雌激素类药物中的应用: 中国,CN102579673A[P]. 2012-07-18.

[21] 崔瑛,冯卫生,周毅生,等. 从熟地黄中提取一种具有抗焦虑作用的物质: 中国,CN1679750[P]. 2005-10-12.

[22] 郑晓珂,侯委位,段鹏飞,等. 熟地黄提取物体外免疫调节作用实验研究,中国药学杂志,2012,47(24): 1995-2000.

[23] 武卫红. 地黄寡糖的制备工艺及其药理活性研究[D]. 济南: 山东大学,2006.

[24] 樊海燕. 地黄中梓醇和水苏糖的提取,分离和纯化[D]. 厦门: 厦门大学,2008.

[25] 边宝林,杨建,何纬,等. 地黄叶提取物及其制备方法和用途、用该提取物制备的药物: 中国,CN1947757[P]. 2007-04-18.

[26] 玄振玉,黄孝春,陆琪,等. 一种地黄茎叶提取物及其制备方法和用途: 中国,CN102058712A[P]. 2011-05-18.

[27] 罗何生. 地黄茎叶及其提取物抗哮喘和抗过敏的医药用途: 中国,CN1714841[P]. 2006-01-04.

[28] 刘明,王慧森,李更生. 一种地黄叶保健茶及其制备方法: 中国,CN102406009A[P]. 2012-04-11.

[29] 刘明. 一种地黄叶凉茶及其生产工艺: 中国,CN102405997A[P]. 2012-04-11.

(冯卫生　陈随清　郭　盛)

第十三章 脂类资源化学

脂类天然产物包括油脂、磷脂、糖脂等，多以脂肪酸及油脂形式存在于植物的果实及种子中，在动物体内是以脂肪的形式贮存于皮下、脏器等部位。

脂类与人类的生命与健康息息相关，可提供人体自身不能合成的必需脂肪酸和各种脂溶性维生素等，具有丰富多样的生物活性和资源化利用价值。

代表性植物类中药桃仁具有的活血化瘀功效，薏苡仁具有的抗肿瘤作用，杏仁、紫苏子、白果具有的止咳平喘效应，月见草、亚麻子等具有的调节血脂、保护血管等活性，火麻仁具有的润肠通便功能，核桃仁具有的补肾、润肠、温肺等作用，均与其所含脂类化学成分密切相关；动物类药材獾油具有的防治冻疮功效，虫白蜡具有的敛疮生肌作用等也是脂类物质独特价值的体现。尚发现一些藻类、菌物、微生物类药用生物资源，不仅具有医药保健价值，也将是替代植物油脂或石油作为生物质油的重要补偿资源。

因此，源于药用生物资源的脂类物质不仅是食用、药用不可或缺的化学资源，也是广泛应用于化工、能源、轻纺等工业的重要资源性原料。

第一节

脂类资源性化学成分的分布、结构类型与利用价值

脂类化学成分多以脂肪酸及油脂形式存在于植物的果实及种子中，绝大部分高等植物的果实和种子中含有不同利用价值的资源性油脂化学成分。大量的药用植物果实及种子富含油脂，具有重要的药用、保健、食用、化工等资源利用价值和产业化前景，有些已形成资源经济产业链。如大戟科药用植物巴豆(*Croton tiglium*)的干燥成熟果实含巴豆油50%～60%，油中主要为油酸(oleic acid，约37%)、亚油酸(linoleic acid，约19%)、肉豆蔻酸(myristic acid，约0.9%)、硬脂酸(stearic acid)、月桂酸(lauric acid)、巴豆油酸(crotonoleic acid)及巴豆酸(tiglic acid)等的甘油酯；同科植物续随子(*Euphorbia lathylris*)的干燥成熟种子(千金子)中含脂肪油约48%，其中含油酸、棕榈酸(palmitic acid)、亚油酸等的甘油酯及多种二萜醇酯等；同科植物蓖麻(*Ricinus communis*)的干燥成熟种子含油脂64%～71%，90%为甘油三酯，还含有少量甘油单酯及磷脂等，油中蓖麻油酸(ricinoleic acid)占84%～91%。桑科(Moraceae)植物大麻(*Cannabis sativa*)的干燥成熟种子(火麻仁)含脂肪油约30%，其中单不饱和脂肪酸和多不饱和脂肪酸平均有89%，是目前从自然界中发现的唯一能溶于水的植物油。银杏科(Ginkgoaceae)植物银杏(*Ginkgo biloba*)除去外种皮的成熟种子(白果)中的油脂90%为中性脂质，其中7%极性较小，3%为糖脂质。豆科(Leguminosae)植物扁豆(*Lablab purpureus*)的干燥成熟种子(白扁豆)，含油0.62%，内有棕榈酸占8.33%，亚油酸占57.95%，反油酸(elaidic acid)占15.05%，油酸占5.65%，硬脂酸占11.26%，花生酸(arachidic acid)占0.58%，山嵛酸(behenic acid)占10.40%等。天南星科(Araceae)植物独角莲(*Typhonium giganteum*)的干燥块茎(白附子)含有二棕榈酸甘油酯(dipalmitin)、α-棕榈酸甘油酯(α-monopalmitin)等脂类成分。

亚麻科(Linaceae)植物亚麻(*Linum usitatissimum*)的干燥成熟种子含脂肪油30%～40%，富含α-亚麻酸，是重要的保健用油资源性植物。菊科(Asteraceae)植物苍耳(*Xanthium sibiricum*)的干燥成熟带总苞的果实含脂肪油9.2%。鸦胆子油是苦木科(Simaroubaceae)植物鸦胆子(*Brucea javanica*)的石油醚提取物，主要由油酸和三油酸甘油酯(truolein)组成。禾本科(Gramineae)植物薏苡(*Coix lacryma-jobi* var. *mayuen.*)的种仁含具有抗肿瘤活性的薏苡仁酯(coixenolide)，含脂类2%～8%，其中含甘油三酯61%～64%，甘油二酯6%～7%，甘油一酯4%，甾醇酯9%，游离脂肪酸17%～18%。

动物油脂多存在于动物脂肪组织中。蛇油是蛇类动物的脂肪经炼制提取而成的油脂，含有的主要脂肪酸有软脂酸(棕榈酸)、十六碳烯酸、油酸、亚油酸、亚麻酸、二十碳烯酸、硬脂酸、豆蔻酸等，其中含量最多的是亚油酸。鱼肝油系自大型无毒海鱼肝脏提出的一种脂肪油，并经处理除去固体脂肪而成的常温下呈黄色透明的油状液体，稍有鱼腥味，其中含有大量不饱和脂肪酸甘油酯[1]。

一、油脂类资源性化学成分

1. 油脂的分类

(1) 按油脂来源： 凡是从植物种子、果肉及其他部分提取所得的脂肪统称为植物油脂。从化学角度

讲，植物油脂中95%以上是脂肪酸甘油三酯并伴有少量的类脂物质。类脂物质包括脂肪酸类、甘油一酯、甘油二酯、磷脂类、甾醇类、维生素类、色素类、萜烯类、脂肪醇类、烃类等，个别油脂中还含有棉酚、芥子苷或芝麻酚。

动物油脂与植物油脂相比，有不可替代的特殊香味，可以增进人们的食欲。现代人们发现动物油脂(特别是猪油、羊油等)中的胆固醇含量较高，使得食用的人群逐渐减少，但是动物油脂中含有多种脂肪酸，且有些动物油脂中饱和脂肪酸和不饱和脂肪酸的含量相当，具有较高的营养价值，并且能提供高热量，特别适合寒冷地区的人们食用[2]。

油脂也是微生物生命活动的代谢产物之一，微生物油脂也和动植物油脂一样以2种形式存在：一种是体质脂形式，即作为细胞的结构组成部分而存在于细胞质中，在微生物中含量恒定，如微生物细胞膜上的磷脂；另一种形式是贮存脂形式，油脂在微生物细胞内以脂滴或脂肪粒形式贮存于细胞质中。

(2) 按油脂状态：按油脂在常温下的状态分为油和脂肪。在常温下为液态的油脂称为油，如豆油、花生油、菜籽油、棉籽油等；在常温下为固态和半固态的油脂称为脂肪，如猪油、牛油、羊油等。从化学结构看，油脂都是三分子高级脂肪酸与一分子甘油所形成的酯。

(3) 按饱和程度：油脂根据其饱和程度可分为干性油、半干性油和非干性油。不饱和程度较高，在空气中能氧化固化的称为干性油；在空气中不固化的则为非干性油；处于两者之间的则为半干性油。

2. 组成油脂的脂肪酸　组成油脂的脂肪酸种类很多，天然油脂中已发现的脂肪酸有几十种，一般都是含偶数碳原子的直链饱和脂肪酸和不饱和脂肪酸，其中，油酸、亚油酸含量较多，其次还有软脂酸、亚麻酸、月桂酸、硬脂酸、芥酸和豆蔻酸等。

根据其饱和度的不同，可将脂肪酸分为饱和脂肪酸(SFA)、单不饱和脂肪酸(MUFA)和多不饱和脂肪酸(PUFA)。饱和脂肪酸较多的是含12～18个碳原子的，其中以十六碳酸(软脂酸)分布最广，几乎所有的油脂都含有；十八碳酸(硬脂酸)在动物脂肪中含量较多。根据不饱和键的位置不同，可将脂肪酸分为$n-3$、$n-6$、$n-7$、$n-9$系列脂肪酸，其中$n-6$系列包括亚油酸、γ-亚麻酸、二十碳四烯酸等，$n-3$系列包括α-亚麻酸、二十碳五烯酸、二十二碳六烯酸等(表13-1)。

表13-1　脂肪酸类化学成分的分类及其种类与结构的特征

脂肪酸名称		碳原子数：双键数
饱和脂肪酸	月桂酸	12：0
	肉豆蔻酸	14：0
	棕榈酸	16：0
	硬脂酸	18：0
单不饱和脂肪酸	棕榈油酸	16：1
	油酸	18：1
多不饱和脂肪酸	亚油酸	18：2
	亚麻酸	18：3
	花生四烯酸	20：4
	二十碳五烯酸(EPA)	20：5
	二十二碳六烯酸(DHA)	22：6

根据氢原子在不饱和键的同侧或异侧，可将脂肪酸分为顺式不饱和脂肪酸和反式不饱和脂肪酸。天然油脂绝大多数是手性分子，其相对构型是L型，即在Fischer投影式中C_2上的酯酰基位于甘油基碳

链的左侧。植物在贮存性组织如种子中累积了大量特殊脂肪酸，这些脂肪酸包括短链、中链、支链、共轭双键、环氧和羟基脂肪酸(表 13－2)。利用脂肪酸种类多样性获得理想的脂肪酸已被广泛应用于工业生产和食品营养中。

表 13－2 一些药用植物种子油脂中含有的特殊脂肪酸种类及其含量

名　称	系　统　名	来 源 植 物	特殊脂肪酸含量(%)
蓖麻油酸	12－羟－9(顺)－十八碳烯酸	蓖麻	88
桐酸	9,11,13(顺,反,反)－十八碳三烯酸	油桐	80
斑鸠菊酸	12－环氧－9(顺)－十八碳烯酸	非洲斑鸠菊	80
异蓖酸	9－羟－12(顺)－十八碳酸	云南倒吊笔	76
还阳参油酸	9(顺)－烯－12－炔－十八碳烯酸	还阳参	74
白蓝菊酸	9－羟－10,12(反,反)－十八碳二烯酸	白蓝菊	60

人体可以合成大多数脂肪酸，但少数不饱和脂肪酸，如亚油酸和亚麻酸不能在人体合成，花生四烯酸体内虽能合成，但数量不能完全满足人体生命活动的需求，这些人体不能合成或合成不足，必须从食物中摄取的不饱和脂肪酸，称为必需脂肪酸(essential fatty acid)。

产油酵母细胞内含大量甘油三酯，体积分数约占 95%，其他脂质(糖脂、甘油一酯、甘油二酯等)约占 10%。其脂肪酸组成与植物油脂相似，大部分为偶数碳数，尤其棕榈酸、油酸、亚油酸和硬脂酸的含量较高，但有些微生物油脂中多不饱和脂肪酸，如亚麻酸、花生四烯酸、EPA、DHA 等含量特别高[3]。

3. 油脂类资源性化学成分在自然界中的分布

(1) 油脂资源植物：油脂植物可分两类：一类为油料作物，是生产植物油脂的主要原料，是有一定栽培规模的农作物或木本油料；另一类为油脂植物，是处于野生状态或半野生状态有一定含油量(10%以上)的资源性植物。

具有重要经济价值且在我国规范化生产的油料作物有大豆(*Glycine max*)、芸苔(*Brassica rapa* var. *oleifera*)、花生(*Arachis hypogaea*)、油茶(*Camellia oleifera*)、芝麻(*Sesamum indicum*)、油桐(*Vernicia fordii*)、乌桕(*Sapium sebiferum*)、蓖麻(*Ricinus communis*)、油棕(*Elaeis guineensis*)、胡桃(*Juglans regia*)、油橄榄(*Olea europaea*)、红花(*Carthamus tinctorius*)等。其中红花、亚麻、紫苏、月见草、蓖麻、大麻等是常用中药或具有重要药用及保健价值的油料资源植物。

含脂类资源性化学成分的油料植物在全世界有万种以上，我国有千种的特大科 4 个，分别是菊科(Compositae)、禾本科(Gramineae)、豆科(Leguminosae)及兰科(Orchidaceae)。富油植物在杜鹃花科(Ericaceae)、大戟科(Euphorbiaceae)、樟科(Lauraceae)、山茶科(Theaceae)、芸香科(Rutaceae)、葫芦科(Cucurbitaceae)、卫矛科(Celastraceae)、十字花科(Cruciferae)、木犀科(Oleaceae)、忍冬科(Caprifoliaceae)、胡桃科(Juglandaceae)、檀香科(Santalaceae)、藤黄科(Guttiferae)、无患子科(Sapindaceae)、木兰科(Magnoliaceae)、松科(Pinaceae)、安息香科(Styracaceae)、锦葵科(Malvaceae)、楝科(Meliaceae)、肉豆蔻科(Myristicaceae)、虎皮楠科(Daphniphyllaceae)、大风子科(Flacourtiaceae)、漆树科(Anacardiaceae)、榆科(Ulmaceae)等多有分布，某些科中的属，如蔷薇科李属(*Prunus*)、唇形科香薷属(*Elsholtzia*)、十字花科芸苔属(*Brassica*)、忍冬科荚蒾属(*Viburnum*)可称为富油属。

富含脂类化学资源的植物大多是以南方为主分布，少数是北方为主分布。以秦岭、太行山为大致区分南北的界限并扣除全国广布的栽培种，则油脂植物约有 1/4 种类分布于我国北方，3/4 的种类分布于南方。

芸香科、大戟科、茶科、樟科的大部分属是热带区系植物类群，主要分布于热带、亚热带，仅少数属或少数种分布至温带。葫芦科富油属栝楼属(*Trichosanthes*)也主要分布于热带、亚热带。卫矛科虽南北皆有，但富油种的多数以南方为主。肉豆蔻科、藤黄科、虎皮楠科、檀香科皆为热带区系植物类群并分布于热带及亚热带地区。

木兰科、无患子科、漆树科等，仅有文冠果(*Xanthoceras sorbifolia*)、五味子(*Schisandra chinensis*)、盐肤木(*Rhus chinensis*)等少数油脂植物分布到北方区域。北方的少数种常常占有广大的分布区。如苍耳子(*Xanthium sibiricum*)广布华北、东北、西北，其瘦果含油量15%～25%，种仁含油量44%，资源十分丰富。苍耳子油脂中的脂肪酸主要由亚油酸、油酸等不饱和脂肪酸组成，亚油酸具有降低人体胆固醇，降血压，软化血管，增加人体肌肉和心脏、心血管系统的功能等资源价值，具有良好的资源化前景。

木本油料植物多于草本油料植物，如樟科、茶科、芸香科、卫矛科等富油科的含油植物种类多为木本，大戟科、锦葵科有少数草本，葫芦科为草本或藤本[4]。

(2) 油脂动物：动物油脂包括猪、牛、羊脂等，主要来自动物屠宰和切割分离得到的脂肪组织。与一般植物油脂相比，有不可替代的特有的香味，大量用于食品加工业、日化行业原料的加工等。

(3) 产油微生物：微生物油脂(microbial oils)，又叫单细胞油脂(single cell oil, SCO)，是产油微生物在一定条件将碳水化学成分转化为储存在菌体内油脂，主要是由不饱和脂肪酸(PUFAs)组成的甘油三酯(TAG)，其脂肪酸组成与植物油相似，是以C16和C18为主的脂肪酸，如硬脂酸、油酸、亚油酸和棕榈酸。

微生物资源丰富，种类繁多，其中一些种类可合成高达50%～70%的油脂。目前研究较多的是酵母菌、霉菌和藻类，产油细菌报道较少。这些菌体油脂含量一般占细胞干重20%以上。

常见产油酵母菌有浅白色隐球酵母(*Cryptococcus albidus*)、弯隐球酵母(*C. albidun*)、弯假丝酵母(*Candida curvata*)、斯氏油脂酵母(*Lipomyces starkeyi*)、茁芽丝孢酵母(*Trichospiron pullulans*)、产油油脂酵母(*Lipomyce slipofer*)、粘红酵母(*Rhodotorula glutinis*)、圆红冬孢酵母(*Rhodosporidium toruloides*)等，油脂含量可达菌体干重的30%～70%。

常见产油霉菌有土霉菌(*Asoergullus terreus*)、麦角菌(*Claviceps purpurea*)、高粱褶孢黑粉菌(*Tolyposporium ehrenbergii*)、高山被孢霉(*Mortierella alpina*)、深黄被孢霉(*Mortierella isabellina*)等，油脂含量可达菌体干重的25%～65%。

可产油的细菌有分枝杆菌(*Mycobacterium*)和棒状杆菌(*Corynebacterium*)等。但细菌油脂开发有一定难度。大多数产油细菌不产甘油三酯，而是积累复杂类脂，如磷脂与糖脂。另外，细菌油脂集中于细胞外膜上，给提取富集生产带来一定的难度[5]。

许多海洋微藻及巨藻都能产生油脂，富含油脂的微藻包括四类：绿藻类、硅藻类、金藻类和蓝绿藻类。这些藻类可以进行光合作用并吸收CO_2，产生脂类。微藻脂肪酸主要是C12～C22的饱和和不饱和脂肪酸。常见产油海藻有螺旋藻(*Spirulina*)和硅藻(*Diatom*)。微藻个体小、生长繁殖快、对外界环境适应力强、产油培养过程容易，对太阳能的利用效率高。另外，微藻中油脂含量较高，直接提取得到的油脂组分与植物油类似，可替代石油作为生物柴油的原料用于工业生产，也可以作为植物油的替代品。

4. 油脂的物理化学性质

(1) 油脂的物理性质：纯净的油脂是无色、无味的中性化学成分。天然油脂因其溶有维生素和色素，有的带有特殊气味，有的有颜色。油脂的密度都小于1 g/mL，不溶于水，易溶于乙醚、氯仿、丙酮、苯和热乙醇等有机溶剂。天然油脂是混甘油酯的混合物，所以没有固定的熔点和沸点。

(2) 油脂的化学性质

1) 皂化反应：油脂在酸、碱或酶的作用下，可水解生成一分子甘油和三分子脂肪酸。如果在NaOH

或 KOH 碱性条件下水解，得到的产物是甘油和高级脂肪酸的钠盐或钾盐，即肥皂，因此，油脂的碱性水解反应称为“皂化”。

2）加成反应：含有不饱和脂肪酸的甘油三酯，其分子中的碳碳双键可与氢、卤素等进行加成。① 氢化油脂中不饱和脂肪酸的碳碳双键在金属催化下，与氢元素发生加成反应，从而转化成饱和脂肪酸含量较多的油脂，这样得到的油脂成为氢化油，并且由液态变为半固态或固态。油脂的氢化又称“油脂的硬化”，氢化油又称“硬化油”。硬化油熔点高，性质稳定不易变质，便于储藏和运输。② 加碘油脂中不饱和脂肪酸的碳碳双键可与碘发生加成反应，100 g 油脂所能吸收碘的克数称为碘值（iodine number）。碘值越大，甘油三酯中所含的双键数目越多，油脂的不饱和程度也越大。

3）氧化反应：油脂在空气中放置过久，常会变质，产生难闻的气味，这种变化称为酸败。酸败的主要原因是油脂中的不饱和脂肪酸的双键在空气中的氧、水分和微生物的作用下，发生氧化，生成过氧化物，这些过氧化物继续分解或氧化生成有臭味的低级醛和酸等。光或潮湿可加速油脂的酸败。酸败的另一个原因是饱和脂肪酸的氧化。油脂在微生物的作用下发生水解生成饱和脂肪酸，饱和脂肪酸在霉菌或微生物作用下，发生氧化生成 β-酮酸，再分解生成酮或羧酸。油脂中游离脂肪酸的含量越高，酸败程度越大。其酸败程度可用酸值（acid number）表示。中和 1 g 油脂中的游离脂肪酸所需 KOH 的 mg 数称为油脂的酸值。

不饱和油脂的碳碳双键可以氧化成环氧化物，如环氧豆油、环氧棉籽油等。油脂环氧化物可以用作塑料的稳定剂。

5. 油脂的提取分离与改性

（1）植物油脂的提取分离

1）压榨法：借助机械外力的作用，将油脂从油料中挤压出来的取油方法，目前是国内植物油脂提取的主要方法。压榨法适应性强，工艺操作简单，生产设备维修方便，生产规模大小灵活，适合各种植物油的提取，同时生产比较安全。按照提油设备来分，压榨法提油有液压机榨油和螺旋机榨油 2 种。液压榨油机又可以分为立式和卧式两类，目前广泛使用的是立式液压榨油机。压榨法存在出油率低，劳动强度大，生产效低的缺点，且由于榨油过程中有生坯蒸炒的工序，豆粕中蛋白质变性严重，油料资源综合利用率低。

2）浸出法：一种较先进的制油方法，它是应用固液萃取的原理，选用某种能够溶解油脂的有机溶剂，经过对油料的接触（浸泡或喷淋），使油料中油脂被萃取出来的一种方法，多采用预榨饼后再浸提。在我国，采用直接浸出或预压榨浸出工艺的植物油脂每年超过 800 万 t，这些油几乎全部使用的是 6 号溶剂油，其主要成分为六碳的烷烃和环烷烃，沸点在 60～90℃（发达国家用的工业己烷，沸点在 66.2～68.1℃）。由于 6 号溶剂油是从石油中提炼的产品，而今石油能源短缺，市场价格居高不下，而且剩余的高沸点溶剂对饼粕食用卫生安全质量有影响，因此人们不得不考虑开发替代溶剂。目前国内已经开始研究以丙烷、丁烷等作为溶剂提取小麦胚芽油，这种方法适合一些特种油脂的分离提取，油脂中有效成分不易被破坏，所得的蛋白粕可用于深加工，具有较好的资源循环利用价值。

3）水代法：与普通的压榨法、浸出制油工艺不同，水代法将热水加到经过蒸炒和细磨的原料中，利用油、水不相溶的原理，以水作为溶剂，从油料中把油脂代替出来。水代法主要用于小磨香油的生产。水代法提取的油脂品质好，工艺设备简单，能源消耗少。水代法以水作为溶剂，没有燃爆的危险，不会污染环境，并且可同时分离油和蛋白质。但出油率低于传统浸出法，在浸提过程中易污染微生物。

4）水酶法：一种较新的油脂与蛋白质分离的方法，它将酶制剂应用于油脂分离，通过对油料细胞壁的机械破碎作用和酶的降解作用提高油脂的提取率。水酶法提油处理条件温和、工艺简单、能耗低，能同时得到优质的植物油脂和纯度高、再利用性强的蛋白质。

5）反胶束萃取技术：将含油脂和蛋白质的原料溶于反胶束体系，蛋白质增溶于反胶束极性水介质中，同时油脂萃取进入有机溶剂相，称为前萃。然后用水相，通过调节离子强度使蛋白质转入水相，离心分离，实现反萃。这样将传统工艺中提油得粕再脱溶的复杂冗长流程，改进为直接用反胶束系统分离油脂和蛋白质，工艺过程大为缩短，能耗大为降低。反胶束分离过程中，蛋白质由于受周围水层和极性头的保护，不会与有机溶剂接触，避免了传统方法中蛋白质容易变性的缺点。

6）超临界 CO_2 萃取方法：利用超临界流体具有的优良溶解性及这种溶解性随温度和压力变化而变化的原理，通过调整流体密度来提取不同物质。超临界 CO_2 萃取植物油脂具有许多优点，如工艺简化，节约能源；萃取温度较低，生物活性的物质受到保护；CO_2 作为萃取溶剂、资源丰富、价格低、无毒、不燃不爆，不污染环境[6]。

（2）动物油脂的提取分离：动物油脂主要来自动物屠宰和切割分离得到的脂肪组织，但是大部分的脂肪组织连带有蛋白质和水。动物油脂粗提的方法有直接加热熬制法、蒸煮法、溶剂法、酶解法、超临界流体萃取法、水溶法等。

（3）油脂的改性：天然油脂中存在多种混合甘油三酯成分，这些甘油三酯中的脂肪酸碳链长度、不饱和程度、双键的构型与位置、脂肪酸分布不同，造成甘油三酯组分在物理及化学性质方面也存在差异。同时，由于天然油脂的组成和结构满足人们的营养需求上或多或少地存在着某些方面的不足，使其应用受到一定的限制。为了进一步拓展天然油脂的用途，人们一直在探寻改进油脂性能的方法，并且取得了显著成绩。随着科学技术的发展，人们追求健康食品的需要和环境保护意识日益增强，因此还需要不断探求新的油脂改性技术。

1）油脂分提：油脂分提技术是一种可逆的物理改性方法，是基于热力学的原理，根据油脂中不同组分的熔点、溶解度、挥发性等方面的差异，将某种油脂分成 2 种或多种组分，使之具备不同的用途。油脂分提技术是应用于油脂工业的一种非常重要的改性方法，其主要过程分为在特定条件下的冷却结晶和从固体部分中分出残留液体 2 个步骤。研究表明：油脂在其冷却结晶过程中，天然油脂中的类脂组分及甘油三酯均会影响油脂的结晶。油脂中的胶性杂质会增大各种甘油三酯的互溶性和油脂的黏度，起到结晶抑制剂的作用。另外，在低温下有可能形成胶性共聚体，从而降低脂晶的过滤性。由于游离脂肪酸在液体油中的溶解度较大，且易与饱和甘油三酯形成共溶体，使得部分饱和甘油三酯随其进入液体油中，从而阻碍了结晶，降低了固体脂的得率。照油脂冷却结晶和分离过程的特点，分提方法又可分为干法（常规法）、表面活性剂法、溶剂法等。

A. 干法分提：最简单和最经济的分提工艺，即基于不同类型的甘油三酯的熔点或在不同温度下互溶度的不同，通过油脂冷却结晶达到固—液分离的目的。干法分提生产过程中不产生废水，操作灵活，可广泛应用于多种产品分提，如氢化鱼油、大豆油、牛脂、棕榈油、棕榈仁油、棉籽油、猪油、脂肪酸等。分提过程没有溶剂加入，产品质量好，成本低。

B. 表面活性剂分提：表面活性剂法又称乳化分提或湿法分提，第一步与干法分提相似，即冷却预先熔化的油脂使之结晶。之后添加表面活性剂（十二烷基磺酸钠、高级醇硫酸酯、蔗糖酯、山梨糖醇酐脂肪酸酯或皂等）和电解质（$MgSO_4$、芒硝或食盐等）组成的水溶液来改善油与固体脂的界面张力，利用固体脂与表面活性剂间的亲和力，使固体脂在表面活性剂中呈悬浮液，然后借助密度差进行分离。表面活性剂法得率比干法分提高，因不使用溶剂，相对安全，设备费用低，操作方便。但由于产生废水排放，对环境保护不利。

C. 溶剂分提：溶剂分提是将油脂按比例溶于某种有机溶剂（正己烷、丙酮、异丙醇等）中，在低温下结晶,溶解度低的甘油三酯首先析出,分离该部分结晶后再降温,溶解度稍低的甘油三酯又再结晶析出,如此反复可得到不同熔点的甘油三酯。溶剂分提得到的产品纯净,分提速度快,但是作为溶剂的正己烷、异丙醇等具有易燃性,对安全要求高,且该方法溶剂消耗高,造成成本增加。

2) 氢化技术:油脂氢化是指油脂在催化剂作用下于一定的温度、压力、机械搅拌条件下,不饱和双键与氢发生加成反应,使油脂中的双键得到饱和的过程。油脂氢化的主要目的:① 提高熔点,增加固体脂肪含量;② 提高油脂的抗氧化能力、热稳定性,改善油脂色泽、气味和滋味并防止回味;③ 改变油脂的塑性,得到适宜的物理化学性能,拓展用途。因此,油脂氢化是油脂改性的一种有效手段,具有较高的经济价值。

3) 酯交换技术:油脂酯交换反应是一种酯与脂肪酸、醇或其他酯类作用,引起酰基交换或分子重排生成新酯的反应。根据酰基供体的不同可分为酸解(脂肪酸-TAG)、醇解(甘油-TAG)及转酯(TAG-TAG)3种类型。酯交换改性油同氢化油相比,具有风味好、异构体少、原料脂肪酸尤其是人体必需脂肪酸组成不变和不产生反式脂肪酸等优点,可生产出较高营养价值的塑性脂肪。目前,酯交换反应分为化学法和酶法两大类。化学法通常采用金属醇化物作为催化剂,是指TAG分子内部(分子内酯交换)以及分子之间(分子间酯交换)的脂肪酸部分相互移动,直至达到热动力平衡的一种技术,化学酯交换又分为随机型和导向型。酶法酯交换是以特异性的固定化脂肪酶为催化剂进行的酯交换反应,它可使脂肪酸羰基仅在1,3位予以重排。酯交换是油脂改性的重要手段之一。酯交换可以有效提高油脂的可塑性,既改变油脂物理性状,又不产生反式脂肪酸,保持了油脂的营养特性。采用酯交换技术可生产一些价格便宜的油脂,来替代价格昂贵的油脂,包括动物油以及植物油的改性,制备功能性油脂,如富含DHA以及EPA的鱼油,或Sn-2位结合有该类功能性脂肪酸的甘油酯等[7]。

6. 油脂的生物活性与资源化利用　油脂是人类生存生活不可缺少的食物和营养品,特别是植物油脂是人类生活必需获取的营养品,又是健康食品、医药工业的生产原料。含油脂食品是人类最主要的膳食与营养来源,油脂是浓缩的能源,给人以饱腹感,是脂溶性维生素的载体,供给亚油酸等不饱和脂肪酸以维护机体健康,且赋予食物以风味。

源于自然资源的天然油脂中含有多种不饱和脂肪酸及必需脂肪酸,对高血压病、心脏病、癌症、糖尿病等疾病有积极的防治作用。共轭亚油酸具有抗癌、减肥、调节免疫、防止动脉硬化、治疗糖尿病、抗氧化等作用;γ-亚麻酸(GLA)是人体必需脂肪酸之一,具有显著降低血清三酰甘油的作用,且安全性高,对降低血清胆固醇效果也较好,已被广泛应用于医药、保健食品、高级化妆品中;EPA和DHA的最佳来源是鱼油与某些含鱼油食品,DHA有健脑功能,对提高记忆力、判断力,防止大脑衰老有特殊作用,并有抑癌效果;EPA可低血小板凝聚、降低血脂、改善血液流变性、预防冠状动脉性心脏病等作用。

油脂类药用资源性化学物质对由真菌、细菌所致痢疾、顽癣、疥疮、痈疽等皮肤病有良好的治疗作用和产业化价值。茴实、娑罗子、磨盘草子的油脂可用于治疗红白菌痢;大风子油、苍耳子油、油桐油、胡桃油及其酸败后的"油胡桃"油、莱菔子油、烟油以及野核桃、黑芝麻、蓖麻、椰子、蜀葵子、棉籽、槟榔等的种子仁或油都有治疗瘰疬、疥癣、疽痈的作用。中药自古就用植物种子或其油脂作驱虫或泻下药。使君子对人和猪肠道寄生的蛔虫都有驱除效果,若再与蓖麻油混合使用其除虫率更高。紫苏子为唇形科植物紫苏(*Perilla frutescens*)的干燥成熟果实,具有降气消痰、平喘、润肠的功能。近代药理研究证明,紫苏籽油能增强智力,提高记忆力和视力,从而形成了紫苏籽油系统健康产品群,产生了巨大的社会经济效益。

油脂也是重要工业原料,作为柔软剂、杀菌剂、基料、乳化剂、清洗剂、油剂、抗静电剂、均染剂、热稳定剂、增塑剂、润滑剂、抗静电剂、表面处理剂、分散剂、增稠剂、硫化促进剂等被广泛应用于食品、药品、化妆品、洗涤用品、纺织和印染、塑料、橡胶、涂料和油墨等多个行业。近年来，由于能源缺乏，一些贫油国家已将生物柴油（油脂、乳汁等）代替石油的研究列为能源开发的战略目标之一。

日前生物柴油主要采用化学法制备，即用动物或植物油与甲醇或乙醇等低碳醇在酸或碱催化下进行高温（230～250℃）转酯反应，制备相应的脂肪酸酯，再经过洗涤干燥即得到生物柴油。实验已证实大戟科、茶科等一些药用植物类群的果实种子中富含的油脂类资源性化学成分，其挥发性、运动黏度及着火点等物理性质与柴油相近，可以作为农用柴油机的燃料。大戟科麻风树、乌桕等木本植物的乳汁含有大量烃类化学成分，是十分重要的植物性能源[17,18]。

油脂还是高能饲料，在畜禽饲粮中添加油脂，除可提供能量外，还可改善饲料的适口性，增加饲料在肠道中停留时间，有利于其他养分的消化吸收和利用，促进畜禽生长；还可提高产蛋率、产奶量或仔猪出生质量，并降低饲料成本；高温季节可降低畜禽的应激反应。

常见大宗、具有药用价值的重要脂肪油资源品种如下：

(1) 芝麻(*Sesamum indicum*)：是胡麻科芝麻属一年生草本植物，全株披茸毛，茎直立，八棱形，根据其颜色分为白芝麻、黄芝麻、黑芝麻和杂色芝麻等。原产地非洲，经由印度、埃及传入中国。芝麻的种植主要分布在热带及部分温带地区，其中印度、苏丹、中国、缅甸是世界主要的芝麻产地，占世界总产量的60％以上。芝麻含有50％的油脂和蛋白质、维生素、木聚糖以及木酚素类化学成分，历来被作为珍贵的食品和保健类药物资源。芝麻既是重要的食用杂粮，也是重要的油料。

芝麻提取油脂后的副产品芝麻渣或饼粕中蛋白质含量为38％～50％，油脂残留量为16％～8％。芝麻蛋白的氨基酸组成与FAO/WHO推荐的人类蛋白质标准具有很好的一致性。芝麻油中不饱和脂肪酸含量约为80％，不饱和脂肪酸主要化学组成为油酸和亚油酸，饱和脂肪酸主要是棕榈酸和硬脂酸。

芝麻油中含有丰富的木质素类资源性化学成分，主要是芝麻素和芝麻酚林。在芝麻油的加工过程中，芝麻酚林衍生为芝麻酚、芝麻酚二聚体、芝麻素酚。芝麻油中的芝麻素、芝麻酚、芝麻酚林等脂溶性不皂化物使得芝麻油具有显著的氧化稳定性。不同品种和制油工艺条件所得芝麻油中均含有磷脂类化学成分。

芝麻具有护肝补肾、润肠、软化皮肤、滋补养血、调经、润滑、利尿、缓泻、安神的功效，在中医临床常用于辅助治疗慢性便秘、耳鸣、脱发、口角溃疡、齿眼炎、贫血、头昏眼花、偏头痛、视力减退、骨质疏松、烧伤烫伤等。芝麻酚和芝麻酚林具有多种生理特性，如抗增殖性、降低胆固醇含量、增加肝脂肪酸氧化酶的数量、抗高血压、预防缺氧和脑损伤。芝麻食品可以降低血清胆固醇和低密度脂蛋白（LDL）水平，增强机体抵抗高胆固醇血症的能力。

我国70％的芝麻用于制油，国内生产的芝麻油以水代法和压榨法制取的芝麻香油为主。水代法和压榨法制取的芝麻油要经过长时间的静置沉降，使油中的杂质沉降下来，然后制得芝麻油，在沉降过程中产生大量的油脚。芝麻油脚中含有丰富的芝麻素、芝麻酚等成分，利用芝麻油脚提取的磷脂中也可能存在芝麻素、芝麻酚等生理活性物质。提取含有芝麻素、芝麻酚的磷脂，用于保健功能产品的开发，将具有其他磷脂不可比拟的资源利用价值[19～21]。

(2) 油茶(*Camellia oleifera*)：山茶科山茶属多年生木本植物。茶油为油茶种子中提取而得，又名茶籽油、茶树油或山茶油，色清质纯，营养丰富，是一种高级食用油。我国是世界上最大的茶油生产基地，主要分布在我国的西南地区及湖南省、江西省南部。

油茶籽全籽含油25％～40％，油分主要集中在油茶籽仁中，壳中含油甚少，通常在0.5％左右。除水分外，油茶籽仁主要由脂肪酸、淀粉、皂素和蛋白质组成，而油茶籽壳则主要由纤维素、半纤维素和木质素等组成。

茶籽油主要由油酸的甘油酯构成，其中油酸含量高达 83%。油酸是一种优质的安全脂肪酸，易被人体吸收，又不易氧化沉积于体内，抗氧化的效果比多不饱和脂肪酸更好，不会引起人体血液中胆固醇(TC)浓度的增加，且和多不饱和脂肪酸一样能够减少血液中低密度脂蛋白胆固醇(LDL－L)，但不降低甚至提高血液中高密度脂蛋白胆固醇(HDL－C)，可以有效地预防和治疗冠状动脉性心脏病和高血压病等心血管疾病。油茶籽油可用作高级食用油，也是医药原料，可用于制作注射用的针剂和调制各种药膏和药丸等。民间用油茶籽油治疗烫伤、烧伤以及防治皲裂、疥疮、皮炎和湿疹等。油茶籽油在油脂分类上属于不干性油。精制的油茶籽油具有热稳定性好，不易氧化变质，安全无毒副反应，无油腻感，与皮肤亲和性好，易于被人体吸收等特性，作为化妆品用油料基质，性能优于矿物油[22,23]。

茶籽油制备生物柴油的最佳工艺条件为：反应温度 58℃、催化剂用量 1.05%、反应时间 66 min、醇油摩尔比 9.7∶1。在此条件下，酯交换率达到 98.73%。对生物柴油进行红外光谱和 GC－MS 分析，产品质量达到国家生物柴油标准[24]。

(3) 红花(*Carthamus tinctorius*)：一年生菊科草本植物，为药食同源产品。红花籽，中药称白平子，含有丰富的脂肪油，俗称红花油，具有显著降低血清中胆甾醇、中性脂肪及β-脂蛋白的含量；还具有增强耐缺氧能力的作用；对轻、中度冠状动脉性心脏病，心绞痛等病有良好的治疗效果[25]。我国生产的红花籽油多用压榨方法制得，在生产过程中无试剂污染，在国际上享有盛誉。红花籽油由于其高亚油酸含量、高碘值、清亮橙黄的色泽及特有的愉悦风味而备受食用油者喜爱，在墨西哥、美国、日本等国主要供食用，制人造奶油。在工业上，红花籽油大量用于制造油漆、清漆。因它具有较高的碘值，不饱和脂肪酸含量较高，是较好的干性油，其脂肪酸组成中亚麻酸含量较少，因而它具有优良的保色性与耐久性，是白色涂料的优质原料。红花籽油也可用于生产生物柴油[26]。

红花籽粕是红花籽提取红花籽油后的副产品，粗蛋白中含有多种氨基酸类成分，具有较强的抗氧化性和清除 DPPH 自由基活性的 5-羟色胺类衍生物等多种资源性物质。红花籽粕中含有残留的不饱和脂肪，又含有大量的优质蛋白，可作为理想的能量蛋白饲料加以开发利用[27]。

(4) 胡桃(*Juglans regia*)：又称核桃，是胡桃科胡桃属的植物，为落叶乔木，在 4～5 月开花，9～10 月收获核桃果实。核桃适合生长于微酸性、中性、弱碱性土质中，丘陵和平原地区、河谷山区两旁具有深厚土壤的地方多见。我国华北、西北、华中、华南和华东等地多有栽培。

核桃油为黄色或淡黄色油脂，脂肪酸含量较高，其中饱和脂肪酸含量约为 10%，不饱和脂肪酸总量达 90%，亚油酸、亚麻酸是核桃油中的主要不饱和脂肪酸，其中亚麻酸和亚油酸是人体的必需脂肪酸，是很多重要代谢产物的前体化学成分，如前列腺素、二十碳五烯酸(EPA)、二十二碳六烯酸(DHA)等；亚油酸在人体内能生成花生四烯酸，花生四烯酸是血酸素、前列环素和前列腺素等高生物活性产物的前体物质。核桃油中的亚麻酸的含量约为 15%，高于其他常见食用油中亚麻酸的含量。核桃油还含有人体所必需的多种矿物质元素和维生素，如 Ca、K、Fe、维生素 E、维生素 A 等。

核桃油具有降低血清胆固醇的作用，可药用和食用，具有营养脑神经细胞、调节自主神经的功效。还可以作为老人和婴幼儿的营养油，高空作业和飞行员的高级保健油。

核桃油的提取方法主要有传统的压搾提取法，溶剂浸出提取法和新型的超临界流体萃取法、水代法、水酶法、超声波提取法等。目前，在大规模的生产过程中还多采用溶剂浸出法和压榨法提取[28]。

目前，核桃油市场得到快速发展，出现不少核桃油新产品，主要有以下几种。

A. 核桃油冷榨产品：适用于孕婴特种人群。

B. 核桃油特种食品：如粉末核桃油、核桃油微胶囊冲剂，已通过欧盟 ECOCERT 认证，成为保健食品。核桃油咀嚼片，易于吸收、便于携带、食用方便、口感好。核桃油健脑软胶囊，可用于健脑、补神。

C. 核桃油药物制剂及其保健品：如碘化油、核桃油脂肪乳静脉注射液、滴耳油等。

D. 核桃油化妆品：如用其制作的洗发水、防晒霜、按摩油等。核桃油中有 2 种新结构脂质体，可以用作药品和化妆品活性成分。核桃油用于化妆品能增加皮肤光泽、滋润保湿、营养皮肤、预防皮肤衰老。

此外，核桃油还可在制作糕点与营养食品中作添加剂，在工业及医药方面有着极为广泛的用途[29]。

(5) 沙棘(*Hippophae rhamnoides*)：胡颓子科沙棘属植物。沙棘属植物世界上共有 5 个种，8 个亚种，而中国有 5 个种，4 个亚种，主要分布在三北及西南地区。沙棘是优良的水土保持树种，具有优异的生态效益、社会效益和经济价值。

沙棘油是通过一定的物理手段从沙棘果实或种子中提取出来的物质，它是一种高营养、高经济价值的天然油脂资源。沙棘油中的化学成分主要有黄酮类、萜类、甾体类、维生素类、蛋白质和氨基酸类、油和脂肪酸类、挥发油类等。沙棘油可用于治疗造血功能障碍疾病，具有降血脂、降低血黏度、调整和改善有机体的"瘀血"状态，起到防止和治疗冠状动脉性心脏病和心绞痛的作用，对特异性和非特异性免疫系统具有增强作用，还具有抗肿瘤和抗氧化的作用[30]。

(6) 月见草(*Oenothera biennis*)：柳叶菜科月见草属多年生草本植物，原产北美洲，在我国东北地区原有的都是野生植物，为了满足国内、外市场对月见草油的需求，近年来已进行了大面积人工栽培。

月见草籽中含油高达 15%～26%，其含有 90%以上的不饱和脂肪酸，其中含有其他植物油所不多见的、特殊的不饱和脂肪酸类化学成分 γ-亚麻油酸，其含量在 9%～13%。γ-亚麻油酸是一种重要的营养物质，能以较小的剂量产生显著的抗血栓、抗炎、抑制癌细胞生长、降低血清胆固醇、治疗动脉粥样硬化的疗效。还可以治疗多发性硬化症、肥胖病、风湿性关节炎和妇女月经前综合征等。近年来，由于其明显的生物活性效应和使用效果，在药品、食品添加剂、保健品、化妆品等方面得到广泛应用。

月见草油的提取与加工可采用压榨法、膨化浸出法和超临界萃取法等。由于月见草油含有的不饱和脂肪酸类化学成分较多，导致油脂的稳定性差，极易氧化酸败，所以在加工和储藏过程中应尽量减少与空气接触的机会，同时避免高温影响。有研究者提出将"膨化浸出、混合油负压蒸发工艺"用于月见草油的提取，使用这种工艺所得的成品油质量好、色泽浅、出油率高。

近年来，随着月见草广泛的应用，在很多疾病的治疗中都起到了显著的作用。现临床应用的剂型有月见草油胶丸、复方月见草油软胶囊和月见草根片等。

从月见草油中提取的 γ-亚麻酸(GLA)目前主要作为营养添加剂或功能性食品成分使用，可按一定比例加入牛奶、奶粉食用油、饮料、果汁、果冻、冰淇淋、饼干、巧克力、口香糖等食品中，尤其适合用作制造婴儿食品添加剂、制造含 γ-亚麻酸的婴儿营养奶粉和孕妇与哺乳期妇女营养奶粉[31]。

(7) 鱼油中含有丰富的多不饱和脂肪酸(polyunsaturated fatty acid，PUFA)：尤其是 Ω-3 系列多不饱和脂肪酸，如二十碳五烯酸(eicosapentaenoic acid，EPA)和二十二碳六烯酸(docosahexaenoic acid，DHA)。PUFA 作为一独特的生物活性物质，在生物系统中具有广泛的功能。近几年的研究发现，PUFA 对人的大脑发育及调节心脑血管功能等都有一定的功效，能降低血浆中的胆固醇，并对心脑血管疾病、中风、高血压病等的治疗有良好的医用价值。鱼油中的 EPA 是人体必须脂肪酸，人体自身不能合成，但又是必不可少的重要营养元素，有促进体内饱和脂肪酸的代谢、降低血液黏度、促进血液循环、预防动脉粥样硬化的形成和发展、消除疲劳、去除皮肤炎症等作用；鱼油中的 DHA 具有促进细胞生长发育，改善大脑功能，提高记忆力和学习能力，增强视网膜反射能力，延缓阿尔茨海默病发展进程及提高生命功能的功效等丰富多样的资源价值。

深海鱼油和藻类是 DHA 的主要来源，真菌、海洋甲壳类、软体类动物以及一些植物油脂中也含有大量的 DHA。DHA 已在食品中显示较好的应用前景，一些添加 DHA 的乳制品、饮料、糖果等已在市场出现，特别是婴幼儿配方食品受到关注。但是从鱼油中提取的 DHA 胆固醇含量高，带有腥味，影响了产品的品质。并且鱼油中 DHA 的构成和含量随着鱼的种类、季节、地理位置等不同而变化，因此以鱼油为原料具有不稳定的弊端。此外，海鱼脂肪组织中累积有大量的持续性有机污染物(POPs)，同时还含有显著量的二噁英(dioxin)和毒杀芬(toxaphene)等有机污染物。因此，寻找更安全、可靠的原料来源势在必行。国外已经开始了利用微藻、真菌等提取 DHA，它们有可能替代鱼油成为高品质健康脂类原料资源[32]。

(8) 油橄榄(*Olea europaea*)：属木犀科，常绿阔叶乔木，又名洋橄榄。油橄榄是一种以“高产、优质、高效益”为特征的世界名贵优质木本油料作物，含油脂 30%左右，单产仅次于油棕。早在 6 000 多年前，地中海地区就开始种植橄榄树，并沿着地中海北岸向西发展，经希腊到意大利；沿着地中海南岸，经过非洲北部的一些口岸城市，发展到西班牙、葡萄牙。西班牙是世界上橄榄油生产大国，占全世界生产总量的 35%；意大利橄榄油生产总量占 24%；希腊的产量占 19%。其他生产橄榄油的国家还有土耳其、利比亚、摩洛哥、阿尔及利亚等。目前我国 8 个省区栽种成功，突破了远东国家不产油橄榄的禁地。在我国主要分布在广东省、广西壮族自治区、福建省、甘肃省、四川省、云南省、海南省、我国台湾地区等地。

食用橄榄油中含饱和脂肪酸 10%～18%，油酸 55%～83%，亚油酸 3.5%～21%，亚麻酸 0.3%～1.5%。最接近健康原则的天然食用油脂是橄榄油。橄榄油和大豆油、花生油、菜籽油、调和油、椰子油以及亚麻籽油等 10 种食用油脂各种脂肪酸含量概算表的比较，见表 13-3。

表 13-3 橄榄油与常用油脂的脂肪酸组成及含量比较

名 称	饱和脂肪酸(%)	单不饱和脂肪酸(%)	多不饱和脂肪酸(%)	ω6 脂肪酸(%)	ω3 脂肪酸(%)	P∶S∶N	ω6∶ω3
理想值	12.5	75	12.5	10	2.5	1∶6∶1	<4∶1
橄榄油	15	75	10	8	2	1∶5∶1	4∶1
亚麻籽油	11	27	62	15	47	1∶3∶6	1∶3
大豆油	15	24	61	56	5	1∶2∶4	11∶1
花生油	19	42	39	39	0	1∶2∶2	39∶0
玉米胚芽油	15	24	61	59	2	1∶2∶4	30∶0
红花籽油	11	12	77	77	0	1∶2∶7	77∶0

橄榄油是从橄榄果实中采取机械冷榨的方法制得，经过过滤等处理除去异物后得到的油汁，加工过程完全不经化学处理。橄榄油加工生产工艺：橄榄果→选料→冲洗→压榨→搅拌(30℃下)→挤压(或离心)→过滤→包装。

橄榄油清澈透明，呈黄绿色，清香可口，可以凉食，也可煎炸，反复煎炸不变色、不变味，抗氧化性强。橄榄油具有减少和防止心脑血管疾病、减少和防止消化系统疾病、抑制延缓肿瘤进展、控制血糖、抗衰老、促进儿童骨骼和神经系统发育、治疗外科皮肤病和烫伤等功能。以橄榄油为主要食用油的国家主要是地中海沿岸国家，这些国家的心血管病和癌症的发病率远低于其他国家。

地中海沿岸地区人们的饮食习惯有益于心脏健康的事实早已得到确认。因此，世界卫生组织积极推荐以油橄榄系列产品为主的地中海饮食结构。西班牙位于地中海沿岸，现已生产加工的各种橄榄食品有夹心橄榄、绿橄榄、黑橄榄、去核橄榄、橄榄片、泡菜橄榄、橄榄罐头、橄榄醋、橄榄酒等，以及以橄榄油为基质的系列化妆品等。中国已生产出可与国外相媲美的餐用乳酸橄榄果罐头。从橄榄油

中提取 β-谷甾醇 200～250 mg/100 g，角鲨烯（60～70 mg/100 g）等生物活性物质，在医学方面有着广泛的应用。

根据液体中酸值的不同，原生橄榄油又分为三个级别：特级原生橄榄油（质量最高的一种橄榄油，果实味，芳香宜人，酸值一般为 0.2%～1%）、优质原生橄榄油（酸值不超过 2%）、普通原生橄榄油（酸值不超过 3.3%）[11]。

在加工生产橄榄油的过程中可产生大量的废水产生。据报道，加工 1 t 鲜果大约产生 1.1～3.0 t 废水。废水的组成：水占 80%～90%，有机挥发物占 7%～15%，矿物质 1%～2%，残叶量 0.3%～3%，总糖 2%～8%，其中还原糖 1%～8%，蛋白质 0.5%～7.5%，单宁类 1.0%～1.5%，多酚类 5%～15%，悬浮物 35～40 g/L，BOD65～70 g/L，COD40～4 000 g/L。

基于循环经济发展策略，通过回收利用、减少排放，达到清洁生产的目标。采用的方法为：

A. 通过蒸发浓缩为车间、办公地提供热水和热能；也可经太阳能发酵产生生物气，如沼气，残余浓缩物作为动物饲料和固体肥料。

B. 废水中含有一定量的多酚类资源性化学成分，可以通过物理方法富集，用于食品和药品的开发[12]。

同时，在采用冷榨法生产橄榄油时，也会产生大量的油橄榄废渣，其中含有果渣油和多酚等化学成分。通过将烘干后的废渣浸泡在混合溶剂中，用微波提取器预处理料液，加水分相，再用超声波提取器辅助浸提，之后进行过滤或离心，使滤液分层，上层液相经真空减压浓缩得到粗提果渣油，下层液相经真空减压浓缩得到果渣多酚。

果渣中残留 4%～6%的橄榄油，40%～50%水，剩余果渣主要为木质素和纤维素。采用有机溶剂提取，得到果渣粗提油，可用于制皂，粗油经脱色去味，可得到精炼橄榄油，作为工业原料和生物质油。剩余残渣含有较高的 BTU，作为生物质用于加热或小功率发电，欧洲有些国家已建有发电厂，作为燃料提供车间内热水。果渣还作为有机肥料用于林地覆被或用于动物饲料。另外果核可制作木炭用于烧烤，进一步可精制成活性炭，用于食品和药品的脱色[13,14]。我国利用榨油后的残渣废液酿制橄榄酒[15]，榨油后饼粕经生物转化用于制备饲料用酶兼益生菌制剂[16]。

(9) 其他：豆科植物骆驼刺（*Alhagi sparsifolia*）种子油含不饱和脂肪酸高达 88%及大量生理上必需的微量元素，经小鼠游泳试验和果蝇寿命试验结果表明，加喂骆驼刺种子油的小鼠游泳耐受时间明显提高，而且在添加种子油培养基中培养的果蝇寿命延长率高达 21.43%～22.56%。骆驼刺种子油是一种很值得关注和开发的强身健体、防癌延寿保健油脂资源[33]。

从五味子（*Schisandra chinensis*）乙醇提取后的药渣中获得的五味子油收率可达 1.6%，具有显著的镇咳作用[34]。

牡丹籽是生产牡丹皮的副产物，牡丹籽油中不饱和脂肪酸高达 90%，其中亚麻酸含量占 50%以上，亚油酸含量占 30%以上，且具有一定的抗氧化作用和防晒功效，可进一步开发利用[35]。

胡芦巴（*Trigonella foenum-graecum*）干燥成熟的种子具有温肾、祛寒、止痛之功，用于肾脏虚冷，小腹冷痛，小肠疝气，寒湿脚气的治疗。胡芦巴在我国易于栽培，成本低，是通过石油部鉴定的新型植物胶。胡芦巴胶加工后的剩余物，其油脂含量为 8.08%。胡芦巴油脂可用乙醚或石油醚萃取，其脂肪酸以亚油酸、亚麻酸、油酸等为主，不饱和脂肪酸占脂肪酸总量的 80%以上，是营养保健油。胡芦巴油脂有强烈的芹菜香气，常用于奶油、干酪等产品。胡芦巴油含催乳成分，可开发催乳保健品[36]。

我国是生产和消费油脂的大国，每年精炼油脂的脱臭馏出物（副产物）多达 40 万 t，可利用其提取植物甾醇、磷脂、天然维生素 E 等。另外，葡萄酒厂、饮料厂的下脚料中的葡萄核含油率为 14%～18%；罗汉果提取甜味苷类资源性化学成分后的废渣中种子含有 40%以上的油脂，油脂中角鲨烯的相对含量高达 50%。可通过回收利用，充分释放其资源价值，延伸资源经济产业链[37,38]。

二、磷脂类资源性化学成分

1. 磷脂的分类　磷脂是含有磷酸二酯键结构的脂类，分为甘油磷脂和鞘磷脂 2 种，由甘油构成的磷脂称为甘油磷脂，由鞘氨醇构成的磷脂称为鞘磷脂。

磷脂按来源分为植物磷脂和动物磷脂。在动物性磷脂原料中，以蛋黄含量最为丰富，约含磷脂 10%；在植物性磷脂原料中，以大豆含量最高，含 2%～3%。商业卵磷脂是指各种磷脂的混合物。

(1) 甘油磷脂： 甘油磷脂又称为磷酸甘油酯，其母体结构是磷脂酸，即一分子甘油与二分子脂肪酸和一分子磷酸通过酯键结合而成的化学成分。通常，R_1 为饱和脂肪酰基，R_2 为不饱和脂肪酰基，因此 C_2 是手性碳原子。磷脂酸有一对对映体，天然磷脂酸为 R 构型。

磷脂酸中的磷酸与其他物质结合，可得到各种不同的甘油磷脂，最常见的是卵磷脂和脑磷脂。

1) 卵磷脂(lecithin)： 又称为磷脂酰胆碱，是由磷脂酸分子中的磷酸与胆碱中的羟基酯化的产物。

胆碱磷酸酰基可连在甘油基的 α 或 β 上，故有 α 和 β 2 种异构体，天然卵磷脂为 α 型。卵磷脂完全水解可得到甘油、脂肪酸、磷酸和胆碱。

卵磷脂为白色蜡状固体，吸水性强。在空气中放置，分子中的不饱和脂肪酸被氧化，将生成黄色或棕色的过氧化物。卵磷脂不溶于水和丙酮，易溶于乙醚、乙醇及氯仿。卵磷脂存在脑和神经组织及植物的种子中，在卵黄中含量丰富。

2) 脑磷脂(cephalin)： 又称磷脂酰胆胺，是由磷脂酸分子中的磷酸与胆胺（乙醇胺）中的羟基酯化生成的产物。

天然脑磷脂为 α 型，完全水解可得到甘油、脂肪酸、磷酸和胆胺（乙醇胺）。脑磷脂的结构和理化性质与卵磷脂相似，在空气中放置易变棕黄色，脑磷脂易溶于乙醚，难溶于丙酮、冷乙醇，而卵磷脂易溶于乙醇，可将卵磷脂与脑磷脂分离。

脑磷脂通常与卵磷脂共存于脑神经组织和许多组织器官中，在蛋黄和大豆中含量也较丰富。

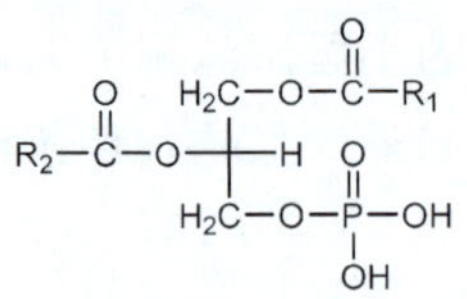

磷脂酸

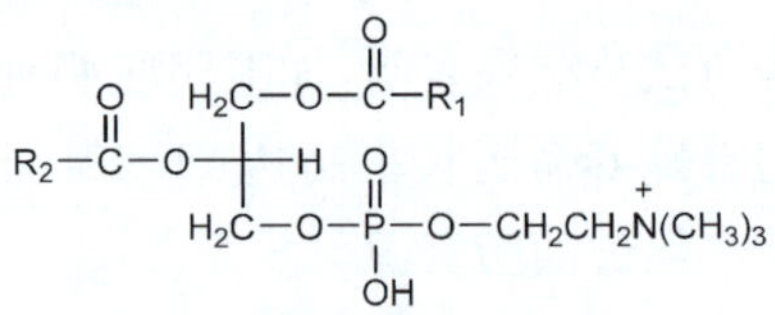

卵磷脂

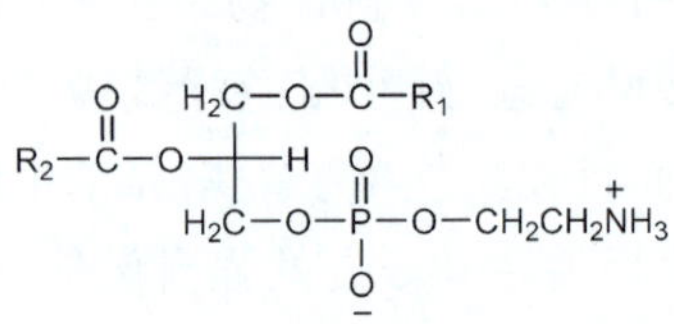

脑磷脂

(2) 神经磷脂： 神经磷脂又称鞘磷脂，鞘磷脂的主链为鞘氨醇，是一类脂肪族长碳链的氨基二元醇。鞘氨醇的氨基与脂肪酸以酰胺键相连，形成 N-脂酰鞘氨醇，即神经酰胺。神经酰胺的羟基与磷酸胆碱酯化形成鞘磷脂。

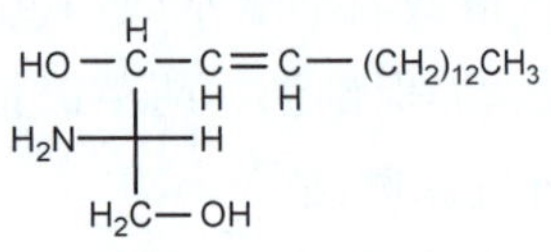

鞘氨醇

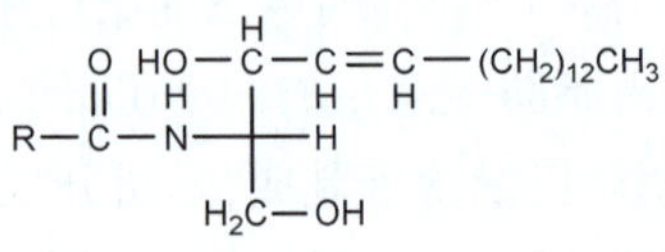

神经酰胺

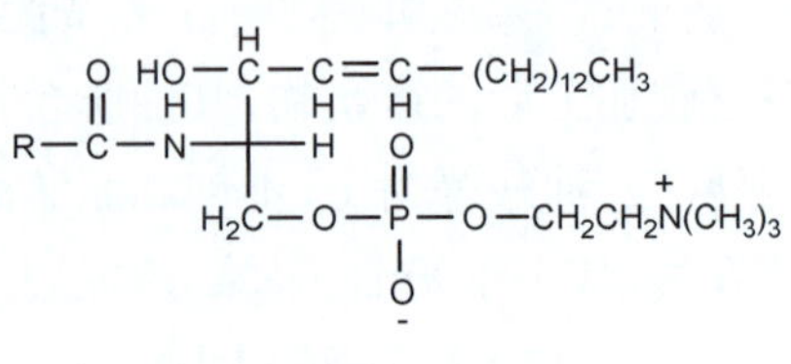

鞘磷脂

鞘磷脂是白色晶体，化学性质比较稳定，因为分子中碳碳双键少，在空气中不易被氧化。不溶于丙酮及乙醚，而溶于热乙醇中，这是鞘磷脂与卵磷脂和脑磷脂的不同之处。鞘磷脂是细胞膜的重要成分之一，大量存在于脑和神经组织中，是围绕着神经纤维鞘样结构的一种成分。

2. 磷脂的物理化学性质

(1) 磷脂的物理性质：磷脂易溶于多种有机溶剂，如氯仿、乙醚、石油醚、苯、乙醇等，但不溶于丙酮和乙酸甲酯。纯净脑磷脂难溶于乙醇，而粗制脑磷脂能部分溶于乙醇。磷脂没有清晰熔点，随着温度升高，其软化成液滴，200℃以上才具有清晰液面，但此时已分解。磷脂能溶于动植物油脂，矿物油及脂肪酸中，不溶于冷的动植物油脂。磷脂加入脂肪酸，可使塑性磷脂软化或液化，成为流态状磷脂。不同磷脂其性质也有差别：① 磷脂酰胆碱：白色蜡状固体，低温下可结晶，易吸水变成棕黑色胶状物，不溶于丙酮，溶于乙醚及乙醇，在水中成胶状液，熔点 160℃。② 磷脂酰乙醇胺和磷脂酰丝氨酸：不溶于丙酮及乙醇，溶于乙醚。③ 缩醛磷脂：溶于热乙醇，KOH 溶液，不溶于水，微溶于丙酮和石油醚。④ 鞘氨醇磷脂：白色晶体，对光和空气稳定，不溶于丙酮，乙醚，溶于热乙醇，与 $CDCl_2$ 成加合物，在水中形成乳状液，有两性解离性质。⑤ 糖脂：也可称含糖磷脂，包括脑苷脂(脑糖脂)，白色粉状物，呈蜡状，不溶于水、乙醚、石油醚；溶于热乙醇、热丙酮、吡啶及苯，稳定，不被碱皂化，有旋光性。⑥ 神经节苷脂(神经节糖脂)：不溶于乙醚，丙酮，微溶于乙醇，易溶于氯仿和乙醇混合液，可水解。

磷脂尚具有两亲性。在磷脂分子中既含有磷酸、胆碱等亲水部分，又含有脂肪酸链疏水部分，为表面活性物质，具有一系列界面和胶体性质，如界面吸附、形成胶团、脂质体和乳化作用等。

(2) 磷脂的化学性质：磷脂分子中含有不饱和脂肪酸，受阳光照射或在空气中极不稳定，易氧化酸败而色泽变深。在制油或磷脂加工过程中，温度大于 90℃时，油脂色泽加深，有可能是脑磷脂中氨基发生醛胺缩合反应造成的，超过 150℃时，磷脂逐渐分解。

在磷酸甘油酯中，成酯的键有 3 种：脂肪酸与多元醇、磷酸与多元醇、磷酸与有机碱成酯的键，这 3 种键都能被水解。在酸或碱为催化剂水解时，其水解的难易与水解的酸碱性和水解条件有关。磷脂也可以被酶水解，目前发现至少有 4 种以上磷脂酶可用于水解磷脂的酯键。磷脂酶有磷脂酶 A_1、A_2、C、D，它们分别水解磷脂不同部位的酯键，磷脂酶酶解专一性强，能得到不同的酶解磷脂产品。某些脂肪酶也能水解磷脂。

磷脂不饱和脂肪酸双键可在镍催化剂作用下发生氢化反应，生成白色氢化磷脂固体。氢化磷脂具有较高氧化稳定性，其产品可用于化妆品、医药和润滑剂等工业。磷脂与羟基化试剂反应，在磷脂不饱和脂肪酸碳链上加上羟基而得到羟化磷脂，经羟化后磷脂在分子中引进极性基团，能明显改善磷脂亲水性，增加磷脂在冷水中分散性。磷脂不饱和键还可卤化而形成各种卤化磷脂，也可以磺化，磺化后磷脂产品用于纺织业及皮革业糠革用原料。另外磷脂与乙酰化试剂在一定条件下反应，可将磷脂中磷脂酰胆胺的氨基乙酰化，从而封闭脑磷脂两性基团，改善磷脂 O/W 乳化性。

(3) 磷脂的提取分离与改性：目前，磷脂提纯技术研究主要集中在制备高纯度粉末磷脂及磷脂酰胆碱(PC)，磷脂酰肌醇(PI)等磷脂组分分离提纯上。磷脂提纯主要方法有溶剂萃取法、超临界 CO_2 萃取法、色谱分离法、膜分离法、无机盐复合沉淀法、乙酰化法、酶催化法、冷冻法等。

1) 溶剂萃取法：溶剂萃取法原理是根据磷脂酰胆碱、磷脂酰乙醇胺(PE)等组分在溶剂中溶解度差异，将可溶部分与不溶部分分离，以达到提纯目的。常用溶剂是丙酮和乙醇，丙酮可将磷脂中中性油及游离脂肪酸萃取出，得到精制粉末磷脂；乙醇可将磷脂中 PC 与 PE 和 PI 分开，得到高纯度 PC 产品。

2) 超临界 CO_2 萃取法：目前应用超临界 CO_2 萃取磷脂研究主要是以浓缩磷脂脱油制备粉末磷脂，及从粉末磷脂和蛋黄磷脂中提取高纯度 PC 产品。

3）膜分离法： 膜技术提纯磷脂原理是利用乙烷、异丙醇等有机溶剂溶解磷脂，使之形成胶束，然后根据分子量大小加以分离。如使溶于乙烷-异丙醇混合液磷脂溶液通过丙烯半透膜，可使磷脂酰胆碱纯度由 25%提高到 51%。

4）无机盐复合沉淀法： 该法是一种分离提纯磷脂酰胆碱方法。原理是利用磷脂酰胆碱和无机盐中金属离子发生配合反应，形成配合物生成沉淀性质，使其从有机溶剂中分离出来，由此除去蛋白质、脂肪等杂质，再用适当溶剂分离出无机盐和磷脂杂质，这样可大大提高磷脂酰胆碱纯度。

5）乙酰化法： 乙酰化法就是利用磷脂中磷脂酰乙醇胺能与醋酸或乙酸乙酯等酸化剂发生酰化反应，酰化磷脂酰乙醇胺可溶于丙酮，而磷脂酰胆碱不能发生酰化反应，从而达到分提 PC 目的。

6）酶催化法： 磷脂中除含有磷脂酰胆碱外，还含有磷脂酰肌醇、磷脂酰乙醇胺等。酶催化法原理是采用磷脂酶 D 将这些磷脂水解，在醇存在微水体系中催化胆碱与磷脂进行反应而生成磷脂酰胆碱，从而达到提高磷脂酰胆碱纯度目的。

7）冷冻法： 此方法是针对蛋黄的中性脂质被磷脂酰胆碱、胆固醇、蛋白质乳化，单纯用非极性溶剂难以分离提取，而用直接冷冻蛋黄方法破坏这种乳化，使蛋白质发生变性，可高效提取脂质，再把磷脂酰胆碱和中性脂质进行分离。具体操作步骤是在冷冻蛋黄中加入正己烷和乙醇混合溶剂，搅拌 5 min 后，离心分离得到溶剂层：在该溶剂层中加入 3%食盐水，混合、静置、倾析，得到正己烷层，然后再用超滤膜对该脂质层进行过滤，得到纯度达 96%的磷脂酰胆碱[8]。

8）磷脂改性方法： 磷脂作为表面活性剂使用时与脂肪酸单甘酯、蔗糖脂肪酸酯、聚甘油脂肪酸酯等比较柔和的食品添加表面活性剂相比，其乳化稳定性较差。为提高天然磷脂的亲水性，需对磷脂改性。磷脂改性通常采用物理法、化学法和酶法。物理或化学法改性可使得磷脂产品获得多样的形态和性能；而酶法改性专一性好，反应条件温和，产品安全性高，是相当有竞争力的改性方法。

磷脂的物理改性主要是利用一些分离溶剂和分离技术，将混合磷脂中的某些具有特定功能的组分纯化、浓缩或富集的过程。化学改性是根据不同的目的要求，使磷脂的结构或脂肪酸组成发生改变，从而改变磷脂的功能特性，其中乙酰化、羟基化、氢化等现都已实用化。酶法改性国内外均有报道，其中以磷脂酶 A2 和磷脂酶 D 的应用最多，利用磷脂酶改性的目的在于获取高纯特定脂肪酸结构磷脂产品[9,10]。

（4）磷脂的生物活性与资源化利用： 人体所有细胞中都含有磷脂，它是维持生命活动的基础物质。磷脂对活化细胞，维持新陈代谢、基础代谢和激素的均衡分泌，增强人体免疫力及再生力，都能发挥重要作用。磷脂的基本功用是增强脑力、安定神经、平衡内分泌、提高免疫力和再生力、解毒利尿、清洁血液、健美肌肤、延缓衰老。磷脂可作为抗癌药物和缓释药物的载体，具有降低胆固醇、调节血脂、健脑、增强记忆力、延缓衰老的功能。

大豆磷脂是大豆油精炼过程中的重要副产物，我国对磷脂的研究和生产始于 20 世纪 50 年代初，对大豆磷脂的研究始于 80 年代初，在浓缩磷脂和粉状磷脂的制备及在面包、速溶乳粉、医药、化妆品、皮革、涂料的应用方面取得了一些成果。20 世纪 90 年代的研究开发工作侧重于大豆磷脂的改性与应用研究、高纯度醇溶卵磷脂的提取技术研究和磷脂保健食品的开发。改性大豆磷脂、大豆卵磷脂保健食品（胶囊、冲剂、口服液）等产品相继问世。国内现有产品包括浓缩磷脂基础产品，精制磷脂、卵磷脂和改性磷脂中间产品，磷脂片剂、磷脂冲剂、磷脂口服液、磷脂营养液、磷脂软胶丸、磷脂硬胶囊等制品。

大豆磷脂主要有磷脂酰胆碱（PC）19%～21%、磷脂酰乙酸胺（PE）8%～20%、磷脂酰肌醇（PI）10%～20%、磷脂酰丝氨酸（PS）2%、磷脂酸 5%～8%、磷脂酰甘油 7%～8%、其他成分占 7.5%。

采用水化脱胶工艺生产大豆油过程中产生的副产品大豆油脚中含 20%～25%的磷脂、25%～30%

的中性油、45%～50%的水分、0.5%～1%的甾醇及5%～8%的其他组分，如饼粉、蛋白质、糖类、蜡、色素以及有机和无机杂质。大豆油脚可用于生产脂肪酸、制取大豆磷脂系列产品、制取复合肥、饲料、皂粉、提取维生素E、辅酶Q10、生产生物柴油等[33]。

目前国内磷脂厂采用的大豆浓缩磷脂加工工艺为：从离心机分离出来的水化油脚（温度75～85℃），进入调质罐进行均质，然后由变频螺杆泵给每台薄膜蒸发器单独喂料，薄膜蒸发器出料的磷脂温度为100～105℃，出料温度由自控阀控制。为防止高温磷脂颜色加深，选用U形冷却器进行冷却磷脂到50～60℃，进入储罐储存或灌装。

采用无机膜过滤制取高质量浓缩磷脂，其生产工艺流程如图13-1所示。

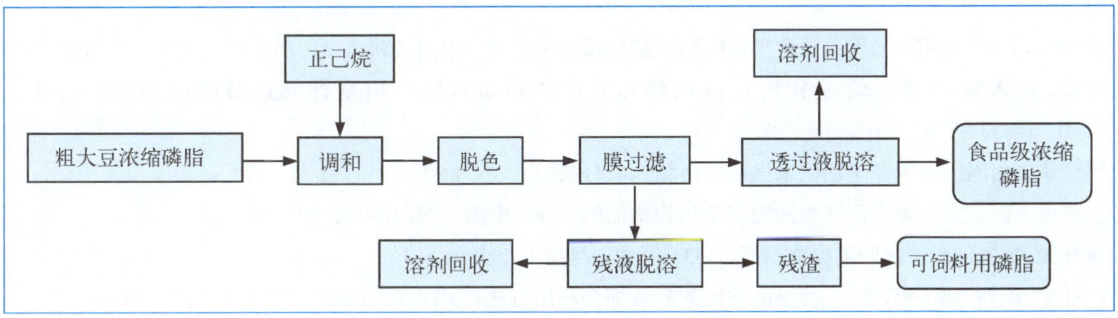

图13-1　无机膜制取高品质浓缩磷脂工艺流程

三、其他脂质类资源性化学成分

蜡质（waxes）、角质（cutin）、软木脂（suberin）是覆盖于植物表面的角质层的疏水性成分，是植物防御外界不良环境因素侵染的重要屏障，在减少水分流失、抗病虫害、防紫外线和保洁等方面具有重要作用。

蜡质是分布于植物表面最外层的一类混合物，分为晶体状外蜡质层和埋藏于角质层基质的内蜡质层，主要由长链脂肪酸衍生物如酯、醛、伯醇、仲醇、酮和烷烃类组成，其分子结构为长链线状。

角质位于外蜡层之下，与内蜡层相互交织，也是覆盖于植物表面的一类胞外疏水混合物，其成分和结构复杂，主要是由C16和C18脂肪酸的衍生物，如羟基脂肪酸和脂二酸彼此或与甘油分子通过酯键或醚键连接成网状的高分子聚酯化学成分。

软木脂是位于近质膜的细胞壁中，分布于植物块茎、根韧皮部、花脱落带和种皮中。伤害部位也可诱导软木脂形成（木栓化），其化学成分主要由甘油、羟基脂肪族聚酯与芳香族聚合物相互交联形成的复合物，类似于角质，但构成聚合物的单体脂肪族是含羟基不饱和脂酰基（ω-羟基脂酰基）、脂二酸、酮酸、伯醇等，且链长为C16～C24，碳原子数变幅较大。

参考文献

［1］ 杨潞芳，郝利平．植物蛋白和植物油脂分离技术进展[J]．食品研究与开发，2003，24(3)：5-8.

［2］ 张佰帅，王宝维．动物油脂提取及加工技术研究进展[J]．油脂加工，2010，35(12)：8-11.

［3］ 彭枫．利用木质纤维素水解液发酵生产微生物油脂的研究[D]．长沙：湖南农业大学，2009.

［4］ 贾良智，周俊．中国油脂植物[M]．北京：科学出版社，1987.

［5］ 陈文娜，陈慧，彭宽．微生物油脂发酵技术研究现状[J]．粮食与油脂，2014，27(1)：18-21.

[6] 李小鹏，董文斌. 植物油脂提取工艺研究新进展[J]. 现代商贸工业，2007，19(8)：201 - 202.
[7] 张佰帅，王宝维. 动物油脂提取及加工技术研究进展[J]. 中国油脂，2010，35(12)：8 - 11.
[8] 柏云爱，梁少华，刘恩礼，等. 油脂改性技术研究现状及发展趋势[J]. 中国油脂，2011，36(12)：1 - 6.
[9] 宋伟，谷克仁，李会. 磷脂提纯技术研究进站[J]. 粮食与油脂，2007，6：16 - 19.
[10] 殷涌光，陈玉江，刘瑜，等. 磷脂功能性质及其生产应用的研究进展[J]. 食品与机械，2009，25(3)：120 - 124.
[11] 白满英，张金诚，崔育京. 橄榄油的开发应用[J]. 粮油食品科技，2003，11(2)：31 - 33，45.
[12] 孔维宝，张继，白万明，等. 从油橄榄加工废液中提取橄榄多酚的方法：中国，CN103494862A[P]. 2014 - 01 - 08.
[13] 李少华，阮海健. 橄榄油的加工技术与开发利用研究[J]. 粮油加工与食品机械，2006，5：45 - 50.
[14] 孔维宝，张继，李阳，等. 从油橄榄加工废渣中同时提取果渣油和多酚的方法：中国，CN102260588 A[P]. 2011 - 11 - 30.
[15] 罗建军，罗纬. 利用油橄榄果汁和果渣酿制发酵橄榄酒的方法：中国，CN101319183[P]. 2008 - 12 - 10.
[16] 阮晖，林永华，于骅，等. 生物转化南瓜藤和橄榄饼粕制备饲料用复合酶兼益生菌制剂的方法：中国，CN103315134A[P]. 2013 - 09 - 25.
[17] 周建华，付伟铮. 我国花生油供求格局及市场走势分析[J]. 农业展望，2011，1：14 - 20.
[18] 王新俊，齐玉堂. 一种利用花生油脚制备生物柴油的方法：中国，CN1919974[P]. 2007 - 02 - 28.
[19] 季怀锐. 芝麻油脚中磷脂的提取与研究[D]. 郑州：河南工业大学，2012.
[20] 赵敏生，陈钊，郑子明，等. 一种小磨香油芝麻渣综合利用方法：中国，CN102373111A[P]. 2012 -03 - 14.
[21] 陈伟强，李树田，潘秀萍，等. 一种从芝麻饼粕中得到高纯度芝麻素的制备工艺：中国，CN101735234A[P]. 2010 - 06 - 16.
[22] 马力，陈永忠. 油茶籽的综合利用现状[J]. 农业机械，2012，24：78 - 82.
[23] 彭忠瑾，麻成金，肖旺，等. 茶籽油制备生物柴油工艺研究[J]. 茶叶科学，2012，32(1)：44 - 52.
[24] 张教洪，孙洪春，朱彦威，等. 中草药红花的综合利用及研究进展[J]. 山东农业科学，2008，5：56 - 58，63.
[25] 顾龚平，钱学射，张广伦. 燃料油植物红花的综合利用与栽培[J]. 中国野生植物资源，2008，27(5)：14 - 18.
[26] 沈飞，夏明. 红花籽粕的综合利用[J]. 今日科苑，2010，16：171.
[27] 代增英，高克栋，冯建岭，等. 核桃油的研究进展[J]. 江苏调味副食品，2014，1：6 - 8.
[28] 王丁丁，赵见军，张润光，等. 核桃油研究进展[J]. 食品工业科技，2013，34(16)：383 - 387.
[29] 程康华，高拥军. 沙棘油的综合开发利用[J]. 林产化工通讯，2004，38(6)：42 - 45.
[30] 周秀梅，陈璇. 月见草的研究现状及开发前景[J]. 吉林医药学院学报，2011，32(6)：361 - 363.
[31] 时宏，郭洪. 用乌桕脂生产类可可脂的研究进展和前景[J]. 中国油脂，2001，26(5)：91 - 94.
[32] 曹万新，孟橘，田玉霞. DHA 的生理功能及应用研究进展[J]. 中国油脂，2011，36(3)：1 - 4.
[33] 贾磊. 骆驼刺油脂活性成分及其保健功能研究[J]. 甘肃农业大学学报，2008，43(5)：167 - 169.
[34] 刘士彤，师帅，师青春，等. 五味子的综合利用研究[J]. 黑龙江医药，2000，13(2)：103 - 104.
[35] 张萍. 牡丹籽油的制备、纯化、成分分析以及功效评价[D]. 北京：首都师范大学，2009.
[36] 张广伦，张卫明. 胡芦巴及其综合利用[J]. 中国林副特产，2011，4：96 - 98.
[37] 孙志芳，高荫榆，郑渊月. 功能性油脂的研究进展[J]. 中国食品添加剂，2005，3：4 - 7.
[38] Martínez ML, Mattea MA, Maestri DM. Pressing and supercritical carbon dioxide extraction of walnut oil [J]. Journal of food engineering, 2008, 88(3)：399 - 404.

（刘　培　吴启南　萧　伟）

第二节
富含脂类物质的代表性药用生物资源类群及其资源化利用研究

脂类是一类与人类健康息息相关的资源性化学成分。脂类还提供人类无法合成而必须从自然界中获得的必须脂肪酸和各种脂溶性维生素等。富含油脂的草本、木本等药用生物资源是人类健康所需的资源性化学物质。以药用脂类为原料形成资源产业链独具特色优势。

胡桃仁药用生物资源及其资源化利用研究

胡桃(*Juglans regia* L.)为胡桃科(Juglandaceae)胡桃属植物,其干燥成熟种子入药,称核桃仁(Juglandis Semen),为常用补益中药,其味甘,性温,具补肾、温肺、润肠之功效,可用于肾阳不足、腰膝酸软、阳痿遗精、虚寒喘嗽、肠燥便秘。

胡桃为落叶乔木,羽状复叶互生;小叶 5～9,对生,卵形、椭圆形或椭圆状卵形,先端尖,全缘。花单性同株,与叶同时开放;子房下位,密被毛。核果近球形,外果皮肉质,绿色;内果皮骨质,坚硬,有不规则的浅沟。花期 5 月,果期 10 月。

胡桃属植物全世界约 29 种,分布于南北两半球温、热带区域;我国有 5 种,南北普遍分布。胡桃是喜温、耐寒、耐旱、喜光的经济树种,对环境的适应性较强,生于海拔 400～1 800 m 之山坡及丘陵地带,我国平原及丘陵地区常见栽培,喜肥沃的沙质壤土,常见于山区河谷两旁土层深厚的地方[1]。目前我国的胡桃资源以栽培为主,尤其以云南省、山西省、陕西省、河北省等为核桃仁生产大省。

一、资源利用现状

核桃仁为常用补益中药,用于肾阳不足、腰膝酸软、阳痿遗精、虚寒喘嗽、肠燥便秘。核桃仁对大脑神经有益,为神经衰弱的辅助治疗剂;以核桃仁与芡实、薏苡仁同用治肾虚、遗精、阳痿、痘疮不起浆及慢性化脓病等;核桃仁油可作缓下剂,并能驱绦虫。除核桃仁外,胡桃植物其他器官也多在医药领域应用,核桃青皮具有清热、解毒、止痢、明目的作用,能治痢疾、白带、目赤等,外用于皮肤疥癣、疣等皮肤病;胡桃叶能改善新陈代谢,促进肌体强壮,对患维生素缺乏症、淋巴结、结核病、黄疸病、皮肤病等均有较好疗效;胡桃花具保护视器官、增强免疫功能、抗老防衰等保健功能;核桃果隔可用于治疗遗精、遗尿、结石、尿路感染及噎膈等(表 13-4)[2,3]。

表 13-4　以胡桃资源植物为原料开发生产的系列产品及其资源价值

产品名称	利用部位/物质	资源价值
核桃油	种子	医药产品
脱脂核桃粉	种子	保健食品

续 表

产 品 名 称	利用部位/物质	资 源 价 值
核桃蛋白粉	种子	保健食品
胡桃片[4]	种子	食品
胡桃酱[5]	种子	食品
胡桃醌[6,7]	茎叶、果实、青皮	医药产品,杀虫剂
胡桃叶洗涤剂[8]	叶	日化产品
核桃壳吸附剂[9]	壳	日化产品
核桃青皮染液[10]	青皮	工业产品
复合保鲜剂[11]	青皮	工业产品
钻井液处理剂[12]	青皮	工业产品

二、资源性化学成分

1. 脂类资源性化学成分　核桃仁含粗脂类 64.23%,其中中性脂类占 93.05%;中性脂类中甘油三酯 82.05%,甾醇脂 3.86%,游离脂肪酸 4.80%。总脂和中性脂类中脂肪酸组成主要为亚油酸(linoleic acid) 64.48%~69.95%和油酸(oleic acid) 13.89%~15.36%。饱和脂肪酸主要为庚酸、辛酸和十六碳酸等。甘油酯主要为三亚麻酸甘油酯(linolenin)69.98%。核桃仁是 $\omega-3$ 脂肪酸的主要来源。所含磷脂有补脑作用,是神经细胞新陈代谢的基本物质[13]。

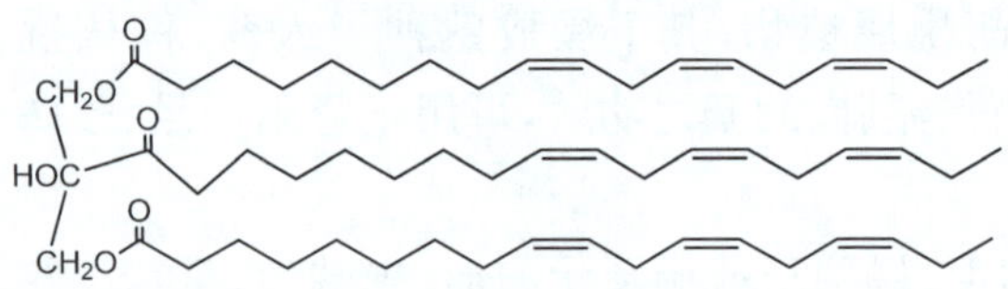

三亚麻酸甘油酯

2. 其他类资源性化学成分

(1) 蛋白质和氨基酸类: 核桃蛋白是一种资源利用价值较高植物蛋白,它由清蛋白、球蛋白、醇溶谷蛋白和谷蛋白组成。核桃仁含粗蛋白 22.18%,其中可溶性蛋白的氨基酸组成以 Glu 为主,其次为 Arg 和 Asp。还含有多种游离的必需氨基酸,如 Ile、Leu、Trp、Phe、Val、Thr 及 Lys 等,其含量为总氨基酸的 47.50%。目前工业上主要是榨取核桃仁油,大量的脱脂核桃渣被作为饲料和肥料或被丢弃,废物排出污染环境,其附加值较低。分析表明,核桃渣中蛋白质类资源性物质高达 43.8%[14]。

(2) 甾醇类: 核桃仁中的不皂化物以甾醇为主,主要为 β-谷甾醇,并有少量的菜油甾醇、豆甾醇、燕麦甾-5-烯醇、豆甾-7-烯醇、24-亚甲基环木菠萝烷醇、柠檬甾二烯醇、7-去氢燕麦甾醇等[15]。

(3) 黄酮类: 核桃仁中黄酮及其糖苷主要有:(+)-儿茶酚、柚皮素、洋李苷、山柰酚及其葡萄糖苷、二氢山柰酚、槲皮素葡萄糖苷等。核桃叶、青皮、壳中也有此类化学成分。

(4) 萘醌类: 胡桃醌(juglone,5-羟基-1,4-萘醌)是从胡桃属植物中分离出的萘醌类活性物质,在胡桃青皮、叶、壳中均有分布。

核桃仁中还含有一定量的挥发性成分,主要为苯甲醛,占总挥发油的 57.068%;另外还含有壬酸、2-甲基-己醛、2-戊基-呋喃、十三碳烷等。桃仁中还含有 K、Na、Ca、Zn、Fe、Mn、Mg 等 12 种微量元素,以及多种维生素类成分。核桃青皮中含有丰富的维生素 B 和维生素 C,其含量相当于柑橘类含量的 40~50 倍[16]。核桃壳质地厚实坚硬,主要组成为木质素 38.05%,纤维素 30.88%,半纤维素 27.26%[2],还含有鞣质类成分。

三、资源性化学成分动态积累与分析评价

1. 不同产地胡桃的资源化学分析评价

(1) 脂类： 采用气相色谱法分析评价了云南省、甘肃省等不同产地 5 个品种核桃仁油中脂肪酸的种类与含量。结果表明：各核桃品种的核桃油中均含有硬脂酸、油酸、亚油酸、亚麻酸等脂肪酸类化学成分，各种脂肪酸含量按高低顺序依次为亚油酸、油酸、亚麻酸、硬脂酸。在 5 个核桃品种中，硬脂酸含量分布在 2.36%～2.80%，无显著性差异；油酸含量分布范围相对较宽，在 12.40%～30.23%；亚油酸含量分布相对集中，在 56.56%～69.32%；亚麻酸含量分布范围相对较宽，在 2.19%～9.64%；不饱和脂肪酸的总含量在 82.25%～93.14%；亚油酸和亚麻酸的比值为 6.25～27.41。美国霍华德和新疆新光核桃油中此比值较接近于人体所需的比例(图 13-2)。

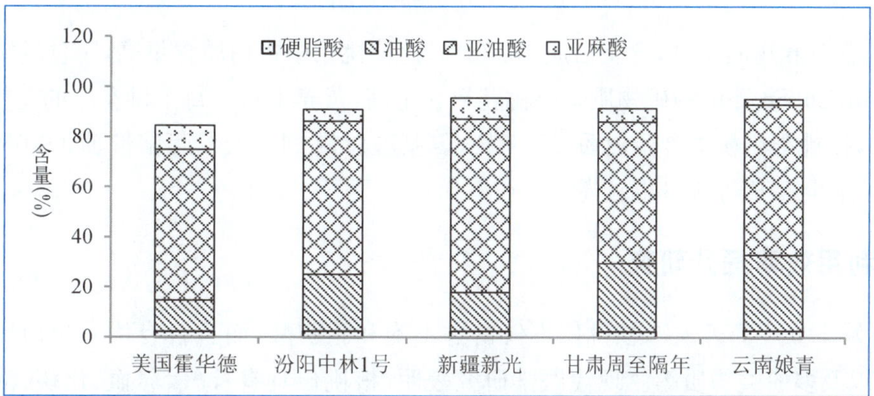

图 13-2　不同产地核桃仁脂肪酸类资源性成分的组成及含量分析

(2) 蛋白质类： 分析评价了云南省、甘肃省等不同产地 5 个品种核桃仁中总蛋白、总糖和脂肪的含量。结果表明：美国霍华德、汾阳中林 1 号、云南娘青、甘肃周至隔年、新疆新光核桃仁中蛋白质含量分别为 17.46%，19.41%，19.30%，17.61%，16.84%，糖类含量分别为 8.11%，8.04%，9.04%，9.45%，9.14%，脂肪含量分别为 67.27%，67.75%，63.93%，70.05%，68.30%[17]。

(3) 核苷类： 通过对云南省、贵州省、新疆维吾尔自治区、山西省等不同产地核桃仁中各核苷含量和成分组成分析发现，同产地之间或者同一产地之间的核桃仁中各核苷含量和成分组成均有显著差异，总量在 60.5～173.4 μg/g[18]。

2. 不同品种胡桃的资源化学分析评价　采用气相色谱法，分析了山东省林业科学研究院试验基地绿园经济林果树研究所核桃试验园内不同品种核桃仁中脂肪含量及脂肪酸组成成分。结果表明，核桃仁中的脂肪含量在 66%左右。核桃仁中共检测出肉豆蔻酸、棕榈酸、棕榈油酸、珠光脂酸、顺-10-十七碳烯酸、硬脂酸、油酸、亚油酸、α-亚麻酸、花生酸和顺-11-二十碳烯酸、二十二碳酸等 12 种脂肪酸。脂肪酸碳链长度主要集中在 C16～C18，以亚油酸含量最高，其次为油酸、α-亚麻酸、棕榈酸、硬脂酸，其他脂肪酸含量较少(<0.15 g/100 g)。不同品种核桃仁中均以多不饱和脂肪酸为主，其次为单不饱和脂肪酸，饱和脂肪酸含量较低，各品种间多不饱和脂肪酸含量差异显著。亚油酸含量以青林核桃为最高，为 42.19 g/100 g；元林核桃最低，为 36.12 g/100 g(图 13-3)[19]。

3. 不同部位胡桃的资源化学评价　研究表明，核桃叶总黄酮含量在 9 月最高可达 10.24%。此外，核桃叶中含有维生素 B、维生素 C、维生素 E、胡萝卜素等丰富的营养物质，每 100 g 核桃鲜叶中维生素 C 含量可达 700～1 200 mg[2]。

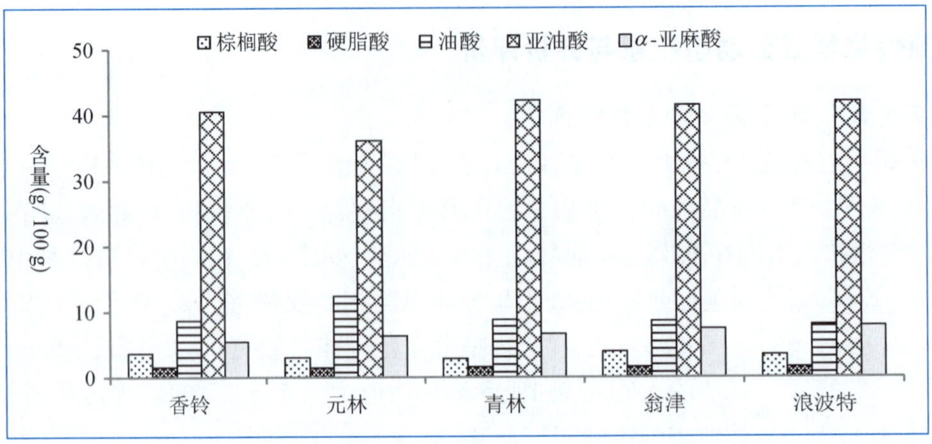

图 13-3　不同品种核桃仁脂肪酸类资源性成分组成及含量分析评价

核桃花中所含营养物质丰富，含蛋白质 18.78%，比核桃仁中蛋白质含量高，膳食纤维含量 13.16%，并富含 K、Fe、Mn、Zn、Se 等多种矿物质。核桃花粉含量高，营养丰富。每个雄花序的花粉含量为 0.13～0.50 g。据分析，核桃花花粉中含蛋白质 25.38%，氨基酸总量 21.33%，可溶性糖 11.08%。此外，维生素 B_2、维生素 C、维生素 E 等含量也较高[20]。

四、资源利用效率提升研究

1. *药材深加工与产品开发*　核桃仁不仅富含不饱和脂肪酸，而且含有优质蛋白质、膳食纤维、维生素、植物甾醇以及多酚类物质等。现代医学研究表明，核桃仁具有补气、养血、化痰、治喘等多种保健及医疗功效。

(1) 核桃油：核桃油中不饱和脂肪酸约占脂肪酸总量的 90%，其中人体必需的脂肪酸—亚油酸含量为普通菜籽油含量的 3～4 倍。在过去的几十年里，多不饱和脂肪酸对心血管疾病的预防作用早已被人们所认识。因此，核桃油开始引起人们特殊的关注。20 世纪初，我国生产核桃油的方法多采用压榨法，即采用螺旋榨油机或液压榨油机一次性从物料中将油脂挤压出来。采用这种方法提取的核桃油脂，其中不饱和脂肪酸含量在 90%以上，并且大部分为亚油酸，仅次于红花油，其营养价值较高，可作为高级食用油出口。但上述工艺存在处理温度过高、工艺路线过长的弊病，为了最大限度地保留核桃油中的有效生理活性物质，防止不饱和脂肪酸的氧化，低温冷榨、CO_2 超临界萃取等工艺逐渐被引入核桃油的生产过程(图 13-4)[21]。提取核桃油后的脱脂粉状物可作为食品功能营养添加物使用[22]。

(2) 核桃仁蛋白质：核桃仁蛋白质含量一般为 15%，最高 29.7%。其氨基酸含量比较丰富，以谷氨酸、蛋白氨基酸、天冬氨酸和亮氨酸居多，属优质植物蛋白源，应用前景广阔。将核桃仁去皮、去杂质，洗净，加入 5～10 倍质量的水，磨浆，过 40～160 目筛网，得浆液和沉淀物。该浆液或沉淀物添加 2～4 倍水后，加入质量分数 0.05%～0.4%的中性蛋白酶，于 35～50℃，酶解 1～3 h；灭酶后的酶解液采用 40～160 目筛网过滤，然后采用喷雾干燥的方式可获得核桃蛋白粉，用于制作冲剂型饮品[23]。

此外，也有研究利用芳香水果植物复合蛋白酶对核桃蛋白进行酶解反应，收集核桃蛋白肽，其相对分子质量多低于 1 000 Da，均由 2～9 个氨基酸组成，可作为医药原料以及食品添加剂用于制备降血压、抗氧化、增强记忆力、保护脑神经的药品、保健品、食品等[24]。核桃蛋白肽经分子量分级后脱苦，可获得核桃降血压活性肽，具有明确的体内和体外降血压活性，可广泛地应用到功能食品、保健品、食品添加剂中[25]。

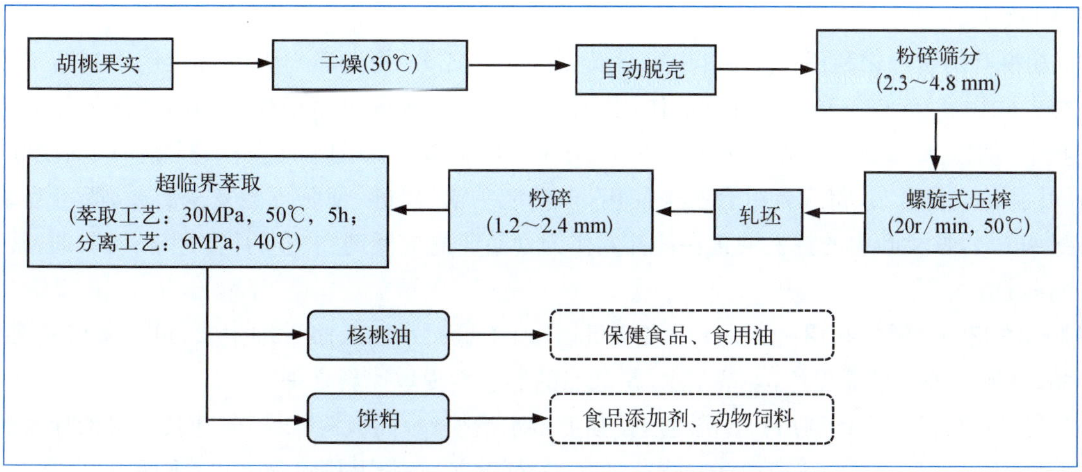

图 13－4　CO_2超临界萃取制取核桃油的工艺路径

2. 产业化过程产生的废弃物资源化利用

(1) 胡桃青皮的资源化利用： 胡桃青皮在民间常作为一种抗癌药物，从胡桃青皮中提取分离出的胡桃醌，对于多种癌症具有明显的抗癌活性。胡桃醌还可以添加到化妆品和牙膏中，作为杀菌剂使用。目前合成核桃醌产率低，且成本高，产品价格高。因此，从天然植物胡桃中提取胡桃醌越来越受到人们关注。

胡桃醌及其衍生物可采用石油醚抽提法获得，其工艺为新鲜胡桃青皮水洗干燥粉碎后用 40～80 目的筛网过筛，将过筛后的胡桃青皮粉置于容器中，按固液质量比 1∶8～12 的比例加入纯水；在容器中加入果胶酶和纤维素酶，pH 调至 5.5～6.7 后将容器密封，在 20～40℃恒温下振荡处理 36～60 h。酶解后的溶液减压浓缩后得到浓缩液；浓缩液冷冻干燥后，用石油醚提取，得到胡桃醌及衍生物[26]。减压蒸馏法[27]、超临界萃取工艺也可用于胡桃醌的提取。采用超临界 CO_2流体萃取青皮，在流速 1～3 L/min，萃取压力 10～18 MPa，萃取温度在 65℃以下，萃取时间 20 min 之内，可得到产品纯度为 92%的胡桃醌，其一次提取率为 87%，产率达到 0.21%[28]。

此外，胡桃青皮中含大量的鞣质类化学成分，可用于制备抗肿瘤药物；核桃青皮中富含黄酮类化学成分，可制备总黄酮部位用于制药工业[29]；胡桃青皮的有效部位对螨类有致死作用，可用于制备植物杀螨剂[30]；胡桃青皮中化学成分具有抗菌、抗氧化、美白、保湿等生物活性，可制成胡桃青皮沐浴露[31]。采用水提法从青皮中得到的黑褐色色素，可作为天然食用色素[32]。

(2) 胡桃壳的资源化利用： 研究发现，核桃壳经超微粉碎制成超细粉后，可用作金属的清洗和抛光材料。在石油行业，断裂地带和松散地质部分的石油钻探与开采困难，可用核桃壳超细粉作为堵漏剂填充，以利于钻探或开采。在高级涂料行业，核桃壳加工后添加在涂料中可使涂料具有类似塑料的质感，性能显著优于普通涂料。将核桃壳超细粉添加在炸药里，可增加炸药的威力。在化妆品行业，由于核桃壳超细粉为纯天然物质，安全无毒，故作为一种粗糙的沙砾般的添加剂，可以用在肥皂、牙膏等护肤保健产品的开发利用。

核桃壳质地厚实坚硬，是生产木炭和活性炭的最佳原料；以核桃壳为原料提取的食用棕色素带有淡淡的香味，并具有良好的耐热性和抗氧化性；而且提取后的残渣仍可用于活性炭的制取，是提高核桃壳利用率的有效途径。

核桃壳亦可以用于干馏生产，其主要产品有核桃壳焦油，核桃壳焦油进行真空蒸馏加工，可制备抗聚剂，此产品可代替木材生产的抗聚剂，满足合成橡胶工业生产的需要，不仅可以减少木材消耗，也减少了对森林的破坏。

(3) 胡桃叶的资源化利用：核桃叶中富含黄酮类化学成分，可制备总黄酮部位用于制药工业；核桃叶的乙醇提取物具有改善记忆、抗肿瘤的作用，该提取物有效成分可用于相关药品及保健品的生产[3]；从核桃叶中提取对螨虫有致死作用的有效部位，可用于制备植物源杀螨剂[30]；采摘新鲜的核桃叶与杜仲叶、松针叶制备成复合茶，将三者组合起来使用，在功能主治、保健、预防更为安全有效，既可当茶饮，又可预防疾病[33]。核桃叶中的挥发油正在被开发作为食品业的抗氧剂、农业的植物生长调节剂，其应用具有较好的前景[34]。

(4) 胡桃花的资源化利用：核桃花中富含蛋白质、微量元素以及多种维生素，可制备成具有保健功能的产品；核桃花外表呈深黑色，易溶于水，是天然的黑色素提取原料之一[35]。

(5) 胡桃树皮的资源化利用：胡桃树皮单独煎煮水治瘙痒，同枫树叶、杨树叶共煎水治疗肾囊风；根皮制剂可做温和的泻剂，用于慢性便秘；枝条制取液，对于宫颈癌、甲状腺癌等有不同程度的疗效[36]。

(6) 核桃仁药渣的资源化利用：核桃油生产过程中产生的核桃湿渣通常被废弃或饲用。经分析，核桃仁药渣中含大量的油脂及蛋白质，可利用碱法抽提和冻融破乳同步提取核桃渣中油脂及蛋白，所得油脂和蛋白可用于食品工业[37]。胡桃资源植物系统开发与资源化利用途径如图 13－5 所示。

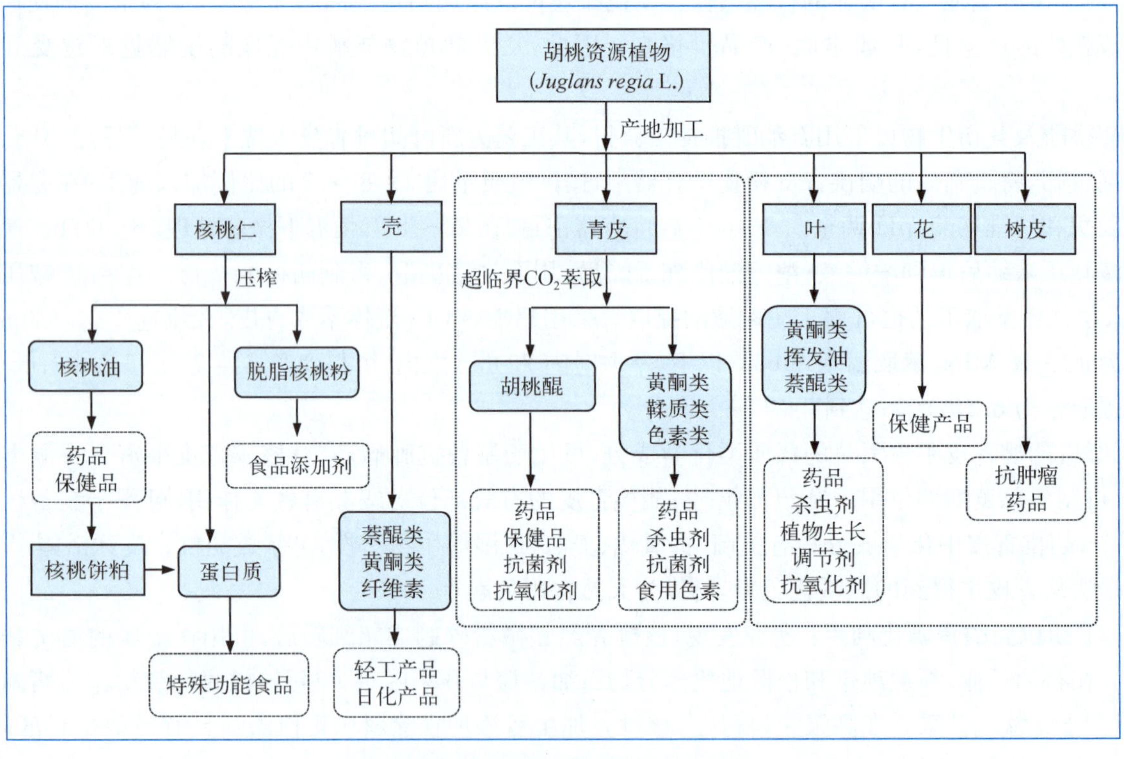

图 13－5　胡桃资源植物系统利用与产业化途径

◇参◇考◇文◇献

［1］ 吴征镒. 中国植物志(vol. 21)［M］. 北京：科学出版社，1979.

［2］ 郭琪. 核桃叶、青皮中黄酮类化合物的初步分离及其活性研究［D］. 陕西：西北农林科技大学，2008.

［3］ 陈群，吴菁. 核桃叶提取物的制备及其在改善记、抗肿瘤领域的应用前景：中国，CN101757097A［P］. 2010－06－30.

［4］ 宋其祥. 胡桃片的制作方法：中国，CN102485014A［P］. 2012－06－06.

［5］ 宋其祥. 胡桃酱的制作方法：中国，CN102726777A［P］. 2012－10－17.

[6] 张荣信,葛禛禛,张凯,等.胡桃醌在制备治疗自身免疫及炎症性疾病药物方面的应用:中国,CN102793690A[P].2012-11-28.

[7] 林开春,曾水云,汪威,等.胡桃属植物提取物作为杀虫农药在防治小菜蛾上的应用:中国,CN1781376[P].2006-06-07.

[8] 王浩贵.胡桃叶洗涤制品:中国,CN1670152[P].2005-09-21.

[9] 方芳,林俊雄,操家顺,等.复合改性核桃壳吸附剂及其制备方法和应用:中国,CN103752280A[P].2014-04-30.

[10] 储力群.由核桃青皮制备的核桃青皮染液及其制备方法以及用其对织物进行染色的方法:中国,CN102516804A[P].2012-06-27.

[11] 吴斌,王刚霞,彭新媛,等.一种核桃青皮提取物复合保鲜剂及其制备方法和应用:中国,CN103461470A[P].2013-12-25.

[12] 陈刚,张洁,宋莹盼,等.由核桃青皮制备环保型钻井液处理剂的方法及应用:中国,CN103555298A[P].2014-02-05.

[13] 陈勤,李磊珂,吴耀.核桃仁的成分与药理研究进展[J].安徽大学学报(自然科学版),2005,29(1):86-89.

[14] 姜莉.核桃渣制备核桃蛋白和多肽的研究[D].陕西:西北农林科技大学,2007.

[15] 王仁芳,范令刚,高文远,等.桃仁化学成分与药理活性研究进展[J].现代药物与临床,2010,25(6):426-429.

[16] 张建斌.甘肃青龙衣(核桃青皮)化学成分的研究[D].甘肃:西北师范大学,2009.

[17] 郝常艳,杜美丽,刘坚,等.不同产地主要品种核桃仁组分检测与分析[J].山西农业科学,2014,42(2):143-146.

[18] 李中桂,郭小华,曹丽萍,等.10个产地核桃仁中核苷类成分的含量测定[J].中国实验方剂学杂志,2013,19(10):145-148.

[19] 赵登超,王钧毅,韩传明,等.不同品种核桃仁脂肪含量及脂肪酸组成与成分分析[J].华北农学报,2009,24(13):295-298.

[20] 陈朝银,赵声兰,曹建新,等.核桃花食用价值的研究与分析[J].食品科学,1998,19(2):35-37.

[21] 袁媛,丁莉,姚自奇,等.一种营养核桃油及其生产工艺:中国,CN102894107A[P].2013-01-30.

[22] 李文德,申林,吴彩娥,等.核桃仁深加工方法及其保健核桃油和脱脂核桃粉产品:中国,CN1285165[P].2001-02-28.

[23] 朱蓓薇,董秀萍,李冬梅,等.一种制备核桃蛋白粉的方法:中国,CN103349150A[P].2013-10-16.

[24] 邹远东.一种核桃蛋白肽及其制备方法和其应用:中国,CN103484518A[P].2014-01-01.

[25] 郝艳宾,陈永浩,齐建勋,等.核桃降血压活性肽及其制备方法与应用:中国,CN103103244A[P].2013-05-15.

[26] 杨卫民,高晓丽,闫艳华,等.一种胡桃青皮中胡桃醌及衍生物的提取方法:中国,CN103319321A[P].2013-09-25.

[27] 孙墨珑,李淑君,袁海舰,等.一种提取胡桃醌的方法:中国,CN1931816[P].2007-03-21.

[28] 刘淑萍,闫路省.超临界萃取核桃青皮废渣中胡桃醌方法:中国,CN101575279[P].2009-11-11.

[29] 刘淑萍.微波回流萃取核桃青皮废渣中总黄酮的方法:中国,CN102579565A[P].2012-01-18.

[30] 师光禄,王有年,曹挥.核桃叶植物性杀螨剂及其制备方法:中国,CN101084760A[P].2007-12-12.

[31] 熊智.一种含核桃青皮提取物的保健型沐浴液:中国,CN101181215A[P].2008-05-21.

[32] 关亮,杨晓君.两种不同产地核桃色素稳定性研究[J].内蒙古中医药,2012,13:123-124.

[33] 刘全.利用核桃叶、杜仲叶、松针制备复合茶的方法:中国,CN101933549A[P].2010-09-27.

[34] 程翠林,王振宇,赵海田,等.核桃资源功能研究与开发现状[J].食品研究与开发,2013,34(13):128-133.

[35] 余晓焕,高虹,黎碧娜,等.核桃花天然黑色素提取工艺的研究[J].江苏调味副食,2007,24(1):16-18.

[36] 唐文明,陈凤凰.从核桃树皮中提取的抗肿瘤药物及其制备方法:中国,CN101185671[P].2008-05-28.

[37] 刘彬球,陈朝银,葛锋,等.核桃渣中油脂和蛋白的水剂法同步提取工艺[J].食品与发酵工业,2012,38(3):159-162.

(刘　培　白吉庆　王小平)

亚麻子药用生物资源及其资源化利用研究

亚麻(*Linum usitatissimum* L.)是我国重要的经济作物。亚麻子(flaxseed)是亚麻的干燥成熟种子,亦称大胡麻、胡麻仁。亚麻子含油率为30%～48%,比大豆高一倍多,是我国华北、西北地区的主要食用油原料。亚麻子富含α-亚麻酸(十八碳三烯酸),现代药理研究表明其具有卓著的降血压、降血脂、抗癌、抗炎抗过敏、降血糖、提高记忆力和肌体免疫力等作用,并用于治疗心血管、风湿、癌症、化学性肝损伤、疟疾等疾病。《中华人民共和国药典》收载亚麻子,其性辛、甘、平,入肝、胃、大肠三经。具有祛风止痒、解毒止痛、平肝顺气、润肠通便之功效,可用于防治麻风、皮肤痒疹、大风疮癣、丹毒、肺痈吐脓血、便秘、便闭、腹气不通等症。

亚麻纤维是高档的麻纺原料,在各种麻类作物中,它的品质仅次于苎麻。亚麻纤维强韧、柔细,具有较好的色泽,织物平滑整洁,亚麻纺织品以其独特的优良品质受到广大消费者的青睐,适于纺织高级衣着原料,尤其用作夏衣原料非常凉爽。纤维用亚麻目前在全世界的种植面积高达218亿英亩*,大多数种植在欧洲和俄罗斯。同时,亚麻也是重要的油料作物,在全球农业生产区多有种植,平均每年的产量有30亿kg,其主要种植国家有阿根廷、印度、中国、加拿大、美国和俄罗斯[1]。

亚麻是世界上最古老的纤维作物之一。伊朗考古发现,最早的亚麻可以追溯到公元前5 500～5 000年。埃及是世界上最早栽培和利用亚麻的国家之一,公元前5 000～4 000年埃及的古墓中不仅发掘出亚麻织物残片,还发掘出体现织布机的石质浮雕。中国是亚麻起源地之一,早在5 000多年前,就栽培油用亚麻和油麻兼用型亚麻,少量为纤维用亚麻。苏颂《图经草本》(1061年)中载:"亚麻籽出兖州威胜军,甘温无毒,苗青花白,八月上旬采用,又名亚鸟麻,治大风疾"。又据《滇南本草》所载,亚麻的根"大补元气,乌须黑发",茎"治头风痛",叶"治病邪入窍,口不能言"。

亚麻科有22个属。亚麻属分为*Cathartolinum*、*Eulinum*、*Clococca*、*Linastrum*、*Syllinum* 5个亚属,共有200余种,主要分布于温带和亚热带山地,地中海区分布较为集中,主产于加拿大、北美、阿根廷、印度等国。亚麻属在中国约9种,主要分布于西北、东北、华北和西南等地[2]。

A. 栽培亚麻资源:一年生草本,茎直立,高30～120 cm,多在上部分枝,有时自茎基部亦有分枝,但密植则不分枝,基部木质化,无毛,韧皮部纤维强韧弹性,构造如棉。叶互生;叶片线形,线状披针形或披针形。花单生于枝顶或枝的上部叶腋,组成疏散的聚伞花序。蒴果球形,干后棕黄色,顶端微尖,室间开裂成5瓣;种子10粒,长圆形,扁平,棕褐色。花期6～8月,果期7～10月。

栽培亚麻主要分布在中国的华北、西北地区,以内蒙古自治区、山西省、甘肃省、新疆维吾尔自治区4地产量最大,吉林省、河北省、陕西省、青海省次之,西南地区的西藏自治区、云南省、贵州省等地也有零星种植[3]。近年来不断有国外栽培品种引进,在某些地方有代替国产品种的趋势。根据特征记载和分布区,我国主要地区用于油料植物的栽培种应为*Linum humile* Mill.,其主要特点是植株较矮小,叶排列较密,果实较多,蒴果隔膜边缘具缘毛等,这些特征皆与我国各地标本相符合。上述特征与主要用作纤维的亚麻(*Linum usitatissimum* L.)的特征极相似,在我国现有标本中很难把这2个种分开,故常常作为同一种处理。

B. 野生亚麻资源:1年生或2年生草本,茎直立,圆柱形,基部木质化,有凋落的叶痕点,不分枝或自中部以上多分枝,无毛。主根粗壮,侧根繁茂,呈白色,根系整体较栽培亚麻发达。叶互生,线形、线状

---

* 1英亩约等于6.07亩约等于4 046.86 m^2

披针形或狭倒披针形。单花或多花组成聚伞花序;花瓣5,倒卵形,顶端啮蚀状,基部渐狭,淡红色、淡紫色或蓝紫色;柱头头状,干后黑褐色。蒴果球形或扁球形,有纵沟5条,室间开裂,果实大小仅为栽培亚麻一半。种子长圆形。花期6～9月,果期8～10月。

分布于江苏省、广东省、湖北省、河南省、河北省、山东省、吉林省、辽宁省、黑龙江省、山西省、陕西省、甘肃省、贵州省、四川省、青海省和内蒙古自治区。据调查野生亚麻主要分布于干旱的向阳坡地,而在河边及潮湿的草地、密林分布较少,适应性较栽培亚麻强。与栽培亚麻相似,野亚麻也可作药用或化纤用。

一、资源利用现状

亚麻是药食同源资源种类。其食用可追溯到5 000年前西南亚地区的美索不达米亚。大约在公元前650年,古希腊"医药之父"希波克拉底就记载了亚麻子用于止腹痛和抗炎的医药用途。古印度文献记载每天食用亚麻子可保身心健康。中世纪的希腊国王查理马根十分重视亚麻子的保健作用,甚至通过立法要求国民食用亚麻子。自史前到现在,亚麻一直作为人类食物、纤维、油脂和药物制品的资源。其主茎纤维用于织布;亚麻子是制造麦片和面包的上好原料;亚麻子油用于制造油墨、精细化工产品、汽车离合器油、醇酸树脂、油漆、油毡、织物处理剂及非挥发性有机包膜介质等。此外,亚麻籽饼粕中富含蛋白质类、木脂素类等具有重要资源价值的可利用物质。

亚麻子入药,可用于防治麻风、皮肤痒疹、大风疮癣、丹毒、肺痈吐脓血、便秘、便闭、腹气不通等症。现代药理研究表明,亚麻子制品具有降血压、降血脂、抗癌、抗炎抗过敏、降血糖、提高记忆力和肌体免疫力等作用。Bown于1995年建议用亚麻子治疗便秘、胃炎、咽炎、咳嗽、喉痛、动脉硬化、风湿性关节炎以及烧伤、烫伤、脓肿和溃疡等。亚麻子与白芥子混合制成的泥敷剂对胸部疾病有较好疗效。亚麻子及其油已被美国药典收载,亚麻籽油也被英国、法国和德国等欧洲国家药典收载。草药使用较普遍的欧洲国家目前均按Bown描述的用途使用亚麻籽和亚麻籽油[4]。以亚麻资源植物为原料生产的主要产品及其利用价值,见表13-5。

表13-5　以亚麻资源植物为原料生产的主要产品及其利用价值

产品名称	利用部位/物质	资源价值
蛹油α-亚麻酸乙酯胶丸	亚麻籽油	医药(高脂血症辅助治疗)
亚麻油	种子	医药中间体
蛹油α-亚麻酸乙酯	亚麻籽油	医药中间体
富兰克胶	种子/亚麻籽胶	食品添加剂/增稠剂
亚麻籽油	亚麻籽油	保健食品
亚麻饰品	亚麻纤维	纺织品
亚麻服装	亚麻纤维	纺织品
亚麻针织产品	亚麻纤维	纺织品
亚麻工艺品	亚麻纤维	纺织品
汽车靠垫及饰品	亚麻纤维	纺织品
亚麻油涂料	亚麻籽油	涂料
饲料用亚麻仁粕	种子	饲料

二、资源性化学成分组成

1. 脂类资源性化学成分 亚麻子化学成分研究表明其含有油脂类、木脂素类、黄酮类、生氰糖苷类等类型天然产物。其中油脂占亚麻子生药材的30%～40%，不饱和脂肪酸类成分约占总油脂的75%左右，是该资源极具价值和产业化的物质基础。

亚麻子中富含脂肪酸类化学成分，化学方法测得的得油率为38.97%，皂化、甲酯化后用GC－MS方法检测到软脂酸、硬脂酸、亚油酸、α－亚麻酸、二十二烷酸及2种未知成分，其相对含量分别为4.29%，3.53%，8.20%，83.34%，0.05%，0.03%和0.06%(表13－6)。作为ω－3和ω－6类型不饱和脂肪酸的α－亚麻酸和亚油酸是人体必需脂肪酸，在降低血液胆固醇和血脂、预防心血管疾病、保护神经系统等方面具有重要的生理调节和营养保健价值。

表13－6 亚麻籽的化学成分组成及相对含量分析

化学成分	含量(%)
油脂类(α－亚麻酸、亚油酸、油酸等)	38
纤维素类	28
蛋白质类	19.5
糖类(单糖、木酚素、半纤维素等)	6.5
矿物质类(Ca、Fe、P、K、Mg、Cu、Zn、Mn、Se)	1.8
维生素类(维生素A、B_1、B_2、D、E和烟酸)	0.32
磷脂类(卵磷脂等)	0.15
黄酮类	0.1
植酸类	0.1

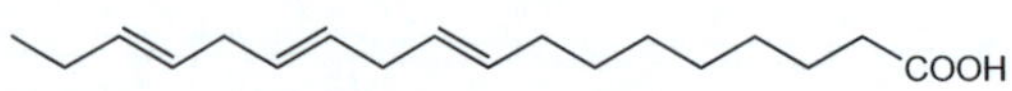

α-亚麻酸

2. 其他类资源性化学成分 研究发现，亚麻子中含有的亚麻木脂素类成分-开环异落叶松树脂酚二葡萄糖苷是其他植物的70～80倍。国内外学者还从亚麻子中分到3个腈苷类(linamarin、linustatin和neolinustatin)、4个黄酮醇类、2个木脂素类、2个苯丙烯酸酯类化学成分。

(1) 木脂素类： 已分离鉴定的木脂素类化学成分包括：① 苷元类的开环异落叶松脂素(secoisolariciresinol，SECO)、罗汉松树脂酚(matairesinol)、松脂酚(pinoresinol)、异落叶松脂素(isolariciresinol)、去甲氧基裂环异落叶松脂素(demethoxysecoisolariciresinol)和落叶松脂素(lariciresinol)等。② 苷类的裂环异落叶松脂素双糖苷(SDG)和松脂酚双葡萄糖苷[(－)-pinoresinol diglucoside]等。

国外有学者采用LC－NMR－MS在线分离技术分离得到了一对SDG光学异构体，并发现(＋)-SDG为优势构象。另有研究分离得到另一种亚麻子聚合体中的成分，并认为亚麻子中的木脂素和其他酚类是以酰化形式存在的。研究人员用NMR技术证明直链聚合物(5个SDG之间由4个HMGA相连)是亚麻子中主要的酚类聚合体。SDG具有抗肿瘤的作用，其苷元或代谢产物可能是活性物质。

(2) 黄酮类： 已分离得到的黄酮类化学成分有：草棉黄素、3,7－二甲氧基草棉黄素、黄棉黄素－3,8－*O*－双葡萄糖苷和山柰酚－3,7－*O*－双葡萄糖苷等。

(3) 环肽类：从亚麻子中分离得到环亚油肽 A(cyclilinopeptides A，CLA)，环亚油肽 B－I 等结构复杂的多聚物。该类化学成分具有较强的免疫抑制作用。

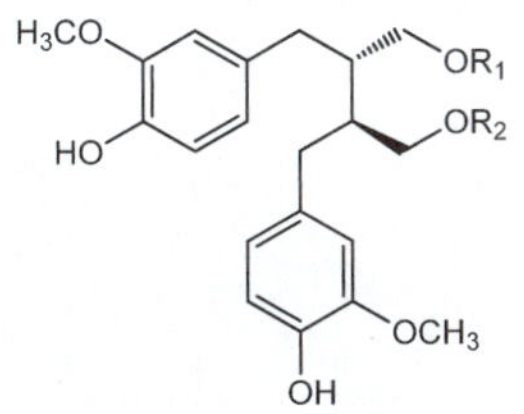

(+)-secoisolariciresino　$R_1=R_2=H$

(+)-SDG　$R_1=R_2=glc$

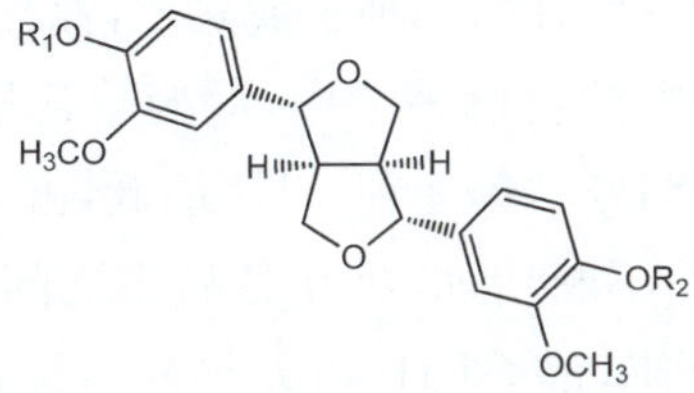

松脂酚　$R_1=R_2=H$

松脂酚双葡萄糖苷　$R_1=R_2=glc$

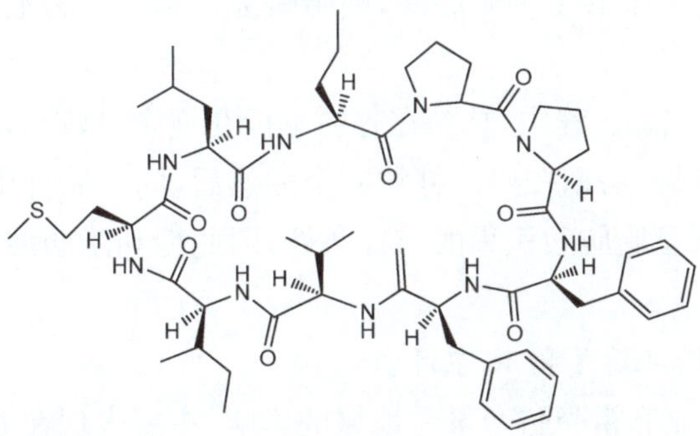

环亚油肽 B

(4) 生氰葡糖苷类：从成熟的亚麻子中分离出双葡糖生氰苷(linustatin)和新亚麻氰苷(neolinustatin)，其在亚麻油中分别占 0.17%和 0.19%。动态分析检测表明，在发芽的亚麻子中只存在单葡糖生氰苷，如亚麻苦苷(linamarin)和百脉根苷(lotaustralin)，而当种子发育成秧苗时只存在生氰苷元。

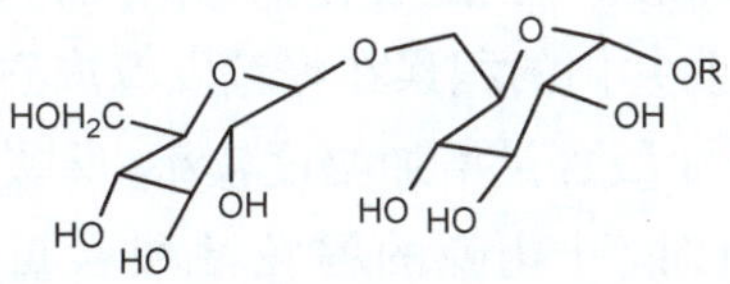

亚麻氰苷　R=

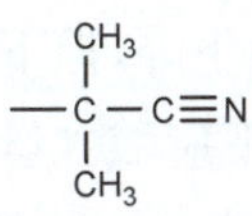

新亚麻氰苷　R=

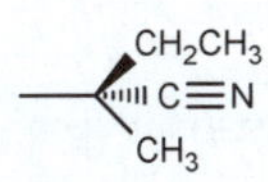

(5) 苯丙素葡糖苷类：亚麻子中的该类型化学成分包括：3－*O*－葡糖基－5－甲氧基反式桂皮酸甲酯(linusitamarin)和对－*O*－葡糖基反式桂皮酸甲脂(linocinnamarin)等。

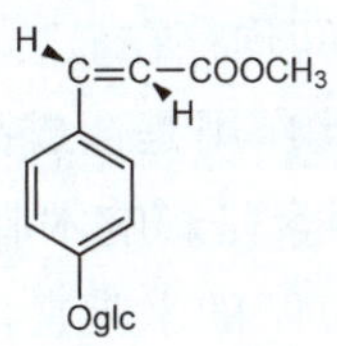

对-*O*-葡糖基反式桂皮酸甲脂

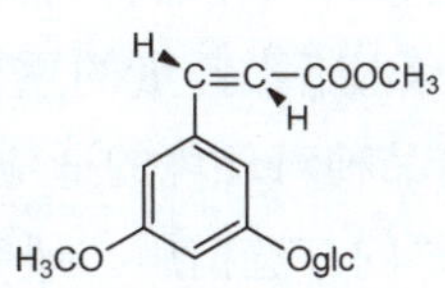

3-*O*-葡糖基-5-甲氧基反式桂皮酸甲酯

从亚麻子中还分离得到β-谷甾醇、烟碱、蔗糖、胡萝卜苷、色氨酸、完全去酯化的果胶酸钠盐、镉络合物、N-谷酰胺脯氨酸(linatine)、芥子酸、对羟基苯甲酸、对香豆酸、阿魏酸、阿魏酸酯和α-羟基-α-甲基戊二酸,还含有K、Na、Fe、Mn、Ca、Zn、Mg和Cu等矿物质。亚麻子中的维生素E以4种光学异构体α、β、γ、δ形式存在[5]。

三、资源性化学成分动态积累与分析评价

1. 不同采收期亚麻子的资源化学评价

(1) 脂肪酸类:棕榈酸存在于亚麻籽粒中,从始花期开始到种子成熟期,棕榈酸的含量逐渐降低,表明棕榈酸主要在种子发育早期进行合成和积累。成熟的亚麻种子中,棕榈酸含量在不同种质中表现出一定差异,其中"陇亚7号"种质最高,占总脂肪酸6.84%;"匈牙利3号"最低,占总脂肪酸5.70%。硬脂酸也同样服从上述规律,而油酸则随着种子发育成熟不断增加,且在各品系之间含量并无显著差别,亚油酸和亚麻酸与油酸恰恰相反,随着种子成熟含量下降,品系间也有差异。多种脂肪酸之间存在转化关系,即糖代谢先合成棕榈酸,棕榈酸转变为硬脂酸,硬脂酸去饱和转变为油酸,进一步去饱和则产生亚油酸和亚麻酸。

(2) 总糖类:在亚麻籽粒成熟过程中,总糖在籽粒形成初期含量较高,随后迅速下降,并且种子发育成熟前期总糖含量下降速度较快,后期较慢。籽粒完全成熟后,同一品种中开花较晚的籽粒总糖含量略高于开花早的籽粒。糖的积累是脂肪酸积累的前提条件,因此糖和脂肪酸的积累规律互相影响,共同受种质基因的调控。

2. 不同产地、不同品种的亚麻资源化学评价

(1) 粗脂肪:不同产地的亚麻粗脂肪产量受地域的影响,主要表现在海拔和纬度两方面。在一定范围内,海拔越高、纬度越高亚麻中粗脂肪含量越高,且有良好的线性关系。海拔每增加100 m,粗脂肪含量增加0.45%,最低和最高值分别可达40.40%和42.83%;纬度每增加1°,粗脂肪含量增加0.98%,最低和最高值分别可达41.00%和42.83%。不同品系的亚麻粗脂肪含量差异可达5.99%,而且由于基因型的不同,它们对海拔和纬度的敏感性也不同[6]。

(2) 脂肪酸类:不同品种的亚麻籽粒中以亚麻酸含量最高,其次是油酸、亚油酸和硬脂酸,棕榈酸含量最低。棕榈酸和亚油酸在籽粒发育成熟的初期含量较高,但随着籽粒逐渐发育成熟而下降,硬脂酸也随着籽粒逐渐发育成熟而下降,但下降幅度较小,表明它们的积累在籽粒发育成熟的初期快于晚期。随着籽粒发育成熟,油酸和亚麻酸含量呈上升趋势,但油酸含量增加幅度较小,反映其积累在籽粒发育成熟的晚期要快于初期。同一品种的籽粒完全成熟时,开花晚的籽粒油酸含量较低,而亚麻酸含量较高[7]。

采用气相色谱法分析测定了甘肃省、内蒙古自治区、青海省、黑龙江省、云南省和新疆维吾尔自治区6个产地亚麻子中α-亚麻酸和亚油酸的含量。6个产地的样品中,α-亚麻酸和亚油酸的平均含量分别为45.17%和21.19%,其中以内蒙古自治区产亚麻子中的α-亚麻酸和亚油酸含量最高,分别为53.27%、25.70%[8]。

(3) 木脂素类:木脂素含量在品种、种植地点甚至年份间均存在显著差异。品种的基因型与环境条件相互作用也是影响亚麻木脂素含量的重要因素,这种相互作用是造成品种在不同环境条件下含量差异的重要原因,直接决定品种对环境的适应性。由于品种因素是影响木脂素含量的主导因素,故进行品种选育是提高木脂素产量的首选措施。研究表明:品种97047的木脂素含量最高且稳定性好,可作大面积种植;河北省坝上最适合各品系亚麻进行木脂素的合成,种间变异系数小(图13-6)[9]。

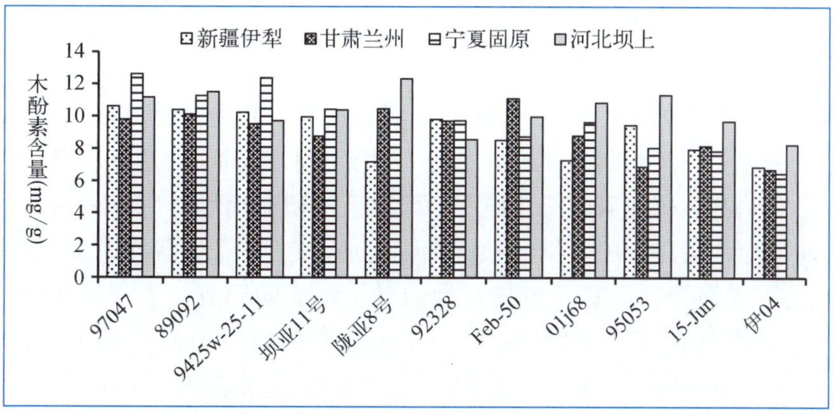

图 13-6　不同品种亚麻在不同生长环境下的木脂素类产物的含量分析比较

四、资源利用效率提升研究

1. 药材深加工与产品开发

(1) 亚麻籽油： 亚麻子属于高含油油料作物，其中亚油酸、亚麻酸等不饱和脂肪酸含量在90%以上。在一些国家作为食用油被利用，我国西北、华北地区食用亚麻油历史悠久。医学研究证明，亚油酸可与胆固醇结合成脂质而较易转运、代谢和排泄，从而改变体内胆固醇分布，使其沉积于血管外，减少胆固醇在血管壁的沉积，降低胆固醇含量。亚麻酸中的 α-亚麻酸是生成 EPA 和 DHA 的前驱物质，DHA 和 EPA 的恰当混合体具有降低血脂和减少血栓形成的作用，而 α-亚麻酸既是人体必需的营养元素又是预防高血脂、糖尿病、动脉硬化、癌症等疾病的重要药物。现已开发出富含 α-亚麻酸的保健品，如亚麻酸保健油、亚麻酸胶、亚麻酸软胶囊等，用于预防和治疗心血管病。

亚麻籽油还是制造生物柴油的理想原料，这对于改善我国的能源结构，推进能源替代和经济的可持续发展，减轻环境压力，控制城市大气污染具有重要意义。

(2) 脱脂亚麻子： 亚麻子含有 10%～30%的蛋白质，亚麻子蛋白质具有高的 FISCHER 比率，可为临床上一些特殊患者提供能产生特殊生理功能的食品[10]。亚麻子经过压榨出油后，亚麻饼粕仍含 3%～6%的亚麻油及高含量的蛋白质类、多糖类、木脂素类等资源性化学成分，有待深入研究和精细化开发利用，形成独具特色的亚麻资源产业链，发挥显著的生物资源经济社会效益[11]。

亚麻子中亚麻籽胶占 7%～9%。亚麻籽胶是一种新型的天然亲水胶体，主要成分为阿拉伯胶、半乳糖、鼠李糖、木糖、岩藻糖、葡萄糖，以木糖为主。亚麻籽胶作为一种新型的食品添加剂，可以替代果胶、琼脂、阿拉伯胶、海藻胶等用作增稠剂、黏合剂、稳定剂、乳化剂和发泡剂；在日用化学工业中，可以作为高级化妆品的重要原料；在制药工业中，可以作为脂溶性药物的优良乳化剂、中西药片的黏合剂。

(3) 亚麻木脂素： 在亚麻子脱脂后的油粕中和亚麻植株中含有较为丰富的木脂素类资源性化学物质，应注意开发利用。有研究报道，通过对新鲜的亚麻根进行超临界萃取，可提取高于一般植物 70 倍含量的木脂素。该类产物具有极高的保健及药用价值，具有很强的抗氧化性，能有效抑制促使癌细胞生成的有害化学物质。木脂素对预防乳腺癌具有特殊意义，它能降低促进乳腺肿瘤生长的雌激素，阻止肿瘤生长[12]。

(4) 纺织材料： 亚麻是高档的面料纺织材料，其产品在国际市场上深受欢迎。亚麻布具有两个主要优点：一是亚麻纱强度高，是棉花的 2 倍，另外是亚麻纤维中空，具有良好的吸水能力，能将人体体表的水分吸收[13]。此外,毛细作用能够使亚麻纤维布料在潮湿的条件拉力更大,因此亚麻布能制成耐用的帆、帐篷、储物袋等。

(5) 吸附分离材料: 吸附分离材料是一种利用材料自身巨大的比表面积通过吸附、解吸作用将被分离物质各个组分分离开来的一类材料。活性炭就是应用最为广泛的一种吸附分离材料,具有吸附能力强、化学稳定的优点,但高成本限制其进一步应用。研究人员研制出以亚麻为原料的过滤吸附膜,它具有高效的分离油水的能力,尤其适用于机油和低黏度石油,该方法工艺简单、原料成本低,在处理突发性石油泄露等环境污染方面具有良好的市场开发前景。将亚麻制成比表面积 19 m^2/g 的吸附物,该吸附物密度 0.243 g/cm^2,阳离子交换能力 1.708 mg/g,在稀溶液中通过离子交换可吸附诸如 Au、Ag、Pd、Pt 等贵重金属。以亚麻屑为原料,经特殊工艺生产出比表面积 2 000 m^2/m 的活性炭,该产品可以作为气体或液体泄漏的监测控制器、地表水的净化工具、化学反应所需催化剂的载体或气体的储存器。

(6) 隔热和阻燃材料: 研究发现,亚麻纤维耐热、阻燃性能在天然纤维中特色突出,改性后产品具有更好的抗热分解性和阻燃性,与传统的玻璃纤维改性相比,天然纤维材料燃烧时释放的 CO 和 CO_2 更少,同时成本低。将蛭石做表层材料,亚麻屑填充做芯,此种复合板具有与普通板材相似的物理、机械性能,但在阻燃方面热传导达 30 kW/m^2 时不会燃烧,而在 50 kW/m^2 时散热率是普通板材的 3 倍,可用于建筑物的内装饰、船舶制造、铁路建设等领域。

(7) 其他产品: 亚麻屑可作为制造中低档纸制品的原料,其化学得浆率达 50%以上。亚麻还是一种净化土壤的生物过滤器。研究发现,亚麻对重金属的生物吸附能力高于大麻和棉花[14]。

2. 产业化过程产生的废弃物资源化利用及其工艺

(1) 亚麻茎叶的资源化利用: 亚麻茎制取的纤维是纺织工业的重要原料,可纯纺,亦可与其他纤维混纺。由于亚麻纤维与动物纤维、其他植物纤维、合成纤维相比,具有许多独特的不可替代的优点。亚麻纤维柔软、强韧、有光泽、耐磨、吸水性小、散水快,纤维吸湿后膨胀率大,能使纺织品组织紧密,不易透水,是优良的纺织原料。麻秆经高温碳化后,具有净化水质、净化空气、防腐、释放天然矿物质、产生负离子、释放远红外线促进血液循环、阻隔电磁波、调节湿度、驱除白蚁等功能。可作为食品防腐剂、冰箱异味吸附剂、空气中有毒物质的吸附剂、活性炭等。在日常生活制品中有广泛的应用前景,是健康、养生和环保的友好材料。此外,亚麻纤维还可用于制造环保型地膜,以麻纤维为骨架制成无纺布地膜,再配合浸渍附着不同的肥料或天然抗虫抗菌物质,可使麻地膜具备培肥土壤,防治病虫害,易降解的特性[15]。

(2) 亚麻根的资源化利用: 膳食纤维素主要是不能被人体利用的多糖或称抗原性低聚糖,即不能被人类的胃肠道中消化酶所消化,又不被人体吸收的多糖大分子物质。这类多糖主要来自植物细胞壁的复合碳水化学成分,称为非淀粉多糖,即非 *D*-葡萄糖的多糖。非淀粉多糖是膳食纤维的主要成分,它包括纤维素、半纤维素、果胶及亲水胶体物质,另外还包括植物细胞壁中的木质素。亚麻种子、亚麻根中均需此种膳食纤维素,含量为 10%~15%。

亚麻根中除了含有大量木脂素以外,还含有一定的黄酮类、脑苷脂类化学成分,具有良好的保健、药用价值,值得进一步开发利用[15~19]。

(3) 亚麻种皮的资源化利用: 亚麻子种皮中含亚麻胶 7%~9%,通过酶技术和变温等高新技术工艺,可高效率、低成本提取亚麻胶。亚麻胶是一种高级食品添加剂,亚麻胶乳化性以及发泡性和泡沫稳定性远优于其他食品胶。

亚麻胶主要有增稠、增塑和乳化功能。目前在食品行业主要用于高中档雪糕、冰淇淋、原汁饮料、搅拌型酸奶、软糖、中档香肠、方便面、挂面以及膨化涂层小食品等方面。焙烤食品时加入亚麻子有助于延长焙烤食品的货架期。在面包加工中，加入亚麻子植物胶能改善面包的体积，使面包更有弹性。在日用化工行业可作为发乳、洗发香波和浴液等产品的资源性原料[20]。

(4) 亚麻渣粕的资源化利用： 从亚麻子中提取亚麻籽油和亚麻籽胶后所得到的渣粕是富含蛋白质的饲料，长期以来在我国一直作为牲畜和家禽的优质饲料应用。饼粕中尚残留亚油酸和亚麻酸约4%，作为鸡饲料时，喂养的鸡所产的鸡蛋胆固醇含量下降，所含亚麻酸和亚油酸比普通鸡蛋高18倍左右[21]（图13-7）[22]。

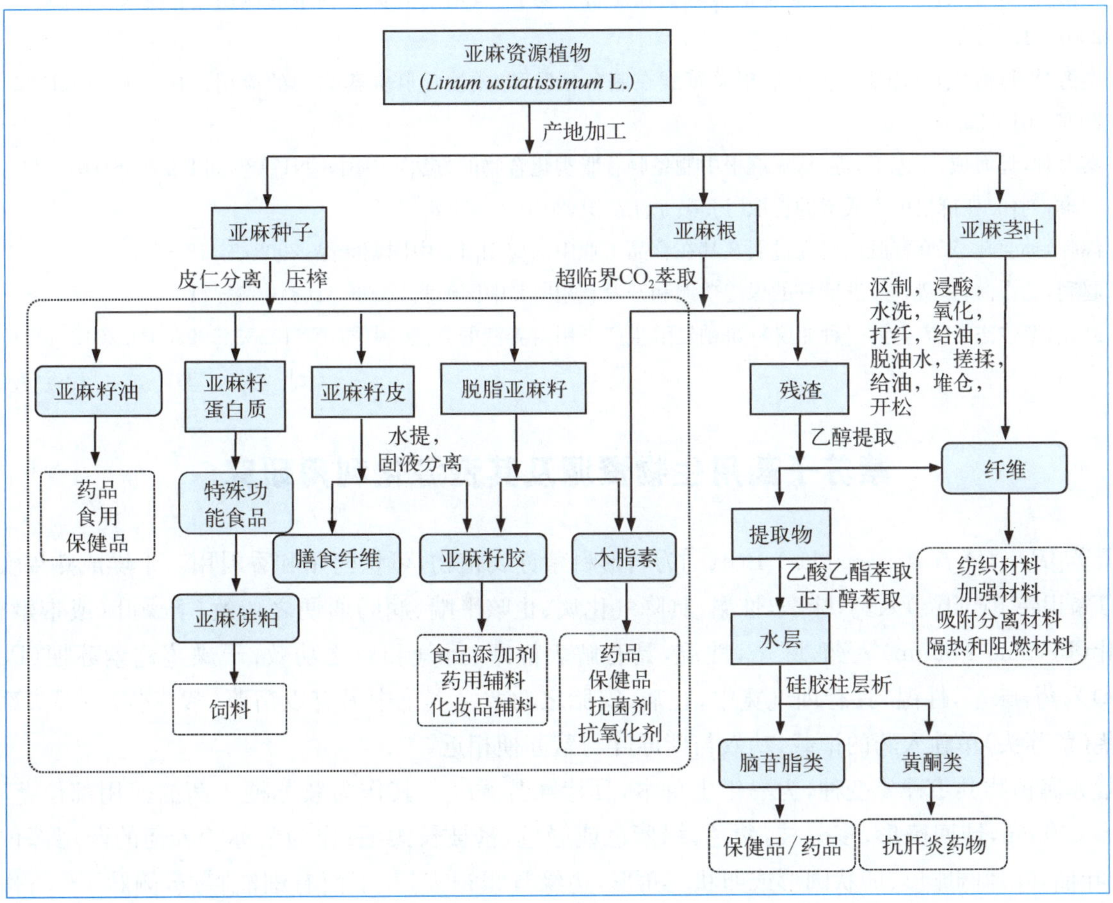

图13-7　亚麻资源植物系统利用与资源化开发途径

参考文献

[1] 张志扬，陈信波. 亚麻生物技术研究进展[J]. 生物技术通讯，2006，17(5)：834-836.

[2] 路颖. 我国亚麻品种资源的分类和近缘野生种[J]. 黑龙江农业科学，2009，4：46-47.

[3] 吴广文. 我国纤维亚麻行业发展综述[J]. 中国麻业科学，2007，2：64-66.

[4] 国植，徐莉. 亚麻：从古代草药到现代医药[J]. 国外医药·植物药分册，2000，15(1)：2-4.

[5] 张才煜，张本刚，杨秀伟. 亚麻子化学成分及其药理作用研究进展[J]. 中国新药杂志，2005，14(5)：525-530.

[6] 高忠东，胡晓军，许光映，等. 品种及生态环境对亚麻粗脂肪含量的影响[J]. 农产品加工(学刊)，2013(24)：66-68.

[7] 安建平，牛一川. 不同品种亚麻籽粒中主要脂肪酸含量的变化[J]. 植物生理学通讯，2006，4(1)：122-126.

[8] 司秉坤，赵余庆. 不同产地亚麻子中α-亚麻酸和亚油酸含量测定[J]. 中药研究与信息，2005，7(3)：18-20.

[9] 胡晓军,李群,梁霞,等.亚麻品种及生态环境对亚麻木脂素含量的影响[J].中国油料作物学报,2009,2:256-258.
[10] 赵利,党占海,李毅,等.亚麻籽的保健功能和开发利用[J].中国油脂,2006,31(3):71-73.
[11] 张爱武,董斌,左璐雅.亚麻籽的营养及其在禽类饲料中的应用[J].饲料工业,2011,(5):51-53.
[12] 刘琳,刘伟.亚麻根中木质素的提取[J].黑龙江纺织,2010,4:6-8.
[13] 王玉富,邱财生,龙松华,等.亚麻的经济价值及开发利用前景[J].江西农业学报,2011,23(9):66-68.
[14] 史高峰,孙浩冉,陈学福,等.亚麻的开发利用研究[J].安徽农业科学,2006,34(10):2179-2181.
[15] 谭龙涛,喻春明,陈平,等.麻类作物多用途研究现状与发展趋势[J].中国麻业科学,2012,34(2):94-99.
[16] 秦海林,母海成,李志宏,等.亚麻根提取物在制备预防和/或治疗肝炎药物中的应用:中国,CN101088526[P].2007-12-19.
[17] 秦海林,母海成,李志宏,等.亚麻根总黄酮在制备预防和/或治疗肝炎药物中的应用:中国,CN101108204[P].2008-01-23.
[18] 秦海林,母海成,李志宏,等.从亚麻根中制备脑苷脂类化合物的方法:中国,CN1718583[P].2006-01-11.
[19] 刘琳,刘伟.亚麻根中木质素的提取[J].黑龙江纺织,2010,4:6-8.
[20] 许晖,孙兰萍.亚麻籽胶的研究进展及其在食品工业中的应用[J].中国调味品,2008,3:18-22.
[21] 赵利,党占海,李毅,等.亚麻籽的保健功能和开发利用[J].中国油脂,2006,31(3):71-71.
[22] 赵瑛,罗俊杰,王方,等.一种亚麻籽饼粕发酵生产畜用营养液的方法:中国,CN102334599A[P].2012-02-01.

(刘 培 郭 盛 段金廒)

紫苏子药用生物资源及其资源化利用研究

紫苏[*Perilla frutescens*(L.) Britt.]为唇形科紫苏属植物,可供药用和香料用。干燥成熟果实称紫苏子(Perillae Fructus)入药,味辛,性温,具降气化痰、止咳平喘、润肠通便之功效;干燥叶(或带嫩枝)称紫苏叶(Perillae Folium)入药,味辛,性温,具有解表散寒、行气和胃之功效;干燥茎称紫苏梗(Perillae Caulis)入药,味辛,性温,具有理气宽中、止痛、安胎之功效。本草中另有以宿萼(紫苏苞)与根头部或近根老茎(紫苏头)单独入药的记载,功效与紫苏叶与紫苏梗相近。

紫苏属植物共1种4变种,为一年生草本,具特殊芳香气。其作为紫苏梗入药的药用部位茎直立,高30～200 cm,钝四棱形,多分枝,紫色,绿紫色或绿色,密被长柔毛;作为紫苏叶入药的药用部位叶对生,具叶柄,叶片阔卵形、卵状圆形或卵状三角形,边缘具粗锯齿,叶下面有细油腺点,侧脉7～8;作为紫苏子入药的果实为小坚果,卵圆形或近球形,灰棕色或褐色,有微隆起的暗紫色网状花纹,基部稍尖,有灰白色点状果梗痕,果皮薄而脆,易压碎,种子黄白色,种皮膜质,子叶2枚,类白色,有油性,压碎有香气,味微辛。

紫苏主产亚洲东南部,不丹、印度、中南半岛、印度尼西亚、日本、朝鲜与中国均有分布。紫苏在我国各地均有栽培。紫苏叶以湖北省、河南省、四川省、山东省、江苏省等地产量大,广东省、广西壮族自治区、湖北省、河北省等地所产者品质佳。紫苏梗主产于江苏省、河南省、浙江省、山东省、湖北省、四川省等地。紫苏子则以湖北省产量较大。

紫苏植物变异极大,叶全绿者称之为白苏,叶两面紫色或面青背紫的称为紫苏。但目前认为两者系同种植物,变异因栽培而起。又白苏与紫苏除叶片颜色不同外,其他可作为区别之点:白苏的花通常白色,紫苏花常为粉红至紫红色,白苏被毛通常稍密,果萼稍大,香气亦稍逊于紫苏,但差别微细,故将两者合并[1]。

一、资源利用现状

目前，有关紫苏资源植物的开发利用多以利用其叶、茎枝、果实为主，主要用于中医临床配方或制药原料。此外，紫苏叶、紫苏子也是保健食品、香料生产的重要原料。紫苏还可作为食物，其叶可制作菜肴，也可用来腌制泡菜，具有独特的香味，在西式菜肴中有广泛的应用，而且可为其他食品保鲜和杀菌。种子富含有益健康的紫苏油。榨油后留下的紫苏饼粕富含蛋白，可用于蛋白粉的开发利用。

1. 紫苏子资源利用　紫苏子作为药用始载于梁·陶弘景《名医别录》。其味辛，性温，主归肺、大肠经。具有降气化痰，止咳平喘，润肠通便等功效。临床用于痰壅咳喘，肠燥便秘，脚气及风寒湿痹，食鱼蟹中毒。

紫苏子中含有丰富的脂肪和蛋白质类资源性化学成分，其中油脂含量 40%～50%，蛋白质含量约占 25%。紫苏籽油独特的脂肪酸组成弥补了传统油料中亚油酸含量高、亚麻酸含量低的缺憾，为烹饪调味之上品，并对鲜、腥和熟的食品保鲜有独特的功效，是优良的保健食用油。

紫苏饼粕是紫苏子脱脂后的副产品，其味芳香，不存在对人体健康不利的物质，必需氨基酸含量全面，功效比值、净蛋白比值和真消化率都较高，是优质的植物蛋白资源，可用于加工精细化高附加值的动物饲料。脱脂后的紫苏饼粕中粗蛋白质的含量高达 32.33%，是分离提取蛋白质的良好植物蛋白资源，并且经分离提取后的紫苏分离蛋白的蛋白质含量可达 83.67%，能够达到分离蛋白的要求。作精饲料的投喂量可达 30%，是菜籽饼的 4 倍，棉籽饼的 2 倍[2]。以紫苏子资源植物为原料生产的主要产品及其资源价值，见表 13－7。

表 13－7　以紫苏子资源植物为原料生产的主要产品及其资源价值

产品名称	利用部位/物质	资源价值
紫苏油	果实/脂肪油	保健、食品
紫苏蛋白粉	果实饼粕/蛋白	保健、食品

2. 紫苏叶资源利用　紫苏叶作为药用始载于梁·陶弘景《名医别录》，其味辛，性温，归肺、脾经。功能发散风寒、行气宽中、止呕，可用于预防或治疗感冒。其辛香善行，有“治气神药”之称。对多种原因所致的脾胃气滞、脘腹胀闷、纳食不佳等证，均为常用中药。其亦可理气安胎，常用于妊娠呕吐。还用于鱼蟹中毒、虫蛇咬伤。因其芳香辟秽、化湿和中，既可解毒，又能缓解中毒所致的胸闷、呕吐、腹痛等症。

紫苏叶也可以用于提取紫苏叶精油，可用于过敏、中风、心肌梗死、脑梗死、高血脂、高胆固醇、血小板凝集以及肿瘤癌症等疾病的治疗。此外，紫苏油还具有抗衰老、保护视力、增强智力和记忆力、改善睡眠等保健功效，是已经获得美国 FDA 认可的公众安全食品原料。因此，紫苏可在医药及保健食品的应用方面具有很大的潜力。另外，利用紫苏精油中的色素、香气成分、营养物质等可进行蜜饯、糖果、叶粉、植物油、糕点、营养饮料等各种食品的开发、加工。目前，在日本、韩国，紫苏精油已作为一种香料，用于做汤、炖肉、焙烤。在日本用紫苏叶处理苹果脯制成具有降血压功能的保健食品。我国也常以紫苏为原料开发特色产品，如以紫苏汁制成的调味品、紫苏啤酒、悬浮型芦荟紫苏叶复合保健饮料、杨梅紫苏姜汁饮料、紫苏枸杞酒，以及具有清热解毒、防止中暑、感冒作用的紫苏茶等。紫苏叶还可以加工成营养全面、风味独特的紫苏酱油。此外，紫苏还可以直接食用，如腌制、拼盘、炒食、混用、全粉等(表 13－8)[3]。紫苏中的多种成分，具有多方面活性，可开发成医药中间体或食品添加剂。

表 13-8 以紫苏叶资源为原料生产的主要产品及其资源价值

产品名称	利用部位/物质	资源价值
紫苏精油	叶,茎/挥发油	医药、保健、香料、食品
紫苏油亚微乳	叶,茎/挥发油	医药
紫苏色素	叶,茎/色素	医药、保健
迷迭香酸	叶/酚酸	医药中间体
紫苏醛	叶/酚酸	医药中间体
类胡萝卜素	叶/色素	医药中间体
紫苏叶	新鲜叶	食品
紫苏糖浆	叶,茎/水提取物	保健食品
紫苏茶	叶	保健食品
紫苏啤酒	叶,茎/提取物	保健食品
紫苏酱油	叶,茎/提取物	保健食品

二、资源性化学成分组成

1. 脂类资源性化学成分　目前,从紫苏植物中发现的化学成分已近200种,主要包括脂肪酸类、挥发油、萜类、甾类、苷类、苯丙素与酚酸类、黄酮类、色素类等化学成分[4]。其中,脂肪酸类、挥发油类等为目前开发利用较为系统深入的资源性物质。

紫苏果实含有丰富的油脂,出油率高达35%～50%。紫苏籽油以不饱和脂肪酸为主,含量在90%以上,主要化学组成为α-亚麻酸、亚油酸、油酸、棕榈酸、硬脂酸、花生酸、花生烯酸等,其中α-亚麻酸含量达50%～70%。

α-亚麻酸为人体必需脂肪酸,且人体不能自然合成,是维持大脑神经系统功能所必需的因子,对增强智力和记忆力、保护视力有明显作用。此外,α-亚麻酸尚具有抗血栓、降血压、减肥、降血脂抗过敏、抗衰老和抑制癌细胞转移等多重功能。

2. 其他类资源性化学成分

(1) 挥发油类: 紫苏属植物有特殊的芳香气味,从其叶中提取制得的紫苏叶挥发油可广泛应用于食品的增香、防腐、抗菌、增色等。根据挥发油中主要化学成分的差异可将紫苏属植物分成7种化学型:PA型、EK型、PK型、PL型、C型、PP型和PT型。PA型,主要含紫苏醛(perilladyhade)和柠檬烯(limonene),相对含量分别为48.36%～56.13%和15.98%～18.85%;EK型,主要含香薷酮(elsholtziaketone)、白苏酮(naginataketone)和shisofunan;PK型,主要含紫苏酮(perillaketone)和异白苏酮(isoegomaketone),又分为PK-Ⅰ和PK-Ⅱ亚型,PK-Ⅰ亚型含大量的紫苏酮和微量的异白苏酮(<1%),PK-Ⅱ亚型中两种主要成分近似等量;PL型,主要含紫苏烯(perillene),相对含量近90%;C型,主要含柠檬醛(citral);PP型,主要含肉豆蔻醚(myristicin)、莳萝油脑(dillapiole)和榄香素(elemicin),根据主要成分不同,又被分为PP-m(myristiein)、PP-dm(dillapiole,myristicin)和PP-em(elemicin,myristicin)三个亚型;PT型主要含36.3%薄荷二烯酮(piperitenone)和23.7%柠檬烯。

研究表明,紫苏植物形态与其所含化学成分类型具有相关性,花为白色及植株全绿者其挥发油中主要成分为紫苏酮,属于紫苏酮型;花为淡紫色及植株全紫者(老叶叶背紫色,叶面绿色),其挥发油中主要成分为紫苏醛，属于紫苏醛型；花为粉白色及叶面绿背紫绿色者其挥发油中主要成分为莳萝油脑和肉豆蔻醚，属于苯丙烯基型。但叶绿，叶柄和茎为紫绿色者，具有典型的白苏植株绿色特征，叶柄和茎又带有苯丙烯基型紫绿色，其挥发油中主要化学成分为53%肉豆蔻醚和17%紫苏酮。

紫苏中所含的紫苏醛，可与羟胺反应合成紫苏糖，是蔗糖甜度的2 000倍，常作为非糖甜味剂用于烟草矫味或用于口香糖等无糖食品的添加剂[5]。

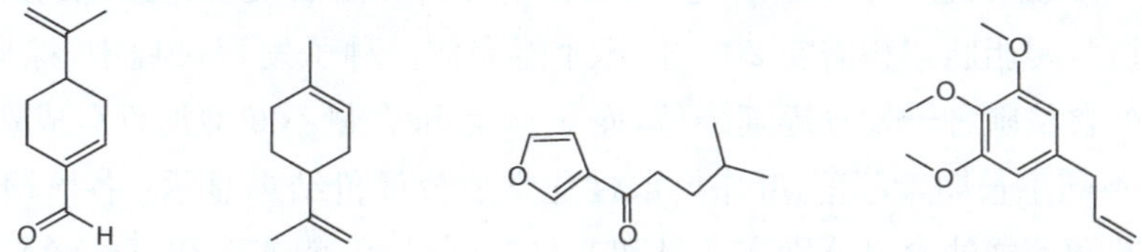

紫苏醛　　柠檬烯　　紫苏酮　　榄香素

(2) 色素类：紫苏属植物中的色素类资源性化学成分有：矢车菊苷元(cyanidin)、花色素苷(cyanin)、紫苏宁(shisonin)、咖啡酰基花色素苷(caffeylcyanin)、β-胡萝卜烯(β- carotene)、叶黄素(lutein)、新黄素(neoxanthin)、百合黄素(antheraxanthin)、堇菜黄素(violaxanthin)、西红花酸(crocetin)等。

紫苏植物中含有的色素类物质为重要的食用天然色素资源。丰富的类胡萝卜素是动物所必需的维生素A前体，尚可减少患心血管病、眼病及癌症的风险，具有防癌、抗癌的作用，能降低血液中的胆固醇物质、治疗心脑血管疾病、清除汽车尾气及香烟中的有害物质、活化免疫细胞等多重可利用价值。

(3) 苯丙素及酚酸类：紫苏属植物中的苯丙素及酚酸类物质具有抗凝血、抗菌消炎、抗病毒等活性。可减少细胞壁缺脂多糖诱导和*D*-半乳糖胺诱导的肝损伤，并具有清除自由基和抗炎的特性与抗肾小球细胞膜扩散等活性[6]，为一类重要的医药中间体。该类资源性化学成分主要有紫苏苷E(perilloside E)、eugenyl-β-*D*-glucopyranoside、迷迭香酸(rosmarinic acid)、迷迭香酸甲酯(methyl rosmarinate)、迷迭香酸乙酯(ethyl rosmarinate)、3,3′-*O*-二乙基迷迭香酸，阿魏酸甲酯、原儿茶醛、咖啡酸、咖啡酸甲酯、咖啡酸乙烯酯、3,4-二羟基苯甲酸甲酯、6,7-二羟基香豆素、magnosalin、andamanicin等。

(4) 黄酮类：紫苏属植物中的黄酮类化学成分主要有：芹菜素(apigenin)、apigenin-7-caffeylglucoside、apigenin-7-glucoside、apigenin-7-diglueoside、apigenin-7-*O*-diglucuronide、木犀草素(luteolin)、luteolin-7-caffeylglucoside、luteolin-7-glucoside、luteolin-7-diglucoside、luteolin-7-*O*-diglucuronide、金圣草黄素(chrysoeriol)等。

研究表明，紫苏叶中的黄酮类物质具有较强的抗过敏及抗氧化活性[7]。其中，木犀草素可抑制恶唑烷酮引起的过敏反应[8]，还是特定的β-分泌酶抑制剂，可抑制LPS活化的小胶质细胞中NO的产生[9]，对皮肤炎症、过敏及皮肤肿瘤有抑制效果[10]；芹菜素-7-葡萄糖基-(2-1)-β-葡萄糖苷能显著抑制小鼠皮肤过敏性反应[11]。

(5) 三萜类：紫苏属植物中的三萜类化学成分有：齐墩果酸(oleanolic acid)、熊果酸(ursolic acid)、委陵菜酸(tormentic acid)、科罗索酸(corosolic acid)、3-表科罗索酸(3-epicorosolic acid)、果树酸(pomolic acid)、三香二烯酸(hyptadienic acid)、augustic acid、3-表山楂酸(3-epimaslinic acid)。

(6) 其他类：紫苏属植物中尚含有单萜苷类化学成分，主要有紫苏苷A、B、C、D(perilloside A、B、C、D)等，以及苄基葡萄糖苷(benzyl-β-*D*-glucopyranoside)、野樱苷(prunasin)、接骨木苷(sambunigrin)、苦杏仁苷异构体(amygdalinpositionisomer)、5′-β-*D*-glucopyranosyloxyjasmonic acid、苯戊酸-3-吡喃葡萄糖苷(3-β-*D*-glueopyranosyloxy-5-phenylvaleric acid)、甲基半乳糖苷

(methyl－α－D－galactoside)等。

三、资源性化学成分动态积累与分析评价

紫苏植物不同生长发育期，以及不同组织器官其资源性化学成分的分布与积累存在差异。

1. 不同生长期紫苏子资源性化学成分动态评价

(1) 脂类：对紫苏子发育过程中粗脂肪、蛋白质含量分析测定后发现，蛋白质在结实后 10～20 d 内即可完成基本累积过程，粗脂肪累积需要 20～30 d 才能完成。种子发育过程中，棕榈酸、硬脂酸和油酸含量相对稳定，亚油酸含量随种子发育逐渐降低，而 α－亚麻酸含量不断增加直至成熟[12]。

(2) 挥发油类：不同生长期紫苏茎、叶中资源性化学成分评价结果显示：各阶段紫苏叶精油含量显著高于紫苏茎；紫苏叶和茎精油含量分别在 7 月和 8 月达到最高；紫苏醛和石竹烯是紫苏叶和茎精油中的主要化学成分，且不同生长期紫苏叶精油中紫苏醛含量均显著高于石竹烯；不同生长期紫苏茎精油中紫苏醛含量随生长期延长呈下降趋势，9 月时石竹烯含量显著高于紫苏醛[13]。

(3) 酚酸类：对紫苏叶中迷迭香酸含量进行测定发现，紫苏叶中迷迭香酸含量从 5～7 月依次下降，从 7～8 月逐渐升高并达到最大，8～10 月含量又依次下降；白苏叶中迷迭香酸含量从 5～8 月逐渐升高并在 8 月达到最大，8～10 月含量又依次下降[14]。此外，对紫苏叶中 β－胡萝卜素进行分析后发现，β－胡萝卜素含量从幼苗期到盛花期含量逐渐增大，落叶期下降。

(4) 黄酮类：对重庆市丰都县、湖北省英山县、河北省保定市、甘肃省庆阳市 4 个产地不同生长期紫苏叶中黄酮类化学成分动态分析评价结果显示：紫苏叶营养生长期总黄酮含量均较低，开花期叶中总黄酮含量急剧增加，大约为营养生长期的 4 倍，而后总黄酮含量变化不大，无明显的上升或下降趋势[15]。

2. 不同产地紫苏子的资源化学评价　通过对产自重庆市丰都县、甘肃省兰州市、山西省、甘肃省庆阳市、陕甘交界、河北省等地的紫苏子中的脂肪酸类成分组成及含量分析评价。结果显示，紫苏子脂肪酸的组成随地域不同未见显著差异。紫苏籽油以不饱和脂肪酸为主，含量在 90%以上，其中亚油酸含量约 10%，油酸含量约 19%，亚麻酸含量高达 61%[3]。

四、资源利用效率提升研究

1. 药材深加工与产品开发

(1) 紫苏籽油制备 α－亚麻酸乙酯：α－亚麻酸乙酯属 ω－3 不饱和脂肪酸，具有抗血栓、抗血凝、降低临界高血压、降低三酰甘油、抗炎、抗衰老、提高记忆力等多重功效，已被 WHO 及美国 FDA 列为人体必需营养素，在医疗保健领域受到高度重视。紫苏籽油中 α－亚麻酸含量较高，可达 60%以上，可作为 α－亚麻酸乙酯的原料。[16]

(2) 紫苏叶中香紫苏精油及香紫苏醇的提取及产品开发：紫苏精油及香紫苏醇是重要的香料原料，是生产龙涎醚的天然原料，主要用于香料香型的定型。国际市场对香紫苏精油及香紫苏醇的需求很大。紫苏精油的传统提取方法，包括水蒸气蒸馏(SD)、有机溶剂萃取(SE)，也有同时蒸馏萃取(SDE)、超声波辅助有机溶剂萃取(UASE)、固相微萃取(SPME)、超临界 CO_2 萃取(SFE－CO_2)以及微波辐射诱导法、无溶剂微波萃取法、生物酶解提取等新型的方法[17]。

(3) 紫苏叶中紫苏色素的提取：紫苏色素主要成分是紫苏宁、紫苏素，是存在于紫苏科植物品种紫色叶片的天然红色素，日本在 1993 年就规定其为食品添加剂，可应用于口香糖、果汁饮料等产品中，同时具有预防过敏、龋齿和消炎等作用。

有专利报道，紫苏叶中紫苏色素的提取方法为：采集结实末期的新鲜紫苏叶，洗净、晾干、60 目粉碎。取干叶 10 kg，加入 100 L 含 1%盐酸的 60%乙醇水溶液中，于 45℃浸提温度下，以超声波提取器在 150 W 功率下提取 10 min，滤出提取液。滤渣中再加入 100 L 含 1%盐酸的 60%乙醇水溶液，合并 2 次提取液，减压浓缩至无醇味，XAD－7 大孔树脂吸附，0.1%盐酸水溶液除杂，采用 pH3.0 的 60%乙醇水溶液，以 6 BV/Hr 的洗脱速率进行洗脱，洗脱液低温冷冻干燥 24 h，即得成品[18]。

(4) 紫苏籽中紫苏多糖提取纯化：有专利报道，从紫苏籽中提取纯化紫苏多糖的工艺为取紫苏籽粉末，加入 3 倍体积的脱脂液(氯仿：甲醇：水＝1：2：1)，静置 4 h，分离有机相和水系沉淀物。在水系沉淀物加入 25 倍体积蒸馏水，先超声波破碎 30～45 min，功率为 450～550 W，然后加入 2%(mw)的木瓜蛋白酶在 pH5.5，温度 50℃的条件下水解 20～30 min，获得粗多糖溶液。采用 sevag 法去除粗多糖溶液的游离杂蛋白，然后加入氨水，调 pH 至 8.0～9.0，以 15%的过氧化氢脱色 2 d，用蒸馏水透析获得紫苏多糖提取液。继而采用 DEAE 柱层析法进行紫苏多糖提取液的分级纯化，即完成从紫苏籽中提取纯化紫苏多糖[19]。

(5) 紫苏非糖甜味剂的制备：紫苏油中含有大量的紫苏醛，可用于非糖甜味剂紫苏醛反肟(perillartine，亦称紫苏糖)的制备，其甜度是蔗糖的 2 000 倍，可用于各种饮料、糕点、烟酒等食品，以及在卷烟添加剂中应用。

通过亚硫酸氢钠加成法，联合肟化反应可实现以紫苏油为原料合成紫苏糖[20]，其操作过程为：① 紫苏醛的分离纯化：取 300 g $NaHSO_3$ 饱和溶液与 150 g 紫苏油，置入冰盐水浴中搅拌，温度控制在 0～5℃，反应 2.5 h 停止，滤出反应沉淀，得紫苏醛亚硫酸氢钠的加合物。称取紫苏醛的亚硫酸氢钠加合物 200 g 于三颈烧瓶中，不断搅拌同时加入浓 NaOH 溶液 70 mL。石油醚 120 mL，在 50℃恒温回流反应1 h，停止反应，冷却静置。分层后水层液弃去，油层用饱和 NaCl 溶液反复萃取至水相无色透明，用减压蒸馏回收溶剂，得纯化的精紫苏醛。② 精紫苏醛的肟化：在三颈烧瓶中加水 300 mL，盐酸羟胺 45 g，$NaHCO_3$ 60 g，搅拌溶解后，加入精制紫苏醛 100 g 剧烈搅拌反应 2 h，有大量白色颗粒生成。抽滤分离沉淀物。油层进行冷却结晶，抽滤，将两沉淀物合并，即得粗肟。粗肟重结晶，即得紫苏糖[21]。

2. *产业化过程产生的废弃物资源化利用及其工艺*　在以紫苏子为原料制备紫苏籽油过程中，产生大量的紫苏饼粕资源，常作为动物饲料、燃料或者充当肥料粗放式简单利用，造成资源浪费[20]。为此，有专利报道以紫苏饼粕为原料制备紫苏蛋白、植物甾醇等资源性产品，实现其循环利用的目的。

(1) 紫苏饼粕提取紫苏蛋白：紫苏子提油后所剩的紫苏饼粕中蛋白质含量，为 33%～35%，其中赖氨酸、蛋氨酸的含量均高于大豆、杏仁和核桃蛋白。用紫苏饼粕为原料生产的蛋白粉，有芳香气味，口感优于现有的植物蛋白粉，由于其不含尿激酶，不含棉酚、硫苷、生氰糖苷等有毒成分，食用安全性高于以豆粕、棉粕、菜粕、亚麻粕等为原料提取的蛋白粉。其制备流程为：① 制备紫苏蛋白水溶液：将2 kg脱脂后的紫苏饼粉碎，过 60 目筛，加入 50 L 的反应釜中，加入 22 L 去离子水，用浓度为 20%的 NaOH 溶液调 pH8，搅拌加热至 50℃，搅拌提取 55 min；离心过滤，得紫苏蛋白水溶液。② 纯化紫苏蛋白水溶液：将紫苏蛋白及低聚糖分离，得紫苏蛋白溶液。将 22 L 紫苏蛋白水溶液加入膜截留分子质量为 14 000 Da 的超滤设备的贮液罐中，得纯化紫苏蛋白水溶液约 10 L。③ 浓缩紫苏蛋白溶液：将纯化后的紫苏蛋白水溶液加入贮液罐中，经浓缩得浓缩液 2.6 L。④ 制备紫苏蛋白营养粉：将离心喷雾干燥设备的入口温度调节为 170℃，出口温度调节为 80℃，用蠕动泵将溶液输入塔体，收集制得的蛋白质含量为 91.3%的紫苏蛋白营养粉 616 g。⑤ 废液的回收利用：将膜截留分子质量为 300 Da 纳滤膜设备的工作压力设定

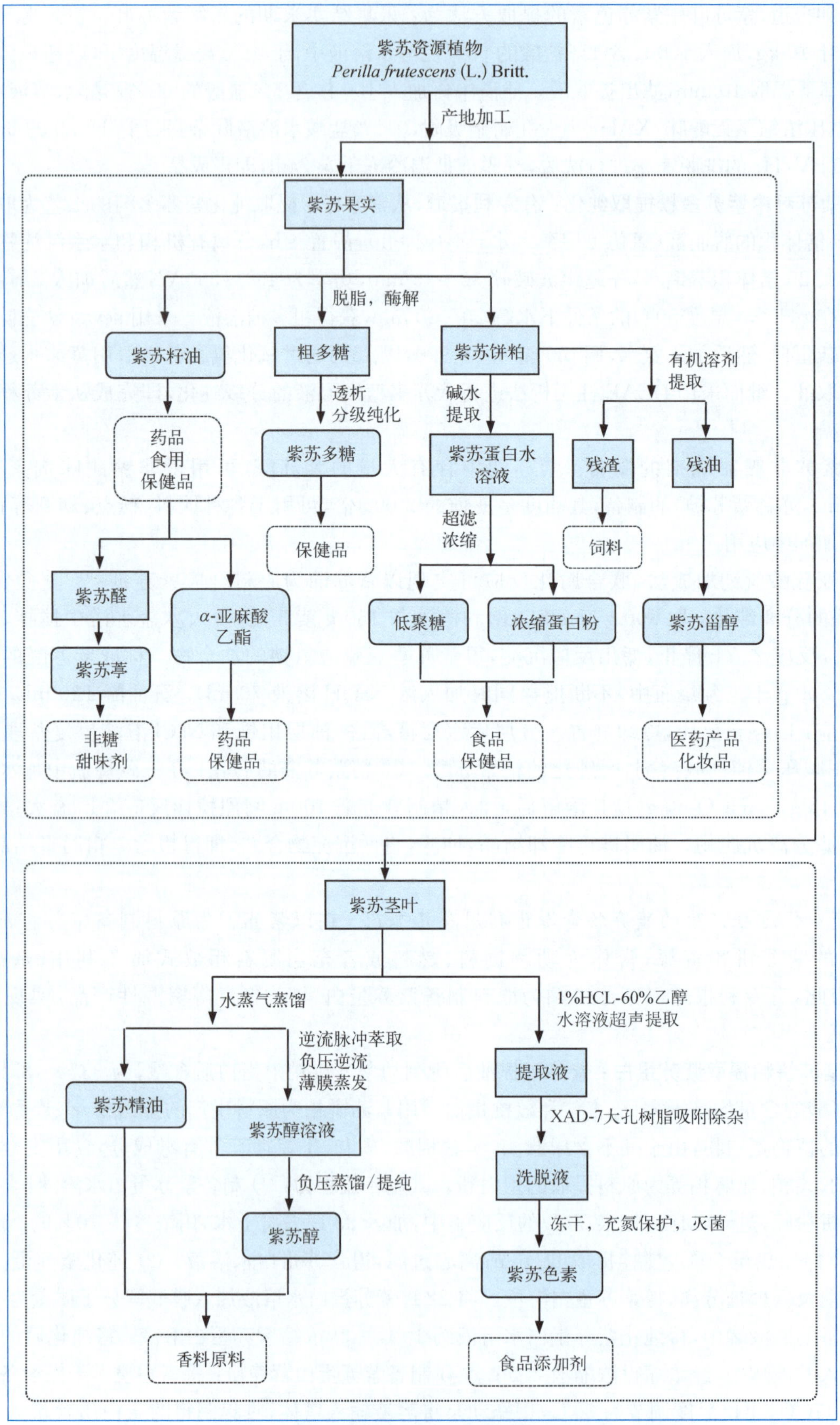

图 13-8　紫苏资源植物系统利用与产业化途径

为 0.36 MPa，工作温度为 39℃，将所收集的透过液过纳滤，将截留的溶液用去离子水洗到中性，经浓缩、喷雾干燥得低聚糖粗品[22]。

(2) 紫苏饼粕制备植物甾醇：植物甾醇具有有效降低胆固醇、抑制肿瘤、防治前列腺疾病、调节免疫系统和抗氧化等作用。紫苏子冷榨榨油后得到的紫苏饼粕中资源性化学成分，包括残留的脂肪酸、甾醇、萜类、苷类、酚酸类、黄酮类、苯丙素类等，其中紫苏甾醇主要成分为胆甾醇、菜油甾醇、豆甾醇、β-谷甾醇、α-菠菜甾醇、燕麦甾醇等，具有多种生物活性，是开发医药产品和化妆品等的重要前体物质。

有专利报道，以紫苏饼粕为原料生产紫苏甾醇的流程为：取冷榨后的紫苏饼粕 10 kg，60℃烘干 2 h，粉碎过 40 目筛，加入 60 kg 石油醚/乙酸乙酯（V/V）= 1/1，在 45℃、150 W 条件下超声提取 20 min，过滤，滤渣再加入 60 kg 提取剂，同样条件提取 20 min。合并 2 次提取液，减压浓缩回收提取剂，得到浸膏 500 g。饼粕残渣于 100℃烘干后，作为饲料原料。将浸膏用 500 g 200～300 目硅胶拌样，硅胶柱色谱分离，先以 0.05 wt%三乙胺—石油醚溶液润湿色谱柱，然后以石油醚洗脱 4 个柱体积，回收溶剂，得紫苏残油 380 g。最后以石油醚/乙酸乙酯（V/V）= 10/1 等度洗脱 3 个柱体积，浓缩洗脱液，得到 85.5 g 紫苏甾醇，纯度 85.3%[23]。紫苏资源植物系统利用与产业化途径如图 13-8 所示。

◇参◇考◇文◇献

[1] 刘月秀，张卫明. 紫苏属植物的分类及资源分布[J]. 中国野生植物资源，1998，17(3)：1-4.

[2] 徐冰冰，王瑛瑶，刘建学. 油用紫苏籽的综合利用[J]. 农业机械 2012，7(12)：45-47.

[3] 苑玉莉. 紫苏中天然活性成分的提取及综合利用[D]. 上海：华东理工大学，2013.

[4] 黄亮辉. 紫苏化学成分与药材质量分析研究[D]. 西安：西北大学，2011.

[5] 索尼娅·S·约翰逊，罗伯特·J·耶特卡. 含紫苏糖的口香糖制品及其制作方法：中国，CN1239408A[P]. 1999-12-22.

[6] Hiroshi A, Nakanishi T, Nishi M, et al. Two new potentinhibitors of xanthine oxidase from leaves of *Perilla frutescens* Britt. var. *acuta* Kudo [J]. Chemical & Pharmaceutical Bulletin, 1990, 38(6): 99-102.

[7] 黄丽，韦保耀，滕建文. 紫苏叶抗过敏有效成分的研究[J]. 食品科技，2005，(5)：90-93.

[8] Ueda H, Yamazaki C, Yamazaki M. Luteolin as an anti-inflammatory and anti-allergicconstituent of Perillafrutescens [J]. Biological & Pharmacentical Bulletin, 2002, 25(9): 1197-1202.

[9] Arda N, Nezhun G, Avni K. Saniculoside N from *Sanicula europaea* L[J]. Journal of Natural Products, 1997, 60(2): 1170-1173.

[10] Borkowshi B, Biesiadecka A, Litwinska B. Comparition of the antiviral activity of caffeic, chlorogenic and rosmorinicacid [J]. Herba Pol, 1996, 42(3): 317-321.

[11] Makino T, Furuta Y, Fujii H, et al. Effect of oral treatment of perillafrutescens and its constituents on type-I allergy in mice [J]. Biological & Pharmaceutical Bulletin, 2001, 24(10): 1206-1209.

[12] 张志军，张鑫，李会珍，等. 发育紫苏种子营养累积与脂肪酸组分变化[J]. 中国粮油学报，2011，26(5)：30-32.

[13] 邵平，洪台，何晋浙，等. 紫苏精油主要成分季节性变化分析及其干燥方法研究[J]. 中国食品学报，2012，12(9)：216-221.

[14] 黄亮辉. 紫苏化学成分与药材质量分析研究[D]. 西安：西北大学，2011.

[15] 江安娜. 叶用紫苏农艺性状比较及不同生育期叶中主要药用成分的含量变化研究[D]. 武汉：华中农业大学，2012.

[16] 周大捷，吴美娟，丁松法，等. 一种紫苏籽油制备 α-亚麻酸乙酯的方法：中国，CN102993011A[P]. 2013-03-27.

[17] 王晓平.一种从香紫苏同步提取香紫苏精油及香紫苏醇的生产方法：中国，CN103215135A[P]. 2013-04-07.
[18] 李会珍，李晓君，张志军，等.从紫苏叶中提取紫苏色素的方法：中国，CN102964866A[P]. 2012-11-20.
[19] 李冲伟，李宏涛，宋永，等.一种从紫苏籽中提取纯化紫苏多糖的方法：中国，CN102311510A[P]. 2012-01-11.
[20] 王敏，邓焕彩，彭小玉.甜味剂紫苏醛反肟的合成[J].江西医学院学报，2000，40(1)：103-104.
[21] 段金廒.中药废弃物的资源化利用[M].北京：化学工业出版社，2013：439.
[22] 周大捷，吴美娟，丁松法，等.由紫苏饼粕提取紫苏蛋白营养粉的方法：中国，CN101919485A[P]. 2010-12-22.
[23] 李会珍，李晓君，张志军，等.利用紫苏饼粕生产紫苏甾醇的方法：中国，CN103570798A[P]. 2014-02-12.

（朱　悦　刘　培　段金廒）

薏苡仁药用生物资源及其资源化利用研究

薏苡[*Coix lacroyma-jobi* L. var. *mayuen* (Roman.) Stapf]为禾本科(Gramineae)薏苡属植物。以去除外壳和种皮的种仁称薏苡仁(Coicis Semen)入药，其味甘、淡，性微寒，具利水渗湿、健脾止泻、除痹、排脓、解毒散结之功效。

薏苡为一年生草本。秆直立，高 1～1.5 m，丛生，分枝多，基部节上生根。叶互生；叶片长 10～40 cm，宽 1.5～3 cm，先端尖，基部阔心形，中脉粗厚明显，边缘粗糙；叶舌短；叶鞘抱茎。总状花序自上部叶鞘内侧抽出，1 至数个成束；花单性，雌雄同株，雄小穗复瓦状排列于穗轴上，雌小穗位于雄小穗下方，包被于卵形硬质总苞中，成熟后渐变珠状。花期 7～8 月，果期 9～10 月。薏苡属植物约 10 种，分布于热带亚洲；我国有 5 种及 2 变种。

薏苡适于在温暖而湿润的气候下生长，主产于北纬 33°以南地区。野生薏苡多生于河边、溪涧或阴湿山谷中，栽培薏苡则在海拔 30～2 500 m 的地区均有种植，其中贵州省、广西壮族自治区、云南省等地为主要种植大省[1,2]。

一、资源利用现状

薏苡是一种药食兼用的植物，其干燥成熟种仁谓薏苡仁，为常用利水渗湿中药，常用于水肿、脚气、小便不利、脾虚泄泻、湿痹拘挛、肺痈、肠痈、扁平疣、癌肿等。薏苡仁主要含有薏苡仁酯、薏苡仁醇、薏苡仁素、薏苡仁多糖、木脂素类、酚类和腺苷等多种活性成分及蛋白质、脂肪、淀粉、可溶性多糖、粗纤维、维生素及 Ca、P、Fe、Zn、Mn、K、Na、Se 等多种微量元素[3]。薏苡品种资源丰富，且为药食两用植物，具有广阔的开发前景。以薏苡仁为主要原料制成的制剂康莱特注射液和康莱特胶囊具有杀伤肿瘤细胞和提高免疫功能的作用。薏苡除作药材外，主要用于食品加工及药膳制作。以薏苡仁为原料加工而成的食品如薏仁饼[4]、薏仁面条[5]、薏仁面包、薏仁酱油、薏仁醋[6]、薏仁酒、薏仁茶、薏仁豆浆、薏米饮料[7]、保健酸奶[8]等多种产品面市[9]。此外，薏苡仁油提取物可用于生产化妆品，有营养头发、防治脱发，并使头发光泽、柔软的功效。含薏苡仁提取物的化妆品，对面部痤疮、疙瘩等炎症及皮肤粗糙都有明显的疗效。带壳的薏苡可作为茶叶的代用品。

薏苡的根、茎和种皮是薏苡仁加工生产的废弃物。薏苡根被收载于 1994 年版《上海市中药材标准》中，其功用与薏苡仁相似，具清热、利尿并有驱虫作用，能治虫积腹痛；薏苡叶具有降血压等作用[10]。现有文献中，薏苡根、茎、叶的研究涉及较少。在加工生产薏苡仁过程中，会产生大量薏苡壳和麸皮等副产品，长期以来未得到利用。研究表明，薏苡壳和麸皮中含有大量多酚类物质，具有多种药理活性，因此，可以加强产品的深加工研究，以提高产品的附加值，扩大薏苡资源经济产业(表 13-9)。

表 13-9　以薏苡为原料开发生产的系列产品及其资源价值

产品名称	利用部位/物质	资源价值
康莱特注射液	薏苡仁	医药产品(非小细胞肺癌)
薏苡仁油软胶囊	薏苡仁油	医药产品(提高免疫力)
薏苡食品	薏苡仁	食用
薏苡仁保健枕	薏苡仁	保健产品

二、资源性化学成分

1. 脂类资源性化学成分　薏苡仁含薏苡仁酯(coixenolide),粗蛋白 13%～14%,脂类 2%～8%。脂类中甘油三酯 61%～64%,甘油二酯 6%～7%,甘油酯 4%,甾醇酯 9%,游离脂肪酸 17%～18%。在甘油三酯中亚油酸(linoleic acid)含量可达 25%～28%,在游离脂肪酸中亚油酸含量为 27%～28%,游离脂肪酸还有棕榈酸(palmitic acid)、硬脂酸(stearic acid)、顺-8-十八碳烯酸(*cis*-8-oc-tadecenoic acid)即油酸等。甘油酯中有具抗肿瘤作用的 α-单油酸甘油酯(α-monoolein),甾醇酯中有具促排卵作用的顺-、反-阿魏酰豆甾醇(*cis*-、*trans*-feruloylstigmasterol)和顺-、反-阿魏酰菜油甾醇(*cis*-、*trans*-feruloylcampesterol)等。

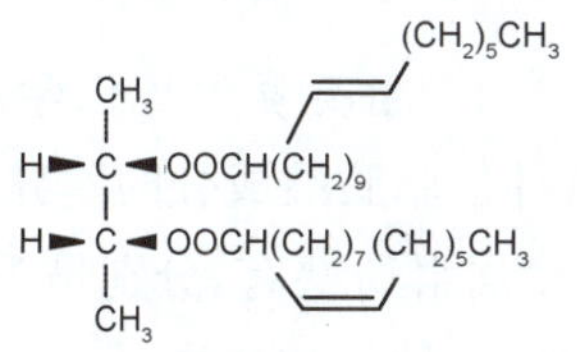

薏苡仁酯

薏苡种子挥发油组分中含 69 种小分子化学成分,其中主要的有乙醛(hexanal)、己酸(hexanoic acid)、2-乙基-3-羟基丁酸己酯(2-ethyl-3-hydroxy-hexylbutrate)、γ-壬内酯(γ-nonalactone)、壬酸(nonanoic acid)、辛酸(octanoic acid)、棕榈酸乙酯(ethylpalmitate)、亚油酸甲酯(methyllinoleate)、香草醛(vanillin)及亚油酸乙酯(ethyllinoleate)等。

薏苡仁酯的抗肿瘤作用机制主要包括抑制肿瘤血管的形成、促进细胞凋亡和抑制细胞增殖、对酶的抑制调节。以薏苡仁中酯类为主要有效成分的康莱特注射液和薏苡仁多糖具有提高机体免疫力的作用。薏苡仁具有温和的镇痛,抗炎作用,研究证实薏苡酰胺是其镇痛活性物质基础[11]。

薏苡茎叶中含有薏苡素(coixol)[12]。研究表明薏苡根含脂肪酸类、薏苡内酯及豆甾醇等成分,其中,云南大度岗薏苡根中薏苡素的含量为 16.16 mg/g[12]。从薏苡果实中分离得到:4-酮基松脂酚(4-ketopinoresinol)、1-*C*-(4-羟基-3-甲氧苯基)-丙三醇四乙酸酯、1,2-二-(4-羟基-3-甲氧苯基)-1,3-丙二醇四乙酸酯、脱氢二松柏醇(dehydrodiconiferyl alcohol)、4-二羟基桂皮酸、4-羟基苯甲醛等[13]。

薏苡麸皮营养价值较高,麸皮蛋白质含量与种仁相当,粗脂肪含量高达 36%,矿物质达 7%,淀粉 22.5%,其坚硬外皮含有丰富的脂肪酸类成分[14]。

2. 其他类资源性化学成分　含有多糖类等。

薏苡仁中含抗补体作用的葡聚糖和酸性多糖 CA-1、CA-2 及薏苡酰胺(eoixol)等。薏苡茎叶中含有多糖[15]等成分。薏苡根中水溶性多糖类成分的单糖组成为阿拉伯糖、鼠李糖、甘露糖、半乳糖和葡萄糖[16]。从薏苡仁种子分离出 3 种具有降血糖活性的多糖-薏苡烷(coixan) A、B、C[17]。

薏苡仁的营养价值高,含有人体所必需的 8 种氨基酸,并且比例非常接近人体的需要。每 100 g 薏苡仁中约含有蛋白质 12.8 g、脂肪 3.3 g、碳水化合物 71.1 g、维生素 B1 0.22 mg、维生素 B2 0.15 mg、烟酸 2.0 mg、维生素 E 2.08 mg、膳食纤维 2.0 g。此外,尚含有 P、Fe、Ca、Zn、K 等矿物元素。

薏苡根中尚发现含有抗炎抑菌活性成分[18]。从薏苡苗分离得到两种具有抗菌活性的化学成分,分别为 coixinden A、B[19]；薏苡颖果中含有多种维生素，以维生素 B、E 含量较高[20]，尚含有丰富的矿物质元素。通过 Resource S 阳离子交换层析和 Superdex 75 凝胶排阻层析，从薏苡种子中纯化出一种可以抑制交链格孢菌(*Alternaria alternate*)、绿木霉菌(*Trichoderma viride*)和白腐菌(*Panus conchatus*)生长的薏苡 28 kD 抗真菌蛋白[21]。

薏苡外壳主要含有：酚类化学成分：如香草酸、丁香酸、咖啡酸、阿魏酸、4-羟基苯乙酮、*p*-香豆酸、松柏醇(coniferyl alcohol)；木脂素类化学成分：丁香树脂醇(syringaresinol)、4-酮基松脂酚[22,23]；二氢黄酮类化学成分：圣草酚(eriodictyol)等[24]。该类化学成分多具有抗氧化、抗炎等活性。此外，薏苡麸皮中尚含有具有抗炎活性的色原酮及黄酮类资源性化学成分[25]。也有报道，从薏苡麸皮中提取出具螺甾内酰胺结构的 coixspirolactam A～E、具螺甾酮结构的 coixspiroenone 及薏苡素等化学成分，具有抑制乳腺癌细胞活性[26]。

三、资源性化学成分动态积累与分析评价

1. 脂类资源性化学成分　采用甲酯化 GC-MS 分析比较承德、成都、太原、桐城四个不同居群薏苡种仁脂肪酸成分的差异。从不同居群薏苡种仁的乙醚提取物中鉴定了 14 种成分，其中有 6 种成分为 4 个居群所共有，分别是壬二酸、棕榈酸、亚油酸、油酸、11-十八碳烯酸及硬脂酸。不同居群薏苡仁脂肪酸成分种类和含量都有一定程度的变化。承德居群脂肪酸成分的种类要多于其他居群，主要成分的含量也略高，可作为优质种源加以进一步选育研究[27]。

2. 微量元素类资源化学成分　采用常规生化分析方法对我国 12 个薏苡主产区薏苡仁资源的微量营养素进行分析与评价，结果表明，13 种薏苡仁的 Ca 含量丰富，均高于《中国食物成分表 2002》中薏苡仁、米、面同类指标，而 Fe、Zn、Se 含量与其相当。Ca 含量云南省产者最高，四川省产者最低；Se、Fe 含量分别是江西省与广西壮族自治区产者最高，湖南省与福建省金沙镇产者最低。Zn 含量河南省产者最高，福建省金沙镇产者最低。13 种薏苡仁的维生素 E 均未检出。不同产地的维生素 B_1、维生素 B_2、维生素 B_6 含量差异显著；特别是维生素 B_6，除辽宁与河南省产者的未检出；广东省、福建省浦城县的差异不大外，其余各样品间差异非常显著($P<0.01$)，其次是 B_1 四川省与河北省的差异虽不大，其余各样品间差异显著($P<0.05$)，各地产薏苡仁维生素 B_2 含量较小。13 种维生素 B_6 平均含量为 19.0 mg/kg，维生素 B_1、维生素 B_2 平均含量与米、面相当，但均低于《中国食物成分表 2002》中的薏苡仁(维生素 B_1 2.2 mg/kg、维生素 B_2 1.5 mg/kg)的含量[28]。

3. 多糖类资源性化学成分　薏苡仁及薏苡根中含有丰富的多糖类资源性化学成分。薏苡根中多糖含量达 54.374 mg/g，茎中为 56.932 2 mg/g，叶中为 52.754 9 mg/g。不同产地茎中多糖含量分别为陕西省汉中市汉台区 82.775 9 mg/g，广西壮族自治区恭城瑶族自治县 79.766 1 mg/g，云南省大度岗村 74.305 2 mg/g，四川省峨眉山69.89 mg/g，四川成都中医药大学植物园 63.378 4 mg/g，四川省新津县 59.698 6 mg/g，云南省景洪市 55.782 9 mg/g，湖北省恩施土家族苗族自治州 52.754 9 mg/g，四川大学华西植物园38.585 1 mg/g；不同采收期(6～11 月)茎中多糖含量呈递增趋势。非种仁部位多糖含量中，根、茎和叶的含量差异不大，并稳定在比较高的水平上。从资源的系统利用和循环经济发展的角度考虑，薏苡的非种仁部位可作为薏苡多糖的稳定来源。不同产地中薏苡茎的多糖含量差异较大，产地的气候、土壤等条件对薏苡多糖含量有明显影响；不同采收期(6～11 月)中薏苡茎的多糖含量随着时间的推移而逐渐增加，表明薏苡花期(7～9 月)、果期(8～10 月)间多糖积累增多[29]。

4. 氨基酸类资源性化学成分　薏苡非种仁部位中均含有 16 种氨基酸，其中包含人体必需的 7 种氨基酸。内种皮中氨基酸总量和人体必需的 7 种氨基酸总量最高，为 11 342～13 981 mg/100 g 和

3 553～4 260 mg/100 g；其次为薏苡的根和外种皮，分别为 4 263～6 753 mg/100 g、1 373～1 683 mg/100 g 和 1 537～6 851 mg/100 g、506～1 751 mg/100 g。在薏苡非种仁部位的开发中，可选择贮藏时间较短的内种皮进行资源化开发利用[30]。

以贵州省兴仁县产薏苡的不同部位为研究对象，分析测定其种仁及非种仁部位的营养成分和功能性成分。结果表明：薏苡种仁的蛋白质和多糖类物质含量较高，分别为 19.33 g/100 g 和 2.26 g/100 g，维生素 E 含量为 8.66 mg/100 g；外壳和种皮的粗纤维含量高；根中维生素 B_1 和维生素 B_2 含量较高，分别为 0.61 mg/kg 和 2.96 mg/kg；矿质元素中 K、Na、Ca、Mg 等常量元素含量较高；种仁和叶中分析出 7 种必需氨基酸和 10 种非必需氨基酸，其余部位均为 7 种必需氨基酸和 9 种非必需氨基酸；功能性成分分析中，根的薏苡素和总多酚含量最高，分别为 1.26 mg/g 和 4.53 mg/g，种仁中总黄酮含量最高，为 2.26 mg/g。脂肪酸分析中，种皮、茎、叶的不饱和脂肪酸相对含量达到 70%以上[31]。

四、资源利用效率提升研究

1. *药材深加工与产品开发*　薏苡仁为传统中药，以薏苡仁为主要原料制成的制剂康莱特注射液和康莱特胶囊具有杀伤肿瘤细胞和提高免疫功能的作用，既能杀伤肿瘤细胞又能提高机体免疫功能，且能减轻放疗、化疗的毒性反应的中药制剂。薏苡仁还用于抗艾滋病、止痛、保护胃黏膜作用和治疗前列腺疾病。薏苡仁中淀粉含量达到 65%左右，有良好的加工特性[32]。

薏苡仁其药食两用的历史由来已久，是一种集营养、保健、治疗于一身的药物资源。薏苡仁粉具有美白润泽嫩肤的功效，常食可以保持人体皮肤光泽细腻，消除粉刺、雀斑、老年斑、妊娠斑、蝴蝶斑，对脱屑、痤疮、皲裂、皮肤粗糙等都有良好疗效。薏苡仁油软胶囊、薏苡仁茯苓胶囊有增强机体免疫功能、降血糖、保护心血管及抗癌的功效。由薏苡仁、龙眼肉、党参、白术、黄芪、茯苓按一定重量配比制成的薏苡仁保健茶，具有益气健脾、养心安神之功效，成本低、效果好，适用于饮食欠佳、四肢乏力、夜寐多梦等病症患者饮用[33]。薏苡仁保健枕对头部有按摩作用，且通气性与散热性好[34]。

2. *产业化过程产生的废弃物资源化利用及其工艺*

(1) 薏苡外壳及麸皮的资源化利用：薏苡的坚硬外皮及麸皮营养价值较高，麸皮蛋白质含量与种仁相当，粗脂肪含量高达 36%，矿物质达 7%，淀粉 22.5%，可作为畜禽饲料开发。麸皮和糠层、外皮合起来的副产物也可作为良好的油脂原料[36]。薏苡外壳中含有的香草酸、丁香酸、咖啡酸、阿魏酸、松柏醇、4-羟基苯乙酮和 *p*-香豆酸等酚类成分具有免疫调节及抗氧化作用，其中 4-羟基苯乙酮和 *p*-香豆酸具有强烈的抑制细胞脱粒作用[26]，可作为保健食品及药品原料加以开发利用；薏苡麸皮中含有的具有螺甾内酰胺结构的化学成分，具有抑制乳腺癌细胞活性，可望开发为抗肿瘤药物。薏苡麸皮中脂肪含量高达 36%，从中提炼出的油脂可以做药用或化妆品资源性原料[35]。

(2) 薏苡根的资源化利用：取薏苡根粉碎，用酸水渗流提取，提取液过滤后用纳滤膜进行分子截留，透过液再用反渗透膜浓缩，浓缩液氨水调节 pH8.0～10.0，氯仿萃取 2～3 次，萃取液回收率氯仿至小体积结晶，结晶物再用 75%乙醇溶液重结晶，可制得薏苡素资源性化学成分[37]。

(3) 薏苡茎叶的资源化利用：薏苡的茎叶煎煮后有特异香味，可直接饮用或加入茶叶中饮用，具暖胃，提神之功[38]，并有降低人体胆固醇的作用。茎叶多糖含量与薏苡仁无显著差异，可作为提取薏苡多糖的主要原料[29]。薏苡茎叶也可作饲料，具有产量高、适应性好等特点[39]。

(4) 薏苡果实的资源化利用：野生薏苡果实具有磁珠般形态和光泽，可加工制成手镯、项链、门帘等饰物或生活用品，延伸该药用生物资源的产业链[40]。

(5) 薏苡仁药渣的资源化利用：薏苡仁在提取薏苡油后所产生的薏苡仁药渣中尚含有大量的淀粉。

薏苡仁淀粉的冻融稳定性良好，可考虑用于制作冷冻食品。薏苡仁淀粉糊易被消化，在体外消化率可达95%，可将其作为消化道疾病患者的肠内营养制剂。脱脂薏苡仁中仍富含蛋白质、多糖等多种营养成分，可将脱脂薏苡仁进行回收制备薏苡仁乳饮料。制得的薏苡仁乳饮料呈乳白色，营养丰富、香甜适中、口感优良，稳定性好，具有薏苡仁和牛奶双重香味[32]。薏苡资源植物系统利用与产业化途径如图 13-9 所示。

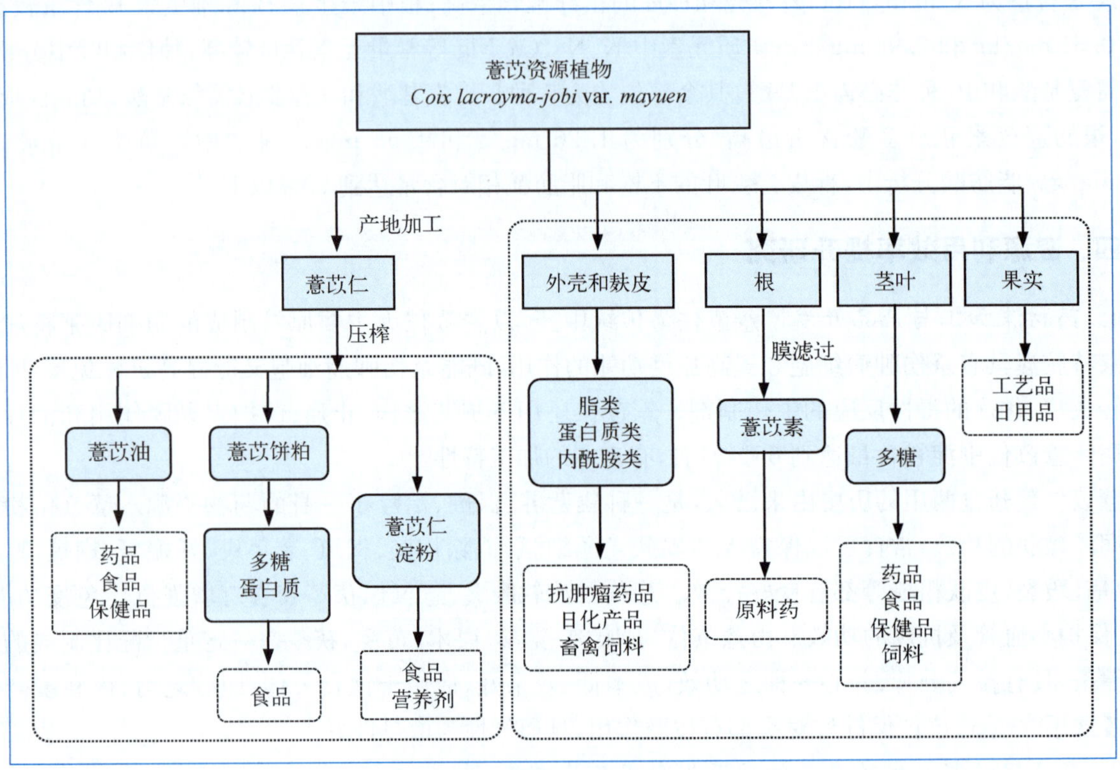

图 13-9　薏苡资源植物系统利用与产业化途径

◇参◇考◇文◇献

[1] 陈旭. 浅谈制约兴仁县苡仁米发展的因素及其高产栽培技术[J]. 农技服务，2008，25(6)：13-18.

[2] 吕鹏. 薏苡仁蛋白的提取及其功能的研究[D]. 太原：山西大学，2011.

[3] 吴岩，原永芳. 薏苡仁的化学成分和药理活性研究进展[J]. 华西药学杂志，2010，25(1)：111-113.

[4] 李文钊，阮美娟，付辞，等. 薏米低糖低脂半发酵保健饼干及其加工方法：中国，CN101181059[P]. 2008-05-21.

[5] 左阿萍. 薏米系列食品和饮品的生产工艺[J]. 河北化工，2011，34(7)：36-37.

[6] 刘建申. 一种具有保健功效的薏苡米醋饮及其制备方法：中国，CN101457199[P]. 2009-06-17.

[7] 姜允贤，张守岩，于天飞，等. 薏苡保健饮料：中国，CN1989853[P]. 2007-07-04.

[8] 尚宏丽，付莉. 薏米和糯米混合发酵酸奶研究[J]. 安徽农业科学，2011，39(2)：840-842.

[9] 李泽锋，郝云良. 薏苡营养成分及综合利用[J]. 农业科技与装备，2012，(5)：75-76.

[10] 贾敏如，李星炜. 中国民族志要[M]. 北京：中国医药科技出版社，2005.

[11] 吴岩，原永芳. 薏苡仁的化学成分和药理活性研究进展[J]. 华西药学杂志，2010，25(1)：111-113.

[12] 李厚聪，刘圆，袁玮，等. HPLC 测定薏苡中薏苡素的含量[J]. 华西药学杂志，2009，24(5)：530-532.

[13] Katakawa J, Tetsumi T, Kamei S, et al. Phenolic compounds of fruit of *Coix lachryma-jobi* L. [J]. Natural Medicines, 2000, 54(5): 257-260.

[14] 龚成文,陈效杰. 薏苡综合开发利用前景浅析[J]. 甘肃农业科技,1998,3：7－8.

[15] 张明昶,麻秀萍,徐文芬,等. 贵州主产区薏苡仁及非种仁部位薏苡仁多糖的测定[J]. 光谱实验室,2011,28(3)：1320－1323.

[16] 刘春兰,周宜君,巴特. 薏苡多糖的提取及其单糖组分的分析[J]. 中央民族大学学报(自然科学版),2005,14(1)：49.

[17] Takahashi M, Konno C, Hikino H. Isolation and hypoglycemic activity of coixan A, B, C, glycans of *Coix lachryma-jobi* var. *mayuen* seeds [J]. Planta Medica, 1986, 8(5): 64－65.

[18] Otsuka H, Hirai Y, Nagao T, et al. Anti-inflammatory activitivity of benzoxazinoids from roots of *Coix lachrymal-jobi* var. *mayuen* [J]. Journal of Natural Products, 1988, 51(1): 74－79.

[19] Ishiguro Y, Okamoto K, Sakamoto H, et al. Antimicrobial substances coixindens A and B in etiolated seedings of Adlay [J]. Nippon Nogeikaga Kaishi, 1993, 67(10): 1405－1410.

[20] 钱学射,梁秉文. 薏苡仁在化妆品中的应用[J]. 中国化妆品,1995,4：28.

[21] 李晨,白承之,李玉英,等. 一种薏苡抗真菌蛋白的制备及抑菌活性研究[J]. 食品科学,2012,33(5)：46－48.

[22] Chen HJ, Shih CK, Hsu HY, et al. Mast cell-dependent allergic responses are inhibited by ethanolic extract of adlay (*Coix lachryma-jobi* L. var. *mayuen* Stapf) Testa [J]. Journal of Agricultural and Food Chemistry, 2010, 58(6): 2596－2601.

[23] Kuo CC, Chiang W, Liu GP, et al. 2, 2－Diphenyl－1－1picrylhydrazyl radical-scavenging active components from adlay (*Coix lachryma-jobi* L. var. *ma-yuen* Stapf) Hulls [J]. Journal of Agricultural and Food Chemistry, 2002, 50(6): 5850－5855.

[24] Huang DW, Chung CP, Kuo YH, et al. Identification of compounds in adlay (*Coix lachryma-jobi* L. var. *mayuen* Stapf) seed hull extracts that inhibit lipopolysaccharide induced inflammation in RAW 264. 7 macrophages [J]. Journal of Agricultrual and Food Chemistry, 2009, 57(5): 10651－10657.

[25] Chen HJ, Chung CP, Chiang WC, et al. Anti-inlammatory effects and chemical study of a flavonoid-enriched fraction from adlay bran [J]. Food Chemistry, 2011, 12(6): 1741－1748.

[26] Chung CP, Hsu CY, Lin J H, et al. Antiproliferative lactams and spiroenone from adlay bran in human breast cancer cell line [J]. Journal of Agricultrual and Food Chemistry, 2011, 59(4): 1185－1194.

[27] 乐巍,邱蓉丽,吴德康,等. 不同居群薏苡种仁脂肪酸成分的 GC－MS 分析[J]. 中药材,2008,31(11)：1613－1614.

[28] 吕峰,姜艳梅,杨彩霞,等. 不同产地薏苡仁资源营养成分分析与评价[J]. 营养学报,2008,30(1)：102－105.

[29] 李厚聪,刘圆,李莹. 薏苡非种仁部位及不同产地不同采收期茎中多糖的含量测定[J]. 时珍国医国药,2009,20(7)：1601－1602.

[30] 邵进明,梁祝,徐文芬,等. 9 种薏苡非种仁部位中氨基酸含量的测定[J]. 贵州农业科学,2014,1：1－3.

[31] 王颖,赵兴娥,王微,等. 薏苡不同部位营养成分分析及评价[J]. 食品科学,2013,34(5)：255－259.

[32] 薄春燕. 薏苡仁营养成分分析及脱脂薏苡仁的综合利用[D]. 南昌：南昌大学,2011.

[33] 蓝金义. 一种薏苡仁保健茶：中国,CN1718038[P]. 2006－01－11.

[34] 吕世清. 薏苡仁保健枕：中国,CN2860244[P]. 2007－01－24.

[35] 高宝宁,陈英男,秦岳,等. 薏苡栽培及开发利用[J]. 农业与技术,2006,26(5)：112－113.

[36] 李泽锋,郝云良. 薏苡营养成分及综合利用[J]. 农业科技与装备,2012,(5)：75－76.

[37] 李法庆,刘东锋. 一种从薏苡根中提取薏苡素的方法：中国,CN102516193A[P]. 2012－06－27.

[38] 陈建白. 薏米的开发利用[J]. 云南热作科技,1999,(2)：18－19.

[39] 龚成文,陈效杰. 薏苡综合开发利用前景浅析[J]. 甘肃农业科技,1998,3：7－8.

[40] 易福见. 用薏苡果制作工艺品的方法：中国,CN1730290[P]. 2006－02－08.

（陈　京　刘　培　熊耀康）

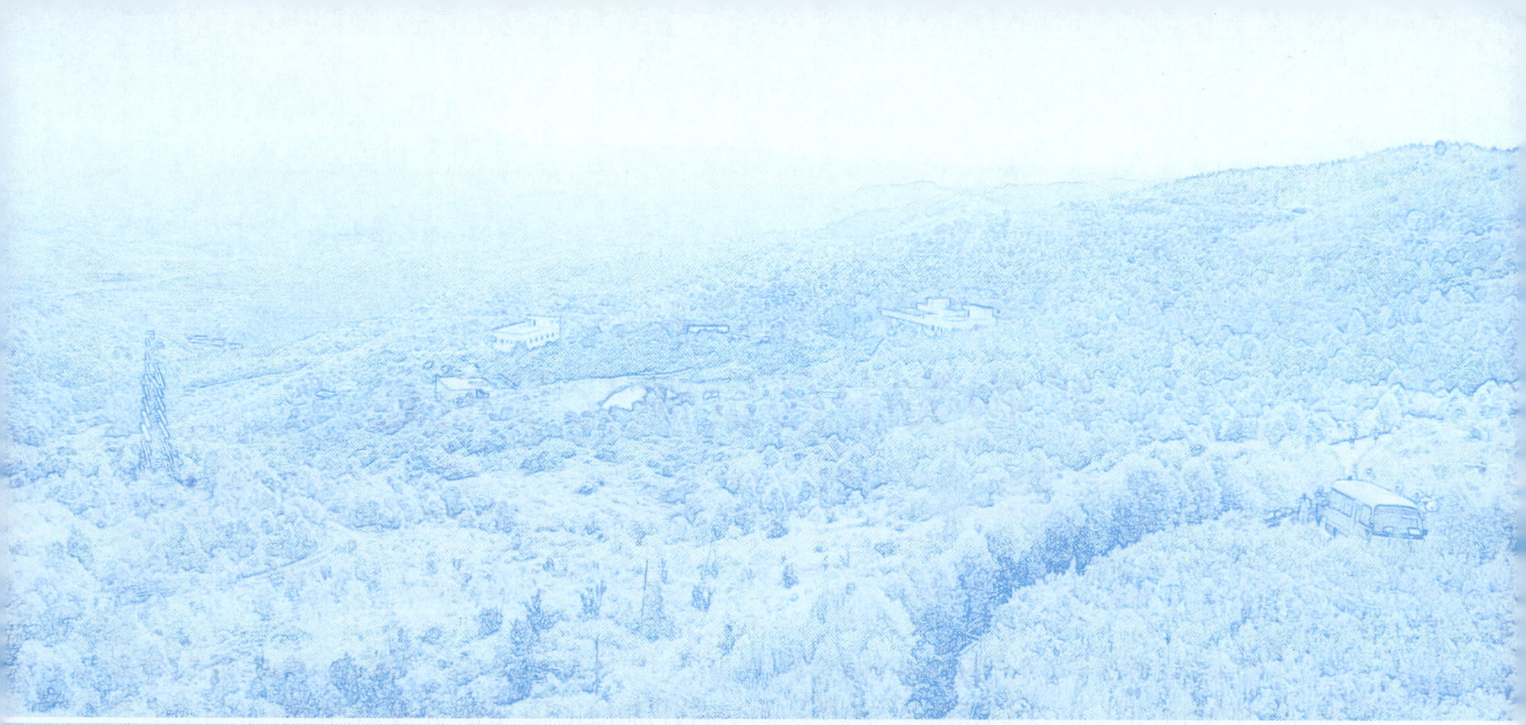

第十四章 矿物类中药资源化学

矿物类中药资源是指在中医药理论指导下，可供药用的原矿物（朱砂、炉甘石、自然铜、雄黄、石膏等）、矿物原料的加工品（轻粉、芒硝等）、动物或动物骨骼以及植物组织及其分泌物的化石（龙骨、龙齿、琥珀）等。中国传统药物包括植物药、动物药和矿物药，共同构成了内涵丰富的中药体系，缺一不可。药用矿物资源在中医临床的应用，蕴藏着先人们的宝贵经验，凝结着中华民族智慧的结晶。

我国对药用矿物资源的认知与应用可追溯到远古时代，是世界上最早使用自然界的矿石作为药物进行防病治病的国家和民族之一。商周时期的著作《山海经》记述了朱砂、雄黄等矿物药，是将矿物作为药用的最早记载。《中华人民共和国药典》2010 年版收录矿物药 24 种、含矿物药的中药制剂 215 种。通过内服或外用，发挥清热理血、安神补益、利水渗湿、化痰止咳、收敛止血、平肝息风、消肿解毒、祛腐生肌和保健强身等临床作用，产生了巨大的社会经济价值，在中医药体系中占有重要地位。

第一节
矿物类中药资源化学概述

矿物类中药资源是指在中医药理论指导下，可供药用的原矿物（朱砂、炉甘石、自然铜、雄黄、石膏等）、矿物原料的加工品（轻粉、芒硝等）、动物骨骼或植物树脂的化石（龙骨、龙齿、琥珀）等[1]。中国传统药物包括植物药、动物药和矿物药，共同构成了内涵丰富的中药体系，缺一不可。药用矿物资源在医疗上的应用，蕴藏着先人们的宝贵经验，凝聚着中华民族智慧的结晶。

我国对药用矿物资源的认知与应用可追溯到远古时代，是世界上最早使用自然界矿石作为药物进行防病治病的国家和民族之一[2]。商周时期（公元前1600～公元前475年）的著作《山海经》记述了朱砂、雄黄等矿物药，是将矿物作为药用的最早记载。秦汉时期的《神农本草经》所载365种药物中，矿物药就有46种，占收载总数的12.6%。明代李时珍《本草纲目》中收载矿物药达222种，并对每一种矿物药的来源、产地、形态、功效等都作了较为详细的论述。《中华人民共和国药典》2010版收录矿物药24种、含矿物药的中药制剂215种。在中药方剂中矿物药的出现率为朱砂＞雄黄＞石膏＞滑石＞硼砂＞芒硝＞赤石脂＞磁石＞金礞石＞炉甘石＞自然铜＞青礞石等[2]。矿物药在民族药中占相当比例，维药中有20余种矿物药，约占30%；藏药中有50余种矿物药，占5%～10%；蒙药中有50余种矿物药，约占12%。形成了我国民族医药的特色。

自古以来，药用矿物资源为治疗疾病和增进人民健康发挥了巨大作用。通过内服或外用，发挥清热理血、安神补益、利水渗湿、化痰止咳、收敛止血、平肝息风、消肿解毒、祛腐生肌和保健强身等作用，能够治疗和预防多种疾患，临床疗效显著。目前，矿物药的临床应用范围涉及内科、外科、妇科、儿科、五官各科，包括中医普通内科、呼吸科、神经内科、脾胃科、心内科、男性科、普通外科、皮肤科、康复科、骨（伤）科、泌尿科、肾病专科、眼科、肛肠科等[3]，体现了药用矿物资源在中医药体系中占有重要地位和不可替代的资源价值。

矿物药资源属于不可再生资源，随着社会需求量的与日俱增，使得诸如琥珀、龙骨等化石类资源开发利用过度，一些疗效确切、特色突出的矿物药已名存实亡。因此，开展我国矿物药资源专项调查，查清资源分布与蕴藏量，提出大量常用矿物药资源开发利用强度、年开采量和产业化报告，利用资源管理学及资源经济学的手段进行有效调节，以使矿物药资源的开采和利用科学合理，深入开展紧缺濒危药用矿物的替代性研究，挖掘和发现新的药用矿物资源品种，以保障这一宝贵的不可再生资源得到永续利用和造福于后代子孙。

一、药用矿物资源化学类型

药用矿物资源的分类，随着我国药物分类的发展而有所不同。《神农本草经》按照不同药物的功效将药物分成上、中、下三品，矿物药也同样分为三品，并被列为各品之首。梁·陶弘景将矿物药单列为“玉石部”。《本草纲目》则将矿物药分别记述在土部、金石部中，其中金石部又分为“金、玉、石、卤”四类。

北齐·徐之才《雷公药对》将药物以功用分类。

随着人们对矿物及矿物药资源的认识深入以及研究方向、应用目的不同，目前常见的药用矿物的分类有以下几种[1]。

(一) 按阴离子种类分类

矿物学上通常根据矿物所含主要成分的阴离子种类进行分类，依其可将药用矿物资源分为以下 9 类：自然元素类(自然硫、自然金等)；硫化合物类(辰砂、黄铁矿、雄黄等)；卤素化合物类(萤石、石盐等)；氧化物和氢氧化物类(磁铁矿、褐铁矿、赤铁矿、石英、硅藻土等)；有机物类(琥珀等)；碳酸盐类(方解石、菱锌矿、哺乳动物化石、多孔珊瑚、蛇纹石大理石等)；硫酸盐类(石膏、芒硝、水绿矾、明矾石、胆矾等)；硼酸盐类(硼砂等)；硅酸盐类(蛭石、滑石、多水高岭石、蒙脱石、海泡石、海绿石、阳起石、绿泥石片岩、云母片岩、浮石等)。《中华人民共和国药典》2010 年版及目前中国高等中医药院校教科书等均采用该种分类方法。

(二) 按阳离子种类分类

科学发展逐渐认识到药用矿物资源的阳离子通常在药效的发挥和化学分子的标示性诸方面具有重要作用和应用价值。因此，《中华本草》《中药大辞典》等药学著作均按阳离子的种类进行分类。药用矿物资源通常分为以下 16 类：钠化合物类(芒硝、硼砂等)；钾化合物类(消石等)；铵化合物类(硇砂等)；镁化合物类(滑石等)；钙化合物类(石膏、寒水石等)；铝化合物类(白矾、赤石脂等)；硅化合物类(麦饭石、白石英、浮石等)；锰化合物类(无名异等)；铁化合物类(自然铜、赭石等)；铜化合物类(胆矾、绿矾等)；锌化合物类(炉甘石等)；砷化合物类(雄黄、信石等)；汞化合物类(朱砂、轻粉等)；铅化合物类(密陀僧、铅丹等)；自然元素类(金箔、硫黄等)；其他类(琥珀等)。

(三) 按中医用法及功能分类

1. 内服药类　磁石、朱砂、自然铜、代赭石、滑石、紫石英、石膏、钟乳石、花蕊石、青礞石、金礞石、芒硝、赤石脂、余粮石、蛇含石、琥珀、龙骨、龙齿、阳起石、石英、金精石、海浮石、海石花等。

2. 外用药类　雄黄、硫黄、明矾、炉甘石、绿矾、胆矾、硇砂、硼砂、砒石等。

3. 保健药类　麦饭石、蛸螵石、蒙脱石、沸石、硅藻土、海绿石等。

二、药用矿物资源的成因及常用资源品种分布

(一) 药用矿物资源的成因[4]

药用矿物资源主要由无机化合物组成，在自然地质作用中形成，多数是一种或几种矿物的集合体或聚集体，很少是单晶体。如药用矿物资源方解石为粗晶方解石集合体，花蕊石是方解石与蛇纹石的聚集体；白石英多是水晶单晶或碎块，也有用细粒石英的集合体(脉石英)。

药用矿物资源可在各种地质作用中形成，而同一种矿物药资源也可在多种地质作用中形成。一般用成因类型来概括一个地质作用的某一段历程所形成的药用矿物及其相应的特点。

第一种类型与特点，系指与岩浆活动有关的主要成因类型，可分为：① 岩浆型：指熔融岩浆在地下缓慢结晶形成的矿物。一般晶粒明显、界面清晰，可能含有多种过渡族金属元素(Sc、Ti、V、Co、Ni 等)的混合物，如含 V、Ti 高的磁石即属岩浆型；② 伟晶型：指富含挥发性成分的残余岩浆中结晶形成的矿物。一般粒度粗大，晶形完好，可含有多种稀土元素(Be、Li、Rb、Cs 等)，如富 Li、Zr 的大片云母等；③ 热液型：常限指岩浆活动后期热水溶液中结晶形成的矿物。晶粒明显，常含多种有色金属混入物(依温度不

同等，分别富集 W、Sn、Bi、Mo 或 Cu、Pb、Zn 或 Sb、Hg、As 等不同混入物）。如高温热液活动形成的白石英富 W 和 Sn 微量成分，低温形成的除非包裹有高温矿物，基本不含 W、Sn 及 Bi。又如低温热液活动中形成的朱砂，含 Pb、Ag 及 Si 等往往高于人工银朱。因为人工再制时，这些微量成分在短促的气—液结晶过程中不再均匀分散在银朱中而多残留在器皿底部；④ 火山型：指岩浆喷溢到地表结晶、冷凝后所形成的矿物和火山玻璃。它们一般晶粒细小甚至属非晶质，而火山喷气在火山口及附近地表升（凝）华形成的针柱状、粒状矿物晶粒，则可大到肉眼可见的范畴。前者如海浮石，后者如白硇砂等；⑤ 热液蚀变型：岩浆作用后期的热液，作用于已形成的矿物可引起成分的重新组合，形成一些新的矿物。如长石石英组成的火山岩变成了以高岭石为主的岩石。

第二种类型与特点，系指与变质作用有关的成因类型，可分为：① 区域变质型：已形成的矿物作为起始物质，在新的温压条件下重新结晶或重新组合，晶粒加大、微量成分也均匀（平衡）分配到共生矿物间。如青礞石为富含 Fe、Mg 的泥质矿物，阴起石为富含 Mg 的泥质矿物，阳起石为富含 Ca 质的矿物变质形成，必须含 Si 则是它们的起始物质的共同特征。在微量元素的种类、量比上，针对这些矿物药的组成矿物本身而言，并无特殊规律可循，而起始物质含有哪些微量成分，则是先决条件。如青礞石，若其起始物质是火山灰沉积物，其微量元素的种类和含量，将比起始物质是浅海沉积物的阳起石复杂而多变。② 接触变质型：是变质作用与岩浆作用综合形成的矿物。在岩浆进入周围岩石时，岩石中的矿物受热而重结晶，或接受岩浆中来的气—液成分与原成分重新组合形成新矿物。所谓接触交代型即专指后一种情况，其形成的矿物，微量成分常较复杂，矿物组分也多变，如仅由透闪石、方解石组成的阳起石及仅由蛇纹石、方解石组成的花蕊石多属接触变质型，而矿物组分中还有自然铜（黄铁矿）等的磁石、含氟金云母的花蕊石则多属于接触交代型。

变质作用中也会产生气—液活动，特称变质热液。它在变质作用后一阶段，作用于变质新生的矿物上，又一次形成新的（蚀变）矿物，会使矿物药的矿物组分更趋复杂，但也增大了难溶矿物中有用成分的可溶性。如滑石受后期热液作用，形成水菱镁矿或菱镁矿与滑石共存，则滑石中 Mg 的酸溶率将显著增加。又如阳起石中矿物组分受蚀变影响变为绿泥石等，致使人们误以为青礞石或阴起石，这就增加了矿物药鉴别的难度和复杂性。

岩浆作用、变质作用形成的所有矿物，在露出地表时都因处于新的物理—化学条件而发生变化。例如，长石(K,Na,Ca)［Al(Si,Al)$_3$O$_8$］在地表将受到 H_2O、O_2、CO_2 的化学作用而日晒、雨淋及冰冻等物理、化学作用（总称风化作用）。长石经历长期风化后逐渐分解为高岭石 $Al_2[Si_4O_{10}][OH]_8$ 和 K_2O、NaO_2、CaO 及 SiO_2 等。高岭石多残留当地，K^+、Na、Ca^{2+} 及 SiO_2 等成分随地表径流流入湖海，沉积出新的矿物。即所谓表生地质作用；也称外力地质作用，以对应和区分于内力地质作用（包括岩浆作用和变质作用）。

第三种类型与特点，系指表生作用形成的主要药用矿物资源类型，可分为：① 风化型：指基本由原来的矿物分解，在当地形成的新矿物。这些矿物之中还常包括抗风化的残留矿物组分，如白石脂，基本成分来自长白石，其中常含有长石、石英的风化残余颗粒；又如赤石脂，除高岭石外，混有同时风化形成的水赤铁矿或赤铁以及次生残留的水云母。② 沉积型：指风化出的物质成分，搬运到湖、海（或流经地表时被土壤吸附）沉积下来形成的新矿物，如入海处胶体质点聚沉形成无名异、丁头代赭石，称为胶体沉积型矿物。它们之中含有大量机械（重力）沉积下的碎屑，主要是石英等。而珊瑚中的方解石则由珊瑚虫吸收流入浅海的 Ca 质沉积而成，特称生物化学沉积型矿物。常见的石膏、大青盐，则属溶解成分过饱合时结晶析出的化学沉积型矿物。胶体及生物沉积吸附 Fe 时，将使上述无名异呈褐色，珊瑚呈现粉色至红色。化学沉积时，不止一种离子过饱和，它们同时析出，使膏盐层中不仅含石盐、石膏，还共存有钾盐、光卤石，甚至芒硝、钙芒硝。干燥地区，风化型和沉积型已难区分，如硝石即属于风化型矿物，且与地

表生物活动析出的 NO_3 吸附流经的 K^+ 有关。

一些化石药用矿物资源，如石燕或龙骨，虽属生物化学沉积，其石化过程很复杂。先决条件是，具有硬组织的贝壳或骨骼生物被埋葬于未硬结成岩的石灰岩或未胶结成岩的泥砂质堆积物中，被保护下来的有机化合物软组织逐步被 $CaCO_3$ 或黏土质替换充填，再硬结成岩。

（二）常用药用矿物资源的分布[1]

药用矿物资源的分布与我国矿产资源的分布特点密切相关，我国矿产资源的分布主要呈现资源分布不均匀性和区带性的特点。矿物药的分布也呈明显的地域性，常用药用矿物资源在我国的分布见表14-1。

表14-1　我国药用矿物资源主要种类及其分布区域与主产地

矿物药名称	矿物或药材学名	主要化学组成	主要分布区域及主产地
朱　砂	Cinnabaris	HgS	湖南省、贵州省、四川省、广西壮族自治区、云南省等地
雄　黄	Realgar	AsS_2	湖南省、贵州省、云南省等地
白　矾	Alumen	$[KAl(SO_4)_2 \cdot 12H_2O]$	安徽省、浙江省、福建省、甘肃省、山西省、河北省、湖北省、黑龙江省等地
胆　矾	Chalcanthite	$CuSO_4 \cdot 5H_2O$	湖北省、甘肃省、内蒙省、辽宁省等地
石　膏	Gypsum Fibrosum	生石膏：$CaSO_4 \cdot 2H_2O$； 煅石膏：$CaSO_4$	湖北省、山东省、山西省、四川省、贵州省、甘肃省等地
滑　石	Talcum	$[Mg_3(Si_4O_{10})(OH)_2]$	山东省、江苏省、陕西省、辽宁省、山西省等地
芒　硝	Natrii sulfas	$Na_2SO_4 \cdot 10H_2O$	四川省、青海省、湖南省、云南省、湖北省、江苏省等地
磁　石	Magnetitum	Fe_3O_4	河北省、河南省、山东省、广东省、辽宁省、黑龙江省、内蒙古自治区、湖北省、甘肃省、云南省、四川省、江苏省和山西省等地
赭　石	Haematitum	Fe_2O_3	河北省、山西省、广东省等地
硫　黄	Sulfur	主含硫(S)，尚杂有砷(As)、硒(Se)、碲(Te)等	河南省、山东省、湖北省、江苏省、四川省、广东省和山西省等地
龙　骨	Apatite;Calcite	$CaCO_3$、$[Ca_3(PO_4)_2]$	山西省、内蒙古自治区、陕西省、甘肃省、河北省、河南省、山东省、四川省、贵州省、云南省、青海省、新疆维吾尔自治区、江苏省、安徽省等地
自然铜	Pyritum	FeS_2	安徽省、湖北省、甘肃省、四川省、广东省、湖南省、河北省、辽宁省、山西省等地
赤石脂	Halloysitum rubrum	$[Al_4(Si_4O_{10})(OH)_8 \cdot 4H_2O]$	山西省、河南省、河北省、辽宁省、江苏省等地
大青盐	Halite	$NaCl$	山西省、青海省、内蒙古自治区等地
紫石英	Fluoritum	CaF_2	浙江省、内蒙自治区、山西省等地
禹粮石	Limonitum	$[FeO(OH)]$	河南省、江苏省、浙江省、四川省、湖北省、甘肃省、山西省等地
金礞石	Micae Lapis Aureus	硅、铝、铁、镁、钙、钾等元素	湖南省、湖北省等地
青礞石	Chloriti Lapis	硅、铁、钠、钾、铝、镁、钙等	河北省、河南省、湖南省、浙江省、湖北省、江苏省、四川省、辽宁省、山西省等地
阳起石	Tremolitum	$Ca_2(Mg,Fe)5(Si_4O_{11})_2(OH)_2$	河北省、山西省、四川省、湖北省、山东省、河南省、北京市等地
钟乳石	Stalactitum	$CaCO_3$	广西壮族自治区、湖北省、四川省等地
炉甘石	Calamina	$ZnCO_3$	广西壮族自治区、四川省、湖南省等地
花蕊石	Ophicalcitum	碳酸钙及含水硅酸镁	山西省、陕西省、河南省、辽宁省等地

三、药用矿物资源的开发与利用

矿物药资源属于非再生资源，同其他矿产资源一样，不可再生，特别是古生物化石、矿物晶体等稀缺品种资源愈来愈少，龙骨、龙齿等化石类药材目前已限制或禁止采挖或使用。药用矿物资源可全年开采。在开采出的矿石中，选择符合药材要求的矿物，除去泥土杂质即得。药用矿物资源在医疗中主要有两大作用：① 矿物药的活性物质用于疾病治疗；② 充当赋形剂，用于药品和相关医药制品的生产。

矿物药研究也存在继承和发展的问题，目前人类已认识 3 000 余种矿物，但对其药用价值和服务于人类健康的功用关注较少，需要通过科学研究以发现更多的矿物药新品种以丰富药用矿物资源。同时，应注意加强药用矿物的基础研究以发现其潜在资源利用价值，实现节约资源，提高资源利用率的目的。

（钱大玮　刘圣金　段金廒）

第二节
矿物类中药资源化学研究实例

石　膏

石膏(Gypsum Fibrosum)为硫酸盐类矿物硬石膏族石膏的原矿物，具有清热泻火、除烦止渴的功效；煅石膏为其炮制品，具有收湿，生肌，敛疮，止血之功效。

一、资源类群概述

原矿物为石膏(gypsum)，属单斜晶系。为纤维状的集合体，呈长块状、板块状或不规则形，大小不一。全体类白色，常附着有青灰色或黄色片状杂质，有的半透明。质软，体重，手捻能碎。硬度 1.5～2.0，相比密度 2.3。易纵向断裂，纵断面具绢丝样光泽。并可见纤维纹理。无臭，味淡。微溶于水，易溶于盐酸及硝酸。加热失去结晶水变为熟石膏。

石膏主要是由化学沉积作用形成，常产于海湾盐湖和内陆湖泊中形成的岩积层中；也产于金属矿床的氧化带，常与石灰岩、黏土共生。此外，硬石膏在外部压力降低的情况下，受地面水作用，也形成大量石膏。主产于湖北省、山东省、甘肃省等地。

二、资源性化学成分

石膏主要化学成分是含水硫酸钙($CaSO_4 \cdot 2H_2O$)，尚含有黏土、有机物、硫化物等杂质；煅石膏主要化学成分是硫酸钙($CaSO_4$)。另外，还含有 0.01%～1%的 Cu、Fe、Al、Mg、Si、Ti、Mn、Ag、Na、Sr、Pb 及 S 等多种元素。

三、资源品质评价

石膏以块大，色白，半透明，纵断面如丝者为佳。红色石膏中部分有害元素 Be 和 Cu 含量偏高，使用时应剔除。《中华人民共和国药典》2010 版规定，药用石膏中主成分含水硫酸钙($CaSO_4 \cdot 2H_2O$)不得少于 95.0%，煅石膏不得少于 92%。道地药材(湖北省应城市产)中还存在元素含量 Mg∶Fe∶Cu≈1∶1∶1，Mg/Mn≈Mg/Cu≈Fe/Mg≈Fe/Cu≈7∶1 的规律。

研究表明[5]，采用 X 线衍射可用于石膏与煅石膏、滑石粉及石膏掺滑石粉的鉴定，有研究[6]建立 X 射线衍射指纹图谱(共有峰 d 值分别为 1.10、1.16、1.27、1.48、1.52、1.56、1.64、1.74、1.86、2.07、2.19、2.31、2.54、2.82、3.46)对煅石膏进行品质评价。另外还可通过红外光谱法(IR)区分炮制前后的石膏(H_2O 的吸收峰消失)[7]。扫描电镜法通过显示各炮制温度下的石膏晶形结构和形状，可用于鉴定不同温度炮制状态下的石膏，同时可与非纤维状石膏相区别。石膏在 180℃时，晶体发生断层，结晶样光泽开始失去，但仍呈紧密纤维集合状；300℃时，晶体呈解裂状，但仍呈细纤维状聚集；加热至650℃时，晶体完全松散裂解，呈疏松状，但纤维状束依稀可见[8]。

四、资源利用途径

1. 在医药领域中的应用　石膏始载于《神农本草经》，列为中品。具解热，消炎退火之功用。可用于治疗多种发热性疾病。《本草经疏》记载："石膏辛能解肌，甘能缓热，大寒而兼辛甘，则能除大热。"在临床上凡见高热，伴有汗多、口渴两症，其中以高热和汗出的程度为主要指标，应用石膏配伍时，使用剂量较大。

研究表明[9,10]，石膏具有多种药理作用。内服经胃酸作用，一部分变成可溶性钙盐，肠吸收入血后能增加血清内 Ca^{2+} 浓度，降低骨骼肌的兴奋性，缓解肌肉痉挛；同时，又能减少血管渗透性，具有解热、镇痉、消炎、抗过敏、抗浮肿作用。在感染高热时，应用石膏可加快铁、锌流入肝细胞内和导致铜蓝蛋白复合物及急性期反应蛋白合成加速，增强杀伤微生物和机体防御能力，有助于控制感染。煅石膏外用能收敛黏膜、减少分泌，可用于皮炎湿疹等多种疾病治疗。

2. 在保健产品中的应用　石膏及其制品是医药健康产品中常用的赋形剂或添加剂。以石膏矿石中的纤维石膏为原料，可制成具有祛瘟解热功效的药枕—石膏枕等。

3. 在工业制品中的应用　石膏是生产石膏胶凝材料和石膏建筑制品的主要原料，也是硅酸盐水泥的缓凝剂。石膏经600～800℃煅烧后，加入少量石灰等催化剂共同磨细，可以得到硬石膏胶结料，具有强度高、隔热性好等特点；经900～1 000℃煅烧并磨细，可以得到高温煅烧石膏，具有较好的耐磨性和抗水性。

自　然　铜

自然铜(Pyritum)为硫化物类矿物黄铁矿族黄铁矿，具有散瘀止痛，续筋接骨之功效。

一、资源类群概述

自然铜属正方晶系，多为立方体。表面亮淡黄色，有金属光泽，似黄铜；有的黄棕色或棕褐色，无金属光泽。立方体相邻晶面上条纹相互垂直，是其重要特征。条痕绿黑色或棕红色。体重，质硬脆，易砸碎，断口呈条差状，有时呈贝壳状。断面黄白色，有金属光泽，或棕褐色，可见银白色亮星。硬度6～6.5。相对密度4.9～5.2。无臭无味。

黄铁矿是地壳分布最广的硫化物，形成于多种不同的地质条件中，常见以下几种岩石和矿石：① 在岩浆岩中，黄铁矿呈细小浸染状，为岩浆期后溶液活动的结果；② 在各种接触交代矿床中，黄铁矿常与其他硫化物共生，形成于后期热液阶段；③ 在热液矿床中，黄铁矿与各种硫化物、氧化物、自然元素矿物共生，有时可形成黄铁矿的巨大堆积。此时，黄铁矿成致密块状，与黄铜矿等硫化物和石英共生；④ 沉积岩，煤系及其他沉积矿床中，黄铁矿呈团块，结核或透镜体，它与有机物在还原条件下分解作用有关；⑤ 在变质岩中黄铁矿是变质作用的新形成物；⑥ 黄铁矿在氧化带不稳定，易分解为褐铁矿等，形成铁帽。主产于安徽省、湖北省、四川省、湖南省、广东省、河北省及辽宁省等地。

二、资源性化学成分

自然铜主含 FeS_2，其中含Fe 46.6%、S 53.4%，尚含有Mg、Ca、Cu、Zn、Co、Pb、As、Hg、Cd等元素。

三、资源品质评价

自然铜以块整齐、色亮黄、质重、表面光滑、断面有金属光泽、无杂石者为佳。自然铜主含 FeS_2，当前主要的评价方法为含铁量的测定，方法主要有重铬酸钾滴定法和火焰原子吸收分光光度法。另外，自然铜的密度与质量存在正相关的关系，通过测定密度可以对其质量进行评价。部分研究[11]指出自然铜煅烧后成分发生了较大变化，除 SiO_2 外，煅自然铜主含 Fe_7S_8、FeS_2、FeS、Fe_3O_4 和 Fe_2O_3 等成分。FeS 含量作为自然铜"煅透"程度的反映测定并计算样品中 Fe_7S_8 和 FeS_2 的含量，两者相结合作为煅自然铜的质控指标。

X 线衍射物相分析可区分自然铜的 4 个主矿物来源（黄铁矿、磁铁矿、赤铁矿和褐铁矿）与其在药材中的组成比例；同时可以显示出自然铜在不同炮制温度下的物相变化及过程中产生的复杂物相（Fe_7S_8、FeO(OH)、Fe_2O_3 和 Fe_3O_4 等）。远红外图谱分析显示煅品较生品有 Fe_2O_3 生成。热分析显示，自然铜在 400～1 000 ℃时，FeS_2 逐渐分解。以上几种方法均可用于自然铜生、煅品的鉴别[12]。

四、资源利用途径

现代研究表明[13]，自然铜能促进骨髓本身及其周围血液中网状红细胞和血色素的增生。可用于治疗骨折、骨折迟缓愈合、骨折后遗症、骨软骨炎、股骨头缺血性坏死症、老年性骨质疏松症、氟骨症、神经根性颈椎病、软组织损伤等病症。

此外，自然铜还具有抗真菌作用。经在试管试验，自然铜对供试的多种病原性真菌均有不同程度的抗真菌作用，尤其对石膏样毛藓菌、土曲霉菌等丝状真菌作用较强[14]。

芒　　硝

芒硝(Natrii Sulfas)为硫酸盐类矿物芒硝族芒硝，经加工精制而成的结晶体，具有润燥软坚、泻热通便之功效。

一、资源类群概述

芒硝呈棱柱状，长方形或不规则的结晶，两端不整齐，大小不一。无色透明，暴露空气中则表面渐风化而覆盖一层白色粉末（无水硫酸钠，称玄明粉）。通常呈致密状集合体，具玻璃样光泽、质脆易碎，硬度 1.5～2.0，相对密度 1.48，条痕白色。断口贝壳状。无臭，味苦、咸。

芒硝产于沿海各地盐区及四川省、山西省、内蒙古自治区、新疆维吾尔自治区等内陆盐湖等。多形成于含有钠离子和硫酸根离子的饱和溶液干涸的盐湖中，常与石盐、泥土等混合而生，也见于热泉中。我国的芒硝矿资源（不包括各种副产芒硝）主要有两类：盐湖芒硝和钙芒硝，在全国芒硝总储量中各占近一半。盐湖芒硝主要集中于青海省、内蒙古自治区、西藏自治区、新疆维吾尔自治区等地，钙芒硝主要集中于四川省、青海省、湖南省、云南省、湖北省、江苏省等地。全国探明的 Na_2SO_4 储量约 200 亿 t，预计总储量 300 亿 t，居世界首位。

二、资源性化学成分

芒硝主要成分为含水硫酸钠（$Na_2SO_4 \cdot 10H_2O$）。此外，尚含有 NaCl、$CaSO_4$、$MgSO_4$，以及 Sr、Fe、Al、Ti、Si 等多种元素。

三、资源品质评价

芒硝以无色、透明块状结晶、清洁、无杂质者为佳。《中华人民共和国药典》2010 版规定，芒硝含硫酸钠(Na_2SO_4)不得少于 99.0%，测定方法主要为重量法和离子色谱法。同时，芒硝在常温下逐渐失去结晶水，通常呈现含水硫酸钠($Na_2SO_4 \cdot 10H_2O$)和硫酸钠(Na_2SO_4)的混合物。电感耦合等离子体发射光谱测定表明，芒硝中 Mg、K、Ca、Fe 等元素的含量亦较高。有研究通过以芒硝中 Na、Mg、K、Ca、Cu、Fe、Al、Mn、Sr、As、Ti、Pb、Ba、Li、Cr、Ni、Se、Rb 等 20 种无机元素建立其指纹图谱，可用于芒硝的质量评价[15]。

四、资源利用途径

1. *在医药领域中的应用* 芒硝内服可泻下攻积，且性寒能清热，味咸润燥软坚，对实热积滞，大便燥结者尤为适宜。常与大黄相须使用，以增强泻下通便作用。近年来也有用于治疗胆石症腹痛便秘的报道。外用有清热消肿的作用，可治疗咽喉痛、口舌生疮、目赤肿痛、痈疮肿痛。此外，芒硝还能刺激网状内皮系统增强吞噬能力以加快淋巴生成，具有提高抗病能力及消肿止痛作用[16]。

2. *在工业领域中的应用* 以芒硝为原料可制成多种含钠化学品。如用芒硝与含 Ca 的硼矿石反应可制硼砂等，也有用芒硝制硝酸钠、亚硫酸钠、枸橼酸钠等。此外，可将 Na_2SO_4 和 H_2O_2 做成复合材料，替代过碳酸钠、过硼酸钠等作为漂白剂或灭菌剂等。

炉 甘 石

炉甘石(Calamina)为碳酸盐类矿物方解石族菱锌矿，具有解毒、明目退翳，收湿止痒、敛疮之功效。

一、资源类群概述

炉甘石属三方晶系，呈不规则块状，圆形或扁平形，大小不一。表面白色，淡红色或黄褐色，凹凸不平，多孔，似蜂窝状，暗淡无光泽，半透明。体轻，质松易碎，硬度 4.5～5，相对密度 4～4.5，条痕白色。断面灰白或淡棕色，有吸湿性。无臭，味微涩。主产于广西壮族自治区融水苗族自治县的四项、融安县的长安垴、桂林市葛家塘。四川省、湖南省等地亦产。

二、资源性化学成分

炉甘石主要含有碳酸锌($ZnCO_3$)，并含有 CaO 0.27%，MgO 0.45%，FeO 0.58%，MnO 0.01%。还含有 Fe、Co、Mn 等碳酸盐以及微量的 Cd、In 等元素。煅炉甘石主要含 ZnO。

三、资源品质评价

炉甘石以表面色白，淡红色或黄褐色，凹凸不平，多孔似蜂窝状者为佳。《中华人民共和国药典》2010 版规定，采用 EDTA 滴定法进行测定，含 ZnO 不得少于 40.0%。研究表明，炉甘石的粒径与均匀度也是影响药材品质的因素。此外，XRD 法物相分析可以应用于生、煅炉甘石的鉴定及其质量控制(物相分别为碳酸锌 $ZnCO_3$ 和氧化锌 ZnO)。

四、资源利用途径

炉甘石始载于《本草纲目》，可解毒、明目退翳、收湿止痒，为眼科常用的外用药物，治疗多种眼科疾病。现代医学研究表明，机体内 Zn 缺乏可能是引起许多严重眼病的原因，如夜盲、中毒性视神经炎、慢性球后视神经炎以及不明原因的视神经和视网膜病变所导致的视力障碍和色觉异常。

此外，炉甘石所含碳酸锌不溶于水，外用能部分吸收创面的分泌液，有防腐、收敛、消炎、止痒及保护创面的作用，并能抑制局部葡萄球菌繁殖和生长[17]。故其在治疗皮肤病方面应用较多，如炉甘石洗剂为皮肤科常用药物之一，用于急性瘙痒性皮肤病或原因不明的顽固性皮肤瘙痒症，如皮炎湿疹、荨麻疹、痱子等。此外，炉甘石也可用于小儿科多种易发病，如新生儿脐炎。

滑　石

滑石(Talcum)为硅酸盐类矿物滑石族滑石，具有利尿通淋，清热解暑；外用具有祛湿敛疮之功效。

一、资源类群概述

滑石多呈扁平形、斜方形或不规则块状，大小不一。白色、黄白色或带灰色。晶体为六方和菱形板状，具玻璃样光泽，薄片半透明或微透明。质较软而实，硬度约为 1，相对密度 2.6～2.8，条痕白色，用指甲可以刮下白粉，触之有滑润感，无吸湿性，置水中不崩散。无臭，无味。

滑石是富含 Mg 的基性或超基性岩石经过热液蚀变的产物，也有的是由白云岩经热液作用形成。其主产于山东省莱阳市、掖县，江苏省，陕西省等地。

二、资源性化学成分

滑石主要成分为含水硅酸镁[$Mg_3(Si_4O_{10})(OH)_2$]，其中 SiO_2 63.5%，MgO 31.7%，水分 4.8%，通常一部分 MgO 被 FeO 替代。此外，尚含有 Al_2O_3、CaO、K、Na 等成分。

三、资源品质评价

滑石以整洁、色白、细腻润滑、无杂质者为佳。对滑石中主要成分 SiO_2 和 MgO 的测定，常用方法有 MgO 含量测定法、差减法和直接测定法。采用电感耦合等离子体原子发射光谱法(ICP - AES)可同时测定 Si、Mg、Ca、A、Fe 的含量。另外，滑石中容易混入对人体有害的石棉成分，采用 X 线衍射物相分析、电子探针和扫描电镜可以进行检测。

四、资源利用途径

1. *在医药领域中的应用*　滑石载于《神农本草经》列为上品。中医临床常用于膀胱湿热、小便淋漓涩痛等症。滑石具有吸附和收敛的作用，可散布创面形成被膜，有保护创面，吸收分泌物，促进结痂，内服能保护肠壁，起到消炎、止泻的作用。体外实验表明，10%滑石粉对伤寒杆菌、甲型副伤寒杆菌有抑制作用，外用具有清热收湿敛疮的作用，可用于治疗湿疹、湿疮、痱子等疾病，如痱子粉等。

2. *在工业领域中的应用*　滑石具有较好的电绝缘性和绝热性、高熔点以及对油类有强烈的吸附性能，因此在工业上有广泛的用途。自 20 世纪初，滑石粉一直为主要的造纸填料。

滑石尚可用作耐火材料、橡胶的填料、绝缘材料、润滑剂、农药吸收剂、皮革涂料、化妆材料及雕刻用料等。此外，滑石还是一种重要的陶瓷原料，可用于陶瓷坯料和釉料中，作为化工料引入釉中，起降温、改善釉面粗糙度的作用。由于滑石对油类有较强的吸附作用，还可用于含油废水的处理。

白 矾

白矾(Alumen)为硫酸盐类矿物明矾石经加工提炼制成，全年均可采挖。将采得的明矾石用水溶解，滤过，滤液加热浓缩，放冷后所得结晶即为白矾。生用或煅用，煅后称枯矾。外用解毒杀虫、燥湿止痒；内服止血止泻，祛除风痰。

一、资源类群概述

白矾呈不规则的块状或粒状。无色或淡黄白色，透明或半透明。表面略平滑或凹凸不平，具细密纵棱，有玻璃样光泽。质硬而脆。天然明矾石主要产于已变化的火山岩中，由含硫酸的溶液或蒸气与含 K 和 Al 的岩石(尤其是酸性火山岩)起化学变化等生成。产于浙江省、安徽省、甘肃省、山西省、湖北省、福建省、河北省等地。

二、资源性化学成分

白矾主要成分为含水硫酸铝钾[$KAl(SO_4)_2 \cdot 12H_2O$]，枯矾为脱水硫酸铝钾。此外，尚含有少量 Ca、Mg、Sr、Fe、Ti、Cu、Na、Si 等元素。

三、资源品质评价

白矾无色或淡黄白色、有玻璃样光泽者为佳。《中华人民共和国药典》2010 版规定，采用 EDTA 滴定法测定含水硫酸铝钾的含量不得少于 99.0%。热分析与 X 射线衍射物相分析均可对白矾和枯矾进行鉴别(白矾失去结晶水，从晶态转变为非晶态)。研究表明[18]，红外光谱指纹图谱可同时对白矾(共有峰 6 个：920 cm^{-1}，1 101 cm^{-1}，1 448 cm^{-1}，1 645 cm^{-1}，2 478 cm^{-1}，3 367 cm^{-1})与枯矾(共有峰 9 个：476 cm^{-1}，608 cm^{-1}，694 cm^{-1}，1 130 cm^{-1}，1 430 cm^{-1}，1 636 cm^{-1}，2 360 cm^{-1}，3 215 cm^{-1}，3 343 cm^{-1})进行鉴别和品质评价。

四、资源利用途径

1. 在医药领域中的应用　矾石载于《神农本草经》列为上品。苏恭谓：“矾石有五种，白矾多入药用。”白矾能强力凝固蛋白质，临床可用于消炎、止血、止汗、止泻和用作硬化剂。对多种革兰氏阳性球菌和隐性杆菌、某些厌氧菌、皮肤癣菌均具有不同程度的抑菌作用，对绿脓杆菌、大肠埃希菌抑制作用明显；外用尚具有明显的抗阴道滴虫作用[19,20]。白矾经尿道灌注具有止血作用；还能促进溃疡愈合；净化浑浊生水。此外，白矾亦是治疗痔疮、脱肛、子宫脱垂等病症的常用药物之一。

2. 在食品工业中的应用　明矾为传统的食品改良剂和膨松剂，常用作油条、粉丝、米粉等食品生产的添加剂。

3. 在轻工制造中的应用　明矾可用于制备铝盐、油漆、鞣料、媒染剂、造纸、防水剂等。此外，明矾还是传统的净水剂。

朱 砂

朱砂(Cinnabaris)为硫化物类矿物辰砂族辰砂，具有清心镇惊，安神，明目，解毒之功效。

一、资源类群概述

朱砂为粒状或块状集合体，呈颗粒状或块片状。鲜红色或黯红色，条痕红色至褐红色，具光泽。有平行的完全解理。断口呈半贝壳状或参差状。硬度2～2.5。相对密度8.09～8.2。体重，质脆，片状者易破碎，粉末状者有闪烁的光泽，无味。

其主产于湖南省、贵州省、四川省、广西壮族自治区、云南省等地。湖南省新晃侗族自治县、沅陵县的辰砂行销全国。以湖南省辰州（今沅陵县）产者为好，故得“辰砂”之名。

二、资源性化学成分

朱砂主含硫化汞（HgS），还含有Cu、Zn、Se、Te、Fe等元素。药材的外观性状和质量等级与其元素组成和含量密切相关，是检定其品质的重要依据。另外，朱砂中常夹杂雄黄、磷石灰、沥青质、氧化铁等杂质。

三、资源品质评价

朱砂以色红、鲜艳，有光泽，透明，无细粉，不沾手，质脆，体重，无杂质者为佳。《中华人民共和国药典》2010版规定，朱砂含硫化汞（HgS）不得少于96.0%。研究表明，X射线衍射可用于区别朱砂药材和饮片（药材特征峰d值：3.60，3.36，3.17，2.87，2.08，1.77；饮片特征峰d值：3.36，3.17，2.87，2.08，1.76）。扫描电镜和X射线能量分散谱法也可通过测定元素的含量和有无对炮制前后朱砂进行鉴别[21]。

四、资源利用途径

1. 在医药领域中的应用　朱砂（丹砂）《神农本草经》列为中品。传统中医常以其用于心神不安，胸中烦热，惊悸不眠等症。现代药理研究表明[21]，具有镇静、催眠、抗惊厥、抗心律失常作用，内服能降低大脑中枢神经兴奋性，可用于治疗失眠、癫痫、心律失常等症；外用可抑杀皮肤真菌，可治疗口腔溃疡、皮肤感染等疾病。其所含的硫元素是体内蛋白质及一些酶的组成部分；微量元素Se和Zn能提高人体的免疫功能，有抗衰老和抗慢性病作用。

2. 在其他方面的应用　朱砂的粉末呈红色，经久不褪，是我国应用历史悠久的矿质颜料。据记载，在距今6 000多年前的河姆渡文化时期就已用天然朱砂作彩绘颜料。

青礞石

青礞石（Chloriti Lapis）为变质岩类黑云母片岩或绿泥石化云母碳酸盐片岩，具有坠痰下气、平肝镇惊之功效。

一、资源类群概述

青礞石是由富Fe、Mg的泥质矿物变质形成。黑云母片岩主要为鳞片状或片状集合体，呈不规则扁块状或长斜块状，无明显棱角。褐黑色或绿黑色，具玻璃样光泽。质软，易碎，断面呈较明显的层片状。碎粉主要为绿黑色鳞片（黑云母），有似星点样的闪光。气微，味淡。绿泥石化云母碳酸盐片岩为鳞片状或粒状集合体。呈灰色或绿灰色，夹有银色或淡黄色鳞片，具光泽。质松，易碎，粉末为灰绿色鳞片（绿泥石化云母片）和颗粒（主为碳酸盐），片状者具星点样闪光。遇稀盐酸发生气泡，加热后泡沸激烈。气微，味淡。绿泥石单斜晶系或三斜晶系。假六方片状或细小鳞片状，集合体鳞片状或土状块体。片岩中产生者呈绿色、暗绿色。条痕灰绿或绿灰。玻璃光泽，块体呈油脂状、蜡状及至土状光泽；鳞片发育处或呈珍珠光泽。一组解理完全。硬度 2.0～2.5。相对密度随矿物中 Fe 含量及岩石中共生矿物不同而异，从2.68～3.0。主产于湖北省、湖南省、江苏省、浙江省、河南省、四川省、辽宁省、河北省、山西省等地。

二、资源性化学成分

青礞石主要成分为 Si、Fe、Na、K、Al、Mg、Ca 等，为一种形似云母(Mica)的含水硅酸盐矿物。尚含 Ti、Ba、Ni、Cr、Be、Sn、Sr、V、P、Mn、Mo、Hg、As、Cd、Pb 等二十余种元素。

黑云母片岩主要由黑云母(biotite)及少量石英(quartz)、中长石(andesine)、绿帘石(epidote)、透闪石(tremolite)等矿物组成的集合体。绿泥石化云母碳酸盐片岩主要由方解石(calcite)、白云石(dolomite)、金礞石(phlogopite)(部分转变为绿泥石，即绿泥石化)、绿泥石(chlorite)、绢云母(sericite)、石英、透闪石等矿物组成的集合体。

三、资源品质评价

青礞石以色绿黑色，具玻璃样光泽，质软，易碎，断面层片状者为佳。有研究[24]采用电感耦合等离子体质谱法分析了青礞石中 25 种无机元素，其中 Si、Fe、Mg、Al、Ca、K、Na 等 7 个元素为主要成分，累积贡献率达到 90.70%；17 批次样品测定发现重金属及有害元素中 Hg、Cr、Cd、Cu 均检出，Pb、As 部分样品未检出；相关性分析得出青礞石药材中有 Fe - Hg、Mg - Ba、Ca - Cd 等 13 对元素显著正相关($P<0.01$)；Si - Cr、Si - Be、Fe - V 等 17 对元素显著正相关($P<0.05$)；Si - P 元素显著负相关($P<0.05$)。正相关表明，青礞石在矿物形成中这些元素能够促进相互间的富集，而负相关表明这些元素在青礞石矿物形成过程中能够相互抑制对方的富集。

此外，尚含 20 种无机元素(Na、Mg、K、Ca、Cu、Fe、Al、Mn、Sr、Si、Ti、Hg、Ba、Zr、Cr、Sn、Se、Co)，无机特征谱图尚有用于青礞石的质量评价[22]；含 10 个共有峰(d 值：8.66±0.10，20.73±0.10，26.44±0.10，27.84±0.10，34.04±0.10，35.50±0.10，44.78±0.10，50.00±0.10，54.51±0.10，59.85±0.10)的 XRD Fourier 指纹图谱用于青礞石炮制前后的鉴别及其质量评价；含 8 个共有峰(3 561±3 cm^{-1}，3 432±10 cm^{-1}，2 368±8 cm^{-1}，1 635±8 cm^{-1}，999±3 cm^{-1}，767±9 cm^{-1}，682±3 cm^{-1}，461±3 cm^{-1})的红外光谱指纹图谱用于青礞石的质量评价。

四、资源利用途径

1. *在医药领域中的应用* 青礞石始载于宋·《嘉祐本草》，临床主要用于顽痰胶结、咳逆喘急、癫痫发狂、烦躁胸闷、惊风抽搐，可用于治疗精神性疾病，癫痫，咳嗽，小儿抽动秽语综合征，脑瘤、脑梗死、脑震荡后遗症，呃逆、顽痰痼疾，水肿、肾病综合征，消化性溃疡，食管、贲门癌梗阻，胆结石。此外，青礞石对因痰、热、火、实所致之证，诸如目眩、耳鸣、惊悸、半身不遂等，也具一定的疗效。

2. *在农业领域中的应用* 黑云母是层状结构的含钾硅酸盐矿物，其焙烧粉尚可与泥炭、沸石及硼泥等非金属矿或工业废渣混合加工成具有多种营养元素的矿物肥料。

禹 余 粮

禹余粮(Limonitum)，又称“余粮石”，为氢氧化物类矿物褐铁矿。具有涩肠止泻，收敛止血之功效。

一、资源类群概述

禹余粮为块状集合体，呈不规则的斜方块状或卵状，长 5～10 cm，厚 1～3 cm。表面红棕色、灰棕色或浅棕色，多凹凸不平或附有黄色粉末。断面多显红棕色、深棕色与淡棕色或浅黄色相间的层纹，各层硬度不同，质松部分指甲可划动。体重，质硬。气微，味淡。嚼之无砂粒感者为佳。

禹余粮多为原生含铁矿物在表生条件下发生氧化作用，其表层或全部转变成为褐铁矿类矿物。若原生含铁矿物风化后沿异地的矿物或岩石的层理、裂隙、颗粒间隙等处淋滤浸染，则可能呈现为紫褐色脉状充填于均质混合岩裂隙中；若淋滤迁移的凝胶进行交代沉积，在富水介质中，不同电荷的胶粒聚集则形成具有同心环状构造的卵形结核体，均为质量较优的禹余粮药材来源。主产于河南省、江苏省、浙江省、四川省、湖北省、甘肃省、山西省等地。

二、资源性化学成分

禹余粮主含碱式氧化铁[FeO(OH)]，尚含 Mn、Cu、Zn、Cr、Mo、V、Sr、Si、Al、Ba、Ti 等常量元素且含量丰富。另外，禹余粮中常含有石英和黏土矿物等。

三、资源品质评价

研究表明，采用红外光谱指纹图谱可用于禹余粮样品的鉴别和质量评价(7 个共有峰：3 619 cm^{-1}，1 033 cm^{-1}，911 cm^{-1}，798 cm^{-1}，694 cm^{-1}，470 cm^{-1}，430 cm^{-1})；X 射线粉末衍射也可用于禹余粮样品的鉴别和质量评价(特征图谱 13 个共有峰 d 值：17.74±0.20，19.82±0.10，20.82±0.10，21.18±0.10，26.60±0.10，33.22±0.10，36.54±0.14，40.24±0.10，42.40±0.10，50.10±0.10，53.24±0.14，59.92±0.10，68.28±0.10)[23]。

四、资源利用途径

禹余粮始载于《神农本草经》，列为上品。主治久泻久痢、便血崩漏及赤白带下等症。现代临床主要用于治疗胃肠疾病和妇科疾病，可治疗胃原性腹泻、便血休克、慢性溃疡性结肠炎胃肠、艾滋病顽固性腹泻疾病、直肠癌术后泄泻、功能性子宫出血、子宫脱垂等，并常与赤石脂相需使用。

研究表明[24]：禹余粮具有肯定的止血作用。禹余粮中的黏土矿物可能是止泻的主要成分，另有报道铁的稀溶液对肠胃黏膜面有收敛作用，可以止泻；同时吸附肠道内异常的发酵产物和炎症渗出物，对发炎的胃肠黏膜有保护作用。同时，人体久泻久痢、便血崩漏易造成人体某些必需的元素大量流失，而禹余粮富含人体必需的元素，对治疗起一定的辅助作用。

玄　明　粉

玄明粉(Natrii Sulfas Exsiccatus)为芒硝经风化干燥制得，具有泻下通便、润燥软坚、清火消肿之功效。

一、资源类群概述

玄明粉原矿物为无水芒硝(thenardite)，晶体结构属斜方晶系。晶体呈双锥状、柱状、板状或粒状，集合体为散粒、粉末状或块状。无色透明，或呈灰白、黄、黄褐等色，透明度亦降低。玻璃状或油脂状光泽。

解理多组，完全、中等、不完全。硬度 2.5～3。相对密度 2.66～2.68。其易溶于水，在潮湿空气中易水化，逐渐变成白色粉末状的玄明粉，气微，味咸，具有引湿性。

二、资源性化学成分

玄明粉主含硫酸钠(Na_2SO_4)。另外还含有 Si、Mg、Ca、Al、K、Zn 等多种元素。玄明粉与无水硫酸钠的晶型不同，玄明粉有正交和立方两种晶型，无水硫酸钠只有正交晶型。两者对便秘模型的小肠运动的影响具有显著性差异。

三、资源品质评价

《中华人民共和国药典》2010 年版规定，本品按干燥品计算，含硫酸钠(Na_2SO_4)不得少于 99.0%。对 10 批玄明粉 X 线衍射指纹图谱的研究表明[25]，建立的玄明粉 X 线衍射特征指纹图谱专属性强，可对玄明粉的鉴定和质量评价提供依据。此外，采用 X 线粉末衍射法对市售芒硝和玄明粉样品进行测定，获得芒硝和玄明粉的主要物相组成，可用于芒硝和玄明粉的质量评价[26]。

四、资源利用途径

1. *在医药领域中的应用* 玄明粉可用于治疗实热积滞、大便燥结、腹满胀痛；外治咽喉肿痛、口舌生疮、牙龈肿痛、目赤；痈肿、丹毒。玄明粉用于治痈毒初起，红肿热痛，可用纱布包裹外敷；治疗肛周脓肿、痔疮等可以用玄明粉熏洗坐浴。

在小肠双对比造影前，口服玄明粉能使小肠清洁，缩短造影时间，明显提高了小肠疾病的检出率。

2. *在保健产品中的应用* 玄明粉是一味常用的抗衰老、养生与美容中药。玄明粉内服可清洁洗肠，通过泻下攻积、润燥软坚、清热消肿等作用可以达到抗衰老、养生与美容的目的。

赤 石 脂

赤石脂(Halloysitum Rubrum)为硅酸盐类矿物多水高岭石族多水高岭石，具有涩肠、止血、生肌敛疮之功效。

一、资源类群概述

原矿物为多水高岭土，单斜晶系。很少成结晶状态，多数为不规则块状集合体等胶凝体外观。粉红色、红色至紫红色，或有红白相间的花纹。质软，易碎，硬度 1～2。相对密度 2.0～2.2，随水分子的含量而有变化。加水后可塑性强。断面有的具蜡样光泽。吸水性强。其具黏土气，味淡，嚼之无沙粒感。

多水高岭石多形成于辉长岩、辉长辉绿岩、闪长岩、玢岩及硅质页岩等的风化壳及硫化矿床氧化带。单一黏土矿物的赤石脂混合均匀、里外一致、纹理细腻，质量较佳，常存在于红土带。但大多数的赤石脂均混有 25%以下铁的氧化物或氢氧化物，且常有不同组分的黏土矿物共存，如三水铝石、长石、石英等，是赤石脂的颜色的影响因素之一。主要分布于山西省、河南省、河北省、辽宁省、江苏省等地。

二、资源性化学成分

赤石脂在 150～200℃尚余二分子的水时，即成高岭土，主含四水硅酸铝[$Al_4(Si_4O_{10})(OH)_8 \cdot 4H_2O$]，FeO、MgO、MnO 等物质伴生。此外，尚含有少量 Ba、Cr、Sr、Zn、Na 等元素。

三、资源利用途径

赤石脂始载于《神农本草经》，列为上品。常用于治疗久泻久痢、大便出血、崩漏带下；外用治疮疡久溃不敛、湿疮脓水浸淫。常与禹余粮相须为用。赤石脂可吸附消化道内的毒物，起到保护消化道黏膜作用。研末外用时具有吸湿作用，能使创面皮肤干燥，防止细菌生成，减轻炎症，促进溃疡愈合。

现代药理研究表明[27]：赤石脂止血效果较好，水煎浓缩液能显著缩短凝血时间和血浆复钙时间；能显著抑制 ADP 诱导的血小板聚集和血栓形成，对全血黏度影响不明显。临床与乌头联用治疗不稳定性心绞痛和急性心肌梗死、保护缺血损伤心肌等方面均取得一定的疗效。

紫　石　英

紫石英(Fluoritum)为氟化物类矿物萤石族萤石，具有温肾暖宫，镇心安神，温肺平喘之功效。

一、资源类群概述

紫石英为块状或颗粒状集合体。呈不规则块状，具棱角。紫色或绿色，深浅不匀，条痕白色。半透明至透明，有玻璃样光泽。表面常有裂纹。质坚硬，易击碎。气微，味淡。其主产于浙江省、内蒙古自治区、山西省等地；此外，甘肃省、河南省、湖南省、黑龙江省、辽宁省、山东省、江苏省、安徽省、江西省、广东省、云南省等地也有分布。

二、资源性化学成分

紫石英主要含 CaF_2，纯品中 Ca 约占 51.2%，F 约占 48.8%，常夹杂有微量的 FeO，并夹有 Cd、Cr、Cu、Mn、Ni、Pb、Zn、Y、Ce，偶杂有 U 等元素。

三、资源品质评价

《中华人民共和国药典》2010 年版规定，采用乙二胺四醋酸二钠滴定，本品含氟化钙(CaF_2)不得少于 85.0%。对多批主产地的紫石英药材 X 线衍射 Fourier 图谱分析，结果显示，紫石英 X 线衍射 Fourier 指纹图谱具有良好的专属性，与紫石英混淆品、同种化学试剂 CaF_2的 X 线衍射 Fourier 图谱区别显著[29]。

四、资源利用途径

紫石英临床用于治疗失眠多梦、心悸易惊、肺虚咳喘、宫寒不孕等症。研究表明[30~32]，紫石英可促进卵巢分泌功能及抑制神经应激能力。临床可治疗不孕症、幼稚子宫、原发性痛经、闭经溢乳综合征、月经稀少、多囊卵巢综合征、黄化素不破裂卵泡综合征、女性性功能低下、闭经、精神病、癫痫、乙型脑炎后遗症、支气管哮喘等疾病。

磁　　石

磁石(Magnetitum)为氧化物类矿物尖晶石族磁铁矿，又称慈石、灵磁石、雄磁石等。其具有镇惊安神，平肝潜阳，聪耳明目，纳气平喘之功效。

一、资源类群概述

磁石属于岩浆型矿物。为块状集合体，呈不规则块状或略带方形，多具棱角，大小不一。表面灰黑色或棕褐色，有时表面附有少许棕红色粉末。晶体常呈八面形，少数为十二面体，具半金属光泽，不透明。质坚硬，硬度 5.5～6.0，相对密度 4.9～5.2，条痕黑色，断口半贝状至不平状，具磁性，日久磁性渐弱。其有土腥气，无味，以色黑、断面致密有光泽、吸铁能力强者为佳。现商品将吸铁能力强者称"或磁石"或"灵磁石"；无吸铁能力的称"死磁石"或"呆磁石"，质量较次。其主产于河北省、河南省、湖北省、四川省、山东省、辽宁省等地。

二、资源性化学成分

磁石含 Fe_3O_4。其中含 FeO 31%、Fe_2O_3 69%。此外还有少数尚含 MgO 约 10%，Al_2O_3 约 15%。磁石中主要元素为 Fe、Si、Ca、Al、K、Mg，尚含 Sn、Co、Va、Ti、Zn、Mn、Ni 等 20 余种无机元素。

三、资源品质评价

《中华人民共和国药典》2010 年版规定，采用重铬酸钾滴定，本品含铁(Fe)不得少于 50.0%。有研究表明[33]，磁石的全铁含量受其内部构造的影响，伴生矿物越少、层纹越紧密、鲕状结构排列越紧密、核心越小，磁石药材的含铁量越高。有研究[34]获得的磁石的 XRD Fourier 指纹图谱分析方法可用于磁石药材的鉴定与分析。采用原子吸收分光光度法测定磁石药材中水溶性 Fe、Pb、Cd 和 Cu 的含量，用原子荧光分光光度法测定其水溶性 As、Hg 的含量，结果表明磁石药材中水溶性 Fe 的量均值为 764.30 mg/kg，水溶性 As、Hg、Pb、Cd、Cu 的含量均在药材的限量范围之内，认为分析磁石药材中水溶性铁、重金属及有害元素，对磁石药材的质量控制及安全性评价更具实用价值[35]。

四、资源利用途径

1. *在医药领域中的应用* 磁石始载于《神农本草经》，列为中品。研究发现[36]磁石能明显降低角叉莱胶引起小鼠足肿胀度，抑制醋酸诱发小鼠扭体反应，内服后能显著缩短止凝血时间，说明磁石具有抗炎、镇痛、止凝血作用，与中医关于磁石的功效相对应。此外，磁石能明显增加阈下剂量戊巴比妥钠小鼠的入睡率，可显著缩短戊巴比妥钠小鼠的入睡时间并能延长其睡眠时间。

临床主要用于治疗头晕目眩、视物昏花、耳鸣耳聋、惊悸失眠、肾虚气喘等。此外尚可用于口腔修复及磁石枕、磁石鞋垫等保健商品出现。

2. *在工业方面的应用* 磁铁矿是钢铁工业最重要的矿物原料，也可制成磁铁矿滤料。磁铁矿尾矿系磁铁矿石提炼铁精矿后排出的废渣，可作为水泥的混合材料。

赭　石

赭石(Haematitum)为氧化物类矿物刚玉族赤铁矿，具有平肝潜阳，重镇降逆，凉血止血之功效。

一、资源类群概述

赭石属于沉积型矿物。多呈不规则扁平状，大小不一。全体棕红色或铁青色，表面附有少量棕红色粉末，有的有金属光泽。一面有圆形乳头状的"钉头"，另一面与突起的相对应处有同样大小的凹窝。质坚硬，硬度5.5～6.0，相对密度5.0～5.3。不易砸碎，砸碎面断面显层叠状，且每层均依“钉头”而呈波浪状弯曲，用手抚摸，则有红棕色粉末黏手，在石头上摩擦呈樱桃红色。气微，味淡。其主产于河北省、山西省、广东省等地。

二、资源性化学成分

主含 Fe_2O_3，其次为中等量的硅酸、铝化物及少量的Mg、Mn、$CaCO_3$及黏土等。

三、资源品质评价

《中华人民共和国药典》2010年版规定，采用重铬酸钾滴定，本品含铁(Fe)不得少于45.0%。对赭石炮制品的X线衍射指纹图谱研究表明[37]，其共有峰相似度均达到95%以上，可用于其与氧化铁类矿物药及其他矿物药的鉴别，能全面、客观地反映赭石炮制品的内在质量特征。

四、资源利用途径

赭石始载于《神农本草经》，列为下品。赭石重坠之力可开结胸、治隔食、降逆气、通燥结、息风止痉，配伍得当，均获良效。生赭石常与半夏生姜同用，能够起到降胃逆气，治疗呕吐的作用。赭石、柿蒂、竹茹，伴以蜂蜜和鸡蛋，可治疗呃逆。此外，赭石临床尚可治疗喘息、气急、癫痫、中风、出血症。赭石在治疗出血的同时也有显著的止痛作用。因为赭石含有微量元素Ni，而Ni是体内一些酶的激活剂，而这些酶均为生物体内蛋白质和核酸代谢过程中的重要酶，所以Ni水平降低时，可能引起机体代谢上的变化，从而导致某些器官功能的障碍。Ni可作为神经镇痛剂，治疗神经痛等疾病。

金　礞　石

金礞石(Micae Lapis Aureus)为变质岩类蛭石片岩或水黑云母片岩，具有坠痰下气，平肝镇惊之功效。

一、资源类群概述

金礞石为鳞片状集合体。呈不规则块状或碎片；无明显棱角。棕黄色或黄褐色，带有金属光泽。质软，易碎。具滑腻感。断面呈层片状，可见闪光星点。气微，味淡。其主要产于湖南省、湖北省等地。

二、资源性化学成分

金礞石主含Si、Al、Fe、Mg、Ca、K等元素，微量元素主要有Ti、Ni、Cr、Mn、Ba、Sr(以上元素含量在0.05%以上)。

三、资源品质评价

研究表明[38]：测定金礞石的热膨胀率和热膨胀容，方法简单，重复性好，可作为金礞石的质量控制指标。

四、资源利用途径

金礞石在临床上多以丸散入药，用于顽痰胶结、咳逆喘急、癫痫发狂、烦躁胸闷、惊风抽搐。常用含金礞石的方剂为礞石滚痰丸，由煅金礞石、沉香、黄芩和熟大黄 4 味药配成，用于实热顽痰、癫痫惊悸，或咳喘痰稠、大便秘结等症。

雄　　黄

雄黄(Realgar)为硫化物类矿物雄黄族雄黄，具解毒杀虫，燥湿祛痰，截疟之功效。

一、资源类群概述

雄黄为块状或颗粒状集合体，呈不规则块状。深红色或橙红色。条痕淡橘红色，晶面有金刚石样光泽。质脆，易碎，硬度 1.5～2.0；相对密度 3.4～3.6，断面具树脂样光泽。微有特异臭味，味淡。精矿粉为粉末状或粉末集合体，质松脆，手捏即成粉，橙黄色，无光泽。以红色、块大、质松脆，有光泽者为佳。

雄黄主要为低温热液、火山热液矿床中的典型矿物，与雌黄紧密共生。还见于温泉沉积和硫质喷气孔的沉积物里。偶尔发现于煤层和褐铁矿层中，为有机质分解所产生的 H_2S 与含砷溶液作用的产物。雄黄主产区为湖南省的石门地区，产量占我国绝大部分。另外，湖南省慈利县、津市、常德市、浏阳市、邵阳市、洞口县，贵州省思南县、印江县、铜仁市、沿河土家族自治县、惠水县、三都水族自治县、凤冈县余庆县，以及湖北省、甘肃省、云南省、四川省、广西壮族自治区等地也有少量生产，但规模小。

二、资源性化学成分

雄黄主要含有 As_2S_2，我国的 As 矿床常与石英、方解石、白云石等共生，其次还有毒砂、胶黄铁矿、白铁矿、辉锑矿、辰砂、方铅矿等，受产地和品种纯度的影响，雄黄中常夹杂有雌黄(As_2S_3)、SiO_2 以及 Pb、Mg、Ca、Fe 等杂质。

三、资源品质评价

《中华人民共和国药典》2010 年版规定，采用碘滴定，本品含砷量次二硫化二砷(As_2S_2)计，不得少于 90.0%。有研究[39]采用 X 线衍射法评价雄黄药材和饮片质量，比较雄黄药材及饮片 X 线衍射图谱的异同，可为矿物药雄黄的鉴定、炮制和质量评价研究提供。结果表明，雄黄药材和雄黄饮片均为 α 雄黄(AsS)和 β 雄黄(As_4S_4)的混合体，均未检出砒霜(As_2O_3)，但基本能检出伴生矿雌黄(As_2S_3)和 SiO_2。雄黄药材中特征峰较多，饮片的特征峰较相应药材少，X 线衍射法可证明炮制过程可以明显减少雄黄药材中的杂质，使雄黄饮片的质量趋同。

四、资源利用途径

雄黄始载于《神农本草经》，列为中品。传统医学认为雄黄具有解毒杀虫、燥湿祛痰、截疟等功效。临床上主要用于败毒抗癌、祛痰镇惊、杀虫疗疮、消炎退肿等症。自 20 世纪 50 年代以来，国内医者将含雄黄的复方制剂或单方用于治疗血液系统疾病、恶性淋巴系统疾病甚至实体瘤，取得了明显的治疗效果。雄黄可内服外用，用途广泛，据统计，国家标准中收载的含有雄黄的中成药约 200 个。《中华人民共和国药典(一部)》2010 年版中收录的含雄黄品种有 33 个，其中小儿用药品种就有 22 种之多。

硫　　黄

硫黄(Sulfur)为自然元素类矿物硫族自然硫或用含硫矿物经加工制得。外用解毒杀虫疗疮；内服补火助阳通便。

一、资源类群概述

硫黄呈不规则块状。黄色或略呈绿黄色，表面不平坦，呈脂肪光泽，常有多数小孔。条痕白色或淡黄色，用手握紧置于耳旁，可闻轻微的爆裂声。体轻，质松，易碎，断面常呈针状结晶形。其具特异的臭气，味淡。

单质硫有3种同质多复相体——α硫、β硫和γ硫。在自然条件下，只有α硫最为稳定，称为自然硫。主要形成于火山喷气作用，火山硫含少量As、Se、Zn和Tl。沉积岩或风化带中的自然硫含黏土、有机质、沥青等机械混入物。自然界中含硫矿物分布非常广泛，种类也很多，含硫矿物主要有黄铁矿、白铁矿、磁黄铁矿等，其中含硫量达53.4%的黄铁矿分布最为广泛，是中国最重要的硫矿石，而白铁矿和磁黄铁矿含硫量较低，分布局限，工业意义不大。其主产于山西省、山东省、河南省等地。

二、资源性化学成分

硫黄主含S。常含Te、Se，有时杂有沥青、黏土等。

三、资源利用途径

1. 在医药领域中的应用　硫黄外用多用于疥癣、秃疮、阴疽、恶疮、皮肤瘙痒等症；内服用于阳痿足冷，虚喘冷哮，虚寒便秘等症。药理作用研究表明[40]，具有灭真菌、杀疥虫，溶解角质、脱毛、致泻等作用。临床可用于治疗慢性阻塞性肺病、高血压病、肾炎、慢性结肠炎、水源性排尿症、顽固性皮肤瘙痒、寒性病症、神经性皮炎、疥疮、面部痤疮、头皮脂溢性皮炎等。

2. 在化工领域中的应用　硫矿物最主要的用途是生产硫酸和硫黄，且大部分硫用于硫酸生产。高品位硫铁矿烧渣可以回收铁等；低品位的烧渣可作水泥配料。烧渣还可以回收少量的Ag、Au、Cu、Al、Zn和Co等。此外，硫黄还广泛用来生产化工产品，如硫化铜、焦亚硫酸钠等。

3. 在其他方面的应用　硫黄氧化为SO_2气体用于漂白脱色。在农药生产中也直接或间接使用硫黄；粘胶纤维生产中需用CS_2作溶剂；硫化金属矿浮选用的药剂以CS_2为原料；硫黄还可以用于制造火柴、水泥枕轨处理、火药等。

花　蕊　石

花蕊石(Ophicalcitum)为变质岩类岩石蛇纹大理岩。具有化瘀止血之功效。

一、资源类群概述

原矿物为蛇纹大理岩，主要由矿物方解石(Calcite)形成的大理岩与蛇纹石(Serpentine)组成。花蕊石为粒状和致密块状的集合体，呈不规则的块状，具棱角，而不锋利。白色或浅灰白色，其中夹有点状或条状的蛇纹石，呈浅绿色或淡黄色，习称“彩晕”，对光观察有闪星状光泽。体重，质硬，不易破碎。气微，味淡。

花蕊石是石灰岩变质作用形成的产物。主要分布于山西省、陕西省、河南省、辽宁省等地。

二、资源性化学成分

花蕊石主含$CaCO_3$及含水硅酸镁，以及少量铁盐、铝盐及酸不溶物。另外，还含有Se、Cu、Mn、K等无机元素。生品经高温煅制后，Ca、Mg、Al、Fe元素含量均有一定程度的升高。

三、资源品质评价

应用X线衍射、热重—差示扫描、等离子发射光谱分析测试技术和JADE定量分析应用软件等分析，表明花蕊石的主要物相为$CaCO_3$，随产地不同还含有滑石、透辉石、白云母等次要物相。除主要元素Ca、Fe、Al、Mg、K外，还含有Cu、Ni、Na、Pb、Cr、Mn等微量元素。花蕊石在599℃之前稳定，而从599℃时开始分解失重直到900℃。不同来源花蕊石的主成分相同，次成分有一定差别。花蕊石的热稳定性较好，599～900℃温度区间实际上是其中的$CaCO_3$分解失重[41]。此外，不同来源的花蕊石样品粉晶X线衍射图谱共有峰相似度研究表明，生花蕊石为74%～99%，煅花蕊石为99%以上，与其他矿物药区别明显[42]。

四、资源利用途径

1. *在医药领域中的应用* 花蕊石始载于宋·《嘉祐本草》。与三七同为化血止血之圣药，化瘀血而不伤新血，用于咯血、吐血、外伤出血、跌扑伤痛。花蕊石散与止血药同用可治疗重症咯血。

现代研究表明[43]，花蕊石可增加血中Ca^{2+}浓度，使血管壁致密，防止血浆渗出，能缩短凝血时间和出血时间，减少出血量，并显著增加外周血小板数目，促进血液凝固。另外具有抗惊厥作用，且优于龙骨和龙齿；还可通经开痹，畅行气血，用于治疗颈源性耳鸣和耳聋。炮制后的花蕊石及其蛇纹石组分水煎液抗肝癌作用药效明显。

蛇纹石是一种安全、价廉、有效的降氟剂，并能释放有益人体健康的元素。能够净化高氟水，预防地方性氟中毒；治疗煤烟型氟中毒，使骨内的氟释放出来，排出体外，粉剂可以治疗氟骨症；还可以作为一种新的除砷吸附剂，预防地方性砷中毒。

2. *在工业制品中的应用* 方解石在工业上具有十分重要的用途，是冶金、水泥、塑料、玻璃、陶瓷、橡胶、造纸、合成纤维等多种工业的重要原料。五色透明的方解石称为冰洲石，以其强重折射而成为贵重的光学原料，常被利用于偏光棱镜。

蛇纹石主要用作烧制钙镁磷肥、炼钢熔剂、耐火材料、建筑用板材、雕刻工艺、提取氧化镁和多孔氧化硅。酸解蛇纹石后可以提取氧化镁，浸出残渣为多孔二氧化硅。可混合制备氯氧镁水泥。

3. *在宝石领域的应用* 蛇纹石玉（岫玉）和艳色方解石均为观赏宝石，具一定的收藏和鉴赏价值。

钟　乳　石

钟乳石（Stalactitum）为碳酸盐类矿物方解石族方解石，具有温肺，助阳，平喘，制酸，通乳之功效。

一、资源类群概述

钟乳石为钟乳状集合体，略呈圆锥形或圆柱形。表面白色、灰白色或棕黄色，粗糙，凹凸不平。体重，质硬，断面较平整，白色至浅灰白色，对光观察具闪星状的亮光，近中心常有一圆孔，圆孔周围有多数浅橙黄色同心环层。气微，味微咸。

钟乳石系含$CaCO_3$的水溶液，经石灰岩裂隙，从溶洞顶滴下，因水分蒸发、CO_2逸出，使析出的$CaCO_3$质沉积而成，且自上向下逐渐增长，倒垂于洞顶。晶体结构属三方晶系，表面粗糙，凹凸不平，类白色有的因含Fe、Mn等杂质而成灰白或浅棕黄白色。体重，硬度3，性脆，断面较平整，对光观察具闪星状的亮光，近中心常有空心，周围具多数同心环层或放射状纹理。无臭，味微咸。其多分布于广西壮族自治区、湖北省、四川省等地的石灰岩山洞中。

二、资源性化学成分

钟乳石主含 $CaCO_3$，占 90%以上，并含有 Te、Cu、Na、K、Mn、Cr、Mg、Si 等微量元素和 Ca、Ce、Nd、Lu 等多种稀土元素。

三、资源品质评价

《中华人民共和国药典》2010 年版规定，采用乙二胺四醋酸二钠滴定，本品含碳酸钙（$CaCO_3$）不得少于 95.0%。通过对 10 批主产地的钟乳石生品和炮制品与同种化学试剂 $CaCO_3$ 和 CaO、其他含钙矿物药生品和炮制品之间进行 FT－IR 光谱比较分析。结果表明，所收集的 10 批主产地钟乳石生品、炮制品的 FT－IR 光谱相似度均达到 95%以上，各产地钟乳石组成结构相近，其最佳炮制工艺条件稳定可控。钟乳石生品、炮制品与其他含钙矿物药紫石英和玄精石的生品、炮制品之间的相似度不高，红外光谱分析具有一定的指纹性特征，可以很好地将它们区分。钟乳石生品与化学试剂 $CaCO_3$ 之间有较高相似度，这是因为钟乳石的主要化学成分为 $CaCO_3$；而钟乳石炮制品与化学试剂 CaO 之间相似度不高，说明在其明煅过程中，只有部分 $CaCO_3$ 分解成 CaO[44]。

四、资源利用途径

1. *在医药领域中的应用* 钟乳石可用于治疗寒痰咳喘、阳虚冷喘、腰膝冷痛、胃痛泛酸、乳汁不通等症。现代临床常用于各型哮喘、消化系统溃疡、生殖系统疾病和多种皮肤病的治疗。

2. *在旅游领域中的应用* 钟乳石是漫长的地质过程中形成的不可再生的资源，具有良好的观赏价值。

◇参◇考◇文◇献

[1] 康廷国. 中药鉴定学[M]. 第 2 版. 北京：中国中医药出版社，2007：525.

[2] 林瑞超. 矿物药检测技术与质量控制[M]. 北京：科学出版社，2013.

[3] 周灵君，张丽，丁安伟. 矿物药使用现状和建议[J]. 中国药房，2011，22(23)：2206－2208.

[4] 李鸿超，李大经，张亚敏，等. 中国矿物药[M]. 北京：地质出版社，1988：4－6.

[5] 董雯雯，刘小平. 石膏的 X 射线衍射鉴定研究[J]. 中药材，2007，30(12)：1517－1519.

[6] 何立巍，李祥，李凡，等. 中药石膏炮制品的 X 射线衍射分析及指纹图谱的建立[J]. 天津中医药，2008，25(6)：515－517.

[7] 刘元芬，李祥，高锦飚，等. 石膏炮制前后红外光谱的特征分析与鉴定[J]. 内蒙古中医药，2007，26(5)：27－29.

[8] 陈建伟，李凡，刘元芬，等. 生、煅石膏的扫描电镜观察[J]. 中南药学，2006，4(4)：253－255.

[9] 孙姝. 石膏的药理作用与微量元素的探究[J]. 中国中医药现代远程教育，2009，7(5)：170.

[10] 亢志兰. 略谈石膏之药理作用及其临床应用[J]. 光明中医，2006，21(5)：16－17.

[11] 李轩贞，张世臣，刘智伟，等. 煅自然铜中硫化物含量测定的研究[J]. 北京中医药大学学报，1994，17(5)：60－62.

[12] 雷雨，李伟东，李俊松，等. 自然铜炮制前后红外光谱、X 射线衍射和热重-差热分析[J]. 中草药，2011，42(2)：275－278.

[13] 孙静均，李舜贤. 矿物药"自然铜"[J]. 有色金属，1990，42(2)：76－78.

[14] 关洪全，常淑云，李建春，等. 自然铜抗真菌活性的实验研究[J]. 中药药理与临床，1994，(6)：20－22.

[15] 李沁,吴春敏,邹义栩,等. 矿物药芒硝中无机元素的ICP-MS分析[J]. 药物分析杂志,2013,33(11):1887-1892.

[16] 黄修海,张登科,毕超,等. 冰片、芒硝外敷配合综合疗法治疗急性重症胰腺炎临床观察[J]. 中国实用内科杂志,2001,21(10):631-632.

[17] 柳娜. 纳米炉甘石的研究[D]. 武汉:华中科技大学,2005.

[18] 尤淑霞,刘圣金,吴德康,等. 白矾和枯矾的FTIR指纹图谱比较研究[J]. 药物分析杂志,2011,31(6):1054-1058.

[19] 江苏新医学院. 中药大辞典[M]. 上海:上海科学技术出版社,1986.

[20] 石昌顺. 中药明矾的临床研究进展[J]. 实用中西医结合杂志,1997,10(4):331.

[21] 乌日娜. 不同炮制方法对中药朱砂作用的研究进展[J]. 中国民族医药杂志,2007,13(5):66-70.

[22] 刘圣金. 矿物药青礞石质量控制技术研究[D]. 南京:南京中医药大学,2012.

[23] 杨欢,刘圣金,吴德康,等. 矿物药禹余粮X射线衍射Fourier指纹图谱研究[J]. 药物分析杂志,2014,34(12):2171-2180.

[24] 胡魁. 禹余粮的医药地质学研究[J]. 中国矿业,2004,13(12):1-5.

[25] 游宇,傅超美,陈秋薇,等. 建立玄明粉的X-射线衍射指纹图谱[J]. 中国实验方剂学杂志,2013,19(16):145-146.

[26] 朱晓静,李峰,王集会,等. 芒硝和玄明粉的X射线粉末衍射鉴别比较[J]. 山东中医杂志,2013,32(4):280.

[27] 禹志领,窦昌贵,刘保林,等. 赤石脂对凝血系统作用的初步研究[J]. 中药药理与临床,1992,8(4):23-25.

[28] 房方,陈军,李祥,等. 紫石英药材热分析法研究[J]. 中国医院药学杂志,2014,34(5):346-349.

[29] 房方,李祥,陈建伟,等. 中药紫石英X-衍射Fourier指纹图谱鉴别研究[J]. 药物分析杂志,2011,31(8):1589-1592.

[30] 陈子华,单书健. 古今名医临证金鉴·妇科卷(下)[M]. 北京:中国中医药出版社,1999:288.

[31] 胡蓓文,允镒,张志明. 钙与钙调素[M]. 北京:化学工业出版社,1989:59.

[32] 孔祥和. 微量元素与小儿疾病[M]. 北京:人民卫生出版社,1989:38.

[33] 傅兴圣,许虎,刘训红,等. 磁石内部构造与全铁量的相关性分析[J]. 南京中医药大学学报,2012,28(1):38-40.

[34] 傅兴圣,刘训红,林瑞超,等. 磁石的X射线衍射Fourier指纹图谱研究[J]. 中成药,2011,33(10):1652-1657.

[35] 傅兴圣,刘训红,林瑞超,等. 商品磁石中水溶性铁、重金属及有害元素分析研究[J]. 中国中药杂志,2011,36(12):1572-1576.

[36] 王汝娟,黄寅墨,朱武成,等. 磁石的药理作用研究[J]. 中国中药杂志,1997,22(5):305-307.

[37] 李春来,李俊松,刘丹,等. 赭石炮制品X射线衍射分析及指纹图谱的建立[J]. 中草药,2011,42(4):701-703.

[38] 王栋,郭啸,王益群,等. 中药金礞石热膨胀率与热膨胀容测定方法的研究[J]. 药物分析杂志,2011,31(7):1389-1392.

[39] 曹帅,夏晶,杨新华,等. 雄黄炮制前后X射线衍射分析研究[J]. 中成药,2012,34(6):1136-1139.

[40] 邢晓娟. 硫黄药理作用与临床应用[J]. 现代医药卫生,2007,23(15):2358.

[41] 黄长高,李钢. 矿物中药花蕊石组成与热稳定性研究[J]. 科技视界,2012,9(25):24-27.

[42] 刘静,雷国莲,颜永刚,等. 花蕊石及其炮制品的粉晶X射线衍射分析[J]. 中国实用医药,2011,6(33):8-10.

[43] 巩江,付玲,白晗,等. 花蕊石的药学研究概况[J]. 宁夏农林科技,2013,54(7):75-77.

[44] 房方,李祥,陈军,等. 钟乳石炮制前后FT-IR指纹图谱分析[J]. 药物分析杂志,2014,34(1):169-173.

(刘圣金　钱大玮　宿树兰)

植物拉丁学名索引

C

D

E

F

G

H

J

R

S

鼠掌老鹳草 *Geranium sibiricum* 616

T

W

X

Y

Z

主题词索引

C

D

E

F

G

H

J

K

L

M

N

O

P

Q

R

S

Z